Heiko Traupe

Henning Hamm

Pädiatrische Dermatologie

Heiko Traupe
Henning Hamm

Pädiatrische Dermatologie

2. Auflage

Mit 616 farbigen Abbildungen und 104 Tabellen

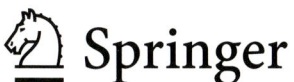

Prof. Dr. Heiko Traupe
Universitätsklinikum Münster, Klinik und Poliklinik für Hautkrankheiten
Allgemeine Dermatologie und Venerologie
Von-Esmarch-Straße 58, D-48149 Münster

Prof. Dr. Henning Hamm
Klinik und Poliklinik für Dermatologie, Venerologie und Allergologie
Bayerische Julius-Maximilians-Universität Würzburg
Josef-Schneider-Straße 2, D-97080 Würzburg

ISBN-10 3-540-25646-6
ISBN-13 978-3-540-25646-5

Bibliografische Information Der Deutschen Bibliothek
Die Deutsche Bibliothek verzeichnet diese Publikation in der Deutschen Nationalbibliografie;
detaillierte bibliografische Daten sind im Internet über *http://dnb.ddb.de* abrufbar.

Dieses Werk ist urheberrechtlich geschützt. Die dadurch begründeten Rechte, insbesondere die der Übersetzung, des Nachdrucks, des Vortrags, der Entnahme von Abbildungen und Tabellen, der Funksendung, der Mikroverfilmung oder der Vervielfältigung auf anderen Wegen und der Speicherung in Datenverarbeitungsanlagen, bleiben, auch bei nur auszugsweiser Verwertung, vorbehalten. Eine Vervielfältigung dieses Werkes oder von Teilen dieses Werkes ist auch im Einzelfall nur in den Grenzen der gesetzlichen Bestimmungen des Urheberrechtsgesetzes der Bundesrepublik Deutschland vom 9. September 1965 in der jeweils geltenden Fassung zulässig. Sie ist grundsätzlich vergütungspflichtig. Zuwiderhandlungen unterliegen den Strafbestimmungen des Urheberrechtsgesetzes.

Springer Medizin Verlag
Ein Unternehmen von Springer Science+Business Media
springer.de

© Springer Medizin Verlag Heidelberg 2006
Printed in Germany

Warenschutzvermerk: Die Wiedergabe von Gebrauchsnamen, Warenbezeichnungen usw. in diesem Werk berechtigt auch ohne besondere Kennzeichnung nicht zu der Annahme, dass solche Namen im Sinne der Warenzeichen- und Markenschutzgesetzgebung als frei zu betrachten wären und daher von jedermann benutzt werden dürften.

Produkthaftung: Für Angaben über Dosierungsanweisungen und Applikationsformen kann vom Verlag keine Gewähr übernommen werden. Derartige Angaben müssen vom jeweiligen Anwender im Einzelfall anhand anderer Literaturstellen auf ihre Richtigkeit überprüft werden.

Planung: Antje Lenzen, Heidelberg
Projektmanagement: Barbara Knüchel, Heidelberg
Copy Editing: Michaela Mallwitz, Mühlhausen-Tairnbach
Layout: deblik Berlin
Einbandgestaltung: deblik Berlin
Satz und Reproduktion der Abbildungen: Fotosatz-Service Köhler GmbH, Würzburg
Druck- und Bindearbeiten: Stürtz GmbH, Würzburg

Gedruckt auf säurefreiem Papier   106/2111/BK – 5 4 3 2 1 0

Geleitwort zur 2. Auflage

In meinem Geleitwort zur ersten Auflage hatte ich geschrieben, dass dieses Buch zur rechten Zeit erscheine und einen willkommenen Beitrag zur deutschsprachigen Dermatologie und Pädiatrie darstelle. Denn »während es mehrere englischsprachige Kompendien und Lehrbücher über pädiatrische Dermatologie gibt, hat in der deutschsprachigen Literatur bisher eine empfindliche Lücke geklafft. Deshalb können wir Heiko Traupe und Henning Hamm nur dazu beglückwünschen, dass sie den Entschluss gefasst haben, diese Lücke in so ausgezeichneter Weise zu schließen.«

Diese positive Einschätzung wird jetzt dadurch bestätigt, dass der Springer-Verlag schon nach kurzer Zeit eine zweite, vollständig überarbeitete Auflage herausbringt. Mit dem Erscheinen dieser hervorragend ausgestatteten Neufassung, die den aktuellen Entwicklungen auf diesem Gebiet Rechnung trägt, können sich Dermatologen, Pädiater, Allgemeinmediziner und alle anderen Ärzte, die kindliche Hautkrankheiten zu Gesicht bekommen, in einem deutschsprachigen Lehrbuch zu den vielfältigen praktischen Problemen in Diagnose und Therapie kompetenten Rat holen.

Die pädiatrische Dermatologie hat in den vergangenen drei Jahrzehnten weltweit einen erfreulichen Aufschwung genommen und sich zu einer blühenden Spezialdisziplin entwickelt. Hervorgegangen ist sie aus der klinischen Dermatologie, aber ohne eine enge Zusammenarbeit zwischen Dermatologie und Pädiatrie ist sie weder zu denken noch weiterzuentwickeln, wobei beide Disziplinen immer wieder voneinander lernen und profitieren.

Auf europäischer Ebene sind die Kinderdermatologen überaus aktiv. Die Kongresse, welche die European Society for Pediatric Dermatology (ESPD) regelmäßig veranstaltet – zuletzt im Mai 2005 in Budapest –, finden regen Zuspruch bei Dermatologen und Pädiatern. Heute leistet die europäische Kinderdermatologie auch einen bedeutsamen Beitrag zum Gedeihen der International Society for Pediatric Dermatology, die schon im Jahre 1973 in den Vereinigten Staaten aus der Taufe gehoben worden ist. Im Vergleich zu anderen Ländern wie Italien, England, Frankreich oder den Niederlanden gibt es jedoch in Deutschland auf dem Gebiet der Kinderdermatologie immer noch einen gewissen Nachholbedarf. So wäre die Einrichtung entsprechender universitärer Spezialabteilungen dringend erwünscht, damit die Kinderdermatologie in Forschung, Lehre und Krankenversorgung entsprechend ihrer praktischen Bedeutung auch hierzulande weiter wachsen und blühen kann. Hoffentlich wird dieses vorbildliche Werk den Weg zu einer solche Entwicklung ebnen.

Für viele Hautärzte ist die pädiatriasche Dermatologie eine faszinierende Facette ihres Faches, zumal in einer Zeit, in der es mit Europa insofern bergab geht, als sich in nahezu allen medizinischen Disziplinen heute die geriatrischen Aspekte in den Vordergrund drängen. Viele Dermatologen und Pädiater betrachten die Kinderdermatologie als eine willkommene Möglichkeit, um miteinander in Kontakt zu treten und zu kooperieren.

Andererseits ist nicht von der Hand zu weisen, dass die pädiatrische Dermatologie heute auch ein Spannungsfeld zwischen beiden Disziplinen darstellt. Unter den Hautärzten gibt es »Falken«, die der Meinung sind, die pädiatrische Dermatologie sei eben nun einmal Dermatologie und gehöre deshalb ausschließlich in die Hände des Hautarztes. Umgekehrt vertreten pädiatrische Fundamentalisten die Auffassung, für alle Kinder und Jugendlichen sei nur der Pädiater zuständig. Glücklicherweise ist aber in beiden Disziplinen die Mehrheit der Überzeugung, dass es vorzuziehen ist, sich in der Mitte zu treffen und voneinander zu lernen.

Für manche Hautärzte mag es paradox klingen, aber je mehr Kinderärzte sich für die pädiatrische Dermatologie interessieren und je intensiver sie beispielsweise das vorliegende Buch studieren, desto besser nicht nur für die hautkranken Kinder, sondern auch für das Fach Dermatologie, das auf diese Weise in die Pädiatrie ausstrahlt und dort kompetente Gesprächspartner schafft.

Beim Konsultieren dieses Standardwerkes kann der Leser sich darauf verlassen, dass die einzelnen Kapitel von erfahrenen Kinderdermatologen geschrieben und jetzt überarbeitet worden sind.

Dabei ist hervorzuheben, dass die Herausgeber kompetente Autoren aus Dermatologie und Pädiatrie hier zu einem gemeinsamen Werk vereinigt haben. Im Interesse aller hautkranken Kinder und Jugendlichen wünsche ich den Herausgebern und dem Verlag, dass dieser zweiten Auflage ein ebenso großer Erfolg zuteil wird wie der ersten.

Marburg, im Sommer 2005   Rudolf Happle

Vorwort zur 2. Auflage

Ein Kind ist ein Buch, aus dem wir lesen und in das wir schreiben sollen.
Peter Rosegger, Die Schriften des Waldschulmeisters

Man kann nicht nur ein Kind mit einem Buch vergleichen wie in dem voran gestellten Zitat, sondern auch ein Buch mit einem Kind. Sechs Jahre nach der ersten ist nun nach langer Schwangerschaft mit der zweiten Auflage unseres Buches zur pädiatrischen Dermatologie ein »Geschwisterchen« zur Welt gekommen. Und wie könnte es anders sein: Die »Eltern« sind dankbar und glücklich.

Beibehalten wurde das Konzept, dieses große Gebiet in Krankheitsgruppen aufzuteilen und jedes Thema von ausgewiesenen Experten bearbeiten zu lassen. Dankenswerterweise haben sich die allermeisten Autoren, die schon an der ersten Auflage mitgewirkt haben, wieder bereit gefunden, die Neuauflage mitzugestalten. Einige wenige Kapitel wurden von neuen Autoren bzw. Autorenteams bearbeitet: das Kapitel über Hauterkrankungen bei Neugeborenen von Peter Höger und Henning Hamm, das Kapitel über nichtinfektiöse granulomatöse Erkrankungen von Bernhard Zelger und Walter Burgdorf, das Kapitel über erworbene bullöse Dermatosen von Matthias Goebeler und Detlef Zillikens. Das frühere Kapitel über die Therapie kongenitaler melanozytärer Nävi wurde gänzlich ersetzt durch ein thematisch breiter angelegtes Kapitel über die operative Dermatologie im Kindesalter, ebenfalls mit neuen Autoren (Günther Sebastian, Anette Stein und Ingrid Hackert).

Die Kapitel zur systemischen und topischen Therapie im Kindesalter und die Kapitel »vaskuläre Anomalien« und »Gefäßanomalien« wurden zu jeweils längeren Einzelkapiteln zusammengefügt. Dem Eingeweihten wird nicht verborgen bleiben, dass bei letzterem ein Kinderarzt (Hansjörg Cremer) und ein Hautarzt (Heiko Traupe) sich der Mühe unterzogen haben, ein Kapitel gemeinsam zu verfassen. Eine deutliche Erweiterung hat es im Kapitel zu den Vaskulitiden und Vaskulopathien gegeben, wo zu dem bisherigen Autorenteam Cord Sunderkötter und Johannes Roth noch Gisela Bonsmann als Koautorin hinzugestoßen ist. Insbesondere die Pannikulitiden sind in diesem Kapitel komplett neu überarbeitet worden. Auch an weiteren Kapiteln haben neue Autoren mitgewirkt: Susanna K. Fistarol bei dem Kapitel zur Embryologie der Haut, Christina Has bei dem Kapitel zur Epidermolysis bullosa, Maurice van Steensel bei den Palmoplantarkeratosen, Mario Bittar bei den nävoiden Dermatosen, Jochen Utikal, Claus-Detlev Klemke und Alexei Gratchev bei den histiozytären Erkrankungen, noch einmal C.-D. Klemke bei den kutanen Lymphomen und Erich Köstler bei den metabolischen und endokrinen Erkrankungen.

Das gesamte Werk wurde grundlegend überarbeitet und aktualisiert. Im Vergleich zur Erstauflage wird auf den ersten Blick vor allem das modernere Layout mit vielen strukturierenden Textelementen wie Hervorhebung von Textpassagen und Cave-Sätzen unter Beibehaltung der Tabellen und Übersichten auffallen. Diese Elemente sollen der Übersichtlichkeit dienen und den raschen Zugang zu gewünschten Informationen erleichtern, da das Buch von vielen Kollegen als Nachschlagewerk zur kurzen Orientierung genutzt wird. Selbstverständlich lag ein Schwerpunkt der Neuauflage aber auch auf der inhaltlichen Überarbeitung und Berücksichtigung neuer wissenschaftlicher Erkenntnisse der letzten Jahre. Die meisten Abbildungen der ersten Auflage wurden übernommen, einige durch bessere ersetzt und einige neue eingefügt. Ein besonderes Anliegen der Herausgeber bestand darin, die Struktur der einzelnen Kapitel noch homogener als in der Erstauflage zu gestalten, ein Ziel, das bei der gegebenen Vielzahl der Autoren keine kleine Herausforderung darstellte. Auch auf das Sachverzeichnis, das bei der Erstauflage Mängel aufwies, wurde diesmal besondere Mühe verwendet.

Bei aller Änderung und Aktualisierung ist das Ziel des Buches unverändert geblieben, nämlich den deutschsprachigen Leser mit allen notwendigen Informationen auszustatten, die er für die kompetente Betreuung eines hautkranken Kindes in der täglichen Praxis benötigt. Sicherlich kann dieses Buch nicht jede spezielle Auskunft vorhalten, die bei einer seltenen Krankheit oder der Durchführung einer speziellen Therapie vonnöten ist. Diese Absicht hat das Buch aber auch nicht, viel mehr will es einen vertieften Überblick über die vielfältigen Hauterkrankungen des Kindesalters geben.

Mit unserem Buch möchten wir eine Brücke schlagen zwischen Dermatologie und Pädiatrie und die freundschaftliche Annäherung dieser beiden Fachgebiete fördern. In Zeiten knapper werdender finanzieller Ressourcen nehmen die Verteilungskämpfe zwischen den verschiedenen klinischen Fachgebieten vor allem im niedergelassenen Bereich zu; Dermatologie und Pädiatrie machen hier keine Ausnahme. Je kränker das hautkranke Kind, umso wichtiger ist jedoch eine vertrauensvolle Kooperation zwischen Dermatologen und Pädiatern im Interesse des Patienten. Wir sind der festen Überzeugung, dass in vielen Fällen nur durch die Zusammenarbeit von Kinderarzt, Hautarzt und Eltern das Bestmögliche für die uns anvertrauten Kinder erreicht werden kann.

Aus Erfahrung wissen wir, dass Veranstaltungen zu Themen der pädiatrischen Dermatologie auf großes Interesse stoßen. Wünschenswert wäre aber auch eine intensivierte Kooperation von Vertretern der beiden Fachgebiete auf klinisch-wissenschaftlicher Ebene, etwa im Rahmen der Arbeitsgemeinschaft Pädiatrische Dermatologie. Diese Arbeitsgemeinschaft steht sowohl Hautärzten als auch Pädiatern offen, und eine Vielzahl der Autoren dieses Werkes sind ihr verbunden. Im Gegensatz zu anderen europäischen Ländern steckt die Institutionalisierung unserer Subspezialität in den deutschsprachigen Ländern leider noch »in den Kinderschuhen«. An deutschen Universitäten gibt es nach wie vor keine selbstständige Abteilung für pädiatrische Dermatologie geschweige denn einen Lehrstuhl. Diese bedauerliche Tatsache wird der Bedeutung und den Besonderheiten von Hautkrankheiten im Kindesalter nicht gerecht.

Zuletzt möchten wir uns herzlich bedanken, vor allem bei allen Autoren und Koautoren des Buches, die ihre hohe Kompetenz in die von ihnen verfassten Kapitel eingebracht haben. Des Weiteren danken wir den an der zweiten Auflage beteiligten »Geburtshelfern« des Springer-Verlags, anfänglich Jörg Engelbrecht, Dr. Fritz Kraemer und Dr. Ulrike Niesel, später Antje Lenzen und Barbara Knüchel, der Lektorin Michaela Mallwitz sowie Reinhold Schöberl und seinem Fotosatz-Team für ihr großes Engagement bei der Realisierung dieses Buchprojekts. Unser besonderer Dank gilt aber auch den Lesern der ersten Auflage für ihr Interesse und die große Resonanz, die wir erfahren haben. Wir hoffen, dass die zweite Auflage auf ähnliches Interesse stößt und dass unsere Kollegen in ihrer täglichen Arbeit von der Neuauflage profitieren.

Würzburg/Münster, im Sommer 2005

Henning Hamm
Heiko Traupe

Inhaltsverzeichnis

1 **Embryologie der Haut** 1
P.H. Itin, S.K. Fistarol

2 **Hauterkrankungen des Neugeborenen und angeborene Fehlbildungen** 9
P. Höger, H. Hamm

3 **Epidermolysis bullosa** 27
C. Has, L. Bruckner-Tuderman

4 **Ichthyosen, Erythrokeratodermien und verwandte Verhornungsstörungen** 41
H. Traupe

5 **Palmoplantarkeratosen** 59
M.A.M. van Steensel, P.M. Steijlen
(Übersetzung: H. Traupe)

6 **Neurokutane Syndrome** 77
G. Kurlemann

7 **Syndrome und weitere Genodermatosen** 93
W. Küster

8 **Nichtmelanozytäre Nävi und nävoide Dermatosen** 105
R. Happle, M. Bittar

9 **Melanozytäre Nävi und maligne Melanome** ... 121
C. Garbe

10 **Nichtmelanozytäre Hauttumoren und Tumorsyndrome** 145
W.-I. Worret, W. Burgdorf

11 **Vaskuläre Anomalien** 165
H. Cremer, H. Traupe

12 **Histiozytäre Erkrankungen im Kindesalter** 187
J. Utikal, C.-D. Klemke, A. Gratchev, L.-U. Wölfer, E. Dippel, S. Goerdt

13 **Kutane Lymphome** 205
E. Dippel, C.-D. Klemke, S. Goerdt

14 **Mastozytosen** 215
R. Linse

15 **Bakterielle Infektionen** 225
W.C. Marsch

16 **Lyme-Borreliose und andere Spirochätosen** ... 255
H. Hofmann

17 **Mykosen** 267
H.-J. Tietz

18 **Viruskrankheiten** 287
E.-I. Grußendorf-Conen

19 **HIV-Infektion** 301
C. Rudin

20 **Epizoonosen und Insektenstichreaktionen** 317
M. Agathos

21 **Exantheme** 337
H. Gröbe

22 **Atopisches Ekzem** 357
D. Abeck, K. Strom

23 **Nichtatopische Ekzeme** 373
B. Kunz

24 **Psoriasis** 391
U. Mrowietz

25 **Papulöse und erythrosquamöse Dermatosen** .. 403
R. Fölster-Holst

26 **Nichtinfektiöse granulomatöse Erkrankungen** .. 419
B. Zelger, W. Burgdorf

27 **Urtikaria, Allergien und Intoleranzreaktionen** .. 437
B. M. Henz

28 **Erythematöse Dermatosen** 455
A. Stadelmann, H. Traupe

29 **Vaskulitiden, Vaskulopathien, Pannikulitiden** .. 461
C. Sunderkötter, G. Bonsmann, J. Roth

30 **Autoimmundermatosen** 485
H. Albrecht-Nebe

31 **Sklerodermie und Bindegewebskrankheiten** .. 501
U.-F. Haustein

32 **Erworbene bullöse Dermatosen** 513
M. Goebeler, D. Zillikens

33 **Metabolische und endokrine Erkrankungen** ... 525
U. Wollina, E. Kauf, J. Seidel, E. Köstler

34 **Lichtdermatosen und Lichtschutz** 575
E. Hölzle

35 **Pigmentstörungen** 593
U.B. Hofmann

36 **Erkrankungen der Talgdrüsen und Schweißdrüsen** 613
T. Jansen, G. Plewig

37 **Erkrankungen der Mundschleimhaut** 637
M. Simon

38 **Haarkrankheiten** 647
H. Hamm

39 **Nagelkrankheiten** 677
E. Haneke

40 **Kindesmisshandlung** 699
H.-M. Straßburg

41 **Besonderheiten der topischen und systemischen Therapie im Kindesalter** 711
W. Gehring, M. Gloor

42 **Operative Therapie im Kindesalter** 727
G. Sebastian, A. Stein, I. Hackert

43 **Laser-Therapie im Kindesalter** 743
U. Hohenleutner, M. Landthaler

Sachverzeichnis 753

Autorenverzeichnis

Abeck, D., Prof. Dr. med.
Dermatologisches Zentrum Harlaching,
Grünwalderstr. 248,
81545 München

Agathos, M., Dr. med.
Städtisches Krankenhaus
München-Schwabing,
Abteilung für Dermatologie
und Allergologie,
Kölner Platz 1, 80804 München

Albrecht-Nebe, H., Prof. Dr. med.
Dermatologische Universitätsklinik
und Poliklinik,
Universitätsklinikum Charité,
Campus Charité Mitte,
Schumannstr. 20–21, 10117 Berlin

Bittar, M., Dr. med.
Department of Dermatology,
National University of Cuyo,
Jujuy 134 Apt 1,
M 5500 DDD – Mendoza, Argentinien

Bonsmann, G., Dr. med.
Universitätsklinikum Münster,
Klinik und Poliklinik für Hautkrankheiten,
Allgemeine Dermatologie
und Venerologie,
Von-Esmarch-Str. 58, 48149 Münster

Bruckner-Tuderman, L., Prof. Dr. med.
Universitäts-Hautklinik, Hauptstr. 7,
79104 Freiburg

Burgdorf, W., Prof. Dr. med.
Traubinger Str. 45 A, 2327 Tutzing

Cremer, H., Prof. Dr. med.
Dittmarstr. 54, 74074 Heilbronn

Dippel, E., Priv.-Doz. Dr. med.
Dermatologische Klinik,
Klinikum Lippe-Lemgo, Akademisches
Lehrkrankenhaus der Westfälischen
Wilhelms-Universität Münster,
Rintelner Str. 85, 32657 Lemgo

Fistarol, S. K., Dr. med.
Abt. für Dermatologie,
Kantonsspital Aarau, Tellstr.,
CH-5001 Aarau, Schweiz

Fölster-Holst, R., Priv.-Doz. Dr. med.
Universitäts-Hautklinik,
Universitätsklinikum
Schleswig-Holstein, Campus Kiel,
Schittenhelmstr. 7, 24105 Kiel

Garbe, C., Prof. Dr. med.
Sektion für Dermatologische Onkologie,
Universitäts-Hautklinik,
Liebermeisterstr. 25, 72076 Tübingen

Gehring, W., Prof. Dr. med.
Hautklinik am Städtischen Klinikum
Karlsruhe GmbH,
Moltkestr. 120, 76133 Karlsruhe

Gloor, M., Prof. Dr. med.
Hautklinik am Städtischen Klinikum
Karlsruhe GmbH,
Moltkestr. 120, 76133 Karlsruhe

Goebeler, M., Prof. Dr. med.
Klinik für Dermatologie, Venerologie
und Allergologie,
Klinikum Mannheim gGmbH –
Universitätsklinikum, Fakultät
für Klinische Medizin Mannheim,
Ruprecht-Karls-Universität Heidelberg,
Theodor-Kutzer-Ufer 1–3,
68135 Mannheim

Goerdt, S., Prof. Dr. med.
Klinik für Dermatologie, Venerologie
und Allergologie,
Klinikum Mannheim gGmbH –
Universitätsklinikum, Fakultät
für Klinische Medizin Mannheim,
Ruprecht Karls-Universität Heidelberg,
Theodor-Kutzer-Ufer 1–3,
68135 Mannheim

Gratchev, A., Dr. med.
Klinik für Dermatologie, Venerologie
und Allergologie,
Klinikum Mannheim gGmbH –
Universitätsklinikum, Fakultät
für Klinische Medizin Mannheim,
Ruprecht-Karls-Universität Heidelberg,
Theodor-Kutzer-Ufer 1–3,
68135 Mannheim

Gröbe, H., Prof. Dr. med.
Klinik für Kinder und Jugendliche,
Klinikum Nürnberg, 90471 Nürnberg

**Grußendorf-Conen, E.-I.,
Prof. Dr. med.**
Hautklinik der Rheinisch-Westfälischen
Technischen Hochschule
Pauwelsstr. 30, 52057 Aachen

Hackert, I., Dr. med.
Klinik und Poliklinik für Dermatologie,
Universitätsklinikum Carl Gustav Carus,
Fetscherstr. 74, 01307 Dresden

Hamm, H., Prof. Dr. med.
Klinik und Poliklinik für Dermatologie,
Venerologie und Allergologie,
Bayerische Julius-Maximilians-
Universität Würzburg,
Josef-Schneider-Str. 2,
97080 Würzburg

Haneke, E., Prof. Dr. med.
Schlippehof 5,
79110 Freiburg im Breisgau

Happle, R., Prof. Dr. med.
Universitäts-Hautklinik,
Deutschhausstr. 9, 35033 Marburg

Has, C., Dr. med.
Universitäts-Hautklinik, Hauptstr. 7,
79104 Freiburg

Haustein, U.-F., Prof. Dr. med.
Klinik und Poliklinik für Hautkrankheiten,
Universitätsklinikum Leipzig,
Liebigstr. 21, 04103 Leipzig

Henz, B. M., Prof. Dr. med.
Dermatologische Universitätsklinik und Poliklinik, Universitätsklinikum Charité, Campus Virchow-Klinikum, Augustenburgerplatz 1, 13344 Berlin

Hofmann, H., Prof. Dr. med.
Klinik und Poliklinik für Dermatologie und Allergologie der Technischen Universität München, Biedersteiner Str. 29, 80802 München

Hofmann, U. B., Priv.-Doz. Dr. med.
Dornaper Str. 7, 40625 Düsseldorf

Höger, P., Prof. Dr. med.
Katholisches Kinderkrankenhaus Wilhelmstift gGmbH, Allgemeine Pädiatrie, Liliencronstr. 130, 22149 Hamburg

Hohenleutner, U., Prof. Dr. med.
Klinik und Poliklinik für Dermatologie, Universitätsklinikum Regensburg, Franz-Josef-Strauß-Allee 11, 93042 Regensburg

Hölzle, E., Prof. Dr. med.
Klinik für Dermatologie und Allergologie, Städtische Kliniken Oldenburg, Dr.-Eden-Str. 10, 26133 Oldenburg

Itin, P. H., Prof. Dr. med.
Kantonsspital Aarau, Buchserstr., CH-5001 Aarau, Schweiz

Jansen, T., Dr. med.
Klinik und Poliklinik für Dermatologie, Venerologie und Allergologie, Universität Duisburg-Essen, Hufelandstr. 55, 45122 Essen

Kauf, E., Prof. Dr. med.
Klinik für Kinder- und Jugendmedizin, Friedrich-Schiller-Universität, Kochstr. 2, 07743 Jena

Klemke, C.-D., Dr. med.
Klinik für Dermatologie, Venerologie und Allergologie, Klinikum Mannheim gGmbH – Universitätsklinikum, Fakultät für Klinische Medizin Mannheim, Ruprecht-Karls-Universität Heidelberg, Theodor-Kutzer-Ufer 1–3, 68135 Mannheim

Köstler, E., Prof. Dr. med.
Hautklinik, Krankenhaus Dresden-Friedrichstadt, Friedrichstr. 41, 01067 Dresden

Kunz, B., Dr. med.
Kopf- und Hautzentrum, Klinik und Poliklinik für Dermatologie und Venerologie, Universitätsklinikum Hamburg-Eppendorf, Martinistr. 52, 20251 Hamburg

Kurlemann, G., Prof. Dr. med.
Universitäts-Kinderklinik, Bereich Neuropädiatrie, Albert-Schweitzer-Str. 33, 48149 Münster

Küster, W., Prof. Dr. med.
Tomesa Fachklinik für Allergie, Haut- und Gelenkerkrankungen und Rheuma, Riedstr. 18, 36361 Bad Salzschlirf

Landthaler, M., Prof. Dr. med.
Klinik und Poliklinik für Dermatologie, Universitätsklinikum Regensburg, Franz-Josef-Strauß-Allee 11, 93042 Regensburg

Linse, R., Prof. Dr. med.
Klinik für Hautkrankheiten, HELIOS Klinikum Erfurt GmbH, Nordhäuser Str. 74, 99089 Erfurt

Marsch, W.C., Prof. Dr. med.
Klinik und Poliklinik für Dermatologie und Venerologie, Martin-Luther-Universität Halle-Wittenberg, Ernst-Kromayer-Str. 5, 06097 Halle

Mrowietz, U., Prof. Dr. med.
Universitäts-Hautklinik, Universitätsklinikum Schleswig-Holstein, Campus Kiel, Schittenhelmstr. 7, 24105 Kiel

Plewig, G., Prof. Dr. med. Dr. h.c. mult.
Klinik und Poliklinik für Dermatologie und Allergologie, Ludwig-Maximilians-Universität München, Frauenlobstr. 9–11, 80337 München

Roth, J., Prof. Dr. med.
Universitätskinderklinik und Institut für Experimentelle Dermatologie, Universitätsklinikum Münster, Röntgenstr. 21, 48149 Münster

Rudin, C., Prof. Dr. med.
Universitäts-Kinderspital beider Basel, Allgemeine Pädiatrie, Pädiatrische Nephrologie, Römergasse 8, CH-4005 Basel, Schweiz

Sebastian, G., Prof. Dr. med.
Klinik und Poliklinik für Dermatologie, Universitätsklinikum Carl Gustav Carus, Fetscherstr. 74, 01307 Dresden

Seidel, J., Priv.-Doz. Dr. med.
Kinderklinik, Wald-Krankenhaus Gera gGmbH, Straße des Friedens 122, 07548 Gera

Simon, M., Prof. Dr. med.
Dermatologische Klinik mit Poliklinik, Universitätsklinikum Erlangen, Hartmannstr. 14, 91052 Erlangen

Stadelmann, A., Dr. med.
Am Dörmsenweg 12, 32657 Lemgo

Steijlen, P.M., Prof. Dr. med.
Department of Dermatology, Academisch Ziekenhuis Maastricht, P. Debyelaan 25, P.O. Box 5800, NL-6202 AZ Maastricht, Niederlande

Stein, A., Dr. med.
Klinik und Poliklinik für Dermatologie, Universitätsklinikum Carl Gustav Carus, Fetscherstr. 74, 01307 Dresden

Straßburg, H.-M, Prof. Dr. med.
Kinderklinik und Poliklinik, Bayerische Julius-Maximilians-Universität Würzburg, Josef-Schneider-Str. 2, 97080 Würzburg

Autorenverzeichnis

Strom, K., Dr. med.
ProHealth Media GbR,
Feuerwehrheimstr. 3,
83457 Bayerisch Gmain

Sunderkötter, C., Prof. Dr. med.
Dermatologische Universitätsklinik,
Maienweg 12, 89081 Ulm

Tietz, H.-J., Prof. Dr. med.
Institut für Pilzkrankheiten,
Luisenstr. 50, 10117 Berlin

Traupe, H., Prof. Dr. med.
Universitätsklinikum Münster, Klinik
und Poliklinik für Hautkrankheiten,
Allgemeine Dermatologie und
Venerologie, Von-Esmarch-Str. 58,
48149 Münster

Utikal, J., Dr. med.
Klinik für Dermatologie, Venerologie
und Allergologie,
Klinikum Mannheim gGmbH –
Universitätsklinikum, Fakultät
für Klinische Medizin Mannheim,
Ruprecht-Karls-Universität Heidelberg,
Theodor-Kutzer-Ufer 1–3,
68135 Mannheim

van Steensel, M. A. M., Dr. med.
Department of Dermatology,
Academisch Ziekenhuis Maastricht,
P. Debyelaan 25, P.O. Box 5800,
NL-6202 AZ Maastricht, Niederlande

Wölfer, L.-U., Dr. med.
Hautklinik, Städtisches Klinikum Görlitz,
Girbigsdorfer Str. 1–3, 02828 Görlitz

Wollina, U., Prof. Dr. med.
Hautklinik, Krankenhaus Dresden-
Friedrichstadt,
Friedrichstr. 41, 01067 Dresden

Worret, W.-I., Prof. Dr. med.
Klinik und Poliklinik für Dermatologie
und Allergologie der Technischen
Universität München,
Biedersteinerstr. 29, 80802 München

Zelger, B., Prof. Dr. med.
Universitätsklinik für Dermatologie
und Venerologie der
Universität Innsbruck, Anichstr. 35,
A-6020 Innsbruck, Österreich

Zillikens, D., Prof. Dr. med.
Klinik für Dermatologie und Allergologie,
Universitätsklinikum Schleswig-Holstein,
Campus Lübeck,
Ratzeburger Allee 160,
23538 Lübeck

Embryologie der Haut

P. H. Itin, S. K. Fistarol

1.1 Einleitung – 1
1.1.1 Allgemeines zur Embryologie der Haut – 1

1.2 Chronologie der Hautentwicklung – 2
1.2.1 Epidermis – 2
1.2.2 Dermoepidermale Junktionszone – 3
1.2.3 Dermale Strukturen – 3
1.2.4 Subkutis – 3
1.2.5 Hautanhangsgebilde – 3

1.3 Besonderheiten der embryonalen Regenerationsfähigkeit – 3

1.4 Organisation der Hautmorphogenese – neue Erkenntnisse – 4

1.5 Die Haut, ein ektodermales und mesodermales Organ – klinische Bedeutung – 5
1.5.1 Auswirkung von gestörten Abläufen in der Morphogenese der Haut – klinische Korrelationen – 5

1.6 Dermatologische Erkrankungen im Verlauf der Blaschko-Linien – 6

1.7 Pränatale Diagnostik – 7

Literatur – 8

1.1 Einleitung

Die *Embryogenese* umfasst die Entwicklung eines Organismus von der Befruchtung des Eies (Blastogenese), Furchung und Gastrulation bis hin zur Ausbildung der fertigen Organanlagen. Untersuchungen zur *Embryologie* der Haut ermöglichen ein tieferes Verständnis für die grundlegenden Mechanismen, welche durch Interaktionen von epithelialen, vaskulären, neurogenen und bindegewebigen Strukturen zu einem funktionstüchtigen Hautorgan führen. Störungen in diesem Zusammenspiel können in verschiedensten angeborenen Hautveränderungen enden. Diskrete Störungen in der kutanen Embryogenese bei einem Nachkommen können wichtige Indikatoren sein für ein erhöhtes Missbildungsrisiko bei einer nächsten Schwangerschaft. Minimale Hautfehlbildungen wie Café-au-lait Flecken, Hämangiome, Nävi und präaurikuläre Pits beim ersten Kind korrelieren bei einer nächsten Schwangerschaft mit Nachkommen, die vermehrt Malformationen oder Dysplasien aufweisen (Koster et al. 2003).

Unter *Embryopathie* versteht man die vorgeburtliche Schädigung des Embryos als Folge einer *teratogenen* Noxe (Mitchell 1991). Im Zeitraum zwischen der 12. und 24. Schwangerschaftswoche werden die meisten wichtigen Strukturen der Haut abschließend angelegt. Die kritische Zeit für teratogene Einwirkungen liegt davor, zwischen dem 18. und 85. Tag nach der Befruchtung.

Die genaue Kenntnis der normalen *Entwicklung der Haut* und ihrer *Anhangsgebilde* ist eine Voraussetzung für die korrekte Interpretation der fetoskopisch oder ultraschallkontrollierten *intrauterinen Hautbiopsie*. Im Jahr 2004 sind über 200 Genodermatosen molekulargenetisch vollständig aufgeklärt, sodass die pränatale molekulare Diagnostik zunehmend an Bedeutung gewinnt (Irvine u. McLean 2003). Dennoch ist auch im Zeitalter der modernen molekulargenetischen Biologie für gewisse Genodermatosen die elektronenoptische morphologische Untersuchung der fetalen Hautbiopsie immer noch die einzige Möglichkeit der *pränatalen Diagnostik* (Shimizu u. Suzumori 1999).

1.1.1 Allgemeines zur Embryologie der Haut

In der Evolution der Wirbeltiere und damit auch des Menschen sind die Einführung der *Keratinisation* und die Ausbildung eines *verhornenden Plattenepithels* eine entscheidende Bereicherung, welche ein Leben an Land überhaupt erst möglich machte.

Keratine sind intrazelluläre, zytoplasmatische Filamente und können als die Armierungseisen der Zellen betrachtet werden, welche für die Stabilität der Keratinozyten verantwortlich sind. Der Keratinisierungsprozess beginnt sehr früh in der Schwangerschaft (Tabelle 1.1). Gewisse Kera-

Tabelle 1.1. Keratinexpression während der Hautentwicklung[a]

Entwicklungsstadium	Epithelstruktur	Keratinzusammensetzung
Embryonale Haut	Periderm	Marker für primitive Epithelien (K8, 18, 19)
	Basalzellen	Proliferationsmarker (K16), Marker Basalzellen (K5, 14)
Keratinisation	Periderm	Marker für primitive Epithelien (K8, 18, 19), Proliferationsmarker (K16)
	Intermediärzellen	Marker für primitive Epithelien (K8, 18, 19), Proliferationsmarker (K16), Verhornungsmarker (K10)
	Basalzellen	Marker für primitive Epithelien (K8, 18, 19), Proliferationsmarker (K16)
Follikuläre Keratinisation	Follikel	Verhornungsmarker (K1, 10), Marker für primitive Epithelien (K7, 8)

[a] Adaptiert nach Harper (1996) Inherited skin disorders. In: The Genodermatoses. Butterworth-Heinemann Ltd, Oxford.

tine bleiben dauernd erhalten, andere sind nur in der frühen Entwicklungsphase vorhanden oder treten erst später auf. Das follikuläre Keratinmuster unterscheidet sich deutlich von demjenigen der interfollikulären Epidermis. Während der 8. Embryonalwoche kommt es zum *embryofetalen Übergang*. Die Transformation vom Embryo zum Feten umfasst die Rückbildung der 2.–4. Kiemenspalte und die Gesichtsentwicklung. Gleichzeitig beginnt die Plazentaabgrenzung. Eine Störung in diesem Prozess kann beispielsweise zu präaurikulären Hautdefekten führen (Drolet et al. 1997). In dieser Zeit werden die meisten Hautregionen in die adulte Entwicklungsstufe überführt.

1.2 Chronologie der Hautentwicklung

Die Haut entsteht aus zwei Keimblättern:
- Aus dem *Ektoderm* entsteht die Epidermis. Die Hautanhangsgebilde wie Haare, Nägel, Schweißdrüsen und Talgdrüsen entwickeln sich unter dem Einfluss von mesodermalen Signalen ebenfalls aus dem Ektoderm. Auch Brustdrüsen, Zahnschmelz und Neuralleiste gehören zum Ektoderm. Die Melanozyten der Haut sind neurektodermalen Ursprungs.
- Aus dem *Mesoderm* geht die Dermis hervor.

1.2.1 Epidermis

Bereits am 10.–12. Gestationstag kann das *Ektoderm* erkannt werden. Das *Mesoderm* findet sich erstmals zwischen dem 18. und 19. Tag. In der 4. Schwangerschaftswoche entwickelt sich das *Periderm*, welches morphologisch durch große kuboidale, glykogenreiche Zellen mit Mikrovilli gekennzeichnet ist, die den darunterliegenden Basalzellen aufliegen. Zu diesem Zeitpunkt ist die Epidermis zweischichtig. Das Periderm existiert nur während der intrauterinen Entwicklungszeit und ist eine stoffwechselaktive, schützende, aber permeable Barriere. Im Laufe der weiteren Entwicklung, nämlich sobald die unterliegenden epidermalen Zellen zu verhornen beginnen, wird das Periderm vollständig zurückgebildet. Diese Regression wird durch den Prozess der *Apoptose* unterhalten (Polakowska et al. 1994). Vorwiegend während des 2. Trimenons wird das Periderm in die *Amnionflüssigkeit* abgeschilfert.

Oberflächencharakteristika des Periderms und das Aussehen der Epidermis sind derart spezifisch für den jeweiligen Entwicklungsstand, dass diese morphologischen Kriterien für die Bestimmung der *epidermalen Entwicklung* und *Differenzierung* benutzt werden können. Es gibt heute monoklonale Antikörper, welche spezifisch die Peridermzellen je nach Entwicklungszustand anfärben. Das Periderm exprimiert die Keratine 4/13, K8/18, K19. Dieses *Keratinmuster* ändert sich vollständig während der weiteren Entwicklung. In der 15. Schwangerschaftswoche ist die interfollikuläre Epidermis mehrschichtig. Das Keratinmuster entspricht nun der adulten Haut mit K5/14 in den Basalzellen und K1/10 in den suprabasalen Keratinozyten. Die Entwicklung eines mehrschichtigen Epithels benötigt die Expression von p63, einem Transkriptionsfaktor (Mills et al. 1999). Eine beachtliche Zahl von Genodermatosen kann auf eine Mutation in Keratinen zurückgeführt werden.

Zwischen der 22. und 24. Schwangerschaftswoche beginnt die interfollikuläre Verhornung. Diese ist charakterisiert durch das Auftreten von Odland-bodies und Keratohyalingranula. Die Bildung von Keratinozytengranula ist abhängig von der Expression Profilaggrin/Filaggrin. Die

Keratohyalingranula werden nach dem 5. Schwangerschaftsmonat in den mittleren bis oberen Epidermisschichten sichtbar. Von der 24.–26. Schwangerschaftswoche an besteht die fetale Haut aus einem mehrschichtigen, verhornenden Plattenepithel. Im 6. Schwangerschaftsmonat ist die Verhornung abgeschlossen.

Deiminasen sind kalziumionenabhängige Enzyme, welche bei der Umwandlung von argininhaltigen Proteinen in Citrullinderivate beteiligt sind. Diese Reaktion ist ein wichtiger Schritt bei der terminalen epithelialen Differenzierung im Zusammenhang mit der Integration und Desintegration von Keratinfilamenten (Tsuji et al. 2003).

Während der 8. Gestationswoche werden *Melanozyten* und *Langerhans-Zellen* als primär nichtepitheliale Zellen in der Epidermis nachweisbar. Melanozyten wandern von der Neuralleiste aus in die Haut. Offenbar regulieren die basalen Keratinozyten die Zahl der Melanozyten in menschlichen fetalen und neonatalen Hautäquivalenten (Scott u. Haake 1991). *Merkel-Zellen* können während der 15.–18. Woche in der palmoplantaren Epidermis gesehen werden. Merkel-Zellen scheinen in situ aus Keratinozyten zu entstehen. Sie sind initial sehr zahlreich, nehmen dann aber im Verlauf der Schwangerschaft zahlenmäßig wieder ab (Halata et al. 2003).

1.2.2 Dermoepidermale Junktionszone

Im 1. Trimenon entwickelt sich die *Junktionszone* zwischen Epidermis und Dermis. Mit zunehmender Hautentwicklung nimmt die Zahl der »gap junctions« zu, welche eine wichtige Bedeutung während der fetalen Entwicklung einnehmen (Arita et al. 2002). Vollständige *Hemidesmosomen, Anchoring-Filamente (Verankerungsfilamente)* und *Anchoring-Fibrillen (Verankerungsfibrillen)*, die die Verhaftung von Epidermis und Dermis gewährleisten, werden im Verlauf der 8.–10. Woche angelegt (McMillan u. Eady 1996). Anfänglich ist diese Zone flach, von der 12. Woche an zeigt sich aber eine Papillomatose. Am Ende des 1. Trimenons ist die Basalmembran schon mit derjenigen eines Reifgeborenen vergleichbar.

1.2.3 Dermale Strukturen

Die Dermis stammt vom Mesoderm ab. Die embryonale Dermis besteht aus einem losen Netzwerk von Mesenchymzellen und viel Matrixsubstanz. Der reiche Gehalt an Wasser und Hyaluronsäure begünstigt Migration und Morphogenese. Die Matrix enthält Kollagen Typ I, III und V. Bereits nach 35–45 Gestationstagen sind endotheliale Zellen in der Dermis sichtbar, die eine dermale Mikrovaskularisation gewährleisten. Die vorerst zellreiche Dermis wird zusehends in eine Dermis mit viel fibrösem Bindegewebe umgewandelt.

Im 3. Monat sind nun auch eigentliche Fibroblasten erkennbar. Diese formieren sich initial entlang der Basalmembran. Die Ausdifferenzierung in Stratum papillare und Stratum reticulare verläuft während der 11.–12. Gestationswoche. Die Fibroblasen richten sich in den tieferen Anteilen, im Stratum reticulare, horizontal aus. Von der 17. Woche an wird Kollagen II exprimiert. Während dieser Zeit wird auch das von den Fibroblasten produzierte Elastin sichtbar.

1.2.4 Subkutis

Das *subkutane Fettgewebe* wird spät in der Embryonalphase ausgebildet. Erst in der 18. Schwangerschaftswoche sind erste kleine Ansammlungen von Fett sichtbar.

1.2.5 Hautanhangsgebilde

Die Basalzellen der Epidermis bilden nicht nur die höheren epidermalen Hautschichten, sondern induzieren auch die Hautanhangsgebilde. In der 10. Woche bilden sich die *Nägel*.

In der 12. Woche beginnt die Entwicklung *ekkriner Schweißdrüsen* an den Handflächen und Fußsohlen. Während der 13. Woche formen sich die *Dermatoglyphen (Fingerleisten)*.

In der 8.–18. Woche entwickeln sich die *Haarfollikel*. Sie finden sich zuerst an Kinn, Oberlippen, Augenbrauen und Skalp. Dieser Entwicklungsprozess folgt einem kraniokaudalen Gradienten. Der fetale Haarfollikel zeigt ein anderes Zytokeratinmuster als der adulte Follikel (Bernard 2003). Laminin-10 scheint für die Haarfollikelentwicklung entscheidend zu sein (Li et al. 2003). In der 15. Woche beginnt die *Talgproduktion*. Die *Käseschmiere* (*Vernix caseosa*) wird teilweise durch sezernierten Talg gebildet. Weitere Bestandteile sind epidermale Lipide, abgeschilferte Zellen und Zelldetritus. Nach 20 Schwangerschaftswochen bedecken feine *Lanugohaare* den gesamten Körper außer Handflächen, Fußsohlen, Fingerkuppen, Glans penis und Labia minora.

1.3 Besonderheiten der embryonalen Regenerationsfähigkeit

Die *embryonale Epidermis* zeigt einen anderen Reepithelialisationsmechanismus als die adulte Epidermis. Die *embryonale Reepithelialisation* erfordert keine Migration der Keratinozyten durch *lamellar-lipoidale Bewegung*. Der Defektverschluss geschieht durch ein »Aktin-Kabel«, das die Gewebeteile zusammenzieht (Martin 1997). Dadurch erfolgt die embryonale Wundheilung narbenlos. Diese Tatsache kann die qualitiv und quantitativ hohe Reparaturpotenz der embryonalen Haut erklären, und in Zukunft wird es zu untersuchen sein, welche genauen Mechanismen für diesen embryonalen Reparaturprozess benötigt werden.

Ein solches Wissen könnte Grundlage einer therapeutisch genutzten narbenlosen Wundheilung sein. Bereits heute werden Operationen bei Kindern mit Lippen-Kiefer-Gaumen-Spalten wegen der kosmetisch besseren Wundheilung pränatal durchgeführt (Lorenz u. Longaker 2003).

1.4 Organisation der Hautmorphogenese – neue Erkenntnisse

Die embryonale und fetale Morphogenese der Haut beinhaltet parallele Prozesse wie die Ausbildung von neuen Epithelschichten, Invaginationen für die Bildung der Hautanhangsgebilde und den Abbau von Übergangsstrukturen wie z. B. dem Periderm (Abb. 1.1). Die Entwicklung der Haut ist ein sehr dynamisches Geschehen, gekennzeichnet durch rasches Wachstum und schnelle Rückbildung. Es kommt zur Stratifikation, zur horizontalen Ausbreitung von Strukturen und zum Verlust von fetal-spezifischen Zellen, gefolgt von der terminalen Differenzierung der Epidermis.

Die Choreographie dieser dynamischen und hoch komplexen Vorgänge braucht ein streng hierarchisches Kontrollsystem. Dazu gehören der programmierte Zelltod *(Apoptose)* und das Zusammenspiel von Wachstumsfaktoren und Adhäsionsmolekülen. Als bedeutende *Mastergene* wurden die sog. *Homeobox-Gene* erkannt (Scott u. Goldsmith 1993). Sie sind für die korrekte Entwicklung ganzer Organsysteme und Körperregionen verantwortlich.

Transkriptionsfaktoren, Rezeptoren, Zelladhäsionsmoleküle, Zell-zu-Zell-Verbindungen, Moleküle, die für die Signaltransduktion verantwortlich sind, Wachstumsfaktoren, Strukturproteine, Enzyme und Transportproteine beteiligen sich am geordneten Ablauf der Morphogenese (Eckert et al. 1997). Kürzlich konnte gezeigt werden, dass *Liganden der TGF-β-Superfamilie* wichtige *Morphogene* bei Vertebraten sind. So genannte SMAD-Proteine, Signalmediatoren, können auf TGF-β hemmend oder aktivierend wirken. SMAD-Proteine sind damit Feedbackregulatoren der TGF-β-Signale. Die zeitliche und räumliche Regulation der TGF-β-Aktivitäten stellen fundamentale Prozesse in der Embryogenese dar (Whitman 1997).

Die Entwicklung *transgener Mäuse* brachte einen Durchbruch für das Verständnis entwicklungsgeschichtlicher Ursachen von Genodermatosen (Sellheyer 1995). Mäuse mit dominant-negativer Mutation im Retinsäurerezeptor zeigen eine gestörte epidermale Differenzierung. Eine dominant-negative Mutation entspricht einer dominant vererbten, heterozygoten Mutation, welche eine Änderung des kodierten Proteins verursacht, die sich schließlich auch negativ auf die Funktion des Proteins (kodiert vom Wildtypallel) auswirkt. Die kranken Mäuse zeigten eine gespannte, faltenlose und dünne Haut, welche leicht verletzlich war. Diese Befunde unterstreichen die große Bedeutung des Retinsäurerezeptors für die normale Hautentwicklung.

Transgene Mäuse mit einer Überexpression von TGF-α weisen eine epidermale Hyperplasie auf. Mäuse mit einer vermehrten TGF-β-Expression haben hingegen eine atrophe, glatte Haut. Eine transgene Maus mit dominant-negativem Typ-II-Rezeptor für TGF-β zeigte eine verdickte und faltige Haut, histologisch einer deutlichen Hyperplasie mit Hyperkeratose entsprechend (Wang et al. 1997).

Für die erfolgreiche *Hautmorphogenese* sind auch Migration und Adhäsion bedeutsam. *P-Cadherin* zeigt eine einzigartige zeitliche und räumliche Expression mit besonderem Muster während der Entwicklung von Haarfollikeln (Jamora et al. 2003). Eine wechselnde Expression von *Te-*

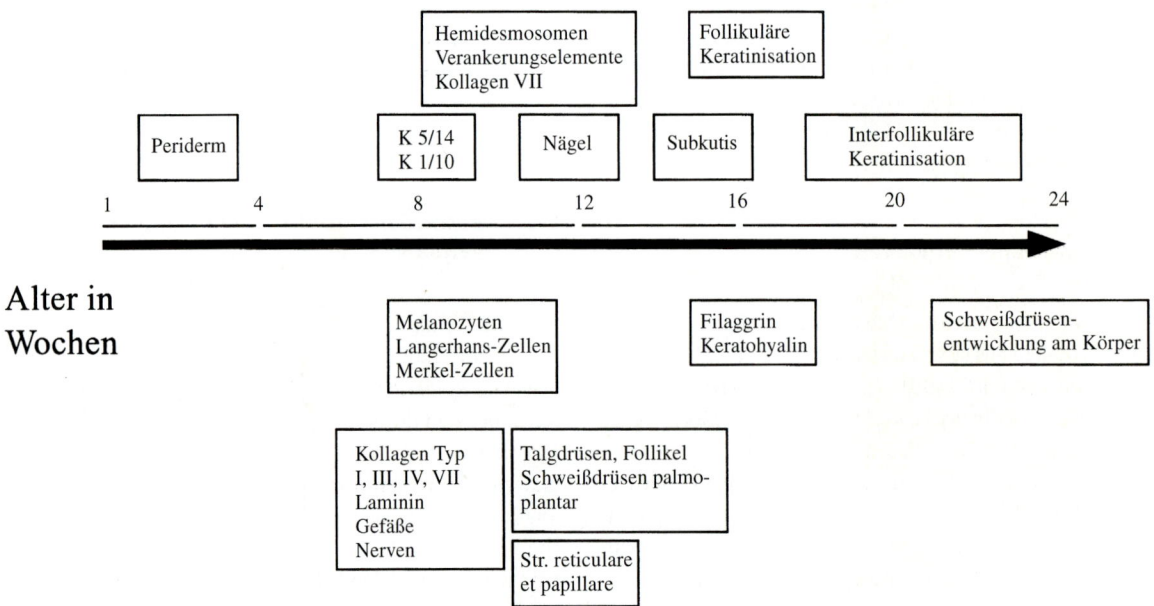

Abb. 1.1. Marksteine der embryonalen und fetalen Hautentwicklung

nascin, Proteoglykanen und Adhäsionsmolekülen scheint für die humane Follikelmorphogenese wichtig zu sein (Kaplan u. Holbrook 1994).

1.5 Die Haut, ein ektodermales und mesodermales Organ – klinische Bedeutung

Die Hautstrukturen differenzieren sich aus dem *äußeren (Ektoderm und Neuroektoderm)* und dem *mittleren Keimblatt (Mesoderm)*. Spemann erkannte die Bedeutung der gegenseitigen dreidimensionalen Beeinflussung der Keimblätter als sog. *Organisationsfelder*. Dieser Begriff umschreibt die Koordination der Hautentwicklung durch ein zeitlich und räumlich integriertes Zusammenspiel von Ektoderm und Mesoderm.

Die epithelialen Strukturen der Haut (Epidermis, Follikel-Talgdrüsen-Einheit, Schweißdrüsen, Nägel und Haare) entwickeln sich vorwiegend aus dem Ektoderm. Vom Neuroektoderm stammen die *Melanozyten* und die neuralen Strukturen. Eine Störung der Differenzierung von Melanoblasten in Melanozyten wird durch eine Mutation im *c-kit-Rezeptor* verursacht und führt zum *Piebaldismus* (◘ Abb. 1.2; Spritz et al. 2004). Eine gestörte *Melanosomen-Matrix-Formation* soll zum *Café-au-lait-Fleck* führen. Genetisch bedingte Störungen in der Tyrosinasesynthese resultieren in den verschiedenen Formen des *Albinismus*. Bei der Entwicklung des *Naevus depigmentosus* vermutet man Fehlregulationen in der *Melanosomendegradation*.

Aus dem Mesoderm entwickelt sich die Dermis mit den Gefäßen. Das dermale Mesenchym kontrolliert die Transformation der Ektodermis in die eigentliche Epidermis. Mesodermaler Herkunft sind auch die Langerhans-Zellen, Makrophagen, Mastzellen, Fibrozyten, Muskeln und Fettgewebe. Eine Mutation von *Endoglin*, einem TGF-β-binding-Protein endothelialer Zellen, ist für einen Teil der Fälle von *Teleangiectasia hereditaria (M. Osler)* verantwortlich. Das *Marfan-Syndrom* konnte kürzlich auf eine *Fibrillinmutation* zurückgeführt werden. Bei dieser vererbbaren mesodermalen Systemerkrankung scheint heute eine Präimplantationsdiagnostik möglich zu sein. Die verschiedenen Formen des *Ehlers-Danlos-Syndroms* können durch unterschiedliche *Mutationen in den kollagenen Fasern* erklärt werden.

1.5.1 Auswirkung von gestörten Abläufen in der Morphogenese der Haut – klinische Korrelationen

Die klinische Bedeutung der Mastergene (Homeobox-Gene) für die Embryologie der Haut kann an folgenden dermatologisch relevanten Beispielen verdeutlicht werden. Systemische Retinoide sind in der Lage, die Funktion von Homeobox-Genen zu beeinflussen. Gut untersucht sind die Retinoide als Morphogene bei der Extremitätenentwicklung. Sie haben eine zentrale Bedeutung für die anteroposteriore Differenzierung. Diese morphogene Wirkung scheint via Beeinflussung der Homeobox-Gene für die ausgeprägte *Teratogenität der Retinoide* verantwortlich zu sein (Scott u. Goldsmith 1993).

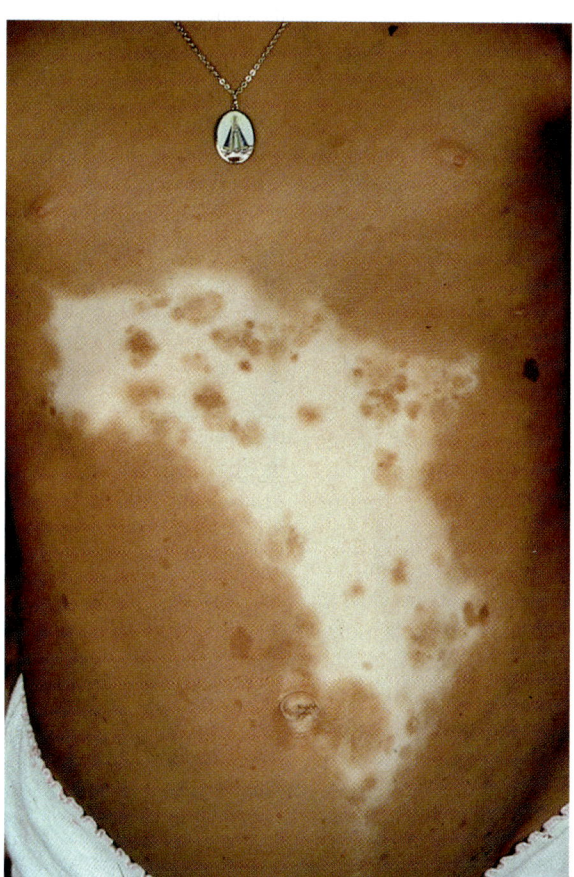

◘ **Abb. 1.2.** Kind mit Piebaldismus, in dessen Familie eine Mutation im c-kit-Rezeptor nachgewiesen wurde

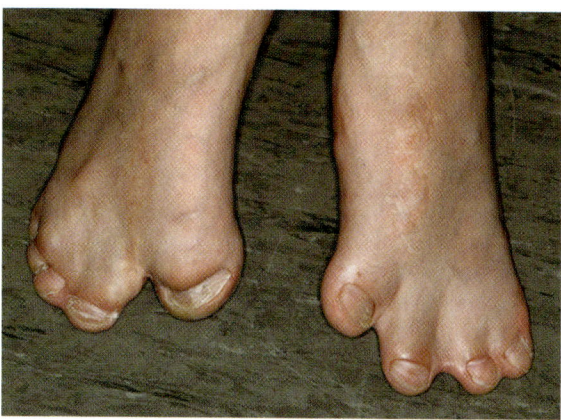

◘ **Abb. 1.3.** Kind mit Apert-Syndrom. Akrozephalosyndaktylie mit Mittelgesichtshypoplasie und Syndaktylie von Fingern und Zehen. Das Krankheitsbild wird verursacht durch eine Mutation im Rezeptor 2 des Fibroblastenwachstumsfaktors

Mutationen in einem Gen für Zell-zu-Zell-Kommunikation finden sich beispielsweise bei den an- und hypohidrotischen ektodermalen Dysplasien, Störungen der Adhäsion beim Skin-fragility-Syndrom, Defekte im Transkriptionsfaktor beim EEC-(»ectrodactyly-ectodermal dysplasia-cleft lip/palate«) und AEC-(»ancyloblepharon-ectodermal dysplasia-cleft lip/palate«)Syndrom sowie bei der Trichothiodystrophie.

Als Beispiel einer Rezeptormutation, welche zu einer gestörten Entwicklung der Keimblätter führt, können das *Apert-Syndrom* (◘ Abb. 1.3) oder die *Kraniosynostose* angeführt werden.

1.6 Dermatologische Erkrankungen im Verlauf der Blaschko-Linien

Mosaikbildungen in der Haut können prinzipiell durch folgende Mechanismen erklärt werden:
1. durch ein funktionelles Mosaik, bei dem 2 Zellpopulationen mit unterschiedlichen Genaktivitäten vorliegen;
2. durch einen genomischen Effekt, verursacht mittels autosomaler postzygoter Mutation.

Genetische *Mosaikbildungen* können an der Haut zu verschiedenen Mustern führen, wie z. B. *Checkerboard-Muster*, *phylloide* oder *fleckförmige* Anordnung ohne Respektierung der Mittellinie. Am besten bekannt ist die streifenförmige Verteilung. Streifenförmige Hautveränderungen folgen oft einem Ausbreitungsmuster, das erstmals von *Blaschko* im Jahre 1901 systematisch beschrieben wurde. Diese Linien entsprechen wahrscheinlich dem dorsoventralen Auswachsen embryonaler Zellpopulationen. Zur Erklärung von streifenförmigen Hautveränderungen werden frühe somatische Mutationen oder Einzelstrangmutationen in der Gamete vorgeschlagen (Happle 1999).

Streifenförmige Befallsmuster bei X-chromosomal vererbten Erkrankungen können durch die sog. *Lyon-Hypothese* erklärt werden. Weibliche Körperzellen besitzen bekanntlich 2 X-Chromosomen. Eines der beiden wird aber inaktiviert. Diese Inaktivierung erfolgt in der frühen Embryogenese um den 12.–16. Tag nach der Befruchtung. Die Hypothese, dass in den Zellen eines weiblichen Säugerorganismus während der Embryogenese ein X-Chromosom inaktiviert wird und nur das andere funktionell aktiv bleibt, geht auf Mary Lyon zurück und wird auch als sog. *Lyon-Effekt* bezeichnet. In einer bestimmten Zelle ist entweder das mütterliche oder das väterliche X-Chromosom aktiv. Die Entscheidung, welches der beiden X-Chromosomen inaktiviert wird, bleibt für alle Tochterzellen beibehalten. Dadurch resultiert ein *Mosaik* von 2 funktionell verschiedenen Zellpopulationen.

Durch diesen Mechanismus ist z. B. erklärbar, dass eine Trägerin für die X-chromosomal vererbte *hypohidrotische ektodermale Dysplasie* in gewissen Körperregionen normale Schweißdrüsenfunktion besitzt, in anderen Regionen hingegen die ekkrine Funktion deutlich reduziert ist.

Es gibt X-chromosomal vererbte Erkrankungen, welche fast ausschließlich beim weiblichen Geschlecht gesehen werden, da bei männlichen Individuen die Mutation bereits intrauterin letal verläuft. Die weiblichen Patientinnen können nur dank dem genetischen Mosaik überleben. Die Begründung, weshalb vereinzelte Berichte von Männern mit derartigen Krankheiten existieren, kann durch das Vorliegen eines *XXY-Karyotyps*, durch eine *Halbchromatidmutation* in der Gamete oder durch eine somatische Mutation nach der Fertilisation, aber während der frühen Embryogenese, gegeben werden. In der Dermatologie sind diese Mechanismen für die Interpretation der streifenförmigen Muster von Dermatosen heterozygoter Frauen wichtig. Beispiele sind die *Incontinentia pigmenti Bloch-Sulzberger*, *Christ-Siemens Syndrom* oder die *fokale dermale Hypoplasie* (Gorlin-Syndrom; Happle 1999).

Eine besondere Form des funktionellen Mosaizismus spiegelt sich im CHILD-Syndrom. Bei diesem Syndrom zeigen sich Hautveränderungen entlang den Blaschko-Linien. Zudem besteht eine Lateralisation. Möglicherweise ist ein Zellklon betroffen, der sowohl bei der X-Inaktivierung wichtig ist als auch zusätzlich ein sog. Organisationsfeld beeinflusst.

Streifenförmige nävoide Veränderungen, wie sie beispielsweise beim epidermalen Nävus vorkommen, können auf eine postzygote somatische Mutation früh in der Embryogenese oder aber auf eine Halbchromatidmutation in der Gamete zurückgeführt werden.

Bei der *epidermolytischen linearen Hyperkeratose* besteht ein Mosaik für eine Keratin-1/10-Mutation. Wird die Mutation weitergegeben, dann haben die Nachkommen eine *kongenitale bullöse erythroderme Ichthyose*. Bei ihnen ist nun in allen Zellen die Mutation im Keratin 1/10 nachweisbar.

Segmentale Ausprägungsformen autosomal dominant vererbter Erkrankungen können durch prinzipiell 2 Mechanismen erklärt werden. Happle unterscheidet eine Typ-1-Variante, bei der eine *Neumutation* eine partielle *Heterozygotie* verursacht und damit zu einem ausschließlich segmentalen Manifestationsmuster führt. Bei der Typ-2-Variante autosomal dominanter segmentaler Erkrankungen kommt es bei bestehender Krankheit durch eine *somatische Mutation* zu einer segmental verstärkten Ausprägung der Erkrankung, bedingt durch den Verlust der Heterozygotie. Die unterschiedlichen intraindividuellen Ausprägungsgrade repräsentieren damit verschiedene Formen der Heterozygotie (Happle 1997).

Der moderne *Nävusbegriff* wurde von Happle geprägt und neu definiert. Er steht ebenfalls im Zusammenhang mit einem Mosaizismus (Happle 1995). Nävi werden heute als sichtbare, umschriebene, während längerer Zeit bestehende Hautveränderungen betrachtet, welche Ausdruck eines genetischen Mosaiks sind. Dieses genetische Mosaik entsteht in der Regel als Folge einer postzygoten Mutation.

1.7 Pränatale Diagnostik

Die *pränatale Diagnostik* (◘ Abb. 1.4) verlangt eine interdisziplinäre Zusammenarbeit zwischen Pädiater, Humangenetiker, Gynäkologen und Dermatologen.

Eine pränatale Diagnostik kann indiziert sein bei schweren Genodermatosen, die mit intrauterinem Kindstod, einer eingeschränkten Lebenserwartung oder einer reduzierten Lebensqualität einhergehen. Wichtig ist aber, dass der Wunsch einer pränatalen Diagnostik von den Eltern kommt. Beim Nachweis einer vorliegenden Erkrankung muss vorher evaluiert worden sein, ob ein *Schwangerschaftsabbruch* gerechtfertigt ist und von den Eltern auch akzeptiert würde.

Gewisse morphologische Charakteristiken sind erst relativ spät in der Schwangerschaft sichtbar. Die interfollikuläre Keratinisation beginnt während der 22.–24. Woche. Die ekkrinen Drüsen werden zwischen der 24. und 26. Woche angelegt. Die Kenntnis von *Marksteinen in der Entwicklung* der Haut und der Keratinmutationen mit den daraus resultierenden Krankheiten ist besonders im Falle einer pränatalen Biopsiediagnostik entscheidend (Corden u. McLean 1996; Holbrook et al. 1993).

Eine morphologisch orientierte fetale Hautbiopsie ist frühestens zwischen der 16. und 20. Schwangerschaftswoche sinnvoll. Diese Methode kommt zur Anwendung, wenn weder der *molekulare Gendefekt* noch eine biochemische Veränderung bekannt ist und einzig morphologische Merkmale zu Hilfe genommen werden können. Das Risiko eines Fruchttodes liegt bei etwa 1–3%. Die Interpretation der fetoskopisch erhaltenen Hautpräparate ist oft nicht einfach und verlangt viel Erfahrung.

Eine weitere Möglichkeit der pränatalen Diagnostik im Frühstadium ist die transvaginale oder transabdominale *Chorionzottenbiopsie*. Sie erlaubt biochemische Untersuchungen und das Anlegen einer Chorionzellkultur. Mit dem gewonnen Material können auch molekulargenetische Untersuchungen durchgeführt werden. Bei bekanntem Gendefekt kann ab der 10. Schwangerschaftswoche Material für molekulargenetische Untersuchungen entnommen werden. Biochemische und *zytogenetische Untersuchungen* aus dem aspirierten Material sind ebenfalls möglich. Das Risiko eines Abortes bei diesem Eingriff liegt bei etwa 1,5–3%. Ein Schwangerschaftsabbruch in diesem frühen Stadium ist deutlich weniger belastend als zu einem späteren Zeitpunkt.

Die *Amniozentese* ermöglicht die Gewinnung von Fruchtwasser zur Untersuchung von Stoffwechselerkrankungen ab der 14. Schwangerschaftswoche. Bei dieser Methode wird unter Ultraschallkontrolle transabdominal durch den Uterus mit Hilfe einer Nadel Fruchtwasser gewonnen. Diese Technik erlaubt biochemische Untersuchungen. Die Gefahr eines Abortes liegt bei 0,5–1%. Die Amniozentese wird z. B. angewandt für die pränatale Diagnose der X-chromosomal rezessiven Ichthyose, um die Aktivität der Steroidsulfatase zu bestimmen.

Heute ist es sowohl theoretisch als auch praktisch möglich, bei Hochrisikofamilien mit bestimmten Erbkrankheiten eine In-vitro-Fertilisation und eine *Präimplantationsdiagnostik* durchzuführen. Nach 3 Tagen im 4–8-Zellstadium kann eine *Präimplantations-DNA-Diagnostik* betrieben werden, vorausgesetzt, der zugrunde liegende Gendefekt der erwarteten Krankheit ist bekannt. Dabei wird eine Zelle aus dem 4–8-Zellstadium entfernt und untersucht. Da in diesem Zustand alle Zellen die gleiche Potenz aufweisen, führt dieser Eingriff zu keinen bleibenden Schäden. Wird der Gendefekt nachgewiesen, so wird keine Implantation in den Uterus vorgenommen. Obwohl vom wissenschaftlichen Aspekt faszinierend, sind die ethischen und sozialpolitischen Probleme fast unüberwindbar.

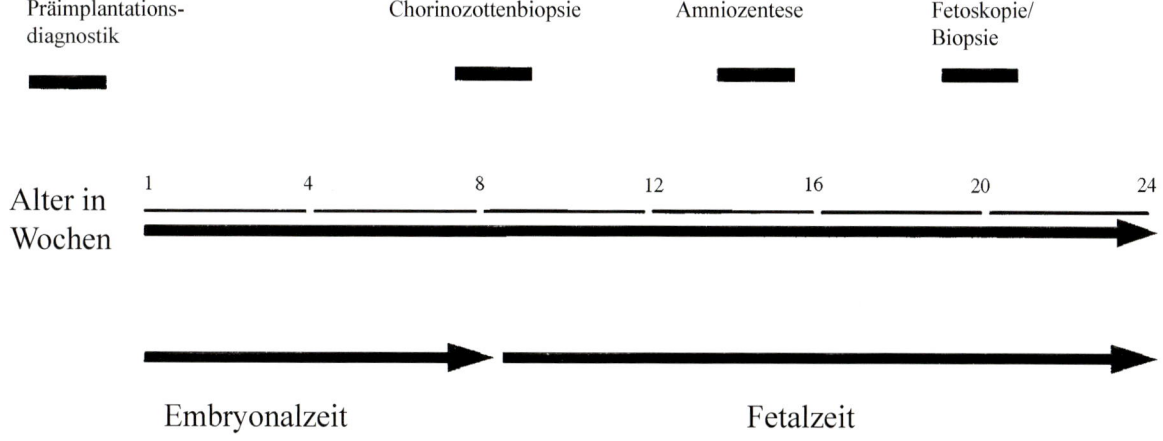

◘ **Abb. 1.4.** Pränatale Diagnostik

Literatur

Arita K, Akiyama M, Tsuji Y, McMillan JR, Eady RA, Shimizu H (2002) Changes in gap junction distribution and connexin expression pattern during human fetal skin development. J Histochem Cytochem 50: 1493–1500

Bernard BA (2003) Hair shape of curly hair. J Am Acad Dermatol 48 (Suppl): S120–126

Corden LD, McLean WHI (1996) Human keratin diseases: hereditary fragility of specific epithelial tissues. Exp Dermatol 5: 297–307

Drolet BA, Baselga E, Gosain AK, Levy ML, Esterly NB (1997) Preauricular skin defects. A consequence of a presistent ectodermal groove. Arch Dermatol 133: 1551–1554

Eckert RL, Crish JF, Robinson NA (1997) The epidermal keratinocyte as a model for the study of gene regulation and cell differentiation. Physiol Rev 77: 397–424

Halata Z, Grim M, Bauman KI (2003) Friedrich Sigmund Merkel and his »Merkel cell«, morphology, development, and physiology: review and new results. Anat Rec 271A: 225–239

Happle R (1995) What is a nevus? A proposed definition of a common medical problem. Dermatology 191: 1–5

Happle R (1997) A rule concerning the segmental manifestation of autosomal dominant skin disorders. Review of clinical examples providing evidence for dichotomous types of severity. Arch Dermatol 133: 1505–1509

Happle R (1999) Loss of heterozygosity in human skin. J Am Acad Dermatol 41: 143–161

Holbrook KA, Smith LT, Sherman E (1993) Prenatal diagnosis of genetic skin disease using fetal skin biopsy samples. Arch Dermatol 129: 1437–1454

Irvine AD, McLean WHI (2003) The molecular genetics of the genodermatoses: progress to date and future directions. Br J Dermatol 148: 1–13

Jamora C, DasGupta R, Kocieniewski P, Fuchs E (2003) Links between signal transduction, transcription and adhesion in epithelial bud development. Nature 422: 317–322

Kaplan ED, Holbrook KA (1994) Dynamic expression patterns of tenascin, proteoglycans, and cell adhesion molecules during human hair follicle morphogenesis. Developmental Dynamics 199: 141–155

Koster EL, McIntire DD, Leveno KJ (2003) Recurrence of mild malformations and dysplasias. Obstet Gynecol 102: 363–366

Li J, Tzu J, Chen Y, Zhang YP, Nguyen NT, Gao J, Bradley M, Keene DR, Oro AE, Miner JH, Marinkovich MP (2003) Laminin-10 is crucial for hair morphogenesis. EMBO J 22: 2400–2410

Lorenz HP, Longaker MT (2003) In utero surgery for cleft lip/palate: minimizing the »Ripple Effect« of scarring. J Craniofac Surg 14: 504–511

Martin P (1997) Wound healing – aiming for perfect skin regeneration. Science 276: 75–81

McMillan JR, Eady RAJ (1996) Hemidesmosome ontogeny in digit skin of the human fetus. Arch Dermatol Res 288: 91–97

Mills AA, Zheng B, Wang XJ, Vogel H, Roop DR, Bradley A (1999) p63 is a p53 homologue required for limb and epidermal morphogenesis. Nature 398: 708–713

Mitchell AA (1991) Teratogens and the dermatologists. New knowledge, responsabilities, and opportunities. Arch Dermatol 127: 399–401

Polakowska RR, Piacentini M, Bartlett R, Goldsmith LA (1994) Apoptosis in human skin development: morphogenesis, periderm, and stem cells. Developmental Dynamics 199: 176–188

Scott GA, Goldsmith LA (1993) Homeobox genes and skin development: a review. J Invest Dermatol 101: 3–8

Scott GA, Haake AR (1991) Keratinocytes regulate melanocyte number in human fetal and neonatal skin equivalents. J Invest Dermatol 97: 776–781

Sellheyer K (1995) Transgene Mäuse als Modelle für Hautkrankheiten. Hautarzt 46: 755–761

Shimizu H, Suzumori K (1999) Prenatal diagnosis as a test for genodermatoses: its past, present and future. J Dermatol Sci 19: 1–8

Spritz RA, Itin PH, Gutmann DH (2004) Piebaldism and neurofibromatosis type 1: horses of very different colors. J Invest Dermatol 122: 34–35

Tsuji Y, Akiyama M, Arita K, Senshu T, Shimizu H (2003) Changing pattern of deiminated proteins in developing human epidermis. J Invest Dermatol 120: 817–822

Wang XJ, Greenhalgh DA, Bickenbach JR, Jiang A, Krieg T, Derynck R, Roop DR (1997) Expression of a dominant-negative type II transforming growth factor beta (TGF-beta) receptor in the epidermis of transgenic mice blocks TGF-beta-mediated growth inhibition. Proc Natl Acad Sci USA 94: 2386–2391

Whitman M (1997) Feedback from inhibitory SMADs. Nature 389: 549–551

Hauterkrankungen des Neugeborenen und angeborene Fehlbildungen

P. Höger, H. Hamm

2.1 Einleitung und Definitionen – 10

2.2 Anatomie und Physiologie der Haut des Neugeborenen – 10
2.2.1 Die Haut des Frühgeborenen – 10
2.2.2 Postnatale Entwicklung von Epidermis und Dermis – 11
2.2.3 Schweißdrüsenfunktion und Thermoregulation – 11
2.2.4 Talgdrüsenfunktion – 11

2.3 Transitorische Veränderungen der Neugeborenenhaut – 12
2.3.1 Vegetative Gefäßreaktionen – 12
2.3.2 Erythema »toxicum« neonatorum – 12
2.3.3 Transitorische neonatale pustulöse Melanose – 13
2.3.4 Lokalisierte Saugblasen – 13
2.3.5 »Mongolenfleck« – 13
2.3.6 Milien und Epstein-Perlen – 14

2.4 Hauterkrankungen des Neugeborenenalters – 14
2.4.1 Erkrankungen der Epidermis – 14
2.4.2 Erkrankungen der Dermis – 16
2.4.3 Erkrankungen des subkutanen Fettgewebes – 17

2.5 Infektionskrankheiten – 18
2.5.1 Konnatale Röteln – 18
2.5.2 Konnatale Varizellen – 18
2.5.3 Herpes simplex neonatorum – 19
2.5.4 Infektionen durch humane Parvoviren – 19
2.5.5 Zytomegalie – 19
2.5.6 Konnatale Toxoplasmose – 19

2.5.7 Infektionen durch toxinbildende Staphylokokken – 19

2.6 Kongenitale Immundefekte – 20
2.6.1 DiGeorge-Syndrom – 20
2.6.2 Schwerer kombinierter Immundefekt (»Severe Combined Immunodeficiency«, SCID) – 20

2.7 Störungen des Biotinstoffwechsels – 21

2.8. So genannter Morbus Leiner – 21

2.9 Angeborene Fehlbildungen – 21
2.9.1 Präaurikuläre Zysten und Fisteln – 21
2.9.2 Aurikularanhänge (akzessorische Tragi) – 22
2.9.3 Knorpelhaltige Halsanhänge (Choristome) – 22
2.9.4 Branchiogene Fisteln – 22
2.9.5 Laterale Halszysten – 22
2.9.6 Mediane Halszysten – 22
2.9.7 Kutane bronchogene Zysten – 23
2.9.8 Kongenitale Dermoidzysten – 23
2.9.9 Nasales Gliom – 23
2.9.10 Hautgrübchen und -gruben – 23
2.9.11 Kongenitale Lippengrübchen – 23
2.9.12 Überzählige Brustwarzen (akzessorische Mamillen, Polythelie) – 24
2.9.13 Kutane Zeichen des okkulten spinalen Dysraphismus – 24
2.9.14 Angeborene Hautdefekte (Aplasia cutis congenita) – 25

Literatur – 26

2.1 Einleitung und Definitionen

Als *Neugeborenes* wird ein Kind in den ersten 4 Lebenswochen bezeichnet, während der Begriff *Säugling* den Zeitraum des gesamten 1. Lebensjahres umfasst. Als »frühgeboren« gelten Neugeborene, die vor der 37. Schwangerschaftswoche geboren werden, als »übertragen«, wenn sie nach der 42. Schwangerschaftswoche geboren werden.

Große Bedeutung für die Beurteilung der Neugeborenen hat das Geburtsgewicht. Das durchschnittliche Geburtsgewicht eines voll ausgetragenen Neugeborenen liegt bei 3350 g. Ein Reifgeborenes mit einem Geburtsgewicht unterhalb der 10. Perzentile (d. h. <2500 g) wird als »hypotroph« (bzw. »small for gestational age«; SGA) bezeichnet; von starkem Untergewicht (»very low birthweight infant«; VLBW) spricht man bei einem Geburtsgewicht unter 1500 g. Liegt das Geburtsgewicht oberhalb der 90. Perzentile, liegt eine »Hypertrophie« vor.

Die Neugeborenenperiode ist durch eine Vielzahl von kardialen, pulmonalen, metabolischen und weiteren Anpassungsvorgängen gekennzeichnet, die auch das Hautorgan betreffen. Der Übergang vom wässrigen, sterilen und temperaturkonstanten Milieu des Amnions in die trockene, keimreiche und kühle Atmosphäre der Umgebungsluft stellt erhebliche Anforderungen an die Epidermis des Neugeborenen. Hauterkrankungen in diesem Lebensalter weisen eine Reihe von Besonderheiten auf, weshalb dem Neugeborenen ein eigenes Kapitel gewidmet ist. Überschneidungen lassen sich nicht ganz vermeiden; bei vielen Erkrankungen wird daher auf andere Kapitel verwiesen.

2.2 Anatomie und Physiologie der Haut des Neugeborenen

Die Entwicklung der Haut ist in Kap. 1 über die Embryologie ausführlich dargestellt. Die Funktionsfähigkeit der Haut unter dem Gesichtspunkt der Barrierefunktion, die im Wesentlichen das Stratum corneum wahrnimmt, wird in Kap. 41.1 über die Besonderheiten der topischen Therapie im Kindesalter besprochen.

2.2.1 Die Haut des Frühgeborenen

Die Ausbildung des Stratum corneum beginnt etwa um die 24. Schwangerschaftswoche (Loomis u. Birge 2001). Während das reife Neugeborene über ein funktionsfähiges Stratum corneum verfügt, das es vor Austrocknung schützt, ist das Stratum corneum bei Frühgeborenen noch unreif, was sich an erhöhtem transepidermalem Wasserverlust (TEWL) und erhöhtem Gasaustausch für Sauerstoff und CO_2 belegen lässt (Höger 2004; Loomis u. Birge 2001). Von der 27. bis etwa zur 38. Gestationswoche ist der Fetus von einer Schutzschicht (Vernix caseosa) umhüllt, welche die Epidermis vor Mazeration schützt und zusätzlich antibakterielle Eigenschaften besitzt. Ihre Lipide sind das Produkt der fetalen Talgdrüsen und der abgeschilferten Epidermis selbst, die durch ihre Adhärenz an der Hautoberfläche den Mangel an Barrierelipiden kompensiert (Höger et al. 2002).

Unabhängig von der Dauer der Schwangerschaft setzt aber bei Frühgeborenen mit der Geburt eine beschleunigte Differenzierung ein, die innerhalb von 2–4, bei extrem unreifen Frühgeborenen in bis zu 7 Wochen (Kalia et al. 1998) einen Prozess aufholt, der unter normalen Bedingungen je nach Alter des Frühgeborenen 10–14 Wochen dauern würde.

In anatomischer Hinsicht gleicht die Haut des Neugeborenen – und innerhalb von 2–4 Wochen auch die von Frühgeborenen – der Haut des Erwachsenen. Sie umfasst 10–13% seines Körpergewichtes im Vergleich zu 3% beim Erwachsenen (Nonato et al. 2002). Die Dicke der Epidermis liegt bei 40–50 µm. Histologisch ist bereits eine mehrlagige Schichtung in Stratum basale, Stratum granulosum, Stratum spinosum und Stratum corneum erkennbar. Die Hornzellschicht (Stratum corneum) weist etwa 10–12 Lagen im Vergleich zu 15 und mehr beim Erwachsenen auf (Evans u. Rutter 1986; Höger 2004).

> Die anatomische Reife korreliert nur zum Teil mit der funktionellen Reife des Hautorgans. Diese Diskrepanz betrifft sowohl die Barrierefunktion als auch Thermoregulation, mechanische Belastbarkeit und transkutane Resorption.

Aufgrund des erhöhten TEWL, der zu lebensgefährlicher Dehydratation und Hypothermie führen würde, werden Frühgeborene postpartal je nach Unreife für einige Tage bis Wochen in einem Inkubator gelagert, dessen Innentemperatur bei 35°C liegt und in dem anfangs eine Luftfeuchtigkeit von 80–90% herrscht. Okklusion der Haut (durch Salben oder Kunststofffolien) bewirkt eine Verminderung des TEWL und eine beschleunigte Reifung des Barrieredefektes. Die Anwendung von Olivenöl oder von Paraffinöl reduziert den TEWL um bis zu 50%. Gleichzeitig wird die bakterielle Kolonisation der Haut und die Gefahr transkutaner Infektionen reduziert (Nopper et al. 1996). Da die postnatale Reifung der Lipidbarriere regional unterschiedlich einsetzt (Hardman et al. 1999), ist der TEWL in verschiedenen Körperregionen unterschiedlich ausgeprägt, am höchsten im Bereich des Abdomens.

> **❗ Cave:**
> Phototherapie und die Einwirkung von Wärmestrahlern führen zu einer Erhöhung der transepidermalen Wasserverdunstung um bis zu 20%. Dies ist bei der Berechnung der parenteralen Flüssigkeitszufuhr zu berücksichtigen.

2.2.2 Postnatale Entwicklung von Epidermis und Dermis

Die wichtigsten postnatalen Strukturveränderungen der Epidermis betreffen ihre Vernetzung mit der Dermis: Während das Stratum basale unmittelbar postnatal nahezu parallel zur Oberfläche verläuft, bilden sich im Verlauf der ersten Lebensmonate zunehmend dermale Papillen aus, die schließlich ein Ineinandergreifen beider Hautschichten bewirken. Dieser Prozess ist quantifizierbar anhand des Verhältnisses von Oberfläche zu Basalzellschicht.

❗ Cave:
Die verminderte dermoepidermale Vernetzung erklärt die erhöhte Empfindlichkeit der Neugeborenenhaut gegenüber Scherkräften, wie sie z. B. beim Entfernen von Heftpflastern entstehen (Lund et al. 1997).

Die Dermis als »Verschiebeschicht« zwischen Epidermis und subkutanem Fettgewebe besteht überwiegend aus dem Strukturprotein Kollagen (75% des Trockengewichtes). Während das dermale Kollagen bei Erwachsenen zu 80–90% aus Typ-I-Kollagen besteht, enthält die neonatale Dermis noch zu 50–60% das »fetale« Kollagen III. Dieses wird jedoch im Verlauf der ersten Lebenswochen rasch durch Kollagen I ersetzt. Der Elastingehalt der Neugeborenenhaut ist im Verhältnis zur Erwachsenenhaut hingegen vermindert.

Im Laufe der ersten Lebensmonate erfolgt auch nach Normalisierung des TEWL noch eine weitere funktionelle Reifung der Epidermis. Die Haut des Neugeborenen ist im Vergleich zu älteren Säuglingen relativ trocken und rau. Die Hydratation des Stratum corneum lässt sich mittels Corniometrie, die Hautrauigkeit mittels mikrotopographischer Untersuchungsmethoden quantifizieren. Innerhalb der ersten 3 Lebensmonate nimmt die Kapazität der Säuglingshaut, Wasser zu binden, signifikant zu und erreicht mit etwa 3 Monaten Erwachsenenwerte. Parallel dazu tritt eine Glättung der Hautoberfläche ein (Höger u. Enzmann 2002).

Bei der Geburt weist die Haut des Neugeborenen noch einen neutralen oder leicht alkalischen pH-Wert von 6,2–7,5 auf, der auf die leicht alkalische Amnionflüssigkeit zurückzuführen ist und nicht durch das Gestationsalter beeinflusst wird. Bereits innerhalb der ersten 24 Stunden post partum kommt es zu einem deutlichen Abfall des Haut-pH-Wertes. Mit etwa 4 Wochen ist der Normbereich von 5,2–5,5 erreicht, den auch ältere Kinder und Erwachsene aufweisen (Höger 2004). Trotzdem ist die pH-Homöostase der Haut des Neugeborenen und Säuglings noch labil: Nach Kontakt mit alkalischen Substanzen (Alkaliseifen) dauert es länger als bei Erwachsenen, bis der physiologische pH-Bereich wieder erreicht ist.

2.2.3 Schweißdrüsenfunktion und Thermoregulation

Transkutaner Wärmeverlust erfolgt zum einen wie oben geschildert parallel mit der Evaporation, zum anderen durch Wärmestrahlung und Wärmeleitung. Aufgrund ihrer – bezogen auf das Körpergewicht – großen Körperoberfläche sind Früh- und Neugeborene besonders wärmeverlustgefährdet.

Eine Besonderheit der Neugeborenenhaut ist das braune subkutane Fettgewebe, das bis zu 6% des Körpergewichtes umfasst und neben der Subkutis (insbesondere im Bereich von Skapula und Axillen) auch in der Nierenkapsel und im Mediastinum vertreten ist. Das braune Fettgewebe ist von essenzieller Bedeutung für die Thermogenese des Neugeborenen (»zitterfreie Wärmegewinnung«). Es wird im Verlauf der ersten Lebensjahre kontinuierlich durch »weißes« Fettgewebe ersetzt.

Die Fähigkeit, durch Vasokonstriktion die Wärmeabstrahlung zu vermindern, ist bei Neugeborenen noch nicht ausgereift. Ein Abfall der Körpertemperatur kann zu Azidose und intrazerebralen Hämorrhagien führen. Bei der Pflege, Untersuchung und dem Transport von Neugeborenen ist daher auf Einhaltung eines Umgebungstemperaturoptimums von 35–37°C zu achten. Bei Frühgeborenen hat sich zusätzlich die Verwendung von Polyethylenabdeckungen bewährt.

Obwohl bereits bei Geburt 3 Mio. ekkrine Schweißdrüsen vorhanden sind, deren Dichte beim Neugeborenen sogar höher ist als beim Erwachsenen, ist die Fähigkeit zum thermalen Schwitzen beim Neugeborenen noch nicht ausgereift, d. h. die Induktionsschwelle zum Schwitzen ist signifikant höher als beim Erwachsenen. Die Höhe dieser Induktionsschwelle ist abhängig vom Gestationsalter. Bei Frühgeborenen besteht in den ersten Lebenstagen eine absolute Anhidrose. Eine Normalisierung der Schwitzfunktion tritt erst im Verlauf der ersten 6–8 Lebensmonate ein.

2.2.4 Talgdrüsenfunktion

Die Talgdrüsen des Feten sind von der 19. Gestationswoche an funktionsfähig; sie tragen zur Bildung der Vernix caseosa bei. Post partum wird ihre Aktivität von maternalen Androgenen reguliert. Die über Muttermilch übertragenen Androgene führen bei gestillten Kindern zu einer verlängerten und verstärkten Stimulation der Talgdrüsen und begünstigen die Entstehung der sog. »Acne neonatorum« (▶ unten). Daher haben nicht gestillte Kinder eine etwas trockenere Haut als gestillte Kinder. Nach dem Abstillen endet die androgene Stimulation, und die Talgdrüsen treten in eine Ruhephase ein, die bis zur Pubertät anhält.

2.3 Transitorische Veränderungen der Neugeborenenhaut

Viele Neugeborene weisen eine Anzahl von Hautveränderungen auf, die als »physiologisch« oder »normal« gelten und keinen Krankheitswert besitzen.

2.3.1 Vegetative Gefäßreaktionen

Harlekinfarbwechsel

Bis zu 5% aller reif geborenen Neugeborenen zeigen ein eigenartiges Phänomen, das als Harlekinfarbwechsel bezeichnet wird. Wenn ein solches Baby auf der Seite liegt, wird die obere Hälfte des Körpers blass, und die untere Hälfte erscheint tiefrot. Dreht man es auf die andere Seite, tritt ein Farbwandel auf, sodass das vorher tiefrote Areal jetzt blass wird und umgekehrt. Dabei zeigt sich entlang der Mittellinie eine klare Trennung zwischen dem tiefroten und dem blassen Areal.

> **Cave:**
> Wenn ein Harlekinfarbwechsel noch bei Kindern, die älter als 4 Wochen sind, beobachtet werden kann, sollte eine Hypoxie aufgrund eines Herzfehlers ausgeschlossen werden.

Als Ursache des zumeist harmlosen Harlekinfarbwechsels gilt eine Störung des Gefäßtonus, der von einem unreifen hypothalamischen Zentrum unzureichend gesteuert wird.

Cutis marmorata

Neugeborene und Säuglinge reagieren auf Kälte üblicherweise mit einer großmaschigen lividen Scheckung der Haut. Diese harmlose funktionelle Gefäßreaktion wird Cutis marmorata (Abb. 2.1) genannt und beruht auf einer Atonie der Venolen und einer Hypertonie der Arteriolen der tieferen dermalen Gefäße. Hiervon abgegrenzt werden muss das Van-Lohuizen-Syndrom (Cutis marmorata teleangiectatica congenita), bei dem eine vaskuläre Anomalie vorliegt.

2.3.2 Erythema »toxicum« neonatorum

Epidemiologie. Vorkommen bei 30–70% aller Neugeborenen.

Ätiologie. Ungeklärt. Der Nachweis aktivierter Makrophagen und dendritischer Zellen und die vermehrte Synthese proinflammatorischer Zytokine (IL-1, IL-8) und Chemokine (Eotaxin) sprechen für eine überschießende Aktivierung des noch unreifen Immunsystems, möglicherweise als Reaktion auf den Erstkontakt mit apathogenen Hautbakterien (Marchini et al. 2001). Der Begriff »toxicum« ist zwar etabliert, Hinweise auf eine »Intoxikation« gibt es jedoch nicht.

Klinisches Bild. Das Erythem entwickelt sich meist am 2. Lebenstag. Auf erythematösem Grund bilden sich 1–2 mm große Papeln, Vesikel und Pusteln (Abb. 2.2); Handteller und Fußsohlen werden ausgespart. Das Erythema neonatorum klingt innerhalb weniger Tage wieder ab.

Diagnostik. Im Tzanck-Test von einer Pustel lassen sich vermehrt eosinophile Leukozyten nachweisen. In 20% besteht auch eine periphere Eosinophilie.

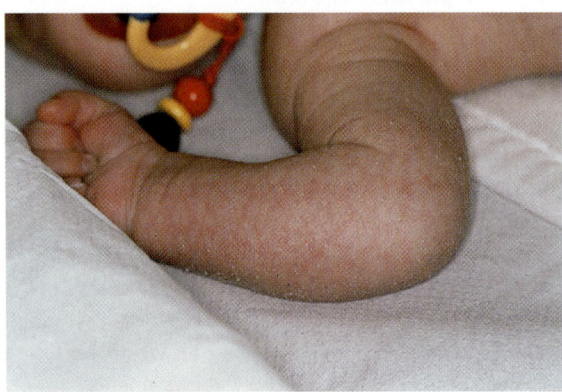

Abb. 2.1. Cutis marmorata als Nebenbefund. Das Neugeborene leidet außerdem an einer mild ausgeprägten lamellären Ichthyose

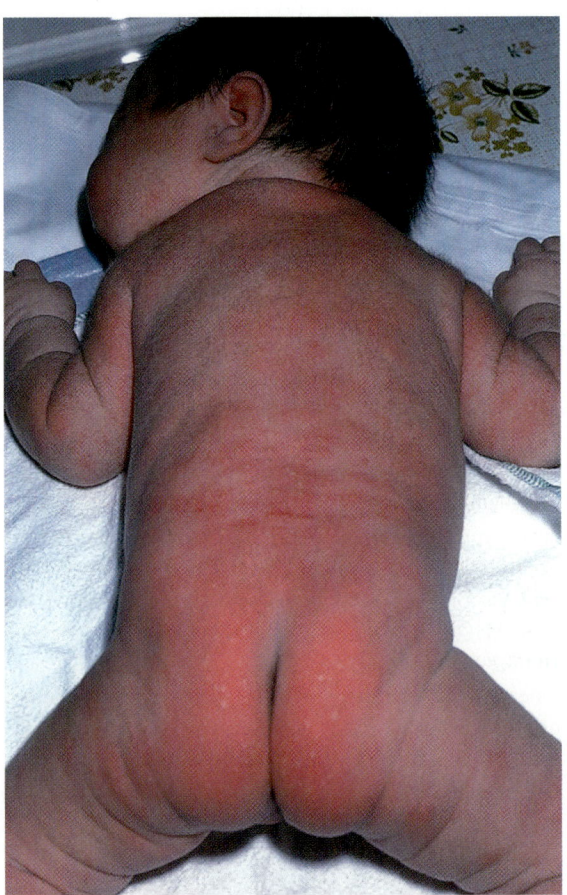

Abb. 2.2. Erythema »toxicum« neonatorum im erythematös-ödematösen Stadium (Beobachtung von Prof. Dr. H. Cremer, Heilbronn)

2.3 · Transitorische Veränderungen der Neugeborenenhaut

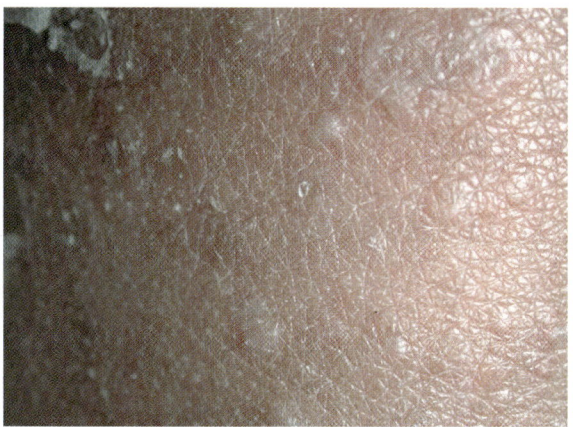

◘ **Abb. 2.3.** Transitorische neonatale pustulöse Melanose

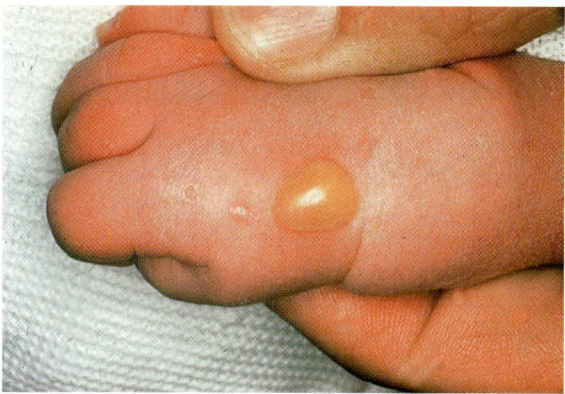

◘ **Abb. 2.4.** Saugblasen am Handrücken eines Neugeborenen (Beobachtung von Prof. Dr. H. Cremer, Heilbronn)

2.3.3 Transitorische neonatale pustulöse Melanose

Epidemiologie. Mit einer Prävalenz von 4–5% insbesondere bei farbigen Neugeborenen relativ häufig, während bei anderen Rassen nur etwa eines von 500–1000 Neugeborenen erkrankt.

Ätiologie. Nach gegenwärtiger Auffassung handelt es sich um eine Variante des Erythema toxicum neonatorum (Abschn. 2.3.2).

Klinisches Bild. Im Unterschied zum Erythema toxicum neonatorum sind Vesikel und Pusteln bereits bei Geburt vorhanden, bevorzugt im Bereich von Gesicht, oberem Thorax und glutäal, aber auch palmoplantar. Ein erythematöser Hof ist nicht vorhanden (◘ Abb. 2.3). Die Läsionen verkrusten spontan im Verlauf einiger Tage und heilen unter Schuppung ab. Bei dunkelhäutigen Neugeborenen hinterlassen sie oftmals unscharf begrenzte, hyperpigmentierte Maculae, die für 2–3 Monate persistieren können.

Diagnostik. Der Bläscheninhalt ist steril und zeigt multiple Neutrophile.

Differenzialdiagnose. Erythema toxicum neonatorum, bullöse Impetigo, Herpesinfektion.

Therapie. Nicht notwendig.

2.3.4 Lokalisierte Saugblasen

Insbesondere an den Fingern und Unterarmen können Kinder bei Geburt kleinere Blasen aufweisen, die als intrauterine Saugartefakte angesehen werden (◘ Abb. 2.4).

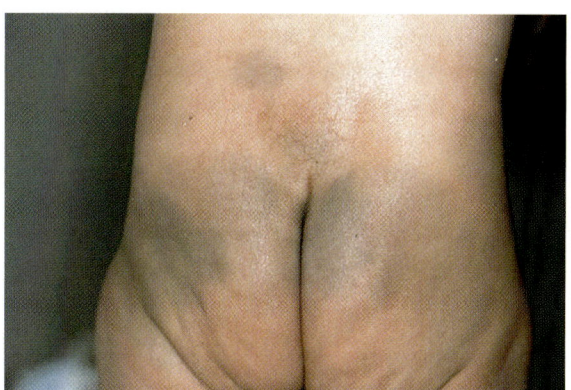

◘ **Abb. 2.5.** Mongolenflecken in der Sakroiliakalregion

2.3.5 »Mongolenfleck«

Epidemiologie. Vorkommen bei 80–90% aller asiatischen und farbigen Neugeborenen und bei bis zu 10% weißhäutiger Säuglinge.

Ätiologie. Unvollständige Migration der Melanozyten von der Neuralleiste in die Haut.

Klinisches Bild. Die bei Geburt oder wenig später auffallenden unregelmäßig und unscharf begrenzten blaugrauen Flecken (◘ Abb. 2.5) werden durch umschriebene Ansammlungen von Melanozyten in der tiefen Dermis hervorgerufen. Vor allem, wenn sie wie in mehr als 3/4 der Fälle in der Sakroiliakalregion auftreten, werden sie als Mongolenflecken bezeichnet. Üblicherweise nehmen sie im 1. Lebensjahr an Größe und Intensität zu und bilden sich dann in den darauf folgenden 1–4 Jahren spontan zurück, größere langsamer als kleine. Im Alter von 5 Jahren sind 97% der Mongolenflecken nicht mehr erkennbar (Abschn. 9.4.3).

2.3.6 Milien und Epstein-Perlen

Epidemiologie: Milien finden sich bei 40–50% aller Neugeborenen.

Ätiologie. Unbekannt.

Klinisches Bild. Milien imponieren als weißliche epidermale Papeln mit einem Durchmesser von 1–2 mm, bevorzugt im Bereich von Stirn, Wangen und Nasenrücken (Abb. 2.6). Sie sind teils bereits bei Geburt vorhanden, teils treten sie erst im Verlauf des 1. Lebensjahres auf. Milien entsprechen kleinen epidermalen Zysten, die vom Talgdrüsenapparat der Vellushaare ausgehen. Sie rupturieren meist nach einigen Wochen und bilden sich spontan zurück. Bei 60–70% der Neugeborenen finden sich im Bereich des harten Gaumens weißliche Papeln, die ein Äquivalent der Milien darstellen und sich gleichfalls spontan zurückbilden (»Epstein-Perlen«). Im Bereich der Zahnleiste auftretende »Milien« werden als »Bohn-Noduli« bezeichnet.

Differenzialdiagnose. Nach Traumen, Blasen oder tiefen Entzündungen können sich sekundär Milien bilden, die als Narbenäquivalent gelten. Auch im Rahmen ektodermaler Dysplasien werden Milien beobachtet.

Therapie. Meist nicht erforderlich. Persistente Milien können mit der Lanzette eröffnet und exprimiert werden.

2.4 Hauterkrankungen des Neugeborenenalters

2.4.1 Erkrankungen der Epidermis

Miliaria

Epidemiologie. Bei Neugeborenen häufig.

Ätiologie. Verlegung der Schweißdrüsenausführungsgänge innerhalb des Stratum corneum (Miliaria cristallina) oder innerhalb der Epidermis (Miliaria rubra).

Klinisches Bild. Bei der Miliaria cristallina bestehen winzige klare Bläschen ohne Erythem an Kopf, Hals und Stamm des Neugeborenen (Abb. 2.7). Die Miliaria rubra tritt am häufigsten bei Kleinkindern in Form kleinster, von einem Erythem umgebener Papulovesikel in Erscheinung und bevorzugt den Hals und die großen Beugen.

Therapie. Jede schweißtreibende Überwärmung des Körpers ist zu vermeiden. Weite, luftige Baumwollkleidung sollte bevorzugt werden (Näheres in Abschn. 36.2.2).

Neonatale zephale Pustulose

Synonym. Pityrosporumfollikulitis, Malassezia-Follikulitis, Acne neonatorum.

Epidemiologie. Auftreten bei etwa 15–20% der Neugeborenen.

Ätiologie. Durch maternale Androgene kommt es bereits gegen Ende der Fetalzeit, sub partu und bei gestillten Kindern auch post partum zu einer Stimulation der Talgdrüsen, die hyperplastisch erscheinen. Die androgene Stimulation disponiert zur Kolonisation mit lipophilen Hefen (Pityrosporum ovale, Synonym: Malassezia furfur). Diese

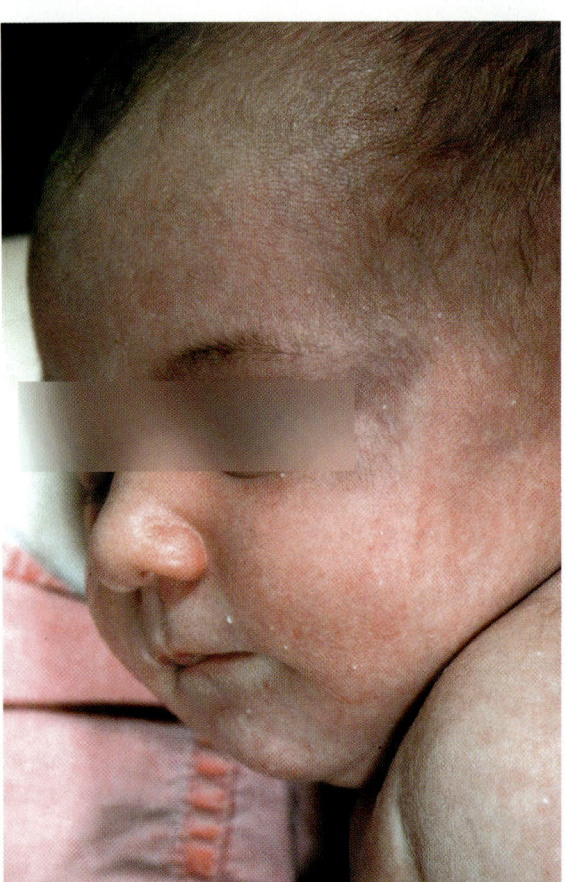

Abb. 2.6. Milien

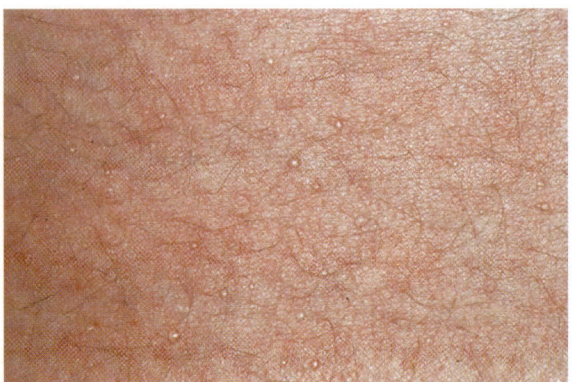

Abb. 2.7. Miliaria cristallina

2.4 · Hauterkrankungen des Neugeborenenalters

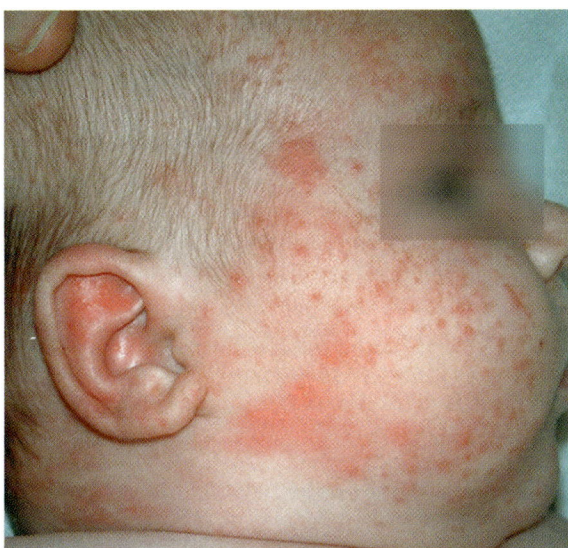

Abb. 2.8. Neonatale zephale Pustulose

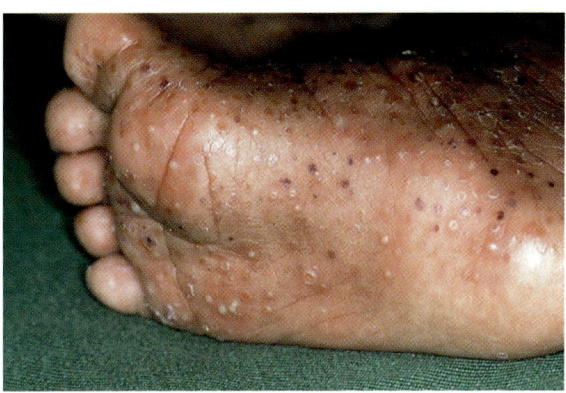

Abb. 2.9. Infantile Akropustulose

Erreger lassen sich bei etwa 50–60% der Schwangeren auf der Kopfhaut nachweisen und werden post partum auf das Neugeborene übertragen. Größe und Aktivität der kindlichen Talgdrüsen stellen einen wichtigen Dispositionsfaktor dar, denn die Erkrankung tritt bei älteren Säuglingen – trotz zunehmend erfolgender Besiedlung der Kopfhaut (Bernier et al. 2002) – nicht mehr auf.

Klinisches Bild. Nach einer Latenzzeit von 2–3 Wochen kommt es beim Neugeborenen zu einer akneiformen Follikulitis im Bereich von Kapillitium, Gesicht und Nacken (Abb. 2.8).

Diagnostik. Im Pustelausstrich Nachweis von reichlich Pilzmyzelien und Mikrokonidien (Hellfeldmikroskopie), die wegen ihrer charakteristischen Form mit »spaghetti and meatballs« verglichen werden.

Differenzialdiagnose. Im Unterschied zu Erythema toxicum und transitorischer pustulöser Melanose Auftreten erst ab der 2./3. Lebenswoche.

Therapie. Ketoconazol-Shampoo (Terzolin) 2- bis 3-mal im Abstand von 3 Tagen bei Kind und Mutter, der mutmaßlichen Überträgerin, sowie Ciclopirox-Gel (Batrafen) oder Econazol-Lösung (Epi-Pevaryl) 6 Tage jeweils über Nacht in den betroffenen Arealen, morgens abwaschen.

Infantile Akropustulose

Epidemiologie. Seltene Erkrankung, die Jungen etwas häufiger betrifft. Obwohl ursprünglich v. a. bei dunkelhäutigen Kindern beobachtet, kommt die infantile Akropustulose sehr wohl auch bei Neugeborenen in Europa und Asien vor (Belter u. Traupe 1988).

Ätiologie. Unklar. Bezüge zur eosinophilen pustulösen Follikulitis (Vicente et al. 1996) und v. a. zur Skabies (Prendiville 1995) im Sinne einer postskabiösen Reaktion werden diskutiert.

Klinisches Bild. Die infantile Akropustulose ist durch das Auftreten von juckenden, 1–2 mm großen sterilen Bläschen (Abb. 2.9) gekennzeichnet, die rasch pustulös eintrüben und mit einer winzigen, halskrausenartigen Schuppung abheilen. Prädilektionsstellen sind Handinnenflächen und Fußsohlen. In abnehmender Häufigkeit sind ferner distale Extremitäten, Kapillitium, Rumpf sowie proximale Extremitäten befallen. Die Erkrankung verläuft meist schubweise mit abnehmender Aktivität und heilt von selbst aus.

Histologie. Charakteristisch sind unilokuläre intraepidermale Hohlräume mit nekrotisierenden Keratinozyten, neutrophilen und eosinophilen Granulozyten sowie mononukleären Zellen.

Differenzialdiagnose. Skabies, eosinophile pustulöse Follikulitis, Erythema neonatorum, transiente neonatale Pustulose.

Therapie. Lokal antipruriginöse Maßnahmen (Lotio alba, ggf. Zusatz von Polidocanol), bei anhaltendem Juckreiz evtl. Behandlung mit Antihistaminika (Cetirizin, 0,5 mg/kgKG/Tag für 3–4 Wochen). Bei unzureichendem Ansprechen Therapieversuch mit topischen Steroiden (Typ Prednicarbat, 1-mal tgl. für 2 Wochen). Nur bei ausgeprägtem, therapierefraktärem Krankheitsbild kann der Einsatz von Dapson erwogen werden (1–2 mg/kgKG/Tag).

> **Cave:**
> Vor dem Einsatz von Dapson muss ein Glukose-6-Phosphat-Dehydrogenase-Mangel ausgeschlossen werden; unter Therapie müssen Blutbild und Methämoglobin kontrolliert werden.

Antibiotika haben sich als unwirksam erwiesen. In der Regel wird man die Spontanheilung abwarten. Auch wenn die

Erkrankung möglicherweise eine immunologische Spätreaktion auf Skabiesmilben darstellt, sind wiederholte antiskabiöse Behandlungen unnütz und schaden nur.

Eosinophile pustulöse Follikulitis

Epidemiologie. Selten.

Ätiologie. Unklar. Möglicherweise stellen die eosinophile pustulöse Follikulitis und die infantile Akropustulose unterschiedliche klinische Manifestationsformen derselben Erkrankung dar. Ob Bezüge zur eosinophilen pustulösen Follikulitis des Erwachsenen (M. Ofuji) bestehen, ist unsicher.

Klinisches Bild. Die im Säuglingsalter auftretenden Hautveränderungen bestehen aus 1–3 mm großen Pusteln, die sekundär verkrusten. Bevorzugt finden sie sich an der Kopfhaut, kommen aber auch an anderen Körperregionen vor. Das Allgemeinbefinden ist ungestört. Die Erkrankung nimmt einen schubweisen Verlauf und heilt meist innerhalb eines Jahres spontan aus.

Histologie. In der Dermis finden sich dichte, zumeist perifollikulär angeordnete Infiltrate, die reich an eosinophilen Granulozyten sind.

Therapie. Bei schwer betroffenen Kindern kann ein Behandlungsversuch mit Erythromycin unternommen werden, auch topische Kortikosteroide sind mit gewissem Erfolg eingesetzt worden (Giard et al. 1991).

Differenzialdiagnose. Erythema toxicum neonatorum, transiente neonatale Pustulose, infantile Akropustulose.

Kollodiumbaby

Epidemiologie. Selten (ca. 1:500.000).

Ätiologie. Das Kollodiumbaby ist ätiologisch heterogen. Einige Fälle beruhen auf einem Transglutaminase-1-Mangel und gehen später in eine lamelläre Ichthyosis über. Bei anderen Kindern wird im Verlauf als Ursache u. a. ein Sjögren-Larsson-Syndrom (Larrègue et al. 1986), eine Trichothiodystrophie, ein M. Gaucher, in 10% auch ein selbstlimitierter Verlauf mit vollständiger Abheilung (*selbstheilendes Kollodiumbaby*) festgestellt (Ergezinger et al. 1998). Offensichtlich liegt auch bei den meisten Fällen von selbstheilendem Kollodiumbaby ein Transglutaminase-1-Mangel vor (Raghunath et al. 1999).

Klinisches Bild. Bei Geburt sind die betroffenen Kinder von einer glänzenden kollodiumähnlichen Membran umgeben (◘ Abb. 4.6), die auf charakteristische Weise innerhalb der ersten 48 h aufbricht und in großen Lamellen abschilfert. Nach wenigen Tagen entsteht der Eindruck einer normalen Haut, die allerdings am Stamm noch etwas Schuppung aufweist. Das klinische Bild kann sehr ausgeprägt sein und umfasst häufig auch ein ausgeprägtes Ektropion sowie wulstige Lippen. Kollodiumbabys sind »Hochrisikoneugeborene« und leiden unter einer schweren Störung der Temperaturregulation und einem verstärkten TEWL (Buyse et al. 1993).

Therapie. Eine intensivmedizinische Betreuung ist in den ersten Lebenswochen erforderlich. Trotzdem beträgt die Mortalität auch heute noch etwa 11%. Bei Geburt lässt sich nicht entscheiden, ob die Erkrankung spontan abheilen oder welche der verschiedenen Ichthyosen sich später manifestieren wird (Abschn. 4.4).

2.4.2 Erkrankungen der Dermis

Transiente bullöse Dermolyse des Neugeborenen

Dieser seltenen Erkrankung liegen Mutationen im Kollagen-VII-Gen zugrunde (Christiano et al. 1997). Kennzeichen ist eine hochverletzliche Haut mit Blasenbildung (◘ Abb. 2.10). Die Symptomatik ist von Geburt an vorhanden und bessert sich innerhalb von 2 Jahren erheblich. Bei einigen wenigen Fällen bleibt eine erhöhte Fragilität der Haut bestehen. Im Gegensatz zur Epidermolysis bullosa dystrophica weisen die betroffenen Patienten keine Hyperpigmentierungen, Nageldystrophien oder Zahnanomalien auf (Hashimoto et al. 1989). Hände und Füße stellen Prädilektionsstellen dar.

Therapie. Aufgrund der spontan einsetzenden Besserung ist nur eine symptomatische Therapie zur Verhinderung von Infektionen und zur Vermeidung von Druck erforderlich.

Extensive kongenitale Erosionen und Bläschen mit retikulärer Narbenbildung

Dieses sehr seltene Krankheitsbild ist möglicherweise Folge einer nicht erkannten intrauterinen Infektion. Bei Geburt besteht eine generalisierte Bläschenbildung, die zu ausge-

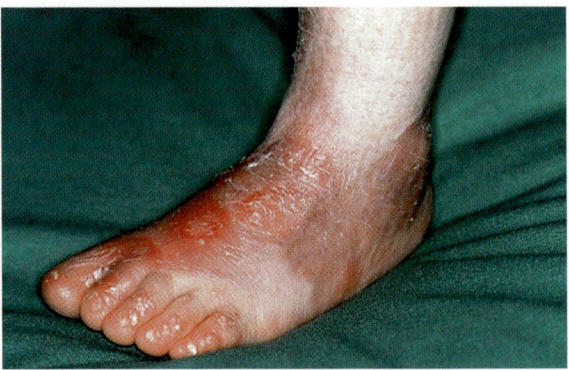

◘ **Abb. 2.10.** Transiente bullöse Dermolyse des Neugeborenen (Beobachtung von Prof. Dr. L. Bruckner-Tuderman, Freiburg)

dehnten symmetrischen Erosionen und narbiger Abheilung führt. Die betroffenen Kinder werden oft unreif geboren und weisen gelegentlich eine Mikrozephalie und neurologische Symptome wie Krämpfe auf (Plantin et al. 1990).

Auch bei der differenzialdiagnostisch zu erwägenden *Incontinentia pigmenti* treten typischerweise Bläschen schon bei Geburt oder in den ersten Lebenstagen auf (Abschn. 6.4). Des Weiteren können sich systemische Mastozytosen mit Mastzellinfiltraten nicht nur der Haut, sondern auch der inneren Organe, in Form von Bläschen- und Blasenbildung und braunroten kutanen Knoten manifestieren (Abschn. 14.5.1 und 14.5.2).

2.4.3 Erkrankungen des subkutanen Fettgewebes

Subkutane Fettgewebsnekrose

Epidemiologie. Seltene und in der Regel vorübergehende Erkrankung des subkutanen Fettgewebes bei Neugeborenen, die gelegentlich mit einer Hyperkalzämie assoziiert ist.

Ätiologie. Als Ursache wird eine Schädigung des subkutanen Fettgewebes durch Druck oder länger andauernde Unterkühlung mit zeitweiliger Gewebshypoxie angenommen. Aufgrund der Verteilung der Läsionen haben Taieb et al. (1987) vorgeschlagen, dass es sich um einen regulatorischen Defekt des braunen Fettgewebes handelt. Die Ursache der Hyperkalzämie, die auch zu Kalkablagerungen in inneren Organen (Nephrokalzinose) führen kann, ist unbekannt.

Klinisches Bild. Die subkutane Fettgewebsnekrose manifestiert sich bei reifen Neugeborenen zumeist in den ersten 6 Lebenswochen in Form von schmerzlosen, oft bläulich-lividen, plattenartigen Verhärtungen (◘ Abb. 2.11) mit bevorzugter Lokalisation an Gesäß, Schultern, Rücken, Wangen und Armen. Die Infiltrate fühlen sich gummiartig an, sind mit der Haut verbacken, aber auf der Unterlage verschieblich und können ulzerieren.

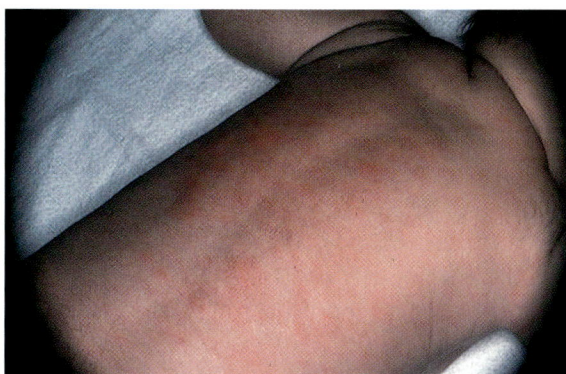

◘ **Abb. 2.11.** Subkutane Fettgewebsnekrose (Beobachtung von Prof. Dr. H. Cremer, Heilbronn)

Histologie. Fokale nekrotisierende granulomatöse Pannikulitis mit Fibrosierung. In den Riesenzellen vom Fremdkörpertyp lassen sich sternförmige doppelbrechende Kristalle nachweisen.

Therapie. Aufgrund der spontanen Rückbildungstendenz ist eine Therapie in der Regel nicht erforderlich.

> ❶ **Cave:**
> Wichtig ist die Überwachung der Serumkalziumkonzentration, da es zu lebensgefährlichen Hyperkalzämien kommen kann.

Skleroedema neonatorum

Epidemiologie. Sehr seltene Erkrankung, die als Komplikation bei peripartaler Asphyxie auftreten kann.

Ätiologie. Wesentlicher pathogenetischer Faktor ist ein peripartaler Sauerstoffmangel (Asphyxie). Die betroffenen Kinder sind bereits vor Einsetzen der Hauterkrankung schwer krank. Häufig handelt es sich um unreife Neugeborene mit schwerwiegenden Infektionen, Atemnotsyndrom oder Herzkrankheiten.

Klinisches Bild. Kennzeichnend ist eine holzartige Verhärtung der Haut, die ihren Ausgang insbesondere vom Gesäß, von der Hüfte oder den Waden nimmt. Diese Verhärtung kann sich rasch flächig ausbreiten, wobei allerdings Handteller und Fußsohlen ausgespart bleiben. Die Haut fühlt sich kalt an und kann ein geschecktes, violettes Gefäßmuster aufweisen. Im Verlauf der Erkrankung kommt es zu einer massiven Einschränkung der Beweglichkeit der Gelenke, und das Gesicht kann eine maskenartige Starre annehmen.

Histologie. Das subkutane Fettgewebe ist verdickt und zeigt eine granulomatöse Entzündung. Charakteristischerweise finden sich in den Fettzellen der Fettgewebeläppchen nadelartige Spaltbildungen.

Therapie. Neben intensivmedizinischer Pflege steht die Behandlung der zugrunde liegenden Störung im Vordergrund, d. h. Oxygenierung und antibiotische Therapie. Das Skleroedema neonatorum ist jedoch Ausdruck einer schwerwiegenden Hypoperfusion; daher ist ein letaler Ausgang oftmals nicht zu verhindern.

Differenzialdiagnose. Subkutane Fettgewebsnekrose und neonatale Kältepannikulitis.

Kältepannikulitis

Aufgrund der Unreife der Thermoregulation birgt jede Kälteexposition oder -applikation bei Neugeborenen die Gefahr einer Kältepannikulitis. Auslösend kann beispielsweise die Anwendung von Eis oder Kältekompressen zur Behandlung einer supraventrikulären Tachykardie sein (Ter-Poorten et al. 1995). Am häufigsten sind bei Neugeborenen die Wangen betroffen. Das klinische Bild ist durch erythematöse subkutane Knoten und Plaques gekennzeichnet, die innerhalb von Stunden oder Tagen nach Kälteexposition entstehen. Es handelt sich um eine harmlose Erkrankung, die üblicherweise keine Therapie erfordert, sondern innerhalb weniger Tage nach dem Kältetrauma spontan abheilt.

2.5 Infektionskrankheiten

Infektionen in der Neonatalperiode sind potenziell lebensgefährlich.

❶ Cave:
Anders als beim älteren Kind beginnen Infektionen häufig mit unspezifischen Symptomen (Trinkunlust, Temperaturinstabilität, fahles Hautkolorit), »klassische« Hinweise auf eine Infektion wie Fieber oder auch typische Blutbildveränderungen fehlen oft. Dennoch können sie rasch zur Generalisation mit Sepsis und Meningitis führen. Nicht selten deuten Hautsymptome auf eine beginnende Neugeboreneninfektion hin.

Übersicht 2.1. Mögliche Infektionserreger in der Neonatalperiode, die Vesikel und Pusteln induzieren können

- *Bakterien:*
  Staphylococcus aureus, Streptococcus pyogenes, Treponema pallidum, Listeria monocytogenes, Pseudomonas spp., Haemophilus influenzae
- *Pilze und Hefen:*
  Candida spp., Pityrosporum ovale, Aspergillus spp.
- *Viren:*
  Herpes-simplex-Virus, Varicella-zoster-Virus, Zytomegalievirus (CMV)
- *Protozoen:*
  Sarcoptes scabiei, Toxoplasma spp

Übersicht 2.2. Akronym »STORCH« für die »klassischen« kongenitalen Infektionen

- S Syphilis
- T Toxoplasmose
- O Others: Listeriose, Infektionen durch HIV, Enteroviren u. a.
- R Rubella
- C CMV-Infektion (engl.)
- H Herpesvirusinfektionen

Vesikel- und Pustelbildung kann infektiöse und nichtinfektiöse Ursachen haben (Übersicht 2.1). Für die »klassischen« kongenitalen Infektionen soll das Akronym »STORCH« eine Merkhilfe sein (Übersicht 2.2).

Makulopapulöse Exantheme sind im Neugeborenenalter eher ungewöhnlich und selten spezifisch. Sie können im Rahmen perinataler Infektionen auftreten.

Für weitergehende Informationen sei auf das »Handbuch Infektionen bei Kindern und Jugendlichen« der Deutschen Gesellschaft für Pädiatrische Infektiologie (2003) verwiesen.

2.5.1 Konnatale Röteln

Insbesondere, wenn sich ein Fetus vor der 20. Schwangerschaftswoche mit dem Rötelnvirus infiziert, kann dies zu einer schweren Infektion mit der Folge einer Embryopathie führen. Die oft untergewichtigen Neugeborenen sind häufig taub, haben einen Herzfehler und weisen Katarakte auf (*Gregg-Syndrom*). Typische Hautveränderungen sind umschriebene, rundliche, rotbläuliche, z. T. infiltrierte, 3–8 mm große Flecken und Papeln. Histologisch finden sich hier sehr häufig Hinweise auf eine dermale Erythropoese (blueberry-muffin-artige Läsionen). Im Blutbild zeigt sich häufig eine ausgeprägte Thrombozytopenie. Die Hautläsionen sind sehr kontagiös (auch: Abschn. 21.4).

2.5.2 Konnatale Varizellen

Das konnatale Varizellensyndrom und neonatale Varizellen werden ausführlich in Abschn. 18.2 dargestellt. Klinisch bedeutsam ist, dass die Inkubationszeit bei neonatalen Varizellen verkürzt ist und das Krankheitsbild in einem hohen Prozentsatz der betroffenen Kinder letal verläuft, da es zur Beteiligung innerer Organe und des ZNS kommen kann. Treten Varizellen bei der Mutter im Zeitraum 5 Tage vor bis 5 Tage nach Entbindung auf, muss davon ausgegangen werden, dass das Neugeborene keine ausreichenden Mengen schützender IgG-Antikörper durch die Mutter erhalten hat. In diesen Fällen ist eine intravenöse Behandlung mit Aciclovir (3-mal 15–20 mg/kgKG/Tag) sowie die Gabe von Hyperimmunglobulin indiziert.

Empfohlen wird die Varizellenprävention durch aktive Immunisierung aller Kinder im Rahmen der Grundimmunisierung (12.–15. Lebensmonat) sowie seronegativer Personen; bei Frauen im gebärfähigen Alter liegt der Anteil der Seronegativen bei etwa 4%.

2.5.3 Herpes simplex neonatorum

Dieses Krankheitsbild wird ausführlich in Abschn. 18.1 besprochen. Typisch ist, dass sich zusätzlich zu einem Herpes simplex der Haut oder der Schleimhäute eine schwere Allgemeinkrankheit mit Fieber, Dyspnoe, Leber- und Milzschwellung, Ikterus und Blutungsneigung sowie häufig auch zerebralen Symptomen entwickelt. 30–40% der Fälle gehen ohne mukokutane Symptome einher.

2.5.4 Infektionen durch humane Parvoviren

Das klinische Spektrum, das durch das humane Parvovirus B19 hervorgerufen werden kann, ist in Abschn. 21.5 dargestellt. Bei Infektionen Schwangerer kommt es in etwa 30% zu einer transplanzentaren Infektion. Diese führt, insbesondere zwischen der 13. und 20. Gestationswoche, in 5–10% zu einem Hydrops fetalis. Absolut gesehen ist Parvovirus B19 für 10–20% aller nicht durch Rh- oder AB0-Inkompatibilität verursachten Fälle von Hydrops fetalis verantwortlich (Young u. Brown 2004).

2.5.5 Zytomegalie

Epidemiologie. Kongenitale CMV-Infektionen werden bei etwa 1–2% aller Neugeborenen beobachtet; 90–95% verlaufen asymptomatisch.

Ätiologie. Die Übertragung des Zytomegalovirus während der Schwangerschaft hängt vom Serostatus der Mutter ab. Im Falle einer Primärinfektion der Schwangeren kommt es bei 5–10% der infizierten Feten zu einer schwer verlaufenden Infektion. Handelt es sich jedoch nur um eine Reaktivierung einer latenten Infektion, werden die Neugeborenen meist lediglich asymptomatisch infiziert.

Klinisches Bild. Eine symptomatische Infektion führt zu Enzephalitis und Hepatitis. Die Kinder fallen durch intrauterine Dystrophie, Hepatosplenomegalie, Hyperbilirubinämie, Chorioretinitis, Mikrozephalie und Hörverlust auf. Bei 50% der betroffenen Kinder finden sich Petechien infolge einer Thrombozytopenie; eine extramedulläre Blutbildung in der Haut führt zu lividen Maculae (»blueberry muffin spots«; Hödl et al. 2001).

Diagnostik. Erregernachweis mittels PCR oder Nachweis des CMV-early-Antigens im Urin, Blut, Liquor; CMV-IgM.

Differenzialdiagnose. »Blueberry muffin spots« können auch bei einer kongenitalen Toxoplasmose, Lues oder Rötelninfektion auftreten; eine extramedulläre Hämatopoese wird auch bei der Erythroblastose und bei kongenitalen Leukämien beobachtet. Petechien und Thrombozytopenie können auf eine Sepsis des Neugeborenen hindeuten.

Therapie. Bei schwerer kongenitaler CMV-Infektion Ganciclovir, initial 2-mal 5 mg/kgKG/Tag i.v. für 6 Wochen, anschließend Erhaltungstherapie mit der halben Dosis jeden 2. Tag für 6 Monate. (**Cave:** Knochenmarkdepression, Leber- und Nierenfunktionsstörungen!)

2.5.6 Konnatale Toxoplasmose

Epidemiologie. Bei 0,7% der Schwangeren kommt es zu einer Primärinfektion, die unbehandelt in 50% diaplazentar auf den Feten übergeht. Infektionsquelle ist insbesondere der Kot von Hauskatzen.

Klinisches Bild. Bei Infektionen in der Frühschwangerschaft kommt es meist zum Fruchttod, bei späteren Infektionen zur intrauterinen Dystrophie und Frühgeburtlichkeit. Hauptsymptome sind Hepatosplenomegalie, Chorioretinitis und Enzephalitis mit intrazerebralen Verkalkungen, Hydrozephalus, Krampfanfälle und mentale Retardierung. An der Haut treten in etwa 20% generalisierte makulopapulöse Exantheme auf; ferner können Petechien und das von der kongenitalen CMV-Infektion bekannte »Blueberry-muffin-Phänomen« beobachtet werden.

Diagnostik. Nachweis von toxoplasmaspezifischem IgM und IgA (ELISA); ggf. PCR aus infestiertem Gewebe (ggf. Amnionflüssigkeit).

Differenzialdiagnose. CMV, Röteln, Lues, unspezifische Virusexantheme.

Therapie. Pyrimethamin (1 mg/kgKG/Tag) plus Sulfadiazin (100 mg/kgKG/Tag).

2.5.7 Infektionen durch toxinbildende Staphylokokken

Bestimmte S.-aureus-Stämme, insbesondere solche des Phagentyps II, sind in der Lage, Exotoxine zu bilden. Zu diesen gehören verschiedene Enterotoxine (SEA, SEB, SEC, SED), das Toxische-Schock-Syndrom-Toxin (TSST-1, TSST-2) und die Exfoliatine (ETA, ETB). Letztere spielen eine entscheidende pathogenetische Rolle bei der Impetigo neonatorum bzw. der Dermatitis exfoliativa.

Die Impetigo neonatorum stellt eine bullöse Impetigo (◘ Abb. 2.12) des Neugeborenen dar. Die Exfoliatine induzieren eine enzymatische Spaltung des interzellulären desmosomalen Proteins Desmoglein 1 und führen damit zu einer oberflächlichen Blasenbildung zwischen Stratum corneum und Stratum granulosum. Prädilektionsstellen

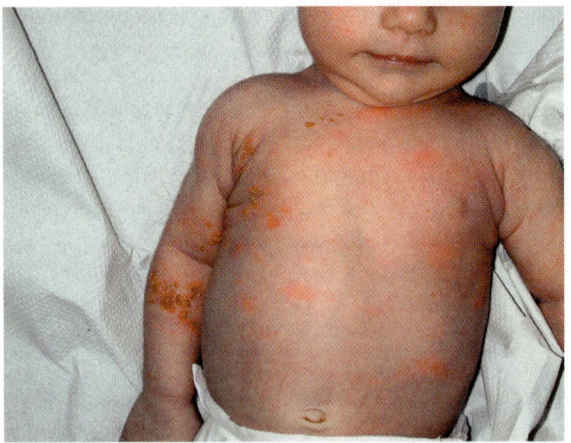

Abb. 2.12. Bullöse Impetigo

für die bullöse Impetigo beim Neugeborenen sind Perineum, Nabelstumpf, Hals, Gesicht, Achselhöhlen und Leisten.

Bei der Dermatitis exfoliativa (»staphylococcal scalded skin syndrome«, Dermatitis exfoliativa Ritter von Rittershain, Pemphigus neonatorum, staphylogenes Lyell-Syndrom) kommt es zur generalisierten Blasenbildung. Diese beruht auf einer hämatogenen Streuung des Exfoliatins. Häufige Eintrittspforten sind eitrige Konjunktivitis oder eine eitrige Infektion des Bauchnabels (Omphalitis).

Frühzeichen der Erkrankung sind eine Schmerzhaftigkeit der Haut und eine impetigoartige Krustenbildung um Nase und Mund. Zur Abgrenzung von der toxischen epidermalen Nekrolyse hat sich die Schnellschnittuntersuchung des abgelösten Blasendachs bewährt, das bei der Dermatitis exfoliativa fast ausschließlich aus Hornschicht besteht.

Therapeutisch kommen penizillinasefeste Penizilline wie z. B. Amoxycillin/Sulbactam (Unacid), Flucloxacillin oder auch Zephalosporine der 1. Generation (Cefaclor, Cephalexin, Cefamandol) in Betracht. Systemisch verabreichte Kortikosteroide sind kontraindiziert, da sie den Krankheitsverlauf verschlimmern.

2.6 Kongenitale Immundefekte

Unter der Vielzahl genetisch determinierter Immundefektsyndrome manifestieren sich insbesondere die schweren kombinierten Immundefekte in der Regel bereits im Neugeborenenalter. Bei den meisten dieser seltenen Erkrankungen stehen kutane Manifestationen nicht im Vordergrund. Deshalb werden diese Erkrankungen hier nur knapp abgehandelt.

2.6.1 DiGeorge-Syndrom

Epidemiologie. Sehr selten.

Ätiologie. Dem DiGeorge-Syndrom liegt eine spontane Mutation des Gens TBX1 auf Chromosom 22q11.2 zugrunde (Yagi et al. 2003).

Klinisches Bild. Das Vollbild der Erkrankung ist durch charakteristische Dysmorphiezeichen (Mikrognathie, tiefsitzende, kleine Ohren, Minderwuchs), Hypokalzämie, Herzvitien (Fallot-Tetralogie, Aortenisthmusstenose, Gefäßanomalien) und Thymushypo- oder -aplasie gekennzeichnet; nicht selten sind auch Spaltfehlbildungen (Lippen-Kiefer-Gaumenspalte) assoziiert. Die Konstellation der Symptome variiert. Hypokalzämische Tetanie und opportunistische Infektionen aufgrund der Thymushypoplasie mit hierdurch bedingter CD4-Lymphozytopenie sind führende Symptome im Neugeborenenalter. Die Kinder können unspezifische Hautveränderungen wie z. B. eine seborrhoische Dermatitis und makulopapulöse Exantheme aufweisen (Archer et al. 1990).

Diagnostik. Lymphozytentypisierung.

Therapie. Beim Vollbild der Erkrankung ist neben einer Korrektur von Herzvitien und Spaltfehlbildungen sowie der Hypokalzämie eine Knochenmarktransplantation erforderlich.

2.6.2 Schwerer kombinierter Immundefekt (»Severe Combined Immunodeficiency«, SCID)

Epidemiologie. Selten.

Ätiologie. Dem SCID können Mutationen verschiedener Gene zugrunde liegen (Smart u. Ochs 1997), die u. a. kodieren für MHC-Antigene (Klasse I: TAP, Chromosom 6p21.3; Klasse II: RFX5, Chromosom 1q), Zytokinrezeptoren (Interleukin-2-Rezeptor: IL-2Rα, Chromosom 10p14–15; Interleukin-7-Rezeptor: IL-7α, Chromosom 5p13; Interferon-γ-Rezeptor: IFN-γR1, Chromosom 6q22–23), die Purinnukleosidase (PNP, Chromosom 14q13.1), Janus-Kinase (Jak3, Chromosom 19p13.1) und Adenosindesaminase (ADA, Chromosom 20q13.11). Das Wiskott-Aldrich-Syndrom beruht auf einer Mutation des WASP-Gens auf dem X-Chromosom (Xp11.23).

Klinisches Bild. Die betroffenen Kinder weisen eine schwere Gedeihstörung auf und sind aufgrund markanter Defekte sowohl der B- als auch der T-Zellfunktion sehr empfänglich für rezidivierende Infekte, insbesondere für bakterielle, virale, Pneumozystis- und Candidainfektionen. Einige Kinder entwickeln ein masernähnliches Bild, das später in eine Erythrodermie übergehen kann, wobei die Haut auffällig verdickt ist. Das Exanthem weist Ähnlichkeiten mit einer Graft-vs.-host-Reaktion auf und kann durch einen maternofetalen Blutaustausch während der Schwangerschaft, aber auch durch die Transfusion von nichtbestrahlten Blutprodukten hervorgerufen werden.

Therapie. Nur eine Knochenmark- oder Stammzelltransplantation kann das Überleben der Kinder sichern.

Omenn-Syndrom

Das Omenn-Syndrom ist eine spezielle Form des schweren kombinierten Immunmangels, die autosomal rezessiv vererbt wird. Im Rahmen der defekten T-Zelldifferenzierung kommt es zur Ausbildung von zytotoxischen T-Zellen, die sich offensichtlich gegen die Haut richten. Diese T-Zellen gehören zum Th2-Typ und produzieren hohe Mengen von IL-4 und IL-5 (Smart u. Ochs 1997). Der Erkrankung liegt ein Defekt der rekombinaseaktivierenden Gene RAG 1 und/oder RAG 2 auf Chromosom 11p13 zugrunde.

Klinisches Bild. Das klinische Bild beim Neugeborenen ist durch eine erythematosquamöse bis ekzematöse Morphe gekennzeichnet und geht allmählich in eine Erythrodermie über. Weitere Merkmale sind Hepatosplenomegalie und ausgeprägte Lymphadenopathie. Die Kinder haben häufig Durchfall, neigen zu Infekten und leiden an einer schweren Gedeihstörung.

Diagnostik. Im Blutbild zeigt sich eine Eosinophilie, eine ausgeprägte Lymphozytose und ein sukzessiver Verlust von B-Zellen und Immunglobulinen mit Ausnahme von IgE, das sogar erhöht sein kann. Histologisch findet sich ein perivaskulär angeordnetes lymphohistiozytäres Infiltrat mit vielen Histiozyten und zahlreichen Eosinophilen im Korium.

Differenzialdiagnose. Schwere erythrodermische Verlaufsform des Comèl-Netherton-Syndroms.

Therapie. Therapeutisch kommt beim Omenn-Syndrom nur eine Knochenmarktransplantation in Betracht.

2.7 Störungen des Biotinstoffwechsels

Störungen des Biotinstoffwechsels werden ausführlich in Abschn. 33.5.1 besprochen. Der Holocarboxylasesynthetasemangel geht mit einer Laktatazidose in den ersten Lebenstagen einher und kann sich an der Haut in Form eines ausgeprägten schuppenden Exanthems äußern, das in eine Erythrodermie mündet. Die Kinder sind ausgesprochen empfänglich für bakterielle und virale Infektionen. Die Behandlung erfolgt mit Biotin (10–40 mg pro Tag).

Die Biotinidasedefizienz ist ebenfalls durch eine Azidose und rezidivierende Infektionen gekennzeichnet und kann klinisch der Acrodermatitis enteropathica sehr ähneln, da es wie bei dieser zu periorifiziellen ekzematösen Veränderungen und zu einer Alopezie kommt. Unbehandelt können die betroffenen Kinder Seh- und Hörverluste entwickeln. Die Biotinspiegel sind sowohl im Serum als auch im Urin sehr niedrig. Eine Behandlungsmöglichkeit besteht in 5–10 mg Biotin täglich.

2.8 So genannter Morbus Leiner

Hinter dem Begriff des »M. Leiner« verbergen sich einige heterogene Erkrankungen. Es ist notwendig, bei einem Kind mit der Symptomkonstellation Erythrodermie, Gedeihstörung, Neigung zu Infekten und Durchfall, wie sie von Leiner beschrieben wurde, eine präzise Diagnose zu stellen. In der Regel liegen kongenitale Immundefekte, wie z. B. das Omenn-Syndrom, das Comèl-Netherton-Syndrom oder die Holocarboxylasesynthetasedefizienz, zugrunde (Glover et al. 1988).

Wir selber haben mehrere Jugendliche gesehen, bei denen im Neugeborenenalter ein M. Leiner diagnostiziert wurde, später aber ein Comèl-Netherton-Syndrom nachgewiesen werden konnte (Traupe 1989). Abzulehnen ist die Gleichsetzung des »M. Leiner« mit einer schweren seborrhoischen Säuglingsdermatitis (Abb. 2.13), die zwar ebenfalls erythrodermisch verlaufen kann, bei der jedoch die weiteren genannten Symptome fehlen (Atherton 1998).

2.9 Angeborene Fehlbildungen

2.9.1 Präaurikuläre Zysten und Fisteln

Ursache von präaurikulären Zysten und Fisteln ist eine unvollständige Fusion der auditorischen Tuberkel der ersten beiden Kiemenbögen. Präaurikuläre Fisteln sind zumeist

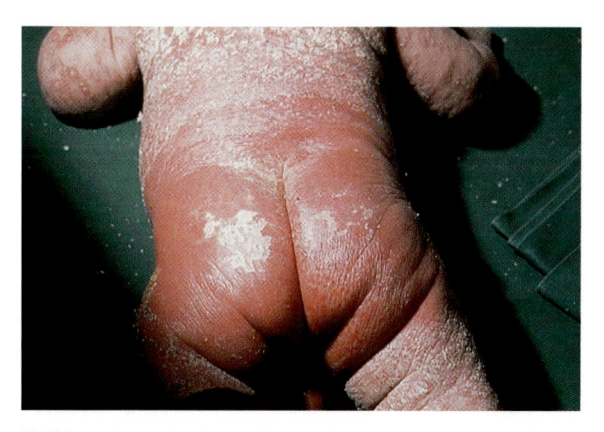

Abb. 2.13. Erythrodermisch verlaufende seborrhoische Säuglingsdermatitis

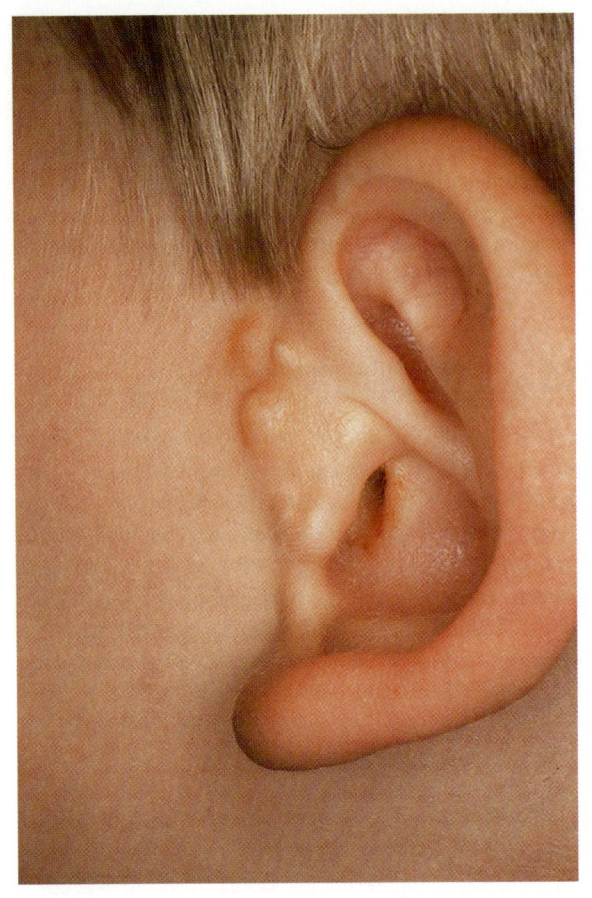

Abb. 2.14. Aurikularanhang

bilateral angelegt, stellen sich als kleine Grübchen am kranialen Ansatz der Ohrhelix dar und enden blind. Bei den präaurikulären Zysten handelt es sich um zystische Erweiterungen des Fistelgangs. Rezidivierende eitrige oder chronisch-granulomatöse Entzündungen können Probleme bereiten. In der Regel sind Präaurikularzysten und -fisteln isolierte Fehlbildungen, sie können aber auch im Rahmen definierter Syndrome, wie z. B. des Treacher-Collins-Syndroms oder des Goldenhar-Syndroms, vorkommen und wurden auch in Assoziation mit Steatocystoma multiplex beobachtet.

2.9.2 Aurikularanhänge (akzessorische Tragi)

Ursächlich liegt den akzessorischen Tragi eine Entwicklungsstörung des dorsalen Anteils des ersten (mandibulären) Kiemenbogens zugrunde. Es handelt sich um kongenitale, hautfarbene, rundliche Papeln oder Knoten, die normalerweise vor dem äußeren Ohr (◻ Abb. 2.14), seltener auch in der Mandibularregion und am seitlichen Hals vor dem M. sternocleidomastoideus liegen. Sie kommen einzeln oder auch in Mehrzahl, uni- oder bilateral vor, sitzen der Haut höckerartig, gelegentlich auch gestielt auf und sind von weicher oder knorpelharter Konsistenz. Üblicherweise sind sie von Vellushaaren bedeckt. Wenn bei einem akzessorischen Tragus der meist vorhandene zentrale Knorpelanteil fehlt, wird er gelegentlich als Haarfollikelnävus fehldiagnostiziert. Aurikularanhänge kommen auch im Rahmen komplexer Kiemenbogenfehlbildungen, z. B. beim Goldenhar-Syndrom, vor.

2.9.3 Knorpelhaltige Halsanhänge (Choristome)

Knorpelhaltige Halsanhänge sind branchiogene Überschussmissbildungen (Choristome), die als zervikale Variante von akzessorischen Tragi aufgefasst werden. Diese kongenitalen Veränderungen können sowohl unilateral als auch bilateral vorhanden sein. Klinisch stellen sie sich in der Regel als gestielte, knorpelharte Papeln oder Knoten über der unteren Hälfte des M. sternocleidomastoideus dar.

2.9.4 Branchiogene Fisteln

Branchiogene Fisteln werden als Überbleibsel der Kiemenspalten angesehen. Sie können auch familiär gehäuft auftreten. Üblicherweise sind sie bereits bei Geburt als uni-, seltener bilaterale Hautöffnungen im unteren Halsdrittel am Vorderrand des M. sternocleidomastoideus erkennbar. Aus dem Porus kann ein schleimiges Sekret austreten; Sekundärinfektion ist häufig. Zumeist enden die Gänge blind, manche haben Verbindung zum Pharynx. Branchiogene Fisteln können im Rahmen des branchiookulorenalen Syndroms (BOR-Syndrom) und des möglicherweise hiermit identischen branchiookulofazialen Syndroms vorkommen.

2.9.5 Laterale Halszysten

Vermutlich liegt den lateralen Halszysten eine zystische Veränderung zervikaler Lymphknoten zugrunde, die durch von den Gaumentonsillen stammendes, versprengtes Epithelgewebe gereizt wurden. Laterale Halszysten sind meistens einseitig und manifestieren sich erst nach der Pubertät als konstante, schmerzlose Schwellungen vor dem oberen Drittel des M. sternocleidomastoideus. Infektionsbedingt können sie rasch anschwellen und schmerzen. Therapie der Wahl ist die vollständige Exzision.

2.9.6 Mediane Halszysten

Mediane (thyreoglossale) Zysten sind seltene Fehlbildungen, bei denen der Ductus thyreoglossus in der Mittellinie des Halses geöffnet bleibt. Sie kommen deshalb im Verlauf dieses Ganges vor, der beim Embryo die Schilddrüse und Zunge miteinander verbindet, und manifestieren sich im Kleinkindes- und Kindesalter als mediale Halsschwellungen. Sekundärinfektionen sind ein häufiges Problem, weshalb ein operatives Vorgehen sinnvoll ist.

> Die operative Entfernung (Sistrunk-Operation) hilft gleichzeitig, die Entstehung von Schilddrüsenkarzinomen im thyreoglossalen Gang zu verhindern (Weiss u. Orlich 1991).

2.9.7 Kutane bronchogene Zysten

Bronchogene Zysten beruhen möglicherweise auf versprengten Anteilen des primitiven Tracheobronchialbaums. Klinisch machen sie sich bei oder kurz nach der Geburt als Ödem oder drainierender Sinus am oberen Rumpf, insbesondere suprasternal oder über dem Manubrium sterni, bemerkbar. Weitere Prädilektionsstellen sind der Hals, das Kinn, die Schulter und die Skapularregion. Es besteht keine Verbindung zu tiefer gelegenen Strukturen. Die Exzision dient der Vermeidung von Infektionen.

2.9.8 Kongenitale Dermoidzysten

Kongenitale Dermoidzysten sind das Ergebnis eingeschlossener Haut entlang den Linien embryonaler Fusion. Entsprechend besteht die Zystenwand aus einem verhornenden, geschichteten Epithel und enthält alle Hautelemente einschließlich der Hautadnexe (Brownstein u. Helwig 1973). Die meisten Dermoidzysten liegen bereits bei Geburt vor und imponieren als rundliche, langsam wachsende, asymptomatische, subkutane, zystische Knoten (◘ Abb. 2.15) am Kopf oder Hals. Prädilektionsstellen sind die Orbital- und Periorbitalregion, v. a. die lateralen Oberlider und Augenbrauen. Sekundäre Entzündungen sind möglich. Bei der Exzision ist zu bedenken, dass die Zysten über tiefe Stränge am Periost fixiert sein können oder sogar den Schädelknochen erodieren oder penetrieren können (Hamm 2000).

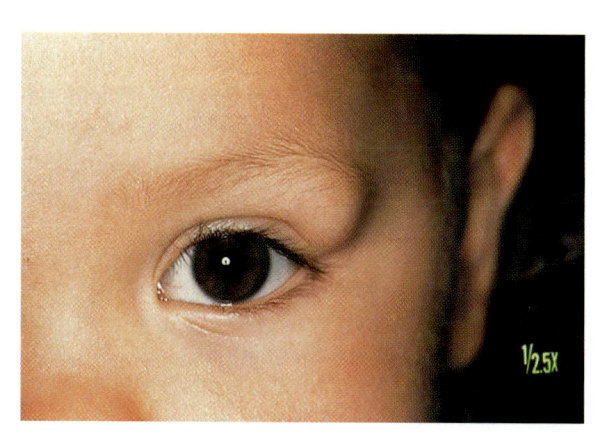

◘ Abb. 2.15. Kongenitale Dermoidzyste

2.9.9 Nasales Gliom

Nasale Gliome sind nicht, wie die Bezeichnung fälschlicherweise impliziert, gutartige Neoplasien. Vielmehr handelt es sich um heterotopes Gliagewebe, das durch abnorme extrakranielle Sequestrierung während der Embryogenese entsteht und in den meisten Fällen durch den Verschluss der kraniofrontalen Schädelnähte vom Gehirn getrennt wird. Bei unvollständigem Verschluss kann jedoch auch in etwa 1/5 der Fälle eine Verbindung zwischen nasalem Gliom und Hirngewebe erhalten bleiben.

Das häufigere extranasale Gliom ist bei Geburt als weiche, nicht eindrückbare, schmerzlose Masse an der seitlichen Glabella oder auch auf der Nasenspitze erkennbar; es pulsiert nicht und schwillt beim Schreien nicht an. Die darüber liegende Haut kann livide verfärbt sein und Teleangiektasien aufweisen. Das seltenere intranasale Gliom äußert sich als polypoider Tumor in der Nasenhöhle oder im Nasopharynx und kann die Atmung behindern.

> **Cave:**
> Vor der operativen Entfernung sollte durch bildgebende Verfahren untersucht werden, ob eine Verbindung nach intrakraniell besteht.

Differenzialdiagnostisch ist ein nasales Hämangiom mittels Farbdopplersonographie abzugrenzen (Höger et al. 2001).

2.9.10 Hautgrübchen und -gruben

Hautgrübchen und -gruben werden üblicherweise über knöchernen Prominenzen wie z. B. dem Kinn, dem Akromion, der Schulter, der Skapula, dem Kreuzbein, der Patella und Tibia beobachtet. Es handelt sich um harmlose Befunde, die auf die frühzeitige Fixierung der Haut mit darunter liegenden fibrösen oder knöchernen Strukturen zurückzuführen sind, sodass sich an diesen Stellen kein subkutanes Fettgewebe ausbildet. In der Mittellinie angeordnete sakrale Grübchen können mit einer okkulten Spina bifida assoziiert sein, bilaterale Grübchen über dem Akromion können ein Zeichen des 18q-Deletionssyndroms, der Trisomie 9p und des Russell-Silver-Minderwuchses sein.

2.9.11 Kongenitale Lippengrübchen

Grübchen an den Lippen werden eingeteilt in kommissurale Grübchen, Mittelliniengrübchen der Oberlippe und solche der Unterlippe.

Die bilateralen kommissuralen Grübchen werden bei bis zu 2% aller Neugeborenen angetroffen und finden sich enoral in der Nähe der Mundwinkel. Es handelt sich um Öffnungen kurzstreckiger, blind endender Gänge. Kommissurale Grübchen stellen meist eine isolierte, autosomal dominant vererbte Anomalie dar, werden aber auch bei

Kiemenbogenfehlbildungen, z. B. in Assoziation mit Ohrmuscheldysplasien, präaurikulären Fisteln und Schwerhörigkeit (Marres et al. 1994), beobachtet.

Die in der Mittellinie angeordneten Oberlippengrübchen sind selten und meistens im Bereich des Oberlippenphiltrums lokalisiert.

Die kongenitalen Grübchen der Unterlippe manifestieren sich üblicherweise als symmetrisch angeordnete Einsenkungen des Lippenrots beidseits der Mittellinie. Die hiervon ausgehenden Gänge können mit dem M. orbicularis oris oder mit kleinen Speicheldrüsen kommunizieren, in letzterem Fall kann aus den ansonsten asymptomatischen Öffnungen Speichel oder Schleim austreten. Kongenitale Grübchen der Unterlippe sind meist mit anderen Fehlbildungen assoziiert. Sie sind ein Leitsymptom des van-der-Woude-Syndroms und des faziogenitopoplitealen Syndroms (Rosselli-Gulienetti-Syndrom), sie kommen aber auch beim orofaziodigitalen Syndrom Typ I und in Verbindung mit einem Sym- oder Ankyloblepharon, angeborenen Zähnen, Fehlbildungen der Füße und kongenitalen Herzfehlern vor.

2.9.12 Überzählige Brustwarzen (akzessorische Mamillen, Polythelie)

Überzählige Brustwarzen werden bei etwa 2% aller Mädchen und seltener bei Jungen angetroffen. Es handelt sich um Überbleibsel der embryonalen Milchleiste, die von der vorderen Axillarlinie bis zur Innenseite des Oberschenkels reicht. Meist befinden sich die weichen, braunen oder rosafarbenen, z. T. genabelten, von einem pigmentierten Hof umgebenen Papeln (◘ Abb. 2.16) an der Brust oder am Oberbauch. Oft ist nur eine einzelne akzessorische Mamille vorhanden, multiples und/oder bilaterales Vorkommen ist jedoch keine Seltenheit. Nur wenn sich die überzähligen Brustwarzen während der Pubertät oder Schwangerschaft vergrößern, ist eine Exzision angezeigt, um eine spätere maligne Transformation zu verhindern.

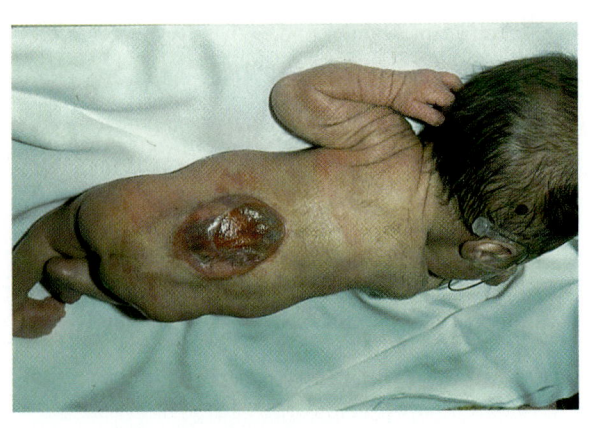

◘ **Abb. 2.17.** Meningomyelozele bei einem Neugeborenen (Beobachtung von Prof. Dr. H. Cremer, Heilbronn)

2.9.13 Kutane Zeichen des okkulten spinalen Dysraphismus

Als spinaler Dysraphismus wird die unvollständige Fusion oder Fehlbildung embryonaler Strukturen in der Mittellinie des Rückens bezeichnet (Davis et al. 1994). Klinisch manifestiert er sich in Form von Hautfisteln, Dermoidzysten, Diastematomyelie (gespaltenes Rückenmark), fibrösen Bändern, Hydrosyringomyelie, intraspinalen Lipomen, Lipomyelomeningozelen, Myelomeningozelen (offene Spina bifida; ◘ Abb. 2.17) und Neurofibromen.

Bei Neuralrohrdefekten werden oft über dem Rückenmark liegende Strukturen wie Meningen, Wirbelbögen und Haut in Mitleidenschaft gezogen. Die meisten kombinierten Defekte sind in der Lumbosakral- und in der Subokzipitalregion lokalisiert, weil es hier zuletzt zur Fusion der Neuralfalten kommt.

Eine offene Spina bifida (offene Form des spinalen Dysraphismus) kann praktisch nicht übersehen werden, während sich okkulte Formen z. T. erst durch neurologische Störungen manifestieren, die dann meist irreversibel sind. Eine Reihe von Hautveränderungen liefert frühe Warnhinweise auf eine darunter liegende Fehlbildung des Neuralrohrs (Übersicht 2.3).

Übersicht 2.3. Äußerliche Warnhinweise auf eine Fehlbildung des Neuralrohrs

— Grübchen und/oder Fisteln,
— Lipome,
— Hypertrichose (»Faunenschwanz«),
— Pigmentflecken,
— vaskuläre Nävi oder Hämangiome.

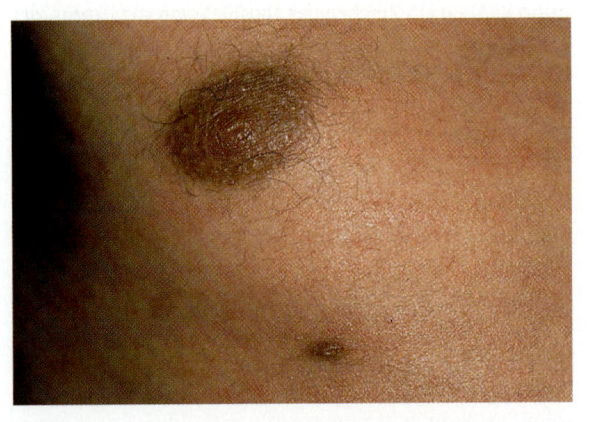

◘ **Abb. 2.16.** Überzählige Brustwarze bei einem Jungen

> Wenn diese Hautveränderungen in der Mittellinie über der Wirbelsäule vorkommen, sollte stets ein spinaler Dysraphismus in Erwägung gezogen und eine Diagnostik mit geeigneten bildgebenden Verfahren (Sonographie, Kernspintomographie) veranlasst werden. Dies ist von großer klinischer Bedeutung, da durch eine frühzeitige Diagnose und neurochirurgische Intervention weiterer Schaden verhindert werden kann.

2.9.14 Angeborene Hautdefekte (Aplasia cutis congenita)

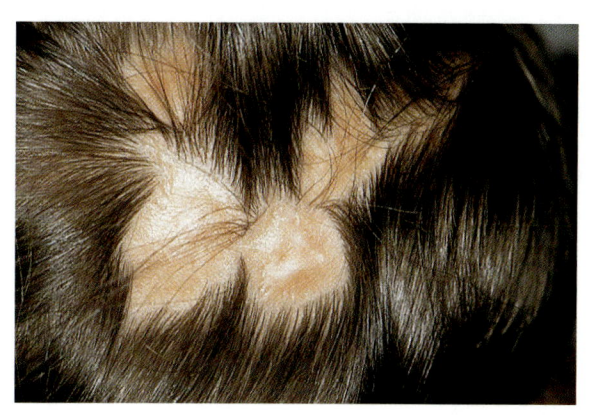

Abb. 2.18. Aplasia cutis congenita bei einem älteren Kind

Angeborene Hautdefekte sind seltene Fehlbildungen bei Neugeborenen, die dem Kliniker wegen ihrer Heterogenität häufig diagnostische Probleme bereiten. Es handelt sich um einen oder mehrere, bereits bei Geburt bestehende Defekte der Haut, die in einem umschriebenen Bereich des Integuments auftreten und unterschiedlich tief reichen können. Sie können entsprechend ihrer Lokalisation (Kopf, Stamm, Extremitäten) eingeteilt werden, ferner werden Defekte mit und ohne assoziierte Fehlbildungen unterschieden. Auf diese Weise lassen sich 6 große Gruppen der kongenitalen Hautdefekte unterscheiden (Küster u. Traupe 1988).

Ätiologie. Angeborene Hautdefekte sind das jeweilige Endstadium einer Vielzahl von Syndromen oder exogener Schädigungen; ihre Ätiologie ist sehr komplex und uneinheitlich. Als pathogenetisches Modell für die angeborenen Hautdefekte kann das überzufällig häufige Auftreten angeborener Hautdefekte bei eineiigen Zwillingen mit Fetus papyraceus dienen. Von 16 Zwillingen mit Hautdefekten nur an Stamm und Extremitäten war bei 15 Zwillingspaaren der andere Zwilling ein Fetus papyraceus. Man vermutet, dass das Absterben eines Zwillings zu Gefäßthromben beim anderen Zwilling mit nachfolgenden Hautnekrosen führte (Mannino et al. 1977).

Auch Virusinfektionen in der Schwangerschaft, z. B. eine Herpes-simplex-Infektion oder eine Varizella-zoster-Infektion, können einen kongenitalen Hautdefekt hervorrufen; insbesondere gilt dies für das konnatale Varizella-Embryofetopathiesyndrom. Hier treten bei den Kindern ausgedehnte Hautdefekte in Form unregelmäßig begrenzter, teils nässender Erosionen auf, die unter Narbenbildung, z. T. auch mit Gelenkkontrakturen, abheilen. Die Einnahme der Thyreostatika Methimazol oder Carbimazol in der Schwangerschaft ist mit einem hohen Risiko für kongenitale Hautdefekte insbesondere an typischer Stelle der Kopfhaut in Scheitelnähe verbunden (Kalb u. Grossman 1986).

Auch Neuralrohr- und Bauchwandverschlussdefekte können an Kopf und Stamm als kongenitale Hautdefekte in Erscheinung treten.

Amniogene Fehlbildungen können verschiedenartige Hautdefekte an Kopf und Armen hervorrufen. Als initiales Ereignis hierfür gilt eine Ruptur des Amnions, die dazu führt, dass sich Amnionfäden um Gliedmaßen schlingen. Klinisch kann sich dies in Gliedmaßendefekten in asymmetrischer Verteilung, Strahldefekten, Schnürfurchen, ausgedehnten Verwachsungen, schwerwiegenden Spaltbildungen des Gesichtes und Defekten des Schädeldaches bemerkbar machen.

Klinisches Bild. Die Form der Hautdefekte ist am Kopf meist kreisrund bis rund-oval; insbesondere an den Extremitäten kommen jedoch auch strich-, rauten-, ringförmige, rechteckige und polyzyklische Konfigurationen vor. Die Größe reicht von winzigen, nur millimetergroßen Defekten bis zu großflächiger Ausdehnung. Am häufigsten ist der behaarte Kopf betroffen (Abb. 2.18). Am Stamm finden sich kongenitale Hautdefekte zumeist unregelmäßig begrenzt am seitlichen Thorax, oft sind sie symmetrisch. An den Beinen manifestieren sie sich häufig als flache Erosion vom Knie abwärts über die Schienbeinkante bis zum Knöchel oder Fußrücken; meistens bestehen bei solchen Formen weitere Läsionen an Armen, Kopf und Hals.

Angeborene Hautdefekte, insbesondere, wenn sie an der Kopfhaut lokalisiert sind und bei Geburt nicht mehr als Erosion, sondern bereits in vernarbter Form vorliegen, werden vom Geburtshelfer häufig nicht registriert, sodass die Diagnose Aplasia cutis congenita erst mehrere Jahre später aufgrund des charakteristischen klinischen Befundes gestellt wird.

Histologie. Histologische Untersuchungen sind nur bei wenigen angeborenen Hautdefekten durchgeführt worden. Für die Klassifikation und Einordnung sind sie wenig hilfreich, da sich naturgemäß je nach Stadium und Abheilungszustand unterschiedliche Befunde ergeben. Nach narbiger Abheilung findet sich häufig eine schmale Epidermis mit verstrichenen Reteleisten und eine dermale Fibrose mit Verminderung elastischer Fasern und völligem Fehlen von Hautanhangsgebilden.

Therapie. Wegen der guten Spontanheilungstendenz ist eine plastische Deckung der Kopfhautdefekte und auch der allermeisten Defekte anderer Lokalisation in der Regel nicht erforderlich.

> **❗ Cave:**
> Vorsicht ist allerdings bei tieferen Kopfhautdefekten geboten, da es aus den venösen Blutleitern zu massiven Hämorrhagien kommen kann. Hier ist nach erfolgter bildgebender Diagnostik eine frühzeitige operative Deckung erforderlich. Bei Kopfhautdefekten können gelegentlich sogar Knochentransplantate nötig werden.

Literatur

Archer E, Chuang T-Y, Hong R (1990) Severe eczema in a patient with DiGeorge´s syndrome. Cutis 45: 455–459

Atherton D (1998) The neonate. In: Champion RH, Burton JL, Burns DA, Breathnach SM (eds) Rook/Wilkinson/Ebling – Textbook of dermatology, 6th edn. Blackwell, London, pp 449–518

Bautista MIB, Wickett RR, Visscher MO (2000) Characterization of vernix caseosa as a natural biofilm: comparison to standard oil-based ointments. Pediatr Dermatol 17: 253–260

Belter SV, Traupe H (1988) Infantile Akropustulose. Akt Dermatol 14: 136–138

Bernier V, Weill FX, Hirigoyen V et al. (2002) Skin colonization by Malassezia species in neonates. Arch Dermatol 138: 215–218

Brownstein MH, Helwig EB (1973) Subcutaneous dermoid cysts. Arch Dermatol 107: 237–239

Buyse L, Graves C, Marks R, Wijeyesekera K, Alfaham M, Finlay AY (1993) Collodion baby dehydration: the danger of high transepidermal water loss. Br J Dermatol 129: 86–88

Christiano AM, Fine JD, Uitto J (1997) Genetic basis of dominantly inherited transient bullous dermolysis of the newborn: a splice site mutation in the type VII collagen gene. J Invest Dermatol 109: 811–814

Davis DA, Cohen PR, George RE (1994) Cutaneous stigmata of occult spinal dysraphism. J Am Acad Dermatol 31: 892–896

Deutsche Gesellschaft für Pädiatrische Infektiologie (2003) Handbuch »Infektionen bei Kindern und Jugendlichen«, 4. Aufl. Futuramed, München

Ergezinger K, Hamm H, Erhard H, Kolde G, von Stockhausen HB (1998) »Selbstheilende« Form eines Kollodiumbabys: transiente Verhornungsstörung oder Minimalform einer lamellären Ichthyosis? Monatsschr Kinderheilkd 146: 1070–1073

Evans NJ, Rutter N (1986) Development of the epidermis in the newborn. Biol Neonate 49: 74–80

Giard F, Marcoux D, McCuaig C, Powell J, Russo P (1991) Eosinophilic pustular folliculitis (Ofuji disease) in childhood: a review of four cases. Pediatr Dermatol 8: 189–193

Glover MT, Atherton DJ, Levinsky RJ (1988) Syndrome of erythroderma, failure to thrive, and diarrhea in infancy: a manifestation of immunodeficiency. Pediatrics 81: 66.-72

Hamm H (2000) Developmental abnormalities. In: Harper J, Oranje A, Prose N (eds) Textbook of Pediatric Dermatology. Blackwell, London, pp 78–91

Hardman MJ, Moore L, Ferguson MWJ, Byrne C (1999) Barrier formation in the human fetus is patterned. J Invest Dermatol 113: 1106–1113

Hashimoto K, Burk JD, Bale GF, Eto H, Hashimoto A, Kameyama K, Kanzaki T, Nishiyama S (1989) Transient bullous dermolysis of the newborn: two additional cases. J Am Acad Dermatol 21: 708–713

Hödl S, Auböck K, Reiterer F, Soyer HP, Müller WD (2001) Blueberry-Muffin-Baby. Hautarzt 52: 1035–1042

Hoeger PH, Schaefer H, Ussmueller J, Helmke K (2001) Nasal glioma presenting as capillary haemangioma. Eur J Pediatr 160: 84–87

Hoeger PH, Schreiner V, Klaassen IA, Enzmann CC, Friedrichs K, Bleck O (2002) Epidermal barrier lipids in human vernix caseosa. Corresponding ceramide patterns in vernix and fetal epidermis. Br J Dermatol 146: 194–201

Hoeger PH, Enzmann CC (2002) Skin physiology of the neonate and young infant. Prospective study of functional skin parameters during early infancy. Pediatr Dermatol 19: 256–262

Höger PH (2004). Physiologie der Haut des Neugeborenen und jungen Säuglings. Kinder Jugendmed 4: 73–79

Kalia YN, Nonato LB, Lund CH, Guy RH (1998) Development of skin barrier function in premature infants. J Invest Dermatol 111: 320–326

Kalb RE, Grossman ME (1986) The association of aplasia cutis congenita with therapy of maternal thyroid disease. Pediatr Dermatol 3: 327–330

Küster W, Traupe H (1988) Klinik und Genetik angeborener Hautdefekte. Hautarzt 39: 553–563

Larrègue M, Ottavy N, Bressieux JM, Lorette J (1986) Bébé collodion. Trente-deux nouvelles observations. Ann Dermatol Venereol 113: 773–785

Loomis CA, Birge MB (2001) Fetal skin development. In: Eichenfield LF, Frieden IJ, Esterly NB (eds) Textbook of Neonatal Dermatology. Saunders, Philadelphia, pp 1–17

Lund C, Nonato LB, Kuller JM, Franck LS, Cullander C, Durand DJ (1997) Disruption of barrier function in neonatal skin associated with adhesive removal. J Pediatr 131: 367–372

Mannino FL, Jones KL, Benirschke K (1977) Congenital skin defects and fetus papyraceus. J Pediatr 91: 559–564

Marchini G, Ulfgren AK, Lore K, Stabi B, Berggren V, Lonne-Rahm S (2001) Erythema toxicum neonatorum: an immunohistochemical analysis. Pediatr Dermatol 18: 177–187

Marres HA, Cremers CW, Huygen PL, Joosten FB (1994) The deafness, pre-auricular sinus, external ear anomaly and commissural lip pits syndrome – otological, vestibular and radiological findings. J Laryngol Otol 108: 13–18

Nonato LB, Kalia YN, Naik A, Lund CH, Guy RH (2002) The development of skin barrier function in the neonate. In: Bronaugh RL, Maibach HI (eds) Topical absorption of dermatological products. Marcel Dekker, New York, pp 43–75

Nopper AJ, Horil KA, Sookdeo-Drost S, Wang TH, Mancini AJ, Lane AT (1996) Topical ointment therapy benefits premature infants. J Pediatr 128: 660–669

Plantin P, Delaire P, Guillois B, Guillet G (1990) Congenital erosive dermatosis with reticulated supple scarring: first neonatal report. Arch Dermatol 126: 544–546

Prendiville JS (1995) Infantile acropustulosis – how often is it a sequela of scabies? Pediatr Dermatol 12: 275–276

Raghunath M, Vogel M, Hennies HC et al. (1999) The self healing collodion baby (SHCB): evidence for transglutaminase 1 deficiency in the majority of cases. Arch Dermatol Res 291: 121 (Abstr)

Smart BA, Ochs HD (1997) The molecular basis and treatment of primary immunodeficiency disorders. Curr Opin Pediatr 9: 570–576

Taieb A, Douard D, Maleville J (1987) Subcutaneous fat necrosis and brown fat deficiency. J Am Acad Dermatol 16: 624–625

Ter-Poorten JC, Hebert AA, Ilkiw R (1995) Cold panniculitis in a neonate. J Am Acad Dermatol 33: 383–385

Traupe H (1989) The Ichthyoses. A guide to clinical diagnosis, genetic counseling, and therapy. Springer, Berlin Heidelberg New York, pp 168–177

Vicente J, Espana A, Idoate M, Iglesias ME, Quintanilla E (1996) Are eosinophilic pustular folliculitis of infancy and infantile acropustulosis the same entity? Br J Dermatol 135: 807–809

Weiss SD, Orlich CC (1991) Primary papillary carcinoma of a thyroglossal duct cyst: report of a case and literature review. Br J Surg 79: 1248–1249

Yagi H, Furutani Y, Hamada H et al. (2003) Role of TBX1 in human del22q11.2 syndrome. Lancet 362: 1366–1373

Young NS, Brown KE (2004) Parvovirus B19. N Engl J Med 350: 586–597

Epidermolysis bullosa

C. Has, L. Bruckner-Tuderman

3.1 Einleitung – 27

3.2 Dermoepidermale Junktionszone – 28

3.3 Epidermolysis bullosa simplex (EBS) – 30
3.3.1 EBS Weber-Cockayne – 30
3.3.2 EBS Köbner – 30
3.3.3 EBS herpetiformis Dowling-Meara – 31
3.3.4 EBS mit »mottled pigmentation« – 31
3.3.5 EBS mit Muskeldystrophie – 31

3.4 Epidermolysis bullosa junctionalis (EBJ) – 32
3.4.1 EBJ Herlitz – 32
3.4.2 EBJ non-Herlitz – 32
3.4.3 EBJ mit Pylorusatresie – 33
3.4.4 Weitere seltene EBJ-Subtypen – 33

3.5 Epidermolysis bullosa dystrophica (EBD) – 33
3.5.1 Dominante EBD (DEBD) – 34
3.5.2 Rezessive EBD (REBD) Hallopeau-Siemens – 34
3.5.3 REBD non-Hallopeau-Siemens – 35
3.5.4 Weitere seltene EBD-Subtypen – 35

3.6 Befall anderer Organe – 35

3.7 Differenzialdiagnose – 35

3.8 Kindler-Syndrom – 36

3.9 Diagnostisches Vorgehen – 36
3.9.1 Familienanamnese und klinische Diagnose – 36
3.9.2 Hautbiopsie – 36
3.9.3 Histopathologie – 36
3.9.4 Antigen-mapping – 37
3.9.5 Elektronenmikroskopie und Immunelektronenmikroskopie – 37
3.9.6 Mutationsanalysen – 37

3.10 Therapie – 38
3.10.1 Lokaltherapie – 38
3.10.2 Systemische Therapie – 38
3.10.3 Chirurgische Maßnahmen – 38
3.10.4 Krankengymnastik – 38
3.10.5 Ernährung – 38
3.10.6 Psychologische Hilfe – 38
3.10.7 Aussichten für eine Gentherapie – 39

3.11 Prognose – 39

Literatur – 39

3.1 Einleitung

Definition. Die Epidermolysis bullosa hereditaria (EB) ist eine Gruppe von genetisch bedingten Hautkrankheiten, bei denen geringfügige Verletzungen zur Blasenbildung der Haut und der hautnahen Schleimhäute führen (Bruckner-Tuderman 2002; Gedde-Dahl u. Anton-Lamprecht 2002). Kausal für die EB hereditaria verantwortlich sind Mutationen in Genen für Strukturproteine der dermoepidermalen Basalmembranzone; der Funktionsverlust mutanter Proteine führt zum verminderten dermoepidermalen Zusammenhalt und zur Blasenbildung als klinischem Symptom.

Die klinisch und genetisch unterschiedlichen EB-Formen wurden in 3 Hauptkategorien gruppiert. Die weiteren Subtypen wurden vor kurzer Zeit überarbeitet; die sehr seltenen Subtypen, die sich nicht als eigenständig erwiesen haben, wurden aus der aktuellen Klassifikation eliminiert (Tabelle 3.1; Fine et al. 2000). Das gemeinsame Merkmal für alle ist eine Blasenbildung (Abb. 3.1), der Schweregrad der Symptome variiert je nach Subtyp von minimalem lokalisiertem Befall der Extremitäten zu generalisierter Blasenbildung, Schleimhautbeteiligung, invalidisierender Vernarbung oder sogar zum tödlichen Verlauf.

Aufgrund der ultrastrukturellen Lokalisation der Spaltbildung wird die EB in 3 Hauptkategorien eingeteilt. Auf

Tabelle 3.1. Subtypen der Epidermolysis bullosa (*AD* autosomal dominant; *AR* autosomal rezessiv)

EB Kategorie	EB Subtyp	Gen	Erbmodus	Prädilektionsstellen
EB simplex (EBS)	EBS Weber-Cockayne	KRT 5,14	AD/AR	Akral
	EBS Köbner	KRT 5,14	AD/AR	Generalisiert
	EBS Dowling-Meara	KRT 5,14	AD	Generalisiert
	EBS mit »mottled pigmentation«	KRT 5	AD	Generalisiert
	EBS mit Muskeldystrophie	PLEC1	AR	Generalisiert
EB junctionalis (EBJ)	EBJ Herlitz	LAMA3	AR	Generalisiert
		LAMB3		
		LAMC2		
	EBJ non-Herlitz	COL17A1	AR	Generalisiert
		LAMA3		
		LAMB3		
		LAMC2		
	EBJ mit Pylorusatresie	ITRA6, ITRB4	AR	Generalisiert
EB dystrophica (EBD)	EBD Dominant	COL7A1	AD	Akral/generalisiert
	EBD Hallopeau-Siemens	COL7A1	AR	Generalisiert
	EBD non-Hallopeau-Siemens	COL7A1	AR	Generalisiert

mikroskopischer Ebene findet die Spaltung bei *EB simplex* (EBS) innerhalb der basalen Keratinozyten, bei *EB junctionalis* (EBJ) entlang der Basalmembran und bei *EB dystrophica* (EBD) unterhalb der Basalmembran statt. Klinisch sind die Blasen nicht unterscheidbar, aber für jede Hauptkategorie charakteristisch sind sekundäre Merkmale wie Vernarbung, Milien, Nageldystrophie, Hyperkeratosen, Hyperpigmentierungen oder Alopezie. Molekulargenetische Untersuchungen haben gezeigt, dass EBS, EBJ und EBD eigenständige Krankheitsbilder darstellen, die durch unterschiedliche Gendefekte und pathogenetische Mechanismen verursacht werden.

Epidemiologie. Die EB kommt bei allen Rassen und auf allen Kontinenten vor, und sie betrifft Mädchen und Jungen gleichermaßen. Die Inzidenz ist nicht definitiv bestimmt worden, aber dürfte in Europa und in den USA etwa 1 : 50.000 bis 1 : 100.000 Geburten sein. Diese Zahl gilt für die gesamte EB-Gruppe; die Häufigkeit der einzelnen Subtypen in verschiedenen Populationen ist unterschiedlich (Bruckner-Tuderman 2002; Fine et al. 1999).

Epidermolysis bullosa acquisita (EBA)

Neben der hereditären EB gibt es die erworbene EB acquisita, eine bullöse Autoimmundermatose mit Autoantikörpern gegen Kollagen VII. Die EBA erhielt ihren Namen wegen der klinischen Ähnlichkeit mit der EB dystrophica; beide weisen traumainduzierte subepidermale Blasenbildung und narbige Abheilung auf. Die EBA ist außerordentlich selten bei Kindern. Differenzierung der EBA von EBD ist unproblematisch, weil mit direkter Immunfluoreszenzuntersuchung einer Hautbiopsie die an der Basalmembranzone abgelagerten Autoantikörper bei der EBA nachgewiesen werden können. Spätes Auftreten einer bullösen Dermatose ist kein sicherer Hinweis auf eine EBA, weil bestimmte lokalisierte EB-hereditaria-Subtypen auch erst in der Jugend manifest werden können.

3.2 Dermoepidermale Junktionszone

Um die Pathogenese der EB zu verstehen, ist eine kurze Einführung in die Struktur der dermoepidermalen Junktion notwendig. Diese Zone, die die Epidermis mit der Dermis verbindet, ist bei der EB pathologisch verändert. Im Normalfall weist die Junktion eine hoch spezialisierte Basalmembranstruktur auf. Sie besteht aus Proteinnetzwerken, die einen festen Zusammenhalt zwischen den basalen Keratinozyten und der Dermis schaffen (Abb. 3.2). Solche Netzwerke sind:

- Hemidesmosomen-Verankerungsfilament-Komplex (Koster et al. 2004),
- Basalmembran mit Lamina lucida und Lamina densa,
- Verankerungsfibrillen (Bruckner-Tuderman et al. 1999).

3.2 · Dermoepidermale Junktionszone

Das erste Netzwerk verbindet die basalen Keratinozyten mit der Basalmembran und das letzte die Basalmembran mit der Dermis. Diese sind im Elektronenmikroskop als charakteristische Strukturen deutlich erkennbar (Gedde-Dahl u. Anton-Lamprecht 2002).

Viele der molekularen Komponenten der dermoepidermalen Junktion sind »Kandidatproteine« und ihre Gene »Kandidatgene« für die verschiedenen EB-Subtypen: Keratine in den basalen Keratinozyten; Plektin, BP230, α6β4-Integrin, Kollagen XVII (BP180), und Laminin 5 im Hemidesmosomen-Verankerungsfilament-Komplex; Kollagen IV, Heparansulfatproteoglykane, Nidogen, BM-40, Fibulin in der Basalmembran und Kollagen VII in den Verankerungsfibrillen.

Einige dieser Moleküle sind Heteromere, die aus 2 oder 3 verschiedenen Polypeptidketten bestehen, die von entsprechend vielen Genen kodiert werden. So hat z. B. Laminin 5 drei und Kollagen IV zwei kodierende Gene. Molekulare Anomalien mehrerer dieser Proteine und Mutationen in ihren Genen sind bei EB bekannt. Antikörper gegen diese Moleküle werden für das diagnostische Antigen-mapping eingesetzt, um ihre Lokalisation am Dach oder Boden

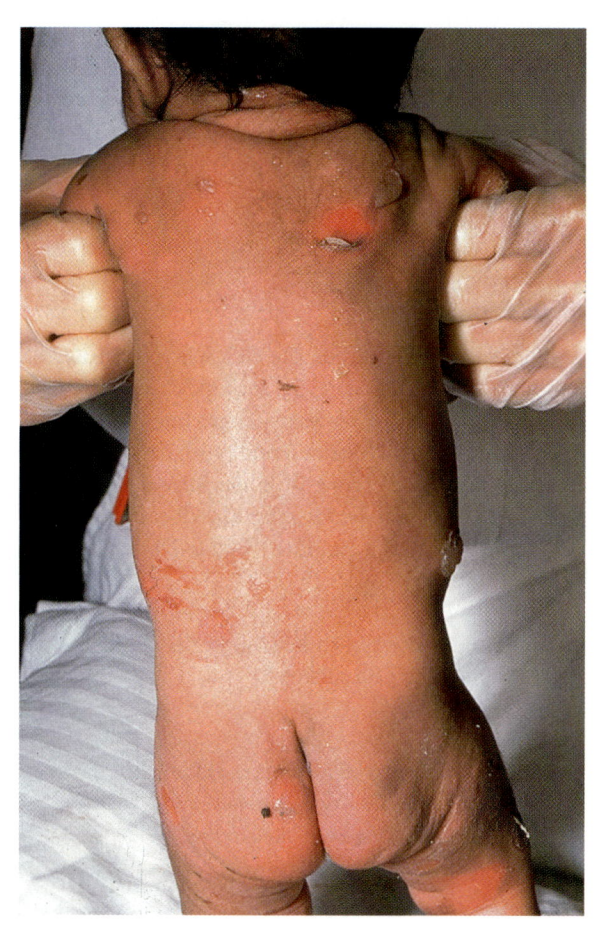

◻ **Abb. 3.1.** EB bei einem Neugeborenen mit generalisierter, traumainduzierter Blasenbildung. In diesem Frühstadium sind die EB-Subtypen klinisch nicht unterscheidbar. Eine Hautbiopsie und Antigenmapping sind für die Bestimmung der EB-Hauptkategorie notwendig. Hier handelt es sich um eine EBS

◻ **Abb. 3.2.** Schematische Darstellung der dermoepidermalen Junktionszone. Die Hemidesmosomen und Verankerungsfilamente verbinden die epidermalen Keratinozyten mit der Basalmembran. Diese wiederum haftet mit den Verankerungsfibrillen in der oberen Dermis [*schwarz* Zellmembran der Basalzelle; *dunkelblau* Keratinfilamente (Zytoskelett); *orangefarben* Hemidesmosome; *dunkelgrün* Verankerungsfibrillen; *LL* Lamina lucida; *LD* Lamina densa; *EBS* Blasenbildungsebene bei Epidermolysis bullosa simplex; *EBJ* Blasenbildungsebene bei Epidermolysis bullosa junctionalis; *EBD* Blasenbildungsebene bei Epidermolysis bullosa dystrophica]
▼

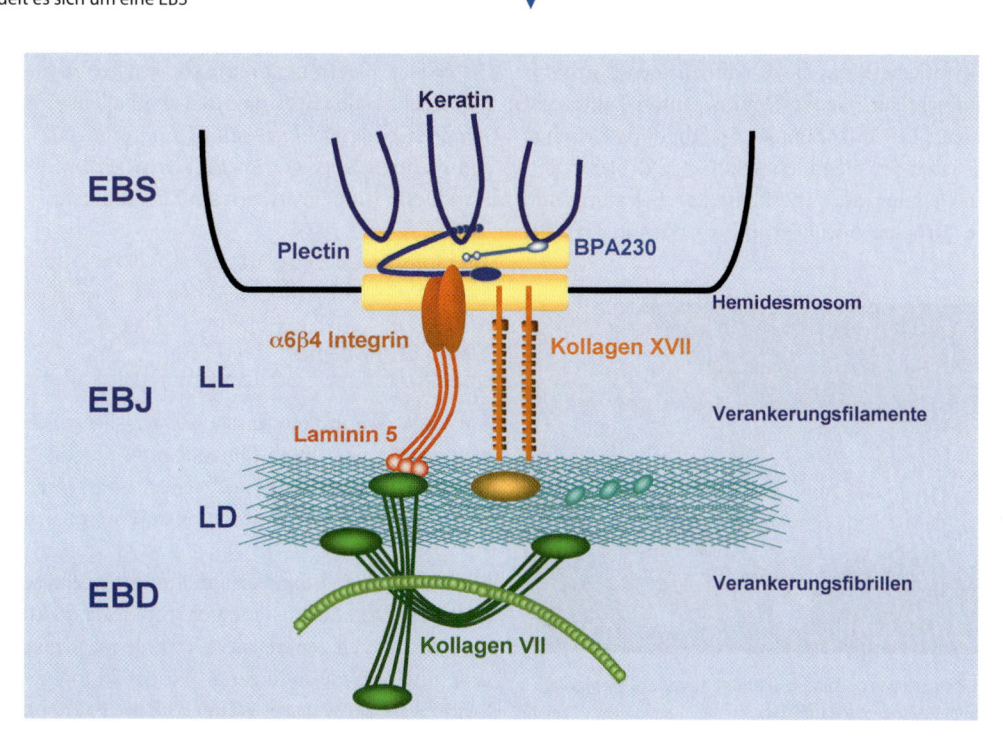

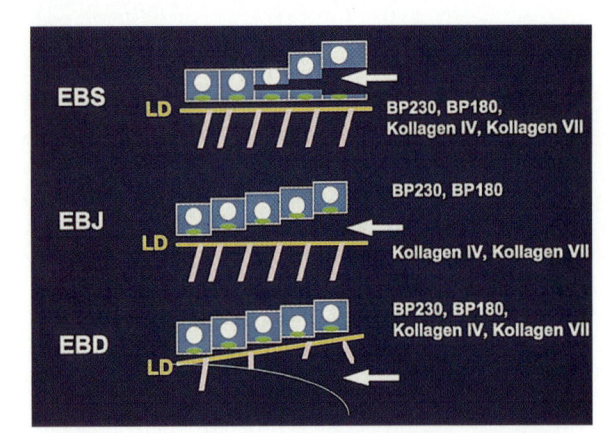

Abb. 3.3. Antigenmapping. Mit dieser einfachen und schnellen diagnostischen Untersuchung wird die Blasenbildungsebene bestimmt. Kryoschnitte einer Hautbiopsie werden mit Antikörpern gegen verschiedene Markerproteine der dermoepidermalen Junktion mittels IF gefärbt, z. B. BP230 und BP180 (Hemidesmosomen), Kollagen IV (Lamina densa) und Kollagen VII (Verankerungsfibrillen). Aus der Konstellation der Markerantikörper am Blasenboden oder -dach ergibt sich das Niveau der Spaltung *(Pfeile)*: Bei EBS sind alle Marker am Blasenboden; bei EBJ sind die Hemidesmosomenmarker am Blasendach und die Lamina-densa- und Verankerungsfibrillenmarker am Blasenboden; bei EBD sind alle Marker am Blasendach. Für das Antigen-mapping ist eine native, nichtfixierte Hautbiopsie erforderlich

einer frischen Blase und damit die Blasenbildungsebene zu bestimmen (Abb. 3.3).

3.3 Epidermolysis bullosa simplex (EBS)

In dieser Krankheitsgruppe entstehen die Blasen als Folge von Zytolyse der basalen Keratinozyten. Das Keratinfilamentnetz (Zytoskelett), das die dreidimensionale Struktur der Zelle aufrechthält (Gedde-Dahl u. Anton-Lamprecht 2002), kollabiert, und es kommt zur Spaltbildung zwischen dem Zellkern und den Hemidesmosomen. Die Blasen entstehen nach Reibung oder mechanischer Belastung und heilen ohne Atrophie oder Narben aus (Abb. 3.4). Bei Kindern kommt es jedoch oft zu sekundärer Narben- oder Milienbildung oder Nageldystrophie nach Traumatisierung. Patienten mit »klassischen« EBS-Subtypen haben Mutationen in den Genen für die Basalzellkeratine. Ein seltener EBS-Subtyp mit Muskeldystrophie ist durch Plektinmutationen bedingt.

3.3.1 EBS Weber-Cockayne

Ätiologie. Der häufigste von den EBS-Subtypen ist die EBS localisata Weber-Cockayne, die auch gleichzeitig die häufigste EB-Form ist. Diesem Subtyp liegen Punktmutationen in den Genen für die Keratine 5 und 14 zugrunde (Porter u. Lane 2003). Die Vererbung ist in der Regel dominant, es finden sich jedoch in der Literatur Einzelberichte über rezessive EBS-localisata-Familien (Gedde-Dahl u. Anton-Lamprecht 2002).

Klinisches Bild. Die Blasen können in der Kindheit oder sogar erst in der Jugend auftreten.

> Die Symptome sind oft minimal, nur lokalisierte Blasenbildung an den Akren, typischerweise im Sommer an den Füßen nach längeren Fußmärschen.

Deshalb wurde diese Krankheit früher auch »EB manuum et pedum aestivalis« oder »recurrent bullous eruption of the hands and feet« genannt. Der Leidensdruck ist häufig sehr gering, und oft nehmen die Patienten eine ärztliche Behandlung gar nicht erst in Anspruch.

Histologie. Elektronenmikroskopisch beobachtet man Zytolyse der basalen Keratinozyten oberhalb der Hemidesmosomen (Gedde-Dahl u. Anton-Lamprecht 2002). Das Antigen-mapping zeigt eine intraepidermale Blasenbildung mit Hemidesmosomenmarkern am Blasenboden.

Therapie. ▶ Abschn. 3.10.

3.3.2 EBS Köbner

Ätiologie. Wie EBS localisata ist auch dieser Subtyp dominant vererbt und durch Mutationen in Keratin-5- und -14-Genen verursacht. Es gibt auch seltene rezessive Familien mit Keratin-5- und 14-Null-Mutationen (Porter u. Lane 2003).

Klinisches Bild. Eine Blasenbildung besteht seit Geburt oder den ersten Lebensmonaten, vorwiegend an den Akren, manchmal auch generalisiert. Triviale mechanische Belastung und Wärme induzieren Blasenbildung, z. B. Gehen, Schreiben oder warmes Wetter. Diffuse Palmoplantarkera-

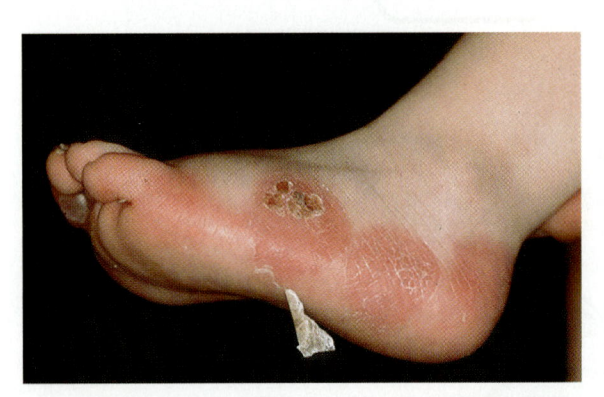

Abb. 3.4. EBS localisata bei einem 2-jährigen Jungen. Mechanisch induzierte Blasen heilen ohne Narben ab

tosen und Hyperhidrose sind häufige Begleitphänomene. An der Mundschleimhaut treten selten Blasen auf, Haare und Nägel bleiben in der Regel normal. Die Blasenbildung kann in der Kindheit ausgeprägt sein, aber ab dem Schulalter tritt eine deutliche Besserung des Hautzustandes ein. Eine relativ häufige Komplikation stellen Superinfektionen dar.

> Viele Patienten erleben eine deutliche Verschlechterung der Symptome im Sommer.

Histologie. Der elektronenmikroskopische Befund ist nicht von EBS Weber-Cockayne unterscheidbar: Zytolyse oberhalb der Hemidesmosomen in den basalen Keratinozyten (Gedde-Dahl u. Anton-Lamprecht 2002). Das Antigen-mapping zeigt eine intraepidermale Blasenbildung mit Hemidesmosomenmarkern am Blasenboden.

Therapie. ▶ Abschn. 3.10.

3.3.3 EBS herpetiformis Dowling-Meara

Ätiologie. Dominant vererbte Mutationen in den Genen für die Keratine 5 und 14 liegen der EBS herpetiformis Dowling-Meara zugrunde (Porter u. Lane 2003).

Klinisches Bild. Nach Geburt besteht oft eine stark ausgeprägte Blasenbildung mit Beteiligung der Mundschleimhaut, Milien und Nagelverlust, was differenzialdiagnostische Schwierigkeiten bereiten kann. Erst im Laufe der ersten Lebensmonate wird deutlich, dass es sich um eine nichtvernarbende EB handelt. Typisch sind große Blasen an den Händen und Füßen und kleinere herpetiform gruppierte Bläschen am Stamm und den proximalen Extremitäten. Die Blasen breiten sich zentrifugal aus und heilen ohne Narben oder Hyperpigmentierung ab. Charakteristische Begleitsymptome sind palmoplantare Hyperkeratosen, aber die Nägel bleiben normal. Im Schulalter tritt eine Besserung ein, sodass bei Erwachsenen nicht mehr die Blasen, sondern plantare Hyperkeratosen häufig das Hauptproblem darstellen.

> Merkwürdigerweise verschwinden die Blasen oft während Fieberschüben, und eine Verschlechterung im Sommer ist untypisch.

Histologie. Die Elektronenmikroskopie ist sehr spezifisch. Eine intraepidermale Spaltbildung oberhalb der Hemidesmosomen in den basalen Keratinozyten ist mit einer charakteristischen Verklumpung der Keratinfilamente vergesellschaftet (Gedde-Dahl u. Anton-Lamprecht 2002). Das Antigen-mapping zeigt eine intraepidermale Blasenbildung mit Hemidesmosomenmarkern am Blasenboden.

Therapie. ▶ Abschn. 3.10.

3.3.4 EBS mit »mottled pigmentation«

Ätiologie. Diese sehr seltene EBS-Form wird durch eine dominant vererbte Keratin-5-Mutation verursacht (Porter u. Lane 2003).

Klinisches Bild. Der Symptomenkomplex ist milde ausgeprägt und besteht aus lokalisierter akraler Blasenbildung, einer leichten Hautatrophie, punktförmigen palmoplantaren Hyperkeratosen, einer generalisierten fleckigen makulösen Hyperpigmentierung und einer leichten Nageldystrophie. Wie bei den anderen EBS tritt ab dem Schulalter eine Besserung ein.

> Klinisch kann das Kindler-Syndrom sehr ähnlich aussehen (Has u. Bruckner-Tuderman 2004).

Histologie. Die EM zeigt eine intraepidermale Zytolyse oberhalb der Hemidesmosomen in hyperpigmentierten basalen Keratinozyten. Das Antigen-mapping zeigt eine intraepidermale Blasenbildung mit Hemidesmosomenmarkern am Blasenboden.

Therapie. ▶ Abschn. 3.10.

3.3.5 EBS mit Muskeldystrophie

Ätiologie. Dieser seltene EBS-Subtyp wird rezessiv vererbt. Er wird durch Mutationen im *PLEC1*-Gen verursacht, dem Gen für das zytoskelettassoziierte Plektin (Smith et al. 1996).

Klinisches Bild. Generalisierte, mechanisch induzierte, nichtvernarbende Blasenbildung seit Geburt und Entwicklung einer Muskeldystrophie im Schulalter sind die charakteristischen Merkmale. Schleimhautläsionen, milde Palmoplantarkeratosen, Nageldystrophie und leichte Hautatrophie können vorkommen.

Histologie. Die Elektronenmikroskopie zeigt eine intraepidermale Spaltbildung so knapp oberhalb der Hemidesmosomen, dass diese Form häufig als EBJ fehldiagnostiziert wird. Das Antigen-mapping zeigt eine deutliche intraepidermale Blasenbildung mit Hemidesmosomenmarkern am

Blasenboden. Typischerweise ist die Färbung mit Plektinantikörpern reduziert oder negativ.

Therapie. ▶ Abschn. 3.10.

3.4 Epidermolysis bullosa junctionalis (EBJ)

Alle EBJ-Subtypen werden rezessiv vererbt. Weil die Hautschichten sich entlang der Basalmembran trennen, findet die Heilung grundsätzlich ohne Narbenbildung statt, jedoch entstehen nach längerem Verlauf eine gewisse Hautatrophie und Nageldystrophien. Die klinische Variation der Symptome in dieser Krankheitsgruppe ist extrem, von spät auftretender EBJ bis zur letalen EBJ Herlitz. Entsprechend komplex ist der genetische Hintergrund mit 6 Kandidatgenen (Bruckner-Tuderman 2002; Gedde-Dahl u. Anton-Lamprecht 2002).

3.4.1 EBJ Herlitz

Ätiologie. Der EBJ Herlitz liegen homozygote oder »compound« heterozygote Mutationen in den Genen für Laminin 5 (*LAMA3*, *LAMB3* und *LAMC2*) zugrunde. Die meisten Gendefekte beruhen auf der Entstehung eines Stoppkodons, mit der Folge des Fehlens des Proteins in der Haut und damit einer extremen Hautfragilität (Aberdam et al. 1994).

Klinisches Bild. EBJ Herlitz geht seit Geburt mit massiver Blasenbildung der Haut und der Schleimhäute einher. Charakteristisch sind Blasen, schlecht heilende Erosionen und Granulationsgewebe an den Fingerspitzen, im Gesäß und perioral (◘ Abb. 3.5). Die Schleimhäute sind massiv befallen. Dieser Zustand wird durch Flüssigkeits- und Proteinverluste sowie Superinfektionen kompliziert, und der Verlauf ist meist letal innerhalb der ersten 2 Lebensjahre.

Histologie. Die Elektronenmikroskopie zeigt eine junktionale Blase mit intakter Epidermis und rudimentären oder fehlenden Hemidesmosomen am Blasendach und die von der Lamina densa bedeckte Dermis am Blasenboden (Gedde-Dahl u. Anton-Lamprecht 2002). Im Antigen-mapping ist eine junktionale Blase sichtbar, mit Hemidesmosomenmarkern am Blasendach und Lamina-densa-Markern am Blasenboden. Pathognomonisch ist eine stark reduzierte oder negative IF-Färbung mit Antikörpern gegen Laminin 5.

Therapie. ▶ Abschn. 3.10.

3.4.2 EBJ non-Herlitz

Ätiologie. Homozygote oder »compound« heterozygote Mutationen im Gen für Kollagen XVII (andere Namen:

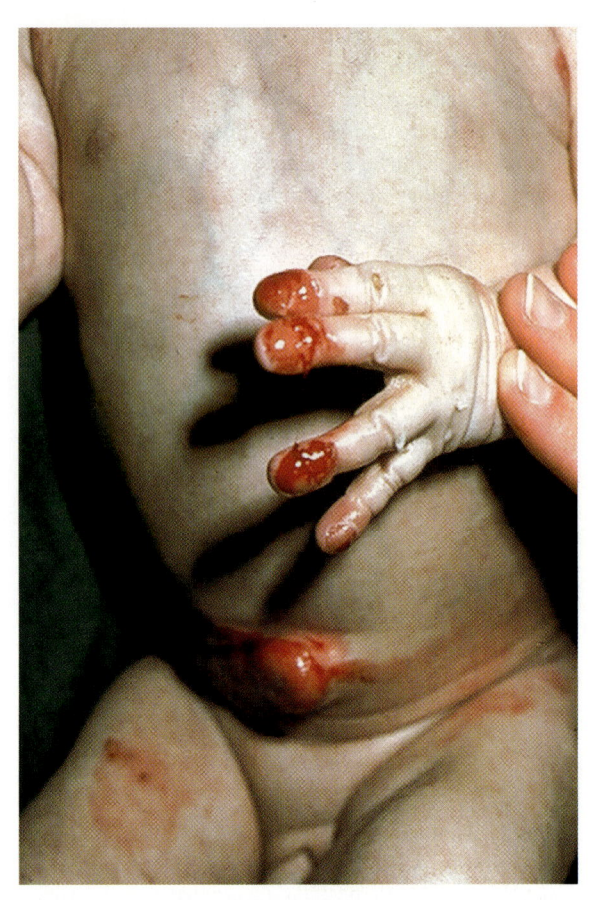

◘ **Abb. 3.5.** EBJ Herlitz bei einem Säugling. Charakteristische Merkmale sind die massive Blasenbildung, der Nagelverlust und das Granulationsgewebe an den Fingern

BP180, BP-Antigen 2) liegen der EBJ non-Herlitz, zugrunde. Die meisten Gendefekte sind Nullmutationen, die zum Fehlen des Genproduktes, Kollagen XVII, in der Haut führen (McGrath et al. 1995; Schumann et al. 1997). In seltenen Fällen wurden Laminin-5-Mutationen bei EBJ non-Herlitz beschrieben (Jonkman et al. 1996; Nakano et al. 2002).

Klinisches Bild. Die EBJ non-Herlitz ist ein relativ seltener EBJ-Subtyp. Sie weist seit Geburt generalisierte Blasenbildung auf, aber nimmt trotz erheblicher Krankheitsaktivität einen insgesamt benignen Verlauf. Auch die Handflächen, Fußsohlen und das Gesicht sind befallen. Allmählich entwickeln sich eine leichte generalisierte Hautatrophie und eine gewisse Nageldystrophie. Zähne weisen Schmelzdefekte auf. Ein fast pathognomonisches Merkmal dieser Erkrankung ist eine frühe, anfänglich parietale, später oft totale Alopezie (◘ Abb. 3.6). Hingegen kommen dunkelbraune Pigmentmakulae (»EB Nävi«) als Begleitsymptom nur bei einem Teil der Patienten vor (Bauer et al. 2001).

Histologie. Die ultrastrukturelle Analyse zeigt nicht nur eine Spaltbildung entlang der Basalmembran, sondern auch rudimentäre Hemidesmosomen und fehlende Veranke-

3.5 · Epidermolysis bullosa dystrophica (EBD)

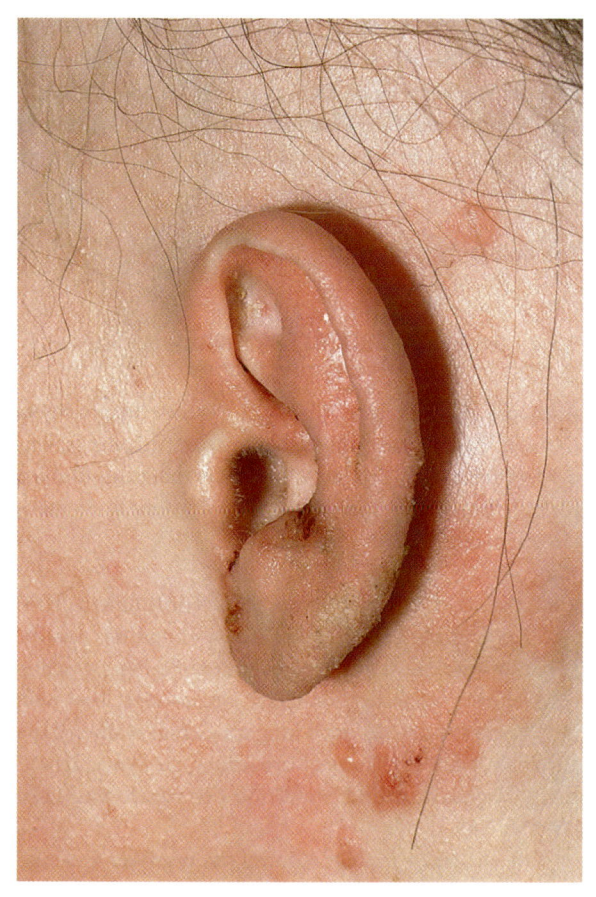

Abb. 3.6. EBJ non-Herlitz. Eine frühe parietale nichtvernarbende Alopezie bei einem 18-jährigen Mädchen mit generalisierter Blasenbildung und leichter Hautatrophie

rungsfilamente (Gedde-Dahl u. Anton-Lamprecht 2002). Das Antigen-mapping zeigt eine junktionale Blase. Charakteristisch ist die reduzierte oder fehlende Färbung mit Antikörpern gegen Kollagen XVII.

Therapie. ▶ Abschn. 3.10.

3.4.3 EBJ mit Pylorusatresie

Ätiologie. Der EBJ mit Pylorusatresie liegen homozygote oder »compound« heterozygote Mutationen in *ITRA6-* und *ITRB4-*Genen, die für die Polypeptidketten des α6β4-Integrins kodieren, zugrunde (Ruzzi et al. 1997; Vidal et al. 1995). Viele Mutationen beruhen auf der Entstehung eines Stoppkodons, mit der Folge des Fehlens des Proteins in der Haut und in den Schleimhäuten des Gastrointestinaltraktes und damit massiver Blasenbildung. Missensemutationen in *ITRA6* und *ITRB4* verursachen mildere Krankheitsbilder (Pulkkinen et al. 1998).

Klinisches Bild. Dieser seltene Subtyp geht nicht nur mit Pylorusatresie, sondern oft auch mit massiver Blasenbildung der Haut und der Schleimhäute einher. In ausgeprägten Fällen ist der Verlauf letal, weil – wie bei EBJ Herlitz – Flüssigkeits- und Proteinverluste und Superinfektionen als Komplikationen auftreten. In milderen Fällen kann die Blasenbildung minimal sein.

> **Cave:**
> Die Pylorusatresie muss in den ersten Lebenstagen chirurgisch saniert werden, die Prognose hängt dann von der Schwere der Hautbeteiligung ab.

Histologie. Die Elektronenmikroskopie zeigt eine junktionale Blase mit intakter Epidermis und rudimentären Hemidesmosomen am Blasendach und die von der Lamina densa gedeckte Dermis am Blasenboden. Das Antigen-mapping zeigt eine junktionale Blase. Typischerweise ist die IF-Färbung mit Antikörpern gegen Integrin α6 und/oder β4 vermindert oder fehlend.

3.4.4 Weitere seltene EBJ-Subtypen

EBJ inversa

EBJ non-Herlitz mit vorwiegendem Befall der Faltenregionen. Die EBJ inversa kann mit einem pyodermieähnlichen Bild mit generalisierten Erosionen beginnen. Oft verschwindet die Blasenbildung im Säuglingsalter, um später zu rezidivieren. Die Blasen entstehen typischerweise in den Axillär- und Inguinalfalten, später auch submammär. Akrale Beteiligung, moderate orale Blasenbildung und Nageldystrophie sind möglich. Das Antigen-mapping zeigt eine junktionale Blase, die IF-Färbungen mit Antikörpern gegen Proteine des Hemidesmosomen-Verankerungsfilament-Komplexes sind normal.

EBJ »late-onset«

In einer kleinen Subgruppe von EBJ non-Herlitz sind Dystrophie und Verlust der Nägel oft das erste Symptom im Alter von 5–15 Jahren. Akrale seröse Blasen treten möglicherweise erst später auf. Abheilung führt zu milder Atrophie der Fingerspitzen und der Zungenschleimhaut, und die Fingerprints und Zungenpapillen verschwinden. Dieser Subtyp wurde initial als EBJ neurotropica bezeichnet, weil in den erstbeschriebenen Familien Hypakusis ein assoziiertes Symptom war. Weitere Fälle bestätigten diese Assoziation jedoch nicht. Die Ätiologie bleibt unbekannt. Das Antigen-mapping zeigt eine junktionale Blase, die IF-Färbung mit Antikörpern gegen die Proteine des Hemidesmosomen-Verankerungsfilament-Komplexes ist normal.

3.5 Epidermolysis bullosa dystrophica (EBD)

Vernarbung, Milien, Nagelverlust und -dystrophie sind Konsequenzen der Blasenbildung bei diesen Erkrankungen. Die Symptome manifestieren sich bei Geburt oder in früher Kindheit, aber der Schweregrad des klinischen Verlaufs variiert je nach Subtyp. Die verschiedenen Subtypen haben einen dominanten und einen rezessiven Erbgang (Bruckner-Tuderman 2002; Gedde-Dahl u. Anton-Lamprecht 2002). Mutationen im Kollagen-VII-Gen (*COL7A1*) sind bei allen EBD-Subtypen identifiziert worden.

3.5.1 Dominante EBD (DEBD)

Ätiologie. Der DEBD liegen dominant vererbte *COL7A1*-Mutationen zugrunde (Christiano et al. 1996; Hammami-Hauasli et al. 1998).

Klinisches Bild. Die Symptome dieser milden EBD manifestieren sich in der Regel im Säuglingsalter oder der frühen Kindheit. Akrale Blasenbildung ist mit Vernarbung, Milien und Nageldystrophie vergesellschaftet (Abb. 3.7). Schleimhautbefall kommt selten vor, und die Zähne sind normal. Im Allgemeinen scheint der Grad der mechanischen Belastung mit dem Schweregrad der Blasenbildung zu korrelieren.

> In sehr milden Fällen ist eine Nageldystrophie die einzige Manifestation.

Histologie. Elektronenmikroskopisch beobachtet man eine rudimentäre Struktur oder verminderte Anzahl von Verankerungsfibrillen (Gedde-Dahl u. Anton-Lamprecht 2002). Das Antigen-mapping zeigt eine Spaltung unterhalb der Lamina densa. Die Färbung mit Kollagen-VII-Antikörpern ist positiv.

Therapie. ▶ Abschn. 3.10.

3.5.2 Rezessive EBD (REBD) Hallopeau-Siemens

Ätiologie. Homozygote oder »compound« heterozygote *COL7A1*-Mutationen, die zu stark reduzierter oder fehlender Synthese von Kollagen VII und Verankerungsfibrillen führen, liegen der rezessiven EBD Hallopeau-Siemens (Hovnanian et al. 1997) zugrunde.

Klinisches Bild. Diese schwerste EBD-Form führt zur Invalidität und hat eine eingeschränkte Prognose, was die Lebenserwartung betrifft. Die Blasenbildung ist schon bei Geburt vorhanden, sie bleibt generalisiert und heilt mit Narben- und Milienbildung ab. Schon während der Kindheit führt eine starke Vernarbung zu Synechienbildung, Nagelverlust und Mutilation der Hände und Füße (Abb. 3.8).

Oft entstehen narbige Kontrakturen großer Gelenke. Schleimhautbefall des Mundes, Larynx, Pharynx und Ösophagus verursacht Schluckbeschwerden, und schmerzhafte perianale Blasen und Erosionen führen zu Konstipation. Die so resultierende reduzierte Nahrungsaufnahme und der Proteinverlust führen zur Anämie und zu Wachstumsstörungen. Statistische Analysen größerer EBD-Patientenkollektive haben eine deutlich erhöhte Inzidenz von Hautkarzinomen (Narbenspinaliomen) bei über 20-jährigen EBD-Hallopeau-Siemens-Patienten gezeigt. Im Alter von 30 Jahren beträgt das kumulative Risiko für Plattenzellkarzinome 39,6% (Fine et al. 2000). Viele Pa-

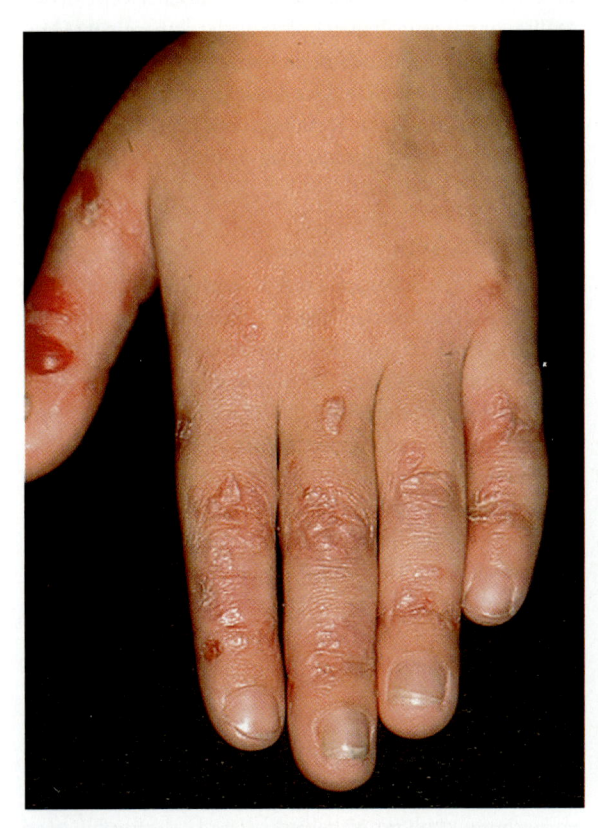

Abb. 3.7. Dominant vererbte EBD. Traumainduzierte akrale Blasen, Narben und Milien. In diesem Fall sind die Nagelveränderungen minimal

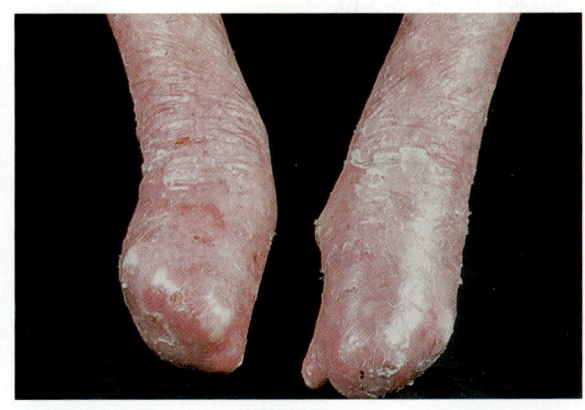

Abb. 3.8. Rezessiv vererbte EBD Hallopeau-Siemens. Massive Blasenbildung, Vernarbung und Synechienbildung führen zur Mutilation der Akren. Hier typische Hände einer 18-jährigen Patientin

tienten sterben daran auch heute noch vor dem 40. Lebensjahr.

> **! Cave:**
> Ein sehr großes Problem kann die Nahrungsaufnahme sein, da sich insbesondere im Ösophagusbereich Strikturen ausbilden können. Deshalb sollte schon im Kindesalter eine »passierte« Kost angeboten werden (Abschn. 3.10.5).

Histologie. Die Elektronenmikroskopie zeigt fehlende Verankerungsfibrillen und eine Blasenbildung unterhalb der Basalmembran (Gedde-Dahl u. Anton-Lamprecht 2002). Im Antigen-mapping beobachtet man eine Sublamina-densa-Blase, und die IF-Färbung mit Antikörpern gegen Kollagen VII ist stark reduziert oder negativ (Bruckner-Tuderman 2002).

Therapie. ▶ Abschn. 3.10.

3.5.3 EBD non-Hallopeau-Siemens

Ätiologie. Homozygote oder »compound« heterozygote *COL7A1*-Mutationen verursachen diesen rezessiven Subtyp (Hovnanian et al. 1997; Winberg et al.1997).

Klinisches Bild. Eine generalisierte Blasenbildung ist bei Geburt vorhanden, später überwiegen traumainduzierte akrale Blasen. Nageldystrophie, -verlust, Schleimhautbefall und Zahndystrophie sind häufig. Diese Patienten entwickeln keine Mutilationen, nur milde Pseudosyndaktilien. Im Alter von 30 Jahren ist das kumulative Risiko für Plattenzellkarzinome 14,3% (Fine et al. 2000).

Histologie. Die Elektronenmikroskopie zeigt rudimentäre Verankerungsfibrillen. Im Antigen-mapping beobachtet man eine Blasenbildung unterhalb der Lamina densa, die IF-Färbung mit Kollagen-VII-Antikörpern ist positiv.

Therapie. ▶ Abschn. 3.10.

3.5.4 Weitere seltene EBD-Subtypen

EBD praetibialis und EBD pruriginosa

Klinisch überlappen diese zwei Krankheitsbilder, beide sind durch stark juckende, prurigoartige Läsionen charakterisiert. Bei der EBD praetibialis sind Blasenbildung, Vernarbung und die stark pruriginösen Läsionen vorwiegend prätibial lokalisiert. Nageldystrophie ist häufig. Es besteht eine intrafamiliäre Variabilität der Symptome, die in der Regel im Alter von 10–24 Jahren beginnen (Betts et al. 1999).

Bei der EBD pruriginosa sind Hautfragilität, Blasen- und Narbenbildung von starkem Pruritus und nodulären prurigoartigen und lichenifizierten Effloreszenzen begleitet. Sekundäre Erscheinungen sind Milien, violette lineare Narben, albopapuloide Läsionen und Nageldystrophie (Fine 1999). Die Hautveränderungen können bei der Geburt oder im Verlauf der Kindheit auftreten.

Dominant oder rezessiv vererbte *COL7A1*-Mutationen verursachen diese Subtypen (Betts et al. 1999; Bruckner-Tuderman et al. 1999). Die Elektronenmikroskopie zeigt rudimentäre Verankerungsfibrillen, und im Antigen-mapping beobachtet man eine Blasenbildung unterhalb der Lamina densa. Die IF-Färbung mit Kollagen-VII-Antikörpern ist positiv. Es ist möglich, dass es sich hier um eine Kombination von EBD non-Hallopeau-Siemens und atopischer Diathese handelt.

Bei den früheren Subtypen »transiente bullöse Dermolyse des Neugeborenen« und EBD inversa handelt es sich um durch *COL7A1*-Mutationen bedingte Varianten des EBD-non-Hallopeau-Siemens.

3.6 Befall anderer Organe

Wegen der Ähnlichkeit der Hautbasalmembranzone mit derjenigen der hautnahen Schleimhäute, der oberen Atemwege, des Ösophagus und des Auges können Abnormitäten der dermoepidermalen Junktion zur Blasenbildung auch dieser Organe führen. Augenblasen manifestieren sich als Erosionen und verursachen Rötungen und starke Schmerzhaftigkeit. Weitere »extrakutane« Symptome stellen schwere Karies und andere Zahnprobleme dar, einerseits, weil EB während der Zahnentwicklung zu Schmelzdefekten führt, andererseits, weil die Zahnhygiene wegen schmerzhafter Schleimhautblasen und Erosionen schwierig ist. Häufige Probleme sind auch Schluckbeschwerden, bedingt durch Erosionen oder Vernarbung im Larynx-Ösophagus-Bereich sowie Konstipation als Folge von ballaststoffarmer flüssiger Kost und von schmerzhaften perianalen Erosionen (Bruckner-Tuderman 2002; Gedde-Dahl u. Anton-Lamprecht 2002).

3.7 Differenzialdiagnose

Die frühe klinische Diagnose der EB bereitet oft Schwierigkeiten, weil die Subtypen im Neugeborenen- und Säuglingsalter nicht leicht voneinander oder von anderen vesikulöbullösen Dermatosen zu unterscheiden sind (◘ Abb. 3.1). Differenzialdiagnostisch kommen infektiöse, autoimmun oder genetisch bedingte Blasen in Frage, z. B. Herpesblasen, bullöse Impetigo, staphylokokkale toxische Nekrolyse, vesikulopustulöse Candidose, bullöse Autoimmunkrankheiten (transplazentare Antikörperdiffusion), bullöse Ichtyosen, Incontinentia pigmentii oder Kindler-Syndrom (Übersicht 3.1) in Frage. Diese Erkrankungen können mit mikrobiologischen Untersuchungen, direkter IF, Histologie und Elektronenmikroskopie bestätigt oder ausgeschlossen werden.

> **Übersicht 3.1. Differenzialdiagnose der EB hereditaria beim Neugeborenen und Kleinkind**
>
> — Erworbene Erkankungen
>   – Mechanische Blasen
>   – Infektionskrankheiten
>   - Herpesinfektionen
>   - Bullöse Impetigo
>   - Staphylogene toxische epidermale Nekrolyse
>   - Vesikulopustulöse Candidose
>   – Bullöse Autoimmunkrankheiten
>   - Bullöses Pemphigoid
>   - Pemphigus
>   - Dermatitis herpetiformis Duhring
>   - Lineare IgA-Dermatose
>   - EB acquisita
>   – Bullöse Mastozytose
> — Hereditäre und kongenitale Erkrankungen
>   – Bullöse Ichthyosen
>   - Syndrom der sich schälender Haut (»peeling skin«)
>   – Kindler-Syndrom
>   – Kongenitale Porphyrien
>   – Acrodermatitis enteropathica
>   – Incontinentia pigmenti
>   – Ektodermale Dysplasie mit Plakophilindefizienz
>   – Aplasia cutis congenita

3.8 Kindler-Syndrom

Eine wichtige Differenzialdiagnose der EB stellt das Kindler-Syndrom (KS; MIM 173650) dar. Es ist eine autosomal rezessiv vererbte Dermatose die – unmittelbar postpartal beginnend – vorwiegend durch akral lokalisierte Blasenbildung, progressive generalisierte Poikilodermie und Photosensitivität gekennzeichnet ist (Has u. Bruckner-Tuderman 2004). KS galt über Jahre als eine fragliche Entität, die entweder der EB-Gruppe oder den Poikilodermien zugeordnet wurde. Die Blasenbildung und Hautfragilität in der frühen Kindheit werden im Verlauf der Jahre durch Trockenheit, leichte Schuppung und Atrophie der Haut sowie Hypo- und Hyperpigmentierungen ersetzt. Palmar und plantar bilden sich Keratosen und Kontrakturen. Im erwachsenen Alter zeichnet sich das Krankheitsbild hauptsächlich durch eine großflächige Poikilodermie und Xerose sowie Palmoplantarkeratosen aus. Die Patienten neigen zur Entwicklung von Plattenzellkarzinomen.

Mutationen im neu entdeckten *KIND1*-Gen und Anomalien des intrazellulären Zytoskelettlinkerproteins Kindlin verursachen das KS. Wegen der klinischen und molekularbiologischen Ähnlichkeit zur EBS ist es möglich, dass das KS in Zukunft als ein EB-Subtyp kategorisiert wird.

3.9 Diagnostisches Vorgehen

Das diagnostische Vorgehen zeigt ◘ Abb. 3.9.

3.9.1 Familienanamnese und klinische Diagnose

Wie oben erwähnt ist die klinische Unterscheidung der EB-Subtypen im Neugeborenenalter außerordentlich schwierig. Die Familienanamnese hilft bei der Bestimmung des Erbgangs, dabei muss aber besonders auf Minimalbefall der Familienmitglieder geachtet werden, z. B. Zehennageldystrophie ohne Blasenbildung. Da die charakteristischen sekundären EB-Merkmale und Begleitsymptome langsam entstehen, wird u. U. erst der klinische Verlauf die endgültige Einordnung erlauben. Man sollte dabei nicht außer Acht lassen, dass das primäre Krankheitsbild durch sekundäre Ereignisse wie Ekzematisierung, Kratzen oder Superinfektionen geändert werden kann.

3.9.2 Hautbiopsie

Für eine sichere Diagnose ist eine Hautbiopsie notwendig. Dies ist auch im Neugeborenenalter unproblematisch, weil eine in Lokalanästhesie entnommene kleine Biopsie ausreicht und die Wundheilung bei der EB normal ist. Am besten geeignet sind Hautbiopsien aus klinisch nicht befallener periläsionaler Haut, weil sie durch Entzündung oder Reepithelialisierung nicht sekundär verändert ist. Vor der Probeentnahme wird die Haut leicht (mit einem Op.-Handschuh) gerieben, um so eine mikroskopische Blasenbildung zu induzieren.

> **! Cave:**
> Ältere Blasen (mehr als 1 Tag) sind nicht geeignet, weil die einsetzende Reepithelialisierung schon nach kurzer Zeit das Bild verfälschen kann.

3.9.3 Histopathologie

Die lichtmikroskopische Histologie ist für die EB-Diagnostik nicht ausreichend, weil die Blasenbildung in einer so schmalen Region ober-, inner- oder unterhalb der Basalmembran stattfindet, dass die Blasen der verschiedenen EB-Hauptkategorien im normalen Histologieschnitt nicht unterscheidbar sind.

3.9 · Diagnostisches Vorgehen

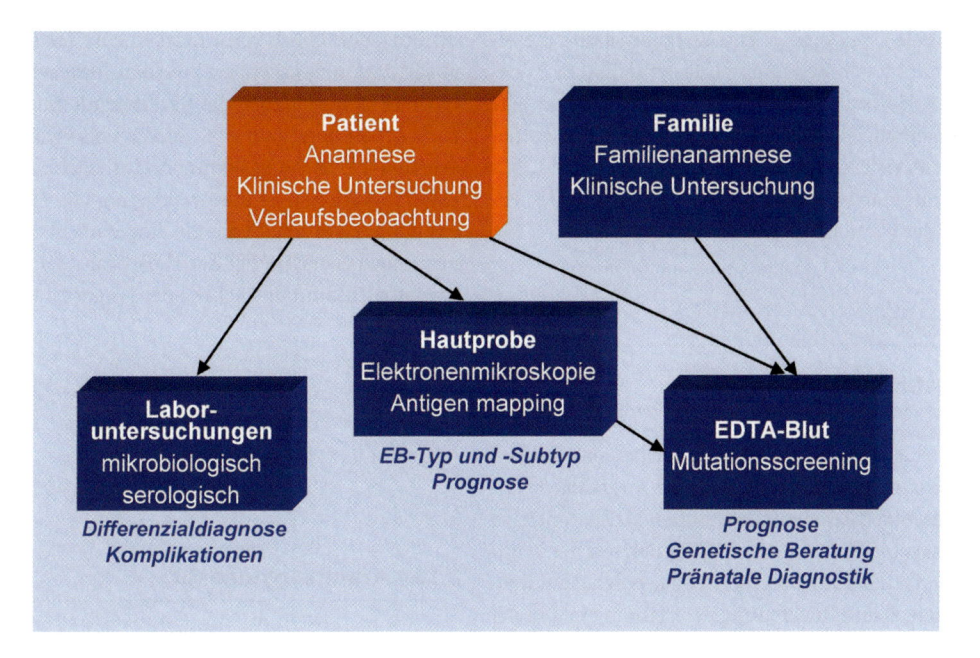

Abb. 3.9. Diagnosefindung bei der hereditären Epidermolysis bullosa

3.9.4 Antigenmapping

Dies ist eine einfache und schnelle diagnostische Untersuchung zur Bestimmung der Blasenbildungsebene. Kryoschnitte einer Hautbiopsie werden mit Antikörpern gegen verschiedene Strukturproteine der dermoepidermalen Junktion mittels IF gefärbt (Hintner et al. 1981). Aus der Konstellation der Markerantikörper am Blasenboden oder -dach ergibt sich das Niveau der Spaltung (Abb. 3.3). Geeignete Marker für die verschiedenen Schichten der dermoepidermalen Junktionszone sind z. B. BP230 und BP180 (Hemidesmosomen), Laminin 5 (Verankerungsfilamente), Kollagen IV (Lamina densa) und Kollagen VII (Verankerungsfibrillen).

Das Antigenmapping liefert auch Informationen über das Fehlen eines Strukturproteins, z. B. über das Fehlen von Laminin 5 bei EBJ Herlitz, α6β4-Integrin bei EBJ mit Pylorusatresie, Kollagen XVII bei EBJ non-Herlitz oder von Kollagen VII bei EBD Hallopeau-Siemens, und trägt damit zur schnelleren genauen Diagnose bei.

> Für das Antigenmapping ist eine *native, nichtfixierte Hautbiopsie* erforderlich. Diese sollte in einem Transportmedium oder in physiologischer Kochsalzlösung ins Untersuchungslabor eingesandt werden; während 24 h bleibt eine Biopsie ohne Einfrieren stabil.

3.9.5 Elektronenmikroskopie und Immunelektronenmikroskopie

Die elektronenmikroskopische Diagnostik wird zur Unterstützung des Antigen-mapping eingesetzt. Mit dieser klassischen, aber aufwändigen Methode können befallene Strukturen und charakteristische Merkmale genau beurteilt werden, z. B. die Keratinfilamentverklumpung bei der EBS, das Fehlen oder eine rudimentäre Struktur der Hemidesmosomen bei der EBJ oder abnormale Verankerungsfibrillen bei der EBD (Gedde-Dahl u. Anton-Lamprecht 2002). In seltenen Fällen ist die Subtypisierung mit dem Antigenmapping nicht aussagekräftig, in diesen Situationen und für Forschungszwecke ist die Elektronenmikroskopie (EM) sehr hilfreich. Mit Immun-EM können abnormale Moleküle auf ultrastruktureller Ebene lokalisiert werden.

> Für die Elektronenmikroskopie ist eine in *Glutaraldehyd* fixierte Hautbiopsie notwendig.

3.9.6 Mutationsanalysen

Molekulargenetische Mutationsanalysen werden nur in spezialisierten Laboratorien durchgeführt, weil die Identifizierung der Mutationen ein technisch umfangreiches Unternehmen ist. Die EB weist eine große molekulare Heterogenität auf, und fast jede Familie scheint ihre »private« Mutation zu haben. Die Mutationsbestimmung ist derzeit für die pränatale Diagnostik, Genträgeranalyse und die genetische Beratung von Bedeutung (Has et al. 2004). Es besteht aber die Hoffnung, dass in der Zukunft eine gezielte Gentherapie möglich wird, die eine genaue molekulargenetische Charakterisierung der Mutationen voraussetzt. Für eine Mutationsanalyse wird DNS aus *EDTA-Blut* des Patienten und der Familienmitglieder isoliert.

3.10 Therapie

3.10.1 Lokaltherapie

Wegen des Fehlens kausaler Therapien bleiben das Vermeiden von mechanischer Belastung und eine sorgfältige Hautpflege die wesentlichsten symptomatischen Maßnahmen bei allen EB-Subtypen. Säuberung und Desinfektion der Wunden (z. B. mit Octenidinhydrochlorid oder polyhexanidhaltigen Präparaten) und Rückfettung der Haut reichen in der Regel als tägliche Behandlung aus (Schumann et al. 2001).

Wegen der Fragilität der Haut dürfen keine Pflaster verwendet werden. Schaumstoffverbände (wie z. B. Mepilex, Mepilex transfer), Silikongazen (z. B. Mepitel) und Fettgazen (z. B. Adaptic) in Verbindung mit Vlieskompressen fördern die Reepithelisierung und haften, ohne mit der Haut zu verkleben. Topische Antibiotika sollten nur bei Sekundärinfektionen, nicht aber prophylaktisch eingesetzt werden. Ekzeme und Juckreiz können für eine begrenzte Zeitdauer mit topischen Steroiden behandelt werden.

> Das Blasendach sollte nicht entfernt werden, weil es einen guten Infektionsschutz gewährleistet.

3.10.2 Systemische Therapie

Es gibt keine wirksame systemische Therapie für die EB. Das früher als EBD-Therapeutikum empfohlene Phenylhydantoin (Phenytoin) ist überholt. Die Empfehlung für diese Therapie beruhte auf der Annahme eines Kollagenasedefektes und der modulierenden Aktivität des Phenylhydantoins. Inzwischen ist aber klar, dass Kollagen-VII-Mutationen kausal für die EBD verantwortlich sind. In der Literatur finden sich Berichte über erfolgreiche Behandlungen von Einzelfällen mit Retinoiden, Tetrazyklinen, Vitamin E etc., aber diese haben sich in großen Patientengruppen nicht bewährt.

3.10.3 Chirurgische Maßnahmen

Die handchirurgische Sanierung der Synechien bei EBD Hallopeau-Siemens kann die Beweglichkeit und Funktion der Finger erheblich verbessern. Ebenso kann eine Ösophagusdilatation Schluckbeschwerden lindern. Nach beiden Operationen ist jedoch die Rezidivtendenz relativ hoch, es kann schon innerhalb von Monaten bis wenigen Jahren zu erneuter Vernarbung kommen. Zur Nachbehandlung von Handoperationen ist die Anfertigung von Silikonschienen empfohlen worden, in die die Finger nachts gelegt werden, um so insbesondere bei der Hallopeau-Siemens-Form ein erneutes Zusammenwachsen der Finger zu verhindern.

> Bedarf und Nutzen der operativen Behandlung können nicht generell bestimmt, sondern müssen von Fall zu Fall neu erwogen werden.

3.10.4 Krankengymnastik

Narbige Kontrakturen können mit regelmäßiger sorgfältiger Krankengymnastik effektiv gelockert und damit die Beweglichkeit der Gelenke stark verbessert werden. Der Wert der Gymnastik zur Vorbeugung von Mutilationen ist unklar.

3.10.5 Ernährung

Ein wichtiger Teil der unterstützenden EB-Therapie ist eine ausreichende und korrekte Ernährung. Eine schmerzhafte Schleimhautbeteiligung kann erhebliche Schwierigkeiten mit der Nahrungsaufnahme verursachen, und deshalb sind EB-Patienten häufig untergewichtig und anämisch. Um einen guten Allgemeinzustand und optimale Wundheilungsverhältnisse zu gewährleisten, sollte auf eine geeignete Konsistenz und Zusammenstellung der Ernährung mit genügend Kalorien, Vitaminen, Mineralien und Fasern geachtet werden. Bei Mangelzuständen sollten Eisen und Zink substituiert werden.

Im Fall von rezidivierender, schmerzhafter Blasenbildung im Ösophagus sowie nachfolgender Narben- und Stenosebildung kann eine PEG-Sonde zur Verabreichung von Zusatzernährung gelegt werden. Hierdurch werden die täglichen Schmerzen bei der Nahrungsaufnahme gemindert und Wachstums- und Wundheilungsstörungen verringert.

3.10.6 Psychologische Hilfe

Eine Familie mit einem oder mehreren EB-Betroffenen bedarf oft psychologischer Unterstützung. Für viele Familien ist der Zeitaufwand der Hautpflege und der Verbandswechsel groß und – kombiniert mit normalen täglichen Verrichtungen – oft überwältigend. Außerdem sind Einige negativen Reaktionen der Umgebung ausgesetzt und mit diesen

Schwierigkeiten und ihren Ängsten bezüglich der Krankheit oft allein. Unterstützung durch Patientenselbsthilfegruppen (www.ieb-debra.de) oder professionelle medizinische oder psychologische Betreuung ist in diesen oder anderen Problemsituationen sehr wertvoll.

3.10.7 Aussichten für eine Gentherapie

In den letzten Jahren haben zellbiologische und molekularbiologische Techniken die Definition einiger der EB zugrunde liegenden Mutationen erlaubt, und parallel dazu ist das Verständnis der Pathomechanismen schnell gewachsen. Diese Fortschritte zeigen interessante therapeutische Entwicklungen für die Zukunft auf. Das Ziel einer Gentherapie ist es, ein gesundes Gen in die kranken Epidermiszellen einzuschleusen und damit die Synthese eines normalen funktionellen Proteins zu induzieren. Dies kann mit autologen, genetisch »reparierten« Keratinozytentransplantaten oder mit externen Genvehikeln, wie z. B. Liposomen oder speziellen Sprühverfahren, erreicht werden (Baldeschi et al. 2003; Mecklenbeck et al, 2002).

Für die Anwendung solcher neuartiger Behandlungen scheint die EB eine optimale Erkrankung darzustellen, weil
- viele betroffene Gene bekannt sind,
- die wichtigen Proteine von der Epidermis synthetisiert werden,
- die Distanz von außen zu den defekten Basalzellen und zur Basalmembran kurz ist und
- die Technologien für Keratinozytenkultur und -transplantation gut entwickelt sind.

3.11 Prognose

Bei den meisten EB-Subtypen ist die Prognose quo ad vitam gut. Bei den nichtletalen Subtypen nimmt die Blasenbildungsaktivität i. allg. bis zum Erwachsenenalter ab. 3 schwer verlaufende Subtypen sind jedoch durch eine begrenzte Lebenserwartung gekennzeichnet:
- die EBJ Herlitz,
- die ausgeprägte EBJ mit Pylorusatresie,
- die EBD Hallopeau-Siemens.

Die beiden Ersteren zeigen zumeist einen letalen Ausgang innerhalb von 12–24 Monaten. Bei EBD-Hallopeau-Siemens-Patienten entstehen Narbenkarzinome, meistens Spinaliome, als Folge von sich wiederholender Blasenbildung und Vernarbung. Diese können beim reduzierten Allgemeinzustand aggressiv metastasieren, und viele Patienten sterben auch heute noch vor dem 40. Lebensjahr. Deswegen sind jährliche Hautkrebskontrollen bei über 20-jährigen EBD Hallopeau-Siemens-Patienten unerlässlich.

Netzwerk Epidermolysis bullosa

In der Allgemeinpraxis ist Epidermolysis bullosa nur selten anzutreffen. In allen Phasen der Diagnostik und Betreuung sind spezialisierte EB-Zentren geeignete Ansprechpartner für Patienten und betreuende Ärzte. Das vom BMBF geförderte Netzwerk Epidermolysis bullosa (www.netzwerk-eb.de) befasst sich mit den Ursachen, der Diagnose, Prophylaxe und Behandlung der Epidermolysis bullosa. Koordinator des Netzwerks ist Prof. Bruckner-Tudermann, Universitäts-Hautklinik Freiburg.

Literatur

Aberdam D, Galliano MF, Vailly J, Pulkkinen L, Bonifas J, Christiano AM, Tryggvason K, Uitto J, Epstein EH, Ortonne JP, Meneguzzi G (1994) Herlitz´s junctional epidermolysis bullosa is linked to mutations in the gene LAMC2 for the γ2 subunit of nicein/kalinin (Laminin 5). Nature Genet 6: 299–304

Baldeschi C, Gache Y, Rattenholl A, Bouille P, Danos O, Ortonne JP, Bruckner-Tuderman L, Meneguzzi G (2003) Genetic correction of canine dystrophic epidermolysis bullosa mediated by retroviral vectors. Hum Mol Genet 12: 1897–1905

Bauer JW, Schaeppi H, Kaserer C, Hantich B, Hintner H (2001) Large melanocytic nevi in hereditary epidermolysis bullosa. J Am Acad Dermatol 44: 577–84

Betts CM, Posteraro P, Costa AM, Varotti C, Schubert M, Bruckner-Tuderman L, Castiglia D (1999) Pretibial dystrophic epidermolysis bullosa: a recessively inherited COL7A1 splice site mutation affecting procollagen VII processing. Brit J Derm 141: 833–839

Bruckner-Tuderman L, Höpfner B, Hammami-Hauasli N (1999) Biology of anchoring fibrils: lessons from dystrophic epidermolysis bullosa. Matrix Biol 18: 43–54

Bruckner-Tuderman L (2002) Epidermolysis bullosa. In: Royce PM, Steinmann B (ed) Connective tissue and its heritable disorders. Molecular, genetic and medical aspects, 2nd edn. Wiley-Liss, New York, pp 687–725

Christiano AM, Anhalt G, McGrath JA, Tan KC, Uitto J (1996) Glycine substitutions in the triple-helical region of type VII collagen result in a spectrum of dystrophic epidermolysis bullosa phenotypes and patterns of inheritance. Am J Hum Genet 58: 671–681

Fine J-D (1999) The classification of inherited epidermolysis bullosa. In: Fine J-D, Bauer EA, McGuire J, Moshell A (ed). Epidermolysis bullosa: clinical, epidemiological, and laboratory advances, and the findings of the National Epidermolysis Bullosa Registry. John Hopkins University Press, Baltimore, pp 20–48

Fine J-D, Johnson LB, Suchindran C, Moshell A, Gedde-Dahl T (1999) The epidemiology of inherited epidermolysis bullosa In: Fine J-D, Bauer EA, McGuire J, Moshell A (ed) Epidermolysis bullosa: clinical, epidemiological, and laboratory advances, and the findings of the National Epidermolysis Bullosa Registry. John Hopkins University Press, Baltimore, pp 101–114

Fine J-D, Eady RAJ, Bauer EA, Briggaman RA, Bruckner-Tuderman L, Christiano A, Heagerty A, Hintner H, Jonkman M, McGrath J, McGuire J, Moshell A, Shimizu H, Tafini G, Uitto J (2000) Revised classification system for inherited epidermolysis bullosa: report of the second international consensus meeting on diagnosis and classification of epidermolysis bullosa. J Am Acad Dermatol 42: 1051–1066

Gedde-Dahl T Jr, Anton-Lamprecht I (2002) Epidermolysis bullosa. In: Emery AEH, Rimoin DL (ed) Principles and practice of medical genetics, 4th edn. Churchill Livingstone, New York

Hammami-Hauasli N, Schumann H, Raghunath M, Kilgus O, Lüthi U, Luger T, Bruckner-Tuderman L (1998) Some but not all Glycine substitution mutations in COL7A1 results in intracellular accumulation of the protein, loss of anchoring fibrils and skin blistering. Biol Chem 273: 19.228–19.234

Has C, Bruckner-Tuderman L (2004) A novel nonsense mutation in Kindler syndrome. J Invest Dermatol 122: 84–86

Has C, Kern JS, Bruckner-Tuderman L (2004), Hereditäre blasenbildende Hauterkrankungen, Hautarzt 55: 920–930

Hintner H, Stingl G, Schuler G, Fritsch P, Stanley J, Katz S, Wolff K (1981) Immunofluorescence mapping of antigenic determinants within the dermal-epidermal junction in mechanobullous diseases. J Invest Dermatol 76: 113–118

Hovnanian A, Rochat A, Bodemer C, Petit E, Rivers A, Prost C, Fraitag S, Christiano AM, Uitto J, Lathrop M, Barrandon Y, de Prost Y (1997) Characterization of 18 new mutations in COL7A1 in recessive dystrophic epidermolysis bullosa provides evidence for distinct molecular mechanisms underlying defective anchoring fibril formation. Am J Hum Genet 61: 599–610

Jonkman M, de Jong MCJM, Heeres K, Stejlen PM, Owaribe K, Küster W, Meurer M, Gedde-Dahl T Jr, Sonnenberg A, Bruckner-Tuderman L (1996) Generalized atrophic benign epidermolysis bullosa: either 180 kD bullous pemphigoid antigen or laminin 5 deficiency. Arch Dermatol 132: 145–150

Koster J, Borradori L, Sonnenberg A (2004) Hemidesosomes: molecular organization and their importance for cell adhesion and disease. In: Behrens J, Nelson WJ (ed) Handbook of experimental pharmacology, vol 165: Cell adhesion. Springer, Berlin Heidelberg New York, pp 243-280

McGrath JA, Gatalica B, Christiano AM, Li KH, Owaribe K, McMillan JR, Eady RAJ, Uitto J (1995) Mutations in the 180-kD bullous pemphigoid antigen (BPAG2), a hemidesmosomal transmembrane collagen (COL17A1), in generalized atrophic benign epidermolysis bullosa. Nature Genet 11: 83–86

Mecklenbeck S, Compton SH, Mejia JE, Cervini R, Hovnanian A, Bruckner-Tuderman, Barrandon Y (2002) A microinjected COL7A-PAC vector restores synthesis of intact procollagen VII in a dystrophic epidermolysis bullosa keratinocyte cell line. Hum Gene Ther 13: 1655–1662

Nakano A, Chao SC, Pulkkinen L, Murrell D, Bruckner-Tuderman L, Pfender E, Uitto J (2002) Laminin 5 mutations in junctional epidermolysis bullosa: molecular basis of Herlitz vs non-Herlitz phenotypes. Hum Genet 110: 41–51

Porter RM, Lane EB (2003). Phenotypes, genotypes and their contribution to understanding keratin function. Trends in Genetics 19: 278–285

Pulkkinen L, Bruckner-Tuderman L, August C, Uitto J (1998) Compound heterozygosity for missense (L156P) and nonsense (R554X) mutations in the β4 integrin gene (ITGβ4) underlies mild, non-lethal phenotype of epidermolysis bullosa with pyloric atresia. Am J Path 152: 935–941

Ruzzi L, Gagnoux-Palacios L, Pinola M, Belli S, Meneguzzi G, D´Alessio M, Zambruno G (1997) A homozygous mutation in the integrin α6 gene in junctional epidermolysis bullosa with pyloric atresia. J Clin Invest 99: 2826–2831

Schumann H, Hammami Hauasli N, Pulkkinen L, Mauviel A, Küster W, Lüthi U, Owaribe K, Uitto J, Bruckner-Tuderman L (1997) Three novel homozygous point mutations and a new polymorphic site in the COLA17A1 gene: relation to biological and clinical phenotypes of junctional epidermolysis bullosa. Am J Hum Genet 60: 1344–1353

Schumann H, Beljan G, Bruckner-Tuderman L (2001) Epidermolysis bullosa: eine interdisziplinäre Herausforderung. Dtsch Ärztebl 23: 1559–1563

Smith FJD, Eady RAJ, Leigh IM, McMillan JR, Rugg EL, Kelsell DP, Bryant SP, Spurr NK, Geddes JE, Kirtschig G, Milana G, de Bono AG, Owaribe K, Wiche G, Pulkkinen L, Uitto J, McLean WHI, Lane B (1996) Plectin deficiency results in muscular dystrophy with epidermolysis bullosa. Nature Genet 13: 450–457

Vidal F, Aberdam D, Miquel C, Christiano AM, Pulkkinen L, Uitto J, Ortonne J-P, Meneguzzi G (1995) Integrin β4 mutations associated with junctional epidermolysis bullosa with pyloric atresia. Nature Genet 10: 229–234

Winberg J-O, Hammami Hauasli N, Nilssen Ö, Anton-Lamprecht I, Naylor S, Kerbacher K, Zimmermann M, Krajci P, Gedde-Dahl T Jr, Bruckner-Tuderman L (1997) Modulation of disease severity of dystrophic epidermolysis bullosa by a splice site mutation in combination with different missense mutations in the COL7A1 gene. Hum Molec Genet 6: 1125–1135

Ichthyosen, Erythrokeratodermien und verwandte Verhornungsstörungen

H. Traupe

4.1 Einleitung und Definitionen – 41

4.2 Isolierte vulgäre (nichtkongenitale) Ichthyosen – 42
4.2.1 Autosomal dominante Ichthyosis vulgaris – 42
4.2.2 X-chromosomal rezessive Ichthyosis – 43

4.3 Assoziierte vulgäre Ichthyosen – 45
4.3.1 Refsum-Syndrom (Synonym: Heredopathia atactica polyneuritiformis) – 45
4.3.2 Assoziierter Steroidsulfatasemangel – 45
4.3.3 Multipler Sulfatasemangel – 45

4.4 Isolierte kongenitale Ichthyosen – 46
4.4.1 Harlekin-Ichthyosis – 46
4.4.2 Lamelläre Ichthyosen – 46
4.4.3 Epidermolytische Ichthyosen – 48

4.5 Assoziierte kongenitale Ichthyosen – 50
4.5.1 Sjögren-Larsson-Syndrom – 50
4.5.2 Trichothiodystrophiesyndrome – 50
4.5.3 Netherton-Syndrom – 51
4.5.4 Conradi-Hünermann-Happle-Syndrom – 52
4.5.5 Dorfman-Syndrom – 53
4.5.6 Hystrixartige Ichthyosis mit Taubheit (HID-Syndrom) – 53
4.5.7 Ichthyosis follicularis mit Atrichie und Photophobie (IFAP-Syndrom) – 53

4.6 Erythrokeratodermien – 53
4.6.1 Erythrokeratodermia figurata variabilis – 53
4.6.2 Erythrokeratodermia symmetrica progressiva – 54
4.6.3 Keratitis mit ichthyosisartiger Hyperkeratose und Taubheit (KID-Syndrom) – 54

4.7 Verwandte Verhornungsstörungen – 55
4.7.1 Restriktive Dermopathie – 55
4.7.2 Pityriasis rotunda – 55
4.7.3 Syndrom der sich schälenden Haut (»peeling skin«) – 55

4.8 Therapie – 56
4.8.1 Topisch – 56
4.8.2 Systemisch – 56

Literatur – 57

4.1 Einleitung und Definitionen

Dieses Kapitel behandelt die monogen vererbten Verhornungsstörungen, soweit sie nicht den Palmoplantarkeratosen zuzuordnen sind. Historisch gesehen hat sich eine Einteilung der genetischen Verhornungsstörungen in Ichthyosen, Palmoplantarkeratosen und Erythrokeratodermien entwickelt.

Unter einer *Ichtyose* verstehen wir eine Erkrankung, bei der die Schuppung universell ist, d. h. am ganzen Körper vorliegt, wobei Handteller und Fußsohlen mit betroffen sein können, aber das klinische Bild in der Regel nicht dominieren.

Bei den *Palmoplantarkeratosen* sind Handteller und Fußsohlen von deutlichen Keratosen betroffen, es ist aber zusätzlich gelegentlich auch eine extrapalmoplantare Beteiligung, z. B. eine Keratosis über den Kniescheiben und Ellbogen, möglich.

Unter einer *Erythrokeratodermie* versteht man eine stärker lokalisierte Keratose, die gleichzeitig von einem deutlichen Erythem begleitet ist und bei der die Keratosen einen deutlich umschriebenen Charakter haben, sodass der größte Teil des Körpers nicht betroffen ist.

Neben den genetischen Verhornungsstörungen gibt es auch solche, die erworben sind. Diese Erkrankungen werden häufig als erworbene Ichthyosis/Ichthyosis aquisita oder auch erworbener Ichthyosis-ähnlicher Hautzustand bezeichnet (Kütting u. Traupe 1995). Für die pädiatrische Dermatologie spielt der erworbene Ichthyosis-ähnliche Hautzustand zumeist keine große Rolle, da diese Erkrankungen sich fast immer erst im Erwachsenenalter manifestieren.

Für die Klassifikation der genetischen Ichthyosen hat es sich bewährt, anhand zweier Fragen 4 Hauptgruppen von Ichthyosen zu definieren. Die beiden Fragen sind:
1. War die Ichthyosis bei Geburt bzw. innerhalb der ersten 4 Lebenswochen vorhanden, und kann die Hauterkrankung deshalb als kongenitale Ichthyose angesehen werden?
2. Ist die Ichthyosis isoliert, d. h. die alleinige Manifestation des zugrundeliegenden Gendefekts, oder weist der Patient assoziierte Symptome im Sinne einer Syndrom- oder assoziierten Ichthyosis auf?

Die Anwendung des oben angeführten diagnostischen Algorithmus erlaubt die Definition von 4 Hauptgruppen, nämlich der isolierten vulgären Ichthyosen, der assoziierten vulgären Ichthyosen, der isolierten kongenitalen Ichthyosen und der assoziierten kongenitalen Ichthyosen (Traupe 1989). ◘ Tabelle 4.1 gibt eine Übersicht, welche Einzelerkrankungen den 4 diagnostischen Hauptgruppen zuzuordnen sind.

Eine Reihe verwandter Verhornungsstörungen wie z. B. die beiden Syndrome der sich schälenden Haut (Peeling-skin-Syndrom Typ A und B) oder auch die restriktive Dermopathie entziehen sich der Kategorisierung in Ichthyosen, Palmoplantarkeratosen und Erythrokeratodermien. Sie werden in Abschn. 4.7 besprochen.

4.2 Isolierte vulgäre (nichtkongenitale) Ichthyosen

4.2.1 Autosomal dominante Ichthyosis vulgaris

Epidemiologie. Weltweites Vorkommen mit milden Verlaufsformen bei bis zu 0,4 % der Bevölkerung.

Ätiologie. Autosomal dominant vererbter Gendefekt, möglicherweise auch polygene Vererbung, da sehr starke Schwankungen der Expressivität zwischen den Generationen auftreten. Ein Dispositionsgen, das für den Phänotyp eines fehlenden Stratum granulosum verantwortlich ist, konnte auf dem langen Arm von Chromosom 1q21–22 kartiert werden (Compton et al. 2002). Als Ursache der Erkrankung wird ein Defekt in der posttranskriptionalen Kontrolle der Profilaggrinexpression vermutet (Nirunsikiri et al. 1995). Die autosomal rezessive Mausmutation »flaky tail« (ft) stellt wahrscheinlich ein Mausmodell dar (Presland 2000).

Klinisches Bild. Typischerweise finden sich bei der Ichthyosis vulgaris hellgraue Schuppen mit stärkerer Ausprägung auf den Streckseiten der Extremitäten und des Rumpfes (◘ Abb. 4.1a, b). Die großen Beugen sind stets ausgespart, der Leistenbereich zumeist auch. Bei jüngeren Patienten findet sich in bis zu 75 % der Fälle eine begleitende Keratosis pilaris (follikuläre Keratosen), die sich im Alter wieder verliert. Bei ca. 90 % aller Patienten fällt eine Betonung der Hand- und der Fußsohlenfurchen auf. Die Aus-

◘ **Tabelle 4.1.** Einteilung der Ichthyosen (Auswahl)

Erkrankung	Vererbung	Ursache	Abschnitt
Isolierte vulgäre Ichthyosen			
Ichthyosis vulgaris	Autosomal dominant	Unbekannt, Profilaggrindefekt?	4.2.1
X-chromosomal rezessive Ichthyosis	X-chromosomal rezessiv	Steroidsulfatasemangel	4.2.2
Assoziierte vulgäre Ichthyosen			
Refsum-Syndrom	Autosomal rezessiv	Defekte Phytansäureoxidase	4.3.1
Multipler Sulfatasemangel	Autosomal rezessiv	Formylglycindefizienz	4.3.3
Isolierte kongenitale Ichthyosen			
Harlekin-Baby	Autosomal rezessiv	Unbekannt	4.4.1
Lamelläre Ichthyosis	Autosomal dominant	Unbekannt	4.4.2
Lamelläre Ichthyosis	Autosomal rezessiv	1. Transglutaminase-1-Mangel (ca. 30–50 %)	
		2. Lipoxygenasemutationen,	
		3. ABCA12-Mutationen	4.4.2
		4. Ichtyinmutationen	4.4.2
Bullöse ichthyotische Erythrodermie	Autosomal dominant	Keratin-1- bzw. -10-Defekte	4.4.3
Ichthyosis bullosa Siemens	Autosomal dominant	Keratin-2e-Defekt	4.4.3
Assoziierte kongenitale Ichthyosen			
Sjögren-Larsson-Syndrom	Autosomal rezessiv	Defekte Fettaldehyddehydrogenase	4.5.1
PIBIDS- und Tay-Syndrom	Autosomal rezessiv	Defekte DNA-Reparatur	4.5.2
Netherton-Syndrom	Autosomal rezessiv	LEKTI-Mangel	4.5.3
Conradi-Hünermann-Happle-Syndrom	X-chromosomal dominant	Cholesterinbiosynthesedefekt	4.5.4

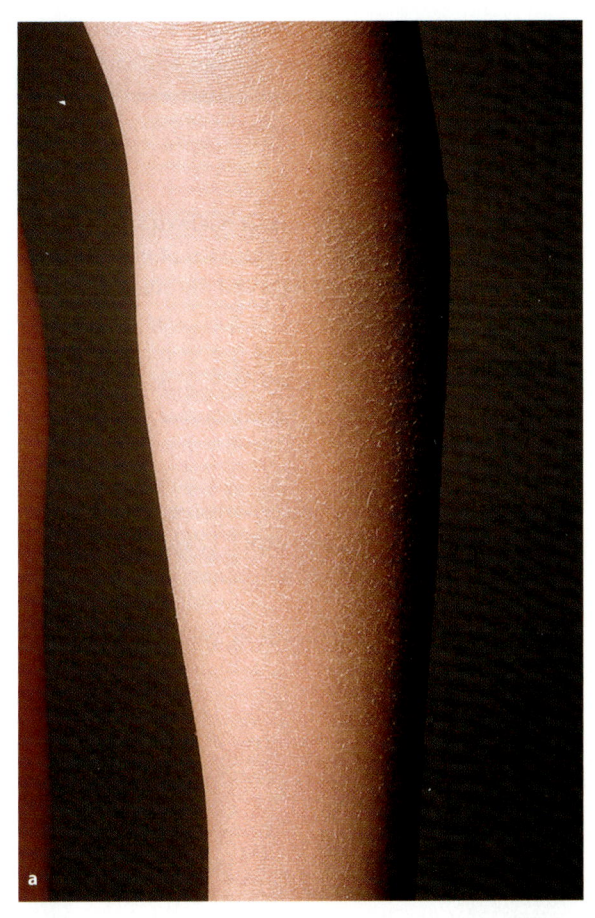

Abb. 4.1 a, b. Ichthyosis vulgaris. **a** Feine hellgraue Schuppung auf der Streckseite eines Beins, **b** follikuläre Keratosen. Diese sind besonders bei Kindern typisch und bilden sich nach der Pubertät häufig zurück

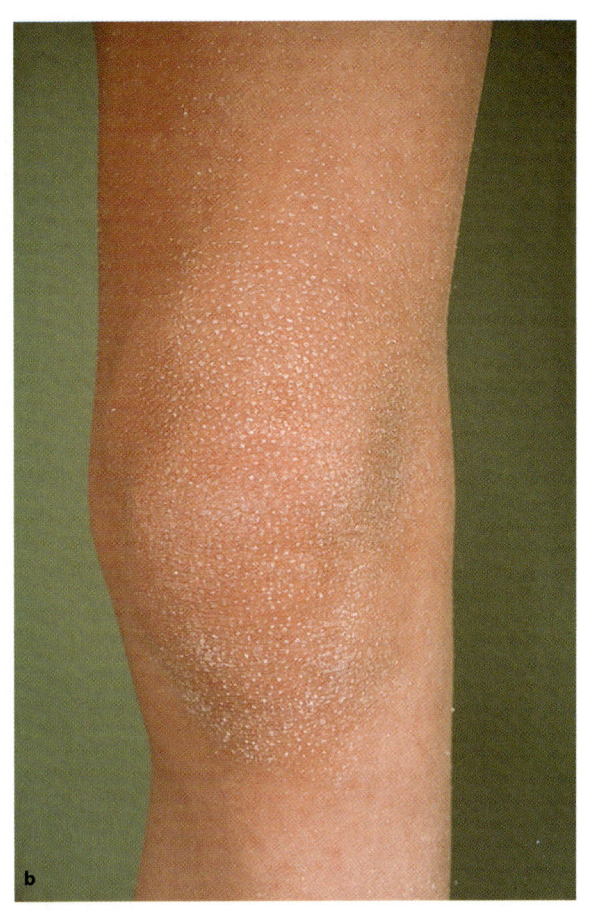

prägung der Schuppung fluktuiert etwas in Abhängigkeit von der Jahreszeit, und das klinische Bild kann sich im Sommer oder in einem feucht-warmen Klima deutlich verbessern.

Histologie. Bei der Entnahme einer histologischen Probe sollte darauf geachtet werden, dass die Biopsie von einem Areal entnommen wird, das eine sehr deutlich ausgeprägte Schuppung aufweist. Histopathologisch findet sich ein ausgeprägt verbreitetes Stratum corneum mit Orthohyperkeratose und einem deutlich reduzierten und teilweise gänzlich fehlenden Stratum granulosum. Elektronenmikroskopisch finden sich reduzierte und abnormale Keratohyalingranula, die ein krümeliges Aussehen haben.

Therapie. Da die Ichthyosis vulgaris zumeist milde ausgeprägt ist, kommen in erster Linie eine gute Hautpflege mit blanden Externa sowie nach dem 1. Lebensjahr mit Zusätzen von Harnstoff und Milchsäure in Frage.

> **Cave:**
> Salizylsäurehaltige Salben sollten wegen der Gefahr systemischer Toxizität vermieden werden.

Differenzialdiagnose. X-chromosomal rezessive Ichthyosis, Neurodermitis, Refsum-Syndrom, lamelläre Ichthyosis.

4.2.2 X-chromosomal rezessive Ichthyosis

Epidemiologie. Nur Jungen betroffen. Inzidenz 1:2.000 bei Jungen.

Ätiologie. Der X-chromosomal rezessiven Ichthyosis liegt biochemisch ein Steroidsulfatasemangel zugrunde. Das Gen für die Steroidsulfatase liegt auf dem X-Chromosom im Abschnitt Xp22.3 und entzieht sich teilweise der X-Chromosominaktivierung, was in einer unterschiedlichen Gendosis bei Männern und Frauen resultiert. Die biochemische Untersuchung der Steroidsulfatase wird in Deutschland nur noch in wenigen Instituten durchgeführt. Zur Unterstützung der klinisch-genetischen Diagnose kann man eine Lipoproteinelektrophorese durchführen. Bei dieser diagnostischen Maßnahme, bei der die Kinder nüchtern sein müssen, zeigt sich eine beschleunigte Wanderung der β-Lipoproteine im Vergleich zu Serum von gesunden Kontrollpersonen. Präziser ist eine molekulare oder biochemische Diagnostik. Zirka 80 % aller Jungen mit einem Steroidsulfatasemangel weisen eine Deletion des Steroidsulfatasegens auf (Paige et al. 1994).

Klinisches Bild. Unmittelbar nach der Geburt kann dem aufmerksamen Beobachter eine sehr feine Schuppung auffallen, die dann verschwindet und im Alter von ca. 3–4 Monaten in verstärkter Form wiederkehrt, wobei zumeist dunkelbraune rhombische Schuppen, die fest anhaften und Arme, Beine und Rumpf bedecken, imponieren (Abb. 4.2 a). Bei ca. $1/3$ aller Patienten sind die Schuppen nicht schwarz, sondern ähnlich wie bei der Ichthyosis vulgaris hellgrau, weshalb die Erkrankung häufig mit einer Ichthyosis vulgaris verwechselt wird (Abb. 4.2 b). Häufig ist auch der Nacken von einer dunklen, grauen Hyperkeratose bedeckt, was zu einem schmutzig-grauen Aussehen führt und bei Spielgefährten der betroffenen Jungen oft die falsche Vermutung aufkommen lässt, ihr Freund würde sich nicht waschen. Handteller und Fußsohlen sind bei der X-chromosomal rezessiven Ichthyosis völlig frei, die großen Gelenkbeugen können diskret mitbetroffen sein, müssen dies aber nicht.

> Wegen nichtbetroffener Gelenkbeugen wird häufig die Fehldiagnose Ichthyosis vulgaris gestellt. Eine Stammbaumanalyse hilft meistens weiter.

Nichtkutane Manifestation des Gendefektes. Zirka 20 % aller betroffenen Jungen weisen einen Kryptorchismus auf, der im Einzelfall sehr ausgeprägt und mit einem Hypogonadismus assoziiert sein kann (Traupe u. Happle 1983).

Histologie. Orthohyperkeratose, epidermale Hyperplasie, gut ausgeprägtes oder sogar verbreitertes Stratum granulosum.

Therapie. Therapeutisch kommen wie bei der Ichthyosis vulgaris blande Maßnahmen, nach dem 1. Lebensjahr zusätzlich der Einsatz von Harnstoff und Milchsäure, in Frage.

Differenzialdiagnose. Ichthyosis vulgaris, lamelläre Ichthyosis.

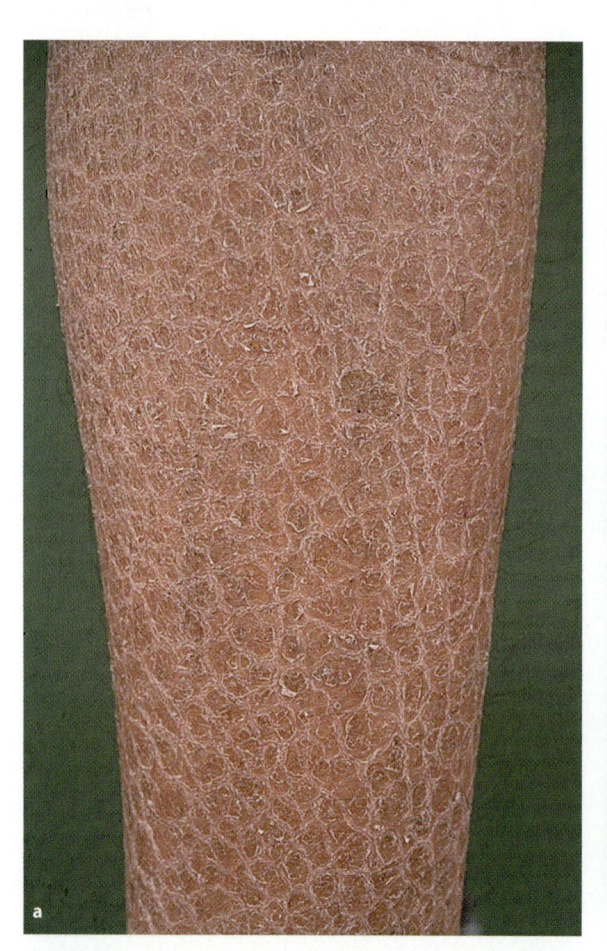

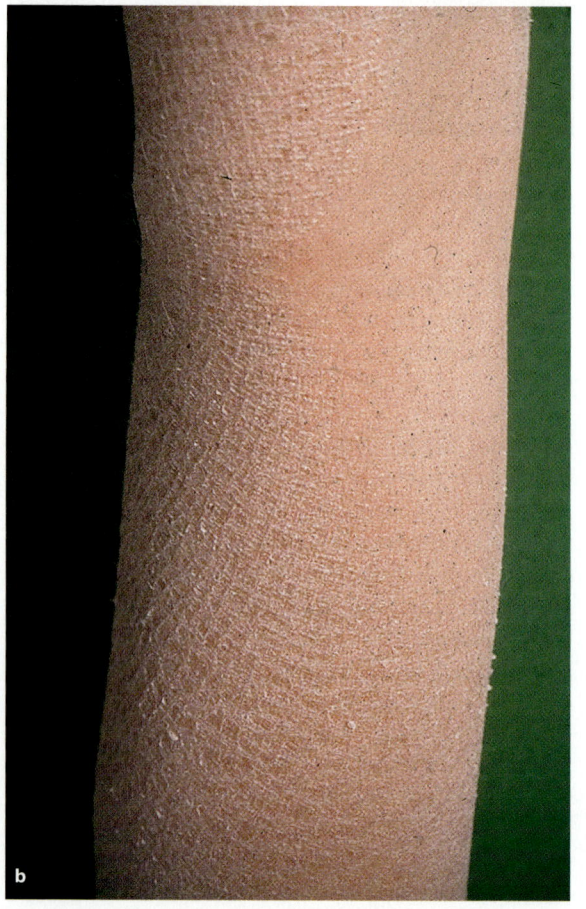

Abb. 4.2. **a** X-chromosomal rezessive Ichthyosis. Typische rhombische, dunkelbraune Schuppung, **b** X-chromosomal rezessive Ichthyosis (Kniekehle). Eine hellgraue Schuppung kommt bei ca. $1/3$ aller Kinder vor. Dann wird die Erkrankung häufig als Ichthyosis vulgaris falsch eingeordnet

4.3 Assoziierte vulgäre Ichthyosen

4.3.1 Refsum-Syndrom (Synonym: Heredopathia atactica polyneuritiformis)

Epidemiologie. Seltene, autosomal rezessiv vererbte Erkrankung; 2 Formen: infantiles Refsum-Syndrom und adulte Form.

Ätiologie. Adultes Refsum-Syndrom: Defekt der Phytansäureoxidase, infantile Form: Defizienz von katalasehaltigen Partikeln (Peroxysomen).

Klinisches Bild. Die infantile Form des Refsum-Syndroms wird hier nicht besprochen, da sie nicht mit kutanen Veränderungen assoziiert ist. Bei der adulten Form beginnt die Erkrankung nur bei wenigen Patienten bereits in den ersten Lebensjahren. Bei der Mehrzahl der Patienten zeigt sich eine langsame, kontinuierliche Entwicklung mit Beginn nach der Pubertät, wobei das erste klinische Zeichen häufig ein Nachlassen des Nachtsehens ist. Ophthalmologisch finden sich eine Retinitis pigmentosa und ein eingeschränktes Sehfeld. An der Haut ist das Refsum-Syndrom typischerweise durch eine zunächst milde und helle Schuppung charakterisiert, wobei es auch zu einer Akzentuierung der Handfurchen wie bei der Ichthyosis vulgaris kommen kann. Ein schwerer Hörverlust und Gleichgewichtsstörungen können das langsam progrediente Krankheitsbild komplizieren.

Histologie. Routinehistologie wie bei Ichthyosis vulgaris. Spezielle Fettfärbungen zeigen eine Lipidakkumulation in der Epidermis (Sudanrot).

Therapie. Therapeutisch lässt sich das Refsum-Syndrom recht gut mit einer Diät behandeln, die phytolfrei oder -arm ist.

> Immer nach langsam schlechter werdendem Nachtsehen fragen. Fehldiagnose Ichthyosis vulgaris häufig.

Differenzialdiagnose. Ichthyosis vulgaris, klassische Retinitis pigmentosa.

4.3.2 Assoziierter Steroidsulfatasemangel

Epidemiologie. Selten, ca. 1 : 100.000 Jungen.

Ätiologie. Größere Deletion auf dem kurzen Arm des X-Chromosoms (»contiguous gene syndrome«) mit Deletion mehrerer benachbarten Gene.

Klinisches Bild. Beim assoziierten Steroidsulfatasemangel kann die X-chromosomal rezessive Ichthyosis assoziiert mit zahlreichen anderen Erkrankungen auftreten, wie z. B. dem Kallman-Syndrom, der hypertrophen Pylorusstenose, einer unilateralen Nierenaplasie, Chondrodysplasia punctata, mentaler Retardierung oder kongenitalen abdominalen Bauchdeckendefekten. Für das Vorliegen eines Kallman-Syndroms ist typisch, dass die betroffenen Jungen nicht riechen können. Außerdem besteht klinisch ein ausgeprägter Hypogonadismus, der sich z. T. auch in Form von Kryptorchismus und Hypogenitalismus manifestiert.

> Immer nach Riechvermögen fragen.

Histologie. Wie bei X-chromosomal rezessiver Ichthyosis.

Therapie. Bei der Therapie ist es wichtig, dass den assoziierten Symptomen der entsprechende Rang in der Behandlung eingeräumt wird. So kann ein nicht behandelter Leistenhoden z. B. im Rahmen eines Kallman-Syndroms zu einem ausgeprägten Hypogenitalismus führen.

Differenzialdiagnose. Neuroichthyosen: Tay-Syndrom, Sjögren-Larsson-Syndrom.

4.3.3 Multipler Sulfatasemangel

Epidemiologie. Seltene autosomal rezessive Erkrankung.

Ätiologie. Ursache des multiplen Sulfatasemangels sind Mutationen in dem Gen, das für die Bildung von Cα-Formylglycin (FGly) verantwortlich ist (Dierks et al. 2003). FGly ist essenziell für die katalytische Aktivität mehrerer Sulfatasen. Beim multiplen Sulfatasemangel ist die Aktivität mehrerer Sulfatasen herabgesetzt, weil FGly-Verbindungen nicht gebildet werden können. Funktionell gesehen handelt es sich somit um einen posttransskriptionellen Defekt der Sulfatasen.

Klinisches Bild. Es handelt sich um eine schwere neuropädiatrische Krankheit, bei der eine psychomotorische Retardierung in der Regel im 2. Lebensjahr eintritt. Fähigkeiten, die bereits erworben waren, gehen wieder verloren, und es kommt so zu einer zunehmenden Verschlechterung des Sprachvermögens, zu mentaler Rückentwicklung und zum fortschreitenden Ausfall von motorischen Leistungen. Kinder, die bereits laufen konnten, werden auf einmal unsicher und müssen beim Laufen und Stehen wieder gestützt werden. Zusätzlich zu den neurologischen Veränderungen finden sich eine Wachstumsretardierung und knöcherne Veränderungen, wie sie für Mukopolisaccharidosen (Arylsulfatase A und B in Mitleidenschaft gezogen) typisch sind. Außerdem entwickelt sich auch eine Hepatosplenomegalie. Die Ichthyosis ist bei den Kindern in der Regel sehr milde ausgeprägt und fällt kaum auf.

Histologie. Detaillierte Untersuchungen fehlen.

Therapie. Eine Therapie ist bislang nicht möglich. Die kutane Symptomatik steht im Hintergrund.

Differenzialdiagnose. Sjögren-Larsson-Syndrom, Tay-Syndrom, assoziierter Steroidsulfatasemangel.

4.4 Isolierte kongenitale Ichthyosen

4.4.1 Harlekin-Ichthyosis

Epidemiologie. Seltene Erkrankung.

Ätiologie. Autosomal rezessiv vererbter Gendefekt; schwere stop codon Mutationen im ABCA12 Gen (Kelsell et al. 2005).

Klinisches Bild. Unmittelbar bei der Geburt sind die betroffenen Kinder von panzerartigen Keratosen bedeckt, wobei sich nach einigen Stunden tiefgehende und unregelmäßig verzweigte Risse entwickeln. Das plattenartig verdickte Stratum corneum besteht zunächst auch im Gesicht und verleiht den Kindern bei der Geburt häufig einen froschähnlicher. Ausdruck. Aufgrund der rüstungsähnlichen Keratosen können die Babys sich kaum bewegen, und die Gliedmaßen sind häufig gebeugt. Die Augen sind oft mit koaguliertem Blut bedeckt, und es besteht ein schweres Ektropion. Die meisten Harlekin-Babys werden vorzeitig geboren, zumeist in der 32.–36. Woche. Früher sind fast alle Kinder mit Harlekin-Ichthyosis gestorben, weshalb man auch vom Harlekin-Fetus gesprochen hat.

> Heute überlebt ca. die Hälfte aller Harlekin-Babys. Das Krankheitsbild entwickelt sich bei diesen Kindern in Richtung einer sehr entzündlichen lamellären Ichthyosis.

Histologie. Bei den meisten Fällen besteht eine massive Orthohyperkeratose, wobei das Stratum granulosum variabel ausgeprägt sein kann. Immunhistochemisch fallen ein Fehlen der Transglutaminase-3-Expression und ein aberrantes Muster von LEKTI auf (eigene Untersuchungen).

Therapie. Eine intensivmedizinische Behandlung unter besonderer Beachtung von Flüssigkeitsbalance und Temperaturkontrolle und ausreichender Nahrungszufuhr mit Hilfe nasogastrischer Ernährung ist erforderlich. Die Temperatur im Inkubator sollte bei 33 °C gehalten werden, und es ist sinnvoll, eine hohe Luftfeuchtigkeit anzustreben. Eine zusätzliche Behandlung mit Retinoiden, z. B. mit 1 mg/kg KG, kann hilfreich sein.

4.4.2 Lamelläre Ichthyosen

Epidemiologie. Vermutlich leidet eines von 100.000 Kindern an einer lamellären Ichthyose. Es können heute wenigstens 6 verschiedene Formen von lamellärer Ichthyose unterschieden werden. Eine etwas seltenere Form wird autosomal dominant vererbt (Traupe et al. 1984), während man bei den rezessiven Formen ursächlich bei ca. 35 % einen Transglutaminase-1-Mangel, bei ca. 5–10 % der Fälle Mutationen in den Genen für die Lipoxygenase-3 und die 12-R-Lipoxygenase auf Chromosom 17p13.1 (Jobard et al. 2002) und bei einer Form Mutationen im Transporter ABCA12 auf Chromosom 2q33–35 findet. ABCA-Transportergene spielen sehr wahrscheinlich eine Rolle beim Lipidstoffwechsel der Epidermis (Lefevre et al. 2003). Eine weitere Form beruht auf Mutationen im Ichthyingen auf Chromosom 5q33 (Lefèvre et al. 2004).

Autosomal dominante lamelläre Ichthyosis

Ätiologie. Gen nicht kartiert.

Klinisches Bild. Diese Erkrankung ist durch dunkelgraue Schuppen, die den gesamten Körper bedecken, und durch sehr massive Plantarkeratosen mit gelben Schuppen, die etwas auf den Fußrücken hinüberragen, gekennzeichnet (◘ Abb. 4.3). Die Handinnenflächen sind milder betroffen.
Die Penetranz der Erkrankung ist offensichtlich recht variabel, und es wird öfter eine Generation übersprungen.

Histologie. Parakeratosen bei gut erhaltenem Stratum granulosum, ultrastrukturell verbreiterte Transformationszone zwischen Stratum granulosum und Stratum corneum (Kolde et al. 1985).

Therapie. Behandlung analog der X-chromosomal rezessiven Ichthyosis.

Differenzialdiagnose. Autosomal rezessive lamelläre Ichthyosis, X-chromosomal rezessive Ichthyosis.

Autosomal rezessive lamelläre Ichthyosis mit Transglutaminasemangel

Ätiologie. Die Ursache für diese Erkrankung ist der Transglutaminase-1-Mangel. Das Gen für die Transglutaminase-1 liegt auf dem langen Arm von Chromosom 14. Während früher für die Diagnosestellung zunächst Keratinozyten kultiviert werden mussten, an denen dann eine Transglutaminasebestimmung vorgenommen wurde, ist dies inzwischen auch direkt an Gefrierschnitten mittels histochemischer Bestimmung der Transglutaminase möglich (Raghunath et al. 1998).

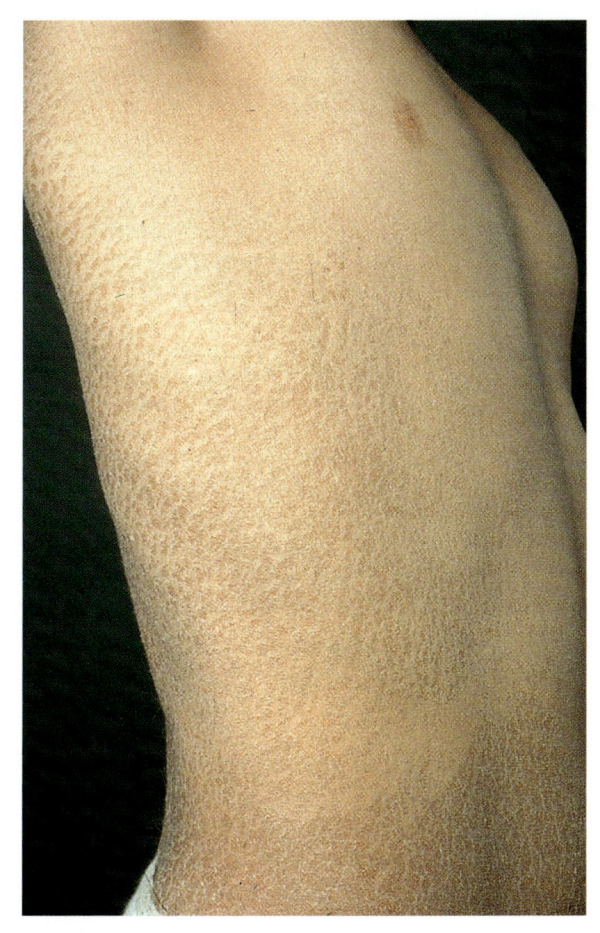

Abb. 4.3. Autosomal dominante lamelläre Ichthyosen. Aspekt bei einem 10 Jahre alten Mädchen am Stamm mit dunkelgrauer Schuppung

Klinisches Bild. Nach unserer eigenen Erfahrung bei in unserer Arbeitsgruppe biochemisch typisierten Patienten weist das klinische Bild ein großes Spektrum auf. Bei vielen Kindern bestehen sehr ausgeprägte dunkelgraue Keratosen, nicht nur an Armen und Beinen, sondern auch am Stamm (Abb. 4.4), während die Keratosen an Handtellern und Fußsohlen zumeist eher mild verlaufen. An Armen und Beinen kann die Erkrankung weitgehend abheilen, am Stamm bleibt meistens eine erkennbare Schuppung bestehen.

Histologie. Nur die Histochemie ermöglicht die Differenzierung zu anderen Formen der lamellären Ichthyosen (Abb. 4.5 a, b).

Fehlendes Schwitzen.

> **Cave:**
> Viele Patienten können nicht schwitzen bzw. nur auf der Nase. Sie leiden im Sommer unter einer erheblichen Hitzeintoleranz, die bis zu Kollapszuständen führen kann. Eine entsprechende Symptomatik gibt es auch bei anderen kongenitalen Ichthyosen.

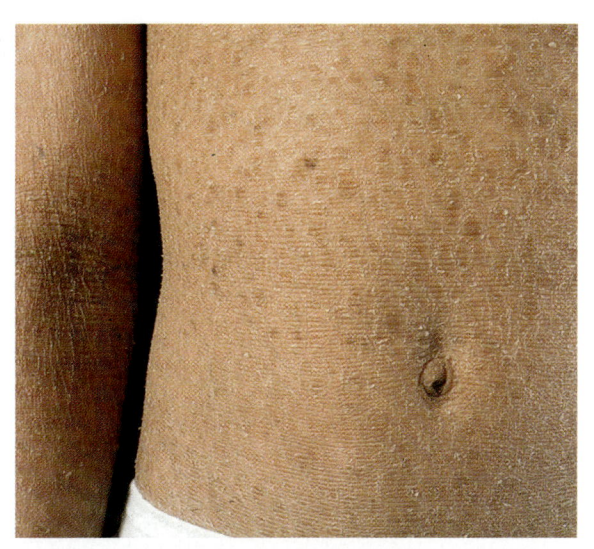

Abb. 4.4. Autosomal rezessive lamelläre Ichthyosis bei Transglutaminase-1-Mangel. Große, festhaftende, dunkelbraune Schuppung. Ausgeprägte Beteiligung der Ellenbeuge

Therapie. In Abhängigkeit von der Schwere des Krankheitsbildes wird man sich gelegentlich auch zu einer systemischen Retinoidtherapie entschließen und zusätzlich topisch mit Harnstoff oder polyäthylenglykolhaltigen Externa behandeln.

Differenzialdiagnose. X-chromosomal rezessive Ichthyosis, andere lamelläre Ichthyosen.

Autosomal rezessive lamelläre Ichthyosis mit erhaltener Transglutaminaseaktivität

Ätiologie. Bei einem Teil der Patienten mit positiver Transglutaminaseaktivität liegen Mutationen im Ichthyingen, in den Lipoxygenasegenen bzw. in einem ABCA12-Transportergen vor (► oben). Weitere ursächliche Gendefekte sind recht wahrscheinlich in dieser sicherlich noch heterogenen Patientengruppe.

Klinisches Bild. Bei der Geburt zeigt sich zumeist eine sehr ausgeprägte Erythrodermie. In der Regel bildet sich die entzündliche Komponente in den ersten Lebensjahren deutlich zurück. Die Schuppung kann sehr variabel ausgeprägt sein und ist häufig eher fein und grauweiß. Trotzdem weisen viele Patienten ausgeprägte Keratosen an Handtellern und Fußsohlen auf.

Histologie. Die Histologie ist unspezifisch, eine epidermolytische Hyperkeratose kann ausgeschlossen werden. Die Transglutaminaseaktivität kann histochemisch nachgewiesen werden.

Differenzialdiagnose. Ichthyosis vulgaris, andere lamelläre Ichthyosen.

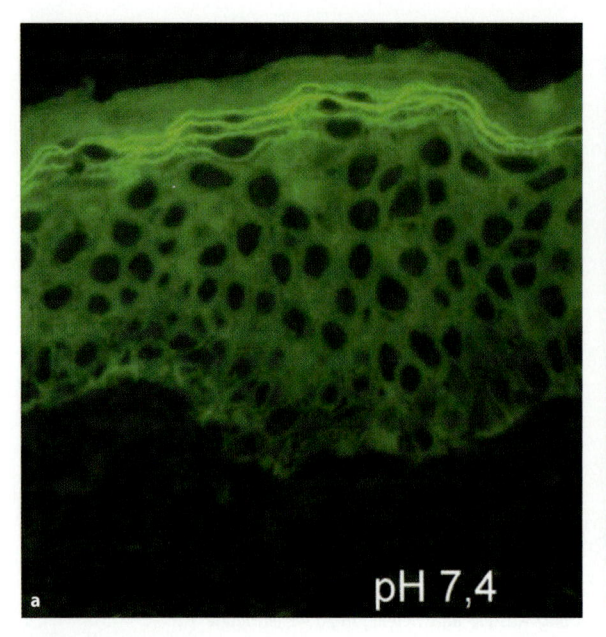

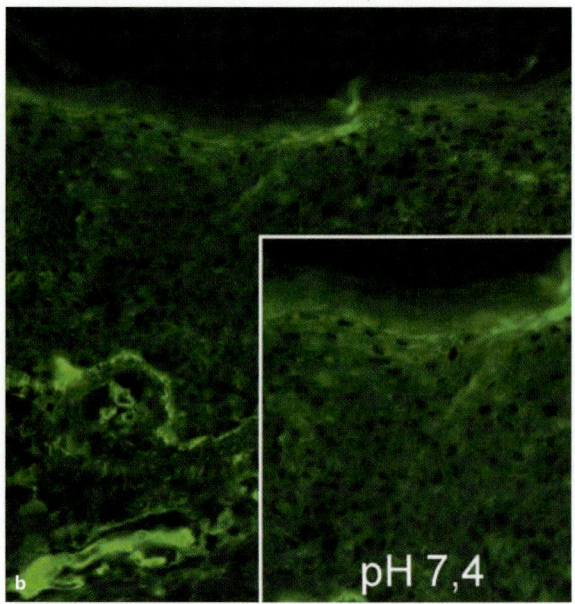

Abb. 4.5a, b. Histochemischer Nachweis eines Transglutaminase-1-Mangels. **a** Normalhaut mit Aktivität im Stratum ganulosum, **b** Mangel mit fehlender Aktivität

Selbstheilendes Kollodium-Baby

Die Bedeckung des Körpers mit einer kollodiumartigen Membran beim Neugeborenen wird Kollodium-Baby genannt und kommt bei verschiedenen kongenitalen Ichthyosen vor.

Die Klinik des selbstheilenden Kollodium-Babys entspricht in den ersten Tagen der Klinik der transglutaminasenegativen autosomal rezessiven lamellären Ichthyosis (Abb. 4.6). Eine klinische Besonderheit dieses autosomal rezessiv vererbten Leidens ist, dass es wenige Tage bis Wochen nach der Geburt zu einer völligen Rückbildung der Keratosen kommt. Als Ursache konnte zumindest bei einem Teil der Patienten vor kurzem eine wassersensitive Mutation im Transglutaminase-1-Gen nachgewiesen werden (Raghunath et al. 2003). Diese Mutation führt zu einem funktionellen Abfall der Enzymaktivität bei erhöhtem Wasserdruck, wie er in utero gegeben ist.

4.4.3 Epidermolytische Ichthyosen

Epidemiologie. Seltene autosomal dominant verebte Erkrankung. Häufigkeit ca. 1 : 100.000.

Bullöse ichthyotische Erythrodermie Typ Brocq

Ätiologie. Es liegt eine Mutation entweder in Keratin 10 oder Keratin 1 vor (Rothnagel 1996).

Klinisches Bild. Bei Geburt bestehen eine sehr schwere Erythrodermie und heftige Blasenbildung. Während des 1. Lebensjahres lassen die Blasenschübe nach und das Erythem ebenfalls, stattdessen entwickeln sich stachelartige Keratosen. Bevorzugt sind die Achseln, die Ellbogen und die Beugeseiten betroffen (Abb. 4.7). In den Familien, in denen ein Defekt des Keratin-1-Gens vorliegt, besteht eine deutliche Beteiligung der Fußsohlen und Handteller, während bei Familien mit einer Keratin-10-Mutation Handteller und Fußsohlen weitgehend unauffällig sind.

Histologie. Epidermolytische Hyperkeratose, bereits im Stratum spinosum einsetzend.

Therapie. Harnstoff- und milchsäurehaltige Präparate können angewendet werden. Falls man sich zu einer systemischen Retinoidtherapie entschließt, muss diese sehr

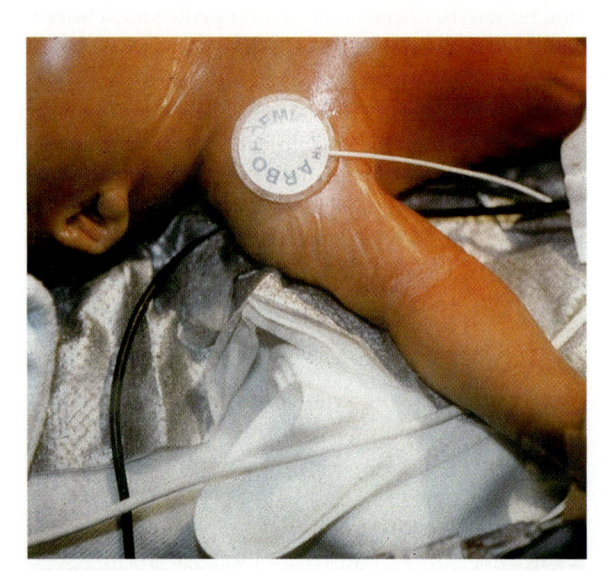

Abb. 4.6. Kollodium-Baby

4.4 · Isolierte kongenitale Ichthyosen

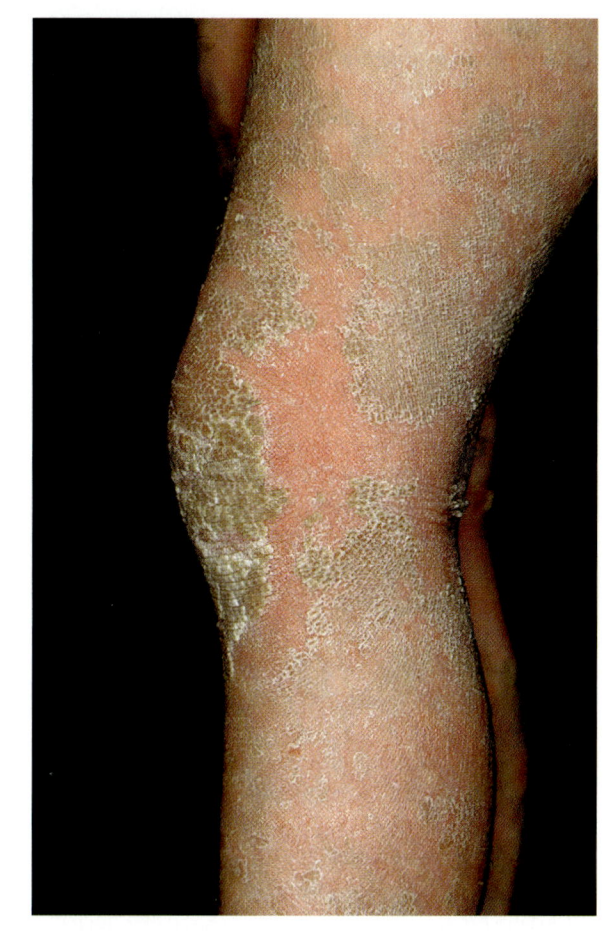

Abb. 4.7. Bullöse ichthyotische Erythrodermie. Unter den Keratosen findet sich ein sehr deutliches Erythem

niedrig dosiert werden, da sonst eine Verschlechterung der Blasenbildung induziert werden kann.

Differenzialdiagnose. Epidermolysis bullosa.

Anuläre epidermolytische Ichthyosis

Ätiologie. Molekulargenetische Analysen in einer Familie zeigten eine Dinukleotidmutation (CG nach GA) im Keratin-10-Gen in der Stabdomäne des 2B-Helixsegmentes. Die milde Ausprägung des Krankheitsbildes könnte mit einem Positionseffekt der Mutation zu tun haben, da diese das Zentrum und nicht das Ende der Stabdomäne betrifft (Joh et al. 1997).

Klinisches Bild. Es handelt sich hier um eine klinisch distinkte Variante der bullösen ichthyotischen Erythrodermie. Dieses Krankheitsbild verläuft aber wesentlich milder und ist durch das Auftreten zahlreicher anulärer, polyzyklisch begrenzter, erythematöser, hyperkeratotischer Plaques am Stamm und den proximalen Extremitäten gekennzeichnet.

Therapie. Es gelten ähnliche Überlegungen wie bei der bullösen ichthyotischen Erythrodermie, insbesondere bezüglich einer Retinoidtherapie.

Ichthyosis bullosa Siemens

Ätiologie. Keratin 2e-Defekt.

Klinisches Bild. Bei der Ichthyosis bullosa Siemens (IBS) entstehen Blasen nach geringem mechanischem Trauma, z. T. wohl auch spontan in Form von Blasenschüben. Es fehlt eine Erythrodermie, und die Keratosen sind ausgesprochen lokalisiert (Abb. 4.8), z. B. an Armen und Beinen, während der Rumpf mit Ausnahme eines Areals um den Nabel herum in der Regel ausgespart ist. Patienten, bei denen fast ausschließlich die distalen Extremitäten betroffen sind, sind ebenfalls beschrieben worden.

Histologie. Epidermolytische Hyperkeratose, nur Stratum granulosum involviert.

Therapie. Es gelten bezüglich systemischer Retinoide ähnliche Überlegungen wie bei der bullösen ichthyotischen Erythrodermie.

Ichthyosis hystrix Typ Curth-Macklin

Ätiologie. Gen nicht kartiert.

Klinisches Bild. Es bestehen Ähnlichkeiten zur bullösen ichthyotischen Erythrodermie, das Hautbild ist aber im Wesentlichen durch stachelartige Keratosen gekennzeichnet. In typischen Fällen sind sowohl der gesamte Rumpf als auch die Beugeseiten der Extremitäten und Handteller und Fußsohlen durch papillomatöse dunkelgraue Hyperkeratosen betroffen. Blasen entstehen normalerweise nicht.

Histologie. Epidermolytische Hyperkeratose.

Therapie. Eventuell kommt eine vorsichtig dosierte systemische Retinoidtherapie in Frage.

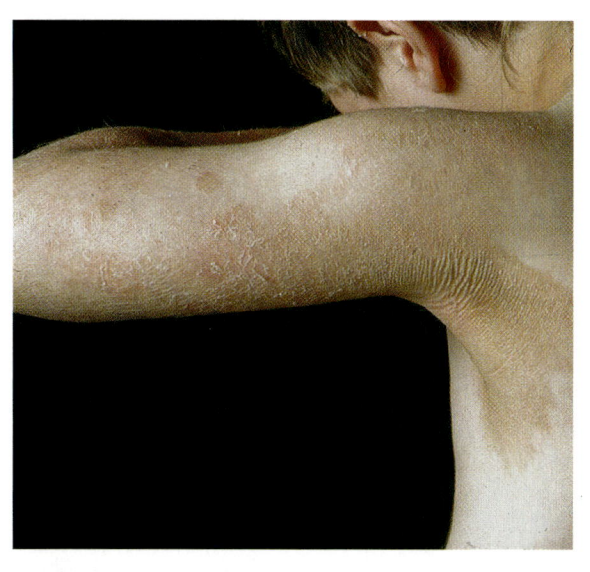

Abb. 4.8. Ichthyosis bullosa Siemens. Die Keratosen sind lokalisiert und sparen große Areale aus

4.5 Assoziierte kongenitale Ichthyosen

4.5.1 Sjögren-Larsson-Syndrom

Epidemiologie. Seltene Erkrankung, häufig schwedische Vorfahren.

Ätiologie. Die Erkrankung wird autosomal rezessiv vererbt. Ursache sind Mutationen im Gen der Fettaldehyddehydrogenase, das auf dem kurzen Arm von Chromosom 17 liegt.

Klinisches Bild. Es besteht eine ausgeprägte kongenitale Ichthyose, die eine typische keratotische Lichenifikation aufweist (Abb. 4.9). Die nichtkutane Symptomatik umfasst mentale Retardierung, spastische Paresen und eine okuläre Beteiligung mit glänzenden Einlagerungen am Augenhintergrund.

Histologie. Die Routinehistologie ist unspezifisch und wird vorgenommen, um eine epidermolytische Hyperkeratose auszuschließen.

Therapie. Bereits eine niedrig dosierte systemische Retinoidtherapie ist sehr hilfreich und kann auch den häufig quälenden Juckreiz bessern.

Differenzialdiagnose. Epidermolytische Ichthyosen, Tay-Syndrom, lamelläre Ichthyosen.

4.5.2 Trichothiodystrophiesyndrome

Tay-Syndrom und PIBIDS-Syndrom

Epidemiologie. Seltene autosomal rezessiv vererbte Syndrome.

Ätiologie. Ursache für das PIBIDS-Syndrom ist ein Defekt des Xeroderma-pigmentosum-Typ-D-Gens (Broughton et al. (1994). Sehr wahrscheinlich ist dieses Gen auch bei den klassischen Patienten mit Tay-Syndrom für das Krankheitsbild ursächlich verantwortlich. Bemerkenswerterweise zeigen die Patienten keine erhöhte Hautkrebsrate, was vielleicht mit einem Positionseffekt der Mutation zu tun hat. Diagnostisch wertvoll ist die Polarisationsmikroskopie der Haare, die sowohl beim Tay- als auch beim PIBIDS-Syndrom ein zebraartiges Muster dunkler und heller Banden – Tigerschwanzmuster – ergibt. Außerdem ist das Haar brüchig und weist glatte Längsbrüche (Trichochisis) auf.

Klinisches Bild. Das Tay-Syndrom ist durch die Assoziation einer variabel ausgeprägten Ichthyosis mit begleitender Erythrodermie, brüchigen Haaren (Abb. 4.10), mentaler und Wachstumsretardierung gekennzeichnet. Das klinische Bild des PIBIDS-Syndroms entspricht im Wesentlichen dem des Tay-Syndroms, allerdings kombiniert sich eine ausgeprägte Photosensitivität, und einige Patienten weisen auch eine faziale Dysmorphie auf. Kinder mit PIBIDS-Syndrom »knuddeln« gerne auch mit fremden Menschen.

Histologie. Abgrenzung von anderen kongenitalen Ichthyosen rein histologisch nicht möglich.

Therapie. Eine ursächliche Therapie ist nicht bekannt. Die kutane Symptomatik kann variabel ausgeprägt sein und muss dann bei entsprechendem Schweregrad evtl. auch mit systemischen Retinoiden behandelt werden. Bei PIBIDS-Kindern muss der starken Empfindlichkeit gegenüber Sonnenlicht Rechnung getragen werden.

Differenzialdiagnose. Sjögren-Larsson-Syndrom, assoziierter Steroidsulfatasemangel.

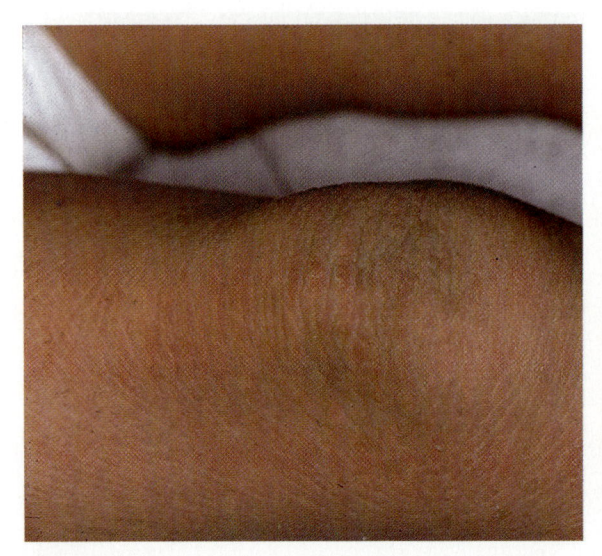

Abb. 4.9. Sjögren-Larsson-Syndrom. Typisch ist die keratotische Lichenifikation

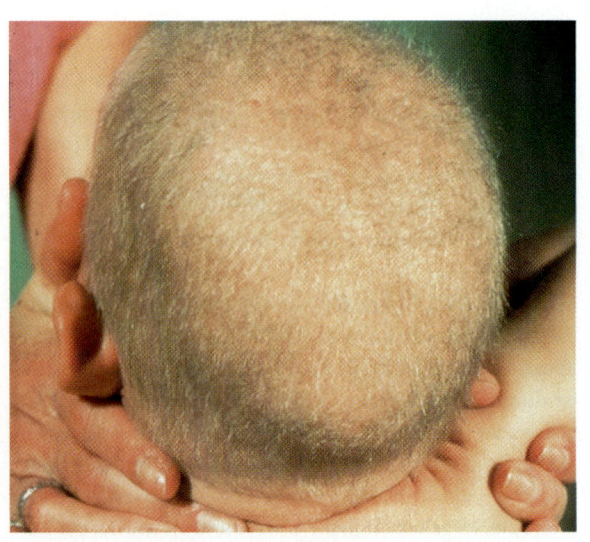

Abb. 4.10. Tay-Syndrom. Die Haare brechen wegen der Verringerung schwefelhaltiger Aminosäuren

4.5.3 Netherton-Syndrom

Epidemiologie. Seltene autosomal rezessive Erkrankung, Jungen z. T. etwas schwerer betroffen.

Ätiologie. Ursächlich für das Netherton-Syndrom ist ein Mangel des Serinproteaseinhibitors LEKTI, der duch Mutationen im Gen SPINK5 hervorgerufen wird (Chavanas et al. 2000; Komatsu et al. 2002). In vitro werden verschiedene Serinproteasen wie Plasmin, Trypsin, Subtilisin A, Katepsin G und Elastase durch LEKTI inhibiert.

Klinisches Bild. Bei der Geburt besteht bei fast allen Patienten zunächst eine Erythrodermie (Abb. 4.11), bei der milden Verlaufsform entwickelt sich daraus sehr schnell eine Ichthyosis linearis circumflexa mit typischen anulären und serpiginösen Läsionen, die häufig eine doppelkantige Schuppung am Rande haben. Aufgrund eigener Befunde scheint diese milde Verlaufsform aber den kleineren Teil der Patienten zu betreffen, bei der Mehrzahl der Patienten bleibt eine deutliche Erythrodermie mit einer exfoliativen Schuppung am ganzen Hautorgan bestehen (Traupe 1989). Die Erkrankung betrifft auch die Haare, die brüchig sind und charakteristische Anomalien (Trichorrhexis invaginata/Bambushaar) und klinisch einen Verankerungsdefekt/leichte Ausziehbarkeit aufweisen.

Assoziiert sind häufig eine Atopie und bei den schweren Verlaufsformen eine schwere Gedeihstörung verbunden mit milder Wachstumsretardierung einer Enteropathie und einem Immundefekt, der sehr ausgeprägt sein kann. Das Gesamt-IGE ist in der Regel massiv erhöht (mehr als 5000 Einheiten).

Wegen des schweren Immundefektes kommt es vor, dass Kinder an einer Pseudomonassepsis sterben. Diese Verläufe sind besonders bei den Kindern häufig, bei denen eine kongenitale ichthyotische Erythrodermie besteht. Das 1. Lebensjahr ist offensichtlich eine sehr kritische Phase, danach überleben die meisten Kinder.

Histologie. Histologisch findet sich ein psoriasiformes Bild. Diagnostisch ist das Fehlen von LEKTI in der Epidermis (Abb. 4.11b). Die Transglutaminase-1 ist überexprimiert,

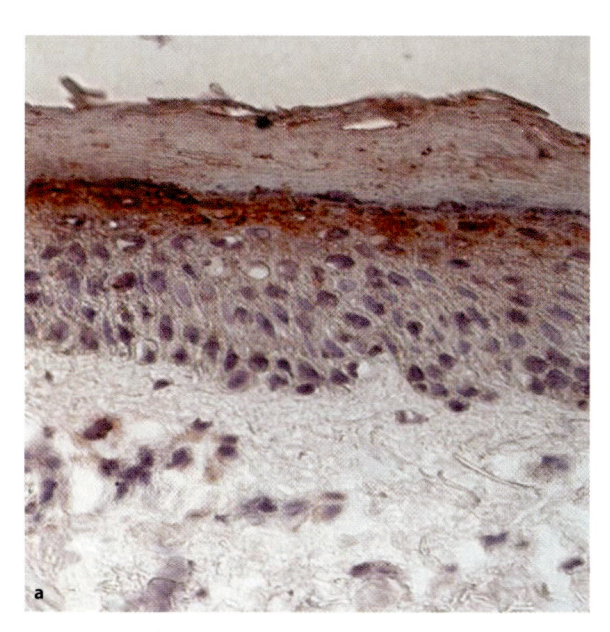

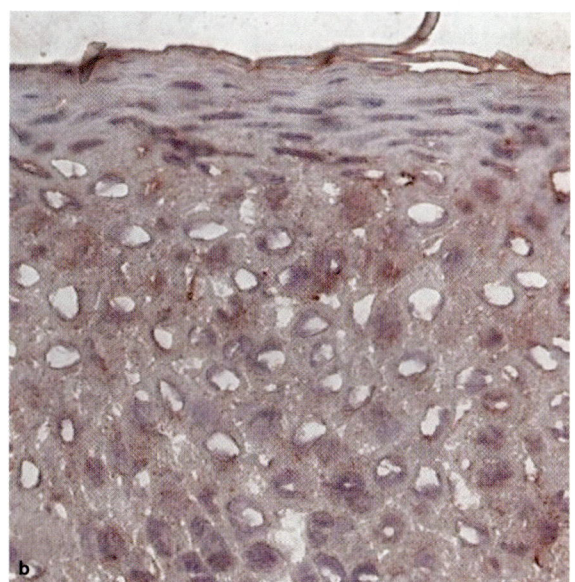

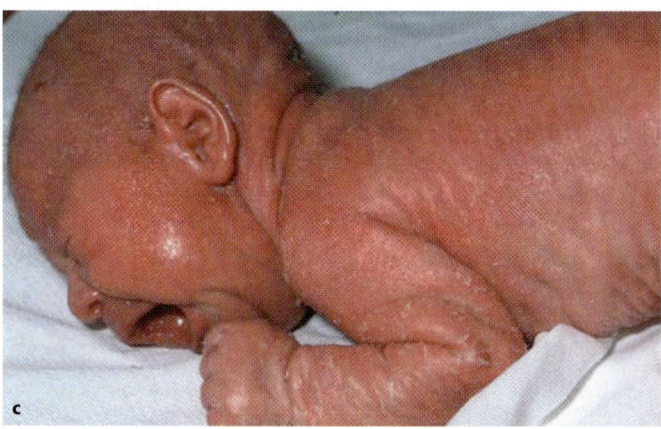

Abb. 4.11a–c. Netherton-Syndrom. **a** Normalhaut mit Nachweis von LEKTI (Peroxidasefärbung) im Stratum granulosum, **b** LEKTI-Mangel: Fehlen des Serinproteaseinhibitors LEKTI. **c** Neugeborenes unter dem Bild einer Erythrodermie

während die Transglutaminase-3 in der Haut ebenfalls fehlt, was vermutlich die gestörte epidermale Barriere erklärt (Raghunath et al. 2004).

Therapie. Bei der Therapie ist darauf zu achten, dass die Kinder insbesondere als Neugeborene leicht eine Hypernatriämie und damit eine Dehydratation erfahren können. Außerdem besteht häufig eine Intoleranz gegenüber verschiedenen Nahrungsmitteln. Topisch sollte zunächst eine blande Therapie versucht werden.

> **Cave:**
> Massiver transepidermaler Wasserverlust bei Neugeborenen häufig. Keine harnstoffhaltigen Salben im 1. Lebensjahr verwenden.

Differenzialdiagnose. Schwere Neurodermitis, seborrhoisches Säuglingsekzem, kongenitale Immundefekte, sog. M. Leiner.

4.5.4 Conradi-Hünermann-Happle-Syndrom

Epidemiologie. Seltene Erkrankung, fast ausschließlich Mädchen betroffen.

Ätiologie. Ursächlich für das Conradi-Hünermann-Happle-Syndrom sind Mutationen im Gen für das Emopamilbindende Protein auf dem kurzen Arm des X-Chromosoms. Dieses Gen funktioniert gleichzeitig als δ-8-δ-7-Sterolisomerase und spielt eine Schlüsselrolle in den Endschritten der Cholesterinbiosynthese. Mit Hilfe von gaschromatographischer Massenspektrometrie lassen sich deutlich erhöhte Spiegel für die Metaboliten 8-Dehydrocholesterin und Cholestenol im Serum bei betroffenen Patienten nachweisen (Has et al. 2002). Das Ausmaß der metabolischen Veränderungen im Serum erlaubt es allerdings nicht, den klinischen Phänotyp vorherzusagen.

Klinisches Bild. Bei der Geburt besteht eine ausgeprägte ichthyotische Erythrodermie, aus der sich später streifige Hyperkeratosen entwickeln. Außerdem kommt es zu umschriebener narbiger Alopezie, und um die Haarfollikel entwickelt sich eine systematisierte Atrophodermie sowie streifenförmige Pigmentverschiebungen. Bei älteren Kindern sind die Hyperkeratosen in einem mosaikartigen Muster angeordnet, das den Blaschko-Linien folgt (Abb. 4.12). Die nichtkutane Symptomatik umfasst Katarakte, die oft einseitig und sektorial sind, Minderwuchs und eine Chondrodysplasia punctata, die sich z. T. in Form asymmetrischer Beinverkürzungen mit der Folge einer schweren Kyphoskoliose bemerkbar machen kann. Bei einigen Fällen ist eine unilaterale Hexadaktylie und eine schwere Dysplasie der Hüftgelenke beobachtet worden.

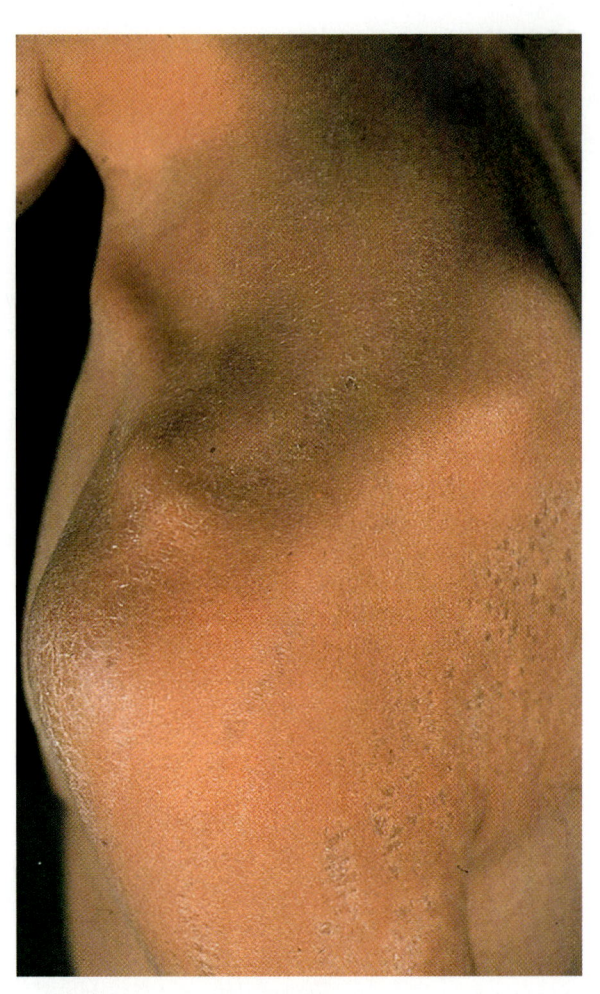

Abb. 4.12. Conradi-Hünermann-Happle-Syndrom. Typisch sind die streifenartig verlaufenden Hyperkeratosen

> Streifenartige Ichthyose am Stamm, hingegen an Beinen oft flächig. Fast ausschließlich Mädchen betroffen.

Histologie. Die Histologie zeigt ein reduziertes Stratum granulosum und eine milde epidermale Hyperplasie. Spezielle Kalziumfärbungen können Verkalkungen innerhalb der Epidermis insbesondere in Arealen mit follikulären Keratosen sichtbar machen. Allerdings muss dafür die Biopsie kurz nach der Geburt entnommen werden.

Therapie. Die kutane Symptomatik wird in der Regel bis zum 3. Lebensjahr deutlich besser, und es bedarf dann meistens nur noch einer milden Therapie mit harnsäure- und milchsäurehaltigen Präparaten. Die Skelettsymptomatik kann sehr ausgeprägt sein und eine orthopädische Therapie erfordern. Auch eine ophthalmologische Mitbetreuung ist sinnvoll. Der Wert einer cholesterinangereicherten Diät analog zum biochemisch verwandten Smith-Lemli-Opitz-Syndrom ist nicht erwiesen, und man sollte hiermit zurückhaltend sein.

Differentialdiagnose. Warfarin-Embryopathie, rhizomele Form einer Chondrodysplasia punctata.

4.5.5 Dorfman-Syndrom

Epidemiologie. Seltene Erkrankung, häufig Abstammung aus dem Mittelmeerraum.

Ätiologie. Ursächlich für die Erkrankung sind Mutationen im Gen CGI-58, das ein neues Protein aus der Esterase-/Lipase-/Thioesterase-Subfamilie kodiert (Lefevre et al. 2001). Die Mutationen in diesem Gen, das auf Chromosom 3 kartiert, führen zu einer Speicherung von Neutralfetten, die sich sowohl in der Haut als auch in der Leber sowie am Auge und im Nervengewebe anreichern.

Klinisches Bild. Bei der Geburt weisen die Kinder eine milde ichthyotische Erythrodermie auf, und die Schuppung ist zumeist sehr fein. Die Haut kann lichenifiziert erscheinen. Bilaterale Katarakte können bereits im Säuglingsalter vorhanden sein oder sich im späteren Leben entwickeln. Zumeist besteht eine Hepatosplenomegalie. Außerdem entwickeln sich später häufig eine muskuläre Schwäche und eine neurologische Beteiligung in Form einer Ataxie, beidseitigen Hörverlustes und eines horizontalen Nystagmus.

Histologie. Unspezifische Routinehistologie. Spezielle Fettfärbungen sinnvoll.

Therapie. Eine ursächliche Therapie ist nicht bekannt.

Differentialdiagnose. Tay-Syndrom, Refsum-Syndrom, Ichthyosis vulgaris.

4.5.6 Hystrixartige Ichthyosis mit Taubheit (HID-Syndrom)

Epidemiologie. Seltene autosomal dominante Erkrankung.

Ätiologie. Ursächlich für das HID-Syndrom sind Mutationen im Gen für Connexin-26, wobei überraschenderweise z. T. dieselben Mutationen gefunden wurden, die auch zum Krankheitsbild des KID-Syndroms (Abschn. 4.6.3) führen können (van Geel et al. 2002).

Klinisches Bild. Kurz nach der Geburt entwickeln sich stachelartige Keratosen und rote Flecken auf der Haut. Die Keratosen betreffen im späteren Lebensalter das gesamte Hautorgan. Außerdem besteht ein schwerer Hörverlust, und einige Patienten weisen eine punktförmige Keratitis an den Augen auf. Oft kann eine schwere begleitende mykotische Infektion unter den Hyperkeratosen gefunden werden.

Histologie. Die Epidermis zeigt Keratinozyten, bei denen der Zellkern von einem leeren Halo umgeben ist. Diese Veränderungen sind als Vogelauge bezeichnet worden und finden sich oft in gruppierter Form im oberen Stratum spinosum und dem Stratum granulosum, während die übrige Epidermis unauffällig aussehen kann.

Therapie. Wegen der Schwere der Erkrankung ist eine Therapie mit systemischen Retinoiden zu erwägen.

Differenzialdiagnose. KID-Syndrom, Ichthyosis hystrix Curth-Macklin.

4.5.7 Ichthyosis follicularis mit Atrichie und Photophobie (IFAP-Syndrom)

Epidemiologie. Seltene Erkrankung, fast nur Jungen betroffen.

Ätiologie. Die Ursache des IFAP-Syndroms ist unbekannt. Das zugrundeliegende Gen ist nicht kartiert, möglicherweise liegt eine X-chromosomal rezessive Vererbung vor, weil weibliche Konduktorinnen oft eine Minimalsymptomatik aufweisen.

Klinisches Bild. Es finden sich ausgeprägte follikuläre Keratosen, eine Atrichie, d. h. das völlige Fehlen von Kopfhaaren, eine milde Ichthyose zwischen den follikulären Keratosen sowie eine ausgeprägte Lichtscheuheit (Photophobie). Das vollständige Fehlen der Haare (kongenitale Atrichie) ist das Leitsymptom des IFAP-Syndroms (Hamm et al. 1991). Bei einigen Patienten wurde ein Schiefhals beobachtet. Die Patienten können nicht schwitzen. Mentale Retardierung ist häufig.

Histologie. Unspezifische Routinehistolgie, Stratum granulosum gut erhalten.

Therapie. Die kutane Symptomatik kann mit harnstoffhaltigen und milchsäurehaltigen Präparaten behandelt werden.

Differenzialdiagnose. Andere Formen der Atrichie, Ichthyosis vulgaris, Neurodermitis.

4.6 Erythrokeratodermien

4.6.1 Erythrokeratodermia figurata variabilis

Epidemiologie. Seltene autosomal dominante Erkrankung.

Ätiologie. Die Erythrokeratodermia figurata variabilis (EKV) wird durch Mutationen in Connexingenen, insbesondere durch Mutationen im Connexingen 31, hervorgerufen (Richard et al. 2000).

Klinisches Bild. Die Erkrankung kann bereits bei Geburt vorliegen und sich dann mit umschriebenen, rasch wechselnden Erythemen manifestieren. Bei der Mehrzahl der Kinder entwickelt sich die Erythrokeratodermia figurata variabilis im 1. Lebensjahr und weist dann 2 morphologische Komponenten auf: Einerseits finden sich erythematöse Herde, andererseits aber bräunliche hyperkeratotische Plaques. Die erythematösen Herde können ihre Form innerhalb von Stunden ändern, sie existieren selten über den Zeitraum von mehr als einer Woche und werden durch Temperaturschwankungen oder auch Stress beeinflusst. Häufig wird subjektiv ein Brennen empfunden. Die hyperkeratotischen Herde sind verständlicherweise weniger wechselhaft und vorwiegend an den Extremitäten und am Gesäß lokalisiert. Insbesondere bei Mädchen kann sich eine socken- und handschuhartige Desquamation entwickeln, und es können psoriasiforme Hautveränderungen entstehen, die von der Lokalisation her z. T. auch an Befunde bei der Palmoplantarkeratose vom Typ Greither erinnern.

Histologie. Unspezifische Routinehistologie.

Therapie. Eine Lokaltherapie mit Harnstoffpräparaten wird empfohlen. Im Einzelfall können auch systemische Retinoide ausprobiert werden.

Differenzialdiagnose. Psoriasis, andere Erythrokeratodermien.

4.6.2 Erythrokeratodermia symmetrica progressiva

Epidemiologie. Die Erkrankung ist selten. Manche Autoren sehen in ihr eine Variante der Erythrokeratodermia figurata variabilis.

Ätiologie. Sehr wahrscheinlich bestehen auch bei diesem Leiden Mutationen in Connexingenen, klinisch sollte die Loricrinkeratodermie abgegrenzt werden, da sie eher dem Vohwinkel-Syndrom und nicht der Gruppe der Erythrokeratodermien zugeordnet werden muss. Loricrinmutationen sind deshalb nicht die Ursache der symmetrischen progressiven Erythrokeratodermie.

Klinisches Bild. Die Erkrankung beginnt im 1. Lebensjahr und ist durch scharf abgegrenzte, erythematöse und zugleich hyperkeratotische Plaques charakterisiert. Im Gegensatz zur variablen Form handelt es sich dabei um Plaques, die stets sowohl hyperkeratotisch als auch erythematös sind. Bevorzugt sind die Streckseiten der Extremitäten betroffen. Bis zum Ende der Pubertät nehmen die Läsionen an Ausmaß zu und können sich danach auch zurückbilden.

Histologie. Im Gegensatz zur Erythrokeratodermie figurata variabilis soll eine deutliche Parakeratose bestehen. Ansonsten ist die Histologie wenig spezifisch.

Therapie. Eine Therapie mit systemischen Retinoiden kann versucht werden. Gute Erfahrungen habe ich selbst in einem Fall mit einer topischen Cignolintherapie gesammelt.

Differenzialdiagnose. Psoriasis, andere Formen der Erythrokeratodermie.

4.6.3 Keratitis mit ichthyosisartiger Hyperkeratose und Taubheit (KID-Syndrom)

Epidemiologie. Seltene Erkrankung. Von Bedeutung ist, dass es sich um eine Präkanzerose handelt und bei 11 % der Patienten sich Stachelzellkarzinome (Haut als auch Schleimhaut) entwickeln.

Ätiologie. Die Erkrankung wird durch Mutationen im Connexingen-26 verursacht, wobei dieselben Mutationen überraschenderweise auch das durchaus anders imponierende klinische Bild des HID-Syndroms auslösen können (van Geel et al. 2002).

Klinisches Bild. Das KID-Syndrom ist eine Erythrokeratodermie, obwohl sich der Name Ichthyose eingeschlichen und auch eingebürgert hat. Kennzeichen der Erkrankung sind scharf umschriebene, verruköse, hyperkerotische Plaques im Gesicht und auf den Extremitäten (◘ Abb. 4.13). Wenn der Rumpf überhaupt betroffen ist, dann nur in Form einer milden Schuppung.

Bei der Geburt kann offensichtlich eine universelle Erythrodermie vorliegen, die aber bereits nach wenigen Tagen abklingt. Die später prominenten hyperkeratotischen Plaques entwickeln sich zumeist im Alter von 1 Jahr. Weitere Symptome sind eine vernarbende Alopezie (bei 80 %), vaskularisierende Keratitis am Auge (95 %) und die bilaterale Taubheit (90 %). Sehr typisch sind auch die palmoplantaren Hyperkeratosen, die Handteller und Fußsohlen können dabei ein lederartiges Aussehen annehmen.

Histologie. Unspezifische epidermale Hyperplasie.

Therapie. Eine Behandlung mit systemischen Retinoiden kann probiert werden, ansonsten harnstoff- und milchsäurehaltige Präparate. Eine lebenslange Überwachung in Bezug auf die Entstehung von Stachelzellkarzinomen ist ratsam.

4.7 · Verwandte Verhornungsstörungen

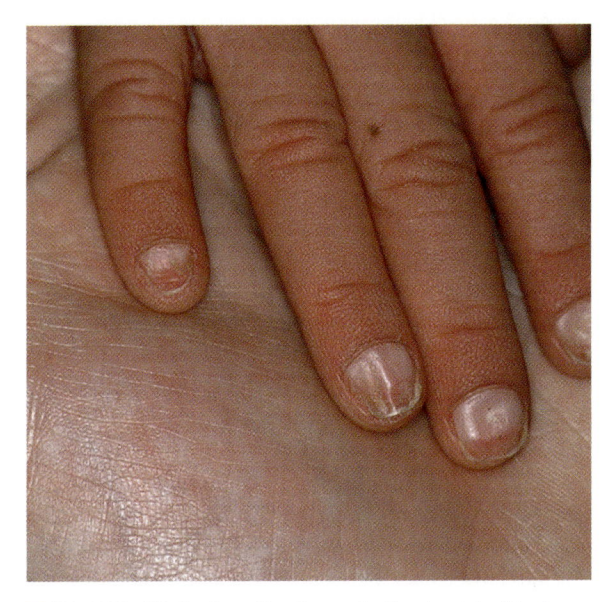

Abb. 4.13. KID-Syndrom. Beteiligung der Hand und der Nägel

Differenzialdiagnose. HID-Syndrom, Ichthyosis bullosa Siemens, andere Erythrokeratodermien.

4.7 Verwandte Verhornungsstörungen

4.7.1 Restriktive Dermopathie

Epidemiologie. Sehr seltene Erkrankung.

Ätiologie. Die Erkrankung wird vermutlich autosomal rezessiv vererbt. Das zugrundeliegende Gen ist bislang nicht kartiert worden.

Klinisches Bild. Die betroffenen Kinder sind in der Regel Frühgeburten und sterben zumeist innerhalb weniger Tage. Es besteht die seltene Assoziation einer generalisierten Schuppung mit einer universellen Verdickung der Haut im Sinne einer Sklerodermie, die zu einer fetalen Bewegungsarmut und frühzeitigem Tod in der Neonatalzeit führt. Typisch ist ein »sehr altes« Gesicht mit dem Hervortreten von Gefäßen.

Therapie. Eine Therapie ist nicht möglich.

Differenzialdiagnose. Harlekin-Ichthyosis, Progerie.

4.7.2 Pityriasis rotunda

Epidemiologie. Es werden 2 verschiedene Formen von Pityriasis rotunda unterschieden. In der kaukasischen Rasse ist die Pityriasis rotunda eine sehr seltene Erkrankung und wird offensichtlich autosomal dominant vererbt. Bei Orientalen und Schwarzen ist die Pityriasis rotunda viel häufiger und wurde bei bis zu 1 % aller Patienten eines Landkrankenhauses beobachtet. In dieser Bevölkerungsgruppe werden Assoziationen mit Unterernährung, hepatozellulärem Karzinom und verschiedenen Infektionen, wie z.B. Tuberkulose, berichtet.

Ätiologie. Bei Weißen liegt ein seltener autosomal dominant vererbter Gendefekt vor, bezüglich Orientalen und Schwarzen ▶ Abschn. »Epidemiologie«.

Klinisches Bild. Die Läsionen bestehen aus geometrisch runden, pigmentierten, schuppigen Flecken, die über das gesamte Hautorgan verteilt sind. Bei der erblichen Form sind die Flecken sehr häufig hypopigmentiert, schuppen und sind mehr als 30 an der Zahl, während bei der erworbenen Pityriasis rotunda die Läsionen zumeist hyperpigmentiert sind, nicht familiär und weniger als 30 einzelne Läsionen ausmachen.

Histologie. Es besteht eine Orthohyperkeratose, ein verdünntes, aber durchaus erhaltenes Stratum granulosum und eine etwas hyperplastische Epidermis.

Therapie. Eine symptomatische Therapie mit harnstoff- und milchsäurehaltigen Präparaten oder evtl. auch versuchsweise der Einsatz von Vitamin A topisch kommen in Frage sowie die Beseitigung von assoziierten Begleitfaktoren (Unterernährung, chronische Krankheiten, chronische Infektionen).

Differenzialdiagnose. Erworbener ichthyosis-ähnlicher Hautzustand, Erythrokeratodermien.

4.7.3 Syndrom der sich schälenden Haut (»peeling skin«)

Epidemiologie. Das Krankheitsbild ist selten und möglicherweise in sich noch heterogen (Traupe 1989; Zvulunov et al. 2002).

Ätiologie. Autosomal rezessive Vererbung; Typ B wahrscheinlich milde Verlaufsform des Netherton-Syndroms (Sardy et al. 2002).

Klinisches Bild. *Typ A*: Die Erkrankung beginnt in der Regel zwischen dem 3. und 6. Lebensjahr. Die Haut schält sich in dünnen oberflächlichen Flocken von unterschiedlicher Größe und Ausmaß, wobei der gesamte Körper inklusive des Gesichtes betroffen ist. Das Schälen selbst tut nicht weh und ist nicht von einer nennenswerten Entzündung begleitet. Saisonale Variationen treten nicht auf.

Typ B: Bei der Geburt besteht eine kongenitale ichthyotische Erythrodermie, die sich bei einigen Patienten später zurückbildet, aber ein deutliches Erythem persistiert doch. Typischerweise treten erythematöse, schuppende, wandernde Flächen auf, wobei die erythematöse Haut einen exfoliativen Charakter hat. Sanftes Reiben kann ebenfalls Schälung induzieren. Häufig besteht ein erheblicher begleitender Juckreiz. Das Gesamt-IgE kann erhöht sein, und es besteht eine Neigung zu Hautinfektionen.

Typ C: Vor kurzem wurde eine Beduinenfamilie mit exfoliativer Ichthyosis beschrieben, die klinisch an eine Ichthyosis bullosa Siemens erinnert, aber ohne epidermolytische Hyperkeratose (Zvulunov et al. 2002).

Histologie. *Typ A:* Es bestehen eine Orthohyperkeratose und eine normale Epidermis. Die Spaltbildung ist entweder im unteren Teil des Stratum corneum oder direkt oberhalb des gut erhaltenen Stratum granulosum.

Typ B: Es bestehen eine Parakeratose, ein fehlendes Stratum granulosum sowie eine hyperplastische Epidermis. Die Spaltbildung erfolgt direkt über dem Stratum granulosum oder, soweit dieses fehlt, oberhalb der hyperplastischen Epidermis.

Therapie. Eine ursächliche Therapie ist nicht möglich. Blande Hautpflege kann lindernd wirken.

Differenzialdiagnose. Epidermolysis bullosa simplex, Netherton-Syndrom.

4.8 Therapie

4.8.1 Topische Therapie

Um Verhornungsstörungen topisch zu behandeln, gibt es verschiedene Zusätze zu blanden Externa, wie z. B. Kochsalz, Harnstoff, Milchsäure, Polyäthylenglykol und Propylenglykol. Kochsalz hat sich insgesamt gesehen nicht durchgesetzt und ist auch galenisch nur schwer zu verarbeiten. Harnstoff wurde erstmals 1968 eingesetzt und führt dazu, dass die Wasserbindungskapazität durch eine Hydratisierung des Stratum corneum verbessert wird. Sowohl Harnstoff als auch Milchsäure sind sog. »moisturizer«, also Substanzen, die das Stratum corneum hydratisieren. Beide Substanzen sind effektiv in Konzentrationen zwischen 5 und 10 %. Problematisch ist die Gabe von Harnstoff bei Kindern im 1. Lebensjahr, da durch die Entzündung der Haut bei manchen Ichthyosen eine sehr hohe Aufnahme möglich ist.

> **❗ Cave:**
> Ganz und gar kontraindiziert ist der großflächige Einsatz von Salizylsäure, da wiederholt Intoxikationen bei Kindern mit Ichthyosen nach topischer Salizylsäurebehandlung aufgetreten sind. Leider kam es im Jahr 2004 zu einem Todesfall in Deutschland.

Vitamin-A-Säure kann auch topisch angewandt werden, neigt aber dazu, die Haut zu reizen, insbesondere Tretinoin 0,1 %. Die isomere 13-cis-Form wird besser toleriert, ist aber möglicherweise weniger effektiv. Eine mögliche Strategie ist, topisch Vitamin-A-Säurepräparate nur jeden 2. Tag anzuwenden. Topische Vitamin-D-Präparate sollen meiner Ansicht nach zurückhaltend angewendet werden, da man bei Kindern mit Ichthyosis in der Regel die gesamte Haut behandeln muss und hyperkalzämische Krisen nach topischer Behandlung mit Vitamin-D-Präparaten beschrieben worden sind.

Es hat sich bewährt, Kinder im 1. Lebensjahr blande zu behandeln und danach z. B. Harnstoff und Milchsäure zu kombinieren. Bewährt hat sich auch, 5 % Milchsäure, 10 % Harnstoff, 20 % Wasser in einem kommerziell erhältlichen Produkt (Unguentum Cordes) als Grundlage zu rezeptieren. Gute Erfahrungen haben wir bei Kindern ab dem 1. Lebensjahr auch mit einem 20 %igen Zusatz von Polyäthylenglykolcharge »400« in eine Basissalbe wie Unguentum Cordes gemacht.

4.8.2 Systemisch

Keinen Platz in der Therapie der Ichthyosen hat die systemische Gabe von Glukokortikosteroiden (die topische natürlich auch nicht!). Systemisch verabreichte Retinoide, z. B. Azitretin, haben sich bei schweren Verhornungsstörungen vielfach bewährt (Lacour et al. 1996). Zu beachten ist, dass Retinoide mit dem normalen Längenwachstum interferieren können. Während man früher ein sehr aufwändiges radiologisches Monitoring propagiert hat, besteht heute Konsens darüber, dass zunächst einmal bei Aufnahme einer langfristig angelegten Retinoidtherapie umfangreiche Röntgenuntersuchungen (Knie, Hüftgelenk, Hände, Füße, Ellbogen, Wirbelsäule) vorgenommen werden sollen. Als Kontrolle wird eine Wachstumskurve geführt. Nur wenn ein plötzlicher Wachstumsstillstand oder muskuloskelettale Beschwerden geäußert werden, sind dann Kontrolluntersuchungen erforderlich.

Nach eigener Erfahrung kann allerdings auch intensives röntgenologisches Monitoring im Einzelfall nicht vor z. B. asymmetrischem Längenwachstum der Röhrenknochen unter Retinoiden schützen, sodass ich die Indikation für Retinoide sehr zurückhaltend stelle.

Ansprechpartner und Netzwerk Ichthyosen

Als Ansprechpartner *für Problempatienten* stehen im Prinzip alle Kollegen des vom BMBF geförderten Netzwerks für Ichthyosen und verwandte Verhornungsstörungen bereit. Ein Netzauftritt informiert über das Netzwerk: *www.ichthyose-netzwerk.de*. Koordinator des Netzwerks ist Prof. H. Traupe, Universitätshautklinik Münster, e-mail: traupeh@mednet.uni-muenster.de. Außerdem ist für betroffene Patienten und ihre Eltern in vielen Fällen die Kontaktaufnahme mit der Selbsthilfegruppe Selbsthilfe Ichthyose e. V. sinnvoll und hilfreich. Die Selbsthilfegruppe hat einen Netzauftritt unter www.ichthyose.de. Dort können auch regionale Ansprechpartner und die jeweiligen Vorstandsmitglieder angesprochen werden. Zum Zeitpunkt der Erstellung dieses Buchkapitels wurde die Selbsthilfegruppe von Frau B. Kleinow geleitet.

Literatur

Broughton BC, Steingrimmsdottir H, Weber CH, Lehmann AR (1994) Mutations in the xeroderma pigmentosum group D DNA repair/transcription gene in patients with trichothiodystrophy. Nature Genet 7: 189–194

Chavanas S, Bodemer C, Rochat A, Hamel-Teillac D, Ali M, Irvine A, Bonafe JL, Wilkinson J, Taieb A, Barrandon Y, Harper JI, de Prost Hovnanian A (2000) Mutations in SPINK5, encoding a serine protease inhibitor, cause Netherton syndrome. Nature Genet 25: 141–142

Compton JG, DiGiovanna JJ, Johnston KA, Fleckman P, Bale SJ (2002) Mapping of the associated phenotype of an absent granular layer in ichthyosis vulgaris to the epidermal differentiation complex on chromosome 1. Exp Dermatol 11: 518–526

Dierks T, Schmidt B, Borissenko LV, Peng J, Preusser A, Mariappan M, von Figura K (2003) Multiple sulfatase deficiency is caused by mutations in the gene encoding the huma c_α-formyglycine generating enzyme. Cell 113: 435–444

Hamm H, Meinecke P, Traupe H (1991) Further delineation of the ichthyosis follicularis, atrichia, and photophobia syndrome. Eur J Pediatr 150: 627–629

Has C, Seedorf U, Kannenberg F, Bruckner-Tuderman L, Fokers E, Fölster-Holst R, Baric I, Traupe H (2002) Gas chromatography-mass spectrometry and molecular genetic studies in families with the Conradi-Hünermann-Happle syndrome. J Invest Dermatol 118: 851–858

Jobard F, Lefevre C, Karaduman A, Blanchet-Bardon C, Emre S, Weissenbach J, Özgüc M, Lathrop M, Prud'homme JF, Fischer J (2002) Lipoxygenase-3 (ALOX3) and 12(R)-lipoxygenase (ALOX12B) are mutated in non-bullous congenital ichthyosiform erythroderma (NCIE) linked to chromosome 17P13.1 Hum Mol Genet 11: 107–113

Joh GY, Traupe H, Metze D, Nashan D, Roop DR (1997) A novel dinucleotide mutation in Keratin 10 in the annular epidermolytic ichthyosis variant of bullous congenital ichthyosiform erythroderma. J Invest Dermatol 108: 357–361

Kelsell DP, Norgett EE, Unsworth H et al. (2005) Mutations in ABCA12 underlie the severe congenital skin disease harlequin ichthyosis. Am J Hum Genet 76:794–803

Kolde G, Happle R, Traupe H (1985) Autosomal-dominant lamellar ichthyosis: ultrastructural characteristics of a new type of congenital ichthyosis. Arch Dermatol Res 278: 1–5

Komatsu N, Takata M, Otsuki N, Okka R, Amano O, Takehara K, Saijoh K (2002) Elerated stratum corneum hydrolytic activity in Netherton syndrome suggests an inhibitory regulation of desquamation by SPINK5-derived peptides. J Invest Dermatol 118: 436–443

Kütting B, Traupe H (1995) Der erworbene ichthyosis-ähnliche Hautzustand. Eine Herausforderung zur diagnostischen Abklärung. Hautarzt 46: 836–340

Lacour M, Mehta-Nikhar B, Atherton DJ, Harper JI (1996) An appraisal of acitretin therapy in children with inherited disorders of keratinization. Br J Dermatol 134: 1023–1029

Lefevre C, Jobard F, Caux F, Bouadjar B, Karaduman A, Heilig R, Lakhdar H, Wollenberg A, Verret JL, Weissenbach J, Özgüc M, Lathrop M, Prud'homme JF, Fischer J (2001) Mutations in CGI-58, the gene encoding a new protein of the esterase/lipase/thioesterase subfamily, in Chanarin-Dorfman syndrome. Am J Hum Genet 69: 1002–1012

Lefevre C, Audebert S, Jobard F, Bouadjar B, Lakhdar H, Boughdene-Stambouli O, Blanchet-Bardon C, Heilig R, Foglio M, Weissenbach J, Lathrop M, Prud'homme JF, Fischer J (2003) Mutations in the transporter ABCA12 are associated with lamellar ichthyosis type 2. Hum Mol Genet 12: 2369–2378

Lefevre C, Bouadjar B, Karaduman A, Jobard F, Saker S, Özguc M, Lathrop M, Prud'homme JF, Fischer J (2004) Mutations in ichthyin – a new gene on chromosome 5q33 in a new form of autosomal recessive congenital ichthyosis. Hum Mol Genet 13: 2473–2482

Nirunsikiri W, Presland RB, Brumbaugh SG, Dale BA, Fleckman P (1995) Decreased profilaggrin expression in ichthyosis vulgaris is a result of a selectively impaired posttranscriptional control. J Biol Chem 270: 871–876

Paige DG, Emilion GG, Bouloux PM, Harper JI (1994) A clinical and genetic study of X-linked recessive ichthyosis and contiguous gene defects. Br J Dermatol 131: 622–629

Presland RB (2000) Loss of normal profilaggrin and filaggrin in flaky tail (fr/ft) mice: an animal model for the filaggrin-deficient skin disease ichthyosis vulgaris. J Invest Dermatol 115: 1072–1081

Raghunath M, Hennies HC, Velten F, Wiebe V, Steinert PM, Reis A, Traupe H (1998) A novel in situ method for the detection of deficient transglutaminase in the skin. Arch Dermatol Res 290: 621–627

Raghunath M, Hennies HC, Ahvazi B, Vogel M, Reis A, Steinert PM, Traupe H (2003) Self-healing collodion baby: a dynamic phenotype explained by a particular transglutaminase-1 mutation. J Invest Dermatol 120: 224–228

Raghunath M, Tontsidow L, Oji V, Aufenvenne K, Schürmeyer-Horst F, Jayakumar A, Ständer H, Smolle J, Clayman GL, Traupe H (2004) SPINK5 and Netherton syndrome: novel mutations, demonstration of missing LEKTI, and differential expression of transglutaminases. J Invest Dermatol 123: 474–483

Richard G, Brown N, Smith LE, Terrinoni A, Melino G, Machie RM, Bale SJ, Uitto J (2000) The spectrum of mutations in erythrokeratodermias-novel and de novo mutations in GJB3. Hum Genet 106: 321–329

Rothnagel JA (1996) The role of keratin mutations in disorders of the skin. Curr Opin Dermatol 3: 127–136

Sardy M, Fay A, Karpati S, Horvath A (2002) Comel-Netherton syndrome and peeling skin syndrome type B: overlapping syndromes or one entity? Int J Dermatol 41: 264–268

Traupe H (1989) The ichthyoses. A guide to clinical diagnosis, genetic counseling and therapy. Springer, Berlin Heidelberg New York

Traupe H, Happle R (1983) Clinical spectrum of steroid sulfatase deficiency: X-linked recessive ichthyosis, birth complications and cryptorchidism. Eur J Pediatr 140: 19–21

Traupe H, Kolde G, Happle R (1984) Autosomal-dominant lamellar ichthyosis: a new skin disorder. Clin Genet 26: 457–461

Van Geel M, van Steensel MA, Küster W, Hennies HC, Happle R, Seijlen PM, König A (2002) HID and KID syndromes are associated with the same connexin 26 mutations. Br J Dermatol 146: 938–942

Zvulunov A, Cagnano E, Kachko L, Shorer Z, Elbedour K, Stevens H (2002) A new variant of autosomal recessive exfoliative ichthyosis. Pediatr Dermatol 19: 382–387

Palmoplantarkeratosen

M. A. M. van Steensel, P. M. Steijlen (Übersetzung: H. Traupe)

5.1 Einleitung – 59

5.2 Diffuse flächenhafte Palmoplantarkeratosen ohne assoziierte Symptome – 60
5.2.1 Keratosis palmoplantaris Vörner – 60
5.2.2 Palmoplantarkeratose transgrediens et progrediens Greither – 62
5.2.3 Mal de Meleda – 63

5.3 Diffuse Palmoplantarkeratosen mit assoziierten Symptomen – 64
5.3.1 Palmoplantarkeratose mutilans Vohwinkel, Vohwinkel-Syndrom – 64
5.3.2 Palmoplantarkeratose mit Karzinom der Speiseröhre (Howel-Evans) – 65
5.3.3 Palmoplantarkeratose mit Skleroatrophie – 65
5.3.4 Hidrotische ektodermale Dysplasie – 66
5.3.5 Mutilierende Palmoplantarkeratose mit periorifiziellen keratotischen Plaques – 66
5.3.6 Palmoplantarkeratose mit Periodontopathie – 67
5.3.7 Naxos-Krankheit – 68
5.3.8 McGrath-Syndrom/ektodermale Dysplasie/ Hautfragilitätssyndrom – 68

5.4 Inselförmige und streifenförmige Palmoplantarkeratosen ohne assoziierte Symptome – 69

5.4.1 Keratosis palmoplantaris areata et striata – 69
5.4.2 Keratosis palmoplantaris nummularis – 70

5.5 Fokale (umschriebene) hereditäre Palmoplantarkeratosen mit assoziierten Symptomen – 70
5.5.1 Tyrosinämie Typ II – 70
5.5.2 Pachyonychia congenita – 70
5.5.3 Hypotrichosis-Osteolysis-Peridontitis-Palmoplantarkeratose (HOPP-Syndrom) – 72
5.5.4 Carvajal-Huerta-Syndrom – 72

5.6 Papulöse hereditäre Palmoplantarkeratosen ohne assoziierte Symptome – 72
5.6.1 Keratosis palmoplantaris punctata – 72
5.6.2 Akrokeratoelastoidose – 73
5.6.3 Fokale akrale Hyperkeratosis – 74

5.7 Papulöse hereditäre Palmoplantarkeratosen mit assoziierten Symptomen – 74
5.7.1 Syndrom der zystischen Augenlider, palmoplantare Keratosen, Hypodontie und Hypotrichosis – 74

Literatur – 74

5.1 Einleitung

Die Palmoplantarkeratosen (PPK) umfassen eine große und in sich heterogene Gruppe erblicher Verhornungsstörungen, bei denen im Wesentlichen Handteller und Fußsohlen von deutlich sichtbaren Keratosen betroffen sind. In diesem Kapitel werden monogen vererbte Palmoplantarkeratosen behandelt. Eine extrapalmoplantare Beteiligung, d. h. Keratosen auch außerhalb von Händen und Füßen, ist bei einigen Formen der PPK möglich. Nicht besprochen werden sollen in diesem Kapitel solche Erkrankungen, bei denen die Beteiligung der Hände und Füße lediglich Teilsymptom einer generalisierten Verhornungsstörung darstellt, wie dies z. B. bei mehreren Formen der Ichthyosen und auch bei verschiedenen Erythrokeratodermien der Fall sein kann (Kap. 4).

Phänotypische Variationen zwischen aber auch innerhalb einer Familie, Unterschiede in der Nomenklatur und die große Zahl beobachteter Einzelfälle machen die Klassifikation der monogenen Palmoplantarkeratosen oft schwierig. Viele Autoren haben sich an einer Klassifikation der hereditären Formen versucht. In den letzten Jahren konnten Manifestationen, die früher als eigenständige Entitäten galten, als Varianten desselben Typs von PPK erkannt werden. Außerdem führt die Anwendung molekularbiologischer Techniken, wie z. B. von Kopplungsanalysen und Mutationsanalysen, zunehmend zu einer Reklassifikation dieser Krankheitsbilder, da gezeigt werden kann, dass morphologische Unterschiede, die in der Vergangenheit betont wurden, oft keine biologische Basis mehr haben.

Eine molekular ausgerichtete Klassifikation ist deshalb wesentlich komplexer als eine Klassifikation, die sich an klinischen Kriterien orientiert. Allerdings darf dabei nicht vergessen werden, dass der klinische Phänotyp immer noch das wesentliche Element im diagnostischen Prozess darstellt und dass Mutationsanalysen gezielt unternommen werden, und zwar basierend auf der klinischen Diagnose.

Die Klassifikation in Anlehnung an Greither ist noch immer der beste Ausgangspunkt (Greither 1977). Für die Klassifikation der monogenen PPK hat es sich bewährt, anhand dreier klinischer bzw. anamnestischer Angaben 9 Hauptgruppen von PPK zu definieren (◘ Tabelle 5.1). Diese Angaben sind:
- spezifische klinische Morphologie und das Muster der Hyperkeratosen (diffuse oder flächenhafte Anordnung, streifenförmig/inselförmig und/oder papulös-punktförmig),
- isoliertes Auftreten der PPK, d. h. die PPK stellt die alleinige Manifestation des zugrunde liegenden Gendefektes dar, oder aber das Vorhandensein assoziierter Symptome im Sinne eines Syndroms oder einer assoziierten PPK,
- Erbgang (autosomal dominant, autosomal rezessiv).

Der Leser möge bedenken, dass im frühen Kindesalter die klinische Symptomatik oft noch nicht voll ausgebildet ist. Sobald das Kind gehen kann, prägt sich die typische Symptomatik besonders an den Fußsohlen deutlicher aus. So hat z. B. die Keratose im Rahmen des Typs Vörner eine inselförmige Verteilung im jungen Kindesalter, und es kommt erst später zu der typischen flächenhaften Verteilung.

Weitere Elemente für die Diagnose einer PPK sind der *Beginn* der Erkrankung, die *Schwere* der Erkrankung und der *histopathologische Befund*. Zunehmend bedeutsam für die Diagnose ist die Mutationsanalyse.

Dieses Kapitel behandelt, wie oben angeführt, die Mehrzahl der monogen vererbten PPK. Für jede dieser Diagnosen wird die entsprechende MIM-Nummer angegeben, die auf McKusicks »Online Mendelian Inheritance in Man« (www.ncbi.nlm.nih.gov/omim/) beruht.

5.2 Diffuse flächenhafte Palmoplantarkeratosen ohne assoziierte Symptome

5.2.1 Keratosis palmoplantaris Vörner

(MIM #144200).

Synonyme. Tylosis, PPK Typ Unna-Thost.

Geschichte

Im Jahr 1901 beschrieb Vörner eine diffuse PPK, die histologisch durch eine epidermolytische Hyperkeratose (granu-

◘ **Tabelle 5.1.** Übersicht über die Klassifikation der genetisch verursachten Palmoplantarkeratosen

Morphologie	Vererbung	Isolierte Formen	Abschn.	Mit assoziierten Symptomen	Abschn.
Diffus	AD	Unna-Norbotten Vörner-Thost Greither	5.2.1 5.2.2 5.2.3	Vohwinkel Howel-Evans Huriez Clouston Olmsted	5.3.1 5.3.2 5.3.3 5.3.4 5.3.5
	AR	Mal de Meleda Gamborg Nielsen	5.2.4 5.2.5	Papillon-Lefevre Bureau, Barriere-Thomas	5.3.6 5.3.7
Insel-/streifenförmig	AD	PPK areata et striata PPK nummularis	5.4.1 5.4.2	Richner-Hanhart Pachyonychia congenita Fokales palmoplantares und orales Mucosahyperkeratosissyndrom	5.5.1 5.5.2 5.5.3
	AR				5.5.4
Papulös	AD	PPK punctata[a] Akrokeratoelastoidosis[a] Fokale akrale Hyperkeratosis	5.6.1 5.6.2 5.6.3		
	AR			Schöpf-Schulz-Passarge	5.7.1

[a] Vereinzelt sind Fälle mit assoziierten Symptomen beschrieben worden.

läre Degeneration oder Akanthokeratolyse) charakterisiert war (Vörner 1901). Küster u. Becker (1992) untersuchten erneut die ursprünglich von Thost klinisch und histologisch beschriebene Familie und konnten nachweisen, dass die PPK in dieser Familie identisch war mit derjenigen, die von Vörner beschrieben worden war.

> Tatsächlich hat demnach Vörner die PPK vom Typ Unna und Thost beschrieben.

Im Jahr 1994 klärten Reis et al. (1994) die Ursache dieser Erkrankung auf, indem sie Mutationen im Gen für Keratin 9, einem sauren Typ-II-Keratin, auf Chromosom 17q21 nachwiesen. Später wurden auch Mutationen in Keratin 1, einem basischen Typ-I-Keratin-Gen – die Gengruppe befindet sich auf Chromosom 12q13 – nachgewiesen (Kimonis et al. 1994).

Ätiologie. Diese PPK wird autosomal dominant vererbt und hervorgerufen durch Punktmutationen in den Genen für Keratin 1 und Keratin 9 (KRT 1 und 9). Keratin 1 ist der obligate Partner von Keratin 9; beide werden in den suprabasalen Abschnitten der Epidermis exprimiert, und Keratin 9 ist spezifisch für die Haut von Handtellern und Fußsohlen. Mutationen in diesen Genen führen zu einem Zusammenbruch des Keratinfilamentnetzwerkes und nachfolgender Zytolyse, was den klinischen Phänotyp erklärt.

Histologie. Morphologisch, d. h. licht- und elektronenmikroskopisch ist diese PPK charakterisiert durch die Züge einer epidermolytischen Hyperkeratose mit perinukleärer Vakuolisierung, großen Keratohyalingranula, Verklumpung von Tonofilamenten, zellulärer Degeneration der Keratinozyten des Stratum spinosum und Stratum granulosum und gelegentlich durch Blasenbildung (Küster u. Becker 1992). Überlicherweise lassen sich die Merkmale einer epidermolytischen Hyperkeratose klar in der Hautbiopsie erkennen, aber gelegentlich sind sie sehr subtil ausgeprägt, und dann ist evtl. eine sorgfältige licht- und elektronenmikroskopische Untersuchung mehrerer Biopsien erforderlich. Die Merkmale einer epidermolytischen Hyperkeratose werden bei einigen weiteren Hauterkrankungen beobachtet, z. B. bei der bullösen kongenitalen ichthyosiformen Erythrodermie Typ Brocq, bei der Ichthyosis bullosa Siemens, bei striären PPK und bei einigen linearen epidermalen Nävi.

Klinisches Bild. Die PPK vom Typ Vörner ist klinisch durch eine diffuse gelbe und eher weiche Hyperkaratose an Handtellern und Fußsohlen gekennzeichnet. Zum Teil sieht man auch Abschuppungen, aber das ist kein hervorstechendes Merkmal (Abb. 5.1). Üblicherweise umgibt die Hyperkeratose ein erythematöser Rand. Die Läsionen zeigen kein transgredientes Befallmuster. Das Erkrankungsalter ist

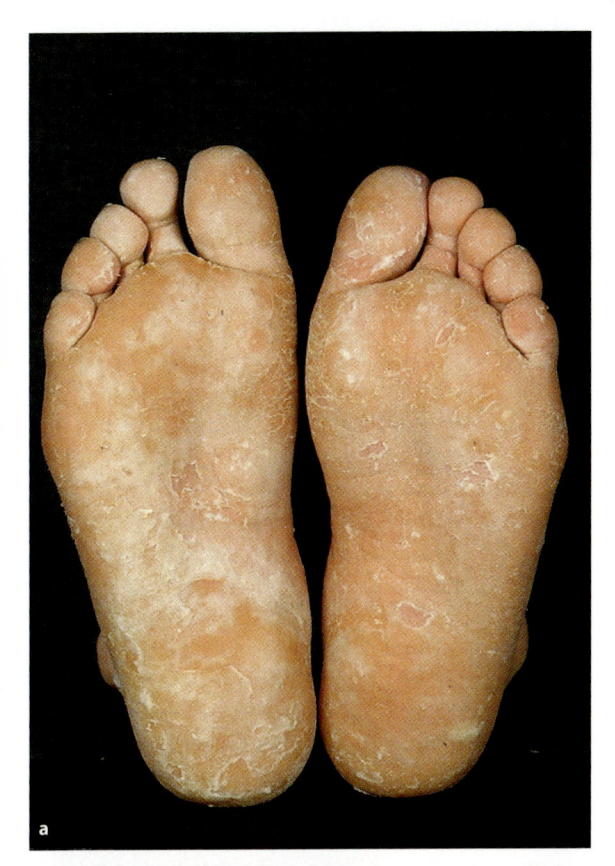

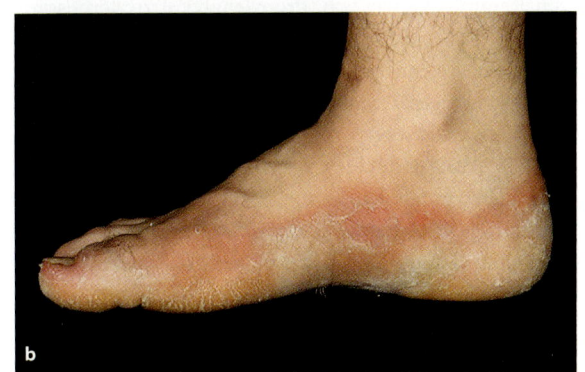

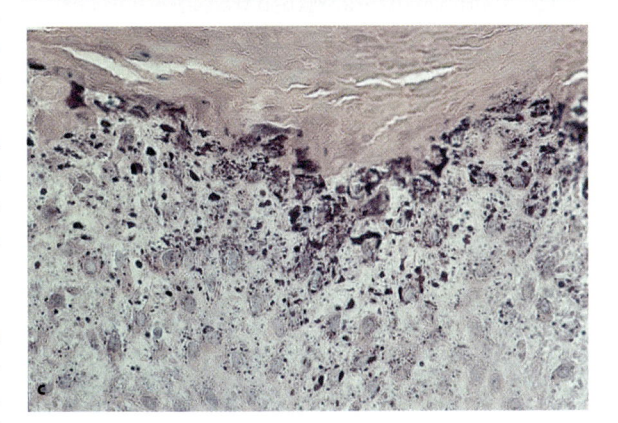

Abb. 5.1a–c. Epidermolytische Palmoplantarkeratose Typ Vörner-Thost mit typischen dicken Hyperkeratosen, einem diffusen Befall der Fußsohlen (**a**) und einem prominenten erythematösen Randsaum (**b**). **c** Charakteristische Histologie

durchaus variabel; die Autoren haben u. a. ein erstes Auftreten auch im Alter von 30 Jahren beobachtet. Üblicherweise entstehen die ersten Symptome, wenn mechanische Belastungen auftreten, also an den Handtellern, wenn die Kinder anfangen zu krabbeln, und and den Füßen, wenn sie anfangen zu laufen. Eine korrekte Klassifikation der diffusen Palmoplantarkeratosen ist deshalb ohne histologische Untersuchung nicht möglich.

> Die PPK vom Vörner-Typ scheint der häufigste hereditäre PPK-Typ zu sein (Hamm et al. 1988).

Differenzialdiagnose. Die PPK vom Vörner-Typ lässt sich von anderen diffusen PPK-Formen aufgrund der histopathologischen Charakteristika einer epidermolytischen Hyperkeratose abgrenzen.

Therapie. Die Anwendung von Keratolytika, wie z. B. Salicylsäure (am besten allerdings nicht anzuwenden bei sehr jungen Kindern, wegen des Risikos eines Reye-Syndroms), von Harnstoff, Milchsäure und Propylenglykol in weißen weichen paraffinhaltigen Cremes, in Gels oder in Salben hilft den Patienten. Okklusive Folienverbände, z. B. mit Haushaltsfolie, kann benutzt werden, um die Penetration von Keratolytika wie z. B. Propylenglykol zu verbessern. Topische Retinoide sind bis zu einem gewissen Grade wirksam, aber systemische Retinoide wie z. B. Acetretin sind effektiver. Wegen der möglichen Nebenwirkungen systemischer Retinoide sollte man dies aber gründlich bedenken. Superinfektionen mit Pilzen und Bakterien müssen adäquat behandelt werden, häufig auch mit Hilfe einer oralen Behandlung. Die Gabe von systemisch verabreichten Retinoiden kann eine excessive Schälung der Haut und sogar Blasenbildung hervorrufen.

5.2.2 Palmoplantarkeratose transgrediens et progrediens Greither

(MIM 148400).

Synonym. Greither Syndrom.

Epidemiologie. 1952 beschrieb Greither eine diffuse, nichtepidermolytische Palmoplantarkeratose mit einer ausgeprägten Hyperhidrosis (Greither 1952). In den folgenden Jahrzehnten wurde seine Beobachtung von einer Reihe anderer Arbeitsgruppen bestätigt. Es handelt sich aber trotzdem um eine sehr seltene Erkrankung.

Ätiologie. Der Erkrankung liegt ein autosomal dominant vererbter Gendefekt mit variabler Expression zugrunde. Das entsprechende Gen ist bislang noch nicht kartiert worden. Richard et. al. (1996) haben eine Kopplung mit dem Locus für die Erythrokeratodermia variabilis (EKV) ausgeschlossen und konnten somit zeigen, dass die Greither-Erkrankung, die, was den Befall der Hände und Füße betrifft, durchaus einer Erythrokeratodermia variabilis ähneln kann, genetisch gesehen eine eigene Erkrankung darstellt.

Klinisches Bild. Die Hyperkeratosen manifestieren sich bereits sehr früh im Säuglingsalter und sind durch eine diffuse Hyperkeratose, die kontinuierlich zunimmt und sich flächig über die Hand- und Fußrücken ausbreitet, gekennzeichnet (◘ Abb. 5.2a). Oft sieht man ebenfalls einen roten Randsaum, und es besteht eine Hyperhidrose. Auch extrapalmoplantar können Keratosen auftreten, und zwar insbesondere an den Knien, den Achillesfersen (◘ Abb. 5.2b) und den Ellbogen. Eine Verschlimmerung der Hyperkeratosen kann im Kindesalter beobachtet werden, danach zeigt sich nach der Pubertät ein eher stationärer Verlauf und ab dem 5. Lebensjahrzehnt eine Tendenz zu einer spontanen Verbesserung des Hautbefundes.

Histologie. Die histologische Untersuchung zeigt ein unspezifisches Bild mit einer Orthohyperkeratose, Akanthose und einem geringen perivaskulären Infiltrat.

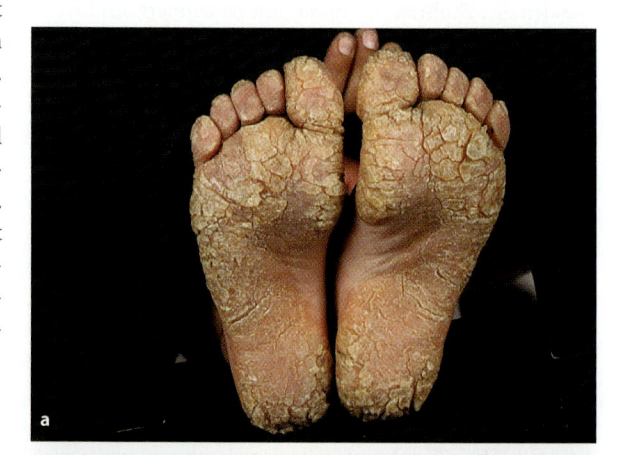

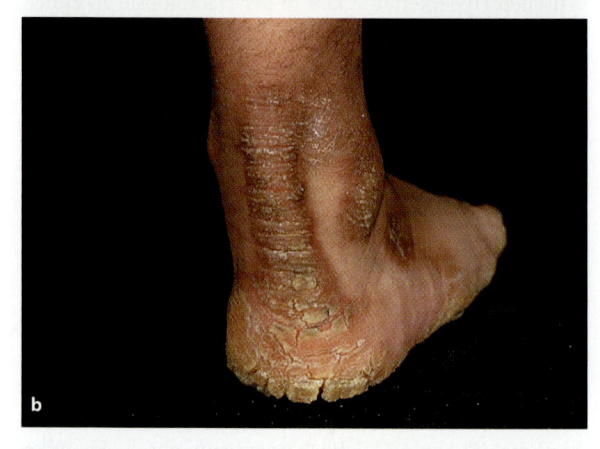

◘ **Abb. 5.2a, b.** Palmoplantarkeratose transgrediens et progrediens Greither mit dicken Hyperkatosen, einem diffusen Befall der Fußsohlen (**a**) und einer Ausbreitung über die Fußrücken und den Achillesfersen (**b**)

Therapie. Bei Kindern besteht die Behandlung in der Anwendung von topischen Keratolytika. Systemische Retinoide sind wohl effektiv, werden aber in der Regel für ältere Kinder reserviert und wegen der möglichen Nebenwirkungen bevorzugt bei Erwachsenen gegeben. Ansonsten gilt der Kommentar zu Retinoiden bei den epidermolytischen Palmoplantarkeratosen.

5.2.3 Mal de Meleda

(MIM #248300).

Synonym. Keratosis extremitatum hereditaria transgrediens et progrediens.

Epidemiologie. Es handelt sich um eine seltene Palmoplantarkeratose, die erstmals 1896 von Hovarka und Ehlers beschrieben wurde (Hovorka et al. 1896). Wegen einer erheblichen Häufung von Heiraten zwischen Blutsverwandten ist die Erkrankung auf der adriatischen Insel Mljet sehr häufig und nach dieser Insel benannt (Mljet = Meleda).

> Moderne genetische Analysen weisen einen »founder effect« nach, der sich über den gesamten Mittelmeerraum erstreckt und nicht auf die Insel Mljet beschränkt ist (Hu et al. 2003).

Ätiologie. Das Mal de Meleda wird autosomal rezessiv vererbt. Der zugrunde liegende Gendefekt konnte vor kurzem identifiziert werden. Sogenannte Missense-Mutationen in dem ARS/ComplexB-Gen auf Chromosom 8q, die für das Eiweiß SLURP-1 (Secreted Ly6/UPAR-1) Protein kodieren, rufen das Mal de Meleda bei der Mehrzahl aller Patienten hervor (Fischer et al. 2001; van Steensel et al. 2002).

SLURP1 ist ein Eiweiß, das verwandt ist mit Neurotoxinen des Frosches, es potenziert den Rezeptor für Nikotinacetylcholin auf Keratinozyten. Die Stimulation dieses Rezeptors induziert die terminale Differenzierung und moduliert die Zelladhäsion. Dieses neurotoxinähnliche Eiweiß ist außerdem an der Regulation der Freisetzung von TNFα von Hautmakrophagen beteiligt (Chimienti et al. 2003). Insofern stellt das Mal de Meleda eine komplexe Störung der epidermalen Differenzierung dar, die auch Mechanismen der Adhäsion und Entzündung umfasst. Die oft beobachtete Hyperhidrose könnte das Ergebnis einer aberranten Stimulation von Schweißdrüsen darstellen. Das Mal de Meleda ist sicherlich heterogen, weil einige Patienten in Nordeuropa offensichtlich keine Mutationen im ARS/KomplexB-Gen aufweisen (unpublizierte Daten).

Klinisches Bild. Die Erkrankung ist durch diffuse dicke Hyperkeratosen charakterisiert (Abb. 5.3). Oft besteht ein

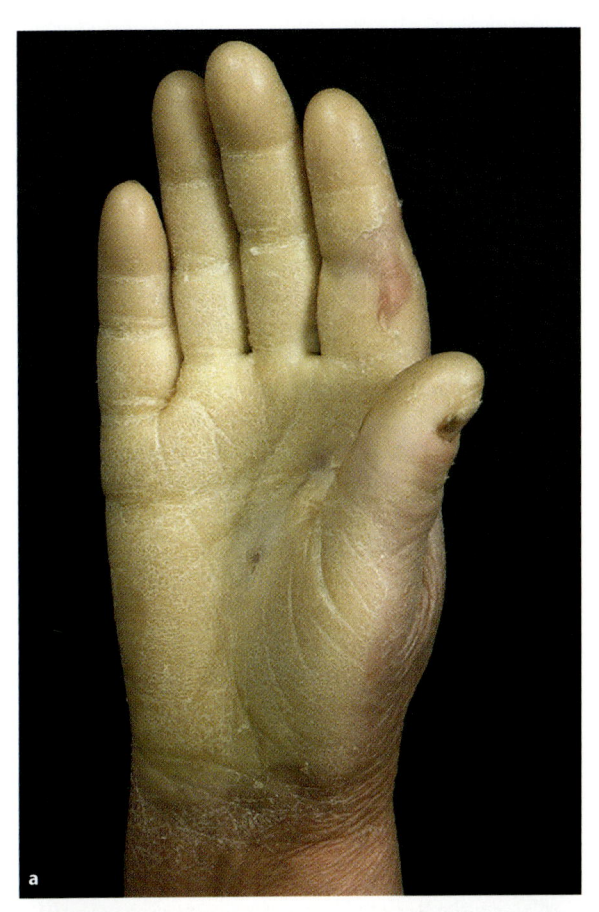

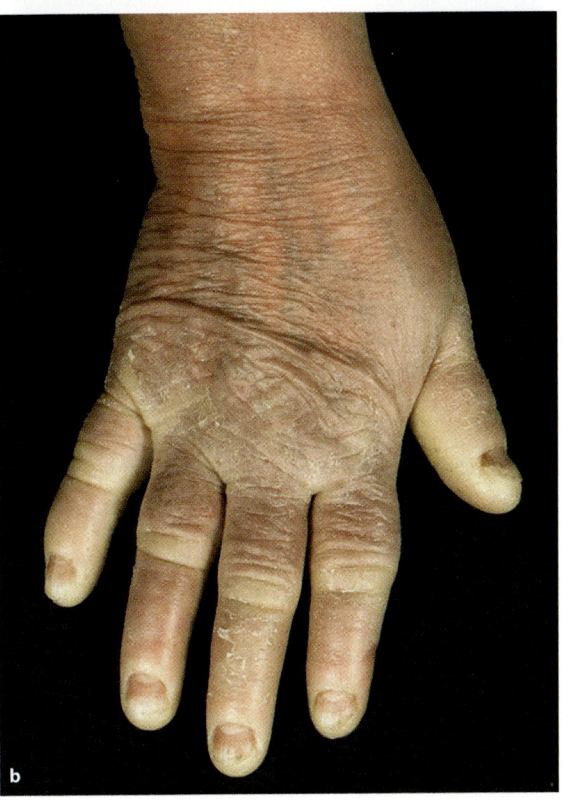

Abb. 5.3a, b. Mal de Meleda mit einer dicken diffusen Hyperkeratose der Handteller (**a**) und einem Übergriff auf die Streckseiten (**b**)

Randerythem. Die massiven panzerartigen Hyperkeratosen können Beugekontrakturen verursachen. Das Mal de Meleda beginnt bereits im Kleinkindalter und nimmt einen progressiven Verlauf, es breitet sich auch auf der dorsalen Oberfläche von Händen und Füßen aus, insbesondere an den Fingern und Zehen (transgredienter Charakter; Abb. 5.3b). Einschnürende keratotische Bänder (auch bezeichnet als Pseudo-Ainhum), die die Finger und Zehen umringen, sind typisch, sie sind aber nur sehr selten Ursache für eine spontane Amputation der Digiti. Es wird heute vermutet, dass die Konstriktionen nicht auf das Engerwerden der Haut, sondern auf eine Resorption des darunter liegenden Knochens zurückzuführen sind (Malcolm Hodgins, persönliche Mitteilung).

Keratotische Läsionen lassen sich auch an anderen Stellen finden, vor allen Dingen an den Ellbogen und Knien. Außerdem kann auch ein periorales Erythem und eine periorale Keratose vorhanden sein, ähnlich wie beim Olmsted-Syndrom (Brambilla et al. 1984). Häufig besteht eine Hyperhidrosis mit Mazeration der hyperkeratotischen Massen und einem dadurch bedingten unangenehmen Geruch. Eine Superinfektion mit Bakterien und Pilzerregern ist die Regel. Auch Nagelveränderungen (Koilonychie, massive Nagelverdickung sowie subunguale Hyperkeratosen) sind oft vorhanden (Lestringant et al. 1992).

Die Variante, die nicht auf Mutationen in dem Gen ARS/KomplexB zurückzuführen ist, weist offensichtlich einen etwas milderen Phänotyp auf.

Histologie. Histologisch finden sich bei dem Mal de Meleda eine Orthohyperkeratose sowie etwas Parakeratose und eine stärkere Akanthose. Ein auffälliges perivaskuläres mononukleäres Infiltrat ist ebenfalls oft vorhanden, die Histologie ist insgesamt unspezifisch.

Therapie. Auch hier gilt, dass orale Retinoide sehr zurückhaltend eingesetzt werden. Zwar kommt es unter den Retinoiden zu einer Reduzierung der Hyperkeratose, aber dadurch wird die darunter liegende Haut sehr verletzlich, und Tätigkeiten des Alltagslebens wie z. B. Geschirrspülen können dann schon ein Problem bereiten. Die häufig assoziierten bakteriellen und mykotischen Superinfektionen sollten mitbehandelt werden. Auch hier wird häufig eine systemische antimykotische Therapie erforderlich sein.

5.3 Diffuse Palmoplantarkeratosen mit assoziierten Symptomen

5.3.1 Palmoplantarkeratose mutilans Vohwinkel, Vohwinkel-Syndrom

Palmoplantarkeratose mutilans Vohwinkel (MIM #124500), variant, Vohwinkel-Syndrom (MIM #604117).

Synonym. Keratodermia hereditaria mutilans.

Epidemiologie. 1929 berichtete Vohwinkel über eine mutilierende Keratodermie mit Taubheit. Seitdem sind über 30 Fälle beschrieben worden (Vohwinkel 1929). Später beschrieben Camisa et al. (1984) eine Variante ohne Taubheit. Dies führte zu einer gewissen nosologischen Verwirrung, allerdings konnte inzwischen nachgewiesen werden, dass zwei unterschiedliche Gene durchaus ähnliche, aber letztlich doch verschiedene Phänotypen verursachen.

Ätiologie. Maestrini et al. (1999) kartierten die Camisa-Variante ohne Taubheit (MIM #604117) innerhalb des epidermalen Differenzierungskomplexes (EDC) auf Chromosom 1q21 und identifizierten eine Mutation in Loricrin, das ein Hauptbestandteil des Cornified envelope darstellt. Typisch für die Camisa-Variante ist eine Ichthyose auf einem gering entzündlichen Boden. Die Camisa-Variante wird oft auch als »Loricrin-Keratodermie« bezeichnet, um eine nosologische Verwirrung mit dem klassischen Vohwinkel-Syndrom mit Taubheit zu vermeiden. Bei letzterer Erkrankung konnten Korge et al. (1997) eine Kopplung zum EDC-Complex ausschließen. Sie kamen deshalb zu dem Schluss, dass die Vohwinkel-Krankheit heterogen sein müsse (Korge et al. 1997), was sich dann auch später bestätigte, als nachgewiesen wurde, dass das klassische Vohwinkel-Syndrom mit Taubheit (OMIM #124500) durch spezifische Mutationen – z. B. die Substitution von Aspartatsäure in Position 66 durch Histidin (D66H) – im Connexin 26 (GJB2)-Gen auf Chromosom 13q11 hervorgerufen wird (Maestrini et al. 1999).

Es ist nicht ganz klar, warum die Fehlfunktion eines »Gap-junction-Eiweißes« die Effekte einer Loricrin-Mutation nachahmen kann. Offen bleibt auch, wie die Mutation den »cornified envelope« dermaßen beeinträchtigen kann, dass sich Schnürfurchen (Schnürbänder, »Pseudo-Ainhum«) bilden. Derzeit geht man davon aus, dass der Effekt eher metabolisch ist als rein mechanisch und dass der Knochen, der unter der abnormalen Haut liegt, durch eine erhöhte Osteoklastenaktivität resorbiert wird. Bakirzis et al. haben vor kurzem eine transgene Maus generiert, die die D66H-Mutation trägt. Diese Maus hat Pseudo-Ainhum-ähnliche Schnürfurchen des Schwanzes und sollte deshalb dazu beitragen, den Phänotyp besser zu verstehen.

Klinisches Bild. Klinisch fällt bei der PPK Vohwinkel zusätzlich zur Taubheit eine diffuse Palmoplantarkeratose auf, die durch honigscheibenartige Hyperkeratosen charakterisiert ist und oft ebenfalls einen roten Randsaum aufweist. Die Erkrankung manifestiert sich bereits im Kleinkindalter und ist außerdem durch einschnürende keratotische Bänder charakterisiert, die letztendlich zu einer progressiven Einschnürung und eventuellen Amputation (selten) eines Fingers oder einer Zehe führen können (Pseudo-Ainhum).

Außerdem können Patienten mit klassischem Vohwinkel-Syndrom distinkte keratotische Läsionen an den Ellbogen, Knien sowie an den Streckseiten der Hände und Füße aufweisen, wobei häufig eine auffällige lineare und seesternförmige Anordnung besteht. Bei der Camisa-Variante mit Loricrin-Mutationen fehlen diese Hautveränderungen, aber ichthyosisartige Hautveränderungen werden oft am unteren Rücken beobachtet. Nagelveränderungen sind auch beschrieben worden.

Histologie. Es finden sich unspezifische histologische Veränderungen wie eine Orthohyperkeratose und eine Hypergranulose sowie ein leichtes perivaskuläres entzündliches Infiltrat in der Dermis.

Therapie. Orale Retinoide sind durchaus effektiv, und ihr Einsatz kann insbesondere bei schwer betroffenden Patienten in Frage kommen.

5.3.2 Palmoplantarkeratose mit Karzinom der Speiseröhre (Howel-Evans)

MIM 148500).

Synonym. Tylosis oder Howel-Evans-Syndrom.

Epidemiologie. 1954 berichten Clarke u. McConell über 6 Mitglieder einer Familie, die alle ein Karzinom der Speiseröhre entwickelten. 3 Jahre später berichteten dieselben Autoren noch einmal zusammen mit Howel-Evans über diese Familie und erwähnten die Assoziation mit einer Palmoplantarkeratose (Clarke et al. 1957). Außerdem beschrieben sie eine weitere Familie mit derselben Symptomkonstellation. Seitdem sind sowohl weitere Familien als auch Einzelfälle beschrieben worden.

Ätiologie. Es handelt sich um einen autosomal dominanten Gendefekt. Vor kurzem konnte die kritische Region auf ungefähr 42,5 Kilobasen eingegrenzt werden. Eine Reihe von Kandidatgenen wurden sequenziert, allerdings ohne Nachweis pathogener Mutationen. Interessanterweise wird das Zytoglobinprotein, dessen Gen sich auch in der kritischen Region befindet, in den Zellkernen der Ösophaguskarzinomzellen von Howel-Evans-Patienten deutlich erhöht exprimiert. Allerdings konnten bislang keine spezifischen regulatorischen Regionen identifiziert werden, die für dieses Phänomen verantwortlich gemacht werden könnten.

Klinisches Bild. In der Arbeit von Howel-Evans lag das durchschnittliche Manifestationsalter für die PPK zwischen 5 und 15 Jahren und das durchschnittliche Manifestationsalter für die Entwicklung eines Karzinoms der Speiseröhre bei 43 Jahren. 18 von 48 Familienmitgliedern mit der Palmoplantarkeratose entwickelten ein Karzinom der Speiseröhre und auch 1 von 87 Familienmitgliedern, die nicht die Palmoplantarkeratose aufwiesen.

Stevens et al. berichteten später über 125 betroffene Patienten in 7 Generationen. 8 dieser Patienten hatten ebenfalls ein Ösophaguskarzinom. Die Hyperkeratosen wiesen eine inselförmige Verteilung auf und waren insbesondere an prominenten Druckstellen sehr ausgeprägt. Nach längerer Immobilität bildeten sie sich zurück. Die Handteller waren nicht befallen, sofern die Patienten keine Handarbeit verrichteten. Auch an anderen Stellen, an denen Druck und Verletzungen einwirkten, entwickelten sich Hyperkeratosen. Im Kindesalter gingen orale Hyperkeratosen den plantaren Hyperkeratosen voraus. Weitere Befunde waren perifollikuläre Hyperkeratosen, eine Keratosis pilaris und multiple epitheliale Zysten.

Histologie. Orthohyperkeratose und Akanthose, insgesamt ein unspezifisches Bild.

5.3.3 Palmoplantarkeratose mit Skleroatrophie

(MIM 181600).

Synonym. Huriez-Syndrom.

Epidemiologie. 1963 hat Huriez diese PPK bei 2 Familien in Nordfrankreich beschrieben. Bis heute wurden 9 Familien sowie ein sporadischer Fall beschrieben (Huriez et al. 1963).

Ätiologie. Der PPK vom Typ Huriez liegt ein autosomal dominant vererbter Gendefekt zugrunde. Das ursächliche Gen ist nicht bekannt, aber konnte innerhalb einer Region von 8 Mb auf Chromosom 4q23 kartiert werden (Lee et al. 2000).

Klinisches Bild. Die Erkrankung kann bereits bei der Geburt vorliegen oder manifestiert sich im Kleinkindalter und persistiert unverändert bis hinein in das Erwachsenenalter. Diese PPK zeigt diskrete, manchmal lamelläre Keratosen mit Atrophie, die diffus die Handteller bedecken. Die Haut an den Fußsohlen ist oft weniger befallen. Atrophische Plaques finden sich auch an den Streckseiten der Hände und Finger. Obligat sind assoziierte Symptome wie eine Sklerodaktylie und Nagelveränderungen. Die Sklerodaktylie ähnelt der Sklerodermie (Abb. 5.4), wobei aber die Erblichkeit, die Abwesenheit von systemischen Symptomen und das Fehlen von vasomotorischen Phänomenen, die Manifestation initialer Symptome bereits bei der Geburt und das Fehlen eines Fortschreitens der Erkrankung während des Erwachsenenalter eine Unterscheidung von einer systemischen Sklerodermie ermöglichen. Ziemlich typisch ist auch eine offensichtliche Wachstumsverzögerung der betroffenen Hände, wobei die Hände im Vergleich zum Rest des Körpers als zu klein erscheinen. Die typischen Nagelveränderungen zeigen sich in einer Aplasie sowie einem

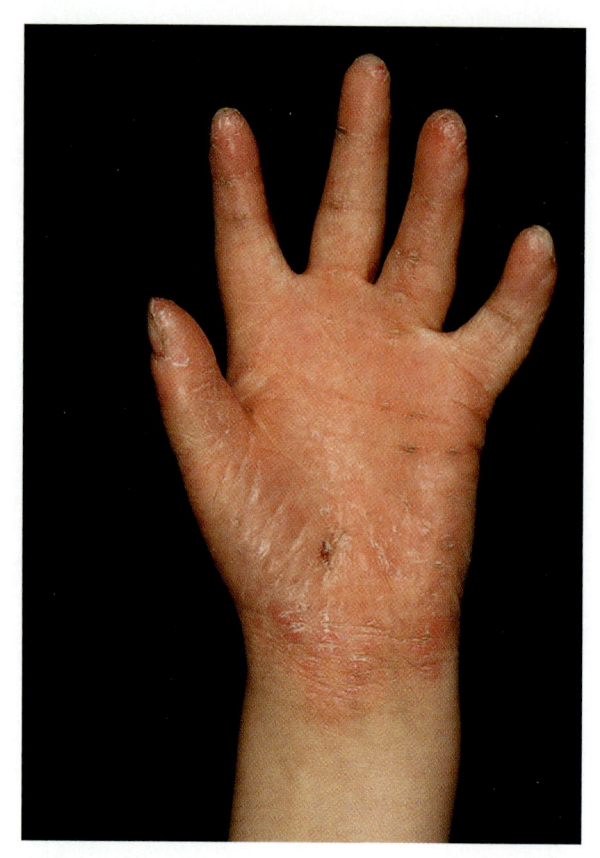

Abb. 5.4. Palmoplantarkeratose mit Skleroatrophie (Huriez-Syndrom)

»ridging« (Längsrillen) und »clubbing« (kegelförmige Auftreibung). In der Häfte der Fälle liegt ebenfalls eine Hyperhidrose vor.

> **Cave:**
> Eine Besonderheit dieser PPK ist das Risiko zur Entwicklung von Stachelzellkarzinomen in der betroffenen Haut, die sich im 3. oder 4. Lebensjahrzehnt manifestieren.

In einer großen Familie wurden Stachelzellkarzinome bei 15 von 110 betroffenen Mitgliedern (13%) beobachtet. 4 dieser Patienten sind an den Metastasen ihres Stachelzellkarzinoms gestorben. Mit anderen Worten: Wenn sich ein Stachelzellkarzinom manifestiert, ist dieses hochmaligne, was möglicherweise auf den niedrigen Differenzierungsgrad zurückzuführen ist. Da die in den Berichten betroffenen Familienmitglieder oft noch sehr jung waren, ist das Lebenszeitrisiko, an einem Stachelzellkarzinom zu erkranken, für die Betroffenen wahrscheinlich noch sehr viel höher.

Histologie. In der betroffenen Haut fehlen epidermale Langerhans-Zellen (Hamm et al. 1996). Das Fehlen von Langerhans-Zellen könnte dazu führen, dass tumorassoziierte Antigene nicht erkannt und dem Immunsystem präsentiert werden können, sodass hier ein Defekt in der Tumorüberwachung besteht. Die Befunde der Routinehistologie sind unspezifisch.

Therapie. Laut Literatur wurde bislang nur ein Fall mit Retinoiden behandelt. Über diesen Patienten liegt eine Verlaufsbeobachtung von 5 Jahren vor, in denen sich kein Karzinom entwickelte. Auf jeden Fall sind bei dieser Erkrankung lebenslange Kontrollen erforderlich, um beginnende Karzinome in einem möglichst frühen Stadium zu behandeln.

5.3.4 Hidrotische ektodermale Dysplasie

(MIM #129500).

Synonym. Clouston-Syndrom.

Epidemiologie. 1859 wurde diese sehr seltene Erkrankung von Nicolle u. Hallipre in einer frankokanadischen Familie beschrieben. 1929 beschrieb Clouston dieselbe Erkrankung in 5 Generationen einer anderen frankokanadischen Familie. Seitdem sind sowohl mehrere Familien als auch sporadische Patienten mitgeteilt worden.

Ätiologie. Es handelt sich um eine autosomal dominant vererbte Erkrankung, die durch 3 unterschiedliche Mutationen in dem Gap-junction-Gen Connexin 30/GJB6 hervorgerufen wird, das auf Chromosom 13q kartiert (Lamartine et al. 2000).

Klinisches Bild. Dystrophische Nägel, Haardefekte und eine PPK charakterisieren dieses Syndrom.

Die klinische Präsentation ist recht heterogen. Durchaus unterschiedliche Ausprägungen von Hypotrichose gehen einher mit einer Nageldystrophie, wobei die Nägel entweder völlig fehlen, verdünnt sind oder auch sogar verdickt sein können. Außerdem besteht oft eine milde PPK. Die Mutationen G11R und A88V verursachen den klassischen Phänotyp, aber sie können auch eine Pachyonychia congenita nachahmen (van Steensel et al. 2003). Kürzlich konnte gezeigt werden, dass die Mutation V37E zu einem Keratitis-Ichthyosis-Deafness (KID)-Syndrom-ähnlichen Phänotyp führen kann (Jan et al. 2004). Offensichtlich spielt der genetische Hintergrund der Patienten eine große Rolle bei der Determinierung des Phänotyps. Wir raten deshalb, dass alle Patienten mit einer kongenitalen Nageldystrophie mit oder ohne Hypotrichose oder einer PPK auf Mutationen in GJB6 gescreent werden.

5.3.5 Mutilierende Palmoplantarkeratose mit periorifiziellen keratotischen Plaques

(Kein MIM Eintrag).

Synonym. Olmsted-Syndrom.

Epidemologie. 1927 beschrieb Olmsted eine kongenitale PPK mit beugeseitigen Veränderungen und der spontanen Amputation von 2 distalen Phalangen (Olmsted 1927). Seitdem wurde über verschiedene weitere Fälle berichtet.

Ätiologie. Die Erkrankung wird wahrscheinlich autosomal dominant vererbt. Das zugrunde liegende Gen ist bislang nicht kartiert worden. Loricrin, ein offensichtliches Kandidatgen, konnte vor kurzem ausgeschlossen werden, das Gleiche gilt für GJB2 (Ogawa et al. 2003, van Steensel et al., unveröffentlichte Daten).

Klinisches Bild. Kongenital vorliegende diffuse, scharf begrenzte Keratosen der Handteller und Fußsohlen mit Beugedeformitäten der Finger und Zehen, die zu einer Einschnürung oder spontanen Amputation führen, sowie periorifiziell lokalisierte Keratosen und eine Onychodystrophie charakterisieren dieses Syndrom. Auch über eine Beteiligung der perianalen Haut ist bei 4 Fällen berichtet worden, wobei bei 2 Fällen eine Leukokeratose vorhanden war.

Ein Patient wies im 2. Lebensjahr ebenfalls an den Leisten und an den Oberschenkeln, an den Ohren und am Hals Hyperkeratosen auf. Bei diesem Patienten bestand zusätzlich eine universelle Alopezie sowie das Fehlen der prämolaren Zähne, eine ausgesprochene Gelenkhypermobilität und seit dem 20. Lebensjahr linear angeordnete hyperkeratotische Streifen in den Kniekehlen und an den Beugeseiten der Unterarme. Vor kurzem wurde über einen Fall berichtet, bei dem eine kongenitale nichtmutilierende PPK vorlag sowie eine Nageldystrophie mit einer progressiven perioralen und perianalen Keratodermie und zusätzlich weiteren Augenveränderungen im Sinne einer kornealen epithelialen Dysplasie. Das Olmsted-Syndrom kann zu einer schwerwiegenden kornealen Vernarbung und einem Visusverlust führen.

❗ Cave:
In den letzten Jahren wurde es immer deutlicher, dass das Olmsted-Syndrom zu der Entwicklung von Stachelzellkarzinomen der betroffenen Haut prädisponiert. Eine Reihe von diesbezüglichen Fällen sind inzwischen mitgeteilt worden (Ogawa et al. 2003; Yoshizaki et al. 2001).

Therapie. Empfohlen wird die mechanische Entfernung von Hyperkeratosen, evtl. auch eine Vollhautexzision der betroffenen Haut, mit einer nachfolgenden Transplantation von gesunder Haut. In Einzelfällen sind auch systemische Retinoide eingesetzt worden, aber die Ergebnisse waren enttäuschend.

5.3.6 Palmoplantarkeratose mit Periodontopathie

(MIM #245000).

Synonym. Papillon-Lefèvre-Syndrom (PLS).

Epidemiologie. 1924 berichteten Papillon und Lefèvre über das gleichzeitige Vorkommen einer PPK mit schwerwiegenden Veränderungen der Zähne bei einem Bruder und seiner Schwester (Papillon et al. 1924). Diese seltene Erkrankung wurde danach bei einer Vielzahl von Patienten beschrieben.

Ätiologie. Das Papillon-Lefèvre-Syndrom (PLS) wird autosomal rezessiv vererbt. Es wird durch Mutationen in dem Gen hervorgerufen, das für die Dideptidyl-Peptidase Cathepsin C kodiert (Toomes et al. 1999). Dieses proteolytische Enzym ist eines von mehreren, die in die Aktivierung von sekretorischen Granula der neutrophilen Leukozyten involviert sind. Es wird auch für die Aktivierung der zytotoxischen Effektorgranzyme A und B in natürlichen Killerlymphozyten benötigt. In der Haut können Proteasen wie Cathepsin C möglicherweise beim Abbau vom Desmosomen beteiligt sein, der während der Abschilferung des Stratum corneum stattfindet. (Fluhr et al. 2004).

Klinisches Bild. Das Papillon-Lefèvre Syndrom ist durch eine diffuse transgrediente Palmoplantarkeratose und einen vorzeitigen Verlust sowohl der ersten als auch der permanenten Zähne gekennzeichnet.

Zusätzlich zu den gutbekannten palmoplantaren Hyperkeratosen weisen viele Patienten schuppige erythematöse Läsionen über den Knien, Ellbogen und den Interphalangealgelenken auf, die nicht selten als Psoriasis fehldiagnostiziert werden. Die Erkrankung manifestiert sich bereits im 1. Lebensjahr, und zwar zunächst mit einer Rötung und Verdickung der Haut an den Handtellern und Fußsohlen (◘ Abb. 5.5), etwa zu der Zeit, wenn auch die ersten Zähne durchbrechen.

Eine spontane Verbesserung geht mit der zurückgehenden Entzündung der Mundschleimhaut nach dem Verlust der permanenten Zähne einher. Eine assoziierte Hyperhidrose verursacht häufig einen sehr unangenehmen Geruch. Eine Empfänglichkeit für Infektionen besteht bei etwa 20% aller PLS-Patienten. Die Haut stellt den häufigsten Manifestationsort für Infektionen dar. Innere Organe sind sehr viel seltener betroffen.

Eine allelische Variante, das Haim-Munk Syndrom, ist durch einen planen Fuß und Akro-Osteolysen gekennzeichnet (Haim u. Munk 1969; Hart et al. 2000). Letzteres Symptom könnte durch die bekannte Beteiligung von Kathepsinen bei der Knochenresorption durch Osteoklasten erklärt werden.

Histologie. Die histologischen Veränderungen sind unspezifisch. Elektronenmikroskopisch finden sich lipidähnliche Vakuolen in Korneozyten und Granulozyten, eine Reduktion bei den Tonofilamenten und unregelmäßige Keratohyalingranula.

Therapie. Retinoide sind offenbar recht effektiv in der Behandlung der Hyperkeratosen, und ihr Einsatz führt auch

Ätiologie. Die Naxos-Erkrankung wird autosomal rezessiv vererbt und durch Deletionen in dem Gen für junktionales Plakoglobin hervorgerufen – Plakoglobin ist eine wichtige Komponente der Desmosomen (McKoy et al. 2000)

Klinisches Bild. Eine diffuse, schuppende und durch Rhagaden gekennzeichnete PPK geht einher mit rauem, krausem oder wollartigem Haar und einer dilatativen Kardiomyopathie mit Herzrhythmusstörungen.

> Der Wollhaaraspekt ist ein wichtiger Indikator für Desmosomenstörungen.

5.3.8 McGrath-Syndrom/ektodermale Dysplasie/Hautfragilitätssyndrom

(MIM #604536).

Epidemiologie. Die Krankheit ist selten, bislang sind nur 7 Berichte dazu erschienen.

Ätiologie. Das McGrath-Syndrom wird hervorgerufen durch eine Mutation in dem Gen für Plakophilin-1, einer Desmosomenkomponente, die beteiligt ist an der Anknüpfung des intermediären Filamentnetzwerkes an die Desmoplakine (McGrath et al. 1997). Untersuchungen aus letzter Zeit zeigen, das Plakophilin-1 auch eine Rolle bei der Regulation der Keratinozytenmigration und des Aufbaus von Desmosomen spielt (South et al. 2003)

Klinisches Bild. Das häufigste Symptom ist eine ausgeprägte Empfindlichkeit der Haut in Bezug auf mechanische Belastungen durch eine mit schmerzhaften Rhagaden einhergehende Keratodermie, die ausgeprägt ist, z. T. sogar veruziforme Züge annimmt und von einer extremen Nageldystrophie begleitet ist. Die Hände sind wesentlich geringer als die Fußsohlen betroffen. An den Fußsohlen kann die PPK zu erheblichen Behinderungen führen, die am stärksten betroffenen Patienten sind auf einen Rollstuhl angewiesen. Das Haar hat wiederum einen wolligen Aspekt, und ein schmerzloser Haarverlust führt in früher Kindheit zu kompletter Kahlheit. Axilär und im Genitalbereich kommt es zu Haarwachstum, aber eher spärlich. Das Schwitzvermögen kann reduziert sein. Bei einem Patienten wurden Katarakte nachgewiesen (Steijlen et al. 2004).

Der Schweregrad des Phänotypes hängt von der Mutation ab, wobei einige sog. Splice-site-Mutationen in einen weniger schweren Phänotyp münden, wahrscheinlich weil sie z. T. durch alternatives »splicing« funktionell gerettet werden können (Steijlen et al. 2004; Hamada et al. 2002). Mit Ausnahme von keratolytischen Maßnahmen ist keine Behandlung verfügbar. Die PPK bildet sich völlig zurück,

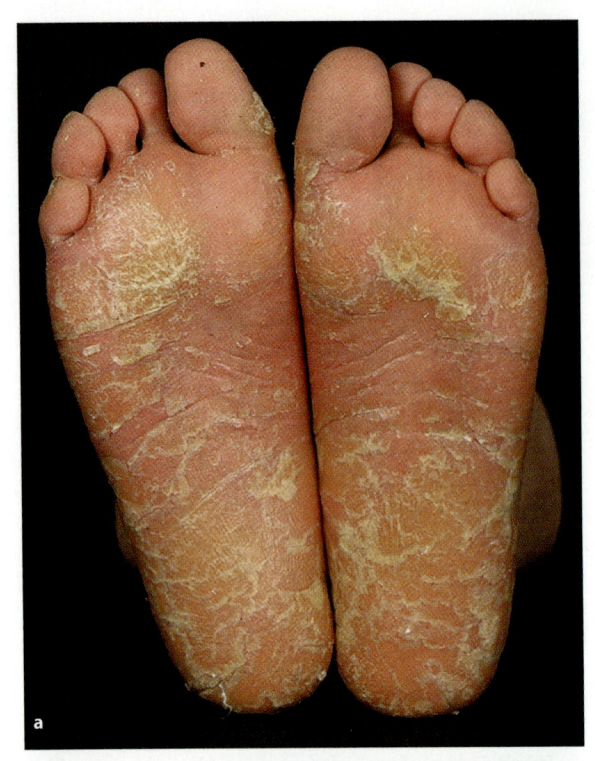

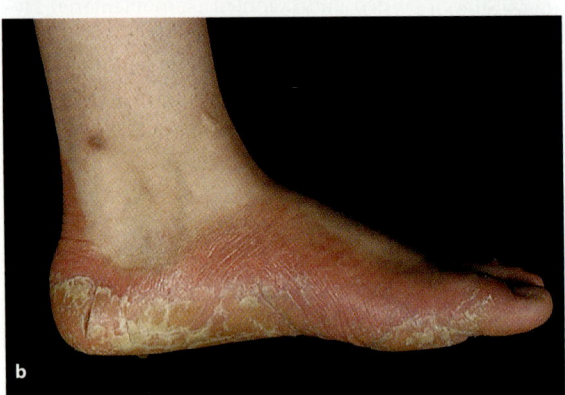

Abb. 5.5a, b. Palmoplantarkeratose mit Periodontopathie (Palillon-Lefèvre-Syndrom). Schuppige erythematöse transgrediente Hyperkeratosen der Fußsohlen (a, b)

zu einer Besserung der Pyodermien. Deshalb ist vorgeschlagen worden, dass bereits im frühen Kindesalter mit einer Retinoidbehandlung begonnen wird und dass auf diese Weise ein normaler Zahnstatus im Erwachsenenalter erreicht werden könnte. Andere Experten raten zu einer professionellen Mundhygiene.

5.3.7 Naxos-Krankheit

(MIM #601214).

Epidemiologie. Die Naxos-Krankheit ist sehr selten und wurde in mehreren Familien beschrieben, die von der griechischen Insel Naxos stammen.

wenn mechanische Druckbelastung für mehrere Wochen minimiert oder vermieden wird.

5.4 Inselförmige und streifenförmige Palmoplantarkeratosen ohne assoziierte Symptome

5.4.1 Keratosis palmoplantaris areata et striata

(MIM #148700, #125670, #607654).

Synonym. Keratosis palmoplantaris varians Wachters, Keratosis palmoplantaris areata et striata Brünauer-Fuchs-Siemens.

Epidemiologie. Ursprünglich wurden striäre und inselartig (areata) lokalisierte Formen der PPK von Fuchs (1924), von Brünauer (1925) und von Siemens (1929) beschrieben. 1963 konnte Wachters in seiner Doktorarbeit nachweisen, dass sowohl die inselförmigen als auch die striären Typen der PPK in ein und derselben Familie vorkamen. Er betrachtete deshalb beide Erscheinungsbilder als Manifestationen ein und desselben Gendefektes und schlug die Bezeichnung Keratosis palmoplantaris varians vor. Allerdings liegt in manchen Familien lediglich eine Unterform vor. 1996 wurde ein Fall berichtet, bei dem sowohl eine Keratosis palmoplantaris varians als auch eine Keratosis palmoplantaris punctata bestand (Lucker et al. 1996).

Ätiologie. Mutationen in nicht weniger als 3 unterschiedlichen Genen können striäre PPK hervorrufen: DSG 1 (Desmoglein 1), DSP 1 (Desmoplakin 1) and KRT 1 (Keratin 1). Die beiden ersten Gene kodieren für desmosomale Proteine, wobei die Desmogleine eine Art interzellulären Kitt darstellen, der die Desmosomen zusammenbindet. Desmoglein 1 ist z. B. das Ziel von Autoantikörpern beim Pemphigus foliaceus und wird auch durch bakterielle Toxine beim Staphylococcal-scalded-skin-Syndrom attackiert. Diese Mutationen verursachen die sog. Typ-I-striäre PPK, die auch als Brünauer-Fuchs-Siemens-Syndrom bekannt ist (Rickmann et al. 1999). Typ II, der durch DSP 1-Mutationen hervorgerufen wird (Armstrong et al. 1999), kann allein mit Hilfe klinischer Merkmale nicht differenziert werden.

Typ III der striären PPK ist mit einer spezifischen Mutation in dem Keratin 1-Gen (del 1628G) assoziiert, wobei diese Mutation zu einem partiellen Verlust des »glycine loops« in der V3-Domäne von Keratin 1 führt (Whittock et al. 1999). Eine ähnliche Mutation ist bei der Ichthyosis Hystrix Curth-Macklin gefunden worden, und es ist recht unklar, warum diese Mutation solch einen dramatisch unterschiedlichen Effekt hat. Bemerkenswerterweise verursachen homozygote Mutationen in DSP 1 das Carvajal-Huerta-Syndrom, eine Störung, die der Naxos-Krankheit ähnelt und ebenfalls durch eine striäre PPK, Herzrhythmusstörungen und Wollhaar gekennzeichnet ist (Norgett et al. 2000).

Klinisches Bild. Eine erhebliche inter- und auch intrafamiliäre Variabilität ist sehr charakteristisch. Die palmaren Keratosen haben entweder ein münzförmiges, lineares, membranöses Aussehen oder können auch durch Rhagaden und eine periunguale Anordnung charakterisiert sein. An den Fußsohlen haben die Keratosen fast immer einen nummulären Aspekt und sind vor allen Dingen an Stellen mit erheblicher Druckbelastung zu finden (Abb. 5.6). Die Läsionen manifestieren sich an den Fußsohlen zumeist im 1. oder 2. Lebensjahr. Die Handteller werden häufig erst später im Leben involviert.

Die Keratosis palmoplantaris areata et striata sollte vom Howel-Evans-Syndrom abgegrenzt werden, bei dem die plantaren Keratosen ebenfalls einen mehr fokalen Aspekt aufweisen. Eine weitere Differenzialdiagnose stellt die Keratosis palmoplantaris nummularis dar, die histologisch durch eine epidermolytische Hyperkeratose gekennzeichnet ist und die von den fokalen Palmoplantarkeratosen mit assoziierten Symptomen unterschieden werden sollte.

Histologie. Es besteht eine Orthohyperkeratose, eine Hypergranulose, eine Akanthose und eine Papillomatose.

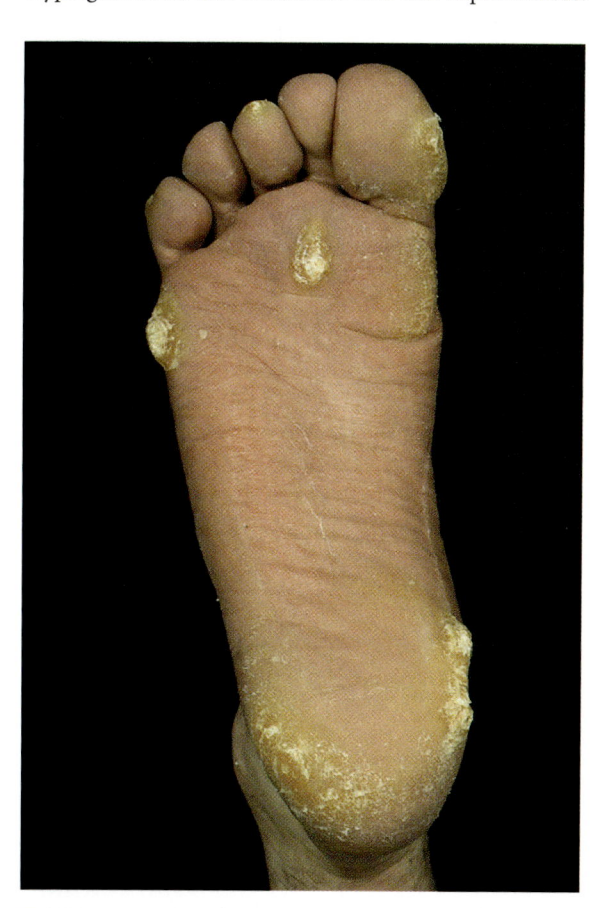

Abb. 5.6. Palmoplantarkeratose areata mit inselförmigen Hyperkeratosen der Fußsohlen

Die Histologie ist somit insgesamt unspezifisch, Zeichen einer epidermolytischen Hyperkeratose werden nicht beobachtet.

5.4.2 Keratosis palmoplantaris nummularis

(MIM 114140).

Synonym. »Hereditary painful callosities«.

Klinisches Bild. Münzförmige keratotische Läsionen, die beinahe ausschließlich an den Druckstellen der Fußsohlen lokalisiert sind und mit Schmerzen als Hauptbeschwerde einhergehen, sind für diese Erkrankung charakteristisch. Insgesamt ist die Erkrankung bei mehr als 34 Patienten in 14 Familien beobachtet worden (Roth et al. 1978). Die Läsionen entstehen üblicherweise, wenn das Kind anfängt zu laufen. Die Hautveränderungen nehmen dann langsam zu und werden oft von Schmerzen begleitet. Die Handteller können ebenfalls betroffen sein, vor allen Dingen nach einer Periode von mechanischer Traumatisierung. Extrapalmoplantare Läsionen sind nur bei 2 Patienten beobachtet worden (Roth et al 1978).

Der wesentliche histologische Befund, der nahezu bei allen Patienten gesehen wurde, ist eine lokale epidermolytische Hyperkeratose. Ein Unterschied zu der PPK vom Typ Vörner besteht darin, dass beim Vörner-Typ die palmoplantare Keratose eine diffuse palmoplantare epidermolytische Hyperkeratose darstellt. Diese Erkrankung lässt sich somit von anderen umschriebenen (fokalen) Formen der Palmoplantarkeratosen durch das Vorhandensein einer epidermolytischen Hyperkeratose als histopathologischem Korrelat unterscheiden.

Differenzialdiagnose. Richner-Hanhart-Syndrom.

5.5 Fokale (umschriebene) hereditäre Palmoplantarkeratosen mit assoziierten Symptomen

5.5.1 Tyrosinämie Typ II

(MIM #276600).

Synonym. Richner-Hanhart-Syndrom.

Epidemiologie. Diese seltene Erkrankung wurde erstmals von Richner (1938) und später von Hanhart (1947) beschrieben.

Ätiologie. Die Tyrosinämie Typ II stellt eine seltene Störung des Tyrosinstoffwechsels dar. Eine Defizienz des Enzyms Tyrosin-Aminotransferase (TAT) führt zu erhöhten Serumspiegeln von Tyrosin und Phenolsäuremetaboliten von Tyrosin, was die biochemische Basis für die Tyrosinämie Typ II darstellt. Das TAT-Gen wurde auf dem langen Arm von Chromosom 16 (16q22.1-q22.3) kartiert (Natt et al. 1986, 1987, 1992).

Klinisches Bild. Dieses Syndrom ist klinisch durch fokale (umschriebene) schmerzhafte palmoplantare Keratosen, bilateral angeordnete pseudoherpetische korneale Ulzerationen und mentale Retardierung gekennzeichnet. Die für die Tyrosinämie Typ II typischen Hautveränderungen bestehen aus schmerzhaften umschriebenen hyperkeratotischen Plaques an Handtellern und Fußsohlen. Gelegentlich können auch aberrante hyperkeratotische Läsionen an anderen Stellen wie z. B. Ellbogen, Knien oder sogar an der Zunge gefunden werden. Eine Hyperhidrose der Handteller und Fußsohlen ist ein häufiges Begleitphänomen.

Zunächst milde herpetiforme korneale Erosionen und dendritische Ulzera entwickeln sich innerhalb der ersten Lebensmonate und können zu einer kornealen Vernarbung und auch zu einem Glaukom führen. Die Hautveränderungen manifestieren sich in der Regel erst, nachdem die Augenveränderungen sich bereits entwickelt haben, allerdings können auch Hautveränderungen entstehen, ohne dass Augenveränderungen dem voraus gehen oder überhaupt auftreten müssen.

Histologie. Ein typischer histologischer Befund sind eosinophile, zytoplasmatische Einschlüsse in den Keratinozyten der Epidermis sowie eine verdickte Epidermis.

5.5.2 Pachyonychia congenita

Unterformen
- Jadassohn-Lewandowski, PC-1 (MIM #167200),
- Jackson-Lawler, PC-2 (MIM #167210).

Epidemiologie. Die Pachyonychia congenita stellt eine heterogene Gruppe seltener Erkrankungen dar, die durch eine hypertrophische Nageldystrophie und hyponychiale Keratosen gekennzeichnet ist. Ursprünglich wurde die Pachyonychia congenita von Müller (1904) und Wilson (1905) beschrieben. Jadassohn u. Lewandowski berichteten 1906 über die Assoziation mit palmoplantaren Keratodermien und anderen ektodermalen Defekten.

Ätiologie. Die Pachyonychia congenita wird autosomal dominant vererbt. Der Pachyonychia-congenita-Sonderform Jadassohn-Lewandowski liegen heterozygote Mutationen in entweder dem Gen für Keratin 6a oder für Keratin 16 zugrunde (Bowden et al. 1995; McLean et al. 1995). Die Keratine 6 und 16 sind im Nagelbett um die Nagelvorläuferzellen vorhanden, dort werden sie abundant in den suprabasalen Schichten der palmoplantaren Haut exprimiert, sie

5.5 · Fokale (umschriebene) hereditäre Palmoplantarkeratosen mit assoziierten Symptomen

finden sich aber auch in Schleimhautepithelien, besonders im Mund, und auch in Haarwurzeln.

Bei dem Pachyonychiasubtyp Jackson-Lawler ist eine Mutation in dem Gen für Keratin 17 und 6b gefunden worden (McLean et al. 1995; Smith et al. 1998). Keratin 17 hat im Vergleich zu Keratin 6 und 16 ein etwas anderes Reaktionsmuster. Es ist weniger stark in palmoplantarer Haut vorhanden und kommt an der Mundschleimhaut nicht vor. Insbesondere mechanische Traumen können das Keratinzytoskelett beeinträchtigen und dazu beitragen, dass die typischen klinischen Merkmale sich manifestieren.

Klinisches Bild. Klinisch ist die Pachyonychia congenita charakterisiert durch eine Verfärbung und eine Verdickung der Nägel (Abb.5.7a), die üblicherweise innerhalb des 1. Lebensmonates einsetzt. Diese Verdickung ist das Ergebnis subungualer Hyperkeratosen, wobei eine nach oben gerichtete Krümmung des distalen Nagels entsteht, während die Seiten oft zum Zentrum hin eingebogen sind.

Differenzialdiagnose. Für die Differenzialdiagnose ist es wichtig, die Pachyonychia congenita von anderen Palmoplantarkeratosen zu differenzieren, die ebenfalls mit einer oralen Leukokeratose einhergehen, wie z. B. dem Howel-Evans-Syndrom und dem fokalen palmoplantaren und oralen Mukosa-Hyperkeratosis-Syndrom.

> Gelegentlich ist es nicht möglich, klinisch zwischen der PC-1 und PC-2 zu unterscheiden, und eine Mutationsanalyse ist für eine endgültige Klassifizierung erforderlich.

Jüngste Forschungsergebnisse belegen, dass einige Symptome sowohl entweder der PC-1 oder der PC-2 so ausgeprägt sein können, dass sie als unabhängige Krankheitsbilder klassifiziert werden. Die lokale, nicht epidermolytische PPK (lokale NEPPK) wird durch Mutation in Keratin 16 hervorgerufen (Shamsher et al. 1995) und ähnelt dem Siemens-Wachter-PPK-Typ. Sehr wahrscheinlich hatte einer der Originalpatienten von Siemens den NEPPK-Typ (eigene Beobachtung). Die sorgfältige klinische Untersuchung erbringt normalerweise bei der fokalen NEPPK den Nachweis von Nagel- oder Schleimhautveränderungen und erlaubt auf diese Weise die Diagnosestellung.

Auch bei dem familiären Steatocystoma multiplex wurden assoziierte Mutationen in den Keratinen 6b und 17 befunden (Smith et al. 1997). Wiederum wie bei der fokalen NEPPK wird eine sorgfältige klinische Untersuchung normalerweise die korrekte diagnostische Einordnung erlauben. Wir raten zur Bestätigung der Diagnose einer fokalen NEPPK oder eines Steatocystoma multiplex durch eine Mutationsanalyse.

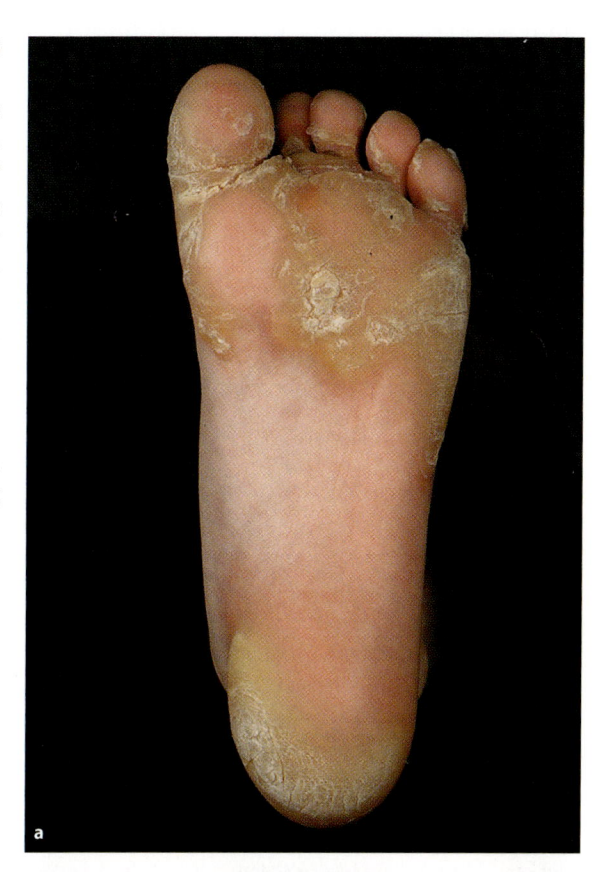

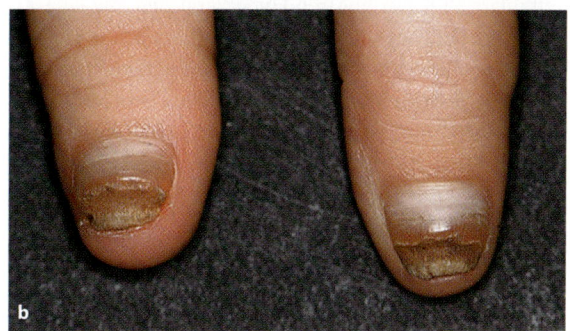

Abb. 5.7a, b. Pachyonychia congenita Jadassohn-Lewandowski mit inselförmigen Hyperkeratosen der Fußsohlen (a) und einer Verdickung der Fingernägel (b)

> Das vor kurzem etablierte International Pachyonychia Congenita Consortium (IPCC, www.pachyonychia.org) bietet Mutationsanalysen an, die zu Forschungszwecken ausgewertet werden und deshalb nicht bezahlt werden müssen. Das IPCC kann unmittelbar kontaktiert werden oder über einen der Autoren dieses Kapitels (van Steensel).

Histologie. Die lichtmikroskopische Untersuchung läsionaler plantarer Haut bei der Pachyonychia congenita zeigt viele sich dunkel anfärbende perinukleäre Einschlusskörper in den Zellen des Stratum spinosum und des Stratum granulosum. Die elektronenmikroskopische Untersuchung zeigt perinukleär angeordnete Keratinaggregate.

Therapie. Lokale keratolytische Maßnahmen erscheinen nützlich, wenn man die Hyperkeratosen reduzieren möchte. Systemische Retinoide können bei schweren Fällen ebenfalls effektiv sein.

5.5.3 Hypotrichosis-Osteolysis-Peridontitis-Palmoplantarkeratose (HOPP-Syndrom)

(MIM 607658).

Epidemiologie. Es handelt sich um ein seltenes Syndrom, das bislang erst bei 3 Patienten beschrieben worden ist (van Steensel et al. 2002).

Ätiologie. Der Phänotyp weist viele Züge zum Haim-Munk-Syndrom auf, was vermuten lässt, dass es ebenfalls auf einem Cathepsin C-Defekt beruht. Allerdings konnten krankheitsassoziierte Mutationen in dem Cathepsingen nicht nachgewiesen werden. Die Vererbung ist wahrscheinlich autosomal dominant.

Klinisches Bild. Das hervorstechendste Symptom ist eine retikuläre PPK mit linearen Hyperkeratosen, die eine Art Netzwerk bilden. In den Keratosen sind Grübchen sichtbar, was dazu führt, dass die Läsionen einem porokeratotischen ekkrinen dermalen Schweißdrüsennävus ähneln. Zusätzlich besteht eine fokale PPK, eine generalisierte Hypotrichosis, Peridontitis, ausgeprägte Onychogryphosis und Osteolysen, die überwiegend die distalen Phalangen der Finger und Zehen betreffen (Akro-Osteolysis). Eine gefurchte Zunge, psoriasisähnliche Hautveränderungen und eine gescheckte Pigmentierung können ebenfalls Teil des klinischen Bildes sein. Die Patienten erkranken in früher Kindheit.

Therapie. Die Hautveränderungen sprechen auf Acitretin 0,5–1 mg/kgKG/Tag an. Ein Patient wurde mit Methotrexat behandelt, da man fälschlicherweise die Diagnose einer Psoriasisarthritis gestellt hatte. Die psoriasisartigen Hautveränderungen als auch die Osteolysen sprachen auf Methotrexat an. Andere Symptome konnten hingegen nicht verbessert werden.

> Zahnpflege ist erforderlich, um die Zähne zu erhalten.

5.5.4 Carvajal-Huerta-Syndrom

(MIM #605676).

Epidemiologie. Carvajal-Huerta beschrieb diese Krankheit im Jahr 1998 bei 18 Patienten aus Äquador (Carvajal-Huerta 1998).

Ätiologie. Diese Störung wird durch rezessive Mutationen im DSP1-Gen hervorgerufen, das für die Desmosomenkomponente Desmoplakin-1 kodiert. Dieses Protein hat eine essenzielle Rolle bei der Verknüpfung des intermediären Filamentnetzwerkes mit den Desmosomen. Die Keratinozyten betroffener Patienten weisen einen Kollaps des intermediären Filamentnetzwerkes auf und eine Gruppierung einer insgesamt reduzierten Zahl von Desmosomen. Dominante Mutationen in DSP1 verursachen die striäre PPK Siemens.

Klinisches Bild. Das klinische Bild ähnelt dem der Naxos-Krankheit mit einer ventrikulären Linksherzkardiomyopathie, Wollhaar und einer PPK, die sich bei dieser Erkrankung allerdings striär darstellt.

Therapie. Eine ursächliche Behandlung ist nicht verfügbar.

> Patienten sollten einem Kardiologen vorgestellt werden, um die Herzkrankheit zu betreuen.

Die Keratodermie kann mit keratolytischen Mitteln behandelt werden. Es gibt keine Erfahrungen mit systemischer Therapie, wie z. B. Acitretin.

5.6 Papulöse hereditäre Palmoplantarkeratosen ohne assoziierte Symptome

5.6.1 Keratosis palmoplantaris punctata

(MIM 148600)

Synonyme
- Typ-1-PPK punctata,
- Davies-Colley, Buschke, Fischer, Brauer,
- punktierte Porokeratose,
- Porokeratosis punctata palmaris et plantaris,
- palmoplantare Keratosis acuminata,
- punktförmige porokeratotische Keratodermie.

Klinisches Bild. Das klinische Bild ist durch zahlreiche winzige keratotische Papeln gekennzeichnet, die strikt auf den volaren Aspekt von Händen und Füßen begrenzt sind (◘ Abb. 5.8a). Die Vielzahl der Bezeichnungen hat zu einer ziemlichen Verwirrung geführt. Die Läsionen entwickeln sich i. Allg. zwischen dem 2. und 4. Lebensjahrzehnt mit einem Manifestationsalter, das zwischen 12 und 70 Jahren liegt. Die papulösen Keratosen nehmen langsam zu und

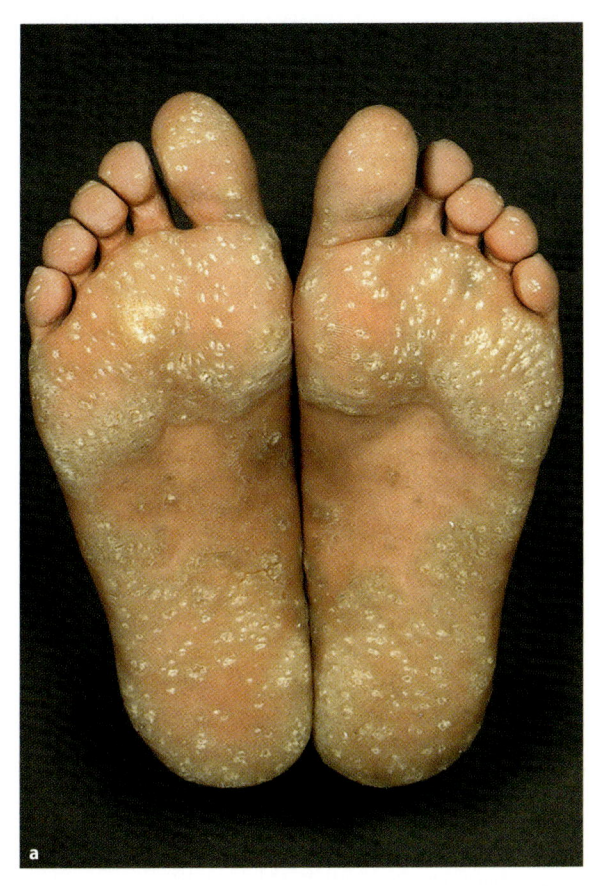

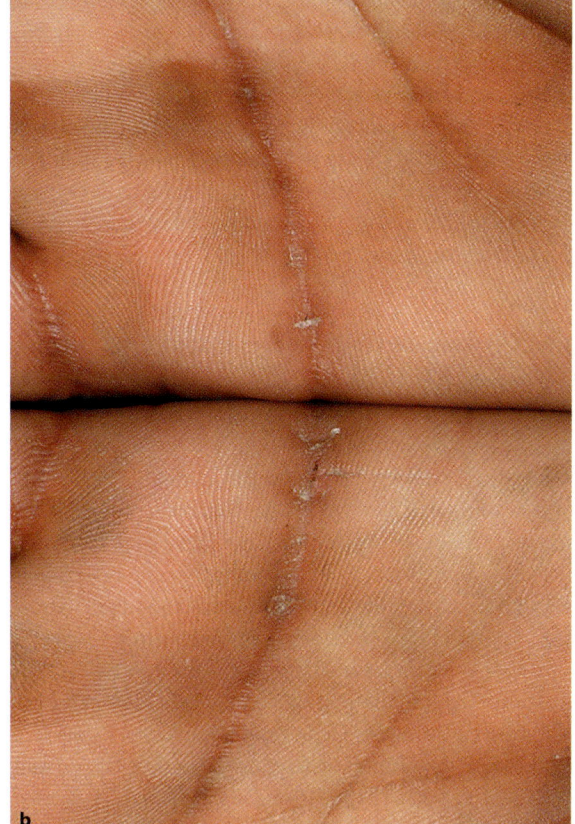

Abb. 5.8a, b. Klassische PPK punctata mit multiplen keratotischen Papeln, die die Fußsohlen bedecken (**a**). PPK punctata der Handfurchen. Diese sehr seltene Variante einer PPK punctata weist kleine keratotische Papeln auf, die sich lediglich an den Handfurchen oder in den Furchen an den Fußsohlen finden lassen (**b**)

bleiben zunächst symptomatisch. Trotz einer großen interfamiliären klinischen Variation besteht innerhalb einer Familie eine relativ einheitliche Expression der Erkrankung. Sehr stark lokalisierte Formen, die sich auf die Handfurchen beschränken, sind beschrieben worden (Abb. 5.8b).

Die meisten Patienten weisen keine assoziierten Symptome auf. Trotzdem sind eine spastische Lähmung, M. Bechterew und auch eine Kalkdrüsenhypoplasie des Gesichtes berichtet worden im Zusammenhang mit der PPK punctata. Vermutlich rein zufällig besteht eine mögliche Assoziation mit gastrointestinalen Malignomen. Stevens et al. (1996) fanden eine Assoziation zwischen einer punktierten PPK und einem Malignom in einer Familie, die 4 Generationen umfasste. Sie spekulierten, dass entweder die PPK und die Malignome durch einen einheitlichen Gendefekt hervorgerufen werden, oder dass möglicherweise 2 eng beieinander liegende genetische Mutationen in derselben Familie kosegregieren. Vor kurzem berichteten Martinez-Mir et al. (2003) über Kopplung auf einem Intervall von 10 cM auf Chromosom 15q22-24.

Histologie. Die histologische Untersuchung fand eine kompakte Säule von Parakeratosis, die an eine kornoide Lamelle erinnert, ohne Evidenz für Dyskeratose oder hydropische Degeneration der Epidermis, die diese Erkrankung von den Porokeratosen abhebt.

5.6.2 Akrokeratoelastoidose

(MIM 101850).

Epidemiologie. 1952 beschrieb Costa diese seltene klinische Entität, die er Akrokeratoelastoidose (AKE) nannte (Costa 1953).

Klinisches Bild. Typischerweise ist die Erkrankung durch kleine gelbliche, runde bis ovale keratotische Papeln gekennzeichnet, die am seitlichen Rand und auf den Streckseiten der Handteller und Fußsohlen lokalisiert sind. In der Mitte können die keratotischen Papeln konfluieren und eine diffuse Keratodermie der Handteller und Fußsohlen bilden. Die Erkrankung setzt in der Kindheit oder in der Adoleszenz ein. Die Zahl der keratotischen Papeln nimmt kontinuierlich über die Jahre hinweg zu. Eine umschriebene Hyperhidrosis ist meistens vorhanden. Histologisch ist die Erkrankung durch eine Elastorrhexis charakterisiert.

1995 beschrieben Lossos et al. (1995) eine Familie mit 4 Mitgliedern, die gleichzeitig an einer Leukoenzephalopathie litten und eine PPK, die der AKE ähnelte, aufwiesen. Diese Erkrankung muss histologisch von der fokalen, akralen Hyperkeratose und klinisch von degenerativen kollagenösen Plaques der Hände unterschieden werden, die eine vollkommen getrennte erworbene Erkrankung darstellen, die sich bei älteren Patienten an lichtexponierten Arealen der Hände manifestiert.

5.6.3 Fokale akrale Hyperkeratosis

(MIM 101850)

Klinisches Bild. Diese Erkrankung ist klinisch der Akrokeratoelastoidose (AKE) sehr ähnlich, kann aber histologisch von der AKE unterschieden werden (Dowd et al. 1983). Sie stellt eine umschriebene Verhornungsstörung dar mit einem verräterischen Beginn bereits in der Kindheit, wobei das Maximum der Ausprägung im frühen Alter erreicht wird und lediglich kosmetische Probleme verursacht. Mit Ausnahme eines einzigen arabischen Patienten gehörten alle anderen Patienten der negroiden Rasse an. Zusätzlich zu den typischen Papeln entlang der Seiten der Hände und Füße finden sich hyperkeratotische Papeln an den Fersen und über den Interphalangialgelenken der Finger und Zehen. Die histologische Untersuchung weist eine fehlende Elastorrhexis auf, die diese Erkrankung von der Akrokeratoelastoidose abgrenzt.

5.7 Papulöse hereditäre Palmoplantarkeratosen mit assoziierten Symptomen

5.7.1 Syndrom der zystischen Augenlider, palmoplantare Keratosen, Hypodontie und Hypotrichosis

(MIM 245600).

Synonym. Schöpf-Schulz-Passarge-Syndrom.

Klinisches Bild. Schöpf und Mitarbeiter berichteten über 2 Schwestern, die ein Syndrom aufwiesen, das durch zystische Augenveränderungen an den Lidern, Hypodontie, Hypotrichose und palmoplantare Keratosen gekennzeichnet war (Schöpf et al. 1971). Eine ähnliche Konstellation ektodermaler Defekte wurde von Burket et al. (1984) bei einem Mann berichtet, bei dem es sich um ein sporadisches Vorkommen dieser Erkrankung handelte. Eine Besonderheit in diesem Fallbericht waren multiple Tumoren im Gesicht des follikulären Infundibulums. Das Papillon-Lefèvre-Syndrom lässt sich einfach abgrenzen.

> Die Periodontopathie, die ein integraler Bestandteil des Papillon-Lefèvre-Syndroms ist, fehlt bei allen Fällen von Schöpf-Syndrom. Ebenfalls sind Zysten der Augenlider beim Papillon-Lefèvre-Syndrom nicht beschrieben worden.

Literatur

Armstrong DK, McKenna KE, Purkis PE et al. (1999) Haploinsufficiency of desmoplakin causes a striate subtype of palmoplantar keratoderma. Hum Mol Genet 8 (1): 143–148

Bakirtzis G, Choudhry R, Aasen T et al. (2003) Targeted epidermal expression of mutant Connexin 26 (D66H) mimics true Vohwinkel syndrome and provides a model for the pathogenesis of dominant connexin disorders. Hum Mol Genet 12 (14): 1737–1744

Bowden PE, Haley JL, Kansky A, Rothnagel JA, Jones DO, Turner RJ (1995) Mutation of a type II keratin gene (K6a) in pachyonychia congenita. Nat Genet 10 (3): 363–365

Brambilla L, Pigatto PD, Boneschi V, Altomare GF, Finzi AF (1984) Unusual cases of Meleda keratoderma treated with aromatic retinoid etretinate. Dermatologica 168 (6): 283–286

Brun AM, Van Steensel MA (2004) A third case of HOPP syndrome-confirmation of the phenotype. Br J Dermatol 150 (5): 1032–1033

Burket JM, Burket BJ, Burket DA (1984) Eyelid cysts, hypodontia and hypotrichosis. J Am Acad Dermatol 10: 922–925

Camisa C, Rossana C (1984) Variant of keratoderma hereditaria mutilans (Vohwinkel syndrome). Treatment with orally administered isotretinoin. Arch Dermatol 120 (10): 1323–1328

Carvajal-Huerta L (1998) Epidermolytic palmoplantar keratoderma with woolly hair and dilated cardiomyopathy. J Am Acad Dermatol 39 (3): 418–421

Chimienti F, Hogg RC, Plantard L et al. (2003) Identification of SLURP–1 as an epidermal neuromodulator explains the clinical phenotype of Mal de Meleda. Hum Mol Genet 12 (22): 3017–3024

Clarke C, Howel-Evans A, McConnell R (1957) Carcinoma of the oesophagus associated with tylosis. (letter). Br Med J 1: 945

Clouston HR (1929) A hereditary ectodermal dystrophy. Canad Med Assoc J 21: 18–31

Costa O (1995) Acrokeratoelastoidosis. Dermatologica 107: 164

Dowd PM, Harman RR, Black MM (1983) Focal acral hyperkeratosis. Br J Dermatol 109 (1): 97–103

Fischer J, Bouadjar B, Heilig R et al. (2001) Mutations in the gene encoding SLURP–1 in Mal de Meleda. Hum Mol Genet 10 (8): 875–80

Fluhr JW, Mao-Qiang M, Brown BE et al. (2004) Functional consequences of a neutral pH in neonatal rat stratum corneum. J Invest Dermatol 123 (1): 140–151

Greither A (1952) Keratosis extremitatum hereditaria progrediens mit dominantem Erbgang. Hautarzt 3: 198–203

Greither A (1977) Erbliche Palmoplantarkeratosen. Hautarzt 28: 395–403

Haim S, Munk J (1969) Periodontosis a part of unknown familial congenital disorder. Refuat Hapeh Vehashinayim 18: 2–6

Hamada T, South AP, Mitsuhashi Y et al. (2002) Genotype-phenotype correlation in skin fragility-ectodermal dysplasia syndrome resulting from mutations in plakophilin 1. Exp Dermatol 11 (2): 107–114

Hamm H, Happle R, Butterfass T, Traupe H (1988) Epidermolytic palmoplantar keratoderma of Vorner: is it the most frequent type of hereditary palmoplantar keratoderma? Dermatologica 177 (3): 138–145

Hamm H, Traupe H, Brocker EB, Schubert H, Kolde G (1996) The scleroatrophic syndrome of Huriez: a cancer-prone genodermatosis. Br J Dermatol 134 (3): 512–518

Literatur

Hart TC, Hart PS, Michalec MD et al. (2000) Haim-Munk syndrome and Papillon-Lefevre syndrome are allelic mutations in cathepsin C [see comments]. J Med Genet 37 (2): 88–94

Hovorka O, Ehlers E (1896) Meledakrankheit. Arch Derm Syph 34: 51

Hu G, Yildirim M, Baysal V et al. (2003) A recurrent mutation in the ARS (component B) gene encoding SLURP-1 in Turkish families with mal de Meleda: evidence of a founder effect. J Invest Dermatol 120 (6): 967–969

Huriez C, Agache P, Bombart M, Souilliart F (1963) Epithéliomas spinocellulaires sur atrophie cutanée congénitale dans deux familles à morbidité cancéreuse élévée. Bull Soc Fr Dermatol Syphiligr 70: 24–28

Jan AY, Amin S, Ratajczak P, Richard G, Sybert VP (2004) Genetic heterogeneity of KID syndrome: identification of a Cx30 gene (GJB6) mutation in a patient with KID syndrome and congenital atrichia. J Invest Dermatol 122 (5): 1108–1113

Kimonis V, DiGiovanna JJ, Yang JM, Doyle SZ, Bale SJ, Compton JG (1994) A mutation in the V1 end domain of keratin 1 in non-epidermolytic palmar-plantar keratoderma. J Invest Dermatol 103 (6): 764–769

Korge BP, Ishida-Yamamoto A, Punter C et al. (1997) Loricrin mutation in Vohwinkel keratoderma is unique to the variant with ichthyosis. J Invest Dermatol 109 (4): 604–610

Kuster W, Becker A (1992) Indication for the identity of palmoplantar keratoderma type Unna-host with type Vorner. Thost family revisited 110 years later. Acta Derm Venereol 72 (2): 120–122

Lamartine J, Munhoz Essenfelder G, Kibar Z et al. (2000) Mutations in GJB6 cause hidrotic ectodermal dysplasia. Nat Genet 26 (2): 142–144

Lee YA, Stevens HP, Delaporte E, Wahn U, Reis A (2000) A gene for an autosomal dominant scleroatrophic syndrome predisposing to skin cancer (Huriez syndrome) maps to chromosome 4q23. Am J Hum Genet 66 (1): 326–330

Lestringant GG, Hadi SM, Qayed KI, Blayney BJ (1992) Mal de Meleda: recessive transgressive palmoplantar keratoderma with three unusual facultative features. Dermatology 184 (1): 78–82

Lossos A, Cooperman H, Soffer D et al. (1995) Hereditary leukoencephalopathy and palmoplantar keratoderma: a new disorder with increased skin collagen content. Neurology 45 (2): 331–337

Lucker GP, Steijlen PM (1996) [Keratosis palmoplantaris varians et punctata. Clinical variability of an single genetic defect?]. Hautarzt 47 (11): 858–859

Maestrini E, Korge BP, Ocana-Sierra J et al. (1999) A missense mutation in connexin26, D66H, causes mutilating keratoderma with sensorineural deafness (Vohwinkel syndrome) in three unrelated families. Hum Mol Genet 8 (7): 1237–1243

Maestrini E, Monaco AP, McGrath JA et al. (1996) A molecular defect in loricrin, the major component of the cornified cell envelope, underlies Vohwinkel syndrome. Nat Genet 13 (1): 70–77

Martinez-Mir A, Zlotogorski A, Londono D et al. (2003) Identification of a locus for type I punctate palmoplantar keratoderma on chromosome 15q22-q24. J Med Genet 40 (12): 872–878

McGrath JA, McMillan JR, Shemanko CS et al. (1997) Mutations in the plakophilin 1 gene result in ectodermal dysplasia/skin fragility syndrome. Nat Genet 17 (2): 240–244

McKoy G, Protonotarios N, Crosby A et al. (2000) Identification of a deletion in plakoglobin in arrhythmogenic right ventricular cardiomyopathy with palmoplantar keratoderma and woolly hair (Naxos disease). Lancet 355 (9221): 2119–2124

McLean WH, Rugg EL, Lunny DP et al. (1995) Keratin 16 and keratin 17 mutations cause pachyonychia congenita. Nat Genet 9 (3): 273–278

Natt E, Kao FT, Rettenmeier R, Scherer G (1986) Assignment of the human tyrosine aminotransferase gene to chromosome 16. Hum Genet 72 (3): 225–228

Natt E, Kida K, Odievre M, Di Rocco M, Scherer G (1992) Point mutations in the tyrosine aminotransferase gene in tyrosinemia type II. Proc Natl Acad Sci U S A 89 (19): 9297–9301

Natt E, Westphal EM, Toth-Fejel SE et al. (1987) Inherited and de novo deletion of the tyrosine aminotransferase gene locus at 16q22.1-q22.3 in a patient with tyrosinemia type II. Hum Genet 77 (4): 352–358

Norgett EE, Hatsell SJ, Carvajal-Huerta L et al. (2000) Recessive mutation in desmoplakin disrupts desmoplakin-intermediate filament interactions and causes dilated cardiomyopathy, woolly hair and keratoderma. Hum Mol Genet 9 (18): 2761–2766

Ogawa F, Udono M, Murota H et al. (2003) Olmsted syndrome with squamous cell carcinoma of extremities and adenocarcinoma of the lung: failure to detect loricrin gene mutation. Eur J Dermatol 13 (6): 524–528

Olmsted H (1927) Keratoderma palmaris et plantaris congenitalis. Am J Dis Child 33: 757–764

Papillon M, Lefèvre P (1924) Deux cas de keratodermie palmaire et plantaire symmetrique familiale (Maladie de Meleda) chez le frere et la soer. Coexistance dans les deux cas d´alterations dentaires graves. Societé Française de Dermatologie et de Syphiligrahie 31: 82

Reis A, Hennies HC, Langbein L et al. (1994) Keratin 9 gene mutations in epidermolytic palmoplantar keratoderma (EPPK). Nat Genet 6 (2): 174–179

Richard G, Whyte YM, Smith L, Itin P, Hohl D, Wollina U Epstein E, Lin JP, Bale SJ (1996) Linkage studies in erythrokeratodermias: fine mapping, genetic heterogeneity, and analysis of candidate genes. J Invest Dermatol 107: 481

Rickman L, Simrak D, Stevens HP et al. (1999) N-terminal deletion in a desmosomal cadherin causes the autosomal dominant skin disease striate palmoplantar keratoderma. Hum Mol Genet 8 (6): 971–976

Risk JM, Field EA, Field JK et al. (1994) Tylosis oesophageal cancer mapped. Nat Genet 8 (4): 319–321

Roth W, Penneys NS, Fawcett N (1978) Hereditary painful callosities. Arch Dermatol 114 (4): 591–592

Schöpf E, Schulz HJ, Passarge E (1971) Syndrome of cystic eyelids, palmo-plantar keratosis, hypodontia and hypotrichosis as a possible autosomal recessive trait. Birth Defects Orig Artic Ser 7 (8): 219–221

Schulz HJ, Passarge E (1997) Syndrome of cystic eyelids, palmo-plantar keratosis, hypodontia and hypotrichosis as a possible autosomal recessive trait. Birth Defects Orig Artic Ser 7: 219–221

Shamsher MK, Navsaria HA, Stevens HP et al. (1995) Novel mutations in keratin 16 gene underly focal non-epidermolytic palmoplantar keratoderma (NEPPK) in two families. Hum Mol Genet 4 (10): 1875–1881

Smith FJ, Corden LD, Rugg EL et al. (1997) Missense mutations in keratin 17 cause either pachyonychia congenita type 2 or a phenotype resembling steatocystoma multiplex. J Invest Dermatol 108 (2): 220–223

Smith FJ, Jonkman MF, van Goor H et al. (1998) A mutation in human keratin K6b produces a phenocopy of the K17 disorder pachyonychia congenita type 2. Hum Mol Genet 7 (7): 1143–1148

South AP, Wan H, Stone MG et al. (2003) Lack of plakophilin 1 increases keratinocyte migration and reduces desmosome stability. J Cell Sci 116 (Pt 16): 3303–3314

Steijlen PM, van Steensel MA, Jansen BJ et al. (2004) Cryptic splicing at a non-consensus splice–donor in a patient with a novel mutation in the plakophilin-1 gene. J Invest Dermatol 122 (5): 1321–1324

Stevens HP, Kelsell DP, Leigh IM, Ostlere LS, MacDermot KD, Rustin MH (1996) Punctate palmoplantar keratoderma and malignancy in a four-generation family. Br J Dermatol 134 (4): 720–726

Toomes C, James J, Wood AJ et al. (1999) Loss-of-function mutations in the cathepsin C gene result in periodontal disease and palmoplantar keratosis [see comments]. Nat Genet 23 (4): 421–424

van Steensel MA, Jonkman MF, van Geel M, Steijlen PM, McLean WH, Smith FJ (2003) Clouston syndrome can mimic pachyonychia congenita. J Invest Dermatol 121 (5): 1035–1038

Van Steensel MA, Van Geel M, Steijlen PM (2002) New syndrome of hypotrichosis, striate palmoplantar keratoderma, acro-osteolysis and periodontitis not due to mutations in cathepsin C. Br J Dermatol 147 (3): 575–581

Van Steensel MA, van Geel MV, Steijlen PM (2002) Mal de Meleda without mutations in the ARS coding sequence. Eur J Dermatol 12 (2): 129–132

Vohwinkel K (1929) Keratoderma hereditarium mutilans. Arch Derm Syph 158: 354–364

Vörner H (1901) Zur Kenntnis des Keratoma hereditarium palmare et plantare. Arch Dermatol Syph 56: 3–31

Whittock NV, Ashton GH, Dopping-Hepenstal PJ et al. (1999) Striate palmoplantar keratoderma resulting from desmoplakin haploinsufficiency. J Invest Dermatol 113 (6): 940–946

Yoshizaki Y, Kanki H, Ueda T, Ichihashi M, Ueda M (2001) A further case of plantar squamous cell carcinoma arising in Olmsted syndrome. Br J Dermatol 145 (4): 685–686

Neurokutane Syndrome

G. Kurlemann

6.1 Einleitung – 77

6.2 Neurofibromatose (NF) – 77
6.2.1 Neurofibromatose Typ 1 (NF 1) – 77
6.2.2 Neurofibromatose Typ 2 (NF 2) – 80

6.3 Tuberöse Sklerose (TS) – 81
6.3.1 Hautbefunde bei tuberöser Sklerose – 81
6.3.2 Sonstige Organbeteiligungen bei tuberöser Sklerose – 83

6.4 Incontinentia pigmenti Bloch-Sulzberger (IP) – 85
6.4.1 Hautbefunde bei Incontinentia pigmenti Bloch-Sulzberger – 86

6.4.2 Sonstige Organbeteiligungen bei Incontinentia pigmenti Bloch-Sulzberger – 88

6.5 Hypomelanosis Ito (Incontinentia pigmenti achromians, HI) – 88
6.5.1 Hautbefunde bei Hypomelanosis Ito – 88
6.5.2 Weitere Organbeteiligungen bei Hypomelanosis Ito – 89
6.5.3 Genetik bei Hypomelanosis Ito – 90

6.6 Hermansky-Pudlak-Syndrom (HPS) – 90

6.7 Chediak-Higashi-Syndrom (CHS) – 90

Literatur – 91

6.1 Einleitung

Die neurokutanen Syndrome sind eine heterogene Gruppe von Erkrankungen, die sich durch das gemeinsame Auftreten zerebraler und kutaner Symptome auszeichnen. Beteiligt sein können alle 3 Keimblätter, bevorzugt aber das Ekto- (Haut und Hautanhangsgebilde, ZNS) und Mesoderm (Bindegewebe). Die kutanen Merkmale sind häufig bereits bei der Geburt vorhanden und ermöglichen so eine frühzeitige Diagnose.

Der noch immer verwendete Begriff »Phakomatose« (griechisch: Linse, Mal, Geburtsmarke) sollte zugunsten der Bezeichnung »neurokutanes Syndrom« verlassen werden, da die Phakomatose medizinhistorisch nur die Neurofibromatose und die tuberöse Sklerose einschließt. Der Begriff der neurokutanen Syndrome umfasst alle Erkrankungen, bei denen die Haut neben einer Beteiligung des Nervensystems das führende Merkmal ist.

6.2 Neurofibromatose (NF)

6.2.1 Neurofibromatose Typ 1 (NF 1)

Neurofibromatose Typ 1 (NF 1) tritt geschlechterunabhängig ohne Rassenbevorzugung mit einer Prävalenz von 1:2500 bis 1:3000 auf. NF 1 ist eine autosomal dominante Erkrankung mit 100% Penetranz, aber sehr variabler Expressivität. NF 1 ist eine Erkrankung, die zur Tumorentstehung prädisponiert. Das NF-1-Gen wurde auf dem Chromosom 17 (17q11) identifiziert, das Genprodukt ist Neurofibromin, ein Tumorsuppressorgen, welches die ras-Protoonkogene inaktivieren kann (Ponder 1990).

Die NF 1 ist mit 90% die häufigste Form der Neurofibromatose im Kindesalter. Sie ist nach der Mukoviszidose die zweithäufigste Erberkrankung im Kindesalter.

Hautbefunde bei NF 1. Die NF 1 ist nach Vorschlag der Konsensus-Konferenz zu diagnostizieren über
- Befunde der Haut (Café-au-lait-Flecken, Freckling-, Augen-Lisch-Knötchen),
- Befunde des peripheren oder zentralen Nervensystems (Neurofibrome, Optikusgliom),
- weitere Befunde an den Knochen (sphenoorbitale Dysplasie, Verdünnung der langen Röhrenknochen),
- Familienanamnese (Verwandter 1. Grades mit NF).

Mindestens 2 diagnostische Kriterien sollten erfüllt sein, um die Diagnose NF klinisch zu stellen (◘ Übersicht 6.1).

Führendes kutanes Merkmal sind Café-au-lait-Flecken (CLF), die gewöhnlich bereits bei der Geburt vorhanden sind, deren Anzahl und Farbintensität aber während des 1. Lebensjahres deutlich zunehmen, um dann konstant zu bleiben. Ihre Farbe ist homogen milchkaffeebraun; sie sind glatt begrenzt, flach und von unterschiedlicher Größe, die zwischen mehreren Millimetern und einigen Zentimetern schwanken kann (◘ Abb. 6.1). In der Regel lassen sich mehr

> **Übersicht 6.1. Diagnosekriterien Neurofibromatose Typ 1 (mindestens 2 Kriterien müssen erfüllt sein, um die Diagnose »Neurofibromatose Typ 1« zu stellen)**
>
> — Mindestens 5 Café-au-lait-Flecken >5 mm
> — Ein plexiformes Neurofibrom oder 2 oder mehr kutane/subkutane Neurofibrome
> — Axilläres oder inguinales Freckling
> — Keilbeinflügeldysplasie oder Dysplasie langer Röhrenknochen
> — Ein- oder beidseitiges Optikusgliom
> — 2 oder mehr Iris-Lisch-Knötchen
> — Positive Familienanamnese

als 6 CLF nachweisen. Ist die Hyperpigmentierung segmental ausgedehnt, finden sich nur wenige CLF im Bereich der übrigen Haut. Unter einer inhomogen gefärbten Hyperpigmentierung, kombiniert mit einem Tierfellnävus, entsteht oft ein plexiformes Neurofibrom.

Die CLF sind überwiegend am Rumpf lokalisiert, mit Abstand folgen die Extremitäten; ganz selten finden sich auch einmal CLF im Gesichtsbereich, niemals in den Handinnenflächen oder Fußsohlen.

Das Freckling besteht aus kleinfleckigen, clusterförmig auftretenden linsenkorngroßen Hyperpigmentierungen von der Intensität der Sommersprossen. Es entsteht im Laufe der Kindheit und ist mit Abschluss der Pubertät bei nahezu 100% aller Patienten mit NF 1 nachweisbar. Hauptlokalisation des Frecklings sind die Axilla, die Inguinalregion oder die Oberlider; bei Frauen ist die Submammillarregion gehäuft betroffen (Abb. 6.2). Das verzögerte Auftreten des Freckling wird mit physikalischen Eigenschaften wie Wärme, Reibung oder Schweißproduktion erklärt. Neben den richtungsweisenden CLF sind unterschiedlich große Hypopigmentierungen ohne Lokalisationsschwerpunkt bei Kindern mit NF 1 nicht selten, sie sprechen nicht gegen die Diagnose NF 1.

Neurofibrome sind gutartige Tumoren, die in jedem peripheren Nerv entstehen können; im Kindesalter sind sie eher selten. Ihre Bestandteile sind Schwann-Zellen und Fibroblasten, aber auch Mastzellen, Perineural- und Endothelzellen. Unterschieden werden kutane, subkutane und plexiforme Neurofibrome (Abb. 6.3).

Die kutanen Neurofibrome liegen innerhalb der Haut, sind weich und zentral eindrückbar (»Klingelknopf«), spä-

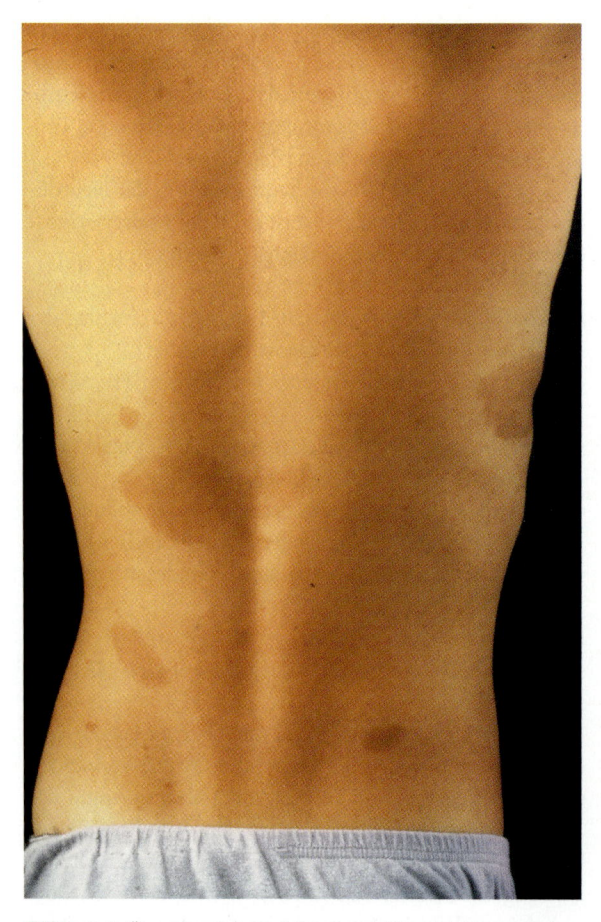

Abb. 6.1. Überwiegend glatt begrenzte Café-au-lait-Flecken bei NF 1

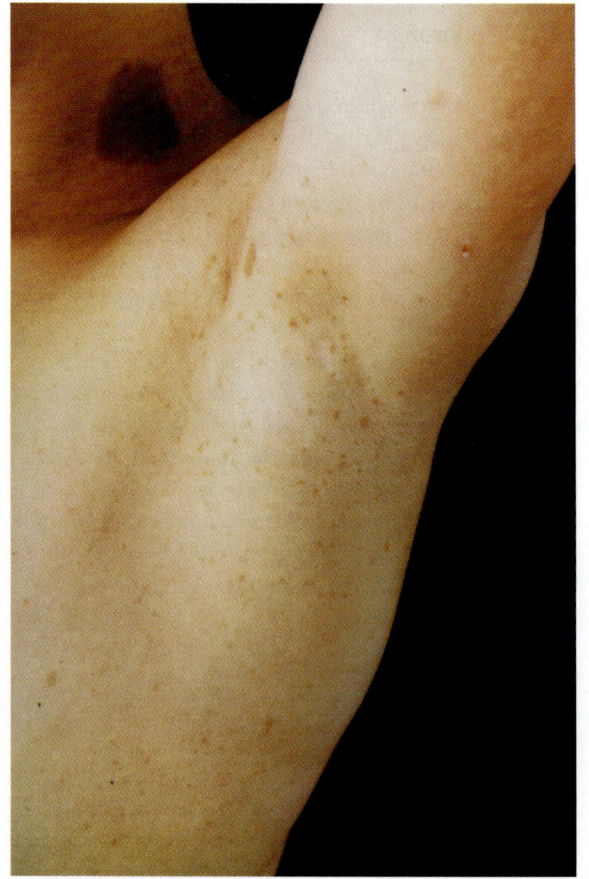

Abb. 6.2. Anhäufung linsengroßer Café-au-lait-Flecken in der Axilla (axilläres Freckling)

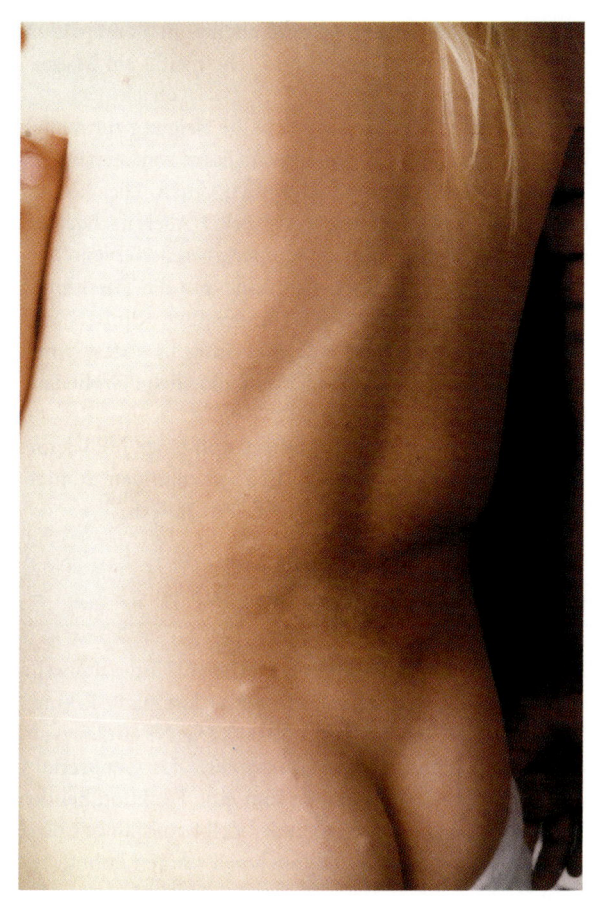

Abb. 6.3. Lumbosakrales plexiformes Neurofibrom mit multiplen kutanen Neurofibromen im Sinne von Satellitenfibromen

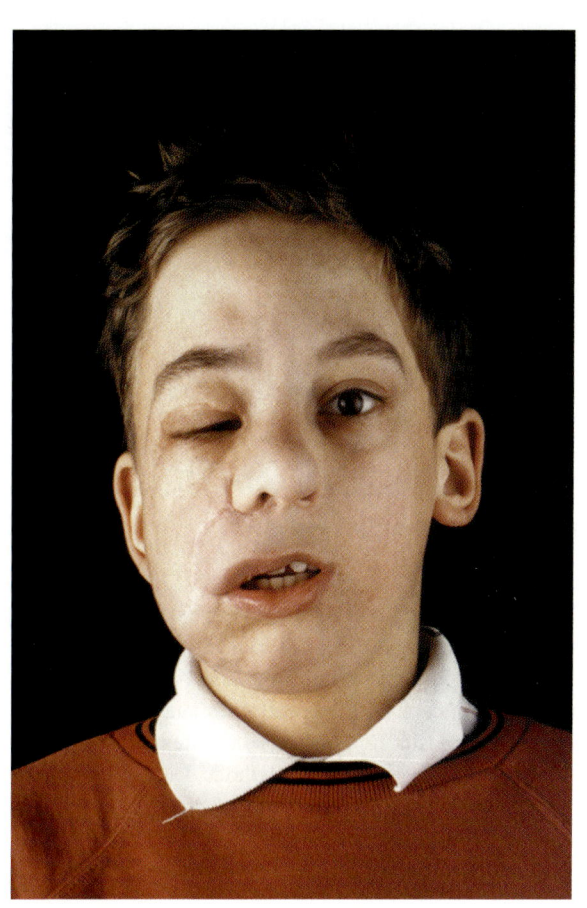

Abb. 6.4. Sphenoorbitale Dysplasie links mit periorbitalem Neurofibrom, Narbe nach kosmetischer Operation eines plexiformen Neurofibroms

ter sind sie gestielt. Die subkutanen Neurofibrome sind dagegen hart und rund sowie gelegentlich schmerzhaft. Sie können alle Abschnitte des Nervensystems befallen und je nach Loklisation neurologische Defizite verursachen. Die plexiformen, diffus infiltrierend wachsenden Neurofibrome können gelegentlich zu elefantiasisähnlicher Entstellung und Hypertrophie ganzer Extremitäten führen. Viel häufiger sind die plexiformen Neurofibrome periorbital lokalisiert und führen zu kosmetischen Problemen im Gesichtsbereich (Abb. 6.4).

Eine Akzelleration des Wachstums der Fibrome in der Schwangerschaft oder unter Therapie mit Östrogen sprechen für eine hormonelle Beeinflussung der Neurofibromentstehung; dieser Umstand könnte auch das Hervortreten der Neurofibrome im Jugendalter erklären (Pubertät). Eine operative Entfernung kutaner/subkutaner Neurofibrome ist nur bei lokaler Kompression erforderlich; die plexiformen NF lassen sich wegen ihrer schlechten Abgrenzbarkeit bei diffuser Infiltration nur sehr schlecht chirurgisch angehen. Bei entstellendem Wachstum periorbital mit Lidverschluss kann eine kosmetische Operation in Erwägung gezogen werden.

Charakteristisch für NF 1 ist das Auftreten von Lisch-Knötchen in der Iris. Lisch-Knötchen sind kuppelförmig gewölbte gelbliche bis braune Hamartome auf der Iris (Abb. 6.5). Sie treten mit zunehmendem Alter der Kinder auf, sind bei Erwachsenen mit NF 1 zu 100% vorhanden. Lisch-Knötchen sind nie das einzige Merkmal der NF 1, immer treten sie zusammen mit anderen Charakteristika auf. Sie führen nie zu ophthalmologischen Komplikationen. Am sichersten können sie mit der Spaltlampe nachgewiesen werden (Lubs et al. 1991). Andere seltene ophthalmologische Veränderungen bei NF 1 sind das kongenitale Glaukom, anteriorer subkapsulärer Katarakt, retinale Gefäßverschlüsse und der pulsierende Exophthalmus als Folge einer sphenoorbitalen Dysplasie.

> Lisch-Knötchen sind ein charakteristischer Befund bei NF. Sie müssen von Irisnävi unterschieden werden.

Wegweisend für die Diagnose NF 1 kann der Nachweis eines Optikusglioms sein. Es tritt bei 15% der NF-1-Patienten auf, gewöhnlich bis zum 4. Lebensjahr. Bei intraorbitaler Lokalisation ist das Erstsymptom eine Protrusio bulbi. Es handelt sich um pilozytische Astrozytome ohne starke

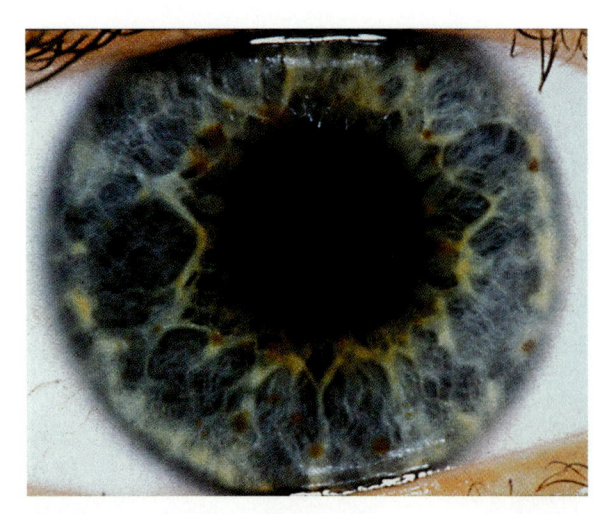

Abb. 6.5. Lisch-Knötchen der Iris

Wachstumstendenz und verursacht nur bei 30–50% der Betroffenen Symptome. Erst bei gesicherter Visusverschlechterung oder progredient infiltrierendem Wachstum in das Chiasma opticum ist therapeutisches Handeln indiziert. Für die Diagnostik und Verlaufskontrolle ist die Magnetresonanztomographie (MRT) Methode der Wahl.

> Optikusgliome bei NF 1 sind ein »noli me tangere«.

Seit Einführung der MRT lassen sich gehäuft Signalintensitäten im Bereich der Basalganglien, des Hirnstamms und des Kleinhirns bei Kindern mit NF 1 nachweisen, die der Diagnostik in der CCT entgehen.. Verlaufsuntersuchungen zeigen einen Rückgang dieser Veränderungen mit zunehmendem Alter, sodass vermutet wird, es handle sich bei diesen Veränderungen um passagere Glioseherde. Periaquäduktale gliöse Veränderungen können zum Hydrozephalus internus führen und müssen neurochirurgisch versorgt werden (Braffman et al. 1988).

Neuropsychologische Defizite in Form von Lernstörungen, Aufmerksamkeitsstörungen, Hyperaktivität und Sprachstörungen treten bei 30–60% der Kinder mit NF 1 auf (Huson u. Hughes 1993). Neurofibromin der Drosophilafliege weist eine 60%ige Übereinstimmung seiner 2803 Aminosäuren mit dem humanen NF-1-Gen auf. Lern- und Gedächtnisfunktionen der Drosophilafliege werden durch das NF-1-Gen maßgeblich beeinflusst, indem Neurofibromin die G-Protein-stimulierte Adenylylzyklaseaktivität aktiviert. Ähnliche Mechanismen sind für die Entstehung der Lern- und Gedächtnisstörungen beim Menschen zu erwarten (Guo et al. 2000; Tong et al. 2002).

Ausdruck einer mesodermalen Mitbeteiligung bei NF 1 sind unterschiedlich häufig diagnostizierte Skelettveränderungen wie Keilbeinflügeldysplasie, oft mit einseitig pulsierendem Exophthalmus einhergehend, Kyphoskoliose, Verdünnung der langen Röhrenknochen in Kombination mit Pseudarthrosebildungen und sehr häufig ein Makrozephalus.

Besondere Beachtung verdient die Neigung zur malignen Entartung bei NF-1-Patienten in Form von Leukämien, Wilms-Tumoren und Phäochromozytomen. Hier konnte der somatische Verlust des zweiten NF-1-Allels nachgewiesen werden, ebenso in malignen peripheren Nervenscheidentumoren und Gliomen, was insgesamt die These eines Tumorsuppressorgens bei NF 1 unterstützt. Klinisch weisen periphere Neurofibrosarkome häufig als erstes Symptom einen Dauerschmerz oder eine plötzliche Größenzunahme des Neurofibroms auf.

Eine seltene viszerale Manifestation einer NF 1 kann sich in Bauchschmerzen, Obstipation, blutigen Stühlen oder nephrogen bedingtem Hypertonus äußern.

6.2.2 Neurofibromatose Typ 2 (NF 1)

Die Neurofibromatose Typ 2 (NF 2) ist im Kindesalter sehr selten. Auch die NF 2 ist eine autosomal dominante Erkrankung mit einer Inzidenz von 1:40.000. Das NF-2-Gen wurde auf dem Chromosom 22 lokalisiert, das Genprodukt Merlin oder Schwannomin scheint eine Funktion bei der Verküpfung von Bestandteilen der Zellmembran mit dem Zytoskelett zu haben. In zahlreichen Tumoren konnte ein Verlust des 2. NF-2-Allels nachgewiesen werden, was für die Funktion eines Tumorsuppressorgens auch beim NF-2-Gen spricht (Huson u. Hughes 1993).

Tumoren des VIII. Hirnnervs sind ein häufiger Befund bei NF 2, dabei handelt es sich um Vestibularisschwannome, die ein- und beidseitig auftreten können. Tinnitus, Schwindel oder Gleichgewichtsstörungen sind das klinische Leitsymptom. Sie können in jedem Lebensalter auftreten, Manifestationsgipfel ist das 2. Lebensjahrzehnt. Häufig treten Schwann-Zelltumoren anderer Hirnnerven, Spinalwurzeln oder peripherer Nerven auf. Maßnahme der Wahl in der Diagnostik ist die zerebrale MRT, wobei die Schwann-Zelltumoren charakteristischerweise Kontrastmittel aufnehmen. Meningiome und spinale Raumforderungen finden sich bei NF 2 häufig, können auch einmal sehr selten Erstsymptom im Kindesalter sein (Braffman et al. 1988).

Die posteriore subkapsuläre Katarakt ist ein Frühsymptom der NF 2 und geht den Vestibularisschwannomen um Jahre voraus, sodass ihr zur Früherkennung der NF 2 eine besondere Bedeutung zukommt. Auch scheinen kongenitale Katarakte mit NF 2 häufiger assoziiert zu sein.

> Die subkapsuläre Katarakt ist ein mögliches Früh- bzw. Erstsymptom der NF2.

Die bei der NF 1 so charakteristischen Hautbefunde lassen bei NF 2 im Stich. Café-au-lait-Flecken sind selten, das Freckling fehlt ebenso wie die Lisch-Knötchen immer bei NF 2. Im Gegensatz zur NF 1 treten Neurofibrome bei NF 2 fast immer isoliert auf (Huson u. Hughes 1993).

> Hautbefunde stehen bei der NF 2 nicht im Vordergrund; Lisch-Knötchen und Freckling fehlen immer.

6.3 Tuberöse Sklerose (TS)

Die tuberöse Sklerose (TS) ist ein autosomal dominantes Erbleiden mit hoher Penetranz, wechselnder klinischer Expressivität und großer intrafamiliärer Variabilität. Mit einer Prävalenz von 1:5800 ist sie die zweithäufigste neurokutane Erkrankung (Johnson u. Gomez 1991).

Nach der klassischen Beschreibung durch Bourneville (1880) und Pringle (1890) wird die tuberöse Sklerose, die ihren Namen durch den Nachweis knollenförmiger verhärteter Hirnareale bekam, auch Bourneville-Pringle-Syndrom genannt; die Bezeichnung »tuberous sclerosis complex« im angloamerikanischen Schrifttum trägt der Multiorganbeteiligung Rechnung. Bei einer hohen Spontanmutationsrate (60%) sind 2 Genloci bei der TS beschrieben: 9q34 und 16p13 mit dem Genrodukt Tuberin, dem auch Tumorsuppressoreigenschaften zugeschrieben werden (Johnson u. Gomez 1991).

6.3.1 Hautbefunde bei tuberöser Sklerose

Die Hautveränderungen bei der TS sind wie bei allen neurokutanen Syndromen richtungsweisend für die Diagnose (Tabelle 6.1). Sie bestehen aus hypomelanotischen Flecken (»white spots«), fazialen Angiofibromen, Chagrin-Flecken und fibrotischen Plaques. Bei den hypomelanotischen Flecken handelt es sich um blattförmige oder längsovale Hautbezirke unterschiedlicher Zahl und Größe, die dem Eschenblatt ähneln (»ash leaf spots«). Sie sind diffus über den Körper verteilt, finden sich hauptsächlich am Stamm und den Extremitäten, selten auch im Gesicht (Abb. 6.6).

Tabelle 6.1. Diagnostische Kriterien der tuberösen Sklerose (TS)

Sichere Symptome (1 Kriterium für Diagnose TS ausreichend)	Unsichere Symptome (mindestens 2 Kriterien für Diagnose TS erforderlich)
Angiofibrome, subunguale Fibrome, fibröse Plaques der Stirn	Zerebrale Anfälle, besonders BNS-Epilepsie
Kortikale Tubera	»Ash leaf spots«, weiße Flecken
Subependymale Verkalkungen	Chagrin-Flecken
Multiple retinale Harmatome	Rhabdomyome des Herzens Multilokuläre bilaterale Zysten und Angiomyolipome der Nieren Lymphangiomatose der Lunge Grübchenförmige Zahnschmelzdefekte Nachweis von Symptomen bei einem Familienmitglied

Abb. 6.6. Multiple weiße Flecken (»ash leaf spots«) und lumbosakraler Chagrin-Fleck bei tuberöser Sklerose

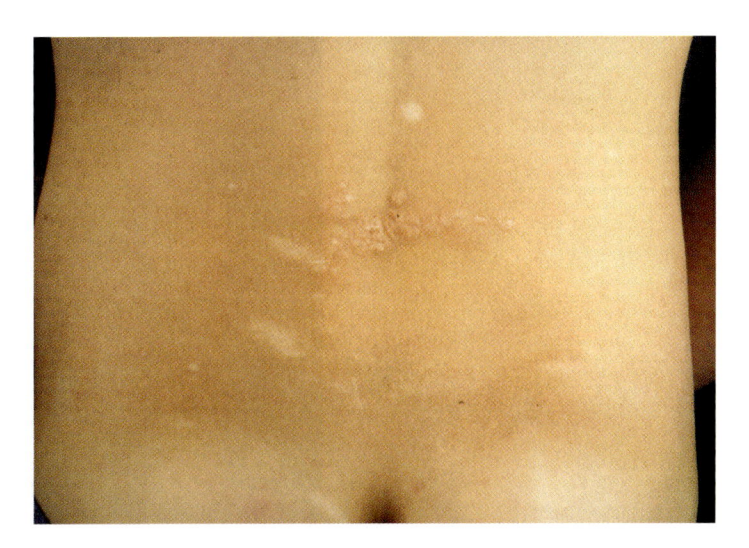

Handinnenfläche und Fußsohle sind – wie bei NF 1 – immer frei. Eine Lokalisation im Bereich des behaarten Kopfes, der Augenbrauen und Wimpern führt zur Poliosis. Gelegentlich folgt die Verteilung auch Dermatomen. Elektronenoptisch weisen diese Areale eine normale Zahl an Melanozyten, aber eine reduzierte Anzahl und Größe der Melanosomen innerhalb der Melanozyten auf. Sie sind angeboren und somit schon bei der Geburt nachweisbar und dann lebenslang vorhanden, sodass sie dem aufmerksamen Auge des Untersuchers nicht entgehen sollten. Häufig werden sie aber erst bei entsprechenden Zusatzsymptomen als richtungsweisender Befund interpretiert. Da dieses Hautmerkmal (>90% der Kinder) so richtungsweisend für die Diagnose der TS ist, muss jedes retardierte Kind, bei dem die Hautuntersuchung im normalen Licht unergiebig ist, zusätzlich im Wood-Licht (360 nm Wellenlänge) untersucht werden (◘ Abb. 6.7).

Gelegentlich präsentieren sich die weißen Flecken als Anhäufung vieler kleiner hypopigmentierter Makulae, Konfetti ähnelnd. Ohne Manifestation einer TS werden einzelne weiße Flecken bei 0,5% aller gesunden Neugeborenen beobachtet.

> Hypomelanotische Flecken oder »white spots« sind das führende Hautmerkmal der TS. Jeder retardierte Patient sollte im Wood-Licht untersucht werden.

Angiofibrome sind rötliche, anfangs hirsekorngroße Knötchen mit weicher, glänzender Oberfläche, die in der Kleinkindzeit auftreten und im weiteren Verlauf an Größe und Ausdehnung zunehmen. Mit Beginn der Pubertät sind sie schmetterlingsförmig im Wangenbereich, in der Nasolabialfalte und auf der Nase bei 90% aller an TS Erkrankten voll ausgeprägt. Die Lippen sind immer frei von Angiofibromen (◘ Abb. 6.8). Histologisch handelt es sich um Angiofibrome und nicht um Talgdrüsentumoren, wie die frühere Bezeichnung Adenoma sebaceum fälschlicherweise suggeriert; bei mechanischer Alteration bluten sie leicht. Aufgrund des Verteilungsmusters werden die Angiofibrome gerade in ihrem Initialstadium immer wieder mit einer Acne vulgaris verwechselt und führen zur Fehldiagnose, wenngleich Komedonen histologisch nicht vorhanden sind.

◘ **Abb. 6.7.** Zur Diagnose »tuberöse Sklerose« führender Hautbefund im Wood-Licht (360 nm). *Links* bei Tageslicht ohne sichtbaren Befund; *rechts* Wood-Licht mit richtungsweisendem »ash leaf spot«

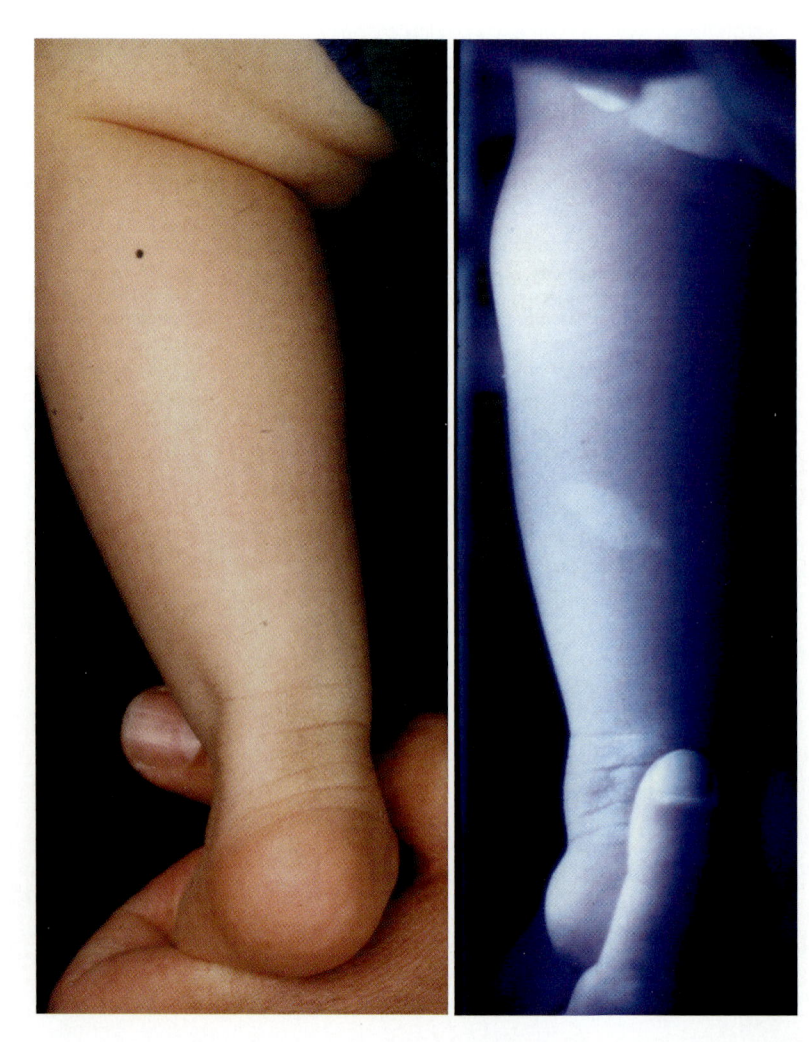

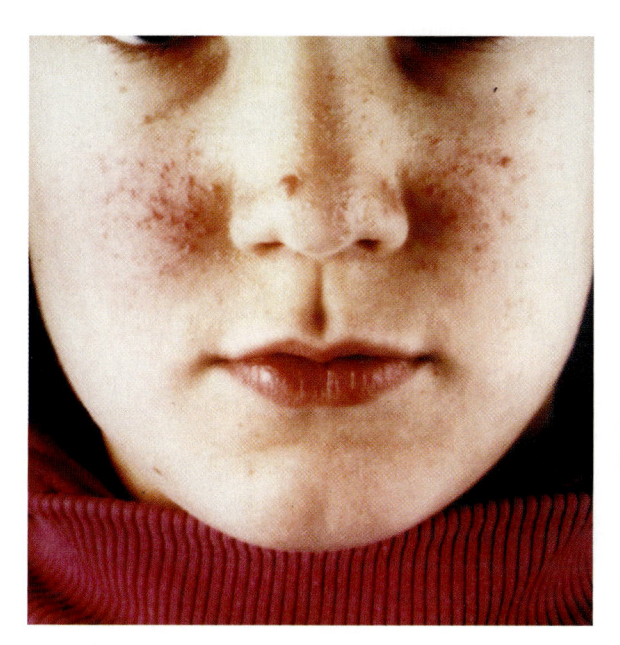

Abb. 6.8. Schmetterlingsförmiges Angiofibrom bei TS

Eine Sonderform des Angiofibroms ist eine symmetrische, flächige Rötung im Wangenbereich, die bei guter Beobachtung dem Vollbild der Angiofibrome gelegentlich vorausgehen kann; beim Schreien der Kinder ist dieser »Vorläufer« der Angiofibrome deutlicher zu sehen. Angiofibrome haben den gleichen hohen Stellenwert wie der Nachweis weißer Flecken für die Diagnose tuberöse Sklerose, sie erlauben aufgrund des späteren Auftretens keine Frühdiagnose. Bei starker kosmetischer Beeinträchtigung kann eine mechanische Dermabrasio oder eine Entfernung mittels Laser (CO_2-Laser oder Argonlaser) versucht werden, dies bleibt sehr häufig jedoch ohne langfristigen Erfolg.

An der Stirn oder im behaarten Kopf finden sich häufig klein- oder großflächige fibromatöse Plaques (Pflastersteinnävi), ebenfalls von roter Farbe, weicher oder auch härterer Konsistenz. Auch diese Hautmerkmale sind angeboren.

Subunguale Fibrome oder auch Koenen-Tumoren – im Zehenbereich häufiger als im Fingerbereich – entwickeln sich bevorzugt erst im Erwachsenenalter; sie sind bei Kindern äußerst selten. Enge Schuhe sollen förderlich für die Entwicklung dieser Fibrome sein. Das weibliche Geschlecht ist bevorzugt betroffen.

Bei ungefähr 50% der Kinder mit TS entwickeln etwa ab dem 6. Lebensjahr Chagrin-Flecken; dabei handelt es sich um lederartig oder orangenhautähnliche Veränderungen von unterschiedlicher Größe mit histologisch nachweisbarer Bindegewebevermehrung. Hauptlokalisation ist die Lumbosakralregion (◘ Abb. 6.6).

Gestielte weiche Fibrome (Molluscum fibrosum pendulum) finden sich gehäuft im Hals-Nacken-Bereich. Daneben weisen viele Kinder mit TS auch immer wieder einzelne Café-au-lait-Flecken auf.

Zahlreiche ophthalmologische Veränderungen werden in der Literatur in Zusammenhang mit TS beschrieben. Am häufigsten treten oft schon während der ersten Lebensjahre flache, lachsfarben bis graue, rundlich-ovale, semitransparent erscheinende Harmatome vorzugsweise am hinteren Augenpol oder leicht erhabene maulbeerartige Harmatome überwiegend nahe der Papille auf. Diese Art der Harmatome hat die Neigung zu verkalken. Bei Lokalisation in der Makula können sie selten zu Sehbeeinträchtigung führen. In der Regel weisen die retinalen Veränderungen keine Progredienz auf.

Das Zahnfleisch kann durch fibromatöse Hyperplasien betroffen sein; mit zunehmendem Alter weisen die Zähne kleine Zahnschmelzgrübchen auf, die nach der Pubertät bei 100% der Kinder vorhanden sind (Roach et al. 1992).

6.3.2 Sonstige Organbeteiligungen bei tuberöser Sklerose

Kardiale Rhabdomyome finden sich bei 50% der Kinder mit TS. Sie sind ein sehr frühes Manifestationsmerkmal der TS und lassen sich bereits pränatal durch Ultraschall beim Feten nachweisen. Diese Tumoren des Herzmuskels können solitär, multipel oder diffus infiltrierend auftreten, nur selten führen sie zu Obstruktionen des Ausflusstraktes des Herzens, die ein kardiochirurgisches Eingreifen erforderlich machen. Einmal nachgewiesen, vergrößern sie sich nicht, sondern werden in der Regel im Verlauf der Kindheit kleiner und lassen sich im Erwachsenenalter oft nicht mehr nachweisen. Kardiale Rhabdomyome können Ursache von Herzrhythmusstörungen sein.

> Kardiale Rhabdomyome sind zu 80% Symptom einer TS.

80% der Betroffenen Kinder mit TS haben eine Nierenbeteiligung in Form von Zysten oder Angiomyolipomen, die sich in unterschiedlichem Alter manifestieren. Während die Nierenzysten früh im Verlauf der Erkrankung auftreten, zeigen sich Angiomyolipome in der Regel erst nach dem 10. Lebensjahr. Allein der Nachweis von Nierenzysten und Angiomyolipomen muss den Verdacht auf eine TS lenken. Sie treten typischerweise multipel und bilateral auf. Beide Veränderungen können durch Nierenvergrößerung und durch ihre Komplikationen klinisch symptomatisch werden, in der Regel sind sie aber harmlos und klinisch inapparent.

Das Angiomyolipom ist ein gutartiger Tumor der Niere, der bei Ruptur ins Nierenbeckenkelchsystem zur Hämaturie führt, bei Blutung unter die Nierenkapsel zu heftigen Flankenschmerzen bis hin zum akuten Abdomen. Eine ausgeprägte renale Zystenbildung kann einen renalen Hoch-

Abb. 6.9. Abdominelle CT. Nierenzysten in der rechten Niere, Angiomyolipom der linken Niere (das CT der Niere wurde im Institut für Klinische Radiologie der WWU Münster durchgeführt)

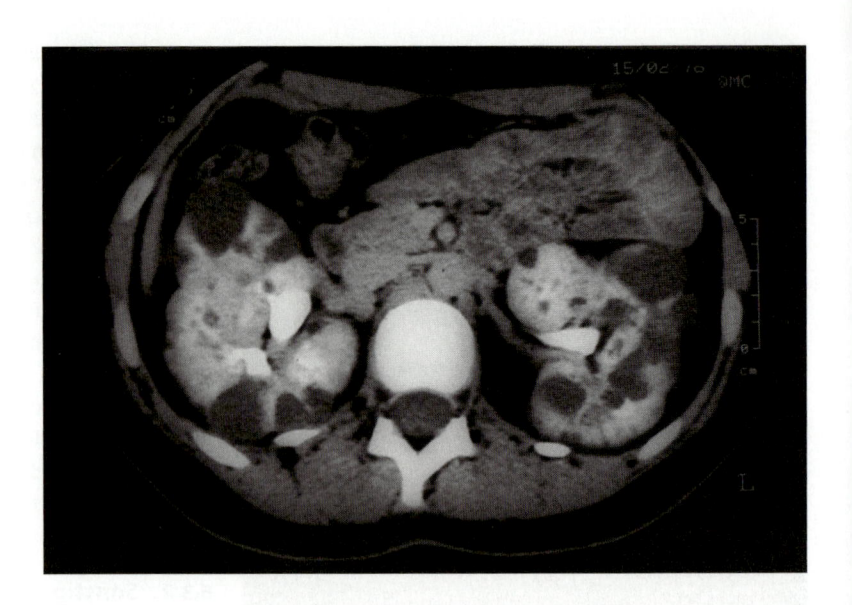

druck, selten auch einmal ein Nierenversagen bedingen (Abb. 6.9).

Eine solitäre Nierenzyste oder ein Angiomyolipom ist nur selten Teil einer TS. Differenzialdiagnostisch muss an das Krankheitsbild der polyzystischen Nierendegeneration gedacht werden, zumal der Genlocus 6p13 für TS mit dem Genlocus für die polyzystische Nierendegeneration überlappt, sodass möglicherweise beide Erkrankungen durch dasselbe Gen mit unterschiedlicher Mutation bedingt sind. Eine Indikaton zur Nephrektomie stellen die renalen Veränderungen bei TS nicht mehr dar, da sie nur ganz selten zu einem Nierenkarzinom entarten. Die Sonographie ermöglicht eine regelmäßige nichtinvasive Verlaufskontrolle der Nieren, bei Größenveränderungen ist ein Durchbruch der Nierenkapsel als Hinweis auf eine Malignisierung zu werten (Witkop et al. 1993).

Sonographisch finden sich benigne zystische Veränderungen auch in anderen intraabdominellen Organen wie Pankreas und Leber. Wie die Nierenveränderungen sollten auch diese regelmäßig sonographisch verlaufskontrolliert werden.

Lungenveränderungen treten in weniger als 1% bei TS auf. Sie unterscheiden sich in ihrem klinischen Bild, den bildgebenden Verfahren und der Histologie nicht von der primären Lymphangioleiomyomatose. Das nahezu ausschließliche Auftreten beim weiblichen Geschlecht im gebärfähigen Alter lässt an eine kausale Bedeutung weiblicher Hormone für die Ausbildung dieser Organmanifestation denken.

Knöcherne Veränderungen in Form von Knochenzysten der Phalangen, Metakarpalia und Metatarsalia sowie sklerosierende Veränderungen der langen Röhrenknochen sind seltene, eher unspezifische Veränderungen bei TS.

Die wichtigsten klinischen Symptome der TS sind zweifelsohne Symptome von Seiten des ZNS, im Vordergrund stehen zerebrale Krampfanfälle und eine psychomentale Retardierung unterschiedlichen Ausmaßes. Zerebrale Anfälle bzw. eine manifeste Epilepsie kann sich bereits im frühen Säuglingsalter manifestieren, aber auch in jeder anderen Altersphase auftreten. Besonders häufig ist das altersgebundene West-Syndrom (Blitz-Nick-Salaam-Anfälle), welches in der Phase der Kortikalisation (5.–7. Lebensmonat) manifest wird. Im eigenen Krankengut waren zerebrale Krampfanfälle in 95% der Fälle Erstsymptom der TS, 50% als West-Syndrom.

Häufig ist die Epilepsie im Rahmen einer TS therapieschwierig bis therapieresistent. Gerade beim West-Syndrom im Rahmen einer TS ist das Antiepileptikum Vigabatrin trotz der Gefahr einer Gesichtsfeldeinschränkung Mittel der 1. Wahl zur Therapie (Curatolo et al. 2001). Insgesamt ist die Prognose der Epilepsie bei TS weniger günstig; gelegentlich ist ein epilepsiechirurgischer Eingriff erfolgreich. Kinder mit Epilepsie bei TS sollten in speziellen pädiatrischen Epilepsiezentren betreut werden.

Verhaltensauffälligkeiten bei Kindern mit TS sind nicht selten; 20% der Kinder mit TS sind autistisch bzw. zeigen autistische Züge. Mitbedingt durch die oft therapieschwierige Epilepsie ist ein hoher Prozentsatz der Kinder mit TS in ihrer psychomentalen Entwicklung in unterschiedlichem Ausmaß retardiert (Jambaque et al. 1991).

Pathologisch-anatomisch lassen sich bei Kindern mit TS charakteristische angeborene intrazerebrale Veränderungen nachweisen. Bei den bildgebenden Verfahren dominieren CCT und MRT. Die Veränderungen variieren in ihrer Lokalisation und Größe. An der Hirnoberfläche bzw. in der grauen Substanz präsentieren sie sich als kortikale oberflächennahe Tubera (Abb. 6.10), die in der Erstbeschreibung durch Bourneville und Pringle der Krankheit den Namen »tuberöse Sklerose« verliehen, und in der Tiefe des Hirns periventrikulär als subependymale Knoten.

Die kortikalen Tubera sind gewöhnlich größer als die subependymalen Knoten und grenzen sich durch ihre blassere Färbung gegen das umliegende Hirngewebe ab. Histo-

6.4 · Incontinentia pigmenti Bloch-Sulzberger (IP)

In 10% der Fälle lassen sich kortikale Tubera auch im Kleinhirn nachweisen. Nach heutigen Untersuchungen besteht kein direkter Zusammenhang zwischen der Schwere einer Epilepsie, der mentalen Retardierung und dem Nachweis zerebraler Veränderungen bei Kindern mit TS. So weisen 13% der Patienten mit TS keine intrazerebralen Veränderungen auf und haben dennoch eine Epilepsie oder mentale Retardierung (Braffman et al. 1988).

Die Diagnose der tuberösen Sklerose erfolgt oft nicht aufgrund eines einzelnen Befundes, sondern setzt sich aus der Kombination der oben im Einzelnen aufgeführten Symptomen zusammen. Aufgrund der erheblichen klinischen Variabilität kann die Diagnose erschwert sein. Vielfach führt gerade im Kindesalter der erste zerebrale Anfall zur Abklärung beim Kinderarzt, der dann aufgrund der typischen frühen kutanen Merkmale die diagnostischen Weichen stellen muss, da jede Erkrankung neben der Therapie auch zu einer genetischen Beratung führen muss, insbesondere bei oft schwer mehrfach behinderten Kindern (Zusammenstellung der diagnostischen Kriterien in ◘ Tabelle 6.1). In der Regel sollte aber die Sichtung eines der kutanen Merkmale bei TS zu einer gründlichen Befunderhebung führen, die fast immer weitere Symptome zutage fördert.

Der genetischen Beratung der Familie zur Einschätzung des Wiederholungsrisikos kommt eine große Bedeutung zu. Dazu müssen beide Elternteile und bereits vorhandene Geschwister wegen der oft erheblichen intrafamiliären Variabilität äußerst sorgfältig untersucht werden. Diese Untersuchung sollte beinhalten:
- Hautinspektion im Wood-Licht,
- Untersuchung der Zähne,
- Augenhintergrundinspektion,
- Ultraschall des Herzens und des Abdomens,
- gezielte Inspektion der Finger- und Zehnägel,
- zerebrale Bildgebung (MRT).

Bei fehlendem innerfamiliärem Nachweis spezifischer Merkmale der tuberösen Sklerose liegt das Wiederholungsrisiko bei 2%, ansonsten bei autosomal dominantem Erbgang bei 50%.

> Eltern und Geschwister eines an TS erkrankten Kindes sind immer im Wood-Licht zu untersuchen.

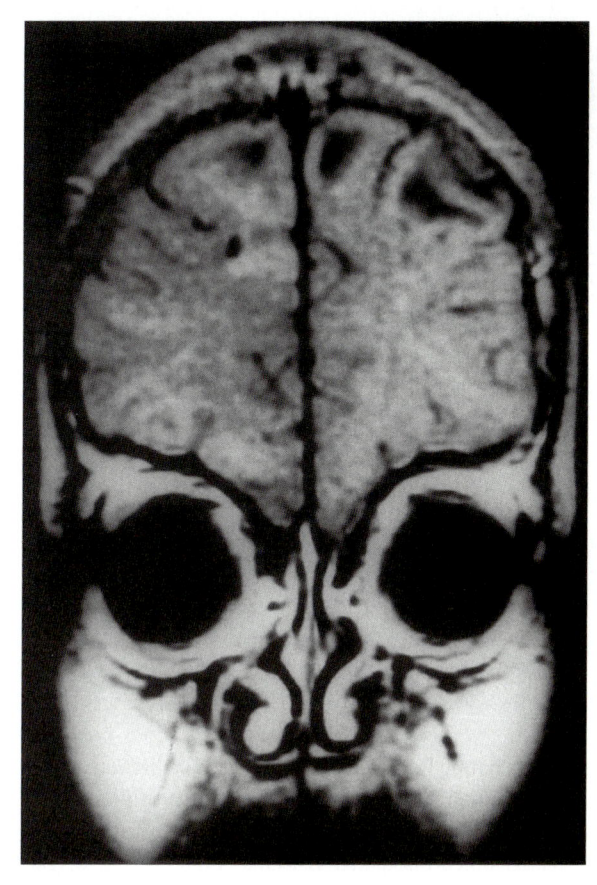

◘ **Abb. 6.10.** Kortikale Tubera beidseits. Kranielle MRT in koronarer Schnittführung mit t_1-gewichteter Sequenz (das MRT des Gehirns wurde im Institut für Klinische Radiologie der WWU Münster durchgeführt)

logisch sind die Veränderungen gleich. Die Tubera können Riesenaxone enthalten und lassen als Ausdruck der kortikalen Aufbaustörung die typische Hirnrindenarchitektur vermissen. Die Gliose und gestörte Myelinisation innerhalb der Tubera können sich auf die tieferen Hirnregionen ausdehnen. Die subependymalen Knoten sind typischerweise um die Seitenventrikel lokalisiert, in der striothalamischen Falte zwischen dem Nucleus caudatus und dem Thalamus.

Subependymale Knoten sind primär gutartige Harmatome aus mehrkernigen Riesenastrozyten und großen Spindelzellen. Sie sind scharf begrenzt und können sich bei entsprechender Größe in das Ventrikellumen vorwölben. Sie verkalken in der Regel früh und sind eindeutig von anderen intrazerebralen Verkalkungen zu differenzieren. Bei 5–15% der TS-Patienten entwickeln sich subependymale Riesenzellastrozytome. Dabei handelt es sich um langsam wachsende Tumoren. Diese entwickeln sich in der Regel aus subependymalen Knoten des Nucleus caudatus in der Nähe des Foramen Monroi. Durch ihre Wachstumstendenz können sie den Seitenventrikel komprimieren oder bei Obstruktion des Foramen Monroi zum Verschlusshydrozephalus führen mit der Notwendigkeit einer neurochirurgischen Intervention.

6.4 Incontinentia pigmenti Bloch-Sulzberger (IP)

Die Incontinentia pigmenti Bloch-Sulzberger (IP) ist eine X-chromosomal dominante Multisystemerkrankung mit Erstmanifestation an der Haut (◘ Tabelle 6.2). IP wurde erstmals 1903 von Garrot als systematisierte Nävusbildung

Tabelle 6.2. Diagnostische Kriterien für Incontinentia pigmenti Bloch-Sulzberger (IP). (Nach Jambaque et al. 1991)

Diagnostische Kriterien für Incontinentia pigmenti Bloch-Sulzberger	
Ohne familiäre Belastung (mindestens 1 Hauptkriterium ist nötig für die Diagnose IP; die Nebenkriterien unterstützen die Diagnose IP, beweisen sie aber nicht)	*Mit* familiärer Belastung [die Diagnose IP ist wahrscheinlich bei einem Verwandten 1. Grades, wenn folgende Symptome allein oder in Kombination nachweisbar sind (am ehesten sind weibliche Familienmitglieder betroffen)]
Hauptkriterien Typische neonatale Hautveränderungen Erythem, Blasen mit Eosinophilie, Bluteosinophilie Hyperpigmentierung, den Blaschko-Linien folgend Mit zunehmendem Alter (2. Lebensjahrzehnt) abblassend Lineare, atrophische, haarlose Zonen	Anamnestisch typische Hautveränderungen in der Säuglingszeit (Bilder zeigen lassen) Hyperpigmentierungen, den Blaschko-Linien folgend Narbige, streifige Hautveränderungen Haarlose, atrophische Bezirke Alopezie im Scheitelbereich Anormale Dentition Schütteres, drahtiges Haar
Nebenkriterien Zahnbeteiligung Alopezie Augenveränderungen Nagelveränderungen	Männliche Fehlgeburten Retinopathie Nagelveränderungen

beschrieben, die Namensgebung geht auf Bloch und Sulzberger 1926 zurück. Der Name Incontinentia pigmenti beschreibt den charakteristischen, wenngleich nichtspezifischen, histologischen Befund, der aus einer Inkontinenz (Abtropfen) des Melanins der Melanozyten in der Basalschicht der Epidermis in die Dermis der Haut besteht.

Das Gen für die IP liegt auf dem langen Arm des X-Chromosoms an der Position q28. Bei 85% der Betroffenen lässt sich eine Mutation im NEMO-Gen mit einer NF-κB-Dysfunktion nachweisen. Der Transkriptionsfaktor NF-κB reguliert die Expression zahlreicher Gene für die Immunantwort, Enzündungsrektionen, Zelladhäsion und Apoptoseschutz [Smahi et al. 2002]. Für betroffene männliche Nachkommen wird eine letale Genwirkung angenommen. Das Überleben einiger männlicher Individuen kann durch eine Halbchromatidenmutation, eine frühe somatische Mutation oder durch eine mosaikartige instabile Prämutation erklärt werden (Lenz 1975; Van Hale 1987).

6.4.1 Hautbefunde bei Incontinentia pigmenti Bloch-Sulzberger

Der Hautbefund bei IP ist diagnostisch, sein Fehlen schließt die IP jedoch nicht aus. Typischerweise lassen sich 4 nacheinander ablaufende Stadien unterscheiden, die nicht unbedingt scharf von einander abgrenzbar sind, sodass Überlappungen möglich sind.

— Stadium 1:
  Kurz nach der Geburt – innerhalb von Stunden bis zu 3 Tagen – treten Blasen auf, denen oft ein Erythem vorausgegangen ist. Sie sind diffus über den Körper verteilt, häufig linear mit bevorzugter Lokalisation an den Extremitäten, die Mittellinie des Körpers nicht überschreitend. Am Rumpf sind sie wirbel- oder spiralförmig angeordnet, den Blaschko-Linien folgend. Das Gesicht ist in der Regel ausgespart. Das Stadium 1 der IP ist begleitet von einer massiven Eosinophilie sowohl in der Epidermis, im Blaseninhalt als auch im Blut. Dieses Stadium dauert wenige Wochen bis längstens 4 Monate. Im Rahmen fieberhafter Infekte kann erneut ein Blasenschub auftreten, allerdings von weniger starker Ausprägung, jetzt fehlender Begleiteosinophilie und kürzerer Dauer.

— Stadium 2:
  Aus den Bläschen entwickeln sich trockene verruköse Effloreszenzen, betont an den Extremitäten, die über mehrere Monate persistieren können. Manchmal können diese Veränderungen so mild sein, dass sie übersehen werden können (Abb. 6.11).

> Blasige Hautveränderungen beim Neurgeborenen mit einer Eosinophilie sind keine Staphylokokkeninfektion, sondern Erstsymptom einer IP.

— Stadium 3:
  Dieses Krankheitsstadium ist durch die Entwicklung von Hyperpigmentierungen gekennzeichnet (Abb. 6.12), deren Ausprägung sehr variabel sein kann. Diese verblassen und sind am Ende des 2. Lebensjahrzehnts nur noch schwer zu erkennen. Der Gebrauch des Wood-Lichtes zum Erkennen der noch bestehenden, blassen

6.4 · Incontinentia pigmenti Bloch-Sulzberger (IP)

Abb. 6.11. Verruköses Stadium (Stadium 3) bei IP

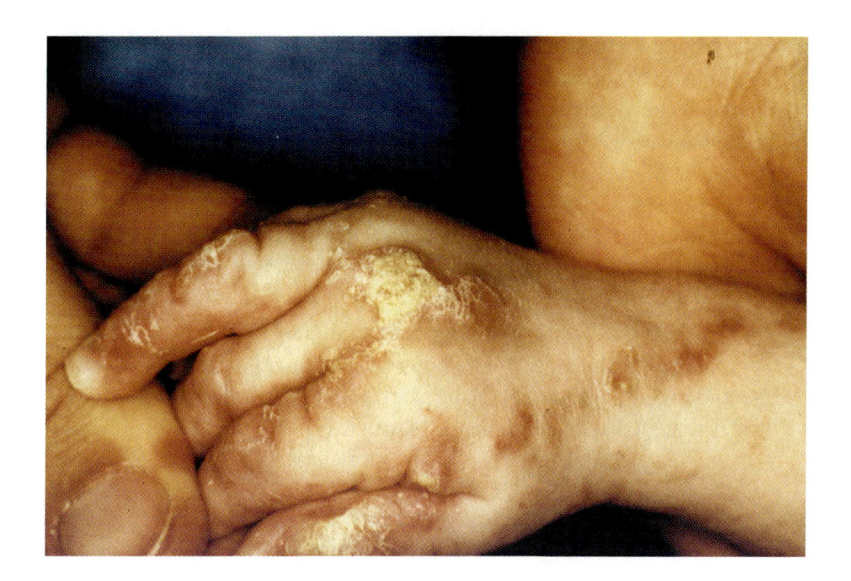

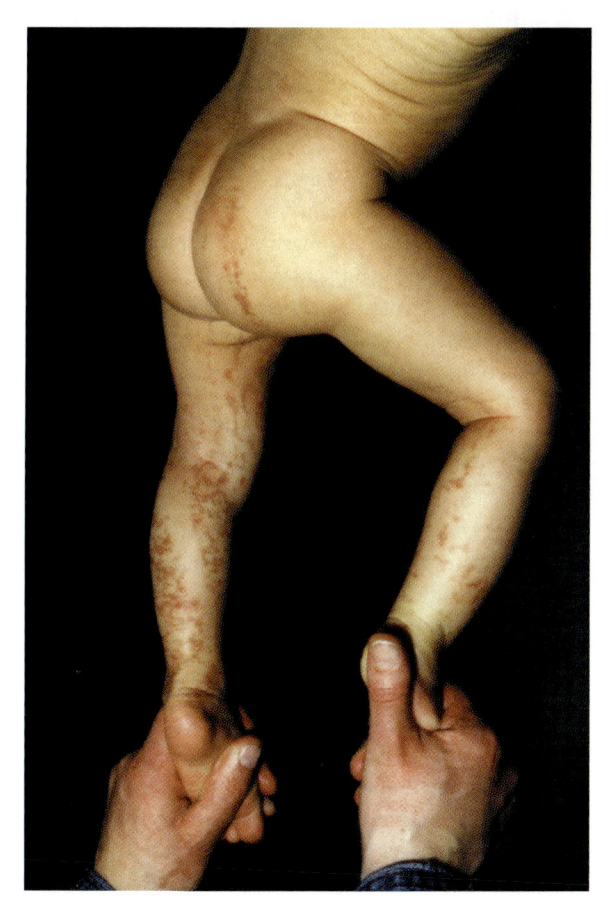

Abb. 6.12. Abgeheilte verruköse Hautveränderungen mit Übergang zur Hyperpigmentierung, streifenförmig den Blaschko-Linien folgend

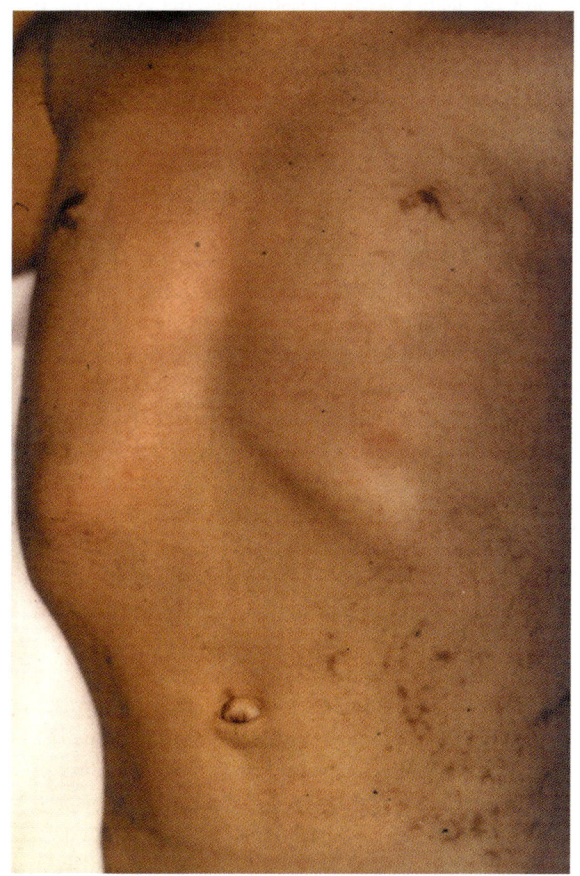

Abb. 6.13. Spiralförmige Hyperpigmentierungen am Rumpf bei einem 4-jährigen Mädchen

Hyperpigmentierungen kann hilfreich sein. Ihr Verteilungsmuster bevorzugt die Blaschko-Linien mehr am Stamm als im Bereich der Extremitäten (Abb. 6.13), es ist unabhängig vom zuvor bestandenen Bläschenstadium. Die Mamillen sind oft in die Hyperpigmentierung einbezogen, ebenso die Axilla und die Leistenregion. An diesen Stellen kann sie auch permanent bestehen bleiben.

– *Stadium 4*:
Das Stadium 4 ist ein Stadium der ausgebrannten IP. Paradoxerweise finden sich streifenförmige Hypopigmentierungen atrophischer Haut ohne Haarfollikel, jetzt betont an den Beinen (Carney 1976).

6.4.2 Sonstige Organbeteiligungen bei Incontinentia pigmenti Bloch-Sulzberger

In 40% der Fälle kommen Dystrophien der Nägel vor; der Grad der Veränderungen reicht von streifiger Rillenbildung mit grübchenförmigen Defekten bis hin zur Onychogryposis. Vereinzelt treten subunguale keratotische Tumoren auf, die im Gegensatz zu den subungualen Fibromen bei TS sehr schmerzhaft sein können. Histologisch zeigen sie eine Hyperkeratose, Akanthozytose, Papillomatose und eine fokale dermale Dyskeratose.

50% der Betroffenen weisen Veränderungen der Haare auf in Form von schütterem, stumpfem, drahtigem, lichtem Haarwuchs. Sollte der behaarte Kopf im Stadium 1 betroffen sein, so tritt in diesem Bereich, gewöhnlich in Scheitelnähe, eine Alopezie auf.

Der Zahndurchbruch ist immer verzögert. Die charakteristische Zahnbeteiligung besteht aus einer partiellen Anodontie, selten auch einmal einer kompletten Anodontie oder der Ausbildung von konischen, weit auseinander stehenden Zähnen. Betroffen sind sowohl die Milch- als auch die bleibenden Zähne, die Histologie der Zähne ist unauffällig.

Das neurologische Störungsbild variiert in seiner klinischen Ausprägung erheblich. Epilepsien, spastische Paresen, motorische und mentale Retardierungen unterschiedlichen Ausmaßes kommen vor ohne ein für die IP typisches neurologisches Störungsmuster. Da eine frühzeitige Diagnose aufgrund der Hautveränderungen möglich ist, sind regelmäßige EEG-Ableitungen gerade in der Phase der Kortikalisation (4.–7. Lebensmonat) zwingend, um das altersgebundene Blick-Nick-Salaam (BNS)-Anfallsleiden nicht zu übersehen. Bei familiären IP-Fällen ist die Inzidenz einer schweren mentalen Retardierung nur 3%, im Gegensatz zu 15% bei sporadischen Fällen.

Bildgebende Verfahren weisen unterschiedliche zerebrale Läsionen auf, wobei zwischen dem Ausprägungsgrad und dem neurologischen Bild ein direkter Zusammenhang zu bestehen scheint. Eigene Untersuchungen bei familiären IP-Fällen konnten zeigen, dass die betroffenen Mütter auch bei ausgeprägter Neurologie nur minimale zerebrale Veränderungen im MRT aufweisen. Zur Darstellung dieser Veränderungen ist die MRT am besten geeignet (Pascual-Castroviejo et al. 1994).

Ophthalmologische Veränderungen treten bei 40% der Betroffenen auf. Sie bestehen vorwiegend aus einer Retinopathie, ähnlich der Retinopathia praematurorum mit Gefäßproliferation, Glaskörperblutungen und retinaler Fibrose. Kommt der Prozess nicht spontan in einem frühen Stadium zum Stillstand, so tritt völliger Visusverlust ein. Um diesem vorzubeugen, sind gerade in den ersten Lebensmonaten konsequente engmaschige ophthalmologische Untersuchungen notwendig, da eine Kryotherapie den Prozess der Gefäßneubildung bremsen bzw. ganz stoppen kann. Neben dieser Retinopathie sind Mikrophthalmie, Katarakt und Optikusatrophie bei IP keine Seltenheit (Carney 1976).

6.5 Hypomelanosis Ito (Incontinentia pigmenti achromians, HI)

Die Hypomelanosis Ito wurde erstmals 1952 von dem japanischen Dermatologen Ito beschrieben, der bilaterale, systematisierte Nävi, die unregelmäßig geformt, z. T. zickzackartig, z. T. punktförmig am Stamm und an den Extremitäten einer 22-jährigen japanischen Patientin sichtbar waren. Ito nannte diese Hautveränderungen »Incontinentia pigmenti achromians«, da die hypopigmentierten Hautstellen einem Negativbild der hyperpigmentierten Hautveränderungen der Incontinentia pigmenti Bloch-Sulzberger entsprachen, allerdings ohne die charakteristischen Vorstadien wie bei IP.

6.5.1 Hautbefunde bei Hypomelanosis Ito

Die HI ist charakterisiert durch streifige, retikuläre oder spiralförmige Depigmentierungen am Stamm und an den Extremitäten, oft vergesellschaftet mit Anomalien des ZNS, des Skelettsystems, der Zähne und anderer Organe. Daher wird die HI auch zu den neurokutanen Syndromen gezählt.

Die richtungsweisenden Pigmentanomalien der Haut sind in der Regel schon bei der Geburt vorhanden; sie können ein- oder beidseitig an den Extremitäten auftreten, bei Lokalisation am Rumpf überschreiten sie die Mittellinie nicht. An den Extremitäten überwiegen streifige Muster (Abb. 6.14), am seitlichen Rumpf können auch wirbelartige Hypopigmentierungen auftreten (Abb. 6.15), über dem Rücken findet man V-förmige Muster; sie fehlen am behaarten Kopf, den Schleimhäuten, den Fußsohlen und den Handinnenflächen. Vereinzelt ist die Hypopigmentierung auch blattartig oder quadrantenartig beschrieben worden.

Die Hautveränderungen sind begleitet von einer Hypohidrosis, sie folgen dem System der Blaschko-Linien. Bei dunkelhäutigen Individuen lassen sich die Hautveränderungen leicht diagnostizieren, während bei Hellhäutigen

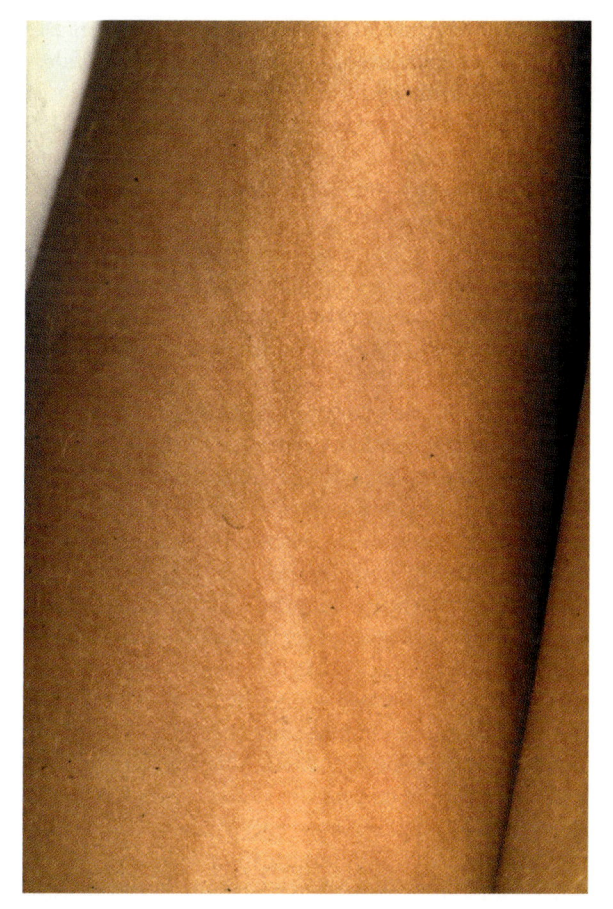

Abb. 6.14. Streifenförmige Hypopigmentierung am Bein bei einem 8-jährigen Jungen nach Sommerurlaub

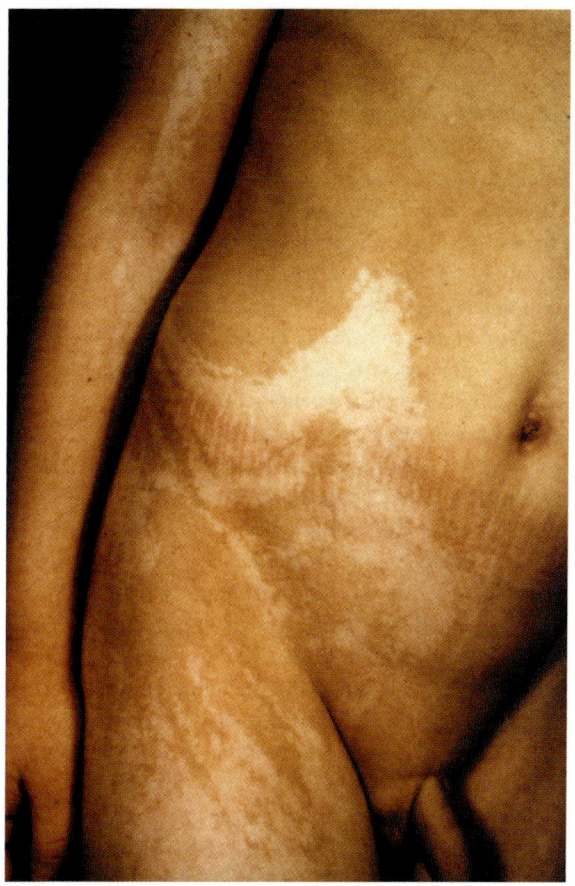

Abb. 6.15. Diffuse streifenförmige, am Rumpf bogig verlaufende Hypopigmentierung bei einem retardierten 9-jährigen Jungen

die Diagnose oft nur im Wood-Licht gestellt wird. Die hypopigmentierten Hautareale weisen eine verminderte Anzahl von Melanozyten und Melanosomen auf.

Das Depigmentierungsmuster ist die Folge einer zufälligen Verteilung zweier funktionell unterschiedlicher Zellklone, die durch somatische Mutation in der frühen Embryogenese entstehen. Durch ihre Lokalisation entlang dem Primitivstreifen wachsen sie zunächst transversal aus und bilden die Haut. Die transversale Proliferation interferiert aber mit dem Längenwachstum und der zunehmenden Beugung des Embryos, sodass das typische Hautverteilungsmuster bei HI entsteht. Zusätzliche Hautanomalien bei HI kommen häufiger vor wie Café-au-lait-Flecken, Naevus marmorata und angiomatöse Nävi, gelegentliche streifenförmige Hyperkeratose. Heterochromie der Iris und der Haare, Alopecia areata, Hypertrichose und dünnes Haar sind ebenfalls nicht selten. Die Hautveränderungen verblassen mit der Zeit.

Neben den Hautveränderungen sind andere Organsysteme in unterschiedlicher Weise mitbeteiligt. Hierzu zählen neben dem ZNS Fehlbildungen der Augen, des Skeletts, der Muskulatur, der Zähne und der Nägel (Pettit u. Berdal 1984).

6.5.2 Weitere Organbeteiligungen bei Hypomelanosis Ito

Überwiegend durch neuere bildgebende Verfahren wie die kranielle Kernspintomographie lassen sich bei HI Atrophien des Groß- und Kleinhirns in unterschiedlichem Ausmaß nachweisen, daneben Migrationsstörungen, porenzephale Zysten und Ventrikolomegalien. Viele Kinder entwickeln eine therapieschwierige Epilepsie, ohne dass eine bestimmte Epilepsieform führend ist. In über der Hälfte der Fälle sind die Kinder mental retardiert. Das Ausmaß der Depigmentierung korreliert nicht mit dem Schweregrad der mentalen Retardierung (Vehring et al. 1993).

Zu den übrigen assoziierten Fehlbildungen zählen Makrozephalie, Mikrozephalie, Hemihypertrophien, Skoliosen mit oft frühzeitiger Progression und der Notwendigkeit einer frühen Stabilisierung, Augenbeteiligung in Form von Strabismus, Mikrophthalmie, Optikusatrophie, retinaler Pigmentverschiebung, Glaskörpertrübungen und Choroidalatrophien. Die Zähne können beteiligt sein in Form von Schmelzdefekten und Formanomalien ähnlich wie bei IP. Wie bei allen neurokutanen Syndromen muss auch bei HI immer eine Schwerhörigkeit ausgeschlossen werden.

6.5.3 Genetik bei Hypomelanosis Ito

In der Regel tritt die HI sporadisch und nicht geschlechtsgebunden auf; eine monogene, autosomal dominante Vererbung wird zwar immer wieder postuliert, lässt sich aber anhand von Literaturdaten nicht belegen. Alle klinischen Daten der knapp 140 in der Literatur berichteten Fälle mit HI sind das Ergebnis einer somatischen Mosaikbildung. Patienten mit einem somatischen Mosaik weisen 2 genetisch unterschiedliche Zelllinien auf, die von einer Zygote abstammen. Das somatische Mosaik entsteht während der frühen Embryogenese, nachdem sich die befruchtete Eizelle wenigstens einmal geteilt hat. Das entstandene Mosaik, welches in einigen Zellen besteht, in anderen nicht, bleibt stabil über die gesamte weitere Zellteilung. Die den Blaschko-Linien folgenden Pigmentstörungen bei der HI sind Ausdruck einer klonalen Migration und Proliferation embryonaler Melanoblasten mit unterschiedlichem Mosaik.

60% der berichteten Fälle mit HI haben eine chromosomale Mosaikbildung bei Untersuchung peripherer Lymphozyten. Der positive Nachweis eines Mosaiks kann gesteigert werden durch die Untersuchung von Fibroblasten. Am besten eignen sich Melanozyten oder Keratinozyten zum Nachweis eines Mosaiks, da diese Zelllinien an der Melaninbildung beteiligt sind. Deren Kultivierung ist jedoch sehr schwierig. Im Gegensatz zur somatischen Mosaikbildung ist bei den X-gekoppelten Genodermatosen, wie z. B. der Incontinentia pigmenti Bloch-Sulzberger, das Mosaik als ein funktionelles X-chromosomales Mosaik entsprechend der Lyon-Hypothese aufzufassen (Happle 1985; Donnai et al. 1988; Moss et al. 1993; Loomis 1997).

6.6 Hermansky-Pudlak-Syndrom (HPS)

Das Hermansky-Pudlak-Syndrom (HPS) ist ein seltenes autosomal rezessiv vererbtes Krankheitsbild mit großer Variabilität und unterschiedlicher Penetranz bestehend aus der Symptomentrias:
- thyrosinasepositiver Albinismus,
- thrombopathische Blutungsneigung,
- pathologische Zeroidspeicherung (Hermansky u. Pudlak 1959).

Es tritt in allen ethnischen Gruppen auf, findet sich gehäuft in Puerto Rico. Die Ätiologie des HPS ist noch ungeklärt; Enzym- und Membrandefekte sind häufig beschriebene Veränderungen, neuere Untersuchungen ergaben eine reduzierte Aktivität des epidermalen Enzyms Thioredoxinreduktase bei hetero- und homozygoten Merkmalsträgern (Depinho u. Kaplan 1985; Schallreuter u. Wood 1989).

Der okulokutane Albinismus bei HPS kann sehr variabel ausgeprägt sein. Alle Formen des Albinismus sind gekennzeichnet durch eine Foveahypoplasie, durchscheinende Iris, Photophobie mit Nystagmus, Visusreduktion, Strabismus und das Unvermögen zum binokularen Sehen. Das HPS zählt zu den thyrosinasepositiven Formen des Albinismus. Der Pigmentgehalt in Haaren, Augen und Haut ist unterschiedlich stark reduziert, er kann gerade beim HPS im Laufe des Lebens zunehmen, im Gegensatz zu den anderen Formen des Albinismus. Sonnenexposition führt nicht zur Hautverbrennung.

Die unterschiedlich stark ausgeprägte Blutungsneigung beim HPS ist Folge eines thrombozytären Speicherdefektes, der durch einen Mangel an »dense bodies« zustande kommt, deren Membran das Protein Granulophysin fehlt. Die 2. irreversible Phase der Thrombozytenaggregation ist gestört.

In allen Organen lässt sich Zeroidspeichermaterial – ähnlich dem Speichermaterial der neuronalen Zeroidlipofuszinose – nachweisen, welches in der Lunge zur Ausbildung einer Lungenfibrose und im Darm zur granulomatösen Kolitis führen kann, in seltenen Fällen kann sich eine Niereninsuffizienz einstellen. Von der Lungenfibrose sind Frauen doppelt so häufig betroffen wie Männer. Röntgenologische Veränderungen bei der Lungenfibrose im Rahmen des HPS finden sich gehäuft in den Lungenoberfeldern, im Gegensatz zu den übrigen Formen der Lungenfibrose.

Therapeutische Optionen bestehen in der Gabe von DDAVP (1-Desamino-8-D-Arginin-Vasopressin) zur Normalisierung der Blutungszeit für kleinere operative Eingriffe, Gabe von Kryopräzipitaten oder Vitamin E mit membranstabilisierender und antioxidativer Wirkung, die der Entwicklung der Lungenfibrose entgegenwirken soll. Bei schwerer Blutung sind Thrombozytenkonzentrate angezeigt. Thrombopathisch wirkende Medikamente wie z. B. Azetylsalizylsäure sind kontraindiziert (Carray u. Gardella 1979; Williams u. Elster 1990).

6.7 Chediak-Higashi-Syndrom (CHS)

Die Symptomenkombination des Chediak-Higashi-Syndroms (CHS) besteht aus einem partiellen okulokutanen Albinismus mit moderater Photophobie und Nystagmus, progredienten neurologischen Symptomen und sich früh in der Kindheit manifestierenden rezidivierenden bakteriellen Infekten, die bereits früh zum Tod führen können. Die Gesamtlebenserwartung der CHS-Patienten ist reduziert, nur wenige Patienten erreichen das 40. Lebensjahr (Williams u. Elster 1990; Belohradsky u. Laminger 1992).

Das CHS manifestiert sich immer im Kindesalter. Im Rahmen des partiellen Albinismus ist der Pigmentgehalt der Haut, der Haare und Augen reduziert, oft jedoch nur so mild, dass er erst im Vergleich mit dem Pigmentierungsgrad der anderen Familienmitglieder bemerkt wird. Die Zahl der Melanozyten ist normal mit unauffälliger Thyrosinaseaktivität; die Mehrzahl der Melanosomen weist jedoch die typischen abnorm großen Einschlusskörperchen auf, sodass der Pigmenttransfer in die Keratinozyten, die für den Pigmentgehalt verantwortlich sind, gestört ist.

Die Hautfarbe bei CHS variiert von cremefarben bis schiefrig grau; die Haare haben einen ungewöhnlich metallisch-mattgrauen bis silbrigen Schimmer. Die Funduskopie zeigt einen hellen hypopigmentierten Augenhintergrund, die Iris ist in der Regel intensiver pigmentiert. Die Photophobie ist nur mäßig schwer ausgeprägt mit einem Nystagmus und Strabismus unterschiedlicher Intensität. Einige Kinder haben eine verminderte Tränenproduktion (Belohradsky u. Laminger 1992; Vehring et al. 1993).

Bereits im Kleinkindesalter entwickeln viele Kinder mit CHS eine progrediente periphere und zentrale Polyneuropathie, bei der sich große lysosomale intrazytoplasmatische Einschlusskörperchen in den Schwann-Zellen nachweisen lassen. In der Folge stellen sich Muskelschwäche, vermindert auslösbare Muskeleigenreflexe und Gangstörungen bis hin zur Rollstuhlpflicht ein. Elektrophysiologisch ist die Nervenleitgeschwindigkeit reduziert, das EMG ist neuropathisch verändert, im EEG lassen sich unspezifische Allgemeinstörungen nachweisen, selten treten zerebrale Anfälle auf (Lockman et al. 1967; Pettit u. Berdal 1984).

Richtungsweisend für das CHS ist neben dem klinischen Bild der Nachweis von großen, peroxidasepositiven, lysosomalen, intrazytoplasmatischen Granula in den Neutrophilen des peripheren Blutes mit gestörter Chemotaxis und Bakterizidie. Daher resultiert eine früher gebräuchliche Krankheitsbezeichnung als »kongenitaler Gigantismus peroxidasepositiver Granula«. Diese Einschlusskörperchen lassen sich auch in allen anderen Zellen des Körpers nachweisen. Die gestörte Funktion der Neutrophilen führt bereits in früher Kindheit zu schwer verlaufenden, rezidivierenden bakteriellen Infektionen, bevorzugt mit Staphylokokken und Streptokokken. Bei 2/3 der Kinder tritt im finalen Krankheitsverlauf eine sog. »akzelerierte Phase« auf, die durch lymphohistiozytäre Infiltrate in nahezu allen Organen mit Hepatosplenomegalie, Lymphadenopathie und Panzytopenie gekennzeichnet ist (Barak u. Nir 1987; Williams u. Elster 1990).

Die therapeutischen Optionen neben allgemeinen symptomatischen Maßnahmen bestehen in einer frühzeitigen Knochenmarktransplantation.

Heterozygote Merkmalsträger zeigen gelegentlich große peroxidasepositive lysosomale Granula in Leukozyten des peripheren Blutes, wobei deren Nachweis jedoch nicht ausreichend ist für einen Carrierstatus. Der genetische Defekt des CHS ist bislang nicht bekannt. Zur pränatalen Diagnostik eines CHS kann der Nachweis großer und bizarr geformter Pigmentgranula im Haarschaft Betroffener im Vergleich zu klinisch Gesunden herangezogen werden (Williams u. Elster 1990).

Literatur

Barak Y, Nir E (1987) Chediak-Higashi syndrome. Am J Pediatr Hematol Oncol 9: 42 55

Belohradsky BH, Laminger B (1992) Das Chediak-Higashi Syndrom. Ergeb Inn Med Kinderheilkd 60: 151–240

Braffman BH, Bilaniuk LT, Zimmerman RA (1988) The central nervous system manifestation of the phakomatoses on MR. Imaging in Neuroradiology, Radiologic Clinics of North America 26: 773–800

Carray SM, Gardella JE (1979) Hermansky-Pudlak syndrome: pulmonary manifestation of a ceroid storage disease. Am J Med 66: 737–747

Carney RG (1976) Incontinentia pigmenti – A world statistical analysis. Arch Derm 112: 535–542

Guo H, Tong J, Hannan F et al. (2000) A neurofibromatosis –1-regulated pathway is required for learning in Drosophila. Nature 403: 895–898

Curatolo P, Verdeccia M, Bombardieri R (2001) Vigabatrin for tuberous sclerosis complex. Brain and Development 23: 649–653

Depinho RA, Kaplan KL (1985) The Hermansky-Pudlak syndrome: report of three cases and review of pathophysiology and management considerations. Medicine 64: 192–202

Donnai D, Read AP, McKeown C, Andrews T (1988) Hypomelanosis of Ito: a manifestation og mosaicism or chimerism. J Med Genet 25: 809–818

Gomez MR (ed) (1988) Tuberous Sclerosis. 2nd edn. Raven, New York

Happle R (1985) Lyonization and the lines of Blaschko. Hum Genet 75: 200–206

Hermansky F, Pudlak P (1959) Albinism associated with hemorrhagic diathesis and unusual pigmented reticular cells in the bone marrow: report of two cases with histochemical studies. Blood 14: 162–169

Huson SM, Hughes RAC (1993) The Neurofibromatoses. Chapman & Hall, London

Jambaque I, Cusmai R, Curatolo P, Cortesi F, Perrot C, Dulac O (1991) Neuropsychological aspects of tuberous sclerosis in relation to epilepsy and MR findings. Dev Med Child Neurol 33: 698–705

Johnson WG, Gomez MR (ed)(1991) Tuberous Sclerosis and Allied Disorders. Ann New York Acad Sciences 615, New York

Landy SJ, Donnai D (1993) Incontinentia pigmenti (Bloch-Sulzberger syndrome). J Med Gen 30: 53–59

Lenz S (1975) Half chromatid mutations may explain incontinentia pigmenti in males. Am J Hum Gen 27: 690

Lockman JA, Kennedy WR, White JG (1967) The Chediak – Higashi syndrome: electrophysiological and electron microscopic observations on the peripheral neuropathy. J Pediatr 70: 942–951

Loomis CA (1997) Linear hypopigmentation and hyperpigmentation, including mosaicism. Sem Cutaneous Med Surg 16: 44–53

Lubs MLE, Bauer MS, Formas ME, Djokic B (1991) Lisch nodules in neurofibromatooosis type I. NEJM 25: 1264–1266

Moss C, Larkins S, Stacey M, Blight A, Farndorn PA, Davison EV (1993) Epidermal mosaicism and Blaschko´s lines. J Med Genet 30 : 752–755

Pascual-Castroviejo I, Roche MC, Fernandez VM, Perez-Romero M, Escudero RM, Garcia-Penas JJ, Sanchez M (1994) Incontinentia Pigmenti: MR Demonstration of Brain Changes. A J N 15: 1521–1527

Ponder B (1990) Neurofibromatosis gene cloned. Nature 346: 703–704

Pettit RE, Berdal KG (1984) Chediak – Higashi syndrome: Neurologic appearance. Arch Neurol 41: 1001–1009

Roach ES, Smith M, Huttenlocher P, Bhat M, Alcorn D, Hawley L (1992) Diagnostic Criteria: Tuberous Sclerosis Complex. J Child Neurol 7: 221–224

Rott HD, Bassl V, Hammersen G (1994) Klinik und Genetik des Ito-Syndroms. Monatsschr Kinderheilkd 142: 396–401

Schallreuter KU, Wood JM (1989) Free radical reduction in human epidermis. Free Radical Biol Med 6: 519–532

Smahi A, Courtois G, Hadj Rabia S, Döffinger R, Bodemer C, Munnich A, Casanova JL, Israel A (2002) The NF-κB signaling pathway in human disease: from incontinentia pigmenti to ectodermal dysplasias and immune-deficiency syndromes. Human Molecular Genetics 11: 2371–2375

Tong J, Hannant F, Zhu Y, Bernards A, Zhong Y (2002) Neurofibromin regulates G protein – stimulated adenylyl cyclase activity. Nat Neurosci 5: 95 –96

Van Hale P (1987) Chediak – Higashi syndrome. In: Gomez MR (ed) Neurocutaneous diseases, 1st edn. Butterworth, Boston, pp 209–213

Vehring KH, Kurlemann G, Traupe H, Bonsmann G, Gerding H, Möllmann S, Hamm H (1993) Incontinentia pigmenti bei einem männlichen Säugling. Hautarzt 44: 726–730

Williams DW, Elster AD (1990) Cranial MR Imaging in Hypomelanosis of Ito. J Comp Ass Tomog 14: 981–983

Witkop CJ, Quevedo WC, Fitzpatrick TB, King RA (1993) Albinism. In: Scriver CR, Beaudet AL, Sly WS, Valle D (ed) The metabolic basis of inherited disease, 7th edn. McGraw Hill, New York, pp 2905–2949

Zimmerhackl LB, Rehm M, Kaufmehl K, Kurlemann G, Brandis M (1994) Renal involvement in tuberous sclerosis complex: a retrospective survey. Ped Nephrol 8: 451–457

Syndrome und weitere Genodermatosen

W. Küster

7.1 Keratosis pilaris – 93

7.2 Keratosis follicularis spinulosa decalvans Siemens – 94

7.3 Porokeratosen – 94

7.4 Hidrotische ektodermale Dysplasie Typ Clouston – 95

7.5 X-chromosomal rezessive hypohidrotische ektodermale Dysplasie – 95

7.6 EEC-Syndrom – 96

7.7 Ehlers-Danlos-Syndrom – 97

7.8 Cutis laxa – 98

7.9 Pseudoxanthoma elasticum – 98

7.10 Progerie – 99

7.11 Werner-Syndrom – 99

7.12 Dyskeratosis congenita – 99

7.13 Fokale dermale Hypoplasie – 99

7.14 Pemphigus chronicus benignus familiaris Hailey-Hailey – 99

7.15 Dyskeratosis follicularis Darier – 100

7.16 Lipoidproteinose – 100

7.17 Marfan-Syndrom – 100

7.18 McCune-Albright-Syndrom – 101

7.19 Cutis verticis gyrata – 101

7.20 Hallermann-Streiff-Syndrom – 101

7.21 Winchester-Syndrom – 101

7.22 Osteogenesis imperfecta – 101

7.23 Orofaziodigitale Syndrome – 102

Literatur – 102

7.1 Keratosis pilaris

Die Keratosis pilaris, oder auch Keratosis follicularis genannt, ist eine sehr häufige, in der Regel harmlose Verhornungsstörung der Haarfollikel. Es wird angenommen, dass diese Keratose bei fast der Hälfte der Bevölkerung in geringer Ausprägung vorkommt. In der Kindheit wird sie häufiger beobachtet als im Erwachsenenalter. In den Wintermonaten ist die Erkrankung deutlicher ausgeprägt als im Sommer. Bei der Keratosis pilaris sind die Follikel mit Hornmassen ausgefüllt, die deutlich tastbar über das Hautniveau hinausragen (Abb. 7.1).

Typische betroffene Hautareale sind die Streckseiten der Oberarme, die Außenseiten der Oberschenkel und die Gesäßregion. Klinisch finden sich multiple, an die Follikel gebundene, spitzkegelige Keratosen, die beim Darüberstreichen ein Reibeisengefühl vermitteln (Poskitt et al. 1994). Nicht selten findet sich in den betroffenen Hautregionen neben der Keratose eine Akrozyanose. Die Keratosis pilaris tritt als isoliertes Merkmal auf oder als Symptom im Zusammenhang mit anderen Syndromen wie der autosomal dominant vererbten Ichthyosis vulgaris, der Keratosis follicularis spinulosa decalvans Siemens oder auch der Monilethrix.

> Am häufigsten findet sich die Keratosis pilaris bei atopischen Erkrankungen.

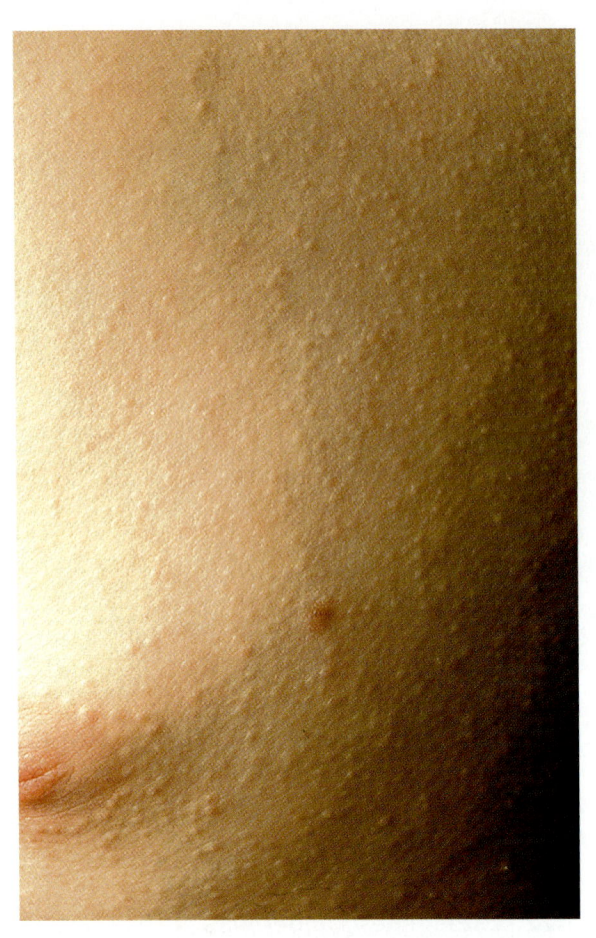

Abb. 7.1. Keratosis pilaris (hier als Teilmanifestation eines Patienten mit KFSD; Bild: H. Traupe, Münster)

Abb. 7.2. Ulerythema ophryogenes mit feinen follikulären Keratosen und Erythem im Bereich der Augenbrauen als Teilmanifestation einer KFSD (Bild: H. Traupe, Münster)

7.2 Keratosis follicularis spinulosa decalvans Siemens

Es handelt sich um eine vernarbende follikuläre Keratose mit Augen- und Haarveränderungen und X-chromosomal dominanter Vererbung. Die Erkrankung tritt in den ersten Lebenswochen oder Lebensmonaten auf und ist durch eine erhöhte Lichtempfindlichkeit, Epiphora, Hornhauttrübungen und follikuläre Keratosen charakterisiert. Die Keratosen beginnen häufig im Gesicht und breiten sich während der Kindheit auf Stamm und Extremitäten aus (Abb. 7.2).

Abszedierende Entzündungsreaktionen der Haarfollikel führen zu einer narbigen Alopezie der Wimpern, Augenbrauen und der behaarten Kopfhaut. Zähne und Nägel sind unauffällig. Gelegentlich zeigen die Handflächen und Fußsohlen eine verstärkte Verhornung. Die Augenveränderungen mit Hornhauttrübungen und Hornhautvaskularisationen können eine erhebliche Visusverschlechterung bedingen. Das Vollbild der Erkrankung besteht aufgrund der geschlechtsgebundenen Vererbung nur im männlichen Geschlecht. Bei Konduktorinnen findet sich häufig eine abgeschwächte klinische Symptomatik (Richard et al. 1993). Das Gen wurde im Bereich Xp22.13-p22.2 lokalisiert.

7.3 Porokeratosen

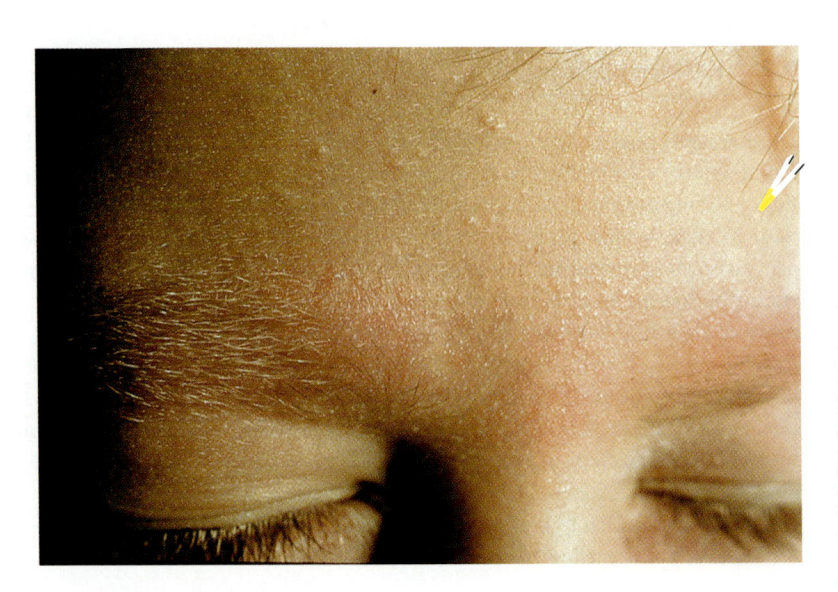

Es werden mehrere klinische Erscheinungsformen unterschieden, die als histologische Gemeinsamkeit eine schlotförmige Parakeratose, sog. kornoide Lamelle, aufweisen, die sich in einer hyperkeratotischen Läsion befindet. Der Typ Mibelli wird in den meisten Fällen autosomal dominant vererbt, kommt aber auch sporadisch vor. Das männliche Geschlecht ist häufiger betroffen. Klinisch bestehen rundliche oder zirzinäre keratotische Plaques mit weißlicher Randbegrenzung. Die Herde zeigen eine langsame Progredienz. Die Entwicklung maligner Hauttumoren ist beschrieben; eine kontinuierliche klinische Kontrolle der Patienten ist daher erforderlich (Schamroth et al. 1997).

Unterschiedliche Varianten der Porokeratose sind beschrieben worden. Die superfizielle, disseminierte, aktinische Porokeratose nach Chernosky und Freeman tritt häufiger im weiblichen Geschlecht auf, kann sporadisch und autosomal dominant vererbt sein und findet sich in lichtexponierten Körperarealen wie Gesicht, Handrücken, Unterarmstreckseiten und Unterschenkeln (Itin 1995). Immunsuppression scheint ätiologisch eine Rolle zu spielen (Bencini et al. 1995).

Zwei Genloci wurden gefunden: 12q23.2-q24.1 und 15q25.1-q26.1.

Die Porokeratosis palmoplantaris et disseminata nach Guss, Osbourn und Lutzner wird autosomal dominant vererbt. Das klinische Bild zeigt papulöse Hyperkeratosen der Palmae und Plantae und in disseminierter Verteilung am übrigen Integument, besonders in nichtlichtabhängigen Partien. Eine Punktataform der Porokeratose bildet an Handflächen und Fußsohlen fadenartige Keratosen (Gehring et al. 1989; Seishima et al. 2000). Diese Form tritt bei Erwachsenen auf und ist autosomal dominant vererbt. Lokalisierte Porokeratosen können sich linear (Weidmann 1995), anulär und zosteriform (Veraldi et al. 1989) ausprägen. Auch eine Variante mit sehr großen Herden (Porokeratosis gigantea) wurde beschrieben (Götz et al. 1999).

7.4 Hidrotische ektodermale Dysplasie Typ Clouston

Die hidrotische ektodermale Dysplasie Typ Clouston wird autosomal dominant vererbt. Seit Geburt besteht eine variable Hypotrichose der Kopfhaut mit dünnen und brüchigen Haaren, reduzierte Augenbrauen und Wimpern und eine spärliche Körperbehaarung.

> Typisch sind eine diffuse palmoplantare Keratose und Nageldystrophien mit Pachyonychie (Stähler et al. 1987).

Die Schwitzfähigkeit ist normal. Das Gen liegt im Bereich des Zentromers von Chromosom 13 bei 13q12 und kodiert Connexin 30, ein Gap-junction-Protein, das in zellverbindenden Kanälen vorkommt, die für die Differenzierung der Epidermis von Bedeutung sind.

7.5 X-chromosomal rezessive hypohidrotische ektodermale Dysplasie

Das Christ-Siemens-Touraine-Syndrom gehört zu den hypohidrotischen ektodermalen Dysplasien und wird X-chromosomal rezessiv vererbt. Seit Geburt besteht bei den Betroffenen eine Hypotrichose mit feinem Kopfhaar, reduzierten Augenbrauen und Wimpern. Die Haut hat insgesamt einen sehr trockenen Aspekt, da die Zahl der Talgdrüsen deutlich vermindert ist. Die Hypodontie des Milch- wie auch des bleibenden Gebisses mit Erhaltung der Eckzähne zeigt einen typischen Zahnbefund. Gelegentlich sind nur noch die konisch zulaufenden Schneidezähne vorhanden (◘ Abb. 7.3).

Die Nägel sind normal. Der klinische Aspekt der Fazies zeigt eine Mittelgesichtsdysplasie und eine typische Fältelung und Dunkelverfärbung der Periorbitalhaut. Relativ charakteristisch sind auch Ansammlungen von Talgdrüsenhyperplasien im Gesicht und am Hals. Von klinischer Bedeutung ist die erheblich reduzierte Zahl funktionstüchtiger Schweißdrüsen. Dies führt schon in den ersten Lebenswochen zu Fieberattacken durch die gestörte Temperaturregulation (Lot et al. 1998; Oppolzer et al. 1990).

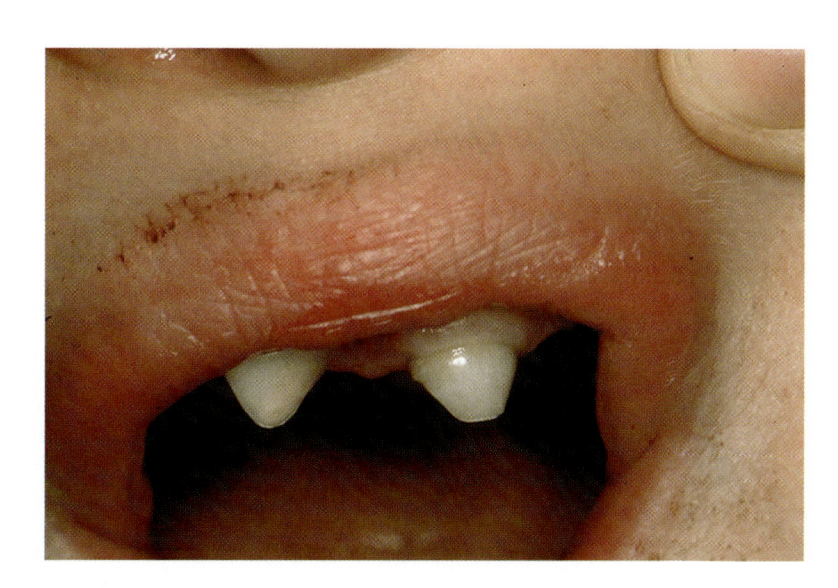

◘ **Abb. 7.3.** Konisch zulaufende Zähne bei einem Jungen mit X-chromosomal rezessiver hypohidrotischer ektodermaler Dysplasie (Bild: H. Traupe, Münster)

Weibliche Konduktorinnen dieser ektodermalen Dysplasie zeigen eine sehr variable klinische Symptomatik, die aber immer gegenüber den männlichen Merkmalsträgern deutlich reduziert ist. Häufig finden sich reduzierte Augenbrauen und Wimpern, reduziertes Kopfhaar und eine verminderte Zahl von Schweißdrüsen. Die Hypohidrose, die von den Konduktorinnen nicht bemerkt wird, lässt sich im großflächigen Minor-Schweißtest nachweisen. Hier finden sich in streifenförmiger Anordnung entlang den Blaschko-Linien anhidrotische Hautareale.

Das Gen für die X-chromosomal rezessiv erbliche hypohidrotische ektodermale Dysplasie wurde im chromosomalen Bereich bei Xq12-q13 lokalisiert. Das zugrunde liegende Gen ist Ectodysplasin A, es spielt eine Rolle in der epithelial-mesenchymalen Signalübertragung und wird entsprechend dem klinischen Bild in Keratinozyten, Haarfollikeln, Schweißdrüsen und in Zahnanlagen exprimiert.

7.6 EEC-Syndrom

Das EEC-Syndrom ist ein Akronym für Ektrodaktylie (Gliedmaßendefekte), ektodermale Dysplasie und Clefting (Lippen-Kiefer-Gaumen-Spalten). Der Erbgang ist autosomal dominant. Das Syndrom zeigt multiple kongenitale Anomalien mit einer typischen Symptomtrias. Die Variabilität der Symptome ist allerdings sehr groß (Küster et al. 1985).

Ektodermale Dysplasien bestehen in Form von spärlichen, feinen Kopfhaaren, reduzierten Augenbrauen und Wimpern, fehlender Achsel- und Schambehaarung, Hypohidrose, reduzierter Talgdrüsenaktivität mit trockener Haut, Nageldysplasien, Hypodontien und Zahndysplasien. Eine Ektrodaktylie zeigt sich als ein- oder doppelseitiges Fehlen der mittleren Strahlen mit Ausbildung von Spalthand bzw. Spaltfuß sowie außerdem Syndaktylien (Abb. 7.4). Ferner liegen ein- oder doppelseitige Lippen-Kiefer-Gaumen-Spalten vor (Abb. 7.5). Weitere Symptome können Tränengangstenosen, Photophobie, Blepharitis, Keratokonjunktivitis, Nieren- und Genitalanomalien sein (Buss et al. 1995). Aufgrund molekularer Untersuchungen werden drei Varianten an den chromosomalen Loci 3q27, 7q11.2-q21.3 und perizentromer am Chromosom 19 unterschieden. Das Gen für das EEC-Syndrom 3 bei 3q27 ist das Tumorprotein p63 (Krutmann 2001).

Das Hay-Wells-Syndrom, auch bekannt als Ankyloblepharon-Ektodermaldysplasie-Clefting (AEC)-Syndrom ist klinisch durch eine Alopezie, rezidivierende Kopfhautinfektionen, Nageldystrophien, Hypodontie, Ankyloblepharon und Lippen-Kiefer-Gaumen-Spalten gekennzeichnet und zeigt damit eine Überlappung zum EEC-Syndrom (Brilon et al. 1993). Es wurden ebenfalls Mutationen im

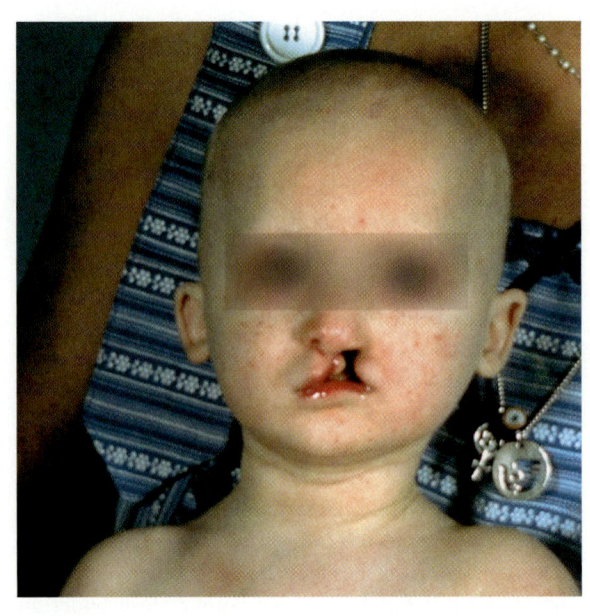

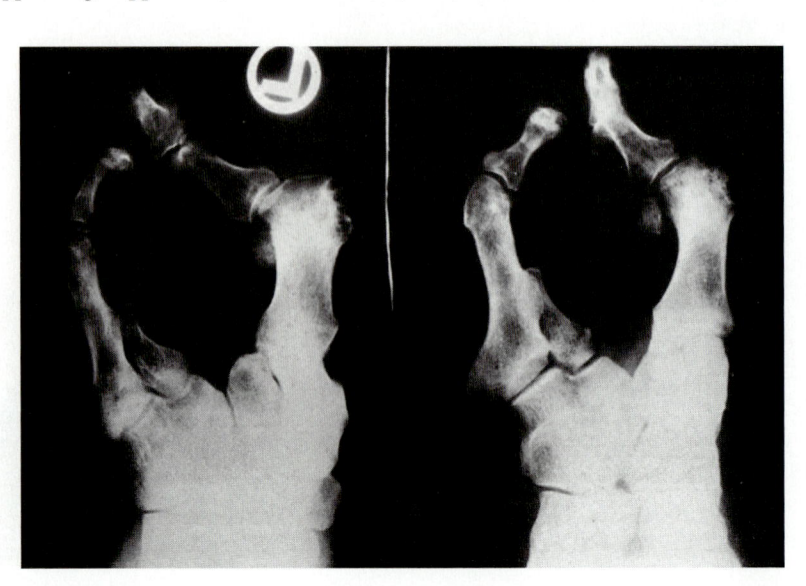

Abb. 7.5. Lippenkiefer-Gaumen-Spalte bei einem Kind mit EEC-Syndrom

Abb. 7.4. Gliedmaßendefekt (Ektrodaktylie) bei EEC-Syndrom

Gen für p63 gefunden, aber ausschließlich in der SAM-Domäne des Gens, die wohl für Protein-Protein-Interaktionen zuständig ist.

7.7 Ehlers-Danlos-Syndrom

Es handelt sich um eine heterogene Gruppe von hereditären Bindegewebserkrankungen mit derzeit 9 verschiedenen Typen. Die charakteristischen Symptome der verschiedenen Ehlers-Danlos-Typen sind eine Überdehnbarkeit (◘ Abb. 7.6) und leichte Verletzlichkeit der Haut mit einer Überstreckbarkeit der Gelenke und Subluxationen. Das Manifestationsalter liegt in der Kindheit. Hautverletzungen heilen schlecht und bilden atrophische, feingefältelte Narben (◘ Abb. 7.7). Durch eine erhöhte Brüchigkeit der Gefäße entstehen Hämatome sowie Rupturen der großen Gefäße. Weitere Symptome können sein: Hernien, Spontanpneumothorax, Darmrupturen, Skoliosen. Das klinische Bild variiert zwischen den einzelnen Typen erheblich (Pope et al. 1997). Die häufigeren Typen I und II sind besonders durch eine starke Überelastizität der Haut charakterisiert. Bei Typ III finden sich Gelenkinstabilität und Hautüberelastizität in schwächerer Ausprägung.

> Typ IV zeigt ein hohes Risiko von Gefäß- und Hohlorganrupturen (De Paepe 1994).

Typ V, geschlechtsgebunden rezessiv erblich, weist eine überelastische Haut ohne vermehrte Hautverletzlichkeit auf. Typ VI zeigt Skoliosen, Gelenkinstabilität und ophthalmologische Symptome wie die Ruptur von Cornea und Skleren (Heim et al. 1998). Typ VII ist durch milde Hautsymptome, erhebliche Gelenküberstreckbarkeit und verminderte Körpergröße gekennzeichnet. Typ VIII zeigt einen milden Verlauf mit einer chronischen Periodontitis. Bei Typ X mit einem Thrombozytenaggregationsdefekt ist bisher bei nur einer Familie ein Fibronektinmangel nachgewiesen worden (Pope et al. 1995).

Bei Familien mit Ehlers-Danlos-Syndrom Typ I und II wurden Mutationen im Kollagen-V-Gen beobachtet (De Paepe et al. 1997). Für Typ III und IV wurden Mutationen im Kollagen-III-Gen beschrieben. Typ VI wird durch einen Defekt der Lysylhydroxylase verursacht. Bei den Varianten A und B von Typ VII wurden Mutationen im Kollagen-I-Gen nachgewiesen, bei der Variante C im Gen für Prokol-

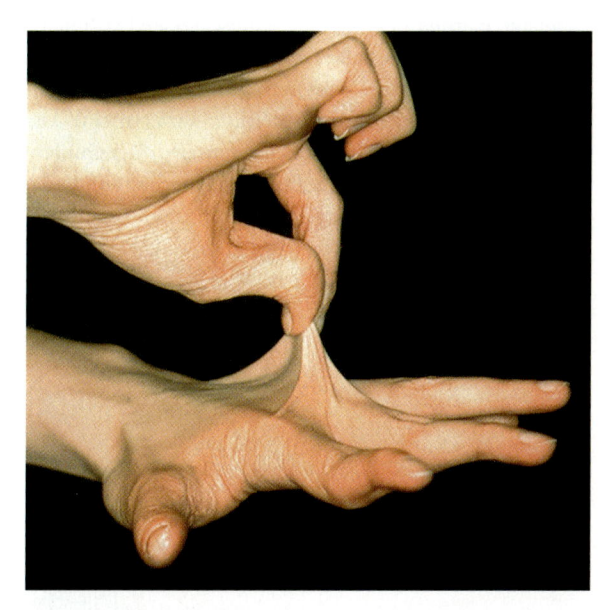

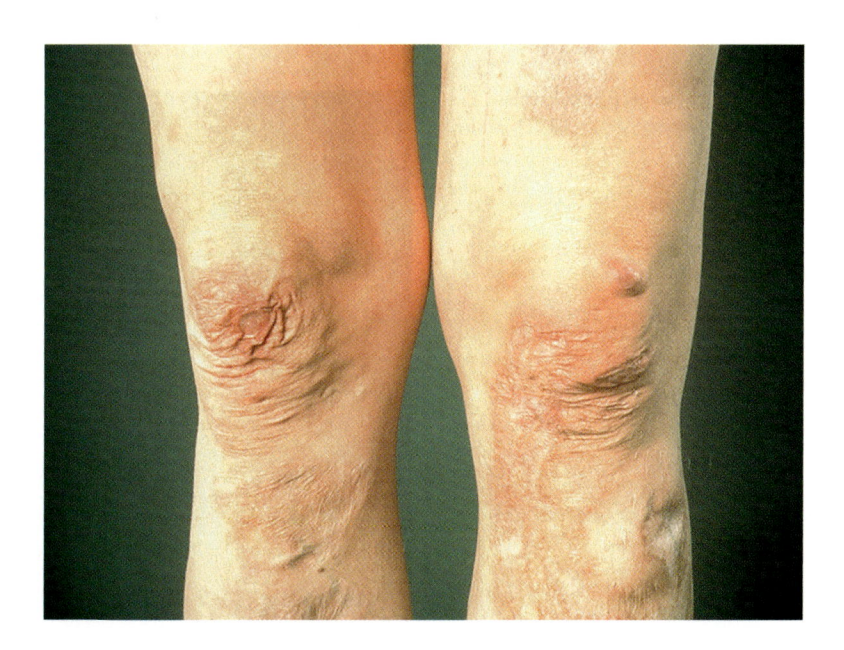

◘ **Abb. 7.6.** Überdehnbarkeit der Haut bei Ehlers-Danlos-Syndrom (Bild: H. Traupe, Münster)

◘ **Abb. 7.7.** Narbenbildung als Ausdruck erhöhter Verletzlichkeit bei Ehlers-Danlos-Syndrom (Bild: H. Traupe, Münster)

lagen-I-N-Kollagenase. Bei Ehlers-Danlos-Syndrom Typ VIII wurden in einigen Familien Kollagen-III-Mutationen gefunden, in anderen Familien jedoch nicht; hier liegt offensichtlich Heterogenität vor. Typ X wird durch Mutationen im Gen für Fibronectin hervorgerufen. Die molekularen Ursachen des EDS-Typs V sind bisher noch nicht bekannt.

7.8 Cutis laxa

Charakteristisch für diese heterogene Gruppe von Bindegewebsstörungen ist die schlaff herabhängende Haut, die weit abgehoben werden kann und sich nur langsam wieder in ihre Ausgangslage zurückbewegt (Abb. 7.8). Es liegt eine generalisierte Elastolyse mit Fragmentierung und Verminderung der Zahl elastischer Fasern vor. Es wird eine benigne, autosomal dominant vererbte von einer schwereren Form mit autosomal rezessiver Vererbung unterschieden. Die autosomal dominanten Typen werden durch Mutationen in den Genen für Elastin (7q11.2; Zhang et al. 1999)

und Fibulin (14q32.1) verursacht, die autosomal rezessiven Formen durch Mutationen ebenfalls im Gen für Fibulin (14q32.1) und ferner für Lysyloxidase (5q23.3-q31.2). Syndrome mit Cutis laxa sind z. B. das De-Barsy-Syndrom oder die Geroderma osteodysplastica (Damkier et al. 1991; Jung et al. 1996; Pope et al. 1995).

7.9 Pseudoxanthoma elasticum

Es handelt sich um eine erbliche, langsam progredient verlaufende Systemerkrankung des elastischen Gewebes mit degenerierten und fragmentierten elastischen Fasern (Uitto et al. 1998). Autosomal dominante und autosomal rezessive Erbgänge wurden beschrieben. Klinisch zeigen sich gelblich-weiße Papeln in Faltenarealen der Haut wie an den seitlichen Halspartien und den großen Gelenkbeugen (Abb. 7.9). Im Erwachsenenalter komplizieren eine Augenbeteiligung (gefäßähnliche Streifen am Augenhintergrund = »angioid streaks«, Sehverschlechterung) und eine kardiovaskuläre Beteiligung (Hypertonie, Sklerose, Myo-

Abb. 7.8. Sich in Falten legende Haut bei einem Kind mit Cutis laxa (Bild: H. Traupe, Münster)

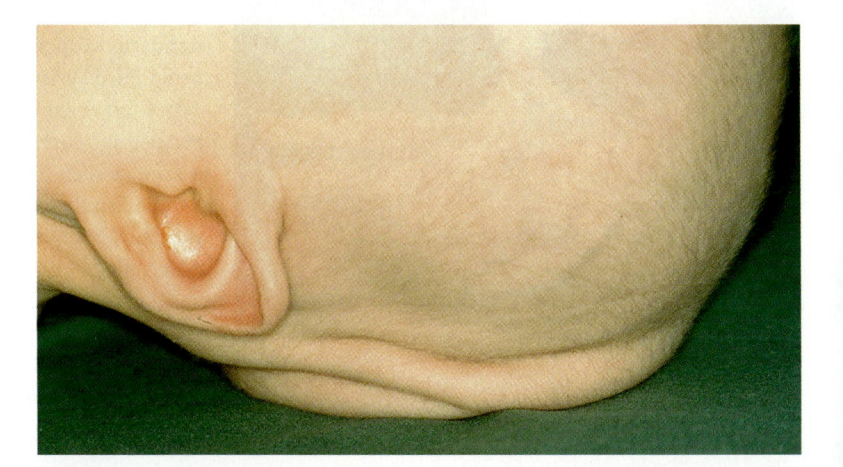

Abb. 7.9. Typischer Hautbefund bei Pseudoxanthoma elasticum (Bild: H. Traupe, Münster)

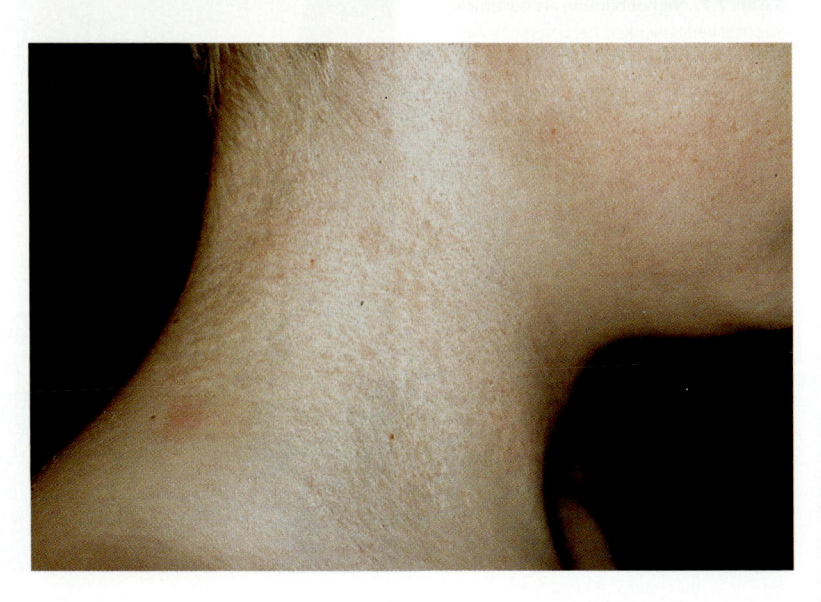

karditis) das klinische Bild (Blume-Peytavi et al. 1997; Hermes et al. 2000; Jacobi et al. 1997). Der Genlocus für die autosomal dominanten und rezessiven Formen liegt bei 16p13.1 und betrifft das ABCC6-Gen, ein transmembraner ATP-bindender Transporter der Unterform 6 in der Subfamilie C.

7.10 Progerie

Die Voralterungserkrankungen sind eine genetisch heterogene Krankheitsgruppe, die durch frühzeitige Alterungszeichen an der Haut und den inneren Organen gekennzeichnet ist. Hierzu zählen Atrophien der Haut mit prominenter Venenzeichnung, frühzeitig ergrauendes Kopfhaar mit Alopeziebildung, Nageldystrophie, allgemeine Xerosis der Haut, Atrophie von subkutanem Fett und Muskulatur, Osteoporose, Arteriosklerose, Hypogenitalismus. Zu den wichtigsten Syndromen zählen:
- Progeria infantilis Hutchinson-Gilford (Lamin A-Gen bei 1q21.2; Sarkar et al. 2001),
- Progeria adultorum Werner,
- neonatales Progeroidsyndrom Wiedemann-Rautenstrauch,
- Akrogerie Gottron.

Bei den einzelnen Syndromen ist die Symptomverteilung variabel und zusätzlich durch charakteristische weitere Dysmorphien gekennzeichnet (Novice et al. 1994).

> Kinder mit Progerie zeigen sich oft bereits als Neugeborene mit morpheaartigen Hautveränderungen oder einer Pansklerodermie. Typisch sind auch Knochenveränderungen wie Akroosteolysen, Resorption distaler Phalangen, dystrophe Claviculae und Osteoporose (Jansen at al. 2000).

7.11 Werner-Syndrom

Das Werner-Syndrom ist ein autosomal rezessiv vererbtes Progeriesyndrom des Erwachsenen und zeigt eine unauffällige Entwicklung vor der Pubertät. Zwischen dem 2. und 3. Lebensjahrzehnt beginnt eine vorzeitige Alterung. Die Haare ergrauen; es bildet sich eine Alopezie. Die Haut wird sklerotisch und atrophisch, die Nägel dystroph. Das subkutane Fettgewebe und die Muskulatur werden atrophisch, an den Füßen entstehen Hyperkeratosen mit Ulzerationen. Weitere Symptome sind Katarakte, Hypogonadismus und ein erhöhtes Tumorrisiko (Herd et al. 1993). Das Gen des Werner-Syndroms auf Chromosom 8p12-p11.2 wurde als ein Mitglied der Helikasefamilie identifiziert (Gray et al. 1997).

7.12 Dyskeratosis congenita

Die Dyskeratosis congenita (Zinsser-Engman-Cole-Syndrom) ist X-chromosomal rezessiv erblich. Die Leitsymptome der Erkrankung bilden sich innerhalb der ersten 10 Lebensjahre. Es finden sich netzförmige Pigmentstörungen, Teleangiektasien und Atrophien. Die Nägel sind dystroph. Leukoplakien bestehen an den Schleimhäuten der Wangen und der Zunge sowie im Gastrointestinal- und Urogenitaltrakt; sie können maligne entarten (Caux et al. 1996; Kagoura et al. 1998; Sölder et al. 1998).

Ein schwerwiegendes Problem kann eine aplastische Anämie sein, die sich bereits im frühen Kindesalter auch als isolierte Neutropenie manifestieren kann. Eine erfolgreiche Behandlung mit granulozytenkoloniestimmulierendem Faktor (GMCSF) wurde berichtet (Yilmaz et al. 2002) Der Genlocus wurde auf Xq28 lokalisiert und als zugrunde liegendes Gen Dyskerin identifiziert (Heiss et al. 1998). Dyskerin hat Beziehungen zur Telomerase-RNA. Die betroffenen Zellen zeigen eine gestörte Telomerasefunktion, die zu einer gestörten Erhaltung des Telomers führt, was wiederum die Proliferation von Epithel- und Blutzellen beeinträchtigt.

7.13 Fokale dermale Hypoplasie

Die fokale dermale Hypoplasie (Goltz-Gorlin-Syndrom) ist eine X-chromosomal dominant vererbte mesoektodermale Erkrankung. Seit Geburt bestehen an der Haut narbenartige Atrophien, Fettgewebshernien, Pigmentstörungen, Teleangiektasien, Schleimhautpapillome, Nageldystrophien, Hypotrichosen und Störungen der Schweißdrüsen (Gordjani et al. 1999). Störungen des Skelettsystems sind sehr variabel und zeigen Hypoplasien von Fingern und Zehen, Syn- und Polydaktylien sowie verschiedene Wirbelanomalien. Außerdem bestehen Zahnstörungen und Augenanomalien (Ramsing et al. 1997; Skaria et al. 1995). Der Genlocus wird bei Xp22.31 angenommen. Das Gen hat eine frühembryonale Letalwirkung im männlichen Geschlecht.

7.14 Pemphigus chronicus benignus familiaris Hailey-Hailey

Es handelt sich um eine autosomal dominant vererbte, blasenbildende Erkrankung mit Akantholyse. Das Manifestationsalter ist das frühe Erwachsenenalter. Besonders an mechanisch belasteten Stellen, in intertriginösen Bereichen und in Körperbeugefalten wie Achseln, Leiste, Perianal- und Perigenitalregion sowie den seitlichen Halspartien bilden sich kleine, konfluierende Bläschen. Die Bläschen entwickeln sich zu geröteten, mit Schuppenkrusten bedeckten Plaques, die ein ekzemartiges Bild zeigen. Die Hautveränderungen sind symmetrisch angeordnet und jucken stark.

> Die häufig scharf begrenzten, nässenden Erosionen neigen zu fötidem Geruch und Vegetationen und werden gern mit einer Candida-Infektion verwechselt.

Die Erkrankung zeigt eine typische Histologie mit Akantholyse und Dyskeratose (Burge 1995). Die Erkrankung wurde auf Chromosom 3q21-q24 lokalisiert. Das zugrunde liegende Gen kodiert für den P-Typ einer kalziumtransportierenden ATPase. Der M. Hailey-Hailey ist eine behandelbare Erkrankung. Durch eine Dermabrasio werden Zellen entfernt, die den genetischen Defekt exprimieren, und durch Zellen aus den Follikeln ersetzt, die den genetischen Defekt nicht ausprägen, sodass es zur dauerhaften klinischen Abheilung kommt (Hamm et al. 1994).

7.15 Dyskeratosis follicularis Darier

Der M. Darier ist eine seltene, autosomal dominant vererbte Erkrankung (Tavadia et al. 2002). Klinisch ist sie durch überwiegend follikuläre, keratotische Papeln gekennzeichnet. Die Erkrankung beginnt in der Pubertät oder im jungen Erwachsenenalter. Typischerweise sind die seborrhoischen und intertriginösen Areale wie Kopfhaut, Gesicht, vordere und hintere Schweißrinne betroffen. Hier bestehen hautfarbene oder entzündliche, keratotische Papeln. Die Haut fühlt sich rau an und wirkt äußerlich schmutzig.

> Jahreszeitliche Schwankungen mit Exazerbationen im Sommer kommen vor.

Die Effloreszenzen können stark jucken, besonders ausgeprägt in intertriginösen Arealen oder bei Irritationen. Die Hautveränderungen neigen zu Superinfektionen und bilden gelegentlich vegetierende Läsionen mit erheblichem Fötor (Burge et al. 1992; Burge 1994). Die als Acrokeratosis verruciformis Hopf bezeichneten flachen Papeln an Hand- und Fußrücken sind ein klinisches Merkmal, das gelegentlich auch als isoliertes Symptom vorkommt. Verdickte und eingerissene Nägel, teils mit subungualen Keratosen, werden gesehen. Ebenso wie der M. Hailey-Hailey kann auch die Dyskeratosis follicularis Darier durch eine oberflächliche Dermabrasio deutlich gebessert bzw. zur Abheilung gebracht werden (Friederich et al. 1990). Der Genlocus der Erkrankung liegt bei 12q23-q24.1. Die Mutation betrifft eine ATP-abhängige Ionenpumpe (ATP2A2), die für den Transport von Kalzium zum sarkoendoplasmatischen Retikulum sorgt.

7.16 Lipoidproteinose

Die Lipoidproteinose, das Urbach-Wiethe-Syndrom, ist eine autosomal rezessiv erbliche Stoffwechselerkrankung mit Ablagerung von hyalinem lipidhaltigem Material im Bereich der Kapillaren der oberen Dermis. Die Pathophysiologie des biochemischen Defektes ist bislang nicht ausreichend aufgeklärt. Krankheitsbeginn ist die frühe Kindheit. Die Symptome zeigen einen progredienten Verlauf. An der Haut fallen einzeln stehende und konfluierende Papeln von gelblich-weißer Farbe und einer wachsartigen Struktur auf. Sie bilden sich an den Fingern und den Ellbogen sowie im Gesicht, wobei die perlschnurartige Aufreihung an den Lidrändern besondere diagnostische Bedeutung hat (Rizzo et al. 1997). Die Entwicklung von Heiserkeit durch hyaline Ablagerungen im Kehlkopf ist ein charakteristisches Symptom. Ablagerungen im Mund führen zu verdicktem Zungenbändchen und einer Makroglossie. Die weitere Organbeteiligung kann den Magen-Darm-Trakt betreffen (Böhme et al. 1996; Kaya et al. 2003).

Das verursachende Gen betrifft das extrazelluläre Matrixprotein 1 (ECM1) auf Chromosom 1q21. Ein IgG-Antikörper zu ECM1 wird bei 2/3 der Patienten mit Lichen sclerosus et atrophicus gefunden.

7.17 Marfan-Syndrom

Das Marfan-Syndrom ist eine autosomal dominant erbliche Bindegewebsstörung mit charakteristischen Veränderungen der Körperstatur, des Herz-Kreislauf-Systems und der Augen. Die Häufigkeit beträgt mindestens 1:3000. Die klinische Variabilität ist erheblich (Pope et al. 1995). An den Augen finden sich typischerweise Linsensubluxationen. Das Herz-Kreislauf-System ist v. a. in Form von Aortendissektionen und einer Mitralklappeninsuffizienz betroffen; aber auch Aortadilatationen, Aneurysmen der Karotiden und der intrazerebralen Arterien kommen vor. Die typische Körperstatur zeigt eine Dolichostenomelie (Lang-/Schmalgliedrigkeit) und eine Arachnodaktylie (Spinnenfingrigkeit).

Diagnostisch hinweisend sind das positive Steinberg-Zeichen (weites Durchstrecken des Daumens durch die gebeugten Finger) und das positive Walker-Murdoch-Zeichen (problemloses Umfassen des Handgelenkes mit Daumen und Mittelfinger); beides zeigt die größere Fingerlänge im Verhältnis zur Fingerdicke an. Dermatologisch sind symmetrisch ausgebildete Striae distensae auffällig, die sich als diagnostischer Marker bei 25% der Patienten am Stamm und an den Hüften finden (De Paepe et al. 1996; Gray et al. 1998; Ragunath et al. 1997).

Ursache des Marfan-Syndroms sind Defekte der Mikrofibrillen des Bindegewebes. Das Gen für Fibrillin-1 liegt auf Chromosom 15q21, ein 2. Locus wurde auf Chromosom 3p24.2-p25 lokalisiert.

7.18 McCune-Albright-Syndrom

Die Erkrankung ist durch die Trias aus fibröser polyostotischer Dysplasie, streifenförmigen Hyperpigmentierungen und endokrinologischen Störungen charakterisiert. Als angeborene Störung der Ossifikation bestehen polyostotische Dysplasien, die die langen Röhrenknochen betreffen. In den ersten Lebensjahren entwickeln sich breite, streifenförmige Hyperpigmentierungen im Verlauf der Blaschko-Linien, die bevorzugt an Rücken, Gesäß und Oberschenkeln lokalisiert sind. Es finden sich verschiedene Störungen der endokrinen Organe wie Pubertas praecox, Hyperthyreose, Cushing-Syndrom, hypophysärer Hochwuchs, Hyperparathyreoidismus oder hypophosphatämische Rachitis (Rieger et al. 1994).

> $1/3$ aller Mädchen mit Pubertas praecox leidet an einem McCune-Albright-Syndrom. Bei Jungen fehlt dieses Symptom (Lumbroso et al. 2004).

Es handelt sich um ein autosomal dominantes Letalgen, das nur im Mosaikzustand überlebt und postzygotisch durch eine somatische Zellmutation entstanden ist. Das Gen auf Chromosom 20q13.2 kodiert die α-Einheit des G-Proteins (Levine 1991; Weinstein et al. 1991).

7.19 Cutis verticis gyrata

Die Störung kann kongenital bestehen oder sich in den späteren Lebensjahren entwickeln. Klinisch zeigen sich wulstförmige Hautfalten, die an Gehirnwindungen erinnern und meistens auf der Kopfhaut lokalisiert sind. Primär idiopathische Formen (familiäres Auftreten selten) sind von syndromassoziierten Typen abzugrenzen: die Pachydermoperiostose Touraine-Solente-Golé, die klinisch neben den typischen gyrierten Hauthypertrophien eine hypertrophe Osteoarthropathie mit vergrößerten Händen und Füßen sowie verdickten Fingern und Zehen aufweist. Formen der Cutis verticis gyrata mit mentaler Retardierung wurden ferner beschrieben (Fesel et al. 1990).

7.20 Hallermann-Streiff-Syndrom

Das von den Ophthalmologen Hallermann und Streiff beschriebene okulomandibulofaziale Syndrom zeigt eine kraniofaziale Dysmorphie mit Skapho-, Dolicho- oder Brachyzephalie, dreieckigen Gesichtsschnitt, ein Vogelkopfgesicht mit schmaler, gebogener Nase, eine hohe Stirn, antimongoloide Lidachsenstellung, eine Mikroretrognathie und eine Mikrostomie. Es finden sich verschiedenste Augenanomalien: Corneatrübungen, Kolobome, Katarakte, Mikrophthalmie, Nystagmus, Strabismus. Fehlende Zähne und eine erhöhte Kariesneigung werden häufig gesehen. Dermatologisch fallen eine Hypotrichose der behaarten Kopfhaut, reduzierte Augenbrauen und Wimpern und eine atrophisch wirkende, vorgealterte Haut auf. Die Kinder sind häufig zu klein und haben verschiedene Skelettanomalien an der Wirbelsäule und der Hüfte. Auffällig sind hierbei metaphysäre Aufweitungen und eine grazile Knochenstruktur. Variable hormonelle Störungen müssen endokrinologisch abgeklärt werden.

Die Ursache der Erkrankung ist unbekannt. Die beschriebenen familiären Fälle sind umstritten. Alle gesicherten Patienten sind Einzelfälle in der Familie; dies deutet auf dominante Neumutationen hin (Cohen 1991).

7.21 Winchester-Syndrom

Das Winchester-Syndrom ist eine erbliche Skelettdysplasie mit multifokaler Osteolyse und progredientem Verlauf. Erste Symptome entstehen im Säuglingsalter. Es treten schmerzhafte Schwellungen der Gelenke auf, wobei insbesondere die Gelenke von Händen und Füßen betroffen sind. Es entwickelt sich eine zunehmende Bewegungseinschränkung der Gelenke mit Kontrakturen. Die Gelenkentzündungen können sich auf die Gelenke von Ellbogen, Hüften und Knien ausweiten. Radiologisch besteht eine zunehmende Osteolyse, die zunächst Hand- und Fußwurzelknochen betrifft, sich langsam nach distal ausweitet und auch Mittelhand- und Mittelfußknochen erfasst. Das Größenwachstum ist häufig vermindert. Hornhauttrübungen werden beobachtet. Dermatologisch sind indurierte Plaques der Haut mit lederartigem Tastbefund auffällig, die annulär oder linear verlaufen und teils hyperpigmentiert sind. Es fallen vergröberte Gesichtszüge auf. Die geistige Entwicklung ist normal. Die Vererbung ist autosomal rezessiv.

Die Ätiopathogenese ist unklar. Der progrediente Verlauf und die Gesichtsdysmorphie lassen an eine Mucopolysaccharid-Stoffwechselerkrankung denken. Bisher sind hier aber keine biochemischen Auffälligkeiten nachgewiesen worden (Hollister et al. 1974).

Eine massiv vermehrte Fibroblastenproliferation in der Haut und eine erhöhte Ausscheidung von Oligosacchariden im Urin wurde bei 2 Patienten beobachtet (Winter 1989). Bei kleinen Kindern kann gelegentlich die Differenzialdiagnose zur Progeria Hutchinson-Gilford schwierig sein.

7.22 Osteogenesis imperfecta

Die Osteogenesis imperfecta ist eine klinisch und genetisch heterogene Erkrankungsgruppe, die klinisch durch eine vermehrte Knochenbrüchigkeit und ätiologisch durch Kollagendefekte charakterisiert ist. Leitsymptom der Erkrankung ist vermehrte Knochenfragilität, die bei schwerer Ausprägung sekundär zu erheblichen Verbiegungen der langen Röhrenknochen, zu Skoliosen und auch verminderter Körpergröße führen kann. Die Frakturen heilen prinzipiell gut, neigen aber zur Kallusbildung.

Charakteristische Merkmale sind ferner die blauen oder auch graublauen Skleren und die graublau schimmernden Zähne infolge einer Dentinogenesis imperfecta. Ferner wird häufig eine Schallleitungsschwerhörigkeit beobachtet, die durch Frakturen der Knochen der Schallleitungskette bedingt ist. Die Haut ist auffällig dünn und neigt zu vermehrter Gefäßbrüchigkeit. Die Gelenke sind überstreckbar.

Die Ausprägung und der Verlauf der Erkrankung sind äußerst variabel und wahrscheinlich vom detaillierten molekularen Defekt abhängig. Die klinische Spannbreite reicht bei schwerer Ausprägung von pränatal letalem Verlauf oder multiplen Frakturen mit diversen Knochendeformationen, die zur Gehunfähigkeit führen, bis zu leichten Formen, die nur gelegentlich einzelne Knochenbrüche aufweisen (Engelbert et al. 1997).

Die Vererbung ist autosomal dominant. Ätiologisch wurden Mutationen in den Genen für Kollagen Typ I (COL1A1 und COL1A2) gefunden (Cole 1997).

7.23 Orofaziodigitale Syndrome

Die Orofaziodigitalen (OFD) Syndrome sind eine Gruppe eigenständiger Erkrankungen mit einer Kombination aus Anomalien des Gesichtes und der Akren. Typische Merkmale des Gesichtsschädels sind hypoplastische Nasenflügel, Zungenkerben (◘ Abb. 7.10), Bänder an der Oberlippe und dem Frenulum, Zahnfehlstellungen, Gaumenspalte, Zungenhamartome und Unterlippenfisteln. An den Fingern bestehen variable Fehlbildungen mit Brachydaktylien, Syndaktylien und Klinodaktylien, an den Füßen Polysyndaktylien und Brachydaktylien. An der Haut finden sich multiple Milien im Gesicht, eine allgemeine Xerosis und reduziertes Kopfhaar.

Das OFD-Syndrom Typ I (Papillon-Léage-Psaume) wird X-chromosomal dominant vererbt und wird verursacht durch Mutationen im CXORF V-Gen auf Xp 22.3-p22.2. Das Gen wurde identifiziert als ein X-chromosomenspezifisches, transkribierendes Fragment. Das OFD-Syndrom Typ II (Mohr) wird autosomal rezessiv vererbt (Gorlin et al. 2001).

Literatur

Bencini PL, Tarantino A, Grimalt R, Ponticelli C, Caputo R (1995) Porokeratosis and immunosuppression. Br J Dermatol 132: 74–78

Blume-Peytavi U, Oudjiel ND, Brand E, Bornfeld N, Hettmannsperger U, Orfanos CE (1997) Das Pseudoxanthoma elasticum: Fallbericht und Literaturübersicht. Z Hautkr 72: 458–463

Böhme M, Wahlgren CF (1996) Lipoid proteinosis in three children. Acta Paediatr 85: 1003–1005

Brilon C, Rütten A (1993) Hay-Wells-Syndrom mit multiplen ekkrinen Hidrozystomen. Akt Dermatol 19: 286–288

Burge S, Wilkinson JD (1992) Darier-White disease: a review of the clinical features in 163 patients. J Am Acad Dermatol 27: 40–50

Burge S (1994) Darier´s disease – the clinical features and pathogenesis. Clin Exp Dermatol 19: 193–205

Burge SM (1995) Hailey-Hailey disease: an inherited disorder of cohesion. Eur J Dermatol 5: 277–282

Buss PW, Hughes HE, Clarke A (1995) Twenty-four cases of the EEC syndrome: clinical presentation and management. J Med Genet 32: 716–723

Caux F, Aractingi S, Sawaf MH, Ouhayoun JP, Dubertret L, Gluckman E (1996) Dyskeratosis congenita. Eur J Dermatol 6: 332–334

Cohen MM (1991) Hallermann-Streiff syndrome: a review. Am J Med Genet 41: 488–499

Cole WG (1997) The molecular pathology of osteogenesis imperfecta. Clin Orthop 343: 235–248

Damkier A, Brandrup F, Starklint H (1991) Cutis laxa: autosomal dominant inheritance in five generations. Clin Genet 39: 321–329

De Paepe (1994) Ehlers-Danlos syndrome type IV. Clinical and molecular aspects and guidelines for diagnosis and management. Dermatology 189 S2: 21–25

De Paepe A, Devereux RB, Dietz HC, Hennekam RCM, Pyeritz RE (1996) Revised diagnostic criteria for the Marfan syndrome. A J Med Genet 62: 417–426

De Paepe A, Nuytinck L, Hausser I, Anton-Lamprecht I, Naeyaert JM (1997) Mutations in the COL5A1 gene are causal in the Ehlers-Danlos syndromes I and II. Am J Hum Genet 60: 547–554

Engelbert RHH, van der Graaf Y, van Empelen R, Beemer FA, Helders PJM (1997) Osteogenesis imperfecta in childhood: Impairment and disability. Pediatrics 99, Suppl: E31-E37

Fesel R, Plewig G, Lentrodt J (1990) Cutis verticis gyrata. Hautarzt 41: 502–505

Friederich HC, Al Rasheed K, Folawiyo O, Georgi LM, Splieth B, Schäufele M, Wichmann U (1990) Über die topische Effektivität der operativen Dermatotherapie (Dermabrasio, Argon-, CO_2-Laser-Therapie) bei der Behandlung des Morbus Darier. Akt Dermatol 16: 240–247

Gehring W, Gloor M, Schmiegelow P, Wagner L (1989) Zur Kenntnis der Porokeratosis punctata palmaris et plantaris. Akt Dermatol 15: 73–75

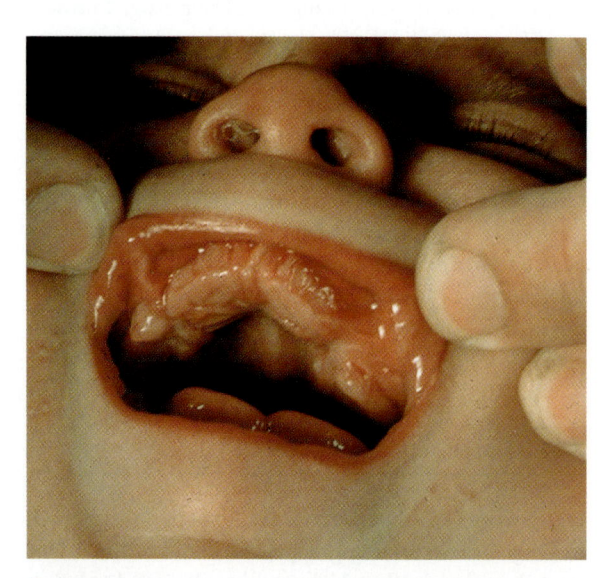

◘ **Abb. 7.10.** Gekerbte Zunge und typischer Aspekt der Mundschleimhaut bei einem Kind mit OFD-Syndrom (Bild: H. Traupe, Münster)

Götz A, Kopera D, Wach F, Hohenleutner U, Landthaler M (1999) Porokeratosis Mibelli gigantea. Fallbericht und Literaturübersicht. Hautarzt 50: 435–438

Gordjani N, Herdeg S, Ross UH, Grimme H, Kleinschmidt M, Brandis M (1999) Focal dermal hypoplasia (Goltz-Gorlin syndrome) associated with obstructive papillomatosis of the larynx and hypopharynx. Eur J Dermatol 9: 18–20

Gorlin RJ, Cohen MM, Hennekam RCM (2001) Syndromes of the head and neck, 4th edn. Oxford University Press, New York

Gray JR, Bridges AB, West RR, McLeish L, Stuart AG, Dean JCS, Porteous MEM, Boxer M, Davies SJ (1998) Life expectancy in British Marfan syndrome populations Clin Genet 54: 124–128

Gray MD, Shen JC, Kamath-Loeb AS, Blank A, Sopher BL, Martin GM, Oshima J, Loeb LA (1997) The Werner syndrome protein is a DNA helicase. Nature Genet 17: 100–103

Hamm H, Metze D, Bröcker EB (1994) Hailey-Hailey disease. Eradication by dermabrasion. Arch Dermatol 130: 1143–1149

Heim P, Raghunath M, Meiss L, Heise U, Myllylä R, Kohlschütter A, Steinmann B (1998) Ehlers-Danlos syndrome type VI (EDS VI): problems of diagnosis and management. Acta Paediatr 87: 708–710

Heiss NS, Knight SW, Vulliamy TJ, Klauck SM, Wiemann S, Mason PJ, Poustka A, Dokal I (1998) X-linked dyskeratosis congenita is caused by mutations in a highly conserved gene with putative nucleolar functions. Nature Genet 19: 32–38

Herd RM, Faragher GA, Shall S, Hunter JAA (1993) Werner´s syndrome: a review of the clinical and pathological features and pathogenesis. Eur J Dermatol 3: 425–432

Hermes B, Grützkau A, Hausser I, Kunze J, Henz BM (2000) Preclinical diagnosis of pseudoxanthoma elasticum – methodological restrictions and ethical problems. Eur J Dermatol 10: 513–516

Hollister DW, Rimoin DL, Lachman RS et al (1974) The Winchester syndrome: a nonlysosomal connective tissue disease. J Pediatr 84: 701–709

Itin PH (1995) Porokeratosis plantaris, palmaris et disseminata mit multiplen filiformen Hyperkeratosen und Nageldystrophie. Hautarzt 46: 869–872

Jacobi H, Schreiber G (1997) Pseudoxanthoma elasticum. Hautveränderungen als Wegweiser einer Systemerkrankung. Hautarzt 48: 191–194

Jansen T, Romiti R (2000) Progeria infantum (Hutchinson-Gilford syndrome) associated with scleroderma-like lesions and acro-osteolysis: a case report and brief review of the literature. Pediatr Dermatol 17: 282–285

Jung K, Ueberham U, Hausser I, Bosler K, John B, Linse R (1996) Autosomal recessive cutis laxa syndrome. A case report. Acta Derm Venereol (Stockh) 76: 298–301

Kagoura M, Morohashi M (1998) Dyskeratosis congenita: a light microscopic and ultrastructural study. Eur J Dermatol 8: 307–309

Kaya TI, Tursen U, Kokturk A, Ikizoglu G, Dusmez D (2003) The early erosive vesicular stage of lipoid proteinosis: clinical and histopathological features. Br J Dermatol 148: 363–384

Krutmann J (2001) Licht im Dickicht der ektodermalen Dysplasie-Syndrome. Mutationen im p63-Gen bedingen unterschiedliche Phänotyp-Ausprägungen. Hautarzt 52: 851–852

Küster W, Majewski F, Meinecke P (1985) EEC syndrome without ectrodactyly? Report of 9 cases. Clin Genet 28: 130–135

Levine MA (1991) The McCune-Albright syndrome: the whys and wherefores of abnormal signal transduction. N E J Med 325: 1738–1740

Lot M, Waibel M, Albrecht G (1998) Christ-Siemens-Touraine-Syndrom. Hautarzt 49: 505–508

Lumbroso S, Paris F, Sultan C. (2004) Activating Gsα mutations: analysis of 113 patients with signs of McCune-Albright Syndrome – A European collaborative study. J Clin Endocrinol Metabolism 89: 2107–2113

Novice FM, Collison DW, Burgdorf WHC, Esterly NB (1994) Handbook of genetic skin disorders. Premature aging syndromes. Saunders, Philadelphia, pp 147–161

Oppolzer A, Tanew A, Oppolzer U (1990) Anhidrotische ektodermale Dysplasie bei einem 6-jährigen Knaben. Pädiat Praxis 40: 277–282

Pope FM, Smith R (1995) Color atlas of inherited connective tissue disorders. Mosby, London

Pope FM, Burrows NP (1997) Ehlers-Danlos syndrome has varied molecular mechanisms. J Med Genet 34: 400–410

Poskitt L, Wilkinson JD (1994) Natural history of keratosis pilaris. Br J Dermatol 130: 711–713

Ragunath M, Nienaber C, Von Kodolitsch Y (1997) 100 Jahre Marfan-Syndrom – eine Bestandsaufnahme. Dtsch Ärztebl 94: 656–662

Ramsing M, Kn Ngo T, Holzgreve W, Rackowitz A, Küster W, Rehder H (1997) Disruptive anomalies in a newborn with focal dermal hypoplasia (Goltz syndrome) Eur J Dermatol 7: 15–18

Richard G, Harth W (1993) Keratosis follicularis spinulosa decalvans. Therapie mit Isotretinoin und Etretinat im entzündlichen Stadium. Hautarzt 44: 529–534

Rieger E, Kofler R, Borkenstein M, Schwingshandl J, Soyer HP, Kerl H (1994) Melanotic macules following Blaschko´s lines in McCune-Albright syndrome. Br J Dermatol 130: 215–220

Rizzo R, Ruggieri M, Micali G, Tinè A, Sanfilippo S, Pavone L (1997) Lipoid proteinosis: a case report. Pediatr Dermatol 14: 22–25

Sarkar PK, Shinton RA (2001) Hutchinson-Gilford progeria syndrome. Postgrad Med J 77: 312–317

Schamroth JM, Zlotogorski A, Gilead L (1997) Porokeratosis of Mibelli. Overview and review of the literature. Acta Derm Venereol (Stockh) 77: 207–213

Seishima M, Izumi T, Oyama Z, Maeda M (2000) Sqamous cell carcinoma arising from lesions of porokeratosis palmaris et plantaris disseminata. Eur J Dermatol 10: 478–480

Skaria A, Feldmann R, Hauser C (1995) Das klinische Spektrum der fokalen dermalen Hypoplasie. Hautarzt 46: 779–784

Sölder B, Weiss M, Jäger A, Belohradsky BH (1998) Dyskeratosis congenita: multisystemic disorder with special consideration of immunologic aspects. Clin Pediatr 37: 521–530

Stähler J, Worret WI (1987) Hidrotische ektodermale Dysplasie (M.Clouston). Akt Dermatol 13: 107–109

Tavadia S, Mortimer E, Munro CS (2002) Genetic epidemiology of Darier´s disease: a population study in the west of Scotland. Br J Dermatol 146: 107–109

Uitto J, Boyd CD, Lebwohl MG, Moshell AN, Rosenbloom J, Terry S (1998) International centennial meeting on pseudoxanthoma elasticum: progress in PXE research. J Invest Dermatol 110: 840–842

Veraldi S, Bocor M, Gasparini G (1989) Zosteriform porokeratosis: a report of two cases. Cutis 44: 216–219

Weidmann S (1995) Porokeratosis linearis. Derm 1: 22–24

Weinstein LS, Shenker A, Gejman PV, Merino MJ, Friedman E. Spiegel AM (1991) Activating mutations of the stimulatory G protein in the McCune-Albright syndrome. N Engl J Med 325: 1688–1695

Winter RM (1989) Winchester´s syndrome. J Med Genet 26: 772–775

Yilmaz K, Inalöz HS, Ünal B, Güler E (2002) Dyskeratosis congenita with isolated neutropenia and granulocyte colony-stimulating factor treatment. Int J Dermatol 41: 170–172

Zhang MC, He L, Giro M, Young SL, Tiller GE, Davidson JM (1999) Cutis laxa arising from frameshift mutations in exon 30 of the elastin gene (ELN). J Biol Chem 274: 981–98

Nichtmelanozytäre Nävi und nävoide Dermatosen

R. Happle, M. Bittar

8.1 Einleitung – 105

8.2 Was ist ein Nävus? – 105

8.3 Wie entsteht ein Mosaik? – 106
8.3.1 Postzygotische Mutation – 106
8.3.2 Halbchromatidenmutation in einer Gamete – 107
8.3.3 Zwei verschiedene Typen der segmentalen Manifestation bei autosomal dominanten Hautkrankheiten – 107
8.3.4 Zwillingsflecken – 107
8.3.5 Postzygotische Letalmutationen – 108
8.3.6 Paradominante Vererbung – 108
8.3.7 Epigenetische Mosaike – 108
8.3.8 Rückmutationsmosaik – 109

8.4 Unterschiedliche kutane Mosaikmuster – 109

8.5 Was sind nävoide Dermatosen? – 110

8.6 Epidermale Nävi – 110
8.6.1 Organoide Epidermalnävi – 111
8.6.2 Nichtorganoide Epidermalnävi – 112

8.7 Epidermalnävussyndrome – 113
8.7.1 Schimmelpenning-Syndrom – 114
8.7.2 Phacomatosis pigmentokeratotica – 114
8.7.3 Naevus-comedonicus-Syndrom – 114
8.7.4 Becker-Nävus-Syndrom – 114
8.7.5 Proteus-Syndrom – 114

8.8 Bindegewebenävi – 115
8.8.1 Pflastersteinnävus – 115
8.8.2 Naevus elasticus – 115
8.8.3 Naevus lipomatosus superficialis – 115
8.8.4 Naevus psiloliparus – 115

8.9 Vaskuläre Nävi – 115
8.9.1 Laterale Naevi teleangiectatici – 115
8.9.2 Medianer Naevus flammeus – 116
8.9.3 Naevus anaemicus – 117
8.9.4 Phacomatosis pigmentovascularis – 117

8.10 Nävoide Dermatosen – 118
8.10.1 Vaskuläre Unna-Flecken – 118
8.10.2 Nävoide Tumoren – 118

Literatur – 118

8.1 Einleitung

Jene Nävi, die nicht von den Melanozyten ihren Ausgang nehmen, lassen sich in 3 Gruppen einteilen:
- die epithelialen Nävi, die vereinfachend und nicht vollkommen korrekt auch als *epidermale Nävi* bezeichnet werden,
- die *Bindegewebenävi* und
- die *vaskulären Nävi* (Übersicht 8.1).

In allen 3 Gruppen gibt es Nävustypen, die auch in Kombination mit extrakutanen Anomalien als Syndrome auftreten (Übersicht 8.2). Zunächst soll dargelegt werden, welche Hautanomalien wir als Nävi bezeichnen.

8.2 Was ist ein Nävus?

Dass einstweilen keine Einigkeit darüber besteht, welche Hautanomalien man als Nävus bezeichnen soll und welche nicht, zeigt ein Blick in neuere dermatologische Lehrbücher, in denen z. B. die fazialen Angiofibrome der tuberösen Sklerose als organoide Nävi bezeichnet werden oder gar das Säuglingshämangiom als Nävus definiert wird. Die französischen Dermatologen wollen neuerdings den Nävusbegriff nur noch für melanozytäre Hautveränderungen verwendet wissen und bezeichnen alle anderen Nävi als »Hamartome«. Um in diese nebelhafte Situation Klarheit zu bringen, seien die Kriterien des Nävusbegriffs an den Anfang gestellt.

Definition. Aufgrund neuerer genetischer Erkenntnisse ist folgende Definition vorgeschlagen worden:

> **Übersicht 8.1. Nichtmelanozytäre Nävi**
>
> - *Organoide Epidermalnävi*
>   - Naevus sebaceus
>   - Ekkriner Nävus
>   - Apokriner Nävus
>   - Naevus comedonicus
>   - Becker-Nävus
>   - Haarfollikelnävus
>   - Angorahaarnävus
>   - Porokeratotischer ekkriner Naevus trichilemmocysticus
> - *Nichtorganoide Epidermalnävi*
>   - Gewöhnlicher Epidermalnävus, weicher Typ
>   - Gewöhnlicher Epidermalnävus, harter Typ
>   - Epidermolytischer Epidermalnävus
>   - Inflammatorischer lineärer verruköser Epidermalnävus (ILVEN)
>   - CHILD-Nävus
>   - Naevus corniculatus
>   - Lineärer M. Darier (Typ-2-Manifestation)
>   - Lineärer M. Hailey-Hailey (Typ-2-Manifestation)
> - *Bindegewebenävi*
>   - Pflastersteinnävus
>   - Naevus elasticus
>   - Naevus lipomatosus superficialis
>   - Naevus psiloliparus
> - *Vaskuläre Nävi*
>   - Lateraler Naevus flammeus
>   - Lateraler Naevus teleangiectaticus vom hellen, lachsfarbenen Typ
>   - Medianer Naevus flammeus
>   - Naevus anaemicus

> **Übersicht 8.2. Syndrome, bei denen nichtmelanozytäre Nävi als Leitsymptome auftreten**
>
> - *Epidermalnävussyndrome*
>   - Schimmelpenning-Syndrom
>   - Phacomatosis pigmentokeratotica
>   - Naevus-comedonicus-Syndrom
>   - Becker-Nävus-Syndrom
>   - Angorahaarnävussyndrom
>   - Proteus-Syndrom
>   - CHILD-Syndrom
> - *Syndrome mit Bindegewebenävi*
>   - Tuberöse Sklerose
>   - Buschke-Ollendorf-Syndrom
>   - Enzephalokraniokutane Lipomatose
> - *Syndrome mit vaskulären Nävi*
>   - Sturge-Weber-Klippel-Trenaunay-Syndrom
>   - Van-Lohuizen-Syndrom
>   - Vaskuläre Zwillingsflecken
>   - Phacomatosis pigmentovascularis

Nävi sind sichtbare, umschriebene, langfristig bestehende Veränderungen der Haut oder der benachbarten Schleimhäute; sie spiegeln ein genetisches Mosaik wider. Mit Ausnahme der melanozytären Nävi zeigen sie kein neoplastisches Wachstum. Niemals zeigen sie malignes Wachstum (Happle 1995).

Die wesentliche Neuerung besteht darin, dass definitionsgemäß alle Nävi genetische Mosaike darstellen. Mit »neoplastischem Wachstum« sind auch benigne Proliferationen gemeint; ausgeschlossen sind damit benigne Tumoren, z. B. Hämangiom, Lipom, Neurofibrom, Trichoepitheliom oder Syringom. Die Aussage, dass Nävi niemals malignes Wachstum zeigen, ist selbstverständlich nicht so zu verstehen, als könnten sie niemals maligne entarten. Vielmehr ist damit gemeint, dass der sekundär entstehende maligne Tumor nicht mehr zur Definition des Nävus gehört.

Zytogenetische und molekulargenetische Untersuchungsergebnisse weisen darauf hin, dass die hier gegebene Definition des Nävusbegriffs tragfähig ist. Nicht nur bei verschiedenen Epidermalnävi und streifenförmigen Pigmentnävi, sondern auch bei gewöhnlichen melanozytären Nävi einschließlich der dysplastischen Nävi ist inzwischen deren Mosaiknatur nachgewiesen worden.

8.3 Wie entsteht ein Mosaik?

Definition. Als Mosaik bezeichnen wir in der Biologie einen Organismus, der sich aus 2 oder mehr genetisch verschiedenen Zellpopulationen zusammensetzt, wobei die verschiedenen Klone aus einer genetisch einheitlichen Zygote stammen. Die verschiedenen Mechanismen, die einem kutanen Mosaik zugrunde liegen können, werden in diesem Kapitel beschrieben (Happle 2002a). An der Haut manifestiert sich dabei sehr oft das Muster der Blaschko-Linien (◘ Abb. 8.1).

8.3.1 Postzygotische Mutation

Die einfachste Erklärung für ein kutanes Mosaik ist eine postzygotische Mutation, wobei das betroffene Hautareal umso ausgedehnter sein wird, je früher das Mutationsereignis während der Embryogenese eintritt (◘ Abb. 8.2).

> Der Begriff »somatische Mutation« ist als eine generelle Kategorie veraltet, da bei postzygotischen Mutationen eine Keimbahnbeteiligung nicht mit Sicherheit auszuschließen ist.

8.3 · Wie entsteht ein Mosaik?

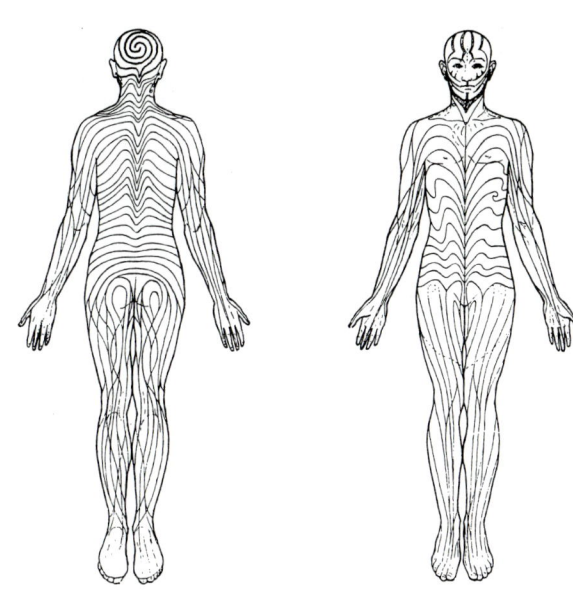

Abb. 8.1. Blaschko-Linien

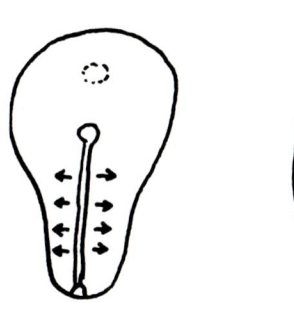

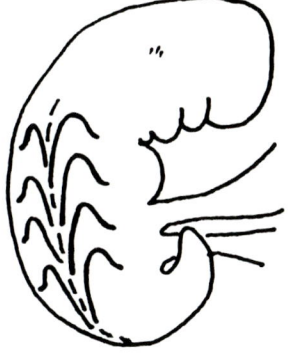

Abb. 8.2. Entstehung eines systematisierten streifenförmigen Nävus aus einer frühen postzygotischen Mutation. Der Mosaikzustand ist bereits vorhanden, bevor sich primordiale Zellen entlang dem Primitivstreifen formieren, um durch transversale Poliferation die Haut zu bilden. Das transversale Wachstum interferiert mit dem Längenwachstum und der zunehmenden Beugung des Embryos, und hieraus resultiert am Rücken das Springbrunnenmuster der Blaschko-Linien

So besteht z. B. bei einem Patienten mit epidermolytischem Epidermalnävus ein erhöhtes Risiko, dass in der nächsten Generation die epidermolytische Hyperkeratose Brocq (bullöse ichthyotische Erythrodermie) auftritt. Dieser epidermolytische Epidermalnävus lässt sich somit als eine segmentale Typ-1-Manifestation der epidermolytischen Hyperkeratose Brocq auffassen (Happle 2001a).

8.3.2 Halbchromatidenmutation in einer Gamete

In einer Gamete kann durch fehlerhafte DNS-Replikation ein Einzelstrang mutieren. Nach der Befruchtung entsteht hieraus durch semikonservative Replikation ein Chromosom mit zwei verschiedenen Chromatiden. Aus der 1. Teilung der befruchteten Eizelle gehen zwei genetisch verschiedene Zellen hervor, und hieraus kann sich ein ausgedehnter Mosaikzustand, z. B. ein systematisierter Epidermalnävus, entwickeln.

8.3.3 Zwei verschiedene Typen der segmentalen Manifestation bei autosomal dominanten Hautkrankheiten

Bei einer segmentalen Typ-1-Manifestation autosomal dominanter Hautkrankheiten entspricht der Ausprägungsgrad jenem, den man auch beim Nichtmosaikphänotyp antrifft. Manchmal ist das segmentale Hautareal jedoch erheblich stärker befallen, und dies lässt sich mit dem Konzept der segmentalen Typ-2-Manifestation erklären (Happle 2001a): In einem Embryo, der für die Genodermatose heterozygot ist, tritt in einem frühen Entwicklungsstadium in einer somatischen Zelle der Verlust der Heterozygotie auf, und hierdurch entsteht ein Hautsegment, das für die zugrunde liegende Mutation entweder homozygot oder hemizygot ist (Abb. 8.3).

Dieses Konzept kann erklären, warum die stärker ausgeprägte segmentale Manifestation einen diffus verteilten Phänotyp gewöhnlichen Schweregrades überlagern kann und warum Eltern oder Geschwister eines solchen Patienten von derselben autosomal dominanten Hautkrankheit in gewöhnlicher Ausprägung betroffen sein können (Übersicht 8.3).

Übersicht 8.3. Autosomal dominante Genodermatosen, bei denen eine segmentale Typ-2-Manifestation dokumentiert worden ist

- Epidermolytische Hyperkeratose Brocq
- M. Darier
- M. Hailey-Hailey
- Neurofibromatose
- Tuberöse Sklerose
- Kutane Leiomyomatose
- Glomangiomatose
- Multiple Syringome
- Multiple Trichoepitheliome
- Porokeratosis disseminata superficialis actinica

8.3.4 Zwillingsflecken

Zwillingsflecken stellen eine besondere Form des Verlustes der Heterozygotie dar (Happle 1999a). Ein Embryo kann doppelt heterozygot sein in der Weise, dass jeweils eine von zwei verschiedenen Mutationen auf einem von zwei homo-

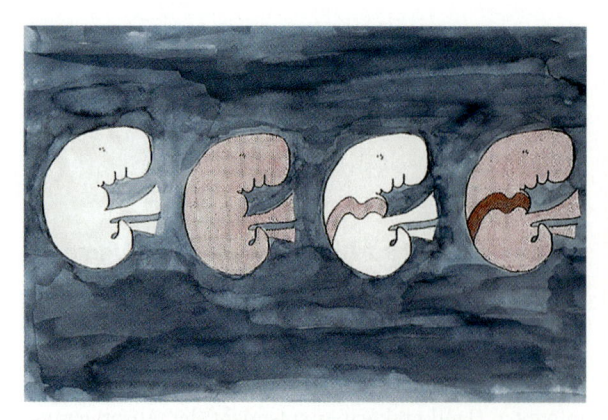

Abb. 8.3. Zwei verschiedene segmentale Manifestationstypen autosomal dominanter Hautkrankheiten. Von *links* nach *rechts*: Normaler Phänotyp; diffuse heterozygote Manifestation; segmentale Typ-1-Manifestation, Heterozygotie widerspiegelnd; segmentale Typ-2-Manifestation, Verlust der Heterozygotie widerspiegelnd

logen Chromosomen vorhanden ist. Während der Embryogenese entstehen durch somatische Rekombination zwei verschiedene Zellklone, die für jeweils eine der beiden Mutationen homozygot sind. Hieraus können sich an der Haut zwei verschiedene, benachbarte mutierte Flecken entwickeln. Beispiele für allelische Zwillingsflecken sind die vaskulären Zwillingsnävi (Abb. 8.4) und die Cutis tricolor (▶ unten), für nichtallelische Zwillingsflecken die Phacomatosis pigmentokeratotica und die Phacomatosis pigmentovascularis (▶ unten).

8.3.5 Postzygotische Letalmutationen

Manche Mutationen können im Mosaikverband zusammen mit einer normalen Zellpopulation überleben. Wird die zugrunde liegende Mutation an eine Zygote weitergegeben, so stirbt diese in utero ab, weil alle Zellen betroffen sind. Beispiele für solche Letalmutationen sind der Naevus sebaceus und die lateralen Naevi flammei (Happle 1987; ▶ unten).

8.3.6 Paradominante Vererbung

Die Mosaikmanifestation einer autosomal vererbten Hautkrankheit ist i. allg. nicht erblich, weil die zugrunde liegende Mutation in der nächsten Generation in diffuser Weise das gesamte Integument betrifft, wobei manche Gendefekte für den Embryo auch letal sein können. Als eine Ausnahme von dieser Regel können autosomale Mosaikphänotypen jedoch auch mehrere Mitglieder einer Familie betreffen. Ein Beispiel ist der Becker-Nävus, der gewöhnlich sporadisch auftritt, mitunter jedoch eine familiäre Häufung zeigt (Happle 1992). Träger dieser paradominanten Mutation sind i. allg. klinisch unauffällig, und deshalb kann das zugrunde liegende Gen unbemerkt von Generation zu Generation weitergegeben werden. Das Merkmal wird nur dann manifest, wenn in einem frühen Stadium der Embryogenese Verlust der Heterozygotie auftritt. In Übersicht 8.4 sind Mosaikphänotypen, die wahrscheinlich paradominant vererbt werden, aufgeführt.

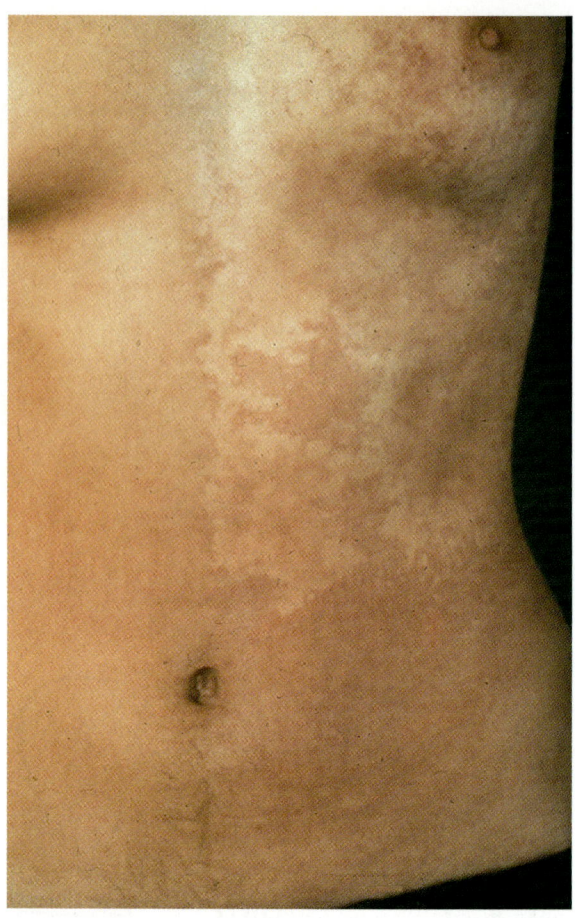

Abb. 8.4. Vaskuläre Zwillingsflecken: Naevus teleangiectaticus und Naevus anaemicus, sich teilweise durchmischend

---

Übersicht 8.4. Wahrscheinlich paradominant vererbte Genodermatosen

- Naevus sebaceus
- Becker-Nävus
- Becker-Nävus-Syndrom
- Naevus flammeus lateralis
- Sturge-Weber-Klippel-Trenaunay-Syndrom
- Naevus anaemicus

8.3.7 Epigenetische Mosaike

Im Gegensatz zu genomischen Mosaiken, bei denen sich die beteiligten Zellpopulationen in ihrem Genom unterscheiden, weisen bei einem epigenetischen Mosaik alle Zellen des Organismus dasselbe Genom auf, aber durch unterschiedliche Einwirkung kontrollierender Gene entsteht ein funktionelles Mosaik. Nach heutigem Wissen handelt es sich bei den modifizierenden Genen um Retrotransposonen.

Epigenetisches Mosaik der X-Chromosomen

Gut bekannt ist der Lyon-Effekt der X-Inaktivierung. Schon wenige Tage nach Beginn der Embryogenese wird in weiblichen Zellen eines der beiden X-Chromosomen inaktiviert, und hieraus resultiert ein funktionelles X-chromosomales Mosaik, das sich an der Haut oft in einem systematisierten Streifenmuster manifestiert, z. B. bei Incontinentia pigmenti, fokaler dermaler Hypoplasie oder MIDAS-Syndrom (Happle 2002a). Nach allgemeinem Sprachgebrauch bezeichnet man diese Hautanomalien jedoch nicht als Nävi, sondern eher als nävoide Dermatosen. Eine Ausnahme stellt der CHILD-Nävus dar, der als ein echter epidermaler Nävus klassifiziert wird, obwohl er ein funktionelles X-chromosomales Mosaik widerspiegelt (Happle et al. 1995; ◘ Abb. 8.5).

Epigenetisches autosomales Mosaik

Aus Studien an Pflanzen und Tieren ist bekannt, dass Retrotransposonen die Aktivität benachbarter Gene durch Demethylierung oder Methylierung aktivieren oder abschalten können. Bei Hunden und Mäusen kennen wir autosomale Gene, die unter der Kontrolle eines Retrotransposons stehen und ein fleck- oder streifenförmiges Fellmuster verursachen. Diese Mosaikmuster sind erblich, ohne dass sie mendeln. Möglicherweise gibt es auch beim Menschen solche epigenetischen Mosaike (Happle 2002b). Dies würde erklären, warum autosomale Mosaikzustände in Form hypermelanotischer oder hypomelanotischer streifenförmiger Areale mitunter bei mehreren Familienmitgliedern beobachtet werden.

8.3.8 Rückmutationsmosaik

Bei einer autosomal rezessiven Hautkrankheit können durch eine postzygotische Rückmutation, die während der frühen Embryogenese auftritt, umschriebene heterozygote Areale vollkommen normaler Haut entstehen. Dieses Phänomen ist bei einer autosomal rezessiv vererbten Form der Epidermolysis bullosa beschrieben worden (Jonkman et al. 1997). Es handelt sich sozusagen um eine Art »natürliche Gentherapie«. Wenn wir in der Praxis darauf achten, wird das Phänomen wahrscheinlich häufiger beschrieben werden.

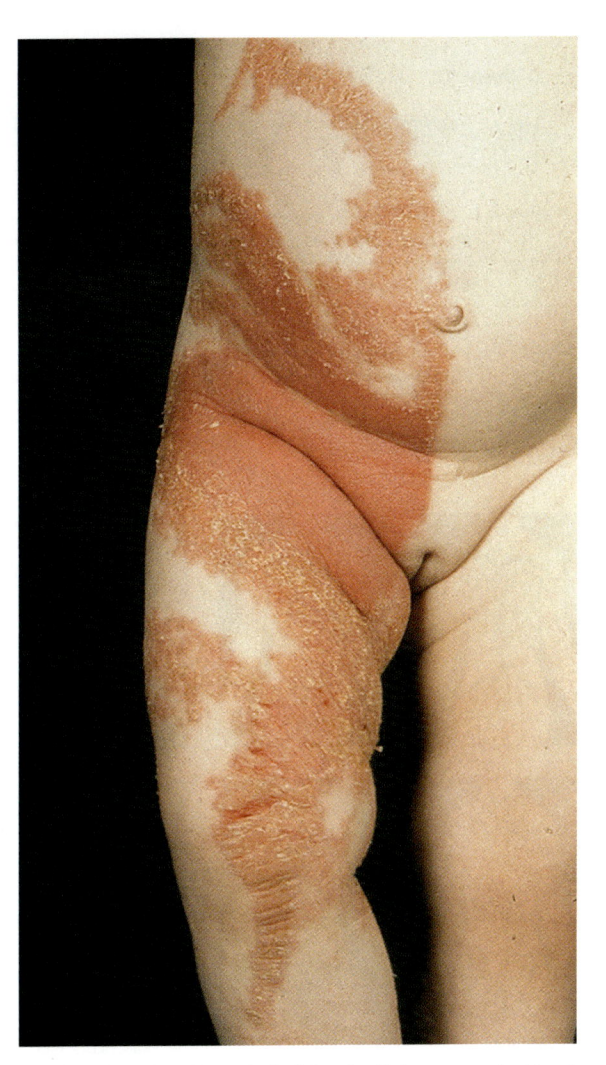

◘ **Abb. 8.5.** CHILD-Nävus, ein funktionelles X-chromosomales Mosaik widerspiegelnd

8.4 Unterschiedliche kutane Mosaikmuster

An der menschlichen Haut lassen sich unterschiedliche Mosaikmuster unterscheiden (Happle 2002a; ◘ Abb. 8.6, ◘ Tabelle 8.1). Am bekanntesten sind die Blaschko-Linien, wobei sich ein schmalbändiges Muster von einem breitbändigen Subtyp differenzieren lässt. Ein 2. Typ ist das Schachbrettmuster. Als einen 3. Typ kennt man heute das phylloide Muster (griechisch φυλλον = Blatt), bei dem die Hautveränderungen floralen Ornamenten des Jugendstils ähneln. Ein 4. Typ ist das fleckige Muster ohne Mittellinientrennung, wie man es beim melanozytären Riesennävus antrifft. Während sich das Muster der Blaschko-Linien als Manifestation embryonaler dorsoventraler Proliferationen schlüssig erklären lässt, liegen die embryonalen Vorgänge, welche die anderen Mosaikmuster entstehen lassen, einstweilen noch im Dunkeln.

Tabelle 8.1. Unterschiedliche kutane Mosaikmuster

Typ	Beschreibung	Klinische Beispiele
1a	Blaschko-Linien in schmalen Bändern	Gewöhnlicher, nichtorganoider Epidermalnävus; epidermolytischer Epidermalnävus
1b	Blaschko-Linien in breiten Bändern	Hyperpigmentierte Flecken des McCune-Albright-Syndroms
2	Schachbrettmuster	Becker-Nävus; systematisierter Naevus spilus
3	Phylloides Muster	Phylloide Hypomelanose
4	Fleckiges Muster ohne Mittellinientrennung	Melanozytärer Riesennävus
5	Lateralisierung	CHILD-Syndrom

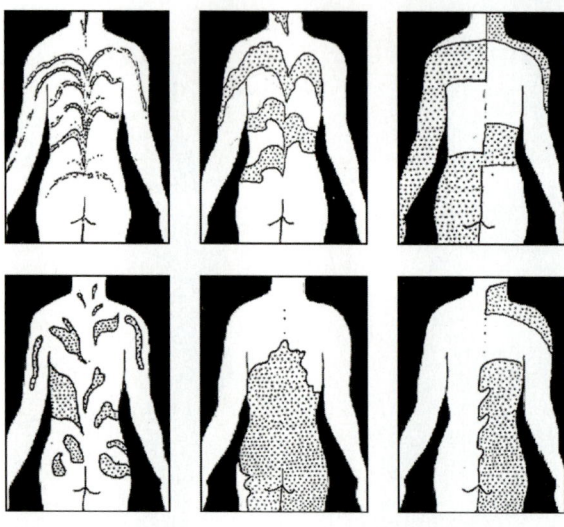

Abb. 8.6. Unterschiedliche Mosaikmuster: Typ 1a: Blaschko-Linien, schmalbändiger Subtyp (*oben links*); Typ 1b: Blaschko-Linien, breitbändiger Subtyp (*oben Mitte*); Typ 2: Schachbrettmuster (*oben rechts*); Typ 3: phylloides Muster (*unten links*); Typ 4: fleckiges Muster ohne Mittellinientrennung (*unten Mitte*); Typ 5: Lateralisierung (*unten rechts*)

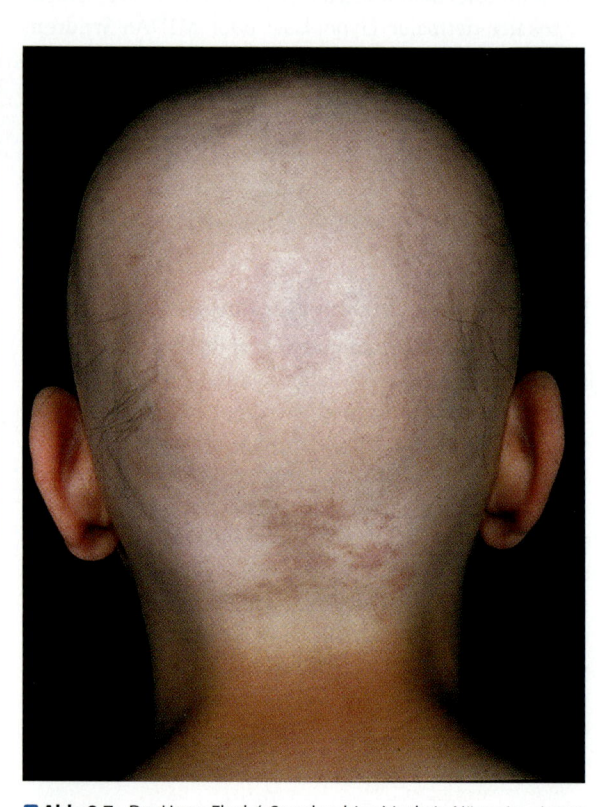

Abb. 8.7. Der Unna-Fleck (»Storchenbiss«) ist kein Nävus im eigentlichen Sinne, sondern eine nävoide Dermatose. Am Hinterkopf bleibt er lebenslang bestehen, ist aber zumeist unter den Haaren verborgen und wird erst beim Auftreten einer Alopecia areata totalis sichtbar

8.5 Was sind nävoide Dermatosen?

Definition. Als nävoide Dermatosen lassen sich all jene Hautveränderungen bezeichnen, die von ihrem Aussehen oder ihrer Konfiguration her einem Nävus ähneln, ohne dass die Definition des Nävusbegriffs erfüllt wird. Hierzu zählen der Unna-Fleck des Neugeborenen, den man bisher auch als medianen teleangiektatischen Nävus bezeichnet hat (Abb. 8.7). Bemerkenswerterweise stellen offenbar auch die Milchkaffeeflecken (Café-au-lait-Flecken) der Neurofibromatose Typ 1 keine Nävi im eigentlichen Sinne dar, denn molekulargenetische Untersuchungen sprechen dagegen, dass sie einen Mosaikzustand widerspiegeln. Nicht zu den Nävi gehört auch die Gruppe der nävoiden Tumoren (▶ unten).

8.6 Epidermale Nävi

Bei den epidermalen Nävi unterscheidet man zwischen organoiden und nichtorganoiden Typen (Happle 1999b). Bei den organoiden Epidermalnävi ist mehr als eine Gewebestruktur an der Hautanomalie beteiligt, wobei es sich zusätzlich zur Epidermis um die verschiedenen Hautanhangsgebilde handelt (Übersicht 8.1). Korrekter wäre es, von epithelialen Nävi zu sprechen; der Begriff des organoiden Epidermalnävus hat sich jedoch so fest eingebürgert, dass er hier beibehalten wird.

8.6.1 Organoide Epidermalnävi

Naevus sebaceus

Klinisches Bild. Beim Neugeborenen ist der Talgdrüsennävus, der vorzugsweise am Kopf lokalisiert ist, durch Haarlosigkeit und einen Gelbton gekennzeichnet; zumeist findet man ein angedeutet orangenschalenartiges Relief (Abb. 8.8). In ausgeprägter Form nimmt dieser Nävus sein charakteristisches Aussehen jedoch erst während der Pubertät unter Einwirkung der Androgene an. Die Hautanomalie folgt den Blaschko-Linien und ist durch Akanthose der Epidermis und nach Einsetzen der Pubertät durch Vermehrung der Talgdrüsen gekennzeichnet. Bei jüngeren Kindern kann die organoide Differenzierung minimal sein oder bei der histologischen Untersuchung sogar vollkommen fehlen (Steigleder u. Cortes 1970). Sofern der Nävus sich auf Rumpf und Extremitäten erstreckt, kann die organoide Differenzierung in diesen Arealen auch bei Erwachsenen nur minimal sein.

Auf dem Boden eines Talgdrüsennävus können verschiedene Tumoren entstehen, wie z. B. Trichofollikulom, Basaliom oder Syringocystadenoma papilliferum (Cribier et al. 2000).

> Es besteht keine Notwendigkeit, den Naevus sebaceus im Sinne einer Krebsprophylaxe zu entfernen.

Denn wenn im späteren Leben einer der genannten Tumoren sekundär entsteht, hat man immer noch Zeit, ihn zu entfernen. Da bei diesen Geschwülsten grundsätzlich keine Lebensgefahr besteht, erscheint es nicht gerechtfertigt, Eltern eines Kindes mit Talgdrüsennävus mit dem Hinweis zu beunruhigen, hier müsse eine Präkanzerose entfernt werden.

Der Talgdrüsennävus kann als Leitsymptom des Schimmelpenning-Syndroms sowie auch der Phacomatosis pigmentokeratotica auftreten (► unten).

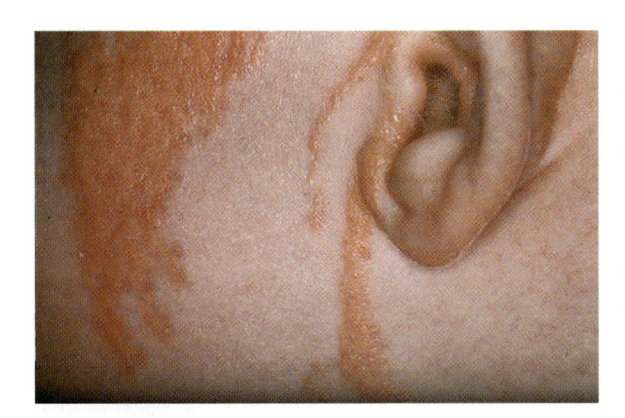

Abb. 8.8. Naevus sebaceus

Ekkriner Nävus

Dieser Nävus ist durch Hyperplasie der ekkrinen Schweißdrüsen gekennzeichnet. An umschriebener Stelle weist die Haut weißliche Veränderungen mit vermehrter Schweißabsonderung auf.

Apokriner Nävus

Der seltene apokrine Nävus besteht in einer Hyperplasie der apokrinen Schweißdrüsen an umschriebener Stelle. Der Nävus kann als Teilsymptom der fokalen dermalen Hypoplasie auftreten (Kap. 7).

Naevus comedonicus

Diese Hautanomalie folgt den Blaschko-Linien und ist gekennzeichnet durch erweiterte Follikelöffnungen, die mit Keratinpfröpfen gefüllt sind. Mitunter sind die Komedonen kombiniert mit einer umschriebenen Aplasie der umgebenden Dermis. Wichtig ist der Hinweis, dass dieser Nävus androgenabhängig ist und deshalb während der Pubertät deutlicher hervortritt. Er kann im Rahmen des Naevus-comedonicus-Syndroms auftreten (► unten).

Becker-Nävus

Klinisches Bild. Der Becker-Nävus wird in typischer Ausprägung bei erwachsenen Männern beobachtet, bei denen er ist durch eine umschriebene Hyperpigmentierung und Hypertrichose gekennzeichnet. Charakteristisch ist eine archipelartige Auflockerung der Hyperpigmentierung an den Rändern der Anomalie. Da es sich um einen androgenabhängigen Nävus handelt, fehlt die Hypertrichose vor der Pubertät, und die Hyperpigmentierung ist bei Kindern so schwach ausgeprägt, dass sie oft übersehen wird. In der Pubertät kann sich im Becker-Nävus isoliert eine Akne entwickeln (Danarti et al 2004).

Epidemiologie. Mit Sicherheit ist der Becker-Nävus bei Frauen ebenso häufig wie bei Männern; bei Frauen fehlt jedoch zumeist die Hypertrichose.

Histologie. Histopathologisch findet man eine leichte Akanthose sowie eine Hyperplasie der Haarfollikel, insbesondere der Mm. arrectores pilorum. Als Faustregel kann gelten: Wenn Histopathologen ein »smooth muscle hamartoma« diagnostizieren, handelt es sich oft um einen Becker-Nävus.

Ätiologie. Der Becker-Nävus wird paradominant vererbt (Happle 1992) und gehört zu den wenigen organoiden Epidermalnävi, die nicht den Blaschko-Linien folgen; vielmehr manifestiert sich ein Schachbrettmuster. Die Anomalie kann als Leitsymptom des Becker-Nävus-Syndroms auftreten (► unten).

Haarfollikelnävus

Diese Anomalie ist durch eine umschriebene Vermehrung der Haarfollikel gekennzeichnet. Reine Haarfollikelnävi ohne epidermale akanthotische Komponente und ohne Kombination mit einem melanozytären Nävus sind sehr selten.

Porokeratotischer ekkriner Nävus

Unter der Bezeichnung »porokeratotic eccrine ostial and dermal duct nevus« ist ein epidermaler Nävus beschrieben worden, der den Blaschko-Linien folgt und histologisch durch parakeratotische säulenartige Strukturen im Bereich der Schweißdrüsenostien gekennzeichnet ist (Abell u. Read 1980).

Klinisches Bild. Klinisch sieht man sehr kleine komedonenähnliche Hornpfröpfe in streifenförmigen Arealen an Handtellern und Fußsohlen, gelegentlich auch in anderen Körperregionen. Aus nosologischer Sicht ist es bemerkenswert, dass es sich hierbei um eine echte »Porokeratose« handelt, da die Schweißporen betroffen sind, im Gegensatz zu anderen Formen der Porokeratosis, für welche dieser Ausdruck irrtümlich geprägt worden ist. Die wahre Natur dieses Nävus ist i. allg. nur dann zu erkennen, wenn palmare oder plantare Hautveränderungen vorhanden sind und histologisch untersucht werden. Außerhalb der Hände und Füße bietet sich oft nur das uncharakteristische Bild eines gewöhnlichen nichtorganoiden Epidermalnävus.

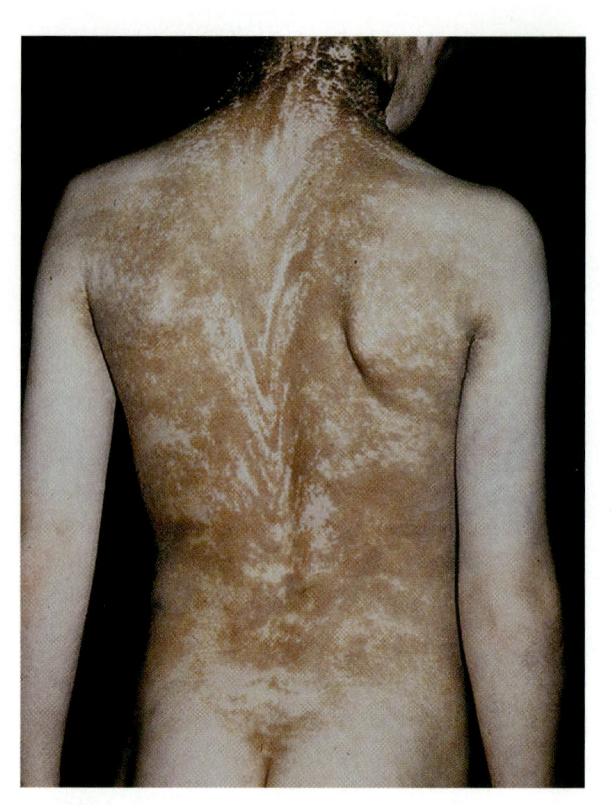

Abb. 8.9. Systematisierter gewöhnlicher Epidermalnävus vom weichen Typ (vgl. Abb. 8.1)

8.6.2 Nichtorganoide Epidermalnävi

Gewöhnlicher Epidermalnävus vom weichen, flachen Typ

Dieser Nävus ist durch eine leichte Hyperkeratose und Hyperpigmentierung gekennzeichnet (Abb. 8.9). Histologisch findet man Orthokeratose und Akanthose, zumeist in Kombination mit Papillomatose. Die Hautanomalie, die als einzelnes Band oder systematisiert auftreten kann, wird auch als Teilsymptom des Proteus-Syndroms beobachtet (▶ unten).

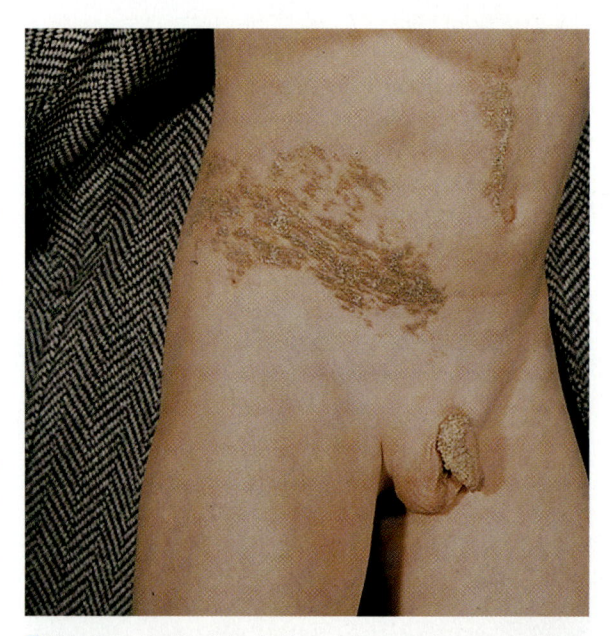

Gewöhnlicher Epidermalnävus vom harten, verrukösen Typ

Dieser Nävus ist durch ausgeprägte Hyperkeratose und Akanthose charakterisiert (Abb. 8.10). Histologisch sieht man oft horngefüllte Pseudozysten, ähnlich dem Bild einer seborrhoischen Warze. Die Hautanhangsgebilde sind nicht vermehrt.

Epidermolytischer Epidermalnävus

Abb. 8.10. Gewöhnlicher Epidermalnävus vom harten, verrukösen Typ

> Makroskopisch lassen sich der epidermolytische Epidermalnävus und der gewöhnliche Epidermalnävus vom harten, verrukösen Typ kaum unterscheiden.

Histologie. Wesentliches Unterscheidungsmerkmal ist das histopathologische Phänomen der granulären Degeneration. Die Keratinozyten haben pyknotische Kerne und ein helles, aufgetriebenes Zytoplasma; die Keratohyalingranula sind in abnormer Zahl und Größe vorhanden. Die elektro-

8.7 · Epidermalnävussyndrome

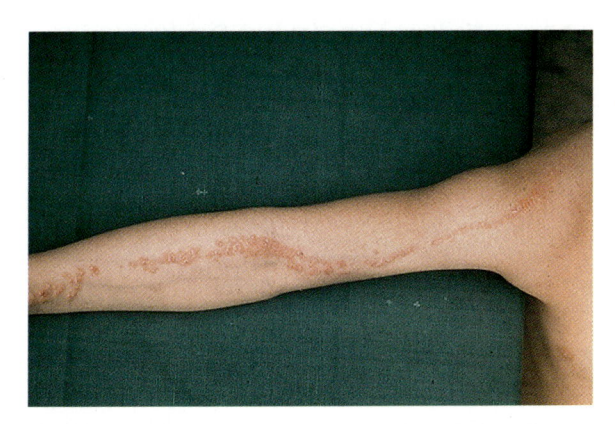

Abb. 8.11. Inflammatorischer lineärer verruköser Epidermalnävus (ILVEN)

nenmikroskopische Untersuchung zeigt, dass es sich um einen Tonofilamentdefekt handelt. Dieser Nävus stellt eine Mosaikmanifestation der epidermolytischen Hyperkeratose vom Typ Brocq dar (Abschn. 4.4.3).

Inflammatorischer lineärer verruköser Epidermalnävus (ILVEN)

Diese Hautveränderung ist durch Entzündung und Juckreiz gekennzeichnet (Abb. 8.11). Ob man berechtigt ist, den ILVEN als Nävus zu bezeichnen, hängt davon ab, ob man ihn als eine langfristig bestehende Hautveränderung ansieht. Da bei vielen Patienten dieses Kriterium erfüllt ist, wird der ILVEN hier aufgeführt. Wegen des hartnäckigen Juckreizes stellt die Dermatose ein therapeutisches Problem dar, das oft nur durch totale Exzision gelöst werden kann.

> Ein ILVEN ist niemals mit anderen Anomalien im Sinne eines Syndroms assoziiert.

Mit anderen Worten, bei allen bisherigen Veröffentlichungen, in denen die Assoziation eines ILVEN mit extrakutanen Anomalien behauptet worden ist, handelt es sich um eine irrtümliche Diagnose; in Wirklichkeit lag ein CHILD-Nävus vor.

CHILD-Nävus

Der CHILD-Nävus unterscheidet sich von allen anderen epidermalen Nävi durch folgende Kriterien (Happle et al. 1995):
- Außer einer streifenförmigen Anordnung, die zur Verwechslung mit einem ILVEN verführen kann, gibt es auch einen mehr oder weniger diffusen halbseitigen Befall mit scharfer Mittellinientrennung.
- Der Nävus ist durch Ptychotropie charakterisiert, d. h. er manifestiert sich vorzugsweise in den Körperfalten (Abb. 8.5).
- Oft zeigt er eine wachsartige gelbliche Schuppung, die der weniger Erfahrene für Salbenreste halten könnte.

- Histologisch finden sich Veränderungen, die einer Psoriasis ähneln.
- Zusätzlich findet man oft schaumig aufgetriebene Histiozyten in den Papillen, ein Phänomen, das auch als »verruziformes Xanthom« bezeichnet wird (beim »verruziformen Xanthom« handelt es sich nicht etwa um eine Entität, sondern um ein histopathologisches Begleitphänomen verschiedener Hautkrankheiten).
- Im Gegensatz zu anderen epidermalen Nävi wird der CHILD-Nävus X-chromosomal dominant mit Letalwirkung für männliche Embryonen vererbt, wobei er entweder isoliert oder als Leitsymptom des CHILD-Syndroms auftritt (▶ unten).

Naevus corniculatus

Dieser streifenförmige Nävus ist durch filiforme und auch größere hornartige Auflagerungen gekennzeichnet (Happle 1999b). Histopathologisch findet man das Phänomen der Akantholyse ohne Dyskeratose.

Streifenförmiger Morbus Darier

Der M. Darier, der in Abschn. 7.15 ausführlich beschrieben wird, kann in segmentaler, den Blaschko-Linien folgender Verteilung auftreten. Die in früheren Jahren geführte Diskussion, ob es sich eher um einen M. Darier in Mosaikmanifestation oder um einen Nävus handelt, ist insofern überholt, als sich die beiden Kategorien keineswegs ausschließen. Vor allem dann, wenn es sich um eine segmentale Typ-2-Manifestation des M. Darier handelt (Happle 2001a), sind alle Kriterien eines echten Nävus einschließlich der langen Bestanddauer erfüllt.

Streifenförmiger Morbus Hailey-Hailey

Der M. Hailey-Hailey wird in Abschn. 7.14 dargestellt. Bei dieser Dermatose ist das Konzept der segmentalen Typ-2-Manifestation inzwischen auf molekularer Ebene bewiesen worden (Poblete-Gutiérrez et al. 2004)

8.7 Epidermalnävussyndrome

Zahlreiche Epidermalnävi können in Kombination mit extrakutanen Symptomen auftreten. In früheren Jahren hat man die summarische Diagnose »Epidermalnävussyndrom« gestellt. Dieses irrtümliche Konzept hat bis in unsere Tage hinein Verwirrung gestiftet. Heute wissen wir, dass es verschiedene Epidermalnävussyndrome gibt, die sich nicht nur in der klinischen Symptomatik, sondern auch in ihrer genetischen Basis unterscheiden (Happle 1999b).

> Die Bezeichnung »Epidermalnävussyndrom« ist nicht etwa eine fertige Diagnose, sondern eine Aufforderung, nach der korrekten Diagnose zu suchen.

8.7.1 Schimmelpenning-Syndrom

Klinisches Bild. Diese Krankheit (Synonym: Naevus-sebaceus-Syndrom) ist charakterisiert durch einen mehr oder weniger ausgedehnten Naevus sebaceus in Kombination mit Defekten des Hirns, der Augen oder der Knochen. Die zerebralen Defekte bestehen in geistiger Entwicklungsverzögerung und Epilepsie, am Auge findet man ein Lipodermoid der Konjunktiva oder ein Kolobom. Als häufigste Skelettanomalie besteht eine Asymmetrie des Schädels.

Ätiologie. Das Syndrom wird offenbar verursacht durch eine Letalmutation, die nur im Mosaikverband zusammen mit genetisch normalen Zellen überleben kann. Denn bisher ist die Krankheit ausschließlich sporadisch beobachtet worden, und es fällt auf, dass die Hautveränderungen des Naevus sebaceus, die für sich selbst genommen doch wohl kaum lebensbedrohlich sein können, niemals in diffuser Form das gesamte Integument befallen.

Diagnostik. Bei Verdacht auf Schimmelpenning-Syndrom sollte eine neurologische und ophthalmologische Untersuchung des Kindes erfolgen. Man sollte es jedoch mit der Diagnostik auch nicht übertreiben. Das Vorhandensein eines kleinen Naevus sebaceus ist keine Indikation für eine entsprechende Durchuntersuchung des Kindes, denn in der Mehrzahl der Fälle tritt diese Hautanomalie isoliert auf.

Therapie. Wenn notwendig, sollte eine antiepileptische Behandlung so frühzeitig wie möglich eingeleitet werden. Ob der Nävus chirurgisch teilweise oder total entfernt werden soll, ist eine Frage, deren Beantwortung von der individuellen Situation abhängt. Die Eltern sollten auf jeden Fall darüber aufgeklärt werden, dass die chirurgische Entfernung des Nävus keineswegs als Krebsprophylaxe indiziert ist (▶ oben).

8.7.2 Phacomatosis pigmentokeratotica

Klinisches Bild. Die Krankheit ist durch das gemeinsame Auftreten eines systematisierten Naevus sebaceus und eines systematisierten Naevus spilus (»gesprenkelter lentiginöser Nävus«) vom papulösen Typ gekennzeichnet (Happle et al. 1996). In typischen Fällen manifestieren sich die beiden Nävi in einander gegenüberliegenden Körperregionen. Wahrscheinlich handelt es sich um nichtallelische Zwillingsflecken. Charakteristische assoziierte Anomalien sind Hemiatrophie mit Muskelschwäche, segmentale Dysästhesie, segmentale Hyperhidrose, Epilepsie, Taubheit, Ptosis und Strabismus. Entsprechend dem Konzept der Zwillingsflecken würden die beiden Nävi keinen heterozygoten Zustand, sondern vielmehr den Verlust der Heterozygotie widerspiegeln.

8.7.3 Naevus-comedonicus-Syndrom

Dieser Phänotyp ist durch die Kombination eines Naevus comedonicus mit zumeist ipsilateralen Skelettanomalien oder ipsilateraler Katarakt gekennzeichnet (Happle 1999b).

8.7.4 Becker-Nävus-Syndrom

Klinisches Bild. Bei diesem Phänotyp tritt der Becker-Nävus in Kombination mit ipsilateraler Mammahypoplasie, Skoliose, Spina bifida oder ipsilateraler Gliedmaßenverkürzung auf (Happle u. Koopman 1997). Da der Becker-Nävus eine androgenabhängige Anomalie darstellt, ist die Diagnose vor der Pubertät mitunter schwierig zu stellen.

Ätiologie. Das Becker-Nävus-Syndrom wird ebenso wie der isolierte Becker-Nävus offenbar paradominant vererbt. Der Phänotyp tritt gewöhnlich sporadisch auf, kann jedoch auch mehrere Familienmitglieder betreffen. Das Konzept der Paradominanz bedeutet, dass heterozygote Genträger phänotypisch normal sind, weshalb das Gen unerkannt über mehrere Generationen weitergegeben wird. Zur klinischen Manifestation kommt es nur dann, wenn in einem frühen Stadium der Embryogenese in einer somatischen Zelle Verlust der Heterozygotie auftritt und sich hieraus eine homozygote oder hemizygote Zellpopulation in mosaikartiger Verteilung entwickelt.

8.7.5 Proteus-Syndrom

Klinisches Bild. Dieser Phänotyp (◘ Abb. 8.12) ist gekennzeichnet durch Hemihyperplasie unterschiedlicher Ausprägung mit asymmetrischer Megadaktylie oder Makrozephalie, subkutane Hamartome (Lipome, Lymphangiome, Hämangiome) sowie einen nichtepidermolytischen Epidermalnävus vom flachen, weichen Typ, wobei niemals eine Vermehrung der Talgdrüsen oder anderer Adnexstrukturen besteht.

In den letzten Jahren wurde erkannt, dass das Proteus-Syndrom weiterhin durch umschriebene hypoplastische Areale charakterisiert ist, wobei es sich um eine Lipohypoplasie, eine fleckförmige dermale Hypoplasie oder um die Verschmächtigung einer ganzen Extremität handeln kann. Diesem eigenartigen Plus-Minus-Phänomen liegt möglicherweise das Konzept der allelischen Zwillingsflecken zugrunde (Happle 1999a). Wenn diese Hypothese zutrifft, dann würden die mosaikartigen Veränderungen des Proteus-Syndroms den Verlust der Heterozygotie widerspiegeln, und die Krankheit könnte paradominant vererbt werden.

Joseph Merrick, der vor 100 Jahren in London gelebt hat und die Vorlage zu dem Film »*The Elephant Man*« ab-

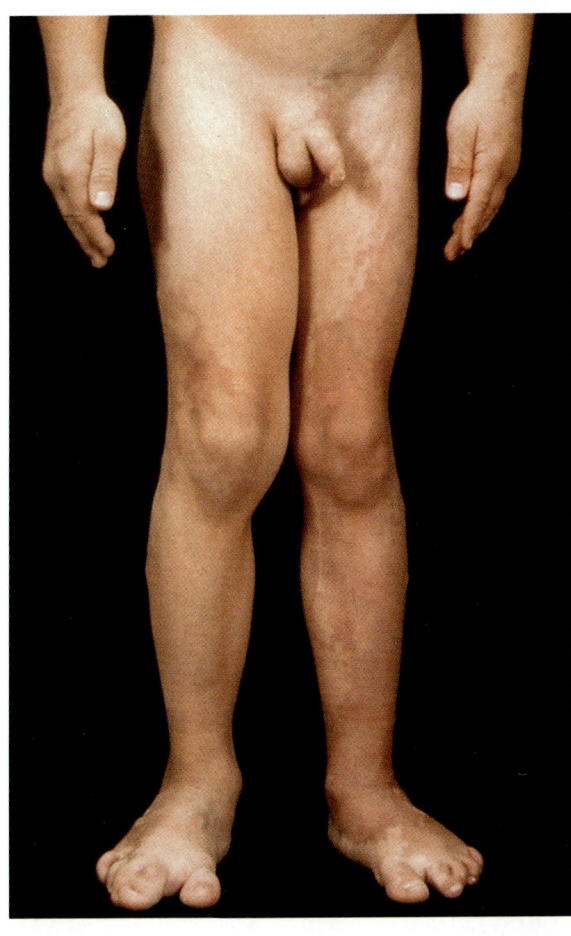

Abb. 8.12. Proteus-Syndrom: asymmetrische Megadaktylie, lateraler Naevus teleangiectaticus

gegeben hat, litt mit Sicherheit am Proteus-Syndrom und nicht etwa an einer Neurofibromatose, wie man früher geglaubt hat.

8.8 Bindegewebenävi

Die Bindegewebenävi umfassen den Pflastersteinnävus, den Naevus elasticus, den Naevus lipomatodes superficialis und den Naevus psiloliparus.

8.8.1 Pflastersteinnävus

Diese Hautanomalie ist durch eine Vermehrung der dermalen Kollagenfasern in einem umschriebenen Areal gekennzeichnet. Das Oberflächenrelief ähnelt einem Kopfsteinpflaster. Der Nävus kann isoliert oder als Begleitsymptom der tuberösen Sklerose auftreten (Gomez 1979).

8.8.2 Naevus elasticus

Dieser Nävus ist durch eine umschriebene Vermehrung der elastischen Fasern gekennzeichnet, wobei weißliche oder gelbliche Papeln und Plaques entstehen. Man findet diesen Nävus entweder isoliert oder als Begleitsymptom des autosomal dominant vererbten Buschke-Ollendorf-Syndroms (Morrison et al 1977).

8.8.3 Naevus lipomatosus superficialis

In einem umschriebenen, typischerweise streifenförmigen Areal bestehen hautfarbene Knötchen und Knoten, deren Oberfläche etwas runzelig oder unregelmäßig gefaltet ist. Prädilektionsstellen sind die untere Rumpfhälfte und die Oberschenkel (Wilson Jones u. Heyl 1974). Die feingewebliche Untersuchung zeigt eine umschriebene Vermehrung des Fettgewebes.

8.8.4 Naevus psiloliparus

Diese fleckförmige Hautanomalie ist am behaarten Kopf lokalisiert und durch eine glatte Oberfläche, die leicht gelblich oder rötlich getönt sein kann, und Haarlosigkeit gekennzeichnet (Happle u. Küster 1998; ◘ Abb. 8.13). Das Adjektiv *psiloliparus* ist abgeleitet aus den griechischen Wörtern ψιλος = *kahl, haarlos* und λιπαρος = *fett, prall, ohne Runzeln*. Die feingewebliche Untersuchung zeigt, dass die Haarfollikel nahezu vollkommen fehlen, wobei die verwaisten Mm. arrectores pilorum in der verschmälerten Dermis nahezu horizontal aufgereiht nebeneinander liegen. Zum Teil dringt das Fettgewebe in die Dermis ein. Der Naevus psiloliparus tritt entweder isoliert oder als Teilsymptom der enzephalokraniokutanen Lipomatose auf.

8.9 Vaskuläre Nävi

Klinisch lassen sich bei den vaskulären Nävi die lateralen von den medianen und die weinroten von den helleren, lachsfarbenen unterscheiden. Die früher aufgestellte Regel, dass nur die lateralen Naevi teleangiectatici zusammen mit anderen Anomalien als Syndrome auftreten können und die medianen nicht, gilt heute nicht mehr. Zu den vaskulären Nävi gehört auch der Naevus anaemicus. Zur Behandlung der Naevi teleangiectatici wird der gepulste Farbstofflaser angewandt.

8.9.1 Laterale Naevi teleangiectatici

Klinisches Bild. Diese Hautanomalien bestehen in umschriebenen Arealen, die eine tiefrote oder hellrosa Farbe aufweisen. Aus klinischen und nosologischen Gründen ist

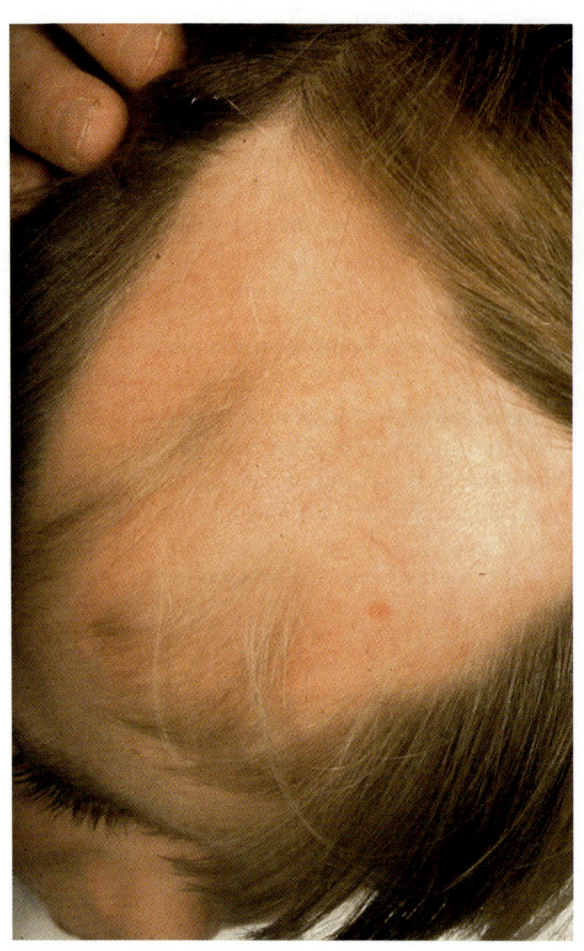

Abb. 8.13. Naevus psiloliparus

es wichtig, zwischen diesen Nävi und den Angiomen zu unterscheiden, wobei darauf hingewiesen sei, dass die Franzosen den Naevus teleangiectaticus weiterhin als »planes Angiom« bezeichnen. Die lateralen Naevi teleangiectatici bilden sich im Laufe des Lebens nicht zurück; vielmehr zeigt der Naevus flammeus im höheren Alter eine Tendenz zu multiplen Ektasien in Form erhabener blauroter, traubenartiger Effloreszenzen. Es bleibt aber festzuhalten, dass dem Naevus flammeus die Wachstumsdynamik, wie sie dem Säuglingshämangiom eignet, vollkommen fehlt.

Laterale Naevi flammei treten entweder isoliert auf oder als Teilsymptom verschiedener Syndrome, wobei man das Sturge-Weber-Syndrom und das Klippel-Trenaunay-Syndrom heute aus genetischer Sicht als eine einzige Entität (»Sturge-Weber-Klippel-Trenaunay-Syndrom«) auffassen kann (◘ Abb. 8.14). Dass die Syndrome, je nachdem, an welcher Körperstelle der Naevus flammeus zutage tritt, unterschiedliche Namen haben, hat rein topographische Gründe (◘ Tabelle 8.2).

Ätiologie. Laterale Naevi teleangiectatici werden offenbar paradominant vererbt (Happle 1993; ▶ oben). Sie können auch als Teilsymptom des Proteus-Syndroms auftreten.

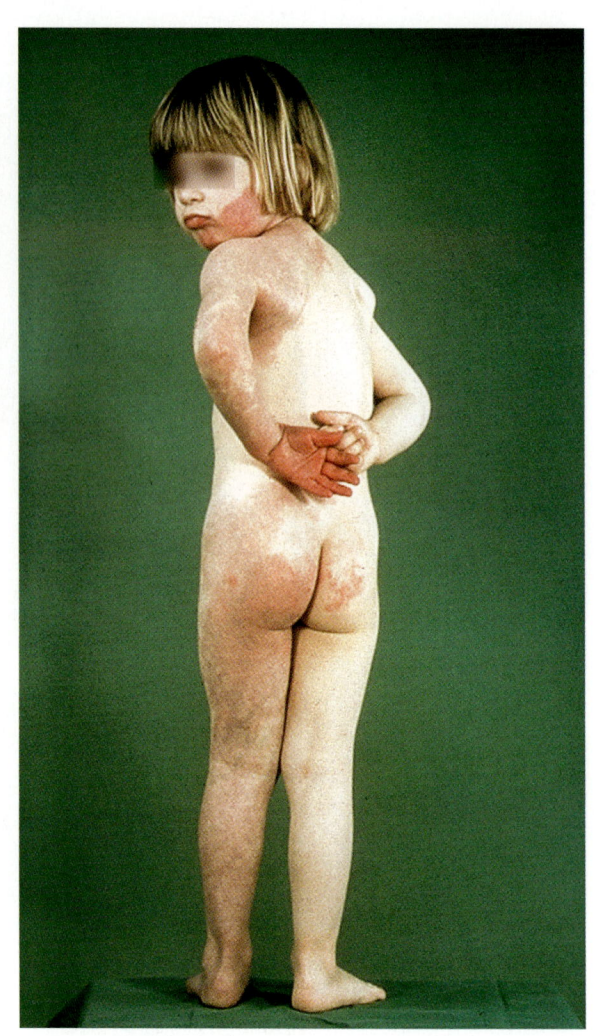

Abb. 8.14. Sturge-Weber-Klippel-Trenaunay-Syndrom

◘ Tabelle 8.2. Topographische Varianten des Sturge-Weber-Klippel-Trenaunay-Syndroms

Lokalisation des Naevus flammeus	Gängige Bezeichnung
Obere Gesichtshälfte	Sturge-Weber-Syndrom
Rumpf	Cobb-Syndrom
Gliedmaßen	Klippel-Trenaunay-Syndrom

8.9.2 Medianer Naevus flammeus

Klinisches Bild und Ätiologie. Der seltene mediane Naevus flammeus tritt zumeist auf als Teilsymptom des van-Lohuizen-Syndroms (Cutis marmorata teleangiectatica congenita; Happle 1990; ◘ Abb. 8.15). Zugrunde liegt wahrscheinlich eine Letalmutation, die nur im Mosaikzustand überleben kann. Dies mag erklären, warum das Syndrom nur sporadisch auftritt. Leitsymptom ist ein rotblaues retikulä-

8.9 · Vaskuläre Nävi

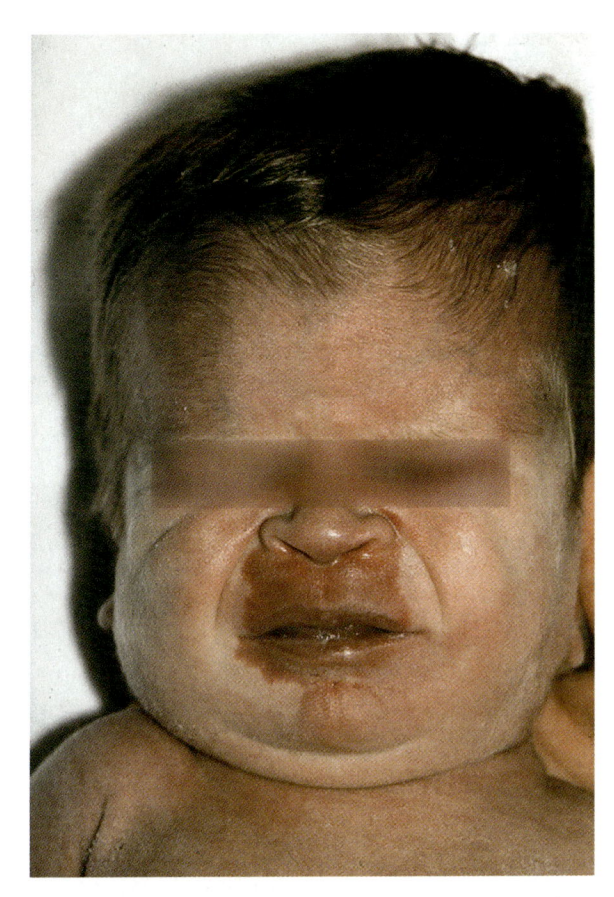

Abb. 8.15. Medianer Naevus flammeus bei van-Lohuizen-Syndrom (Cutis marmorata teleangiectatica congenita)

res Gefäßmuster der Haut, das beim Wechsel von Wärme zu Kälte stärker hervortritt (Kap. 2). Zumeist tritt die Cutis marmorata segmental auf, sie kann aber auch in diffuser Weise nahezu das gesamte Integument betreffen (Danarti et al 2001).
Häufig assoziierte Anomalien sind:
- Makrozephalie,
- zentralnervöse Defekte (wie z. B. Hydrozephalus und mentale Retardierung),
- Gaumenspalte und andere Skelettanomalien, insbesondere Syndaktylien und Hypoplasie einzelner Finger oder Zehen,
- arteriovenöse Fehlbildungen der inneren Organe.

Neben lateralen Naevi flammei, die zur Verwechslung mit dem Sturge-Weber-Klippel-Trenaunay-Syndrom Anlass geben können, findet man im Gesicht oft einen medianen Naevus flammeus, der die Stirn oder die Oberlippe betrifft und der für das van-Lohuizen-Syndrom überaus charakteristisch ist.

8.9.3 Naevus anaemicus

Klinisches Bild. In einem zirzinär begrenzten Areal ist die Haut blass, da die Gefäße abnormal kontrahiert sind. Nach Reiben der Haut tritt der Naevus anaemicus stärker hervor, weil sich nur die umgebende Haut rötet. Der Naevus anaemicus tritt mitunter gepaart mit einem Naevus teleangiectaticus auf (Abb. 8.4).

Ätiologie. Diese vaskulären Zwillingsflecken entstehen wahrscheinlich in einem frühen Stadium der Embryogenese durch somatische Rekombination (Happle 1999a). Dabei fällt auf, dass die teleangiektatische Komponente zumeist in einem hellroten, lachsfarbenen Naevus teleangiectaticus besteht, viel seltener in einem Naevus flammeus.

8.9.4 Phacomatosis pigmentovascularis

Diese Krankheit ist durch das gemeinsame Vorkommen eines Naevus teleangiectaticus und eines flächigen Pigmentnävus definiert. Die beiden Nävuskomponenten können ausgedehnte Hautareale betreffen. Es handelt sich offenbar um nichtallelische Zwillingsflecken. Aufgrund neuerer Untersuchungen lassen sich 3 verschiedene Typen der Phacomatosis pigmentovascularis unterscheiden (Happle 2005), wobei alle 3 Typen mit extrakutanen Anomalien einhergehen können.

Phacomatosis caesioflammea
Dieser am häufigsten beobachtete Typ ist durch die Kombination eines Naevus fuscocoeruleus (caesius = blaugrau) und eines Naevus flammeus gekennzeichnet (frühere Bezeichnung: Typ IIa/b).

Phacomatosis spilorosea
Bei diesem Typ ist ein ausgedehnter Naevus spilus vom makulösen Typ mit einem blassrosa gefärbten Naevus teleangiectaticus (Naevus roseus (Happle 2005b)) kombiniert (frühere Bezeichnung: Typ IIIa/b).

Phacomatosis caesiomarmorata
Dieser Typ ist durch das Zusammentreffen eines Naevus fuscocoeruleus und einer Cutis marmorata teleangiectatica gekennzeichnet (frühere Bezeichnung: Typ Va/b).

> Nicht alle Typen der Phacomatosis pigmentovascularis sind mit einem Naevus flammeus assoziiert.

8.10 Nävoide Dermatosen

Als nävoide Dermatosen bezeichnen wir jene Hautveränderungen, die von ihrem Aussehen oder ihrer Konfiguration her an einen Nävus erinnern, ohne dass die oben angegebene Definition des Nävusbegriffs erfüllt wird.

8.10.1 Vaskuläre Unna-Flecken (Storchenbiss)

Klinisches Bild und Epidemiologie. Die kongenitalen teleangiektatischen Flecke, die über der Nasenwurzel und am Hinterkopf, mitunter aber auch in der Kreuzbeinregion lokalisiert sind, hat man bisher als mediane Naevi teleangiectatici angesehen (Patrizi et al. 1996). Diese harmlosen Hautveränderungen sind aber viel zu häufig, als dass sie Mosaike widerspiegeln könnten. Den frontalen Unna-Fleck findet man bei 30–40% aller Neugeborenen, während die Prävalenz des nuchalen Erythems sogar noch höher ist. Es erscheint daher sinnvoll, diese medianen teleangiektatischen Flecke als nävoide Hautveränderungen zu klassifizieren. Der frontale Unna-Fleck verschwindet gewöhnlich nach einigen Jahren spontan, während das nuchale Erythem lebenslang, zumeist unter den Haaren verborgen, bestehen bleibt (Abb. 8.7).

Trotz ihrer nävoiden Konfiguration sind die verschiedenen *streifenförmigen entzündlichen Dermatosen*, die in Übersicht 8.5 aufgeführt sind, keine Nävi, da deren Bestanddauer eingeschränkt ist. Als nävoid bezeichnet man auch die streifenförmigen Hautanomalien, die ein *epigenetisches X-chromosomales Mosaik* widerspiegeln (Abschn. 8.3).

Übersicht 8.5. Erworbene nävoide Dermatosen

- Linearer Lichen planus
- Lineäre Psoriasis
- Streifenförmiges fixes Arzneiexanthem
- Atrophodermia linearis Moulin

Eine nomenklatorische Absurdität ist der sog. weiße Schleimhautnävus (»white sponge nevus of the mucosa«; Mostaccioli et al 1997): Die autosomal dominant vererbten symmetrisch auftretenden Veränderungen der Mundschleimhaut sind weder einem Nävus ähnlich noch spiegeln sie ein Mosaik wider. Die Anomalie ist somit weder ein Nävus noch eine nävoide Dermatose.

8.10.2 Nävoide Tumoren

Verschiedene kutane Hamartome, die vom Aussehen her vage an einen Nävus erinnern, kann man als nävoide Tumoren bezeichnen. Hierzu gehören

- Syringom,
- Syringocystadenoma papilliferum,
- Trichofollikulom,
- basaloides folliküläres Hamartom
- das faziale Angiofibrom der tuberösen Sklerose.

Diese Tumoren erfüllen nicht die Nävusdefinition, da sie benigne Neoplasien darstellen.

Literatur

Abell E, Read SI (1980) Porokeratotic eccrine ostial and dermal duct nevus. Br J Dermatol 103: 435–441

Cribier B, Scrivener Y, Grosshans E (2000) Tumors arising in nevus sebaceus: A study of 596 cases. J Am Acad Dermatol 42: 263–268

Danarti R, Happle R, König A (2001) Paradominant inheritance may explain familial occurrence of cutis marmorata telangiectatica congenita. Dermatology 203: 208–211

Danarti R, König A, Salhi A, Bittar M, Happle R (2004) Becker nevus syndrome revisited. J Am Acad Dermatol 51 (im Druck)

Gomez MR (ed) (1979) Tuberous sclerosis. Raven, New York, pp 95–119

Happle R (1987) Lethal genes surviving by mosaicism: A possible explanation for sporadic birth defects involving the skin. J Am Acad Dermatol 16: 899–906

Happle R (1990) Nichterbliche Genodermatosen. Hautarzt 41, Suppl 10: 104–109

Happle R (1992) Paradominant inheritance: A possible explanation for Becker's pigmented hairy nevus. Eur J Dermatol 2: 39–40

Happle R (1993) Klippel-Trenaunay syndrome: Is it a paradominant trait? Br J Dermatol 128: 465

Happle R (1995) What is a nevus? A proposed definition of a common medical term. Dermatology 191: 1–5

Happle R, Hoffmann R, Restano L, Caputo R, Tadini G (1996) Phacomatosis pigmentokeratotica: A melanocytic-epidermal twin nevus syndrome. Am J Med Genet 65: 363–365

Happle R (1999a) Loss of heterozygosity in human skin. J Am Acad Dermatol 41: 143–164

Happle R (1999b) Epidermale Nävi: 16 Typen, 6 Syndrome. In: Plewig G, Wolff H (Hrsg) Fortschritte der praktischen Dermatologie und Venerologie. Springer, Berlin Heidelberg New York, S 395–405

Happle R (2001a) Segmentale Typ-2-Manifestation autosomal dominanter Hautkrankheiten: Entwicklung eines neuen formalgenetischen Konzeptes. Hautarzt 52: 283–287

Happle R (2002a) Dohi Memorial Lecture: New aspects of cutaneous mosaicism. J Dermatol 29: 681–692

Happle R (2001b) Phylloide Hypomelanose und Mosaiktrisomie 13: Ein neues ätiologisch definiertes neurokutanes Syndrom. Hautarzt 52: 3–5

Happle R (2002b) Transposable elements and the lines of Blaschko: A new perspective. Dermatology 204: 4–7

Happle R (2005a) Phacomatosis pigmentovascularis revisited and reclassified. Arch Dermatol 141:385–388

Happle R (2005b) Nevus roseus: A distinct vascular birthmark. Eur J Dermatol 15:231–234

Happle R, Koopman RJJ (1997) Becker nevus syndrome. Am J Med Genet 68: 357–361

Happle R, Küster W (1998) Nevus psiloliparus: A distinct fatty tissue nevus. Dermatology 196: im Druck

Happle R, Mittag H, Küster W (1995) The CHILD Nevus: A distinct skin disorder. Dermatology 191: 210–216

Literatur

Happle R, Barbi G, Eckert D, Kennerknecht I (1997) »Cutis tricolor«: Congenital hyper- and hypopigmented macules associated with a sporadic multisystem birth defect: An unusual example of twin spotting? J Med Genet 34: 676–678

Jonkman MF, Scheffer H, Stulp R, Pas HH, Nijenhuis M, Heeres K, Owaribe K, Pulkkinen L, Uitto J (1997) Revertant mosaicism in epidermolysis bullosa caused by mitotic gene conversion. Cell 88: 543–551

Morrison JGL, Wilson Jones E, MacDonald DM (1977) Juvenile elastoma and osteopoikilosis (the Buschke-Ollendorff syndrome). Br J Dermatol 97: 417–422

Mostaccioli S, De Laurenzi V, Terrinoni A, Richard G, Didona B, Cavalieri R, Melino G (1997) White sponge nevus is caused by mutations in mucosal keratins. Eur J Dermatol 7: 405–408

Patrizi A, Neri I, Orlandi C, Marini R (1996) Sacral medial teleangiectatic vascular nevus: a study of 43 children. Dermatology 192: 301–306

Poblete-Gutierréz P, Wiederholt T, König A, Jugert FK, Marquardt Y, Merk HF, Happle R, Frank J (2004) Allelic loss underlies type 2 segmental Hailey-Hailey disease, providing molecular confirmation of a novel genetic concept. J Clin Invest 114:1467–1474

Steigleder GK, Cortes AC (1970) Verhalten der Talgdrüsen im Talgdrüsennaevus während des Kindesalters. Arch Klin Exp Dermatol 239: 323–328

Wilson Jones E, Heyl T (1970) Naevus sebaceus: A report of 140 cases with special regard to the development of secondary malignant tumours. Br J Dermatol 82: 99–117

Wilson Jones E, Marks R, Pongsehirun D (1974) Naevus superficialis lipomatosus: A clinicopathological report of twenty cases. Br J Dermatol 93: 121

Melanozytäre Nävi und maligne Melanome

C. Garbe

9.1 Einleitung – 121
9.1.1 Risikofaktoren für die Entwicklung erworbener melanozytärer Nävi – 122
9.1.2 Erworbene melanozytäre Nävi und Melanomrisiko – 123

9.2 Gewöhnliche melanozytäre Nävi – 124
9.2.1 Lentigo simplex, Epheliden und solare Lentigines – 125
9.2.2 Melanozytärer Nävus vom Junktionstyp – 128
9.2.3 Melanozytärer Nävus vom Compoundtyp – 128
9.2.4 Dermaler melanozytärer Nävus – 128

9.3 Kongenitale melanozytäre Nävi – 128
9.3.1 Großer kongenitaler Nävus – 129
9.3.2 Kleine und mittelgroße kongenitale Nävi – 130

9.4 Blauer melanozytärer Nävus – 131
9.4.1 Pseudomaligner blauer Nävus – 131
9.4.2 »Deep-penetrating Nevus« – 131
9.4.3 Mongolenfleck – 131
9.4.4 Nävus Ota – 132
9.4.5 Nävus Ito – 132

9.5 Atypischer melanozytärer Nävus und atypisches Nävussyndrom – 132
9.5.1 Sporadisches atypisches Nävussyndrom – 133

9.5.2 Atypisches Nävussyndrom bei familiärem Melanom – 134

9.6 Spitz-Nävus – 134
9.6.1 Pigmentierter Spindelzellnävus – 135
9.6.2 »Minimal Deviation Melanoma« – 135

9.7 Sonderformen melanozytärer Nävi – 135
9.7.1 Halo-Nävus – 135
9.7.2 Naevus spilus – 135
9.7.3 Café-au-lait-Fleck – 136
9.7.4 Peutz-Jeghers-Syndrom (periorifiziale Lentiginose) – 136
9.7.5 Leopard-Syndrom (multiples Lentigines-Syndrom) – 137

9.8 Malignes Melanom – 137
9.8.1 Sonderformen maligner Melanome in der Kindheit – 138
9.8.2 Behandlung maligner Melanome in der Kindheit – 138

9.9 Melanom- und Hautkrebsprävention in Kindheit und Jugend – 138
9.9.1 Empfehlungen zum Sonnenschutz – 139

Literatur – 140

9.1 Einleitung

Erworbene melanozytäre Nävi stellen den wichtigsten Risikofaktor und auch Risikoindikator für die Entwicklung maligner Melanome dar (Gartmann 1978; Holly et al. 1987; Garbe et al.1989; MacKie et al. 1989; Grob et al. 1990; Weiss et al. 1990; Krüger et al. 1992). Mit zunehmender Zahl erworbener melanozytärer Nävi nimmt das Risiko für die Melanomentwicklung nahezu linear zu (Garbe et al.1989). Die Entwicklung der melanozytären Nävi erfolgt im Wesentlichen in der Kindheit. In der Kindheit treten auch bereits atypische melanozytäre Nävi auf, und das atypische Nävussyndrom wird erkennbar.

Bei Neugeborenen sind melanozytäre Nävi sehr selten, und unter 200–400 Kindern wird nur ein kongenitaler Nävus gefunden (Goss et al. 1990). Bereits in den ersten Lebensjahren können sich dann melanozytäre Nävi entwickeln. Für die Manifestation der melanozytären Nävi spielt offenbar UV-Exposition eine wesentliche Rolle.

Melanome können bereits in der Kindheit auftreten, sind aber selten. Im Datenmaterial des Zentralregisters Malignes Melanom konnten unter mehr als 36.000 dokumentierten Patienten nur 32 im Alter von 16 Jahren und jünger gefunden werden. Eine nochmalige Prüfung der Histologien zeigte, dass die Diagnosen in einer Reihe von Fällen revidiert werden mussten (M. Podda, Bericht beim Arbeitstreffen des Zentralregister Malignes Melanom 1998).

In der Kindheit sollte die Indikation für eine Exzision melanozytärer Nävi mit großer Zurückhaltung gestellt werden. Nur bei klinischen Verdachtsmomenten für das Vorliegen eines malignen Melanoms, die nach Möglichkeit durch auflichtmikroskopische Untersuchung überprüft werden sollten, sollte die Indikation für eine Exzision erworbener Pigmentmale gestellt werden. Mit der Exzision atypischer melanozytärer Nävi sollte nach Möglichkeit gewartet werden, bis das Wachstum abgeschlossen ist. In der Wachstumsphase ist die Neigung zu überschießender Narbenbildung und Keloidbildung größer. Angesichts des äußerst seltenen Auftretens maligner Melanome in dieser Altersperiode ist eine Exzision zumeist nicht erforderlich.

Die histologische Beurteilung von melanozytären Läsionen in der Kindheit sollte Spezialisten vorbehalten bleiben und mit Hilfe von Referenzzentren vorgenommen werden. Melanozytäre Nävi in der Kindheit befinden sich in der Regel in einer Wachstumsphase und können viele morphologische Merkmale maligner Melanome simulieren. Retrospektive Untersuchungen zu dieser Frage zeigen, dass der Anteil der Fehldiagnosen zumeist zwischen 40% und 80% variiert (Cullity 1984; Partoft et al. 1989; Barnhill et al. 1995).

9.1.1 Risikofaktoren für die Entwicklung erworbener melanozytärer Nävi

In weißen Bevölkerungen ist die Entwicklung melanozytärer Nävi in hohem Maße von der Sonnenexposition abhängig und variiert daher stark in unterschiedlichen geographischen Regionen. In einer vergleichenden Studie wurde gezeigt, dass bis zum Ende des 2. Lebensjahres in Queensland/Australien alle untersuchten Kinder bereits melanozytäre Nävi aufwiesen, während in Schottland Ende des 2. Lebensjahres erst 2/3 der Kinder melanozytäre Nävi hatten (Harrison et al. 2000). Im Alter von 5 Jahren wurden in einer deutschen Untersuchung um 1990 im Durchschnitt etwa 4 melanozytäre Nävi und im Alter von 10 Jahren 10 melanozytäre Nävi am gesamten Integument gefunden (Luther et al. 1996).

Die Sonnenexposition ist dabei offenbar der wichtigste unabhängige signifikante Einflussfaktor (Gallagher et al. 1990; Luther et al. 1996). Es war vor diesem Hintergrund folgerichtig, den Einfluss der Sonnenexposition in der Kindheit genauer zu untersuchen.

In einem kooperativen Projekt der Universitätshautkliniken in Tübingen und Bochum wurde eine große Studie bei Kindergartenkindern durchgeführt, in die in der ersten Querschnittsphase 1812 Kinder aufgenommen wurden (Wiecker et al. 2003). In dieser Studie wurden neben den Risikofaktoren für die Entstehung melanozytärer Nävi auch mögliche protektive Faktoren wie Sonnenschutzmittel etc. untersucht. Es zeigte sich ein starker Anstieg der Zahl melanozytärer Nävi mit dem Alter. Während im Median 2 Nävi im Alter von 2 Jahren gefunden wurden, waren es bereits 19 im Alter von 7 Jahren. Der wichtigste exogene Risikofaktor waren Sonnenurlaube, und mit jeder Woche Sonnenurlaub mehr stieg die Zahl der melanozytären Nävi signifikant an (◘ Tabelle 9.1).

Interessanterweise trugen auch Aktivitäten im Freien zu Hause signifikant zur Erhöhung des Risikos für die Entwicklung melanozytärer Nävi bei. Wenn diese beiden Faktoren berücksichtigt wurden, so waren zusätzlich Sonnenbrände in der multivariaten Analyse kein signifikanter Risikofaktor mehr. Dies spricht dafür, dass bereits moderate Sonnenexposition ohne den Sonnenbrand die Entwicklung melanozytärer Nävi induziert.

Als Wirtsfaktoren spielten der Hauttyp und die Neigung zu Sommersprossen eine signifikante Rolle. Ein deutlich erhöhtes Risiko fand sich bei den Hauttypen 3 und 2 im Vergleich zum Hauttyp 4. Interessanterweise zeigten Kinder mit Hauttyp 1 ein geringeres Risiko für die Nävusentwicklung, möglicherweise weil diese Kinder wegen der hohen Empfindlichkeit weitestgehend ganz aus der Sonne herausgehalten wurden. Kinder mit vielen Sommersprossen entwickelten auch viele melanozytäre Nävi. Für das Risiko der Nävusentwicklung fand sich auch eine hereditäre Komponente (◘ Tabelle 9.1).

Kinder mit Eltern nicht deutschen Ursprungs (meist mediterraner Herkunft) hatten ein signifikant geringeres Risiko für die Entwicklung melanozytärer Nävi. Dagegen nahm das Risiko für die Entwicklung melanozytärer Nävi zu, wenn auch bei den Eltern viele melanozytäre Nävi an den Armen gezählt wurden.

Es wurde weiterhin untersucht, ob die Anwendung von Sonnenschutzmitteln ein protektiver Faktor für die Entwicklung melanozytärer Nävi war (Bauer et al. 2005). Weder die Verwendung von Sonnenschutzmitteln überhaupt noch die Häufigkeit ihrer Anwendung noch die Ausdehnung der Anwendung noch der Sonnenschutzfaktor zeigen eine protektive Wirkung im Hinblick auf die Entwicklung der melanozytären Nävi (◘ Tabelle 9.2). Dagegen zeigte sich eine signifikante protektive Wirkung, wenn in den Sonnenurlauben die Kinder durch Kleidung geschützt wurden. Je mehr Kleidungsstücke verwendet wurden, desto weniger melanozytäre Nävi entwickelten sich. Diese Ergebnisse zeigen, dass ein Sonnenschutz durch Sonnenschutzmittel insbesondere bei Kindern zur Prävention des malignen Melanoms und möglicherweise auch anderer Hauttumoren in keinem Fall allein ausreichend ist.

Tabelle 9.1. Kinderstudie Tübingen/Bochum: Ergebnisse der multiplen, logistischen Regressionsanalyse (n=1748) und Risikofaktoren für eine Zahl melanozytärer Nävi oberhalb des Medians der Altersklassen (n=944) im Vergleich zu Kindern unter dem Median (n=804). Das Modell wurde für den Einfluss von Sonnenbränden, Alter und teilnehmendem Zentrum adjustiert (*POR* nicht adjustierte Prävalenz-Odds-Ratio; *95%-KI* 95%-Konfidenzintervall)

	MN < Median	MN ≥ Median	POR; [95%-KI]	p-Wert
Hauttyp				
IV	151	82	1	
III	269	313	1,5; [1,0; 2,1]	0,044
II	294	460	1,8; [1,2; 2,6]	0,0037
I	90	89	0,76; [0,46; 1,3]]	0,0083
Sommersprossen im Gesicht				
keine	664	713	1	
Score 10	65	79	0,93; [0,64; 1,4]	0,70
Score 20	59	94	1,3; [0,90; 2,0]	0,15
Score 30 oder höher	16	58	3,5; [1,8; 6,6]	0,0002
Urlaubswochen im Süden				
<3 Wochen	401	320	1	
3–9 Wochen	287	412	1,6; [1,3; 2,1]	<0,0001
10 oder mehr Wochen	116	212	2,4; [1,8; 3,3]	<0,0001
Score der Aktivitäten im Freien zu Hause				
0–3	154	132	1	
4–5	471	531	1,1; [0,80; 1,4]	0,68
6–7	179	281	1,5; [1,1; 2,0]	0,019
Durchgemachte Sonnenbrände				
Nein	491	477	1	
Ja	313	467	1,2; [0,99; 1,5]	0,062
Abstammung der Eltern				
Beide nicht deutsch	124	45	1	
Ein deutscher Elternteil	80	96	2,3; [1,4; 3,8]	0,0007
Beide Eltern deutsch	600	803	2,4; [1,6; 3,8]	0,0001
Zahl MN am Arm der Mutter				
0–10	265	183	1	
11–30	262	289	1,2; [0,92; 1,6]	0,18
31–50	144	206	1,4; [1,0; 2,0]	0,030
≥51	133	266	2,0; [1,5; 2,8]	<0,0001
Zahl MN am Arm des Vaters				
0–5	253	185	1	
6–20	213	250	1,3; [1,0; 1,8]	0,047
21–45	190	263	1,4; [1,0; 1,9]	0,028
≥46	148	246	1,3; [0,97; 1,9]	0,075

9.1.2 Erworbene melanozytäre Nävi und Melanomrisiko

Anteile melanozytärer Nävi in histologischen Präparaten maligner Melanome werden meist nur in 20–30% aller Fälle gefunden. Insbesondere die jüngeren Untersuchungen, die auch immunhistologische Methoden verwendeten, kamen zu einer höheren Rate von nachweisbaren Nävusassoziationen maligner Melanome von über 50% (Sagebiel 1993; Skender-Kalnenas et al. 1995). Das bedeutet, dass ein Teil der Melanome nicht auf präexistenten melanozytären Nävi, sondern auf normaler Haut de novo entsteht. Der exakte Anteil ist allerdings schwer einzuschätzen, da nicht bei allen Melanomen, die primär auf melanozytären Nävi entstanden, auch noch Nävusreste zu finden sein müssen.

Der Zusammenhang zwischen der Zahl gewöhnlicher melanozytärer Nävi und dem Melanomrisiko ist in Tabelle 9.3 wiedergegeben. Mit zunehmender Zahl von melanozytären Nävi nimmt auch das Risiko für die Melanomentwicklung nahezu linear zu (Garbe et al. 1994; Bauer u. Garbe 2003).

Der Übergang eines gewöhnlichen melanozytären Nävus in ein Melanom bleibt allerdings vergleichsweise selten.

Tabelle 9.2. Kinderstudie Tübingen/Bochum: Ergebnis der linearen Regressionsanalyse der Auswirkung des Lichtschutzes auf die Zahl melanozytärer Nävi (*95%-KI* 95%-Konfidenzintervall)

Einflussvariable	Regressionskoeffizient	95%-KI	p-Wert
Gebrauch von Sonnencreme			
Jemals Sonnencreme	−0,11	[−0,27; 0,05]	0,17
Regelmäßigkeit der Sonnencremeanwendung	−0,027	[−0,058; 0,004]	0,09
Score Ausdehnung/Regelmäßigkeit des Sonnencremegebrauchs	−0,005	[−0,017; 0,008]	0,48
Anwendung von Creme am ganzen Körper	−0,013	[−0,058; 0,031]	0,56
Lichtschutzfaktor der Creme	−0,002	[−0,006; 0,003]	0,49
Kleidung am Strand oder im Freibad			
Badeanzug/-hose	−0,09	[−0,22; 0,05]	0,23
T-Shirt	−0,09	[−0,16; −0,02]	0,007
Kurze Hose	−0,18	[−0,26; −0,09]	<0,001
Score Zahl der Kleidungsstücke	−0,09	[−0,14; −0,05]	<0,001

Tabelle 9.3. Anstieg des relativen Risikos für die Melanomentwicklung mit Zunahme der Zahl der gewöhnlichen melanozytären Nävi (*95%-KI* 95%-Konfidenzintervall, *MM* malignes Melanom). (Nach Garbe et al. 1994)

Zahl der gewöhnlichen Nävi	Prozent der MM-Patienten (n=496)	Prozent der Kontrollen (n=476)	Adjustiertes relatives Risiko	95%-KI
0–10	30,5	51,4	1,0	
11–50	41,5	36,9	1,7	1,3–2,4
51–100	14,5	5,5	3,7	2,1–6,5
>100	13,5	2,2	7,6	3,5–16,2

Werden die in der Risikofaktorenstudie des Zentralregisters Malignes Melanom erhobenen Prävalenzen melanozytärer Nävi zugrunde gelegt und die aktuellen Inzidenzen für Deutschland mit etwa 10 Fällen pro 100.000 Einwohner und Jahr kalkuliert, so kann einer unter 3.000–5.000 gewöhnlichen melanozytären Nävi in ein malignes Melanom übergehen (Bauer u. Garbe 2004). Bei dieser Kalkulation wird davon ausgegangen, dass 50–100% aller Melanome auf melanozytären Nävi entstehen, und atypische Nävi werden nicht berücksichtigt. Schätzungen amerikanischer Autoren gehen von einer noch geringeren Rate maligner Umwandlungen melanozytärer Nävi, nämlich von etwa 0,03% (1 pro 3.164) für Männer und 0,009% (1 pro 10.800) für Frauen aus (Tsao et al. 2003).

9.2 Gewöhnliche melanozytäre Nävi

Gewöhnliche melanozytäre Nävi entwickeln sich bei Kindern bereits ab den ersten Lebensjahren. Sie durchlaufen dabei charakteristische Phasen: Am Beginn steht die Entwicklung einer Lentigo simplex, die schließlich in eine nävoide Lentigo übergeht. In dieser Phase tritt meistens eine sehr starke Hyperpigmentierung der Läsionen auf. Im Anschluss kommt es mit zunehmenden Wachstum zur Entwicklung eines Junktionsnävus. In der weiteren Entwicklung tropfen die Nävuszellnester aus der Junktionszone in die obere Dermis ab, und es kommt zur Ausbildung eines Nävus mit junktionalen und dermalen Anteilen, der dann Compoundnävus genannt wird.

Die in die Dermis eintretenden Nävuszellformationen verlieren die Fähigkeit zur Pigmentbildung, und die Zellen unterliegen einer zunehmenden Atrophie. Im Laufe der weiteren Entwicklung geht der Nävus vollständig in einen dermalen Nävus über. Die Läsion wird dabei zunehmend erhaben und bildet papulöse oder noduläre Anteile aus. Gleichzeitig geht die Pigmentierung verloren, sodass ein hautfarbenes Knötchen übrig bleibt. Diese Entwicklung vollzieht sich überwiegend im Erwachsenenalter. Ein Teil der melanozytären Nävi geht allerdings bereits im Kindesalter in dermale melanozytäre Nävi über (Abb. 9.1).

Die Herkunft der dermalen Nävuszellverbände konnte lange Zeit nicht richtig eingeordnet werden. Aus diesem Grund ist der Begriff des »Nävuszellnävus« entstanden, der von seiner Bedeutung her als »Muttermal aus Muttermalzellen« interpretiert werden kann. Dieses Missnomen sollte nicht mehr länger verwendet werden und durch den Begriff des melanozytären Nävus ersetzt werden.

Die klinischen Merkmale und die Häufigkeit der verschiedenen melanozytären Nävi sind in Tabelle 9.4 aufgeführt.

9.2 · Gewöhnliche melanozytäre Nävi

Abb. 9.1 a–c. Histogenese melanozytärer Nävi. Die Entwicklung melanozytärer Nävi beginnt mit einer einfachen Melanozytenhyperplasie und gleichzeitig einer Verlängerung der Reteleisten der Epidermis. Dieses Stadium wird als Lentigo simplex eingeordnet (**a**). Es folgt eine beginnende Nestbildung insbesondere in den Spitzen der Reteleisten. Während der Phase der nävoiden Lentigo kann die Läsion besonders stark hyperpigmentiert sein (**b**). Es folgt der Übergang in einen Junktionsnävus, der durch Nestbildung im Junktionsbereich zwischen Epidermis und Dermis geprägt ist (**c**).

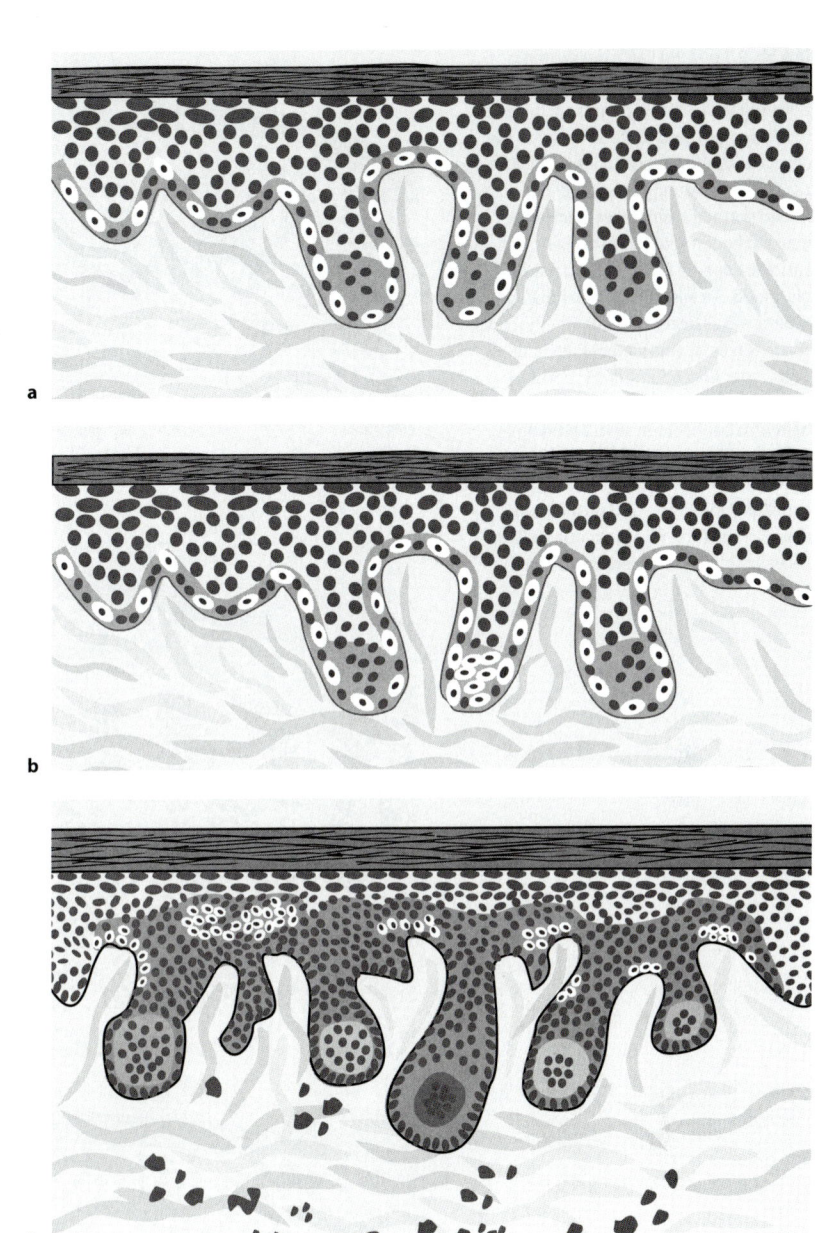

9.2.1 Lentigo simplex, Epheliden und solare Lentigines

Klinisches Bild. Die Entwicklung melanozytärer Nävi beginnt mit einer Lentigo simplex. Klinisch handelt es sich dabei zunächst um meist sehr kleine, 1 mm nicht überschreitende, dunkel pigmentierte Makulae. Die Pigmentierung kann dunkelbraun bis schwarz sein. Die Lentigo simplex ist meist gleichmäßig rund bis oval geformt.

Histologie. Es zeigt sich eine Verlängerung der Reteleisten, eine einfache Melanozytenhyperplasie und eine Hyperpigmentierung der basalen Schichten der Epidermis. Manchmal wird in einer solchen Läsion die initiale Entstehung junktionaler Nester beobachtet, hierin deutet sich der Übergang in einen Junktionsnävus an. Diese Läsionen sind klinisch oftmals besonders dunkel bis schwarz gefärbt. Histologisch wurde dafür auch der Begriff der nävoiden Lentigo geprägt (Gartmann 1978; Hundeiker 1981). Der Dermatologe sollte wissen, dass dunkelbraun bis schwarz pigmentierte, kleine, ebenmäßig geformte Läsionen dieser Kategorie zugeordnet werden müssen und nicht exzidiert werden müssen.

Epheliden zeigen sich als kleingefleckte, gelblich-bräunliche Pigmentierungen bei Personen mit besonders hellem Hauttyp und oftmals mit rötlicher Haarfarbe. Sie erscheinen nach Sonnenexposition und bilden sich in der Regel in den Wintermonaten zurück. Lentigines dagegen persistieren. Epheliden zeigen histologisch keine Vermehrung der Melanozyten, sondern erscheinen als eine Hyperpigmen-

Abb. 9.1 d–f Im Laufe der weiteren Entwicklung tropfen Nester und Nävuszellverbände in die Epidermis ab. In der Phase des Compoundnävus verlieren die dermalen Zellformationen ihre Fähigkeit zur Pigmentbildung (**d**). Schließlich finden sich alle Nävuszellverbände dermal und bilden kein Pigment mehr. Die Läsion ist dann hautfarben und papulös bis knotig. Sie wird als dermaler melanozytärer Nävus bezeichnet (**e**). Der dysplastische Nävus ist eine Variante des Junktions- oder Compoundnävus, bei dem v.a. folgende architektonische Besonderheiten zu beobachten sind: Unregelmäßige Nestbildung im Bereich der Junktionszone, anastomosierende Reteleisten, lamelläre Fibroplasie und Ausbildung einer Schulter mit rein junktionalen Zellverbänden an den Seiten der Läsion (**f**)

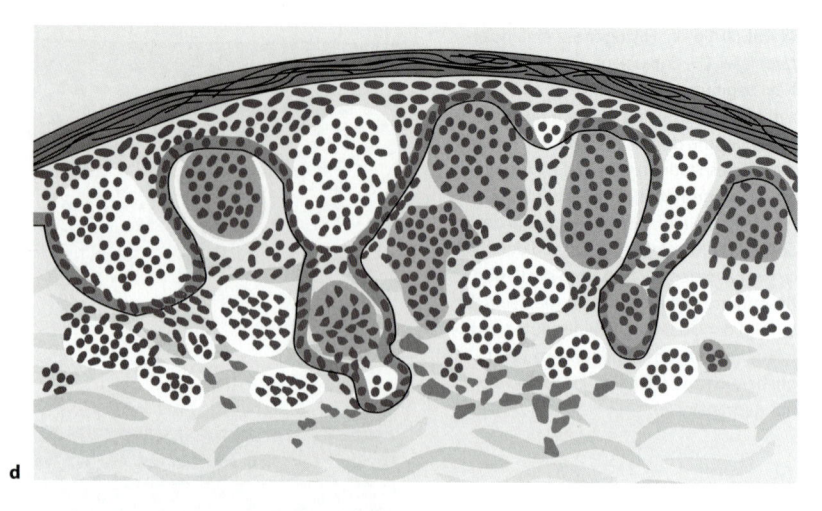

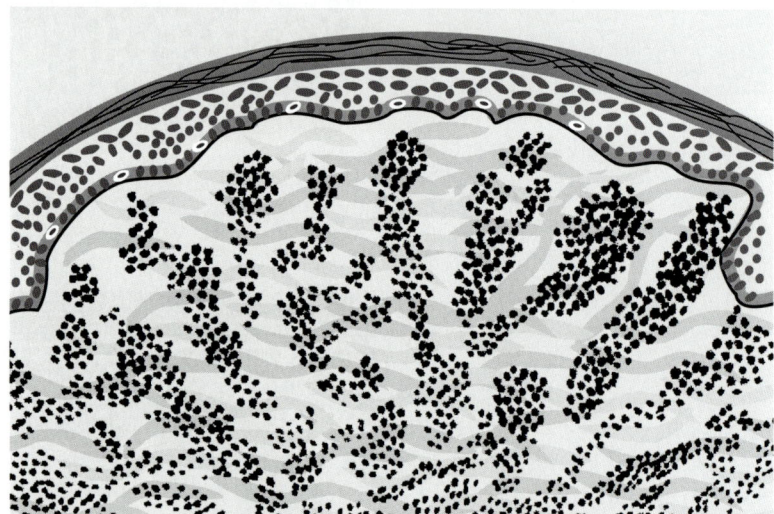

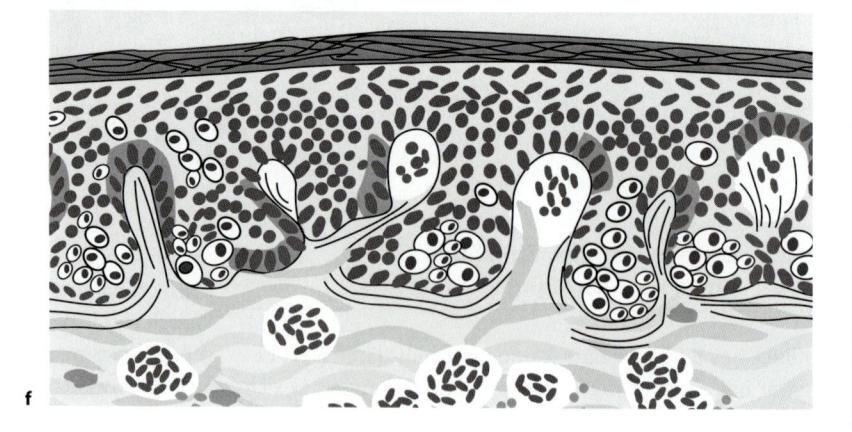

tierung der basalen Epidermisschichten. Auch eine Verlängerung der Reteleisten ist damit nicht verbunden.

Im angelsächsischen Sprachraum wird häufig der Begriff der »freckling tendency« oder »tendency to freckle« benutzt. Als »freckles« werden Sommersprossen bezeichnet, die medizinisch als Epheliden von der Lentigo simplex abgegrenzt werden.

Es kann beobachtet werden, dass bei Personen mit Epheliden im späteren Leben vermehrt Lentigines auftreten. Epheliden sind ein Hinweis für einen besonders lichtempfindlichen Hauttyp, sie sind selbst auch mit einem vermehrten Risiko für die Melanomentwicklung verbunden.

Lentigines treten erneut und vermehrt mit zunehmendem Alter auf. Die vornehmlich im mittleren und höheren

9.2 · Gewöhnliche melanozytäre Nävi

Tabelle 9.4. Klinische Diagnose und Häufigkeit von melanozytären Nävi

Pigmentmale	Klinisches Bild	Häufigkeit
Lentigo simplex und nävoide Lentigo	Dunkelbraun-schwarz, makulös, scharf begrenzt, klein: 0,5–2 mm	Vorläufer melanozytärer Nävi, in der Kindheit mehrere
Melanozytärer Nävus vom Junktionstyp	Braun bis dunkelbraun, scharf begrenzt, regelmäßig begrenzt, makulös, 2–5 mm	Etwa 20 gewöhnliche melanozytäre Nävi pro Person in der erwachsenen Bevölkerung
Melanozytärer Nävus vom Compoundtyp	Hellbraun bis dunkelbraun, scharf begrenzt, regelmäßig begrenzt, papulöse Komponente	
Dermaler melanozytärer Nävus	Hautfarben bis erythematös, papulös, nodulär oder pendulierend	
Blauer melanozytärer Nävus	Schwarz-blau, regelmäßig, scharf begrenzt, makulös bis papulös	Bei 2–3 % der Bevölkerung
Atypischer melanozytärer Nävus	1) Pigmentierung variierend, 2) unscharf begrenzt, 3) unregelmäßig begrenzt, 4) Durchmesser größer als 5 mm, 5) makulöse Komponente (3 Kriterien sollten erfüllt sein)	Bei 5–10% der Bevölkerung
Kleiner kongenitaler melanozytärer Nävus	Durchmesser bei Erwachsenen 1–3 cm, hell- bis dunkelbraun, scharf begrenzt, regelmäßig begrenzt, z. T. Hypertrichose	2–6 % der Bevölkerung
Mittelgroßer kongenitaler melanozytärer Nävus	Durchmesser bei Erwachsenen 3–15 cm, hellbraun bis dunkelbraun, scharf begrenzt, regelmäßig begrenzt, Hypertrichose	<1% der Bevölkerung
Großer kongenitaler melanozytärer Nävus	Durchmesser bei Erwachsenen >15 cm, dunkelbraun bis schwarz, regelmäßig begrenzt, z. T. multipel, Hypertrichose	Vorkommen ca. 1 : 10.000
Spitznävus	Kann verschiedene melanozytäre Nävi imitieren, meist rötliche Papel oder Knötchen, z. T. pigmentiert, histologische Diagnose	Unbekannt
Halonävus	Charakteristisch ist die Halo-artige Depigmentierung um den Nävus, der einer langsamen Regression unterliegt	Etwa 5% der Bevölkerung
Becker-Nävus	Gleichmäßig hellbraun bis mittelbraun, scharf begrenzt, makulös, meist 5–20 cm durchmessend	Etwa 2% der Bevölkerung
Nävus spilus	Gleichmäßig hellbraun mit dunkelbraunen Einsprengseln, unscharf begrenzt, makulös, meist 2–15 cm Durchmesser	2–5 % der Bevölkerung
Café-au-lait-Fleck	Gleichmäßig gräulich-bräunlich, scharf begrenzt, 1–10 cm durchmessend	7–32% der Bevölkerung

Lebensalter auftretenden Lentigines werden auch als Lentigines seniles oder aktinische Lentigines bezeichnet. Klinisch handelt es sich dann um Makulae von gelblich brauner bis graubrauner Färbung, die rund, oval oder unregelmäßig geformt sind. Sie sind scharf begrenzt und zeigen z. T. einen unregelmäßigen und ausgefransten Rand. Auch bei diesen Läsionen handelt es sich histologisch um eine einfache Melanozytenhyperplasie mit einer Hyperpigmentierung des Stratum basale und z. T. der suprabasalen Epidermisschichten. Der Übergang von einer Lentigo simplex oder einer nävoiden Lentigo in ein malignes Melanom ist selten. Eine prophylaktische Entfernung ist nicht indiziert.

Im Erwachsenenalter ist mit dem Auftreten und mit der Zunahme aktinischer Lentigines eine Erhöhung des Risikos für die Melanomentwicklung verbunden. In der multizentrischen Risikofaktorenstudie des Zentralregisters Malignes Melanom wurde eine Verdoppelung des Risikos für die Melanomentstehung bei Vorhandensein aktinischer Lentigines festgestellt, und bei Auftreten von vielen aktinischen Lentigines war das relative Risiko auf das 3,5fache erhöht (Garbe et al. 1994). Vergleichbare Beobachtungen wurden auch von anderen Untersuchern gemacht (Kelly et al. 1989; MacKie et al. 1989; Carli et al. 1995).

9.2.2 Melanozytärer Nävus vom Junktionstyp

Klinisches Bild. Der erworbene melanozytäre Nävus vom Junktionstyp ist eine regelmäßig geformte, runde oder ovale Makula mit einer mittelbraunen bis dunkelbraunen Färbung. Er kann manchmal eine nahezu schwarze Pigmentierung aufweisen.

Histologie. Es finden sich an der dermoepidermalen Grenzzone Nester melanozytärer Zellen, die von Basalmembran gegenüber dem Korium abgegrenzt werden. Die Nester finden sich überwiegend an der Spitze der Reteleisten, seltener zwischen den Reteleisten. Zusätzlich findet sich eine Melanozytenhyperproliferation zwischen den melanozytären Nestern, und es kommt zu einer Hyperpigmentierung der basalen und suprabasalen Epidermisschichten.

9.2.3 Melanozytärer Nävus vom Compoundtyp

Klinisches Bild. Der melanozytäre Nävus vom Compoundtyp ist eine regelmäßig geformte, runde bis ovale, flache Papel, die hellbraun bis dunkelbraun pigmentiert ist. Gelegentlich findet sich auch ein Nebeneinander einer papulösen und einer makulösen Komponente. Die Größe beträgt in der Regel 3–5 mm im Durchmesser.

Histologie. Es finden sich neben den junktionalen Nävuszellnestern wie beim Junktionsnävus nestförmig und strangförmig angeordnete Nävuszellformationen in der Dermis. Die dermalen Zellverbände zeigen ein Kleinerwerden der Zellkerne der Nävozyten, und sie verlieren die Fähigkeit, Pigment zu bilden. Daneben können sich aber Pigmente in Melanophagen finden. Die Verkleinerung der Zellkerne und der Verlust der Pigmentierung werden auch als »Ausreifen« der Nävuszellverbände bezeichnet.

Auch von melanozytären Nävi vom Compoundtyp ausgehend können sich maligne Melanome entwickeln. Bei etwa 25% aller malignen Melanome können im histologischen Präparat noch dermale Nävuszellverbände in Kontinuität mit dem malignen Melanom nachgewiesen werden (Rhodes 1982; Friedman et al. 1983; Stolz et al. 1989; Stadler u. Garbe 1991). Dieser Befund spricht dafür, dass etwa die Hälfte aller malignen Melanome, die von melanozytären Nävi ausgehen, auf dem Boden von Compoundnävi entsteht.

9.2.4 Dermaler melanozytärer Nävus

Klinisches Bild. Der dermale melanozytäre Nävus stellt sich zumeist als hautfarbener Knoten mit einer regelmäßigen Oberfläche dar und ist scharf begrenzt. Die Läsion ist meist halbkugelartig vorgewölbt und weist z. T. geringgradige Teleangiektasien auf. Daneben können sich auch pendulierende Formen mit einer schmaleren Basis und einem breiteren Körper ausbilden, die meist auch hautfarben sind. Seltener kommen papillomatöse Formen mit einer papillomatösen Oberfläche vor. Diese Läsionen haben manchmal auch noch eine Restpigmentierung in einem Teil der Oberflächenareale.

Histologie. Es finden sich keine epidermalen Nester melanozytärer Zellen mehr. Vielmehr liegen in diesen Läsionen alle melanozytären Zellverbände rein dermal. Die Zellverbände sind z. T. im oberen Bereich noch nestförmig, zur Tiefe hin bilden sie Stränge, die z. T. ein an Regenschauer erinnerndes Bild aufweisen. Die Zellen sind nicht mehr pigmentiert. Eine Verkleinerung der Zellkerne zur Tiefe hin und Ausbildung sog. neuroider Zelltypen sind erkennbar.

Aus dermalen melanozytären Nävi können sich unserer Kenntnis nach keine Melanome mehr entwickeln. Im Verlauf der natürlichen Entwicklung melanozytärer Nävi unterliegen die melanozytären Zellen beim Übergang in die Dermis offenbar einer Atrophie, und sie verlieren sowohl ihre Eigenschaft, Pigment zu bilden als auch ihre Potenz zu einer malignen Transformation.

9.3 Kongenitale melanozytäre Nävi

Die Häufigkeit kongenitaler melanozytärer Nävi wird in sehr unterschiedlichen Größenordnungen angegeben, je nachdem, zu welchem Zeitpunkt sie erhoben wird. So beträgt die Prävalenz bei Neugeborenen nur 1 Nävus unter 200–400 Kindern (Goss et al. 1990), während bei Erhebung Kongenitaler-Nävus-artiger-Nävi im Erwachsenenalter bei bis zu 18% aller Patienten solche Läsionen gefunden werden (Garbe 1997).

Dabei handelt es sich ganz überwiegend um kleine kongenitale Nävi, die wie folgt definiert werden: 1–3 cm im Durchmesser, gleichmäßig pigmentiert, scharf begrenzt, z. T. mit einer Hypertrichose. Histologisch sind kongenitale melanozytäre Nävi dadurch gekennzeichnet, dass sich die dermalen Zellformationen bis in die Tiefe der Dermis erstrecken und z. T. die Adnexorgane wie Haarfollikel und Schweißdrüsen einhüllen bzw. bis zur tiefsten Ausdehnung dieser Adnexorgane hinabreichen.

Es wird vermutet, dass kongenitale melanozytäre Nävi eine andere Histogenese haben als erworbene melanozytäre Nävi. Während Letztere sich von der Junktionszone aus zunächst durch eine Melanozytenhyperproliferation und dann eine junktionale Nestbildung entwickeln und sekundär epidermale Zellverbände ausbilden, entstehen kongenitale melanozytäre Nävi möglicherweise primär aus dermalen Zellverbänden, die sekundär auch in die Junktionszone einwandern.

Es wird vermutet, dass kongenitale melanozytäre Nävi durch in der Dermis verbliebene Zellverbände auf dem Wege der Einwanderung vom Ektoderm in die Epidermis während der embryonalen Phase entstehen. Möglicherweise werden sie erst durch die Ausbildung der junktionalen Zellverbände sichtbar, und diese kann auch erst einige Zeit nach der Geburt auftreten. So ist wahrscheinlich die Diskrepanz der Befunde bei Neugeborenen verglichen mit der Dokumentation im Erwachsenenalter erklärbar.

Die Behandlung und Betreuung von Patienten mit kongenitalen melanozytären Nävi beginnt in der frühen Kindheit und erfordert eine genaue Information der Eltern. Weitere Professionen wie Kinderärzte, Psychologen etc. sind hieran ebenfalls beteiligt (Marghoob 2002).

9.3.1 Großer kongenitaler Nävus

Klinisches Bild. Als große kongenitale Nävi werden solche Pigmentnävi bezeichnet, die beim Erwachsenen mindestens einen Durchmesser von 15 cm erreichen; andere definieren sie als solche, die mindestens 5% der Körperoberfläche bedecken (Abb. 9.2). Klinisch finden sich kongenitale melanozytäre Nävi, die teilweise den ganzen Stamm einnehmen können (»bathing suit nevus«) und die dann zusätzlich am übrigen Körper, insbesondere an den Extremitäten, auch noch Satelliten aufweisen. Diese großen kongenitalen melanozytären Nävi sind selten und treten etwa in einer Häufigkeit von 1:10.000 auf. Eine Erblichkeit ist nicht bekannt.

Histologie. Für kongenitale Nävi ist charakteristisch, dass die dermalen Nävuszellverbände die gesamte Dermis durchsetzen und z. T. über das subkutane Fettgewebe hinaus bis in die Faszie und in die Muskulatur hineinreichen. Die Nävuszellverbände wandern relativ schnell noch während der ersten Lebenswochen und -monate von der oberen und mittleren Dermis in tiefere Gewebsschichten ein. Aus diesem Grund wird die Empfehlung ausgesprochen, Schleifbehandlungen und Exzisionen so früh wie möglich vorzunehmen, bevor die Migration der Nävuszellen in tiefere Gewebe stattfindet.

Das Risiko für die Melanomentwicklung auf dem Boden großer kongenitaler melanozytärer Nävi ist relativ gut untersucht. In den letzten Jahren erschienen mehrere prospektive Studien, in denen Personen mit kongenitalen melanozytären Nävi auf die Entwicklung maligner Melanome untersucht wurden.

In einer Kohortenstudie aus Großbritannien wurden 265 Patienten mit kongenitalen Nävi, die in der Zeit von 1950–1984 in einer pädiatrischen Klinik behandelt worden waren, auf die Entwicklung maligner Melanome bis 1993 untersucht. 2 Melanome entwickelten sich bei insgesamt 33 Patienten mit großen kongenitalen Nävi, die mindestens 5% der Körperoberfläche umfassten (Swerdlow et al. 1995). Beide Melanome metastasierten und führten zum Tod. Bei den übrigen 232 Patienten mit mittleren (1–4% der Körperoberfläche) und kleinen kongenitalen Nävi (<1% der Körperoberfläche) wurde kein Melanom beobachtet. Bei den Patienten mit großen kongenitalen Nävi war das Risiko, am Melanom zu sterben, mehr als 1000fach erhöht.

In einer 2 Studie wurden 39 Kinder mit großen kongenitalen Nävi nachbeobachtet, die im Durchschnitt 17% der Körperoberfläche bedeckten. 2 Patienten entwickelten ein malignes Melanom und starben daran. Das Melanomrisiko während der ersten 15 Lebensjahre betrug insgesamt 8,5% (Quaba u. Wallace 1986).

Ein systematischer Review aller publizierten Studien fand eine Melanomhäufigkeit von 2,8% auf großen kongenitalen Nävi (Watt et al. 2004). Ein besonderes Problem der Überwachung entsteht durch die Entwicklung proliferierender Knoten in den großen kongenitalen Nävi, die benigne sind, sich aber nur sehr schwer von Melanomen abgrenzen lassen (Herron et al. 2004). Die Studien sprechen dafür, dass die weitestmögliche Entfernung großer kongenitaler melanozytärer Nävi während der ersten Lebensmonate unbedingt erforderlich ist. Neben chirurgischen Exzisionen

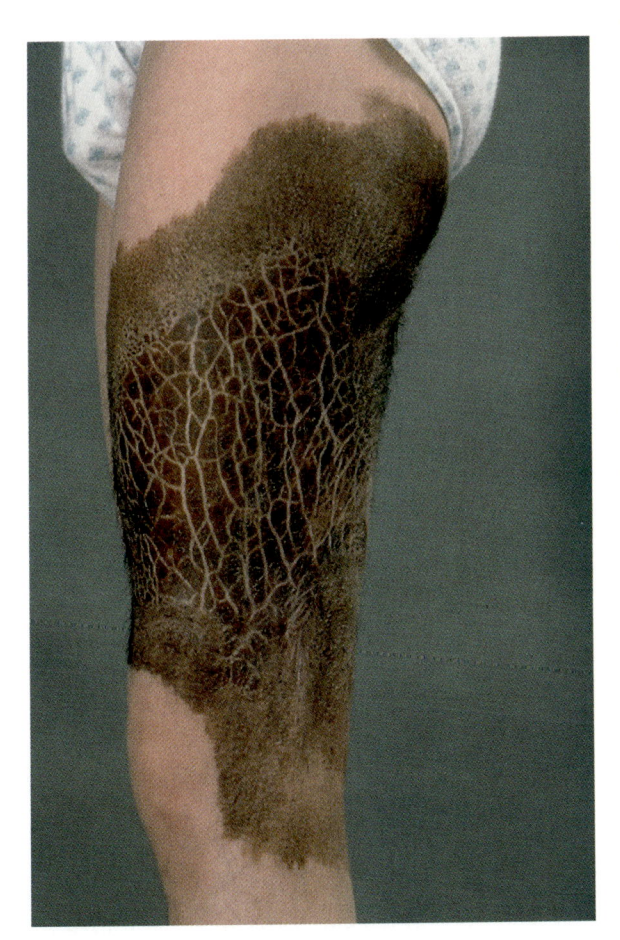

Abb. 9.2. Nävus pigmentosus et pilosus. Großer kongenitaler Nävus am linken Bein eines 14-jährigen Jungen

sind dafür auch Dermabrasio und Laserbehandlungen heranzuziehen (Reynolds et al. 2003.

9.3.2 Kleine und mittelgroße kongenitale Nävi

Klinisches Bild. Die Grenzziehung hinsichtlich der Größe kongenitaler melanozytärer Nävi sind bisher recht willkürlich. Die gebräuchlichste Definition ist die, dass kleine kongenitale melanozytäre Nävi 1–3 cm und mittelgroße 3–15 cm im Durchmesser messen (Abb. 9.3, 9.4). Die Größenangaben beziehen sich auf das Erwachsenenalter.

Histologie. Kleine und mittelgroße kongenitale Nävuszellnävi weisen dieselben Merkmale auf wie große kongenitale Nävi. Insbesondere in der Umgebung von Haarfollikeln und ekkrinen Schweißdrüsen finden sich dermale Nävuszellverbände auch in den tiefen Schichten des Koriums.

Das relative Risiko für die Entwicklung maligner Melanome in Verbindung mit kleinen und mittelgroßen kongenitalen melanozytären Nävi ist bis heute nicht sicher bekannt. Rhodes sah Assoziationen zu kongenitalen melanozytären Nävi bei 8% aller malignen Melanome (Rhodes et al. 1982). Er schätzte, dass das Risiko für die Entwicklung maligner Melanome auf dem Boden kleiner kongenitaler melanozytärer Nävi in einer Größenordnung von 1–5% liege (Rhodes u. Melski 1982).

In prospektiven Untersuchungen konnte allerdings eine Entwicklung maligner Melanome auf dem Boden kleiner oder mittelgroßer kongenitaler melanozytärer Nävi nicht dokumentiert werden (Swerdlow et al. 1995). Auf der anderen Seite wurde auch in einer deutschen Studie eine Serie von 52 Fällen maligner Melanome berichtet, die mit kleinen oder mittelgroßen kongenitalen melanozytären Nävi assoziiert waren (Illig et al. 1985). Die Melanome traten hier in späterem Alter, zwischen 18 und 80 Jahren auf. Insofern dürfte ihre prospektive Erfassung vergleichsweise viel schwieriger sein als bei den großen kongenitalen melanozytären Nävi.

Aufgrund der vorliegenden Untersuchungen ist es wahrscheinlich, dass das Risiko der Melanomentwicklung auf kleinen und mittleren kongenitalen melanozytären Nävi in einem Bereich von 1–5% liegt. Insofern sollten auch kleine und mittelgroße kongenitale melanozytäre Nävi frühzeitig nach Möglichkeit bereits im 1. Lebensjahr exzidiert werden.

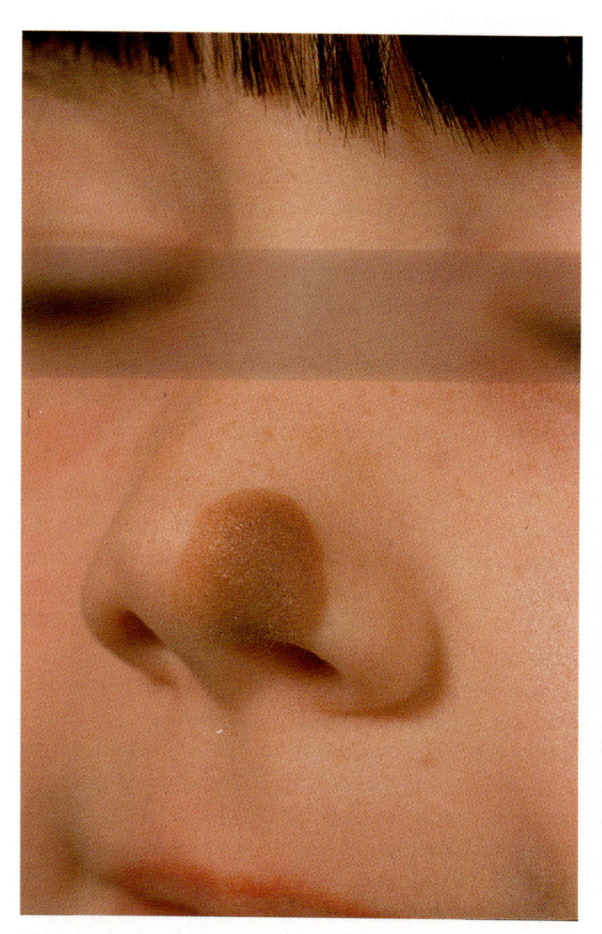

Abb. 9.3. Kleiner kongenitaler Nävuszellnävus an der Nasenspitze eines 4-jährigen Mädchens

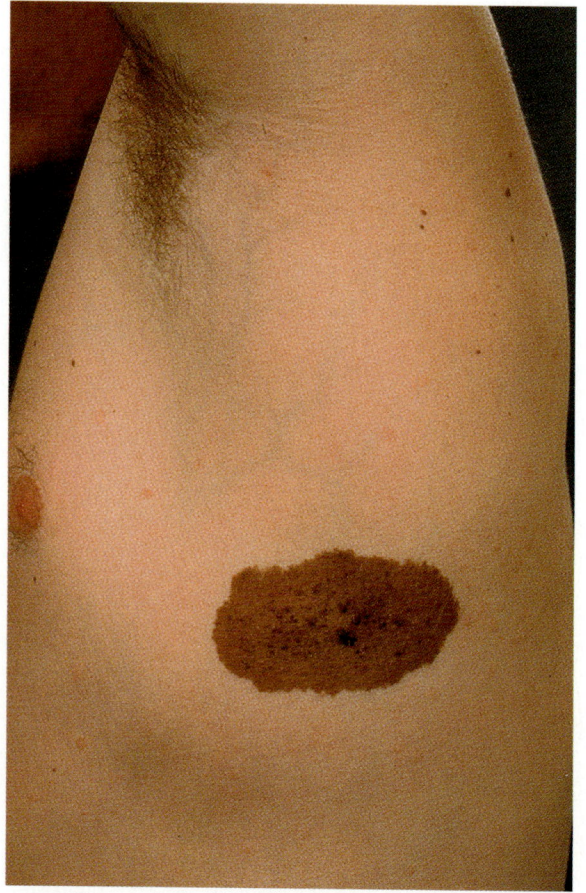

Abb. 9.4. Mittelgroßer kongenitaler Nävuszellnävus am seitlichen Thorax eines 15-jährigen Jungen

9.4 Blauer melanozytärer Nävus

Klinisches Bild. Blaue melanozytäre Nävi sind regelmäßig rundlich bis oval geformte Papeln oder Knötchen, die eine blaugraue oder blauschwarze Pigmentierung aufweisen (Abb. 9.5). In seltenen Fällen treten sie auch gruppiert auf. Zumeist sind es aber einzeln stehende Läsionen, die gehäuft am behaarten Kopf vorkommen.

Histologie. Es lassen sich hauptsächlich 3 Typen unterscheiden:
- Der gewöhnliche blaue Nävus zeigt spindelige melanozytäre Zellen, die zwischen den kollagenen Fasern des Koriums angeordnet sind und eine Pigmentierung aufweisen. Zusätzlich finden sich zahlreiche Melanophagen. Junktionale Anteile finden sich nicht.
- Beim zellreichen blauen Nävus sind die spindeligen oder epitheloiden Melanozyten nicht nur vereinzelt zwischen den kollagenen Faserbündeln zu finden, sondern sie ordnen sich auch zu Nestern oder Zellsträngen an. Da diese melanozytären Zellen z. T. eine deutliche Kernpolymorphie aufweisen, kann ihre Abgrenzung gegenüber malignen Melanomen schwierig sein. Ihr Anteil an allen blauen Nävi beträgt ca. 15% (Toppe u. Haas 1987).
- Etwa 8% aller blauen Nävi sind histologisch kombinierte blaue Nävi. Bei diesen Läsionen sind Nävuszellformationen eines Compoundnävus mit dermalen Anteilen eines blauen Nävus kombiniert. Das Nebeneinanderbestehen dieser zwei Anteile kann auch klinisch sichtbar sein, sodass z. T. ein schwarzer Fleck in einem braunen Nävus sichtbar wird. Während die Differenzialdiagnose zum Melanom klinisch schwierig sein kann, ist die histologische Abgrenzung recht sicher.

Eine bösartige Umwandlung blauer Nävi zu einem malignen blauen Nävus wurde in der Literatur häufiger beschrieben (Goldenhersh et al. 1988; Connelly u. Smith 1991; Mehregan et al.1992; Scott u. Trepeta 1993). Am häufigsten finden sich diese Tumoren am behaarten Kopf (Connelly u. Smith 1991). Die Prognose ist offenbar in den meisten Fällen ähnlich ungünstig wie beim nodulären Melanom (Connelly u. Smith 1991; Mehregan et al.1992).

9.4.1 Pseudomaligner blauer Nävus

Bei blauen Nävi wird gelegentlich das Phänomen beobachtet, dass sich melanozytäre Zellen in die Lymphknoten absiedeln. Das ist besonders bei den zellreichen blauen Nävi der Fall, die z. T. auch histologisch mit einem Melanom verwechselt werden können (Kelly et al. 1994). Die Lymphknoten können dann eine massive Invasion pigmentierter Zellen zeigen. Wird als Ausgangsläsion ein zellulärer blauer Nävus ohne Verdacht auf Vorliegen eines Melanoms diagnostiziert, so sind diese Lymphknotenabsiedlungen pigmentierter Zellen als Pseudometastasen zu bewerten (Lambert u. Brodkin 1984; Sterchi et al. 1987; Bortolani et al. 1994; Gonzalez-Campora et al. 1996). Diese Läsion wird deshalb auch als pseudomaligner blauer Nävus bezeichnet.

9.4.2 »Deep-penetrating Nevus«

Klinisches Bild. Der »deep-penetrating nevus« ist eine Variante des blauen Nävus. Die klinischen Diagnosen können zwischen melanozytärem Nävus, blauem Nävus und malignem Melanom variieren.

Histologie. Es finden sich pigmentierte Nester und Zellstränge von Melanozyten, die sich bis in die tiefe Dermis oder sogar die Subkutis hinein erstrecken und Blutgefäße, Nerven sowie Adnexorgane einhüllen können. Gering ausgeprägte zelluläre Atypien kommen vor, Mitosen sind dagegen selten (Mehregan u. Mehregan 1993). Die Läsion ist insgesamt relativ regelmäßig aufgebaut, die Differenzialdiagnose zum Melanom ist allerdings schwierig.

Der klinische Verlauf ist gutartig, und deshalb ist es wichtig, diese Läsionen vom malignen Melanom abzugrenzen (Seab et al. 1989; Cochran et al.1993; Gonzalez-Campora et al. 1994).

9.4.3 Mongolenfleck

Klinisches Bild. Als Mongolenflecken werden graublaue Flecken vorwiegend in der Sakroiliakalregion bezeichnet. Die Flecken sind angeboren und bilden sich oftmals noch in der Kindheit zurück, sie kommen insbesondere bei Personen asiatischer Herkunft, gelegentlich aber auch in der weißen Bevölkerung vor.

Histologie. Die Histologie entspricht der des blauen Nävus. Es wird angenommen, dass hier melanozytäre Zellen wäh-

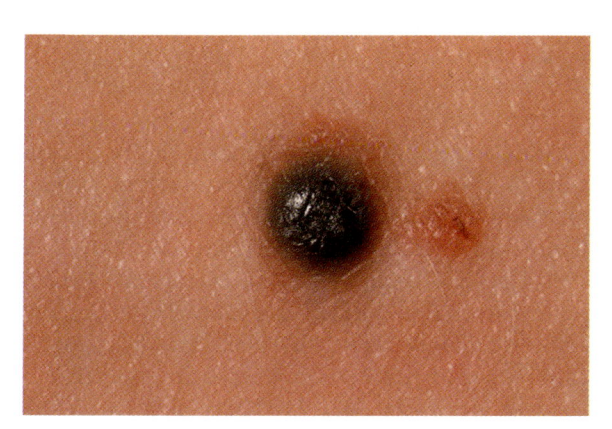

Abb. 9.5. Papulöser blauer melanozytärer Nävus, der mit einem gewöhnlichen melanozytären Nävus kombiniert ist

rend der embryonalen Einwanderung aus dem Neuroektoderm in die Epidermis in der Dermis liegen bleiben und so pigmentierte dermale Zellverbände entstehen. Die Entwicklung maligner Melanome auf dem Boden eines Mongolenfleckes wurde bisher nicht beschrieben (Hafner 1993).

9.4.4 Nävus Ota

Klinisches Bild. Als Nävus Ota (Nävus fuscocoeruleus ophthalmomaxillaris) wird eine einseitige blauschwarze Pigmentierung im Versorgungsbereich des 1. und 2. Trigeminusastes bezeichnet, die v. a. bei Asiaten gefunden wird (Abb. 9.6). Die Conjunktiven und die Iris können mit einbezogen sein. In der Weltliteratur wurde bisher in 6 Fällen das Entstehen eines Melanoms auf einem Nävus Ota mitgeteilt (Hafner 1993). Etwas häufiger in über 30 Fällen wurde das Entstehen intrakranialer leptomeningiealer Melanome in Assoziation zu einem Nävus Ota beschrieben (Hartmann et al. 1989; Balmaceda et al. 1993; Hafner 1993).

Histologie. Die Histologie entspricht der des blauen Nävus.

9.4.5 Nävus Ito

Klinisches Bild. Der Nävus Ito (Nävus fuscocoeruleus deltoideoacrominalis) stellt eine einseitig grauschwarze Pigmentierung im Schulter- und oberen Brustbereich dar, die ebenfalls vorwiegend bei Asiaten vorkommt. Hier wurden unserer Kenntnis nach keine Assoziationen zum malignen Melanom beschrieben.

Histologie. Die Histologie entspricht der des blauen Nävus.

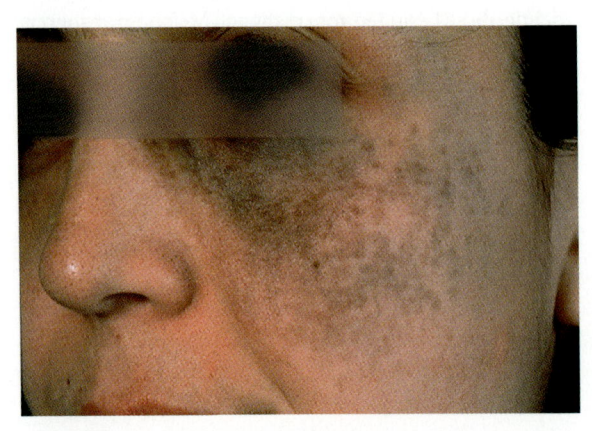

Abb. 9.6. Nävus fuscocoeruleus ophthalmo-maxillaris oder auch Nävus Ota an der linken Wange im Versorgungsgebiet des 2. Trigeminusastes bei einem 16-jährigen Mädchen asiatischer Herkunft

9.5 Atypischer melanozytärer Nävus und atypisches Nävussyndrom

Auffällig große und in Form und Pigmentierung stark variierende melanozytäre Nävi wurden zuerst im Zusammenhang mit familiären malignen Melanomen herausgestellt. Clark et al. beschrieben 1978 dieses Syndrom als »B-K-mole syndrome«. Die Buchstaben B und K beziehen sich auf 2 Patientennamen, in deren Familien dieses Syndrom gefunden wurde. In den folgenden Jahren wurde gezeigt, dass diese Läsionen auch außerhalb von Melanomfamilien sporadisch vorkommen, und es wurde der Begriff dysplastische melanozytäre Nävi vorgeschlagen (Clark et al. 1978).

Die genaue histologische Definition dieser Läsionen blieb jedoch umstritten, und es wurde in Frage gestellt, ob der Begriff der Dysplasie zur Bezeichnung der gefunden Merkmale geeignet sei. In Reaktion auf diese Diskussion ging eine zunehmende Zahl von Autoren dazu über, diese Pigmentläsionen als atypische melanozytäre Nävi zu bezeichnen. Der hier gewählte Begriff der atypischen melanozytären Nävi wird synonym mit dysplastischen melanozytären Nävi verstanden.

Klinisches Bild. Die klinischen Merkmale atypischer melanozytärer Nävi werden in Übersicht 9.1 aufgeführt. Wenn 3 oder mehr Merkmale erfüllt sind, wird die Läsion als atypischer Nävus eingeordnet (Abb. 9.7). Zusätzlich zu den genannten Merkmalen kann als weiterer Hinweis die starke Variation der Morphe und Pigmentierung der einzelnen Läsionen untereinander gewertet werden (Abb. 9.8).

> **Übersicht 9.1. Klinische Merkmale atypischer melanozytärer Nävi**
>
> - Unscharfe Begrenzung
> - Unregelmäßige Begrenzung
> - Variationen in der Pigmentierung von hell- bis dunkelbraun, z. T. rötlich
> - Vorhandensein einer makulösen Komponente (z. T. papulös plus makulös)
> - Durchmesser >5 mm

Histologie. Die histologischen Kriterien für die Einordnung als atypischer (dysplastischer) melanozytärer Nävus sind nach wie vor umstritten. Die Hauptkriterien sind in Übersicht 9.2 zusammengestellt (Elder et al. 1982; Clark 1988; Clark u. Ackerman 1989; Rhodes et al. 1989). Bei den histologischen Kriterien bleibt v. a. umstritten, ob sie spezifisch für die dysplastischen Nävi sind, oder ob sie nicht bei allen melanozytären Nävi mit junktionalen Anteilen vorkommen (Ackerman 1988, 1991; Roth et al. 1991).

So wurde herausgestellt, dass der histologische Befund und der klinische Befund nur geringe Übereinstimmung

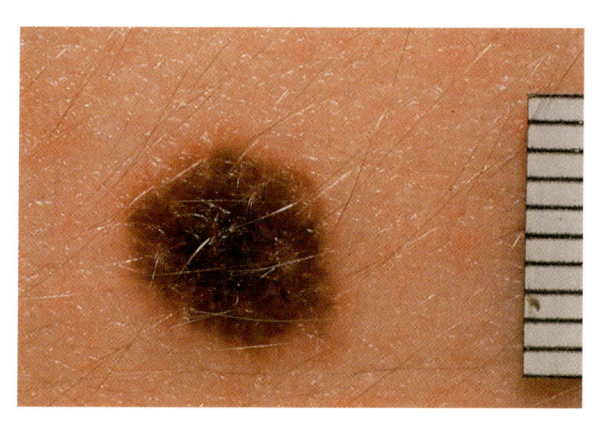

Abb. 9.7. Dysplastischer melanozytärer Nävus bei einem 15-jährigen Jungen mit unscharfer und unregelmäßiger Begrenzung, Variationen in der Pigmentierung von hellbraun bis dunkelbraun, Vorhandensein einer makulösen Komponente und einem Durchmesser >5 mm

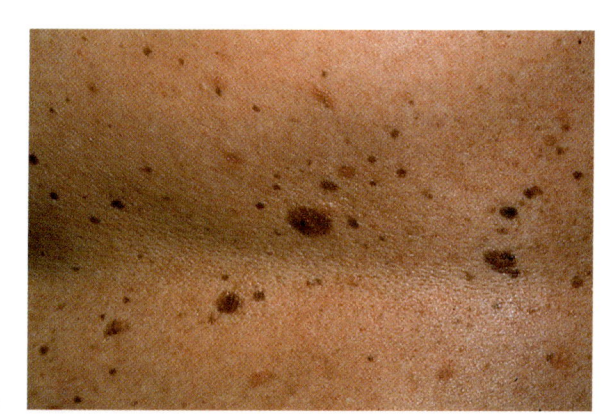

Abb. 9.8. Atypisches Nävussyndrom. Starke Variation der Morphe und Pigmentierung der einzelnen melanozytären Nävi untereinander

---

Übersicht 9.2. Histologische Hauptkriterien für die Einordnung als atypischer (dysplastischer) melanozytärer Nävus

— Architektonische Kriterien:
  – Unegelmäßige Nestbildung im Bereich der Junktionszone
  – Anastomosierende Reteleisten
  – Beginnende Durchwanderung von Einzelzellelementen oder Nestern durch die Epidermis
  – Lamelläre oder konzentrische Fibroplasie (z. T. mit Gefäßvermehrung)
  – Ausbildung einer Schulter (epitheloide Melanozyten im Randbereich von Compoundnävi)
— Zelluläre Ebene:
  – Vorkommen atypischer Melanozyten
  – Kernpolymorphie
  – Verschiebung der Kern-Plasma-Relation

---

zeigen. Histologische Merkmale von Dysplasie wurden oftmals bei sehr kleinen Läsionen eindeutig gefunden, während sie bei größeren weniger ausgeprägt waren (Piepkorn et al. 1989; Annessi et al. 2001). Die herausgestellten Merkmale sind wahrscheinlich charakteristisch für melanozytäre Nävi in ihrer Wachstumsphase. Insofern ist auch verständlich, dass bei verschiedenen Beurteilern, selbst wenn sie über große Erfahrung verfügen, die Diagnose dysplastischer Nävus unterschiedlich häufig gestellt wird.

Es steht außer Frage, dass atypische melanozytäre Nävi mit einem deutlich erhöhten Risiko für die Melanomentwicklung verbunden sind. In einer Reihe von Fallkontrollstudien wurde gezeigt, dass atypische melanozytäre Nävi unabhängig von der Gesamtzahl der melanozytären Nävi ein Risikofaktor für die Melanomentwicklung sind (Bauer u. Garbe 2003). Interessant ist die Beobachtung, dass die Entdeckung einer einzelnen oder weniger dieser Pigmentläsionen nur mit einem geringen Anstieg des Risikos für die Melanomentwicklung verbunden ist, dagegen findet sich ab einem Schwellenwert ein deutlich erhöhter Anstieg des relativen Risikos. In der Fallkontrollstudie des Zentralregisters Malignes Melanom lag dieser Schwellenwert bei 5 atypischen melanozytären Nävi. Personen mit so vielen atypischen melanozytären Nävi hatten ein mehr als 6faches erhöhtes relatives Risiko für die Melanomentwicklung (Garbe et al. 1994).

9.5.1 Sporadisches atypisches Nävussyndrom

Als sporadisch wird das Auftreten atypischer melanozytärer Nävi bezeichnet, wenn keine Assoziation zu einem familiär aufgetretenen Melanom besteht. Es kann heute als gesichert angesehen werden, dass bei sporadischem atypischem Nävussyndrom ein deutlich erhöhtes Risiko für die Melanomentwicklung gegeben ist. Aus einer prospektiven Studie ist bekannt, dass die jährliche neue Inzidenz für maligne Melanome in dieser Risikogruppe größer als 150 Fälle pro 100.000 Einwohner und Jahr ist (im Vergleich zu 10 Fällen in der Normalbevölkerung; Halpern et al. 1993; Marghoob et al.1994). Bei Patienten, die ein sporadisches atypisches Nävussyndrom haben und bereits einmal ein Melanom entwickelt haben, ist die Inzidenz noch wesentlich höher und beträgt ca. 1% pro Jahr (Tiersten et al. 1991).

Atypische melanozytäre Nävi manifestieren sich bei Kindern zuerst um das 10. Lebensjahr herum. In der Pubertät sind atypische melanozytäre Nävi meist bereits deutlich ausgeprägt. Maligne Melanome entstehen im Kindesalter zumeist bei Kindern mit atypischen melanozytären Nävi.

Die Indikation für die Exzision melanozytärer Läsionen sollte vom klinischen und auflichtmikroskopischen Befund abhängig gemacht werden. Nur wenn der Verdacht auf die Entwicklung eines Melanoms vorliegt, ist die Indikation zur Exzision zu stellen. Eine vorsorgliche Entfernung wird nicht angeraten, da die große Mehrzahl dieser Läsionen nicht in ein Melanom übergehen wird. Allenfalls jeder 200. atypische Nävus wird sich zu einem Melanom entwickeln, ein selektives Vorgehen ist deswegen angezeigt.

9.5.2 Atypisches Nävussyndrom bei familiärem Melanom

Personen mit atypischem Nävussyndrom, bei denen Melanome familiär vorgekommen sind, haben ein außerordentlich stark erhöhtes Risiko für die Melanomentwicklung. In prospektiven Studien mit Mitgliedern solcher Familien wurde gezeigt, dass das Risiko im Vergleich zur Allgemeinbevölkerung um mehr als 100fach erhöht ist. Personen mit dieser Konstellation werden zu mehr als 50% im Alter zwischen 20 und 60 Jahren ein Melanom entwickeln (Greene et al. 1985; Tucker et al. 1993; Carey et al. 1994).

Interessanterweise entwickeln nur diejenigen Familienangehörigen in Melanomfamilien maligne Melanome, die das atypische Nävussyndrom ausprägen. Bei Familienangehörigen ohne atypisches Nävussyndrom wurde kein erhöhtes Melanomrisiko beobachtet (Greene et al. 1985; Carey et al. 1994). Bei Personen mit atypischem Nävussyndrom und familiärem Melanom kommt es zu einer verfrühten Manifestation maligner Melanome. Hier werden nicht selten Melanome schon vor dem 18. Lebensjahr diagnostiziert.

Eine engmaschige Beobachtung von Kindern mit familiären Melanomen und dysplastischem Nävussyndrom ist erforderlich. Dafür werden halbjährliche Untersuchungen mit klinischer Inspektion und auflichtmikroskopischer Untersuchung der atypischen Nävi empfohlen. Die Indikation zur Exzision soll hier wiederum von Verdachtsmomenten für das Vorliegen eines malignen Melanoms abhängig gemacht werden. Es wird davor gewarnt, alle melanozytären Nävi zu entfernen und so ein falsches Sicherheitsgefühl zu erzeugen: Es konnte durch Fotodokumentation belegt werden, dass sich maligne Melanome bei diesem gefährdeten Personenkreis nicht nur ausgehend von präexistenten Pigmentläsionen entwickeln, sondern dass sie auch daneben de novo entstehen können. Insofern ist die dermatologische Überwachung auch nach weitgehender Entfernung der Pigmentmale erforderlich.

9.6 Spitz-Nävus

Der Spitz-Nävus wurde zuerst von Sophie Spitz unter der Bezeichnung juveniles malignes Melanom beschrieben. Er bezeichnet eine melanozytäre Neubildung, die histologisch schwierig vom malignen Melanom abzugrenzen ist. Der Spitz-Nävus ist eine gutartige Neubildung und stellt einen melanozytären Nävus mit besonderer Aktivierung der Melanozyten dar.

Klinisches Bild. Der Spitz-Nävus hat keine charakteristische klinische Erscheinung. Im Kindesalter handelt es sich zumeist um braun-rötliche Papeln, die erhaben sind und rundlich bis oval geformt sind. Der Aufbau ist symmetrisch. Im Erwachsenenalter können Spitz-Nävi ebenfalls auftreten und sind dann häufiger pigmentiert (Gartmann u. Ganser 1985; Peters u. Goellner 1986; Merot u. Frenk 1989). Eine seltene Variante sind gruppierte (»agminated«) Spitz-Nävi; diese können auch bereits bei Geburt vorhanden sein (Hamm et al. 1987; Palazzo u. Duray 1988; Renfro et al. 1989; Abramovits u. Gonzalez-Serva 1993).

Histologie. Es können von der Architektur her 3 verschiedene Typen unterschieden werden:
- junktionale Spitz-Nävi,
- Compound-Spitz-Nävi und
- dermale Spitz-Nävi (Merot u. Frenk 1989).

2 Zelltypen der melanozytären Zellen werden hauptsächlich gefunden: Spindelzellen und epitheloide Zellen. Etwa jeweils 1/3 der Spitz-Nävi ist vom spindelzelligen Typ, vom gemischt spindelzelligen und epitheloidzelligen Typ und vom epitheloidzelligen Typ allein (Gartmann u. Ganser 1985). Die Zellkerne sind größer als bei gewöhnlichen melanozytären Nävi, und es findet sich eine erhebliche Kernpolymorphie. Proliferationsassoziierte Antigene sind in Spitz-Nävi deutlich vermehrt im Vergleich zu gewöhnlichen melanozytären Nävi exprimiert (Niemann u. Argenyi 1993; Tu et al. 1993).

Spitz-Nävi entwickeln sich offenbar in ähnlicher Weise wie gewöhnliche melanozytäre Nävi, beginnend mit einer junktionalen Phase und mit sekundärer Entwicklung dermaler Anteile (Binder et al. 1993). Die Abgrenzung gegenüber dem oberflächlich spreitenden Melanom erfolgt aufgrund der regelmäßigeren Architektur der Spitz-Nävi, einem geringeren Grad pagetoider Durchwanderung von Melanozyten durch die Epidermis und eine weniger ausgeprägte Polymorphie der Kerne sowie geringere mitotische Aktivität (Peters u. Goellner 1986).

Der Spitz-Nävus neigt häufiger zum lokalen Rezidiv, wenn er klein exzidiert wurde (Paties et al. 1987; Tanaka et al. 1990; Gambini u. Rongioletti 1994). Beim Spitz-Nävus kommt aber auch bei Langzeitbeobachtung keine Metastasierung vor (Kaye u. Dehner 1990; Casso et al. 1992; Ko et al. 1993).

Wegen der Gefahr des lokalen Rezidivs und wegen der Verwechslungsgefahr mit einem malignen Melanom wird in jedem Fall die vollständige Exzision von Spitz-Nävi mit Kontrolle der Schnittränder empfohlen. Im Fall des Hineinreichens von Nävuszellverbänden in die Exzisionsebene wird eine Nachexzision mit 0,5 cm Sicherheitsabstand angeraten (Kaye u. Dehner 1990; Casso et al. 1992).

9.6.1 Pigmentierter Spindelzellnävus

Vom Spitz-Nävus wurden verschiedene Varianten beschrieben, die von einigen Autoren auch als eigene Entitäten herausgestellt worden sind. So wurde der pigmentierte Spindelzellnävus 1975 von Reed et al. als eigene Entität beschrieben.

Klinisches Bild. Die pigmentierten Spindelzellnävi sind dunkel pigmentiert, messen 3–6 mm im Durchmesser und haben als Prädilektionsstellen die Extremitäten, insbesondere die Beine. Sie kommen hauptsächlich bei Erwachsenen vor, v. a. bei Frauen im 3. Lebensjahrzehnt.

Histologie. Es finden sich spindelförmige pigmentierte Melanozyten, die sowohl im Junktionsbereich als auch dermal in Nestern angeordnet vorkommen. Die Abgrenzung gegenüber einem Melanom kann schwierig sein. Der Verlauf ist gutartig (Vion et al. 1985; Sau et al. 1993).

9.6.2 »Minimal Deviation Melanoma«

Von einem Spitz-Nävus schwierig abgrenzbar sein kann das »minimal deviation melanoma«, das als eine minder aggressive Variante eines malignen Melanoms angesehen wird (Muhlbauer et al. 1983; Reed et al. 1990).

Klinisches Bild. Es handelt sich um pigmentierte oder nicht pigmentierte Knötchen, die häufiger als Hämangiome oder als Spitz-Nävi angesehen werden.

Histologie. Es zeigt sich ein expansives Wachstum melanozytärer Zellen in der papillären Dermis, z. T. mit Eindringen in die retikuläre Dermis. Die Tumoren haben weniger zytologische Auffälligkeiten und zeigen eine geringere Atypie als bei normalen Melanomen. Bei diesen Läsionen wird empfohlen, so zu verfahren wie bei einem malignen Melanom, obwohl die Prognose in der Regel günstig ist (Reed et al. 1990).

9.7 Sonderformen melanozytärer Nävi

9.7.1 Halo-Nävus

Klinisches Bild. Der Halo-Nävus weist einen depigmentierten Hof um das Pigmentmal herum auf (Abb. 9.9). Dieser bildet sich zu Beginn aus, im weiteren Verlauf kommt es zu einer Abnahme und schließlich zum völligen Verschwinden des Nävus, es bleibt ein weißer Fleck zurück, der nach einigen Monaten oder sogar Jahren wieder repigmentieren kann. Betroffen sind zumeist Junktions- und Compoundnävi.

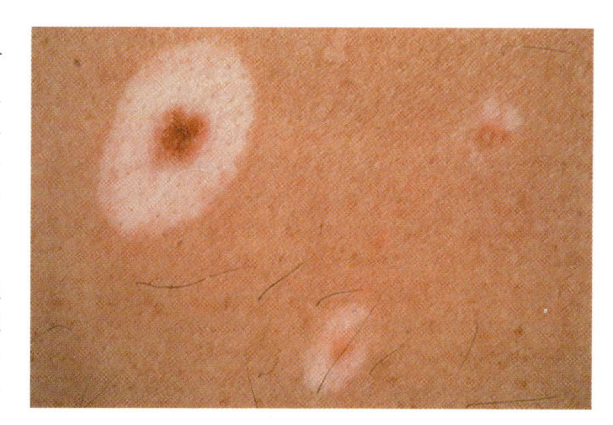

Abb. 9.9. Halo-Nävus (Sutton-Nävus), 3 Läsionen bei einem 13-jährigen Jungen in Rückbildung

Histologie. Es findet sich ein Junktions- oder ein Compoundnävus, der von einem massiven Infiltrat aus lymphohistiozytären Zellen umgeben ist. Daneben finden sich oft viele Melanophagen. Die Melanozyten weisen in der Regel keine besonderen Atypien auf. Am Rand des Nävuszellnävus fehlen die Melanozyten in der Epidermis, dies kann mit Spezialfärbungen nachgewiesen werden.

Halo-Nävi sind nicht selten und treten bei bis zu 5% der Bevölkerung auf (Rivers et al. 1995). Übergänge in ein malignes Melanom wurden nicht beschrieben. Eine Behandlung ist nicht erforderlich, und eine Indikation für eine Exzision besteht nicht. Die histologische Beurteilung ist nur erforderlich, wenn differenzialdiagnostisch an ein malignes Melanom mit Regressionzone gedacht wird.

9.7.2 Naevus spilus

Klinisches Bild. Der Naevus spilus (Kiebitzeinävus, im angelsächsischen Schrifttum auch »zosteriform speckled lentiginous nevus«) weist eine Café-au-lait-Fleck-artige Hintergrundpigmentierung auf, auf der gesprenkelt kleinfleckige dunklere Pigmentierungen auftreten (Abb. 9.10). Die Hintergrundpigmentierung ist ab dem Kleinkindesalter

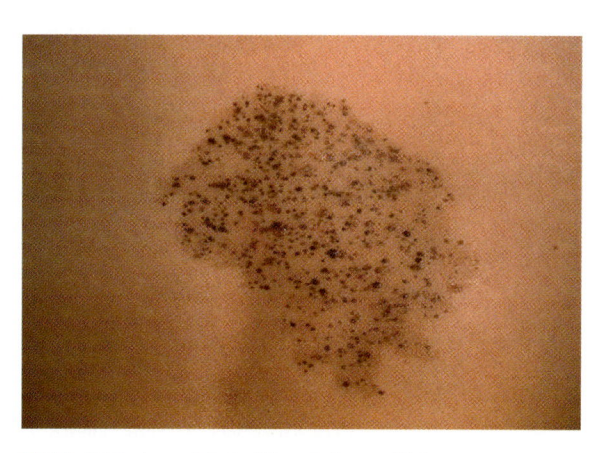

Abb. 9.10. Ausgedehnter Nävus-Spilus am Rücken

vorhanden, die dunkleren Pigmentflecken treten später auf. Der Durchmesser beträgt meist 2–10 cm.

Histologie. Es handelt es sich um eine Kombination aus einer Café-au-lait-Fleck-artigen Hyperpigmentierung der basalen Epidermis mit melanozytären Nävi vom Junktionstyp oder Compoundtyp. Naevi spili sind bei 2–5% der erwachsen Bevölkerung vorhanden (Kopf et al. 1985a, b), in der Risikofaktorenstudie des Zentralregisters Malignes Melanom fanden sie sich bei 4% der Kontrollpersonen. In seltenen Fällen können sich auf dem Boden von Naevi spili maligne Melanome entwickeln (Vion et al. 1985; Krahn et al. 1992; Kurban et al. 1992; Rhodes u. Mihm 1990). Die Seltenheit dieser Berichte spricht dafür, dass sich auf dem Boden von Naevi spili nicht häufiger maligne Melanome entwickeln als bei gewöhnlichen melanozytären Nävi vom Junktionstyp oder Compoundtyp. Deshalb wird weder eine dermatologische Kontrolle für erforderlich gehalten noch eine Indikation für die Exzision gesehen.

9.7.3 Café-au-lait-Fleck

Klinisches Bild. Der Café-au-lait-Fleck ist eine gleichmäßig hellbraun (Milchkaffee-farben) pigmentierte Makula mit scharf begrenztem und z. T. unregelmäßigem Rand. Café-au-lait-Flecke messen meist 2–10 cm im Durchmesser (Abb. 9.11).

Histologie. Es handelt sich um eine basale Hyperpigmentierung, ohne dass eine Vermehrung von Melanozyten nachweisbar ist.

Café-au-lait-Flecke sind mit verschiedenen hereditären Krankheitsbildern assoziiert, v. a. mit der Neurofibromatose (M. von Recklinghausen). Der Nachweis von 5 oder mehr Café-au-lait-Flecken bei Kindern gilt als starker Hinweis auf das Vorliegen eines M. von Recklinghausen (bei 90% der Fälle finden sich Café-au-lait-Flecke). Andere Syndrome mit gehäuftem Auftreten von Café-au-lait-Flecken sind das Albright-Syndrom (35%), die Ataxia telangiectasia (Louis-Bar-Syndrom, 20%), das Silver-Russel-Syndrom (45%), das Watson-Syndrom (60%), das Leopard-Syndrom (38%), das Bloom-Syndrom, der M. Bourneville-Pringle and die Fanconi-Anämie (Ortonne et al. 1980).

Café-au-lait-Flecke sind nicht selten. Sie wurden bei 36% der australischen Schulkinder gefunden (Rivers et al. 1995), bei 28% der Kinder in Kanada und hier in der gleichen Größenordnung sowohl bei denen europäischer als auch asiatischer Abstammung (McLean u. Gallagher 1995), bei 14% der amerikanischen Erwachsenen (Kopf et al. 1985a) und in Deutschland bei 6% der Erwachsenen (Garbe 1995). Sie kommen bei Melanompatienten nicht vermehrt vor (Kopf et al. 1985a; Garbe et al. 1994). Es gibt einen einzigen Bericht in der Literatur über das Entstehen eines oberflächlich spreitenden Melanoms auf einem Café-au-lait-Fleck (Ducker et al. 1990). Möglicherweise handelte es sich dabei um einen Naevus spilus, der keine weiteren junktionalen Anteile mehr aufwies (klinisch also nicht mehr erkennbar war).

Da es sich bei Café-au-lait-Flecken lediglich um eine Hyperpigmentierung ohne Melanozytenhyperplasie oder Nestbildung handelt, ist die Entwicklung maligner Melanome auf diesen Läsionen sehr unwahrscheinlich. Auch eine Assoziation des M. von Recklinghausen mit vielen Café-au-lait-Flecken und dem malignen Melanom konnte nicht gefunden werden (Mastrangelo et al. 1979; Duve u. Rakoski 1994). Eine dermatologische Kontrolle im Hinblick auf eine Melanomentwicklung ist deshalb nicht erforderlich, und eine Indikation für eine Exzision ist nicht gegeben. Allerdings sollte die Möglichkeit des Vorliegens assoziierter Syndrome untersucht werden.

9.7.4 Peutz-Jeghers-Syndrom (periorifiziale Lentiginose)

Klinisches Bild. Das Leitsymptom des Peutz-Jeghers-Syndroms sind Pigmentflecken von 1–5 mm Durchmesser, rund, oval oder unregelmäßig geformt, die unregelmäßig über die Lippen (insbesondere Unterlippe), die bukkalen Schleimhäute sowie den weichen und harten Gaumen verteilt sind. Sie können auf die periorale Gesichtshaut übertreten und sind dann zumeist kleiner, oft weniger als 1 mm im Durchmesser. Auch an Händen und Füßen können pigmentierte Makulae auftreten.

Die orale Pigmentierung entwickelt sich zumeist bereits in der frühen Kindheit, und die Pigmentierung der Lippen kann sich nach der Pubertät zurückbilden. Beim Peutz-Jeghers-Syndrom bestehen in aller Regel multiple Kolonpolypen, die zunächst als benigne Harmartome auftreten. Die Polyposis kann den Magen, den Dünndarm und den Dickdarm befallen. Im Kindesalter kann es zu kolikartigen Schmerzen, zu Hämorrhagien und zu nachfolgender Anämie kommen, die chirurgische Behandlungen erfordern (Bumbic et al. 1986).

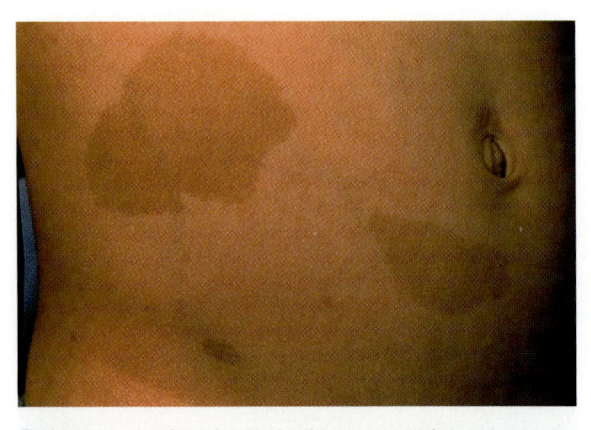

Abb. 9.11. 3 Café-au-lait-Flecken bei einem 12-jährigen Jungen im Abdominalbereich. Familiär ist eine Neurofibromatose bekannt

Bei einem Teil der Patienten kommt es zu einem Übergang in Kolonkarzinome. Die Häufigkeit gastrointestinaler Tumoren wird auf 2–3% bei den betroffenen Personen geschätzt (Flageole et al. 1994). Darüber hinaus wurden vermehrte Krebshäufigkeiten der Brust, des Ovars und auch in anderen Organlokalisationen beschrieben.

Histologie. Es handelt sich bei den pigmentierten Makulae um Lentigines mit einer Melanozytenhyperplasie und einer Hyperpigmentierung des Stratum basale sowie z. T. auch der suprabasalen Zelllagen.

Das Peutz-Jeghers-Syndrom wird als autosomal dominante Krankheit mit variabler und z. T. inkompletter Penetranz vererbt (Kitagawa et al. 1995).

Im Erwachsenenalter werden regelmäßige endoskopische Untersuchungen des oberen Gastrointestinaltraktes und des gesamten Kolons empfohlen. Diese sollten in Abständen von ca. 2 Jahren durchgeführt werden.

9.7.5 Leopard-Syndrom (multiples Lentigines-Syndrom)

Klinisches Bild. Der Begriff Leopard-Syndrom steht für die in Übersicht 9.3 genannten Veränderungen. Die multiplen Lentigines sind das Leitsymptom und bereits bei Geburt vorhanden oder entwickeln sich im 1. Lebensjahr. Sie sind am zahlreichsten an Kopf und Hals und am oberen Stamm, treten jedoch auch in den übrigen Körperregionen auf.

Übersicht 9.3. Leopard-Syndrom

- L Lentigines
- E elektrokardiographische Veränderungen
- O okkulärer Hypertelorismus
- P pulmonale Stenose
- A Abnormalitäten der Genitalien
- R Retardierung des Wachstums
- D »Deafness« (engl. Taubheit; Innerohrschwerhörigkeit; Coppin u. Temple 1997)

Histologie. Es findet sich eine Lentigo mit einer Melanozytenhyperplasie sowie einer basalen Hyperpigmentierung. Ultrastrukturell finden sich z. T. Makromelanosomen (Weiss u. Zelickson 1977).

Das Multiple-Lentigines-Syndrom kann auch ohne die anderen Symptome des Leopard-Syndroms als rein kutane Manifestation auftreten. Hier wurden kürzlich 2 Familien mit 26 beteiligten Personen beschrieben (Arnsmeier u. Paller 1996).

9.8 Malignes Melanom

Das maligne Melanom kann bereits im Kindesalter auftreten. Es ist im 1. Lebensjahrzehnt sehr selten, nimmt aber in der Häufigkeit ab dem Alter von etwa 12 Jahren kontinuierlich zu (Sander et al. 1999; Conti et al. 2001; Schmid-Wendtner et al. 2002; Soares de Sa et al. 2004). Besonders gefährdet sind Mitglieder aus Familien, die familiäre Melanome aufweisen. Die Gefährdung ist hier für Personen mit atypischem Nävussyndrom am größten. In dieser Gruppe werden immer wieder auch Melanome in der frühen Kindheit beobachtet (Novakovic et al. 1995).

Das maligne Melanom in der Kindheit ist sehr viel seltener als im Erwachsenenalter. Die bevölkerungsbezogene Analyse der Daten des dänischen Krebsregisters zeigten eine Inzidenzrate von 0,024–0,036 Fällen/100.000 Einwohner und Jahr für Kinder bis 14 Jahre. So war in den Jahren 1943–1982 alle 3–4 Jahre ein Fall in ganz Dänemark aufgetreten (Partoft et al. 1989). Wird das Alter bis 18 Jahre berücksichtigt, so zeigte sich in einer Auswertung des schottischen Krebsregisters eine Häufigkeit von 1 Patient unter 100 Patienten des schottischen Melanomregisters (Naasan et al. 1996).

Große Probleme bereitet die richtige Diagnosestellung bei Melanomen in der Kindheit (Wechsler et al. 2002). Sie werden sicher zu häufig diagnostiziert. Eine Multicenterstudie der EORTC sammelte 102 Melanome der Kindheit aus den Jahren 1961–1994 und begutachtete die histologischen Präparate erneut. Von 102 Melanomen wurde in 60 Fällen die Diagnose bestätigt, in 42 Fällen wurde die initiale Diagnose verworfen und die Läsionen als melanozytäre Nävi eingeordnet. Die Fünfjahresüberlebensrate bei den Melanomen betrug 84% (Spatz et al. 1996). In einer amerikanischen Serie von Melanomen in der Kindheit wurde ebenfalls ein ähnlicher Prozentsatz als melanozytäre Nävi reklassifiziert oder als atypische Spitz-Nävi eingeordnet (Barnhill et al. 1995). Dem dänischen Krebsregister wurden 63 Fälle maligner Melanome bei Patienten im Alter von 14 Jahren und jünger gemeldet, davon konnte nur bei 9 Patienten diese Diagnose bestätigt werden. Damit lag die Rate der richtigen Diagnosen unter 15% (Partoft et al. 1989).

Melanozytäre Nävi in der Kindheit zeigen nicht selten pagetoide Durchwanderung von melanozytären Zellelementen durch die Epidermis, was als wichtiges Kriterium für die Melanomdiagnose angesehen wird. Auch andere Merkmale maligner Melanome werden häufiger von melanozytären Nävi in der Kindheit simuliert (Cullity 1984).

Melanome in der Kindheit unterscheiden sich nicht grundlegend von denen im Erwachsenenalter. Vergleichende Untersuchungen zeigten, dass die Geschlechtsverteilung, die Lokalisation und der histologische Typ bei Kindern und Erwachsenen ähnlich verteilt waren und auch die Überlebensraten vergleichbar waren (Davidoff et al. 1994).

9.8.1 Sonderformen maligner Melanome in der Kindheit

Zwei Sonderformen maligner Melanome in der Kindheit mit besonders ungünstiger Prognose können vorkommen. Zum einen können Melanome auf großen kongenitalen melanozytären Nävi entstehen. Eine Nachbeobachtung von 39 Patienten mit großen kongenitalen melanozytären Nävi, die im Mittel 17% der Körperoberfläche bedeckten, zeigten in den ersten 15 Lebensjahren 2 Patienten maligne Melanome mit tödlichem Ausgang. Das Risiko für die Melanomentwicklung betrug während der ersten 15 Lebensjahre 8,5% (Quaba u. Wallace 1986). Eine ähnliche Größenordnung mit ebenfalls 2 Todesfällen wurde in einer 2. Serie von Fällen beschrieben (Swerdlow et al. 1995). Maligne Melanome, die sich in der Kindheit auf dem Boden großer kongenitaler melanozytärer Nävi entwickeln, verlaufen in der Regel letal.

Im Zusammenhang mit großen kongenitalen melanozytären Nävi kann auch eine neurokutane Melanozytose auftreten, die umso häufiger ist, je mehr Satellitennävi vorkommen (Marghoob et al. 2004).

Eine seltene Variante von Melanomen in der Kindheit sind leptomeningeale Melanome. Diese treten zumeist während des 1. Lebensjahrzehnts auf. In einer Serie von 8 Patienten lag das mittlere Alter bei 5 Jahren mit einer Spannbreite von 1–13 Jahren. Der Krankheitsverlauf in diesen Fällen ist letal. Die Diagnose wird in der Regel erst gestellt, wenn die Krankheit bereits symptomatisch ist und ein sekundärer Hydrozephalus durch Tumorverlegung der Liquorwege entsteht. Bei 4 von 8 Patienten verlief die Erkrankung fulminant mit schnellem Tod. Die beiden Kinder mit dem längsten Überleben überlebten 2 bzw. 3 Jahre. Diese erhielten eine Strahlentherapie und eine Chemotherapie (Allcutt et al. 1993). Bei 3 der Patienten waren zusätzlich kongenitale Naevi pigmentosi et pilosi vorhanden. Die Diagnose kann im Liquor zytologisch durch Zuhilfenahme von Immunhistologie gestellt werden (Koyama et al. 1992).

9.8.2 Behandlung maligner Melanome in der Kindheit

Die Behandlung maligner Melanome im Kindesalter erfolgt nach denselben Leitlinien wie im Erwachsenenalter. Die Exzision des primären Melanoms wird mit einem risikoadaptierten Sicherheitsabstand vorgenommen. Bei bis zu 2 mm Tumordicke beträgt dieser 1 cm, darüber 2 cm. Eine elektive Lymphadenektomie kann derzeit nicht empfohlen werden. Bei Melanomen mit einer Tumordicke von mehr als 1 mm kann aber die Wächterlymphknotenbiopsie zur Ausbreitungsdiagnostik erwogen werden. Bei Verdacht auf Lymphknotenmetastasierung wird eine bioptische Abklärung und bei Tumorbefall eine radikale Lymphadenektomie durchgeführt.

Soweit eine Fernmetastasierung auftritt, ist in der Kindheit durchaus eine systemische Chemotherapie oder Chemoimmuntherapie indiziert. Die objektive Ansprechrate ist bei Kindern offenbar deutlich höher als im Erwachsenenalter (Hayes u. Green 1984). Das Metastasierungsmuster bei Kindern unterscheidet sich nicht von dem bei Erwachsenen, auch die Prognose scheint weitgehend übereinzustimmen (Tate et al. 1993).

9.9 Melanom- und Hautkrebsprävention in Kindheit und Jugend

Die Entwicklung melanozytärer Nävi hängt von verschiedenen Faktoren ab. Zum einen ist eine hereditäre Komponente beteiligt, wie das Beispiel des atypischen Nävussyndroms zeigt, das vielfach familiär vorkommt. Zum anderen spielt intensive, intermittierende Sonnenexposition in Kindheit und Adoleszenz eine wichtige Rolle. Insbesondere nach intensiver Sonnenexposition und Sonnenbränden können vermehrt melanozytäre Nävi auftreten (Gallagher et al. 1990; et al. 1994; et al. 1994; Luther H et al. 1996).

Die Verteilung der melanozytären Nävi am Integument zeigt, dass sie sich v. a. in Körperregionen mit intermittierender Sonnenexposition entwickeln, weniger dagegen in den Körperregionen mit der größten chronischen Sonnenbelastung oder in besonders geschützten Regionen wie am Gesäß (Gallagher et al. 1990; Augustsson et al. 1992; Krüger et al. 1992; Stierner et al. 1992). Die Verteilung der melanozytären Nävi am Integument zeigt Parallelen zur geschlechtsspezifischen Verteilung der Melanome (Gallagher et al. 1990; Augustsson et al. 1992; Krüger et al. 1992; Stierner et al. 1992; Westerdahl et al. 1992).

Es wurde auch gezeigt, dass Wassersport und Reisen in südliche Länder mit dem Melanomrisiko verknüpft sind (Herzfeld et al. 1993; Westerdahl et al. 1992). Studien bei Immigranten zeigen, dass der Lebensabschnitt, in dem das erhöhte Risiko für die Melanomentwicklung angelegt wird, eng umgrenzt ist. Einwanderer von Europa nach Australien hatten so ein deutlich vermindertes Melanomrisiko, wenn sie im Erwachsenenalter eingewandert waren. Je früher sie im Kindesalter einwanderten, desto mehr glich sich das Risiko dem der eingeborenen weißen Bevölkerung an (Khlat et al. 1992).

In weißen Bevölkerungen finden sich vergleichsweise deutlich höhere Zahlen melanozytärer Nävi in geographischen Regionen mit hoher UV-Einstrahlung als in solchen, die weiter vom Äquator entfernt sind. Bei australischen Schulkindern wurden bereits mittlere Zahlen melanozytärer Nävi von mehr als 60 je Kind gezählt (Kelly et al. 1994). In Kanada dagegen lagen die mittleren Zahlen melanozytärer Nävi deutlich niedriger (Gallagher et al. 1990). Es wurde deshalb auch vorgeschlagen, dass die Zahl melanozytärer Nävi in einer Bevölkerung als Schlüssel zur Melanominzidenz in dieser Bevölkerung bewertet werden kann (Rampen et al. 1986). Eine Verhinderung des Auftretens benigner melanozytärer Nävi wird deshalb wahrscheinlich auch zu einer Verminderung der Melanominzidenz führen.

Die primäre Prävention der Entwicklung melanozytärer Neubildungen muss sich deshalb auf die Kindheit und Adoleszenz konzentrieren. Eine Verminderung intensiver UV-Exposition steht dabei im Mittelpunkt der Bemühungen.

9.9.1 Empfehlungen zum Sonnenschutz

Im Hinblick auf die Prävention von Hautkrebs muss der Sonnenschutz eindeutig weitergehen, als einen Schutz vor Sonnenbrand anzustreben (Mang u. Krutmann 2003; Meves et al. 2003; Ramirez u. Schneider 2003; Ting et al. 2003).

Unter der Einwirkung des UV-Lichtes entwickeln auch Angehörige weißer Bevölkerungen eine Bräunung, die ein Lichtschutzfaktor von 2–4 vermittelt. Dies stellt damit einen relativ frustranen Versuch der Haut dar, einen Lichtschutz aufzubauen. Die Melaninsynthese wird dadurch angeworfen, dass vermehrt durch UV-Licht Thymin-Thymin-Dimere gebildet werden (Eller et al. 1986, 1997). Diese Pyrimidindimere führen zu einer Aktivierung von p53, und über die Aktivierung der Tyrosinase als Schlüsselenzym der Pigmentsynthese wird die Melaninsynthese initiiert (Eller et al. 1986, 1997; Eller u. Gilchrest 2000; Khlgatian et al. 2002). Insofern geht der Entwicklung einer Bräunung bereits eine Schädigung der DNA voraus. Die früher verbreitete Auffassung, dass man zum Erreichen einer Bräunung erst einmal einen richtigen Sonnenbrand bekommen muss, hat somit durchaus eine Berechtigung. Auf der anderen Seite kann aus diesem Zusammenhang geschlossen werden, dass ein wirksamer Schutz vor der Hautkrebsentwicklung nur dadurch erreicht wird, dass Bräunung verhindert wird. Die Bräunung muss in diesem Zusammenhang als Indikator für die Schädigung der Erbsubstanz DNS angesehen werden.

Nur Maßnahmen, die auch eine Bräunung wirksam verhindern, sind langfristig ein sicherer Schutz vor Hautkrebs. Deshalb ist offenbar der textile Sonnenschutz eindeutig wirksamer als der Schutz durch Sonnenschutzcremes. Die wichtigsten Maßnahmen für den Schutz vor Hautkrebs werden in Übersicht 9.4 aufgelistet. Nur die Kombination der genannten Maßnahmen gewährleistet einen ausreichenden Lichtschutz für die Hautkrebsprävention, Empfehlungen zur Kombination in Abhängigkeit von der Intensität der Einstrahlung wurden von der WHO herausgegeben.

Eine vollständige *Sonnenkarenz* erscheint weder praktisch durchführbar noch empfehlenswert. Ein wichtiger Beitrag ist aber bereits die Sonnenkarenz in den Tageszeiten der stärksten Einstrahlung, nämlich zwischen 11.00 und 15.00 Uhr oder in subtropischen oder tropischen Regionen zwischen 10.00 und 16.00 Uhr. Damit wird mehr als 75% der täglichen UV-Einstrahlung gemieden.

Beim *textilen Sonnenschutz* sind insbesondere 2 Punkte zu beachten:

> **Übersicht 9.4.** Die wichtigsten Maßnahmen für den Schutz vor Hautkrebs; Empfehlungen zur Kombination in Abhängigkeit von der Intensität der Einstrahlung der WHO
>
> - Sonnenkarenz zur Zeit der stärksten Sonneneinstrahlung
> - Textiler Sonnenschutz
> - Aufenthalt im Schatten
> - Anwendung von Sonnenschutzmitteln

- Nur undurchsichtige Kleidung schützt genügend vor UV-Strahlung.
- Die Kleidung muss den Körper ausreichend bedecken.

Nasse Kleidung bietet einen verminderten Schutz. Inzwischen wurde auch UV-Schutzkleidung entwickelt, die mindestens einen Schutzfaktor von 30 erreichen muss. Der Schutzfaktor der Textilien ist abhängig von der Dichte des Gewebes und auch von der Farbe, wobei dunklere Farben einen besseren Schutz bieten.

Der Wert des *Aufenthaltes im Schatten* wird häufig überschätzt. Die Reduktion der UV-Exposition im Schatten beträgt ca. 50%, und bei ganztägigem Aufenthalt bleibt auch die UV-Exposition unter dem Sonnenschirm zu hoch.

> Nur die Kombination mehrer Maßnahmen kann einen ausreichenden Sonnenschutz gewährleisten.

Bei der Anwendung von *Sonnenschutzmitteln* ist zu beachten, dass diese vor dem Aufenthalt in der Sonne flächendeckend eingecremt werden. Nach dem Aufbringen sind die Sonnenschutzmittel sofort wirksam. Auch bei Sonnenschutzmitteln, die als wasserfest gekennzeichnet sind, ist ein Nachcremen nach dem Baden erforderlich, da sich die Schutzwirkung vermindert hat. Untersuchungen zur Anwendung der Sonnenschutzmittel haben ergeben, dass in der Regel nur 1/4 der Menge eingesetzt wird, die zur Erreichung des angegebenen Schutzfaktors erforderlich ist. Für das Eincremen des gesamten Körpers werden mindestens 20 g Sonnenschutzcreme benötigt, während im Durchschnitt meist nur 5 g verwendet werden.

Sonnenschutzmittel werden häufig meistens mit dem Ziel eingesetzt, eine Bräunung ohne Sonnenbrand zu erreichen (»gesunde Bräunung«). Eine »gesunde Bräunung« gibt es aber nicht, sondern Bräunung setzt den DNS-Schaden voraus, wie oben ausgeführt. Hier muss ein Paradigmenwechsel stattfinden.

> Zur Hautkrebsprävention ist die Bräunung zu vermeiden.

Literatur

Abramovits W, Gonzalez-Serva A (1993) Multiple agminated pigmented Spitz nevi (mimicking acral lentiginous malignant melanoma and dysplastic nevus) in an African-American girl. Int J Dermatol 32: 280–285

Ackerman AB (1988) What naevus is dysplastic, a syndrome and the commonest precursor of malignant melanoma? A riddle and an answer. Histopathology 13: 241–256

Ackerman AB (1991) Histologic atypia in clinically benign nevi. J Am Acad Dermatol 24: 795–796

Allcutt D, Michowiz S, Weitzman S, Becker L, Blaser S, Hoffman HJ, Humphreys RP, Drake JM, Rutka JT (1993) Primary leptomeningeal melanoma: an unusually aggressive tumor in childhood. Neurosurgery 32: 721–729

Annessi G, Cattaruzza MS, Abeni D, Baliva G, Laurenza M, Macchini V, Melchi F, Ruatti P, Puddu P, Faraggiana T (2001) Correlation between clinical atypia and histologic dysplasia in acquired melanocytic nevi. J Am Acad Dermatol 45: 77–85

Arnsmeier SL, Paller AS (1996) Pigmentary anomalies in the multiple lentigines syndrome: Is it distinct from LEOPARD syndrome? Pediatr Dermatol 13: 100–104

Augustsson A, Stierner U, Rosdahl I, Suurkula M (1992) Regional distribution of melanocytic naevi in relation to sun exposure, and site-specific counts predicting total number of naevi. Acta Derm Venereol 72: 123–127

Balmaceda CM, Fetell MR, O´Brien JL, Housepian EH (1993) Nevus of Ota and leptomeningeal melanocytic lesions. Neurology 43: 381–386

Barnhill RL, Flotte TJ, Fleischli M, Perez-Atayde A (1995) Cutaneous melanoma and atypical Spitz tumors in childhood. Cancer 76: 1833–1845

Bauer J, Buettner P, Wiecker TS, Luther H, Garbe C (2005) Effect of sunscreen and clothing on the number of melanocytic nevi in 1,812 German children attending day-care. Am J Epidemiol (in press)

Bauer J, Garbe C (2003) Acquired melanocytic nevi as risk factor for melanoma development. A comprehensive review of epidemiological data. Pigment Cell Res 16: 297–306

Bauer J, Garbe C (2004) Risk estimation for malignant transformation of melanocytic nevi. Arch Dermatol 140: 127

Binder SW, Asnong C, Paul E, Cochran AJ (1993) The histology and differential diagnosis of Spitz nevus. Semin Diagn Pathol 10: 36–46

Bortolani A, Barisoni D, Scomazzoni G (1994) Benign »metastatic« cellular blue nevus. Ann Plast Surg 33: 426–431

Bumbic S, Stepanovic R, Nestorovic B (1986) Peutz-Jeghers' syndrome–juvenile intestinal polyposis–review of five cases. 41: 178–180

Carey WP, Jr., Thompson CJ, Synnestvedt M, Guerry D, Halpern A, Schultz D, Elder DE (1994) Dysplastic nevi as a melanoma risk factor in patients with familial melanoma. Cancer 74: 3118–3125

Carli P, Biggeri A, Giannotti B (1995) Malignant melanoma in Italy: risks associated with common and clinically atypical melanocytic nevi. J Am Acad Dermatol 32: 734–739

Casso EM, Grin-Jorgensen CM, Grant-Kels JM (1992) Spitz nevi. J Am Acad Dermatol 27: 901–913

Clark WH, Jr. (1988) The dysplastic nevus syndrome. Arch Dermatol 124: 1207–1210

Clark WH, Jr., Ackerman AB (1989) An exchange of views regarding the dysplastic nevus controversy. Semin Dermatol 8: 229–250

Clark WH, Jr., Reimer RR, Greene M, Ainsworth AM, Mastrangelo MJ (1978) Origin of familial malignant melanomas from heritable melanocytic lesions. »The B-K mole syndrome«. Arch Dermatol 114: 732–738

Cochran AJ, Bailly C, Paul E, Dolbeau D (1993) Nevi, other than dysplastic and Spitz nevi. Semin Diagn Pathol 10: 3–17

Connelly J, Smith JL, Jr. (1991) Malignant blue nevus. Cancer 67: 2653–2657

Conti EM, Cercato MC, Gatta G, Ramazzotti V, Roscioni S (2001) Childhood melanoma in Europe since 1978: a population-based survival study. Eur J Cancer 37: 780–784

Coppin BD, Temple IK (1997) Multiple lentigines syndrome (LEOPARD syndrome or progressive cardiomyopathic lentiginosis). J Med Genet 34: 582–586

Cullity G (1984) Intra-epithelial changes in childhood nevi simulating malignant melanoma. Pathology 16: 307–311

Davidoff AM, Cirrincione C, Seigler HF (1994) Malignant melanoma in children. Ann Surg Oncol 1: 278–282

Ducker P, Pfeiff B, Pullmann H (1990) Malignes Melanom in Cafe-au-lait-Fleck. Z Hautkr 65: 751–753

Duve S, Rakoski J (1994) Cutaneous melanoma in a patient with neurofibromatosis: a case report and review of the literature. Br J Dermatol 131: 290–294

Clark WH, Jr., Reimer RR, Greene M, Ainsworth AM, Mastrangelo MJ (1978) Dysplastic nevus syndrome: a phenotypic association of sporadic cutaneous melanoma. Cancer 46: 1787–1794

Elder DE, Green MH, Guerry D, Kraemer KH, Clark WH, Jr. (1982) The dysplastic nevus syndrome: our definition. Am J Dermatopathol 4: 455–460

Eller MS, Gilchrest BA (2000) Tanning as part of the eukaryotic SOS response. Pigment Cell Res 13 Suppl 8: 94–97

Eller MS, Maeda T, Magnoni C, Atwal D, Gilchrest BA (1997) Enhancement of DNA repair in human skin cells by thymidine dinucleotides: evidence for a p53-mediated mammalian SOS response. Proc Natl Acad Sci U S A 94: 12627–12632

Eller MS, Ostrom K, Gilchrest BA (1996) DNA damage enhances melanogenesis. Proc Natl Acad Sci U S A 93: 1087–1092

Flageole H, Raptis S, Trudel JL, Lough JO (1994) Progression toward malignancy of hamartomas in a patient with Peutz-Jeghers syndrome: case report and literature review. Can J Surg 37: 231–236

Friedman RJ, Rigel DS, Kopf AW, Lieblich L, Lew R, Harris MN, Roses DF, Gumport SL, Ragaz A, Waldo E, Levine J, Levenstein M, Koenig R, Bart RS, Trau H (1983) Favorable prognosis for malignant melanomas associated with acquired melanocytic nevi. Arch Dermatol 119: 455–462

Gallagher RP, McLean DI, Yang CP, Coldman AJ, Silver HK, Spinelli JJ, Beagrie M (1990) Anatomic distribution of acquired melanocytic nevi in white children. A comparison with melanoma: the Vancouver Mole Study. Arch Dermatol 126: 466–471

Gallagher RP, McLean DI, Yang CP, Coldman AJ, Silver HK, Spinelli JJ, Beagrie M (1990) Suntan, sunburn, and pigmentation factors and the frequency of acquired melanocytic nevi in children. Similarities to melanoma: the Vancouver Mole Study. Arch Dermatol 126: 770–776

Gambini C, Rongioletti F (1994) Recurrent Spitz nevus. Case report and review of the literature. Am J Dermatopathol 16: 409–413

Garbe C (1995) Risikofaktoren fur die Entwicklung maligner Melanome und Identifikation von Risikopersonen im deutschsprachigen Raum. Hautarzt 46: 309–314

Garbe C (1997) Melanozytäre Nävi und Melanomrisiko: Leitlinien für die Betreuung und Therapie. In: Garbe C, Dummer R, Kaufmann R, Tilgen W (eds) Dermatologische Onkologie. Springer, Berlin, Heidelberg, New York, Tokio: 215–230

Garbe C, Büttner P, Weiss J, Soyer HP, Stocker U, Krüger S, Roser M, Weckbecker J, Panizzon R, Bahmer F, . (1994) Associated factors in the prevalence of more than 50 common melanocytic nevi, atypical melanocytic nevi, and actinic lentigines: multicenter case-control study of the Central Malignant Melanoma Registry of the German Dermatological Society. J Invest Dermatol 102: 700–705

Garbe C, Büttner P, Weiss J, Soyer HP, Stocker U, Krüger S, Roser M, Weckbecker J, Panizzon R, Bahmer F (1994) Risk factors for developing cutaneous melanoma and criteria for identifying persons at risk: multicenter case-control study of the Central Malignant Melanoma Registry of the German Dermatological Society. J Invest Dermatol 102: 695–699

Literatur

Garbe C, Krüger S, Stadler R, Guggenmoos-Holzmann I, Orfanos CE (1989) Markers and relative risk in a German population for developing malignant melanoma. Int J Dermatol 28: 517–523

Gartmann H (1978) Zur Dignität der naevoiden Lentigo. Ein Beitrag zur Früherkennung und -erfassung des malignen Melanoms und seiner Vorstufen. Z Hautkr 53: 91–100

Gartmann H, Ganser M (1985) Der Spitz-Naevus. Spindelzellen- und/oder Epitheloidzellennaevus–Eine histologische Analyse von 652 Tumoren. Z Hautkr 60: 29–6, 39

Goldenhersh MA, Savin RC, Barnhill RL, Stenn KS (1988) Malignant blue nevus. Case report and literature review. J Am Acad Dermatol 19: 712–722

Gonzalez-Campora R, Diaz-Cano S, Vazquez-Ramirez F, Ruiz HG, Moreno JC, Camacho F (1996) Cellular blue nevus with massive regional lymph node metastases. Dermatol Surg 22: 83–87

Gonzalez-Campora R, Galera-Davidson H, Vazquez-Ramirez FJ, Diaz-Cano S (1994) Blue nevus: classical types and new related entities. A differential diagnostic review. Pathol Res Pract 190: 627–635

Goss BD, Forman D, Ansell PE, Bennett V, Swerdlow AJ, Burge S, Ryan TJ (1990) The prevalence and characteristics of congenital pigmented lesions in newborn babies in Oxford. Paediatr Perinat Epidemiol 4: 448–457

Greene MH, Clark WH, Jr., Tucker MA, Kraemer KH, Elder DE, Fraser MC (1985) High risk of malignant melanoma in melanoma-prone families with dysplastic nevi. Ann Intern Med 102: 458–465

Grob JJ, Gouvernet J, Aymar D, Mostaque A, Romano MH, Collet AM, Noe MC, Diconstanzo MP, Bonerandi JJ (1990) Count of benign melanocytic nevi as a major indicator of risk for nonfamilial nodular and superficial spreading melanoma. Cancer 66: 387–395

Hafner J (1993) Persistierender Mongolenfleck, Navus Ota und Riesen-Navus bleu: Melanom-Präkursoren? Hautarzt 44: 486–487

Halpern AC, Guerry D, Elder DE, Trock B, Synnestvedt M (1993) A cohort study of melanoma in patients with dysplastic nevi. J Invest Dermatol 100: 346S–349S

Hamm H, Happle R, Bröcker EB (1987) Multiple agminate Spitz naevi: review of the literature and report of a case with distinctive immunohistological features. Br J Dermatol 117: 511–522

Harrison SL, MacKie RM, MacLennan R (2000) Development of melanocytic nevi in the first three years of life. J Natl Cancer Inst 92: 1436–1438

Hartmann LC, Oliver GF, Winkelmann RK, Colby TV, Sundt TM, Jr., O'Neill BP (1989) Blue nevus and nevus of Ota associated with dural melanoma. Cancer 64: 182–186

Hayes FA, Green AA (1984) Malignant melanoma in childhood: clinical course and response to chemotherapy. J Clin Oncol 2: 1229–1234

Herron MD, Vanderhooft SL, Smock K, Zhou H, Leachman SA, Coffin C (2004) Proliferative nodules in congenital melanocytic nevi: a clinicopathologic and immunohistochemical analysis. Am J Surg Pathol 28: 1017–1025

Herzfeld PM, Fitzgerald EF, Hwang SA, Stark A (1993) A case-control study of malignant melanoma of the trunk among white males in upstate New York. Cancer Detect Prev 17: 601–608

Holly EA, Kelly JW, Shpall SN, Chiu SH (1987) Number of melanocytic nevi as a major risk factor for malignant melanoma. J Am Acad Dermatol 17: 459–468

Hundeiker M (1981) Naevoide Lentigo. Histologische Differentialdiagnose. Pathologe 2: 111–112

Illig L, Weidner F, Hundeiker M, Gartmann H, Biess B, Leyh F, Paul E (1985) Congenital nevi less than or equal to 10 cm as precursors to melanoma. 52 cases, a review, and a new conception. Arch Dermatol 121: 1274–1281

Kaye VN, Dehner LP (1990) Spindle and epithelioid cell nevus (Spitz nevus). Natural history following biopsy. Arch Dermatol 126: 1581–1583

Kelly JW, Holly EA, Shpall SN, Ahn DK (1989) The distribution of melanocytic naevi in melanoma patients and control subjects. Australas J Dermatol 30: 1–8

Kelly JW, Rivers JK, MacLennan R, Harrison S, Lewis AE, Tate BJ (1994) Sunlight: a major factor associated with the development of melanocytic nevi in Australian schoolchildren. J Am Acad Dermatol 30: 40–48

Khlat M, Vail A, Parkin M, Green A (1992) Mortality from melanoma in migrants to Australia: variation by age at arrival and duration of stay. Am J Epidemiol 135: 1103–1113

Khlgatian MK, Hadshiew IM, Asawanonda P, Yaar M, Eller MS, Fujita M, Norris DA, Gilchrest BA (2002) Tyrosinase gene expression is regulated by p53. J Invest Dermatol 118: 126–132

Kitagawa S, Townsend BL, Hebert AA (1995) Peutz-Jeghers syndrome. Dermatol Clin 13: 127–133

Ko CB, Walton S, Wyatt EH, Bury HP (1993) Spitz nevus. Int J Dermatol 32: 354–357

Kopf AW, Levine LJ, Rigel DS, Friedman RJ, Levenstein M (1985a) Congenital-nevus-like nevi, nevi spili, and cafe-au-lait spots in patients with malignant melanoma. J Dermatol Surg Oncol 11: 275–280

Kopf AW, Levine LJ, Rigel DS, Friedman RJ, Levenstein M (1985b) Prevalence of congenital-nevus-like nevi, nevi spili, and cafe au lait spots. Arch Dermatol 121: 766–769

Koyama T, Ogawa M, Kurata S, Komazawa M, Murakami M (1992) Meningeal malignant melanoma in a child: immunocytological diagnosis. Acta Paediatr Jpn 34: 173–178

Krahn G, Thoma E, Peter RU (1992) Zwei superfiziell spreitende maligne Melanome auf Naevus spilus. Hautarzt 43: 32–34

Krüger S, Garbe C, Büttner P, Stadler R, Guggenmoos-Holzmann I, Orfanos CE (1992) Epidemiologic evidence for the role of melanocytic nevi as risk markers and direct precursors of cutaneous malignant melanoma. Results of a case control study in melanoma patients and nonmelanoma control subjects. J Am Acad Dermatol 26: 920–926

Kurban RS, Preffer FI, Sober AJ, Mihm MC, Jr., Barnhill RL (1992) Occurrence of melanoma in »dysplastic« nevus spilus: report of case and analysis by flow cytometry. J Cutan Pathol 19: 423–428

Lambert WC, Brodkin RH (1984) Nodal and subcutaneous cellular blue nevi. A pseudometastasizing pseudomelanoma. Arch Dermatol 120: 367–370

Luther H, Altmeyer P, Garbe C, Ellwanger U, Jahn S, Hoffmann K, Segerling M (1996) Increase of melanocytic nevus counts in children during 5 years of follow-up and analysis of associated factors. Arch Dermatol 132: 1473–1478

MacKie RM, Freudenberger T, Aitchison TC (1989) Personal risk-factor chart for cutaneous melanoma. Lancet 2: 487–490

Mang R, Krutmann J (2003) Sonnenschutz im Urlaub. Hautarzt 54: 498–505

Marghoob AA (2002) Congenital melanocytic nevi. Evaluation and management. Dermatol Clin 20: 607–16, viii

Marghoob AA, Dusza S, Oliveria S, Halpern AC (2004) Number of satellite nevi as a correlate for neurocutaneous melanocytosis in patients with large congenital melanocytic nevi. Arch Dermatol 140: 171–175

Marghoob AA, Kopf AW, Rigel DS, Bart RS, Friedman RJ, Yadav S, Abadir M, Sanfilippo L, Silverman MK, Vossaert KA (1994) Risk of cutaneous malignant melanoma in patients with »classic« atypical-mole syndrome. A case-control study. Arch Dermatol 130: 993–998

Mastrangelo MJ, Goepp CE, Patel YA, Clark WH, Jr. (1979) Cutaneous melanoma in a patient with neurofibromatosis. Arch Dermatol 115: 864–865

McLean DI, Gallagher RP (1995) »Sunburn« freckles, cafe-au-lait macules, and other pigmented lesions of schoolchildren: the Vancouver Mole Study. J Am Acad Dermatol 32: 565–570

Mehregan DA, Gibson LE, Mehregan AH (1992) Malignant blue nevus: a report of eight cases. J Dermatol Sci 4: 185–192

Mehregan DA, Mehregan AH (1993) Deep penetrating nevus. Arch Dermatol 129: 328–331

Merot Y, Frenk E (1989) Spitz nevus (large spindle cell and/or epithelioid cell nevus). Age-related involvement of the suprabasal epidermis. Virchows Arch A Pathol Anat Histopathol 415: 97–101

Meves A, Repacholi MH, Rehfuess EA (2003) Promoting safe and effective sun protection strategies. J Am Acad Dermatol 49: 1203–1204

Muhlbauer JE, Margolis RJ, Mihm MC, Jr., Reed RJ (1983) Minimal deviation melanoma: a histologic variant of cutaneous malignant melanoma in its vertical growth phase. J Invest Dermatol 80 Suppl: 63s–65s

Naasan A, al Nafussi A, Quaba A (1996) Cutaneous malignant melanoma in children and adolescents in Scotland, 1979–1991. Plast Reconstr Surg 98: 442–446

Niemann TH, Argenyi ZB (1993) Immunohistochemical study of Spitz nevi and malignant melanoma with use of antibody to proliferating cell nuclear antigen. Am J Dermatopathol 15: 441–445

Novakovic B, Clark WH, Jr., Fears TR, Fraser MC, Tucker MA (1995) Melanocytic nevi, dysplastic nevi, and malignant melanoma in children from melanoma-prone families. J Am Acad Dermatol 33: 631–636

Ortonne JP, Brocard E, Floret D, Perrot H, Thivolet J (1980) Valeur diagnostique des taches café-au-lait (T.C.L.). Ann Dermatol Venereol 107: 313–327

Palazzo JP, Duray PH (1988) Congenital agminated Spitz nevi: immunoreactivity with a melanoma-associated monoclonal antibody. J Cutan Pathol 15: 166–170

Partoft S, Osterlind A, Hou-Jensen K, Drzewiecki KT (1989) Malignant melanoma of the skin in children (0 to 14 years of age) in Denmark, 1943–1982. Scand J Plast Reconstr Surg Hand Surg 23: 55–58

Paties CT, Borroni G, Rosso R, Vassallo G (1987) Relapsing eruptive multiple Spitz nevi or metastatic spitzoid malignant melanoma? Am J Dermatopathol 9: 520–527

Peters MS, Goellner JR (1986) Spitz naevi and malignant melanomas of childhood and adolescence. Histopathology 10: 1289–1302

Piepkorn M, Meyer LJ, Goldgar D, Seuchter SA, Cannon-Albright LA, Skolnick MH, Zone JJ (1989) The dysplastic melanocytic nevus: a prevalent lesion that correlates poorly with clinical phenotype. J Am Acad Dermatol 20: 407–415

Quaba AA, Wallace AF (1986) The incidence of malignant melanoma (0 to 15 years of age) arising in »large« congenital nevocellular nevi. Plast Reconstr Surg 78: 174–181

Ramirez R, Schneider J (2003) Practical guide to sun protection. Surg Clin North Am 83: 97–107, vi

Rampen FH, van der Meeren HL, Boezeman JB (1986) Frequency of moles as a key to melanoma incidence? J Am Acad Dermatol 15: 1200–1203

Reed RJ, Ichinose H, Clark WH, Jr., Mihm MC, Jr. (1975) Common and uncommon melanocytic nevi and borderline melanomas. Semin Oncol 2: 119–147

Reed RJ, Webb SV, Clark WH, Jr. (1990) Minimal deviation melanoma (halo nevus variant). Am J Surg Pathol 14: 53–68

Renfro L, Grant-Kels JM, Brown SA (1989) Multiple agminate Spitz nevi. Pediatr Dermatol 6: 114–117

Reynolds N, Kenealy J, Mercer N (2003) Carbon dioxide laser dermabrasion for giant congenital melanocytic nevi. Plast Reconstr Surg 111: 2209–2214

Rhodes AR, Melski JW (1982) Small congenital nevocellular nevi and the risk of cutaneous melanoma. J Pediatr 100: 219–224

Rhodes AR, Melski JW, Sober AJ, Harrist TJ, Mihm MC, Jr., Fitzpatrick TB (1983) Increased intraepidermal melanocyte frequency and size in dysplastic melanocytic nevi and cutaneous melanoma. A comparative quantitative study of dysplastic melanocytic nevi, superficial spreading melanoma, nevocellular nevi, and solar lentigines. J Invest Dermatol 80: 452–459

Rhodes AR, Mihm MC, Jr. (1990) Origin of cutaneous melanoma in a congenital dysplastic nevus spilus. Arch Dermatol 126: 500–505

Rhodes AR, Mihm MC, Jr., Weinstock MA (1989) Dysplastic melanocytic nevi: a reproducible histologic definition emphasizing cellular morphology. Mod Pathol 2: 306–319

Rhodes AR, Sober AJ, Day CL, Melski JW, Harrist TJ, Mihm MC, Jr., Fitzpatrick TB (1982) The malignant potential of small congenital nevocellular nevi. An estimate of association based on a histologic study of 234 primary cutaneous melanomas. J Am Acad Dermatol 6: 230–241

Rivers JK, MacLennan R, Kelly JW, Lewis AE, Tate BJ, Harrison S, McCarthy WH (1995) The eastern Australian childhood nevus study: prevalence of atypical nevi, congenital nevus-like nevi, and other pigmented lesions. J Am Acad Dermatol 32: 957–963

Roth ME, Grant-Kels JM, Ackerman AB, Elder DE, Friedman RJ, Heilman ER, Maize JC, Sagebiel RW (1991) The histopathology of dysplastic nevi. Continued controversy. Am J Dermatopathol 13: 38–51

Sagebiel RW (1993) Melanocytic nevi in histologic association with primary cutaneous melanoma of superficial spreading and nodular types: effect of tumor thickness. J Invest Dermatol 100: 322S–325S

Sander B, Karlsson P, Rosdahl I, Westermark P, Boeryd B (1999) Cutaneous malignant melanoma in Swedish children and teenagers 1973–1992: a clinico-pathological study of 130 cases. Int J Cancer 80: 646–651

Sau P, Graham JH, Helwig EB (1993) Pigmented spindle cell nevus: a clinicopathologic analysis of ninety-five cases. J Am Acad Dermatol 28: 565–571

Schmid-Wendtner MH, Berking C, Baumert J, Schmidt M, Sander CA, Plewig G, Volkenandt M (2002) Cutaneous melanoma in childhood and adolescence: an analysis of 36 patients. J Am Acad Dermatol 46: 874–879

Scott GA, Trepeta R (1993) Clear cell sarcoma of tendons and aponeuroses and malignant blue nevus arising in prepubescent children. Report of two cases and review of the literature. Am J Dermatopathol 15: 139–145

Seab JA, Jr., Graham JH, Helwig EB (1989) Deep penetrating nevus. Am J Surg Pathol 13: 39–44

Skender-Kalnenas TM, English DR, Heenan PJ (1995) Benign melanocytic lesions: risk markers or precursors of cutaneous melanoma? J Am Acad Dermatol 33: 1000–1007

Soares de Sa BC, Rezze GG, Scramim AP, Landman G, Neves RI (2004) Cutaneous melanoma in childhood and adolescence: retrospective study of 32 patients. Melanoma Res 14: 487–492

Spatz A, Ruiter D, Hardmeier T, Renard N, Wechsler J, Bailly C, Avril MF, Kwee H, Bastian BC, Hill C, De Potter C, Prade M (1996) Melanoma in childhood: an EORTC-MCG multicenter study on the clinico-pathological aspects. Int J Cancer 68: 317–324

Stadler R, Garbe C (1991) Nävus-assoziierte maligne Melanome–diagnostische Sicherung und Prognose. Hautarzt 42: 424–429

Sterchi JM, Muss HB, Weidner N (1987) Cellular blue nevus simulating metastatic melanoma: report of an unusually large lesion associated with nevus-cell aggregates in regional lymph nodes. J Surg Oncol 36: 71–75

Stierner U, Augustsson A, Rosdahl I, Suurkula M (1992) Regional distribution of common and dysplastic naevi in relation to melanoma site and sun exposure. A case-control study. Melanoma Res 1: 367–375

Stolz W, Schmoeckel C, Landthaler M, Braun-Falco O (1989) Association of early malignant melanoma with nevocytic nevi. Cancer 63: 550–555

Swerdlow AJ, English JS, Qiao Z (1995) The risk of melanoma in patients with congenital nevi: a cohort study. J Am Acad Dermatol 32: 595–599

Tanaka K, Mihara M, Shimao S, Taniguchi K (1990) The local recurrence of pigmented Spitz nevus after removal. J Dermatol 17: 575–580

Tate PS, Ronan SG, Feucht KA, Eng AM, Das Gupta TK (1993) Melanoma in childhood and adolescence: clinical and pathological features of 48 cases. J Pediatr Surg 28: 217–222

Literatur

Tiersten AD, Grin CM, Kopf AW, Gottlieb GJ, Bart RS, Rigel DS, Friedman RJ, Levenstein MJ (1991) Prospective follow-up for malignant melanoma in patients with atypical-mole (dysplastic-nevus) syndrome. J Dermatol Surg Oncol 17: 44–48

Ting WW, Vest CD, Sontheimer R (2003) Practical and experimental consideration of sun protection in dermatology. Int J Dermatol 42: 505–513

Toppe F, Haas N (1987) Zur Klinik des blauen Naevus und seiner Sonderformen. Z Hautkr 62: 1214–1223

Tsao H, Bevona C, Goggins W, Quinn T (2003) The transformation rate of moles (melanocytic nevi) into cutaneous melanoma: a population-based estimate. Arch Dermatol 139: 282–288

Tu P, Miyauchi S, Miki Y (1993) Proliferative activities in Spitz nevus compared with melanocytic nevus and malignant melanoma using expression of PCNA/cyclin and mitotic rate. Am J Dermatopathol 15: 311–314

Tucker MA, Fraser MC, Goldstein AM, Elder DE, Guerry D, Organic SM (1993) Risk of melanoma and other cancers in melanoma-prone families. J Invest Dermatol 100: 350S–355S

Vion B, Belaich S, Grossin M, Preaux J (1985) Les aspects evolutifs du naevus sur naevus: revue de la litterature a propos de 7 observations. Ann Dermatol Venereol 112: 813–819

Watt AJ, Kotsis SV, Chung KC (2004) Risk of melanoma arising in large congenital melanocytic nevi: a systematic review. Plast Reconstr Surg 113: 1968–1974

Wechsler J, Bastuji-Garin S, Spatz A, Bailly C, Cribier B, Andrac-Meyer L, Vergier B, Fraitag S, Verola O, Wolkenstein P (2002) Reliability of the histopathologic diagnosis of malignant melanoma in childhood. Arch Dermatol 138: 625–628

Weiss J, Garbe C, Bertz J, Biltz H, Burg G, Hennes B, Jung EG, Kreysel HW, Orfanos CE, Petzold D, . (1990) Risikofaktoren fur die Entwicklung maligner Melanome in der Bundesrepublik Deutschland. Ergebnises einer multizentrischen Fall-Kontroll-Studie. Hautarzt 41: 309–313

Weiss LW, Zelickson AS (1977) Giant melanosomes in multiple lentigines syndrome. Arch Dermatol 113: 491–494

Westerdahl J, Olsson H, Ingvar C, Brandt L, Jonsson PE, Moller T (1992) Southern travelling habits with special reference to tumour site in Swedish melanoma patients. Anticancer Res 12: 1539–1542

Wiecker TS, Luther H, Buettner P, Bauer J, Garbe C (2003) Moderate sun exposure and nevus counts in parents are associated with development of melanocytic nevi in childhood: a risk factor study in 1,812 kindergarten children. Cancer 97: 628–638

Nichtmelanozytäre Hauttumoren und Tumorsyndrome

W.-I. Worret, W.H.C. Burgdorf

10.1 Einleitung – 146

10.2 Das Konzept der tumorassoziierten Gene – 146
10.2.1 Tumorsuppressorgene – 146
10.2.2 Onkogene – 146
10.2.3 DNS-Reparaturgene – 147

10.3 Epitheliale Tumoren – 147
10.3.1 Basaliom – 147
10.3.2 Basalzellnävussyndrom (Goltz-Gorlin-Syndrom) – 147
10.3.3 Keratoakanthom – 148

10.4 Adnextumoren – 148
10.4.1 Porom – 148
10.4.2 Syringom – 149
10.4.3 Zylindrom – 149
10.4.4 Trichoepitheliom – 150
10.4.5 Pilomatrixom (Epithelioma calcificans Malherbe) – 150

10.5 Dermale Tumoren – 151
10.5.1 Neurogene Tumoren – 151
10.5.2 Multiples endokrines Neoplasiesyndrom (MEN 2, Sipple-Syndrom) – 151
10.5.3 Gliome und extrakraniale Meningiome – 151
10.5.4 So genannter melanotischer neuroektodermaler Tumor des Säuglingsalters – 151

10.6 Fibröse Tumoren – 152
10.6.1 Dermatofibrome, Histiozytome – 152
10.6.2 Angiofibrom – 152
10.6.3 Fibröse Nasenpapel – 152
10.6.4 Plexiformes fibröses Histiozytom – 152
10.6.5 Keloide – 152

10.7 Infantile Fibromatosen – 153
10.7.1 Infantile digitale Fibrome – 153
10.7.2 Juvenile hyaline Fibromatose – 154
10.7.3 Infantile fibröse Hamartome – 154
10.7.4 Kauschwielen – 154
10.7.5 Epulis connata – 155

10.8 Tumoren der glatten Muskulatur – 155
10.8.1 Hamartom der glatten Muskulatur – 155
10.8.2 Leiomyom – 155

10.9 Fettgewebetumoren – 156
10.9.2 Lipom – 156
10.9.3 Lipoblastom – 156
10.9.4 Michelin-Tire-Baby – 156

10.10 Kalzinosen – 157

10.11 Osteome – 157
10.11.1 Primäres Osteoma cutis – 157
10.11.2 Sekundäres Osteoma cutis – 157

10.12 Multiple adnexielle Neoplasiesyndrome – 158
10.12.1 Gardner-Syndrom [familiäre adenomatöse Polyposis (FAP), familiäre Polyposis des Kolons (FPC), adenomatöse Polyposis Coli (APC)] – 158
10.12.2 Cowden-Syndrom (multiples Hamartomsyndrom) – 159
10.12.3 Muir-Torre-Syndrom – 159
10.12.4 Carney-Syndrom (NAME-, LAMB-Syndrom) – 160
10.12.5 Birt-Hogg-Dube-Syndrom (BHD) – 160

10.13 Maligne Tumoren – 160
10.13.1 Rhabdomyosarkom – 160
10.13.2 Neuroblastom – 161
10.13.3 Fibrosarkom – 161
10.13.4 Dermatofibrosarcoma protuberans (DFSP) – 161
10.13.5 Kaposi-Sarkom – 162

Literatur – 162

10.1 Einleitung

Das Spektrum von Hauttumoren im Kindesalter ist groß. Eine breite Palette von Läsionen führt von kongenitalen Malformationen, Hamartomen über epitheliale und mesenchymale Neoplasien bis hin zu Hautinfiltraten hämatogener Zellen. Während die meisten benigne sind, muss man jedoch maligne, wie Sarkome, Leukämien und Lymphome, schnell und sicher diagnostizieren.

Das unerwartete Auffinden einer tumorösen Veränderung löst bei den meisten Eltern und Großeltern eine große Angst aus und veranlasst sie, möglichst schnell einen Pädiater oder Dermatologen aufzusuchen.

5 klinische Zeichen legen die Möglichkeit nahe, dass es sich um einen malignen Tumor handelt (Übersicht 10.1). Bevor man jedoch diese Kriterien anwendet, sollte man ein Hämangiom ausschließen, denn diese bei Kindern häufige und benigne Neoplasie kann einige der oben genannten Punkte erfüllen. Falls eine exakte Diagnose klinisch nicht mit Sicherheit gestellt werden kann und einige der Kriterien erfüllt sein sollten, ist die Biopsie mandatorisch. Umgekehrt kann bei Nichtvorliegen eines Gefahrenzeichens meist eine Nachbeobachtung erfolgen, die in der Beurteilung des behandelnden Arztes liegt.

> **Übersicht 10.1. 5 mögliche klinische Zeichen für einen malignen Tumor**
>
> - Auftreten in der Neonatalperiode
> - Schnelles Wachstum
> - Feste Läsion >3 cm Durchmesser
> - Hautulzeration
> - Fixierung an subkutanes Gewebe oder die Lokalisation unterhalb der Faszie

Wenn man die genannte Vorgehensweise einhält, werden nur sehr wenige Malignitäten (ca. 3/1000) bei der Erstuntersuchung übersehen.

10.2 Konzept der tumorassoziierten Gene (Burgdorf 1998)

Die Entstehung von Tumoren in der Kindheit wirft Licht auf einige wichtige Grundsätze der Genetik. Der erste Grundsatz benennt die Beziehung zwischen solitären Tumoren, wie z. B. das Basaliom, und Syndromen, bei denen multiple, aber identische Tumoren entstehen. Allgemein gesprochen sind solitäre Tumoren sporadisch und treten bei Erwachsenen auf, während multiple Tumoren vererblich sind, meist in autosomal dominantem Modus, und deren erstes Erscheinen in die Kindheit fällt. Nachdem die verantwortlichen Gene für viele Tumorsyndrome identifiziert wurden, konnten tiefere Einblicke in die Genetik gewonnen werden.

Die verantwortlichen Gene können in 3 Hauptkategorien eingeteilt werden:
1. Tumorsupressorgene,
2. Onkogene,
3. Reparaturgene.

Beispiele für jede dieser Mutationen werden in den einzelnen Unterkapiteln angesprochen, aber einiges soll an dieser Stelle kurz gesagt werden.

10.2.1 Tumorsuppressorgene

Das klassische Beispiel eines Tumorsuppressorgens ist das APC-Gen, welches für die familiäre adenomatöse Polyposis (FAP), deren Untergruppe das Gardner-Syndrom ist, verantwortlich ist. Das Vorhandensein eines funktionierenden APC-Gens reicht aus, die Entwicklung eines Karzinoms zu unterdrücken. Menschen mit dem normalen Set von 2 funktionierenden Genen sind natürlich vor der Entstehung von Intestinalkarzinomen besonders geschützt, denn es wäre sehr unwahrscheinlich, dass beide Gene von 2 Mutationen betroffen würden. Bei Patienten mit Gardner-Syndrom und nur einem effektiven APC-Gen ist es aber sehr viel wahrscheinlicher, dass auf diesem Gen eine sporadische Mutation induziert wird und ein Karzinom sich entwickelt.

Ein weiteres Tumorsupressorgen ist das bekannte p53-Gen. Patienten mit Li-Fraumeni-Syndrom, einem seltenen Krankheitsbild mit multiplen Tumoren, haben p53-Keimbahnmutationen und sind deshalb so extrem gefährdet durch das Auftreten sporadischer Tumoren. Es gilt als sicher, dass p53 die Zellapoptose induziert. Zellen können dann unkontrolliert proliferieren, wenn es zu einer Fehlfunktion dieses Gens kommt.

10.2.2 Onkogene

Das MEN-2- (multiple endokrine Neoplasien; ▶ unten) Syndrom ist ein gutes Beispiel für die Rolle eines Onkogens. Das RET-Protoonkogen kodiert einen Thyrosinasekinaserezeptor, der eine wichtige Rolle bei der Kontrolle des Zellwachstums spielt. Eine einzige Mutation am RET-Gen reicht aus, um den Rezeptor permanent zu aktivieren. Das führt ebenfalls zu einem weitgehend unkontrollierten Zellwachstum. Andere Mutationen an demselben RET-Gen führen zum MEN-2A-Syndrom und zum familiären medullären Schilddrüsenkarzinom, eine Tatsache, die den Verdacht erhärtet, dass diese Syndrome verwandt sind und sich überlappen.

10.2.3 DNS-Reparaturgene

Das Muir-Torre-Syndrom stellt ein gutes Beispiel für eine Fehlfunktion der DNS-Reparatur dar. Es gibt eine große Gruppe von Genen, die dazu da sind, Fehler in der DNS-Synthese zu beheben. Zytogenetische Studien haben diese Mutationen als Mikrosatelliteninstabilitäten erkannt. Mutationen in mindestens 4 verschiedenen DNS-Reparaturgenen [hMSH2 (häufig), hMLH1, hPMS1 und hPMS2] werden für die Ausprägung des Muir-Torre-Syndroms verantwortlich gemacht. Sowohl Mikrosatelliten als auch diese Mutationen wurden in solitären Talgdrüsentumoren und Keratoakanthomen nachgewiesen, was möglicherweise auf die Verwandtschaft zwischen diesen sporadischen Tumoren und den familiären Karzinomsyndromen hinweist.

10.3 Epitheliale Tumoren

Während benigne epitheliale Tumoren im Kindesalter durchaus vorkommen können, wenn auch nicht so häufig wie bei Erwachsenen, sind demgegenüber die typisch malignen Neoplasien der Epidermis, das Spinaliom ebenso wie die Präkanzerosen der Haut im Sinne der aktinischen Keratosen oder des M. Bowen, vielleicht wegen der bei Kindern noch unterschwelligen Wirksamkeit der inneren und äußeren Reizbedingungen (Licht, kanzerogene Substanzen o. Ä.), ausgesprochen selten und sollen hier auch nicht besprochen werden. Eine Ausnahme macht das zumeist autosomal rezessiv vererbte Xeroderma pigmentosum, welches wesensmäßig als eine prämature Altershaut aufzufassen ist.

10.3.1 Basaliom

Epidemiologie. Basaliome sind im Kindesalter sehr selten (Baum u. Hog 1994). Bei Kindern und Jugendlichen mit dem Hauttyp I–II sind echte Basaliome beschrieben worden. Wir sind jedoch skeptisch, ob es sich oft nicht doch um Trichoblastome gehandelt haben könnte, insbesondere bei jüngeren Kindern, wenn kein Basalzellnävussyndrom vorlag.

Ätiologie.

> Falls ein Kind ein Basaliom hat, kann Folgendes vorliegen:
> – Es handelt sich um einen anderen Adnextumor.
> – Vorausgegangene Bestrahlungen, auch durch PUVA.
> – Xeroderma pigmentosum oder ein anderer DNS-Reparaturdefekt.
> – Basalzellnävussyndrom (Abschn. 10.3.2).

Klinisches Bild. Üblicherweise kleine erworbene Tumoren mit perlschnurartigem Randwall und randständigen Teleangiektasien; Ulzerationen und Destruktionen im Kindesalter extrem selten; Auftreten an belichteten Hautarealen. Falls mehrere Basaliome vorkommen, sollte man besonders an das Basalzellnävussyndrom denken (Abschn. 10.3.2)! Dabei treten auch ekzematoide, nässende Hautareale, wie bei einem Rumpfhautbasaliom, auf.

Histologie. Basaloide, epitheloide Tumormassen, konkav von der Epidermis oder den Follikelostien entspringend; frühe Differenzierung in Richtung Haarfollikel, Schweißdrüsen; leicht erhöhte Mitoserate, palisadenförmige Aufreihung der abgrenzenden Zellen und halbmondförmige Schrumpfartefakte zwischen Tumor und Stroma. Das peritumorale Gewebe (Stroma) ist zellreich, mehr oder weniger fibrosiert und enthält oft ein starkes, meist lymphozytäres Entzündungsinfiltrat.

Differenzialdiagnose. Warzen, Adnextumoren (Abschn. 10.4).

Therapie. Exzision, alternativ Kryochirurgie. Die Röntgenweichstrahltherapie verbietet sich wegen des Alters und der Provokation multipler Tumoren, falls ein Basalzellnävussyndrom vorliegt.

10.3.2 Basalzellnävussyndrom (Gorlin-Goltz-Syndrom)

Epidemiologie. Das Syndrom (Gorlin 1995) ist selten, aber medizinisch sehr bedeutsam. Männer und Frauen sind gleichermaßen betroffen. Kutane Manifestationen können sich bereits im Jugendalter entwickeln. Betroffene Schwarze haben weniger Basaliome als gleichaltrige Weiße. Australier haben mehr Läsionen als Menschen, die in sonnenärmeren Regionen leben. Etwa 10% der Patienten mit dem gesicherten Syndrom haben keine Basaliome.

Ätiologie. Autosomal dominant vererbt. Es besteht eine Mutation am PTCH-Gen des Locus 9q22.3, welche sowohl für die Entwicklungsstörungen als auch für die Tumoren verantwortlich ist. Einige solitäre Basaliome haben diese Mutationen auch gezeigt. Experimentelle Studien haben außerdem eine Radiosensitivität der Patienten und ihrer Zellen nachgewiesen.

Klinisches Bild. Kleine Papeln (Abb. 10.1a) oder papillomatöse Läsionen (Abb. 10.1b), die Melanozytennävi oder Fibromata pendulantes ähneln. Häufig sind die ersten Zeichen dieses Syndroms winzige Grübchen (»pits«) an Handflächen und Fußsohlen. Ein weiteres, leicht übersehenes Kriterium sind epidermoide Zysten an den Fingern, wie sie auch beim Gardner-Syndrom auftreten.

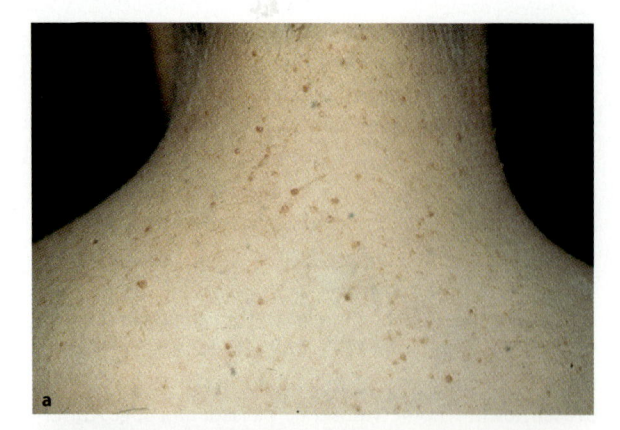

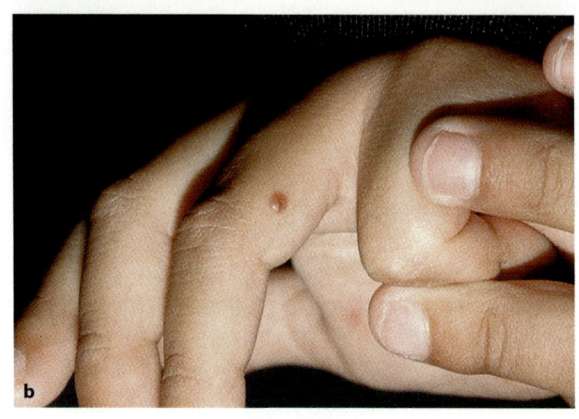

Abb. 10.1a, b. Basaliom. **a** Multiple Basaliome am Nacken; **b** Basaliom bei einem Kind mit Basalzellnävussyndrom

Später können alle Arten von typischen Basaliomen erscheinen.

Der häufigste interne Tumor ist das Medulloblastom, bei dem ebenfalls eine Mutante des PTCH2-Gens vorliegt, welches aber ziemlich selten ist. Üblicherweise werden diese Tumoren mit Röntgenstrahlen behandelt, bevor bekannt ist, dass der Patient am Basalzellnävussyndrom leidet. Dann entstehen multiple Basaliome an den Eintrittsarealen der Röntgenstrahlen. Auch Ovarialfibrome treten auf und werden meist im Jugendalter als eine bilaterale kalzifizierende Masse im Beckenraum röntgenologisch nachgewiesen. Sie unterliegen selten einer malignen Transformation.

Differenzialdiagnose. Zu Beginn Nävi, weiche Hautfibrome. Später keine.

Therapie. Multiple kleine Läsionen können mit Dermabrasio, topischem 5-Fluoruracil oder Retinoidexterna behandelt werden. Bei größeren Basaliomen Exzision. Die Prophylaxe mit oralen Retinoiden kann auch von Wert sein. Totaler Sonnenschutz ist wichtig. Absolut kontraindiziert ist die Röntgenweichstrahltherapie, die massenweise neue Basaliome in den Bestrahlungsarealen induzieren kann. Eine photodynamische Therapie kann jedoch versucht werden, da hierbei die UV-Strahlung sehr gering ist.

> Niemals Röntgentherapie beim Gorlin-Goltz Syndrom.

10.3.3 Keratoakanthom

Solitäre Keratoakanthome sind unbekannt bei Kindern. Falls doch Keratoakanthome auftreten, sollte man nach dem Torre-Syndrom (Abschn. 10.12.3) fahnden oder nach anderen Syndromen mit multiplen Keratoakanthomen, wie dem Ferguson-Smith-Syndrom, Gryzbowsky- und Witten-Zak-Typ. Während beim ersten Syndrom Keratoakanthome im Gesicht auftreten, die narbig abheilen und autosomal dominant vererbt werden, schießen bei den anderen beiden Typen multiple kleine Läsionen an verschiedensten Körperstellen auf, die folgenlos oder auch unter Vernarbung abheilen. Der Vererbungsmodus ist dort unbekannt.

10.4 Adnextumoren

10.4.1 Porom

Epidemiologie. Nur das «klassische» Porom wird bei Kindern einmal gesehen. Die überwiegende Anzahl kommt bei Erwachsenen vor. Die Erwähnung erfolgt hier nur wegen der manchmal problematischen Differenzialdiagnose.

Ätiologie. Der Tumor geht von ekkrinen Schweißdrüsen aus.

Klinisches Bild. Bläuliche bis erbsgroße, meist feste Tumoren treten an Hautstellen mit vielen ekkrinen Schweißdrüsen auf, besonders an Palmae (10%) oder Plantae (65%) und auf dem Kopf (10%). Fast immer singulär. Spontaner Juckreiz und Blutungen können vorkommen (Abb. 10.2).

Histologie (1). 1. Intraepidermal = Hidroakanthoma simplex, 2. junktional = klassisches Porom und 3. dermal = der-

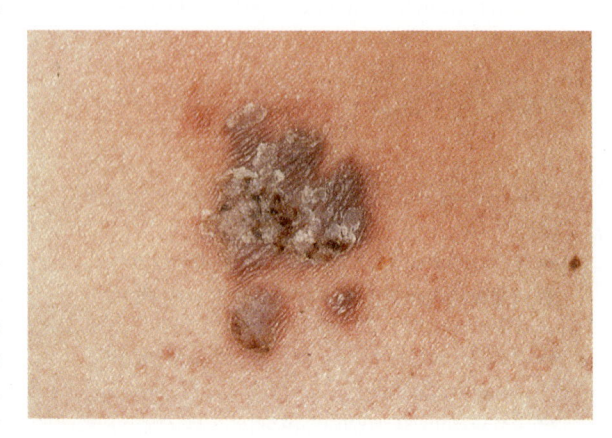

Abb. 10.2. Porom

maler Duct-Tumor. Die Tumoren werden aus poroiden Zellen, die rund sind und sich deutlich von Epidermiszellen unterscheiden, und Kutikulazellen, ähnlich Keratinozyten, in wechselnden Zusammensetzungen gebildet. Melanin ist häufig nachzuweisen. PAS-Positivität interzellulär.

Differenzialdiagnose. Durch die bläuliche Farbe: Naevus bleu, angiomatöse Tumoren, Melanom!

> Ekkrine Tumoren sind oft gefäßreich und werden häufig mit Hämangiomen verwechselt.

Therapie. Exzision, evtl. CO_2-Laser.

10.4.2 Syringom

Epidemiologie. Selten bei Kindern; Beginn dann meist während der Pubertät. Häufigeres Auftreten bei Asiaten. Auch das Down-Syndrom ist überdurchschnittlich häufig (39%) mit Syringomen vergesellschaftet. Dabei überwiegen deutlich Frauen (Abb. 10.3).

Ätiologie. Malformation der ekkrinen Schweißdrüsenausführungsgänge. Seltener autosomal dominant vererbt.

Klinisches Bild. Multiple, stecknadelkopfgroße, klare Knötchen über den Jochbeinen und periokulär. Seltenere Lokalisationen an Hals, Brust, Axillen und Genitalien.
Eine Sonderform sind eruptive Syringome, die sich etwa alle 2–3 Jahre akut und massenhaft auf dem Körper ausbreiten. Meistens wird der vordere Halsausschnitt befallen und dann Stamm, Axillen und die Innenseiten der Extremitäten. Häufigster Beginn bei pubertierenden Mädchen, aber es wurden auch schon kongenitale Läsionen beschrieben.

Histologie. Diffus proliferierte Schweißdrüsengänge, die erweitert sind und im Querschnitt ein zelluläres Anhängsel haben, welches ihnen das Aussehen einer Kaulquappe verleiht. Lokalisation im oberen Korium. Kein Entzündungsinfiltrat.

Differenzialdiagnose. Milien, plane Warzen, Xanthelasmen. Bei figurierter Aussaat können sie einem Granuloma anulare oder eruptiven Vellushaarzysten ähneln.

Therapie. Stichelung mit der Elektronadel, CO_2-Laser.

10.4.3 Zylindrom

Epidemiologie. Auftreten (Abenoza u. Ackermann 1990) im frühen Erwachsenenalter, aber der Beginn kann auch in die Kindheit fallen, besonders bei familiären Fällen. Das weibliche Geschlecht ist etwa 4-mal häufiger befallen als das männliche.

Ätiologie. 90% der Zylindrome sind solitäre Neoplasien der apokrinen Schweißdrüsen. 10% treten familiär auf und werden möglicherweise autosomal unregelmäßig dominant vererbt. Der Gendefekt CYLD ist der gleiche, der auch bei multiplen Trichoepitheliomen (Brooke-Syndrom) gefunden wird. 16q12-q13 blockiert den Nekrosefaktor κB. Wenn dieser Genlocus verloren geht, sammelt sich NF-κB an und inhibiert die Apoptose.

Klinisches Bild. Der kennzeichnende Sitz ist der behaarte Kopf (»Turbantumoren«; Abb. 10.4), selten Gesicht oder Rumpf. Meist multiple, z. T. verbackene, derbe, glänzende, haarlose Geschwülste, die faustgroß werden können und von rosa-, gelb- bis bräunlich-roter Farbe sind. Bei Patienten mit multiplen Zylindromen findet man auch Trichoepitheliome und Spiradenome.

Histologie. Basaloide kompakte Tumormassen, die von eosinophilen Septen in puzzleartiger Anordnung getrennt werden.

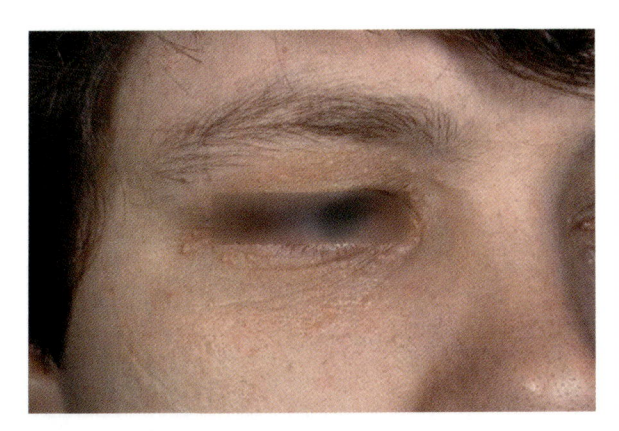

Abb. 10.3. Syringome

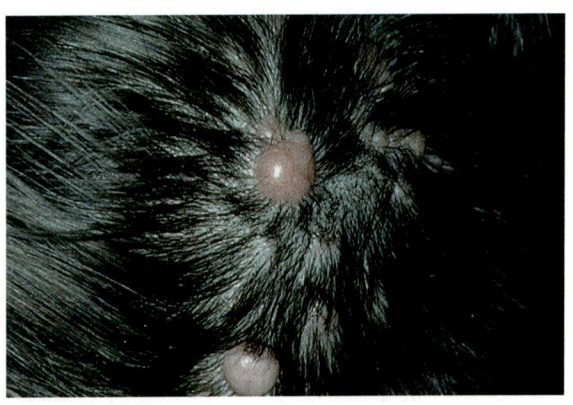

Abb. 10.4. Multiple Zylindrome auf dem Kapillitium

Differenzialdiagnose. Zysten, Haarfollikeltumoren.

Therapie. Die Totalexzision ist die einzige erfolgversprechende Therapie.

10.4.4 Trichoepitheliom

Epidemiologie. Häufig sowohl als solitäre Tumoren als auch multipel (Brooke-Syndrom). Die multiplen Läsionen beginnen immer in der Kindheit, die solitären treten eher bei Heranwachsenden auf oder bei Erwachsenen.

Ätiologie. Neoplasie der Haarmatrixzellen. Beim Brooke-Syndrom liegt der Gendefekt auch im CYLD-Gen.

Klinisches Bild. Solitär: einzelner rosa bis roter Nodus, meist an der Nase. Multipel: viele kleine Papeln im Bereich der Nasolabialfalten (Abb. 10.5). Akneähnliches Bild. Einige können größer werden und ulzerieren. Manchmal treten Basaliome auf.

Histologie. Basaloide Tumoraggregate, die von Haarfollikeln ausgehen. Häufig trichogene Verhornungen bis zu Kalzifizierungen. Mitosen sind selten, Schrumpfungsartefakte nicht vorhanden (Ackermann et al. 1993).

Differenzialdiagnose. Akne, periorale Dermatitis, Basaliom, tuberöse Sklerose bei multiplen Tumoren.

Therapie. Die Totalexzision ist die einzige erfolgversprechende Therapie. Alternativ: Laserablation.

10.4.5 Pilomatrikom (Epithelioma calcificans Malherbe)

Epidemiologie. Am häufigsten im Kindesalter nach den epidermoiden Zysten (Inglefield et al. 1994). Kann im 1. Lebensjahr auftreten. Verhältnis Jungen zu Mädchen ist 1 : 1.

Ätiologie. Entsteht aus einer Zyste der Haarwurzel.

Klinisches Bild. Intrakutaner bohnen- bis pflaumengroßer, gut abgrenzbarer und beweglicher, manchmal harter Knoten. Übliches Auftreten auf der Kopfhaut (Abb. 10.6) oder im Nacken (51%). Dann folgen: obere Extremität (24%) und untere Extremität (12%). Klassische Anamnese, dass sich kreideähnliche Konkremente nach Entzündungen absondern.

Multiple Pilomatrikome sind mit myotoner Dystrophie vergesellschaftet (Steinert-Curschmann-Syndrom, autosomal dominant).

> Wenn bei einem Kind ein Tumor an Kopf oder Hals lokalisiert ist, der eine talgähnliche Masse abscheidet, dann ist es ein Pilomatrikom.

Histologie. Intrakutaner Tumor mit massiver Verkalkungstendenz. Manchmal auch Knochenbildung. Keine Verbindung zur Epidermis. Am Rand basaloide Zellen, mehr zentral eosinophile sog. »Schattenzellen« (die Zellgrenzen sind

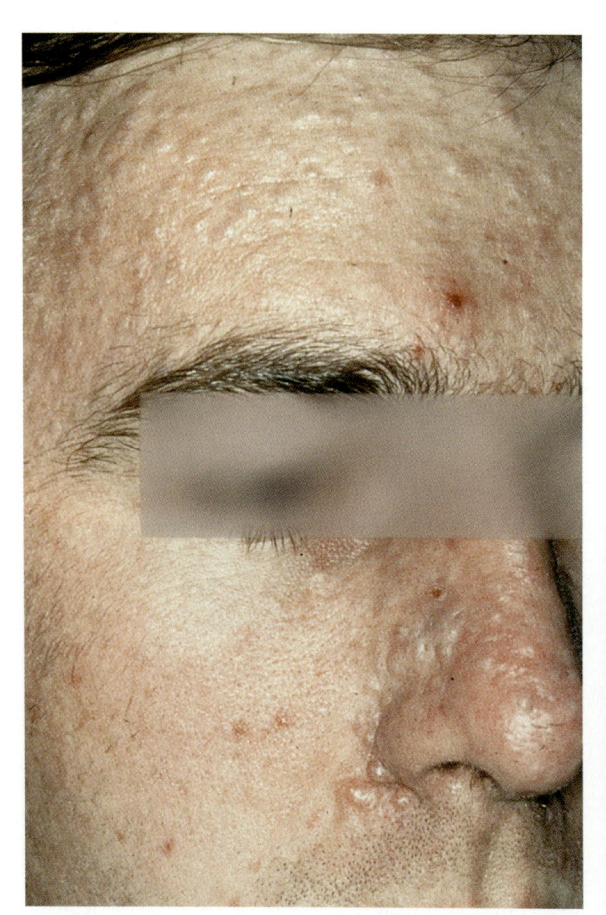

Abb. 10.5. Multiple Trichoepitheliome bei Brook-Syndrom

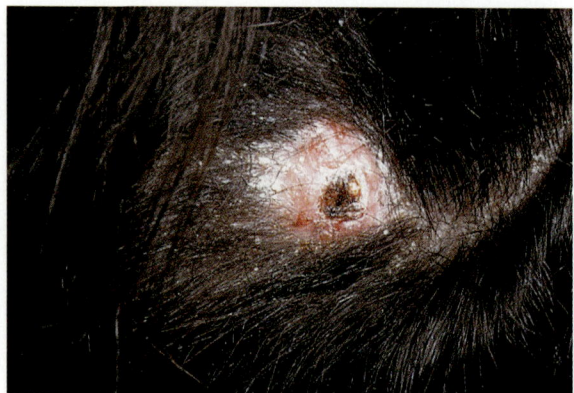

Abb. 10.6. Exulzeriertes Pilomatrikom

erhalten, die Zellkerne zugrunde gegangen, aber noch zu erahnen). Normalerweise kein Entzündungsinfiltrat.

Differenzialdiagnose. Epidermiszysten, die aber etwas weicher sind und oberflächlicher liegen.

Therapie. Exstirpation.

10.5 Dermale Tumoren

10.5.1 Neurogene Tumoren

Falls bei einem Kind ein Neurofibrom oder ein Schwannom diagnostiziert wird, sollte man an ein Syndrom oder eine Variante davon (Mosaik) denken, selbst wenn der Tumor solitär ist (Kap. 6).

10.5.2 Multiples endokrines Neoplasiesyndrom (MEN 2, Sipple-Syndrom)

Epidemiologie. Selten, tritt aber im Kindesalter auf (Burgdorf u. Worret 1988; Burgdorf 1998).

Ätiologie. Autosomal dominant vererbt. Das Gen für MEN 2A und MEN 2B ist das RET-Gen, welches einen Wachstumsfaktorrezeptor kodiert. Die M918T-Mutation in der Thyrosinkinasedomäne ist die einzige RET-Mutation, die bei Patienten mit MEN 2 identifiziert wurde.

Klinisches Bild. Marfanoide Fazies. Multiple Neurome an Lippen, Zunge und Wangenschleimhaut. Auch an den Augenlidern, wodurch es leicht zu einer Lideversion kommt (Zeichen nach Gorlin). Verdickte Korneanerven können mit der Spaltlampe nachgewiesen werden.
Wenn Hochdruck bereits im Kindesalter auftritt, liegt mit ziemlicher Sicherheit ein Phäochromozytom vor. Die mittlere Lebenserwartung liegt bei 20 Jahren.
Weitere assoziierte innere Tumoren: medulläres Schilddrüsenkarzinom (>80%), Ganglionneuromatose im Intestinalbereich (Megakolon).

Histologie. Typische Neurome.

> Bei der möglichen Diagnose eines traumatischen Neuroms in der Mundhöhle eines Kindes ist immer ein MEN 2 abzuklären.

Differenzialdiagnose. Marfan-Syndrom, Homozystinurie, Cowden-Syndrom (falls nur Lippen- und Zungenpapeln auftreten).

Therapie. Die Totalexzision ist die einzige erfolgversprechende Therapie. Fahndung nach assoziierten Tumoren. Abklärung von Phäochromozytomen. Frühzeitige prophylaktische Thyreoidektomie.

10.5.3 Gliome und extrakraniale Meningiome

Epidemiologie. Seltene Tumoren, die schon bei Geburt vorhanden sein können.

Ätiologie. Entstehen am ehesten durch unvollständigen Verschluss der Neuralleiste mit Verlagerung von ZNS-Gewebe in die Umgebung, ähnlich wie bei der Meningozele.

Klinisches Bild. Bis zu walnussgroße, zystenähnliche Knoten auf Kapillitium, Stirn, Nasenwurzel (nasales Gliom) und paravertebral. Nasale Gliome können auch mit Hyperthelorismus vergesellschaftet sein.

Histologie. Meningozyten manchmal mit Psammombildung (Meningiome). Astrozyten in lockerem neurofibrillärem Stroma mit fokalen Oligodendrozyten (Gliome).

Differenzialdiagnose. Zysten, Zylindrome, Nävi, Protrusionen von intrazerebralen Tumoren.

Therapie. Obwohl die Exzision kurativ ist, sollte sie doch von einem Spezialisten (z. B. Neurochirurg) durchgeführt werden, um nicht Gefahr zu laufen, eine Meningitis oder eine Liquorfistel zu produzieren. Beide Komplikationen können auftreten, wenn eine Verbindung von den Tumoren zum ZNS besteht.

10.5.4 So genannter melanotischer neuroektodermaler Tumor des Säuglingsalters

Auch: melanotisches Progonom, pigmentiertes Adamantinom, Melanoameloblastom, kongenitale melanotische Epulis (Hornstein 1996).

Epidemiologie. Seltener Tumor, der sich fast immer im 1. Lebensjahr entwickelt.

Ätiologie. Es wird ein Blastom der embryonalen Neuralleiste angenommen.

Klinisches Bild. Rasch wachsender, nicht ulzerierender, brauner bis tiefschwarzer Knoten. Die Lokalisation ist in etwa 2/3 der Fälle in der Mitte der Maxilla. Selten im Unterkiefer, Gehirn, intrakranial bzw. intraossär sowie im Mediastinum. Manchmal aggressives Wachstum mit tödlichen Arrosionsblutungen. Metastasierung wird aber nur selten beobachtet.

Histologie. Pseudoglanduläre Zellstränge, die einerseits aus großen kuboiden Zellen mit reichlich Melaningranula, andererseits aus kleinen pigmentarmen, mehr zentral liegenden Zellen bestehen. Das histologische Bild erinnert an unreife Neuroglia.

Differenzialdiagnose. Schleimhautmelanome. Epulis, wenn nur die zentralen Tumoranteile pigmentiert sind.

Therapie. Totalexzision erforderlich. Lokale Rezidive in 15% der Fälle.

10.6 Fibröse Tumoren

10.6.1 Dermatofibrome, Histiozytome

Epidemiologie. Viel seltener in der Kindheit als im Erwachsenenalter. Eine Ausnahme bilden die eruptiven Histiozytome der Kindheit, die aber heute zum Formenkreis der Histiozytosen gerechnet werden.

Ätiologie. Dermatofibrome bilden sich häufig nach Traumen (besonders Insektenstiche), aber auch nach Follikulitiden.

Klinisches Bild. Hartes, intradermales, pigmentiertes Knötchen, an allen Körperregionen vorkommend, jedoch am häufigsten an den Beinen. Niemals in der Form des Fibroma pendulans auftretend, manchmal aber atrophisch.

Histologie. Vermehrung von Fasern, Fibroblasten, Fibrozyten und Dendrozyten (Faktor-XIIIa-positiv). Epidermis darüber akanthotisch und oft hyperpigmentiert. Neue Läsionen sind sehr gefäßreich (engl. »sclerosing hemangioma«).

Differenzialdiagnose. Narben, blaue Nävi, Gefäßtumoren.

Therapie. Die Totalexzision ist die einzige erfolgversprechende Therapie.

10.6.2 Angiofibrom

Dieser besondere Fibromtyp ist als solitäre Läsion bei Kindern sehr selten. Wenn sie multipel auftreten, werden sie Adenoma sebaceum genannt, und es handelt sich praktisch immer um einen M. Pringle bzw. um eine tuberöse Sklerose. Es sollten dann dementsprechende Untersuchungen vorgenommen werden (Kap. 6).

Histologie. Fibroepitheliome mit einem erhöhten Anteil von Vaskularität. Bei Kindern ist dieser Anteil noch höher als bei Erwachsenen.

Differenzialdiagnose. Weiche Fibrome, Akne vulgaris.

Therapie. CO_2-Laser, Dermabrasio.

10.6.3 Fibröse Nasenpapel

Epidemiologie. Fälle im Kindesalter (ab dem 4. Lebensjahr) sind beschrieben worden. Sonst im Erwachsenenalter.

Ätiologie. Es handelt sich um ein Hamartom.

Klinisches Bild. Wie der Name besagt, ist es eine bis erbsgroße Papel mit Lokalisation fast immer auf der Nase (80%), meist an der Nasenspitze. Sie kommt aber auch an anderen Stellen, meist zentrofazial vor.

Histologie. Halbkugelige, fibrosierte Papel mit großen, dreieckigen oder sternförmigen Zellen (Faktor-XIIIa-positiv). Manchmal auch multinukleäre Riesenzellen (Ackermann et al. 1993).

Differenzialdiagnose. Dermaler Melanozytennävus, Dermatofibrom.

Therapie. Flachexzision, Elektrokaustik, CO_2-Laser.

10.6.4 Plexiformes fibröses Histiozytom

Epidemiologie. Auftreten bei Teenagern oder jungen Erwachsenen (Enzinger u. Zhang 1988).

Ätiologie. Unbekannt.

Klinisches Bild. Solitärer, tiefer Knoten, der üblicherweise am Arm auftritt.

Histologie. Plexiforme fibröse Bündel, die mit fibrohistiozytären Knoten durchmischt sind und oft Riesenzellen aufweisen (Weiss u. Goldblum 2001).

Differenzialdiagnose. Neurale, fibröse, histiozytäre Tumoren sowie Leiomyome.

Therapie. Etwa 70% können durch eine primäre Exzision geheilt werden, aber sie können sich auch lokal aggressiv verhalten oder sogar metastasieren.

10.6.5 Keloide

Epidemiologie. Häufig bei Kindern. Erhöhtes Risiko bei Schwarzen, bei Mädchen und bei speziellen Lokalisationen (prästernal, Ohrläppchen).

Ätiologie. Aus den oben genannten epidemiologischen Daten wird vermutet, dass die Neigung, Keloide zu entwickeln, vererbt wird und dann durch eine besonders traumatische Bindegewebsreizung (z. B. abschnürende Op.-Fäden) ausgelöst wird. Bei Spontankeloiden kann eine Akne vorliegen, oder die Ursache bleibt im Dunkeln.

Klinisches Bild. Keloide sind autochthone Geschwülste, deren Ausläufer immer über die Wundränder herauswachsen (im Gegensatz zu hypertrophen Narben; ◘ Abb. 10.7). Spontankeloide ohne nachweislich vorausgegangenes Trauma kommen vor. Im Alter flachen Keloide ab.

Histologie. Deutlich zellulärer und mit mehr Grundsubstanz als normales Narbengewebe. Oftmals kleine Lymphozytenabszesse in der Peripherie.

Differenzialdiagnose. Hypertrophe Narben, Dermatofibrosarkoma protuberans.

Therapie. Kryotherapie, intraläsionale Infiltration mit 5–10 mg/ml Triamcinolon, Exzision kombiniert mit Injektionen von Verapamil (D´Andrea et al. 2002) in die Wundränder oder Nachbehandlung mit topischem Imiquimod (Worret 2003), Silikonfolie, Kompressionsverband n. Jobst.

10.7 Infantile Fibromatosen

Die infantilen und juvenilen Fibromatosen sind eine größere Gruppe von fibrösen Tumoren, die ausschließlich im Kindesalter, manchmal schon bei Geburt, auftreten und nicht nur die Haut, sondern auch Muskulatur, Knochen und innere Organe befallen können. Hier sollen nur 3 Fibromatosen ausführlicher besprochen werden, die zwar sehr selten, aber distinkt sind. Die übrigen infantilen Fribromatosen sind tabellarisch aufgelistet (mod. nach Weiss u. Goldblum 2001; ◘ Tabelle 10.1). Die histologische Diagnose ist oftmals recht schwer, da aufgrund der Zellularität und des Wachstumsverhaltens die Prognose nur schlecht einzuschätzen ist.

10.7.1 Infantile digitale Fibrome

Epidemiologie. Nicht zu selten. Über 80% treten bei Geburt oder in der ersten Lebensjahren auf.

Ätiologie. Unbekannt. Eine Virusgenese wird diskutiert.

Klinisches Bild. Solitäre, aber auch multiple Knoten an den Fingern oder Zehen (◘ Abb. 10.8), jedoch niemals an Daumen oder Großzehen (Burgert u. Jones 1996).

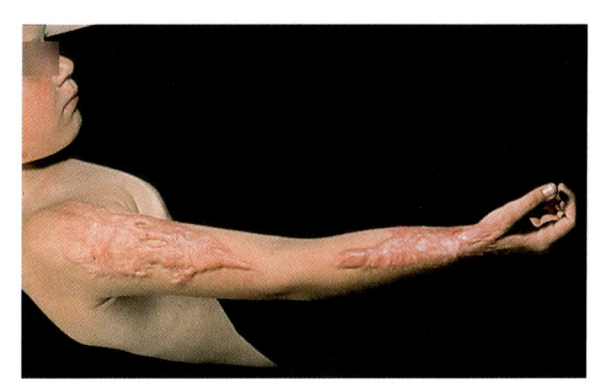

◘ **Abb. 10.7.** Keloide nach Verbrennung

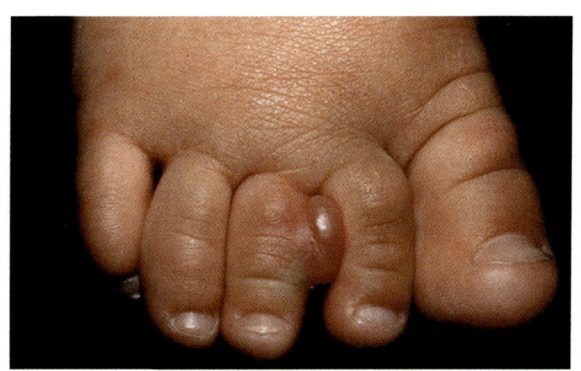

◘ **Abb. 10.8.** Infantiles digitales Fibrom

◘ **Tabelle 10.1.** Seltenere Fibromatosen im Kindesalter

Diagnose	Alter	Lokalisation	Solitär	Multipel	Rezidiv	Regression
Infantile Myofibromatose, superfiziell	Geburt bis 2. Lebensjahr	Bindegewebe	+	+	Selten	+
Fibromatosis colli	Geburt bis 2. Lebensjahr	Hals beidseits	+		Selten	+
Infantile desmoidartige Fibromatose	Geburt bis 5. Lebensjahr	Muskeln	+	–	Häufig	–
Kalzifizierende aponeurotische Fibrome	2. Lebensjahr bis Adoleszenz	Hände, Füße ähnlich Dupuytren-Kontraktur	+	–	Häufig	+

Histologie. Benigne fibroblastische Proliferationen mit typischen eosinophilen Inklusionen in den Fibroblasten und Kollagenbündeln.

Differenzialdiagnose. Andere fibromatöse Tumoren, viele histologische Differenzialdiagnosen.

Therapie. Abwarten! Meist Spontaninvolution. Rezidive nach Exzisionen.

10.7.2 Juvenile hyaline Fibromatose

Epidemiologie. Sehr seltene Fibromatose. Tritt meistens zwischen dem 1. und 5. Lebensjahr auf. Wurde bereits 1873 von Murray beschrieben (Murray-Syndrom). Familiär gehäuft.

Ätiologie. Vererblich, möglicherweise autosomal rezessiv. Mehrfach konsanguine Eltern in den Stammbäumen.
Es besteht eine Störung des Metabolismus der Mukopolysaccharide. In den Knoten können keine Kollagentypen II und IV nachgewiesen werden, sondern nur die Typen I und III.

Klinisches Bild. Sehr schwere behindernde Erkrankung. Multiple kutane Knoten von wenigen Millimetern bis 5 cm, langsam wachsend, nicht schmerzhaft. Prädilektionsstellen: Nase, Ohren, Kopfhaut, Rücken und Knie. In einigen Fällen Verdickung des Gaumens, Gelenkkontrakturen und geistige Retardierung (Abb. 10.9; Miyake et al. 1995). Osteolytische Läsionen können im Röntgenbild nachgewiesen werden, vielleicht als Ausdruck von intraossärem Tumorwachstum.

Histologie. Unscharf begrenzte, spindelzellige Tumoren, die in eine homogene eosinophile Masse eingebettet sind. Mehr intradermal gelegen. Retikulin fehlt. Kollagenfasern nicht richtig ausgebildet (Elekronenmikroskopie).

Differenzialdiagnose. Infantile Myofibromatose. Dort liegen die Knoten aber tiefer in der Subkutis. Neurofibromatose. Es fehlen aber die Hyperpigmentierungen. Gingiva fibromatosis. In voller Ausprägung unverwechselbar.

Therapie. Außer der Exzision ist nichts bekannt bei dieser kosmetisch und funktionell behindernden Erkrankung.

10.7.3 Infantile fibröse Hamartome

Epidemiologie. Seltener Tumor, der schon bei Geburt vorhanden ist oder in den ersten 2 Lebensjahren auftritt. Jungen häufiger befallen (3 : 1).

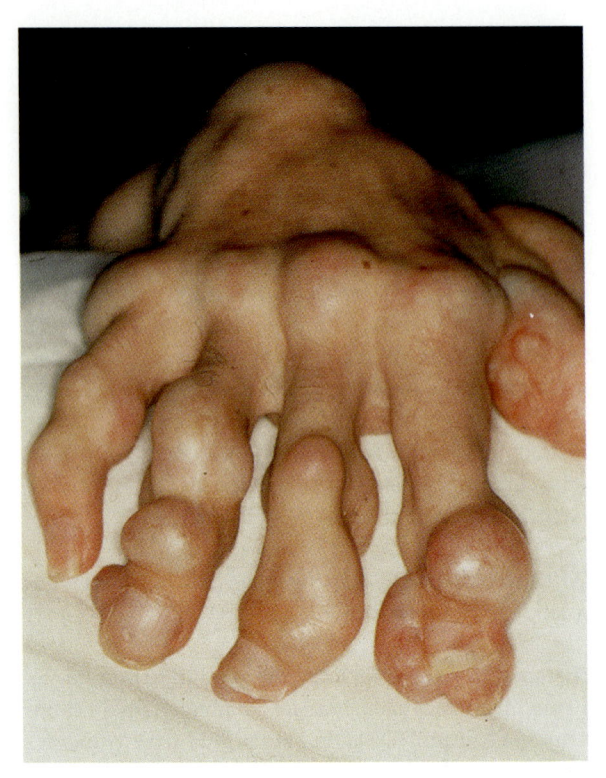

Abb. 10.9. Juvenile hyaline Fibromatose mit schwerem Befall der Hände

Ätiologie. Unbekannt.

Klinisches Bild. Es handelt sich um intrakutane Knoten, die pflaumengroß werden können und typischerweise am Hals und oberen Rücken auftreten (Efem u. Ekpo 1993).

Histologie. 3 Komponenten: fibröse Stränge, Fett und unreife (mesenchymale) Spindelzellen.

Differenzialdiagnose. Zysten, zystische Hygrome, Lipome.

Therapie. Abwarten, da oft Spontaninvolution.

10.7.4 Kauschwielen

Epidemiologie. Häufig bei Kindern.

Ätiologie. Kann Traumen folgen, oft aber auch nervöser Tick. Anzeichen der Ängstlichkeit. Mädchen mit Bulimie haben die Schwielen an den proximalen Grundgelenken durch Pressen an die obere Zahnreihe beim forcierten Erbrechen. Als Morsicatio buccorum durch ungenügenden Zahnschluss.

Klinisches Bild. Man findet schwielenförmige Hyperkeratosen, meist an den Fingern. Periungual kommen sie durch Nägelkauen vor.

Histologie. Orthohyperkeratose, Hypergranulose, breite Akanthose.

Differenzialdiagnose. Alle mechanischen Schwielen, echte Fingerknöchelpolster. Im Mund auch Lichen ruber planus.

Therapie. Erkennen der zugrunde liegenden Noxe.

10.7.5 Epulis connata

Epidemiologie. Selten. Mädchen häufiger befallen als Jungen.

Ätiologie. Über Erblichkeit oder Zusammenhänge mit Syndromen ist nichts bekannt. Der Tumor muss während der Fetalzeit entstanden sein. Heute wird eher eine neurilemmale Histogenese (»granuläres Neurom«) angenommen.

Klinisches Bild. Meist solitärer reaktionsloser, kugelig-glatter Tumor von rötlicher bis elfenbeinähnlicher Farbe, der vorwiegend die Frontalregion des Oberkiefers, seltener des Unterkiefers, befällt und stets benigne bleibt. Allerdings kann der Tumor so groß werden, dass er wie ein gestielter Epignatus aus dem Mund hängt, die Atmung gefährdet und das Saugen behindert (Hornstein 1996).

Histologie. Große Granularzellen, die an den Abrikossoff-Tumor erinnern. Jedoch ist das bedeckende Epithel nicht verbreitert, sondern gestreckt.

Differenzialdiagnose. Epignatus oder Teratome bei großen Exemplaren. Gingivafibrome, die aber in diesem Altern in der Regel noch nicht vorhanden sind, außer dem seltenen konnatalen peripheren ossifizierenden Fibrom, welches histologisch zu differenzieren ist.

Therapie. Einfache Exzision, wobei Lokalanästhesie ggf. ausreichend ist. Rezidive werden fast nie beobachtet.

10.8 Tumoren der glatten Muskulatur

10.8.1 Hamartom der glatten Muskulatur

Epidemiologie. Ist bei Geburt vorhanden, wird aber meist übersehen.

Ätiologie. Malformation variabler Ausprägung, ähnlich dem Becker-Nävus (Haufs u. Metze 1997).

Klinisches Bild. Eher flächige, intradermale Induration, die, wenn sie gereizt wird (Klopfen, Schlagen), sich kontrahiert (Faszikulation, Auftreten von Gänsehaut). Lokalisation meist am Stamm. Kann auch mit ipsilateralen muskuloskeletalen und/oder Brustabnormalitäten assoziiert sein (Gagne u. Su 1993).

Histologie. Proliferation glatter Muskelzellen im Korium.

Differenzialdiagnose. Bindegewebsnävi. Kann unter einem Becker-Nävus liegen.

Therapie. Eventuell Injektion von Botulismustoxin, falls der Tumor zu schmerzhaft ist oder zu groß zur Exzision.

10.8.2 Leiomyom

Epidemiologie. Leiomyome können multipel schon kongenital auftreten (Fernandez Pugnaire u. Delgado Florencio 1995).

Ätiologie. Es handelt sich um Neoplasien der glatten Muskulatur der Mm. erectores pilorum, des M. cremaster oder der Gefäßwände (Angioleiomyome).

Klinisches Bild. Bis bohnengroße bräunliche Tumoren, die schmerzhaft sein (Übersicht 10.2) und sich kontrahieren können. Multipel sind sie gruppiert und follikulär. Typisches Auftreten am Skrotum, an Labien und an Brustwarzen, aber auch an anderen Körperstellen.

> **Übersicht 10.2. Schmerzhafte Hauttumoren (Merkwort: BENGAL)**
>
> B Blue-rubber-bleb-Nävus
> E Ekkrines Porom
> N Neurogene Tumoren
> G Glomustumor
> A Angiolipom
> L Leiomyom

Histologie. Bündel von Spindelzellen mit zigarrenähnlichen Kernen.

Differenzialdiagnose. Dermatofibrom.

Therapie. Exzision. Bei Schmerzen können Kalziumantagonisten, evtl. in Sprayform, helfen. Auch der Versuch mit Botulismustoxin ist angezeigt.

10.9 Fettgewebetumoren

10.9.2 Lipom

Epidemiologie. Während echte Lipome bei Kindern sehr selten sind, kommen Angiolipome ab der Pubertät vor.

Ätiologie. In seltenen Fällen erhöhte familiäre Inzidenz bei multiplen Lipomen. Andere angeschuldigte Gründe, wie Diabetes, Störungen im Fettstoffwechsel, spielen wohl keine Rolle. Möglicherweise Auftreten nach Traumen, auch nach Insulininjektionen.

Klinisches Bild. Bei Kindern bis haselnussgroße, weiche, manchmal unter der Haut verschiebbare (besonders bei Angiolipomen), subkutane Tumoren. Oft an oberen Extremitäten oder an der Thoraxwand.

Histologie. Reife Fettgewebelappen mit dünner Kapselmembran. Gefäßumischung in wechselnden Ausmaßen.

Differenzialdiagnose. Neurofibrome, Schwannome, Atherome.

Therapie. Erfolgversprechend ist nur die Exstirpation. Für eine Liposuktion sind die Tumoren oft zu klein.

10.9.3 Lipoblastom

Epidemiologie. Lipoblastome treten fast ausschließlich in der frühen Kindheit auf, manchmal schon bei Geburt. Jungen sind doppelt so häufig betroffen wie Mädchen. Bei den meisten Liposarkomen, die bei Kindern beschrieben wurden, handelt es sich um benigne Lipoblastome.

Ätiologie. Möglicherweise Vorläufer echter Lipome. Ein Gen-Rearrangement in der Region 8q11-q13 wurde als typisch für Lipoblastome angesehen und unterscheidet sie von Liposarkomen (Dal Cin et al. 1994).

Klinisches Bild. Schmerzfreie Knoten an den oberen oder unteren Extremitäten. Solitäre Tumoren sind auf die Subkutis beschränkt, diffuse Läsionen (= diffuse Lipoblastomatosis) tendieren dazu, die Muskelschicht darunter zu infiltrieren.

Histologie. Zelluläre Tumoren mit unreifen Lipoblasten, mesenchymalen Zellen und myxoiden Arealen. Manchmal auch feine Vakuolen, die an ein Hibernom erinnern.

Differenzialdiagnose. Liposarkome (Vocks et al. 2000).

Therapie. Exzision, bei diffuser Lipoblastomatosis großzügig.

10.9.4 Michelin-Tire-Baby

Epidemiologie. Sehr seltene, aber distinkte Malformation (Bass et al. 1993).

Ätiologie. In einer Veröffentlichung wird ein Hamartom diskutiert (Burgdorf et al. 1982). Möglicherweise ungewöhnliche Variante des Hamartoms der glatten Muskulatur. Es könnte aber auch ein Gendefekt vorliegen, da auch ein autosomal dominanter Erbgang beschrieben ist.

Klinisches Bild. Reifenförmige Fettwülste, die seit der Geburt vorhanden sind, meist die Zirkumferenz der Arme und Beine umfassend (Abb. 10.10), seltener den Stamm. Das Bild ähnelt der Werbefigur der Michelin-Autoreifen.

Histologie. Reifes Fettgewebe, unspezifisches Bild.

Differenzialdiagnose. Lipomatosen.

Therapie. Möglicherweise wächst sich die Fettverlagerung aus. Sonst evtl. Liposuktion im späteren Alter.

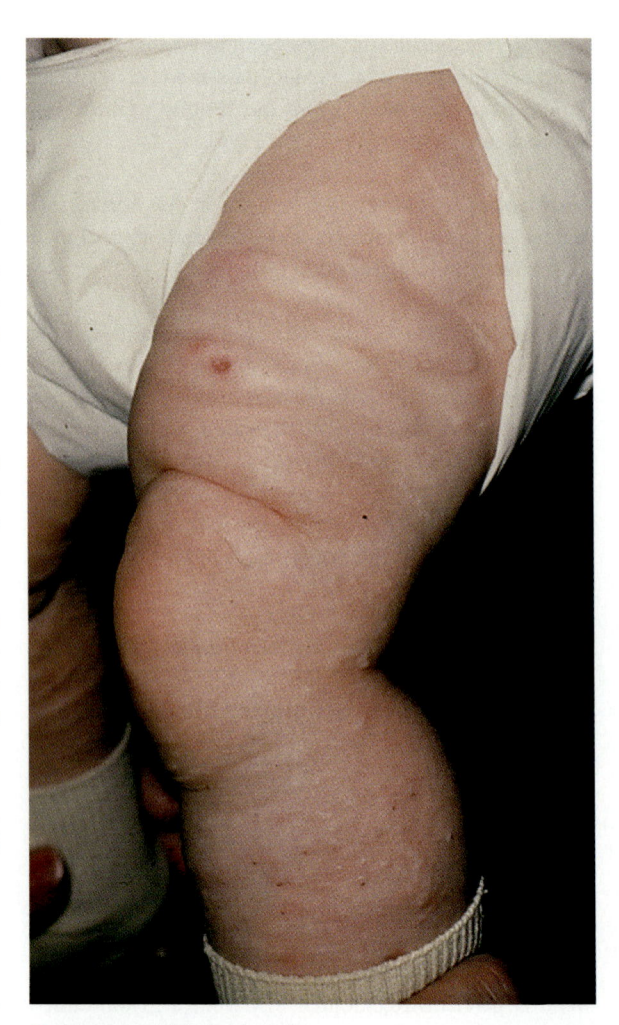

Abb. 10.10. Michelin-Tire-Baby

10.10 Kalzinosen

Epidemiologie. Kalzinosen (Elder et al. 1997) sind selten und treten bei Kindern fast nur in Verbindung mit der kindlichen Dermatomyositis auf.

Ätiologie. Eine Übersicht über die Kalzinosen gibt ◘ Tabelle 10.2.

Klinisches Bild. Nicht alle Kalzinosen treten an der Haut auf. Kalk wird plattenförmig oder knötchenförmig abgelagert. Als kreideartige Masse kann sie auch die Haut durchbrechen. Die einzige häufige Kalzinose bei Kindern ist die, welche mit der Dermatomyositis korreliert ist. Dabei sind die Kalkablagerungen meist akral gelegen. Zwei klinisch typische Kalzinosen in der späten Kindheit und im jungen Erwachsenenalter sind die idiopathische skrotale Kalzinose und das subepidermale kalzifizierende Knötchen. Kalkablagerungen am Skrotum oder im Gesicht. Zysten können nicht (mehr?) nachgewiesen werden.

Histologie. Homogene Masse ohne Entzündungsreaktion. In der HE-Färbung lila, in der van-Kossa-Färbung braun.

Differenzialdiagnose. Osteoma, Ablagerungsdermatosen.

Therapie. Nur Exzision, sonst keine Therapie möglich. Diphosphonate haben sich nicht bewährt.

10.11 Osteome

Die kutane Knochenformation ist ein komplizierter Vorgang, der eine vorbestehende Matrix (Osteoid, Knorpel) benötigt und ausreichende Mengen von Kalzium- und Phosphorsalzen. Dementsprechend kann jede Störung, die zu einer Kalzinosis führt, auch zu einer Knochenbildung in der Haut prädisponieren. Von Osteogenese spricht man daher, wenn neuer, meist reifer Knochen gebildet wird. Bei der Ossifikation werden vorbestehende, nichtknöcherne Strukturen in Knochen umgewandelt. Osteome sind allgemein sehr selten, treten aber oft im Kindesalter auf. Man unterscheidet 2 Krankheitsgruppen.

10.11.1 Primäres Osteoma cutis

Ätiologie. Meist durch das Albright-Syndrom ausgelöst (Pseudohypoparathyreoidismus). Unbekannter Genese ist das plattenförmige kutane Osteom (Worret u. Burgdorf 1978; ◘ Abb. 10.11a), welches bei schnellem Wachstum als progressive ossäre Heteroplasie bezeichnet wird.

Klinisches Bild. Knötchenförmige (Hautsteine) oder plattenartige, steinharte, intrakutane Tumoren. Sie sind röntgenologisch darstellbar (◘ Abb. 10.11b). Prädilektionsstellen sind Brustbereich, Oberschenkelaußenseiten, Finger.

Beim subungualen Osteom (subunguale Exostose, im engeren Sinn also kein Osteom!), welches mit Nagelwachstumsstörungen einhergeht, kann man röntgenologisch meist eine Verbindung zur Endphalanx ausmachen, was dafür spricht, dass es sich um eine Exostose handelt. Es wird möglicherweise durch ein Trauma ausgelöst und ist fast immer an den Zehen lokalisiert, meistens an der Medialseite der Großzehen.

Histologie. Oft reifer Knochen mit Havers-Kanälen. van-Kossa-Färbung daher meist negativ. Mehr Osteoblasten als Osteoklasten.

Differenzialdiagnose. Wegen der Härte: Kalzinosen.

Therapie. Exzision, sonst unbefriedigend. Diphosphonate sind nicht wirksam (Schumachers u. Worret 1992).

10.11.2 Sekundäres Osteoma cutis

Ätiologie. Tumoren oder Traumen können, besonders bei langem Bestand, Osteome auslösen. Auch Dermatosen wie die Dermatomyositis bzw. Teutschländer Syndrom.

◘ **Tabelle 10.2.** Differenzialdiagnose der Kalzinosen

Art der Kalzinose	Ursache	Labor
Metastatisch	Primärer und sekundärer Hyperparathyreoidismus, Sarkoidose, M. Paget	$Ca^{2+} \uparrow P \downarrow$
Traumatisch	Wenn Trauma, mit externer oder interner Kalziumapplikation	$Ca^{2+} -$, örtlich $\uparrow$
Degenerativ	Pseudoxanthoma elasticum, Ehlers-Danlos-Syndrom	$Ca^{2+} -$
Durch Kollagenosen	Dermatomyositis, systemische Sklerodermie, CREST-Syndrom	$Ca^{2+} -/\uparrow$
Tumoral	Fast jeder lang bestehende Tumor, Basaliome, trichogene Tumoren	$Ca^{2+} -$
Idiopathisch	Tumorkalzifizierung oder nicht bekannt, z. B. Teutschländer-Syndrom (Calcinosis universalis)	$Ca^{2+} -$

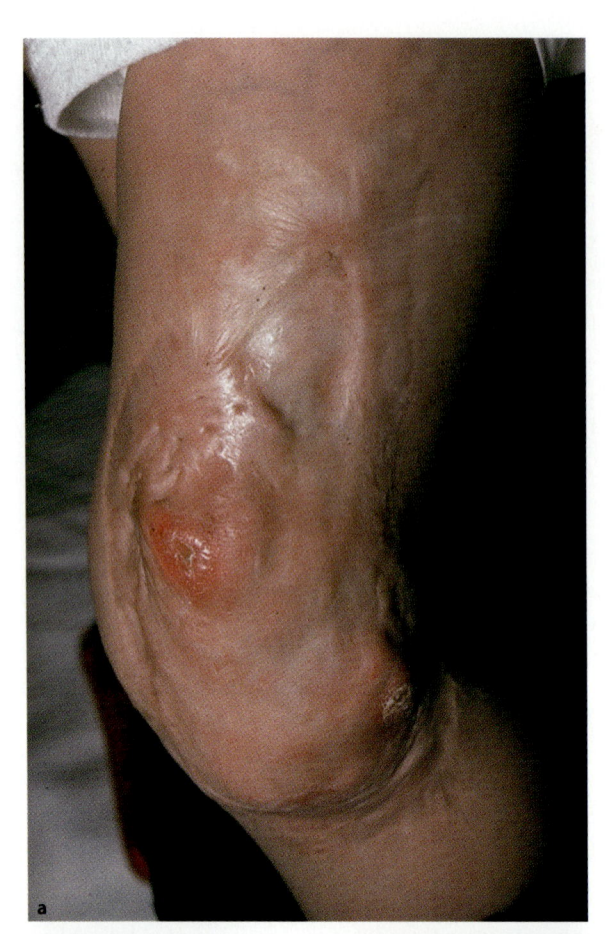

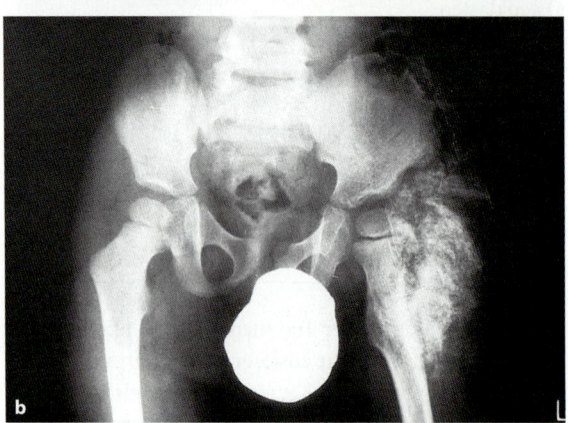

Abb. 10.11a, b. Kongenitales plattenartiges Osteoma cutis (a); Röntgenaufnahme (b) desselben Kindes

Multiple faziale Osteome können einer Akne folgen, doch ist diese Tatsache unbewiesen, und man nennt dann diese Läsionen primäre miliäre Osteome.

10.12 Multiple adnexielle Neoplasiesyndrome

Beschrieben bei Burgdorf u. Worret (1988), Burgdorf u. Koester (1992), Burgdorf (1998), Scherer et al. (2002).

10.12.1 Gardner-Syndrom [familiäre adenomatöse Polyposis (FAP), familiäre Polyposis des Kolons (FPC), adenomatöse Polyposis Coli (APC)]

Epidemiologie. Relativ häufige, karzinomassoziierte Genodermatose. Zahlreiche große Stammbäume auf der ganzen Welt, besonders in Utah/USA, wo der Biologielehrer Gardner das Syndrom definierte.

Ätiologie. Autosomal dominanter Erbgang. Das Gardner-Syndrom ist keine Entität sensu strictu, sondern eine FAP mit extraintestinalen Manifestationen (Foulkes 1995). Die Mutation des klassischen Tumorsupressorgens APC am Locus 5q21 wurde oben diskutiert.

Klinisches Bild. Oft kann lediglich aufgrund der typischen Hautbefunde auf eine intestinale Polyposis geschlossen werden. Die meisten Patienten weisen multiple Epidermoidzysten auf, die sehr groß werden können und dann entstellend wirken. Einige Fälle haben keine Zysten, sondern Knoten, die histologisch Pilomatrixomen ähneln. Das Oldfield-Syndrom weist auf eine Familie hin mit Kolonpolypen und multiplen Steatozystomen. Intern kommen unzählige Polypen des Kolons und des Rektums vor, die, falls sie unbehandelt bleiben, irgendwann zu 100% in Karzinome transformieren können, wenn man die gesamte Lebensspanne als Maß nimmt.

> Immer an das Gardner-Syndrom denken, wenn Kinder viele Zysten haben.

Klinisches Bild.
Sekundäre Osteome kommen meist im Gesicht (Nanta-Nävus) oder auf dem Kopf (Pilomatrixome) vor. Periphere ossifizierende Fibrome sind viel seltener.

Nach Traumen können vertikale Narben in der Area xiphoidea oder im Mons-pubis-Bereich ossifizieren. Dasselbe gilt für kleine Osteome im Bereich der Fersen, die dadurch bedingt sein können, dass dem Frühgeborenen häufig Blut mit der Lanzette entnommen wurde. Ähnliches folgt auch EEG-Elektroden und anderen minimalen Traumen in diesem Alter.

Verschiedene andere Tumoren kommen vor, insbesondere, wenn man einige Fälle des Turcot-Syndroms dazuzählt: Desmoide, Kieferzysten und Pigmentabnormitäten der Retina (= wertvoller Screeningtest, da diese schon in den ersten Lebenswochen und -monaten nachgewiesen werden können).

Die genaue Ursache dieser Syndrome ist noch völlig unbekannt.

Differenzialdiagnose. Multiple Epidermiszysten, Pilomatrixome, Steatocystoma multiplex.

Therapie. Exstirpation. Fahndung nach assoziierten Karzinomen. Tumorvorsorge: regelmäßige Rekto- und Koloskopien mit Biopsien. Die prophylaktische Kolonektomie wurde empfohlen. Neuere Untersuchungen konzentrieren sich auf eine mögliche protektive Wirkung von nichtsteroidalen Antirheumatika, insbesondere Sulindac, welches möglicherweise die Apoptose bahnt und Ornithincarboxylase, ein essenzielles Wachstumsenzym, hemmt.

10.12.2 Cowden-Syndrom (multiples Hamartomsyndrom)

Epidemiologie. Sehr seltenes Syndrom in der Kindheit (Burgdorf u. Koester 1992).

Ätiologie. Das Gen muss auf dem Chromosom 10 liegen. In derselben Gegend liegen die Gene der Riley-Smith-, Bannayan-Zonana- und Ruvalcaba-Myhre-Smith-Syndrome, die sich auch teilweise überlappen. Es wird sich um eine Keimlinienmutation des PTEN-Gens handeln. Autosomal dominanter Erbgang.

Klinisches Bild (Hildenbrand et al. 2001). Multiple Gesichtspapeln, die an Akne oder Warzen erinnern. Ebenfalls orale Papeln, die ein kopfsteinpflasterartiges Bild an Lippen und Wangenschleimhaut haben. Öfters Lingua plicata. Ebenfalls kleine Papeln an den Akren und punktförmige Keratodermien.

Als assoziierte Karzinome treten Mammakarzinome bei etwa 25% oder sogar bei noch mehr Frauen nach der Pubertät auf. Beginn als Mastopathia fibrosa cystica. Mammakarzinome beim Mann müssen extrem selten sein. Schilddrüsenadenome und gastrointestinale Polypen kommen vor, entarten aber selten. Das Cowden-Syndrom kann mit Makroenzephalie, geistiger Retardierung oder Kleinhirnzeichen auftreten (Lhermitte-Duclos-Syndrom).

Histologie. Die Papeln sind Trichilemmome oder sog. zirkumskripte Kollagenome, die aber auch ohne an das Syndrom gebunden zu sein auftreten können (Pürschel u. Worret 1995). Hämangiome und Lipome sollen auch vermehrt vorkommen.

Differenzialdiagnose. Akne vulgaris, Warzen, Epidermiszysten.

Therapie. Die Totalexzision ist die einzige erfolgversprechende Therapie. Fahndung nach assoziierten Karzinomen. Tumorvorsorge.

10.12.3 Muir-Torre-Syndrom

Epidemiologie. Diese seltene Genodermatose wurde zuerst von Muir (1967) und von Torre (1968) beschrieben (Burgdorf u. Worret 1988, Rütten et al. 1999). Extrem selten bei Kindern, aber nicht auszuschließen.

Ätiologie. Es handelt sich um Mutationen von mehreren unterschiedlichen Mismatch-Reparaturgenen, von denen das MSH2-Gen das häufigste ist. Andere Mutationen sind häufiger beim hereditären nichtpolypösen kolorektalen Karzinomsyndrom (HNPCC-Lynch- oder Cancer-family-Syndrom, welches ein Torre-Syndrom ohne Hautveränderungen darstellt. Die Vererbung ist autosomal dominant mit einem Funktionsverlust der Reparaturgene, was zu einer Vielzahl von Defekten führen kann, eingeschlossen einer Mikrosatelliteninstabilität, die als zytologischer Marker dient.

Klinisches Bild. Es treten multiple Talgdrüsenneoplasien, multiple Keratoakanthome und multiple interne Karzinome auf. In ungefähr der Hälfte der Fälle gehen die Hautveränderungen den internen Karzinomen voraus. Es ist typisch, dass diese Karzinome multipel (z. B. 9 verschiedene primäre Karzinome bei einem Patienten) und relativ benigne sind, d. h. sie metastasieren spät (Burgdorf u. Worret 1988). Oft sind Lungenkarzinome, Karzinome des Gastrointestinaltraktes, insbesondere Karzinome des Duodenums, oder des Urogenitalsystems assoziiert, obgleich grundsätzlich ganz verschiedene Malignome auftreten können.

Bei Nachweis einer Talgdrüsenneoplasie oder multipler Keratoakanthome sollte zumindest eine genaue Eigenanamnese und Familienanamnese erfolgen sowie eine gründliche Inspektion des gesamten Integumentes. Bei verdächtigen Anhaltspunkten ist eine invasivere Durchuntersuchung und ggf. Überwachung des Patienten durch regelmäßige Kontrolluntersuchungen obligatorisch.

Histologie. Die Talgdrüsenneoplasien zeigen einen großen Formenreichtum von Talgdrüsenadenomen über Sebaceome bis hin zu Talgdrüsenkarzinomen. Zystische Talgdrüsentumoren zeigen am spezifischsten das Syndrom an. Keratoakanthome weisen keine pathologischen Besonderheiten auf (Rütten et al. 1999).

Differenzialdiagnose. Weiche Fibrome an Hals und Rücken. Multiple Keratoakanthome und andere Keratoakanthomsyndrome. Multiple Adnextumorsyndrome.

Therapie. Exzision. Fahndung nach assoziierten Karzinomen. Tumorvorsorge.

10.12.4 Carney-Syndrom (NAME-, LAMB-Syndrom)

Epidemiologie. Selten. Tritt aber schon im Kindesalter auf.

Ätiologie. Es handelt sich um eine Genodermatose mit autosomal dominantem Erbgang. Heute wird vom Carney-Kompex Typ 1 gesprochen, welcher an 17q gekoppelt ist und Mutationen am PRKAR1A-Gen darstellt im Gegensatz zum Typ 2, der an das Chromosom 2 gekoppelt ist.

Klinisches Bild. Fleckige Hyperpigmentierungen, Lentigines, blaue Nävi. Genitalschleimhaut und Lippen sind ebenfalls einbezogen, aber nicht die Wangenschleimhaut, im Gegensatz zum Peutz-Jeghers-Syndrom. Myxome der Haut und des äußeren Ohres sowie der Augenlider. Einige Patienten haben keine Pigmentanomalien. Das größte Problem sind multiple kardiale Myxome, die, obwohl sie benigne sind, doch eine operationsbedingte Mortalität von 20% haben. Häufige interne Tumoren: psammomatöse pigmentierte Schwannome, bilaterale verkalkende Sertoli-Zelltumoren (Sterilität), pigmentierte noduläre Nebennierenrindenhyperplasie (M. Cushing), Hypophysenadenome (Akromegalie), myxoide Mammafibrome.

> Kinder mit Myxomen an Augenlidern oder im Gehörgang haben praktisch in 100% ein Carney-Syndrom, auch wenn keine Pigmentanomalien vorliegen.

Histologie. Epitheloide Myxome. Die Pigmentflecken sind meist blaue Nävi, die einen epitheloiden Charakter aufweisen.

Differenzialdiagnose. Lentigines-Syndrome, besonders Peutz-Jeghers-Syndrom. LEOPARD-Syndrom.

Therapie. Überwachung und Operation der Begleittumoren.

10.12.5 Birt-Hogg-Dube-Syndrom (BHD)

Epidemiologie. Seltene vererbliche Genodermatose. Die Hautveränderungen treten meist erst im Erwachsenenalter auf.

Ätiologie. Es besteht eine Mutation in dem Gen, welches das Follikulin kodiert. Der BHD-Locus liegt auf einem chromosomalen Band in 17p 11.2. Das Syndrom wird autosomal dominant vererbt.

Klinisches Bild. Die häufigste Trias sind Haarfollikelhamartome, Nierenkarzinome und Spontanpneumothorax. Außerdem können noch medulläre Schilddrüsenkarzinome auftreten. Die Hautveränderungen gleichen meist weichen Fibromen oder hautfarbenen Papeln wie Aknenarben. Manchmal kommt ein Haar aus dem Zentrum. Die Läsionen sind an Kopf, Hals, Brust, Rücken und Armen lokalisiert. Schleimhautpapeln im Mund wurden auch beschrieben.

Histologie. Die meisten Läsionen sind Fibrofollikulome. Manche wurden auch als Trichodiscome beschrieben, jedoch ist das ein Misnomer, da es sich um fibrosierende, vernarbende Prozesse handelt, die keine neuronalen Elemente aufweisen.

Therapie. Exzision der Hautläsionen zur Diagnosestellung. Tumorsuche.

10.13 Maligne Tumoren

Sarkome sind bei Kindern noch seltener als im Erwachsenenalter, aber klinisch äußerst wichtig. Deshalb sollen sie hier in Abhängigkeit ihrer Häufigkeit abgehandelt werden.

10.13.1 Rhabdomyosarkom

Epidemiologie. Befällt meistens Kinder von Geburt bis zum 15. Lebensjahr. Etwa 3,4% aller bösartigen Tumoren im Kindes- und Jugendalter. Damit viel häufiger als Melanome. Es wird geschätzt, dass die Inzidenz in der Normalbevölkerung etwa 4,5/1 Mio. Einwohner pro Jahr bei Kaukasiern beträgt und 1,3/1 Mio. Einwohner pro Jahr bei Schwarzen. Jungen sind häufiger betroffen (Weiss u. Goldblum 2001).

Ätiologie. Unreife Zellen besitzen Vimentin, welches auf die mesenchymale Herkunft hinweist. Differenziertere Zellen sind für Desmin und Myoglobin positiv wie normale Muskelzellen.

Klinisches Bild. Schnell wachsender, progressiver, harter, meist hautfarbener Tumor, der mit der Faszie verbacken ist und spät ulzeriert. Prädilektionsstellen: Hals, Gesicht, besonders in der Orbita, und Extremitäten (Abb. 10.12). Botryoide (traubenförmige) Varietäten wachsen aus der Vagina.

75% der Metastasen treten in der ersten 6 Monaten nach Diagnosestellung auf. Filiae in Lymphknoten, Lungen, Leber, Knochenmark und Gehirn. Tumoren an Kopf und Hals können auch direkt den Knochen durchwachsen und in das Gehirn penetrieren. Das passiert in 1/3 der Fälle.

Histologie. 5 Typen des Rhabdomyosarkoms werden unterschieden (28):

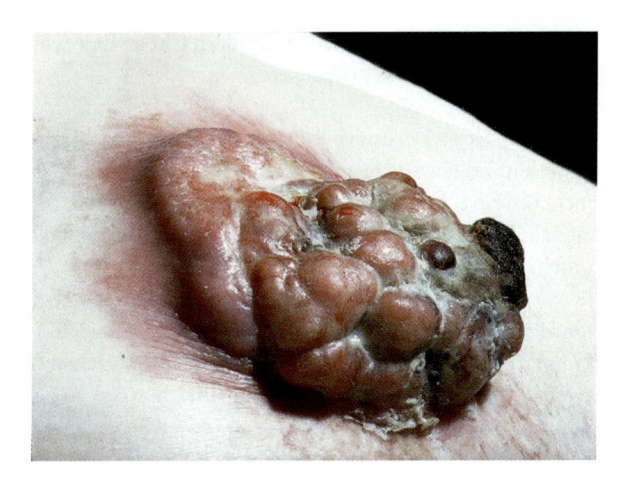

Abb. 10.12. Rhabdomyosarkom am Arm mit Tumornekrosen

- embryonales Rhabdomyosarkom,
- botryoides Rhabdomyosarkom,
- Spindelzellrhabdomyosarkom,
- alveoläres Rhabdomyosarkom,
- pleomorphes Rhabdomyosarkom.

Von der histologischen Typisierung hängt auch die Prognose ab.

Differenzialdiagnose. Allgemein Sarkome.

Therapie. Weite Exzision, Radiotherapie und Chemotherapie in pädiatrisch-onkologischen Zentren.

10.13.2 Neuroblastom

Epidemiologie. Nach dem Rhabdomyosarkom das zweithäufigste Sarkom bei Kindern. Mädchen und Jungen sind gleich häufig befallen, obwohl Jungen dazu tendieren, vermehrt Metastasen zu bilden. 50% der Tumoren werden in den ersten 2 Lebensjahren diagnostiziert, 75% bis zum 5. Lebensjahr. Bei Schwarzen kommt der Tumor seltener vor (Weiss u. Goldblum 2001).

Ätiologie. Meist sporadisches Auftreten. Es wird geschätzt, dass 20% der Tumoren autosomal dominant vererbt werden. Der Gendefekt wurde in 1p36.3-p36.2 erkannt.

Klinisches Bild. Meist Bild einer Metastasierung mit Fieber und Kachexie. Knochenschmerzen und Diarrhö (erhöhter Katecholaminspiegel). 32% aller befallenen Säuglinge haben Hautmetastasen als Initialzeichen. Ansonsten kommen Hautmetastasen aber nur bei 2,6% aller Patienten vor. Die Filiae sind erbsgroß, bläulich und über Stamm und Extremitäten verstreut. Auf Druck werden sie in etwa 2–3 min weiß und bekommen einen roten Halo. Dieses Phänomen dauert etwas weniger als 1 h. Dann kann erst nach einer Refraktärzeit das Zeichen wieder ausgelöst werden.

Wichtiges Stigma: sog. Waschbär- (Racoon-) Augen. Das sind periorbitale Ekchymosen (bedingt durch orbitale Metastasen) und heterochrome Iriden (durch Befall des Sympathikusastes, der die Augenfarbe reguliert).

Histologie. Zellulärer Tumor aus kleinen Neuroblasten, die Rosetten formen.

Differenzialdiagnose. Metastasen anderer Tumoren, evtl. Mastozytome.

Therapie. Tumorchirurgie durch Neurochirurgen, Nachbehandlung in pädiatrisch-onkologischer Spezialeinheit. Die Prognose variiert mit dem Alter des Kindes. Kinder vor dem 1. Lebensjahr überleben zu 74% nach Tumorexzision. Später ist die Metastasierung meist zu weit fortgeschritten.

10.13.3 Fibrosarkom

Epidemiologie. Ziemlich selten, wird aber als eigene Varietät unter den Fibrosarkomen angesehen, weil es eine deutlich bessere Prognose hat als bei Erwachsenen. Auftreten kongenital oder in den ersten Lebensjahren. Jungen etwas häufiger befallen als Mädchen.

Ätiologie. Der Tumor ist eine maligne fibrozytäre Neoplasie mit, insbesondere bei Kindern, unbekannter Genese. Eine Heredität ist eher ausgeschlossen.

Klinisches Bild. Fibrosarkome sind feste, mit der Ungebung verbackene, schmerzlose Tumoren von 1–20 cm Größe. Schnelles Wachstum (Verdoppelung der Tumormasse in 2–3 Wochen). Hauptprädilektionsstellen sind die Extremitäten.

Histologie. Prinzipiell gleiche »fischzugartige« Tumorstränge wie beim Erwachsenen. Manchmal mehr lymphozytäres Entzündungsinfiltrat.

Differenzialdiagnose. Kindliche Fibromatosen, Rhabdomyosarkom.

Therapie. Großzügige Exzision.

10.13.4 Dermatofibrosarcoma protuberans (DFSP)

Obwohl dieser Tumor fast nie metastasiert, sollte er unter der Rubrik »maligne« abgehandelt werden, da er infiltrierend, lokal destruierend wächst und eine sehr hohe Rezidivrate aufweist.

Epidemiologie. Das klassische DFSP ist selten bei Kindern, aber der Beginn liegt oft im Jugendalter. Die kindliche Form wurde lange als Riesenzellfibroblastom klassifiziert.

Ätiologie. Der Tumor wird als eine Wucherung der Fibroblasten interpretiert. Da die Zellen aber CD34-positiv sind, wird diskutiert, ob die Neoplasien nicht Varianten des Nervenscheidentumors sind.

Klinisches Bild. Der oft mehrhöckrige, bis zu faustgroße Knoten hat bei Wachstumsbeginn Ähnlichkeit mit einer knotigen Narbe, aber ohne ein Trauma in der Anamnese. Die subkutanen Tumoren sind fest mit der Haut verbacken. Sie sind oft im Bereich des Schultergürtels lokalisiert (Keshen et al. 1995; ◘ Abb. 10.13).

Histologie. Bis in die Subkutis reichender fibröser Tumor, in die Fettsepten proliferierend. CD30-positive Spindelzellen. Unscharfe Begrenzung, Kern- und Zellpolymorphie. Typischerweise Radspeichenstrukturen, die aber auch bei anderen fibrohistiozytischen Neoplasien vorkommen können. Bei den kindlichen Formen findet man multinukleäre Riesenzellen in einem oft myxoiden Stroma, die gefäßähnliche Spalten im Bindegewebe begrenzen.

Differenzialdiagnose. Tiefe und atypische Dermatofibrome, Keloide, Sarkome.

Therapie. Tiefe, großzügige Exzision wegen der extremen Rezidivneigung.

10.13.5 Kaposi-Sarkom

Epidemiologie. 3–4% der Kaposi-Sarkome (Burgdorf u. Ruiz-Maldonado 2003) treten vor dem 15. Lebensjahr auf. Am häufigsten bei Kindern in Afrika. Dabei sind die Kaposi-Sarkome (KS) der nicht Aids-assoziierten Formen lymphomähnlich. Bei Aids-kranken Kindern tritt es aber sehr viel seltener auf als bei Erwachsenen.

Ätiologie. Herpesvirus Typ 8 konnte in den Läsionen nachgewiesen werden, sodass man postulieren kann, dass es sich nicht um ein echtes Sarkom, sondern um eine durch falsche Signale der Angiogenese fehlgesteuerte vaskuläre Proliferation handelt.

Klinisches Bild. Blau-rote bis düster-rote, etwa haselnussgroße Knoten, die bei Kindern mehr an Kopf und Hals auftreten. Frühe diffuse Lymphadenopathie besonders bei schwarzen Kindern in Afrika. Bei Aids-Kranken liegen die Läsionen auch im Schleimhautbereich oder in den Hautspaltlinien.

Histologie. Fibröser Tumor mit vaskulären Schlitzen und oft Hämosiderinablagerungen.

Differenzialdiagnose. Hämangiome, Granuloma pyogenicum.

Therapie. Interferoninjektionen, Vincristin/Bleomycin, bei stabilem Krankheitszustand Spontanremission abwarten und evtl. Camouflage.

Danksagung

Wir sind Herrn Univ.-Prof. Dr. med. G. Plewig, Direktor der Universitätshautklinik der LMU München, sehr dankbar dafür, dass er uns die Abbildungen 10.2, 10.4, 10.5, 10.9 und 10.13 zur Verfügung gestellt hat.

Literatur

Abenoza P, Ackermann AB (1990) Neoplasms with eccrine differentiation. Ackerman´s histologic diagnosis of neoplastic skin diseases: a method by pattern analysis. Lea & Febiger, Philadelphia

Ackermann AB, De Viragh PA, Chongchitnant N (1993) Neoplasms with follicular differentiation. Ackerman´s histologic diagnosis of neoplastic skin diseases: a method by pattern analysis. Lea & Febiger, Philadelphia

Bass HN, Caldwell S, Brooks BS (1993) Michelin tire baby syndrome: familial constriction bands during infancy and early childhood in four generations. Am J Med Genet 45: 370–372

Baum HP, Hog M (1994) Solitary basalioma in a 10-year-old boy. Hautarzt 45: 406–408

Burgdorf WHC, Doran CK, Worret W-I (1982) Folded skin with scarring: Michelin tire baby syndrome? J Am Acad Derm 7: 90–93

Burgdorf WHC, Worret W-I (1988) Autosomal dominante Genodermatosen und ihre Assoziation mit internen Karzinomen. Hautarzt 39: 413–418

Burgdorf WH, Koester G (1992) Multiple cutaneous tumors: what do they mean? J Cutan Pathol 19: 449–457

Burgdorf WHC (1998) Genodermatoses associated with Malignancies. In: Burg G (ed) Atlas of cancer of the skin. Churchill Livingstone, London

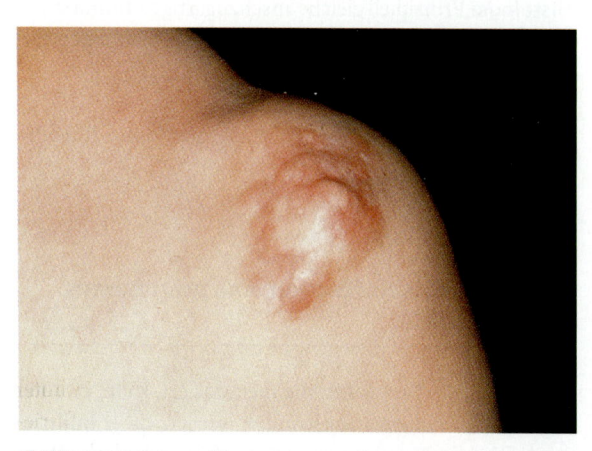

◘ **Abb. 10.13.** Dermatofibrosarcoma protuberans. Typische Lokalisation

Literatur

Burgdorf WHC, Ruiz-Maldonado R (2003) Benign and malignant tumors, in Pediatric Dermatology (3nd Edition), Schachner LA, Hansen RC, editors. Edinburgh, Mosby, pp. 863–899

Burgert S, Jones DH (1996) Recurring digital fibroma of childhood. J Hand Surg Br 21: 400–402

Dal Cin P, Sciot R, De Wever I, Van Damme B, van den Berghe H (1994) New discriminative chromosomal marker in adipose tissue tumors. The chromosome 8q11-q13 region in lipoblastoma. Cancer Genet Cytogenet 78: 232–235

D´Andrea F, Brongo S, Ferraro G, Baroni A (2002) Prevention and treatment of keloids with intra lesional verapamil. Dermatology ;204(1): 60–62

Efem SE, Ekpo MD (1993) Clinicopathological features of untreated fibrous hamartoma of infancy. J Clin Pathol 46: 522–524

Elder D, Elenitsas R, Jaworsky C, Johnson B Jr. (1997) Lever´s histopathology of the skin, 8th edn. Lippincott-Raven, Philadelphia New York

Enzinger FM, Zhang RY (1988) Plexiform fibrohistiocytic tumor presenting in children and young adults. An analysis of 65 cases. Am J Surg Pathol 12 (11): 818–26.

Fernandez Pugnaire MA, Delgado Florencio V (1995) Familial multiple cutaneous leiomyomas. Dermatology 191: 295–8

Foulkes WD (1995) A tale of four syndromes: familial adenomatous polyposis, Gardner syndrome, attenuated APC and Turcot syndrome. QJM 88: 853–63

Gagne EJ, Su WP (1993) Congenital smooth muscle hamartoma of the skin. Pediatr Dermatol 10: 142–5

Gorlin RJ (1995) Nevoid basal cell carcinoma syndrome. Dermatol Clin 13: 113–25

Haufs M, Metze D (1997) Hamartom der glatten Muskulatur. Z Hautkrk H+G 72: 464–66

Hildenbrand C, Burgdorf WH, Lautenschlager S (2001) Cowden syndrome- diagnostic skin signs. Dermatology 202: 362–366

Hornstein OP (1996) Erkrankungen des Mundes. Kohlhammer, Stuttgart

Inglefield CJ, Muir IF, Gray ES (1994) Aggressive pilomatricoma in childhood. Ann Plast Surg 33: 656–658

Keshen TH, Cederna PS, Savell VH Jr, Platz CE, Chang P, Ricciardelli EJ (1995) Clinical and pathological features of pediatric dermatofibrosarcoma protuberans. Ann Plast Surg 35: 633–637

Miyake I, Tokumaru H, Sugino H, Tanno M, Yamamoto T (1995) Juvenile hyaline fibromatosis. Case report with five years´ follow-up. Am J Dermatopathol 17: 584–590

Pürschel WC, Worret W-I (1995) Storiformes Kollagenom. Z Hautkr 70: 902–904

Rütten A, Burgdorf WHC, Hügel H, Kutzner H, Hosseiny-Malayeri HR, Friedl W, Propping P, Kruse R (1999) Cystic sebaceous tumors as marker lesions for the Muir-Torre syndrome: a histopathologic and molecular genetic study. Am J Dermatopathol 21: 405–413

Scherer K, Hintz C, Burgdorf W (2002) Tumorassoziierte Genodermatosen. Hautarzt 53: 55–77

Schumachers G, Worret W-I (1992) Osteoma cutis. Pathogenese und therapeutische Möglichkeiten. Hautarzt 43: 422–425

Vocks E, Worret W-I, Burgdorf WHC (2000) Myxoid liposarcoma in a 12-year-old girl. Pediatr Dermatol 17: 129–132

Weiss SW, Goldblum JR (2001) Enzinger and Weiss´s soft tissue tumors, 4th edn. Mosby, Philadelphia

Worret W-I, Burgdorf W H C (1978) Ein angeborenes plattenartiges Osteoma cutis bei einem Säugling. Hautarzt 29: 590–596

Worret W-I (2003) Narben. In: Worret W-I, Gehring W (Hrg) Kosmetische Dermatologie. Springer, Berlin Heidelberg New York

Vaskuläre Anomalien

H. Cremer, H. Traupe

11.1 Klassifikation und Definition vaskulärer Anomalien im Hautbereich – 165
11.1.1 Geschichtlicher Rückblick – 165

11.2 Klinik der vaskulären Tumoren – 166
11.2.1 Lokalisierte klassische Hämangiome (LKHs) – 166
11.2.2 Sonstige vaskuläre Tumoren (VTs) – 171

11.3 Klinik der vaskulären Malformationen mit Ähnlichkeit zu vaskulären Tumoren – 174
11.3.1 Feuermale – 175
11.3.2 Sonstige hämangiomähnliche Fehlbildungen – 176

11.4 Mit passageren Gefäßerweiterungen einhergehende Veränderungen – 179
11.4.1 Livedo reticularis – 179

11.4.2 Livedo racemosa – 180
11.4.3 Flush – 180

11.5 Mit Teleangiektasien einhergehende Veränderungen – 181
11.5.1 Morbus Osler – 181
11.5.2 Ataxia teleangiectatica (Louis-Bar-Syndrom) – 182
11.5.3 Generalisierte essenzielle Teleangiektasien – 182

11.6 Veränderungen des lymphatischen Gefäßsystems – 182
11.6.1 Lymphangiome – 182
11.6.2 Lymphödem und Lymphödemsyndrome – 183

Literatur – 184

Vorbemerkung

Für die 2. Auflage haben wir uns entschlossen, die ehemaligen Kapitel »Vaskuläre Anomalien« und »Gefäßanomalien im Bereich der Haut« in einem Kapitel zusammen zu fassen. Die Abschnitte 11.1–11.3 wurden federführend vom Autor H. Cremer, die Abschnitte 11.4–11.6 vom Autor H. Traupe bearbeitet.

11.1 Definition und Klassifikation vaskulärer Anomalien im Hautbereich

11.1.1 Geschichtlicher Rückblick

Lange Zeit wurden unter der Bezeichnung »Hämangiom« die unterschiedlichsten Veränderungen des Gefäßsystems zusammengefasst. Es war schließlich das Verdienst von Mulliken u. Glowacki (1982) eine strikte Trennung von Hämangiomen einerseits und von Gefäßfehlbildungen andrerseits zu fordern, wobei der Hämangiombegriff weitestgehend die »Hemangiomas of Infancy« mit ihren oberflächlichen, tief liegenden und gemischten Formen umfasste. Die ISSVA (International Society for the Study of vascular Anomalies) übernahm zunächst diese Einteilung. In der Zwischenzeit wurden aber weitere seltene wachsende Gefäßveränderungen entdeckt, welche nicht diesem klassischen Bild der Hämangiome entsprachen. Daher beschloss die ISSVA 1996 die Bezeichnung »Hämangiom« ganz aufzugeben und die wachsenden Gefäßveränderungen zusammenzufassen unter der Bezeichnung »vaskuläre Tumoren«.

Der Begriff vaskuläre Anomalien der Haut beinhaltet *vaskuläre Tumoren* (welche gekennzeichnet sind durch eine Endothel-Zell- Hyperplasie und eine Tendenz zu spontaner Rückbildung) und *vaskuläre Malformationen* (angeborene Fehlbildungen, bei welchen weder eine Endothel- Zell-Hyperplasie besteht noch eine Spontanrückbildungstendenz.)

Die ISSVA strebt für die weitere Klassifizierung der VTs eine *forschungsorientierte Einteilung nach histologischen Kriterien* an. Dies gilt generell auch für die neuere angloamerikanische Literatur zu diesem Fachgebiet.

In Deutschland hat sich dagegen weitgehend eine *praxisorientierte Einteilung nach klinischen Kriterien* durchgesetzt (Cremer 2001, 2005, Übersicht 11.1). Der Grund hierfür ist, dass den Kinderärzten, welche die Hämangiome (bzw. = VTs) in der Regel am frühesten zu sehen bekommen, anfänglich in aller Regel noch keine Histologie zur Verfügung steht. Eine solche ist auch bei >90% aller VTs nicht erforderlich.

> **Übersicht 11.1. Klassifizierung und Häufigkeitsverteilung der unterschiedlichen Formen vaskulärer Tumoren nach klinischen Gesichtspunkten**
>
> Die Zahlen beziehen sich auf eine Auswertung von 1.073 Fällen vaskulärer Tumoren, die vorgestellt wurde in der Städtischen Kinderklinik und der Städtischen Hautklinik Heilbronn, September 1991 bis Juni 1996 (H. Cremer).
> 1. **Lokalisierte klassische Hämangiome (LKHs)** (93%)
>   Diese Gruppe bildet den weitaus größten Anteil aller vaskulären Tumoren, sie entspricht im Wesentlichen den in der anglo-amerikanischen Literatur als »hemangiomas of infancy« bezeichneten Formen (Mullikan u. Glowaki 1982).
>   1.1 *Überwiegend oberflächliche LKHs (90%)*
>   - 1.1.1 Erhabene LKHs mit regelmäßiger Begrenzung (85%)
>   - 1.1.2 Weiße Hämangiome (»Hämangiomvorläufer«) (1%)
>   - 1.1.3 Flache, diffus gerötete LKHs (1,5%)
>   - 1.1.4 Gruppenförmig auftretende Hämangiompapeln (1%)
>   - 1.1.5 Teleangiektatische LKHs (1,5%)
>   1.2 *Überwiegend tief liegende LKHs (mit oder ohne oberflächlichen Anteil) (3%)*
> 2. **Sonstige vaskuläre Tumoren (VTs)** (7%)
>   2.1 *VTs mit besonderer Lokalisations und Verteilungsmuster (0,9%)*
>   - 2.1.1 Halbseitige flächige VTs im Gesichtsbereich mit segmentaler Anordnung
>   - 2.1.2 Flächige VTs im Kinn- (Bart-)bereich
>   - 2.1.3 Diffuse disseminierte Hämangiomatosen
>   - 2.1.4 Benigne neonatale Hämangiomatose
>   2.2 *Tumorartige VTs mit voller Entwicklung bereits bei Geburt (0,7%)*
>   - 2.2.1 Mit guter Spontanrückbildung (»RICH«)
>   - 2.2.2 Ohne Spontanrückbildung (»NICH«)
>   2.3 *VTs kombiniert mit Fehlbildungen anderer Organe (0,3%)*
>   - 2.3.1 Lumbosakrale VTs mit Tethered-cord-Syndrom, urogenitalen Fehlbildungen, Lipomeningozelen oder Kreuzbeinanomalien
>   - 2.3.2 VTs im Gesichtsbereich kombiniert mit Fossa-posterior-Malformationen
>   - 2.3.3 VTs im Gesichtsbereich kombiniert mit Thoraxspalte
>   2.4 *VTs mit histologischen Besonderheiten (0,7%)*
>   - 2.4.1 Kaposiformes Hämangioendotheliom
>   - 2.4.2 Spindelzellhämangioendotheliom
>   - 2.4.3 Tuftet-Angiom
>   2.5 *Postnatal erworbene VTs (4,4%)*
>   - 2.5.1 Eruptives Angiom

11.2 Klinik der vaskuläre Tumoren

11.2.1 Lokalisierte klassische Hämangiome (LKHs)

Nach eigenen Untersuchungen bilden die LKHs die mit Abstand größte Gruppe der vaskulären Tumoren, sie umfassen über 90% aller vaskulären Tumoren (Cremer 2001).

Definition. LKHs sind definiert als wachsende, gutartige Tumoren des vaskulären Endotheliums.

Pathogenese. Die Entwicklung der LKHs steht in engem Zusammenhang mit der Reifung des Gefäßsystems. Es wird angenommen, dass bei Kindern mit Hämangiomen die normalerweise in den letzten Schwangerschaftsmonaten beendete Organisation des Gefäßsystems der Haut auch postnatal noch nicht zum Abschluss gekommen ist und dadurch noch dem Einfluss angiogenetischer Faktoren ausgesetzt bleibt (Esterly 1995). Frühgeburtlichkeit scheint ein prädisponierender Faktor zu sein, wobei das Risiko umso größer ist, je unreifer das Kind bei Geburt ist (Amir et al. 1986). Vor allem für oberflächliche Hämangiome ergaben eigene Untersuchungen eine ausgeprägte Bevorzugung des weiblichen Geschlechtes von 3 : 1.

Überwiegend oberflächlich erscheinende LKHs

Fast alle oberflächlich erscheinenden Formen haben auch eine mehr oder weniger ausgeprägte Tiefenausdehnung, die oft nur sonographisch erkennbar ist.

Am weitaus häufigsten ist die Untergruppe
- einzelstehende erhabene Hämangiome mit regelmäßiger Begrenzung (◘ Abb. 11.1).

11.2 · Klinik der vaskuläre Tumoren

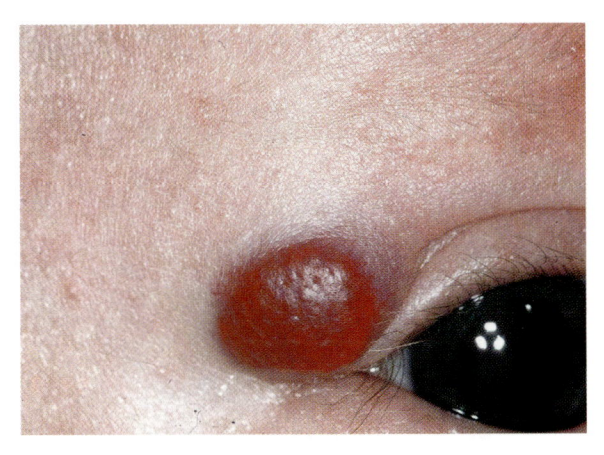

Abb. 11.1. Einzelstehendes erhabenes LKH mit regelmäßiger Begrenzung

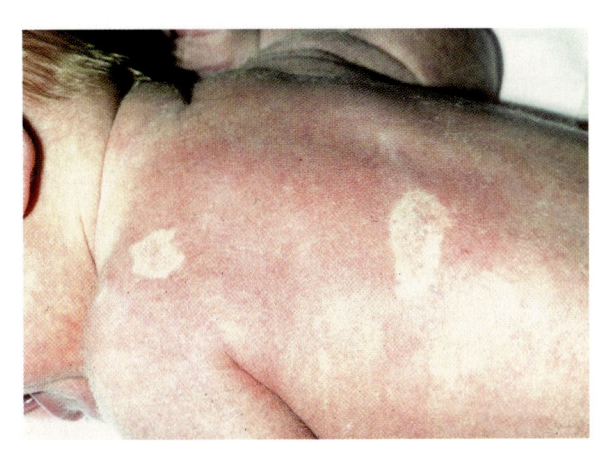

Abb. 11.2. Weiße LKHs bei Neugeborenem

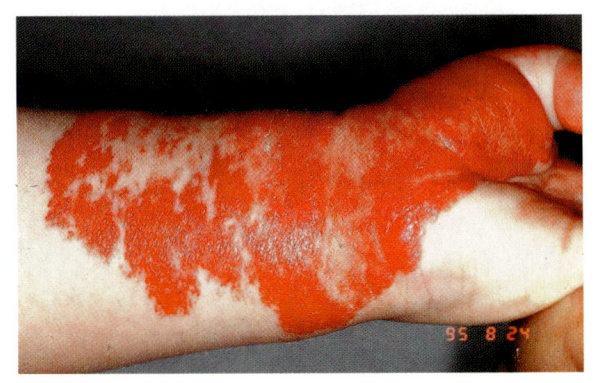

Abb. 11.3. Großflächiges unregelmäßig begrenztes LKH

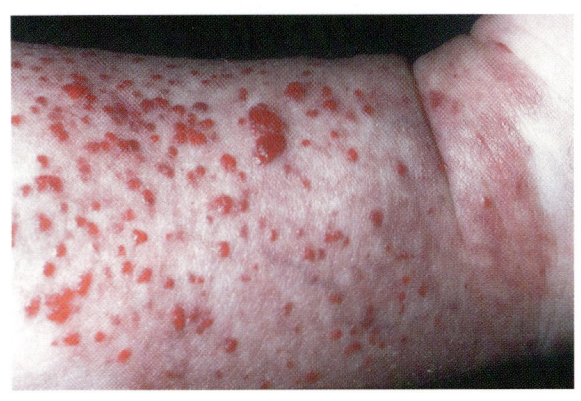

Abb. 11.4. Gruppenförmig auftretende Hämangiompapeln

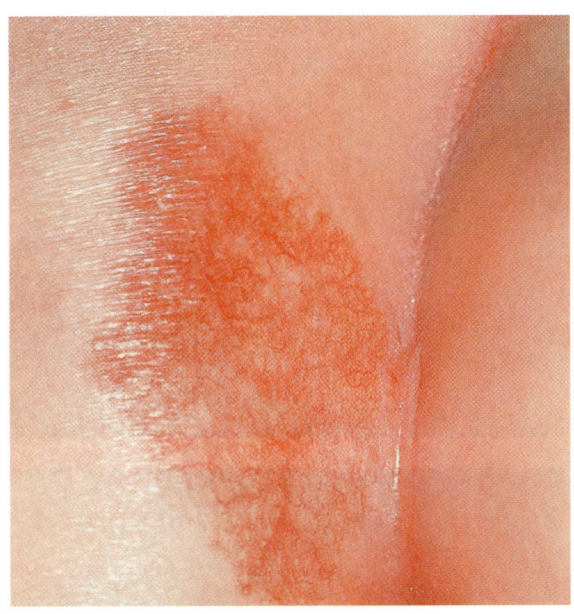

Abb. 11.5. Teleangiektatisches LKH

Überwiegend tief liegende LKHs (mit oder ohne oberflächlichen Anteil)

Sie manifestieren sich zunächst als wachsende, komprimierbare Tumoren (Abb. 11.06). Eine Diagnosesicherung ist in aller Regel nur durch zusätzliche diagnostische Maßnahmen (Farbdopplersonographie) möglich.

Wachstum und Rückbildung der LKHs. 10–12% aller Kinder entwickeln im Verlauf des 1. Lebensjahres LKHs. Diese sind bei Geburt häufig noch nicht vorhanden, werden meist erst ab der 3. Lebenswoche als hellrote Veränderungen sichtbar und wachsen über einige Monate, wobei die Färbung an Intensität zunimmt.

Die restlichen 4 Untergruppen sind wesentlich seltener:
— weiße Hämangiome (»Hämangiomvorläufer«; Abb. 11.02),
— großflächige, unregelmäßig begrenzte oberflächliche LKHs (Abb. 11.03),
— gruppenförmig auftretende Hämangiompapeln (Abb. 11.04),
— teleangiektatische Hämangiomformen (Abb. 11.05).

> Im Verlauf von 7 Jahren bilden sich ca. 70% der LKHs wieder völlig zurück, ca. 10% zeigen keine Rückbildung, und ca. 20% bilden sich nur partiell zurück.

Abb. 11.6a, b. Tiefliegendes LKH: **a** ohne oberflächlichen Anteil, **b** mit oberflächlichem Anteil

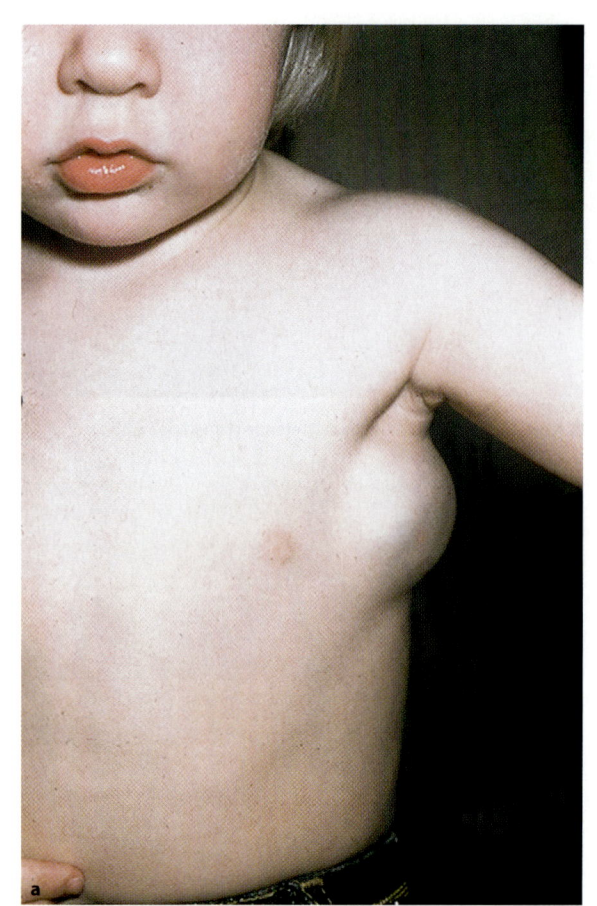

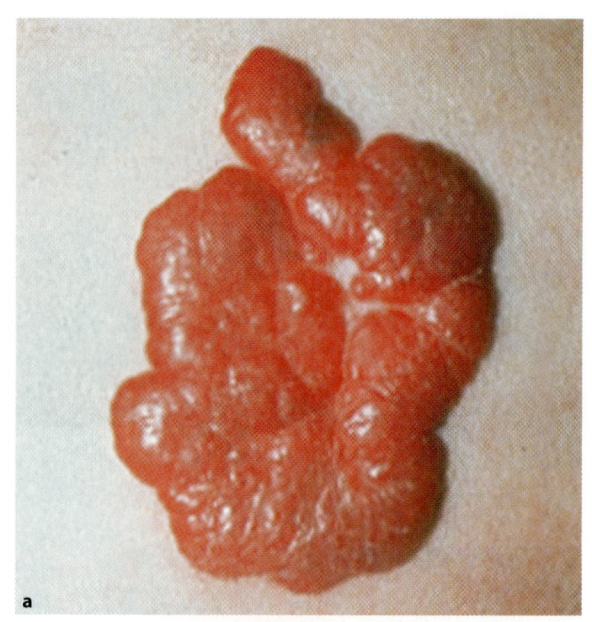

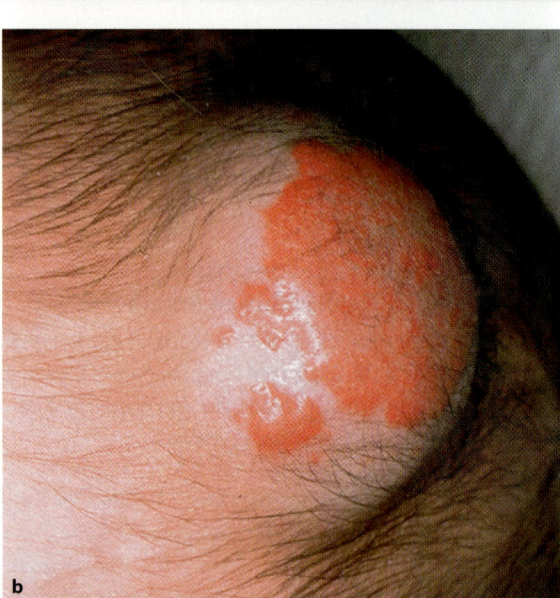

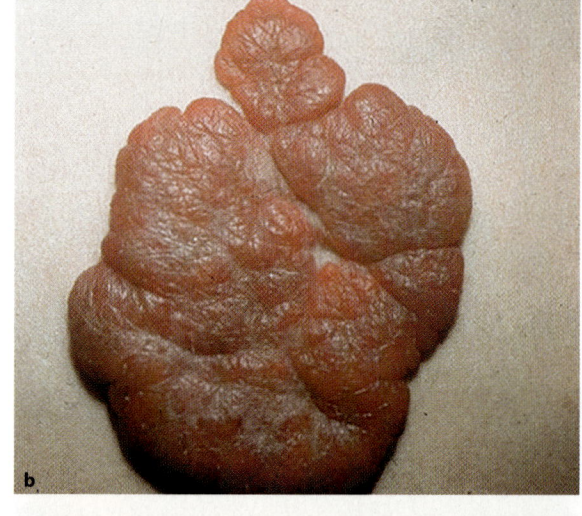

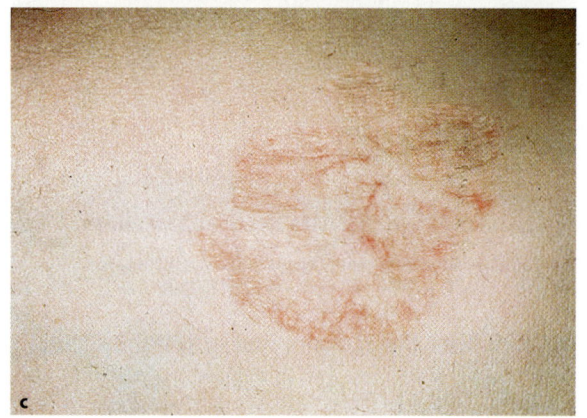

Abb. 11.7a–c. Spontanverläufe. **a** Erhabenes Hämangiom mit 2 Monaten. **b** Rückbildungszeichen (graue Inseln) mit 2 Jahren. **c** Komplette Rückbildung mit 12 Jahren (narbenartige Veränderungen)

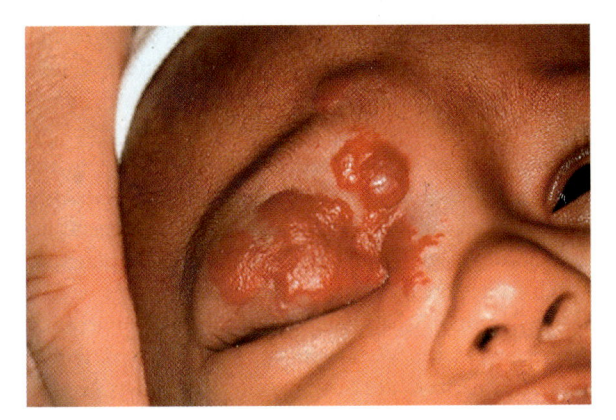

Abb. 11.8. LKH im Augenbereich mit funktioneller Sehbehinderung

Die Rückbildung beginnt in der Regel in der 2. Hälfte des 1. Lebensjahres. Die Veränderungen werden flacher und reduzieren sich dann unter Abblassung größtenteils über Jahre allmählich. Die Rückbildung tiefer liegender Hämangiomanteile erfolgt langsamer als die der oberflächlichen Anteile. Im Verlauf der Rückbildung kommt es zum Auftreten grauer Inseln (◘ Abb. 11.7a). Nach Abschluss der Rückbildung verbleibt in der Regel eine Narbe, welche in Größe und Form dem Hämangiom zum Zeitpunkt seiner maximalen Ausdehnung entspricht (◘ Abb. 11.7b). Auch nach kompletter Remission können kosmetisch erheblich störende narbenartige Restzustände verbleiben.

Größe der LKHs. Die letztlich resultierende *Größe* der LKHs wird beeinflusst von der *Wachstumsgeschwindigkeit* und der *Wachstumsdauer*. Rund 80% aller LKHs wachsen zunächst mehr oder weniger rasch. Die Wachstumsgeschwindigkeit kann dabei sehr unterschiedlich sein. Da die Wachstumsdauer meist auf wenige Monate begrenzt ist, kommt der Wachstumsgeschwindigkeit daher die entscheidende Rolle für die Größenentwicklung zu.

Lokalisation. Neben der Ausdehnung ist die *Lokalisation* der LKHs von großer Bedeutung für den eigentlichen Krankheitswert.

Die Lokalisation von 1029 LKHs, welche im Verlauf von 4 Jahren in der Kinderklinik Heilbronn vorgestellt wurden, ergab folgende Verteilung: 50% im Kopfbereich, 3% im Halsbereich, 27% im Bereich des Stamms, 4% im Anogenitalbereich, 8% im Bereich der oberen und 8% im Bereich der unteren Extremitäten.

Aus kosmetischen Gesichtspunkten sind v. a. LKHs im Gesichtsbereich besonders belastend für den Träger, aber auch für dessen Angehörige. *Problemzonen* sind
— Augenbereich:
 wegen der Gefahr einer funktionellen Erblindung bei länger dauernder Sichtbehinderung (v. a. bei Mitbefall des Oberlides; ◘ Abb. 11.8),

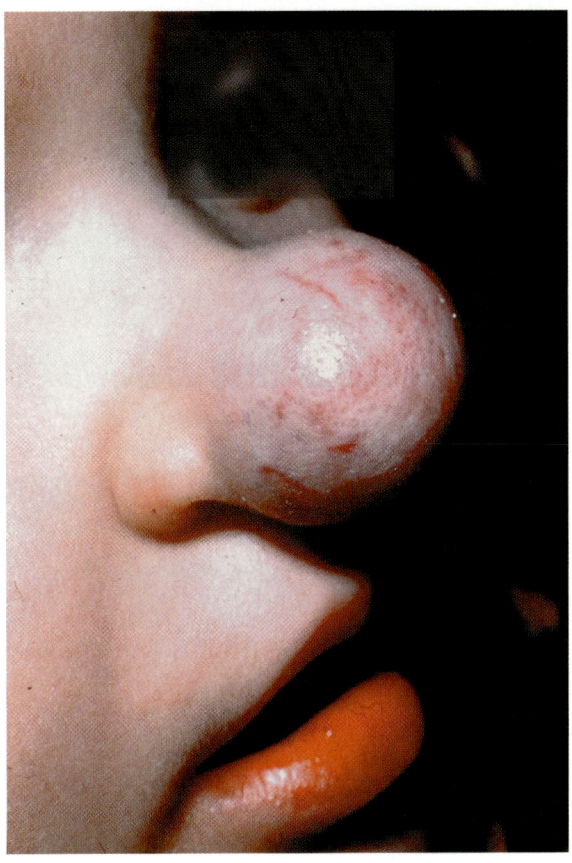

Abb. 11.9. LKH im Nasenbereich (»Cyrano-Nase«)

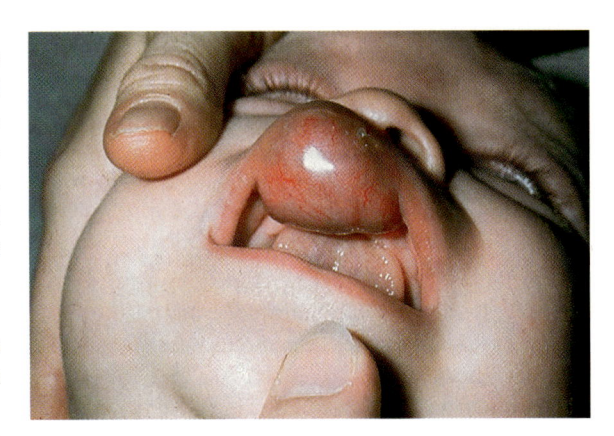

Abb. 11.10. LKH im Lippenbereich

— Nasenbereich (»Cyrano-Nase«):
 wegen der erheblich entstellenden Wirkung (auch nach Rückbildung bleibt häufig eine entstellende Fetteinlagerung im Hämangiombereich zurück; ◘ Abb. 11.9),
— Lippenbereich:
 wegen einer besonders schlechten oder fehlenden Rückbildungstendenz (◘ Abb. 11.10)
— Anogenitalbereich:
 wegen der erhöhten Gefahr einer Ulzeration (◘ Abb. 11.11).

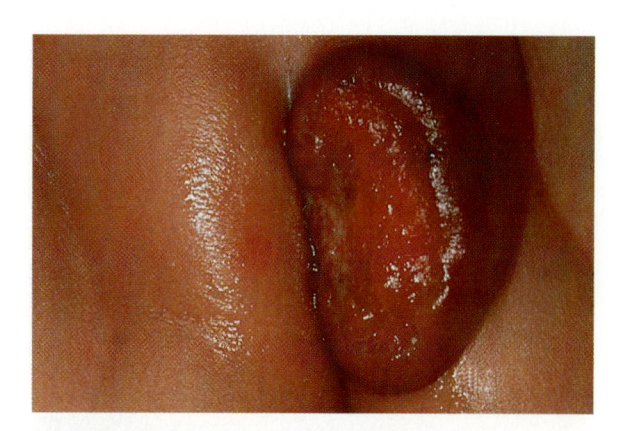

Abb. 11.11. Ulzeriertes LKH im Genitalbereich

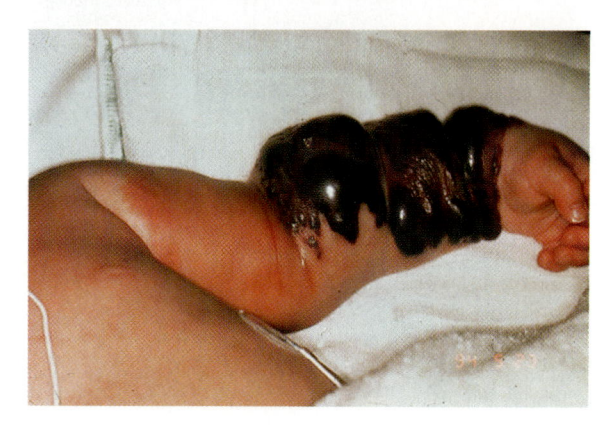

Abb. 11.12. Perkutane Infektion eines Hämangioms (nekrotisierende Fasziitis)

Komplikationen bei LKHs.
- Ulzeration:
  Die häufigste Komplikation ist eine *Ulzeration* mit der Gefahr einer sekundären bakteriellen Besiedlung. Besonders gefährdet durch Ulzerationen ist der Anogenitalbereich (Abb. 11.11).
- Infektion:
  Im Rahmen einer Allgemeininfektion kann es zum Auftreten akut lebensgefährdender *infektiöser Komplikationen* kommen, welche mitunter einer Notoperation bedürfen (Abb. 11.12).
- Obstruktion:
  Komplikationen können in seltenen Fällen durch eine direkte Einwirkung auf die Umgebung auftreten, z. B. bei tiefem Sitz durch Verdrängung oder Verschluss (z. B. Tracheal- und Bronchialbereich, Augenbereich).

> Eine disseminierte intravaskuläre Gerinnung (Kasabach-Merritt-Phänomen) kommt bei bei LKHs nicht vor (Enjolras et al. 1997).

Diagnostik der LKHs. Die meisten LKHs lassen sich vom erfahrenen Arzt mittels Blickdiagnose beurteilen. Zusätzliche apparative Untersuchung (Farbdopplersonographie) sind erforderlich zur Erkennung tieferliegender Anteile. Histologische Untersuchungen sind fast nie erforderlich.

Behandlung therapiebedürftiger LKHs. Für die Behandlung therapiebedürftiger oberflächlicher LKHs (Gesichtsbereich, Anogenitalbereich) stehen heute weitgehend nebenwirkungsfreie Therapiemethoden zur Verfügung, auf deren frühzeitigen Einsatz nicht mehr verzichtet werden sollte. Ziel einer Behandlung ist dabei in erster Linie, einen möglichst raschen Wachstumsstopp zu erreichen. Finden sich zum Zeitpunkt der Untersuchung aber bereits Rückbildungserscheinungen, dann ist eine Behandlung nicht mehr indiziert.

Therapiewahl. Die Wahl einer Therapie ist in erster Linie abhängig von der Tiefenausdehnung der LKHs. Aufgrund eigener Erfahrungen eignet sich die *Kontaktkryochirurgie* hervorragend v. a. für die Behandlung der Untergruppe »oberflächliche einzelstehende erhabene Hämangiome mit regelmäßiger Begrenzung«.

Bei der Kontaktkryochirurgie wird ein Metallstab mit leichtem Druck auf das Hämangiom aufgesetzt. Es kommt dabei zu einer Eiskristallbildung im Bereich der flüssigkeitsreichen Gefäßendothelien, welche zu einer Zerstörung dieser Zellen führt. Die flüssigkeitsärmeren Keratinozyten werden dagegen nicht geschädigt, sodass es in aller Regel nicht zu einer Narbenbildung kommt.

Die Kontaktkryotherapie ist bei mäßiger Kompression möglich bis zu einer Tiefe von 3 mm. Bei einem Untergrund mit der Möglichkeit der Ausübung einer stärkeren Kompression (z. B. knöcherner Untergrund) kann eine Einwirktiefe bis zu 4 mm erreicht werden. Bisher wurde zur Kryotherapie meist flüssiger Stickstoff (–196 °C) verwendet. Neuerdings stehen Geräte zur Verfügung, bei welchen eine Kühlung auf –32 °C auf elektrischem Wege mittels Peltier-Elementen erzeugt wird. Nekrosen entstehen bei Einhaltung einer Einwirkzeit von 20 s dabei ebenso wenig wie Depigmentierungen. Einziger Nachteil gegenüber flüssigem Stickstoff ist die Notwendigkeit einer Verdopplung der Einwirkzeit von durchschnittlich 10 s auf 20 s (Bause 2004).

Die Behandlung ist fast schmerzfrei., bei Bedarf kann jedoch zusätzlich EMLA-Salbe 1/2–1 h vor Therapiebeginn verwendet werden (im Augenbereich lidocainhaltige Augentropfen, im Lippen- und im Genitalbereich ein schleimhautverträgliches Anästhetikum, z. B. Dynexan-Gel).

Prinzipiell lassen sich ähnlich gute Ergebnisse mit dem *gepulsten Farblaser* erzielen, die Eindringtiefe ist dabei auf 2 mm begrenzt.

Für tief liegende LKHs kommt in erster Linie eine Behandlung mit dem *Neodyn:Yag-Laser*, ergänzt durch eine vorgeschaltete Eiskühlung, oder eine *intralaisionale Lasertherapie* in Frage.

In manchen Fällen – z. B. bei Lokalisation eines Hämangioms im behaarten Kopfbereich – ist u. U. dann einer *chirurgischen Entfernung* der Vorzug zu geben, wenn eine größere Fläche betroffen ist – um die Entstehung einer narbigen Kahlstelle zu vermeiden.

Die *kosmetische Chirurgie* kommt v. a. für Narbenkorrekturen in Frage. Diese Behandlungsformen bedürfen großer Erfahrung und sollten entsprechenden Zentren vorbehalten bleiben.

Bei LKHs, welche aufgrund einer Obstruktion im Augenbereich mit Sichtbehinderung zu einer funktionellen Erblindung führen können und welche durch Laser oder auch operativ nicht therapierbar sind, ist der systemische Einsatz von *Kortikosteroiden* indiziert in einer Dosis von 2–3 mg/kgKG/Tag über 2 Wochen, dann langsames Ausschleichen bei einer Mindesttherapiedauer von 6–12 Wochen. Bei Ansprechen setzt die Rückbildung schon nach 2 Wochen ein. Vereinzelt kommt es nach Absetzen zu einem Rebound. Dann sollte auf Vincristin übergegangen werden (0,05 mg/kgKG/Woche streng i.v. 1-mal wöchentlich über 2–3 Monate, dann alle 2 Wochen, Behandlungsdauer insgesamt: 4–6 Monate). Es wurde auch über Behandlungsversuche mit Interferon-α_{2a} berichtet, jedoch ist diese Behandlungsform zu sehr mit Nebenwirkungen belastet.

Therapiezeitpunkt. Da die überwiegend oberflächlichen LKHs meist erst nach der Geburt entstehen, sind sie logischerweise in der Frühphase noch sehr klein. Vor allem LKHs in »kritischen Bereichen« sollten daher in der Frühphase behandelt werden.

> Die Frühphase ist der optimale Therapiezeitpunkt.

11.2.2 Sonstige vaskuläre Tumoren (VTs)

VTs mit besonderer Lokalisation und Verteilungsmuster

- Halbseitig angeordnete flächige VTs mit segmentaler Anordnung im Gesichtsbereich (Abb. 11.13):
  - Klinisches Bild und Verlauf: Diese VTs sind oft bei Geburt noch nicht oder kaum erkennbar. Sie zeigen aber dann ein ungewöhnlich rasches Wachstum.
  - Therapie:

> **Cave:**
> Die ISSVA warnt bei diesen Verlaufsformen vor dem Versuch einer Laser-Therapie (häufig massive Ulzerationen).

> Empfohlen wird eine möglichst frühzeitige Kortikosteroidbehandlung.

- Flächige segmentale VTs im Kinnbereich (»Bartbereich«) (Abb. 11.14):
  - Klinisches Bild und Verlauf: Bei dieser Lokalisation besteht eine erhebliche Gefährdung (bis zu 60%) durch eine Assoziation mit zusätzlichen VTs im Atemwegsbereich und konsekutiver Atembehinderung. Diese Kinder bedürfen daher einer lückenlosen Überwachung. Beim geringsten Verdacht (z. B. Stridor) sind endoskopische Untersuchungen unerlässlich.

> Empfohlen wird eine möglichst frühzeitige Kortikosteroidbehandlung oder eine endotracheale Laser-Therapie in einem erfahrenen Zentrum.

- Diffuse neonatale Hämangiomatose mit multiplen kleinen VTs im Hautbereich und gleichzeitiger viszeraler Beteiligung:
  - Klinisches Bild und Verlauf: Meist finden sich bereits bei Geburt zahlreiche kleine oberflächliche, meist flache Hämangiome im Hautbereich. Erst bei sonographischen Untersuchungen wird dann eine zusätzliche viszerale Beteiligung erkennbar. Am

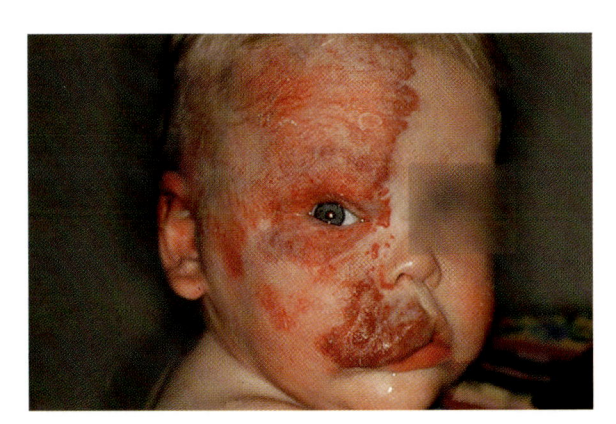

Abb. 11.13. Halbseitig flächiger VT mit segmentaler Anordnung im Gesichtsbereich

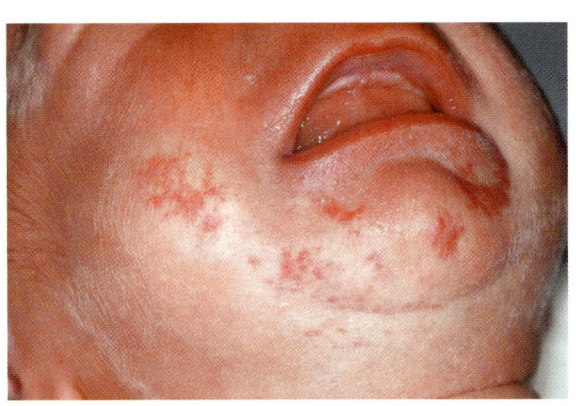

Abb. 11.14. Flächiger VT im »Bartbereich« mit trachealer Beteiligung

häufigsten ist eine Leberbeteiligung. Diese kann zu Anämie, High-output-Herzversagen und Thrombozytopenie (Kasabach-Merritt-Phänomen) führen. Auch Lunge, Intestinaltrakt und ZNS können betroffen sein.
- Therapie: Die bisher sehr schlechte Prognose bei viszeraler Beteiligung hat sich seit Einführung einer Behandlung mit Vincristin wesentlich gebessert (0,05 mg/kgKG/Woche streng i.v., Behandlungsdauer: 4–6 Monate; Haisley-Roster et al. 2002).
Es gibt auch Formen einer *diffusen neonatalen Hämangiomatose ohne Hautbeteiligung* (eigene Beobachtung).
- Benigne neonatale Hämangiomatose
Bei der benignen neonatalen Hämangiomatose ist nur die Haut befallen. Hier sind die einzelnen multiplen Hämangiome oft perlartig erhaben, sie ähneln im Aussehen den eruptiven Hämangiomen (◘ Abb. 11.15). Meist erfolgt eine Spontanrückbildung, sodass eine Behandlung nicht erforderlich wird. Sicherheitshalber empfiehlt sich aber doch eine sonographische Kontrolle des Abdomens zum Ausschluss einer viszeralen Beteiligung.

Tumorartige VTs mit voller Entwicklung bereits bei Geburt

Bei diesen VTs ist das Wachstum bereits in utero zum Abschluss gekommen. Sie sind bei Geburt schon voll entwickelt oder zeigen bereits beginnende Rückbildungszeichen. Meist sind die als derbe bläuliche Tumoren imponierenden Veränderungen von teleangiektatischen Gefäßen durchzogen und von einem charakteristischen weißen Randsaum umgeben.
- Tumorartige VTs mit voller Entwicklung bereits bei Geburt und guter Spontanrückbildung (◘ Abb. 11.16; Boon et al. 1996) (RICH = rapid involuting congenital hemangioma):
  - Weitgehende Rückbildung im Verlauf von 1–2 Jahren unter Hinterlassung atrophischer Narben oder überschießender Haut. Die Kenntnis dieser nicht so ganz seltenen Sonderform ist wichtig, um die betroffenen Kinder vor unnützen diagnostischen und therapeutischen Eingriffen zu bewahren.

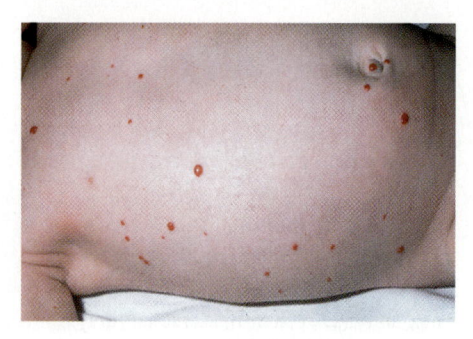

◘ **Abb. 11.15.** Benigne neonatale Hämangiomatose

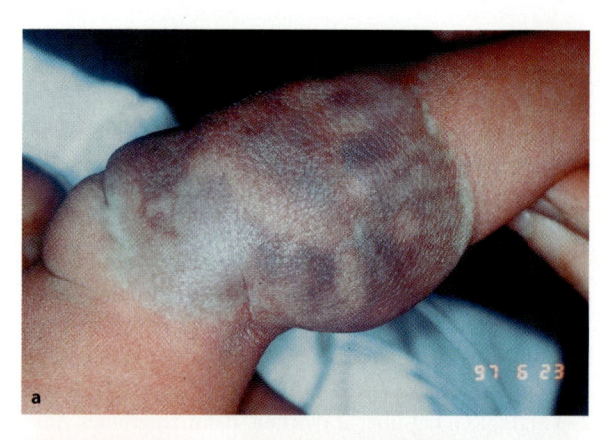

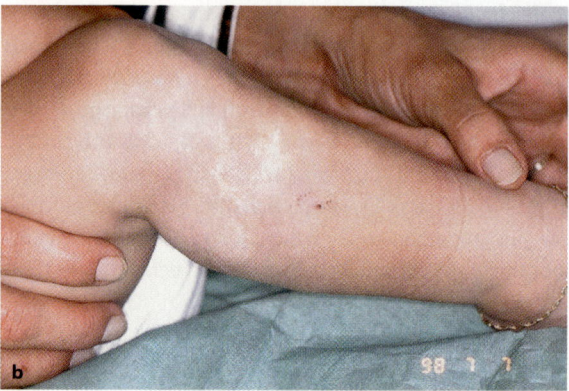

◘ **Abb. 11.16a, b.** VT mit voller Entwicklung bereits bei Geburt (**a**). Verlaufskontrolle mit 1 Jahr (**b**): weitgehende Rückbildung

- Tumorartige VTs mit voller Entwicklung bereits bei Geburt und fehlender Spontanrückbildung (NICH= »non involuting congenital hemangioma«).
Hier kommt es bei ansonsten gleichem Aussehen nicht zu einer Spontanrückbildung (Wassef et al. 1998). Letztlich ist daher meist eine Exzision – ggf. mit plastischer Deckung – erforderlich. Histologisch zeigen diese Formen oft ein charakteristisches »schrotkugelartiges« Muster.
Prinzipiell ist eine kritische Überwachung der tumorartigen VTs mit voller Entwicklung bereits bei Geburt erforderlich, um seltene Formen maligner Tumoren nicht zu übersehen.

VTs kombiniert mit Organfehlbildungen

- Lumbosakrale VTs, kombiniert mit Tethered-cord-Syndrom (ein Tethered-cord-Syndrom entsteht durch Fixierung des meist verdickten Filum terminale am Kreuzbein) und/oder Fehlbildungen des Urogenitalsystems und/oder Lipomeningozelen (Goldberg et al. 1986; ◘ Abb. 11.17).
- VTs im Gesichtsbereich, kombiniert mit Dandy-Walker-Syndrom oder anderen Fehlbildungen im Bereich der Fossa posterior (Reese et al. 1993).
- VTs im Gesichtsbereich, kombiniert mit Thoraxspalte und/oder Vitium cordis (◘ Abb. 11.18).

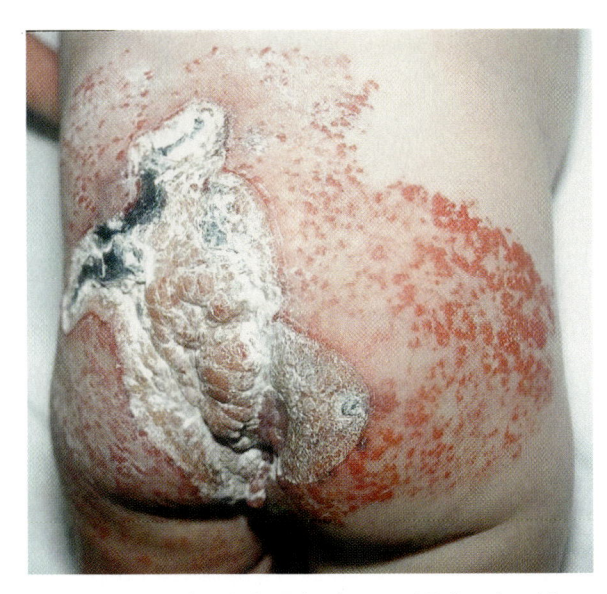

Abb. 11.17. Lumbosakrale VTs kombiniert mit Tethered-cord-Syndrom und Nierenaplasie links

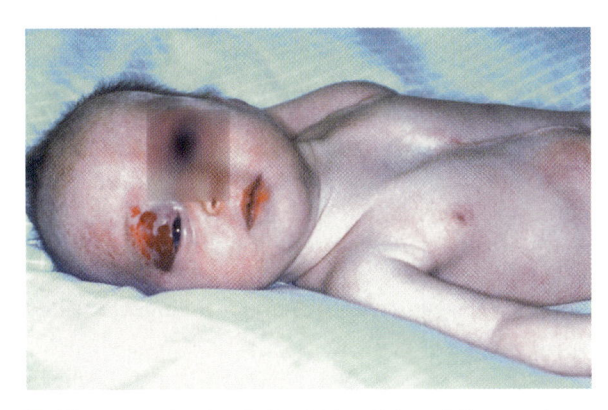

Abb. 11.18. VT im Gesichtsbereich kombiniert mit Thoraxspalte und Vitium cordis

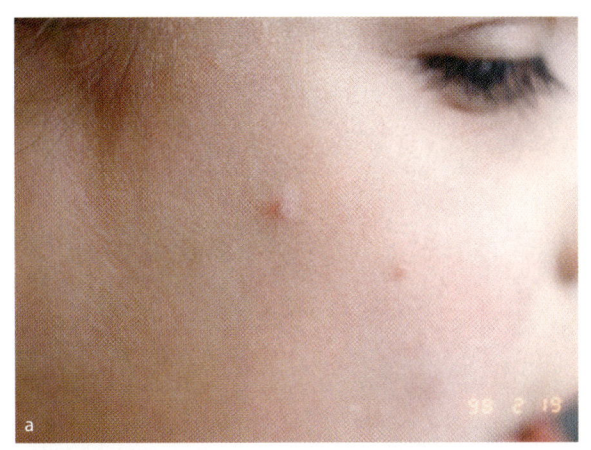

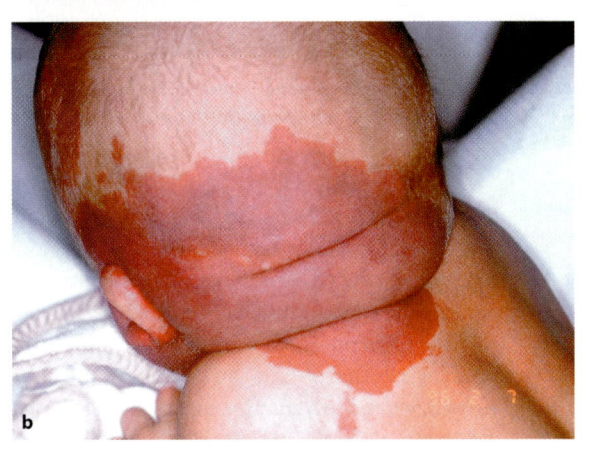

Abb. 11.19a, b. »Tufted« Angiom. **a** Im Wangenbereich. **b** Im Hals-/Kopfbereich bei 4 Monate altem Säugling mit Ausbildung eines Kasabach-Merritt-Phänomens

Auch anderweitige Fehlbildungen in Kombination mit VTs wurden vereinzelt beobachtet.

VTs mit histologischen Besonderheiten und/oder Tendenz zur Ausbildung eines Kasabach-Merritt-Phänomens

— »Tufted« Angiome:
Die äußerst seltenen »tufted« Angiome (Wilson u. Orkin 1989), welche hauptsächlich im oberen Stammbereich, Gesicht (◘ Abb. 11.19a) und Halsbereich lokalisiert sind, entwickeln sich meist bis zum 5. Lebensjahr, sie können gelegentlich aber auch schon bei Geburt vorhanden sein. Das *klinische Bild* ist sehr variabel: Die entsprechenden Mitteilungen reichen von vereinzelten kleinen Tumoren bis zu großen infiltrierten Plaques mit Veränderungen, die an ein Feuermal erinnern (◘ Abb. 11.19b) Hierbei kann es dann auch zur Ausbildung eines Kasabach-Merritt-Phänomens kommen.

Eine Vorhersage über den wahrscheinlichen klinischen Verlauf ist im Einzelfall schwierig. Ein Teil der Fälle bildet sich unter Hinterlassung minimaler Hautveränderungen wieder völlig zurück, andere persistieren, und wieder andere tendieren zur Ausbreitung, ohne allerdings maligne zu entarten
Histologisch finden sich »schrotschussartig« verteilte kugelige Areale von Angiomgewebe in Dermis und oberer Subkutis.

— Kaposiformes Hämangioendotheliom:
Beim kaposiformen Hämangioendotheliom handelt es sich um einen seltenen invasiven, aber nicht malignen vaskulären Tumor, welcher im Bereich der Haut, aber auch retroperitonal auftreten kann (Zukerberg et al. 1993)
  – Klinisches Bild: In ca. 75% entstehen die vaskulären Tumoren in der frühen Kindheit. Bei einem Teil der betroffenen Kinder finden sich VTs bereits bei (◘ Abb. 11.20) oder bald nach Geburt. Gelegentlich entstehen Tumoren auch im Bereich bereits bestehender lymphatischer Fehlbildungen. Die rotbraunen bis blauvioletten Hauterscheinungen sind meist am Stamm, gelegentlich aber auch im Extremitäten-

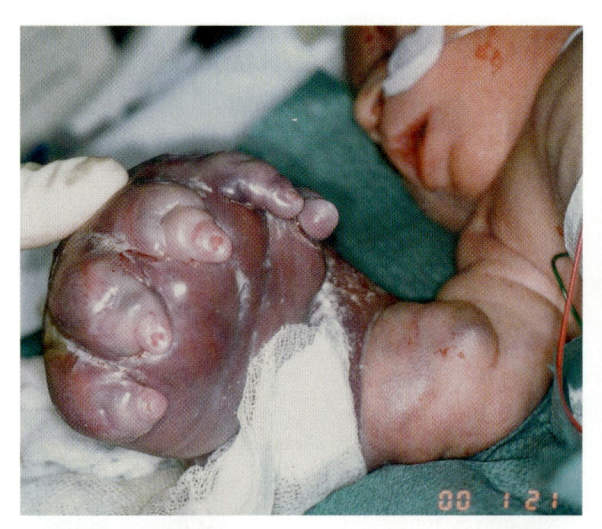

Abb. 11.20. Kaposiformes Hämangioendotheliom im Handbereich bei Neugeborenem mit Ausbildung eines Kasabach-Merritt-Phänomens

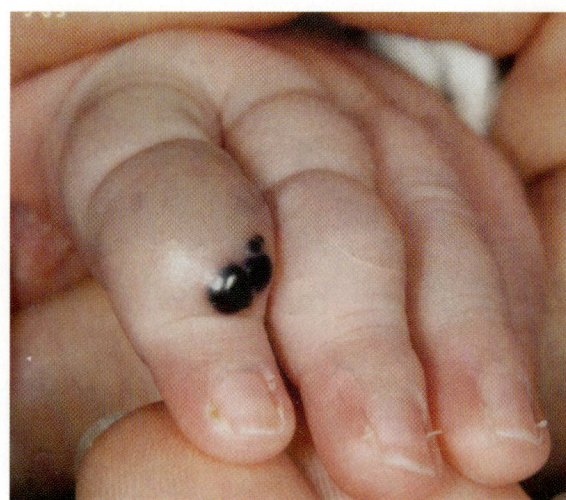

Abb. 11.21. Spindelzellhämangioendotheliom im Fingerbereich

bereich lokalisiert. Es bilden sich rasch wachsende kutane oder subkutane infiltrierende Plaques und Knoten mit Ekchymosen, Nekrosen und Ulzerationen. Häufig entwickelt sich ein lebensbedrohliches Kasabach-Merritt-Phänomen.
- Histologisch finden sich sowohl dicht infiltrierte Knoten, welche sich zusammensetzen aus Spindelzellen mit geringfügigen Atypien und gelegentlichen Mitosen wie auch spaltförmige hämosiderinhaltige Gefäße.
- Therapie: Bei Vorliegen eines Kasabach-Merritt-Phänomens hat sich die Prognose seit Einführung einer Behandlung mit Vincristin wesentlich gebessert (0,05 mg/kgKG/Woche, streng i.v., Behandlungsdauer: 4–6 Monate; Haisley-Roster et al. 2002).

> Abzugrenzen vom kaposiformen Hämangioendotheliom ist das Sarcoma idiopathicum haemorrhagicum multiplex Kaposi (Kaposi-Sarkom), welches in Deutschland im Kindesalter praktisch nicht vorkommt, wohl aber gelegentlich in Südeuropa und Afrika (HIV!).

— Spindelzellhämangioendotheliom
Es handelt sich um einen seltenen Gefäßtumor, der meist im frühen Erwachsenenalter, gelegentlich aber auch im Kindesalter vorkommt (Perkins u. Weiss 1996). Hauptsächliche Lokalisation ist der Extremitätenbereich an den Endphalangen – v. a. an den Händen (Abb. 11.21). Assoziationen mit einem Maffuci-Syndrom – aber auch mit einem Klippel-Trenaunay-Syndrom – wurden beschrieben. Nach neueren Erkenntnissen entstehen Spindelzellhämangioendotheliome reaktiv im Bereich bereits bestehender Gefäßfehlbildungen, vorwiegend im Bereich kollabierter Gefäße. Somit scheint eine Kombination einer Gefäßfehlbildung mit einem vaskulären Tumor vorzuliegen.
Spindelzellhämangioendotheliome neigen zum Rekurrieren in Gefäßbereichen, die nicht in direkter Verbindung stehen mit den zuvor betroffenen Arealen.
- Histologisch finden sich spindelzellige Endothelzellen und extrakapilläre Begleitzellen mit Ähnlichkeit zum Kaposi-Sarkom.
- Therapeutisch scheint nur eine chirurgische Entfernung wirksam.

Erworbene VTs

— Eruptives Angiom
Beim eruptiven Angiom handelt es sich um einen erworbenen VT (ältere Bezeichnung: Granuloma pyogenicum, Granuloma pediculatum).
Eruptive Angiome sind im Kindesalter durchaus nicht selten. Pathogenetisch handelt es sich um Gefäßneubildungen, verursacht durch kleine Gefäßverletzungen, z. B. beim Kratzen. Klinisch zeigen die meist hochroten, beerenartigen Veränderungen oft ein rasches Wachstum. Sie sind meist im Gesicht lokalisiert (Abb. 11.22), kommen in jeder Altersstufe vor und zeigen eine ausgeprägte Blutungstendenz. Keratotische Veränderungen der Oberfläche sind nicht selten. Spontanrückbildungen kommen vor, in der Regel ist aber eine Behandlung mittels Kürettage, Laser oder Kontaktkryochirurgie erforderlich.

11.3 Vaskuläre Malformationen mit Ähnlichkeit zu vaskulären Tumoren

Im Gegensatz zu den vaskulären Tumoren handelt es sich bei Gefäßfehlbildungen um Entwicklungsanomalien, die

11.3 · Vaskuläre Malformationen mit Ähnlichkeit zu vaskulären Tumoren

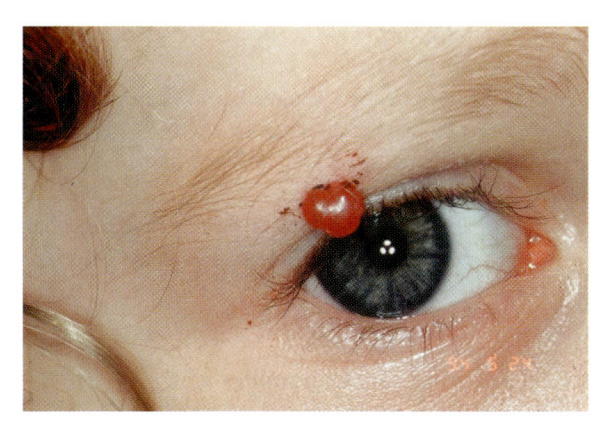

Abb. 11.22. Eruptives Angiom im Oberlidbereich

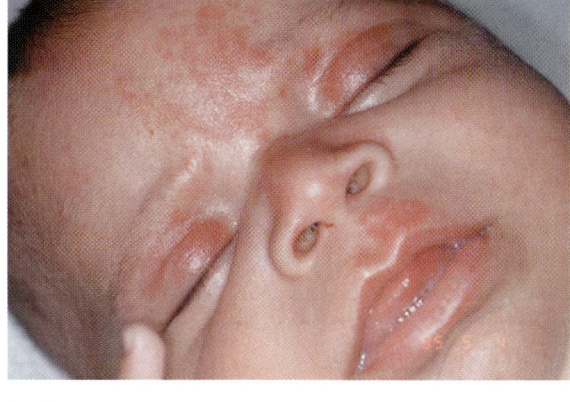

Abb. 11.23. Mediales Feuermal bei einem Neugeborenen im Stirn-/Nasen- und Lippenbereich

bei Geburt bereits vorhanden sind, meist eine bläuliche Färbung aufweisen und weder ein deutliches Wachstum noch eine Rückbildungstendenz zeigen. Es können sowohl oberflächliche als auch tiefe Gefäße (arteriell und/oder venös) betroffen sein. Auch Kombinationen mit Fehlbildungen des Lymphgefäßsystems sind möglich.

> Literatur: Für die Klassifizierung vaskulärer Malformationen hat sich die »Hamburger Klassifikation« weitgehend durchgesetzt. Die Abhandlung all dieser unterschiedlichen Formen übersteigt aber den Rahmen dieses Lehrbuchs, es muss hier auf die entsprechende Fachliteratur verwiesen werden (Loose 1994, 1997).

Bei einer Reihe von bisher häufig als »Sonderformen vaskulärer Tumoren« eingestuften Gefäßanomalien handelt es sich nach neueren Erkenntnissen nicht um vaskuläre Tumoren, sondern um Gefäßfehlbildungen. Aus didaktischen Gründen wird im Folgenden auf einige im Kindesalter vorkommende Gefäßanomalien eingegangen, die eine gewisse Ähnlichkeit zu vaskulären Tumoren haben und daher differenzialdiagnostisch Schwierigkeiten bereiten können.

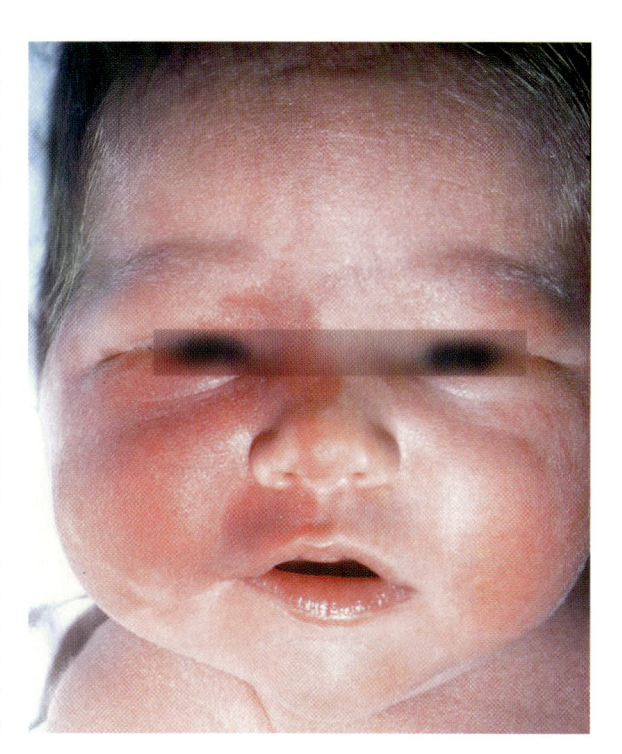

Abb. 11.24. Isoliertes laterales Feuermal

11.3.1 Feuermale

Mediale Feuermale

Bei den harmlosen medialen Feuermalen handelt es sich weder um Hämangiome noch um Gefäßfehlbildungen, sondern um eine funktionelle Weitstellung von Kapillargefäßen. Sie finden sich bei Neugeborenen vorwiegend im Nackenbereich (»Storchenbiss«, keine Rückbildung) und gelegentlich auch über den Augenbrauen sowie im Bereich des Nasenansatzes (Rückbildung bis zum 2. Lebensjahr) (Abb. 11.23). Sie sind nicht mit zusätzlichen Fehlbildungen kombiniert.

Isoliertes laterales Feuermal

Es handelt sich um meist im Gesicht lokalisierte Gefäßfehlbildungen im Kapillarbereich. Die Begrenzung ist häufig segmental (Abb. 11.24). Die zunächst hellroten Veränderungen nehmen im weiteren Verlauf eine livid-rote Färbung an. Im späteren Lebensalter kommt es häufig zu tuberösen Gefäßveränderungen in den betroffenen Bereichen.

Therapie: Vor allem bei kosmetisch störendem Sitz im Gesichtsbereich sollte noch im 1. Lebensjahr mit dem gepulsten Farblaser behandelt werden. Dabei sind mehrere Sitzungen erforderlich. Eine völlige Beseitigung ist dadurch allerdings meist nicht zu erzielen, wohl aber eine wesentliche Aufhellung.

Laterale Feuermale assoziiert mit weiteren Gefäßfehlbildungen

Laterale Feuermale können mit zahlreichen weiteren Fehlbildungen assoziiert sein, v. a. mit zusätzlichen Fehlbildungen tieferliegender Gefäße. Die unterschiedlichen Assoziationen wurden unter Syndromnamen zusammengefasst. Von Seiten der Angiologen wird diese Namensgebung beanstandet und stattdessen eine rein deskriptive Namensgebung gefordert. Da aber sowohl in der dermatologischen als auch in der pädiatrischen Literatur sich diese Syndrombegriffe fest eingebürgert haben, sollen die wichtigsten Syndrome kurz erwähnt werden.

- Sturge-Weber-Syndrom:
  Beim Sturge-Weber-Syndrom finden sich neben mehr oder weniger ausgedehnten Feuermalen im Gesichtsbereich eine Mitbeteiligung der Leptomeningen (Entwicklungsstörungen, Krampfleiden) und/oder der Aderhaut des Auges (Glaukombildung). Bei Sitz eines Feuermals im Bereich Trigeminus V-1 (Abb. 11.25) liegt das Risiko der Entwicklung eines Sturge-Weber-Syndroms oder eines Glaukoms bei 75%! Bei Sitz im Trigeminusbereich V-2 oder V-3 oder V-2 + V-3 ist dagegen dieses Risiko minimal.
- Hippel-Lindau-Syndrom:
  Beim Hippel-Lindau-Syndrom sind neben Fehlbildungen im Bereich der Retina und der Leptomeninx auch Veränderungen im Bereich der Lunge, der Nieren und des Pankreas beschrieben.
- Klippel-Trenaunay-Syndrom:
  Beim Klippel-Trenaunay-Syndrom findet sich die Kombination eines meist im unteren Extremitätenbereich gelegenen lateralen Feuermales mit Fehlbildungen tieferliegender Gefäße. Hieraus resultiert häufig ein Riesenwuchs (Abb. 11.26) – selten auch ein Minderwuchs der betroffenen Seite.
  - Eine eingehende Diagnostik und ggf. Behandlung sollte in erfahrenen angiologischen Zentren erfolgen (Abklärung bis zum 3. Lebensjahr!).
- Parkes-Weber-Syndrom:
  Beim Parkes-Weber-Syndrom finden sich zusätzlich zur Symptomatik des Klippel-Trenaunay-Syndroms noch arteriovenöse Fisteln.

11.3.2 Sonstige hämangiomähnliche Fehlbildungen

Blue-rubber-bleb-naevus-Syndrom

Es handelt sich beim Blue-rubber-bleb-naevus-Syndrom (Abb. 11.27) um eine seltene Gefäßmalformation mit Ähnlichkeit zu tief liegenden VTs. Die Veränderungen sind häufig bei Geburt bereits vorhanden und nehmen dann an Zahl und Größe zu. Ein familiäres Vorkommen wurde beschrieben. Charakteristischerweise finden sich schwarz-bläuliche, komprimierbare Vorwölbungen, welche einzeln, aber auch in großer Zahl auftreten. Sie lassen sich durch Druck entlee-

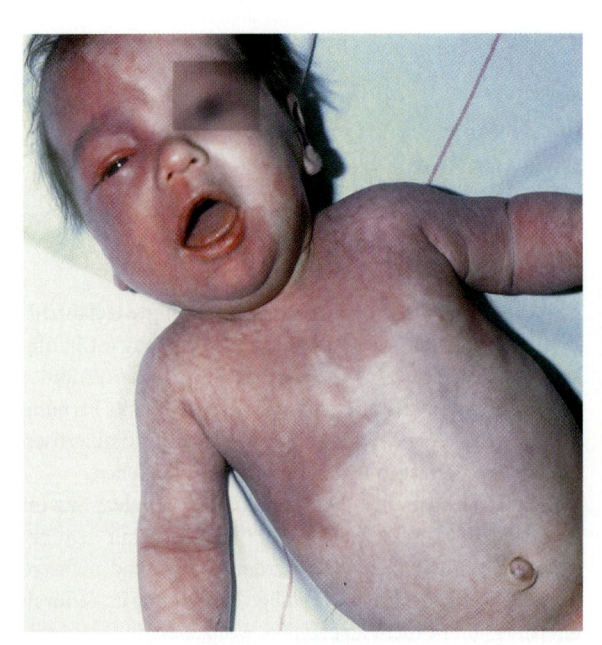

Abb. 11.25. Laterales Feuermal bei Sturge-Weber-Syndrom

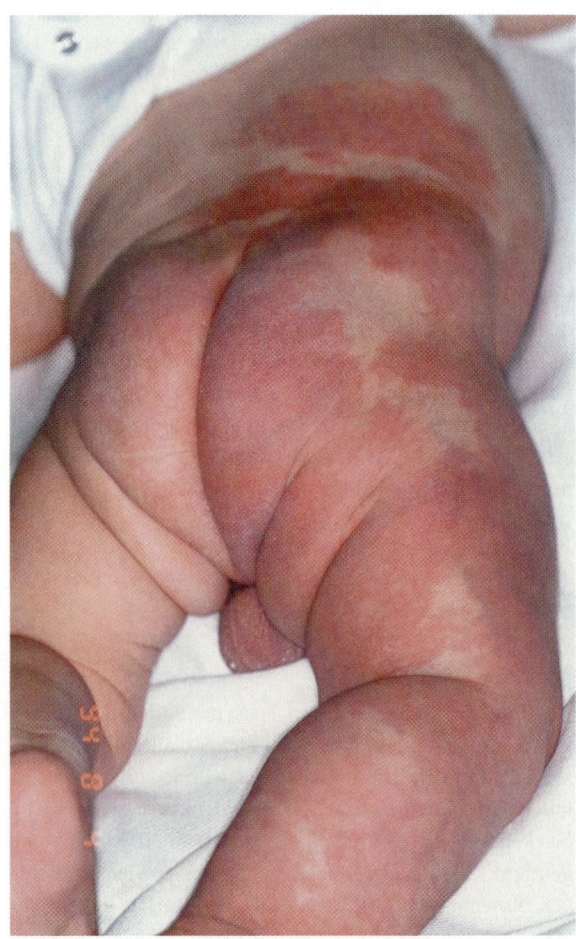

Abb. 11.26. Laterales Feuermal bei Klippel-Trenaunay-Syndrom

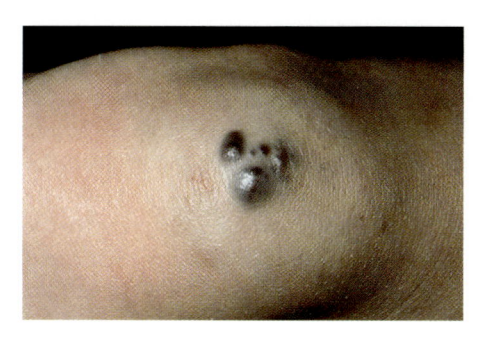

11.3 · Vaskuläre Malformationen mit Ähnlichkeit zu vaskulären Tumoren

◘ **Abb. 11.27.** Blue-rubber-bleb-naevus-Syndrom

ren und füllen sich dann langsam wieder. Vereinzelt besteht Spontan- und Berührungsschmerz. Hauptsächlicher Lokalisationsort sind Stamm und Armbereich. Nicht selten finden sich gleichzeitig Hämangiome im Intestinaltrakt – vorwiegend im Bereich von Dünndarm und Kolon –, die zu Blutungen neigen und durch ständige kleine Blutverluste Ursache einer sekundären Anämie werden können.

Falls eine Therapie erforderlich ist, kommt nur eine chirurgische Exzision in Frage.

Gorham-Stout-Syndrom

Beim Gorham-Stout-Syndrom (»disappearing bone disease«; ◘ Abb. 11.28) handelt es sich um eine sehr seltene Gefäßmalformation des frühen Kindesalters. Es kommt dabei zur Entwicklung von Gefäßerweiterungen im Bereich des Skelettsystems mit einer Osteolyse im betroffenen Skelettbereich. Es kann zum Auftreten lebensbedrohlicher Blutungen kommen. Eine wirksame Therapie ist nicht bekannt.

Angiokeratome

Angiokeratome sind Gefäßfehlbildungen oberflächlicher Gefäße mit einer sekundären Entwicklung proliferativer Hautveränderungen. Angiokeratome können einzeln oder multipel auftreten. Solitäre und multiple Angiokeratome treten v. a. im Bereich der unteren Extremitäten nach vorangegangenen Traumen auf. Meist finden sich zunächst Teleangiektasien, gefolgt von der Ausbildung von Hyperkeratosen. Eine Behandlungsbedürftigkeit besteht in der Regel nicht, es kommt aber auch nicht zur Spontanrückbildung.

- Angiokeratoma circumscriptum
  Das Angiokeratoma circumscriptum ist als einziges Angiokeratom meist schon bei Geburt vorhanden. Meist manifestiert es sich zunächst als hyperkeratotische, dunkelrote bis blau-schwarze Veränderung in Form von Papeln, Knoten oder Plaques in oft streifenförmiger Anordnung. Bevorzugte Lokalisation sind Unterschenkel (◘ Abb. 11.29), Hüfte und Gesäß. Meist kommt es nur zu einer dem Körperwachstum proportionalen Zunahme, gelegentlich können die Veränderungen aber auch ganze Körperpartien bedecken. Wie bei den VTs besteht auch hier eine deutliche Bevorzugung des weiblichen Geschlechts (3 : 1). Therapeutisch kommt bei kleineren Veränderungen eine Entfernung mittels Laser in Frage. Ausgedehnte Veränderungen bedürfen einer chirurgischen Entfernung.
- Angiokeratoma Mibelli
  Das Angiokeratoma Mibelli ist sehr selten. Die anfänglich winzigen rötlichen bis violetten angiokeratotischen Veränderungen, welche allmählich eine Größe von bis zu 8 mm annehmen können, finden sich meist im Bereich der Rücken- und Seitenpartien von Fingern und Zehen, es können aber auch andere Körperabschnitte betroffen sein. Als auslösend hierfür werden lokale Kälteeinwirkungen angenommen. Über das gleichzeitige Vorkommen von Veränderungen im Bereich der Im-

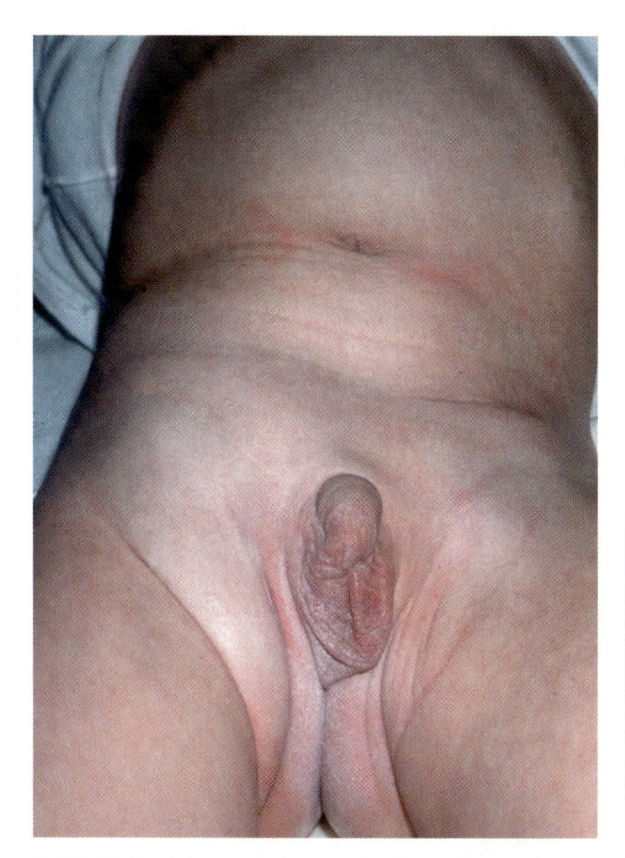

◘ **Abb. 11.28.** Gorham-Stout-Syndrom: Gefäßvorwölbung im Leistenbereich

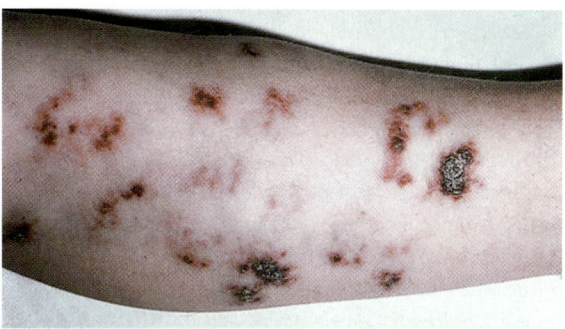

◘ **Abb. 11.29.** Angiokeratoma circumscriptum

munglobuline wurde berichtet (Erhöhung von IgA, IgA und IgM). Therapeutisch kommt sowohl die Kryochirurgie als auch eine chirurgische Exzision in Frage.

— Angiokeratoma Fordyce
Beim Angiokeratoma Fordyce finden sich 1–4 mm große rötliche bis violett-schwarze domartige angiokeratotische Veränderungen im Bereich des Skrotums oder der großen Labien, die meist erst nach dem 30. Lebensjahr auftreten, nur selten schon zur Pubertät. Die Ursache ist unbekannt.

— Angiokeratoma corporis diffusum Fabry
  – Pathogenese: Beim Angiokeratoma corporis diffusum Fabry handelt es sich um generalisierte Angiokeratome mit einem X-chromosomal rezessiven Erbgang. Die Erkrankung ist charakterisiert durch eine intrazelluläre Anhäufung von Glykosphingolipid im Bereich der Haut und im Bereich des Gefäßsystems des Herzens und der Nieren. Der Erkrankung liegt primär ein Defekt einer spezifischen α-Galactosidase zugrunde.
  – Klinisches Bild: Typisch für die Hautbeteiligungen sind gruppenförmig auftretende, symmetrische, fleckförmige oder papuläre dunkelrote Teleankiektasien, die sich auf Druck nicht entleeren. Hyperkeratotische Veränderungen sind nicht die Regel. Die Hauterscheinungen werden meist noch vor der Pubertät bemerkbar, häufig in der Gegend zwischen Nabel und Knie. Die Veränderungen nehmen an Größe und Zahl mit dem Alter zu. Auch die Fähigkeit zu schwitzen ist deutlich reduziert. Im Kindesalter beobachtet man gleichzeitig mit dem Auftreten der Hautveränderungen rekurrierende Fieberattacken, oft verbunden mit Schmerzzuständen und/oder Parästhesien im Bereich der Hände und Füße, fast immer treten zusätzlich Hornhauttrübungen auf.
  – Die Prognose ist ernst, v. a. bei männlichen Patienten. Oft sterben diese noch vor Erreichen des 30. Lebensjahres an Nierenversagen, zerebralen Insulten oder an Herzversagen.

> Neue Perspektiven ergeben sich durch die Möglichkeit einer Enzymersatztherapie. Anknüpfend an die großen Erfolge in der Behandlung des M. Gaucher wird jetzt auch für den M. Fabry das folgende Therapiekonzept verfolgt (Schiffmann et al. 2000):
> Seit kurzem steht gentechnisch erzeugte α-Galaktosidase zur Verfügung. Dieses neue Medikament ist inzwischen in Deutschland zugelassen. Es wird etwa 14-tägig mittels einer mehrstündigen Infusion verabreicht. Bei den wenigen bisher mit dem Medikament behandelten Patienten wurden aber teilweise erhebliche allergische Reaktionen beobachtet, die dazu führten, die Infusionsdauer auf bis zu 12 h zu verlängern.

— Angiokeratom bei Fucosidosis
Der Erkrankung liegt eine autosomal rezessive Störung mit Fehlen der α-L-Fucosidase zugrunde. Es finden sich disseminierte kleine Angiokeratome bevorzugt an Stamm oder Extremitäten. Es gibt 3 unterschiedliche Varianten: Typ 1 tritt schon im Kindesalter auf und ist mit schweren, fortschreitenden degenerativen neurologischen Veränderungen verbunden. Typ 2 und Typ 3 verlaufen leichter. Eine Behandlungsmöglichkeit besteht nicht.

Verruköse Angiome

Die verrukösen Veränderungen treten meist im Bereich der unteren Extremitäten auf. Häufig sind sie schon bei Geburt vorhanden. Die warzenähnlichen Veränderungen sind zunächst weich und blau-rot, nehmen mit der Zeit an Größe zu und werden allmählich blau-schwarz und keratotisch. (◘ Abb. 11.30). Eine Abgrenzung verruköser Hämangiome von Angiokeratomen ist in der Regel nur histologisch möglich. Nicht selten werden sie auch mit pigmentierten Tumoren verwechselt. Charakteristisch ist eine Erweiterung oberflächlicher Gefäße mit Ausbildung einer Hyperkeratose im Bereich der bedeckenden Haut. Therapeutisch empfiehlt sich eine frühzeitige Exzision.

Glomangiome

Glomangiome sind Hamartome, welche aus Glomuszellen entstehen. Diese spielen eine Rolle bei der Temperaturregulierung der Haut über arteriovenöse Shunts. Diese Shuntbereiche weisen beim Glomangiom Gefäßfehlbildungen auf, sodass eigentlich eine Kombination einer Gefäßfehlbildung mit einem Tumor vorliegt. Glomangiome kommen solitär oder multipel vor. Es gibt sporadische Fälle, aber auch Berichte über ein gehäuftes familiäres Vorkommen mit Verknüpfung zu 1p21–22.

— Solitäre Glomangiome:
Am häufigsten sind die solitären Formen. Sie imponieren als blau-rote Knoten von wenigen Millimetern bis mehreren Zentimetern Größe (◘ Abb. 11.31), sie sind oft sehr schmerzhaft. Die Ätiologie ist unbe-

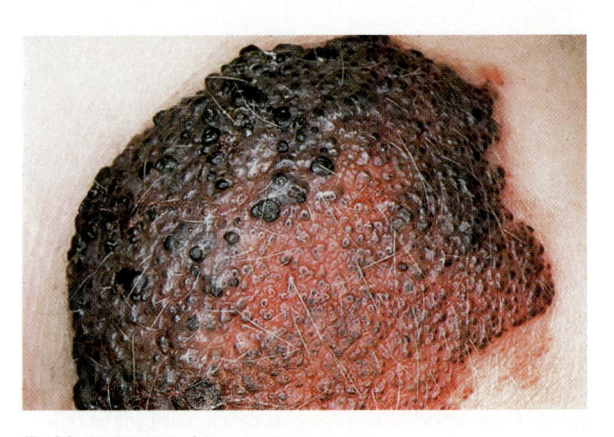

◘ **Abb. 11.30.** Verruköses Angiom

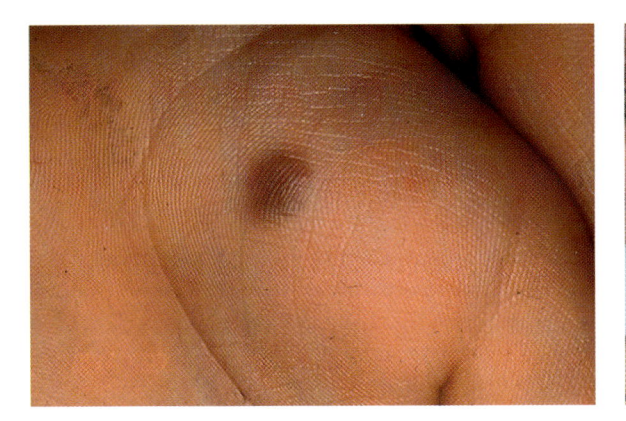

Abb. 11.31. Solitäres Glomangiom (Alter: 2 Jahre)

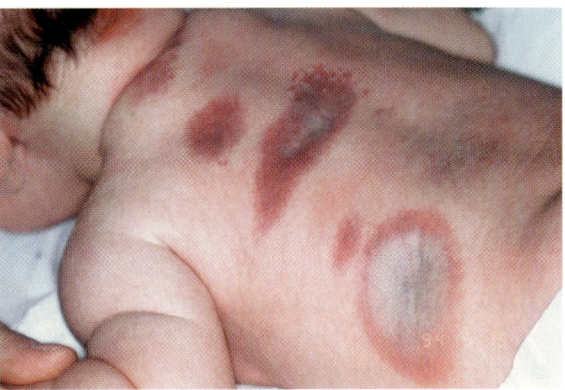

Abb. 11.32. »Congenital multiple plaquelike glomus tumor« bei einem Neugeborenen

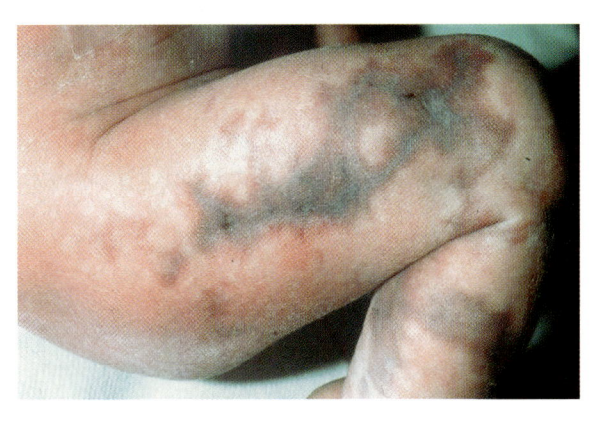

Abb. 11.33. Cutis marmorata teleangiectatica congenita bei einem Neugeborenen

kannt, ein Zusammenhang mit lokalen Traumen wird vermutet.
— Multiple Glomangiome:
Die multiplen Glomangiome werden dominant vererbt. Die teils schmerzhaften fleischfarbenen bis bläulich-roten Veränderungen in Form domförmiger Papeln einer Größe von wenigen Millimetern bis zu mehreren Zentimetern finden sich überwiegend im Bereich der Beine. Die Zahl kann von vereinzelten Herden bis zu Hunderten gehen. Gelegentlich erinnert das Bild an das Blue-rubber-bleb-naevus-Syndrom.
Die Diagnose sollte im Zweifelsfall histologisch gesichert werden. Therapeutisch kommt am ehesten eine chirurgische Exzision störender Herde in Frage, jedoch muss mit Rezidiven gerechnet werden.
— »Congenital multiple plaquelike glomus tumor«:
Eine Sonderform ist der »congenital multiple plaquelike glomus tumor«. Bei diesem seltenen Krankheitsbild finden sich bereits beim Neugeborenen mitunter großflächige kreisförmige, bläulich-livide Herde, v. a. im Bereich des Stammes (◘ Abb. 11.32).

Cutis marmorata teleangiectatica congenita:

Bei der Cutis marmorata teleangiectatica congenita handelt es sich um eine seltene angeborene Anomalie, welche gekennzeichnet ist durch umschriebene netzförmige livid-rote Gefäßveränderungen mit Teleankiektasien und Phlebektasien (◘ Abb. 11.33). Die Erkrankung kann isoliert oder in Kombination mit weiteren Anomalien (Muskel- und Knochenatrophie, Katarakt u. a. Fehlbildungen) vorkommen. Auch Nekrosebildungen und Verhornungsstörungen wurden beobachtet (eigene Beobachtung).

Angiolymphoide Hyperplasie mit Eosinophilie (Kimura-Krankheit)

Bei der angiolymphoiden Hyperplasie mit Eosinophilie finden sich angiomartige, halbkugelige, zusammenstehende rote Knötchen im Gesichtsbereich, besonders im Bereich der Ohren und auf dem behaarten Kopf. Die Ätiologie dieser sehr seltenen, vereinzelt aber auch schon im Kindesalter beobachteten Erkrankung ist unbekannt, wahrscheinlich handelt es sich um ein reaktiv entzündliches Geschehen nach Traumen, Entzündungen oder Immunstörungen. Die Diagnosesicherung erfolgt histologisch. Therapeutisch kommt eine Exzision weit im Gesunden oder auch eine Unterspritzung mit Triamcinolonkristallsuspension in Betracht.

11.4 Mit passageren Gefäßerweiterungen einhergehende Veränderungen

11.4.1 Livedo reticularis

Epidemiologie. Die harmlose Erkrankung ist bei Neugeborenen sehr häufig, verliert sich aber dann zumeist. Später sind junge Mädchen und Frauen bevorzugt betroffen.

Ätiologie. Unbekannt. Möglicherweise handelt es sich um eine neurovegetative Dysregulation im Bereich der Endstrombahn mit erhöhter Kälteempfindlichkeit der Gefäßmuskulatur. Der arterielle Kapillarschenkel ist eher verengt, der venöse dilatiert. Betroffen sind vorwiegend die tiefen dermalen und subkutanen Gefäße.

Klinisches Bild. Charakteristisch ist eine durch Kälte provozierbare, livide, netzartige Zeichnung an der Haut. Es können große Areale von Extremitäten und Stamm betroffen sein. Die Verteilung der Hautveränderungen ist in der Regel symmetrisch. Bei Wärmeexposition oder Reibung verliert sich die maschenartige Hautscheckung. Allgemeinsymptome fehlen. Mit zunehmendem Alter nimmt die Hautmarmorierung ab.

Therapie. Wenn nötig Kälteschutz, physikalische Maßnahmen mit Wärme und Massagen, Sport, Einreibung mit hyperämisierenden Substanzen.

11.4.2 Livedo racemosa

Ätiologie. Das Krankheitsbild tritt symptomatisch im Rahmen verschiedener Grunderkrankungen auf. Durch entzündliche Veränderungen und Verschlüsse kleiner Gefäße kommt es zu Stauungen im venösen Kapillarschenkel. Ein familiär gehäuftes Vorkommen wird vereinzelt beschrieben (Lossos et al. 1995).

Den *entzündlichen Veränderungen und Alterationen der Gefäßwände* liegen häufig Systemerkrankungen aus dem Bereich der Kollagenosen (von Scheven et al. 1996) und dem rheumatischen Formenkreis sowie Infektionen (Tbc, Lues), rheumatisches Fieber, Arteriosklerose und Hypertonie zugrunde. Ein Antiphospholipidsyndrom sollte gezielt ausgeschlossen werden durch Bestimmung von Anti-Cardiolipin-Antikörper (ACA).

Ferner können bei den *intravaskulären Obstruktionen* Störungen der Blutviskosität, Koagulopathien, Plasmozytom, Kryoglobuline (Fink et al. 1992) und zerebrovaskuläre Störungen mögliche Ursachen sein. Auch ein Zusammenhang des Krankheitsbildes mit verschiedenen *Noxen* (Nikotin, Ovulationshemmer) scheint zu bestehen.

Klinisches Bild. Charakteristisch für diese Erkrankung sind bizarre, blitzfigurenartige, livide Hautveränderungen, die sich bevorzugt an den Beinen, Gesäß und Oberarmen befinden. Diese Läsionen sind unregelmäßig dicht und asymmetrisch verteilt. Ulzerationen kommen selten vor.

Die Gefäßgebiete verschiedener innerer Organe wie Herz, Niere und ZNS sind oft mitbeteiligt. In über 70% der Fälle tritt das sog. Sneddon-Syndrom auf. Dieses äußert sich in einer Kombination der beschriebenen Hautveränderungen zusammen mit zerebrovaskulären Störungen. Klinisch imponieren Apoplexie, Hemianopsie, Schwindel und psychoorganisches Syndrom (Zelger et al. 1993).

Die weitere Klinik und der Verlauf beim Auftreten der Livedo racemosa wird durch die anfangs benannten assoziierten Systemerkrankungen bestimmt.

Histologie. Es zeigen sich eine entzündliche, granulomatöse Durchsetzung der Gefäßwände sowie einzelne Gefäßverschlüsse.

Therapie. Wichtig ist die Identifikation der eigentlichen Ursache und ihre Behandlung.

Akut wirken Antiphlogistika oder Glukokortikoide in Kombination mit Antibiotika günstig. Beim Auftreten von Ulzerationen und neurologischen Ausfällen wird eine längere oder dauernde Antikoagulation empfohlen. Weiterhin können Therapieversuche mit DADPS, Colchicin und Azathioprin unternommen werden.

Differenzialdiagnose. Livedo reticularis, reaktive Erytheme.

11.4.3 Flush

Ätiologie. Die Ursachen beim anfallsweisen Erröten können ganz unterschiedlicher Art sein. Es kommt dabei zur Ausschüttung verschiedener vasoaktiver Substanzen durch physikalische, chemische, nervale oder endokrinologische Mechanismen sowie auch tumorinduziert (Karzinoidsyndrom). Einige Beispiele sind in Übersicht 11.2 gezeigt.

> **Übersicht 11.2. Ursachen der Flushsymptomatik**
>
> - Genuss- und Nahrungsmittel:
>   - Tee und Kaffee (Hitze, Koffein), Alkohol (z. B. Acetaldehyd bei Enzymdefekten, z. B. histaminhaltig), Parastoffe wie Gewürze, Na-Nitrit, Glutamat (Acetylcholintyp).
> - Arzneimittel:
>   - β-Laktamantibiotika, Chlorpropamid, Disulfiram, Nifedipin, Verapamil, Fumarsäure, Steroide etc.
> - Endokrinologisch:
>   - Menopause (evtl. Gonadotropine), Hyperendorphinsyndrom (Enkephaline), testikuläre Insuffizienz.
> - Neurologisch:
>   - Emotionen (z. B. Substanz P).
> - Neoplasien:
>   - Karzinoide (z. B. Prostaglandine, Serotonin), Mastozytose (Histamine, Kinine), Pankreastumor (z. B. vasoaktives intestinales Polypeptid).

Klinisches Bild. Kennzeichnend sind anfallsartige Rötungen an Gesicht, Hals und im Sternumbereich. Die Ausprägung über die betroffenen Hautpartien ist unterschiedlich groß, z. T. flächenhaft. Die Farbe der Erytheme reicht von hellrot über kräftig rot bis livid-blau.

11.5 · Mit Teleangiektasien einhergehende Veränderungen

Die Flushsymptomatik beim Karzinoidsyndrom ist häufig noch mit periorbitalen Ödemen und anderen Allgemeinbeschwerden assoziiert. Dazu gehören:
- Diarrhöen,
- Abdominalschmerzen bis zum Ileus,
- kardiovaskuläre oder pulmonale Symptome wie Zeichen der Rechtsherzinsuffizienz,
- Tachykardien,
- Dyspnoe und
- Asthma.

Therapie. Diese richtet sich nach der Ursache. Wichtig ist der Ausschluss von Neoplasien (Katecholaminbestimmung in Blut und Urin) sowie eine gezielte Anamnese bezüglich Nahrungsmitteln und Medikamenten. Anschließend Vermeidung der eruierten Provokationsfaktoren.

Blockade vasoaktiver Substanzen mittels: Azetylsalizylsäure oder Indometacin (Prostaglandine), β-Blocker (Katecholamine), Chlorpromazin (Bradykinin), Cyproheptadin (Serotonin), Naloxon (Chlorpropamid), Atropin (Glutamat), Cyproteronacetat (testikuläre Insuffizienz). Operative Maßnahmen bei Tumoren.

11.5 Mit Teleangiektasien einhergehende Veränderungen

11.5.1 Morbus Osler

Synonym. Hereditäre hämorrhagische Teleangiektasien.

Epidemiologie. Beide Geschlechter werden gleichermaßen betroffen. Die Inzidenz liegt bei 1 : 100.000.

Ätiologie. Die Erkrankung wird autosomal dominant vererbt und ist genetisch heterogen. Die Expressivität variiert. Merkmalsträger sind heterozygot, homozygot Erkrankte sind nicht lebensfähig.

Mutationen in Endoglin, einem Bindungsprotein für TGF β, liegen den Fällen zugrunde, die auf Chromosom qq33–34 kartieren (Sanz-Rodriguez et al. 2004). Bei einigen Familien wurde eine Kopplung zu Chromosom 3p22 gefunden, während in anderen Familien die Erkrankung auf einem Gen (»activin receptor like kinase 1«; ALK1) im Zentromer von Chromosom 12 beruht (Vincent et al. 1995). Sowohl Endoglin als auch ALK 1 spielen eine Rolle bei der TGF β-Signalkaskade und bei der Gefäßentwicklung.

Klinisches Bild. Charakteristisch sind hereditäre Teleangiektasien an Haut, Schleimhäuten und inneren Organen.

> Als Erstsymptom fällt häufig wiederholtes und starkes Nasenbluten im Kindes- und Jugendalter auf.

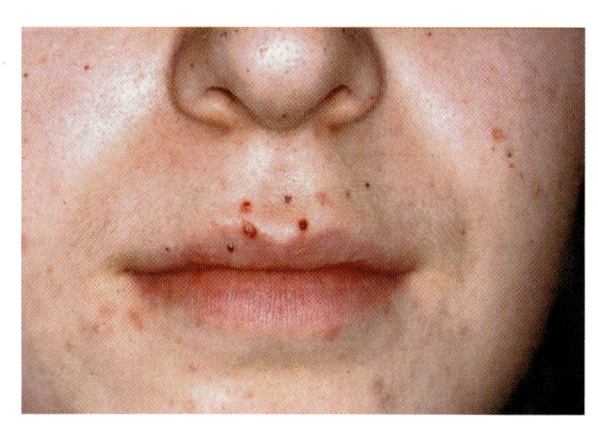

Abb. 11.34. Morbus Osler

Gleichzeitg zeigen und entwickeln sich an der Haut Gefäßerweiterungen und Angiome in Form von dunkelroten Papeln, die z. T. kugelig bis stecknadelkopfgroß sind, z. T. eher länglich und selten sternförmig sind. Diese Hautveränderungen nehmen mit dem Alter zu.

Von der Verteilung her ist bevorzugt die obere Körperhälfte betroffen. Typische Stellen sind: Gesicht (Abb. 11.34), Ohren, Lippen, Zunge, Nasenschleimhäute, Hände (Nagelbett).

Da sich diese Gefäßfehlbildungen auch an den Schleimhäuten des Gastrointestinaltrakts, der Atem- und Harnwege finden, kann es mit Fortschreiten der Erkrankung auch zu Hämaturie, Darmblutungen, Hämoptoe, Dyspnoe, Zyanose und Trommelschlegelfingern kommen. Seltener findet eine Beteiligung des Nervensystems mit konsekutiv auftretenden Parästhesien oder eine Beteiligung der Retina statt.

Begünstigt ist bei diesem Krankheitsbild die Entstehung von arteriovenösen Anastomosen, die teilweise sehr groß sein können (Coubes et al. 1996). Häufige Lokalisationen sind Gehirn, Lunge und Leber. Es gibt gerade im Kindesalter Fälle, bei denen multiple AV-Shunts die einzige Krankheitsmanifestation sind, da die typischen oben beschriebenen Teleangiektasien sich z. T. erst mit dem Alter ausprägen (Garcia-Monaco et al. 1995).

Histologie. Im oberen Korium zeigen sich erweiterte Kapillaren und eine verstärkte Kapillarneubildung. Im tieferen Korium sind die Blutgefäße ektatisch und dickwandig.

Therapie. Bei milden Verläufen bedarf es keiner Therapie. Bei kleineren Einzelläsionen kann der Elektrokauter eingesetzt werden, bei größeren Herden kann auch mit dem Argon- oder Neodym:YAG-Laser koaguliert werden. Es sollte bei Bedarf Eisen substituiert werden, und in Fällen starken Blutverlustes müssen operative Sanierungen vorgenommen werden, z. B. Ersatz der nasalen Schleimhaut, Ligatur und Embolisation arteriovenöser Shunts (Coubes et al. 1996; Garcia-Monaco et al. 1995) etc.

Auffällig ist das gehäufte Auftreten von Leberzirrhose, was man sich durch eine häufige Gabe von Bluttransfusionen erklärt. Die Mortalität der Erkrankung ist gering.

11.5.2 Ataxia teleangiectatica (Louis-Bar-Syndrom)

Epidemiologie. Die Erkrankung kommt selten vor.

Ätiologie. Es handelt sich um eine autosomal rezessiv vererbte Systemerkrankung. Das entsprechende Gen kartiert auf Chromosom 11q-22–23. Die Erkrankung gilt als genetisch instabil (Mehes u. Buhler 1995) und ist häufig mit Mutationen, Malignomen, v. a. hämatologischen Tumoren, sowie Störungen im humoralen Immunsystem assoziiert. Als Ausdruck der genetischen Instabilität besteht ein massiv erhöhter Schwesternchromatidaustausch.

Klinisches Bild. Charakteristisch sind zerebellookulokutane Gefäßbildungsstörungen (Spang et al. 1995). Die Patienten fallen bereits in der frühen Kindheit, meist bei den ersten Gehversuchen, durch zunehmende Ataxie, Abasie und Astasie auf. Auch Sprachstörungen sind häufig.

An der Haut entwickeln sich zwischen dem 3. und 5. Lebensjahr verstärkt Teleangiektasien. Am Anfang sind diese vorwiegend an den Konjunktiven zu sehen (Spang et al. 1995). Im Verlauf finden sie sich bevorzugt auch an Gesicht, Ohren und sonnenexponierten Stellen von Hals und Extremitäten. Weiterhin sind Café-au-lait-Flecken, Hautatrophie und Poliosis der Kopfhaare typisch.

Das Körperwachstum der Patienten ist vermindert. Die Intelligenzentwicklung verläuft zunächst normal, ist später jedoch oft retardiert.

Klinisch im Vordergrund imponieren rezidivierende Infekte, besonders im Bereich von Kieferhöhlen und Lungen. Es kann eine Thymushypo- oder -aplasie vorliegen. Typischerweise ist IgA in Serum und Speichel vermindert, IgE im Serum ist vermindert, IgM und α-Fetoprotein dagegen erhöht. Begleitend fällt eine relative oder absolute Lymphopenie auf.

Der Verlauf der Erkrankung wird durch die verminderte Infektresistenz sowie durch die assoziiert auftretenden malignen Erkrankungen (Karzinome, Lymphome, Leukämien etc.) bestimmt. Viele Kinder sterben schon in der Pubertät.

Therapie. Symptomatisch. Infektprophylaxe, evtl. Gabe von γ-Globulinen. Die Prognose ist schlecht.

11.5.3 Generalisierte essenzielle Teleangiektasien

Epidemiologie. Frauen werden häufiger betroffen als Männer. Beginn in der späten Kindheit oder im frühen Erwachsenenalter.

Ätiologie. Unbekannt.

Klinisches Bild. Im späten Kindes- bzw. frühen Erwachsenenalter entwickeln sich progressiv Teleangiektasien am gesamten Integument. Ohne Bezug zu anderen Hautveränderungen überziehen sie ausgedehnte Areale von Gesicht, Stamm und Extremitäten. Gewöhnlich handelt es sich bei den Hautläsionen um lineare Teleangiektasien, aber auch kleine Angiome können vorkommen. Blutungen sind untypisch.

Therapie. Die Hauterscheinungen haben in der Regel keinen Krankheitswert, sondern stellen eher ein kosmetisches Problem dar. Wenn gewünscht, kann eine Laserkoagulation der betroffenen Stellen durchgeführt werden.

Differenzialdiagnose. Teleangiektasien im Rahmen von Symptomenkomplexen.

11.6 Veränderungen des lymphatischen Gefäßsystems

11.6.1 Lymphangiome

Lymphangioma circumscriptum

Epidemiologie. Das Lymphangioma circumscriptum ist der häufigste Typ der Lymphangiome. Hauptmanifestationsalter ist die Geburt oder die frühe Kindheit. Ein Auftreten in jedem Lebensalter ist möglich.

Ätiologie. Als Ursache wird pathogenetisch ein lokaler Druckanstieg, der bis ins oberflächliche Lymphabflusssystem reicht, angenommen. Dieser entsteht durch die Bildung muskelstarker Zisternen im tiefen subkutanen Gewebe.

Klinisches Bild. An der Haut zeigen sich kleine, pralle, hell schimmernde, froschlaich- bzw. sagokornartige Pseudobläschen (◘ Abb. 11.35). Diese sind gruppiert angeordnet, stehen teilweise sehr dicht und nehmen mit der Zeit an Größe zu. Nach Traumatisierungen kommen Einblutungen in die Bläschen vor (Hämatolymphangiom). Von der Verteilung her kann jede Stelle des Körpers betroffen sein; bevorzugte Lokalisationen sind Schultern, Hals, Achseln, proximale Extremitäten sowie Zunge und Wangenschleimhaut. Assoziationen mit retroperitonealen Lymphangiomen werden beobachtet (Hurwitz et al. 1997, Irvine et al. 1996).

Histologie. Die Lymphgefäße erscheinen lakunenartig und stark dilatiert. In den tieferen Hautschichten sind sie von muskelstarken Gefäßwänden umgeben.

Therapie. Exzision der Herde. Eventuell Laser- oder Kryokoagulation. Rezidivneigung. Eventuell Versuch mit OK-432 (Ogita et al. 1996).

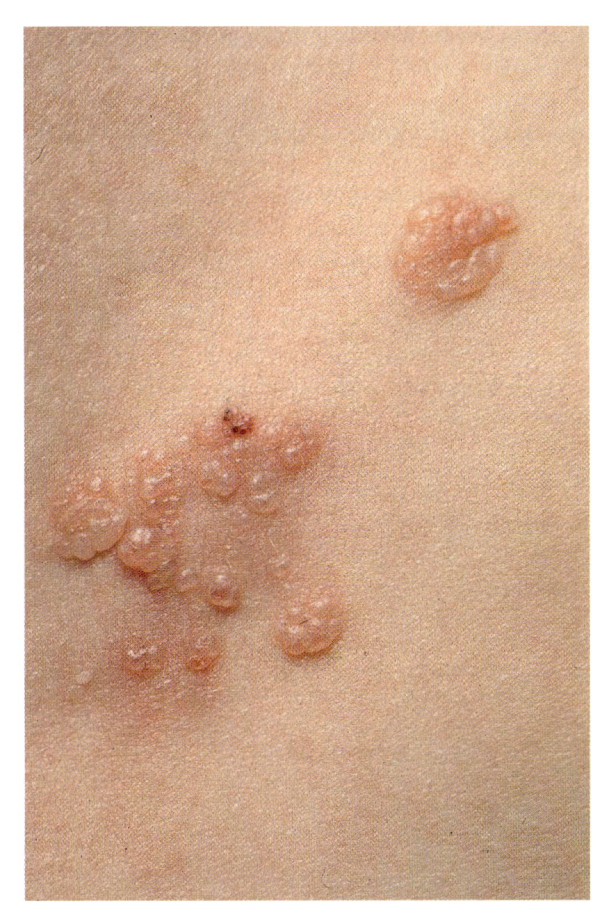

Abb. 11.35. Lymphangioma circumscriptum

Differenzialdiagnose. Kutane Lymphangiektasien nach operativen Eingriffen.

Kavernöses Lymphangiom

Epidemiologie. Manifestation bei Geburt oder im frühen Kindesalter.

Ätiologie. Es handelt sich um eine Fehlbildung der tiefer liegenden Lymphgefäße. Diese sind stark dilatiert.

Klinisches Bild. Typisch sind lokalisierte, subkutane zystische Schwellungen von teigiger Konsistenz. Diese Geschwülste können sich über ganze Körperpartien erstrecken und zur Elephantiasis einer Extremität führen oder vitale Strukturen im Kopf-Hals-Bereich komprimieren. Bei Befall der Mundschleimhäute sind Makrocheilie und Makroglossie charakteristisch.

Ein gemeinsames Auftreten mit dem Lymphangioma circumscriptum und Hämangiomen ist möglich. Diese zeigt sich v. a. in Zusammenhang mit komplexeren vaskulären Missbildungssyndromen wie dem Proteus-Syndrom

Histologie. Es finden sich kavernös erweiterte Lymphgefäße in allen Hautetagen.

Therapie. Umfassende operative Entfernung der Geschwülste so weit möglich.

Zystisches Hygrom

Epidemiologie. Das Krankheitsbild ist sehr selten.

Ätiologie. Unbekannt. Eventuell autosomal rezessiv vererbt (Williams u. Josephson 1997).

Klinisches Bild. Bei Geburt oder in der frühen Kindheit finden sich große, zystische Schwellungen unilokulär an der Haut. Prädilektionsstelle ist der Nacken, seltener sind Axillen, Gesicht, Kniekehlen, Leisten oder Retroperitonealregion betroffen. Häufig ist die Erkrankung mit anderen schwerwiegenden Anomalitäten assoziiert, wie z. B. dem Hydrops fetalis, sodass die Betroffenen nicht lebensfähig sind (Williams u. Josephson 1997).

Histologie. Die Histologie sichert die Diagnose.

Therapie. Eine großzügige Exzision des Tumors ist die Therapie der Wahl.

11.6.2 Lymphödem und Lymphödemsyndrome

Epidemiologie. Unterschieden werden *primäre* und *sekundäre* Lymphödeme. Beide Geschlechter sind betroffen. Bei den primären Lymphödemen sind 70–80% der Fälle Frauen. Sie sind selten. Die sekundären Lymphödeme sind häufiger und betreffen vorwiegend ältere Menschen.

Bei beiden Formen ist die Transportleistung im Lymphgefäßsystem unzureichend, und es kommt zur Flüssigkeitsansammlung und Proteinablagerung im extravasalen Gewebe.

Primäres Lymphödem

Ätiologie. Die *primären Lymphödeme* können sporadisch auftreten oder mit unterschiedlicher Penetranz genetisch veranlagt sein. Eine positive Familienanamnese findet sich in 20% der Fälle.

Die *primären Lymphödeme* lassen sich grob einteilen in
- kongenital (10% der Fälle bei Geburt),
- in Lymphoedema praecox (80% der Fälle vor dem 35. Lebensjahr) und
- in Lymphoedema tarda (10% der Fälle nach dem 35. Lebensjahr).

Sekundäres Lymphödem

Den *sekundären Lymphödemen* liegen Schädigungen und Obstruktionen im Bereich der Lymphwege nach Traumen oder Infektionen zugrunde. Beispiele dafür sind: rezidivierende Erysipele, Herpes simplex, Pilze, Parasiten (Filarien), Malignome mit Lymphknotenbefall bzw. nach entspre-

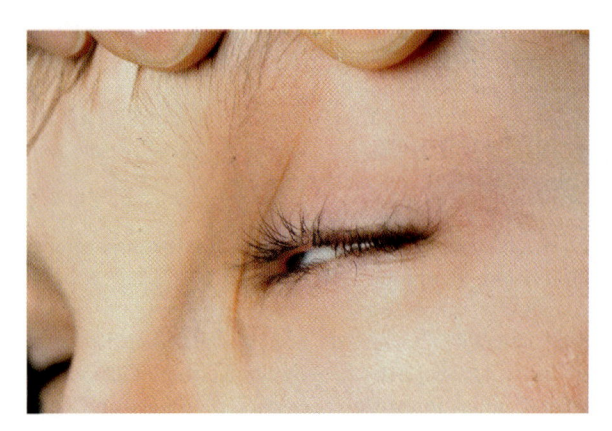

Abb. 11.36. Distichiasis-Lymphödem-Syndrom

chender Radikaltherapie, Bestrahlungen oder auch artefiziell ausgelöst durch wiederholte Traumatisierungen etc.

Klinisches Bild. Der Beginn der Erkrankung variiert. Bei den *sekundären Lymphödemen* ist er abhängig von der zugrunde liegenden Ursache und liegt eher später.

Allen chronischen Lymphödemen gemeinsam ist eine ödematöse Umfangsvermehrung der betroffenen Körperpartien ein- oder beidseitig. Diese geht häufig einher mit einer reaktiven Pachydermie bis zur Elephantiasis sowie einem subjektiven Schweregefühl und einer Bewegungseinschränkung. Weiterhin können Stemmer-Zeichen, Nagelveränderungen, Hyperpigmentierungen und verruköse Wucherungen lokal auftreten.

Betroffen sind vorwiegend die Extremitäten, die oberen häufiger als die unteren. Primäre Lymphödeme an den Extremitäten haben eher einen aszendierenden Verlauf, beginnend an Zehen und Fußrücken. Beispiele für *hereditäre kongenitale primäre Lymphödeme* sind z. B. der Typ 1 Nonne-Milroy mit Manifestation an Füßen und Unterschenkeln. Der Verlauf verschlechtert sich oft in der Pubertät. Ferner der Typ 2 Meige mit zusätzlich auftretenden Wachstumsretardierungen, Hypogenitalismus, geistiger Retardierung bei Mikroenzephalie, Hämangiomen, »yellow nail syndrome« und intrahepatischer Cholestase. Auch im Rahmen vom Turner-Syndrom kommen kongenitale Lymphödeme an den Extremitäten vor.

Eine eigenständige Lymphödemerkrankung stellt das *Distichiasis-Lymphödem-Syndrom* dar. Es wird autosomal dominant vererbt. Hierbei besteht eine doppelte Wimpernreihe (Distichiasis; Abb. 11.36), ein vergleichsweise spät einsetzendes Lymphödem sowie häufig Wirbelsäulenveränderungen mit oder ohne extradurale Zysten sowie gelegentlich ein Ektropion des unteren Augenlides und ein Flügelnacken.

Sekundäre Lymphödeme deszendieren eher von der Extremitätenwurzel ausgehend nach distal. Je nach Lokalisation der zugrunde liegenden infektiösen Dermatose o. Ä. können auch Lippen, Auge, Skrotum etc. befallen sein. Ausprägung und Verlauf von Lymphödemen sind sehr variabel.

Traumen, lokale Infektionen, Schwangerschaften und Ovulationshemmer fördern die Progredienz.

Therapie. Im Vordergrund steht eine konsequente Kompressionstherapie zur Entstauchung sowie Lymphdrainage und Bewegungstherapie. Wichtig ist der Ausschluss einer zugrunde liegenden malignen Erkrankung. Bei rezidivierenden Erysipelen ist eine antibiotische Dauertherapie notwendig.

Differenzialdiagnose. Venöse, kardiale, arthrogene, zyklisch-idiopathische, dysproteinämische Ödeme, Lipödeme.

Literatur

Amir J, Krinkler R et al. (1986) Strawberrry hemangiomas in preterm infants. Pediatr Dermatol 3: 331–332
Bause H (2004) Kryotherapie lokalisierter klassischer Hämangiome, neues Verfahren mit Peltier-Elementen (–32°C) – Erfahrungsbericht. Monatsschr Kinderheilkd 152: 16–22
Boon LM, Enjolras O, Mulliken JB (1996) Congenital hemangioma: evidence of accelerated Involution. J Pediat 128: 329–355
Coubes P, Humbertclaude V, Rodesch G, Lasjaunias P, Echenne B, Frerebeau P (1996) Total endovascular occlusion of a giant direct arteriovenous fistula in the posterior fossa in a case of Rendu-Osler-Weber disease. Childs Nerv Syst 12(12): 785–8
Cremer H (2001) Klassifizierung vaskulärer Tumoren (Hämangiome) im Kindesalter. pädiatr. Praxis 59, I: 303–320; II: 457–471
Cremer Hj (2002) Vascular Tumors (Hemangiomas) in Childhood. In: Chang JB (ed) Textbook of Angiology. Springer, Berlin Heidelberg New York, chap 102: 1294–1312
Cremer H (2005) Phlebologie 2. Schattauer, Stuttgart, S 112–124
Enjolras O, Gelbert F (1997) Superficial Hemangiomas: Associations and Management. Pediat Dermatol 14, 3: 173–179
Enjolras O, Wassef M et al. (1997) Infants with Kasabach-Merritt syndrome do not have »true« hemangiomas. J Pediat 130: 631–640
Esterly NB (1995) Current problems in dermatology, cutaneous hemangiomas, vascular stains and malformations and associated syndromes, vol VII, No 3. Mosby, St. Louis, pp 65–108
Fink FM, Dengg K, Kilga-Nogler S, Schonitzer D, Berger H (1992) Cold haemagglutinin disease complicating Mycoplasma pneumoniae infection in a child under cytotoxic cancer treatment. Eur J Pediatr 151(6): 435–437
Garcia-Monaco R, Taylor W, Rodesch G, Alvarez H, Burrows P, Coubes P, Lasjaunias P (1995) Pial arteriovenous fistula in children as presenting manifestation of Rendu-Osler-Weber disease. Neuroradiology 37 (1): 60–64
Goldberg NS, Herbert AA et al. (1986) Sacral hemangiomas and multiple congenital anomalies. Arch Dermatol 122: 684–687
Haisley-Roster C, Enjolras O et al. (2002) Kasabach-Merritt- Phenomenon: A Retrospective Study of Treatment with Vincristine. Journal of Pediatric Hematology/Oncology, Vol. 24, No 6: 459–462
Hurwitz RS, Shapiro E, Hulbert WC, Diamond DA, Casale AJ, Rink RC (1997) Scrotal cystic lymphangioma: the misdiagnosed scrotal mass. J Urol 158 (3 pt 2): 1182–1185
Irvine AD, Sweeney L, Corbett JR (1996) Lymphangioma circumscriptum associated with paravesical cystic retroperitoneal lymphangioma. Br J Dermatol 134 (6): 1135–1137
Loose DA (1994) Angeborene Gefäßmalformationen. In: Alexander K (Hrsg) Gefäßkrankheiten. Urban & Schwarzenberg, München

Literatur

Loose DA (1997) Systematik, radiologische Diagnostik und Therapie vaskulärer Fehlbildungen. In Hohenleutner U, Landthaler M (Hrsg) Operative Dermatologie im Kindes- und Jugendalter (Fortschritte der operativen und onkologischen Dermatologie, Bd 12) Blackwell, Berlin Wien

Lossos A, Ben-Hur T, Ben-Nariah Z, Enk C, Gomori M, Soffer D (1995) Familial Sneddon´s syndrome. J Neurol 242 (3): 164–168

Mehes K, Buhler EM (1995) Premature centromere division: a possible manifestation of chromosome instability. Am J Med Genet 56 (1): 76–79

Mulliken JB, Glowacki J (1982) Hemangiomas and vascular malformations in infants and children: a classification based on endothelial characteristics. Plast Reconstr Surg. 69: 412–420

Ogita S, Tsuto T, Nakamura K, Deguchi E, Tokiwa K, Iwai N (1996) OK-432 therapy for lymphangioma in children: why and how does it work? J Pediatr Surg 31 (4): 477–480

Perkins P, Weiss SW (1996) Spindle cellhemangioendothelioma. An analysis of 78 cases with reassessment of its pathogenesis and biologic behavior. Am J Surg Pathol 20: 1196–1204

Reese V, Frieden IJ et al. (1993) Association of facial hemangiomas with Dandy-Walker and other posterior fossa malformations. J Pediatr 122: 379–384

Sanz-Rodriguez F, Fernandez-L A, Zarrabeitia R, Perez-Molino A, Ramirez JR, Coto E, Bernabeu C, Botella LM (2004) Mutation analysis in Spanish patients with hereditary hemorrhagic telangiectasia: deficient endoglin up-regulation in activated monocytes. Clin Chem 50: 11, 2003–2011

Schiffmann R, Murray GJ, Treco D et al. (2000) Infusion of alpha-galactosidase A reduces tissue globotriaosylceramide storage in patients with Fabry disease. Proc Natl Acad Sci USA 97: 365–370

Spang S, Lindemuth R, Kasmann B, Ruprecht KW (1995) Zur Klinik der Ataxia teleangiectatica (Louis-Bar-Syndrom). Klin Monatsbl Augenheilkd 206 (4): 273–276

Vincent P, Plauchu H, Hazan J, Faure S, Weissenbach J, Godet J (1995) A third locus for hereditary haemorrhagic telangiectasia maps to chromosome 12q. Hum Mol Genet 4 (5): 945–949

Von Scheven E, Athreya BH, Rose CD, Goldsmith DP, Morton L (1996) Clinical characteristics of antiphospholipid antibody syndrome in children. J Pediatr 129 (3): 339–345

Wassef M., Boon L. et al. (1998) Non-involuting congenital hemangioma. I.S.S.V.A 12th International Workshop on Vascular Anomalies, Berlin June 27th, Abstr 19

Williams MS, Josephson KD (1997) Unusual autosomal recessive lymphatic anomalies in two unrelated Amish families. Am J Med Genet 73 (3): 286–9

Wilson JE., Orkin M. (1989) »Tufted angioma« (angioblastom): A benign progressive angioma, not to br confused with Kaposi´s sarcomas. J Am Acad Dermatol 20: 214–225

Zelger B, Sepp N, Stockhammer G, Dosch E, Hilty E, Ofner D, Aichner F, Fritsch PO (1993) Sneddon´s syndrome. A long-term follow-up of 21 patients. Arch Dermatol 129 (4): 437–47

Zukerberg LR, Nickoloff BJ et al. (1993) Kaposiform hemangioendothelioma of infancy and childhood. An aggressive neoplasm associated with Kasabach-Merritt-syndrome and lymphangiomatosis. Am J Surg Pathol 17: 321–328

Histiozytäre Erkrankungen im Kindesalter

J. Utikal, C.-D. Klemke, A. Gratchev, L.-U. Wölfer, E. Dippel, S. Goerdt

12.1 Pathogenese und Klassifikation der Histiozytosen – 187
12.1.1 Mononukleäre Phagozyten und dendritische Zellen – 187
12.1.2 Alternativ aktivierte Makrophagen – 187
12.1.3 Klassifikation der Histiozytosen – 189

12.2 Klinik und Therapie der Histiozytosen – 192

12.2.1 Langerhans-Zellhistiozytosen – 192
12.2.2 Vorläufer-Langerhans-Zellhistiozytosen – 197
12.2.3 Kutane Non-Langerhans-Zellhistiozytosen – 197

Literatur – 202

12.1 Pathogenese und Klassifikation der Histiozytosen

12.1.1 Mononukleäre Phagozyten und dendritische Zellen

Die Histiozytosen sind als Neubildungen des mononukleär-phagozytischen Systems anzusehen, zu dem auch die dendritischen Zellen zu rechnen sind (◘ Abb. 12.1). Aus dem System der mononukleären Phagozyten und der dendritischen Zellen sind 3 Subpopulationen besonders herausgestellt worden.

- Die dendritischen Zellen der Haut, die sog. Langerhans-Zellen, die durch das Vorhandensein von Birbeck-Granula und durch die Expression von S100 sowie von CD1a gekennzeichnet sind. Neuere, Langerhans-Zell-spezifische Moleküle wie Lag und Fascin ergänzen diese Standardmarker (Pinkus et al. 2002).
- Die klassisch aktivierten Effektormakrophagen (Mϕ1), die auf Seiten der Lymphozyten einer Th1-Reaktion entsprechen, sind durch die Sekretion proinflammatorischer Zytokine wie TNF-α, IL-1, IL-6, IL-12 und eine verstärkte Expression der Fcγ-Rezeptoren I, II und III sowie von diversen Adhäsionsmolekülen gekennzeichnet.
- Die alternativ aktivierten Makrophagen (Mϕ2), die einer Th2-Reaktion entsprechen (▶ unten).

12.1.2 Alternativ aktivierte Makrophagen

Da die alternative Makrophagenaktivierung für die Histiogenese der kutanen Non-Langerhans-Zellhistiozytosen von großer Bedeutung ist, sei hier kurz näher darauf eingegangen.

Das Konzept der alternativen Aktivierung von antigenpräsentierenden Zellen wurde ursprünglich von der Arbeitsgruppe um Siamon Gordon in Oxford (Stein et al. 1992) auf der Basis von In-vitro-Daten entwickelt. Es konnte gezeigt werden, dass das Th2-Zytokin Interleukin (IL)-4 und Glukokortikoide nicht nur eine breite antiinflammatorische Hemmwirkung auf Makrophagen ausüben, sondern auch dazu führen können, dass wichtige Makrophagenfunktionen wie Endozytose und Antigenpräsentation verstärkt werden.

Alternativ aktivierte Makrophagen (Mϕ2) lassen sich neben IL-4 auch durch IL-10, IL-13 und TGF-β aus Monozyten erzeugen. Sie führen in vivo zu einer Suppression der Immunantwort und zur Toleranzinduktion sowie zur Herunterregulierung von Entzündungs- und Abwehrreaktionen. Im Einzelnen konnte gezeigt werden, dass Mϕ2 antiinflammatorische Zytokine wie den IL-1R-Antagonisten und IL-10, Chemokinrezeptorantagonisten wie AMAC-1 (Politz et al. 2000), Rezeptoren der angeborenen Immunantwort wie den Makrophagen-Mannose-Rezeptor (MMR), den β-Glucanrezeptor, den Scavenger-Rezeptor Typ I und den Haptoglobinrezeptor CD163 exprimieren. Dieses molekulare Repertoire stattet Mϕ2 mit spezifischen Funktio-

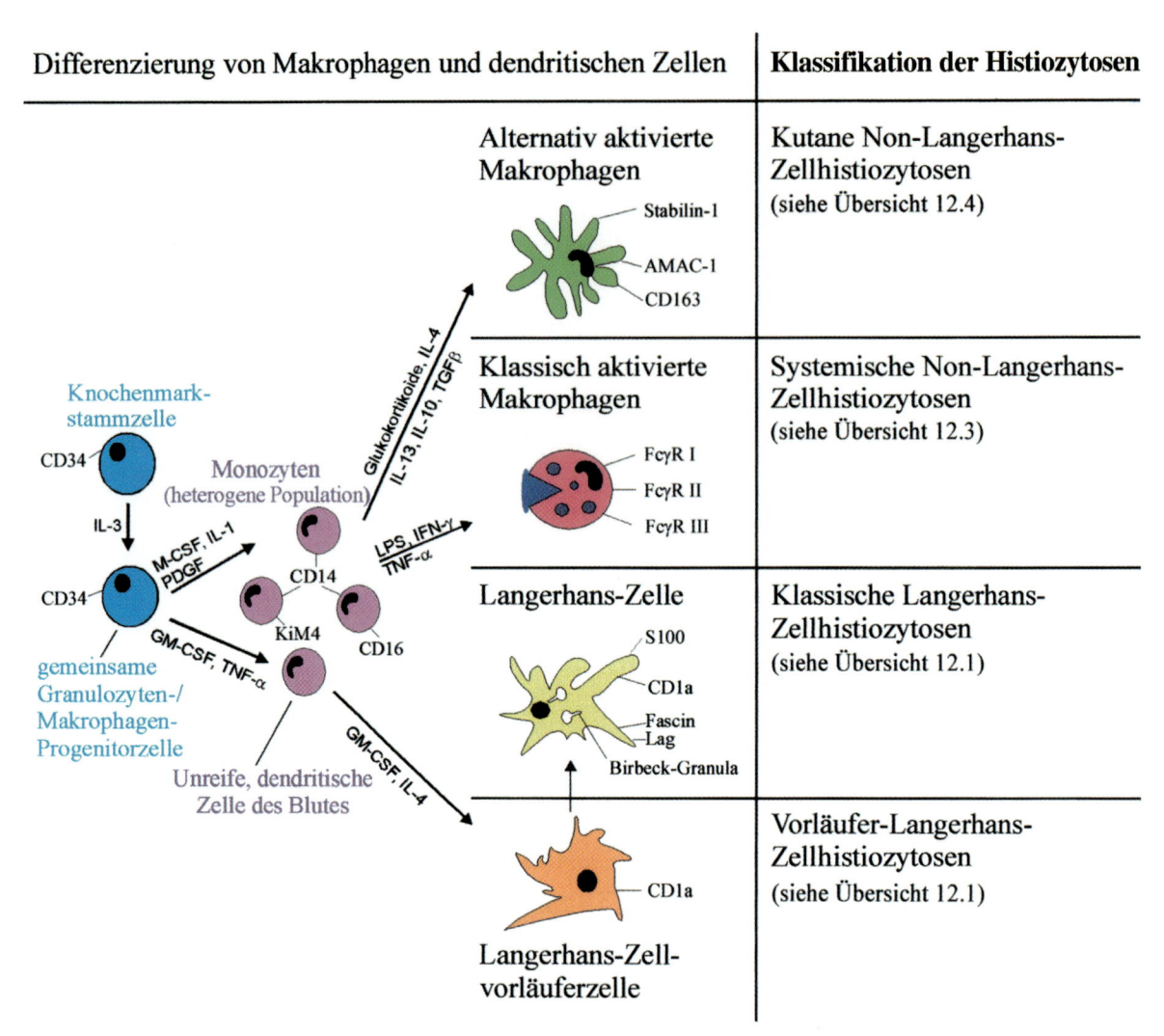

Abb. 12.1. Differenzierungsreihe der Monozyten/Makrophagen und dendritischen Zellen und Histiogenese und Klassifikation der Histiozytosen

nen wie einer verstärkten Lipidaufnahme und Phagozytosekapazität aus.

Trotz dieser verstärkten Phagozytosekapazität weisen Mϕ2 jedoch eine geringere Fähigkeit hinsichtlich des Abtötens von Bakterien und anderer infektiöser Erreger als Mϕ1 auf. Des Weiteren wirken Mϕ2 immunsuppressiv, und sie scheinen angiogen zu sein (Goerdt u. Orfanos 1999).

Mϕ2 exprimieren im Gegensatz zu Mϕ1 große Mengen von extrazellulären Matrixproteinen wie Fibronektin und βIG-H3. Interessanterweise lassen sich diese extrazellulären Matrixproteine durch IL-4 in Mϕ2 induzieren und durch Glukokortikoide hemmen. Dies könnte einen Hinweis auf die Existenz verschiedener funktioneller Untergruppen von Mϕ2 geben (Gratchev et al. 2001).

Neuere Untersuchungen weisen zudem darauf hin, dass auch die Differenzierung in Mϕ1 und Mϕ2 nicht so statisch ist, wie es die Klassifizierung der N-LHZ-Histiozytosen in systemische und kutane Formen vermuten lässt. Parallel zum Wechsel der Th1/Th2-Zytokinpräpondanz bei verschiedenen, insbesondere parasitären Erkrankungen kann auch ein Wechsel von der klassischen Aktivierung von Makrophagen zur alternativen Aktivierung stattfinden. Dieser Wechsel wird deutlich an der Expression von 2 neu entdeckten, IL-4-induzierbaren Genen, FIZZ1 und Ym1. Die Regulation dieser Gene erfolgt entsprechend über den IL-4-abhängigen Transkriptionsfaktor Stat-6 (Welch et al. 2003).

Stabilin-1, das Markerprotein der kutanen Non-Langerhans-Zellhistiozytosen, wird ebenfalls selektiv nur von alternativ aktivierten Makrophagen exprimiert (Abb. 12.2). Ursprünglich wurde Stabilin-1 mittels eines monoklonalen Antikörpers identifiziert (MS-1), der ein Protein mit hohem Molekulargewicht erkennt (»MS-1 high molecular-weight protein«; HMWP; Goerdt et al. 1991). Stabilin-1 weist eine interessante Domänenstruktur auf. Es finden sich N-terminal Cluster von EGF-Domänen (Zell-Matrix-Interaktionen), getrennt durch Fasciclin-Domänen (homotypische Adhärenz) sowie im C-terminalen Bereich

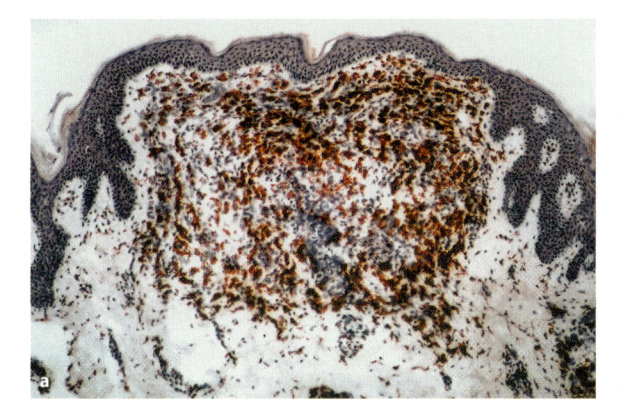

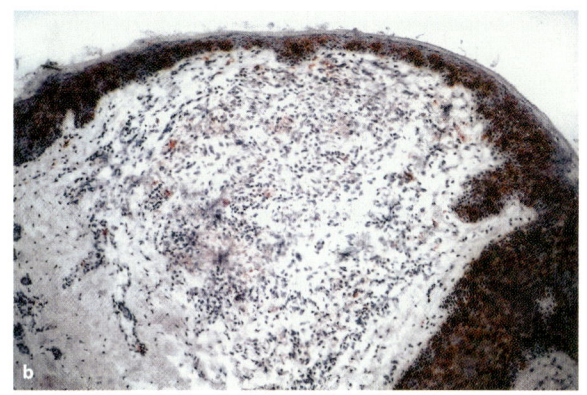

Abb. 12.2a, b. Xanthoma disseminatum. Immunhistologie. Die läsionalen Histiozytosen stellen sich positiv mit dem Marker Stabilin-1 für die alternativ aktivierten Makrophagen der kutanen Non-Langerhans-Zellhistiozytosen dar (**a**), exprimieren jedoch im Gegensatz zu den epidermalen Langerhans-Zellen nicht das CD1a-Antigen (**b**).

eine X-Link-Domäne, die für Hyaluronsäurerezeptoren charakteristisch ist (Politz et al. 2002). Die Funktionen von Stabilin-1 sind nicht bekannt; da jedoch Stabilin-2, ein zu Stabilin-1 hoch homologes Protein gleicher Domänenstruktur, ein Hyaluronsäure- und Scavenger-Rezeptor ist, werden ähnliche Rezeptorfunktionen auch für Stabilin-1 vermutet.

12.1.3 Klassifikation der Histiozytosen

1987 wurde von der Writing Group der Histiocyte Society eine Einteilung der Histiozytosen in 3 große Gruppen vorgenommen (Writing Group of the Histiocyte Society 1987):
I. Langerhans-Zellhistiozytosen,
II. Non-Langerhans-Zellhistiozytosen und
III. maligne Histiozytosen.

I. Langerhans-Zellhistiozytosen (LHZ-Histiozytosen)

In den 1950er-Jahren gelang es Lichtenstein (1953) aufgrund überlappender klinischer Bilder und Verläufe, die Hand-Schüller-Christian-Erkrankung, die Abt-Letterer-Siwe-Erkrankung und das eosinophile Knochengranulom zu einer Krankheitsgruppe zusammenfassen, der er den Namen Histiozytosis X gab. 1961 entdeckten Birbeck und Mitarbeiter in der Transmissionselektronenmikroskopie spezifische Granula, pentalaminäre Membraneinfaltungen, die jetzt sog. Birbeck-Granula, die vorwiegend in epidermalen Langerhans-Zellen vorkommen. 1965 fanden Basset und Turiaf, dass auch Histiozytose-X-Histiozyten Birbeck-Granula enthalten. 1981 zeigte Murphy et al. dass das T6-Thymozytenantigen, jetzt auch CD1a-Antigen genannt, in Langerhans-Zellen exprimiert wird. 1982 wiesen Chollet et al. nach, dass Histiozytose-X-Histiozyten ebenfalls CD1a synthetisieren.

Die Immunzytologie ist für die Diagnosestellung der LHZ-Histiozytose unerlässlich. Immunzytologische Reaktionen für CD1a und S100 müssen positiv sein. Neuere, Langerhans-Zell-spezifische Moleküle wie Langerin und Fascin ergänzen diese Standardmarker. Elektronenmikroskopisch sind Birbeck-Granula entscheidend für die Diagnose. Neben klassischen bildgebenden Verfahren und den routinebiochemischen Laborbestimmungen zur Bestimmung und Ausdehnung von LHZ-Histiozytosen scheint die Szintigraphie mit Somatostatinanalogen oder markierten CD1a-Antikörpern vielversprechend. Zur Überwachung des Verlaufes von LHZ-Histiozytosen kann die S100β-Proteinbestimmung eingesetzt werden (Ugurel et al. 2000).

Langerhans-Zellen sind eigentlich in inflammatorische Prozesse involvierte Zellen, die ihre Aufgaben in der Zeitspanne zwischen Rekrutierung in die entzündliche Läsion und Apoptose in loco oder im Lymphknoten zu erfüllen haben.

> Entgegen aller Annahmen wurde 1994 gezeigt, dass Langerhans-Zellhistiozytosen monoklonale proliferative Tumorerkrankungen darstellen.

Der Nachweis der Klonalität gelang hierbei mit einer PCR-gestützten Analyse des Polymorphismus des X-chromosomalen Gens für den humanen Androgenrezeptor, die zur Bestimmung der ungleichgewichtigen Inaktivierung des X-Chromosoms unter entsprechenden theoretischen und experimentellen Kautelen geeignet ist. Besonders interessant bei den Ergebnissen war, dass die prognostisch günstigen, benignen Langerhans-Zellhistiozytosen (z. B. eosinophiles Knochengranulom) ebenso monoklonalen Ursprungs sind wie die prognostisch ungünstigen Formen (z. B. Abt-Letterer-Siwe-Erkrankungen). Es erscheint daher plausibel anzunehmen, dass beim eosinophilen Knochengranulom die Fähigkeit einer frühen Langerhans-Zellvorläuferzelle zur Emigration aus dem Knochenmark z. B. durch Mutation eines proteolytischen Enzyms verloren gegangen sein könnte, während Proliferation und Differenzierung noch einigermaßen geregelt ablaufen.

Bei den systemischen und klinischen aggressiveren Formen der klassischen Langerhans-Zellhistiozytosen scheinen dagegen die homotypische Adhärenz mittels E-Cadherin sowie die Regulation der Proliferation und die Differenzierungsfähigkeit gestört zu sein.

Die Übersicht 12.1 gibt einen Überblick über die Klassifikation der Langerhans-Zellhistiozytosen und macht zugleich den Versuch, vom Verlauf her ähnliche Entitäten zusammenzufassen wie die Abt-Letterer-Siwe-Erkrankung und die kongenitale Langerhans-Zellhistiozytose mit dem häufigen Multiorganbefall und der schlechten Prognose sowie die Hand-Schüller-Christian-Erkrankung und die adulte Langerhans-Zellhistiozytose mit dem häufigen Befall der Haut des Kapillitiums und der Genitoanalregion sowie den endokrinologischen Störungen (allen voran der Diabetes insipidus).

Übersicht 12.1. Langerhans-Zellhistiozytosen

I. **Klassische Langerhans-Zellhystiozytosen** (CD1a-postitiv, Birbeck-Granula-postitiv)
 - Abt-Letterer-Siwe-Erkrankung und kongenitale Langerhans-Zell- Histiozytose
 - Hand-Schüller-Christian-Erkrankung und adulte Langerhans-Zellhystiozytose
 - Eosinophiles Knochengranulom
 - *Provisorisch*: kongenitale selbstheilende Langerhans-Zellhystiozytose; infantile aquirierte selbstheilende Langerhans-Zellhystiozytose

II. **Vorläufer-Langerhans-Zellhystiozytosen** (CD1a-postitiv, Birbeck-Granula-negativ)
 - Kongenitale selbstheilende Retikulohistiozytose Hashimoto-Pritzker
 - Histiozytose der indeterminierten Zellen

Die gerade vorgenommene Gruppierung deutet dabei schon an, dass Art und Anzahl der befallenen Organe und das Auftreten einer Organdysfunktion große Bedeutung für die Prognose der klassischen Langerhans-Zellhistiozytosen haben. Dabei hat sich insbesondere für Therapiestudien anstelle der Klassifikation in Entitäten eine Stadieneinteilung (Übersicht 12.1) für die klassischen Langerhans-Zellhistiozytosen, insbesondere des Kindesalters bewährt.

Seltenere histiozytäre Krankheitsbilder, wie z. B. die kongenitale selbstheilende Retikuohistiozytose und die Histiozytose der indeterminierten Zellen, die ebenfalls CD1a exprimieren, aber wenig (kongenitale selbstheilende Retikulohistiozytose) oder keine (Histiozytose der indeterminierten Zellen) Birbeck-Granula enthalten (und somit Vorläuferstadien von Langerhans-Zellen entsprechen

---

Übersicht 12.2. Stadieneinteilung der klassischen Langerhans-Zellhistiozytosen

I. *Lokalisierte* klassische Langerhans-Zellhystiozytose (»single system disease«)
 A. »Single site involvement«
  1. Unilokulärer Skelettbefall
  2. Isolierter Befall der Haut
  3. Befall eines solitären Lymphknotens
 B. »Multiple site involvement"
  1. Multilokulärer Skelettbefall
  2. Befall mehrerer Lymphknoten

II. *Disseminierte* klassische Langerhans-Zellhystiozytose (»multi system disease«)
 A. Niedriges Risiko:
  - Disseminierter Organbefall (»multiple organ involvement«) *ohne* Befall der Leber, der Lunge, der Milz oder des hämatopoetischen Systems
 B. Hohes Risiko:
  Disseminierter Organbefall (»multiple organ involvement«) unter Einschluss entweder der Leber, der Lunge, der Milz oder des hämatopoetischen Systems

---

könnten), werden neben den klassischen Langerhans-Zellhistiozytosen der Histiozytosis-X-Gruppe gleichermaßen zu den Langerhans-Zellhistiozytosen gerechnet und als »Vorläufer-Langerhans-Zellhistiozytosen« bezeichnet. Dabei ist die Einordnung der wenigen beschriebenen Fälle von kongenitaler und infantil-akquirierter selbstheilender Langerhans-Zellhistiozytose noch unklar. Wahrscheinlich gehören diese Fälle zum Spektrum der kongenitalen selbstheilenden Retikulohistiozytose. Insofern wäre auf Dauer vermutlich eine Umbenennung der kongenitalen selbstheilenden Retikulohistiozytose in selbstheilende Langerhans-Zellhistiozytose sinnvoll.

II. Non-Langerhans-Zellhistiozytosen (N-LHZ-Histiozytosen)

Definitionsgemäß werden alle Histiozytosen, die nicht die Merkmale der Langerhans-Zellen (Birbeck-Granula, CD1a-Expression) aufweisen, als Non-Langerhans-Zellhistiozytosen (N-LHZ-Histiozytosen) bezeichnet. Die Gruppe der N-LHZ-Histiozytosen umfasst die systemischen und die kutanen Non-Langerhans-Zellhistiozytosen.

Die *systemischen Non-Langerhans-Zellhistiozytosen* (Übersicht 12.3), zu denen v. a. die familiäre hämophagozytische Lymphohistiozytose gehört, stellen Erkrankungen der klassisch aktivierten Effektormakrophagen (Mφ1) dar. Sie befallen nur selten die Haut; daher sollen sie hier nicht ausführlich besprochen werden, obwohl es sich bei ihnen vorwiegend um Erkrankungen des Kindesalters handelt.

> **Übersicht 12.3. Systemische Non-Langerhans-Zellhistiozytosen**
>
> I. **Hämophagozytische systemische Non-Langerhans-Zellhystiozytosen**
>   - Infektionsassoziiertes hämophagozytisches Syndrom
>   - Familiäre hämophagozytische Lymphohistiozytose
> II. **Sinushistiozytose mit massiver Lymphadenopathie (Rosai-Dorfman-Syndrom)**

Die *kutanen Non-Langerhans-Zellhistiozytosen* wurden in ihrer Eigenständigkeit erst spät erkannt, so das juvenile Xanthogranulom, das damals Naevoxanthoendotheliom genannt wurde (Adamson 1905; McDonagh 1909), und das Xanthoma disseminatum (Montgomery u. Osterberg 1938). Im Begriff des Naevoxanthoendothelioms taucht dabei neben der Neigung zur zellulären Lipidakkumulation die Andeutung einer Beteiligung von Gefäßen an den Läsionen auf. Neben der ausgeprägten Vaskularisierung des histiozytären Infiltrats, die ausschließlich bei den kutanen Non-Langerhans-Zellhistiozytosen zu finden ist, existierten bis dato einheitliche Marker, sei es elektronenoptisch, sei es immunhistologisch, für die kutanen Non-Langerhans-Zellhistiozytosen nicht.

> Anhand immunhistologischer Untersuchungen konnten wir zeigen, dass das von uns identifizierte Stabilin-1 (MS-1-HMWP) für die kutanen Non-Langerhans-Zellhistiozytosen eine vergleichbare diagnostische Stellung einnimmt wie CD1a für die Langerhans-Zellhistiozytosen.

Die Expression von Stabilin-1 definiert damit die kutanen Non-Langerhans-Zellhistiozytosen in positiver Weise. Mit der gemeinsamen Expression von Stabilin-1 durch die verschiedenen klinischen Entitäten der kutanen Non-Langerhans-Zellhistiozytosen hat sich jetzt auch histogenetisch die klinisch begründete Vermutung bestätigt, dass die kutanen Non-Langerhans-Zellhistiozytosen wie das generalisierte eruptive Histiozytom, die benigne zephale Histiozytose, die multizentrische Retikulohistiozytose, das Xanthoma disseminatum und das juvenile Xanthogranulom eher Ausdrucksformen eines Krankheitsspektrums als strikt zu trennende Erkrankungen darstellen. Die bisher stark betonten Unterschiede im histologischen Erscheinungsbild zwischen den vermeintlichen Entitäten, insbesondere bezüglich der Fettspeicherung, dürften eher Entwicklungsstadien der Erkrankung entsprechen.

Für die juvenilen Xanthogranulome ist seit langem bekannt, dass es eine klinisch und histologisch nicht xanthomatöse sog. »frühe« Variante gibt, die beim selben Patienten in eine reife xanthomatöse Variante übergehen kann. Ähnliche Verläufe sind in der Zwischenzeit für die benigne zephale Histiozytose und die generalisierten eruptiven Histiozytome der Kindheit beschrieben.

Auch die immer wieder postulierte histologische Einzigartigkeit der Retikulohistiozytome bzw. der multizentrischen Retikulohistiozytose mit dem sog. milchglasartigen (»ground-glass«), feingranulären Zytoplasma lässt sich bei genauerer Betrachtung nicht halten; eine histologische Differenzierung von anderen Xanthogranulomen erscheint selbst für den erfahrenen Dermatohistopathologen schwierig bzw. unmöglich. Wir schlagen daher unter Beibehaltung der definierten Entitäten einen vereinfachten Algorithmus zur erleichterten Diagnosefindung bei den kutanen Non-Langerhans-Zellhistiozytosen vor (Übersicht 12.4).

> **Übersicht 12.4. Kutane Non-Langerhans-Zellhistiozytosen (Stabilin-1-positiv)**
>
> 1. **Juvenile Xanthogranulome**
>   solitär, oligoläsional oder disseminiert mikronodulär
>   - Juvenile Xanthogranulome sensu strictu
>   - Benigne zephale Histiozytose
>   - Generalisierte eruptive Histiozytome der Kindheit
> 2. **Adulte Xanthogranulome**
>   - Oligoläsional
>   - Adulte Xanthogranulome sensu strictu
>   - »Papular xanthoma«
>   - Disseminiert
>   - Ohne Organbefall: generalisierte eruptive Histiozytome
>   - Mit Diabetes insipidus: Xanthoma disseminatum
>   - Mit Gelenkbefall: multizentrische Retikulohistiozytose
>   - Mit überwiegendem Knochenbefall: Erdheim-Chester-Erkrankung
> 3. **Nekrobiotische Xanthogranulome**
>   (einschließlich der disseminierten Xanthosiderohistiozytose) mit Assoziation zu Paraproteinämien
> 4. **Spindelzellige kutane Non-Langerhans-Zellhistiozytosen**
>   - Hereditäre progressive muzinöse Histiozytose
>   - Progressive noduläre Histiozytose

III. Maligne Histiozytosen

Die Gruppe der malignen Histiozytosen ist umstritten und hat sich nach unserer Erfahrung aufgrund einer nur unklaren Abgrenzung von anderen Erkrankungen, wie z. B. den monozytären Leukämien, nicht bewährt.

12.2 Klinik und Therapie der Histiozytosen

12.2.1 Langerhans-Zellhistiozytosen

Klassische Langerhans-Zellhistiozytosen

Klinische Bilder. Abt-Letterer-Siwe-Erkrankung, Hand-Schüller-Christian-Erkrankung, eosinophiles Knochengranulom.

Die klassischen Langerhans-Zellhistiozytosen umfassen klinisch ein breites Spektrum an in unterschiedlicher Kombination auftretenden Symptomen, Symptomenkomplexen und befallenen Organen (Ruzicka u. Evers 2003), wobei die überwiegende Zahl der Patienten in sehr jungem Alter erkrankt (ca. 65% bis zum 3. Lebensjahr, ca. 90% bis zum 9. Lebensjahr). Nur selten erkranken erwachsene Patienten (adulte Langerhans-Zellhistiozytose). 4 Organe werden besonders häufig befallen (Tabelle 12.1):

- Knochen (82,2%; davon alleiniger Knochenbefall 13,7%),
- Lymphknoten (59,6%),
- Haut (54,8%),
- Leber (50,8%).

Entsprechend (Tabelle 12.2) sind die am häufigsten auffälligen Laborparameter die alkalische Phosphatase (54,8%) und eine Anämie (45,9%). Der Diabetes insipidus ist vergleichsweise selten (19,3%). Die Ausbreitungsdiagnostik muss dementsprechend umfassend sein und sollte entsprechend einem von der Histiocyte Society entwickelten Schema erfolgen.

Eine Unterteilung in wohldefinierte Entitäten (Übersicht 12.2), wie eosinophiles Knochengranulom (solitärer Knochenbefall; exzellente Prognose), Hand-Schüller-Christian-Erkrankung (Schädelknochendefekte, Diabetes insipidus, Exophthalmus, fakultative Hautbeteiligung; gute Prognose) und Abt-Letterer-Siwe-Erkrankung (viszeraler Befall und Beteiligung der Haut; infauste Prognose) befriedigt aufgrund der variablen klinischen Präsentation der Erkrankung bei anerkanntermaßen gleichem zugrunde liegendem pathogenetischem Prozess daher nicht mehr. Stattdessen wird üblicherweise eine Stratifizierung der Patienten ähnlich einer Stadieneinteilung vorgenommen (Übersicht 12.2). Aus historisch-didaktischen Gründen und zur Erleichterung der klinischen Differenzialdiagnose sollen die erwähnten klinischen Bilder dennoch kurz dargestellt werden.

Abt-Letterer-Siwe-Erkrankung und kongenitale Langerhans-Zellhistiozytose

Epidemiologie und klinisches Bild. Die Abt-Letterer-Siwe-Erkrankung tritt meist zwischen dem 6. Lebensmonat und dem 2. Lebensjahr auf; für das kongenitale Auftreten der Erkrankung im Sinne einer kongenitalen Langerhans-Zellhistiozytose (Abb. 12.3a) werden Zahlen zwischen 4% und 20% angegeben. Das Vorkommen nach dem 20. Lebensjahr ist extrem selten. Die Prognose ist infaust.

Klinisch manifestiert sich die Abt-Letterer-Siwe-Erkrankung als ein akut auftretendes schweres Krankheitsbild mit septischem Fieber, Hepatomegalie, Polylymphadenopathie und Anämie bei sonst unauffälligem Blutbild. Im Differenzialblutbild findet man gelegentlich eine leichte Eosinophilie. Der Befall weiterer viszeraler Organe wie der Lunge (miliare Zeichnung oder Marmorierung im Röntgenbild) und des Knochenmarks ist häufig gleichzeitig oder im Verlauf zu diagnostizieren, wobei Einschränkungen der Lungenfunktion als besonders ungünstiges Zeichen anzusehen sind. An der Haut ist die Einzeleffloreszenz zu Beginn

Tabelle 12.1. Klassische Langerhans-Zellhistiozytosen: Häufigkeit der wichtigsten klinischen Symptome. (Nach Rivera-Luna et al. 1988)

Symptome	Häufigkeit (%)
Knochenläsionen	82,2
Lymphadenopathie	59,6
Hautveränderungen	54,8
Hepatomegalie	50,8
Splenomegalie	37,9
Otitis media	37,0
Fieber (>38 °C)	35,4
Befall der Lunge	23,3
Diabetes insipidus	19,3
Minderwuchs	16,1
Exophthalmus	16,1
Schleimhautbeteiligung	16,1
Durchfälle	11,2
Ikterus	11,2

Tabelle 12.2. Klassische Langerhans-Zellhistiozytosen: Häufigkeit der pathologischen Laborbefunde. (Nach Rivera-Luna et al. 1988)

Pathologischer Befund	Häufigkeit (%)
Alkalische Phosphatase >200 IU	54,8
Anämie	45,9
Gesamteiweiß <6 g/dl	42,8
Spezifisches Gewicht des Urins <1.005 g/l	19,3
Thrombopenie <150.000/mm^3	12,9
Direktes Bilirubin >1,5 mg	11,2
Erhöhte GOT/GPT	11,2
Leukozytose >15.000/mm^3	8,8
Knochenmarkbeteiligung	7,2

12.2 · Klinik und Therapie der Histiozytosen

eine transparent anmutende rosa-gelblich-bräunliche Papel mit einer oberflächigen Schuppung oder mit pseudovesikulösem Aspekt.

> Eine hämorrhagische Note oder ein späterer hämorrhagisch-nekrotisierender Zerfall kann hinzutreten.

Charakteristischerweise sind die Effloreszenzen zentral genabelt. Einzelne Effloreszenzen erlangen auch die Größe von Knoten und zerfallen dann unter Bildung von Ulzerationen. Die Papeln stehen z. T. aggregiert v. a. am Kopf, am gesamten Rumpf unter Betonung der seborrhoischen Areale und der Windelgegend sowie palmoplantar und auffällig oft in den Hautfalten. Petechiale Blutungen an Händen und Füßen kommen ebenfalls vor.

Histologie. Es findet sich in der oberen Dermis ein dichtes, knötchenförmiges, häufig gut abgegrenztes Infiltrat aus Histiozyten, die unter Verdrängung des präexistenten Gewebes gegen die Epidermis vorwachsen und einen deutlichen Epidermotropismus aufweisen (◘ Abb. 12.4a). Eine Fettspeicherung (Xanthomatisation) ist üblicherweise nicht anzutreffen. Immunhistologisch findet sich Positivität für CD1a, ultrastrukturell lassen sich in der großen Mehrzahl der Histiozyten Birbeck-Granula nachweisen.

Differenzialdiagnose. Die Abt-Letterer-Siwe-Erkrankung ist wie typischerweise die Hand-Schüller-Christian-Erkrankung gegen ein seborrhoisches Ekzem abzugrenzen. Bei foudroyantem Verlauf sind auch Infektionen wie Varizellen oder Impetigo contagiosa, in Fällen kongenitalen Auftretens kongenitale Toxoplasmose, Röteln, Zytomegalie oder generalisierter Herpes simplex (TORCH) auszuschließen. Bei primär ausschließlich kutanem Befall ist bei letzteren Patienten die Abgrenzung zur kongenitalen selbstheilenden Retikulohistiozytose Hashimoto-Pritzker schwer. Die selbstheilende Langerhans-Zellhistiozytose kann nur durch den Verlauf ausgeschlossen oder bestätigt werden. Bei etwas älteren Kindern und milderem Verlauf ist aufgrund des polymorphen klinischen Bildes mit den aggregiert stehenden und oft nässenden Papeln in den seborrhoischen Arealen differenzialdiagnostisch v. a. an die Dyskeratosis follicularis Darier zu denken.

Hand-Schüller-Christian-Erkrankung

Epidemiologie und klinisches Bild. Die Hand-Schüller-Christian-Krankheit hat ihren Beginn meist zwischen dem 2. und 5. Lebensjahr. Eine spätere Manifestation der Erkrankung wird seltener gesehen (15% ab dem 5. Lebensjahr).

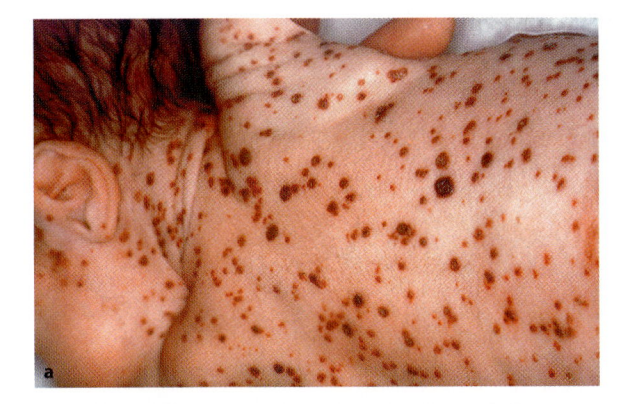

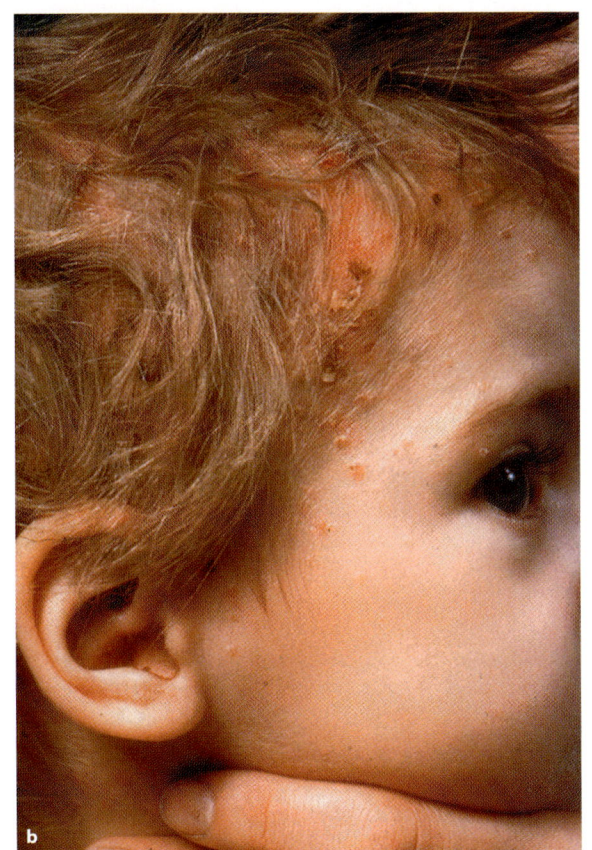

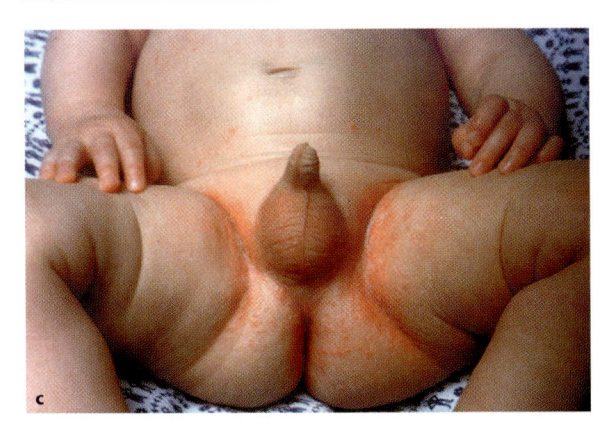

◘ **Abb. 12.3a–c.** Klassische Langerhans-Zellhistiozytosen. **a** Kongenitale Langerhans-Zellhistiozytose. **b** und **c** Hand-Schüller-Christian-Erkrankung; Befall der Schläfenregion (**b**) bzw. des Windelbereichs (**c**)

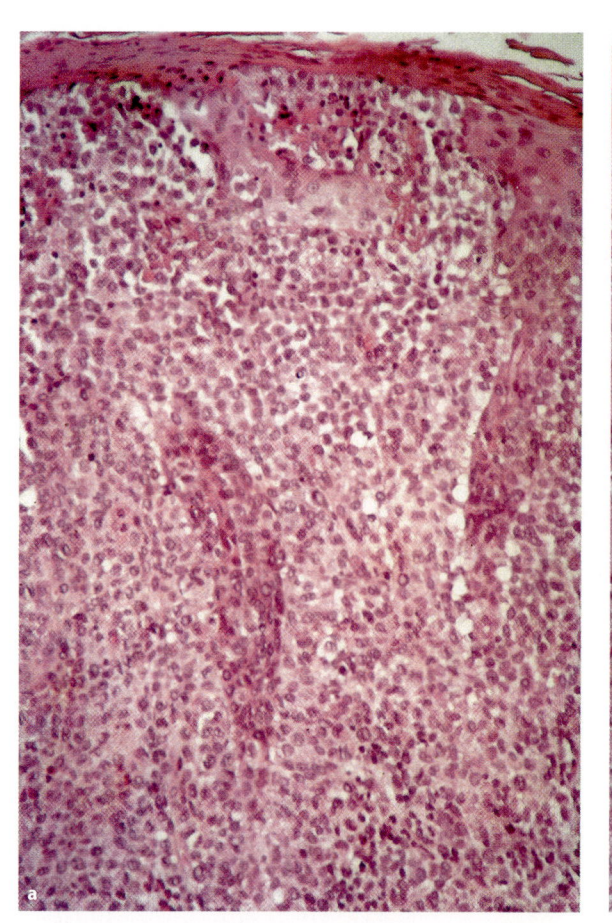

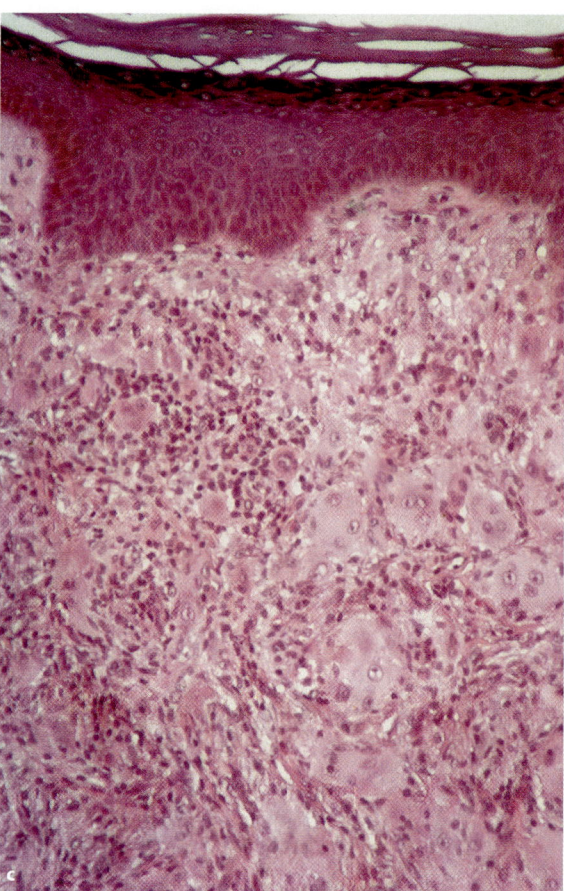

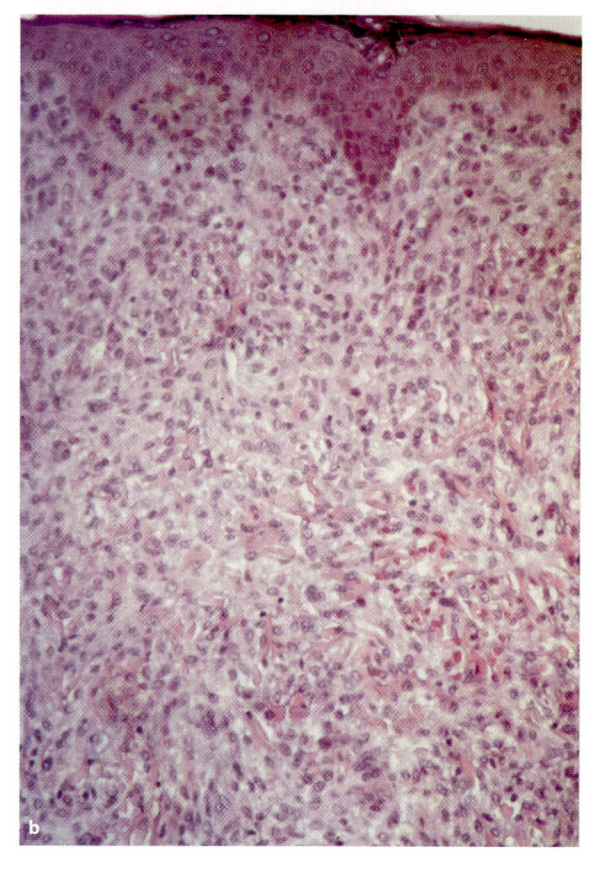

Abb. 12.4a–c. Histologie der Histiozytosen. **a** Kongenitale Langerhans-Zellhistiozytose; dichtes histiozytäres Infiltrat mit ausgeprägtem Epidermotropismus. **b** und **c** juveniles Xanthogranulom; dichtes histiozytäres Infiltrat aus kleinen (»early variant« (**b**) bzw. größeren (**c**) Histiozyten und mehrkernigen Riesenzellen (»mature variant«)

> Klinisch ist die Hand-Schüller-Christian-Erkrankung durch die Trias von Knochendefekten besonders des Schädels, Exophthalmus (16%) und Diabetes insipidus (19,3%) gekennzeichnet.

Im Gegensatz zur Abt-Letterer-Siwe-Erkrankung sind septische Verläufe selten. Die Einzeleffloreszenzen sind krustöse gelb-braune Papeln, welche am Kopf v. a. die seitlichen Gesichtspartien (Abb. 12.3b) befallen und am Rumpf in den seborrhoischen Arealen lokalisiert sind. Typisch ist der Befall des Windelbereiches (Abb. 12.3c) mit nicht seltener Ulzeration im Haut-Schleimhaut-Übergangsbereich. Aufgrund der Xanthomatisation, die bei der Abt-Letterer-Siwe-Erkrankung nicht vorkommt, entsteht ein gelblicher Aspekt einzelner Läsionen, welcher am häufigsten an den Augenlidern, den seitlichen Halspartien, den seitlichen Rumpfabschnitten und den Achselhöhlen zu beobachten ist.

Sekundärinfektionen mit Bakterien und Pilzen sind häufige Komplikationen an der Haut, allen voran die Otitis media. Generalisierte Lymphknotenschwellungen, granulomatöse Lungeninfiltrate sowie ZNS-Befall werden bei Generalisierung der Erkrankung mit ausgeprägt viszeralem Befall gefunden. Hier wird dann der Übergang zur Abt-Letterer-Siwe-Erkrankung fließend.

Histologie. In initialen Läsionen findet man eine perivaskuläre Vermehrung von Histiozyten im oberen Korium, die im weiteren Verlauf knötchenförmig die gesamte Dermis durchsetzen. Später kommt ein granulomatös anmutendes Infiltrat aus eosinophilen Granulozyten, lymphoiden Zellen und Plasmazellen hinzu. Die Histiozyten speichern Cholesterin, Phospholipide, freie Fettsäuren und Triglyzeride und wandeln sich in Schaumzellen und Riesenzellen vom Touton-Typ um, welche nicht selten zu finden sind (Xanthomatisation). Im weiteren Verlauf kommt es zu einer zunehmend fibrösen Umwandlung und narbigen Abheilung des einzelnen Herdes. Immunhistologisch findet sich Positivität für CD1a, ultrastrukturell lassen sich in der großen Mehrzahl der Histiozyten Birbeck-Granula nachweisen.

Differenzialdiagnose. Die Hand-Schüller-Christian-Erkrankung ist wie die Abt-Letterer-Siwe-Erkrankung aufgrund des Auftretens der Hautveränderungen v. a. in den seborrhoischen Arealen von einer seborrhoischen Dermatitis bzw. einem M. Darier abzugrenzen. Im Windelbereich ist die Unterscheidung von einer Windeldermatitis, einem Granuloma glutaeale infantum und nicht zuletzt gegenüber den Folgen eines Kindesmissbrauchs notwendig. Bei starkem Befall der Axillen kommt auch ein Pemphigus benignus familiaris chronicus Hailey-Hailey in Betracht. Auch die disseminierte Lipogranulomatose kann klinisch dem Gesamtbild der Erkrankung ähneln. Bei perianalen Veränderungen, die sekundär häufig ulzerierend zerfallen, muss an Condylomata lata, an Formen der Hauttuberkulose, persistierende ulzerierte Herpes-simplex-Infektionen und an Analkarzinome gedacht werden.

Eosinophiles Knochengranulom

Epidemiologie und klinisches Bild. Beim eosinophilen Knochengranulom handelt es sich um eine meist ausschließliche und überzufällig unilokuläre Manifestation einer Langerhans-Zellhistiozytose im Knochen (13,7–38%). Der Beginn der Erkrankung gipfelt zwischen dem 2. und 6. Lebensjahr.

> Am häufigsten ist der Schädel betroffen.

Hierbei kann in Kombination ein Diabetes insipidus auftreten (der Übergang zur Hand-Schüller-Christian-Erkrankung wird dann fließend). Es folgen die Rippen, die Wirbelsäule, das Becken, die Schulterblätter und die langen Röhrenknochen. Aufgrund der insgesamt großen Häufigkeit des Knochenbefalls bei allen klassischen Langerhans-Zellhistiozytosen (ca. 80%) können alle weiteren Symptome, angefangen vom Lymphknotenbefall bis zur Beteiligung des Darmes (ca. 10%) vorkommen.

Histologie. Es findet sich im Knochen ein ähnliches Bild wie bei der Hand-Schüller-Christian-Erkrankung in der Haut. Es dominieren granulomatöse Veränderungen aus Histiozyten sowie Entzündungszellen mit zahlreichen eosinophilen Granulozyten. Xanthomatisation ist in Knochenherden ebenfalls häufig zu finden. Immunhistologisch findet sich Positivität für CD1a, ultrastrukturell lassen sich in der großen Mehrzahl der Histiozyten Birbeck-Granula nachweisen.

Differenzialdiagnose. Das solitäre eosinophile Knochengranulom muss gegenüber allen Arten von gut- und bösartigen Knochentumoren abgegrenzt werden. Bei multilokulärem Knochenbefall ist v. a. an die Erdheim-Chester-Erkrankung und an das im Kindesalter sehr seltene multiple Myelom zu denken.

Therapie der klassischen Langerhans-Zellhistiozytosen

Die Therapie der Langerhans-Zellhistiozytosen richtet sich nach der aus der Übersicht 12.2 ersichtlichen Stadieneinteilung. Von prognostischer und daher auch therapeutischer Relevanz ist die *Ausdehnung der Erkrankung*. Bedeutsam ist, ob der betroffene Patient eine lokalisierte (»single-system disease«) oder eine disseminierte (»multisystem disease«) Form der Erkrankung aufweist, welche eine deutlich schlechtere Prognose hat. Schließlich wird die Prognose durch den Befall mehrerer Organsysteme mit *konsekutiver Organdysfunktion* erheblich verschlechtert.

Behandlung bei lokalisierter Langerhans-Zellhistiozytose. Bei der lokalisierten Form der Erkrankung sind häufig die Haut, ein oder wenige Lymphknoten bzw. der Knochen befallen. Die Prognose ist gut, und Spontanremissionen sind häufig zu erwarten.

- *Knochenläsionen*:
  Hier reicht die Entfernung im Rahmen der Gewebegewinnung zur Diagnosestellung oder die nachfolgende chirurgische Exzision oder Kürettage in einer 2. Sitzung als therapeutische Maßnahme aus. Effektiv ist auch die intrafokale Injektion von 40–200 mg Methylprednisolon. Weitere Maßnahmen sind nicht erforderlich, sofern die Knochenstabilität nicht gefährdet ist. Bei schwerem osteolytischem Befall und Schmerzen wurde Pamidronat, ein Aminobisphosphonat der 2. Generation, erfolgreich eingesetzt.
- *Hautbefall und/oder Lymphknotenbefall*:
  Als Therapie der Wahl für einen einzelnen oder wenige Hautherde oder Lymphknoten gilt die chirurgische Exzision. Wenn ein darüber hinausgehender viszeraler Organbefall nicht nachweisbar ist, sind auch hier weitere medikamentöse Maßnahmen nicht notwendig. Bei disseminiertem Hautbefall ohne nachweisbare hautorganübergreifende Manifestationen sind die kurzzeitige Anwendung einer PUVA-Therapie, die topische Applikation von zytotoxischen Harnstoffderivaten, die orale Gabe von Thalidomid und die Gabe von Interferon-α als effektiv beschrieben. Die topische Applikation von Cladribin (2-Chlorodesoxyadenosin, 0,01%), einem Purinanalogon, kann ebenfalls zu Remissionen bei kutanem Befall führen (Hauser 2003).

Behandlung bei disseminierter Langerhans-Zellhistiozytose. Die Prognose der disseminierten Langerhans-Zellhistiozytose ist abhängig sowohl vom Ausmaß der Organbeteiligung wie auch vom Lebensalter des Patienten. Spontanremissionen kommen bei der disseminierten LHZ-Histiozytose ebenfalls vor. In den Studien der Histiocyte Society zeigte sich, dass Patienten mit einer Erkrankungsmanifestation ohne Befall von Leber, Milz, Lunge oder hämatopoetischem System eine günstigere Prognose aufweisen. Im Gegensatz dazu haben Patienten mit Multiorganbeteiligung eine schlechtere Prognose.

Es ist je nach Erkrankungsverlauf in der Regel eine Chemotherapie (Prednisolon, Etoposid, Vinblastin, Methotrexat, Cyclophosphamid und 6-Mercatopurin) indiziert. Die Krankheitsprognose hängt entscheidend davon ab, wie der Patient in den ersten 6 Wochen nach Beginn der Therapie auf diese anspricht.

Die Histiocyte Society (LCH-III-Studie, Studienleiter: Prof. Dr. H. Gadner, St. Anna Kinderspital, Wien) hat Studienprotokolle entworfen, welche derzeit als Grundlage der Therapie für disseminierte LHZ-Histiozytose dienen sollten. Bei Hochrisikopatienten mit LHZ-Histiozytose-Systembeteiligung (blutbildendes System, Leber, Milz, Lunge) wird im Arm A mit Prednison (40 mg/m^2), Vinblastin (6 mg/m^2), 6-Mercaptopurin (50 mg/m^2) für 12 Monate therapiert. Im Arm B wird Prednison (40 mg/m^2), Vinblas-

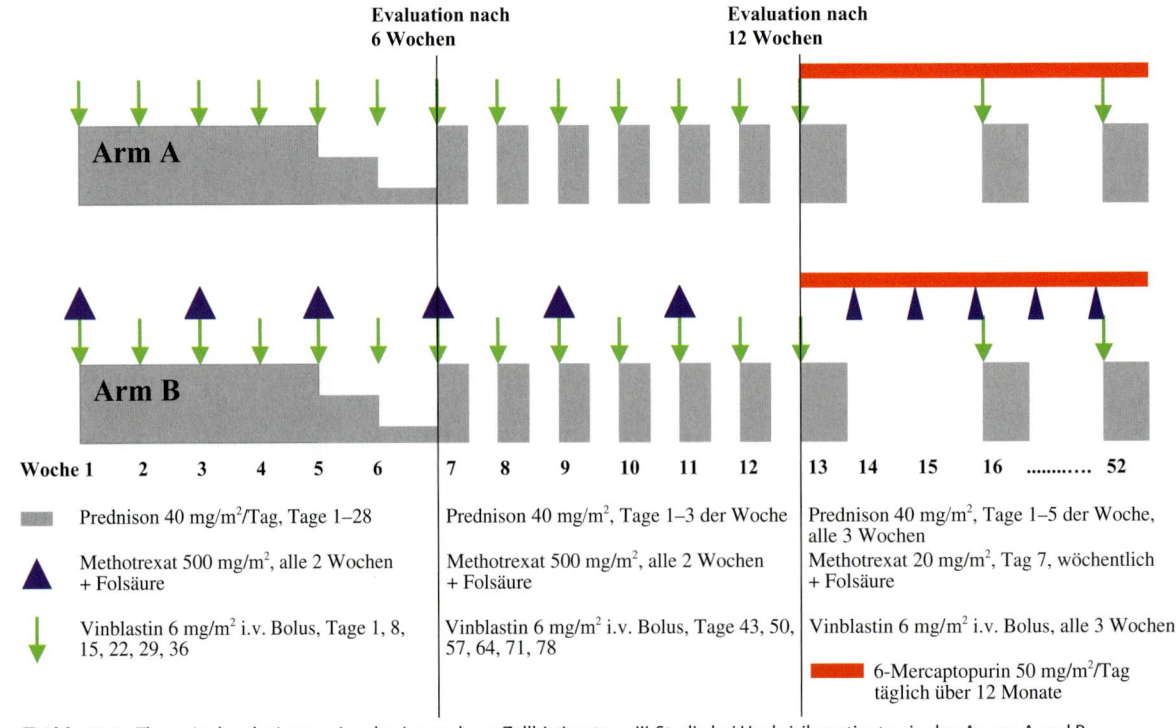

Abb. 12.5. Therapieplan der internationalen Langerhans-Zellhistiozytose-III-Studie bei Hochrisikopatienten in den Armen A und B

tin (6 mg/m²), Methotrexat (500 mg/m²), Folsäure (12 mg/m²) und 6-Mercaptopurin (50 mg/m²) über 12 Monate verabreicht. Bei Niedrigrisikopatienten mit LHZ-Histiozytose-Multisystemerkrankung sowie bei Patienten mit multifokalem Knochenbefall oder Einzelorganbefall wird mit Prednison (40 mg/m²) sowie Vinblastin (6 mg/m²) für 6–12 Monate therapiert (◘ Abb. 12.5).

12.2.2 Vorläufer-Langerhans-Zellhistiozytosen

Unter die Vorläufer-Langerhans-Zellhistiozytosen werden 2 Entitäten gerechnet:
- die *kongenitale selbstheilende Retikulohistiozytose Hashimoto-Pritzker* und
- die *Histiozytose der indeterminierten Zellen*.

Klinisch handelt es sich bei der letztgenannten Erkrankung um solitäre oder multiple Knoten aus CD1a-positiven Zellen, die jedoch ultrastrukturell keine Birbeck-Granula aufweisen. Da diese Histiozytose der indeterminierten Zellen ausgesprochen selten zu sein scheint, soll sie hier nicht weiter besprochen werden.

Kongenitale selbstheilende Retikulohistiozytose Hashimoto-Pritzker

Epidemiologie und klinisches Bild. Die Erkrankung ist sehr selten und tritt entweder angeboren oder direkt in der Neonatalperiode auf. Die Geschlechtsverteilung ist ausgeglichen. Die Hautveränderungen zeigen innerhalb von 2–3 Monaten eine komplette Spontanremission. Der Hautbefund ist charakterisiert durch disseminierte rötlich-bräunliche Papeln, welche teils derb sind oder eine exsudative oder krustöse Oberfläche aufweisen. Abgeheilte Effloreszenzen hinterlassen eine atrophische Narbe. Obwohl die Hautveränderungen disseminiert das gesamte Integument befallen können, sind Gesicht und Kapillitium bevorzugt betroffen. Die Schleimhäute bleiben frei. Eine systemische Beteiligung kommt nicht vor.

Histologie. Charakteristisch sind große histiozytäre Zellen mit milchglasartigem oder eosinophilem Zytoplasma sowie mehrkernige Riesenzellen in der oberen und mittleren Dermis. Zusätzlich sieht man ein Infiltrat aus Eosinophilen und lymphoiden Zellen. Die Routinehistologie lässt dabei eine Unterscheidung von den klassischen Langerhans-Zellhistiozytosen nicht zu, und auch immunhistologisch zeigen die histiozytären Infiltrate eine klare Positivität für CD1a.

Elektronenoptisch jedoch findet man nicht wie bei den klassischen Langerhans-Zellhistiozytosen in der Mehrzahl, sondern nur in einer geringen Zahl von histiozytären Zellen des Infiltrats Birbeck-Granula (5–40% der Zellen). Da dieser Unterschied jedoch quantitativer Natur ist und es fließende Übergänge gibt, ist eine klare Unterscheidung der klassischen Langerhans-Zellhistiozytosen und der kongenitalen selbstheilenden Retikulohistiozytose morphologisch de facto nicht sicher möglich. Erschwerend kommt hinzu, dass auch selbstheilende Langerhans-Zellhistiozytosen sowohl kongenital als auch infantil akquiriert beschrieben sind.

Differenzialdiagnose. Das klinische Bild der selbstheilenden Retikulohistiozytose ist nicht gut von den Hautveränderungen der klassischen Langerhans-Zellhistiozytosen, insbesondere der Abt-Letterer-Siwe-Erkrankung, zu unterscheiden. Daher kann allein der Verlauf mit der fehlenden systemischen Manifestation und spontanen Regression zur Abgrenzung herangezogen werden, zumal die geringere Anzahl Birbeck-Granula-positiver Histiozyten im Einzelfall nicht verwertbar sein kann. Zu denken ist ferner an das TORCH-Syndrom, frühkindliche leukämische Infiltrate (»blueberry muffin baby«), extramedulläre Blutbildung sowie an Neuroblastome und Rhabdomyosarkome der Haut.

Therapie. Wegen der raschen Spontanheilung innerhalb weniger Monate ist eine symptomatische Therapie ausreichend. Empfehlenswert ist z. B. Lotio alba aquosa zum Austrocknen und Abdecken erodierter papulovesikulöser Areale. Bei Zeichen der Superinfektion können lokale Desinfizienzien (z. B. Chlorhexidingluconat 1% in Creme, Methylviolettblau-Lösung) appliziert werden.

12.2.3 Kutane Non-Langerhans-Zellhistiozytosen

Die kutanen Non-Langerhans-Zellhistiozytosen (Übersicht 12.4) werden unterteilt in 2 große Gruppen (Utikal et al. 2003):
- die *kutanen Non-Langerhans-Zellhistiozytosen sensu strictu* mit vorwiegend zytoplasmareichen, rundlich-epitheloiden Histiozyten und starker Expression von Stabilin-1 und
- die *spindelzelligen kutanen Non-Langerhans-Zellhistiozytosen*.

Die 1. Gruppe wiederum umfasst die juvenilen, adulten und nekrobiotischen Xanthogranulome. Nur die juvenilen Xanthogranulome kommen fast ausschließlich im Kindesalter vor und sollen hier ausführlicher besprochen werden; der Vollständigkeit halber sollen dennoch exemplarisch wenige Entitäten aus der Gruppe der adulten kutanen Non-Langerhans-Zellhistiozytosen hier kurz dargestellt werden, insbesondere auch das Xanthoma disseminatum, bei dem immerhin über 50% der Patienten vor dem 25. Lebensjahr erkranken.

Juvenile Xanthogranulome

Es ist davon auszugehen, dass letztlich alle in der Literatur beschriebenen juvenilen Formen der kutanen Non-Langerhans-Zellhistiozytosen wie die juvenilen Xanthogranulome sensu strictu, die benigne zephale Histiozytose, die generalisierten eruptiven Histiozytome der Kindheit, die solitären und multiplen Retikulohistiozytome der Kindheit, das »papular xanthoma of childhood« und das »solitary giant xanthogranuloma« Varianten ein- und desselben Krankheitsprozesses darstellen und nicht als eigene Entitäten angesehen werden sollten. Aus historischen Gründen und zum besseren Verständnis werden dennoch neben den juvenilen Xanthogranulomen sensu strictu die benigne zephale Histiozytose und die generalisierten eruptiven Histiozytome der Kindheit gesondert erörtert.

Juveniles Xanthogranulom sensu strictu

Definition und Epidemiologie. Erstmalig wurde dieses Krankheitsbild 1905 von Adamson unter der Bezeichnung »congenital xanthoma multiplex« beschrieben. In den folgenden Jahren wurden weitere Fälle in der Literatur beschrieben, und 1936 erfolgte nach der intensiven Bearbeitung des Krankheitsbildes die Einführung des Begriffs »juveniles Xanthogranulom« (JXG) durch Senear und Caro. Das JXG ist die häufigste Erkrankung innerhalb des Spektrums der juvenilen N-LHZ-Histiozytosen und zeigt einen gutartigen Charakter mit Tendenz zur Selbstheilung. Genaue Angaben zur Inzidenz liegen nicht vor, da es sich zum einen um eine relativ seltene Erkrankung handelt und zum anderen junge Patienten mit minimaler Ausprägung häufig nicht einem Arzt vorgestellt werden oder dieser die Erkrankung verkennt. Bei 5–17% der Fälle ist die Erkrankung bereits bei Geburt vorhanden, und die überwiegende Mehrzahl (40–70%) zeigt die Hautveränderungen bereits im 1. Lebensjahr.

Klinisches Bild. Klinisch finden sich bei der Erkrankung einzelne, kleine asymptomatische Knoten im Sinne eines solitären JXG oder wenige gleichartige Knoten im Sinne eines oligoläsionalen JXG (60–82% der Fälle). Die meist symptomlose Leiteffloreszenz ist eine zu Beginn häufig livide, später gelblich-rötliche Papel oder ein entsprechender Knoten. Im weiteren Verlauf können die Läsionen einen gelblich-bräunlichen Farbton annehmen (◘ Abb. 12.6), und an der Oberfläche zeigen sich nicht selten Teleangiektasien.

Darüber hinaus ist eine disseminierte mikronoduläre Variante mit dem eruptiven Auftreten multipler, gelblich-rötlicher, asymptomatischer Papeln der Haut bis zu 5 mm Durchmesser bekannt.

> Diese jungen Patienten sind auf eine nicht selten assoziierte Neurofibromatose 1 (NF1) bzw. juvenile chronische myeloische Leukämie (JCML) zu untersuchen.

Liegen neben dem kutanen JXG an der Haut Zeichen einer NF1, wie z. B. Neurofibrome oder Café-au-lait-Flecken, vor, besteht ein 20- bis 32fach erhöhtes Risiko für das gleichzeitige oder spätere Auftreten einer JCML. In seltenen Fäl-

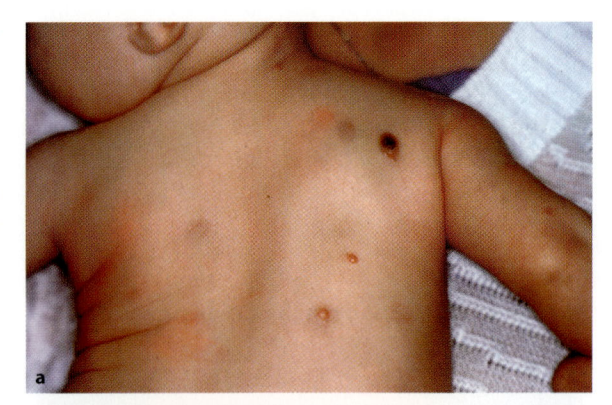

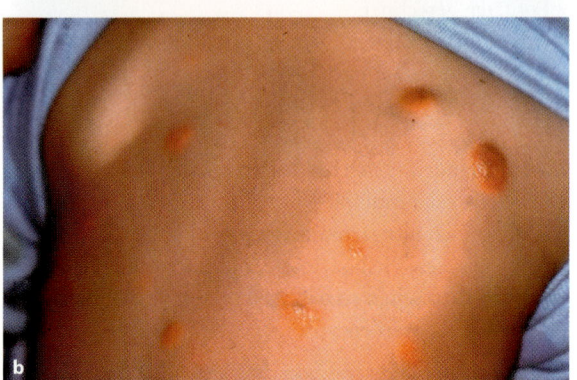

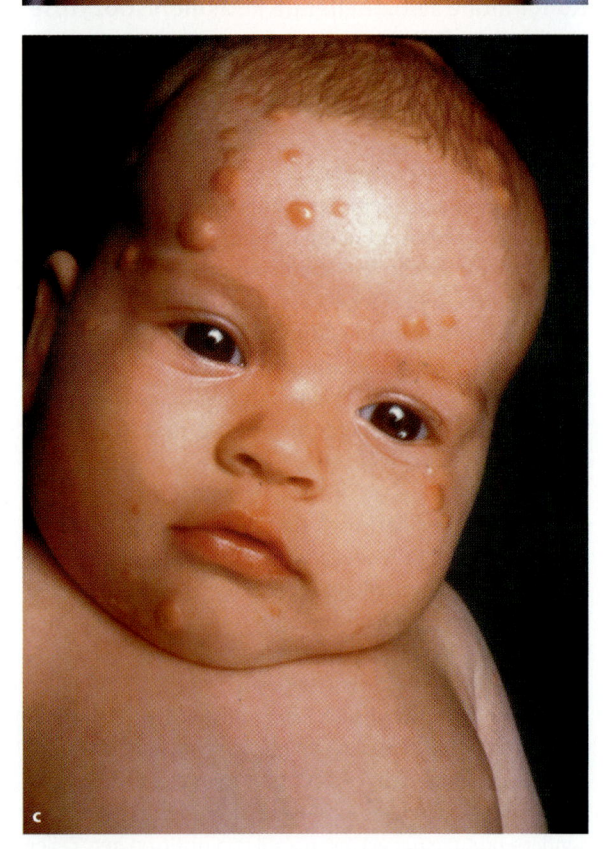

◘ **Abb. 12.6a–c.** Kutane Non-Langerhans-Zellhistiozytosen. **a** Frühe (»early«) und **b** reife (»mature«) Variante der juvenilen Xanthogranulome bei demselben Kind im Abstand von 6 Monaten. **c** Juvenile Xanthogranulome (»mature variant«) mit bevorzugter Lokalisation im Gesicht

len ist ein Mitbefall anderer Organe durch das JXG, wie z. B. der Augen, der Nasenhöhle, der Lungen, des ZNS, der Hoden, der Milz, der Leber, des Perikards, der Nieren, der Nebennieren und des Knochens zu beobachten.

Histologie. Typischerweise finden sich dichte, gut demarkierte Infiltrate aus Histiozyten und Riesenzellen vom Touton-Typ untermischt mit einzelnen Lymphozyten, eosinophilen und neurophilen Granulozyten in der papillären und retikulären Dermis. Die frühen Läsionen sind eher durch kleine, meist einkernige, zytoplasma- und lipidarme und die älteren Läsionen durch große, zytoplasmareiche, lipidisierte meist zwei- oder mehrkernige Histiozyten gekennzeichnet (Abb. 12.4b, c). Zu einer Infiltration tiefer gelegener Gewebe wie Faszien oder Muskeln kommt es in 38%. Die Epidermis ist meist nur wenig verändert. Selten zeigt sich eine epidermale Atrophie. Im Gegensatz zu den LHZ-Histiozytosen finden sich üblicherweise keine Erosionen.

Immunhistologisch sind die läsionalen Histiozyten selektiv positiv für Stabilin-1. Die Zellen färben sich auch mit weiteren Makrophagenmarkern wie CD163, CD11b, CD11c, CD36, CD68 sowie Faktor XIIIa und Vimentin, wohingegen S100B und CD1a nicht exprimiert werden.

Differenzialdiagnose. Die wichtigste klinische Differenzialdiagnose der Frühform des JXG ist die Abt-Letterer-Siwe-Form der LHZ-Histiozytosen. Immunhistologisch (S100, CD1a, Stabilin-1) und elektronenmikroskopisch (Birbek-Granula) können diese beiden Erkrankungen jedoch gut von einander differenziert werden.

Therapie. Aufgrund der hohen spontanen Heilungstendenz der kutanen Läsionen ist eine Therapie meist nicht erforderlich. Bei starkem Therapiewunsch ist eine CO_2-Laserung zu erwägen. Ein okulärer Befall macht eine lokale oder systemische Therapie mit Glukokortikoiden oder – äußerstenfalls und heute nur noch selten angewandt – eine milde, nicht kataraktogene Radiatio zur Vermeidung einer Gefährdung des Augenlichts erforderlich. Wenn es zu einem hautorganübergreifenden Befall mit vitaler Beeinträchtigung einzelner Organfunktionen gekommen ist, kann mit systemischen Glukokotikoiden oder mit einer Chemotherapie (z. B. VP16, **Cave:** sekundäre Leukämien) behandelt werden.

Benigne zephale Histiozytose (BCH)

Definition. Aufgrund ihrer eigentümlichen klinischen Präsentation wurde die benigne zephale Histiozytose (BCH) 1971 erstmals von Gianotti et al. beschrieben und vom JXG sensu strictu abgegrenzt. Ursprünglich wurde die Erkrankung aufgrund des ultrastrukturellen Nachweises wurmartiger intrazytoplasmatischer Strukturen als »histiocytosis with intracytoplasmatic wormlike bodies« bezeichnet, die sich allerdings auch bei vielen anderen N-LHZ-Histiozytosen finden lassen. Nach neueren Erkenntnissen ist eine Überlappung mit anderen N-LHZ-Histiozytosen, insbesondere dem JXG, zu beobachten (Zelger et al. 1995).

Klinisches Bild. Typischerweise zeigen sich in der 2. Hälfte des 1. Lebensjahrs leicht erhabene, gelblich-bräunliche Papeln am Kopf mit einem späteren Übergreifen auf den Schultergürtel, in seltenen Fällen auch gluteal und im Bereich des Mons pubis. Ein Schleimhautbefall wird nicht beobachtet. Nach 2–5 Jahren heilen die Läsionen spontan unter Hinterlassung atrophischer pigmentierter Narben wieder ab. In der Regel ist die Erkrankung auf das Hautorgan beschränkt. Es liegt jedoch ein Fallbericht über ein 5-jähriges Mädchen vor, bei dem die Hauterscheinungen 1 Jahr vor der Diagnose eines Diabetes insipidus mit radiologisch nachgewiesenem Befall der Hypophyse auftraten.

Histologie. Unterhalb einer normalen oder leicht atrophischen Epidermis findet sich meist in der oberen, weniger in der tiefen Dermis ein zelluläres Infiltrat aus Histiozyten mit geringgradig pleomorph imponierenden, ovalen bis länglichen Kernen, einem hellen Chromatin und reichhaltigem Zytoplasma. Lipideinschlüsse finden sich zu keiner Phase der Erkrankung. In Einzelfällen findet sich ein entzündliches Begleitinfiltrat bestehend aus Lymphozyten und eosinophilen Granulozyten, und in älteren Infiltraten sind gelegentlich mehrkernige Riesenzellen mit randständigen Kernen zu sehen. In 5–30% der Fälle gelingt der ultrastrukturelle Nachweis der nicht pathognomonischen komma- oder wurmartigen Strukturen innerhalb der Histiozyten.

Differenzialdiagnose. Die differenzialdiagnostische Abgrenzung der BCH von anderen Formen der N-LHZ-Histiozytosen, insbesondere von JXG, ist schwierig und allenfalls aufgrund der Lokalisation möglich. Ansonsten ist die BCH aufgrund der Klinik, der Histologie, der Ultrastruktur und des Verlaufs nicht vom JXG abzugrenzen, und wir betrachten daher die BCH als Variante innerhalb des Spektrums der kutanen N-LHZ-Histiozytosen.

Therapie. Aufgrund der Gutartigkeit und der hohen Spontanheilungstendenz der Erkrankung ist eine Therapie in der Regel nicht erforderlich. Bei ausgeprägtem Therapiewunsch kann eine CO_2-Laserung unter dem Risiko der Narbenbildung in Betracht gezogen werden.

Generalisierte eruptive Histiozytome der Kindheit

Definition und Epidemiologie. Die Entität der generalisierten eruptiven Histiozytome (GEH) geht auf die Erstbeschreibung von Winkelmann u. Muller von 1963 zurück und tritt überwiegend im Erwachsenenalter auf. Die GEH der Kindheit sind eine sehr seltene Erkrankung mit weniger als 10 berichteten Fällen in der Literatur.

Klinisches Bild. Es kommt zum Auftreten multipler symmetrischer, hautfarbener bis bläulich-rötlicher Papeln vorwiegend im Gesicht, am Stamm und den proximalen Extremitäten. Gelblich-bräunliche Papeln oder Knoten wie beim JXG finden sich bei der GEH der Kindheit nicht, dagegen können aber in Ausnahmefällen die Schleimhäute mitbetroffen sein. Die Effloreszenzen machen keinerlei Beschwerden und klingen innerhalb von Monaten bis Jahren unter Hinterlassung hyperpigmentierter Maculae spontan ab. Bei einem jungen Patienten wird über das Auftreten eines rheumatischen Fiebers parallel zu den histiozytären Hauteruptionen berichtet.

Histologie. In der oberen und mittleren Dermis akkumulieren monomorphe histiozytäre Zellen mit einem gelegentlich zu findenden lymphozytären Begleitinfiltrat. Eine Fettspeicherung, Schaum- und Riesenzellen finden sich bei der GEH nicht. Ultrastrukturell sind zytoplasmatische Körperchen in gruppierter Anordnung mit einer Größe von 1,5 μm zu sehen, die allerdings nicht diagnostisch sind und auch bei der kongenitalen selbstheilenden Retikulohistiozytose zu finden sind. Immunhistologisch exprimieren die Histiozyten Stabilin-1, sind jedoch negativ für S100 und CD1a.

Differenzialdiagnose. Klinisch schwer zu differenzieren sind die Frühform des JXG, die disseminierte mikronoduläre Form des JXG und das Xanthoma disseminatum. Auch für die GEH der Kindheit nehmen wir an, dass es sich um eine Variante des JXG innerhalb des Krankheitsspektrums handeln dürfte. Eine Abgrenzung zu der kongenitalen selbstheilenden Retikulohistiozytose (Birbeck-Granula-negativ, S100-negativ, CD1a-positiv) aus der Gruppe der LHZ-Histiozytosen ist ultrastrukturell und mittels der Immunhistologie möglich.

Therapie. Eine Therapie ist nicht zwingend erforderlich, da die Erkrankung eine gute Prognose mit einer hohen Spontanheilungstendenz besitzt. Bei kosmetisch oder funktionell (z. B. am Augenlid) störenden Läsionen ist eine chirurgische Exzision bzw. eine CO_2-Laserung zu empfehlen. Da über die Erkrankung wegen der sehr geringen Anzahl der beschriebenen Fälle wenig bekannt ist, empfiehlt sich eine langfristige Verlaufsbeobachtung der jungen Patienten.

Adulte Xanthogranulome

Die Gruppe der adulten Xanthogranulome wird unterteilt in die
- *oligoläsionalen adulten Xanthogranulome* mit den adulten Xanthogranulomen sensu strictu als Prototyp sowie mit dem sehr nah verwandten, wenn nicht identischen »papular xanthoma« und in die
- *disseminierten adulten Xanthogranulome*.

Dabei ist davon auszugehen, dass letztlich alle in der Literatur beschriebenen disseminierten Formen mit oder ohne Organbefall wie generalisierte eruptive Histiozytome, multinoduläre Retikulohistiozytose, multiple kutane Retikulohistiozytome, Xanthoma disseminatum (Xanthogranulome der Haut und Diabetes insipidus) Varianten desselben Krankheitsprozesses darstellen.

Allein die multizentrische Retikulohistiozytose (Xanthogranuloma der Haut und der Synovia) dürfte aufgrund der ihr eigenen Stellung als Paraneoplasie eine separatere Position einnehmen.

Disseminierte adulte Xanthogranulome Xanthoma disseminatum

Der erste Fall eines Xanthoma disseminatum (XD) wurde von Montgomery u. Osterberg (1938) beschrieben. Das XD ist ein seltenes Krankheitsbild, das in jedem Alter vorkommt. Männer sind dabei 3-mal häufiger betroffen als Frauen. 50% der Patienten erkranken vor dem 25. Lebensjahr, und 36% der Erkrankten sind Kinder.

Klinisches Bild. Typisch ist das schleichende oder auch plötzliche symmetrische Auftreten von zahlreichen, disseminiert verteilten gelblichen bis rot-braunen Papeln. Prädilektionsstellen sind der Stamm, die Axillen, die proximalen Extremitäten, die seitlichen Halspartien sowie das Gesicht. Beim Gesicht tritt vorwiegend ein Befall um die Augen auf. Auch xanthelasmaartige plane Läsionen können in dieser Lokalisation anzutreffen sein. Teilweise kann es zum Auftreten von plaqueartigen Herden durch Konfluenz von dichtstehenden Papeln kommen, die im Verlauf auch verrukös werden können. Diese treten besonders an den Beugeseiten oder in den Hautfalten auf. Ein Schleimhautbefall ist bei etwa 30–40% der Patienten anzutreffen. Der Befall des Pharynx, des Larynx oder der Trachea kann zu Heiserkeit und Atemwegsobstruktion sowie ein Befall der Kornea zur Erblindung führen.

Alle Organe und Organsysteme können durch die Erkrankung mitbetroffen sein. Hierbei v. a. die basalen Abschnitte des Gehirns und die basalen Partien der Meningen. Dies ist gelegentlich mit einer Beteiligung der Hypophyse vergesellschaftet, die in 30–40% zu einem Diabetes insipidus führen kann. Ebenfalls sind Wachstumsretardierungen beschrieben. Des Weiteren können auch das Herz, die Leber, die Niere, das Pankreas, die Lymphknoten, die Muskulatur, der Uterus, die Knochen sowie das Knochenmark befallen sein. Hierbei treten jedoch funktionelle Störungen selten auf.

1960 wurde von Halprin und Lorincz unter dem Namen der disseminierten Xanthosiderohistiozytose eine klinische Variante beschrieben. Bei dieser Variante treten diffuse, ausgedehnte Infiltrate der Haut, des subkutanen Gewebes und der Muskulatur auf, die an eine Sklerodermie mit Muskelschwund erinnern. Die befallene Haut ist stark vaskularisiert und neigt zu Einblutungen. Die zunehmend grüne Verfärbung der Hautläsionen lässt sich durch den hohen Eisengehalt der Makrophagen erklären. Ebenfalls sind häufig maligne hämatologische Erkrankungen wie das multiple Myelom assoziiert.

Durch Ferrando et al. 1998 wurde ein Fall einer systemischen Xanthohistiozytose beschrieben, bei dem es sich ebenfalls um eine Variante des Xanthoma disseminatum handeln könnte.

Histologie. Im Frühstadium zeigen sich entzündliche Infiltrate aus zahlreichen kleinen Histiozyten sowie aus eosinophilen Granulozyten und Lymphozyten. Länger bestehende Läsionen weisen Schaumzellen und Riesenzellen vom Touton-Typ als Ausdruck der sekundären Lipidspeicherung auf. Immunhistologisch sind die Histiozyten positiv für Stabilin-1, HAM56, HHF35, KP1, KiM1P, Faktor XIIIa und Vimentin, jedoch negativ für S100 und CD1a. Birbeck Granula zeigen sich nicht (Zelger et al. 1996).

Differenzialdiagnose. Differenzialdiagnostisch sollte man im Kindesalter an verschiedene andere Erkrankungen aus der Gruppe der Non-Langerhans-Zellhistiozytosen, so z. B. an das juvenile Xanthogranulom, insbesondere in der disseminierten mikronodulären Form, an die benigne zephale Histiozytose, an die generalisierten eruptiven Histiozytome und seltener an die multizentrische Retikulohistiozytose denken. Ebenfalls kommen aufgrund der klinischen Ähnlichkeit die Langerhans-Zellhistiozytosen in Betracht. Hier sollte insbesondere bei bestehendem Diabetes insipidus an die Hand-Schüller-Christian-Erkrankung gedacht werden. Eine Abgrenzung des Xanthoma disseminatum von den Langerhans-Zellhistiozytosen ist immunhistochemisch bzw. elektronenmikroskopisch möglich (Stabilin-1-positiv, CD1a-negativ, Birbeck-Granula-negativ für das Xanthoma disseminatum). Des Weiteren kommen differenzialdiagnostisch papulöse und tuberöse Xanthome bei Fettstoffwechselstörungen und normolipämische papulöse Xanthome, die z. B. bei der atopischen Dermatitis oder bei kutanen T-Zelllymphomen auftreten können, in Betracht.

Therapie. Langsam progrediente Verläufe sind die Regel. Verläufe bis zu 40 Jahren sind beschrieben. Bei reinem Hautbefall ist eine Therapie nicht zwingend erforderlich. Die Hautläsionen können gut laserchirurgisch, z. B. mittels CO_2-Laser, abgetragen werden. Im Allgemeinen sind die Hautläsionen nur schwach radiosensitiv. Droht ein Schleimhautbefall mit Atemnot bzw. eine Erblindung, dann ist ebenfalls eine laserchirurgische Intervention empfohlen. Bei Fällen mit Diabetes insipidus kann eine Therapie mit Vasopressin erforderlich werden.

Multizentrische Retikulohistiozytose

Der Begriff der multitzentrischen Retikulohistiozytose (MR) wurde 1954 von Goltz und Laymon geprägt. Bisher wurden über 150 Fälle in der Literatur dokumentiert. Die Erkrankung betrifft hauptsächlich Erwachsene. Bei Kindern wurde die Erkrankung bisher nur selten beschrieben (Outland et al. 2002). Eine Bedeutung als fakultative Paraneoplasie wird diskutiert. Es gibt ebenfalls Hinweise, dass die Tuberkulose mit einer multizentrischen Retikulohistiozytose assoziiert sein kann.

Klinisches Bild. Bei der multizentrischen Histiozytose kommt es zum disseminierten Auftreten gelblich-bräunlicher Papeln, die eine Größe von einigen Zentimetern aufweisen können. Einzelne Herde können sich im Verlauf spontan zurückbilden. Eine langsame Progredienz ist jedoch die Regel. Die Epidermis über den Papeln ist atrophisch. Es kommt nicht zu Ulzerationen. Typisch ist ein Auftreten der Herde in Gelenknähe, v. a. über den Fingern und Handgelenken, sowie in den zentrofazialen Gesichtsarealen, an den Ohren und im Bereich des Schultergürtels. Durch Konfluenz kann es im Gesicht zu einer Facies leonina kommen. Bei etwa der Hälfte der Patienten ist ein Mitbefall der Mundschleimhaut und der Konjunktiven vorzufinden. In 30% der Fälle treten wie auch beim Xanthoma disseminatum Xanthelasmen auf.

Eigentliche Gelenkmanifestationen gehen den Hautsymptomen bei der Mehrheit der Patienten einige Monate bis zu 3 Jahre voraus. Vorwiegend sind kleine Gelenke wie die Fingergelenke betroffen, an denen es zu mutilierenden Veränderungen kommen kann. Röntgenologisch zeigt sich eine Gelenkdestruktion und Rarefizierung der gelenknahen Knochen. Selten kommt es zu einer Manifestation der Erkrankung an Schilddrüse und Perikard. Eine Assoziation mit dem Sjögren-Syndrom wurde ebenfalls beschrieben.

Von besonderer Wichtigkeit ist, dass bei ca. 20% der Erkrankten eine Assoziation mit Neoplasien beschrieben wird. Hierbei treten v. a. solide Tumoren wie Kolonkarzinome, Mammakarzinome, maligne Melanome, Bronchialkarzinome, Ovarialkarzinome, Magen- und Zervixkarzinome auf. Hämatologische Neoplasien wurden selten assoziiert gefunden.

Nach jahrelangem Verlauf kann die Erkrankung zum Stillstand kommen, jedoch verbleiben meist ausgeprägte Knochen- und Gelenkdestruktionen.

Histologie. Es zeigen sich histiozytoide Zellen mit homogenem, feingranulärem, eosinophilem Zytoplasma, die fokal zu Riesenzellen mit milchglasartigem Zytoplasma konfluieren können. Immunzytochemisch zeigt sich eine Positivität für Stabilin-1, wohingegen S100 und CD1a negativ sind. In frischen Hautveränderungen ist eine überwiegend zelluläre entzündliche Reaktion zu finden, wohingegen ältere Herde eher eine Fibrose aufweisen. Synoviale und ossäre Beteiligungen weisen histologisch ein gleichartiges Substrat auf.

Differenzialdiagnose. Differenzialdiagnostisch ist insbesondere bei Kindern das François-Syndrom (familiäre dermochondrokorneale Dystrophie), die familiäre histiozytäre Dermoarthritis und der M. Farber (Lipogranulomatosis disseminata) in Erwägung zu ziehen. Bei Erwachsenen sollte auch an System- und Stoffwechselerkrankungen wie an eine rheumatoide Arthritis mit Heberden-Knoten, an eine Gicht oder eine Sarkoidose gedacht werden. Entfernt kommen das Granuloma anulare, Synovialzysten oder Fingerknöchelpolster in Betracht.

Therapie. Eine kausale Therapie der Erkrankung ist bisher nicht möglich. Einzelne kutane Läsionen können durch Exzision bzw. Lasertherapie entfernt werden. Ebenfalls können Injektionen mit Triamzinolonazetonid-Kristallsuspension verdünnt mit Lokalanästhetikum (1 : 4) durchgeführt werden. Bei Gelenkbeschwerden empfiehlt sich eine symptomatische Therapie mit nichtsteroidalen Antirheumatika. Bei ausgedehntem Gelenk- und Hautbefall kann eine Chemotherapie mit Cyclophosphamid erfolgversprechend sein. Eine Kombination von systemischen Steroiden und Azathioprin wurde ebenfalls erfolgreich angewandt. Gold, Indometacin, Tamoxifen, D-Penicillamin und Hydroxychloroquin zeigten bisher keinen therapeutischen Effekt.

Spindelzellige kutane Non-Langerhans-Zellhistiozytosen

Gegenüber den kutanen Non-Langerhans-Zellhistiozytosen sensu strictu sind die spindelzelligen kutanen Non-Langerhans-Zellhistiozytosen durch das Vorkommen vorwiegend spindelzelliger, fibroblastenartiger Histiozyten und eine geringe Stabilin-1-Expression gekennzeichnet. Der Prototyp dieser Läsionen ist das zellreiche Dermatofibrom/spindelzellige Histiozytom. Seine Stellung ist jedoch seit langem umstritten. Unsere eigenen immunhistologischen Befunde sprechen jedoch für eine Zugehörigkeit zu den kutanen Non-Langerhans-Zellhistiozytosen. Eine vergleichbare Differenzierung dürften vermutlich auch einige seltenere spindelzellige Non-Langerhans-Zellhistiozytosen der Haut aufweisen (Übersicht 12.4), von denen hier nur kurz die progressive noduläre Histiozytose gestreift werden soll.

Progressive noduläre Histiozytose

Die Erstbeschreibung der progressiven nodulären Histiozytose erfolgte durch Taunton et al. im Jahr 1978. Bei der Erkrankung handelt es sich um eine seltene Non-Langerhans-Zellhistiozytose der Haut ohne Organbeteiligung.

Klinisches Bild. Die Erkrankung ist gekennzeichnet durch schubweises Auftreten von teils konfluierenden disseminierten Papeln und Knötchen. Im Gesicht kommt es häufig zu einer ausgeprägten Facies leonina. Eine viszerale Beteiligung sowie eine Beteiligung von Gelenken oder Schleimhäuten wurde bisher nicht beschrieben. Es gibt Berichte über das assoziierte Auftreten einer chronisch-myeloischen Leukämie bzw. eines Tumors im Hypothalamus.

Histologie. In den Läsionen treten massive Infiltrate von histiozytären Zellen und Lymphozyten auf. Die histiozytoiden Zellen können spindelförmig sein, besitzen unregelmäßig geformte Zellkerne und haben ein granuläres und leicht eosinophiles Zytoplasma. Riesenzellen und Mitosen sind sehr selten vorhanden.

Differenzialdiagnose. Als Differenzialdiagnose muss man v. a. an die multizentrische Retikulohistiozytose denken, die jedoch mit einer Beteiligung der Gelenke und gelegentlich der viszeralen Organe einhergeht.

Therapie. Da ein viszeraler Befall bei der Erkrankung bisher nicht beschrieben wurde, sollte man eher zurückhaltend mit einer aggressiven Therapie wie der Chemotherapie mit Vinblastin oder einer Strahlentherapie sein. Einzelne Herde können chirurgisch oder mit dem CO_2-Laser entfernt werden.

Literatur

Adamson NF (1905) Congenital xanthoma multiplex in a child. Br J Dermatol 17: 222–223

Basset F, Turiaf J (1965) Identification par la microscopie électronique de particules de nature probablement virale dans les lésions granulomateuses d´une histiocytose »X« pulmonaire. C R Acad Sci (Paris) 261: 3701–3703

Birbeck MS, Breathnach AS, Everall JD (1961) An electron microscopic study of basal melanocytes and high clear cells (langerhans cells) in vitiligo. J Invest Dermatol 37: 51–63

Chollet S, Dournovo P, Richard MS, Soler P, Basset F (1982) Reactivity of histiocytosis X cells with monoclonal anti-T6 antibody. N Engl J Med 307: 685

Ferrando J, Campo-Voegeli A, Soler-Carrillo J, Munoz E, Sole M, Palou J, Conill C, Graus F, Bombi JA, Mascaro JM (1998) Systemic xanthohistiocytoma: a variant of xanthoma disseminatum? Br J Dermatol 138: 155–160

Gianotti F, Caputo R, Ermacora E (1971) [Singular »infantile histiocytosis with cells with intracytoplasmic vermiform particles«]. Bull Soc Fr Dermatol Syphiligr 78: 232–233

Goerdt S, Orfanos CE (1999) Other functions, other genes: alternative activation of antigen- presenting cells. Immunity 10: 137–142

Goerdt S, Walsh LJ, Murphy GF, Pober JS (1991) Identification of a novel high molecular weight protein preferentially expressed by sinusoidal endothelial cells in normal human tissues. J Cell Biol 113: 1425–1437

Goltz RW, Laymon CW (1954) Multicentric reticulohistiocytosis of the skin and synovia. Arch Dermatol Syphilol 69: 717–730

Gratchev A, Guillot P, Hakiy N, Politz O, Orfanos CE, Schledzewski K, Goerdt S (2001) Alternatively activated macrophages differenzially express fibronectin and its splice variants and the extracellular matrix protein betaIG-H3. Scand J Immunol 53: 386–392

Halprin KM, Lorincz AL (1960) Disseminated xanthosiderohistiocytosis (xanthoma disseminatum). Report of a case and discussion of possible relationship to other disorders showing histiocytic proliferation. Arch Dermatol 82: 171–174

Hauser C (2003) Die Langerhans-Zell-Histiozytosen. JDDG 9: 725–735

Lichtenstein L (1953) Histiocytosis X. Integration of eosinophilic granuloma of bone, »Letterer-Siwe Disease« and »Schüller-Christian Disease« as related manifestations of a single nosologic entity. Arch Pathol 56: 84–102

McDonagh JER (1909) Spontaneous disappearance of an endothelioma (nevo-xanthoma). Br J Dermatol 21: 254–256

Montgomery H, Osterberg AE (1938) Xanthomatosis. Correlation of clinical histopathologic and chemical studies of cutaneous xanthoma. Arch Dermatol Syphilol 37: 375–402

Murphy GF, Bhan AK, Sato S, Harrist TJ, Mihm MC, Jr. (1981) Characterization of Langerhans cells by the use of monoclonal antibodies. Lab Invest 45: 465–468

Outland JD, Keiran SJ, Schikler KN, Callen JP (2002) Multicentric reticulohistiocytosis in a 14-year-old girl. Pediatr Dermatol 19: 527–531

Pinkus GS, Lones MA, Matsumura F, Yamashiro S, Said JW, Pinkus JL (2002) Langerhans cell histiocytosis immunohistochemical expression of fascin, a dendritic cell marker. Am J Clin Pathol 118: 335–343

Politz O, Gratchev A, McCourt PA, Schledzewski K, Guillot P, Johansson S, Svineng G, Franke P, Kannicht C, Kzhyshkowska J, Longati P, Velten FW, Johansson S, Goerdt S (2002) Stabilin-1 and -2 constitute a novel family of fasciclin-like hyaluronan receptor homologues. Biochem J 362: 155–164

Politz O, Kodelja V, Guillot P, Orfanos CE, Goerdt S (2000) Pseudoexons and regulatory elements in the genomic sequence of the beta-chemokine, alternative macrophage activation-associated CC-chemokine (AMAC)-1. Cytokine 12: 120–126

Rivera-Luna R, Martinez-Guerra G, Altamirano-Alvarez E, Martinez-Avalos A, Cardenas-Cardoz R, Ayon-Cardenas A, Ruiz-Maldonado R, Lopez-Corella E (1988) Langerhans cell histiocytosis: clinical experience with 124 patients. Pediatr Dermatol 5: 145–150

Ruzicka T, Evers J (2003) [Clinical course and therapy of Langerhans cell histiocytosis in children and adults]. Hautarzt 54: 148–155

Senear FE, Caro MR (1936) Naevoxanthoendothelioma or juvenile xanthoma. Arch Dermatol 34: 195–206

Stein M, Keshav S, Harris N, Gordon S (1992) Interleukin 4 potently enhances murine macrophage mannose receptor activity: a marker of alternative immunologic macrophage activation. J Exp Med 176: 287–292

Taunton OD, Yeshurun D, Jarratt M (1978) Progressive nodular histiocytoma. Arch Dermatol 114: 1505–1508

Ugurel S, Pfohler C, Tilgen W, Reinhold U (2000) S100-beta serum protein–a new marker in the diagnosis and monitoring of Langerhans cell histiocytosis? Br J Dermatol 143: 201–202

Utikal J, Klemke C, Gratchev A, Goerdt S (2003). Die kutanen Langerhans-Zellhistiozytosen. Dtsch Dermatol Ges 6: 471–491

Welch JS, Escoubet-Lozach L, Sykes DB, Glass CK (2003) Th2 cytokines and allergic challenge induce Ym1 expression in macrophages by a STAT6-dependent mechanism. J Biol Chem 277: 42821–42829

Winkelmann RK, Muller SA (1963) Generalized eruptive histiocytoma. A benign papular histiocytic reticulosis. Arch Dermatol 88: 586–596

Writing Group of the Histiocyte Society (1987) Histiocytosis syndromes in children. Lancet 1: 208–209

Zelger BG, Zelger B, Steiner H, Mikuz G (1995) Solitary giant xanthogranuloma and benign cephalic histiocytosis – variants of juvenile xanthogranuloma. Br J Dermatol 133: 598–604

Zelger B, Sidoroff A, Orchard G, Cerio R (1996) Non-Langerhans cell histiocytoses. A new unifying concept. Am J Dermatopathol 18: 490–504

Kutane Lymphome

E. Dippel, C.-D. Klemke, S. Goerdt

13.1 Einleitung – 205

13.2 Kutane Lymphome – 205
13.2.1 Diagnostik und Klassifikation – 205

13.3 Kutane T-Zelllymphome – 206
13.3.1 Epidemiologie, prognostische Faktoren und klinische Bilder – 206
13.3.2 Histologie – 208
13.3.3 Molekulare Diagnostik – 209
13.3.4 Staging und CTCL-Schweregradindex (CTCL-SI) – 209
13.3.5 Therapie – 210

13.4 Kutane B-Zelllymphome – 212
13.4.1 Epidemiologie, prognostische Faktoren und klinische Bilder – 212
13.4.2 Histologie – 212
13.4.3 Staging – 212
13.4.4 Therapie – 213

Literatur – 213

13.1 Einleitung

Als kutane Lymphome bezeichnet man die insgesamt nicht seltenen extranodalen Non-Hodgkin-Lymphome mit primärer Manifestation an der Haut. Kutane Lymphome werden im Kindesalter jedoch nur selten gesehen. Die Pathogenese, Klinik und Therapie der primär kutanen Lymphome unterscheiden sich bei Kindern und Erwachsenen im Wesentlichen nicht.

Wichtig ist jedoch die Abgrenzung der kutanen malignen Lymphome zu den in der Kindheit häufiger vorkommenden benignen Pseudolymphomen und auch Prälymphomen. Diese ist in der Zusammenschau klinischer, histologischer, phänotypischer und genotypischer Merkmale häufig mit relativ großer Sicherheit möglich. Kutane Pseudolymphome gehen üblicherweise nicht in maligne Lymphome über, imitieren jedoch häufig histologisch echte, d. h. maligne kutane Lymphome. Kutane Prälymphome weisen dagegen überwiegend keine histologischen Malignitätsmerkmale auf, können jedoch in einem geringen Prozentsatz in maligne kutane Lymphome übergehen.

Im Folgenden werden unter besonderer Einbeziehung pädiatrischer Aspekte maligne kutane Lymphome besprochen.

13.2 Kutane Lymphome

13.2.1 Diagnostik und Klassifikation

Maligne Lymphome der Haut sind mit einer Inzidenz von etwa 5 : 1 Mio. Einwohner eine relativ seltene bösartige Neoplasie des lymphatischen Systems. Abhängig von der Zugehörigkeit der malignen Lymphozyten zur T-Zell- oder B-Zellreihe ergibt sich eine Einteilung in kutane T-Zell- oder B-Zell-Non-Hodgkin-Lymphome. Die kutanen Lymphome der T- und B-Zellreihe sind dadurch definiert, dass innerhalb von 6 Monaten nach dem Auftreten der Hautveränderungen keine weiteren Organbeteiligungen feststellbar sind. Kutane T-Zelllymphome sind etwas häufiger als kutane B-Zelllymphome; das Verhältnis ist etwa 60 : 40 (Orfanos et al. 1995).

Die Klassifikation der malignen Lymphome wird international uneinheitlich gehandhabt. In Amerika sind Klassifikationen nach Lukes u. Collins sowie nach Rappaport und die »Working formulation«, im europäischen Raum ist die Kiel-Klassifikation gebräuchlich (Lennert et al. 1992). Die REAL (Revised European and American Lymphoma)-Klassifikation stellt eine Konsensus-Klassifikation der malignen Lymphome dar, die sich mehr und mehr durchsetzt, jedoch ebenfalls noch nicht generell Anwendung findet (Harris et al. 1994).

Alle diese Klassifikationen sind jedoch ganz überwiegend auf nodale Lymphome zugeschnitten, sie sind nicht ohne Weiteres auf die Einordnung primär kutaner Lympho-

Tabelle 13.1. EORTC Klassifikation der kutanen Lymphome (1997)

Kutane T-Zelllymphome	Kutane B-Zelllymphome
Indolent Mykosis fungoides (MF) MF + Mucinosis follikularis Pagetoide Retikulose Großzelliges T-Zelllymphom, CD30⁺ (anaplastisch, immunoblastisch, pleomorph) Lymphomatoide Papulose	*Indolent* Keimzentrumslymphom Immunozytom (Marginalzonen-B-Zelllymphom)
Aggressiv Sézary-Syndrom Großzelliges T-Zelllymphom, CD30⁻ (immunoblastisch, pleomorph)	*Intermediär* Großzelliges B-Zelllymphom des Unterschenkels
Provisorisch »Granulomatous slack skin« Pleomorphes T-Zelllymphom (klein-mittelgroßzellig) Subkutanes pannikulitisähnliches T-Zelllymphom	*Provisorisch* Plasmozytom Intravaskuläres B-Zelllymphom

me anwendbar. Zur besseren Einordnung der kutanen T-Zelllymphome haben wir eine adaptierte REAL-Klassifikation vorgeschlagen (Goerdt et al. 1996); eine weitere revidierte Klassifikation der kutanen Lymphome wurde von einer Arbeitsgruppe der E.O.R.T.C. (European Organization for Research and Treatment of Cancer) im Dezember 1996 vorgestellt (Willemze et al. 1997). In ◘ Tabelle 13.1 sind die wichtigsten Entitäten der kutanen T- und B-Zelllymphome zusammengefasst.

13.3 Kutane T-Zelllymphome

13.3.1 Epidemiologie, prognostische Faktoren und klinische Bilder

Kutane T-Zelllymphome entstehen durch die klonale Proliferation von Lymphozyten des Immunsystems der Haut, die zwischen der Haut und den regionalen Lymphknoten über das Blut rezirkulieren. Die ätiologischen und pathogenetischen Vorgänge sind noch unklar, somit erfolgt die Einteilung der kutanen T-Zelllymphome aufgrund klinischer, histologischer, zytologischer und immunphänotypischer Charakteristika. Die Prognose der klassischen (Mykosis fungoides, Sézary-Syndrom) und der selteneren kutanen T-Zelllymphome ist abhängig von der jeweiligen Entität.

Im Allgemeinen kann in niedrigmaligne und hochmaligne kutane T-Zelllymphome unterschieden werden. Zu den niedrigmalignen Formen gehören die Mykosis fungoides, das Sézary-Syndrom und das CD30⁺-positive primär kutane T-Zelllymphom. Neben dem mittelgroß- bis großzelligen, pleomorphen kutanen T-Zelllymphom zählen einige Autoren jedoch auch das Sézary-Syndrom aufgrund des häufig progredienten Verlaufs eher zu den hochmalignen Lymphomen.

Mykosis fungoides

Die Mykosis fungoides (MF) ist das häufigste maligne kutane T-Zelllymphom (Inzidenz 2–3 : 100.000/Jahr), bei dem die Symptome meist über Jahre auf die Haut beschränkt bleiben. Der Häufigkeitsgipfel der MF liegt jenseits des 4. Lebensjahrzehnts. Zwischen 5 und 21% der MF-Fälle treten nach der Literatur im Kindes- und Jugendalter auf (Ben-Amitai et al. 2003; Block et al. 1963; Epstein et al. 1972; Koch et al. 1987).

Hereditäre Faktoren und Pathogenese der Erkrankung sind bislang nicht bekannt. Hypothetisch wurden mit der Entwicklung monoklonaler T-Zellproliferate sowohl in der Haut persistierende Antigene als auch T-lymphotrope Retroviren (HTLV-I/-II) pathogenetisch in Verbindung gebracht. Bei malignen Lymphomen handelt es sich phänotypisch meist um CD4⁺-CD45RO⁺-Memory-T-Zellen, jedoch finden sich bei der juvenilen MF häufig Fälle (38%) mit zytotoxischem Phänotyp.

Die klinischen Erscheinungsformen sind vielgestaltig. Im Unterschied zur adulten Form der MF finden sich im Kindes- und Jugendlichenalter häufig hypopigmentierte (24%), poikilodermatische (26%) und follikuläre Formen (9%) als klinische Erstmanifestion (Wain et al. 2003; ◘ Abb. 13.1). Im Allgemeinen ist das Anfangsstadium gekennzeichnet durch erythematöse oder erythematosquamöse Veränderungen (Patch-Stadium), die dann in Plaques und später in einigen Fällen in Tumoren übergehen können. In ca. 18% der Fälle geht die juvenile MF mit einer lymphomatoiden Papulose einher (Macauly 1968; Milde et al. 1993; Siddiqui et al. 1997; Kap. 25).

Die mediane Überlebensrate bei Patienten im Stadium IA (s. unten) unterscheidet sich nicht von der Normalbevölkerung (32,5 Jahre), im Stadium IB beträgt sie 12,1 Jahre, im Stadium IIA/B 2,9 Jahre und im Stadium III 3,6 Jahre (Kim et al. 1995, 1996). Insgesamt wurde in einer jüngsten Studie für die juvenile Mykosis fungoides ein krankheitsspezifisches Überleben von 93% für 10 Jahre ermittelt.

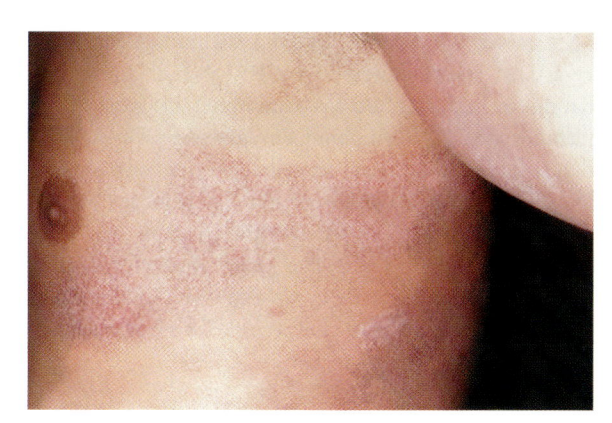

Abb. 13.1. Poikilodermes Erscheinungsbild bei der Manifestation einer juvenilen Mykosis fungoides im Stammbereich

Varianten der Mykosis fungoides

Varianten der MF stellen zum einen die pagetoide Retikulose, die granulomatöse MF und das CD8$^+$-kutane T-Zelllymphom dar (Goerdt et al. 1996).

Die *pagetoide Retikulose* ist ein ausgesprochen epidermotropes niedrigmalignes kutanes T-Zelllymphom.

> Klinisch werden zwei Formen der pagetoiden Retikulose unterschieden:
> – der lokalisierte Typ (Woringer und Kolopp) und
> – der disseminierte Typ (Ketron und Goodman).

Der lokalisierte Typ betrifft fast ausschließlich Männer, offenbar in jedem Alter (Scarabello et al. 2002). In einer Studie von Koch et al. (1987) wurde berichtet, dass 5 von 27 Patienten mit der Diagnose pagetoide Retikulose vom Typ Woringer-Kolopp einen Krankheitbeginn vor dem 20. Lebensjahr angaben. Die Hautveränderungen sind umschriebene, scharf begrenzte, entzündlich wirkende rötlich-bräunliche oder randbetont scheibenförmige Herde, die sich langsam vergrößern und schuppen. Der Krankheitsverlauf ist sehr langsam über viele Jahre.

Der disseminierte Typ ist gekennzeichnet durch ekzematoide, plaqueförmige und tumoröse Infiltrate (Nakada et al. 2002). Das maligne Infiltrat betrifft fast ausschließlich die Epidermis. Immunhistologisch tragen diese Zellen wie bei der MF T-Zellantigene, somit ist diese Erkrankung als eine Variante der MF mit ausgeprägtem Epidermotropismus der neoplastischen atypischen Lymphozyten anzusehen. Der disseminierte Typ zeigt häufig eine rasche Progression.

Die *granulomatöse Mykosis fungoides* ist ein kutanes T-Zelllymphom, das sich klinisch durch flache oder infiltrierte Plaques oder Tumoren, ähnlich der klassischen MF, auszeichnet, die aber z. T. eine gelbliche, apfelgelee-artige Note aufweisen können. Histologisch finden sich neben den Charakteristika der MF epitheloidzellige Infiltrate. Die Prognose ist gut (Beljaads et al 1994). Das äußerst seltene Auftreten einer granulomatösen MF kann insbesondere in der Kindheit als Sarkoidose verkannt werden. Eine spätere Transformation in ein CD30$^+$-großzellig anaplastisches T-Zelllymphom wurde beschrieben (Bessis et al. 1996).

Das *CD8$^+$-kutane T-Zelllymphom,* bei dem die malignen T-Zellen im Gegensatz zur klassischen MF CD8$^+$-zytotoxische T-Zellen sind, wird entsprechend dem klinischen Verlauf in eine progrediente und eine chronische Form unterteilt. Dabei geht die progrediente Form mit disseminierten eruptiven Papeln, Noduli und stärker infiltrierten Plaques einher; die Mundschleimhaut ist ebenfalls häufig befallen. Selten entwickelt sich ein CD8$^+$-Sézary Syndrom, d. h. eine Erythrodermie mit leukämischen Befall des Blutes. Die Hautveränderungen bei der chronischen Form sind flache erythromatosquamöse Plaques. Der Verlauf der chronischen Form des CD8$^+$-kutanen T-Zelllymphoms ist dem der Mykosis fungoides vom Plaquetyp vergleichbar.

> Bei der progredienten Form oder bei Entwicklung einer Erythrodermie ist mit einem raschen Ableben zu rechnen (Goerdt et al. 1996). CD8$^+$- bzw. insbesondere CD8$^-$-, CD4$^-$-kutane T-Zelllymphome können sich besonders bei vorbestehender HIV-Infektion entwickeln. Das CD8$^+$-kutane T-Zelllymphom ist in der Kindheit bisher nicht beschrieben.

Sézary-Syndrom

Das Sézary-Syndrom ist gekennzeichnet durch eine Erythrodermie mit Lymphknotenschwellung, Pigmentierungstendenz, Ödemen und Juckreiz sowie durch den Nachweis von atypischen Lymphozyten mit gyrierten Zellkernen (Sézary-Zellen) im Rahmen einer Leukozytose des peripheren Blutes. Der Beginn der Erkrankung ist häufig uncharakteristisch mit dem Bild eines Ekzems oder psoriasiformen Veränderungen, die dann in eine Erythrodermie übergehen.

> Zur Diagnose eines Sézary-Syndroms, als leukämische Variante einer MF, wird i. allg. das Vorliegen von mehr als 1000 Sézary-Zellen/mm^3 im peripheren Blut gefordert (Vonderheid et al. 2003).

Dies ist besonders wichtig zur Einschätzung im pädiatrischen Patientenkollektiv, da bei der schweren atopischen Dermatitis häufig atypische Lymphozyten beobachtet werden. Das Sézary-Syndrom kommt im Kindesalter extrem selten vor, muss aber bei Vorliegen einer ebenfalls im Kindesalter seltenen Erythrodermie differenzialdiagnostisch in Betracht gezogen werden (Kim et al. 2003; Meister et al.

1993). Der Verlauf ist chronisch, meist über mehrere Jahre. Dann kommt es häufig zu einer raschen Dekompensation mit Tumorbildung an der Haut, Kachexie und letalem Ausgang. Die Prognose ist abhängig davon, ob eine spezifische Lymphknotenbeteiligung vorliegt oder nicht. Die mittlere Überlebensrate im Stadium IIIB beträgt 4,6 Jahre, im Stadium IV 1,1 Jahre.

Kutanes mittel- bis großzelliges pleomorphes T-Zelllymphom

Berichte über ein primär kutanes mittel- bis großzelliges pleomorphes T-Zelllymphom mit einem Beginn in der Kindheit sind bisher nicht bekannt. Klinisch finden sich bei Erwachsenen Papeln, Plaques und Tumoren mit Ulzerationen. Die Infiltrate können auch als aggregierte Papeln beginnen und dann rasch in Knötchen und Knoten übergehen. Häufig sind bei Auftreten der spezifischen Hautveränderungen auch Lymphknotenschwellungen tastbar. Histologisch finden sich atypische mittelgroße bis große Zellen im Infiltrat mit stark wechselnden Kernkonfigurationen und z. T. prominenten Nukleolen. Die Überlebensrate bei mittel- bis großzelligen pleomorphen T-Zelllymphomen liegt im Median zwischen 23 und 26 Monaten (Beljaads et al. 1994).

Kutanes großzellig-anaplastisches T-Zelllymphom

Das primär kutane großzellig-anaplastische T-Zelllymphom ist selten (etwa 100 beschriebene Fälle weltweit). In einer Studie von Beljaards et al. (1993) war nur 1 von 47 Patienten jünger als 20 Jahre. Das klinische Spektrum ist variabel und durch schnell wachsende, halbkugelige Knoten, ulzerierende harte, plattenartige Infiltrate und selten kleinknotige Veränderungen gekennzeichnet. Die Läsionen sind rostbraun, livid bis düsterrot oder auch hautfarben bei subkutanen Knoten. Die Läsionen haben zu Beginn häufig ein entzündliches Erscheinungsbild, das zu Fehldiagnosen führen kann. Die mediane Überlebensrate liegt bei 52 Monaten (Beljaards et al. 1993).

Adulte T-Zellleukämie/Lymphom

Eine Infektion mit dem humanpathogenen Retrovirus HTLV-I$^+$ ist die Ursache für die adulte T-Zellleukämie/Lymphom. Endemiegebiete für dieses Virus sind Südjapan, die Karibik, der Süden der Vereinigten Staaten, Südamerika und Äquatorialafrika. Die Übertragung der Infektion geschieht durch Geschlechtsverkehr, Stillen oder durch Blutkontakte. Die manifeste Erkrankung ist auf Erwachsene beschränkt. Vorläuferläsionen an der Haut können in Form einer »infektiösen Dermatitis« jedoch schon im Kindesalter auftreten. Der manifeste Krankheitsbeginn liegt zwischen dem 24. und 85. Lebensjahr (Yamaguchi 1994).

Klinisch beginnt die Erkrankung häufig mit Hautveränderungen, meist generalisierten monomorphen Papeln oder Knoten, MF-artigen Plaques und Tumoren oder Sézary-artigen Erscheinungsbildern. Histologisch findet sich häufig ein ähnliches Bild wie beim mittel- bis großzelligen pleomorphen T-Zelllymphom. Ein aggressiver Verlauf kündigt sich meist durch eine ausgeprägte Hyperkalziämie an. Die Prognose ist aber gut, wenn der Hautbefall im Vordergrund des HTLV-1$^+$-Lymphoms steht. Die mittlere Überlebenszeit beträgt 23 Jahre. Die akute Form der adulten HTLV-1$^+$-T-Zellleukämie/Lymphom mit leukämischer Aussaat und Tumoren hat eine variable Überlebenszeit von 2 Wochen bis >1 Jahr (Hanchard et al 1991).

Omenn-Syndrom

Jenseits dieser Formen des kutanen T-Zelllymphoms, die sich bei Kindern und Erwachsenen klinisch gleichartig präsentieren, stellt das Omenn-Syndrom eine seltene autosomal rezessiv vererbte lymphoproliferative Erkrankung mit Immundefekten dar (Santagata et al. 2000). Klinisch ist das Omenn-Syndrom durch Erythrodermie, Lymphadenopathie, Hepatosplenomegalie, Histiozytose und Eosinophilie gekennzeichnet. Die Erkrankung wurde erstmalig von Omenn 1965 als familiäre Retikuloendotheliose mit Eosinophilie beschrieben.

Es liegen Mutationen in den rekombinationsaktivierenden Genen RAG1 oder RAG2 vor (Tabori et al. 2004). Molekulargenetisch gibt es eine Überlappung zur T$^-$/B$^-$ schweren kombinierten Immundefizienz (SCID), bei der sowohl T- als auch B-Zellen fehlen. Unbehandelt führt die Erkrankung ad exitum, jedoch wurden nach Knochenmarktransplantationen bereits gute Ergebnisse erzielt (Gomez et al. 1995; Rossi et al. 2004).

13.3.2 Histologie

Die histologischen Veränderungen beim kutanen T-Zelllymphom sind abhängig von der jeweiligen Entität (▶ oben) und können hier nicht im Einzelnen besprochen werden (zusammengefasst bei Smoller et al. 2003). Im frühen Stadium ist die Diagnose häufig schwierig zu stellen, da die Veränderungen oft einer unspezifischen Dermatitis entsprechen. Zu den allgemeinen histologischen Kriterien der klassischen kutanen T-Zelllymphome (Mykosis fungoides, Sézary-Syndrom) gehören:

- Primär perivaskuläres, sekundär bandförmiges, subepidermales, in der oberen Dermis gelegenes lymphoides Infiltrat aus kleinen chromatindichten monomorphen Lymphozyten.
- Epidermotropismus, d. h. das Eindringen der lymphoiden Infiltrate in die Epidermis ohne entzündlich-spongiotische Veränderungen; Pautrier-Mikroabszesse, d. h. Aggregate lymphoider Zellen in abszessartigen Hohlräumen der Epidermis besonders basal, können vorhanden sein, stellen aber keine unabdingbare Voraussetzung für die Diagnose dar.

- Zellatypien, insbesondere in Form hyperchromatischer und zerebriform gefältelter oder gelappter Kerne (Lutzner-Zellen) oder einzelner pleomorpher Zellen.
- Immunhistologisch stellt sich das Infiltrat als $CD4^+$-, $CD45R0^+$-T-Zellen dar, die die α- und β-Kette des T-Zellrezeptors exprimieren. Mit MIB-Antikörper gegen das Ki67-Antigen zeigt sich nur eine sehr geringe proliferative Aktivität in der überwiegenden Mehrzahl der Fälle.

13.3.3 Molekulare Diagnostik

Zur genauen Charakterisierung des lymphoiden Infiltrates bietet die molekulare Diagnostik die Möglichkeit, durch den Nachweis des T-Zellrezeptor-Rearrangements zwischen monoklonalen und polyklonalen T-Zellpopulationen zu unterscheiden.

Das Prinzip der Klonalitätsbestimmung basiert darauf, dass nach dem Vorgang der Genumlagerung jeder T-Lymphozyt ein individuelles Rearrangement des T-Zellrezeptors besitzt. Mit Hilfe der Polymerasekettenreaktion (PCR) oder der aufwändigeren Southernblot-Technik kann der Nachweis eines T-Zellklons innerhalb eines entzündlichen Infiltrates erfolgen, d. h. einer Population von T-Lymphozyten mit gleichem T-Zellrezeptor-Rearrangement. Bei der PCR-Technik wird die zu analysierende DNS mit spezifischen Primern für die γ- oder die β-Kette des T-Zellrezeptorgens amplifiziert und nachfolgend mit Hilfe elektrophoretischer Techniken aufgetrennt. Bei neuen, weiter entwickelten Auftrennungsverfahren mit Hilfe von fluoreszenzmarkierten Primern und automatischem Sequenzierer wird die visuelle Beurteilung, ob eine dominante T-Zellpopulation im Infiltrat vorliegt, erleichtert.

❗ Cave:
An dieser Stelle ist kritisch anzumerken, dass die Spezifität der Methode dadurch eingeschränkt ist, dass dominante T-Zellpopulationen auch in benignen entzündlichen Infiltraten auftreten können und dass Mehrfachbestimmungen nötig sind, um sicher Monoklonalität nachzuweisen.

Die Sensitivität der Methode ist durch ein starkes, entzündliches polyklonales Infiltrat limitiert, welches den dominanten T-Zellklon überdecken kann. Trotz dieser Einschränkungen stellt der molekulare Nachweis von klonalen T-Lymphozyten eine wertvolle Ergänzung in der Diagnostik des kutanen T-Zelllymphoms dar (Dippel et al. 1997; Klemke et al. 2002).

13.3.4 Staging und CTCL-Schweregradindex (CTCL-SI)

Neben der klinischen, histologischen und molekularen Diagnostik sind Ausbreitungsuntersuchungen Grundlage für eine Stadieneinordnung von Patienten mit kutanem T-Zelllymphom. Hierzu gehört ein ausführlicher Hautbefund, ein Lymphknotenstatus mit Dokumentation und die Leber- und Milzpalpation. Bei klinisch und sonographisch auffälligen Lymphknoten ist eine diagnostische Lymphknotenexstirpation mit Lymphknotenhistologie sowie Immunhistologie und molekularbiologischer Analyse des T-Zellrezeptor-Rearrangements angezeigt.

An Laborwerten sollten Blutstatus mit Differenzialblutbild und Sézary-Zellenzählung, eine Virusdiagnostik einschließlich HTLV-I-, CMV-, EBV-, HIV-Serologie und eine FACS-Analyse mit Antikörpern gegen CD3, CD4, CD5, CD7, CD8, CD20, CD56 erhoben werden. An apparativen Untersuchungen sollte eine Lymphknotensonographie, ein Thoraxröntgenbild (evtl. CT) und eine Oberbauchsonographie (evtl. CT) durchgeführt werden. Eine zusätzliche Knochenmarkhistologie ist insbesondere bei Vorliegen von atypischen Zellen im peripheren Blut und beim Sézary-Syndrom sinnvoll.

Um ein exaktes klinisches Staging im Einzelfall zu ermöglichen, wurde für die klassischen kutanen Lymphome eine TNM-Klassifikation (Übersicht 13.1 und 13.2) und eine daraus resultierende klinische Stadieneinteilung entwickelt. Für die klassischen kutanen T-Zelllymphome wie die MF und das Sézary-Syndrom hat sich die in den Übersichten 13.1 und 13.2 dargestellte Einteilung als hilfreich erwiesen. Für Varianten kutaner T-Zelllymphome, wie z. B. das großzellig-anaplastische $CD30^+$-kutane T-Zelllymphom, liegen nur unzureichende Erfahrungen vor; aufgrund des unterschiedlichen klinischen Erscheinungsbildes und Verlaufs erscheint diese Stadieneinteilung hierfür jedoch weniger geeignet (Meister et al. 1993).

Übersicht 13.1. TNM-Klassifikation der klassischen kutanen T-Zelllymphome

- T_0 unspezifische lymphoide Infiltrate
- T_1 spezifische Papeln/Plaques <10% der Körperoberfläche
- T_2 spezifische Papeln/Plaques >10% der Körperoberfläche
- T_3 Tumor(en)
- T_4 Erythrodermie
- N_0 unauffällig
- N_1 LK vergrößert, aber unspezifisch; dermatopathische Lymphadenopathie
- N_2 spezifischer Befall der Lymphknoten
- M_0 kein viszeraler Befall
- M_1 spezifischer viszeraler Befall

Zur weiter verbesserten Evaluierung und erleichterten Erfassung der Lymphomausbreitung im Krankheitsverlauf und unter Therapie dient ein neu entwickelter Index, der die gesamte Ausbreitung der Erkrankung gegen-

Übersicht 13.2. Stadieneinteilung des kutanen T-Zelllymphoms (TNM-Klassifikation)

- **Stadium IA, B** (T_1, T_2, N_0, M_0)
  - Hautbefall allein mit Erythem, Papeln, Plaques; lymphomspezifische Histologie
  - **IA** Hautbefall <10% Körperoberfläche (T_1, N_0, M_0)
  - **IB** Hautbefall >10% Körperoberfläche (T_1, N_0, M_0)
- **Stadium IIA** (T_{1-2}, N_1, M_0)
  - Hautbefall allein + LK vergrößert, aber unspezifisch
- **Stadium IIB** (T_3, N_{0-1}, M_0)
  - Hautbefall allein mit Übergang in das Tumorstadium
- **Stadium III** (T_4, N_{0-1}, M_0)
  - Erythrodermie
- **Stadium IVA** (T_{1-4}, $N_{2/3}$, M_0)
  - Haut + histologisch gesicherter Befall der hautnahen Lymphknoten
- **Stadium IVB** (T_{1-4}, N_0, N_3, M_1)
  - Haut + viszeraler Befall, z. B. Knochenmark, innere Lymphknoten, andere Organe

über der reinen Stadieneinteilung auch quantitativ erfasst (CTCL-SI = CTCL-severity index; Dippel et al. 1997a, b). Dieser Index mit einer maximalen Punktzahl von 75 bezieht neben der Ausbreitung des Hautbefundes (maximal 25 Punkte) auch den Lymphknotenbefall (maximal 15 Punkte), den Blutbefall (maximal 10 Punkte) und den Befall viszeraler Organe (maximal 25 Punkte) bzw. die Diagnose Sézary Syndrom mit ein (◘ Tabelle 13.2) (Klemke et al. 2005).

13.3.5 Therapie

Die Behandlung der malignen T-Zelllymphome der Haut muss sich an den jeweiligen Entitäten ausrichten und sollte unter Berücksichtigung des individuellen klinischen Bildes und des klinischen Verlaufs erfolgen (Dippel et al. 2003).

Bei den klassischen kutanen T-Zelllymphomen wie der MF und dem Sézary-Syndrom ist ein schrittweises Vorgehen empfehlenswert, wobei zu Beginn ein mildes Therapieschema gewählt werden sollte. Bei Nichtansprechen können weitere Therapiemodalitäten zusätzlich zu der Ersttherapie verwendet werden.

> **! Cave:**
> Von aggressiven Therapiemaßnahmen (Polychemotherapie) hat sich in mehreren Studien gezeigt, dass verlängerte Überlebenszeiten nicht zu erzielen sind. Sie sollten daher den Endstadien der Erkrankung vorbehalten sein (Orfanos et al. 1995).

Therapie bei klassischen kutanen T-Zelllymphomen (Mykosis fungoides, Sézary-Syndrom)

Im Allgemeinen sind die klinischen *Stadien IA/B* (Hautbefall allein) die Domänen der Phototherapie (Heliotherapie, SUP; Tay 1996; PUVA), evtl. unter Hinzunahme oraler Retinoide (ReSUP, RePUVA) oder/und Interferon-α (α-PUVA, α-RePUVA; Atherton 1996; Bunn et al. 1984, 1994; Otte et al. 1992; Peters et al. 1990). Insbesondere Interferon-α hat sich dabei bewährt, in der Kombination mit der PUVA-Behand-

◘ Tabelle 13.2. CTCL-severity index

Haut				Lymphknoten		Blut		Viszerale Organe	
Fläche %	Punkte		Punkte		Punkte		Punkte		Punkte
0	0	Tumor(en)		Nicht vergrößert:	0	Atypische Zellen (µl)		Nicht betroffen:	0
1–10	3	+1	6			0–99	0		
11–20	6	+2–10	8	Vergrößert:				Betroffen:	
21–40	9	+>10	10	Nicht spezifisch	5	100–1000	5	1 Organ	15
41–60	12					>1000			
SE[1]	14			Spezifisch	15		10	>1 Organ oder Sézary Syndrom	25
E[2]	15								
Summe =				+		+		+	
CTCL-SI =									

[1] SE = Suberythrodermie, [2] E = Erythrodermie

lung eine schnellere Remission und längere rezidivfreie Intervalle zu erzielen als durch eine PUVA-Monotherapie.

Im Gegensatz zu Europa wird in den USA häufig Carmustin und Mechlorethamin zur Behandlung des kutanen T-Zelllymphoms eingesetzt, und zwar sowohl bei Erwachsenen als auch bei Kindern und Jugendlichen (Peters et al. 1990; Zackheim et al. 1985).Bei hartnäckigen, großen oder ausgedehnten Tumoren (Stadium IIB) kann zusätzlich eine Bestrahlungstherapie mit schnellen Elektronen durchgeführt werden.

Die Anwendung von Interferon-α in der Kindheit ist bisher bei MF nicht beschrieben worden. Die allgemeinen Erfahrungen mit dem Einsatz von Interferon-α in der Kindheit haben noch nicht zur Zulassung für diese Altersgruppe geführt, jedoch liegen zahlreiche Berichte zur Behandlung der chronisch myeloischen Leukämie, der akuten lymphoblastischen Leukämie und der chronisch idiopathischen thrombozytopenischen Purpura in der Kindheit vor, die ein gutes Ansprechen zeigen. Die Nebenwirkungen sind im Kindesalter offenbar geringer ausgeprägt als im Erwachsenenalter (Baruchel 1994).

Auch für den Einsatz von Retinoiden im Kindesalter liegen für das kutane T-Zelllymphom keine Berichte vor. Die Anwendung von Acitretin bei Kindern mit kongenitalen ichthyosiformen Erkrankungen zeigten bei einer mittleren Dosis von 0,47 mg/kgKG/Tag bei gutem Ansprechen nur milde bis moderate reversible Nebenwirkungen (Taniguchi et al. 1980).

Auch im *Stadium III* (Erythrodermie) ist ein schrittweises Vorgehen zu empfehlen. Initial kommt eine Phototherapie (PUVA) bzw. kombiniert mit Retinoiden (RePUVA) in Frage. Weiter ist eine systemische Gabe von Interferon-α zu erwägen.

Eine Ganzkörperbestrahlung mit schnellen Elektronen ist eher dem Erwachsenenalter vorbehalten. Eine weitere erfolgversprechende Phototherapie stellt die extrakorporale Photopherese (ECP) dar (Edelson et al. 1987; Dippel et al. 1996), evtl. in Kombination mit Interferon-α (Dippel et al. 1997a, b, 2003). Bei der ECP werden nach Leukopherese psoralensensibilisierte Leukozyten extrakorporal mit UV-A-Licht bestrahlt und dann reinfundiert. Bei Kindern mit MF sind diese Therapiemodalitäten noch nicht zur Anwendung gekommen; bei Kindern mit Graft-vs.-host-Krankheit wurde die ECP jedoch bereits erfolgreich eingesetzt. Bei Nichtansprechen dieser Therapien ist eine milde Chemotherapie, z. B. Monotherapie mit Chlorambucil oder Methotrexat, evtl. in Kombination mit Prednisolon, zu erwägen; eine solche chemotherapeutische Behandlung sollte in Kooperation mit einem pädiatrischen Hämatologen erfolgen.

Bei den *Stadien IVA aund IVB* (Befall der hautnahen Lymphknoten bzw. inneren Organe) sind je nach Befund und Erfahrung des Therapeuten eine Kombinationsbehandlung aus ECP, RePUVA und/oder IFN-α zu empfehlen (Dippel et al. 2003; Umebayashi et al. 1990). Sollte eine Kombinationsbehandlung nicht möglich sein, kann im Stadium IV auch mit einer PUVA-Monotherapie ein ausreichendes Ansprechen herbeigeführt werden. Weiter kommt auch eine Ganzkörperbestrahlung mit schnellen Elektronen oder eine Röntgenbestrahlung der hautnahen Lymphknoten in Frage.

> Bei Therapieresistenz, einem Rezidiv oder als Ultima ratio ist eine milde oder aggressivere Polychemotherapie zu erwägen (z. B. COP-, CVP-, MOPP/COPP-, CHOP- oder COP-BLAM-Schema) und in Kooperation mit einem pädiatrischen Hämatologen durchzuführen (Meister et al. 1993).

Erste ermutigende Therapieerfolge wurden mit der Anwendung von liposomal verkapseltem Doxorubicin bei erwachsenen Patienten mit kutanem T-Zelllymphom erzielt (Wollina et al. 2003). Als Ausblick sind in der Erprobung befindliche Substanzen zu betrachten wie das Fusionsprotein Interleukin 2/Diphtherietoxin (Ontak) und spezifische Retinoide (Tagretin), die die Bandbreite der Therapiemöglichkeiten erweitern können.

Therapie bei seltenen kutanen T-Zelllymphomen

Die seltenen kutanen T-Zelllymphome sind bisher keiner einheitlichen oder durch entsprechende Studien kontrollierten Therapien zugeführt worden. Die Behandlungsmaßnahmen richten sich analog zu den klassischen kutanen T-Zelllymphomen nach dem jeweiligen Stadium der Erkrankung sowie der Einschätzung der Prognose im Einzelfall. Disseminierte Formen, wie die *pagetoide Retikulose* Typ Ketron und Goodman, die *granulomatöse Mycosis fungoides* (Bessis 1996) und das *CD8⁺-T-Zelllymphom*, werden primär der Phototherapie (PUVA) zugeführt. Sollte PUVA mit oder ohne Kombination mit Retinoiden oder Interferon-α nicht ausreichen, kommt die extrakorporale Photopherese oder eine Ganzkörperbestrahlung mit schnellen Elektronen zum Einsatz.

Therapie des mittel- bis großzelligen pleomorphen T-Zelllymphoms

Auch bei dem oft progredienten Verlauf des mittel- bis großzelligen pleomorphen T-Zelllymphoms sollte zu Beginn die Phototherapie oder bei einzelnen Läsionen die Exzision im Vordergrund der Behandlung stehen. Bei nur unzureichendem Ansprechen auf die Therapie sollte zusätzlich eine Behandlung mit Interferon-α oder eine Bestrahlungstherapie (schnelle Elektronen) erwogen werden. Bei ausgedehntem Befund kann auch eine Polychemotherapie zur Anwendung kommen.

Therapie des großzelligen anaplastischen kutanen CD30⁺-Lymphoms

Das großzellige anaplastische kutane CD30⁺-Lymphom nimmt eine Sonderstellung ein. Nach differenzialdiagnostischem Ausschluss anderer CD30⁺-Lymphome, wie z. B. dem M. Hodgkin, der lymphomatoiden Papulose oder einer transformierten MF, wird empfohlen, einzelne Knoten mit einem Sicherheitsabstand von 1–2 cm chirurgisch zu entfernen oder eine lokale Bestrahlung mit schnellen Elektronen durchzuführen. Bei multilokulären Herden ist eine Großfeldbestrahlung mit anschließender Chemotherapie und engmaschigen Kontrollen über etwa 6 Monate vorzuziehen. Bei metastasierenden Herden kommen Polychemotherapieschemata zur Anwendung (z. B COP, CHOP, MOPP, BACOP, M-BACOP). Wir empfehlen zunächst ein klassisches Schema (z. B. CHOP), evtl. in Kombination mit Interferon-α als adjuvante Maßnahme. Spontane Regressionen sind nicht ausgeschlossen.

Therapie der HTLV-I⁺-adulten T-Zellleukämie/Lymphom

Die Behandlung der HTLV-I⁺-adulten T-Zellleukämie/Lymphom entspricht den Behandlungsansätzen der kutanen pleomorphen T-Zelllymphome. Eine einheitliche Therapie oder entsprechende Studien mit kontrollierten Therapieansätzen liegen noch nicht vor. Im Fall eines krisenhaften und akuten adulten T-Zelllymphoms werden häufig unterschiedliche Chemotherapieschemata zur Anwendung gebracht.

13.4 Kutane B-Zelllymphome

13.4.1 Epidemiologie, prognostische Faktoren und klinische Bilder

Die kutanen B-Zelllymphome repräsentieren eine eigenständige Gruppe innerhalb der kutanen Non-Hodgkin-Lymphome (Willemze et al. 1997).

> In der Kindheit jedoch sind primär kutane B-Zelllymphome extrem selten (Kiyohara et al. 1988; Sudi et al. 1984).

Daher sollte hier nur ganz kurz auf die primär kutanen B-Zelllymphome eingegangen werden.

Als primär kutane B-Zelllymphome werden B-Zelllymphome mit alleinigem Hautbefall und ohne extrakutane Manifestation innerhalb von 6 Monaten nach Diagnosestellung bezeichnet. Die Ätiologie der primär kutanen B-Zelllymphome ist unklar. Diskutiert wird die Assoziation zu Borrelieninfektionen (Garbe et al. 1991). Die wichtigsten primär kutanen B-Zelllymphome sind das niedrigmaligne *Keimzentrumslymphom,* das *Marginalzonen-B-Zelllymphom* und das höhermaligne *großzellige B-Zelllymphom* (Kerl et al. 1996; Pelstring et al. 1991). Neben diesen beiden wohldefinierten Entitäten der primär kutanen B-Zelllymphome sind im Kindesalter auch seltene Fälle von Non-T-/Non-B-Zelllymphomen dokumentiert, die sich primär an der Haut manifestieren und im weiteren Verlauf in einigen Fällen in eine Leukämie übergehen (Grumayer et al. 1988; Tang et al. 1986).

Keimzentrumslymphom und großzelliges B-Zelllymphom

Das Keimzentrumslymphom ist das häufigste kutane B-Zelllymphom. Klinisch sieht man solitäre Knoten oder mehrere rötliche noduläre Krankheitsherde, die von Papeln bzw. annulären Erythemen umgeben sind. Wichtige Prädilektionsstellen sind der Kopf und der Rücken. Die Prognose ist sehr günstig und liegt bei einer Fünfjahresüberlebensrate von über 90% (Coiffier et al. 1990; Joly et al. 1991).

Das klinische Spektrum des großzelligen B-Zelllymphoms zeigt bräunlich-rote bis blau-rote, nicht selten exulzerierte Knoten, Plaques und Papeln vorwiegend am Unterschenkel bei älteren Menschen. Die Prognose ist deutlich schlechter als beim primär kutanen Keimzentrumslymphom. Die Fünfjahresüberlebensrate liegt bei 58%.

13.4.2 Histologie

Das niedrigmaligne primär kutane Keimzentrumslymphom zeigt typischerweise kutan-subkutane Infiltrate mit follikulärem Muster und Keimzentren und/oder ein diffuses Wachstum. Die zelluläre Zusammensetzung zeigt Zentrozyten (kleine und mittelgroße Zellen mit gekerbten pleomorphen Kernen) und Zentroblasten (größere Zellen mit hellen rundlichen Kernen und membranständigen Nukleolen sowie schmalem Zytoplasmasaum). Unter Umständen findet sich auch ein Infiltrat aus T-Lymphozyten, dass so ausgeprägt sein kann, dass die Diagnose eines T-Zell-reichen B-Zelllymphoms gestellt werden muss. Immunhistologisch zeigen die Keimzentren Oberflächenimmunoglobulin und B-Zellantigene (CD5, CD19, CD20).

Das großzellige B-Zelllymphom zeigt histologisch große, blass-basophile Tumorzellen mit ovalen Kernen, die meist einen prominenten zentralen Nukleolus besitzen. Das immunhistologische Profil zeigt Pan-B-Zellmarker (CD19, CD20), Oberfächenimmunglobuline und eine hohe Proliferationsrate (Ki67). Immunhistologische Untersuchungen zeigten, dass der Apoptoseinhibitor und Protoonkogen bcl-2 gegenüber dem follikulären Keimzentrumslymphom häufiger exprimiert wird.

13.4.3 Staging

Das primär kutane B-Zelllymphom ist definitionsgemäß auf die Haut beschränkt. Aufgrund der günstigen Prognose wird selten ein weiterer Organbefall gesehen. Tritt dennoch eine extrakutane Generalisation ein, kann eine Stadieneinteilung nach der Ann-Arbor-Klassifikation erfolgen, die jedoch primär auf nodale B-Zelllymphome zugeschnitten wurde (Übersicht 13.3).

> **Ann-Arbor-Klassifikation**
>
> - **Stadium I-E:** Befall der Haut oder eines anderen extralymphatischen Organs ohne Lymphknoten (LK)-beteiligung
> - **Stadium II-1:** Befall der Haut einschließlich der regionären LK oder eines weiteren extranodalen Organs (Stadium II-1 E)
> - **Stadium II-2:** Befall der Haut und der LK, welcher über die regionären LK hinausgehen und auch einen weiteren Organbefall einschließen kann
> - **Stadium III:** Befall der Haut und LK oberhalb und unterhalb des Zwerchfells einschließlich eines weiteren extralymphatischen Organs oder Gewebes (III E) oder der Milz (III S) oder beides (III SE)
> - **Stadium IV:** Disseminierter bzw. generalisierter Organbefall mit oder ohne Lymphknotenbefall

13.4.4 Therapie

> Primär kutane B-Zelllymphome werden, wenn möglich, exzidiert und lokal nachbestrahlt oder primär lokal bestrahlt (z. B. Röntgen, schnelle Elektronen). Darüber hinaus ist auch eine Antibiose (z. B. Doxycyclin) bei Verdacht auf eine Borrelieninfektion zu erwägen. Gute Erfolge fanden sich auch nach Gabe von Interferon-α.

Liegt ein ausgedehnter systemischer Befall vor, kann eine Chemotherapie erfolgen (Orfanos et al. 1995). Die Behandlungsmaßnahmen sollten dann in Kooperation mit den internistischen Onkologen durchgeführt werden. Bei einzelnen älteren Patienten mit einem disseminierten Befall an der unteren Extremität stellt die Therapie mit einem monoklonalen Anti-CD20-Antikörper eine Therapiealternative dar (Gellrich et al. 2001).

Literatur

Atherton DJ (1996) Phototherapy for children. Pediatr Dermatol 13: 415–426

Baruchel A, Leblanc T, Schaison G (1994) Alpha-interferon in childhood: a review. Nouv Rev Fr Hematol 36: 47–49

Beljaads RC, Meijer CJLM, van der Puutte S, Hollema H et al. (1994) Primary cutaneous T-cell lymphoma: clinicopatholgical features and prognostic parameters of 35 cases other man mycosis fungoides and CD30-positive large cell lymphoma. J Pathology 172: 53–60

Beljaards RC, Kaudewitz P, Berti E et al. (1993) Primary cutaneous CD30-positive large cell lymphoma: definition of a new type of cutaneous lymphoma with a favorable prognosis. An European multicenter study. Cancer 71: 2097–2104

Ben-Amitai D, David M, Feinmesser M, Hodak E. Juvenile mycosis fungoides diagnosed before 18 year of age. Acta Derm Venerol (2003) 83: 451–456

Bessis D, Sotto A, Farcet JP, Barneon G, Guilhou JJ (1996) Granulomatous mycosis fungoides presenting as sarcoidosis. Dermatology 193: 330–332

Block JB, Edgcomb J, Eisen A et al. (1963) Mycosis fungoides: natural history and aspects of its relationship to other malignant lymphomas. Am J Med 34: 228–235

Bunn PA, Hoffmann SJ, Norris D, Golitz LE, Aeling JL. (1994) Systemic therapy of cutaneous T-cell lymphomas (mycosis fungoides and Sézary-syndrome). Ann Intern Med 121: 592–602

Bunn PA, KA Foon, DC Ihde, DC Lango et al. (1984) Recombinant leukocyte A interferon: an active agent in advanced cutaneous T-cell lymphomas. Ann Intern Med 101: 1484–487

Coiffier B, Peuchmaur M, Berger F et al. (1990) Peripheral T-cell lymphomas have a worse prognosis than B-cell lymphomas: a prospective study of 361 immunophenotyped patients treated with the LNH-84 regimen. Ann Oncol 1: 45–50

Davis TH, Morton CC, Miller-Cassman R (1992) Hodgkin´s disease, lymphomatoid papulosis, and cutaneous T-cell lymphoma derived from a common T-cell clone. N Engl J Med 326: 1115–1122

Dippel E, Orfanos CE (1996) Indikation und therapeutischer Nutzen der extrakorporalen Photopherese. Z. Haut Geschlechtskr 9: 12–14

Dippel E, Goerdt S, Assaf C, Stein H, Orfanos CE (1997a) Cutaneous T-cell lymphoma severity index and T-cell gene rearrangement. Lancet 350: 1776–1777

Dippel E, Schrag H, Goerdt S, Orfanos CE (1997b) Extracorporeal photopheresis and interferon-gamma in advanced cutaneous T-cell lymphoma. Lancet 350: 32–33

Dippel E, Klemke CD, Goerdt S (2003) Current status of cutaneous T-cell lymphoma: molecular diagnosis, pathogenesis, therapy and future directions. Onkologie 26 (5): 477–83

Edelson RL, Berger C, Gasparro F, Gegasethy B, Heald P (1987) Treatment of cutaneous T-cell lymphoma by extra corporeal photochemotherapy. N Engl J Med 316: 297–303

Epstein EH Jr, Levin Dl, Croft JD Jr (1972) Mycosis fungoides: survival, prognostic features, response to therapy, and autopsy findings. Medicine 15: 61–72

Garbe C, Stein H, Dienemann D, Orfanos CE (1991) Borrelia burgdorferi-associated cutaneous B cell lymphoma: clinical and immunohistologic characterization of four cases. J Am Acad Dermatol 24: 408–413

Gellrich S, Muche JM, Pelzer K, Audring H, Sterry W. (2001) (Anti-CD20 antibodies in primary cutaneous B-cell lymphoma. Initial results in dermatologic patients). Hautarzt 52: 205–210

Goerdt S, Trautmann C, Kütting B et al. (1996) Seltene Varianten kutaner T-Zelllymphome. Hautarzt 47: 96–105

Gomez L, LeDeist F, Blanche S, Cavazzana-Calvo M, Griscelli C, Fischer A (1995) Treatment of Omenn syndrome by bone marrow transplantation. J Pediatr 127: 76–81

Grumayer ER, Ladenstein RL, Slavc I, Urban C, Radasziewicz T, Bettelheim P, Gadner H (1988) B-cell differentiation pattern of cutaneous lymphomas in infancy and childhood. Cancer 61: 303–308

Hanchard B et al. (1991) Childhood infective dermatitis evolving into adult T-cell leukaemia after 17 years. Lancet 338: 1593–1594

Harris NL, Jaffe ES, Stein H et al. (1994) A revised European-American classification of lymphoid neoplasms: A proposal from the International Lymphoma Study Group. Blood 84: 1359–1369

Hurwitz S (1993) Clinical pediatric dermatology, 2nd edn. Saunders, Philadelphia

Joly P, Charlotte F, Leibowitch M et al. (1991) Cutaneous lymphomas other than mycosis fungoides: follow-up study of 52 patients. J Clin Oncol 9: 1994–2001

Kerl H, Cerroni L (1996) The morphologic spectrum of cutaneous B-cell-lymphomas. Arch Dermatol 132: 1376– 1377

Kim YH, Reini AJ, Watanabe GL (1996) Clinical stage IA (limited patch and plaque) Mycosis fungoides. Arch Dermatol 132: 1309–1313

Kim YH, Bishop K, Varghese A, Hoppe RT (1995) Prognostic factors in erythrodermic mycosis fungoides and the Sézary syndrome. Arch Dermatol 131: 1003–1008

Kim YH, Liu HL, Mraz-Gernhard S, Varghese A, Hoppe RT. (2003) Long-term outcome of 525 patients with mycosis fungoides and Sezary syndrome: clinical prognostic factors and risk for disease progression. Arch Dermatol 139: 857–66

Kiyohara Y, Yamazaki N, Ishihara K (1988) B-cell lymphoma in infancy. Jpn J Dermatol 98: 1138–1142

Klemke CD, Dippel E, Dembinski A, Ponitz N, Assaf C, Hummel M, Stein H, Goerdt S. (2002) Clonal T cell receptor gamma-chain gene rearrangement by PCR-based GeneScan analysis in the skin and blood of patients with parapsoriasis and early-stage mycosis fungoides. J Pathol 197: 348–354

Klemke CD, Mansmann U, Poenitz N, Dippel E, Goerdt S (2005) Prognostic factors and prediction of prognosis by CTCL-Severity Index in mycosis fungoides and Sézary syndrome. Br J Dermatol 153:118–124

Koch SE, Zackheim HS, Williams ML, Fletcher V, LeBoit PE (1987) Mycosis fungoides beginning in childhood and adolescence. J Am Acad Dermatol 17: 563–570

Lacour M, Mehta-Nikhar, Atherton DJ, Harper JI (1996) An appraisal of acitretin therapy in children with inherited disorders of keratinization. Br J Dermatol 134: 1023–1029

Lennert K, Feller AC (1992) Histopathology of non-Hodgkin´s lymphomas (based on the updated Kiel classification), 2nd edn. Springer, Berlin Heidelberg New York

Macaulay WL (1968) Lymphoid papulosis. A continuing self-healing eruption, clinically benign histologically malignant. Arch Dermatol 97: 23–30

Meister L, Duarte AM, Davis J, Perez JL, Schachner LA (1993) Sèzary syndrome in an 11-year-old girl. J Am Acad Dermatol 28: 93–95

Milde P, Goerz G, Lehmann P (1993). Lymphomatoide Papulose bei einem Kind. Hautarzt 44: 674–679

Nakada T, Sueki H, Iijima M. (2002) Disseminated pagetoid reticulosis (Ketron-Goodman disease): six-year follow-up. J Am Acad Dermatol 47 (2 Suppl): S183–S186

Omenn GS (1965) Familial reticuloendotheliosis with eosinophilia. N Engl J Med 273: 427–432

Orfanos CE, Garbe C (1995) Pseudolymphome, Prälymphome und Lymphome der Haut. In: Therapie der Hautkrankheiten. Springer, Berlin Heidelberg New York, S 987–1020

Otte HG, Herges A, Stadler R (1992) Kombinationstherapie mit Interferon alfa 2a and PUVA bei kutanen T-Zelllymphomen. Hautarzt 43: 695–699

Pelstring RJ, Essell JH, Kurtin PJ et al. (1991) Diversity of organ site involvement among malignant lymphomas of mucosa-associated tissues. Am J Clin Pathol 96: 738–745

Peters US, Thibodeau SN, White JW, Winkelmann RK (1990) Mycosis fungoides in children and adolescents. J Am Acad Dermatol 22: 1011–1018

Powell FC, Spiegel GT, Muller SA (1984) Treatment of parapsoriasis and mycosis fungoides: the role of psoralen and long-wave ultraviolet light (PUVA). Mayo Clin Proc 59: 538–546

Rogers M, Laney J, Kemp A, Bishop A (1984) Lymphomatoid papulosis in an 11-month-old infant. Pediatr Dermatol 2: 124–130

Rossi G, Zecca M, Giorgiani G, Bonetti F, Stefano PD, Locatelli F. (2004) Non-myeloablative stem cell transplantation for severe combined immunodeficiency – Omenn syndrome. Br J Haematol 125: 406–407

Santagata S, Villa A, Sobacchi C, Cortes P, Vezzoni P. (2000) The genetic and biochemical basis of Omenn syndrome. Immunol Rev 178: 64–74

Scarabello A, Fantini F, Giannetti A, Cerroni L. (2002) Localized pagetoid reticulosis (Woringer-Kolopp disease). Br J Dermatol 147: 806

Siddiqui MA, Sullivan S, Mofadhi M (1997) Lymphomatoid papulosis and FK 506. Int J Dermatol 36: 205–204

Smoller BR, Santucci M, Wood GS, Whittaker SJ. (2003) Histopathology and genetics of cutaneous T-cell lymphoma. Hematol Oncol Clin North Am 17: 1277–1311

Sudi N, Morohashi M, Konishi T (1984) Infantile malignant lymphoma arising as a subcutaneous tumor. Jpn J Dermatol 94: 1468– 1472

Tabori U, Mark Z, Amariglio N, Etzioni A, Golan H, Biloray B, Toren A, Rechavi G, Dalal I. (2004) Detection of RAG mutations and prenatal diagnosis in families presenting with either T-B- severe combined immunodeficiency or Omenn´s syndrome. Clin Genet 65: 322–326

Tang TT, Lauer SL, Harb JM, Kirchner PA, Adir SEA, Camitta BM (1986) Childhood primary cutaneous Non-T/Non-B lymphoma followed by acute T-cell leukemia. Cancer 57: 2368–2374

Taniguchi S, Horio T, Komura I (1980) Mycosis fungoides in the tumor stage treated by PUVA: a successful trail in a 12-years-old girl. Dermatologica 160: 409–413

Tay YK (1996) Experience with UVB phototherapy in children. Pediatr Dermatol 13: 406–409

Thomsen K, Wantzin GL (1987) Lymphoid papulosis: A follow-up study of 30 patients. J Am Acad Dermatol 17: 632–636

Umebayashi Y, Nameki H, Saito Y, Mori N (1990) Cutaneous malignant lymphoma in an infant. J Dermatol 17: 755–759

Vonderheid EC, Bernengo MG. (2003) The Sezary syndrome: hematologic criteria. Hematol Oncol Clin North Am 17: 1367–1389

Wain EM, Orchard GE, Wittaker SJ, Russell-Jones R. (2003) Outcome in 34 patients with juvenile-onset Mycosis fungoides. Cancer 10: 2282–2290

Wantzin GL, Hou-Jensen K, Nielsen M et al. (1982) Cutaneous lymphomas: clinical and histological aspects. Acta Derm Venereol (Stockholm) 62: 119–125

Watsky KL, Lonley BJ, Dvoretzky J (1992) Primary cutaneous B-cell lymphoma. Diagnosis, treatment and prognosis. J Dermatol Surg Oncol 18: 951–954

Willemze R, Sterry W, Berti E et al. (1997) EORTC Classification for primary cutaneous lymphomas: A proposal from the cutaneous lymphoma study group of the european organisation for research and treatment of cancer. Blood 90: 354–371

Wollina U, Dummer R, Brockmeyer NH, Konrad H, Busch JO, Kaatz M, Knopf B, Koch HJ, Hauschild A (2003) Multicenter study of pegylated liposomal doxorubicin in patients with cutaneous T-cell lymphoma. Cancer 98: 993–1001

Yamaguchi K (1994) Human T-lymphotropic virus type I in Japan. Lancet 343: 213–216

Zackheim HS, Epstein EH, Crain WR (1985) Topical carmustine therapy for lymphomatoid papulosis. Arch Dermatol 121: 1410–1414

Mastozytosen

R. Linse

14.1 Historisches – 215

14.2 Epidemiologie – 215

14.3 Ätiologie – 215

14.4 Definition – 215

14.5 Struktur und Funktion der Mastzelle – 216

14.6 Klassifikation der Mastozytosen – 216

14.7 Klinische Erscheinungsformen der Mastozytosen im Kindesalter – 217

14.7.1 Kutane Mastozytosen – 217
14.7.2 Systemische Mastozytosen – 218
14.7.3 Maligne Mastozytosen – 220

14.8 Diagnostik – 220

14.9 Therapie – 221
14.9.1 Pharmakotherapie – 221
14.9.2 Allgemeine Maßnahmen – 222

14.10 Prognose – 222

14.11 Klinische Differenzialdiagnosen – 222

Literatur – 223

14.1 Historisches

Im Jahr 1869 beschrieb Nettleship eine besondere »Nesselform« bei Kindern als eine chronische Urtikaria, welche braune Flecken hinterlässt. Dieses Krankheitsbild, das bereits in den ersten Lebenstagen und -monaten auftritt, einen chronischen Verlauf nimmt und eine persistierende braune Pigmentierung zurücklässt, wurde zunächst nur in England bekannt. 1878 erhielt es durch Langster die treffende Bezeichnung »Urticaria pigmentosa«.

Durch Färbungen mit metachromatischen Farbstoffen konnte Unna 1887 zeigen, dass Mastzellinfiltrate das pathologisch-anatomische Substrat der Hautherde bei der Urticaria pigmentosa darstellen. Die Bezeichnung »Mastozytose« wurde 1936 von Sézary geprägt (Török 1928).

14.2 Epidemiologie

Mastozytosen sind insgesamt sehr selten. Die Inzidenz wird mit etwa 1 : 1000 bis 1 : 8000 angegeben. Die Haut stellt dabei mit 80–90% das am häufigsten befallene Organ dar. Die Geschlechtsverteilung scheint gleich zu sein, es besteht aber eine eindeutige Altersdisposition. Über $^{2}/_{3}$ der Mastozytosen treten im Kindesalter auf, von diesen ist etwa die Hälfte bereits in den ersten 2 Lebensjahren klinisch manifest.

14.3 Ätiologie

Die Mastzellvermehrungen sind überwiegend reaktiver Natur. Sie beruhen auf einer Überstimulation durch Wachstumsfaktoren (Stammzellfaktor, »mast cell growth factor«). Andererseits zeigen systemische Mastozytosen auch Klonalität. Punktmutationen im c-kit-Gen (Genlocus 12q22) führen zu einem defekten Rezeptorprotein, welches eine spontane, vom Liganden unabhängige Aktivierung bewirkt. Mutationen des c-kit-Rezeptorgens können auch bei der kindlichen kutanen Mastozytose gefunden werden (Hartmann et al. 2000, 2001).

14.4 Definition

Die Mastozytosen stellen eine klinisch heterogene Krankheitsgruppe dar, die durch die Proliferation von Mastzellen gekennzeichnet ist. Die Mastozytose galt lange als eine ausschließlich dermatologische Erkrankung, bis Ellis 1949 bei der Sektion eines Kindes mit Mastozytose auch eine Mastzellinfiltration in fast allen Organen des Körpers fand. Die Mastozytose wird seitdem als potenzielle Systemerkrankung betrachtet.

14.5 Struktur und Funktion der Mastzelle

Durch Experimente mit Anilinfarbstoffen konnte Paul Ehrlich 1877 die Mastzelle durch metachromatische Anfärbung ihrer Mastzellgranula erstmals darstellen. Die Mastzelle ist eine ubiquitär im Bindegewebe vorkommende Effektorzelle zahlreicher physiologischer und pathologischer Vorgänge in der Haut, wobei ihr eine zentrale Bedeutung für die akute und chronische allergische Entzündung zukommt.

Die Mastzelle ist spindelig oder dendritisch, 6–17 μm im Durchmesser groß, weist einen zentralen runden bis ovalen Kern auf und ist durch ihre charakteristischen metachromatischen Mastzellgranula im Zytoplasma gekennzeichnet. Sie lässt sich gut elektronenmikroskopisch durch typische elektronendichte zytoplasmatische Granula darstellen. Die Mastzellgranula erscheinen je nach Mastzelltyp elektronenoptisch als Rollen- oder Gittermuster (Kolde et al. 1995).

Die Mastzelle synthetisiert Histamin, Tryptase, Chymase, Heparin und andere Glykosaminoglykane. Mastzellen stellen keine homogene Zellpopulation dar. Den Bindegewebsmastzellen, die ubiquitär auch in der Haut vorkommen, werden Mukosamastzellen der Lunge und des Gastrointestinaltraktes gegenübergestellt. Die Heterogenität der Mastzellen stellt sich durch den unterschiedlichen Gehalt an Tryptase und Chymase, Histamin, Heparin und Chondroitinsulfat E dar. Allerdings können beide Mastzellformen durch lokale Faktoren des »microenvironment« in die jeweils andere Zustandsform übergehen.

Die Mastzelle besitzt an ihrer Oberfläche einen Rezeptor mit hoher Affinität für das Immunglobulin E (FC_ε-Rezeptor), dem eine zentrale Bedeutung bei der anaphylaktischen Reaktion zukommt. Über diesen FC_ε-Rezeptor wird durch Antigenbindung (»bridging« der FC_ε-Rezeptoren) eine IgE-abhängige Mastzellaktivierung hervorgerufen. Die Mastzellaktivierung kann aber auch unabhängig vom Immunglobulin E ohne spezifische Rezeptorstrukturen direkt über Triggerung mittels G-Proteinen erfolgen. In beiden Fällen der Mastzelldegeneration werden folgende Effektorsubstanzen freigesetzt:
- vasoaktive Substanzen:
  Histamin, Serotonin, Heparin, Tryptase, Chymase und Carboxypeptidase A,
- Entzündungsmediatoren:
  LTB_4, LTC_4, PAF, PCD_2,
- Zytokine:
  IL-1, IL-3, IL-4, IL-5, IL-6, TNF_a, GM-CSF.

Ontogenese

Ontogenetisch entwickeln sich die Mastzellen aus der $CD24^+$-Fraktion myeloischer Stammzellen des Knochenmarks, zirkulieren als mononukleäre Vorläuferzellen im Blut, wandern von dort in das Gewebe der Organe und differenzieren unter Einfluss von Zytokinen (»mast cell growth factor« – MGF – und Interleukin 3) zu Gewebsmastzellen (Grabbe et al. 1994). Der MGF entfaltet seine Wirkung auf die Mastzelle über den c-kit-Protoonkogenrezeptor (c-kit-Rezeptor; Hartmann et al. 2001).

Aufgrund klinischer Beobachtungen und der Funktionen der Mastzellmediatoren sind die Mastzellen auch an physiologischen und pathologischen Prozessen der Fibrose, Melanogenese und Angiogenese beteiligt.

14.6 Klassifikation der Mastozytosen

Die Einteilung der Mastozytosen erfolgt nach der Art und Verteilung der Mastzellen im Organismus, wobei prinzipiell benigne reaktive von malignen Mastozytosen abzugrenzen sind. Die Übergänge von hyperplastischen zu neoplastischen Mastzellproliferationen sind unscharf. Etwa 75% aller Mastozytosen treten bereits im frühen Kindesalter auf (Tabelle 14.1; Langer et al. 1990).

Tabelle 14.1. Klassifikation der Mastozytosen

Mastozytosen

1. Kutane Mastozytosen

- Mastozytom (Mastzellennävus)
  - solitär
  - multipel
- Disseminierte Mastozytosen
  - Urticaria pigmentosa infantum
    - Urticaria pigmentosa haemorrhagica
    - Urticaria pigmentosa bullosa
  - Urticaria pigmentosa adultorum
  - Teleangiectasia macularis eruptiva perstans
- Diffuse Mastozytosen
  - diffuse kutane Mastozytose Degos
  - Mastzellenerythrodermie

2. Systemische Mastozytosen

- Knochenmarkbeteiligung (myeloproliferatives Syndrom)
- Organbeteiligung (Leber, Milz, Lymphknoten, seltener
- Gastrointestinaltrakt, Lunge, ZNS) mit/ohne Hautmanifestation

3. Maligne Mastozytosen

- Mastzellretikulose meist mit Mastzellenleukämie, Lymphadenopathie und Eosinophilie einhergehend
- mit/ohne Hautmanifestation

14.7 Klinische Erscheinungsformen der Mastozytosen im Kindesalter

14.7.1 Kutane Mastozytosen

Mastozytom (Mastzellnävus)

Mastozytome können isoliert oder multipel auftreten, sind bereits bei Geburt vorhanden oder entwickeln sich in den ersten Lebensmonaten.

Klinisches Bild. Klinisch imponieren rundliche bis ovale, braun-rote, auch braun-gelbliche (xanthelasmoide) infiltrierte Herde bis Knoten. Nach Reibung entstehen apfelsinenschalenartige urtikarielle (Darier-Zeichen) bis blasige Reaktionen (◘ Abb. 14.1 und 14.2).

Urticaria pigmentosa

Die Urticaria pigmentosa stellt die häufigste klinische Erscheinungsform der Mastozytosen im Kindesalter dar. Meistens erkranken bereits Säuglinge in den ersten Lebensmonaten.

Klinisches Bild. Klinisch imponieren disseminiert verteilte pigmentierte Flecken, die nach physikalischer Irritation urtikariell rot anschwellen (◘ Abb. 14.3 bis 14.5). In wenigen Fällen können die Hautinfiltrate auch eine gelbliche Farbe aufweisen. Diese Variante wird *Urticaria pigmentosa xanthelasmoidea* genannt.

Urticaria pigmentosa haemorrhagica

Eine klinische Variante der Urticaria pigmentosa stellt die Urticaria pigmentosa haemorrhagica dar, bei der es neben der urtikariellen Anschwellung auch zu Hämorrhagien in den kutanen Läsionen durch Freisetzung gefäßaktivierender Substanzen kommt (◘ Abb. 14.6 und 14.7).

Urticaria pigmentosa bullosa

Die Urticaria pigmentosa bullosa (pemphigoides) stellt die Maximalvariante der Urticaria pigmentosa im Kindesalter vor dem 3. Lebensjahr dar. Diese ausgeprägte Reaktionsform kann mit einer internen Manifestation der Mastozytose und mit der Gefahr eines Histaminflush verbunden sein. Spontan oder nach mechanischer Irritation der Effloreszenzen entstehen Blasen auf den pigmentierten Herden (◘ Abb. 14.8).

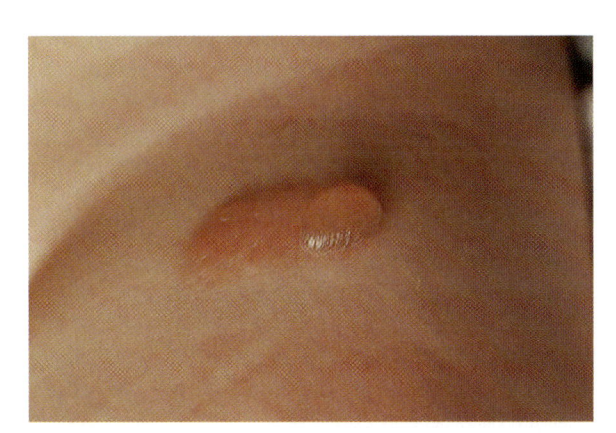

◘ **Abb. 14.1.** Isoliertes Mastozytom mit Blasenbildung

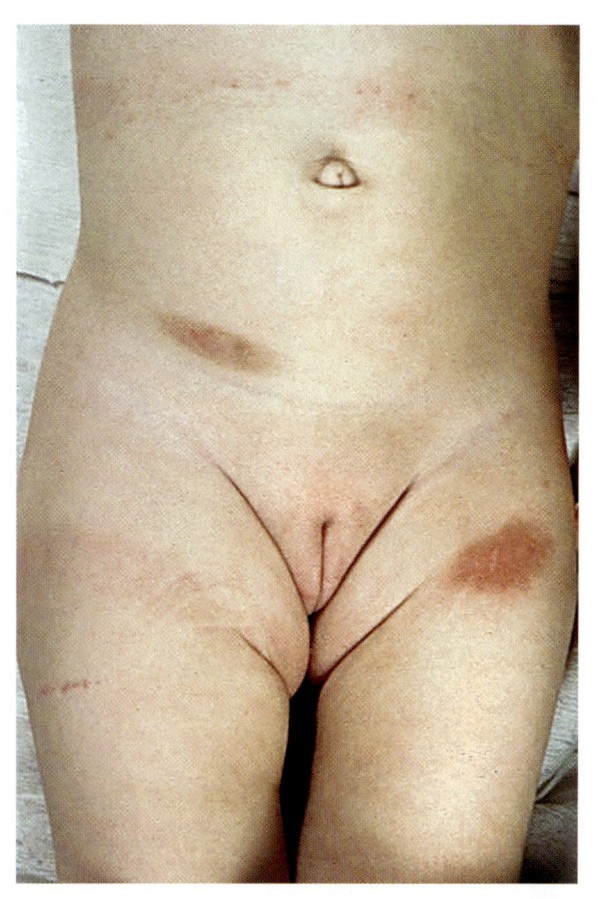

◘ **Abb. 14.2.** Mastozytome. Zwei braunrote, flach erhabene Tumoren am Stamm und Oberschenkel

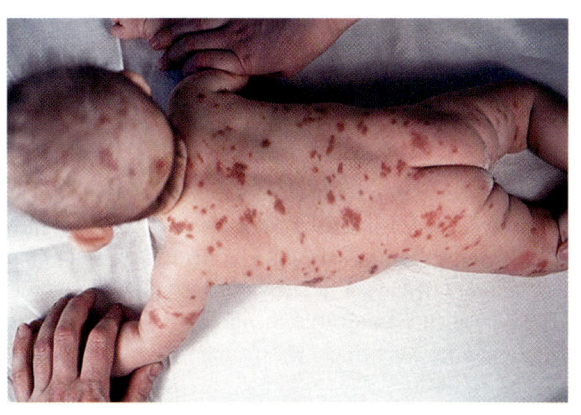

◘ **Abb. 14.3.** Urticaria pigmentosa. Multiple dunkelbraune Pigmentflecken am ganzen Körper

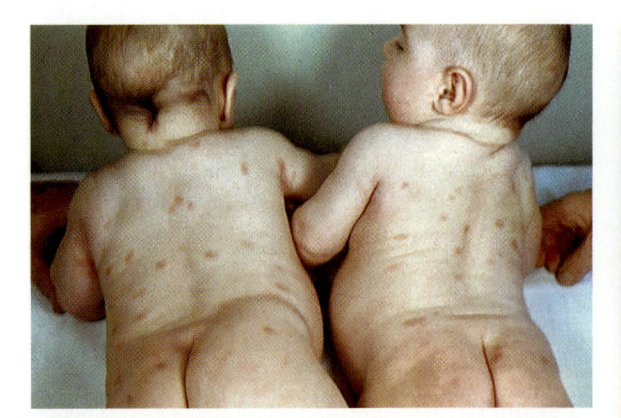

Abb. 14.4. Urticaria pigmentosa bei Zwillingen. Hellbraune Pigmentflecken, diffus am Stamm verteilt

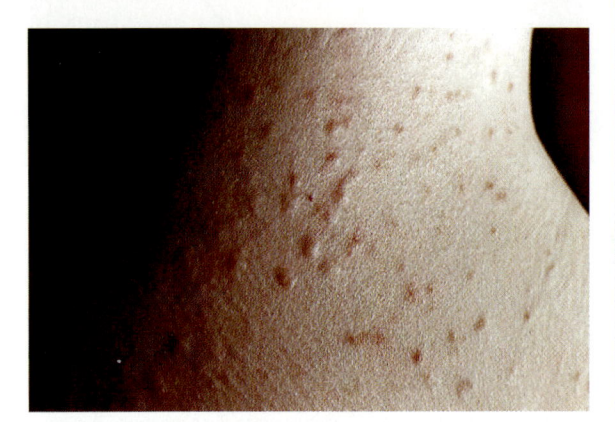

Abb. 14.5. Urticaria pigmentosa. Quaddelbildung nach Friktion der pigmentierten Flecken (Darier-Zeichen)

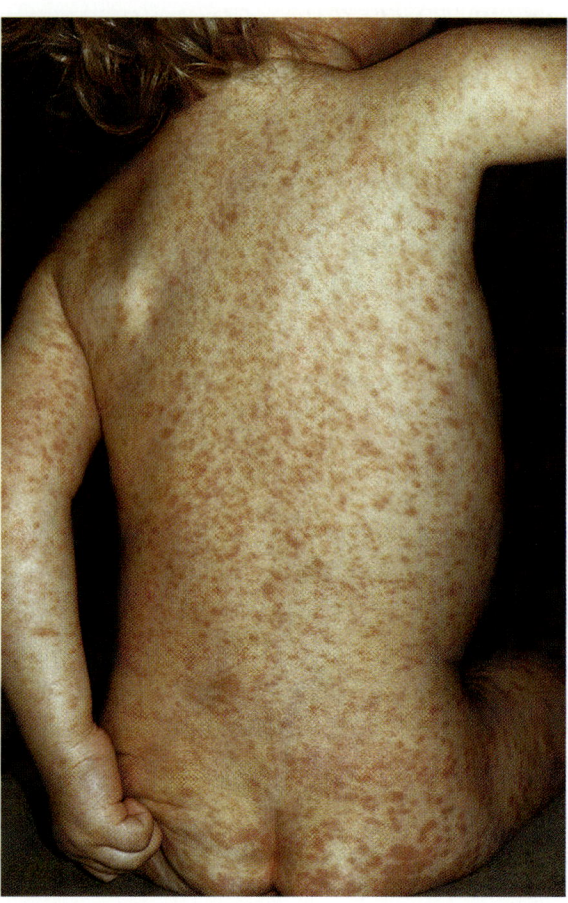

Abb. 14.6. Urticaria pigmentosa haemorrhagica. Exanthematische Aussaat von braunen Flecken mit Hämorrhagien

Diffuse kutane Mastozytose (Degos)

Klinisches Bild. Diese sehr seltene Mastozytose tritt meistens in der frühesten Kindheit auf und ist durch eine dichte, flächenhafte Mastzellinfiltration des Koriums geprägt. Dadurch kommt es klinisch zu einer großflächigen, diffusen, elefantenhautartigen Verdickung der gesamten Haut, die nur in wenigen mechanisch beanspruchten Partien eine diffuse Pigmentierung aufweist. Die Hautfalten sind in intertriginösen Bereichen furchenartig vertieft, während die großen flachen Hautareale lichenifiziert und gelblich bis grau-bräunlich erscheinen (Abb. 14.9).

Mastzellenerythrodermie

Die Mastzellenerythrodermie wird im Kindesalter äußerst selten beobachtet.

Klinisches Bild. Die Mastzellinfiltration ist am gesamten Integument vorhanden und meistens mit einer systemischen Mastozytose kombiniert. Im Verlauf der Erkrankung kann eine sklerodermieartige Fibrosierung der Hautareale auftreten (Abb. 14.10 und 14.11).

> Ein Übergang dieser schwersten Form der Mastozytose in eine maligne Mastozytose ist möglich.

14.7.2 Systemische Mastozytosen

Bei den systemischen Mastozytosen sind Mastzellinfiltrate auch in inneren Organen vorhanden. Bei Mastozytomen und bei disseminierten Mastozytosen ist eine systemische Beteiligung in 5–10% nachzuweisen, bei diffusen Mastozytosen liegt sie etwa bei 40% der Fälle. Systemische Mastozytosen können auch ohne Hautbeteiligung vorkommen.

Epidemiologie. Das Auftreten einer systemischen Mastozytose ist bei Jugendlichen und im Erwachsenenalter häufiger als bei Kleinkindern und Säuglingen (Abb. 14.12).

Klinisches Bild. Die klinische Symptomatik ist abhängig von der Lokalisation der Mastzellinfiltrate in den jeweiligen Organen (Tabelle 14.2).

14.7 · Klinische Erscheinungsformen der Mastozytosen im Kindesalter

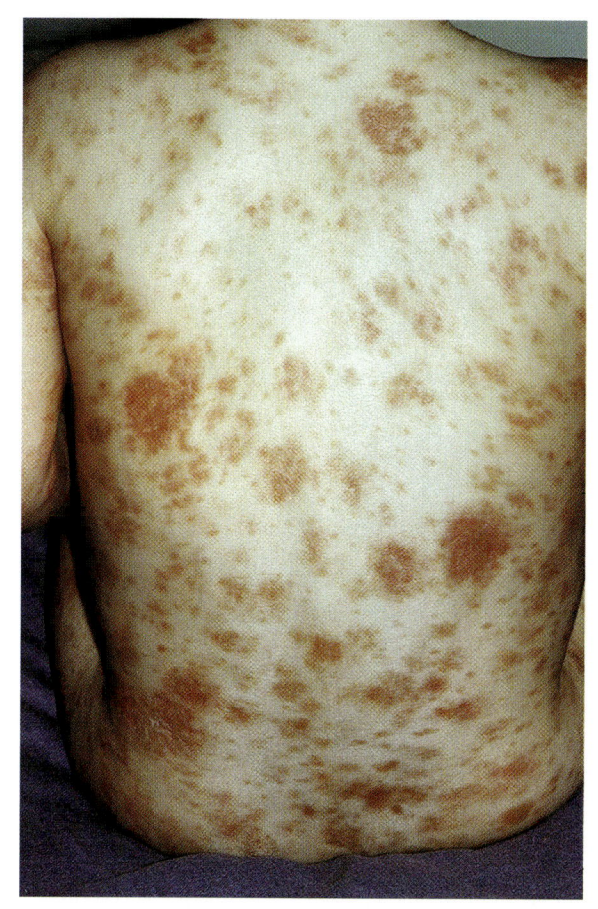

Abb. 14.7. Urticaria pigmentosa haemorrhagica. Große dunkelbraune hämorrhagische Flecken am Stamm

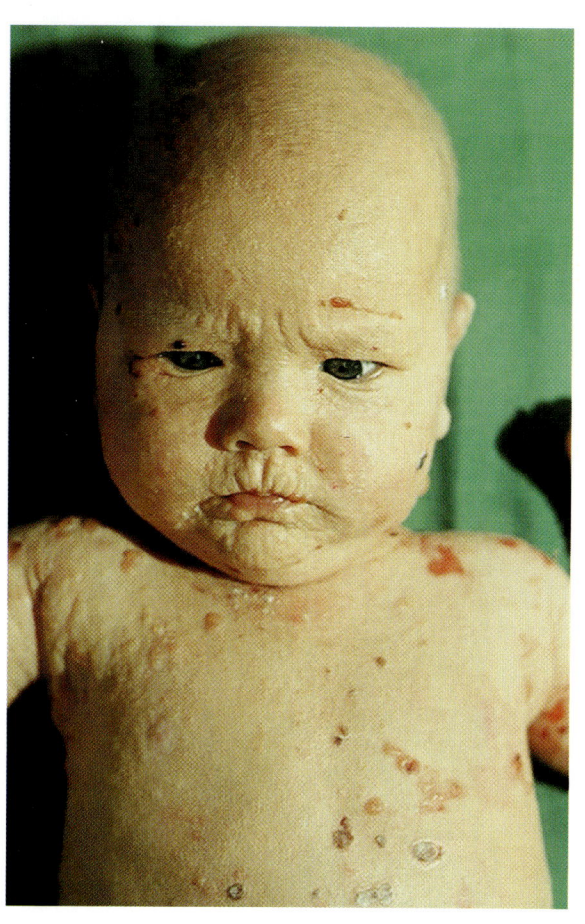

Abb. 14.9. Diffuse kutane Mastozytose Degos. Großflächige Verdickung der gesamten Haut mit furchenartigen Vertiefungen der Gesichtsfalten. Kleine Erosionen und Pigmentierungen am Stamm

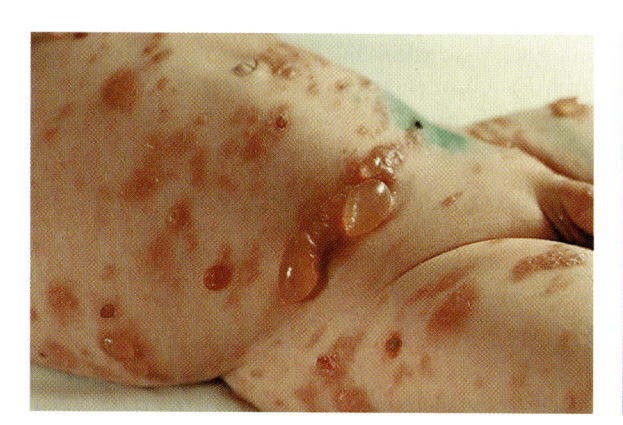

Abb. 14.8. Urticaria pigmentosa bullosa (pemphigoides). Große Blasen auf braunen, infiltrierten bis knotigen Herden am Stamm

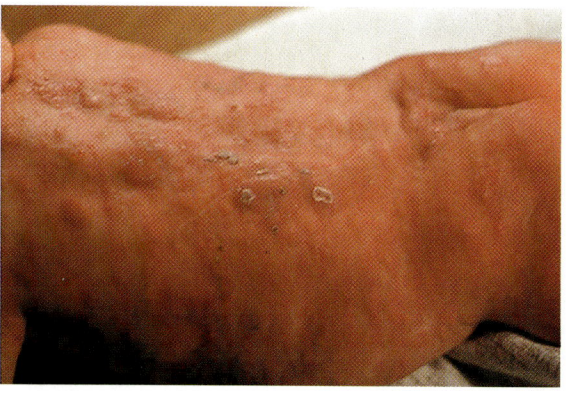

Abb. 14.10. Mastzellenerythrodermie. Generalisierte Rötung der Haut mit flach erhabenen, tumorförmigen Infiltraten

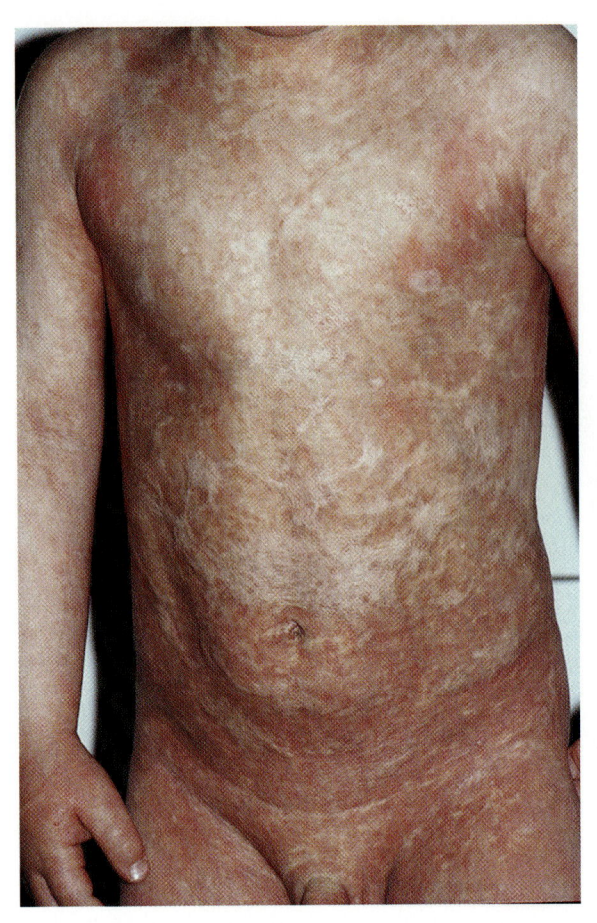

Abb. 14.11. Sklerosierung der Haut im Verlauf einer kongenitalen Mastzellenerythrodermie. Diffuse Pigmentierung der Haut mit großen, weißen, derben Sklerosierungsarealen am Stamm

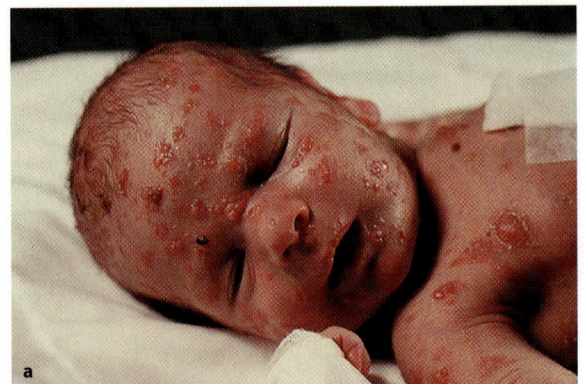

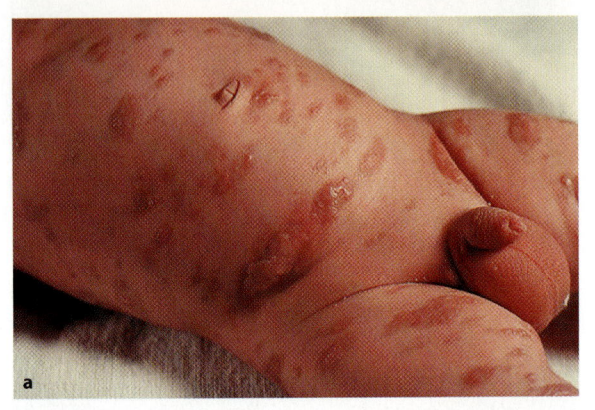

Abb. 14.12 a,b. Systemische Mastozytose beim Neugeborenen. **a** Knotige braunrote Infiltrate im Gesicht. **b** Große braunrote Knoten am Stamm, Hepatosplenomegalie

14.7.3 Maligne Mastozytosen

Maligne Mastozytosen sind systemische Mastozytosen, die mit einer Mastzellleukämie einhergehen und in der Regel auch Hautmanifestationen aufweisen. Das Vorkommen von atypischen unreifen Mastzellen im Blut ist mit der Proliferation von malignen Mastzellen im Knochenmark verbunden.

14.8 Diagnostik

Die klinische Diagnose einer Mastozytose sollte durch eine Hautbiopsie gesichert werden. Um eine mechanisch bedingte Degranulierung der Mastzellen zu vermeiden, ist ein gewebeschonendes Vorgehen bei der Biopsie unbedingt erforderlich. Die nicht degranulierten Mastzellen sind in histochemischen Spezialfärbungen (Giemsa, Alcianblau, Naphthol-AS-D-Chloracetatesterase) durch ihre Metachromasie gut darzustellen. Im Blut und Urin ist in der Regel eine Konzentrationserhöhung der Mastzellmediatoren Histamin, Glykosaminoglykane und Tyrosinase nachweisbar.

Bei Verdacht oder auch zum Ausschluss einer Systemerkrankung sollten gezielte Biopsien vom Knochenmark,

Tabelle 14.2. Systemische Mastozytosen

Organmanifestation	Klinische Symptome
Haut	Urtikaria, Pruritus, Flush
Skelettsystem	Osteoporose, Osteofibrose
Hämatopoese	Myelodysplasiesyndrom
Gastrointestinaltrakt	Diarrhö, Nausea, abdominelle Krämpfe, Malabsorptionssyndrom, peptische Ulzera
Hepatosplenomegalie	Leberfibrose, portale Hypertension, Hyperlipoproteinämie
Lymphknoten	Lymphadenopathiesyndrom
Kreislauf	Tachykardie, Arrhythmie, Hypo- und Hypertonie, Schocksymptome
ZNS	Neuropsychiatrische Symptome, migräneartige Kopfschmerzen, Depressionen, Konzentrationsschwäche
Lunge	Spastische Bronchitis, Lungenfibrose

ggf. auch von Leber, Darm und Lymphknoten durchgeführt werden.

Weitere Diagnostik, die je nach Einzelfall, ggf. im Sinne einer Staging-Untersuchung, durchzuführen ist:
- Abdominalsonographie,
- Lungenfunktionsdiagnostik,
- Thoraxröntgenbild,
- Elektrokardiogramm,
- Skelettszintigraphie und
- neurologische Untersuchung.

14.9 Therapie

Eine kausale Therapie der Mastozytosen ist bisher nicht möglich. Die Indikation für eine symptomatische Therapie ergibt sich aus den subjektiven Beschwerden des Patienten, die durch die Mediatorenfreisetzung aus den Mastzellen hervorgerufen werden.

14.9.1 Pharmakotherapie

Antihistaminika

Antihistaminika (◨ Tabelle 14.3) stellen eine therapeutische Basismedikation dar, wobei sich die Kombination eines H_1-Rezeptorenblockers (z. B. Chlorpheniramin) mit einem H_2-Rezeptorenblocker (z. B. Ranitidin) bewährt hat. Besonders die kutanen Symptome wie Pruritus und Quaddelbildung sind gut beeinflussbar.

Mastzelldegranulationshemmer

Mastzelldegranulationshemmer (Ketotifen, Terfenadin, Dinatriumcromoglycat) blockieren die Histaminfreisetzung aus Mastzellen und besitzen einen günstigen symptomatischen Effekt bei Mastozytosen. Ketotifen hemmt nicht nur die Mastzelldegranulation, sondern wirkt auch als H_1-Rezeptorantagonist. Diese Substanz wird im Gastrointestinaltrakt resorbiert und lindert Pruritus, Quaddelbildung und gastrointestinale Symptome. Dinatriumcromoglycat wird im Darm nur sehr gering resorbiert, sodass eine orale Gabe vorwiegend auf gastrointestinale Symptome wirkt (Amon et al. 1995).

Bestrahlungsbehandlung

Die orale Photochemotherapie mit 8-Methoxypsoralen (PUVA) ist die bisher einzige Methode, die bei Mastozytosen einen morbostatischen Effekt über einen längeren Zeitraum aufweist. Die PUVA-Therapie ist schweren Verläufen im Jugend- und Erwachsenenalter vorbehalten (Christophers et al. 1978, Czarnetzki et al. 1985).

Ein neuer Therapieansatz mit hochdosierter UVA_1-Bestrahlung ist für Kinder und Jugendliche noch nicht zugelassen (Wolff et al. 2002).

◨ **Tabelle 14.3.** Antihistaminika für den Einsatz bei Mastozytosen

Substanz(gruppe)	Präparat
H_1-Antagonisten	
Cyproheptadin	Peritol Tbl.
Clemastin	Tavegil Tbl., Sirup, Inj.
Hydroxyzin	Atarax Tbl., Liquidum
Terfenadin	Hisfedin Tbl., Saft
	Terfenadin Tbl., Terfemundin Tbl.
Loratadin	Lisino Tbl., Saft, Brausetbl.
	Loratadin Tbl.
Cetirizin	Zyrtec Tbl., Saft, Tropfen
	Cetirizin Tbl., Saft
H_2-Antagonisten	
Cimetidin	Tagamet Tbl., Inj. u. a.
	Cimetidin Tbl., Inj. u. a.
Ranitidin	Ranitic Tbl., Inj. u. a.
Mastzelldegranulationshemmer	
Ketotifen	Ketotifen beta Sirup
	Ketotifen Kaps., Sirup, Trinktbl.
	Pädiatifen Tbl., Tropfen
	Zaditen Kaps.
Cromoglicinsäure	Colimune Kaps.
	Allergoval Kaps.
	DNCG oral Pädia Kaps.
Cave:	Keine Anwendung von antihistaminisch wirksamen Antidepressiva (Doxepin) bei Kindern
Cave:	Anwendungsbeschränkung von Cimetidin bei Kindern und Jugendlichen im Wachstumsalter

Glukokortikoide

Orale Glukokortikoide sind nur unter Vorbehalt bei schweren Verlaufsformen einer systemischen Mastozytose mit Malabsorptionssymptomen indiziert. Auch die lokale oder intraläsionale Glukokortikoidtherapie ist bei Kindern und Jugendlichen nicht zu empfehlen.

❗ **Cave:**
Besonders bei Kindern sind die systemischen Nebenwirkungen von Glukokortikoiden zu beachten.

Zytokine

Bei systemischen Mastozytosen wurden Remissionen der Mastzellinfiltrate im Knochenmark und in der Haut durch Langzeitgabe des immunregulatorisch wirkenden Zytokins Interferon-α erreicht (Cassus et al. 2002). Über den Einsatz des Granulozyten-Makrophagen-Kolonie-stimulierenden Faktors (GM-CSF) liegen noch keine ausreichenden Erfahrungen vor (Zuberbier et al. 2001).

Zytostatika

Maligne Mastozytosen mit Mastzellenleukämie sind durch verschiedene Zytostatika (Cyclophosphamid, Chlorambucil u. a.) therapeutisch zu beeinflussen, wobei der letale Ausgang in diesen Fällen aber kaum aufzuhalten ist. Auch der Einsatz von Retinoiden oder Ciclosporin A in Kombination mit Glukokortikoiden bei systemischen Mastozytosen bewirkt keine dauerhafte Remission der Mastzellproliferation (Alexandrakis et al. 2003; Kurosawa et al. 1999).

Eine zielgerichtet gentherapeutische Behandlung bei vorliegender Mutation des c-kit-Protoonkogengens scheint aussichtsreich zu sein (Longley et al. 2000; Zermati et al. 2003). Therapeutisch nutzbare Erkenntnisse liegen allerdings noch nicht vor.

14.9.2 Allgemeine Maßnahmen

Zu den allgemeinen Maßnahmen bei Mastozytosen gehört unbedingt die Beratung über mögliche Mastzelldegranulation durch physikalische Irritation und chemische Substanzen. Mechanismen, die zu einer bisweilen gefahrvollen Mastzelldegranulation führen können, sind in Übersicht 14.1 aufgeführt. Patienten mit ausgeprägten Mastozytosen sollten mit einem Anaphylaxienotfallset ausgerüstet werden.

> **Übersicht 14.1. Auslösemechanismen der Mastzelldegranulation**
>
> 1. *Physikalische Irritation*
>   - Friktion, Sonnenlicht, plötzliche Kälte- oder Wärmeexposition (Badezwischenfälle)
> 2. *Chemische Mastzelldegranulatoren*
>   - Medikamente:
>   - Azetylsalizylsäure
>   - Codein
>   - Morphin
>   - Polymyxin B
>   - Muskelrelaxanzien
>   - Röntgenkontrastmittel
>   - nichtsteroidale Antirheumatika
>   - Plasmaexpander
>   - Biologische Toxine:
>   - Insekten- und Schlangengifte
>   - Bakterientoxine
>   - Polypeptide in Quallen
>   - Alkohol
>   - Nahrungsmittel:
>   - verschiedene Fisch- und Käsesorten
>   - Krustentiere
>   - Bananen u. a.
> 3. *Nicht immunologische Histaminfreisetzung bei Narkose und Hyposensibilisierung*

> Bei Narkosen, spezifischen Immuntherapien und Impfungen sind Vorsichtsmaßnahmen und Notfallbereitschaft zwingend erforderlich.

14.10 Prognose

Die Prognose der Mastozytosen hängt von der klinischen Erscheinungsform und der Ausprägung der Mastozytose ab. Juvenile kutane Mastozytosen bilden sich allgemein bis zur Pubertät zurück, wobei hyperpigmentierte Maculae als Restzustände von Mastozytomen oder einer Urticaria pigmentosa bis zur Adoleszenz bestehen bleiben können. Die Urticaria pigmentosa adultorum hat eine ungewisse Prognose, und vollständige Remissionen sind seltener.

Diffuse Mastozytosen scheinen in jedem Lebensalter ein höheres Risiko hinsichtlich der Entwicklung einer systemischen Mastozytose zu besitzen. Systemische Mastozytosen neigen zu Organfibrosen. Liegt eine Organbeteiligung mit Knochenmarkbefall vor, kann der Krankheitsverlauf dennoch meist über lange Zeit relativ stabil bleiben. Der Übergang von systemischen Mastozytosen zu malignen Mastozytosen ist im Einzelfall unscharf.

14.11 Klinische Differenzialdiagnosen

Kutane Mastozytosen sind von klinisch ähnlich aussehenden dermatologischen Krankheitsbildern durch die histologische Untersuchung klar abzugrenzen. Die differenzialdiagnostisch von einer Mastozytose abzugrenzenden wesentlichen Dermatosen sind in Übersicht 14.2 aufgelistet.

> **Übersicht 14.2. Klinische Differenzialdiagnosen der Mastozytosen**
>
> - Lentigines, »Syndrom« der dysplastischen Nävi
> - Xanthome
> - Leiomyome, Histiozytome
> - Kutane Lymphome
> - Langerhans-Zellhistiozytosen
> - Non-Langerhans-Zellhistiozytosen
> - Papulöse (hämorrhagische) Exantheme
> - Juvenile bullöse Dermatosen
> - Erythrodermien anderer Genese

Literatur

Alexandrakis MG, Kyriakou DS, Seretakis D, Boucher W, Letourneau R, Kempuraj D, Theoharides TC (2003) Inhibitory effect of retinoic acid on proliferation, maturation and tryptase level in human leukemic mast cells (HMC-1). Int J Immunopathol Pharmacol 16: 43-47

Amon U, Wehrhahn C, Wolff HH (1995) Trends in der Therapie von Mastozytosen. Z Hautkr 70: 61-67

Barton J, Lavker RM, Schechter NM (1985) Treatment of urticaria pigmentosa with corticosteroids. Arch Dermatol 121: 1516-1523

Casassus P, Caillat-Vigneron N, Martin A, Simon J, Gallais V, Beaudry P, Eclache V, Laroche L, Lortholary P, Raphael M, Guillevin L, Lortholary O (2002) Treatment of adult systemic mastocytosis with interferon-alpha: results of a multicentre phase II trial on 20 patients. Br J Haematol 119: 1090-1097

Christophers E, Hönigsmann H, Wolff K, Langner A (1978) PUVA-treatment of urticaria pigmentosa. Br J Dermatol 98: 701-702

Crawball JC, Wilkinson RD (1987) Systemic mastocytosis: management of an unusual case with histamine (H1- and H2-) antagonists and cyclooxygenase inhibition. Clin Invest Med 10: 1-4

Czarnetzki BM, Rosenbach T, Kolde G, Frosch PJ (1985) Phototherapy of urticaria pigmentosa: clinical response and changes of cutaneous reactivity, histamine and chemotactic leukotrienes. Arch Dermatol Res 277: 105-113

Grabbe J, Haas N, Czarnetzki BM (1994) Die Mastzelle. Hautarzt 45: 55-64

Hartmann K, Metcalfe DD (2000) Pediatric mastocytosis. Hematol Oncol Clin North Am 14: 625-640

Hartmann K, Bruns SB, Henz BM (2001) Mastocytosis: review of clinical and experimental aspects. J Invest Dermatol Symp Proc 6: 143-147

Kolde G, Sunderkötter C, Luger TA (1995) Treatment of urticaria pigmentosa using interferon alpha. Br J Dermatol 133: 91-94

Kurosawa M, Amano H, Kanbe N, Igarashi Y, Nagata H, Yamashita T, Kurimoto F, Miyachi Y (1999) Response to cyclosporin and low-dose methylprednisolone in aggressive systemic mastocytosis. J Allerg Clin Immunol 103: 412-420

Langer K, Wolff K (1990) Das klinische Spektrum der Mastozytosen. Hautarzt 41: 188-195

Longley BJ, Ma Y, Carter E, McMahon G (2000) New approaches to therapy for mastocytosis. A case for treatment with kit kinase inhibitors. Hematol Oncol Clin North Am 14: 689-695

Török L (1928) Urticaria pigmentosa. In: Jadassohn J (Hrsg) Handbuch der Haut- und Geschlechtskrankheiten, Bd VI/2. Springer, Berlin Heidelberg New York, S 216-259

Valent P (1996) Biology, classification and treatment of human mastocytosis. Wiener Klin Wochenschr 108/13: 385-397

Weidner N, Horan RF, Austen KF (1982) Mast-cell phenotype in indolent forms of mastocytosis. Ultrastructural features, fluorescence detection of avidin binding, and immunofluorescent determination of chymase, tryptase and carboxypeptidase. Am J Pathol 140: 847-857

Wolff K (2002) Treatment of cutaneous mastocytosis. Int Arch Allergy Immunol 127: 156-9

Zermati Y, De Sepulveda P, Feger F, Letard S, Kersual J, Casteran N, Gorochov G, Dy M, Ribadeau Dumas A, Dorgham K, Parizot C, Bieche Y, Vidaud M, Lortholary O, Arock M, Hermine O, Dubreuil P (2003) Effect of tyrosine kinase inhibitor STI571 on the kinase activity of wild-type and various mutated c-kit receptors found in mast cell neoplasma. Oncogene 22: 660-664

Zuberbier T, Welker P, Grabbe J, Henz BM (2001) Effect of granulocyte macrophage colony-stimulating factor in a patient with benign systemic mastocytosis. Br J Dermatol 145: 661-666

Bakterielle Infektionen

W.C. Marsch

15.1 Einleitung – 225

15.2 Infektionen durch grampositive Erreger – 226
15.2.1 Infektionen durch Staphylococcus aureus – 226
15.2.2 Infektionen durch β-hämolysierende Streptokokken – 234
15.2.3 Infektionen durch koryneforme Bakterien – 237
15.2.4 Aktinomykose – 239
15.2.5 Nokardiose – 239
15.2.6 Erysipeloid – 239
15.2.7 Milzbrand (Anthrax) – 240
15.2.8 Tuberkulose – 241
15.2.9 BCG-Granulomatose – 242
15.2.10 Atypische Mykobakteriosen – 242
15.2.11 Lepra – 244

15.3 Infektionen durch gramnegative Erreger – 245
15.3.1 Infektionen durch Meningokokken – 245
15.3.2 Katzenkratzkrankheit – 246
15.3.3 Erkrankungen durch Pseudomonas aeruginosa (Pseudomonasfollikulitis, Ecthyma gangraenosum) – 249
15.3.4 Erkrankungen durch Gonokokken – 249

15.4 Infektionen durch Chlamydien und Mykoplasmen – 251

Literatur – 253

15.1 Einleitung

Postpartal kommt es zur bakteriellen Kolonisation von Haut und Schleimhäuten (Jarvis 1996). Dabei bilden eine Vielzahl von grampositiven Bakterien auf der Hornschicht des Integuments eine Standortflora, die in der Zusammensetzung je nach topographischer Region und Alter (pubertäre Hyperplasie und Funktionssteigerung von Talgdrüsen) Variationen erfährt und letztlich der Besiedlung und gar der Invasion durch pathogene Bakterien entgegenwirkt. Möglicherweise schaffen auch antimikrobielle Peptide (z. B. humanes β-Defensin 2), die durch mikrobiellen Stimulus von Keratinozyten produziert werden, einen zusätzlichen Schutz gegenüber pathogenen gramnegativen Bakterien. Dagegen ist deren Wirkung auf Staphylokokken schwach.

Eine Infektion bedeutet das Anhaften und längere Verweilen eines pathogenen Keims auf der Hautoberfläche und dessen Entfaltung virulenter Eigenschaften (Thestrup Pedersen 1998). Dabei kann es zur Keiminvasion in das Hautgewebe und zu lymphovaskulärer und hämovaskulärer Dissemination im Organismus kommen.

> Die Summe der ausgelösten klinischen, meist entzündlichen Zeichen und Symptome, teilweise mit charakteristischem Zeitgang, definiert eine Infektionskrankheit. Das klinische Bild wird im Wesentlichen bestimmt durch die pathogenen Qualitäten des Erregers (Virulenzeigenschaften) und die Abwehrkapazität des Wirtes (lokale gewebliche Verhältnisse, z. B. chronisches Lymphödem, sowie allgemeine Kriterien des humoralen und zellulären Immunsystems).

An der Haut ergeben sich variable Krankheitsbilder je nach Region, außerdem spielt die invadierte Hautetage (Epidermis, Korium, Subkutis, Faszien) eine erhebliche Rolle auch für die therapeutischen Entscheidungen. Außer auf dem exogenen Invasionsweg kann die Haut auch hämatogen im Rahmen einer Bakteriämie oder Septikämie (z. B. durch Pseudomonas, Meningokokken) befallen werden. Die Disseminationswege, ausgehend von einem bakteriellen kutanen Prozess, verlaufen über die lymphovaskuläre Drainage oder erfassen das Blutgefäßsystem.

Infektionsepidemiologische Daten aus England weisen darauf hin, dass auch bei Kindern seit 1970, jedoch besonders in den letzten 15 Jahren die Inzidenz bakterieller Hauterkrankungen, insbesondere subkutaner Weichteilinfektionen mit Todesfolge, stark angestiegen ist. Hier handelt es sich meistens um Erkrankungen durch Staphylokokken und β-hämolysierende Streptokokken mit invasivem Potenzial bei immunsupprimierten Patienten, aber auch bei bislang gesunden Individuen, meist im Gefolge von Windpocken oder Bagatelltraumen. Zudem untermauern die modernen Kenntnisse über die Superantigenfunktion (T-Zellaktivierung) von Exotoxinen von Staphylococcus aureus und β-hämolysierenden Streptokokken die empirische Kenntnis von Triggerfaktoren für T-Zell-mediierte, polygen vererbte, chronisch-entzündliche Hautkrankheiten wie Psoriasis vulgaris (Streptokokken) und atopische Dermatitis (Staphylococcus aureus). Der behandelnde Arzt hat somit einerseits Veränderungen von Virulenzeigenschaften pathogener Bakterien, andererseits die vielfältigen genetischen und erworbenen Möglichkeiten einer Immunsuppression mit erhöhter Empfänglichkeit für bakterielle Infekte und schließlich auch die eminente Vielfalt klinischer Ausprägungen an der Haut und anderen Organen im Säuglings-, Kindes- und Adoleszentenalter in seine diagnostischen, krankheitsbewertenden und therapeutischen Überlegungen einzubeziehen.

Erreger können heute genotypisch (genomisches DNA-Profil) und phänotypisch (phänomische Typisierung, z. B. antibiotisches Resistenzmuster, Exotoxinsynthese) charakterisiert und identifiziert werden. Somit können Infektionsquellen sicher ermittelt, auch größere epidemiologische Untersuchungen vollzogen werden.

Die therapeutischen Optionen fokussieren einerseits auf die antibiotische und antiseptische Pharmakotherapie (Veien 1998), andererseits treten auch chirurgische Maßnahmen hinzu.

> ❗ **Cave:**
> Die topische Therapie mit Antibiotika hat die Induktion von Resistenzen bei häufiger Anwendung ins Kalkül zu ziehen (kritisch: topische Aknetherapie mit Erythromycin und Clindamycin), andererseits ist das Risiko einer Sensibilisierung mit der Gefahr eines allergischen Kontaktekzems zu beachten.

Zur Keimreduktion und längerfristigen topischen Anwendung werden aus diesen Gründen heute Desinfizienzien bevorzugt, die einerseits ein geringes Sensibilisierungs- und Irritationspotenzial, andererseits keine wesentlichen Resorptionsquoten mit dem Risiko einer Systemtoxizität aufweisen (Octenidin, Povidon-Jod-Präparate, Triclosan, Chlorhexidin, Wasserstoffperoxid, Triphenylmethanfarbstoffe).

Wichtig für die alltägliche systemische und topische antibiotische Therapie ist die Tatsache, dass das Resistenzspektrum der pathogenen Keimflora intraindividuell und auch geographisch über ein Jahrzehnt relativ konstant bleibt. Daher ist ohne Kenntnis der Resistenzsituation eines sicher vermuteten Staphylococcus-aureus-Stammes durchaus eine kalkulierte Antibiose möglich.

Infektionsbiologisch kritisch ist die hohe Prävalenz *Methicillin (Oxacillin)-resistenter Staphylococcus-aureus (MRSA)-Stämme* in den Ländern der Dritten Welt, aber auch deren Zunahme in Ländern hohen Lebensstandards (Anteil an isolierten Staphylococcus-aureus-Stämmen in deutschen Krankenhäusern 2001 rund 20%, Akquirierung aber auch in Haushalten!), die in Europa und den USA zunehmende Inzidenz von Weichteilinfektionen mit invasiven β-hämolysierenden Streptokokken und beachtlichem Letalitätsrisiko sowie die Entwicklung multiresistenter Mycobacterium-tuberculosis-Stämme (USA, Osteuropa). Dem gegenüber hat die Multidrug-Therapie der Lepra in endemischen Gebieten eine erhebliche Reduktion der Prävalenz der Erkrankung und im Gefolge davon auch eine Minderung der Neuerkrankungsrate (Inzidenz) erbracht.

15.2 Infektionen durch grampositive Erreger

15.2.1 Infektionen durch Staphylococcus aureus

Staphylococcus (S.)-aureus-Stämme entfalten ihre pathogenen Eigenschaften durch die Sekretion von Exotoxinen und anderen Proteinen (Noble 1998). Sie gehören nicht zur Standortflora der Haut, können gleichwohl bei genetisch disponierten Menschen (z. B. Atopikern) häufiger und länger an Korneozyten, Keratinozyten und Schleimhautzellen adhärieren. In der Neonatalphase werden innerhalb weniger Tage durch die noch nicht adäquat aufgebaute saprophytäre Standortflora der Nabelstumpf und die Nasenschleimhaut kolonisiert. Über eine dauerhafte regionale Besiedlung (*Dauerträgertum* pathogener Staphylokokken im Nasopharynx, am Perineum und in den Achselfalten) entscheiden offenbar genetische Faktoren und individuelle Kriterien der Immunantwort. Die Rate des nasalen Dauerträgertums erreicht mit 10–15% ein Minimum nach dem 1. Lebensjahr, um ab dem 5. Lebensjahr auf die Erwachsenenquote von durchschnittlich 37% anzusteigen.

> Für Kinder und Jugendliche gilt, dass etwa 20% als konstante Keimträger, 60% als gelegentliche zu gelten haben, während 20% niemals S. aureus prolongiert auf ihrer Schleimhaut beherbergen.

Staphylogene Infektionen – ausgehend von den Orten des Dauerträgertums – betreffen den Träger selbst, andererseits auch Personen des nahen Kontaktes (Familie, Freundeskreis).

S.-aureus-Stämme können zahlreiche Toxine produzieren und abhängig von den jeweiligen Toxinen charakteristische Krankheitsbilder auslösen (Resnick 1992), so z. B. das Staphylokokken-Toxinschocksyndrom (S. aureus TSST-1, Enterotoxine B, C), das subkorneale Staphylokokken-Schälsyndrom – SSSS – (S. aureus-Exfoliatine A–D) und die Staphylokokken-Nahrungsmittelintoxikation (diverse S.-aureus-Enterotoxine). Staphylogene Exotoxine können als Superantigene fungieren (polyklonale Aktivierung einer großen Zahl von T-Lymphozyten mit folgender Zytokinproduktion) und pathogenetisch in den immunologischen und entzündlichen Ablauf einer atopischen Dermatitis eingreifen, möglicherweise bislang ätiologisch ungeklärte Erkrankungen auslösen oder zumindest als Kofaktor klinisch mitbestimmen, wie z. B. das Kawasaki-Syndrom.

Etwa 90% der S.-aureus-Stämme bilden Penicillinase, sodass therapeutisch grundsätzlich β-laktamasestabile Antibiotika bei der systemischen Therapie auszuwählen sind: Cephalosporine, z. B. Cefalexin, und Flucloxacillin. Besonders bei polymikrobieller (grampositive Erreger) Weichteilinfektion gelten heute Clindamycin, bei MRSA Linezolid (Oxazolidinon) und Vancomycin als Mittel der 1. Wahl. Erythromycine sind bei S.-aureus-Infektionen ungeeignet, da in Mitteleuropa mit Resistenzquoten von 30% zu rechnen ist.

Als effektiver Wirkstoff und nach klinischer Anwendung über 35 Jahre zu keiner nennenswerten Anhebung der Resistenzquote in Mitteleuropa führend (konstant 2–4%) ist die Fusidinsäure (wie auch Mupirocin) die antistaphylogene topische Substanz der 1. Wahl (Wilkinson 1998). Sie ist auch wirksam bei MRSA-Stämmen. Allerdings werden aus Entwicklungsländern relativ hohe Resistenzquoten (Französisch Guayana, Indien: um 50%) und auch in Europa, allerdings nur lokal begrenzte, ähnlich hohe Werte (Norwegen: bis 32%) gemeldet. Eine auf 14 Tage befristete topische Fusidinsäure-Applikation dürfte aber hinsichtlich der Resistenzentwicklung unbedenklich sein.

Die postnatale staphylogene Besiedlung des Nabelstumpfes kann durch antiseptische Lokaltherapie minimiert werden (Octenidin, Triclosan, Chlorhexidin). Das individuelle lokalisierte Dauerkeimträgertum kann hierdurch nicht dauerhaft beseitigt werden, lediglich eine Reduktion der Keimdichte kann mit lokalen antibiotischen und antiseptischen Maßnahmen erzielt werden. Dafür bietet sich an der Nasenschleimhaut die lokale Anwendung von Mupirocin oder Fusidinsäure 1- bis 2-mal am Tag für ein Wochenintervall pro Monat an.

> Folgende Infektionswege sind ins Kalkül zu ziehen:
> – Dissemination von einem Infektionsort oder einer Lokalisation, die mit pathogenen Keimen besiedelt ist (z. B. Axilla, Perineum, Nasenschleimhaut),
> – Übertragung von Mensch zu Mensch (Familie, Schule, Kindertagesstätte),
> – nosokomialer Infektionsweg im Krankenhaus (Schmierinfektionen, Kreuzinfektionen bei Wunden, kontaminierte Gegenstände).
> Auch Habitate bei Tieren sind zu beachten.

Das klinische Bild bei staphylogenen Hautinfektionen ist durch allgemeinbiologische Besonderheiten bestimmter Altersabschnitte geprägt.

Staphylogene Neugeboreneninfektionen

Neben der gewöhnlich in den ersten Tagen eintretenden bakteriellen Kolonisation der Säuglingshaut mit apathogenen, aber auch pathogenen Bakterien liegt eine besondere Infektgefährdung des Neugeborenen durch 2 Faktoren vor:
- Infektion durch die Mutter via Geburtsweg, hämatogen, aerogen und durch körperlichen Direktkontakt,
- nosokomiale Infektionsgefährdung durch Personen des Medizinalberufes, kontaminierte Gegenstände, kontaminiertes Ultraschallgel, keimhaltigen Staub und zentrale Venenkatheter.

Der epidemiologische Trend zeigt zunehmende nosokomiale neonatale Infektionen auch durch koagulasenegative Staphylokokken und MRSA-Stämme. Wichtig sind die Ermittlung und Therapie der adulten Carrier, auch gezielte Hygienemaßnahmen zur Verhinderung der Keimausbreitung im normalen Umfeld.

Das neugeborene Kind kann folgende S.-aureus-Infektionen entwickeln: eitrige Nabelinfektion, lokalisierte oder ausgedehntere pustulöse Dermatitis (Differenzialdiagnosen: Listeriensepsis, Virus- oder Pilzinfektion, Skabies, sterile Pustulosen; Oranje 1997; van Praag et al. 1997), mamilläre infektiöse Dermatitis mit der Komplikation einer abszedierenden Mastitis (◘ Abb. 15.1), subkutane Weichteilabszesse (meist polymikrobiell unter Beteiligung von Anaerobiern), die Periporitis staphylogenes als sekundäre Infektion einer Neugeborenenmiliaria, also orientiert an den Schweißdrüsenausführungsgängen (abzugrenzen von einer bakteriellen Follikulitis oder einer sterilen pustulösen Miliaria), Shunt-Infektionen und eine neonatale Staphylokokkenseptikämie (auch Endokarditis).

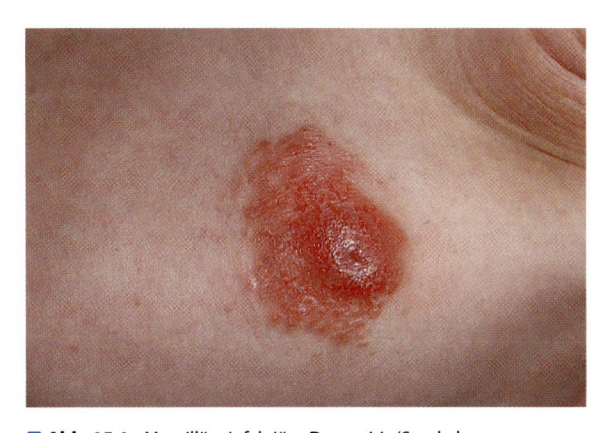

◘ **Abb. 15.1.** Mamilläre infektiöse Dermatitis (Staphylococcus aureus) mit komplikativer Entwicklung einer abszedierenden Mastitis bei einem Neugeborenen

Staphylogene Infektionen des Kleinkindes-, des Kindes- und Jugendalters

Hiervon können auch Kinder und Jugendliche mit einem normalen Immunstatus und ohne metabolische Erkrankung betroffen sein.

> Grundsätzlich neigen aber atopische Patienten und solche mit hereditärer oder erworbener Immunsuppression, insbesondere auch neutropenische Patienten, zu wiederholten staphylogenen Hautinfektionen (Impetigo contagiosa, Weichteilabszesse).

Die Abwehr einer S.-aureus-Infektion ist wesentlich eingeschränkt bei genetischen Erkrankungen mit Funktionsdefiziten neutrophiler Granulozyten wie beim *Chediak-Higashi-Syndrom* und bei der *chronischen septischen Granulomatose*. Letztere ist X-chromosomal vererbt oder seltener autosomal rezessiv und mit dem dermatologischen Leitsymptom eines photosensitiven Gesichtserythems ähnlich einer Manifestation eines systemischen Lupus erythematodes oder einer lymphozytären Infiltration Jessner-Kanof behaftet. Charakteristisch in nahezu 35% ist eine pulmonale oder osteoartikuläre Aspergillose mit meist negativem serologischem und kutanem Aspergillustest. Weiterhin sind frühe, meist sog. kalte Abszesse beim *Hyper-IgE-Syndrom (Job-Syndrom)* krankheitscharakteristische Zeichen. Ein frühes indikatives Laborzeichen sind hierbei hohe Serumtiter von anti-S.-aureus-IgE-Antikörpern.

Weitere genetisch determinierte Erkrankungen mit erhöhtem staphylogenem Infektionsrisiko sind das *Wiskott-Aldrich-Syndrom* und *hereditäre selektive Mangelsituationen bei Immunglobulinen* (z. B. selektiver IgM-Mangel oder Agammaglobulinämie) *und im Komplementsystem*. *Metabolische Erkrankungen* mit verminderter Abwehr einer Staphylokokkeninfektion sind der schlecht eingestellte Diabetes mellitus, die Niereninsuffizienz, maligne hämatologische Systemerkrankungen, Ernährungsdefizite oder Alkoholismus bzw. infektiös oder therapeutisch induzierte Immundefizienzzustände (HIV-Infizierte, Heroinabhängige; Therapie mit prolongierten systemischen Glukokortikoiden, Immunsuppressiva und Zytostatika). Neben den diversen Konditionen einer funktionellen Störung neutrophiler Granulozyten sind prolongierte oder gar nur kurzfristige *zyklische Neutropenien* wesentliche Grundlage für eine gesteigerte Infektionsanfälligkeit gegenüber Staphylococcus aureus.

Impetigo contagiosa (staphylogenes)

Epidemiologie und Erreger. Bei dem Krankheitsbild dominiert S. aureus als alleiniger Erreger, insbesondere in Ländern gemäßigter Klimate. Mit Mischinfektionen (meist β-hämolysierende Streptokokken) muss aber gerechnet werden. In feuchteren und wärmeren Klimaten (insbesondere Asien) überwiegt eher die Anzahl der streptokokkeninduzierten Impetigo (Lancefield-Gruppen A, G, B). Im Allgemeinen treten in der Familie oder auch in Schulen bzw. Gemeinschaftsunterkünften Erkrankungshäufungen auf, die bei der Schmier- und Schmutzinfektion auf interpersonelle Kontakte und eingeschränkte Individualhygiene zurückgehen (Darmstadt u. Lane 1994).

Klinisches Bild. Es handelt sich um eine lokale Hautinfektion ohne klinische Allgemeinzeichen. Charakteristisch sind progrediente, vielfach multiple, sich zentrifugal ausbreitende erythematöse und erosive Flächen, die aus eher großblasigen Eruptionen entstehen und durch honiggelbe Krusten auffallen (Abb. 15.2). Das charakteristische Leitsymptom sind die eitrigen Krusten auf nässenden Erythemflächen, besonders an den Flexuren.

Eine Majorform einer nichteitrigen Impetigo contagiosa kann als »forme fruste« eines kutan transmittierten subkornealen Staphylokokken-Schälsyndroms (SSSS) aufgefasst werden. Hier bilden sich großflächige Erosionen mit trockenen Exfoliationen und satellitenartigen großen, rasch platzenden Blasen ohne eitrige Exsudation (Abb. 15.3). Dieser besonders an den Flexuren oder disseminiert an Varizellenläsionen (Abb. 15.4) etablierte Befall wird durch S.-aureus-Stämme mit Bildung von Exfoliatin ausgelöst.

Therapie. Übliche gegen Staphylokokken wirksame systemische antibiotische Therapie bei multiplen Läsionen, bei umschriebenen und wenigen Herden topisch Fusidinsäure oder Mupirocin (schließt Streptokokken ein!). Die antibiotische Wirksamkeit kann an dem raschen Rückgang der Exsudation abgeleitet werden. An die Behandlung betroffener Kontaktpersonen ist zu denken. Unterstützend sollten Ganzkörperwaschungen mit Desinfizienzien durchgeführt werden (Povidon-Jod, Octenidin).

Differenzialdiagnose. Hereditäre Epidermolysis-bullosa-Formen und bullöse Immundermatosen (z. B. Epidermolysis bullosa acquisita vom entzündlichen Typ).

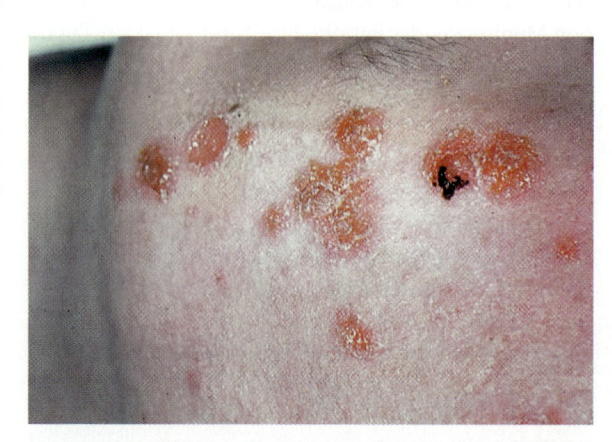

Abb. 15.2. Impetigo contagiosa staphylogenes mit multiplen erythematösen Erosionen und honiggelben Krusten

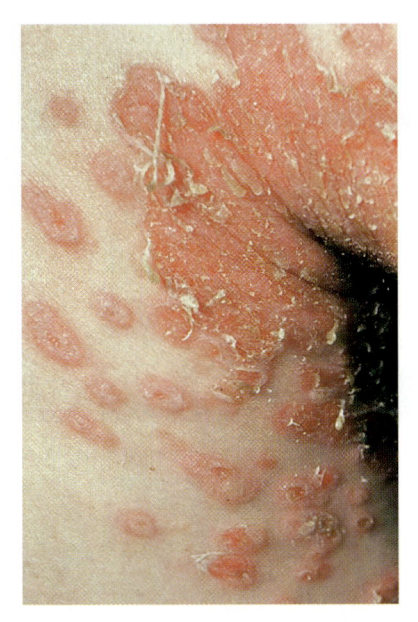

Abb. 15.3. Großflächige Erosionen mit trockener Exfoliation und satellitenartig verteilten fragilen Blasen bei großblasiger Impetigo contagiosa staphylogenes. Dominierender Befall der Flexuren bei einem 12-jährigen Jungen

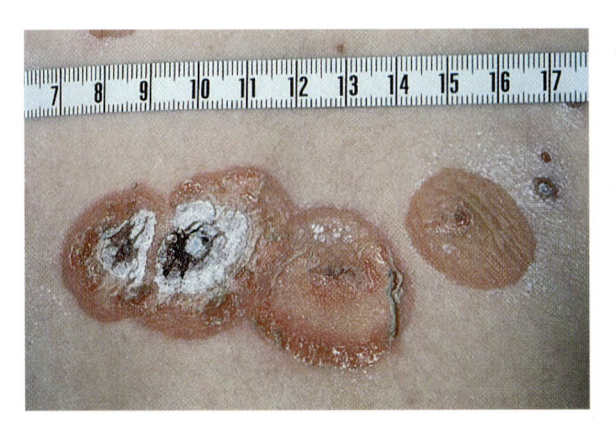

Abb. 15.4. Großblasige Impetigo contagiosa disseminiert an Varizellenläsionen entwickelt bei einem 3-jährigen Mädchen

Die Exotoxine stammen meist von einem okkulten Infektionsherd (Lina et al. 1997).

> ETA, ETB und ETD binden an das desmosomale Cadherin Desmoglein 1 und lösen eine interzelluläre Spaltbildung im Stratum granulosum der Epidermis, also subkorneal aus. Dieses Zielprotein ist im Gegensatz zum Desmoglein 3, dem Zielantigen beim Pemphigus vulgaris, an der normalen Mundschleimhaut nur gering exprimiert.

Die in der Epidermis erreichte und wirksame Konzentration der Exotoxine ist abhängig von deren Produktion an der meist hautfernen Infektionsquelle, der dortigen Resorption, der hämatogenen Verteilung, andererseits vom Titer spezifischer antitoxischer Serumantikörper und der renalen Eliminationsrate des Toxins selbst. Somit ist nicht verwunderlich, dass niereninsuffiziente Kinder mit Hämodialysebedarf ein gesteigertes Risiko für die Entwicklung eines SSSS haben.

Klinisches Bild. Das Leitsymptom (Abb. 15.5) ist ein mehr oder minder generalisiertes Erythem mit Exfoliation ohne Blutung (»Syndrom der verbrühten Haut«). Die Schleimhäute bleiben im Gegensatz zu einer toxischen epidermalen Nekrolyse unbetroffen. Die staphylogene Infektionsquelle kann klinisch symptomarm sein, häufig handelt es sich um einen Fokus im Respirationstrakt. Aber auch eine maternofetale Infektion (Geburtskanal) kann die Ursache für eine rasche postnatale Erkrankung sein.

Diagnostik. Eine Blasengrundzytologie (vitale Keratinozytenverbände des Stratum spinosum) und ein Schnellschnitt (Kryostatschnitt) einer Stanze oder des Blasendaches dokumentieren schnell und sensitiv die subkorneale Position der intraepidermalen Spaltbildung. Dagegen ist die Ermittlung des Staphylokkenfokus nachrangig. Die Toxindetekti-

Subkorneales Staphylokokken-Schälsyndrom (SSSS)

Früheres Synonym. Morbus Ritter von Rittershain.

Epidemiologie. Betroffen sind im Wesentlichen Säuglinge und Kleinkinder mit noch unzureichender, gleichwohl physiologischer Nierenfunktion. Auch eine maternofetale Staphylokokkeninfektion mit neonataler Krankheitsmanifestation ist berichtet worden (Gemmell 1995; Raymond et al. 1997).

Ätiologie. Die Erkrankung wird durch die epidermolytischen Toxine (Exfoliatin, Epidermolysin) der Serovare A und B (ETA, ETB) verursacht; unlängst sind auch weitere Serovare (C und D) entdeckt worden (Prevost et al. 2003).

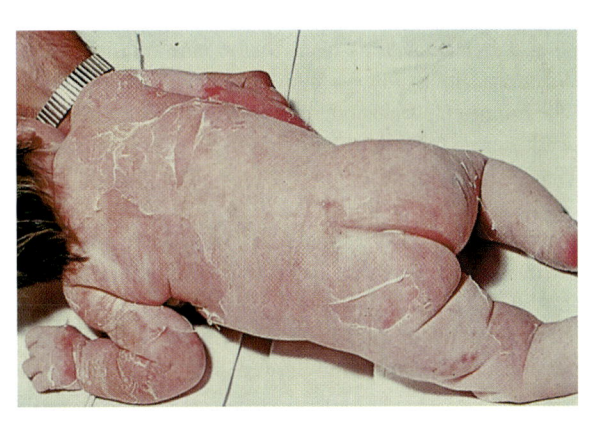

Abb. 15.5. Subkorneales Staphylokokken-Schälsyndrom bei einem Säugling. Generalisiertes Erythem mit großflächiger Exfoliation

on ist im Serum mittels ELISA, Westernblot und PCR möglich.

Therapie. Auch ohne Nachweis des staphylogenen Fokalgeschehens ist eine systemische Therapie mit einem staphylokokkenwirksamen Antibiotikum notwendig. Glukokortikoide sind kontraindiziert, da sie die Toxinwirkung am Keratinozytenrezeptor potenzieren. Die Nierenfunktion ist kritisch zu überprüfen, ggf. mit einer forcierten Diurese zu begleiten. Wichtig sind die Ermittlung des meist erwachsenen Carriers, dessen Therapie, konsequente Hygiene und Infektionskontrolle.

Differenzialdiagnose. Eine wesentliche Differenzialdiagnose ist die toxische epidermale Nekrolyse (TEN), die zweifelsohne häufig fehlverkannt auch im Kindesalter auftreten kann. Als deren mitigierte Variante gilt das *Stevens-Johnson-Syndrom*. Die Haut ist hierbei eher schmerzhaft, außerdem ist die Mundschleimhaut durch Erosionen und flache hämorrhagische Ulzera mitbeteiligt. Der Schnellschnitt zeigt eine Spaltbildung an der Epidermis-Korium-Grenze durch Nekrose von basalen Keratinozyten. Ferner kann eine neonatale Pseudomonas-putida-Infektion ein SSSS imitieren.

Staphylokokken-Toxinschocksyndrom (TSS)

Epidemiologie. Die Erkrankung betrifft im Wesentlichen junge Mädchen in Abhängigkeit von Menstruation und Tampongebrauch. Weitere 20% der Fälle konzentrieren sich auf meist okkulte Staphylokokkeninfektionen extragenitaler Lokalisation, wie Pharyngitis, Laryngitis und peridontale Abszesse, aber auch Wundinfektionen ohne eitrige Exsudation und sogar kleinflächige Verbrennungen. So können auch Kleinkinder und präpubertäre Schulkinder beiderlei Geschlechts betroffen sein (Marsch et al. 1986; Resnick 1992; Wiesenthal u. Todd 1984).

Ätiologie. Es handelt sich um eine Exotoxinkrankheit durch *Toxinschocksyndrom-Toxin-1* (TSST-1) bei genitaler Staphylokokkeninfektion und/oder Enterotoxin B oder C bei extragenitalen Staphylokokkeninfektionen. Diese Exotoxine entfalten über toxische Zytokine eine multiorganäre Wirkung dann, wenn der betroffene Wirt keine antitoxische Immunität besitzt oder genetisch unfähig ist, diese zu produzieren (charakteristisch: Fehlen oder Mangel an TSST-1-Antikörpern).

Klinisches Bild. Leitsymptom ist ein akutes ödematöses und nichtjuckendes Erythem an Palmar- und Plantarflächen (Abb. 15.6), weiterhin eine Konjunktivitis sowie ein skarlatiniformes kleinmakulöses Exanthem (Abb. 15.7) mit perioraler Blässe und Himbeerzunge.

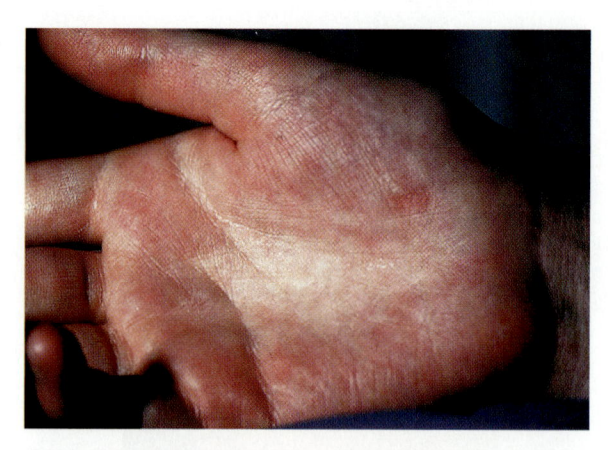

Abb. 15.6. Staphylokokken-Toxinschocksyndrom. Akutes, ödematöses, nichtjuckendes Erythem der Palmarflächen

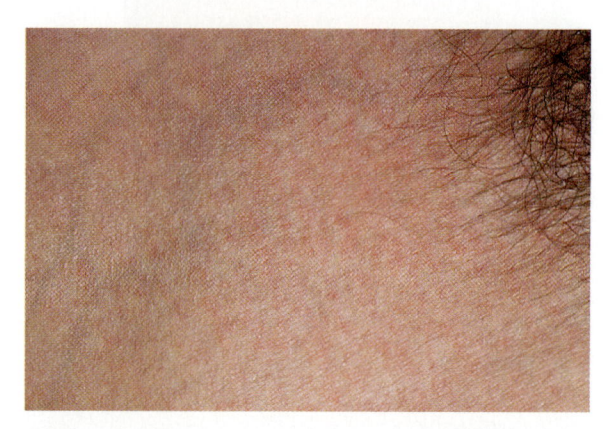

Abb. 15.7. Staphylokokken-Toxinschocksyndrom. Skarlatiniformes klein-makulöses Exanthem in Verbindung mit eitriger Vaginitis und arterieller Hypotonie

> Damit weist das klinische Bild große Homologien mit dem streptogenen Scharlach und dem Kawasaki-Syndrom auf.

Äußerst charakteristisch ist eine akut und sehr frühzeitig einsetzende arterielle Hypotonie. Aufgrund der multiorganären Wirkung der Exotoxine treten folgende weitere, meist organbezogene Symptome auf: Somnolenz, Koma, Azotämie, akutes Nierenversagen, wässrige Diarrhöen, Myalgien, Schock. Die Erkrankung setzt bei genitaler Infektionsquelle zum Menstruationszeitpunkt, bei Verbrennungswunden in den ersten 3 Tagen – also rasch – ein und klingt nach 10–14 Tagen mit einer lamellösen Schuppung der Hand- und Fußflächen ab.

Als abortive Form kann der *Staphylokokkenscharlach* angesehen werden. Hier entwickelt sich ein skarlatiniformes Exanthem, besonders in den Hautfalten, kaum vom Streptokokkenscharlach zu unterscheiden. Fieber ist nicht oder nur gering ausgeprägt, Entzündungszeichen fehlen weitgehend. Meist handelt es sich primär um eine staphylogene Konjunktivitis, Pharyngitis oder eine Wundinfektion. Am 2.–3. Erkrankungstag beginnt eine Desquamation im Gesicht, die dann generalisiert, jedoch nicht die Fingerkuppen betrifft, wie beim Streptokokkenscharlach, beim Staphylokokken-Toxinschocksyndrom oder dem Kawasaki-Syndrom.

Diagnostik. Bei Verdacht auf eine genitale Infektionsquelle sollte nach einer eitrigen Vaginitis bei Tampongebrauch gefahndet und der Erregernachweis direkt im gefärbten Abstrich und in der Kultur (inklusive Exotoxinproduktion) nachgewiesen werden. Ein TSST-1-Antikörpermangel ist charakteristisch.

Therapie. Bei genitaler Infektionsquelle liegt i. allg. ein Staphylokokkendauerträgertum vor, die maximale Exotoxinausbeute (37°C, pH-Wert 7–8, Blutbeimengung) wird durch einen Tampon gesteigert.

> **! Cave:**
> Deshalb muss bei der genetischen Unfähigkeit, eine effektive antitoxische Immunität aufzubauen, auf weiteren Tampongebrauch konsequent verzichtet werden, anderenfalls drohen menstruationsabhängige Rezidive.

Neben einer staphylokokkenwirksamen Antibiose ist eine organspezifische und symptombezogene Therapie zu berücksichtigen, da die Erkrankung immerhin eine Letalitätsquote von 3–5% aufweist.

Differenzialdiagnose. Beim Leitsymptom des akuten ödematösen nichtjuckenden Palmoplantarerythems sind der Scharlach und das Kawasaki-Syndrom zu erwägen, weiterhin das Streptokokken-Toxinschocksyndrom. Auch ein Medikamentenhypersensitivitätssyndrom (z. B. durch Carbamazepin oder Sulfone) und ein Gloves-and-socks-Syndrom (nach Virusinfektionen) können klinisch ähnlich sein.

Folliculitis superficialis (Staphylodermia follicularis superficialis; Ostiofollikulitis Bockhart)

Die Erkrankung tritt bei Kindern und Jugendlichen meist regional an der behaarten Kopfhaut, an den Haaransätzen oder den Extremitäten in Form gruppierter oberflächlicher, bis glasstecknadelkopfgroßer Pusteln auf, die meist gut erkennbar von einem zentralen Haar durchbohrt werden. Kofaktoren für die infektiöse Erkrankung sind Schwitzen, okklusive Kleidungsverhältnisse, insbesondere Aufenthalt in feuchtem Klima, z. B. im Urlaub. Nach staphylogenen Streuherden oder einem asymptomatischen Trägertum (Nasopharynx) ist zu suchen.

Therapie. Lokale antiseptische Maßnahmen und/oder topische Therapie mit Fusidinsäure oder Mupirocin sind ausreichend. Beachtet werden muss der Ausschluss von Kofaktoren; insbesondere bei rezidivierendem Verlauf ist ein staphylogenes Fokalgeschehen beim Patienten oder bei Kontaktpersonen zu suchen.

Differenzialdiagnose. Pityrosporumfollikulitis des Neugeborenen (Acne neonatorum), Pseudomonasfollikulitis sive Whirlpool-Dermatitis durch Heißwasserbaden und Hautabrasionen, eitrige Follikulitis am Gesäß und an den Oberschenkeln bei Adoleszenten (steril oder Beteiligung von koagulasenegativen Staphylokokken), Pusteln im Randgebiet einer Tinea, pustulöse Eruption an den Oberschenkeln bei M. Behçet, Initialzeichen eines Pyoderma gangraenosum (z. B. bei Colitis ulcerosa) sowie physikalisch oder chemisch induzierte aseptische Follikulitiden. Bei Lokalisation auf der Kopfhaut und im Gesicht stellt die eosinophile pustulöse Follikulitis des Kindesalters eine Besonderheit dar.

Folliculitis profunda (Staphylodermia follicularis profunda, Furunkel; Karbunkel)

Es handelt sich um eine meist an Vellushaarfollikeln, seltener Terminalhaarfollikeln akut auftretende abszedierende Entzündung.

Epidemiologie. Die Erkrankung tritt im frühen Kindesalter selten auf, ist auch kein wesentlicher Marker für eine genetisch determinierte Immunsuppression (allerdings bei HIV-Infizierten gehäuft auftretend). Die Prävalenz steigt präpubertär an und erreicht die höchsten Werte im Adoleszentenalter. Wesentliche prädisponierende Faktoren sind i. Allg. ein nasopharyngeales oder perineales Dauerträgertum mit S.-aureus-Stämmen gleichen Phagentyps, Reibung und Okklusion. Der Diabetes mellitus scheint nicht die früher angenommene wesentliche individuell prädisponierende Rolle zu spielen. Kleine intrafamiliäre oder im erweiterten sozialen Verband auftretende Furunkel sprechen für eine temporäre Präsenz besonders virulenter S.-aureus-Stämme, weniger für individuelle Prädispositionsfaktoren. Bei chronisch-rezidivierender Furunkulose sind offenbar Panton- und Valentine-Leucocidine entscheidende Virulenzfaktoren.

Klinisches Bild. Zunächst entwickeln sich schmerzhafte erythematöse Knoten in der oberen Subkutis, die dann zu eitriger Einschmelzung und palpatorisch erfassbarer Fluktuation führen. Multiple Furunkel unterschiedlichen Zeitgangs sind nicht selten.

> **! Cave:**
> Nasenfurunkel sind prognostisch kritisch einzuschätzen, da sie eine Sinus-cavernosus-Thrombose, sogar bilaterale Orbita-Abszesse, durch Septikämie auch epidurale Abszesse nach sich ziehen können.

Karbunkel bilden sich aus aggregierten Furunkeln, können auch im Kindes- und Jugendalter auftreten, z. B. an den Lippen, und zu einer lebensbedrohlichen Septikämie führen.

Prognose. Manchmal sind Kinder nur von einer Episode betroffen, andere wiederum erleben einen rezidivierenden Krankheitsverlauf, der zu verfeinerter Analytik (Dauerträgertum beim Patienten oder Kontaktpersonen, Staphylokokkenhabitat bei Haustieren, individuelle prädisponierende allgemeine und lokale Faktoren) nötigt.

Therapie. In der Initialphase ist eine systemische Therapie mit einem β-laktamasestabilen Antibiotikum notwendig, bei Gesichtsfurunkel sogar in Verbindung mit Ruhigstellung (Bettruhe, Sprechverbot, Flüssigkost) und ggf. stationärer Aufnahme. Bei bereits eingetretener Abszedierung und feststellbarer Fluktuation des Herdes ist eine Stichinzision zur Eiterentleerung und rascheren Konsolidierung des Herdes sinnvoll. Bei einem Gesichtsfurunkel ist eher die Spontanperforation durch Rotlicht und Ichthyol-haltige Salben zu fördern. Wiederkehrende Waschungen des gesamten Körpers mit desinfizierenden Waschlösungen (z. B. Povidon-Jod-Präparate, Octinidin) sind sinnvoll, ebenso Nasopharynxsanierung mit Fusidinsäure oder Mupirocin topisch.

Differenzialdiagnose. Nach Afrikaaufenthalt ist die Myiasis (Dermatobia-hominis-Larven) zu erwägen. Außerdem kommen ein Ecthyma gangraenosum, furunkelartige Hautnekrosen bei Agranulozytose, auch ein furunkuloides Molluscum contagiosum in Frage.

Sekundäre staphylogene Infektionen (»Impetiginisation«)

Hauterkrankungen mit mechanischen, entzündungsbedingten oder genetisch-dispositionell determinierten Defekten der Hornschichtbarriere führen zu vermehrter Adhärenz von virulenten S.-aureus-Stämmen, zur verlängerten Persistenz an der Hautoberfläche. Dadurch kann der pathogene Erreger mit dem Zielgewebe oder gar dem Gesamtorganismus durch Stoffwechselprodukte (z. B. Exotoxine) interferieren oder sogar eine Invasion der Haut mit der Möglichkeit der hämo- und lymphovaskulären Dissemination einleiten.

Die folgenden, im Kindes- und Jugendlichenalter häufigen Hautkrankheiten sind zumeist von staphylogenen Sekundärinfektionen (»Impetiginisation«) gefolgt.

Atopische Dermatitis

Die klinisch erscheinungsfreie Haut des atopischen Kindes oder Jugendlichen weist mit etwa 75% gegenüber Hautgesunden (2–25%) eine deutlich höhere Besiedlungsfrequenz mit S. aureus auf. Bei akut nässenden entzündlichen Läsionen steigt die Frequenz auf nahezu 100% an (Abeck u. Mempel 1998; Höger et al. 1992). Staphylogene Exotoxine und andere Proteine vermögen fördernd in den zellvermittelten immunologischen Entzündungsablauf einzugreifen. In etwa 60% lassen sich derlei superantigenproduzierende S.-aureus-Stämme von entzündeter Haut isolieren. Diese können die zellulären Steroidrezeptoren an Zielzellen quantitativ reduzieren, sodass als klinisches Merkmal eine offenkundige Tachyphylaxie oder ein unerklärliches Nichtansprechen bei der Anwendung topischer Glukokortikoide auffällt.

Bei manifester atopischer Dermatitis ist immer dann eine staphylogene Superinfektion anzunehmen, wenn die Flächen erheblich nässen, also eher wenig eitrig-exsudativ sind. Beispiele einer unterschätzten staphylogenen bakteriellen Superinfektion sind ekzematöse Flächen an den Wangen von Säuglingen (nässendes Erythema symmetricum faciale Tachau, ◘ Abb. 15.8), hartnäckige nässende Ekzeme retroaurikulär und an den Flexuren. Bei zweifelsohne vieldeutigem Fieber sind auch staphylogene Septikämien zu erwägen, jedenfalls wohl häufiger als bislang angenommen. Eine hämatogene Osteomyelitis ist dadurch möglich.

In der akuten Phase ist eine befristete antibakterielle Therapie mit Fusidinsäure topisch oder bei ausgedehnten Verhältnissen durch systemische Gabe β-laktamasestabiler Antibiotika wie Flucloxacillin oder Cephalosporine unabdingbar, um eine Steroidansprechbarkeit für die topische Therapie wiederherzustellen. Fett-feuchte Verbände (ggf. zusätzlich mit Antiseptikum, Fusidinsäure, Glukokortikosteroid) reduzieren bereits per se die Keimdichte. Langfristig oder interkurrent ist die oberflächliche Keimreduktion durch antiseptische topische Therapie anzustreben. Auch ein individuelles Keimträgertum nasopharyngeal und perineal ist bei hohem Rezidivcharakter und bei großer Ausdehnung und erheblicher Krankheitsdynamik zusätzlich zu berücksichtigen.

Skabies

Der heftige Juckreiz bei Bettwärme führt zu erheblichem Kratzen mit der zwangsläufigen Gefahr einer staphylogenen bakteriellen Superinfektion. Auch β-hämolysierende Streptokokken und Pseudomonas aeruginosa kommen als Erreger in Betracht. Differenzialdiagnostisch sind bei ausgedehnten purulenten Läsionen auch genetisch determinierte Immundefekterkrankungen ins Kalkül zu ziehen.

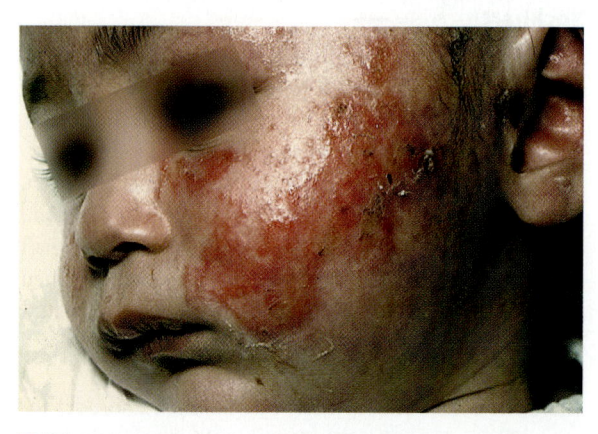

◘ **Abb. 15.8.** Impetiginisiertes Erythema symmetricum faciale (Tachau)

Pediculosis capitis

Der mit Juckreiz einhergehende Befall der Kopfhaut ist im Kindesalter oft gefolgt von einer eitrig-exsudativen Sekundärinfektion, die sich klinisch anschließend in einer begleitenden dolenten nuchalen oder zervikalen Lymphknotenschwellung bemerkbar macht.

Weitere Erkrankungen mit bakterieller Superinfektion sind das Eczema herpeticatum, die irritativ-toxische Dermatitis im Windelbereich (sog. Windeldermatitis), Verbrennungswunden (außerdem Pseudomonas aeroginosa) mit Septikämierisiko sowie heute neben dem besonderen Risiko einer streptogenen Superinfektion die Windpocken-Erkrankung im Exanthemstadium.

Ein chronisches Ekzem mit refraktärer Besiedlung durch S. aureus und β-hämolysierenden Streptokokken ist bei karibischen Kindern als Marker für eine HTLV-1-Infektion beschrieben worden.

Weitere Staphylokokkenerkrankungen

Folgende staphylogene Hautinfektionen bei Kindern und Jugendlichen sind wenig bekannt, jedoch keineswegs allzu selten.

»Grampositiver« Fußinfekt

Hier handelt es sich um erosive, gelblich-krustös belegte Flächen an den plantaren Ansätzen der Interdigitalfalten (Abb. 15.9). Dabei ist der Befall nicht wie bei interdigitaler Fußmykose (Tinea interdigitalis pedum) auf den 4., manchmal auch 3. Interdigitalraum beschränkt.

Superinfizierter Unguis incarnatus

Ein konstitutionell präformiertes Missverhältnis zwischen Nagelbettbreite und Nagelplattenbreite (Abb. 15.10) führt durch mechanische Irritation des lateralen Nagelwalls zu eitrigem Granulationsgewebe mit den Merkmalen einer eitrigen Paronychie (klopfender Schmerz nachts und bei tiefer Fußlage).

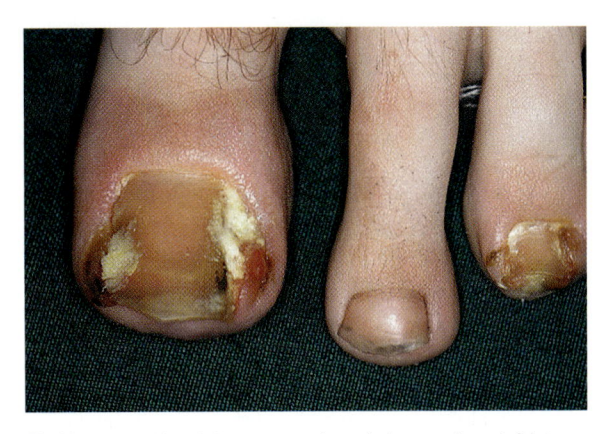

Abb. 15.10. Unguis incarnatus mit staphylogener Superinfektion an beiden lateralen Nagelwällen

Panaritium

Die staphylogene Infektion des lateralen Nagelwalls mit den Komplikationen einer kontinuierlichen Ausbreitung in tiefere Kompartimente (Panaritium paranguale, P. subcutaneum, P. tendineum, P. ossale) wird häufig unterschätzt und kann bei Befall des tiefen Gewebes auch nur durch geringe perforierende eitrige Exsudation gekennzeichnet sein. Leitsymptom ist erneut der klopfende Schmerz. Eine Variante ist eine staphylogene Infektion mit kriechender Ausbreitung meist von einem lateralen über den proximalen Nagelwall zur kontralateralen Seite (»Umlauf«) unter dem Terminus *Bulla repens*. Differenzialdiagnostisch dabei zu beachten ist die eher an der Pulpa der Endphalanx auftretende, sehr schmerzhafte, mit Ödem und praller Blasenbildung einhergehende *blasenbildende distale Daktylitis*, die i. allg. eine Infektion durch β-hämolysierende Streptokokken der Gruppe A bei Kindern und Jugendlichen, bei Säuglingen und Kleinkindern eher der Gruppe B darstellt, aber auch durch Infektion oder Koinfektion mit Herpes simplex Typ 1 oder 2 bedingt sein kann.

Tierbisse

Problematisch und meist hinsichtlich der verzögerten, gar komplikativen Wundheilung unterschätzt sind Tierbisse. Hier ist fast immer eine polymikrobielle Wundinfektion anzunehmen. Außer S. aureus, β-hämolysierenden Streptokokken, Moraxella und Neisseriaspezies sind zusätzlich Anaerobier zu vermuten, bei Hundebissen insbesondere Pasteurella canis, bei Katzenbissen Pasteurella multocida und septica sowie Erysipelotrix rhusiopathiae (Talan et al. 1999).

Weitere unterschätzte Lokalisationen einer subakuten bis chronischen staphylogenen Hautinfektion bei Kindern und Jugendlichen zeigt Übersicht 15.1.

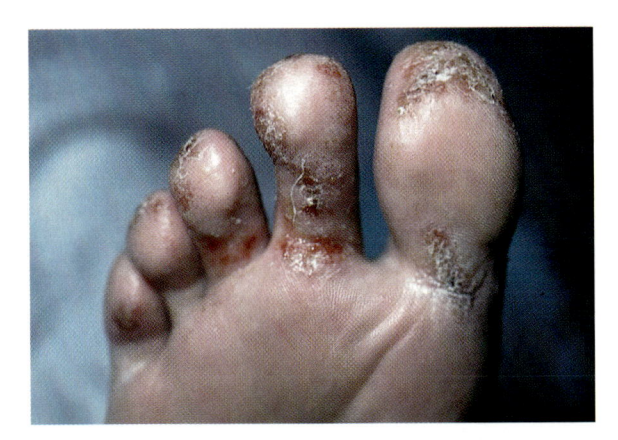

Abb. 15.9. »Grampositiver« Fußinfekt durch Staphylococcus aureus

> **Übersicht 15.1. Unterschätzte Lokalisationen einer subakuten bis chronischen staphylogenen Hautinfektion**
>
> - Otitis externa (ansonsten: Pseudomonas aeruginosa, Candida albicans)
> - Mediane Unterlippenrhagade bei Jugendlichen
> - Vegetierende Pyodermie der Mundwinkel
> - Chronische Vestibulitis nasi (auch β-hämolysierende Streptokokken)
> - Mamilläre infektiöse Dermatitis auf dem Boden einer irritativen Dermatitis (mechanische Manipulation bei physiologischer neonataler Brusthypertrophie) oder Skabiesinfektion im Säuglingsalter. Das hierbei dominierende Nässen wird häufig von gelblichen Serokrusten begleitet. Als Komplikation kann es zur abszedierenden Mastitis, sogar zur Fasciitis necroticans der Brustwand kommen

15.2.2 Infektionen durch β-hämolysierende Streptokokken

Meist werden Erkrankungen durch die *Streptokokken der Gruppe A* ausgelöst, B-Streptokokken spielen als Besiedler von Darm und Genitaltrakt insbesondere eine Rolle im Säuglings- und Kleinkindesalter. Während oberflächliche streptogene Infektionen (Tonsillitis, Pharyngitis) eine immunologische Antwort im *Antistreptolysintiter (AST)* auslösen, sind invasive Streptokokken mit Weichteilinfektionen die Ursache eines erhöhten *Antistreptodornasetiters (Anti-DNAse-B)*. Immunologisch geprägte Poststreptokokkenerkrankungen sind das *akute rheumatische Fieber* mit dem *Erythema rheumaticum (marginatum)* als Indikator einer begleitenden Endokarditis und die heute eher sehr seltene *Poststreptokokkennephritis*.

Impetigo contagiosa (streptogenes)

Im Vergleich zu der durch S. aureus ausgelösten Variante finden sich hier eher kleinblasige Primäreffloreszenzen, die zu Erosionen und honiggelben Krusten führen. Auch Mischinfektionen mit S. aureus sind nicht sehr selten. Grundsätzlich sollte man insbesondere bei rezidivierendem Charakter an einen chronischen bakteriellen Streuherd denken, z. B. eine Otitis media.

> ❗ **Cave:**
> Auch wenn nephritogene Streptokokkenstämme eher selten geworden sind, ist nach entsprechendem Erregernachweis eine Urinkontrolle zur möglichen Erfassung einer Poststreptokokkennephritis nach 4 Wochen anzuraten.

Erysipel

Epidemiologie. Seit den 1970er-Jahren steigt die Inzidenz für das Erysipel kontinuierlich an. Abgesehen von älteren Patienten mit individuellen Kofaktoren (z. B. Diabetes mellitus, chronisches Extremitätenlymphödem) sind auch Kinder und immunkompromittierte Patienten gehäuft betroffen. Die Erkrankung befällt individuelle Personen; zeitbezogene Häufungen treten in Hospitälern und Pflegeheimen auf.

Ätiologie. Auslösende Ursache sind i. allg. β-hämolysierende Streptokokken (etwa 80%), weiterhin kommen in Frage S. aureus, Pneumokokken, Klebsiella pneumoniae, Haemophilus influenzae, Yersinia enterocolitica, aber auch Branhamella (Moraxella) pneumoniae. Bei den β-hämolysierenden Streptokokken (BHS) überwiegt die Gruppe A (67%), weiterhin sind zu berücksichtigen die Gruppen G (23%), C (7%) und B (3%), Letztere dominierend bei Neugeborenen.

Klinisches Bild. Die Erkrankung manifestiert sich akut, selten von einer erkennbaren Eintrittspforte ausgehend, mit einem sich über wenige Stunden rasch ausbreitenden, meist scharf begrenzten, homogen-hellroten und hyperthermen Erythem. Mehrere Stunden vor Beginn der Hautmanifestation treten meist systemische paraklinische Zeichen wie Fieber, Schüttelfrost, Unwohlsein und Erbrechen auf. Manchmal sind die Erythemflächen aber eher inhomogen. Blutsenkungsgeschwindigkeit und C-reaktives Protein (CRP) sind i. allg. deutlich erhöht, außerdem fällt eine Leukozytose auf. Besonderheiten im Kindesalter betreffen die Lokalisation: Hier sind, sogar im Kleinkindesalter, eher Regionen der unteren Körperhälfte, insbesondere der genitoinguinale Bereich, affiziert. Eine weitere besondere Lokalisation ist das Gesicht.

Differenzialdiagnose. Bei Lokalisation im Gesicht sind auch andere Erreger differenzialdiagnostisch und prognostisch bedeutsam: In erster Linie eine erysipelartige Haemophilus-influenzae-Infektion mit unilateralem livid-rotem Befall der Wange oder der Periorbitalregion, häufig in Kombination mit einer Otitis media (Ochs u. Dolwick 1991). Wegen der hohen Gefahr der Haemophilussepsis sind deshalb Kinder mit einem klinischen Leitsymptom eines akuten ödematösen Gesichtserythems grundsätzlich stationär behandlungsbedürftig. Als weiterer Erreger ist Neisseria pneumoniae (Pneumokokken) zu berücksichtigen. Nach erysipelfördernden Faktoren wie manifestes oder präklinisches chronisches Lymphödem bzw. Diabetes mellitus ist zu fahnden.

> Eine besondere Differenzialdiagnose stellt das in Italien nicht mehr als selten eingestufte autosomal rezessiv vererbte familiäre Mittelmeerfieber dar (erysipelartige Erytheme in 2% der Fälle).

Ferner sind das Erysipeloid und bei mitigierter Symptomatik auch ein Erythema migrans ins Kalkül zu ziehen.

Therapie. β-hämolysierende Streptokokken sind gut empfindlich auf konventionelles Penizillin G oder orales Penizillin V (Pichichero 1998; Spencer 1995). Zunächst systemische Penizillin G-Gabe, evtl. auf orale Applikation (Propicillin) übergehen, feuchter Umschlag zur Erzielung von Verdunstungskälte. Als Ausweichpräparat stehen Makrolide (Erythromycin-Derivate) zur Verfügung. Beim Gesichtserysipel kommen auch andere und zusätzliche Erreger (S. aureus) in Frage, sodass grundsätzlich hochdosiert mit einem β-laktamasestabilen Antibiotikum (z. B. Flucloxacillin) therapiert werden sollte.

Fasciitis necroticans

Epidemiologie. Meist sind bisher gesunde und unauffällige Jugendliche, besonders nach Varizelleninfektion und Operationen betroffen. Gehäuft tritt diese Weichteilinfektion bei neutropenischen Kindern und Jugendlichen, z. B. nach Chemotherapie wegen Leukämie, andererseits bei aplastischer Anämie auf. Die Mortalität liegt wegen der drohenden Systemtoxizität bei Kindern bei etwa 20%, insbesondere bei Malnutrition und/oder eingeschränkter Immunkompetenz (Fustes-Morales et al. 2002), bei postoperativen Fällen und infolge einer Neugeborenenomphalitis sicher noch höher.

Erreger. Außer β-hämolysierenden Streptokokken der Gruppe A, seltener Enterokokken oder S. aureus, können Anaerobier und gramnegative Bakterien (Clostridium perfringens, E. coli, Proteus vulgaris und Pseudomonas aeruginosa) pathogenetisch beteiligt sein (Brook 1996). Bei dieser polymikrobiellen Infektion können Streptokokken manchmal auch fehlen!

Klinisches Bild. Es handelt sich um eine stark ödematöse, in der tieferen Subkutis an den Faszien etablierte und ausgebreitete Entzündung mit eher blassem Erythem, gleichwohl stark gestörtem Allgemeinbefinden. Prädilektionsstellen sind die Extremitäten, das Perineum und die Bauch- und Thoraxwand. Ein seltener, aber bedrohlicher Manifestationsort ist der Hals. Bei Neugeborenen präevaliert die Bauchwand, auch die Kopfhaut kann betroffen sein. Die Haut ist teigig, an der Extremität meist zirkumferenziell blassrot geschwollen von unregelmäßiger orangenartiger oder knittriger Oberflächenstruktur (◘ Abb. 15.11), nicht selten begleitet von Bullae, Petechien oder Nekrosen.

Klinische Entzündungszeichen sind häufig anfangs gering ausgeprägt. Fieber, Tachykardien und eine Leukozytose sind nicht immer nachweisbar. Dann kann die Erkrankung jedoch foudroyant verlaufen und in einen septischen Schock münden. Im Kindes- und Jugendalter sind derartige tiefe, nicht abszedierende Weichteilinfektionen gehäuft nach operativen Eingriffen (insbesondere Bauchwand!), aber auch nach Bagatellverletzungen und insbesondere in den USA nach Windpocken (Symptome: lokalisierte, meist sehr schmerzhafte Schwellung, 3 oder mehr Tage nach Exanthembeginn) beobachtet worden (Vugia et al. 1996; Wilson et al. 1995). Die Erkrankung kann auch als Komplikation einer staphylogenen Mastitis im Säuglingsalter flächenhaft nekrotisierend die umgebende Brustwand unilateral oder im Gefolge einer Omphalitis (bei Neugeborenen) die vordere Bauchwand bilateral erfassen.

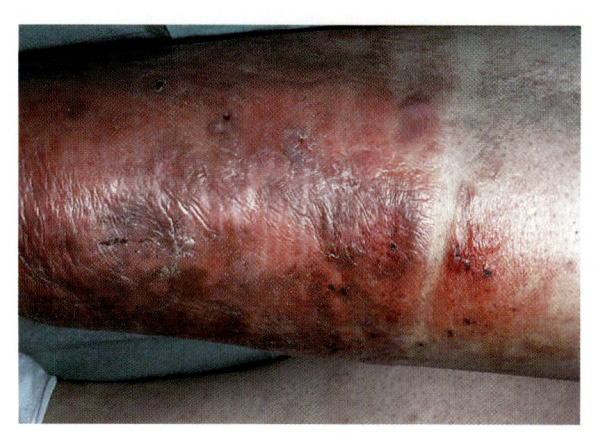

◘ **Abb. 15.11.** Fasciitis necroticans. Unterschenkel mit tiefem zirkumferenziellem Ödem, knittriger Oberflächenstruktur und eher blassrotem oder leicht lividem inhomogenem Kolorit

Diagnostik. Als wegweisend gelten ein hoher Anti-DNAse-B-Titer, die Darstellung eines in der tiefen Subkutis gelegenen infektiösen Fokus mittels Sonographie und CT bzw. MRT (auch für die präoperative Planung!) oder eine tiefe subkutane Messerbiopsie einschließlich der Muskelfaszie unter Schnellschnittbegutachtung (phlegmonöser Befall durch neutrophile Granulozyten). Ein wesentlicher, indikativer Laborwert ist die Erhöhung des Serumlaktats.

Therapie. Die Therapie besteht in einem operativen »débridement« und einer adäquaten Antibiose (Moss et al. 1996; Waldhausen et al. 1996), aus heutiger Sicht wegen der meist polymikrobiellen Ätiologie eine Kombination aus Clindamycin und β-Laktamantibiotikum, seit kurzem auch Linezolid, und einer intensivmedizinischen Betreuung.

> Ein frühzeitiges, großzügiges und ggf. wiederholtes »débridement« ist mit der begleitenden breiten antibiotischen Therapie der alleinigen konservativen Therapie überlegen.

Die bedrohliche Erkrankung ist auch eine Indikation für eine hyperbare Sauerstofftherapie. Wichtig ist die engmaschige Überwachung der Gerinnungsparameter, wobei eine verlängerte Prothrombinzeit mit einer schlechteren Prognose verknüpft zu sein scheint.

Die Einführung der Varicellavakzination im Kindesalter hat in den USA nach 1996 zu einem deutlichen Rückgang der Weichteilinfektionen bei Kindern und Jugendlichen durch invasive Streptokokken geführt. Das durchaus gegebene Risiko einer sekundären Umfeldinfektion (Schule, Kinderheim) wird bei Kindern mit 2,9 auf 1000 Fälle dennoch als gering eingeschätzt, eine Chemoprophylaxe deshalb als nicht nötig angesehen.

Differenzialdiagnose. Differenzialdiagnostisch ist am Genitale und Perineum die akute Fournier-Gangrän zu berücksichtigen. Bei bestimmten Prädispositionen (Leberparenchymkrankheiten, Hämodialyse bei chronischer Niereninsuffizienz, Eisenüberladung, z. B. bei kongenitaler Sphärozytose) ist das Risiko einer Vibrio-vulnificus-Infektion (nach Trauma und Seewasserkontakt) sehr hoch und kann im Kindes- und Jugendlichenalter einer Fasciitis necroticans bzw. einem Kompartmentsyndrom ähneln (wichtiges differenzierendes Kriterium sind flächenhafte subkutane Blutungen bei V.-vulnificus-Weichteilinfektion).

Perianale Streptodermie (streptogene perianale Dermatitis)

Die Erkrankung manifestiert sich als trichterförmiges, scharf berandetes, feuchtes und persistierendes Erythem an der Analhaut (◘ Abb. 15.12) präpubertärer Kinder, überwiegend Knaben (Heidelberger et al. 2000). Sie wird meist durch Unkenntnis unterschätzt, ist aber keineswegs sehr selten, da in einer dänischen ländlichen Gemeinde eine Inzidenz von 2–7 Fällen pro Jahr bei 1000 Kindern unter 15 Jahren ermittelt wurde. Weitere klinische Zeichen sind Analrhagaden, gar Fissuren mit Schmerzen bei der Defäkation. Begleitend findet sich bei Knaben meist eine eitrige Balanoposthitis und/oder Pharyngitis, bei Mädchen eine Vulvovaginitis, die klinisch nicht von der Gonokokkeninfektion präpubertärer Mädchen zu unterscheiden ist. Wegen dieses häufigen kombinierten genitoanalen Befallmusters ist kürzlich der Terminus »perineale Streptokokkendermatitis« vorgeschlagen worden. Ein febriler Verlauf mit Erythemausbreitung auf das Genitale und die Oberschenkel kommt vor. Es handelt sich um eine offenkundig oberflächliche Lokalinfektion durch Streptokokken der Gruppe A, sehr selten der Gruppe B. Möglicherweise spielen erythrogene/pyrogene Exotoxine eine Rolle.

> Diese chronische Streptokokkeninfektion kann als Triggerfaktor einer exanthematisch-eruptiven Psoriasis (Psoriasis guttata) bei entsprechender immungenetischer Konstellation fungieren (Patrizi et al. 1994).

Diagnostik. Ein oberflächlicher Abstrich ermöglicht die kulturelle Keimanalyse. Auf die Entwicklung einer Poststreptokokkennephritis ist zu achten.

Therapie. Eine topische antibiotische Therapie ist meist nicht wirksam, deshalb Penizillin G- oder orale Propicillin-Therapie unbedingt mindestens über 14, am besten 21 Tage. Mit Rezidiven, z. T. über andersortige Fokalinfekte (z. B. Pharyngitis) muss gerechnet werden. Als Alternative ist Clarithromycin empfehlenswert.

Differenzialdiagnose. Die extraenterale Manifestation eines M. Crohn, gehäuft bei Kolonbefall, ist eindeutig histologisch durch Biopsie der Analhaut beweisbar. Weiterhin sind zu erwägen: Oxyuriasis, Psoriasis inversa, perianale atopische Dermatitis, Kandidose, Zinkmangeldermatose, Langerhanszell-Histiozytose.

> ❗ **Cave:**
> Fehleinschätzung als Merkmal sexuellen Kindesmissbrauchs.

Streptokokken-Toxinschocksyndrom

Epidemiologie. Die klinisch meist unterschätzte, mit hohem Letalitätsrisiko (30–60% in Kollektiven, die auch Erwachsene einschließen) belastete Weichteilinfektion wird insbesondere aus England zunehmend berichtet. Auch Kinder und Jugendliche können nach vergleichsweise geringen Primärtraumen ohne individuelle Immunsuppression betroffen sein.

Ätiologie. Ursache sind β-hämolysierende Streptokokken der Gruppe A mit hohem geweblichem Invasionspotenzial (meist vom Serotyp M-1), sodass tiefere Hautkompartimente wie Subkutis, Faszien und Muskulatur von den Keimen besiedelt werden. Die Krankheitszeichen sind gleich-

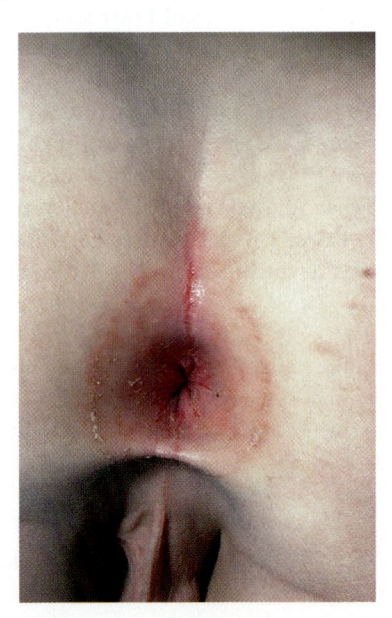

◘ **Abb. 15.12.** Perianale Streptodermie bei einem 11-jährigen Jungen. Feuchtes persistierendes Erythem im Analtrichter mit randwärtigen gelben Serokrusten sowie Analrhagaden

wohl durch die Exotoxinproduktion (pyrogene Toxine) als besonderes Pathogenitätsmerkmal der Streptokokken geprägt. Somit kommt es zu multiorganären Störungen, die vielfach auf der Wirkung von zyto- und gewebetoxischen Zytokinen beruhen.

Klinisches Bild. Meist handelt es sich um eine Superinfektion von Weichteilverletzungen stark variierender Intensität (z. B. Insektenstich, stumpfe Traumen wie Muskelhämatom und in den USA zunehmend berichtet nach Varizellen). Auch eine Puerperalsepsis kann eine neonatale Ursache dieser Extotoxinkrankheit sein.

Klinisch imponiert zunächst eine schmerzhafte Weichteilschwellung, welche die Einschätzung als Phlegmone, Myositis oder nekrotisierende Fasziitis nahe legt (Boyle u. Singer 1992). Folgend entwickelt sich eine starke arterielle Hypotonie und eine Schocksymptomatik, häufig zusätzlich eine disseminierte intravasale Gerinnung. Meist entsteht ein Exanthem, welches dem des staphylogenen Toxinschocksyndroms mit erythematösem makulösem Exanthem, auch mit flächenhaftem Palmoplantarerythem unter späterer groblamellöser Abschuppung durchaus gleicht.

Diagnostik. Richtungsweisend und im Wesentlichen auch von der staphylogenen Variante (staphylogenes Toxinschocksyndrom) abweichend ist eine fokale abszedierende oder phlegmonöse, rasch progrediente Weichteilentzündung mit lokalem Schmerz und allgemeiner Schwäche sowie Fieber. Das Bedrohliche liegt in der raschen Entwicklung einer Schocksymptomatik mit disseminierter intravasaler Gerinnung und Zeichen des Multiorganversagens. Der Nachweis von pathogenen Streptokokken mit charakteristischem Exotoxinprofil ist wichtig und beweisend, gleichwohl bei der meist bedrohlichen klinischen Dynamik für die therapeutischen Entscheidungen wegen des Zeitbedarfs eher nachrangig.

Therapie. Wichtig sind nach rascher Diagnose eine unbedingte chirurgische Intervention (»débridement«), eine hochdosierte Antibiose (z. B. Clindamycin) sowie begleitende unterstützende Maßnahmen wie Hämodialyse, intravenöse Immunglobulingabe und die Beherrschung der Verbrauchskoagulopathie.

Ecthyma simplex

Es handelt sich um runde tiefe ulzeröse Gewebedefekte von 2–5 cm Durchmesser, die an der Basis von einer eher trockenen, dunklen, fest haftenden Kruste bedeckt sind. Meist treten multiple derartige Läsionen auf. β-hämolysierende Streptokokken lassen sich stets nachweisen, häufig ist allerdings eine Koinfektion mit S. aureus. Die Klinik wird im Wesentlichen bestimmt durch Eigenschaften des Wirtes. In den zivilisierten industrialisierten Ländern sind überwiegend Kinder betroffen. Die Prävalenz ist in tropischen Ländern deutlich höher, betrifft dort auch Erwachsene, während diese Altersgruppe in Europa meist nur unter den Bedingungen des Alkoholismus, der HIV-Infektion und prolongierter Einschränkung sozioökonomischer Verhältnisse wie kriegsähnlichen Zuständen erkrankt. Bei Kindern sind die wesentlichen prädisponierenden Faktoren in der mangelnden individuellen Hygiene oder auch einer Unterernährung zu suchen.

Klinisches Bild. Die Einzelläsion entwickelt sich aus einer anfänglichen Blase oder Pustel mit erythematösem Randsaum und einer rasch entstehenden harten Kruste, die parallel mit einer infraläsionalen Nekrose an Durchmesser zunimmt. Die eitrige Exsudation im Ulkusgrund ist meist nur gering ausgeprägt. Autoinokulationen und Auftreten neuer regionaler weiterer Ekthymata über Wochen und Monate sind durchaus üblich. Die einzelnen Läsionen heilen mit stigmatisierenden atrophischen kreisrunden eingesunkenen Narben ab. Meist ist die untere Körperhälfte betroffen (Gesäß, untere Extremitäten).

Therapie. Zu berücksichtigen sind Primärerkrankungen mit sekundärer Impetiginisierung (z. B. Skabies), andererseits sind die individuellen hygienischen Verhältnisse und Praktiken zu verbessern sowie die Malnutrition zu beheben. Wegen der häufigen Koinfektion mit S. aureus sollte ein β-laktamasestabiles Antibiotikum (Flucloxacillin) systemisch verabreicht werden.

Differenzialdiagnose. Ecthyma contagiosum (Orf), bei Kindern in perinealer Lokalisation beschrieben. Ulzeröse Läsionen sollten bei deutlicher Schmerzhaftigkeit auch an eine persistierende HSV-Infektion bei Immunsuppression denken lassen.

15.2.3 Infektionen durch koryneforme Bakterien

Koryneforme Bakterien spielen eine erhebliche Rolle als z. T. lipophile Standortflora. Pathogene Spezies besitzen keratinophile Eigenschaften durch Keratinasen. Dabei kommt es standortbedingt zu verschiedenen klinischen Erkrankungen wie Erythrasma, Trichobacteriosis axillaris und Keratolysis sulcata. Toxinbildendes Corynebacterium diphtheriae kann Hautnekrosen auslösen.

Erythrasma

Betroffen sind im Wesentlichen Jugendliche mit besonderer individueller Schwitzneigung, häufig bei Adipositas mit besonderer Okklusion der intertriginösen Hautflächen, auch bei zusätzlich schwerer körperlicher Tätigkeit, z. B. Sport. Der Erreger ist Corynebacterium minutissimum.

Klinisches Bild. Typischerweise zeigen sich an Umschlagfalten (inguinal, axillär) scharf begrenzte, hell- bis dunkelbraune homogene Flächen. Dabei sind keine zarten Randleisten wie bei einer Tinea inguinalis offenkundig. Starke Reibungseffekte sowie eine unsachgemäße topische Therapie können zu einer zusätzlichen irritativen Dermatitis mit brennenden Sensationen und bei Bewegung zu erheblicher Belästigung des Betroffenen führen. Seltenere Lokalisationen der Erkrankung sind Vulva, Glans penis und insbesondere bei sportlich tätigen Jugendlichen die Interdigitalfalten der Füße (eine der Ursachen des sog. Schwimmerekzems).

Bei immundefizienten und/oder Tumorpatienten sind gravierende lokale Infektionen der Haut (Abszesse) sowie septische Krankheitsbilder (z. B. Endokarditis mit embolischer Retinopathie) beschrieben worden.

Diagnostik. Sie stützt sich neben der Klinik mit scharf begrenzten homogenen, leicht schuppenden, eher bräunlichen Flächen ohne Randleisten auf die charakteristische ziegelrote Fluoreszenz im Wood-Licht, die aber nicht immer gegeben ist. Dann ist der Erregernachweis im Hornschichtgeschabsel oder gar durch eine Biopsie diagnosebegründend.

Therapie. Die befallene Hornschicht wird durch Abreiben mit zusätzlich antiseptisch wirksamem 2%igem Salizylspiritus beseitigt. Ansonsten ist eine effektive topische Therapie mit Azolderivaten (Breitbandantimykotika) oder Ciclopiroxolamin möglich. Bei starker sekundärer Irritation ist eine initiale topische Glukokortikoidgabe notwendig, am besten systemisch kombiniert mit einer Einmaldosis Clarithromycin.

Trichobacteriosis axillaris

Die Erkrankung tritt bei Jugendlichen ab Pubertätsbeginn auf und wird in der Prävalenz meist unterschätzt. Die frühere Bezeichnung Trichomycosis palmellina ist im Hinblick auf die bakterielle Ursache inkorrekt.

Klinisches Bild. Bei Jugendlichen mit starker Schweißneigung und eher reduzierter Körperhygiene bilden sich an den Achselhaaren »stromkabelartig« matschige weißlichgelbliche Umscheidungen. Die Geruchsbelästigung kann erheblich sein. Meist zeigen sich an den Kontaktflächen der Wäsche gelbliche oder rötliche Verfärbungen als Ausdruck der bakteriellen Pigmentbildung.

Therapie. Primär Haarentfernung durch Rasur oder Abreiben mit 2%igem Salizylspiritus, Letzterer wiederkehrend 1-mal pro Woche anzuwenden zur Rezidivprophylaxe. Eine topische Therapie mit Azolderivaten oder Ciclopiroxolamin ist eher überflüssig.

Keratolysis sulcata

Es handelt sich um eine Erkrankung, die bei Jugendlichen mit intensiver sportbedingter Fußbelastung nicht selten ist und durch die begleitende Hyperhidrosis plantaris im infektiösen Charakter eher unterschätzt wird.

Synonym. Keratoma sulcatum, engl. »pitted keratolysis«.

Ätiologie. Es handelt sich wahrscheinlich um 2 verschiedene Erreger (Dermatophilus congolensis, Micrococcus sedentarius). Zumindest Dermatophilus congolensis kann als dimorpher Erreger mit seiner hyphenartigen Wuchsform tief in die Hornschicht penetrieren und dabei in den Hornzellen eine Keratinolyse auslösen.

Klinisches Bild. Charakteristisch sind kraterförmige, wie ausgestanzt wirkende Hornsubstanzdefekte an druckbelasteten Plantarflächen (◘ Abb. 15.13). Diese können zu ausgedehnten Flächen konfluieren, sind von erhöhter Schweißbildung, Klebrigkeit (Strümpfe!) und Geruchsbelästigung begleitet, dadurch differenzialdiagnostisch gut von Plantarwarzen vom Typ der Mosaikwarzen unterscheidbar. Betroffen sind häufig Personen mit erheblicher Fußbelastung, insbesondere bei Durchfeuchtung und Okklusion (z. B. Triathlon). Beschwerden können nach langer Fußbelastung unter Okklusion am Abend durch Spannen und leichte Schmerzen eintreten (Shah et al. 1992).

Diagnostik. Gegebenenfalls histologischer Nachweis der Defekte und invasiven Bakterien mittels PAS-Reaktion im Hornhautgeschabsel (Wohlrab et al. 2000).

Therapie. Im Vordergrund steht eine antiseptische und antihidrotische Therapie (z. B. Glutaraldehyd, Aluminiumchloridhexahydrat). Empfehlenswert ist das Tragen von Baumwollsocken mit häufigem Wechsel. Als topische antibiotische Therapie haben sich Azolderivate, Ciclopiroxolamin und Erythromycin bewährt.

Diphtherie

Die Hautdiphtherie wird durch Corynebacterium diphtheriae ausgelöst und betrifft im Wesentlichen tropische Ge-

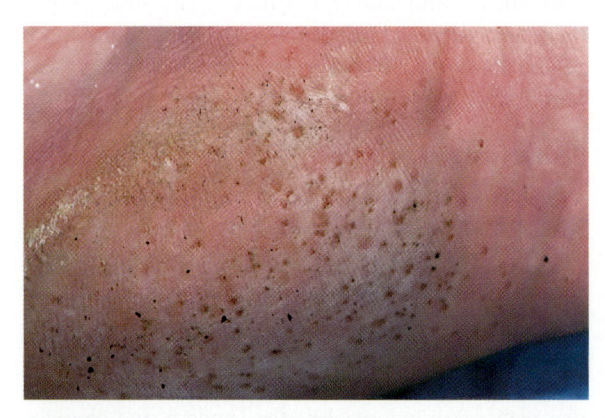

◘ **Abb. 15.13.** Keratolysis sulcata. Kraterförmige Substanzdefekte der Hornschicht an druckbelasteten Plantarflächen mit Hyperhidrose und Geruchsbelästigung

biete, insbesondere durch die dort nicht unbeträchtliche Zahl asymptomatischer Keimträger im Nasopharynx. Allerdings sind auch kleine Epidemien in gemäßigten Klimaten berichtet worden, sodass bei erosiven, vesikulösen und ulzerösen Läsionen der Erreger durchaus beachtet werden sollte. Die Stämme haben i. allg. eine geringe Virulenz (Toxinbildung), insbesondere bei Immunisierten treten seltener Stämme mit Diphtherietoxinbildung auf.

Klinisches Bild. Vor allem in tropischen Gebieten ist eine Hautdiphtherie zu erwägen bei einem oberflächlichen Ulkus mit unterminierten Rändern und grauer oder bräunlicher, fest haftender Nekrose im Ulkusgrund (Pandit u. Yeshwanth 1999). Korynebakterien finden sich meist auch im Rahmen von Mischinfektionen bei Impetigo contagiosa, Yaws und bei Hautverletzungen. In den gemäßigten Klimaten sind kleine Epidemien, auch importierte Einzelfälle beschrieben worden (Sing u. Heesemann 2005). Bei Verdacht mit der typischen Klinik des mit einer festen Membran belegten Ulkus sollte rechtzeitig eine passive Immunisierung mit spezifischem Antitoxin eingeleitet werden. Erythromycin ist das Antibiotikum der Wahl.

15.2.4 Aktinomykose

Der dominierende Erreger ist Actinomyces israelii als mikroaerophiles grampositives Bakterium. Der Erreger gehört zur normalen Flora des Oropharynx, Gastrointestinaltrakts und weiblichen Genitaltrakts, kann aber zu einer opportunistischen Infektion mit meist lokaler Gewebedestruktion unter eitriger Einschmelzung führen. Im Allgemeinen handelt es sich nicht um Menschen mit angeborener oder erworbener Immundefizienz.

Klinisches Bild. Folgende topographisch-klinische Manifestationen sind zu unterscheiden: Orale, zervikofaziale, thorakale, viszerale und generalisierte Aktinomykose.

Kinderdermatologisch relevant ist die *zervikofaziale* (Foster et al. 1993) sowie die allerdings seltene *generalisierte* Aktinomykose. Die zervikofaziale Aktinomykose ist geprägt durch schmerzlose harte knotige Infiltrate mit erheblicher Massenzunahme im unteren lateralen Gesichtsdrittel und am Hals. Meist ist die Haut mit dem Unterkiefer verbacken. Mandibula und Maxilla können mitbetroffen sein. Die orale Manifestationsform kann auch als Tonsillentumor imponieren. Auch bedingt durch die mit 30% eher geringe mikrobiologisch-kulturelle Erfassung des Erregers wird die Erkrankung hinsichtlich der Ätiologie und der daraus resultierenden therapeutischen Besonderheiten unterschätzt und letztlich unangemessen verzögert therapiert.

Therapie. Die ätiologische Diagnose ist unabdingbar, da die Therapie hohe Penizillindosen (Penizillin G) über mehrere Wochen, gar Monate benötigt. Diese prolongierte Therapie mindert die hohe Rezidivgefahr.

Differenzialdiagnose. Die klassischen Differenzialdiagnosen sind die Tuberculosis cutis colliquativa (Skrophuloderm) und die nichttuberkulöse mykobakterielle Lymphadenitis. Zu erwägen sind außerdem eine Osteomyelitis der Mandibula oder ein primärer oder sekundärer Tumor zervikaler Lymphknoten bzw. ein Weichteiltumor.

15.2.5 Nokardiose

Als Erreger kommen Nocardia asteroides und seltener Nocardia brasiliensis in Frage. Es handelt sich um geophile aerobe stäbchenförmige Bakterien mit weltweiter Verbreitung.

Klinisches Bild. Die häufigste Manifestation einer systemischen Nokardiose, deren Symptomatik der Tuberkulose ähnelt, betrifft die Lunge, von der aus hämatogene Streuherde im Zentralnervensystem und der Haut auftreten können. Es handelt sich dabei um kleine Abszesse mit Perforation. Betroffen sind immunkompromittierte Kinder (Autoimmunerkrankungen, Chemotherapie, Kortikosteroidtherapie).

Weitere, hier primäre kutane Manifestationen durch Inokulation von N. asteroides imitieren ein Aquariumgranulom mit sporotrichoider Lymphgefäßausbreitung (Mycobacterium marinum), einen einzelnen »kalten Abszess« oder gar ein Erysipel. Nocardia brasiliensis ist der Erreger des Aktinomyzetoms nach Verletzung an der unteren Extremität.

Therapie. Prolongierte Hochdosistherapie mit Penizillin, alternativ Erythromycin. Neuerdings ist auch Linezolid empfehlenswert.

15.2.6 Erysipeloid

Epidemiologie. Eine Vielzahl von Tieren weltweit (Vögel, Wirbeltiere, besonders Schweine, aber auch Fische) bildet das Erregerreservoir. Durch Direktkontakt mit lebenden Tieren, häufiger jedoch bei der Fleischverarbeitung, aber auch durch Hundebiss kommt es zu kutanen Inokulationen. Infektionsmöglichkeiten bestehen naturgemäß bei Kindern im Haushalt und in der Freizeit, bei Jugendlichen nach der Berufsaufnahme mit Tierkontakten.

Ätiologie. Der Erreger ist Erysipelothrix rhusiopathiae, welches häufig auch in der Listerform im Gewebe persistieren kann und zu Rezidiven oder rekurrierender Lokalinfektion führt, andererseits den Nachweis des Erregers aus dem Gewebe erschwert.

Klinisches Bild. Nach der Erregerinokulation, meist an der Hand, können sich 3 klinische Verlaufsformen entwickeln:
- Eine lokalisierte, an der Inokulationsstelle entwickelte erysipelartige hypertherme blau-rote Fläche, meist 3 Tage nach dem Trauma. Selten (10%) treten systemische Zeichen wie Fieber und Arthralgie hinzu.
- Über eine Bakteriämie generalisierte disseminierte livid-rote Flecken mit rosafarbener, zentrifugal wandernder Randzone und meist zentraler Abblassung. Diese generalisierte Form kann durch inadäquate Behandlung des lokalisierten Erysipeloids (z. B. systemische Glukokortikoide) begünstigt werden.
- Das mit Septikämie einhergehende systemische Erysipeloid mit dem Hauptrisiko einer bakteriellen Endokarditis, aber auch Gelenk-, Knochen-, Gehirn- und Pleurabeteiligung. Diese sehr seltene Form ist erheblich letalitätsbelastet.

Diagnostik. Im Wesentlichen ist der klinische Aspekt entscheidend. Der Erreger kann aus Hautbiopsien an der Inokulationsstelle und bei septikämischen Formen aus der Blutkultur isoliert werden. Die Tierkontaktanamnese ist zusätzlich hilfreich.

Therapie. Der Erreger ist penizillinsensitiv. Lediglich die Septikämie benötigt intravenöse hohe Penizillin G-Dosen, ansonsten stehen als therapeutische Alternativen Erythromycin, Cephalosporine (Ceftriaxon) und Ciprofloxacin zur Verfügung.

> **! Cave:**
> Der Erreger ist resistent gegen Vancomycin (wesentlich bei der Endokarditistherapie).

Differenzialdiagnose. Die häufigste isolierte Form ist im Wesentlichen abzugrenzen vom Erysipel, welches aber in der raschen Dynamik und mit den häufigen paraklinischen Zeichen (Fieber, Unwohlsein, Erbrechen) gut charakterisiert ist. Weiterhin sind zu erwägen: die erysipeloide kutane Leishmaniasis, bei zumeist erwachsenen Tumorkranken auch die inflammatorische Lymphangiosis carcinomatosa cutis (»Erysipelas carcinomatosum«) und die gemcitabininduzierte erysipeloide kutane Arzneireaktion. Die disseminierte systemische Form bietet die im Kindesalter wichtige Differenzialdiagnose zum familiären Mittelmeerfieber (Fieberepisoden, Serositis, Arthritis und disseminiertes erysipeloidartiges Exanthem).

Bei der Klinik einer Endokarditis ist wesentlich, dass die Erysipelothrixinfektion vorwiegend die Aortenklappen betrifft, jedoch nicht künstliche Herzklappen.

15.2.7 Milzbrand (Anthrax)

Epidemiologie. Obwohl der Milzbrand eher eine typische berufsbedingte Infektionskrankheit ist, können auch Kinder von dieser potenziell systemischen (Lunge, Intestinum, ZNS) Erkrankung mit Letalrisiko betroffen sein. Mit endemischen Ausbrüchen ist in tropischen Ländern, aber auch in Südamerika, Südeuropa, der Türkei und bei ethnischen Migrantengruppen (durch kultische Tierblutkontakte) zu rechnen (Ciftci et al. 2002).

Ätiologie. Der Erreger ist ein grampositives Stäbchen und Sporenbildner (Bacillus anthracis). Die infektiösen Agenzien sind die Sporen, die überwiegend durch direkten oder indirekten Tierkontakt (Rinder, Haustiere) und Verletzung in die Haut inokuliert werden.

Klinisches Bild. Der kutane Milzbrand imponiert mit 2 Varianten:
- schwärzliche, rasch entstehende Pusteln (*Pustula maligna*) mit rascher perifokaler ödematöser Ausbreitung, wobei charakteristischerweise Schmerzfreiheit besteht;
- eher gallertige Schwellung mit Ödem und Rötung (sog. *malignes Ödem*).

Bei Kindern sind neben Handrücken und Fingern als Inokulationsstellen besonders die Augenlider (Defektplastiken!) zu beachten, wobei als Vektoren Blut saugende Insekten verantwortlich sind. Gehäuft sind Kinder in den ersten 9 Lebensjahren betroffen. Klinische Begleitphänomene sind hohes Fieber, eine geringe regionale Lymphadenitis, seltener Schockzustände. Bei adäquater und rechtzeitiger Therapie kann eine Generalisation mit internem Befall vermieden werden. Die Prognose ist dadurch im Vergleich zu den primär internen Milzbranderkrankungen (Inokulation über Respirationstrakt oder Gastrointestinaltrakt) mit Primärmanifestation an Lunge und Darm günstig.

Therapie. Eine hochdosierte Penizillintherapie ist effektiv. Die Centers for Disease Control and Prevention (CDC) empfehlen für die Prophylaxe und Therapie bei Kindern Doxycyclin (Risiko-Nutzen-Abwägung unter dem 9. Lebensjahr) oder Ciprofloxacin. Außerdem wird zu einer 60-Tage-Behandlung geraten, um einer zunächst inapparenten respiratorischen Exposition auch bei scheinbar alleiniger kutaner Manifestation sicher zu begegnen.

Differenzialdiagnose. Beim Leitsymptom »Pustula maligna« kommen auch Infektionen durch Kuhpocken (Überträger: Katzen, Risikogruppe atopische Kinder) und β-hämolysierende Streptokokken in Frage. Weiterhin sind die Katzenkratzkrankheit, die Sporotrichose, eine Infektion durch S. aureus, ein Spinnenbiss und in den USA auch eine Rickettsia-akari-Infektion (Rickettsienpocken) zu erwägen.

15.2.8 Tuberkulose

Epidemiologie. Durch Zuwanderung aus Osteuropa und Asien mit vergleichsweise höherer Tuberkulosedurchseuchung ist bei Migrantenkindern mit einer höheren Inzidenz der Tuberkulose bzw. »postprimären« Tuberkulosemanifestation zu rechnen. Intrafamiliäre Häufungen kommen insbesondere beim Skrophuloderm vor und reflektieren einerseits das hier erhöhte Infektionsrisiko für Familienmitglieder und möglicherweise auch eine genetisch bedingte Empfänglichkeit.

Ätiologie. Erreger sind Vertreter des Mycobacterium-tuberculosis-Komplexes (M. tuberculosis, M. bovis, M. africanum, M. microti). Der Erreger ist obligat aerob und hat größtenteils im menschlichen Organismus sein Reservoir. Dagegen ist Mycobacterium bovis in der Dritten Welt durchaus noch in Rindern prävalent und durch die Milch auf den Menschen übertragbar.

Klinisches Bild. Im Kindes- und Jugendalter sind folgende mykobakteriell-tuberkulöse Hautmanifestationen zu unterscheiden (Tur et al. 1996; Sehgal et al. 1989): Am häufigsten kommt im Kindesalter das *Skrophuloderm (Tuberculosis cutis colliquativa)* mit der dominierend unilateralen Lokalisation am Hals vor. Ähnlich häufig ist der vorwiegend im Gesicht lokalisierte *Lupus vulgaris*. Demgegenüber sind bei Kindern und Jugendlichen selten die *Tuberculosis verrucosa* (gehäuft in Asien, aber an Prävalenz abnehmend), die *periorifizielle Tuberkulose (Tuberculosis cutis orificialis)*, eine *Inokulationstuberkulose* (tuberkulöser Schanker) und die *papulonekrotischen Tuberkulide*.

> **❗ Cave:**
> Grundsätzlich sollte ein regionärer Lymphknotenbefall bei einem Skrophuloderm oder einem Lupus vulgaris als möglicher klinischer Indikator für eine *disseminierte Tuberkulose* mit weiterem Organbefall gewertet werden. Die im Kindesalter am häufigsten betroffenen Organe sind Lunge (50%), Knochen (25%) und der Bauchraum (12,5%).

Das *Skrophuloderm* entwickelt sich über tuberkulöse unilaterale Lymphknoten meist einseitig zervikal und stellt im Kindesalter häufig eine sog. Reaktivierungstuberkulose dar. Die transkapsuläre Entzündungsausbreitung und die Entwicklung auf der Hautoberfläche mündender Fisteln in Verbindung mit perifokaler vernarbender Fibrose sind charakteristisch. Differenzialdiagnostisch sind Lymphadenitis colli durch atypische Mykobakterien, Aktinomykose und ein primäres oder sekundäres Tumorgeschehen an zervikalen Lymphknoten zu erwägen.

Seltenere, aber bei immundefizienten Patienten offenbar zunehmend berichtete extrazervikale Lokalisationen eines Skrophuloderms sind:
- perianal/perigenital (Differenzialdiagnose Acne inversa, Lymphogranuloma venereum, M. Crohn),
- ungewöhnliche Einzelfälle mit Kontinuitätsausbreitung des tuberkulösen Prozesses in der Haut über einem tuberkulösen Organgeschehen (z. B. über den Tränengängen am Nasen-Augen-Winkel oder an der Brust- und Abdominalwand bei Rippen- bzw. fokaler Lebertuberkulose).

Der *Lupus vulgaris* tritt im Kindesalter meist im Gesicht, aber auch lokoregionär nach BCG-Vakzination auf. Primär bilden sich rehbraune Flecken mit meist polyzyklisch konfigurierten, randbetonten Papeln; auf Glasspateldruck zeigt sich ein apfelgeleeartiger Farbton. In immerhin 60% ist mit einer regionären Lymphadenitis zu rechnen. In diesen Fällen ist auch nach einer internen tuberkulösen Manifestation zu fahnden.

Die *periorifizielle Tuberkulose* ist Zeichen einer fortgeschrittenen Organtuberkulose (Lunge, Gastrointestinaltrakt), es bilden sich schmerzhafte (!) Ulzera an der Mundschleimhaut, der Zunge und genitoanal. Differenzialdiagnostisch sind bei perianaler ulzeröser Lokalisation eine kutane Amöbiasis und ein Herpes analis zu erwägen.

Als *Inokulationstuberkulose der Haut* ist bei Kindern in und aus der Dritten Welt besonders als primäre Form der tuberkulöse Schanker zu beachten. Dieser entsteht durch direkte Mykobakterieninokulation von kontaminierten Gegenständen, Schleimhautkontakten (Küssen) insbesondere an traumatisierter Haut (Verletzungen, barrierestörende Dermatosen, z. B. Impetigo contagiosa). Meist sind bei Kindern Gesicht, Konjunktiven, seltener das Genitale betroffen. An der Inokulationsstelle bildet sich nach 3–4 Wochen ein eitrig belegtes, meist schmerzloses Geschwür mit unterminierten Rändern, später treten regionäre schmerzlose Lymphknotenschwellungen mit nachfolgender Einschmelzung und Perforation (sog. *kalter Abszess*) hinzu. Allgemeinzeichen fehlen meist. Eine Spontanheilung führt nach etwa 1 Jahr zur narbigen Abheilung unter Einbeziehung der Lymphknotenregion. Einzelfälle werden auch in Industrieländern beobachtet.

Die *Tuberculosis cutis verrucosa* ist eine exogene Reinfektion bei guter Immunitätslage. Hier kommt es zu warzenartigen Hyperkeratosen meist an den Fingern (Differenzialdiagnose: Verrucae vulgares) mit langsamer randwärtiger Ausbreitung auf erythematösem Grund. Gehäuft kommt diese tuberkulöse Reinfektion früher tuberkulös Erkrankter bei asiatischen Jugendlichen vor.

Die *Tuberkulide* (papulonekrotisches Tuberkulid, Lichen scrophulosorum, Erythema induratum Bazin) sind bei Kindern äußerst selten, darunter am häufigsten noch das *papulonekrotische Tuberkulid* (Ramdial et al. 1998). Meist sind distale Extremitätenstreckseiten, die Ohren und die Gelenkstreckseiten durch rote Papeln und Papulopusteln, manchmal auch kleine Ulzera betroffen, sehr selten ist ein generalisierter Befall. Es handelt sich um eine Hypersensitivitätsreaktion auf Mycobacterium-tuberculosis-Antigene, wobei in der Histologie neben epitheloidzelligen

Granulomen mit Nekrosen auch Merkmale einer leukozytoklastischen Vaskulitis offenkundig sind. Der Nachweis von mykobakterieller DNA in der PCR gelingt nicht immer.

Der *Lichen scrophulosorum* ist pathogenetisch ebenfalls als Ausdruck einer hyperergen Immunsituation anzusehen. Dabei treten Papeln bevorzugt am Stamm, nicht selten nach Therapiebeginn bei Organtuberkulose von Kindern und Jugendlichen auf. Jedenfalls wäre nach einer Lungen-, häufiger generalisierten Lymphknotentuberkulose zu fahnden. Auch Mycobacterium avium kann Auslöser des stammbetonten papulösen Exanthems sein.

Das *Erythema induratum Bazin* ist durch ulzerierende Knoten an den distalen Waden charakterisiert. Unlängst sind nicht ulzerierende, nur etwa 1 cm große rote oder livide Knoten an den Beinen von Kindern als klinische und histopathologische Hybride zwischen papulonekrotischem Tuberkulid und Erythema induratum Bazin beschrieben worden: »*noduläres Tuberkulid*« (Jordaan et al. 2000).

Diagnose. Die Diagnose der Varianten tuberkulöser Hautmanifestationen stützt sich mit unterschiedlicher Gewichtung auf die mehr oder weniger charakteristische Klinik, den Nachweis säurefester Stäbchen im Abstrich von exsudativen (tuberkulöser Schanker) oder einschmelzend-fistulierenden Flächen (Skrophuloderm) mittels Nativpräparat und Spezialfärbung, auf die Kultur sowie den Tierversuch. Außerdem sind die Histologie und die Tuberkulintestung hilfreich. Erstere bietet epitheloidzellige Granulome mit Beteiligung von Lymphozyten und auch neutrophilen Granulozyten, wobei es keineswegs immer zu käsigen Nekrosen im Zentrum der Granulome kommen muss. Der Erregernachweis in Gewebeschnitten wird mittels PCR erleichtert.

> Die genannten diagnostischen Maßnahmen bieten je nach Erregerreichtum der tuberkulösen Hautmanifestation Limitierungen, deshalb ist die subtile Anamnese unter Erfassung tuberkulöser Erkrankungen im Umfeld, die Berücksichtigung der Ethnie sowie die Würdigung des Zeitganges der Erkrankung von großer Relevanz für die Erkennung der tuberkulös-infektiösen Natur der Erkrankung.

Therapie. Die kutane Tuberkulose erfordert wie eine Lungentuberkulose eine Tripletherapie zunächst über 6 Monate, bei immunkompromittierten Patienten auch über 9–12 Monate. Die WHO-Empfehlung für Kinder besteht in Rifampicin (10–20 mg/kgKG), Isoniacid (10–20 mg/kgKG) und Pyrazinamid (15–30 mg/kgKG).

15.2.9 BCG-Granulomatose

Bei immunkompetenten Kindern kann es nach BCG-Vakzination mit attenuierten Mycobacterium-bovis-Stämmen zur Persistenz der Entzündung und späteren lokalen granulomatösen Ausbreitung an der Impfstelle kommen. Dabei werden Lupus-vulgaris-artige braun-rote (Diaskopie: apfelgeleeartige Farbe!) Infiltrate klinisch manifest, die histologisch epitheloidzellige Granulome bieten. Eine disseminierte Manifestation mit Plaques am Stamm und den Extremitäten oder kutanen Abszessen kann bei Kindern mit Immunsuppression und -defizienz auftreten. Therapeutisch ist ebenfalls eine Tripletherapie notwendig.

15.2.10 Atypische Mykobakteriosen

Epidemiologie. Die Prävalenz von nichttuberkulösen Mykobakterieninfektionen steigt offenbar in den hoch entwickelten Industrieländern an, während die Prävalenzraten bei Tuberkulose durch Mycobacterium tuberculosis und Mycobacterium bovis sinken. Dabei ist die Inzidenzsteigerung auch durch die HIV-bedingte Immunsuppression begründet (Mycobacterium-avium-Komplex). In den USA wird die Prävalenzrate für nichttuberkulöse (atypische) Mykobakteriosen auf 2 per 100.000 geschätzt (Joshi et al. 1989).

Erreger. Die atypischen Mykobakteriosen können je nach klinischem Bild wie folgt gegliedert werden:
— durch Inokulation ausgelöste epithelgedeckte oder ulzeröse Primärläsion durch Mycobacterium marinum und Mycobacterium ulcerans,
— zervikale Lymphadenitis durch Mykobakterien des Mycobacterium-avium-Komplexes (avium, intracellulare) und Mycobacterium scrofulaceum (sog. MAIS-Komplex),
— kutane Abszesse, bei Immundefizienz auch disseminierte Infektion durch Mycobacterium fortuitum, Mycobacterium chelonae bzw. abscessus und Mycobacterium kansasii.

Der Erregernachweis und die Speziesbestimmung sind durch Kultur (Antibiogramm zur Therapieplanung möglich, allerdings Anzucht bis zu 8 Wochen!) und Polymerasekettenreaktion (PCR, z. B. als Triplex-Methode) anzustreben. Auch serologische spezifische Antikörpernachweise mittels Westernblot sind heute möglich.

Mycobacterium-marinum-Infektion

Ätiologie und klinisches Bild. Der Erreger kommt als saprophytärer Keim in natürlichen Gewässern, Schwimmbädern, im Brackwasser und in kontaminierten Aquarien bzw. Fischbassins vor. Kinder und Jugendliche infizieren sich meistens beim Säubern ihrer Aquarien bzw. in Schwimm-

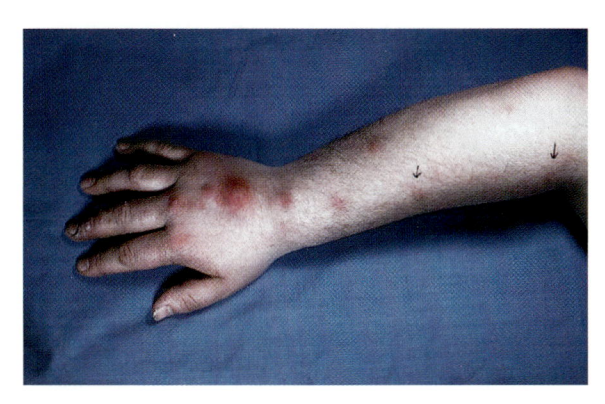

Abb. 15.14. Myobacterium-marinum-Infektion (Aquariumgranulom) mit sporotrichoider lymphovaskulärer Ausbreitung

bädern. Durch mechanische Verletzungen an der Haut, insbesondere an den Fingern, Ellbogen und in der Kniegelenkregion bildet sich nach etwa 3 Wochen eine hyperkeratotische entzündliche Papel. Diese imponiert wie ein entzündetes Virusakanthom, persistiert ohne zu exulzerieren und führt nicht selten bei einem primären Befall an der Hand zu entzündlichen, partiell einschmelzenden Knoten entlang den Lymphsammelgefäßen des Unter- und Oberarms (Abb. 15.14). Dabei bildet sich keine entzündliche Lymphangitis und auch keine Lymphadenitis, auch eine systemische Generalisation tritt nicht auf. Dies liegt daran, dass der Erreger sein Wachstumsoptimum bei 31–32°C hat, deshalb adäquate Wachstumsverhältnisse lediglich bei der Schalentemperatur in der Haut erfährt. Eine Spontanheilung ist meist erst nach vielen Monaten und Jahren zu erwarten.

Differenzialdiagnostisch ist bei der warzenartigen Primärläsion ein HPV-Akanthom zu erwägen, bei der lymphovaskulären lokoregionären Ausbreitung mit paravasalen Granulomen auch eine Sporotrichose, eine S.-aureus- oder Nocardia-brasiliensis-Infektion.

Mycobacterium-ulcerans-Infektion

Epidemiologie und klinisches Bild. Diese Infektion tritt in tropischen Gebieten Westafrikas (mit dramatisch ansteigender Inzidenz; 70% Kinder!), Asiens und Mittelamerikas auf. Durch Hautverletzung sind im Wesentlichen Jugendliche betroffen. Hier bildet sich anfangs ein subkutaner Abszess, meist an der distalen Extremität, der sich flächenhaft ausbreitet, dann exulzeriert und in der Tiefe fortschreitet, später Muskel- und Sehnenlogen erfassen kann. Meist besteht Schmerzlosigkeit und ein über Jahre chronischer Verlauf mit sekundären Komplikationen wie Vernarbung, Kontrakturen und Lymphödem. Typischerweise fehlen systemische und lokale Entzündungszeichen. Eine Dissemination auf andere Körperregionen mit sekundären Ulzera ist möglich. Die neonatale BCG-Impfung mindert offenbar das Risiko der Osteomyelitis (durch Kontinuitätsausbreitung) erheblich.

MAIS-Komplex-Infektion

Klinisches Bild. Eine Infektion durch den sog. MAIS-Komplex induziert eine einseitige Lymphadenitis der Gesichts- und Halsregion, selten inguinal oder axillär. Im Allgemeinen sind Kinder unter 5 Jahren betroffen (80%), unter 2 Jahren 30%. Das Allgemeinbefinden ist nicht gestört. Die Lymphknotenvergrößerungen entwickeln sich zum Vollbild innerhalb von 6 Monaten. Die epifokale Haut zeigt meist eine livide Verfärbung. In etwa $1/3$ der Fälle werden die Lymphknotenkapseln durch die Entzündung überwunden und perifokale Weichteilabszesse gebildet, in etwa 6% aller Fälle treten letztlich Fisteln auf, die ein Skrophuloderm täuschend imitieren. Da submandibuläre Lymphknoten am häufigsten betroffen sind, kann eine transitorische Parese von Ästen des N. facialis auftreten.

Erreger. In den 1970er-Jahren wurde in den USA ein abrupter Erregerwechsel bei der nichttuberkulösen mykobakteriellen zervikalen Lymphadenitis von Kindern registriert. Hier wurde Mycobacterium scrophulaceum von Erregern des Mycobacterium-avium-intracellulare-Komplexes abgelöst. Die neonatale BCG-Vakzination bietet offenbar einen relativen Schutz, da in Schweden nach Abkehr von der Impfgewohnheit die Inzidenzziffern gegenüber Finnland mit beibehaltender BCG-Impfung um den Faktor 30 erhöht ist.

Bei *abszedierenden schmerzhaften subkutanen Knoten* (bevozugt nach Traumen und Operationen) sind auch andere atypische Mykobakterien als Erreger zu verdächtigen: Mycobacterium fortuitum, M. chelonei, M. kansasii, M. szulgai, M. malmoense. Bei immundefizienten Patienten ist auch mit deren Dissemination sowie Sepsis und Organbefall zu rechnen.

Therapie. Grundsätzlich ist die antimykobakterielle Therapie aufgrund des Antibiogramms nicht immer erfolgreich. Beim Mycobacterium-marinum-Granulom sollte man bei isoliertem primärem Herd eher eine Exzision, konsequente Wärmeapplikation oder Kryotherapie erwägen, ansonsten sind Versuche mit Minocyclin, Doxycyclin, Clindamycin, Levofloxacin oder Sulfamethoxazol/Trimethoprim, neuerdings mit Levofloxacin oder günstiger Clarithromycin (als Monotherapie) gerechtfertigt. Bei sporotrichoider Ausbreitung oder gar einem Befall von Sehnenscheiden ist eine Zweierkombination aus Rifampicin und Ethambutol bis 2 Monate über die klinische Abheilung hinaus angeraten.

Bei der Mycobacterium-ulcerans-Infektion (Buruli-Ulkus) ist grundsätzlich eine chirurgische Exzision notwendig, da eine alleinige Chemotherapie (über 6 Monate) wenig effektiv ist.

> Auf Tetanusschutz ist, wie bei allen chronischen Wunden, zu achten.

Bei der nichttuberkulösen mykobakteriellen Lymphadenitis (Wolinsky 1995) ist die chirurgische Entfernung von Lymphknoten und häufig perinodal betroffener Weichteile unabdingbar und mit einer Rezidiv- oder Reinfektionsquote von nur 8% belastet.

Die abszessbildenden mykobakteriellen Weichteilinfektionen benötigen eine chirurgische Intervention und eine begleitende systemische Chemotherapie.

15.2.11 Lepra

Epidemiologie. Der WHO-gestützten Multidrug-Therapie (MDT) ist es zu verdanken, dass weltweit die Prävalenz der Erkrankung um 80–90% gesunken ist. 72% der Erkrankten leben in Asien und Ozeanien, 1/3 in Indien, davon sind 25% Kinder unter 15 Jahren. Die Infektionsquelle ist stets der Mensch, hier insbesondere Patienten mit erregerreichen (multibazillären) Krankheitsformen (Lepra lepromatosa und Borderline-Lepra lepromatosa), die über die nasale Schleimhaut bislang Unbetroffene mit engem häuslichem und persönlichem Kontakt der Infektionsgefahr aussetzen. Der übliche Infektionsweg dürfte die Erregerübertragung mittels Aerosol sein.

Die Inzidenz ist korreliert mit ungünstigen sozioökonomischen Bedingungen. Die Infektionsrate im Lebensraum ist abhängig von der dortigen Prävalenz infektionsfähiger Kranker und dem Anteil infektionsfähiger Individuen, wobei man eine individuelle, polygen determinierte Empfänglichkeit bzw. Resistenz (ähnlich wie bei Malaria, Tuberkulose, HIV- und Hepatitis-C-Infektion) annimmt (Sehgal u. Chaudhry 1993; Sehgal u. Sehgal 1988).

> Die Lepra bietet insofern eine Besonderheit, als sehr lange Inkubationszeiten bis zum Auftreten klinischer Krankheitszeichen vergehen (2–5 Jahre bei erregerarmer und 8–12 Jahre bei erregerreicher Form). Deshalb sind Kinder und Jugendliche eher durch primäre Hautreaktionen nach Erregerinokulation und selten durch klinische Merkmale der Bandbreite der adulten Lepra betroffen oder gar stigmatisiert.

Bei Kindern ist die Erfassung und weitere Beobachtung seropositiver Individuen in endemisch betroffenen Gesellschaften wichtig, da sie zunächst keinen Hinweis für eine aktive Erkrankung bieten, jedoch als subklinisch Infizierte das allerdings geringe Risiko einer späteren Krankheitsmanifestation aufweisen. Regionale Inzidenzsteigerungen sind durch Immigrantenpopulationen aus Endemiegebieten zu erwarten, wie unlängst in Taiwan beobachtet.

Erreger. Die Lepra wird durch Mycobacterium leprae hervorgerufen, welches nicht konventionell in vitro gezüchtet

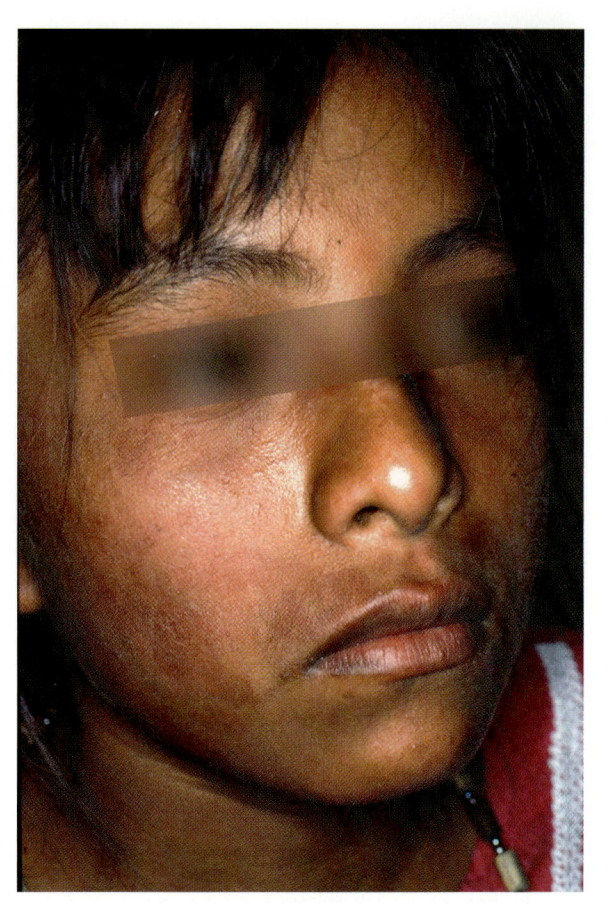

Abb. 15.15. Lepromatöse Lepra bei einem 11-jährigen Mädchen mit disseminierten Infiltraten im Gesicht

werden kann. Es hat sein Wachstumsoptimum bei 30–33°C wie die atypischen Mykobakterien. Umwelteinflüssen gegenüber ist es relativ resistent und bleibt bis zu 10 Tage infektionstüchtig in der Umwelt. Es wächst und vermehrt sich im menschlichen Organismus in Makrophagen, ist also ein obligat intrazellulärer Erreger.

Klinische Bilder. Kinder und Jugendliche werden durch engen und langfristigen Kontakt zu infektionsfähigen Individuen mit erregerreichen Krankheitsformen aerogen oder direkt über Hautverletzungen per inoculationem infiziert (Brubaker et al. 1985). Während – gemessen an den langen Inkubationszeiten – die postprimäre Erkrankung meist erst beim Jugendlichen oder Adoleszenten auftritt, sind bei offenkundigen Inokulationsfällen isolierte initiale makulöse Herde zu erwarten. Bei postprimären Manifestationen ist der relative Anteil erregerarmer Formen bei Kindern gegenüber Erwachsenen höher (z. B. tuberkuloide Lepra).

Für das Kindes- und Jugendalter typisch ist eine isolierte hypopigmentierte makulöse Fläche, die histologisch erregerarm (paucibazillär) ist und den Klassifikationstypen Lepra indeterminata, tuberkuloide Lepra, Borderline-tuberkuloide Lepra entspricht. Auch im weiteren Verlauf überwiegen bei Kindern und Jugendlichen bis 18 Jahre Einzelläsionen der Haut (44%). Borderline-Formen sind selten. Innerhalb weniger Monate oder eines Jahres zeigen die meisten indeterminierten klinischen Fälle eine Entwicklung zum tuberkuloiden Pol der erregerarmen und damit prognostisch günstigen Form. Kinder haben eine überdurchschnittlich gute immunreaktive Abwehrlage, entwickeln nur sehr selten eine erregerreiche lepromatöse Lepra (◘ Abb. 15.15). Diese kommt bei Kindern selbst in hyperendemischen Gebieten nur bei 5% vor.

Unterschätzt werden im Kindes- und Jugendalter Abszesse an Hautnerven (35% der Fälle) im Gefolge einer akuten peripheren Neuritis. Diese früher nicht beobachtete Komplikation tritt offenbar im Gefolge einer Multidrug-Therapie (MDT) auf.

Mit einer Inokulationsprimärläsion ist durchaus auch bei Kindern zu rechnen, da die Stabilität des Erregers in der Umwelt bekannt ist und über Hautdefekte in ein blut- und lymphgefäßhaltiges Korium inokuliert werden kann. Dafür sprechen Einzelbeobachtungen, weiterhin, dass die Monoläsionen im Wesentlichen an unbedeckten Körperstellen auftreten, besonders an den Streckseiten der Extremitäten.

Diagnostik. Bei Lepra im Kindes- und Jugendalter ist im Wesentlichen nur mit erregerarmen Läsionen zu rechnen. Diese können manchmal histologisch unabhängig vom bakterioskopischen Erregernachweis uncharakteristisch sein, sodass die Diagnose einer Lepra in erster Linie auf dem klinischen Eindruck beruht (Monoläsion, hypopigmentiert oder erythematös, häufig unbedeckte Körperstellen). Bei fehlendem Erregernachweis kann die PCR hilfreich sein. Erregerreiche Lepraformen mit der Möglichkeit des Erregernachweises im Nasalabstrich sind in dieser Altersgruppe sehr selten.

❗ **Cave:**
Andere makulöse kutane Hypopigmentationen (z. B. postinflammatorische Hypopigmentation, Vitiligo, andere Leukoderme), auch Hyperpigmentationen führen in Ländern hoher Lepraprävalenz häufig zu klinischen Fehleinschätzungen, die histologisch aber meist eindeutig spezifiziert werden können.

Therapie. Wesentlich ist die erhebliche Wirksamkeit einer MDT (Rifampicin, Sulfone, Clofazimin), die sich in der Therapiedauer danach richtet, ob eine pauci- oder multibazilläre Form einer Lepra vorliegt (6 oder 12 Monate mit 2–5 Jahren klinischer Nachbeobachtung). Bei paucibazillären Formen wird unlängst auch die kombinierte Einmalgabe von Rifampicin, Ofloxacin und Minocyclin empfohlen.

15.3 Infektionen durch gramnegative Erreger

15.3.1 Infektionen durch Meningokokken

Epidemiologie. Der Erreger Neisseria meningitidis hat sein Reservoir lediglich im Menschen selbst. Infektionen treten über Tröpfcheninfektion von Mensch zu Mensch oder durch direkten Kontakt mit Flüssigkeit aus dem Respirationstrakt auf. Auch in den hochzivilisierten Industrieländern kommt es immer wieder zu Cluster-Infektionserkrankungsfällen, deren rasche Diagnose durch die variable Klinik erschwert ist. Trotz Zuhilfenahme des heutigen intensivmedizinischen Standards und einer durchaus effektiven multivalenten Pharmakotherapie ist die Letalität mit 10–34% unvermindert hoch.

Klinisches Bild. Die Erkrankung setzt unvermittelt rasch mit hohem Fieber ein, kann dann im weiteren Verlauf im Rahmen eines breiten Symptomspektrums entweder nur mit Fieber und ohne Hautzeichen über makulopapulöse Effloreszenzen bis hin zu großflächigen lividen und nekrotisierenden Flächen als *Purpura fulminans* imponieren. Etwa 60% der Fälle zeigen hämorrhagische Läsionen mit Petechien, die zu großen hämorrhagischen Flächen konfluieren können. Diese werden besonders an den unteren Extremitäten nekrotisch. In 32% der Fälle zeigt sich ein nichthämorrhagisches, lediglich erythematös-makulopapulöses, in 28% ein disseminiertes rosafarbenes makulöses Exanthem (Marzouk et al. 1991). Besonderheiten in 10% der Fälle sind konjunktivale Petechien und die in 20% auftretende Assoziation mit einem Herpes labialis recidivans. Autopsiestudien zeigen den dominierenden Befall von Haut, Nebennieren und Zentralnervensystem als Ort der disseminierten intravasalen Gerinnung. Klinisch selten erkannt ist der mit 27% hohe Anteil einer akuten Myokarditis.

Diagnostik

> Richtungsweisend sind die labormedizinischen Zeichen einer disseminierten intravasalen Gerinnung sowie die Klinik mit flächenhaften Hauteinblutungen bei Fieber (»febrile Purpura«) und zerebralen Funktionseinschränkungen.

Der Erreger kann bakterioskopisch und kulturell im Liquor nachgewiesen werden, außerdem in und aus Hautbiopsien. Allerdings sind die hohe Zahl von Erkrankten ohne Hautzeichen (etwa 30%) und fehlende Liquorabnormitäten ins Kalkül zu ziehen.

Therapie. 5 therapeutische Ziele sind anzustreben (Übersicht 15.2).

> **Übersicht 15.2. Therapieziele bei Meningokokkeninfektionen**
>
> — Antibiotische Therapie: Cephalosporin 3. Ordnung, z. B. Ceftriaxon, 1-mal pro Tag, günstig bei Kindern (80–100 mg/kgKG pro Tag)
> — Kontrolle der Hyperkoagulabilität (Protein-C-Konzentrat, Frischplasma, ggf. Heparin, Plasmapherese)
> — Schockkontrolle (ggf. extrakorporale Membranoxygenation)
> — Ausgleich der metabolischen Azidose sowie ausreichend bilanzierte Nutrition
> — an den Extremitäten frühzeitige Fasziotomie zur Reduktion des Amputationsrisikos

Prognose. Als Folge der ausgedehnten und tief reichenden Nekrosen (Faszien, Muskulatur und sogar Knochen) ist nach der therapeutischen Stabilisierung des Patienten eine chirurgische Entfernung der Nekrosen (Nekrektomie) vonnöten (Schaller u. Schaller 1986). Diese ist notwendigerweise gefolgt von multiplen Hauttransplantationen und späteren Narbenkorrekturen. In 20% der Fälle sind Fingeramputationen notwendig.

> Die erworbene Protein-C-Defizienz ist mit dem Ausmaß der meist an den unteren Extremitäten etablierten Nekrosen korreliert, außerdem ein Indikator für das Letalitätsrisiko, ebenso wie auch die klinischen Zeichen Hypothermie, Krämpfe und Schockzustand bei der Erstuntersuchung.

Differenzialdiagnose. Andere Ursachen einer Purpura fulminans, z. B. die ausgedehnte neonatale Gangrän bei hereditärem Protein-S- und Protein-C-Mangel. Bei septikämischen Krankheitsbildern sind auch andere gramnegative Bakterien zu verdächtigen: Pseudomonas aeruginosa und E. coli. Außerdem ist eine Echovirusinfektion mit Meningoenzephalitis zu erwägen.

15.3.2 Katzenkratzkrankheit

Epidemiologie. Die Erkrankung wird durch ihren zwar chronischen, jedoch meist folgenlos abheilenden Verlauf sowie ihren variablen und organbezogen zu einer Vielzahl von Differenzialdiagnosen veranlassenden Charakter ärztlich eher verkannt.

80% der Erkrankungen betreffen Kinder und Jugendliche. Die Inzidenz ist in Tirol mit 0,7/100.000/Jahr kalkuliert worden (Solder et al. 1993). Eine niedrigtitrige Seroprävalenz bei gesunden Erwachsenen ist mit 15–30% in Deutschland und Südeuropa recht hoch.

Erreger und Infektionsweg. Bartonella henselae (auch Bartonella quintana) ist ein gramnegatives und pleomorphes Bakterium, welches offenbar in Katzen sein Habitat hat. Die genaue Transmission von der Katze auf den Menschen ist noch unklar, jedenfalls lässt sich bei fast allen Betroffenen ein direkter Katzenkontakt anamnestisch erfragen. Ob auch Fliegen oder Zecken als Vektoren in Frage kommen, ist noch nicht abschließend geklärt. Koinfektionen von Borrelia burgdorferi und B. henselae unter dem klinischen Bild einer »Neuroborreliose« sind berichtet worden.

Klinisches Bild. 85% der Fälle verlaufen zwar subakut, jedoch in der Symptomatologie und hinsichtlich fehlender Spätfolgen benigne (Margileth 1988). Leitsymptom ist ein rasch einsetzendes und dann persistierendes Fieber. Die vermutliche Eintrittspforte an der Haut ist durch eine entzündliche Papel oder Pustel oder selten durch ein Bläschen charakterisiert. Selten finden sich derartige Inokulationsläsionen an der Mundschleimhaut oder der Konjunktiva. In 5% der Patienten findet sich ein polymorphes generalisiertes Exanthem von makulösem, makulopapulösem, morbilliformem, selten petechialem Charakter. Dabei ist Juckreiz nur in wenigen Fällen beschrieben worden. Das akute Krankheitsbild kann eine infektiöse Mononukleose imitieren. Seltene kutane Manifestationen sind ein Erythema nodosum (in etwa 10%), ein Erythema multiforme sowie Ekchymosen bzw. eine immunthrombozytopenische Purpura. Auch bei einer Schoenlein-Henoch-Purpura sollte eine vorangegangene Bartonella-henselae-Infektion erwogen und ggf. serologisch erfasst werden (Ayoub et al. 2002).

Weiteres klinisches Leitsymptom ist eine chronische regionäre Lymphadenopathie (Tabelle 15.1). Präaurikuläre Lymphknotenschwellungen in Verbindung mit Parotisschwellung und Augensymptomen (therapierefraktäre Konjunktivitis, orbitale Schwellung, Makulaödem) werden als *Parinaud-Syndrom* bezeichnet. Häufig sind auch zervikale und axilläre Lymphknoten angeschwollen, seltener inguinale und sogar epitrochleare. Die befallenen Lymphknoten können eitrig einschmelzen und somit fluktuieren.

Die Katzenkratzkrankheit ist meist selbstlimitiert, allerdings geprägt durch häufig lang anhaltende Fieberzustände, schwindet dann aber folgenlos nach 2–4 Monaten.

In etwa 15% der Fälle kommen atypische oder komplikative Verläufe vor. Hier kann es zur Dissemination mit internem Organbefall kommen: Enzephalitis mit Status epilepticus, Fazialisparese, periphere Neuropathie, Neuroretinitis, anteriore Uveitis, osteolytische Läsion (Differenzialdiagnose: Langerhanszell-Histiozytose), Osteomyelitis (gar multifokal) sowie wesentlich auch eine hepatolie-

15.3 · Infektionen durch gramnegative Erreger

Tabelle 15.1. Leitsymptome bakterieller Infektionen im Kindesalter

Leitsymptom	Krankheit(en)	Erreger	Differenzialdiagnosen
Erosionen/schlaffe Blasen, honiggelbe Krusten	Impetigo contagiosa	S. aureus, Koinfektion oder seltener alleinig β-hämolysierende Streptokokken (BHS)	
Nässende Erosionen auf Erythemflächen, ggf. zusätzlich Pusteln, Juckreiz	sekundäre »Impetiginisation« (z. B. bei atopischer Dermatitis, Skabies, Pediculosis capitis)	S. aureus	
Exfoliation auf Erythemflächen	Großbullöse Impetigo contagiosa, SSSS	S. aureus	TEN
Akutes nichtjuckendes Palmoplantarerythem	Staphylokokken-Toxinschocksyndrom	S. aureus	Scharlach, Kawasaki-Erkrankung, Medikamenthypersensitivitätssyndrom, Gloves-and-socks-Syndrom
Flächenhaftes scharf berandetes Erythem	Erysipel, Erysipeloid, Erythema migrans (bei Fieber: Ehrlichiose)	BHS, Erysipelothrix rhusiopathiae, Borrelia afzelii, Borrelia garinii	Familiäres Mittelmeerfieber
Einseitiges ödematöses Erythem (Wange/periorbital)	Pseudoerysipel	Haemophilus influenzae	Erysipel, Furunkel, dentogener Abszess
Ödem, blasses Erythem, Druckschmerz	Fasciitis necroticans	Mischinfektion: BHS, gramnegative Bakterien, Anaerobier	
Persistierendes Erythem des Analtrichters mit Analrhagaden	Perianale Streptodermie	BHS	Psoriasis, Analekzem, Oxyuriasis, Kandidose
Schmerzhafte Weichteilschwellung, z. B. nach Trauma, Varizellen	Streptokokken-Toxinschocksyndrom	BHS	
Ausgestanztes Ulkus mit dunkler Kruste	Ekthma simplex, Milzbrand	BHS, Bacillus anthracis	Kuhpocken, Rikettsienpocken
Flächenhaftes schuppendes Erythem intertriginös	Erythrasma	Corynebacterium minutissimum	Tinea, Psoriasis
Scharf berandete, konfluierte plantare Hornhautdefekte	Keratolysis sulcata	Dermatophilus congolensis, Micrococcus sedentarius	
Unterminiertes Ulkus mit heller/bräunlicher Kruste	Hautdiphtherie	Corynebacterium diphtheriae	
Einseitige zervikale Lymphknotenschwellung und/oder fistulierende Infiltration (seitlicher Hals)	Tuberculosis cutis colliquativa (Skrophuloderm)	Mycobacterium tuberculosis	Nichttuberkulöse mykobakterielle Lymphadenitis, Aktinomykose, Katzenkratzkrankheit
Verruköse akrale Primärpapel mit erythematösen subkutanen lymphgefäßorientierten Knoten am Arm	Aquariumgranulom	Mycobacterium marinum	Sporotrichose, Infektionen durch S. aureus und Nocardia asteroides/brasiliensis
Hypopigmentierter oder erythematöser Einzel-Patch	Lepra	Mycobacterium leprae	
Akute Ekchymosen	Meningokokkensepsis, Purpura fulminans	N. meningitidis, andere gramnegative Bakterien	Neonatale Gangrän bei Protein-C- und -S-Defizienz
Entzündliche Papel oder Pustel, regionäre Lymphknotenschwellung, persistierendes Fieber	Katzenkratzkrankheit	Bartonella henselae	
Disseminierte follikuläre Papulopusteln	Pseudomonasfollikulitis („Whirlpool-Dermatitis")	Pseudomonas aeruginosa	Follikulitis durch S. aureus

Tabelle 15.1 (Fortsetzung)

Leitsymptom	Krankheit(en)	Erreger	Differenzialdiagnosen
Subkutaner roter Knoten	Ekthyma gangraenosum	Pseudomonas aeruginosa	E. coli, Candida, Nocardia
Eitriger Urethralausfluss	Gonorrhö, nichtgonorrhoische eitrige Urethritis	N. gonorrhoeae, Chlamydia trachomatis, Mycoplasma hominis, Ureaplasma urealyticum	
Eitrige Vulvovaginitis präpubertär	Gonorrhö, Streptokokkenvulvovaginitis	N. gonorrhoeae, BHS	Infektionen durch Haemophilus influenzae, Streptococcus pneumoniae, N. meningitidis, E. coli, Yersinien
Akrale Pusteln mit erythematösem Saum	Disseminierte Gonokokkeninfektion	N. gonorrhoeae	
Eitrige Konjunktivitis des Neugeborenen und Kleinkindes	Einschlusskonjunktivitis	Chlamydia trachomatis	N. gonorrhoeae, N. cinerea
Eitrig-einschmelzende inguinale Lymphadenitis (»Bubo«)	Lymphogranuloma venereum, Ulcus molle	Chlamydia granulomatis, Haemophilus ducreyi	Staphylogener Weichteilabszess
Entzündliche Erosionen und hämorragische flache Ulzera (und/Augen/Genitalschleimhaut)	Stevens-Johnson-Syndrom, TEN	Nach Mykoplasmeninfektion, Vakzination, Virusinfekten; häufiger: Medikamente!	
Fieberhaftes akutes Exanthem im Kindesalter		Virusinfektion (70%), BHS, Chlamydien, Mykoplasmen	

Abkürzungen: *BHS* β-hämolysierende Streptokokken, *E.* Escherichia, *N.* Neisseria, *S.* Staphylococcus, *SSSS* subkorneales Staphylokokken-Schälsyndrom, *TEN* toxische epidermale Nekrolyse.

nale Infiltration mit Fieber und Oberbauchschmerz (64%). Auch maligne Tumoren an Brustwand und im Thoraxraum (Rhabdomyosarkom, Ewing-Sarkom, Neuroblastom) und Abszesse (Orbita) können imitiert werden.

Diagnostik. Die heute zur Verfügung stehende Serologie (indirekter Fluoreszenztest, EIA, Westernblot) mindert die Notwendigkeit der Lymphknotenbiopsie. Darüber hinaus steht als sehr sensitive und spezifische Methode die PCR auf Erreger-DNA zur Verfügung (Primärläsion, Feinnadelaspirat aus Lymphknoten, auch aus Pus).

Die Histologie aus befallenen Lymphknoten oder internen Organen (Leber, Milz) zeigt charakteristisch granulomatöse Infiltrate mit zentralen Nekrosen. Im MRT von peripheren Lymphknotenvergrößerungen finden sich typischerweise insbesondere strähnige Verdichtungen in der Umgebung von Lymphknoten.

> Eine Katzenkratzkrankheit sollte im Kindesalter stets bei folgenden Symptomen erwogen werden: prolongiertes Fieber bislang unklarer Genese, axilläre oder zervikale unilaterale Lymphknotenvergrößerungen, akute ZNS-Manifestationen wie Enzephalitis, Status epilepticus, Visusverlust oder Fazialisparese, außerdem bei Oberbauchschmerzen mit multiplem herdförmigem Befall von Leber und Milz.

Dem gegenüber sind die keineswegs seltenen Exantheme sehr variabel, lediglich Inokulationsläsionen könnten Hinweise auf die Ätiologie der Erkrankung bieten und zur Frage eines engen Katzenkontaktes überleiten.

Therapie. Bei unkomplizierten, prognostisch selbstlimitierten Fällen ist eine Therapie nicht nötig, andererseits auch eher kontrovers eingeschätzt. Dem gegenüber sprechen bei systemischen Formen, um Dauer und Schwere der Erkrankung zu reduzieren, diverse Antibiotika gut und schnell an: Rifampicin, Ciprofloxacin, Trimethoprim/Sulfamethoxazol, Makrolide. Bei immunkompromittierten Kindern und Jugendlichen ist darunter von dramatischen klinischen Besserungen berichtet worden. Bei Therapieversagen der Antibiose (Leitsymptom: persistierendes Fieber) sind systemisch Glukokortikosteroide zu erwägen, gar hochdosiert bei Enzephalopathie indiziert.

15.3.3 Erkrankungen durch Pseudomonas aeruginosa (Pseudomonasfollikulitis, Ecthyma gangraenosum)

Epidemiologie. Exogene Pseudomonasinfektionen der Haut werden zunehmend bei Kindern und Erwachsenen berichtet, die Ganzkörperkontakt und abrasive Hautbelastungen in Warmwasseranlagen hatten (Badewanne, Warmwasserbäder, Whirlpools). Bei Kindern ist im häuslichen Umfeld mit pseudomonaskontaminiertem Badespielzeug zu rechnen. Häufig werden auch mehrere Kinder nach Benutzung eines Gemeinschaftsbades in Plastikspielwannen und Planschbecken infiziert. Man rechnet bei entsprechender Exposition mit einer Infektionsrate von 90% bei Kindern gegenüber 50% bei Erwachsenen.

Erreger. Im wesentlichen Pseudomonas-aeruginosa-Stämme der Serogruppen E und F.

Klinisches Bild. Nach einer Latenz von 8–24 h, längstens nach 5 Tagen, treten am Stamm und den proximalen Extremitäten disseminierte, meist follikuläre erythematöse Papeln oder Papulopusteln auf (Hogan 1997; Ratnam et al. 1986). Meist besteht Juckreiz. Zusätzlich kann sich eine schmerzhafte Rötung und Schwellung der Brustdrüsen einstellen. Außerdem kann das Allgemeinbefinden durch Fieber, Übelkeit und Erbrechen beeinträchtigt sein. Das Exanthem dieser Pseudomonasfollikulitis (»Whirlpool-Dermatitis«) schwindet aber letztlich spontan. Unlängst ist von rasch entwickelten, sehr derben und schmerzhaften plantaren Knoten in Kindergemeinschaften berichtet worden, die durch Pseudomonaden hervorgerufen worden sein sollen (»pseudomonas hot foot syndrome«; Fiorillo et al. 2001). Unklar ist, ob diese Erkrankung identisch oder verwandt mit der rekurrierenden palmoplantaren Hidradenitis ist.

Neben dem exogenen Infektionsweg einer kutanen Pseudomonasinfektion ist auch im Kindesalter die hämatogen inszenierte umschriebene Weichteilinfektion eines *Ecthyma gangraenosum* zu berücksichtigen. Es kommt v. a. bei immunkompromittierten Kindern und Jugendlichen (besonders numerische und funktionelle Neutrophilendefekte, okkulte Leukämien), seltener bei Gesunden vor und birgt ein hohes Letalitätsrisiko (durchschnittlich 45%, <2. Lebensmonat sogar 64%; Fergie et al. 1991). Ursächlich ist eine gastrointestinale Pseudomonasinfektion. Meist unter septischen Allgemeinzeichen bilden sich subkutane dunkelrote Knoten mit sekundärer Entwicklung von Blasen oder gar hämorrhagischen Ulzera. Diese sind kutane Manifestationen im Rahmen einer bakteriellen *Septikämie* (Wong et al. 1991).

Benigne nichtseptikämische Verlaufsformen betreffen gesunde Kinder mit offenbar veränderter Darmflora, z. B. unter Antibiotikatherapie. Hierbei sind bevorzugt die Windelregion, besonders das Perineum, und die Axillen betroffen (Boisseau et al. 1992).

Ätiologisch-differenzialdiagnostisch sind zu erwägen: Meningokokkenseptikämie, aber auch Infektionen durch E. coli und Proteus-Spezies sowie Candidaspezies, außerdem Weichteilinfektionen durch Rhizopus (Mucormycosis) und Aeromonas hydrophilia.

Therapie. Bei Pseudomonasfollikulitis ggf. bei stärkeren begleitenden Allgemeinzeichen Ciprofloxacin. Bei Pseudomonasseptikämie unter dem Bild des Ecthyma gangraenosum hochdosierte systemische und prolongierte Antibiose (Ciprofloxacin u. a.), zusätzlich klinische Überwachung und Schockprophylaxe. Eine sorgfältige Nachbeobachtung sollte sich auf die Entdeckung eines Immundefektes richten.

15.3.4 Erkrankungen durch Gonokokken

Epidemiologie. Durch die hohe Prävalenz der genitalen Gonokokkeninfektion in Afrika sind 25–50% der Neugeborenen einer vertikalen Infektion risikohaft ausgesetzt und können postpartal eine – in Europa heute äußerst seltene – Gonokokkenkonjunktivitis entwickeln. Bei präpubertalen Kindern sind frühe und erzwungene Sexualkontakte häufig von genitalen, rektalen und pharyngealen Gonokokkeninfektionen gefolgt. In den industrialisierten Ländern Europas liegt die Gefährdung des Kindes und des Jugendlichen, abgesehen vom sexuellen Missbrauch, in den nicht sexuell übertragenen Gonokokkeninfektionen in Haushalten (kleine Haushaltsepidemien, sog. Cluster) durch gonokokkeninfizierte Mitglieder der Familie oder andere Kontaktpersonen.

Erreger. Es handelt sich um einen gramnegativen Diplococcus (Neisseria gonorrhoeae), der sich obligat intrazellulär vermehrt. Durch spezifische Adhärenzen an Oberflächen für Zielzellen ruft er akut eine eitrige exsudative Entzündung von kanalikulären Strukturen (Urethra, Zervikalkanal, Rektum, Mundschleimhaut, präpubertär auch Vagina) hervor und neigt subakut und chronisch zu aszendierender Ausbreitung (Corpus uteri, Salpingen bzw. Nebenhoden, Prostata).

Zwei epidemiologisch wichtige erregerbedingte Kriterien sind von Belang. Die letzten Jahrzehnte haben einerseits durch die offenbar suffiziente antibiotische Therapie Gonokokkenstämme mit geringeren Virulenzeigenschaften selektiert, sodass heute mit weniger markanten und bedrohlichen klinischen Infektionszeichen zu rechnen ist. Andererseits sind vermehrt β-laktamasebildende Stämme entstanden, die gegenüber Penizillin G resistent sind und grundsätzlich heute die Therapie mit β-laktamasestabilen Cephalosporinen oder Spectinomycin gebahnt haben. Gonokokken asiatischer Provenienz, aber auch aus Großstädten der USA sind mit dieser Penizillinasebildung in erheblichem Prozentsatz belastet. Hongkong und Nigeria melden nunmehr Werte von fast 100%!

Klinisches Bild. Von einer Gonokokkeninfektion können Neugeborene sowie Kinder und Jugendliche aller Altersgruppen betroffen sein (Ingram 1994). Folgende klinische Bilder je nach exogener Infektion eines Neisserien-Adhärenz-fähigen Epithels sind möglich:

- *Akute purulente Gonokokkenkonjunktivitis*:
  Diese tritt beim Neugeborenen in den ersten postpartalen Tagen als eitrig-sezernierende Entzündung der Augen zutage und stellt eine vertikale Infektion, ausgehend vom Geburtskanal der Mutter, dar. In Entwicklungsländern ist die Gonokokkeninfektion die häufigste Ursache dieser Neugeborenenkonjunktivitis, während in zivilisiert-industriellen Ländern Chlamydia trachomatis das häufigste infektiöse Agens dafür darstellt. Auch die Gonokokkenkonjunktivitis bei Klein- und Schulkindern ist im Wesentlichen nicht (!) sexuell übertragen und stellt eine Schmierinfektion, ausgehend von Mitgliedern oder Angehörigen der Familie (Haushaltsepidemien), dar. Mangelnde Hygiene (Hände- und Gesichtswaschung) spielt eine erhebliche Rolle.
- *Akute purulente Urethritis und/oder Zervizitis bzw. Vulvovaginitis* (präpubertär):
  Richtungsweisend ist ein gelblicher eitrig-rahmiger Ausfluss aus der vorderen Harnröhre oder dem Zervikalkanal. Die Erkrankung wird durch Sexualkontakte akquiriert und zeigt eine kurze, schon infektiöse Latenzperiode.

> *Präpubertäre* Mädchen weisen bei einer genitalen Gonokokkeninfektion stets Symptome einer akuten Vulvovaginitis mit Rötung, Schwellung, Nässen und eitrigem Fluor auf (Differenzialdiagnose: Streptokokkenvulvovaginitis). Eine Erkrankung in diesem Alter begründet den deutlichen Verdacht auf einen sexuellen Missbrauch (familiäre Infektions-Cluster!).
> Mit einem asymptomatischen Keimträgertum ist in diesem Lebensabschnitt nicht zu rechnen (Muram et al. 1996; Shapiro et al. 1993). Weitere Indikatoren für sexuellen Missbrauch bei präpubertären Mädchen sind
> - eine symptomatische Gardnerella-vaginalis-Infektion (Leitsymptom: Fluor vaginalis mit Fischgeruch, Letzterer gesteigert durch Beigabe eines Tropfens Kalilauge),
> - Durchmesser des vaginalen Introitus von über 4 mm bei Mädchen unter 13 Jahren sowie
> - vaginale Fremdkörper.
>
> Dem gegenüber sind genitoanale Warzen, Infektionen mit Chlamydia trachomatis, Ureaplasma urealyticum und Mycoplasma hominis keine Indikatoren sexuellen Missbrauchs. Eine Untersuchung auf sexuell übertragene Infektionen durch Kulturen des Vaginalsekrets ist deshalb bei asymptomatischen präpubertären Mädchen nicht indiziert. Demgegenüber ist bei pubertären Mädchen wesentlich, dass Chlamydieninfektionen eher asymptomatisch verlaufen, deutlich mit sexuellem Kontakt korreliert sind und andererseits als Quelle von Infektionen bei Sexualpartnern unter dem Bild der nichtgonorrhoischen eitrigen Urethritis fungieren können.
>
> Antikonzeptiva mindern offenbar bei früher sexueller Aktivität weiblicher Jugendlicher das Risiko einer aszendierenden Infektion durch Chlamydia trachomatis, jedoch nicht dasjenige einer aszendierenden Gonokokkeninfektion mit Salpingitis und den möglichen Folgen einer Infertilität oder gar einer akuten Peritonitis (»pelvic inflammatory disease«).

- *Rektale und pharyngeale Gonokokkeninfektion*:
  Abhängig von den Sexualpraktiken sind auch derlei lokalisierte schleimhautbezogene Infektionen bei Kindern und Jugendlichen zu beachten. Während insbesondere die präpubertäre genitale Gonorrhö stets durch eitrigen Ausfluss geprägt ist, finden sich Symptome einer Entzündung und serös-purulenten Exsudation nur in 10% der rektalen und in 20% der pharyngealen Gonorrhö. Diese Lokalisationen sind bei Fahndung nach Gonokokkeninfizierten, z. B. in der häuslichen Gemeinschaft, stets zu beachten.
- *Disseminierte Gonokokkeninfektion*:
  Offenbar in Abhängigkeit von bakteriellen Virulenzeigenschaften, wahrscheinlich aber auch durch Wirtsqualitäten (latente Komplementdefekte C5–C9) kann bei einer subakuten bis chronischen genitalen Gonokokkeninfektion mit minderer klinischer Symptomatik über eine Bakteriämie ein Krankheitsbild mit gebremster septischer Symptomatik auftreten. Dabei zeigen sich Fieber, Arthralgien/Arthritis und an der Haut charakteristische akrale hämorrhagische Pusteln. Dieses Krankheitsbild wird häufig erst verzögert korrekt diagnostiziert, obwohl es in der Gesamtschau klinischer Symptome recht charakteristisch ist.
- *Gonokokkenarthritis*:
  Diese septische Arthritis mit purulentem Gelenkerguss ist fast immer monartikulär ausgeprägt, betrifft häufig das Kniegelenk und äußert sich in einer schmerzhaften geröteten Schwellung. Die Erkrankung ist eine Folge einer genitalen Gonokokkeninfektion und betrifft im Wesentlichen pubertäre Kinder und Adoleszenten.

Diagnostik. Der Abstrich von eitrigem Sekret ist einerseits für ein Ausstrichpräparat, andererseits für die Anlegung einer spezifischen Kultur vonnöten. Im Ausstrichpräparat bei Methylenblau- und Gram-Färbung lassen sich in neutrophilen Granulozyten intrazellulär Diplokokken darstellen. Über die kulturelle Anreicherung des Erregers lässt sich durch biochemische Tests (Oxidasereaktion) das pathogene Neisseria gonorrhoeae detektieren. Auch die Penizillinasebildung kann über Teststreifen (mittels chromogener Cephalosporine) geprüft werden.

Dem gegenüber ist der Nachweis einer aktiven Gonokokkeninfektion serologisch nur mit Einschränkungen möglich. Hier hat sich im Wesentlichen der indirekte Hämagglutinationstest mit indikatorischen Titern von 1 : 320 und höher bewährt. Zum Nachweis einer Gonokokkeninfektion bei präpubertalen Mädchen ergab die moderne Methode der PCR aus vaginaler Waschflüssigkeit eine höhere Ausbeute als durch Tupferabstrich. Bei adoleszenten Mädchen ist die Erregersuche durch die Polymerase (Ligase)-Kettenreaktion (PCR) aus dem Urin und mittels selbst vollzogenem Vaginalabstrich ein Compliance-förderndes diagnostisches Angebot, auch für Chlamydia trachomatis.

Gegenüber dem Gonokokkennachweis bei Konjunktivitis und genitaler Infektion ist der Erregernachweis bei einer disseminierten Gonokokkeninfektion und der septischen Gonokokkenarthritis etwas schwieriger, da hier die größte Ausbeute aus höheren (proximalen) Abschnitten des Urogenitaltraktes erreicht wird, andererseits ein Gelenkpunktat die Grundlage für den mikroskopischen und kulturellen Nachweis sein muss.

Therapie. Im Hinblick auf das vermehrte Risiko eines penizillinasebildenden Stammes ist heute in erster Linie ein β-laktamasestabiles Cephalosporin in Einmaldosis einzusetzen: Ceftriaxon. Eine Alternative bietet das Spectinomycin, ebenfalls als Einmalinjektion. Berücksichtigt werden müssen höhere und prolongierte Wirkspiegel bei rektaler und pharyngealer Gonorrhö sowie insbesondere der disseminierten Gonokokkeninfektion und gar der septischen monartikulären Gonokokkenarthritis. Wesentlich ist es, die hohe Rate an Koinfektionen mit Chlamydia trachomatis therapeutisch ins weitere Kalkül zu ziehen (ab 9. Lebensjahr Tetracyclin, vorzugsweise aber moderne Erythromycin-Derivate).

Bei der gonorrhoischen Konjunktivitis des Neugeborenen kann lokal Fusidinsäure appliziert werden.

Differenzialdiagnose. Bei der Neugeborenenkonjunktivitis sind folgende infektiöse Erreger zu berücksichtigen: Chlamydia trachomatis, Neisseria cinerea (neben eitriger Exsudation und Konjunktivitis häufig auch orbitale Schwellung, meist als Gonokokkeninfektion fehlinterpretiert; **Cave:** soziales Trauma!) sowie Branhamella (Moraxella) catarrhalis (häufigster Erreger respiratorischer Infektionen im Säuglings- und Kleinkindesalter).

Bei genitaler Gonokokkeninfektion kommen differenzialdiagnostisch die nichtgonorrhoischen eitrigen Infektionen durch Chlamydia trachomatis, Mycoplasma hominis und Ureaplasma urealyticum in Betracht.

15.4 Infektionen durch Chlamydien und Mykoplasmen

Epidemiologie und Erreger. Beim Neugeborenen kann eine vertikale Infektion durch Chlamydia trachomatis Serotyp D–K (okulogenitale Infektionen) zur Neugeborenenkonjunktivitis führen. Im Kindes- und Jugendalter sind respiratorische Infekte inklusive Pneumonie auf Chlamydia pneumoniae und Mycoplasma pneumoniae wegen nicht seltener dermatologischer infektabhängiger Folgen relevant. Beim Jugendlichen kann es sogar zu asymptomatischen Infektionen des Urogenitaltraktes (Chlamydia trachomatis Serotyp D–K) kommen, andererseits in subtropischen und tropischen Regionen zum Lymphogranuloma venereum durch Chlamydia trachomatis Serotyp L1–L3.

Klinische Bilder. Die *Chlamydienkonjunktivitis (sog. Einschlusskonjunktivitis)* ist eine eitrige Entzündung, welche die häufigste Augeninfektion im 1. Lebensmonat darstellt. Diese perinatale Chlamydieninfektion tritt etwa bei 30% der Kinder chlamydienpositiver Mütter 1–2 Wochen nach der Geburt auf und klingt meist nach 3 Wochen spontan ab, ohne Schäden zu hinterlassen. Die Chlamydienkonjunktivitis wird beim Kleinkind mit zunehmendem Alter seltener.

In der Neugeborenenperiode ebenfalls durch Infektion im erregerhaltigen Geburtskanal, häufiger aber im Kindes- und Jugendlichenalter sind Chlamydia pneumoniae und Mycoplasma pneumoniae als Erreger von Infektionen des oberen Respirationstraktes, aber auch bei Pneumonien zu beachten. Para- und postinfektiös kann ein *Erythema nodosum* oder ein *Erythema exsudativum multiforme* (bei Kindern in ca. 10% durch Mykoplasmainfektion bedingt) auftreten. Bei kleinen Infektionsepidemien sind in $1/3$ der Fälle variable Exantheme beschrieben worden, u. a. mit vesikulösem (varioliformem) Charakter. Auch klinisch wie histologisch der subkornealen Pustulose (Sneddon-Wilkinson) ähnliche pustulöse Eruptionen sind unlängst mitgeteilt worden.

> Bei der Konstellation Fieber und Exanthem beim Kind sind neben Viren und heute wieder häufiger Streptokokken, auch Chlamydien und Mykoplasmen als ätiologische Agenzien zu erwägen.

Bei der nichtgonorrhoischen Urethritis handelt es sich um einen subakuten oder chronisch-rezidivierenden eitrigen

Urethralfluor. Bei 50% der betroffenen männlichen Patienten können Chlamydia trachomatis, Ureaplasma urealyticum, Mycoplasma hominis und andere Spezies nachgewiesen werden. Sehr viele Fälle bleiben allerdings ätiologisch ungeklärt.

> Die häufigen asymptomatischen Genitalinfektionen bilden das Reservoir für Infektionsquellen beim Intimkontakt, andererseits bergen asymptomatische oder unbehandelte symptomarme Infektionen das Risiko einer aufsteigenden Infektion: bei weiblichen Jugendlichen Zervizitis, Endometritis, Salpingitis (»pelvic inflammatory disease«) mit potenzieller Sterilität und erhöhter Inzidenz einer ektopen Schwangerschaft, bei männlichen Jugendlichen Orchi-Epididymitis (Differenzialdiagnosen: Hodentorsion, Tumor!).
> Auch bei nachgewiesener Gonokokkeninfektion sind häufige Chlamydien- und Mykoplasmenkoinfektionen therapeutisch zu beachten.

Bei Jugendlichen kann bei einer genitalen Chlamydien- und Mykoplasmeninfektion eine reaktive Arthritis auftreten, besonders bei Trägern des HLA B27-Haplotyps. Bei Kindern überwiegt allerdings die Auslösung durch Infektionen des Digestionstraktes. Ein *juveniler* Beginn eines *M. Reiter* (ca. in 4% der Fälle) mit seronegativer Spondylarthritis sowie einer asymmetrischen Oligoarthritis der unteren Extremität und okulären Symptomen (Konjunktivitis) sollte aber nicht übersehen werden. Als markantes und häufig persistierendes Merkmal ist auf die *Balanitis circinata* an der Glans penis hinzuweisen.

Bei Mykoplasmeninfektion des Respirationstraktes kann postinfektiös (durchaus noch vor nachweisbarer Serokonversion!) ein *Stevens-Johnson-Syndrom* ausgelöst werden. In 75% dieser Fälle sind die Mundschleimhaut, die Genitalschleimhaut und die Konjunktiven gemeinsam betroffen.

Das *Lymphogranuloma venereum* ist eine klassische Geschlechtskrankheit, charakterisiert durch ein zumeist unscheinbares kleines Primärulkus, welches spontan abheilt, und danach eine einseitige eitrig-einschmelzende inguinale Lymphadenitis (»Bubo«). Charakteristisch sind mehrere betroffene Lymphknoten *ober- und unterhalb* des Leistenbandes, welches dadurch einen Sulkus bildet, sowie multifokale Perforationen. Außerdem werden meist die Lymphknoten im kleinen Becken befallen, die Ausgangspunkt des nach 5–10 Jahren etablierten Tertiärstadiums sind. Hierbei sind durch Perforationen und eitrige Einschmelzungen ausgedehnte chronisch-fibrosierende Entzündungen im kleinen Becken entstanden, die ein Lymphödem des Genitales auslösen, außerdem durch Kompression Darm- und Harnwege stenosieren.

Diagnostik. Direkter Erregernachweis mittels Immunfluoreszenz (mit monoklonalen Antikörpern), dabei hohe Spezifität (98%) und Sensitivität (80–90%). Weiterhin Antigennachweis mittels ELISA und Erregernachweis in der Zellkultur (Spezifität 100%, Sensitivität 80–90%, jedoch zeit- und kostenaufwändig). Zusätzlich heute möglich: DNS-Hybridisierungsverfahren (Gen-Probe-Test) sowie Nachweis von spezifischen DNS-Sequenzen mittels PCR. Im Allgemeinen wird man heute den direkten Antigennachweis mit DIF und den serologischen Nachweis insbesondere spezifischer IgM-Antikörper mittels ELISA anstreben.

Therapie. Im Allgemeinen sind Tetrazykline wirksam, jedoch nicht vor dem 9. Lebensjahr anwendbar. Schwächen ergeben sich bei Ureaplasma und Mykoplasmen, sodass heute moderne Makrolide (z. B. Clarithromycin und Azithromycin) die Therapeutika der Wahl sind. Beim Lymphogranuloma venereum bieten sich auch Quinolone (Gyrasehemmer) an, zusätzlich sind meist aufwändige palliative chirurgische Maßnahmen notwendig.

Eine besondere therapeutische Zielrichtung ist die Sanierung der Geburtswege bei einer Schwangeren (Infektionsrisiko für das Neugeborene) und die der asymptomatischen Jugendlichen (Infektionsrisiko Sexualpartner).

Differenzialdiagnose. Beim Ulcus molle (Erreger: Haemophilus ducreyi) entwickeln sich am äußeren Genitale oder an der Portio uteri ein oder mehrere schmerzhafte Ulzera mit unterminierten Rändern. Nach 14 Tagen kommt es zu einer später eitrig-einschmelzenden und perforierenden inguinalen Lymphadenitis, stets *oberhalb* des Leistenbandes. Die Ulzera sind gleichzeitig noch nachweisbar (im Gegensatz zum Lymphogranuloma venereum!). Der bakterielle Ausstrich zeigt charakteristischerweise extrazelluläre kokkoide gramnegative Stäbchen in »Fischzügen«, eine Anreicherung gelingt in einem Bluthämolysat. Therapeutisch ist entweder Erythromycin über 7 Tage oder Ceftriaxon 1-mal 250 mg i.m. oder Ciprofloxacin 2-mal 250 mg p. o. über 3 Tage einzusetzen.

Bei einem *inguinalen staphylogenen Weichteilabszess* zeigt sich ein später fluktuierendes Infiltrat in der Subkutis *unterhalb* des Leistenbandes.

Danksagung

Abbildung 15.15 wurde freundlicherweise von Prof. Dr. R. Gillitzer, Sonthofen, zur Verfügung gestellt.

Literatur

Abeck D, Mempel M (1998) Staphylococcus aureus colonization in atopic dermatitis and its therapeutic implications. Br J Dermatol 139 (Suppl 53): 13–16

Ayoub EM, McBride J, Schmiederer M, Anderson B (2002) Role of Bartonella henselae in the etiology of Henoch-Schoenlein purpura. Pediatr Infect Dis J 21: 28–31

Boisseau AM, Sarlangue J, Perel Y, Hehunstre JP, Taieb A, Maleville J (1992) Perineal ecthyma gangrenosum in infancy and early childhood: septicemic and nonsepticemic forms. J Am Acad Dermatol 27: 415–418

Boyle MF, Singer J (1992) Necrotizing myositis and toxic strep syndrome in a pediatric patient. J Emerg Med 10: 577–579

Brook I (1996) Aerobic and anaerobic microbiology of necrotizing fasciitis in children. Pediatr Dermatol 13: 281–284

Brubaker ML, Meyers WM, Bourland J (1985) Leprosy in children one year of age and under. Int J Lepr Other Mycobact Dis 53: 517–523

Ciftci E, Ince E, Dogru U (2002) Traditions, anthrax, and children. Pediatr Dermatol 19: 36–38

Darmstadt GL, Lane AT (1994) Impetigo: an overview. Pediatr Dermatol 11: 293–303

Fergie JE, Patrick CC, Lott L (1991) Pseudomonas aeruginosa cellulitis and ecthyma gangrenosum in immunocompromised children. Pediatr Infect Dis J 10: 496–500

Fiorillo L, Zucker M, Sawyer D, Lin AN (2001) The pseudomonas hot-foot syndrome. N Engl J Med 345: 335–338

Foster SV, Demmler GJ, Hawkins EP, Tillman JP (1993) Pediatric cervicofacial actinomycosis. South Med J 86 : 1147–1150

Fustes-Morales A, Guiterrez-Castrellon P, Duran-McKinster C, Orozco-Covarrubias L, Tamayo-Sanchez L, Ruiz-Maldonado R (2002) Necrotizing fasciitis: report of 39 pediatric cases. Arch Dermatol 138: 893–899

Gemmell CG (1995) Staphylococcal scalded skin syndrome. J Med Microbiol 43: 318–327

Heidelberger A, Cremer H, Ring J, Abeck D (2000) Perianale streptogene Dermatitis. Hautarzt 51: 86–89

Hoeger PH, Lenz W, Boutonnier A, Fournier JM (1992) Staphylococcal skin colonization in children with atopic dermatitis: prevalence, persistence, and transmission of toxigenic and nontoxigenic strains. J Infect Dis 165: 1064–1068

Hogan PA (1997) Pseudomonas folliculitis. Australas J Dermatol 38: 93–94

Ingram DL (1994) Neisseria gonorrhoeae in children. Pediatr Ann 23: 341–345

Jarvis WR (1996) The epidemiology of colonization. Infect Control Hosp Epidemiol 17: 47–52

Jordaan HF, Schneider JW, Abdulla EA (2000) Nodular tuberculid: a report of four cases. Pediatr Dermatol 17: 183–188

Joshi W, Davidson PM, Jones PG, Campbell PE, Roberton DM (1989) Nontuberculous mycobacterial lymphadenitis in children. Eur J Pediatr 148: 751–754

Lina G, Gillet Y, Vandenesch F, Jones ME, Floret D, Etienne J (1997) Toxin involvement in staphylococcal scalded skin syndrome. Clin Infect Dis 25: 1369–1373

Margileth AM (1988) Dermatologic manifestations and update of cat scratch disease. Pediatr Dermatol 5: 1–9

Marsch WC, Ott A, Fehrenbach FJ (1986) Toxinschocksyndrom. Hautarzt 37: 410–412

Marzouk O, Thomson AP, Sills JA, Hart CA, Harris F (1991) Features and outcome in meningococcal disease presenting with maculopapular rash. Arch Dis Child 66: 485–487

Moss RL, Musemeche CA, Kosloske AM (1996) Necrotizing fasciitis in children: prompt recognition and aggressive therapy improve survival. J Pediatr Surg 31: 1142–1146

Muram D, Speck PM, Dockter M (1996) Child sexual abuse examination: is there a need for routine screening for N. gonorrhoeae? J Pediatr Adolesc Gynecol 9: 79–80

Noble WC (1998) Skin bacteriology and the role of staphylococcus aureus in infection. Br J Dermatol 139 (Suppl 53): 9–12

Ochs MW, Dolwick MF (1991) Facial erysipelas: report of a case and review of the literature. J Oral Maxillofac Surg 49: 1116–1120

Oranje AP (1997) Diagnosis and treatment of pustular disorders in the neonate. Pediatr Dermatol 14: 131–143

Pandit N, Yeshwanth M (1999) Cutaneous diphtheria in a child. Int J Dermatol 38: 298–305

Patrizi A, Costa AM, Fiorillo L, Neri I (1994) Perianal streptococcal dermatitis associated with guttate psoriasis and/or balanoposthitis: a study of five cases. Pediatr Dermatol 11: 168–171

Pichichero ME (1998) Group A beta–hemolytic streptococcal infections. Pediatr Rev 19: 291–302

Prevost G, Couppie P, Monteil H (2003) Staphylococcal epidermolysins. Curr Opin Infect Dis 16: 71–76

Ramdial PK, Mosam A, Mallett R, Aboobaker J (1998) Papulonecrotic tuberculid in a 2-year-old girl: with emphasis on extent of disease and presence of leucocytoclastic vasculitis. Pediatr Dermatol 15: 450–455

Ratnam S, Hogan K, March SB, Butler RW (1986) Whirlpool-associated folliculitis caused by Pseudomonas aeruginosa: report of an outbreak and review. J Clin Microbiol 23: 655–659

Raymond J, Bingen E, Brahimi N, Bergeret M, Lepercq J, Badoual J, Gendrel D (1997) Staphylococcal scalded skin syndrome in a neonate. Eur J Clin Microbiol Infect Dis 16: 453–454

Resnick SD (1992) Staphylococcal toxin-mediated syndromes in childhood. Semin Dermatol 11: 11–18

Schaller RT Jr, Schaller JF (1986) Surgical management of life-threatening and disfiguring sequelae of fulminant meningococcemia. Am J Surg 151: 553–556

Sehgal VN, Chaudhry AK (1993) Leprosy in children: a prospective study. Int J Dermatol 32: 194–197

Sehgal VN, Jain MK, Srivastava G (1989) Changing pattern of cutaneous tuberculosis. A prospective study. Int J Dermatol 28: 231–236

Sehgal VN, Sehgal S (1988) Leprosy in young urban children. Int J Dermatol 27: 112–114

Shah AS, Kamino H, Prose NS (1992) Painful, plaque-like, pitted keratolysis occurring in childhood. Pediatr Dermatol 9: 251–254

Shapiro RA, Schubert CJ, Myers PA (1993) Vaginal discharge as an indicator of gonorrhea and Chlamydia infection in girls under 12 years old. Pediatr Emerg Care 9: 341–345

Sing A, Heesemann J (2005) Imported cutaneous diphtheria, Germany 1997–2003. Emerg Infect Dis 11: 343–344

Solder B, Allerberger F, Covi B, Maurer K, Scheminzky C, Kreczy A, Schon G, Dierich MP (1995) Katzenkratzkrankheit durch Bartonella henselae. Immun Infekt 23: 228–231

Spencer RC (1995) Invasive streptococci. Eur J Clin Microbiol Infect Dis 14 (Suppl 1): 26–32

Thestrup Pedersen K (1998) Bacteria and the skin: clinical practice and therapy update. Br J Dermatol 139 (Suppl 53): 1–3

Talan DA, Citron DM, Abrahamian FM, Moran GJ, Goldstein EJ (1999) Bacterial analysis of infected dog and cat bites. N Engl J Med 340: 85–92

Tur E, Brenner S, Meiron Y (1996) Scrofuloderma (tuberculosis colliquativa cutis). Br J Dermatol 134: 350–352

Van Praag MC, Van Rooij RW, Folkers E, Spritzer R, Menke HE, Oranje AP (1997) Diagnosis and treatment of pustular disorders in the neonate. Pediatr Dermatol 14: 131–143

Veien NK (1998) The clinician´s choice of antibiotics in the treatment of bacterial skin infection. Br J Dermatol 139 (Suppl 53): 30–36

Vugia DJ, Peterson CL, Meyers HB, Kim KS, Arrieta A, Schlievert PM, Kaplan EL, Werner SB (1996) Invasive group A streptococcal infections in children with varicella in Southern California. Pediatr Infect Dis J 15: 146–150

Waldhausen JH, Holterman MJ, Sawin RS (1996) Surgical implications of necrotizing fasciitis in children with chickenpox. J Pediatr Surg 31: 1138–1141

Wiesenthal AM, Todd JK (1984) Toxic shock syndrome in children aged 10 years or less. Pediatrics 74: 112–117

Wilkinson JD (1998) Fusidic acid in dermatology. Br J Dermatol 139 (Suppl 53): 37–40

Wilson GJ, Talkington DF, Gruber W, Edwards K, Dermody TS (1995) Group A streptococcal necrotizing fasciitis following varicella in children: case reports and review. Clin Infect Dis 20: 1333–1338

Wohlrab J, Rohrbach D, Marsch WC (2000) Keratolysis sulcata (pitted keratolysis): clinical symptoms with different histological correlates. Br J Dermatol 143: 1348–1349

Wolinsky E (1995) Mycobacterial lymphadenitis in children: a prospective study of 105 nontuberculous cases with long-term follow-up. Clin Infect Dis 20: 954–963

Wong SN, Tam AY, Yung RW, Kwan EY, Tsoi NN (1991) Pseudomonas septicaemia in apparently healthy children. Acta Paediatr Scand 80: 515–520

Wong VK, Hitchcock W, Mason WH (1989) Meningococcal infections in children: a review of 100 cases. Pediatr Infect Dis J 8: 224–227

Lyme-Borreliose und andere Spirochätosen

H. Hofmann

16.1 Lyme-Borreliose bei Kindern – 255
16.1.1 Jarisch-Herxheimer-Reaktion – 262
16.1.2 Lyme-Borreliose in der Schwangerschaft – 262
16.1.3 Prophylaxe und Verhalten bei Zeckenstichen – 262
16.1.4 Impfung – 263

16.2 Andere Spirochätosen – 263
16.2.1 Syphilis im Kindesalter – 263
16.2.2 Endemische Treponematosen – 264

Literatur – 265

16.1 Lyme-Borreliose bei Kindern

Die Borrelia-burgdorferi-Infektion gilt als die häufigste vektorübertragene Infektionskrankheit im Kindesalter. Die seit 1986 international akzeptierte Bezeichnung »Lyme-Borreliose« ist zurückzuführen auf das gehäufte Auftreten einer kindlichen Arthritis in der Stadt Lyme, Connecticut. Aufgrund der Initiative von Müttern der erkrankten Kinder wurde eine epidemiologische Untersuchung von Steere durchgeführt und 1975 publiziert. In Europa wurden bereits 1883 von Buchwald die Acrodermatitis chronica atrophicans und 1910 von Afzelius das Erythema migrans nach Zeckenstichen beschrieben. 1922 berichteten Garin und Bujadoux über neurologische Erkrankungen nach Zeckenstichen, die 1942 von Bannwarth als Syndrom definiert wurde.

1946 wurde erstmals von Nana Schwarz in Schweden die Akrodermatitis mit Penizillin erfolgreich behandelt. In Übertragungsversuchen von erkrankter Haut konnten die deutschen Dermatologen Götz, Binder und Paschoud Anfang der 1950er-Jahre zeigen, dass es sich um eine Infektionskrankheit handelt. Jedoch erst durch die Entdeckung und Anzucht der Spirochäte aus dem Mitteldarm der Zecke durch Willi Burgdorfer und seine Mitarbeiter 1982 ist das Krankheitsspektrum der B.-burgdorferi-Infektion klar definierbar geworden. Es handelt sich um eine Erkrankung, die v. a. die Haut, das zentrale und periphere Nervensystem und die Gelenke, selten auch Muskeln, Bindegewebe und andere Organe infiziert und in Abhängigkeit von der Borreliengenospezies und der Immunreaktion des Patienten einen unterschiedlichen Verlauf nehmen kann.

Die intensive Aufklärung der Bevölkerung durch die Medien hat wesentlich zur Erkennung der Frühinfektion beigetragen, sie hat aber auch zu Missverständnissen, übertriebenen Ängsten, Fehldiagnosen und Fehlbehandlungen geführt. Eine klare Definition des Krankheitsbildes, der Diagnostik und Therapie ist dringend notwendig.

Epidemiologie. B.-burgdorferi-Infektionen treten weltweit in den temperierten Zonen der nördlichen Hemisphäre auf. Regional gibt es große Unterschiede in der Häufigkeit der Infektion.

Kinder haben – bedingt durch ihren häufigen Aufenthalt im Freien – eine höhere Inzidenz der Lyme-Borreliose. Amerikanische Kinder zwischen 5 und 10 Jahren hatten 60 Infektionen pro 100.000 Einwohner. Bei Personen über 15 Jahren erkrankten 36 von 100.000 Einwohnern/Jahr. Anders als in den USA ist die Lyme-Borreliose in Europa bisher keine meldepflichtige Erkrankung. Aussagefähige prospektive bevölkerungsbezogene epidemiologische Untersuchungen gibt es kaum. In Österreich und Slowenien wird die Inzidenz auf 120–140/100.000 Einwohner geschätzt (Styrle 1996).

In Südschweden wurde 1992 über ein Jahr eine beispielhafte epidemiologische Studie durchgeführt (Berglund 1995). Bei 16.500 serologisch untersuchten Personen und 1880 gemeldeten Erkrankungen erfüllten 1471 die Falldefinition, das entspricht für Südschweden einer jährlichen

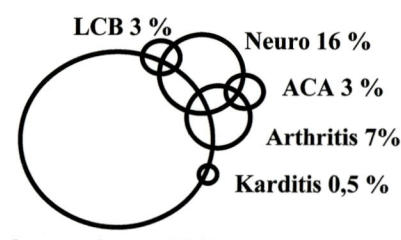

Abb. 16.1. Epidemiologische Untersuchung in Südschweden 1992/93. Prozentuale Verteilung der verschiedenen Manifestationen der Lyme-Borreliose

Inzidenz von 69/100.000 Einwohnern. Kinder hatten bei dieser Untersuchung keine höhere Inzidenz als Erwachsene. Die Autoren fanden erhebliche regionale Schwankungen von 26–160 Erkrankungen pro 100.000 Einwohner. 77% der Patienten hatten ein Erythema migrans, 2% hatten multiple Erytheme als Ausdruck einer disseminierten Hautborreliose. 16% hatten eine Neuroborreliose, 7% eine Lyme-Arthritis, 3% eine Acrodermatitis chronica atrophicans (ACA), 3% eine Lymphadenitis cutis benigna (LCB) und in 0,5% eine Karditis. 6% hatten mehr als eine Manifestation (Abb. 16.1).

Die anatomische Verteilung der Zeckenstiche war signifikant unterschiedlich zwischen Erwachsenen und Kindern. 49% der Stiche traten bei Kindern im Kopfbereich auf, bei Erwachsenen nur in 2%. Erwachsene wurden in 62% an den unteren Extremitäten gestochen, Kinder dagegen nur in 18%. Neurologische Symptome traten häufiger nach einem Stich im Kopf-Hals-Bereich auf. Berglund et al. beobachteten bei 28% der Kinder, aber nur bei 12% der Erwachsenen eine Neuroborreliose. Lymphozytome traten bei Kindern in 7%, bei Erwachsenen nur in 2% auf (Tabelle 16.1).

Übertragung und Pathogenese. Die Spirochäte B. burgdorferi wird in erster Linie von Schildzecken übertragen, in Europa von *Ixodes ricinus*, in USA von *Ixodes scapularis* und *pacificus*. Ob die Übertragung auch durch andere blutsaugende Insekten möglich ist, ist umstritten. Vereinzelte Berichte postulieren die Übertragung durch Tabaniden.

Xenobiotische Experimente haben gezeigt, dass das Risiko der Übertragung mit der Saugzeit zunimmt. Reservoir für Borrelien sind kleine Nagetiere, Rehe und Hirsche. *B. burgdorferi* ist eine 8–30 µm lange und 0,2–0,5 µm dicke, bewegliche, mikroaerophile Spirochäte. Die Generationszeit ist mit 6–20 h sehr lang. Sie ist in komplexen Spezialmedien anzüchtbar. Das Genom ist vollständig sequenziert. Es besteht aus einem linearen Chromosom und mindestens 17 linearen und zirkulären Plasmiden. Die biologische Bedeutung der zahlreichen Plasmide ist noch nicht klar. Sie sind beteiligt an der hohen antigenen Variabilität und der Fähigkeit, der Immunabwehr zu entkommen (Fraser 1997).

Die pathogenetischen Voraussetzungen für die unterschiedlichen Verläufe der Lyme-Borreliose werden derzeit intensiv untersucht. Bisher wurden 8 verschiedene Genospezies von B. burgdorferi sensu lato beschrieben:

- humanpathogene Genospezies B. burgdorferi sensu stricto in den USA und Europa,
- B. afzelii, B. garinii, B. valaisiana und eine neue Subspezies Borrelia A 14 S (B. spielmani) in Europa sowie
- apathogene B. lusitania in Europa, B. japonica in Japan und B. andersonii in den USA.

Die unterschiedlichen humanpathogenen Genospezies haben wahrscheinlich unterschiedliche Organtropismen. Obwohl *B. burgdorferi* primär extrazellulär lebende Bakterien sind, können sie auch in Zellen, z. B. Fibroblasten, überleben und dadurch zu einer chronischen persistierenden Infektion führen. B. burgdorferi ist ein effektiver Stimulator der T-Lymphozyten und kann durch molekulare Ähnlichkeiten, z. B. von dem Oberflächenprotein OspA mit humanem LFA 1, möglicherweise Autoimmunreaktionen induzieren (Groß 1998).

Pathogenetisch wichtig ist die Fähigkeit der Borrelien, durch variable Expression bestimmter Oberflächenproteine, die sich an wirtsspezifische Proteine binden, der Immunabwehr zu entkommen. So bindet z. B. OspA an Plasminogen (Fuchs 1994). Die Bindung von Decorin-bindungsprotein A an Decorin erleichtert die Migration in der extrazellulären Matrix.

Klinisches Bild. Borrelia burgdorferi wird von der infizierten Zecke bei der Blutmahlzeit auf den Menschen übertragen. Der Verlauf der Borrelia-burgdorferi-Infektion ist individuell sehr unterschiedlich. Man unterscheidet ein lokalisiertes und disseminiertes Frühstadium sowie ein Spätstadium. Wie bei der Syphilis gibt es eine Latenzphase, in der der Erreger lebt, aber keine Krankheitserscheinungen erkennbar sind (Abb. 16.2). Nach dem Zeckenstich kommt es nach einem erscheinungsfreien Intervall von Tagen bis Wochen zunächst zu einer lokalisierten Infektion in der Haut. Die durch die Spirochäten ausgelöste Entzündungsreaktion kann unterschiedlich stark ausgeprägt sein. Dadurch erklärt sich die große Variabilität des klinischen Bildes.

Tabelle 16.1. Lokalisation von Zeckenstichen bei Kindern und Erwachsenen in Beziehung zu der klinischen Manifestation der Lyme-Borreliose

	Erwachsene n=1239 (84%)	Kinder n=232 (16%)
Zeckenstiche Kopf/Hals Unterschenkel/Kniekehle	2% 62%	49% 18%
Neuroborreliose	14%	28%
Lymphozytom	2%	7%

Abb. 16.2. Krankheitsverlauf der Lyme-Borreliose

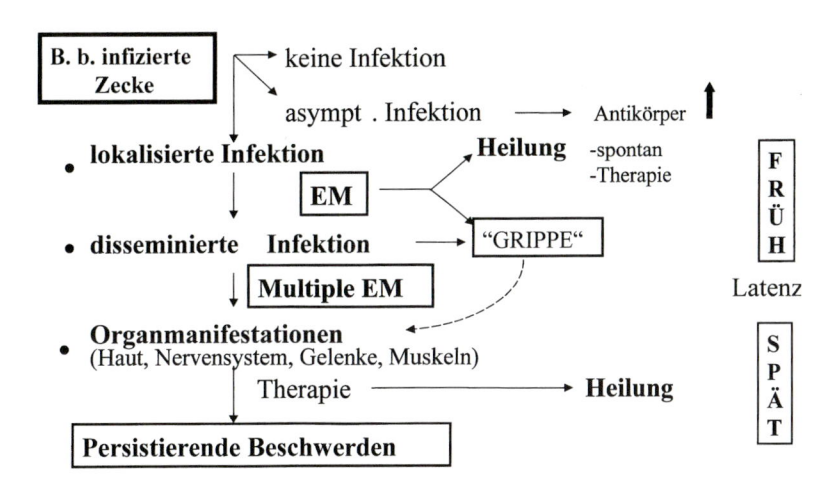

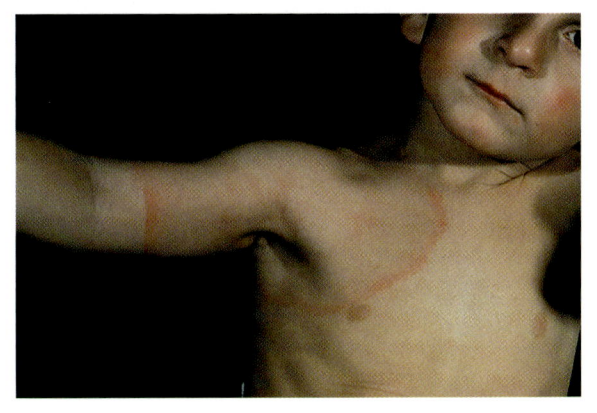

Abb. 16.3. Typisches randbetontes Erythema chronicum migrans mit zentraler Abblassung am rechten Arm

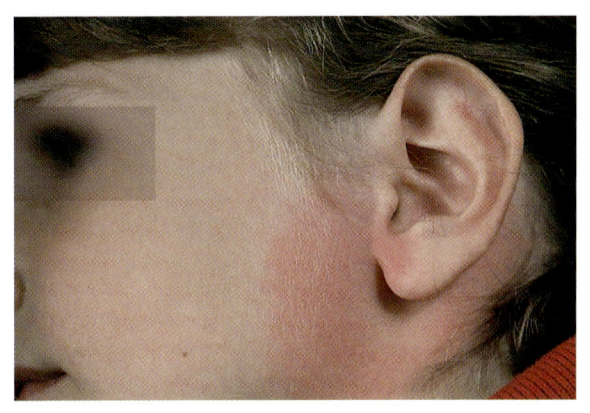

Abb. 16.4. Homogen gerötetes Erythema migrans ohne Randbetonung und Progredienz am linken Ohr

Die häufigste Erscheinungsform ist das Erythema migrans (EM), ein Erythem, das typischerweise nach einem freien Intervall von Tagen bis Wochen in der Umgebung des Zeckenstichs entsteht und sich entsprechend der Migration der Borrelien in der Haut über Wochen bis Monate zentrifugal ausbreitet. Die Variabilität des Erythema migrans ist groß. Es gibt neben den typischen randbetonten hellroten Erythemen mit zentraler Abblassung (Abb. 16.3), homogene flammend- oder livid-rote (Abb. 16.4), wandernde oder stationäre Erytheme, gelegentlich mit Infiltration und starker Überwärmung oder zentraler Vesikulation (Hofmann 2005).

Differenzialdiagnostisch kommen eine persistierende Insektenstichreaktion, ein mitigiertes Erysipel oder sogar eine Herpes-simplex-Infektion in Frage. Das Erythem kann sehr blass und nur bei Erwärmung sichtbar sein, sodass es als Urtikaria verkannt wird (Abb. 16.5). Diese Varianten werden häufig fehldiagnostiziert oder übersehen.

Das klinische Bild der Frühinfektion zeigt im Kindesalter gegenüber dem Erwachsenenalter zusätzliche Besonderheiten. Das Erythema migrans tritt besonders häufig im Kopf-Hals-Bereich auf. Die Entzündungsreaktion kann sehr schwach ausgeprägt sein und wird wegen fehlender

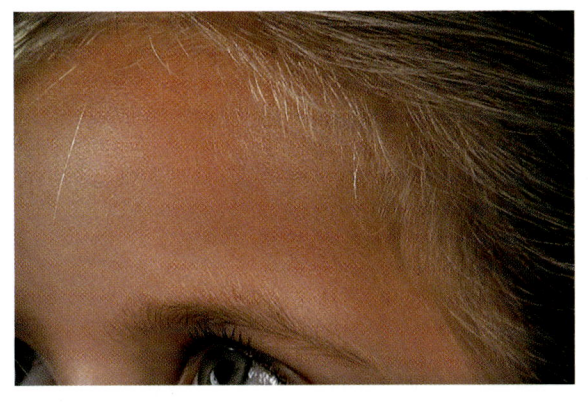

Abb. 16.5. Flüchtiges, nur bei Erwärmung auftretendes Erythem an der Stirn und Kapillitium mit »Grippesymptomen« (Differenzialdiagnose: Urtikaria) 2 Wochen nach Entfernung einer Zecke in dieser Region

subjektiver Beschwerden häufig übersehen. Mit zunehmender Aufklärung und Aufmerksamkeit der Eltern und Ärzte werden auch fleckige und flüchtige Erytheme beobachtet. Fleckige Erytheme auf beiden Wangen mit bräunlich-roten lymphozytären Infiltraten bei einem 5-jährigen Jungen sind in Abb. 16.6 dargestellt.

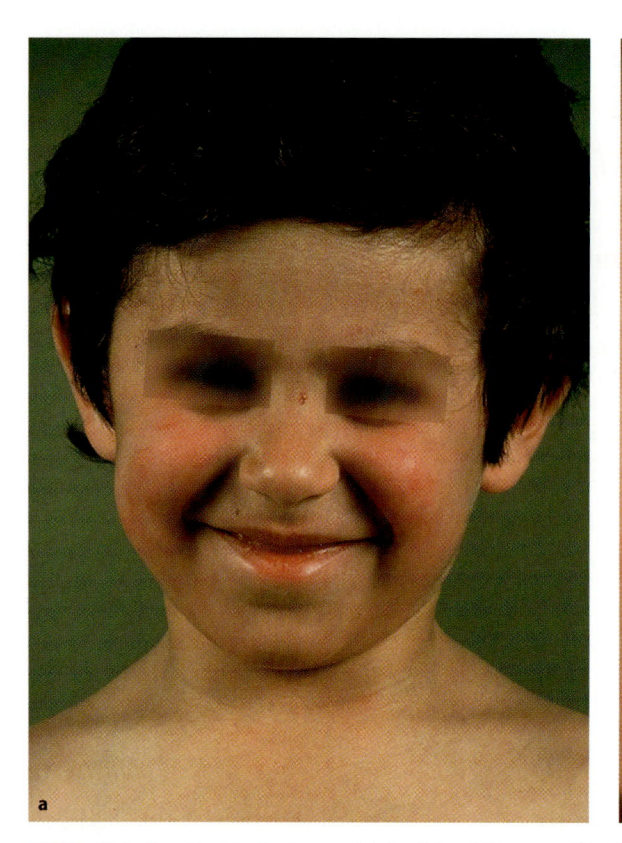

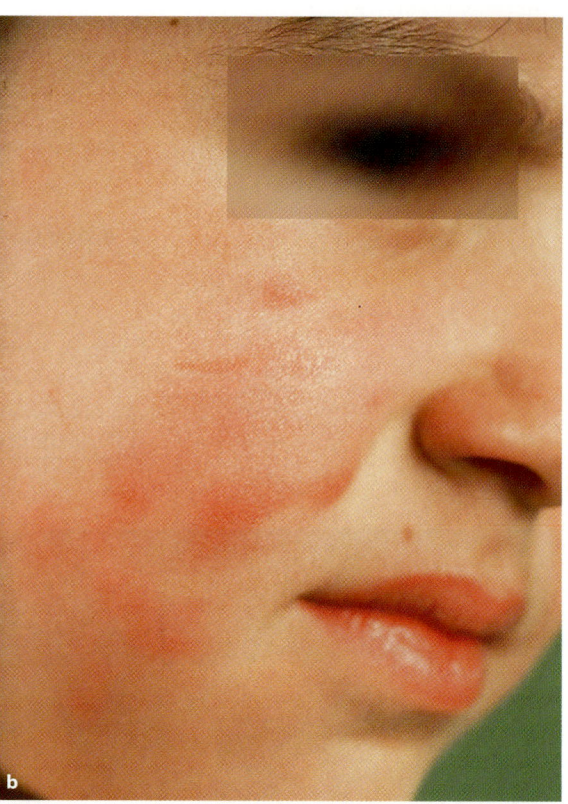

Abb. 16.6a, b. **a** Fleckige Erytheme mit bräunlichen Infiltraten auf beiden Wangen. **b** Detailaufnahme der Infiltrate

Der Nachweis von erhöhten borrelienspezifischen IgM- und IgG-Antikörpern und das prompte Ansprechen auf die Antibiotikatherapie bestätigen die klinische Diagnose. Bei Kindern kommt es häufig im Bereich des Ohrs, der Mamille und des Skrotums zu einer lymphozytären Hyperplasie. Sie tritt meist solitär an der Stichstelle als Borrelienlymphozytom (Lymphadenosis benigna cutis Bäferstedt) auf (Abb. 16.7), gelegentlich aber auch disseminiert und gleichzeitig mit einem Erythema migrans.

Mit dem Erythema migrans treten häufig grippeartige Allgemeinsymptome auf wie leichtes Fieber, Müdigkeit, Arthralgien und Kopfschmerzen. Sie sind Ausdruck der beginnenden hämatogenen Disseminierung. Die regionalen Lymphknoten können angeschwollen sein.

> Mit der hämatogenen Disseminierung können multiple Erytheme auftreten, die erst bei sorgfältiger Inspektion der Haut des Kindes erkannt werden *(multiple Erythemata migrantia)*.

Sie imponieren meist als asymptomatische homogene hellrote und scharf abgegrenzte ovale Erytheme (Abb. 16.8). Im Bereich des Primärherdes kann man oft noch die Zeckenstichreaktion zentral erkennen. Sowohl aus dem Primärherd wie aus den multilokulären Herden können Borrelien angezüchtet oder B.-burgdorferi-DNS nachgewiesen werden.

Im disseminierten Frühstadium und auch im Spätstadium sind bei Kindern in Europa neurologische Symptome, v. a. aseptische lymphozytäte Meningitis und Neuritis cranialis (z. B. Fazialisparese) zu finden. Während in den USA gehäuft die von Steere 1976 erstmals beschriebene Lyme-Arthritis bei Kindern beobachtet wird, ist sie in Europa eher seltener (Abb. 16.9)

Diese unterchiedlichen Organmanifestationen sind wahrscheinlich durch verschiedene Genospezies von *B. burgdorferi sensu lato* bedingt. In den USA wurde bisher ausschließlich *B. burgdorferi sensu stricto* isoliert, die ei-

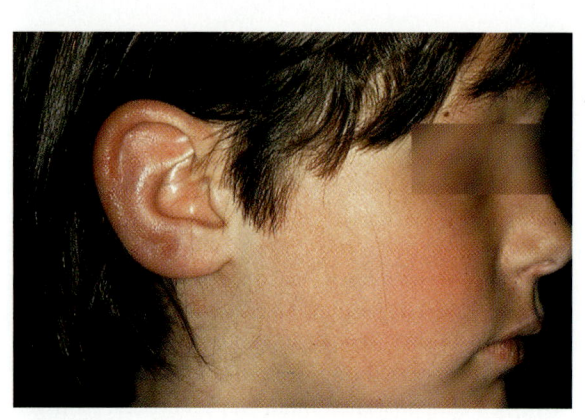

Abb. 16.7. Borrelienlymphozytom am rechten Ohr

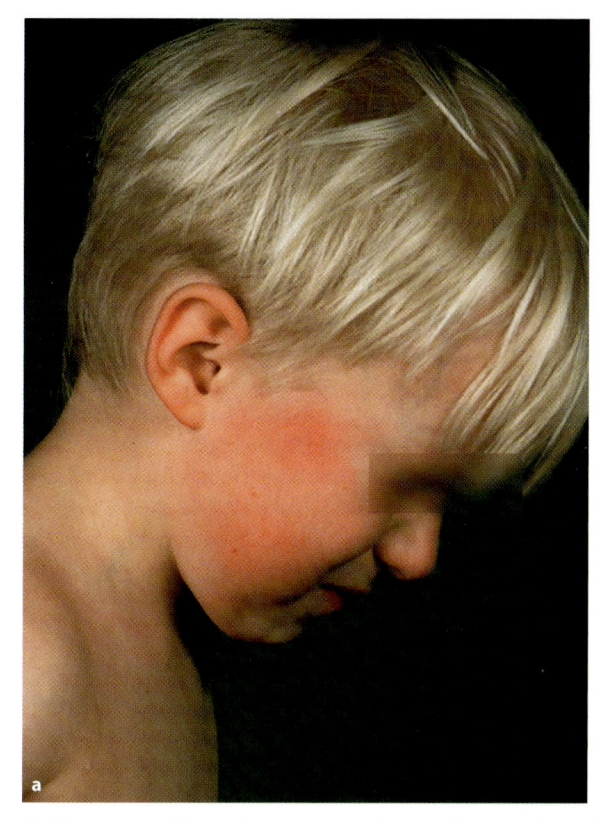

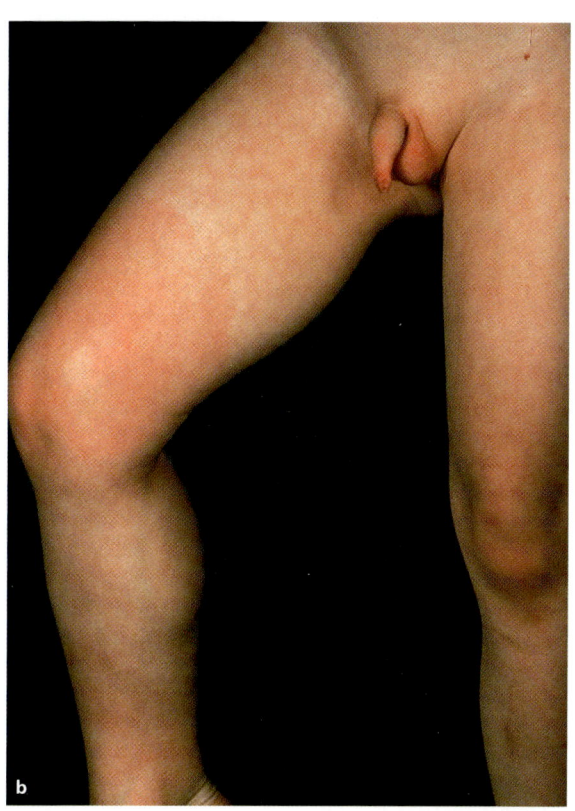

Abb. 16.8a, b. Disseminierte Lyme-Borreliose. **a** Diffuse fleckige Erytheme im Gesicht bei disseminierter Lyme-Borreliose mit Fieber und Meningitis. **b** Multilokuläre Erytheme an den Beinen

nen Organtropismus zu Gelenken zeigt. In Europa wurden außerdem noch 2 weitere Genospezies isoliert: B. garinii mit Affinität zum Nervensystem und B. afzelii, die v. a. zu chronischen Hautinfektionen mit zunehmender Atrophie von Epidermis und Bindegewebe führt, der *Acrodermatitis chronica atrophicans*. Diese Spätmanifestation tritt in den USA nicht auf. 2 weitere Genospecies B. valaisiana und Borrelia A14 S wurden bisher nur aus Erythema migrans in Europa isoliert.

Die Akrodermatitis wurde bei Kindern bisher selten beschrieben und unterscheidet sich klinisch von dem klassischen Bild der Acrodermatitis chronica atrophicans, das erst nach jahre- bis jahrzehntelanger Infektion entsteht. Die Haut erscheint zunächst livide marmoriert, teigig entzündlich infiltriert. Die Epidermis ist unverändert (Abb. 16.10). Im Rahmen der B.-burgdorferi-Infektion kann es zur Sklerose und Fibrose des Bindegewebes kommen.

Die Beziehung von Borrelien zur zirkumskripten Sklerodermie sind noch nicht endgültig geklärt. Erhöhte Borrelienantikörper sind bei einem Teil der Patienten im Serum nachweisbar. Es ist unklar, ob es sich um Kreuzreaktionen mit anderen nicht identifizierten verwandten Bakterien oder mit Autoantigenen der extazellulären Matrix handelt, die molekulare Ähnlichkeiten mit B.-burgdorferi-Proteinen haben. In den meisten Fällen lässt sich jedoch weder B. burgdorferi anzüchten noch B.-burgdorferi-DNS mittels

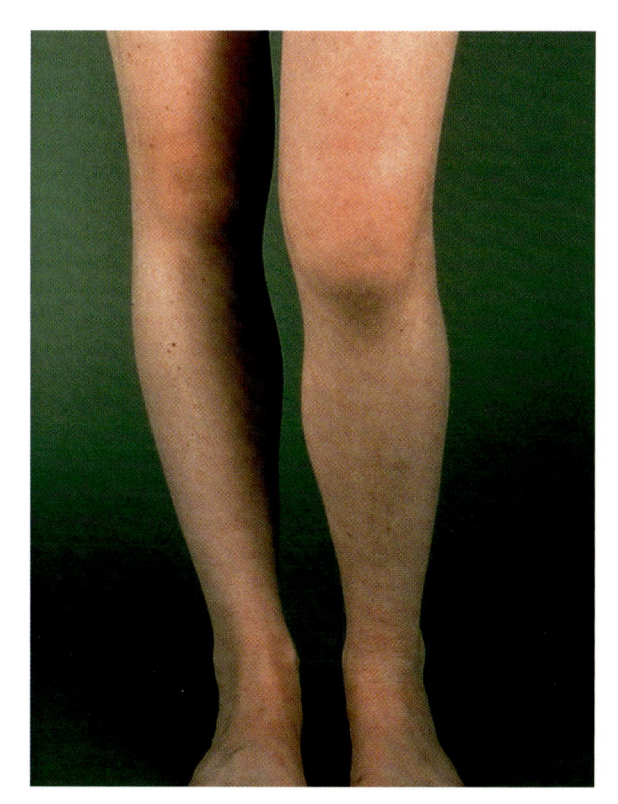

Abb. 16.9. Lyme-Arthritis am linken Knie bei einem 15-jährigen Mädchen, intermittierende Schwellung des linken Knies

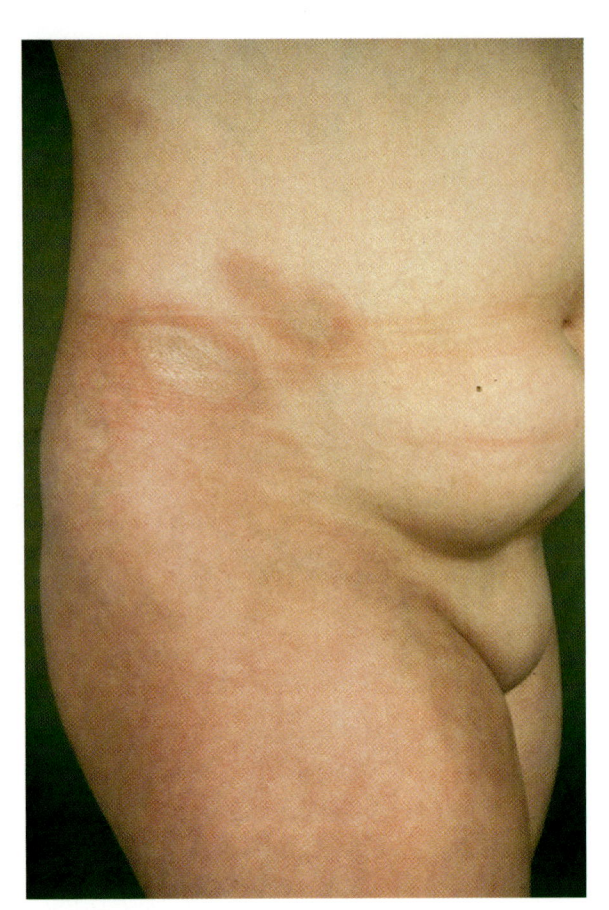

Abb. 16.10. Akrodermatitis mit livider netzartiger Verfärbung des rechten Beines und zirkumskripten Sklerodermieherden an der rechten Flanke bei einem 11-jährigen Mädchen

Polymerasekettenreaktion (PCR) amplifizieren (Wienecke 1995; De Vito 1996; Hofmann 1997).

Diagnostik. Die frühzeitige Diagnose ist die Voraussetzung für eine erfolgreiche Therapie. Je länger die Infektion besteht, desto häufiger werden Defektheilungen oder persistierende Beschwerden nach Therapie beobachtet. Das typische Erythema migrans nach Zeckenstich kann klinisch eindeutig diagnostiziert und ohne weitere Labordiagnostik antibiotisch behandelt werden. Bei atypischen Formen sollte eine serologische Untersuchung auf B.-burgdorferi-spezifische IgM- und IgG-Antikörper durchgeführt werden. Bei negativer Serologie und unklarem klinischem Bild kann aus einer Hautbiopsie (3-mm-Stanze) B. burgdorferi angezüchtet werden oder DNS mit der PCR nachgewiesen werden. Die Sensitivität liegt bei 80–90% (Hofmann 1997). Die PCR aus Körperflüssigkeiten hat eine geringe Treffsicherheit (Huppertz 1993). Falsch-negative Ergebnisse durch Inhibition oder falsch-positive Amplikons durch nicht ausreichend spezifische Primer können insbesondere im Urin auftreten (Brettschneider 1998).

Die zunehmende Verbesserung der serologischen Testverfahren hat dazu geführt, dass in den ersten Wochen nach Infektion bei 50%, nach mehr als 4 Wochen in 80% der Patienten erhöhte IgM-und/oder IgG-Antikörper nachweisbar sind. Im Spätstadium sind bei 80–100% IgG-Antikörper nachweisbar. Allerdings kann man anhand der serologischen Antikörperbestimmung nicht sicher zwischen einer noch floriden Spätinfektion und einer ausgeheilten Infektion (Residualimmunität oder »Seronarbe«) unterscheiden. Lediglich die Höhe und das Spektrum der Antikörper geben Hinweise (Hofmann 1996; Wilske 1996).

Die Qualitätsrichtlinien der Deutschen Gesellschaft für Mikrobiologie und Hygiene empfehlen eine Stufendiagnostik: Zunächst soll mit einem sensitiven ELISA oder IFT getrennt IgM- und IgG-Antikörper nachgewiesen und bei positivem oder grenzwertigem Ergebnis eine Analyse des Antikörperspektrums mit einem möglichst spezifischen Westernblot durchgeführt werden (Wilske 2000). Wichtig ist die getrennte Bestimmung von IgM- und IgG-Antikörpern. Derzeit ist der zuverlässigste Hinweis auf eine frische Infektion der Anstieg von IgM-Antikörpern gegen das Oberflächenprotein OspC, BmpA (p 39) und VlsE. Antikörper gegen das Geißelprotein Flagellin und Hitzeschockproteine werden sehr früh gebildet, sind jedoch nicht spezifisch.

Nach der erfolgreichen Antibiotikatherapie können die IgM-Antikörper zunächst stark ansteigen und dann über Monate langsam absinken. Therapieverlaufskontrollen sind nur sinnvoll, wenn sie mit einem gut kalibrierten quantitativen ELISA durchgeführt werden. Stark ansteigende IgM-Konzentrationen bei parallel getesteten Seren gelten als Hinweis auf eine persistierende Infektion oder Neuinfektion und sollen erneut antibiotisch therapiert werden. Falsch-positive, unspezifische IgM-Antikörpererhöhungen können bei polyklonaler B-Zellstimulierung (z. B. durch EBV-Infektion) sowie bei rheumatischen und Autoimmunerkrankungen auftreten.

Eine Standardisierung der Testverfahren gibt es bisher nicht. Seriöse Laboratorien nehmen jedoch an Ringversuchen teil.

> Die labordiagnostische Lücke in der Frühphase darf keinesfalls zur therapeutischen Untätigkeit verleiten. Wenn nach Anamnese und klinischem Bild eine Borreliose wahrscheinlich ist, muss mit der Therapie begonnen werden.

In ca. 30% steigen die IgM-Antikörper unter antibiotischer Therapie an und bestätigen die klinische Diagnose.

> **❗ Cave:**
> Eine negative Serologie schließt eine Frühinfektion nicht aus! Dagegen ist eine seronegative Spätinfektion eine Rarität.

Tabelle 16.2. Therapie der Lyme-Borreliose

Antibiotikum	Erwachsene Dosis/Tag	Kinder Dosis/kgKg/Tag	Dauer p.o.[a]
Frühinfektion			
Doxyzyklin	2-mal 100 mg	2–4 mg (ab 9. Lj.)	10–14 Tage
Amoxizillin	4-mal 500 mg	50 mg	10–14 Tage
Erythromycin		30–40 mg	10–14 Tage
Azithromycin	2-mal 250 mg	5–10 mg	5–10 Tage
Cefuroximaxetil	2-mal 500 mg	30 mg	12–14 Tage
Disseminierte und Spätinfektion			
Penizillin G	4-mal 5 Mio IE[b]	200–500.000 IE	14–21 Tage
Ceftriaxon	1-mal 2 g	50–80 mg	14–21 Tage
Cefotaxim	3-mal 2 g	100 mg	14–21 Tage
Ohne neurologische Symptome Doxyzyklin	2-mal 100 mg	Ab 9. Lebensjahr	21–30 Tage

[a] per os, [b] Internationale Einheiten.

Therapie. Es gibt bisher noch keine allgemein verbindlichen Richtlinien zur Therapie der Borreliose. Verschiedene Arbeitsgruppen haben Therapieempfehlungen vorgelegt (Shapiro 1997; Steere 2001; Leitlinien Pädiatrie 2001). Richtlinien für die Therapie, die durch kontrollierte Therapievergleichsstudien abgesichert sind, sind in Tabelle 16.2 zusammengefasst.

Zunächst wurde in Analogie zur Syphilis eine Penizillintherapie durchgeführt. Bei oraler Penizillin-V-Behandlung können die erreichbaren Wirkspiegel im Liquor und auch im Gewebe zur Behandlung von Spirochäten jedoch nicht ausreichend sein. Bei der Behandlung des Erythema migrans bei Erwachsenen war Penizillin V weniger wirksam (Weber 1994), bei Kindern wurde über 11% Therapieversager berichtet, die nach einer oralen Penizillintherapie eine Arthritis bzw. Meningoenzephalitis entwickelt haben (Steere 1983). Deshalb wird von vielen Arbeitsgruppen eine orale Penizillin-V-Therapie nicht mehr empfohlen. Salazar et al. (1993) fanden dagegen keine Spätmanifestationen bei 63 Kindern, die mit oralem Penizillin, Amoxizillin oder Tetrazyklinen behandelt worden waren. Größere vergleichende kontrollierte Therapiestudien wurden bisher nur bei Erwachsenen durchgeführt.

Bei lokalisierter Frühinfektion ist die orale Doxyzyklintherapie mit 200 mg/Tag weiterhin als Mittel der 1. Wahl anzusehen. Bei Kindern unter 9 Jahren sind Tetrazykline wegen Zahnschmelzdefekten und Verfärbungen der Zähne kontraindiziert. Als Therapie der 1. Wahl wird Amoxizillin (50–100 mg/kgKG) empfohlen. Die Therapie ist gut verträglich, wirksam und kostengünstig. Cefuroximaxetil zeigte im Vergleich zu Doxyzyklin bei Erwachsenen gute Ergebnisse (Nadelman 1992). Die Dosierung bei Kindern beträgt ab dem 3. Lebensmonat 20–30 mg/kgKG. Der im Handel befindliche Trockensaft hat allerdings nur eine Bioverfügbarkeit von 55%. Der bittere Nachgeschmack ist bei Kindern nicht sehr beliebt.

Andere Cephalosporine sollten bei der Borreliose nicht eingesetzt werden, da keine ausreichenden Erfahrungen vorliegen und Berichte über Therapieversager existieren. Erythromycin wurde meist als Alternative bei Penizillin-/Ampizillinallergie eingesetzt, obwohl die Bioverfügbarkeit nicht gut ist. Von den neuen Makrolidderivaten ist nur Acithromycin gut wirksam und wegen der langen Halbwertszeit von 20–40 h im Serum und 2–4 Tagen im Gewebe gut geeignet. Die Therapiezeit kann auf 5–10 Tage verkürzt werden (Weber 1993). Die Dosierung bei Kindern wird mit 10 mg/kgKG angegeben. Leider ist die Bioverfügbarkeit der Suspension mit 40% nicht sehr gut. Andere Makrolide, v. a. Roxithromycin, sind weniger wirksam als Doxyzyklin und Amoxizillin (Hansen 1992).

Da Borrelien eine langsame Generationszeit von 6–12 h haben, sollte die Therapiedauer mindestens 10 Tage, sicherheitshalber 14–21 Tage betragen (Wormser 2003).

Bei rechtzeitiger antibiotischer Therapie der lokalisierten Frühinfektion kommt es zu einer vollständigen Heilung. Bei lange bestehenden lokalisierten Infektionen mit Allgemeinsymptomen, bei disseminierter Infektion und Organmanifestationen ist die Heilung (vollständige Beschwerdefreiheit nach Therapie) nicht mehr in allen Fällen zu erreichen.

Zur intravenösen Therapie eignet sich Penizillin G und die Cephalosporine der 3. Generation Cefuroxim und Ceftriaxon. Der wesentliche Vorteil von Ceftriaxon ist die lange Halbwertszeit und die gute Liquorgängigkeit. Die Infusion muss nur 1-mal täglich gegeben werden. Die Dosierung sollte je nach Schweregrad 50–80 mg/kgKG, bei Meningitis bis 100 mg/kgKG maximal betragen. Die Therapiedauer wird überwiegend mit 14 Tagen bis maximal 3 Wochen angegeben (Steere 2001).

Bei Ceftriaxon in hoher Dosierung und langer Dauer wurde wiederholt über eine Ausfällung von Ceftriaxon als Kalziumsalz in der Galle berichtet. Vor allem bei Kindern kann es zu Koliken und Cholestase durch Bildung von Gallensteinen und selten auch Nierensteinen kommen. In einer prospektiven Studie an 43 Kindern konnten Gallensteine bei 46,5% sonographisch nachgewiesen werden, wenn die Therapie länger als 10 Tage durchgeführt wurde. Anfangs wurden in Unkenntnis der Ursache Cholezystektomien durchgeführt. Dies ist nicht erforderlich, da sich die Agglomerationen nach ca. 3 Monaten wieder auflösen (Anonymous CDC 1993).

Eine offene randomisierte Studie bei Erwachsenen mit disseminierter Borreliose ohne neurologische Beteiligung, bei der die Therapien mit Doxyzyklin 200 mg/Tag über 3 Wochen und intravenösem Ceftriaxon 2 g/Tag über 14 Tage verglichen wurden, war die Heilungsrate mit 85% bzw. 88% gleich (Anonymous CDC 1993).

Rund 10–15% der Patienten, die nach derzeitigem Kenntnisstand ausreichend antibiotisch behandelt wurden, leiden unter persistierenden Beschwerden oder entwickeln nach Therapie Beschwerden, die sie auf die Borrelieninfektion beziehen. Meist klagen sie über Gelenk- und Muskelschmerzen und/oder neurologische Beschwerden (Dattwyler 1997). Unklar ist, ob diese Beschwerden durch persistierende Erreger oder eine inadäquate (persistierende) immunologische Reaktion auf die lebenden oder abgetöteten Borrelien bedingt sind. Bei Kindern tritt dieses als Post-Lyme-Syndrom bezeichnete Beschwerdebild sehr selten auf. Bei Jugendlichen mit chronischem Erschöpfungssyndrom werden B.-burgdorferi-Infektionen als Auslöser diskutiert (Gaudino 1997).

Nachuntersuchungen von Kindern mit Erythema migrans, Lyme-Arthritis und Neuroborreliose zeigten nach rechtzeitiger ausreichend dosierter Antibiotikabehandlung eine sehr gute Heilung (AWMF-Leitlinie 2002; Christen 1993; Salazar 1993; Rose 1994; Shapiro 1997). Sogar die Nachuntersuchung von Kindern mit unbehandelter Fazialisparese zeigten eine gute Heilung (Niemann 1997; Hansen 1997). Die kognitiven Leistungen von Kindern nach Lyme-Borreliose unterscheiden sich nicht von denen anderer Kinder (Adams 1994).

Trotz dieser guten Nachuntersuchungsergebnisse bei gesicherten Borrelieninfektionen werden aus der täglichen Praxis zahlreiche Therapieversager berichtet. In einer Studie bei 230 Patienten 3 Jahre nach Therapie fanden Asch et al. (1994) in 18% Neuinfektionen und in 30% persistierende Beschwerden. Die Patienten klagten v. a. über chronische Arthralgien und Müdigkeit. Diese postinfektiösen Beschwerden fanden sie in gleicher Häufigkeit bei Kindern und Erwachsenen.

Andere Untersucher sind der Ansicht, dass die häufigste Ursache für ein solches »Therapieversagen« eine Fehldiagnose ist, d. h. die Beschwerden waren und sind nicht durch eine Lyme-Borreliose bedingt (Shapiro 1997).

Eine durchgemachte Borrelieninfektion hinterlässt keine bleibende Immunität. Reinfektionen sind möglich. Sie werden bei ca 10% beobachtet (Salazar 1993).

16.1.1 Jarisch-Herxheimer-Reaktion

Bei einem Teil der Patienten kommt es am 1. Tag der Therapie zu Fieberanstieg und Verschlechterung des Allgemeinbefindens mit Herz-Kreislauf-Symptomatik. Dabei ist eine verstärkte Rötung und Schwellung (»Aufflammen«) des Erythema migrans oder der multilokulären Eritheme zu beobachten. Nach dem heutigen Kenntnisstand kommt es zu dieser Reaktion durch den raschen Zerfall der Bakterien und einer vehementen systemischen Freisetzung von proinflammatorischen Zytokinen, v. a. TNF-α, Il-6 und IL-8, sowie zu zirkulierenden Immunkomplexen.

Diese Immunreaktion wird v. a. bei Spirochätenerkrankungen beobachtet, erstmals nach Penizillintherapie der Syphilis von Jarisch und Herxheimer. Sie tritt auch bei der Therapie des Rückfallfiebers und der Leptospirose nach intravenöser Gabe von bakteriziden Antibiotika wie Penizillin, Ceftriaxon und Cefotaxim auf. Bei Lyme-Borreliose verläuft die Jarisch-Herxheimer-Reaktion meist abgeschwächt. Bei einer doppelblinden Therapiestudie im Frühstadium der Lyme-Borreliose wurde bei 29% der mit Cefuroximaxetil behandelten und 8% der mit Doxyzyklin behandelten Patienten eine Jarisch-Herxheimer-Reaktion beobachtet (Nadelman 1992).

16.1.2 Lyme-Borreliose in der Schwangerschaft

Analog zur Syphilis ist mit einer diaplazentaren Infektion des Kindes zu rechnen. Es gibt darüber auch einige Kasuistiken in der Literatur. Bei größeren prospektiven Studien an Schwangeren konnte jedoch kein erhöhtes Erkrankungsrisiko für Neugeborene von Müttern, die in der Schwangerschaft eine akute Lyme-Borreliose hatten, gefunden werden (Strobino 1993).

Selbstverständlich muss die Borreliose in der Schwangerschaft umgehend therapiert werden. Hierzu eignet sich am besten Amoxizillin. Eine maternale Übertragung von Borrelien beim Stillen wurde noch nie berichtet.

16.1.3 Prophylaxe und Verhalten bei Zeckenstichen

Die prophylaktische Anwendung von Insektenrepellents ist zur Abwehr von Zeckenstichen nicht ausreichend wirksam. Das Risiko der Resorption von toxischen Konzentrationen bei Kindern ist möglicherweise höher als der Nutzen. Auch das Besprühen der Kleidung mit Permethrin ist von zweifelhaftem Wert und sollte besser unterlassen werden. Eine Studie, die sich mit der Analyse von Risikofaktoren bei Kindern befasste, fand z. B., dass häusliche Gärten mit Sträuchern, feuchtem Humus und reichlichen Laubabfällen die Überwinterung und Vermehrung der Zecken begünstigen und dadurch ein erhöhtes Infektionsrisiko darstellen (Klein 1996).

In der Zeckensaison von April bis Oktober sollten Kinder, die im Freien gespielt haben, abends nach Zecken abgesucht werden, v. a. im Kopf-Hals-Bereich. Zecken sollten so schnell wie möglich entfernt werden. Die Zecke wird langsam gelockert und aus der Haut herausgezogen, ohne den Körper zu quetschen. Dies kann mit den Fingernägeln, einer Pinzette oder mit einer Zeckenzange durchgeführt werden.

> Die Gefahr einer Übertragung von Borrelien steigt mit der Saugzeit.

Diese Gefahr ist jedoch nicht sehr hoch. Dies zeigte eine prospektive Studie, bei der die entfernten Zecken auf Borrelien untersucht wurden. Von 34 borrelieninfizierten Zeckenstichen kam es nur in einem Fall zum Erythema migrans (Paul 1986). Zu ähnlichen Ergebnissen kamen auch andere Autoren, sodass eine prophylaktische Antibiotikatherapie nicht sinnvoll ist (Shapiro 1992).

16.1.4 Impfung

Bei der weiten Verbreitung und der Häufigkeit der Borrelieninfektion wäre ein Impfstoff für solche Erwachsene und Kinder, die einem hohen Risiko ausgesetzt sind, wünschenswert.

Eine deutsche Arbeitsgruppe hat einen rekombinanten OspA-Impfstoff entwickelt (Schaible 1992), der bei über 10.000 Erwachsenen in den USA eine gute Wirksamkeit zeigte. Wesentliche Nebenwirkungen wurden nicht berichtet (Steere 1998). Bei Patienten, die eine bestimmte genetische Disposition haben, nämlich die das MHC II-Allel DRB 1*0401 tragen, besteht jedoch das theoretische Risiko, dass es durch molekulares Mimikry zwischen dem Borrelien-OspA-Impfstoff und dem humanen Leukozytenfunktionsantigen LFA 1 zu einer Autoimmunarthritis kommt (Groß 1998). Der Impfstoff wurde von der Herstellerfirma wegen mangelnder Nachfrage 2002 wieder vom Markt genommen. Andere Impfstoffe sind derzeit nicht erhältlich.

16.2 Andere Spirochätosen

16.2.1 Syphilis im Kindesalter

Konnatale Syphilis

Epidemiologie. Dank der pränatalen Vorsorge bei Schwangeren gibt es in Deutschland nur noch vereinzelte Fälle von konnataler Syphilis. Allerdings breitet sich die Syphilis in Osteuropa aufgrund der schlechten sozialen Verhältnisse seit einigen Jahren wieder stark aus. Sowohl die konnatale wie die erworbene kindliche Syphilis nimmt dort ebenfalls zu. In Russland ist die konnatale Syphilis von 1990–1996 von 50 auf 500 Fälle/Jahr angestiegen (Gromyko 1997).

Ätiologie. Treponema pallidum wird transplazentar von der Mutter auf das Kind übertragen. Eine fetale Infektion tritt etwa ab der 18. Schwangerschaftswoche (SSW) auf. Treponemen konnten bereits in der 12. SSW in Feten nachgewiesen werden, jedoch kommt es nicht zur Entzündungsreaktion (Harter u. Benischke 1976).

Fiumara et al. fanden 1952, dass 50% der Kinder von Müttern mit unbehandelter primärer und sekundärer Syphilis eine kongenitale Syphilis hatten. Die Übertragung in der Latenzphase wird mit 40% und in der Spätphase mit 10% angegeben. Die intrauterine Infektion führt in 50% zur Totgeburt (Schulz 1990).

Klinisches Bild. Die Symptome der frühen konnatalen Syphilis sind sehr variabel. Das Neugeborene kann asymptomatisch sein oder eine Hepatosplenomegalie mit oder ohne Ikterus entwickeln. Es kann eine generalisierte Lymphadenopathie auftreten. Röntgenologische Knochenveränderungen sind in über 50% der Kinder zu finden. Es treten v. a. Osteochondritis, Periostitis und Metaphysitis auf. Die Knochenveränderungen heilen mit oder ohne Therapie innerhalb von 6 Monaten wieder ab. Ein typischerweise makulopapulöses Exanthem tritt nach einigen Wochen auf. Die syphilitische Rhinitis wird nur noch selten beobachtet.

Die Spätmanifestationen der kongenitalen Syphilis sind aufgrund der verbesserten Diagnostik und frühzeitigen antibiotischen Therapie fast nicht mehr zu finden. Es treten Veränderungen an den Knochen (Abb. 16.11), den Augen, dem ZNS und den Zähnen auf. Am häufigsten war die interstitielle Keratitis mit nachfolgender Erblindung, Taubheit infolge des Befalls des VIII. Hirnnervs und die Tonnenzähne (Abb. 16.12); die Kombination dieser Manifestationen wird als Hutchinson-Trias bezeichnet.

Diagnostik. Im Frühstadium können in Primäraffekten lebende Treponemen mikroskopisch im Dunkelfeld nachgewiesen werden. Beim Neugeborenen wird am besten Nabelschnurblut auf Treponema-pallidum-spezifische IgM-Antikörper untersucht. Erhöhte kindliche IgM-Antikörper gelten als diagnostisches Kriterium für eine kongenitale Syphilis, da IgM-Antikörper nicht die Plazenta passieren können. Erhöhte IgG-Antikörper sind nicht relevant, da sie von der infizierten Mutter passiv übertragen werden (Schmitz 1994).

Therapie. Die kindliche Syphilis wird nach den Richtlinien der deutschen STD-Gesellschaft intravenös mit Penizillin G in einer Dosierung von 2-mal 25.000 IE/kgKG über 10 Tage behandelt. Bei asymptomatischen Neugeborenen, deren Mütter in der Schwangerschaft ausreichend behandelt wurden, ist keine Behandlung erforderlich.

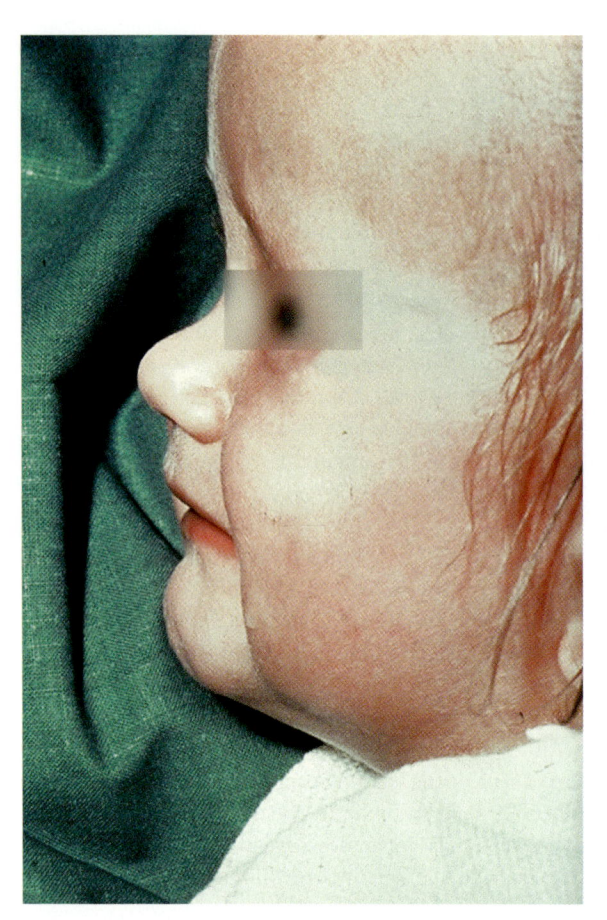

Abb. 16.11. Sattelnase bei Syphilis connata

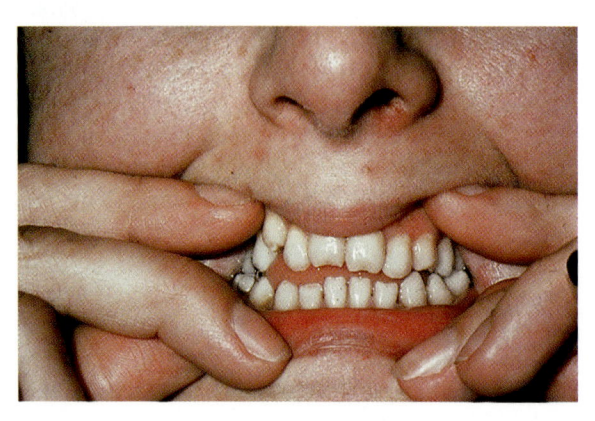

Abb. 16.12. Tonnenzähne bei Syphilis connata

Gesetzliche Meldepflicht. Nach dem Infektionsschutzgesetz ist die Syphilis durch das Labor meldepflichtig. Es handelt sich um eine statistische Meldepflicht ohne Namensnennung.

16.2.2 Endemische Treponematosen

Die endemischen Treponematosen, Frambösie, Pinta und endemische Syphilis, treten in tropischen Ländern auf. Sie kommen im Gegensatz zur Syphilis hauptsächlich in ländlichen Gegenden mit niedrigem Lebensstandard vor. Kinder erkranken besonders häufig und können durch die chronischen Haut- und Knocheninfektionen lebenslänglich schwer beeinträchtigt sein. Zwischen 1950 und 1960 haben die WHO und UNICEF durch eine weltweite Therapiekampagne mit Penizillin eine drastische Verminderung der endemischen Treponematosen erreicht. In den Ländern, in denen eine aktive Kontrolle weitergeführt werden konnte, sind Frambösie, Pinta und endemische Syphilis fast völlig verschwunden. In Zentral- und Westafrika nehmen die endemischen Treponematosen infolge der schlechten Bedingungen wieder stark zu (Meheus 1992).

Frambösie

Ätiologie. Die Frambösie wird durch Treponema pertenue hervorgerufen. Sie wird nicht durch Geschlechtsverkehr übertragen und tritt nicht konnatal auf. Die Übertragung erfolgt durch unmittelbaren Kontakt von Mensch zu Mensch. Es erkranken überwiegend Kinder.

Klinisches Bild. Nach einer 3-wöchigen Inkubationszeit entsteht an einer beliebigen Hautstelle, meist an den Unterschenkeln, ein granulomatöser Primäraffekt, der ulzerös zerfällt. Regionale Lymphknoten können angeschwollen sein.

Etwa 3–12 Monate nach Beginn des Primäraffektes treten multiple, himbeerartige (»framboise«: französisch: Himbeere), erregerreiche Papeln und Ulzera auf. An den Handflächen und Fußsohlen entstehen schmerzhafte Keratodermien. Charakteristisch sind schmerzhafte Knochen- und Periostbeteiligungen begleitet von Fieber und Kopfschmerzen.

Diagnostik und Therapie. Diagnostik und Therapie erfolgen wie bei der Syphilis.

Treponema pallidum wird in 3 Subspezies eingeteilt:
- Subspezies pallidum; verursacht die Syphilis,
- Subspezies pertenue; verursacht die Frambösie (engl.: »Yaws«) und
- Subspezies endemicum; verursacht die endemische Syphilis (engl.: »Bejel«).

Der Erreger der Pinta ist Treponema carateum.

Die endemischen Treponematosen werden mit den eingeführten Syphilistests erfasst. Spezifische Testverfahren gibt es nicht. Die Subspezies können jedoch molekulargenetisch unterschieden werden. Unterschiedliche Sequenzen im 15 kD-Lipoprotein sind zur Differenzierung geeignet (Centurion 1998).

Literatur

Adams WV, Rose CD, Eppes SC, Klein JD (1994) Cognitive effects of Lyme disease in children. Pediatrics 94: 185–189

Anonymous (1993) Ceftriaxone-associated biliary complications of treatment of suspected disseminated Lyme disease--New Jersey, 1990-1992. MMWR Morb Mortal Weekly Rep 42 (2): 39–42

Asch ES, Bujak DI, Weiss M, Peterson MG, Weinstein A (1994) Lyme disease: an infectious and postinfectious syndrome. J Rheumatol 21(3):454--461

AWMF online (2002) Neuroborreliose, Leitlinien der Deutschen Gesellschaft für Neurologie AWMF-Leitlinien Register Nr.030/071; http://www.uni-duesseldorf.de

Berglund J, Eitrem R, Ornstein K, Lindberg A, Ringer A, Elmrud H, Carlsson M, Runehagen A, Svanborg C, Norrby R (1995) An epidemiologic study of Lyme disease in southern Sweden. N Engl J Med 333 (20): 1319–1327

Brettschneider S, Bruckbauer H, Klugbauer N, Hofmann H (1998) The diagnostic value of PCR for the detection of Borrelia burgdorferi in skin biopsies and urine of patients with skin borreliosis. J Clin Microbiol 36: 2658–2665

Centurion Lara A, Castro C, Castillo R, Shaffer JM, Van Vorrhis WC, Lukehart SA (1998) The flanking region sequences of the 15 kDa lipoprotein gene differentiate pathogenic treponemes. J Infect Dis 177: 1036–1040

Christen HJ, Hanefeld F, Eiffert H, Thomssen R (1993) Epidemiology and clinical manifestations of Lyme borreliosis in childhood. A prospective multicentre study with special regard to neuroborreliosis. Acta Paediatr Suppl (Feb 386): 1–75

Dattwyler RJ, Luft BJ, Kunkel MJ, Finkel MF, Wormser GP, Rush TJ, Grunwaldt E, Agger WA, Franklin M, Oswald D, Cockey L, Maladorino D (1997) Cefriaxone compared with doxycycline for the treatment of acute disseminated Lyme disease. N Engl J Med 337: 289–294

DeVito JR, Merogi AJ, Thao V, Boh EE, Fung HK, Freemann SM, Cockerell C, Stewart K, Marrrogi AJ (1996) Role of Borrelia burgdorferi in the pathogenesis of Morphea/Scleroderma and Lichen sclerosus et atrophicus: a PCR study of thirty-five cases. J Cutan Pathol 23: 350–358

Fraser CM, Casjens S, Huang WM, Sutton GG, Clayton R, Lathigra R, White O, Ketchum KA, Dodson R, Hickey EK, Gwinn M, Dougherty B, Tomb JF, Fleischmann RD et al. (1997) Genomic sequence of a Lyme disease spirochaete, Borrelia burgdorferi. Nature 390: 580–586

Fuchs H, Wallich R, Dsimon MM, Kramer MD (1994) The outer surface protein A of the spirochaete Borrelia burgdorferi is a plasmin (ogen) receptor. Proc Natl Acad Sci USA 91: 12594–1298

Gaudino EA, Coyle PK, Krupp LB (1997) Post lyme syndrome and chronic fatigue syndrome – neuropsychiatric similarities and differences. Arch Neurol 54: 1372–1376

Gromyko A (1997) The challenge of rising trends in the incidence of sexually transmitted diseases in Eastern Europe. In: International Congress of Sexually Transmitted Diseases, Sevilla, p 837

Groß DM, Forsthuber T, Tary-Lehmann M, Etling K, Ito K, Nagy ZA, Field JA, Steere AC, Huber BT (1998) Identification of LFA 1 as a candidate autoantigen in treatment-resistant Lyme arthritis. Science 281: 703–706

Hansen K, Hovmark A, Lebech AM, Lebech K, Olsson I, Halkier Sörensen L, Olsson E, Asbrink E (1992) Roxithromycin in Lyme borreliosis: discrepant results of an in vitro and in vivo animal susceptibility study and a clinical trial in patients with erythema migrans. Acta Derm Venereol (Stockh) 72: 297–300

Hansen K, Hovmark A, Lebech AM, Lebech K, Olsson I, Halkier Sörensen L, Olsson E, Asbrink E, Cook SP, Macartney KK, Rose CD, Hunt PG, Eppes SC, Reilly JS (1997) Lyme disease and seventh nerve paralysis in children. Am J Otolaryngol 18 (5): 320–323

Harter CA, Bernischke K (1976) Fetal syphilis in the 1st trimester. Am J Obstet Gynecol 124: 705–707

Hofmann, H (1996) Lyme borreliosis – problems of serological diagnosis. Infection 24: 1–3

Hofmann H, Brettschneider S, Bruckbauer H (1997) Diagnostic value of serology, culture and PCR for early and late Lyme borreliosis. In: Süß J, Kahl O (eds) Tick borne encephalitis and Lyme borreliosis. Pabst Science, Lengerich, pp 238–250

Hofmann H (2005) Lyme Borreliose – Kutane Manifestation. Hautarzt 56 (8): S 783–796

Huppertz HI, Schmidt H, Karch H (1993) Detection of borrelia burgdorferi by nested polymerase chain reaction in cerebrospinal fluid and urine of children with neuroborreliosis. Eur J Pediatr 152 (5): 414–417

Huppertz HI, Karch H, Suschke HJ, Doring E, Ganser G, Thon A, Bentas W (1995) Lyme arthritis in European children and adolescents. The Pediatric Rheumatology Collaborative Group. Arthritis Rheum 38 (3): 361–368

Klein JD, Eppes SC, Hunt P (1996) Environmental and life style risk factors for Lyme disease in children. Clin Pediatr Phila 35: 359–363

Meheus A, Antal GM (1992) The endemic treponematoses: not yet eradicated. World Health Stat Q 45: 228–237

Nadelman RB, Luger SW, Frank E, Wisniewski M, Collins JJ, Wormser GP (1992) Comparison of cefuroxim axetil and doxycyclin in the treatment of early Lyme disease. Ann Intern Med 117: 273–280

Niemann G, Koksal MA, Oberle A, Michaelis R (1997) Facial palsy and Lyme borreliosis: long-term follow-up of children with antibiotically untreated »idiopathic« facial palsy. Klin Pädiatr. 209 (3): 95–99

Paul H, Gerth HJ, Ackermann R (1986) Infectiousness for humans of Ixodes ricinus containing Borrelia burgdorferi. Zentralbl Bakteriol Mikrobiol Hyg 263: 473–476

Peltomaa M, Saxen H, Pyykko I (1997) Pediatric facial paralysis – a spirochetal infection with good prognosis? Acta Otolaryngol Suppl (Stockh) 529: 116–118

Rose CD, Fawcett PT, Eppes SC, Klein JD, Gibney K, Doughty RA (1994) Pediatric Lyme arthritis: clinical spectrum and outcome. J Pediatr Orthop 14 (2): 238–241

Rose CD, Fawcett PT, Gibney KM, Doughty RA (1994) The overdiagnosis of Lyme disease in children residing in an endemic area. Clin Pediatr Phila 33 (11): 663–668

Salazar JC, Gerber MA, Goff CW (1993) Long term outcome of Lyme disease in children given ealry treatment. J Pediatr 122: 591–593

Schaible UE, Kramer MD, Eichmann K, Modolell M, Museteanu C, Simon MM (1990) Monoclonal antibodies specific for outer surface protein A (OspA) of Borrelia burgdorferi prevent Lyme borreliosis in severe combined immunodeficiency (scid) mice. Proc Nat Acad Sci USA 87: 3768–3772

Schmitz JL, Gertis KS, Mauney C, Stamm LV, Folds JD (1994) Laboratory diagnosis of congenital syphilis by immunoglobulin M (IgM) and IgA immunoblotting. Clin Diagn Lab Immunol 1: 32–37

Schulz KF, Murphy FK, Patamasucon P, Meheus AZ (1990) Congenital syphilis. In: Holmes K, Mardh PA, Sparling PF, Wiesner PJ (eds) Sexually transmitted diseases, 2nd edn. Mc Graw Hill Information Services, New York, pp 821–842

Shapiro ED, Gerber MA, Holabird NB, Berg AT, Feder HM Jr, Bell GL, Rys PN, Persing DH (1992) A controlled trial of antimicrobial prophylaxis for Lyme disease after deer-tick bites. N Engl J Med 327 (25): 1769–1773

Shapiro ED, Seltzer EG (1997) Lyme disease in children. Semin Neurol 17 (1): 39–44

Sigal LH (1996) The Lyme disease controversy – social and financial costs of misdiagnosis and mismanagement Arch Intern Med 156: 1493–1500

Steere AC, Hutchinson GJ, Rahn DW et al. (1983) Treatment of the early manifestations of Lyme disease. Ann Intern Med 99: 22–26

Steere AC, Sikand VK, Meurice F, Parenti DL, Fikrig, E, Schoen RT, Nowakowski J, Schmid CH, Laukamp S, Buscarino C, Krause DS (1998) Vaccination against Lyme disease with recombinant Borrelia burgdorferi outer surface lipoprotein A with adjuvant. N Engl J Med 339: 209–215

Steere AC (2001) Lyme disease (review) N Engl J Med 345: 115–125

Strobino BA, Williams CL, Abid S, Chalson R, Spierling P (1993) Lyme disease and pregnancy outcome: a prospective study of two thousand prenatal patients. Am J Ostet Gynecol 169: 367–374

Style F, Stantic-Pavlinic (1996) Lyme disease in Europe. N Engl J Med 334: 803

Weber K, Wilske B, Preac-Mursic V et al. (1993) Acithromycin versus Penicillin V for the treatment of early Lyme borreliosis. Infection 21: 367–372

Weber K, Pfister HW (1994) Clinical management of Lyme borreliosis. Lancet 334: 1017–1020

Wienecke R, Schlüpen, EM, Zöchling N, Neubert V, Meurer M (1995) No evidence of Borrelia burgdorferi DNA in lesions of localized scleroderma. J Invest Dermatol 104: 23

Wilske B, Preac-Mursic V (1993) Microbial diagnosis of Lyme borreliosis. In: Weber K, Burgdorfer W (eds) Aspects of Lyme borreliosis. Springer, Berlin, pp 267–300

Wilske B (Hrsg) (2000) Qualitätsstandards in der mikrobiologisch-infektiologischen Diagnostik MIQ 12 Lyme-Borreliose. Urban & Fischer, München

Wormser GP, Ramanathan R, Nowakowski J et al (2003) Duration of antibiotic therapy for early Lyme disease. A randomized, double blind, placebo-controlled trial. Ann Intern Med 138: 697–704

Mykosen

H.-J. Tietz

17.1 Einleitung – 267

17.2 Dermatophytosen – 268
17.2.1 Tinea capitis – 268
17.2.2 Tinea faciei et corporis – 270
17.2.3 Tinea manuum – 272
17.2.4 Tinea unguium (Onychomykose) – 272
17.2.5 Mykologische Diagnostik – 272
17.2.6 Therapie – 273

17.3 Candidosen der Haut und Schleimhäute – 276
17.3.1 Orale Candidose (Mundsoor) – 276
17.3.2 Windeldermatitis – 276
17.3.3 Vulvovaginale Candidose – 277
17.3.4 Candidabalanitis – 277
17.3.5 Candidaintertrigo – 277
17.3.6 Interdigitale Candidose, Candidaparonychie und Candidaonychomykose – 277
17.3.7 Chronisch-mukokutane Candidose – 278
17.3.8 Pityriasis versicolor – 278
17.3.9 Mykologische Diagnostik – 279
17.3.10 Therapie – 280

17.4 Systemmykosen – 281
17.4.1 Einheimische Systemmykosen – 281
17.4.2 Außereuropäische Systemmykosen – 283

17.5 Inokulationsmykosen und andere seltene Pilzerkrankungen – 284
17.5.1 Inokulationsmykosen – 284
17.5.2 Piedra – 285

Literatur – 285

17.1 Einleitung

Es waren insbesondere Kinder, die bis weit nach dem 2. Weltkrieg an schwer therapierbaren Mykosen oft jahrelang litten. Erwähnt sei der *Favus* durch *Trichophyton schoenleinii*, den 1837 erstentdeckten Krankheitserreger überhaupt, oder die »*Waisenhauskrankheit*« durch *Microsporum audouinii*. Die damit verbundenen Entwicklungsstörungen vieler Betroffener machten Pilzerkrankungen zu einem gesellschaftlichen und sozialen Problem. Dank der Aufdeckung epidemiologischer Zusammenhänge und Fortschritte in der Therapie – man erinnere an die segensreiche Wirkung von *Griseofulvin*, dem ersten systemischen Antimykotikum (Rieth 1990) –, waren diese Erkrankungen in Mitteleuropa beinahe eradiziert (Rieth 1976).

Das heutige Spektrum der Pilzerkrankungen im Kindesalter umfasst wieder die gesamte Bandbreite der Mykosen: *Dermatophytosen*, *Candidosen* der Haut und Schleimhäute sowie lebensbedrohliche Erkrankungen durch Candida-, Aspergillus- oder Cryptococcusarten (Tietz et al. 1996). Gewandelt hat sich infolge veränderter Lebensbedingungen, wie Massentourismus in südliche Länder, Haltung von Kuscheltieren oder Betreiben kontaktintensiver Sportarten, allerdings das Spektrum der Erreger (Tietz et al. 1995) und damit auch das Wesen bestimmter Mykosen und deren Therapie (Tietz et al. 1997).

Charakteristisch für die gegenwärtige Situation ist die Renaissance zoophiler Dermatophyten (*Trichophyton verrucosum*, *Trichophyton mentagrophytes* var. *granulosum*, *Microsporum canis*; Kunzelmann u. Tietz 1997; Lunder 1992) und die Wiederkehr von Trichophyton tonsurans, Microsporum audouinii sowie Trichophyton violaceum und Trichophyton soudanense als Erreger anthropophiler Dermatophytosen in das mitteleuropäische Erregerspektrum (Bölle et al. 1994; Korstanje u. Staats 1994; Mills u. Philpot 1994; Rubben u. Krause 1996).

Die Klassifikation und taxonomische Bezeichnung der Dermatophyten erfolgt im vorliegenden Buchkapitel nach den Richtlinien der Deutschen Gesellschaft für Hygiene und Mikrobiologie (Meinhof 1992), nachdem sich die gegenwärtige genetische Spezieseinteilung bislang als wenig plausibel erwiesen hat.

Eine Herausforderung an Diagnostik und Therapie stellen auch die Candida-Infektionen dar, die nicht nur durch *Candida albicans* hervorgerufen werden (Kuijpers u. Tan 1996; Kunzelmann et al. 1996).

Neben modernen systemischen Präparaten (Kaufmann 1996; Montero-Gei u. Perera 1992) beeinflusst neues Wissen über unterschiedliche Empfindlichkeitsmuster einzelner Pilzarten wesentlich die Wahl der Therapie (Rippon u. Fromting 1993). Dies wiederum erfordert eine mykologische Diagnostik auf Speziesniveau.

Entsprechend der Zielstellung des Buches werden vorrangig Mykosen durch in Mitteleuropa relevante Pilze abgehandelt. Der Vollständigkeit halber sind 2 kurze Abschnitte den außereuropäischen System- und Verletzungsmykosen gewidmet.

Erkranken Kinder nur selten an Pilzinfektionen, die für das Erwachsenenalter typisch sind, wird darauf hingewiesen. Die Besprechung erfolgt auf der Grundlage der Erregereinteilung in Dermatophyten und Hefen. Schimmelpilze werden nur randständig erwähnt, da diese mit Ausnahme systemischer Mykosen im Kindesalter kaum Bedeutung haben.

17.2 Dermatophytosen

Dermatophyten sind Erreger, die ihr Wachstumsoptimum unterhalb von 37°C haben und nur die Haut bzw. deren Anhangsorgane befallen. Säuglinge und Kinder erkranken typischerweise am behaarten Kopf, im Gesicht und an den Extremitäten. Manifestationen am Stamm, an den Füßen oder gar den Nägeln sind selten. Aus klinischen, therapeutischen und antiepidemischen Gründen ist zwischen zoophilen und anthropophilen Erregern zu unterscheiden (◻ Tabelle 17.1). Zoophile Dermatophyten sind in der Regel obligat pathogen und verlangen eine längerfristige Therapie. Wegen ihrer hohen Kontagiosität waren sie in der Bundesrepublik Deutschland und in der DDR über Jahrzehnte meldepflichtig. Dies sollte neben einer effektiven Therapie zu gezielten antiepidemischen Maßnahmen verpflichten. Voraussetzung ist auch hier die exakte Kenntnis der Erregerart.

17.2.1 Tinea capitis

Unter dem Begriff Tinea capitis werden Erkrankungen des behaarten Kopfes, der Augenbrauen und Wimpern durch Erreger der Gattungen Trichophyton und Microsporum zusammengefasst. Historisch bedingt erfolgt in der Klinik die Unterscheidung von Tinea capitis im engeren Sinn (oberflächliche und tiefe Trichophytie), *Mikrosporie* und Favus.

Tinea capitis im engeren Sinn

Säuglinge, Klein- und Schulkinder erkranken häufig, Erwachsene meist nur in hohem Alter. Nach klinischen Gesichtspunkten werden 3 Formen unterschieden, deren Entstehung erregerabhängig ist:
- die oberflächliche oder aphlegmasische Form (meist anthropophile Erreger),
- die chronisch-entzündlich-infiltrative oder phlegmasische Form (meist zoophile Erreger) und
- die akut infiltrative Form oder »Kerion celsi« (immer zoophile Erreger).

Erreger. T. mentagrophytes var. granulosum, T. verrucosum (zoophil), *T. rubrum*, T. violaceum, T. tonsurans, T. soudanense (anthropophil)

Die Erreger werden von Mensch zu Mensch in Gemeinschaftseinrichtungen durch Gebrauchsgegenstände wie Bürsten und zunehmend vom Tier zum Mensch, daheim oder im Urlaub, übertragen. Sie führen zuerst zu einer schwer erkennbaren Infektion der Epidermis und dringen dann entlang der Haare in die Follikel ein. Tiere sind nur selten sichtbar erkrankt. Die zoophilen Spezies T. mentagrophytes (kleine Nagetiere) und T. verrucosum (Großtiere, v. a. Rinder, aber auch Reittiere) zeichnen sich durch weitgehend spezialisierte Wirtsspektren aus, was für die Infektionsquellensanierung von Bedeutung ist

> Keine Eradikationsmaßnahmen bei Tieren! Behandlung mit topischen (Enilconazol) und systemischen Antimykotika (Griseofulvin, Itraconazol), ggf. Schutzimpfung von Rindern und Haustieren möglich.

Klinisches Bild. Es finden sich meist mehrere runde, scheibenförmige Herde mit scharfer Begrenzung und feinlam-

◻ **Tabelle 17.1.** Die bedeutendsten Erreger von Dermatophytosen im Kindesalter

Gattung	Erregerart		
	Anthropophil	Zoophil	Geophil
Microsporum	M. audouinii	M. canis	M. gypseum
Trichophyton	T. rubrum T. tonsurans T. violaceum T. soudanense T. schoenleinii	T. verrucosum T. mentagrophytes – var. quinckeanum – var. granulosum	T. ajelloi
Epidermophyton	E. floccosum		

17.2 · Dermatophytosen

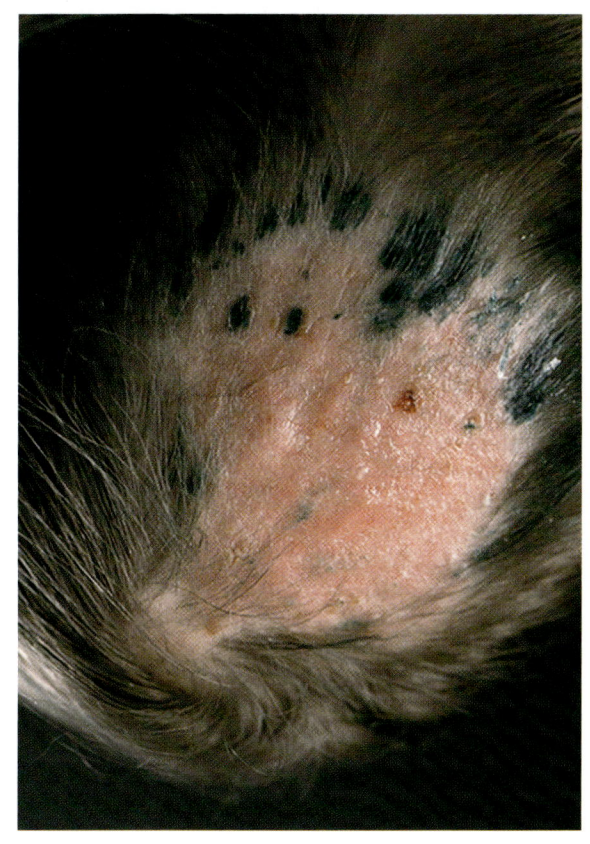

Abb. 17.1. Tinea capitis (aphlegmasisch). Erreger: Trichophyton tonsurans

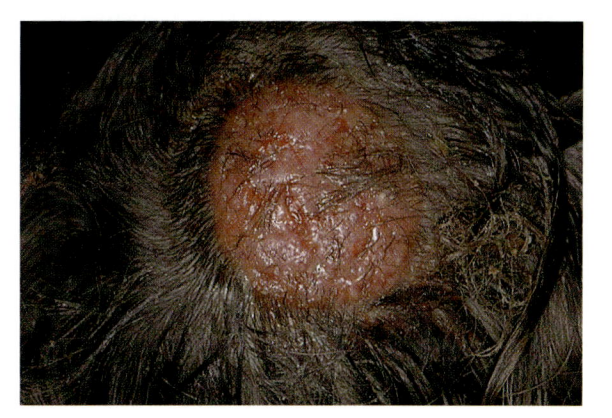

Abb. 17.2. Kerion celsi. Erreger: Trichophyton mentagrophytes var. granulosus. Infektionsquelle: Meerschweinchen

mellärer Schuppung (aphlegmasische Form, Abb. 17.1). Derartige Infektionen waren in der Vergangenheit selten. Eine Zunahme ist gegenwärtig durch die verstärkte Ausbreitung von T. tonsurans und T. violaceum zu beobachten (Beller u. Gessner 1994; Korstanje u. Staats 1994; Mills u. Philpot 1994; Rippon 1992), teils durch regen internationalen Sportaustausch v. a. in die USA (T. tonsurans) und infolge verstärkter Einwanderung aus Afrika (T. violaceum). Deutliche Infiltration, Pustelbildung und teilweiser Haarverlust (»schlecht gemähte Wiese«) imponieren bei der häufigeren phlegmasischen Form.

Die Maximalvariante, das *Kerion celsi* (Abb. 17.2), ist relativ selten und stets Folge der direkten Übertragung eines zoophilen Erregers auf den Kopf des Kindes. Es entsteht in kurzer Zeit unter dem Bild einer Impetigo contagiosa ein erhabener infiltrierter Einzelherd mit hochgradiger Entzündung. Aus den Follikelostien lässt sich Eiter exprimieren.

> Die leicht herausziehbaren Haare sind ein sowohl mikroskopisch als auch kulturell überaus wertvolles Untersuchungsmaterial.

Allgemeinsymptome wie Fieber, Abgeschlagenheit, Erbrechen und regionale Lymphknotenschwellungen sind charakteristisch. Bei der oberflächlichen und der chronisch-entzündlichen Form kommen Streuherde durch Autoinokulation im Gesicht und am Körper vor, beim Kerion aufgrund der tiefen Lokalisation der Erreger kaum. Im Gefolge der intensiven Entzündung kann es zu narbigen Abheilungen mit Alopezie kommen (Pseudopelade Brocq).

Mikrosporie

Unter dem Begriff werden alle Infektionen durch Mikrosporumarten zusammengefasst. In Abhängigkeit von der Erregerart ist die Mikrosporie eine akut bis chronisch verlaufende, hochkontagiöse Dermatophytose, die weltweit vorkommt und bevorzugt den behaarten Kopf von Kindern befällt.

Erreger. Microsporum audouinii (anthropophil), Microsporum canis (zoophil), *Microsporum gypseum* (geophil). Microsporum audouinii ist historisch als der klassische anthropophile Erreger von ausgedehnten Epidemien bekannt.

> Aufgrund der verstärkten Migration nach Deutschland ist der Erreger jedoch wieder endemisch und als Auslöser von Epidemien unter Kindern in Berlin und anderen Orten in Erscheinung getreten.

Auch eine der zoophilen Spezies dieser Gattung, Microsporum canis, tritt nach jahrelanger Abstinenz auch in Deutschland wieder in epidemischen Größenordnungen auf (Kunzelmann u. Tietz 1997). Infektionsquellen sind überwiegend Katzen und Hunde. Bevorzugt erkranken Kinder, wobei sowohl die Übertragung vom Tier auf den Menschen als auch von Mensch zu Mensch möglich ist. Ein Großteil wird im südeuropäischen und nordafrikanischen Ausland erworben. Inzwischen sind auch einheimische Haustiere infiziert, die als Infektionsquelle für ganze Familien oder Kindergruppen in Betracht kommen können. Die Übertragung der Sporen erfolgt durch unmittelbaren Kontakt bzw. indirekt durch Gebrauchsgegenstände (Kämme, Kissen, Spielzeug). Die terrestre Mikrosporie durch M. gypseum spielt in Europa mit nur wenigen Erkrankungen bei Gärtnern bzw. Landarbeitern eine untergeordnete Rolle.

Klinisches Bild. Trotz des klassischen klinischen Bildes wird die zoophile Mikrosporie häufig primär verkannt, was immer zu einer langwierigen Therapie führt. Am Kapillitium entwickeln sich zumeist multiple kreisrunde, gering entzündliche Herde mit feinmittellamellärer Schuppung (1–5 cm Durchmesser).

> Charakteristisch, aber nicht immer vorhanden, sind die 3–5 mm über der Follikelmündung abgebrochenen Haare (»*gut gemähte Wiese*«), die hellgrüne Fluoreszenz im *Wood-Licht* und das von einem dichten Pilzrasen umscheidete Mikrosporiehaar (»*in Sand gerollter gummierter Glasstab*«).

Gleichartige Herde auf lanugobehaarter Haut kommen vor. Bei Infektionen durch M. canis weisen die Läsionen einen hohen Akuitätsgrad (◘ Abb. 17.3) mit intensiverer Entzündung *(Herpes tonsurans vesiculopustulosus)* auf. M. canis kann darüber hinaus eine Tinea corporis bullosa, das »*Kerion celsi microsporicus*«, und in seltenen Fällen eine Onychomykose hervorrufen.

Favus

Der »Erbgrind« (Favus) ist eine extrem chronisch verlaufende Sonderform der Tinea capitis durch Trichophyton schoenleinii (Menschenfavus) und *T. mentagrophytes var. quinckeanum* (Tierfavus). Der Favus ist in Mitteleuropa selten und wird gelegentlich bei Personen aus Endemiegebieten (Nordafrika, Südosteuropa, Iran, Russland) beobachtet. Infektionsgefährdet sind insbesondere Säuglinge. Mit zunehmendem Lebensalter nimmt die Empfänglichkeit der Haut für den Favus ab. Erwachsene erkranken kaum. Ansteckung in frühester Kindheit und fehlende Spontanheilung sind die Ursache für sehr lange Verläufe.

Erreger. T. schoenleinii (anthropophil), T. mentagrophytes var. quinckeanum (zoophil).

Klinisches Bild. Am Kapillitium werden 3 Schweregrade der Infektion unterschieden, wobei ein Übergang möglich ist. Primär entwickeln sich mit Bevorzugung der Scheitel- und Schläfengegend milde, perifolliküläre schuppende Erytheme ohne Haarausfall. Erst eine stärkere Entzündung führt zur Entstehung der für die Diagnose entscheidenden *Scutula (0,5–1,5 mm)*. Dabei handelt es sich um flach gedellte, weißlich gelbe Schildchen, welche im Zentrum von einem oder mehreren Haaren durchbohrt werden. Dieses Stadium der Infektion ist weiterhin durch Haarausfall und einen unangenehmen Geruch charakterisiert. Die Herde fluoreszieren im Wood-Licht grau-grün. Ohne Therapie schreitet die Erkrankung über Jahre hinweg zentrifugal mit zentraler athrophischer Abheilung fort, wobei einzelne Haare oder Haarbüschel erhalten bleiben können.

Der Favus corporis und die Onychomycosis favosa sind sehr selten (<1%). An den ohne Athropie abheilenden Körperherden werden nicht immer Scutula beobachtet. Beim Tierfavus finden sich Läsionen mit höherer Akuität an den Extremitäten, dem Stamm, dem Gesicht und weniger häufig am behaarten Kopf. Die Scutula erreichen einen Durchmesser von 3 mm und die Einzelherde von bis zu 4 cm. Im Gegensatz zum Menschenfavus wird Selbstheilung beobachtet.

Differenzialdiagnose der Tinea capitis. Pyodermie, Impetigo contagiosa, Alopecia areata, Trichtillomanie, Psoriasis vulgaris, seborrhoisches Ekzem, gereizte Pityriasis rosea.

17.2.2 Tinea faciei et corporis

Dermatophyteninfektionen im Gesicht, am Stamm und an den Extremitäten gehören unabhängig vom Patientenalter zur täglichen dermatologischen Praxis. Entscheidend für

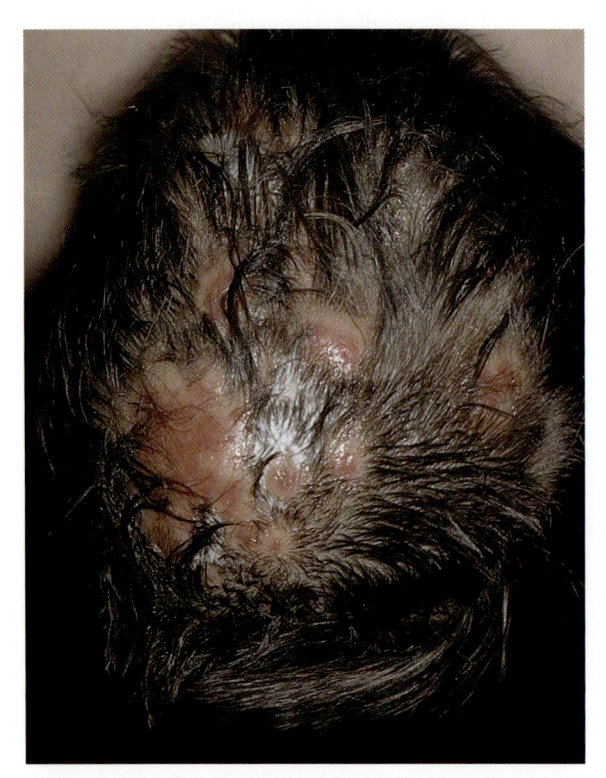

◘ **Abb. 17.3.** Tinea capitis (phlegmasisch). Erreger: Microsporum canis. Infektionsquelle: Katze

17.2 · Dermatophytosen

die Ansteckung ist der enge körperliche Kontakt zu verschiedensten belebten bzw. unbelebten Infektionsquellen.

> Bei Kindern kommt infizierten Tieren sowie erkrankten Spiel- und Sportkameraden besondere Bedeutung zu.

Vor allem Sportarten mit intensivem Körperkontakt beherbergen ein erhebliches Infektionsrisiko. Paradebeispiel ist eine Epidemie von *Tinea corporis gladiatorum* unter jungen Sportlern durch das einst in Mitteleuropa als ausgestorben betrachtete Trichophyton tonsurans (Bölle et al. 1994; Beller u Gessner 1994).

Erreger. M. canis, T. mentagrophytes var. granulosum, T. verrucosum (zoophil) T. tonsurans, T. rubrum, *E. floccosum* (anthropophil).

Klinisches Bild. Am Infektionsort entstehen scheibenförmige, scharf begrenzte Erytheme mit meist stark entzündlichem Randsaum und feinlamellärer Schuppung (Abb. 17.4). Zoophile Erreger rufen Läsionen mit größerer Akuität hervor, deren Kennzeichen Vesikel oder Pusteln in der Randzone sind (Herpes tonsurans vesiculopustulosus).

In diesem Zusammenhang werden aufgrund der Kontagiosität disseminierte Verläufe mit bis zu >100 Effloreszenzen beobachtet. Unabhängig von Lokalisation und Erreger ist die Tendenz zur zentralen Abheilung für die Herde

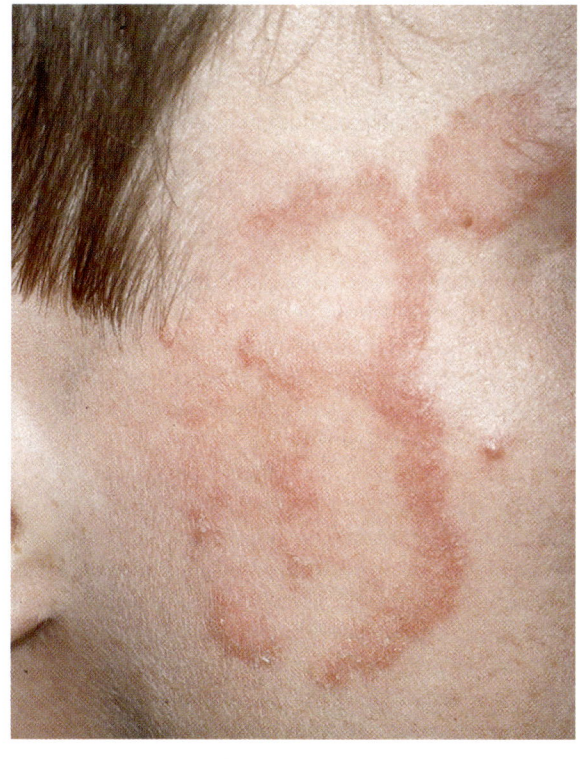

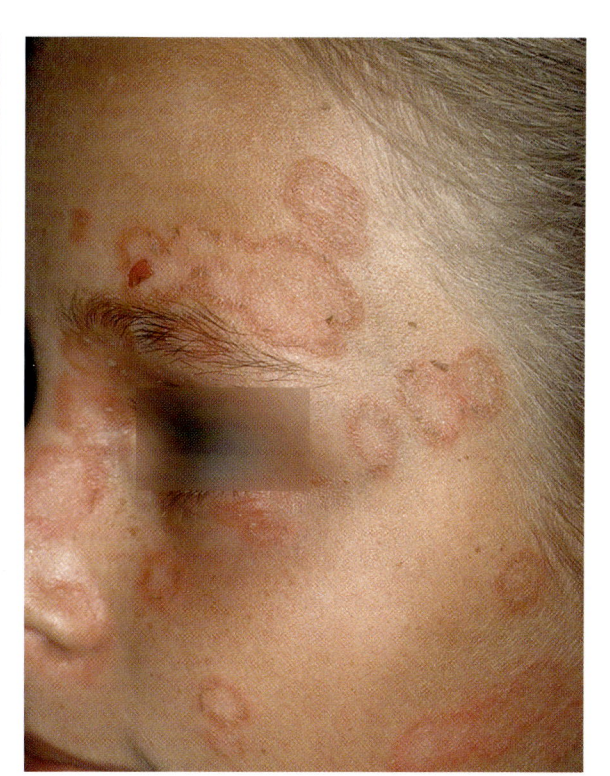

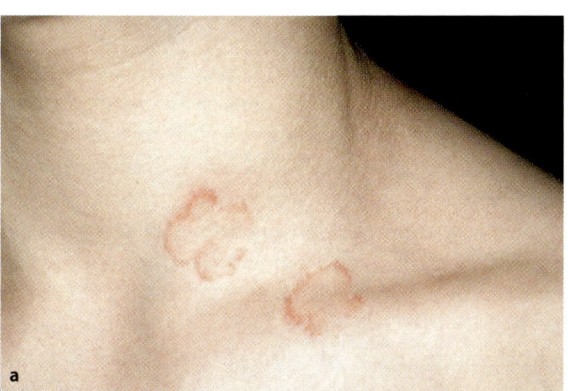

Abb. 17.4a, b. Tinea faciei et corporis. **a** Anthropophiler Erreger: Trichophyton tonsurans (Kopfaufnahme *oben*, Hals-, Brustaufnahme *unten*). **b** Zoophiler Erreger: Microsporum canis (Kopfaufnahme *oben*, Hals-, Brustaufnahme *unten*)

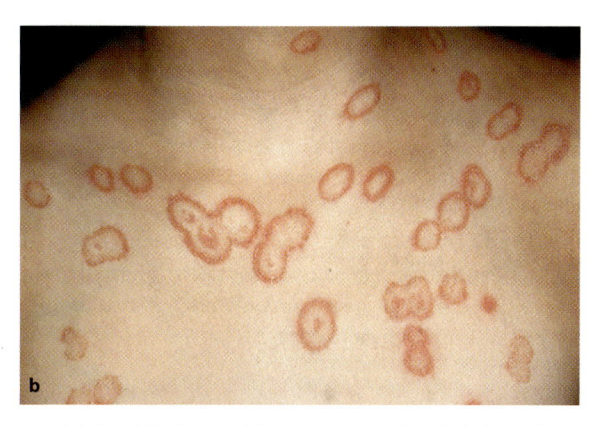

charakteristisch. Das periphere konzentrische Fortschreiten führt unbehandelt zur Entstehung von ausgedehnten polyzyklischen Formen unter dem Bild eines chronischen Ekzems. Häufigstes subjektives Symptom ist der Juckreiz.

Die bei Erwachsenen charakteristischen Dermatophytosen der Hände, Füße und in der Genitoanalregion durch T. rubrum und T. mentagrophytes var. interdigitale (Korting 1995) werden bei Kindern selten diagnostiziert. Ebenso kommt es nur in Ausnahmefällen zur Mitbeteiligung der Haarfollikel (sog. tiefe Trichophytie). In diesen Fällen imponieren dicht gruppiert stehende eitrige Follikulitiden auf stark entzündlich veränderter Epidermis. Es besteht Neigung zur Konfluenz, und auf Druck entleert sich siebartig Eiter.

Differenzialdiagnose der Tinea faciei et corporis. Psoriasis gyrata, Pityriasis rosea, seborrhoisches und atopisches Ekzem, nummuläres Ekzem, Impetigo contagiosa, bakterielle Follikulitis.

17.2.3 Tinea manuum

Das bei Erwachsenen häufig anzutreffende Krankheitsbild einer Tinea manuum wird bei Kindern kaum beobachtet. Als Ursache hierfür sehen wir die im Kindesalter meist noch fehlenden exogenen disponierenden Faktoren. Zu nennen sind hohe mechanische Belastung, häufiges Händewaschen, Kontakt zu Irritanzien (z. B. Lösungsmittel, Detergenzien) und Allergenen (z. B. Nickel, Chromat) sowie das Fehlen der Tinea interdigitalis pedum als persistierende Infektionsquelle. In der Praxis finden sich trocken schuppende Herde mit palmar nur geringem Erythem und auffälliger Einseitigkeit. Bei langem Verlauf imponieren oft Lichenifikation und Rhagadenbildung wie bei einem chronischen Händeekzem.

Erreger. T. rubrum, T. mentagrophytes var. interdigitale, E. floccosum.

17.2.4 Tinea unguium (Onychomykose)

Die Onychomykose darf aufgrund der aktuellen epidemiologischen Entwicklung als neues infektiologisches Problem im Kindesalter vorgestellt werden, nachdem diese Erkrankung bisher beinahe ausschließlich bei Erwachsenen auftrat. Die ◘ Abb. 17.5 zeigt eine vollständige mykotische Onychodysthophie bei einem 7-jährigen Junge im Jahr 2003. Allein in jenem Jahr wurden vom Autor 23 Kinder wegen Nagelmykosen behandelt. Als Erreger fand sich stets T. rubrum.

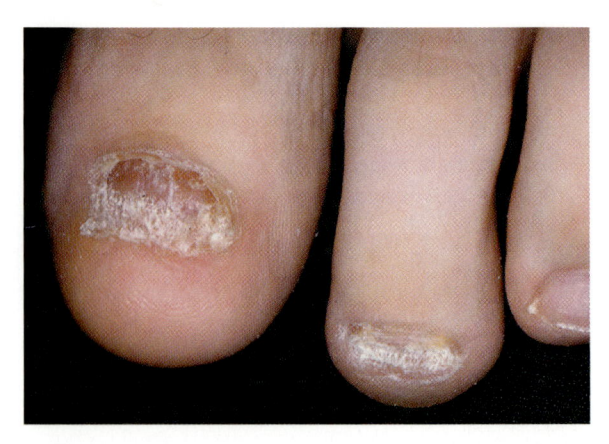

◘ **Abb. 17.5.** Onychomykose bei einem 7-jährigen Jungen aus Berlin. Erreger: T. rubrum

17.2.5 Mykologische Diagnostik

In keiner anderen infektiologischen Disziplin liegen klinischer Verdacht, labormedizinisches Handeln und die therapeutische Konsequenz so unmittelbar beieinander wie bei der Diagnostik von Dermatophytosen.

> Entscheidend für die mykologische Befundausbeute ist die Qualität der *Materialentnahme*. Es soll immer reichlich Material von charakteristischen Hautveränderungen im Grenzbereich zwischen »gesund« und »befallen« mittels stumpfen chirurgischen Instrumenten (keine Tupfer!) entnommen werden.

Ist zur kulturellen Identifizierung der Krankeitserreger die Verwendung von Nährböden vorgesehen, die durch entsprechende Zusätze wie Cycloheximid (500 μg/ml) und Antibiotika selektiv das Wachstum von kontaminierenden Schimmelpilzen und Bakterien hemmen, kann auf eine Desinfektion der Entnahmestelle verzichtet werden (Tietz 1997). Das gewonnene Untersuchungsmaterial, insbesondere epilierte Haarstümpfe, sollte sofort mikroskopiert werden.

Da bei Kindern nur selten Nagelproben zur Untersuchung in Betracht kommen, erübrigen sich längere Einwirkzeiten bei der Herstellung von *Nativpräparate*n unter Verwendung von 15%iger KOH-Lösung. Es empfiehlt sich, Haare zunächst ganzheitlich mikroskopisch zu betrachten, da hierbei typische Sporenmanschetten der zoophilen Erreger M. canis, T. verrucosum und T. mentagrophytes var. granulosum zutage treten können. Die ◘ Abb. 17.6a zeigt ein Nativpräparat mit Megasporen von T. mentagrophytes im aufgelösten Haar. Aus den parallel in den Nährboden implantierten Haarstümpfen ließ sich kulturell eine Mischkultur aus Dermatophyten und Hefen nachweisen (◘ Abb. 17.6b).

17.2 · Dermatophytosen

Die *Speziesbestimmung* der *Dermatophyten* erfolgt unter Zugrundelegung morphologischer Kriterien und weniger biochemischer Tests. Die bekanntesten anthropophilen und zoophilen Dermatophytenarten in der dermatopädiatrischen Praxis sind in ◘ Abb. 17.7a–f dargestellt. Auf eine detaillierte und in der Sache abstrakte mikromorphologische Erregerbeschreibung sei mit Hinweis auf die einschlägige Literatur (Meinhof 1990; Seebacher u. Blaschke-Hellmessen 1990) an dieser Stelle verzichtet.

17.2.6 Therapie

Die Behandlung von Infektionserkrankungen bei Kindern muss besonderen Anforderungen gerecht werden. Primäres Kriterium ist die schnelle und sichere Wirksamkeit von Präparaten bei gleichzeitig möglichst geringen Nebeneffekten. Dabei ist die einfache Durchführbarkeit zur Unterbrechung von Infektketten ebenso wünschenswert wie eine kindgerechte Darreichungsform. In der Mehrzahl der Fälle handelt es sich um eine mittel- bis langfristige Therapie, die individuellen und erregerbedingten Besonderheiten unterliegt. Bei einem zoophilen Dermatophyten, der eine Tinea capitis hervorgerufen hat, kann selbst die systemische Therapie eine Zeitdauer von einem halbem Jahr überschreiten.

Des Weiterem richtet sich das Therapiekonzept nach dem Infektionsort, dem Befallsgrad, der Erkrankungsdauer und dem Übertragungsrisiko. Sehr früh erkannte Infektionen und leichte Fälle mit bis zu 3 Herden im Gesicht oder am Stamm können meist lokaltherapeutisch beherrscht werden. Eine größere Zahl von Läsionen und der Befall des behaarten Kopfes erfordern eine systemische und lokale Kombinationstherapie (◘ Tabelle 17.2).

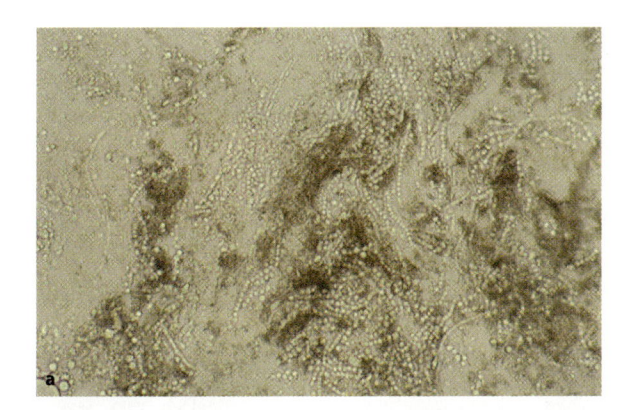

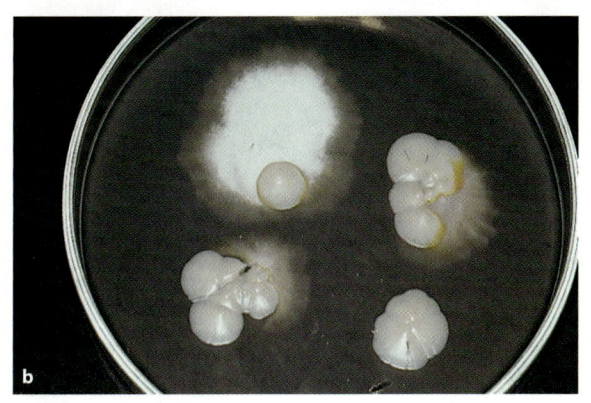

◘ **Abb. 17.6a, b.** Identifizierung von Dermatophyten. **a** Mikroskopie: Pilzsporen im Nativprärat eines epilierten Haares. **b** Kultur: Mischkultur von Trichophyton mentagrophytes var. granulosum und Candida pelliculosa aus implantierten Haarstümpfen

Bei Tinea capitis und anthropophilem Erreger ist die Lokalisation der Erreger typischerweise endotrich. Der sich aus dem mikroskopischen Erregernachweis ergebende Befund kann sofort therapeutisch durch Applikation eines topischen Antimykotikums umgesetzt werden. Da eine systemische Therapie erst nach kultureller Identifizierung des Erregers Legitimation erhält, kommt der unmittelbaren Lokalbehandlung eine entscheidende Bedeutung zu, unabhängig davon, ob der Pilz anthropophil oder zoophil ist. Kinder sind naturgemäß kontaktfreudige, bei Sport und Spiel mitunter »explosive« Infektionsquellen, die einer sofortigen topischen Abschirmung bedürfen. Aus der Art des frühestens am 5. Tag (M. canis), spätestens nach 3–4 Wochen (T. verrucosum) kulturell identifizierten Infektionserregers ergeben sich grundlegende Informationen hinsichtlich Wahl, Dosierung und Zeitdauer eines systemischen Präparates.

> Von der Spezies ebenso abhängig ist die Qualität der antiepidemischen Maßnahmen, die im Falle von T. tonsurans die Desinfektion einer Ringermatte, bei M. canis die Identifizierung und Behandlung einer tierischen Infektionsquelle zum Ziel haben können.

> Die Therapie der Tinea capitis erfolgt immer systemisch und stets in Kombination mit topischen Antimykotika.

Spät diagnostizierte Mykosen können dazu führen, dass im Einzelfall erkrankte Kinder ganze Schuljahre wiederholen müssen. Das Therapieende sollte nach unseren Erfahrungen vom negativen kulturellen Befund bestimmt sein, der bei zoophilen Dermatomykosen der freien Haut im Durchschnitt nicht vor 6–8 Wochen zu erwarten ist. Um den Zeitpunkt der Eradikation exakt zu erfassen, ist eine möglichst *wöchentliche mykologische Verlaufsdiagnostik* (Kultur!) geboten.

Lokaltherapie

Jede Dermatophyteninfektion, speziell bei Kindern, erfordert unabhängig vom Manifestationsort eine kontinuierliche topische Behandlung, vom Zeitpunkt der Diagnosestellung durch das Nativpräparat bis zum Negativ der *Pilzkul-*

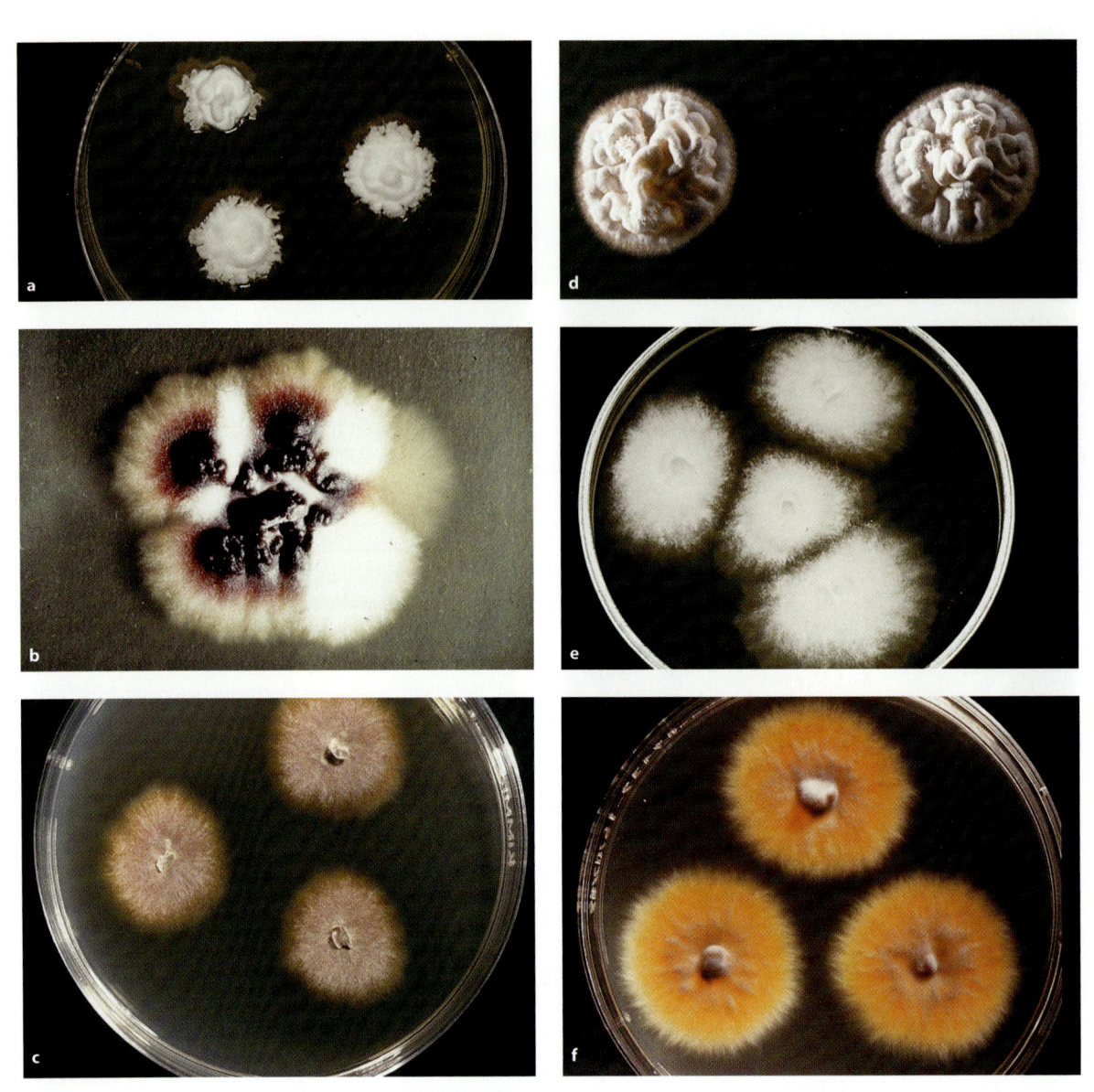

Abb. 17.7a–f. Kulturen wichtiger anthropophiler (**a–c**) und zoophiler (**d–f**) Erreger kindlicher Dermatophytosen auf Kimmig-Agar. **a** Trichophyton schoenleinii, **b** Trichophyton violaceum, **c** Trichophyton tonsurans, **d** Trichophyton verrucosum, **e** Trichophyton mentagrophytes var. granulosum, **f** Microsporum

tur. Der Wert dieser Therapie liegt im sofortigen Wirksamwerden und einer dauerhaften Ausbreitungsprophylaxe (Kunzelmann u. Tietz 1997).

Farbstofflösungen

Farbstoffe vom Typ des Triphenylmethans (*Brillantgrünspiritus*, *Castellani-Farblösung*) gehören zu den klassischen topischen Antimykotika. Ihr breites Wirkspektrum, die lange Haftung (Therapiekontrolle!) nach kurzzeitiger Applikation und die unmittelbare Wirkung bei guter Verträglichkeit machen sie unabdingbar bei der Initialtherapie von hochkontagiösen Hauterscheinungen. Die bei Erwachsenen feststellbare geringe Akzeptanz der Farbstoffe ist bei Kindern, nach Aufklärung der Eltern, kaum spürbar.

Imidazol- und Azolderivate

Substanzen dieser Stoffgruppen haben die Behandlung der Dermatomykosen insgesamt tiefgreifend verändert. Die Wirkung beruht auf der Hemmung der Ergosterolsynthese zahlreicher Pilze. Sie zeichnen sich durch ein breites Wirkspektrum, ein gutes Penetrationsvermögen und hohe therapeutische Sicherheit aus. Die zahlreichen galenischen Zubereitungen sichern darüber hinaus eine optimale Applikation und eine hohe Akzeptanz bei den Patienten im Rahmen der Langzeittherapie. Erfahrungsgemäß birgt das teilweise lange Applikationsintervall (bis 24 h) Risiken für die Ausbreitung der Infektion, weshalb eine engmaschigere Anwendungsweise vorteilhaft wäre. Aus der Vielzahl der Substanzen seien nur *Bifonazol*, *Clotrimazol*, *Croconazol*,

Tabelle 17.2. Systemische Therapie der Tinea capitis et corporis in Abhängigkeit von der Gattung und der ökologischen Herkunft des Erregers (anthropophil, zoophil, geophil)

Antimykotikum	Dosis/Tag	Mittel der Wahl	
		Trichophyton	Microsporum
Terbinafin[a]	>40 kgKG: 250 mg 20–40 kgKG: 125 mg <20 kgKG: 62,5 mg	+ + +	+ + +
Griseofulvin	10[c]–20[d] mg/kgKG		+
Fluconazol[b]	5[c]–10[d] mg/kgKG		+
Itraconazol[a]	5 mg/kgKG		+

[a] Zur Therapie im Kindesalter in Deutschland nicht zugelassen.
[b] Fehlt eine therapeutische Alternative, ist es bei Kindern über 1 Jahr praktisch zugelassen.
[c] Dosierung bei anthropophilem bzw. geophilem Erreger.
[d] Dosierung bei zoophilem Erreger.

Econazol, *Fenticonazol* und *Sertaconazol* genannt. Kontaktsensibilisierungen werden beobachtet.

Pyridinderivate

Bei *Ciclopiroxamin* handelt es sich um ein Medikament mit azoldifferentem Wirkmechanismus (Hemmung der Aufnahme von Synthesebausteinen und Erhöhung der Permeabilität von Pilzzellmembranen). Die Substanz ist aufgrund ihres breiten Wirkspektrums, des hohen Penetrationsvermögens und der guten Verträglichkeit sowohl für die Kurz- als auch eine Langzeittherapie geeignet. Besonders effektiv sind die Kombinationen mit anderen Lokaltherapeutika (z. B. Farbstoffe) und/oder systemischen Antimykotika. Ciclopiroxamin wirkt dabei synergistisch mit jedem in Frage kommenden systemischen Präparat und ist somit idealer Kombinationspartner (Czaika et al. 1997). Ciclopirox ist Bestandteil der Onychomykosetherapie und wird als Lack entweder in Monotherapie (bei bis 50%igem Befall des Nagels) oder in Kombination mit systemischen Antimykotika (bei >50%igem Befall) angewandt.

Systemische Therapie

Während zunächst nur Griseofulvin für die systemische Therapie bei Kindern zur Verfügung stand, kommen heute auch *Fluconazol*, *Itraconazol* und *Terbinafin* zum Einsatz. Griseofulvin hat neben dem historischen Verdienst, im Fall von M. audouinii bereits einen Infektionserreger im Kindesalter mitentscheidend zurückgedrängt zu haben, Bedeutung als kostengünstiges Medikament mit einem azoldifferenten Wirkmechanismus. Wichtig ist, dass die bei zoophilen Erregern zahlreichen Pilzsporen pharmakokinetisch erreicht und wirksam bekämpft werden (Rieth 1990). Griseofulvin ist nach wie vor das einzige bei Kindern zugelassene systemische Präparat, sieht man einmal von nicht mehr zeitgemäßen *Ketoconazol* ab. Als Mittel der 1. Wahl kann die Standarddosierung von 10 mg Griseofulvin pro kgKG/Tag jedoch nur bei anthropophilem Erreger uneingeschränkt empfohlen werden. Bei Mikrosporie werden die besten Behandlungsergebnisse mit 25–40 mg/kg/KG/Tag erzielt (Kunzelmann u. Tietz 1997; Tietz et al. 1996).

Fluconazol und Itraconazol können alternativ bei therapeutischem Nichtansprechen und Mischinfektionen mit Hefen (Fuconazol) bzw. Schimmelpilzen (extrem selten, Itraconazol) eingesetzt werden (Kauffmann 1996; Montero-Gei u. Perera 1992). Entgegen den Erwartungen führen diese Medikamente jedoch nicht zur Verkürzung der Behandlungsdauer (Kunzelmann u. Tietz 1997). Eigene Erfahrungen belegen, dass im Fall von Fluconazol – dem Präparat mit dem geringstmöglichen Nebenwirkungsspektrum und der günstigen Darreichungsform als Saft, was für Langzeitbehandlungen bei T. capitis und Kerion von erheblichem Vorteil ist – ebenfalls eine höhere Dosierung von 5 mg/kgKG nicht unterschritten werden sollte (Kunzelmann u. Tietz 1997, Tietz et al. 1996; Tabelle 17.2).

Ähnliches scheint für Itraconazol zuzutreffen, welches im Rahmen von Therapieversuchen als Pulstherapie (100 mg/20 kgKG) eingesetzt wird. Die Substanz ist jedoch ebenso wenig wie Terbinafin in Deutschland für die Behandlung von Kindern zugelassen. Darin besteht noch immer ein Problem in der Therapie bei Kindern.

> Während Griseofulvin, Fluconazol, Itraconazol und Terbinafin gegenüber Microsporumarten gleich gut wirksam sind, ist Terbinafin aufgrund von Erregerlücken der anderen Antimykotika bei den Spezies der Gattung Trichophyton Mittel der Wahl (Tietz u. Sterry 2004).

Die Behandlung der Onychomykose erfolgt im Kindesalter entweder lokal mit antimyzetischem Lack (Ciclopirox) oder in Kombination mit Fluconazol 150 mg bzw. Terbinafin

250 mg als Einmaldosis pro Woche bis zum klinischen Erfolg.

17.3 Candidosen der Haut und Schleimhäute

Pilzerkrankungen durch Erreger der Gattung Candida werden unabhängig von ihrer Lokalisation als Candidosen bezeichnet. Klinisch werden lokalisierte *Haut- und Schleimhautcandidosen* und disseminierte *systemische Candidosen* unterschieden. Von Bedeutung ist in diesem Zusammenhang, dass die meisten disseminierten Candidosen ihren Ursprung intra bzw. post partum in vorher asymptomatischen Besiedlungen der Geburtswege bzw. der Haut haben. Kinder kommen somit bereits während der Geburt und im Säuglingsalter mit den Erregern in Kontakt, wobei neben Mund, Brust und Vagina der Mutter die Haut des Pflegepersonals und die in der Regel häufigen Liebkosungen wichtige Infektionsquellen und Übertragungsmechanismen darstellen.

Präpartal werden bei 15–38% der Schwangeren vaginal Hefen diagnostiziert (Seebacher u. Blaschke-Hellmessen 1990). In ca. 2/3 der Fälle erfolgt eine Übertragung auf das Neugeborene. Während dominant *Candida albicans* und *Candida parapsilosis* akquiriert werden, spielen zunehmend auch Problemkeime wie *Candida glabrata, Candida krusei* und *Candida guilliermondii* eine Rolle. Vorrangig werden diese Erreger von Patientinnen mit chronisch rezidivierender Vaginalkandidose (Kunzelmann et al. 1996) und hefebedingten *Onychomykosen* (Kuijpers u. Tan 1996) in die pädiatrische Dermatologie projiziert. Dies ist insofern bedeutsam, als diese Spezies teils natürlich resistent sind (Rippon u. Fromting 1993) und auf der Basis einer artspezifischen Diagnostik gezielt behandelt werden müssen (Kunzelmann et al. 1996).

Neben dem Vorhandensein der Erreger ist für das Entstehen von klinisch manifesten Candidosen stets die Koexistenz begünstigender Faktoren entscheidend.

> Säuglinge haben aufgrund der noch nicht voll ausgereiften Abwehrmechanismen primär ein höheres Erkrankungsrisiko, welches bei Frühgeborenen, asphyktischen Babys oder Kindern mit schweren Grunderkrankungen (Immundefekt, Diabetes mellitus Typ 1) weiter gesteigert sein und zu tief lokalisierten (systemischen) Mykosen führen kann.

17.3.1 Orale Candidose (Mundsoor)

Der *Mundsoor* (meist durch C. albicans) gehört zu den häufigsten Erkrankungen des Säuglingsalters. Die Erreger stammen von der Mutter (Mund, Brust, Vagina) oder vom Pflegepersonal (Mund, Hände: hier auch C. parapsilosis). Neben dieser klassischen Bedeutung spielt die Erkrankung bei Erwachsenen als »indicator disease« bei HIV-Infektion und als chronisch-atrophische oder chronisch-hyperplastische Candidose bei Trägern von Zahnprothesen und Diabetikern eine Rolle. Da chronische Verlaufsformen bei Kindern nur in Ausnahmefällen vorkommen, werden sie hier nicht dargestellt.

Erreger. C. albicans, C. parapsilosis, C. glabrata, C. krusei.

Klinisches Bild. Bei der akuten pseudomembranösen Form finden sich kleinfleckige, teilweise konfluierende weiß- bis gelbliche Beläge an der Schleimhaut von Lippen, Zunge, Wangen, Tonsillen und Rachen, welche sich bis in die Speiseröhre fortsetzen können. Beim Versuch, die fest haftenden Beläge abzuwischen, entstehen leicht schmerzhafte Erosionsblutungen. Als Begleitsymptome sind ein unangenehmer Fötor und druckschmerzhafte submandibuläre Lymphknotenschwellungen zu nennen. In vielen Fällen bestehen aufgrund der Schmerzhaftigkeit Schwierigkeiten bei der Nahrungsaufnahme. Im Zusammenhang mit dem Mundsoor wird häufig der sog. *Angulus infectiosus* oder *Perlèche* beobachtet. Dabei werden Mundwinkelrhagaden sekundär durch pathogene Hefen aus dem Mund besiedelt. Klinisch reicht das Spektrum von geringer Rötung bis zu nässenden Erosionen mit Krustenauflagerung.

Differenzialdiagnose. Diphtherie, Koplik-Flecke bei Masern, Gingivostomatitis herpetica. Bei Erwachsenen müssen u. U. die ulzeröse Syphilis, der Lichen ruber mucosae und Leukoplakien ausgeschlossen werden.

17.3.2 Windeldermatitis

Diese im Säuglingsalter häufige Erkrankung ist klinisch eine Sonderform der Candidaintertrigo. Da es jedoch das Ziel dieses Beitrages ist, für das Kindesalter bedeutsame Pilzerkrankungen in ihrem für Diagnostik und Therapie entscheidenden pathogenetischen Zusammenhang darzustellen, soll sie an dieser Stelle besprochen werden. Gewöhnlich gelangen die Erreger der Windeldermatitis zunächst mit der Nahrung in tiefere Abschnitte des Magen-Darm-Traktes, passieren unbeschadet den Magen und besiedeln meist asymptomatisch große Abschnitte des Darmes. Bei disponierten Kindern können Verdauungsstörungen, Malabsorption, Blähungen und Durchfälle die Folge sein.

Viel häufiger ist jedoch der Enddarm das Erregerreservoir für Candidosen der Genitoanalregion. Neben der Übertragung der Erreger mit dem Stuhl ist für das Entstehen einer Infektion das feuchtwarme Milieu im Windelbereich ein wichtiger disponierender Faktor. Dies führt zur

Aufquellung der Hornschicht und damit leicht zur Entstehung von Erosionen und Rhagaden. Für C. albicans, C. parapsilosis und C. guilliermondii resultieren ideale Wachstums- und Vermehrungsbedingungen.

Erreger. C. albicans, C. parapsilosis, C. guilliermondii.

Klinisches Bild. Es werden eine akute und eine chronische Form der Windeldermatitis unterschieden. Akut kommt es in sehr kurzer Zeit zum Aufschießen dicht stehender, stecknadelkopfgroßer weißlicher Pusteln. Durch Konfluenz und Zerstörung der Blasendecken entstehen großflächige, kleinzirzinär begrenzte, hochentzündliche und nässende Erosionen mit randständiger feiner Schuppung. Am Rand sind häufig noch die Primäreffloreszenzen erkennbar.

Erfolgt keine vollständige Ausheilung, entstehen in der Analfalte oder an den großen Labien scharf begrenzte blasse Erytheme, teilweise mit schmerzhaften Rhagaden, welche durch ständiges Kratzen (Leitsymptom: Juckreiz) sekundär ekzematisieren. Die generalisierte Candidose der Haut (*Erythrodermia candidomycetica*) wird als seltene Komplikation bei abwehrgeschwächten Neugeborenen beobachtet. Nach Infektion im Geburtskanal kommt es zur raschen Ausbreitung und Konfluenz schuppender Eryteme, wobei Kopf und Gesicht mit befallen werden. Es resultieren Fieber und generalisierte Lymphknotenschwellungen.

Differenzialdiagnose. Seborrhoisches Ekzem, Psoriasis.

17.3.3 Vulvovaginale Candidose

Während die vaginale Candidose im geschlechtsreifen Alter zu den gynäkologisch bedeutsamsten Infektionen gehört und mit ihrer schweren Verlaufsform, der chronisch-rezidivierenden vaginalen Candidose, ein großes therapeutisches Problem darstellt (Kunzelmann et al. 1996), sind diese Erkrankungen bei Mädchen bis zum 14. Lebensjahr relativ selten. In der Mehrzahl handelt es sich um unkomplizierte Vulvacandidosen.

Erreger. C. albicans, C. glabrata, C. krusei.

Klinisches Bild. Im Mittelpunkt stehen akut entzündliche, meist nässende Erosionen mit randständiger Schuppung und heftigstem Juckreiz. Oft finden sich inguinal und perianal gleichartige Läsionen oder Veränderungen im Sinne eines chronischen Ekzems.

Gelegentlich besteht weißlich-cremiger oder gelblicher Ausfluss. In diesen Fällen muss eine komplette gynäkologische Fluoruntersuchung durchgeführt werden. Ziel der Untersuchungen ist es, sexuell übertragbare Erkrankungen und damit den Verdacht von Kindesmisshandlungen auszuschließen.

Differenzialdiagnose. Psoriasis, atopisches Ekzem. Bei entsprechendem Verdacht: Gonorrhö, bakterielle Vaginose, Trichomoniasis.

17.3.4 Candidabalanitis

Diese Erkrankung kommt im Kindesalter nur sehr selten vor. Prädisponierende Faktoren sind Phimose- oder Pseudophimosezustände und der Diabetes mellitus Typ 1.

Erreger. C. albicans.

Klinisches Bild. Präputium und Glans sind hochentzündlich geschwollen, es finden sich schmerzhafte nässende Erosionen mit weißlichen Auflagerungen.

Differenzialdiagnose. Unspezifische Balanitis.

17.3.5 Candidaintertrigo

Da Adipositas, Diabetes mellitus und schwere Begleiterkrankungen die entscheidenden prädisponierenden Faktoren sind, ist diese Erkrankung mit Ausnahme ihrer Sonderform, der Windeldermatitis, bei Kindern selten. Das in diesem Zusammenhang bereits oben Dargestellte lässt sich auf alle anderen *intertriginösen Candidosen* übertragen, weshalb auf eine lokal bezogene, separate Darstellung an dieser Stelle verzichtet werden kann.

17.3.6 Interdigitale Candidose, Candidaparonychie und Candidaonychomykose

Alle 3 Erkrankungen sind häufig bei Erwachsenen, die mit den Händen im Wasser oder zumindest im feuchten Milieu arbeiten (z. B. Gastwirte). Bei Kindern spielen sie nur im Rahmen der chronisch-mukokutanen Candidose eine Rolle (▶ unten).

Erreger. C. albicans, C. parapsilosis, C. guilliermondii.

Klinisches Bild. Bevorzugt im 4. Interdigitalraum finden sich weißliche Aufquellungen der Hornhaut mit Mazeration und Erosion. Entstehende Rhagaden sind Quelle von Juckreiz und Schmerz. Im Gegensatz zu den meisten Candidosen der Haut verlaufen die Infektionen des Nagelwalls und des Nagels chronisch. Es kommt zu einer berührungsempfindlichen Schwellung des Nagelwalls mit entzündlicher Rötung, eitriger Sekretion und Rhagadenbildung. Der Befall des Nagels folgt relativ spät vom seitlichen oder hinteren Nagelwall, führt dann aber durch die Beteiligung der Nagelmatrix rasch und dauerhaft zur Onycholyse oder Onychodystrophie.

Differenzialdiagnose. Gleichartige Erkrankungen durch Dermatophyten oder Bakterien.

17.3.7 Chronisch-mukokutane Candidose

Unter diesem Begriff werden eine Reihe von seltenen Krankheitskomplexen zusammengefasst, deren übergeordnete Gemeinsamkeit persistierende oder chronisch rezidivierende Candidainfektionen der Haut und Schleimhaut sowie der Nägel sind. Bei den Patienten liegen meist angeborene immunologische oder endokrinologische Störungen vor, weshalb die Mehrzahl der Betroffenen bereits im Kleinkindalter erkrankt. Pathogenetisch bedeutsam sind Funktionsstörungen der T-Lymphozyten sowie ein Mangel an makrophagenstimulierenden Zytokinen. Die Dominanz von C. albicans bei dieser Erkrankung lässt auf eine Erregerspezifität der Immundefekte schließen.

Klinisch werden unterschieden:
- chronische orale Candidose,
- chronisch-mukokutane Candidose bei Endokrinopathie (Hypoparathyreoidismus, Hypoadrenalismus, Hypothyreoidismus, Diabetes mellitus),
- chronische lokalisierte mukokutane Candidose (granulomatöse Candidose),
- chronische disseminierte mukokutane Candidose,
- chronische Candidose bei Thymom.

Patienten mit chronischer oraler Candidose weisen ausschließlich typische schmerzhafte Veränderungen an den Lippen und der Mundschleimhaut (Angulus infectiosus, pseudomembranöse Beläge, athrophische Glossitis) auf. Eine genetische Disposition besteht nicht. Die endokrinologisch bedingte Form manifestiert sich in früher Kindheit mit Befall des Mundes, der Intertrigines, der Hände, der Füße und der Nägel (Abb. 17.8).

Bei der chronischen, lokalisierten, mukokutanen Candidose finden sich, ausgehend von den Follikeln, schwere vegetierende granulomatöse Hautveränderungen an den gleichen Prädilektionsstellen und darüber hinaus am behaarten Kopf. Die Abheilung erfolgt im Gesicht mit netzförmigen und am Stamm häufig mit punktförmigen atrophischen Narben. Die Nägel bleiben oft therapeutisch unbeeinflussbar klauenartig verdickt. An der oralen und genitalen Schleimhaut kommen alle Schweregrade der o. g. Candidosen vor. Bei der genetisch bedingten disseminierten chronisch-mukokutanen Candidose ist sowohl ein autosomal dominanter als auch ein autosomal rezessiver Vererbungsmodus bekannt. Unabhängig davon entwickeln die Betroffenen ausgedehnte serpiginöse Haut- und Schleimhauterscheinungen mit starker Entzündungsreaktion.

Die chronische mukokutane Candidose bei Thymom ist eine Erkrankung des Erwachsenenalters. Sie tritt mit ähnlicher Klinik nach dem 35. Lebensjahr auf. Begleitend werden andere Erkrankungen wie Myasthenia gravis, Myositis, aplastische Anämie, Neutropenie und Hypogammaglobulinämie gefunden.

17.3.8 Pityriasis versicolor

Diese gering infektiöse Erkrankung des oberen Rumpfes tritt weltweit auf. In Mitteleuropa wird sie in der Mehrzahl bei jungen Erwachsenen oft zufällig diagnostiziert. In den Tropen stellt die Pityriasis versicolor eine der häufigsten Hauterkrankungen dar und befällt Erwachsene und Kinder gleichermaßen. Neben dem ersten Auftreten im frühen Kindesalter sind der häufige Gesichtsbefall und die großfleckigen Läsionen an Rumpf und Extremitäten dort charakteristisch. Prädisponierend wirken verstärktes Schwitzen und die damit verbundene Aufquellung der Hornschicht. Deshalb kann die Erkrankung auch Hinweis auf Grundkrankheiten sein, die mit vermehrtem Schwitzen einhergehen (z. B. Hyperthyreose, vegetative Dystonie, Tuberkulose, HIV-Infektion).

Erreger. Malassezia furfur (Syn.: Pityrosporon ovale).

Klinisches Bild. In unterschiedlicher Dichte finden sich ausgehend von den Schultern und Achselhöhlen bis zu den Lenden an der Vorder- und Rückseite des Stammes kaum schuppende Flecke von 2–8 mm Durchmesser (Abb. 17.9a). Ihr Farbton schwankt in Abhängigkeit von der hauttyp- und sonnenbedingten Gesamtpigmentierung der Betroffenen zwischen blassweiß über rosafarben bis dunkelbraun. Da kaum Juckreiz besteht, sind es oft die auffälligen Farbkontraste, die die Patienten zum Arzt führen. Es werden ein hyperpigmentierter, ein erythematöser und ein depigmentierter Typ der Pityriasis versicolor unterschieden. Besondere Formen der Hauterscheinungen entstehen durch Konfluenz der Flecken bzw. durch zentrale Aufhellung (anuläre Herde).

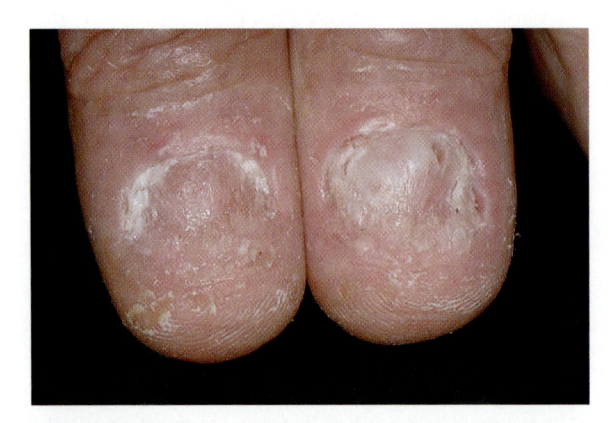

Abb. 17.8. Chronisch-mykokutane Candidose mit Befall der Fingernägel. Erreger: Candida albicans

krankungen (z. B. HIV-Infektion) auf. Der symptomarme Verlauf im Sinne eines akneiformen Exanthems ist chronisch und trotz erfolgreicher Behandlung von häufigen Rezidiven gekennzeichnet. Im Gegensatz zum klassischen nativmikroskopischen Befund bei der Pityriasis versicolor gelingt der Erregernachweis hier ganz überwiegend nur histopathologisch (Abb. 17.9b).

Differenzialdiagnose. Vitiligo, Melanoderma und Leucoderma (Pseudoleucoderma) psoriaticum, Leucoderma syphiliticum, Café-au-lait-Flecken, Naevus anaemicus, Erythrasma, Lepra Pinta und Frambösie.

17.3.9 Mykologische Diagnostik

Die Grundzüge der *Identifizierung von Hefen* beruhen ebenfalls auf einer Kombination aus mikroskopischer Untersuchung und der kulturellen Identifizierung des Infektionserregers auf Speziesniveau. Das Untersuchungsmaterial kann im Gegensatz zur Diagnostik bei den Dermatophyten als Abstrich gewonnen und ohne vorherige Desinfektion mittels Öse, Tupfer oder Spekulum auf Objektträger und Nährboden überführt werden. Mikroskopisch ist nach Pilzmyzel und Sprosszellen zu fahnden. Mit Ausnahme von *Malassezia furfur*, wo haufenförmig gelagerte Rundzellen, umgeben von kurzen Hyphen (»Spaghetti mit Fleischklößchen«) für eine Pityriasis versicolor beweisend sind, liegt die Empfindlichkeit der Mikroskopie bei allen anderen Hefen, je nach Methode (KOH-Präparat, Grampräparat, Fluoreszenzmikroskopie), zwischen etwa 30 und 70%.

Es kann mikroskopisch nicht unterschieden werden, ob es sich um pathogene Candidaspezies oder Nahrungsbzw. Besiedlungskeime wie Candida lambica, Saccharomyces cerevisiae oder Geotrichum candidum handelt (Abb. 17.10a). Daher muss in jedem Fall eine Kultur angelegt werden, die optimalerweise fraktioniert auf Selektivnährböden erfolgen sollte. Damit ist je nach Spezifität des Nährbodens die Erkennung von Mischinfektionen bzw. die sofortige Identifizierung der Spezies möglich (Abb. 17.10b).

Die Artbestimmung der Hefen kann auch durch einfache Subkultivierung von Hefekolonien auf Reisagar erfolgen, wo unter einem Deckgläschen nach 2-tägiger Inkubation bei Zimmertemperatur artcharakteristische morphologische Merkmale ausgebildet werden. Ein solcher Artbeweis ist die Ausprägung von Pseudomyzel und Chlamydosporen bei C. albicans (Abb. 17.11).

Aufwändiger ist die Pilzbestimmung auf der Grundlage biochemischer Tests, die entweder als Fermentations- (»bunte Reihe«) oder Assimilationsverfahren zur Anwendung kommen (Tietz 1997).

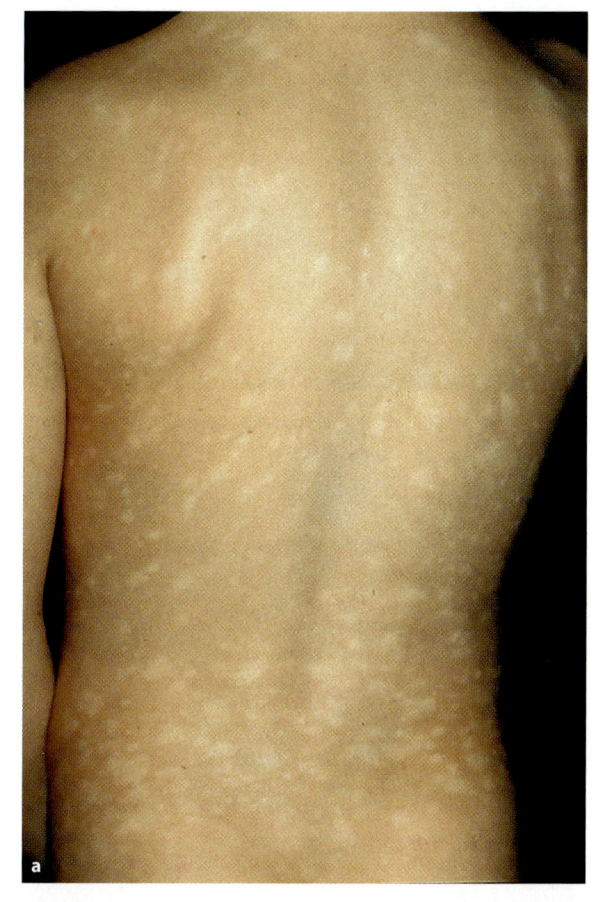

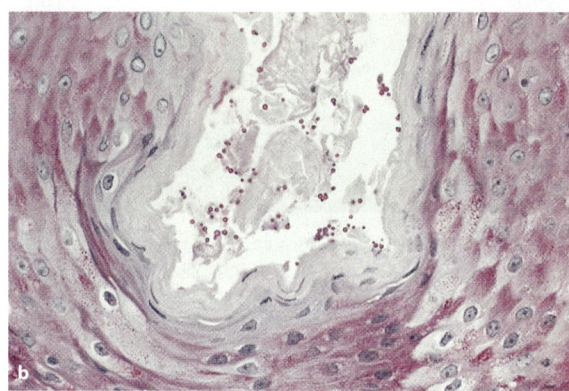

Abb. 17.9a, b. Pityriasis versicolor (a) und Pityrosporonfollikulitis (b, PAS-Färbung). Erreger: Malassezia furfur (Synonym: Pityrosporon ovale)

> Differenzialdiagnostisch sind die rötlich-gelbe bis gelbgrünliche Fluoreszenz im Wood-Licht und das positive »Hobelspanphänomen« nützlich.

Als seltene follikelgebundene Verlaufsform der Erkrankung wird die *Pityrosporonfollikulitis* abgegrenzt. Sie tritt vermehrt unter der Therapie mit Kortikoiden und Zytostatika oder aber im Rahmen von immunsupprimierenden Er-

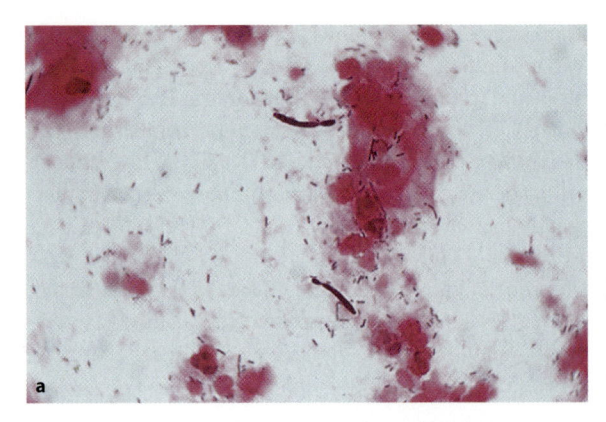

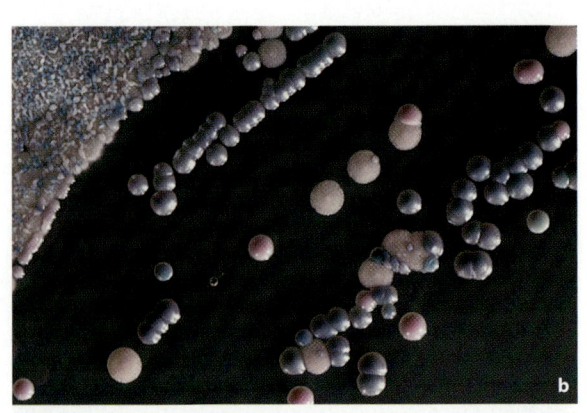

Abb. 17.10a, b. Identifizierung von Hefen. **a** Mikroskopie: grampositive Sprosspilze mit beginnendem Pseudomyzel im Abstrichpräparat. **b** Kultur: Nachweis von C. albicans (grüne Kolonie), C. glabrata (rot), C. krusei (rosafarben) und C. tropicalis (blau) auf CHROM-Selektivagar

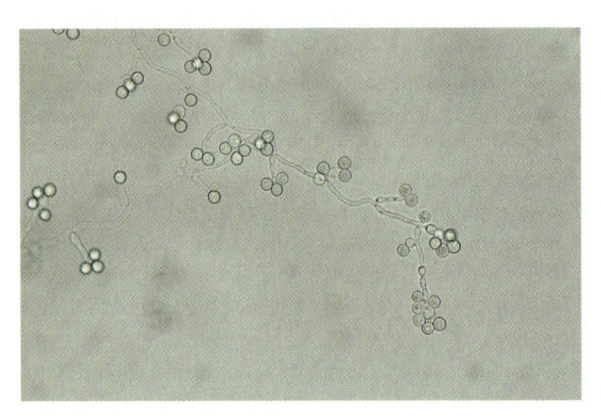

Abb. 17.11. Hefedifferenzierung auf Reisagar: Blastosporen, Pseudomyzel und Chlamydosporen. Diagnose: Candida albicans

> Mit welcher Methode auch immer, die Identifizierung der Hefen auf Speziesniveau ist obligatorisch!

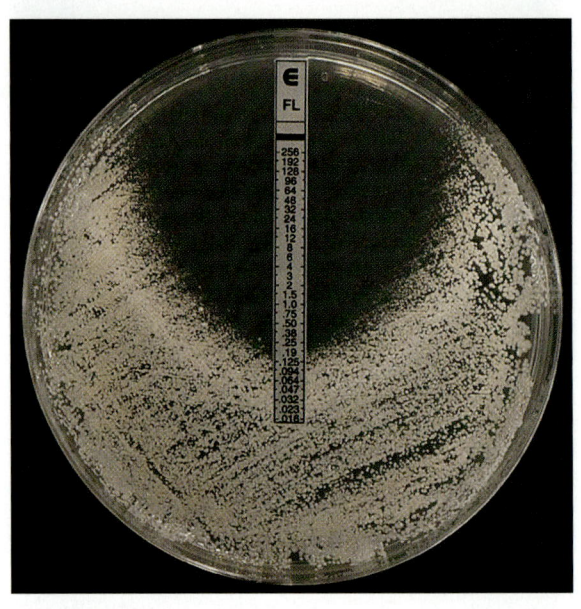

Abb. 17.12. Empfindlichkeitstestung von Candida albicans mittels Agardiffusion im E-Test. Hemmhof zeigt Sensibilität im Bereich von <1 mg Fluconazol

Dies ergibt sich in erster Linie aus der unterschiedlichen natürlichen Empfindlichkeit einzelner Pilzarten gegenüber den beiden wichtigsten systemischen Präparaten in der Therapie kindlicher Candidosen, *Fluconazol* und *Itraconazol* (Rippon u. Fromting 1993). Hochsensibel sind C. albicans (Abb. 17.12) und C. parapsilosis. C. glabrata gilt als nur mäßig empfindlich, C. krusei ist gegenüber Fluconazol, C. guilliermondii gegenüber Fluconazol und Itraconazol natürlich resistent. Sekundäre Resistenzphänomene bei primär empfindlichen Candidaspezies sind bislang weder in der Neonatologie noch im späteren Kindesalter beschrieben worden. Eine Ausnahme stellt C. glabrata dar, die aufgrund von unterdosierten Therapieanwendungen und ihrer speziellen genetischen Eigenschaften (Haploidie) weitgehend resistent geworden ist.

17.3.10 Therapie

Es stehen zahlreiche Substanzen aus verschiedenen Stoffklassen zur lokalen und systemischen Therapie der Candidosen zur Verfügung. Grundlage für ihren sinnvollen und erfolgreichen Einsatz ist eine exakte Erregerdiagnostik. Parallel dazu muss, wenn möglich, die Beseitigung disponierender Faktoren und in einigen Fällen die Sanierung von Reinfektionsquellen erfolgen.

Lokaltherapie

Seitens der Hersteller wurden die Zubereitungen so optimiert, dass bei jeder denkbaren Manifestation eine optimale Applikation der Wirkstoffe möglich ist. In diesem Zusammenhang ist z. B. die Behandlung der Pityriasis versicolor mit modernen antimykotikahaltigen Shampoos erwähnenswert. Neben den bereits im Abschn. 17.2 (»Dermatophytosen«) vorgestellten Substanzen aus der Gruppe der Farbstoffe, der Azole und Pyridinderivate haben Nystatin und Amphotericin B weltweit einen festen Platz in der lokalen Behandlung von Candidosen. Neben der Anwendung von Antimykotika sind die adjuvante Sanierung des Terrains durch Austrocknung intertriginöser Bereiche (Einlage von Leinenläppchen, Verwendung von Puder) und die Eliminierung von Erregerreservoirs (selektive Dekontamination des Magen-Darm-Traktes, Mundhöhle, Vagina) bzw. disponierender Erkrankungen wie Diabetes mellitus entscheidend für die Geschwindigkeit und Dauer des Therapieerfolges.

Nystatin

1950 aus Streptomyces nourseri isoliert, stellt die Substanz bis heute den *Standard* in der Lokalbehandlung der Candidosen dar. Nystatin wird an Sterole der Zytoplasmamembran gebunden. Es resultieren Permeabilitätsänderungen, die durch den Verlust von Elektrolyten und Zellbausteinen dosisabhängig zur Fungistase bzw. Fungizidie führen. Das Wirkspektrum umfasst Hefen und einige Schimmelpilze. Resistenzen spielen im klinischen Alltag praktisch keine Rolle. In den verschiedenen Zubereitungen wird Nystatin 3-mal täglich bis zur Heilung angewandt. Im Einzelfall (Prophylaxe einer Systemmykose bei Immunsupprimierten, Sanierung des Magen-Darm-Traktes bei chronisch-rezidivierender Vaginalcandidose und chronisch-mukokutaner Candidose) sind Langzeitanwendungen möglich (3-mal 1–2 Mega E/Tag). Da Nystatin nicht resorbiert wird, treten kaum Nebenwirkungen unter der Behandlung auf.

Amphotericin B

Als zweites Polyenantimykotikum wurde die Substanz 1955 aus Streptomyces nodosus isoliert. Der Wirkmechanismus entspricht dem des Nystatin, wobei Amphotericin B außerdem oxidative Schäden in den Pilzzellen hervorruft. Bei der Lokalbehandlung von Schleimhautcandidosen und selektiver Dekontamination wird es ebenfalls nicht resorbiert. Daneben kommen Amphotericin-B-Infusionen in der Therapie schwerster Systemmykosen zum Einsatz (Abi-Said et al. 1995). Hervorzuheben ist sein sehr breites Wirkspektrum, welches Aspergillus species, Candida species, Cryptococcus neoformans, Blastomyces dermatitidis, Coccidioides immitis und Paracoccidioides brasiliensis umfasst. Resistenzentwicklungen unter der Therapie sind selten.

Systemische Therapie

Während lokalisierte Candidosen in der Regel topisch beherrscht werden können, bedürfen Candidosen bei Patienten aus Risikogruppen (chronisch-mukokutane Candidose, Candidose bei HIV-Infektion) einer systemischen bzw. kombinierten Behandlung. In diesem Zusammenhang haben mit Fluconazol und Itraconazol zwei moderne Imidazolantimykotika Bedeutung erlangt. Neben den Besonderheiten der Wirkspektren sind die einfache orale Applikation beider Substanzen (Fluconazol auch i. v. möglich und als Saft verfügbar) sowie die im Vergleich zu Amphotericin B geringen Nebenwirkungen bedeutsam. Mit Fluconazol ist erstmals auch die ambulante und teilweise langfristige Behandlung von Kindern aus den oben genannten Risikogruppen möglich.

Tabelle 17.3. Systemische Therapie von Candidosen im Kindesalter mittels Fluconazol, Itraconazol und Voriconazol (p.o. bzw. i.v.) in Abhängigkeit von der Erregerart

Erreger	Präparat	Dosis/Tag
C. albicans	Fluconazol	1–2 mg/kgKG
C. africana C. parapsilosis	Itraconazol	4 mg/kgKG
C. glabrata	Fluconazol Voriconazol	10 mg/kgKG 6 mg/kgKG am 1. Tag 4 mg/kgKG ab 2. Tag
C. krusei	Voriconazol	6 mg/kgKG am 1. Tag, 4 mg/kgKG ab 2. Tag

Dosen von 1–2 mg/Kg/KG/Tag werden über 7–14 Tage bei oraler Candidose mit C. albicans oder C. parapsilosis als Erreger, bei chronischen Infektionen über längere Zeiträume (Monate) eingesetzt. Grundsätzlich sollte ein kompletter mykologischer Status zu Beginn der Behandlung vorliegen, um bei C. glabrata wegen der geringeren Sensibilität Dosisanpassungen auf ein Niveau von 10 mg/kgKG Fluconazol/Tag (Kunzelmann et al. 1996) vorzunehmen. Seltene Mykosen, hervorgerufen durch C. krusei, C. guilliermondii und resistente C.-glabrata-Stämme, sind eine Indikation für das erst kürzlich eingeführte Voriconazol (Tabelle 17.3).

17.4 Systemmykosen

Zum Erscheinungsbild der modernen Pädiatrie gehören auch tief lokalisierte Pilzinfektionen, wenngleich sie die Kernthematik des vorliegenden Buches nicht unmittelbar berühren. Es ist zu unterscheiden zwischen einheimischen systemischen Mykosen, die zugleich weltweit in Erscheinung treten (Candidose, Aspergillose, Kryptokokkose) und solchen, die endemisch, d. h. nur in bestimmten geographischen Regionen beheimatet sind wie Histoplasmose, Blastomykose, Coccidioidomykose und Paracoccidioidomykose (Tabelle 17.4).

17.4.1 Einheimische Systemmykosen

Die Patienten erkranken entweder endogen an Spezies der Gattung Candida, exogen nach Inhalation von Schimmel-

Tabelle 17.4. Die wichtigsten Erreger außereuropäischer Mykosen

Erkrankung	Erreger
Systemmykosen:	
Histoplasmose	
– »amerikanische«	Histoplasma capsulatum var. capsulatum
– »afrikanische«	Histoplasma capsulatum var. duboisii
Blastomykose	Blastomyces dermatitidis
Paracoccidioidomykose	Paracoccidioides brasiliensis
Coccidioidomykose	Coccidioides immitis
Inokulationsmykosen:	
Sporotrichose	Sporothrix schenckii
Chromomykose	Verschiedene Schwärzepilze (Dematiaceae)
Myzetom	Verschiedene Schimmelpilze, Streptomyceten
Piedra:	
Piedra alba	Trichosporon cutaneum
Piedra nigra	Piedraia hortai

pilzsporen, hauptsächlich der Gattung Aspergillus, sowie dem ebenfalls aus der Umwelt (Vogelkot) stammenden Hefepilz *Cryptococcus neoformans*. Zur systemischen Manifestation der Erreger mit Organbefall und septischer Absiedelung (bei Kindern häufig ins ZNS) kommt es allerdings nur unter Voraussetzung einer hochgradigen Prädisposition wie extreme Immunschwäche, Intensivtherapie, Polychemotherapie oder Strahlenbehandlung. Betroffen sind zumeist unreife Frühgeborene, wobei mit einem überwiegend foudrouyanten Verlauf und hoher Letalität zu rechnen ist. Die Inzidenz der Erkrankungen ist gering. Im Obduktionsgut der Berliner Charité fanden sich in den Jahren 1970–1993 bei insgesamt 3086 Kindesobduktionen nur 4 Fälle von *Meningoencephalitis candidosa*, der häufigsten tief lokalisierten Pilzerkrankung im frühen Kindesalter. Noch seltener sind *Aspergillosen* und die *Kryptokokkose*, die gelegentlich bei Kindern mit HIV-Infektion auch in Form sekundärer Erscheinungen der Haut beobachtet wird.

Die klinischen Zeichen systemischer Mykosen sind uncharakteristisch und von schweren bakteriellen Infektionen kaum zu unterscheiden. Dem Erregernachweis kommt im Sinne einer effektiven Therapie somit entscheidende Bedeutung zu. Die ◘ Abb. 17.13 zeigt histologische Präparate von den 3 häufigsten systemischen Mykosen im Kindesalter: zerebrale Candidose, Aspergillose und Kryptokokkose.

Erreger. C. albicans, C. glabrata, C. krusei, C. tropicalis, A. fumigatus, A. niger, A. flavus, A. nidulans, Cr. neoformans.

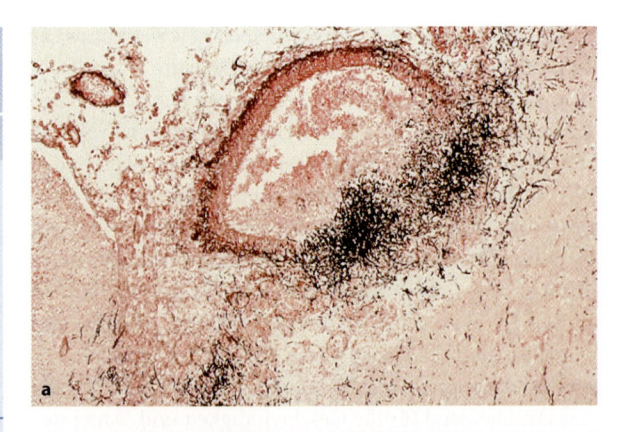

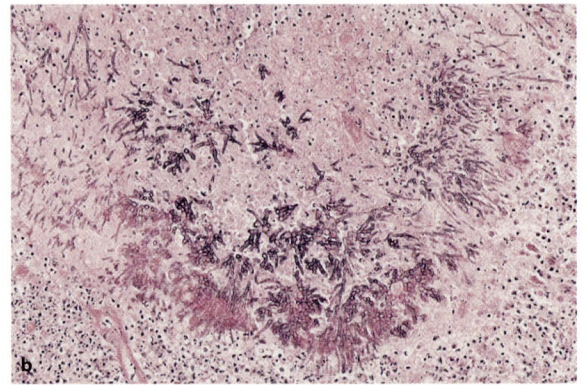

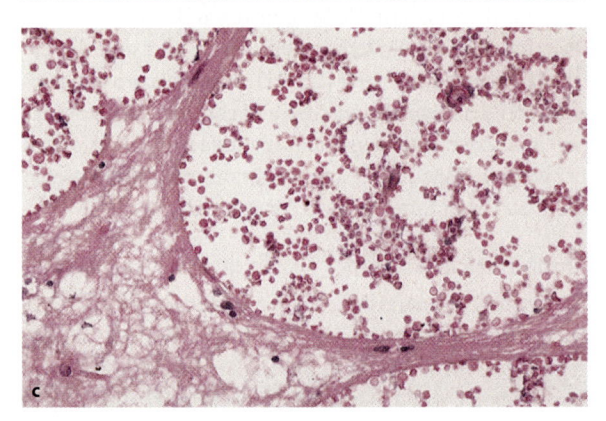

◘ **Abb. 17.13a–c.** Systemische Mykosen des ZNS im Kindesalter. **a** Meningoencephalitis candidosa bei einem unreifen Frühgeborenen. Befall eines großen meningealen Gefäßes (Grocott-Versilberung, Vergr. 93,75 : 1). **b** Aspergillose des ZNS mit radiärer büschelförmiger Ausbreitung des Pilzmyzels (PAS-Färbung, Vergr. 50 : 1). **c** Encephalitis cryptococcica ; pseudozystische Herde im Thalamus mit massenhaft Kryptokokken (PAS-Färbung, Vergr. 100 : 1)

Therapie

Tieflokalisierte Mykosen sind eine absolute Indikation für die systemische antimyzetische Therapie, deren Durchführung Spezialkliniken bzw. Intensivtherapiestationen vorbehalten bleibt. Bei der Behandlung der Candidosen besitzt Fluconazol aufgrund seiner guten Verträglichkeit und günstigen Pharmakokinetik einen hohen Stellenwert, wobei die Dosierung in Abhängigkeit von der Erregerart in gleicher Weise vorzunehmen ist, wie in ◘ Tabelle 17.3 dargestellt. Aspergillosen werden systemisch mit *Amphotericin B*, Voriconazol oder Caspofungin behandelt. Bei Kindern ist hierbei der nebenwirkungsärmeren Therapie mit liposomalen Präparaten der Vorzug zu geben. Die Behandlungsstrategie bei der Kryptokokkose ist eine antimyzetische Maximaltherapie, bestehend aus der Kombination Amphotericin B, *5-Fluocytosin* und Fluconazol.

17.4.2 Außereuropäische Systemmykosen

Neben den weltweit anzutreffenden Systemmykosen existieren Erkrankungsformen, die vornehmlich regional auftreten. Das außereuropäische Endemiegebiet der »großen Vier« – *Histoplasmose, Blastomykose, Coccidioidomykose* und *Paracoccidioidomykose* – umfasst etwa 3 Mrd. Menschen. Bei diesen Erkrankungen steht jedoch weniger die Häufigkeit ihres Auftretens als deren Schwere im Vordergrund. Viele Infektionen gehen einher mit Viszeralbefall und enden tödlich.

Histoplasmose

Die Histoplasmose ist eine Pilzerkrankung, die vorwiegend das retikuloendotheliale System und die Haut befällt. Es sind 2 Formen dieser Systemmykose bekannt, die »klassische« bzw. »amerikanische Histoplasmose«, die in den USA und Lateinamerika endemisch ist, und die »afrikanische Histoplasmose« (Afrohistoplasmose), deren Vorkommen sich auf zentrale Gebiete Afrikas beschränkt. Die Erreger sind 2 unterschiedliche Varianten der perfekten Form *Emmonsiella capsulata*.

Amerikanische Histoplasmose

Erreger. Histoplasma capsulatum var. capsulatum.

Klinisches Bild. Der Übertragungsweg ist primär aerogen. Weitaus seltener gelangen erregerhaltige Staubteilchen über die Haut in das retikuloendotheliale System. Wichtige Merkmale sind Fieber, Anämie, Leukopenie, Milzvergrößerung sowie Lymphadenopathie und Kachexie.

> Die Haut ist bei $1/3$ der Erkrankten in Form eines Erythema exsudativum multiforme mit befallen. Auch Ulzera der Haut und Schleimhaut werden beobachtet.

Nur selten kommt es zur allgemeinen Verlaufsform mit Aussaat des Erregers in fast alle Organe.

Der Erregernachweis erfolgt durch Mikroskopie und Kultur. In der Giemsa-Färbung von Sputum, Eiter, Blut oder Liquor kann der Erreger als 2–4 μm großes, hefeähnlich geformtes Körperchen, eingelagert in große mononukleäre Zellen, dargestellt werden. Das kulturelle Wachstum ist extrem langsam und zeigt bei 37°C Hefekolonien, bei Raumtemperatur baumwollartiges Myzel.

> **! Cave:**
> Histoplasma capsulatum und Coccidioides immitis gehören zur Risikogruppe III der Pilzerreger mit hoher Gesundheitsgefahr für den Untersucher. Materialversand an und dessen Verarbeitung in Sicherheitslabors der Stufe L3.

Therapie. Sytemisch Amphotericin B, Itraconazol.

Afrohistoplasmose

Erreger. Histoplasma capsulatum var. duboisii.

Klinisches Bild. Bevorzugter Befall der Haut und des Skelettsystems bei noch ungeklärtem Übertragungsmodus. Vermutlich transkutan und/oder aerogen. Polymorphe Hautbefunde mit Ausbildung von Papeln, Knötchen, Ulzerationen und subkutanen Abszessen. Erregernachweis ebenfalls mikroskopisch und kulturell aus den zumeist eitrigen Absonderungen der Haut.

Therapie. Systemisch Amphotericin B, Itraconazol.

Blastomykose (nordamerikanische Blastomykose, Morbus Gilchrist)

Die Erkrankung ist gekennzeichnet durch granulomatöse Veränderungen der Haut, im Lungenparenchym und Skelettsystem. Hauptverbreitungsgebiete sind die USA und Kanada.

Erreger. Blastomyces dermatitidis.

Klinisches Bild. Hauptverlaufsformen sind die Hautblastomykose und die Systemblastomykose. Primärer Manifestationsort ist zumeist die Haut. Wesentlich seltener kann eine Blastomykose der Haut von einem Lungenherd ausgehen. Initiale Herde finden sich zunächst im Gesicht, an Händen und Füßen in Gestalt kleiner, warzenähnlicher Papeln, aus denen sich purulentes graues Exsudat entleert, in dem der Erreger enthalten ist.

Der mikroskopische und kulturelle Erregernachweis gelingt aus steril aspiriertem Inhalt uneröffneter knotiger Effloreszenzen.

Therapie. Systemisch Amphotericin B, Itraconazol.

Paracoccidioidomykose (südamerikanische Blastomykose, Morbus Lutz-Almeida)

Es handelt sich um eine zumeist chronisch verlaufende Erkrankung der Haut, der Schleimhäute und parenchymatöser Organe. Das Vorkommen der Krankheit ist auf Brasilien und andere südamerikanische Länder beschränkt.

Erreger. Paracoccidioides brasiliensis.

Klinisches Bild. Haupteintrittspforte ist die Mundhöhle. Frühsymptome sind Schwellungen der Lymphknoten im Bereich der Mundschleimhaut und Papeln, die schnell geschwürig zerfallen. Ausgehend vom weiteren Befall des Magen-Darm-Traktes (Unterschied zur nordamerikanischen Form) kann es zu einer lebensbedrohlichen viszeralen Blastomykose kommen. Mikroskopisch ist Blastomyces brasiliensis im Nativpräparat durch multilokuläre Sprossungen (Schiffsteuerrad) eindeutig von Blastomyces dermatitis abgrenzbar.

Therapie. Systemisch Amphotericin B, Itraconazol.

Coccidioidomykose

Hochinfektiöse Systemerkrankung im Südwesten der USA mit dem Endemiezentrum San Joaquin Valley.

Erreger. Coccidioides immitis.

Klinisches Bild. Durch Einatmen von sporenhaltigem Staub, v. a. während der staubreichen Monate des Jahres, zunächst leichte Infektion der oberen Luftwege mit geringem Fieber und mäßigem Husten. Gefährliche Verlaufsformen als schwere Bronchopneumonie sind möglich.

> **❗ Cave:**
> In Europa besteht eine extreme Gefahr durch Kontakt mit stark versporten Pilzkulturen im Labor. Den Untersucher vor Materialversand stets über den Verdacht unterrichten.

Kutane Manifestationen zeichnen sich durch flächenhafte, ulzeroverruköse und im Zentrum vernarbende Herde aus. Im mikroskopischen Direktpräparat finden sich typische Endosporenbehälter, die Sphärulen, angefüllt mit zahlreichen kleinen Endosporen.

Therapie. Systemisch Amphotericin B, Itraconazol.

17.5 Inokulationsmykosen und andere seltene Pilzerkrankungen

17.5.1 Inokulationsmykosen

Aufgrund der besonderen Lebensumstände in tropischen und zumeist armen Regionen unserer Welt können Pilzinfektionen eine Rolle spielen, die durch traumatische Inokulation, beispielsweise beim Barfußlaufen, in die Haut gelangen. Die bedeutendsten Erkrankungen sind die *Sporotrichose*, die *Chromomykose* und das *Myzetom*.

Erreger
- *Sporotrichose:* der dimorphe Pilz Sporothrix schenckii (im Gewebe und bei 37°C Sprosszellen, auf Nährboden bei 25–30°C fadenpilzartig),
- *Chromomykose:* pigmentierte Keime der Familie Dematiaceae (Gattungen Phialophora, Fonsecaea und Cladosporium),
- *Myzetom:* Schimmelpilze und Bakterien (!).

Die Keime leben auf verrottetem Holz und Pflanzendornen. Sporothrix schenkii ist vornehmlich in tropischen und subtropischen Ländern verbreitet, die Dematiaceae und Myzetomerreger sind vereinzelt auch in Europa verbreitet.

Klinisches Bild
- *Chromomykose:* An der Eintrittspforte, vorwiegend an Beinen und Armen, bilden sich kleine Papeln, deren scharfrandige Begrenzung zunächst an eine Tinea erinnert. Über Jahre hinweg entstehen verruköse, teils ulzerierende Knötchen, die sich allmählich zu blumenkohlartigen Protuberanzen vergrößern. Im weiteren Verlauf sind Spontanheilung unter Narbenbildung, aber auch infolge Verstopfung von Lymphwegen Elephantiasis möglich. Ein Mitbefall des Skelettsystems wird jedoch nicht beobachtet. Im Gewebe erzeugen die verschiedenen Erreger ein recht einheitliches Bild, was zwar nicht auf die Art des Pilzes schließen lässt, jedoch ein wichtiger Anhaltspunkt für das Vorliegen einer Chromomykose ist: runde, doppelt konturierte schwarzbraune Körperchen (= Fumago) mit einem Durchmesser von 10–12 µm, die sich nicht durch Sprossung vermehren. Kulturell werden schwarz wachsende Pilze isoliert.
- *Sporotrichose*: Derbe, ulzerierende Knötchen, teils subkutan gelegene Gummata entlang der von einem Primärherd ausgehenden Lymphgefäße. Ausdehnung auf Knochen, Gelenke und Augen möglich. In der PAS-Färbung sind ovale bis zigarrenförmige Hefezellen nachweisbar.
- *Myzetom:* Synonyma sind Madura-Mykose oder Madura-Fuß, benannt nach der Stadt Madura in Vorderindien. Nach langer Inkubationszeit entwickeln sich monströse Schwellungen an Händen oder Füßen, begleitet von erheblichen funktionellen Störungen (Abb. 17.14). Aus den Fisteln der erregerbedingten Missbildungen

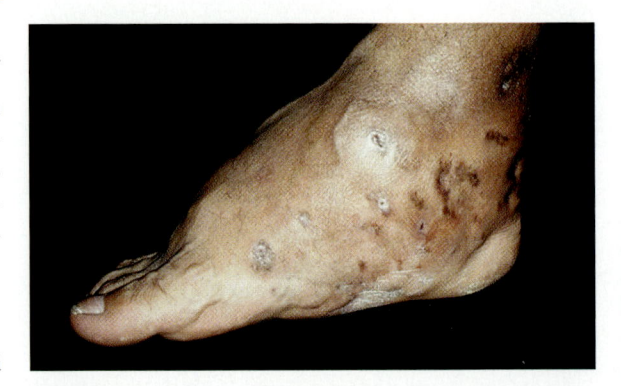

Abb. 17.14. Madura-Fuß bei einem zugereisten Patienten aus Bulgarien. Erreger: Streptomyces madurae

entleeren sich makroskopisch erkennbare Drusen, die einer exakten Keimidentifizierung bedürfen, da in Abhängigkeit von der Erregerzugehörigkeit zwischen bakteriellen Aktinomyzetomen bzw. *Promyzetomen* und pilzbedingten Myzetomen bzw. *Eumyzetomen* zu unterscheiden ist, die entweder antibakteriell (Penicillin in sehr hoher Dosis) oder antimyzetisch (Itraconazol 200–400 mg/Tag) zu behandeln sind.

> In vielen Fällen ist noch immer die Amputation mit anschließender prothetischer Versorgung zielführend.

Therapie. Therapie der Chromomykose und Sporotrichose: chirurgische Herdsanierung, lokale Amphotericin-B-Injektionen, Itraconazol.

17.5.2 Piedra

Hierbei handelt es sich um Pilzinfektionen der Haare mit derben knotigen Auflagerungen, die sich in Abhängigkeit von der Ätiologie, Verbreitung und Klinik in Piedra alba und Piedra nigra unterscheiden lassen.

Piedra alba

Erreger. Trichosporon cutaneum. Die Krankheit ist in gemäßigten Regionen der Welt beheimatet.

Klinisches Bild. Die Krankheit imponiert durch am Haarschaft befindliche, weiß-gelbe Knötchen an Kopf-, Bart- und Schamhaaren, häufig auch axillär. Die kaum wahrnehmbaren Knötchen sind ebenso wie bei der Piedra nigra mechanisch nicht vom Haar entfernbar.

Piedra nigra

Erreger. Piedraia hortai. Erreger und Krankheit kommen nur in den Tropen vor.

Klinisches Bild. Die Knoten sind von variabler Größe und tiefbrauner bis schwarzer Farbe. Die Erreger der Piedra sind leicht aus befallenen, abgeschnittenen Haaren anzüchtbar.

Therapie. In beiden Fällen Schneiden der Haare und nachfolgende lokale Anwendung von Desinfektionsmitteln und Antimykotika, vorzugsweise mit Ciclopiroxolamin.

Literatur

Abi-Said D, Vartivarian SE, Bodey GP, Anaissie E (1995) Hematogenous candidiasis. A review of therapeutic studies of fluconazole and amphotericin B and recommendations for management. J Mycol Méd 5: 217–224

Bölle S, Tietz H-J, Ziegler-Böhme H, Melle H (1994) Tinea corporis bei jungen Ringern durch Trichophyton tonsurans. Hautnah Derm 10: 499–504

Beller M, Gessner BD (1994) An outbreak of tinea corporis gladiatorum on a school wrestling team. J Am Acad Dermatol 31: 197–201

Czaika V, Tietz H-J, Schulze P, Sterry W (1997) Dermatomykose durch Trichophyton verrucosum bei Mutter und Kind. Hautarzt 49: 576–580

Kauffmann CA (1996) Role of azoles in antifungal therapy. Clin Infect Dis 22: (Suppl 2) S148-S153

Korstanje MJ, Staats CG (1994) Tinea capitis in Northwestern Europe 1963–1993: etiologic agents and their changing prevalence. Int J Dermatol 33: 548–549

Korting HC (1995) Dermatomykosen. In: Braun-Falco O, Plewig G, Wolf HH (eds) Dermatologie und Venerologie. Springer, Berlin Heidelberg New York, pp 279–317

Kuijpers AF, Tan CS (1996) Fungi and yaests isolated in mycological studies in skin and nail infections in The Netherlands 1992–1993. Ned Tijdschr Geneeskd 140: 1022–1025

Kunzelmann V, Tietz H-J (1997) Die Mikrosporie – wieder eine aktuelle Infektionskrankheit. Derm 3: 373–378

Kunzelmann V, Tietz H-J, Roßner D, Czaika V, Hopp M, Schmalreck A, Sterry W (1996) Voraussetzungen für eine effektive Therapie chronisch rezidivierender Vaginalcandidosen. Mycoses 39 (Suppl 1): 65–72

Lunder M (1992) Is microsporum canis infection about to become a serious dermatological problem? Dermatology 184: 87–89

Meinhof W (1990) Isolierung und Identifizierung von Dermatophyten. Zentralbl Bakt 273: 229–245

Mills CM, Philpot CM (1994) Tinea capitis in south wales – observations in change of causative fungi. Clin Exp Dermatol 19: 473–475

Montero-Gei F, Perera A (1992) Fungal infections in normal hosts. Therapy with fluconazole for tinea corporis, tinea cruris, and tinea pedis. Clinical infectious diseases: an official publication of the Infectious Diseases Society of America Vol. 14 (Suppl 1) 77–81

Penk A, Pittrow L (1997) Hochdosis-Therapie mit Fluconazol ≥800 mg/die. Mycoses 40 (Suppl 1) 33–42

Rieth H (1976) Epidemiologie der Mykosen in Deutschland und Wandel im Erregerspektrum. Münch Med Wochenschr 118 (Suppl 1): 69–76

Rieth H (1990) 30 Jahre Griseofulvintherapie. Hautnah Derm 3: 4–14

Rippon JW (1992) Forty four years of dermatophytes in a Chicago clinic. Mycopathologia 119: 25–28

Rippon JW, Fromting RA (1993) Cutaneous antifungal agents. Dekker, New York, Basel, Hong Kong

Rubben A, Krause H (1996) Tinea superficialis capitis due to Trichophyton soudanense in African immigrants. Mycoses 39: 397–398

Schmalreck AF, Kottmann I, Reiser A, Rufer U, Scharr E, Vanca E (1995) Ein Vergleich von 7 Methoden zur In vitro-Empfindlichkeitsprüfung von klinischen Hefeisolaten gegenüber Fluconazol. Mycoses 38 (Suppl 1): 55–63

Seebacher C, Blaschke-Hellmessen, R (1990) Mykosen. Epidemiologie – Diagnostik – Therapie. Fischer, Jena

Terragni L, Lasagni A, Oriani A (1993) Dermatophytes and dermatophytoses in the Milan area between 1970 and 1989. Mycoses 36: 313–317

Tietz H-J (1997) Pilzkultur. In: Korting HC, Sterry W (eds) Diagnostische Verfahren in der Dermatologie. Blackwell, Berlin Wien, S 189–196

Tietz, H-J, Mendling W (2001) Haut- und Vaginalmykosen. Blackwell, Berlin Wien, S 3–60

Tietz, H-J, Sterry W (2004) Antimykotika von A–Z. Thieme, Stuttgart New York, S 125–126

Tietz H-J, Kunzelmann V, Schönian G (1995) Wandel des dermatomykologischen Erregerspektrums. Mycoses (Suppl 1) 33–39

Tietz H-J, Kunzelmann V, Buttenberg, S, Melle H (1996) Mykosen bei Kindern. Diagnostik und Epidemiologie. tägl prax 37: 275–286

Wildfeuer A, Faergemann J, Laufen H, Pfaff G, Zimmermann T, Seidl HP, Lach P (1994) Bioavailavility of fluconazole in the skin after oral medication. Mycoses 37: 127–130

Viruskrankheiten

E.-I. Grußendorf-Conen

18.1 Krankheiten durch Herpes-simplex-Viren (HSV) – 287
18.1.1 Primärmanifestationen von Herpes-simplex-Virusinfektionen – 288
18.1.2 Sekundärmanifestationen von Herpes-simplex-Virusinfektionen – 290

18.2 Krankheiten durch das Varicella-Zoster-Virus (VZV) – 291
18.2.1 Varizellen – 291
18.2.2 Zoster (Gürtelrose) – 292

18.3 Krankheiten durch humanpathogene Papillomviren (HPV) – 293

18.3.1 Verrucae vulgares – 294
18.3.2 Verrucae planae (juveniles) – 295
18.3.3 Condylomata acuminata – 295
18.3.4 Epidermodysplasia verruciformis – 297

18.4 Molluscum contagiosum – 298

18.5 Melkerknoten – 299

18.6 Orf – 299

Literatur – 299

Viren sind kleine, obligat intrazelluläre Partikel mit einfachem Aufbau und besonderer Vermehrungsweise. Sie bestehen aus genetischem Material (DNA oder RNA), das in eine Proteinhülle verpackt und in manchen Fällen zusätzlich von einem Lipidmantel umgeben ist. Zur Replikation benutzen Viren weitgehend die Biosynthesewege der Wirtszelle. Dabei vermehren sie sich nicht wie prokaryontische oder eukaryontische Zellen durch Wachstum und Zweiteilung, sondern setzen sich aus reifen, präformierten Untereinheiten, aus viruskodierten Strukturproteinen, Tochtergenomen und zellulären Membranelementen mit inserierten viralen Oberflächenproteinen zusammen (Braun et al. 1987). Als Krankheitserreger kommt ihnen ihre Fähigkeit zugute, sich im komplexen Wirt als infektiöses Agens von Zelle zu Zelle ausbreiten zu können. Das Spektrum der Auswirkungen einer viralen Infektion reicht dabei von einer Änderung der Wachstumseigenschaften bis zum Verlust der Lebensfähigkeit der individuellen Zelle.

An der Haut gibt es eine Vielzahl virusbedingter Krankheitsbilder. Diese können entweder – wie bei der Verruca vulgaris oder dem Molluscum contagiosum – Ausdruck einer direkten Infektion mit dermatotropen Viren sein, oder sie entwickeln sich im Laufe einer allgemeinen Viruskrankheit, wie es z. B. bei den Windpocken der Fall ist.

18.1 Krankheiten durch Herpes-simplex-Viren (HSV)

Erreger. Herpes-simplex-Viren (HSV) sind DNA-Viren mit einem Durchmesser von ca. 150 nm. Kulturell, biochemisch, enzymatisch und serologisch lassen sich die beiden Typen HSV 1 und HSV 2 unterscheiden. Zwischen ihnen besteht eine etwa 50%ige Nukleotidsequenzhomologie, was für die zweite Infektion mit dem jeweils anderen HSV-Typ immunologisch bedeutsam ist.

HSV 1 wird vorwiegend aus Veränderungen der Mundschleimhaut sowie der Haut des Kopfes und des Stammes oberhalb der Gürtellinie isoliert. HSV 2 findet sich in erster Linie bei Infektionen im Genitalbereich, häufig auch bei Infektionen von Neugeborenen. Die Zuordnung von HSV Typ 1 und HSV Typ 2 zu den klinischen Lokalisationen ist nicht obligat. Infolge orogenitaler Kontakte können beide Erreger auch in gegensätzlicher Lokalisation vorkommen.

Übertragung und Epidemiologie. Die Übertragung erfolgt vorwiegend durch Tröpfchen-, aber auch durch Schmierinfektion. Der erste Kontakt des Organismus mit HSV verläuft in vielen Fällen subklinisch oder klinisch inapparent, induziert aber das Auftreten von neutralisierenden Antikörpern. Nach primärer Infektion gelangen die Viren in die sensorischen Ganglienzellen, infizieren diese und treten in die Latenzphase (Roizman u. Sears 1996). Während die Primärinfektion mit HSV 1 in den ersten Lebensjahren stattfindet und ca. 95% der Erwachsenen HSV 1-Antikörper aufweisen, erfolgt die HSV 2-Primärinfektion im Genitalbereich fast immer erst nach der Pubertät. Die Durchseuchung, gemessen an HSV 2-Antikörpertitern, erreicht deshalb erst zwischen dem 20. und 30. Lebensjahr mit ca. 20–40% den höchsten Wert.

Der Mensch ist das einzige Virusreservoir. Als Eintrittspforte gelten kleine Läsionen der Haut und der Schleimhäute. Eine virämische Übertragung von der Mutter auf den Föten ist möglich.

Diagnostik. Die Diagnose einer HSV-Infektion ist in der Regel klinisch zu stellen. In zweifelhaften Fällen kommen verschiedene Virusnachweisverfahren zur Anwendung:
- Tzanck-Test mit Nachweis multinukleärer Riesenzellen,
- elektronenmikroskopischer Nachweis der Viruspartikel aus Bläscheninhalt mit Hilfe des »negative staining«,
- Viruskultur aus Abstrichmaterial,
- Antigennachweis mittels monoklonaler Antikörper,
- Nachweis viraler Nukleinsäuren durch Hybridisierungsverfahren.

Serologische Nachweisverfahren nehmen in der Diagnostik einen untergeordneten Stellenwert ein.

Klinisches Bild. HSV-Infektionen manifestieren sich als Primärinfektionen oder als Herpes simplex (recidivans) im Sinne einer Sekundärmanifestation (Übersicht 18.1).

> **Übersicht 18.1. Spektrum der Herpes-simplex-Viruskrankheiten**
>
> - Primärmanifestationen
>   - Gingivostomatitis herpetica
>   - Aphthoid Pospischill-Feyrter
>   - Keratoconjunctivitis herpetica
>   - primärer Herpes simplex genitalis
>   - Herpes simplex neonatorum
> - Eczema herpeticatum
> - Sekundärmanifestationen
>   - Herpes simplex (labialis)
>   - Herpes simplex recidivans

18.1.1 Primärmanifestationen von Herpes-simplex-Virusinfektionen

Gingivostomatitis herpetica

Synonyme. Stomatitis aphthosa, Mundfäule.

Ätiologie. Primäre Manifestation der HSV 1-Infektion bei Kleinkindern (◘ Abb. 18.1).

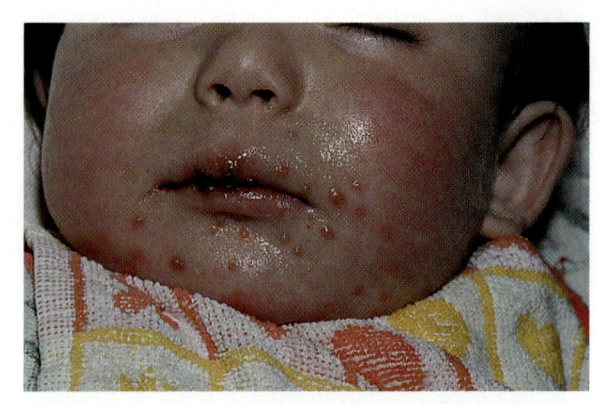

◘ **Abb. 18.1.** Stomatitis aphthosa bei einem 14 Monate alten Mädchen

Klinisches Bild. Nach einer Inkubationszeit von 2–7 Tagen entwickeln ganz überwiegend Kleinkinder, selten ältere Säuglinge oder junge Erwachsene, nach Hautkontakt oder Tröpfcheninfektion, besonders durch Personen mit anderen herpetischen Manifestationen, ein akutes, fieberhaftes Krankheitsbild, das wegen des charakteristischen üblen Mundgeruchs auch Mundfäule genannt wird. Als weitere Allgemeinsymptome treten Unruhe, Abgeschlagenheit, Erbrechen und Krampfneigung auf. Rasch entwickeln sich am Zahnfleisch und in der vorderen Mundhöhle kleine rote Infiltrate, die zu schmerzhaften, aphthoiden (= oberflächlichen) Ulzerationen mit Neigung zur Konfluenz zerfallen. Die Gaumenmandeln bleiben verschont, die regionalen Lymphknoten sind schmerzhaft geschwollen. Bei unkompliziertem Verlauf reinigen sich die Schleimhautdefekte nach 5–7 Tagen und beginnen im Verlauf von 10–14 Tagen abzuheilen. Die Virusausscheidung dauert durchschnittlich 10–12 Tage. Die Gesamtkrankheitsdauer beträgt etwa 3 Wochen.

Die Prognose ist im Allgemeinen gut, obwohl die Meningoencephalitis herpetica gefürchtet ist.

Selten kommt es zu besonders ausgedehnten aphthösen Veränderungen, die sich auf Pharynx und Ösophagus ausdehnen und bei denen weitere herpetische Effloreszenzen im Gesicht, an den Fingern, aber auch im Genitalbereich zu finden sind (*Aphthoid Pospischill-Feyrter*). Dieses schwere Krankheitsbild tritt oftmals bei primärer oder sekundärer zellulärer Immunschwäche als Zweitkrankheit nach Keuchhusten, Scharlach, Masern, Röteln, Windpocken oder Mumps auf (Somogyi u. Török 1994).

Therapie. Bettruhe, flüssige Kost. Bei schweren Verlaufsformen Aciclovir i.v.: Säuglinge bis zu 3 Monaten, Kinder über 12 Jahre und Erwachsene mit normalem Immunsystem erhalten 5 mg/kgKG, bei Herpesenzephalitis 10 mg/kgKG 3-mal täglich im Abstand von 8 h. Kinder ab 3 Monaten erhalten 250 mg Aciclovir/m²KOF, bei Herpesenzephalitis 500 mg/m²KOF 3-mal täglich. Bei Verdacht auf bakterielle Sekundärinfektion Antibiotika nach Resistenzbestimmung.

Differenzialdiagnose. Coxsackie A-Virusinfektion (Herpangina von Zahorsky), Plaut-Vincent-Angina, Stevens-Johnson-Syndrom, Zoster mucosae, Varizellen, Aphthen, M. Behçet.

Keratoconjunctivitis herpetica

Synonym. Herpeskeratitis.

Klinisches Bild. Die Keratoconjunctivitis herpetica ist eine relativ häufige Infektion der Horn- und Bindehaut des Auges mit HSV. Sie kann sowohl als Primärinfektion als auch als rezidivierende Infektion in Erscheinung treten. Die initiale Veränderung ist ein dendritisches Ulkus der Cornea, das meistens oberflächlich abheilt. Eine zusätzliche sekundäre bakterielle Infektion kann zur Ulzeration mit nachfolgender unilateraler Erblindung führen (Trizna 2002).

Therapie. Aciclovir-Augensalbe, evtl. Interferon-Augentropfen, zusätzlich antibiotikahaltige Augensalbe, um eine Sekundärinfektion zu verhindern. Bei schwerem Befall der Augen systemische antivirale Therapie (Schwartz u. Holland 2000).

> ❗ **Cave:**
> Bei der Keratoconjuntivitis herpetica sind lokale und systemische Kortikosteroide absolut kontraindiziert.

Genitaler Herpes simplex

Beim genitalen Herpes simplex handelt es sich um eine vorwiegend durch HSV 2 hervorgerufene Primär- oder Sekundärinfektion des Genitale. Nach einer Inkubationszeit von ca. 1 Woche kommt es zum Auftreten einer schmerzhaften entzündlichen Schwellung mit multiplen gruppiert stehenden, aber auch disseminierten Bläschen. Komplikationen können starkes Fieber, Lymphadenopathie sowie in seltenen Fällen eine aseptische Meningitis sein. Der Verlauf ist spontan benigne.

Therapie. Aciclovir per os, in schweren Fällen i.v. Austrocknende antiseptische Lokaltherapie.

Vulvovaginitis herpetica

Die Vulvovaginitis herpetica der Kinder ist Ausdruck einer HSV-Primärmanifestation. Bei Kleinkindern, seltener bei Jugendlichen und jungen Frauen, kommt es nach uncharakteristischen Prodromi zu einem akut schmerzhaften Krankheitsbild mit Abgeschlagenheit, Fieber und Erbrechen. Die Vulva ist entzündlich gerötet und geschwollen. Hinzu treten gruppiert angeordnete Bläschen mit klarem, sich später eintrübenden Inhalt. Manchmal entwickeln sich flache Ulzerationen, die von hämorrhagischen Krusten bedeckt werden. Auch Vagina und Portio können mitbetroffen sein. Innerhalb von 8–12 Tagen kommt es zur narbenlosen Abheilung.

Differenzialdiagnose. Herpes simplex recidivans im Vulvovaginalbereich, Ulcus vulvae acutum, Aphthen bei M. Behçet.

Therapie. Innerlich mit Aciclovir wie bei Stomatitis aphthosa; Analgetika und Antiphlogistika bei Bedarf. Äußerlich Farbstoffpinselung mit wässriger Pyoktanin-Lösung 0,2–0,5%ig; Sitzbäder.

Herpes neonatorum

Eine HSV-Infektion bei Neugeborenen tritt fast stets als Folge einer Ansteckung durch die Mutter auf, entweder aszendierend nach Blasensprung oder während der Entbindung durch den infizierten Geburtskanal. Die Diagnose wird oft nicht gestellt, und der Herpes neonatorum wird im Anfangsstadium häufig als follikuläre Impetigo oder als eine andere neonatale papulovesikulöse Krankheit verkannt. Rund 75% der infizierten Neugeborenen entwickeln nach Virämie schwere Allgemeinsymptome mit Fieber oder Hypothermie, Unruhe, Lethargie, Erbrechen und Appetitlosigkeit. Die Prognose ist extrem schlecht. Etwa 70% der Infektionen werden durch HSV 2 ausgelöst. Der Verlauf ist bei beiden Virustypen gleich ungünstig. Besonders gefährdet sind Frühgeborene, bei denen Herpesinfektionen 4-mal häufiger auftreten als bei Kindern, die termingerecht geboren werden.

Nach einer Inkubationszeit von 2–6 Tagen entwickelt sich ein Herpes simplex an der Haut, eine Gingivostomatitis herpetica oder eine Keratokonjunktivitis und zusätzlich eine schwere Allgemeinkrankheit mit hohem Fieber, Dyspnoe, Leber- und Milzschwellungen, Ikterus, Blutungsneigung sowie zerebralen Symptomen. Oft tritt der Tod nach knapp einer Woche ein, meistens in Folge von massivem Kreislaufkollaps.

Therapie. Aciclovir i.v. (Kesson 1998; Trizna u. Tyring 1998).

> Wichtig ist die prophylaktische oder therapeutische Gabe von Aciclovir bei der Mutter, wenn ein Herpes simplex in der Geburtsperiode nachgewiesen wird.

Eczema herpeticatum

Synonym. Varizelliforme Eruption Kaposi.

Übertragung und Epidemiologie. Das Eczema herpeticatum tritt sowohl als Primär- als auch als Sekundärmanifestation einer HSV-Infektion bei Patienten mit ekzematös vorgeschädigter Haut auf, besonders bei Patienten mit atopischer Dermatitis (◘ Abb. 18.2). Die Infektion kann durch Auto- oder Heteroinokulation erfolgen. Die Inokulation des Erregers wird durch die zahlreichen winzigen Hautoberflächendefekte erleichtert. Möglicherweise kommt es

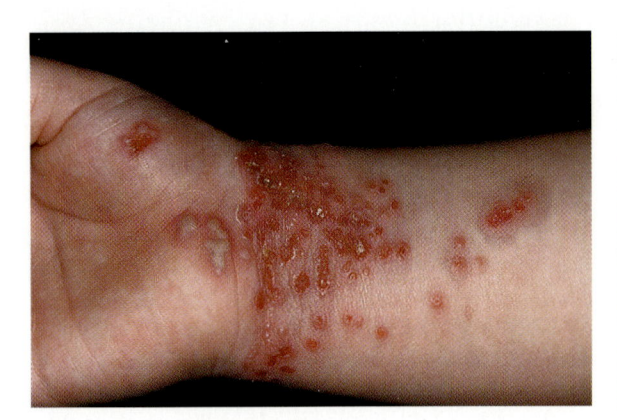

Abb. 18.2. Eczema herpeticatum am Unterarm eines 2-jährigen Jungen

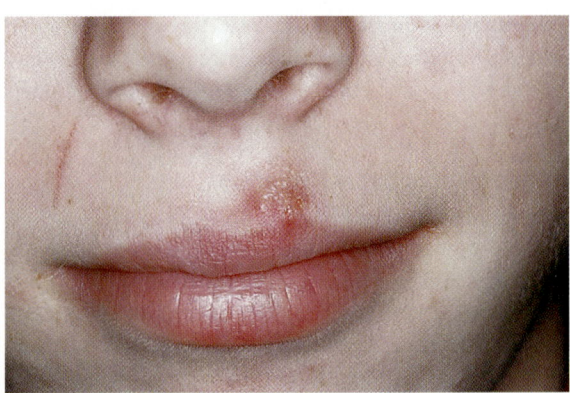

Abb. 18.3. Herpes labialis bei einem 11-jährigen Jungen

durch eine Verminderung der NK (»natural killer«)-Zellaktivität beim atopischen Ekzem zu einer Vermehrung der HSV, die wiederum einen hemmenden Einfluss auf Immunmechanismen wie die IL-2-Rezeptoren haben, wodurch die HSV-Infektion sich verschlimmert, immer weiter ausbreitet und schließlich zum klinischen Bild des Eczema herpeticatum führt (Goodyear et al. 1996).

Klinisches Bild. Das Krankheitsbild beginnt nach einer Inkubationszeit von 2–7 Tagen foudroyant mit Kopfschmerzen, hohem Fieber und der Eruption gedellter, isoliert stehender Bläschen, die linsengroß werden können, sich eintrüben, zerplatzen und hämorrhagische Erosionen hinterlassen. Lidödeme, Diarrhöen, Bronchopneumonie und zerebrale Symptome können als Komplikationen hinzutreten und die Prognose verschlechtern. Letaler Ausgang ist möglich.

Therapie. Bei schwerem Verlauf Aciclovir i.v. über 5–8 Tage. Bei bakterieller Superinfektion zusätzlich Antibiose nach Resistenzbestimmung. Austrocknende Lokalmaßnahmen können den Heilungsverlauf beschleunigen.

18.1.2 Sekundärmanifestationen von Herpes-simplex-Virusinfektionen

Herpes simplex (labialis)

Synonyme. Fieberbläschen, Ekelbläschen, Gletscherbrand.

Klinisches Bild. Der Herpes simplex ist am häufigsten perioral lokalisiert, insbesondere am Lippenrot oder an den angrenzenden Hautpartien (Herpes simplex labialis, Abb. 18.3); er kann sich aber auch an jeder anderen Hautstelle manifestieren (Abb. 18.4).

In der Regel kündigt er sich durch ein Spannungsgefühl an, gelegentlich mit Juckreiz, manchmal auch mit Schmerzen. Es kommt zum Auftreten eines sukkulenten Erythems,

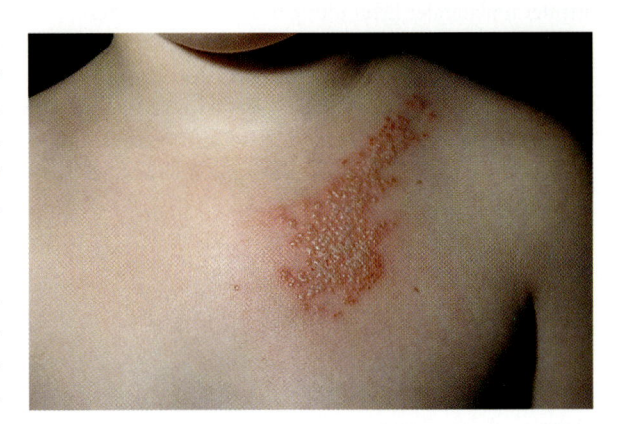

Abb. 18.4. Herpes simplex links supraklavikulär bei einem 9-jährigen Jungen

auf dem sich gedellte, isoliert oder auch gruppiert stehende Bläschen entwickeln. Diese sind zunächst prall gespannt, stecknadelkopf- bis reiskorngroß und können konfluieren. Wenig später trübt sich der Bläscheninhalt ein, die Bläschen platzen und hinterlassen polyzyklisch begrenzte Erosionen. Oft trocknen die Bläschen zu bräunlichen Borken ein, die nach mehreren Tagen abfallen. Das Resterythem bildet sich bei unkompliziertem Verlauf innerhalb von 10–14 Tagen ohne Narben zurück. Manchmal treten Lymphknotenschwellungen mit geringer Schmerzhaftigkeit auf.

Therapie. Lokale symptomatische Maßnahmen, Aciclovir-Salbe.

Herpes simplex recidivans (in loco)

Der Herpes simplex recidivans (in loco) stellt insofern eine Besonderheit dar, als er in regelmäßigen Abständen stets am gleichen Ort auftritt, so z. B. an einem bestimmten Finger, an der Lippe, gluteal oder an jeder anderen beliebigen Körperstelle. Nach häufiger Wiederkehr kann sich durch die entzündungsbedingte Verlegung der Lymphwege ein stabiles Ödem ausbilden, das schließlich zu einer nicht rückbildungsfähigen Weichteilschwellung führt.

Therapie. In der Regel sind lokale symptomatische Maßnahmen ausreichend.

18.2 Krankheiten durch das Varicella-Zoster-Virus

Erreger. Windpocken (Varizellen) und Gürtelrose (Zoster) sind verschiedene Erscheinungsformen einer Infektion durch das Varicella-Zoster-Virus (VZV), ein dem HSV ähnliches DNA-Virus.

Übertragung und Epidemiologie. Die Erstinfektion eines antikörperfreien Menschen mit VZV stellen die Varizellen dar. Sie treten in >90% bei Kindern vor dem 10. Lebensjahr auf. Das VZV wird aerogen übertragen. Eintrittspforten sind der Nasen-Rachen-Raum, wahrscheinlich auch die Konjunktiven. Nach der initialen Infektion und Replikation im Epithel des Respirationstraktes kommt es zu einer ersten Virämie mit einer weiteren Infektion und Virusreplikation im retikuloendothelialen System. Dies führt in der Folge zu einer zweiten Virämie und zum Ausbruch der Varizellen (Arvin 1996). Die Viren wandern entlang den Axonen sensorischer Nervenfasern in die sensorischen Hinterwurzel- und Hirnnervenganglien und etablieren dort eine lebenslange latente Infektion.

Die Infektiosität der Windpocken beginnt 1–2 Tage vor Auftreten des Hautausschlages und endet rund eine Woche später noch vor Abfall der letzten Borken. Die Inkubationszeit beträgt 14–17, maximal 21 Tage.

2–5 Tage nach dem Krankheitsausbruch treten IgG-, IgM- und IgA-Antikörper auf, die ihren Höchstwert in der 2.–3. Woche erreichen und dann wieder abfallen. Lediglich gering erhöhte IgG-Werte bleiben erhalten. Kommt es später bei endogener Reaktivierung der in den Ganglien persistierenden VZV zu einem Zoster, steigen die Antikörper sehr schnell auf deutlich höhere Werte als während der Erstinfektion an. Ihr Schutz ist inkomplett protektiv. Sie reduzieren die Schwere einer Infektion, ohne sie verhindern zu können.

Diagnostik. Die Diagnose ist in den meisten Fällen aufgrund des klinischen Bildes möglich.
- Der Virusnachweis gelingt mit Hilfe des Elektronenmikroskopes (»negative staining«).
- Der Antigennachweis erfolgt mittels monoklonaler Antikörper.
- Schnelle und sichere Virustypisierung ist mit Hilfe der PCR möglich (Rübben et al. 1997).
- Serologisch ist ein Titeranstieg der VZV-IgG- und -IgA-Antikörper diagnostisch wertbar (Serumabnahme im Abstand von 14 Tagen).

18.2.1 Varizellen

Synonym. Windpocken.

Klinisches Bild. Varizellen stellen ein typisches generalisiertes vesikulöses Exanthem dar und verlaufen bei normaler Abwehr günstig. Der Beginn ist meist akut. In den ersten 4 Tagen kommt es zum schubweisen Auftreten oberflächlicher Bläschen am behaarten Kopf, Gesicht und am Stamm. Die Bläschen haben einen wasserklaren Inhalt und sind von einem roten Saum umgeben (◘ Abb. 18.5 und 18.6). Sie sind nicht gekammert. Größere Blasen können sich nach einiger Zeit trüben und zeigen manchmal eine zentrale Delle.

> Das schubweise Auftreten des Exanthems führt zu einem Nebeneinander von frischen Bläschen, Exkoriationen und mit einer Kruste bedeckten Effloreszenzen (Bild der Heubner-Sternenkarte).

Häufig kommt es zum Befall der Rachenschleimhaut, manchmal auch der Konjunktiven und der Genitalschleimhaut. Die einzeln stehenden Bläschen in der Mundhöhle, v. a. am weichen Gaumen, wandeln sich rasch durch Plat-

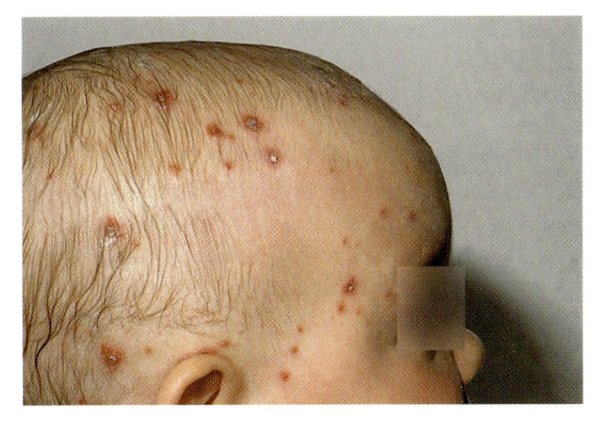

◘ **Abb. 18.5.** Windpocken am Kapillitium eines 1-jährigen Mädchens

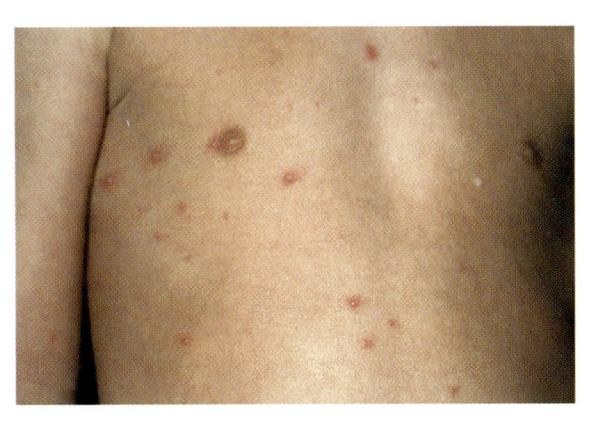

◘ **Abb. 18.6.** Windpocken am Stamm eines 3-jährigen Jungen

zen in aphthenartige Erosionen um. Der Ausschlag juckt, das Allgemeinbefinden ist in der Regel leicht gestört. Werden die Bläschen durch Exkoriationen zerkratzt, sind kreisrunde oder ovale, oft eingesunkene Narben die Folge.

Diagnostik. Im Blutbild Leukopenie oder Normozytose mit relativer Lymphozytose und Vermehrung von Plasmazellen. Der Erreger lässt sich im Bläscheninhalt nachweisen. Eine durchgemachte VZV-Infektion wird durch VZV-IgG-Antikörper bewiesen.

Komplikationen. Durch Sekundärinfektionen der Varizellenbläschen mit Eitererregern kann es zur Impetiginisierung kommen. Daran schließen sich manchmal Pneumonie, Otitis oder Nephritis an. Es kann außerdem 3–10 Tage nach der akuten Phase zum Auftreten einer Varizellenenzephalitis meist mit zerebellären Symptomen kommen. Diese hat in der Regel eine günstige Prognose, eine Defektheilung ist selten.

Schwere nekrotisierende Staphylokokkeninfektionen (muskuläre Abszesse, nekrotisierende Fasziitis) werden gelegentlich komplizierend bei Varizellen beobachtet und gelten als grampositive Schockäquivalente, hervorgerufen durch sog. bakterielle Superantigene.

Therapie. Die Behandlung unkomplizierter Windpocken erfolgt symptomatisch und hat das Ziel, den Juckreiz zu mildern und Sekundärinfektionen der Haut zu verhüten. Bei hinzutretenden bakteriellen Infektionen ist eine systemische antibiotische Behandlung notwendig.

Varizellen bei Immunsupprimierten

Bei immunsupprimierten Transplantatempfängern, Tumor-, v. a. Lymphompatienten und HIV-Infizierten, verläuft eine VZV-Infektion besonders schwer (Varicellae bullosae, Varicellae gangraenosae) und komplikationsreich (Varizellenpneumonie, Varizellennephritis, Varizellenenzephalitis).

> **Cave:**
> Kinder mit angeborenem oder häufiger erworbenem Immundefekt (Leukämie, Neoplasma, Kortikoid- oder Zytostatikabehandlung) sind durch Windpocken ernstlich bedroht.

In diesen Fällen kann es zu einer intensiven Aussaat großer, meist hämorrhagischer, verzögert abheilender Blasen mit ausgedehnten Erosionen der Schleimhaut kommen. Thrombozytopenie und viszerale Beteiligung mit hoher Letalität sind gefürchtete Komplikationen (Leung et al. 2000).

Therapie. Hier ist eine frühzeitige systemische Aciclovir-Behandlung dringend indiziert. Ebenfalls empfiehlt es sich, eine Prophylaxe mit VZV-Immunglobulin innerhalb der ersten 4 Tage nach Exposition durchzuführen (Kempf u. Lautenschlager 2001).

Varizellen bei Schwangeren und Neugeborenen

Transplazentar übertragene spezifische IgG-Antikörper verhüten Varizellen während der ersten 4–6 Lebensmonate. Wegen der hohen Durchseuchung der Bevölkerung sind Varizellen während der Gravidität selten. Treten sie allerdings in der Frühschwangerschaft auf, können sie – in ca. 1% der Fälle – das *konnatale Varizellensyndrom* verursachen, das mit Missbildungen einhergeht. In schweren Fällen kommen Schäden am ZNS (Hirnatrophie, Retardierung) und okuläre Defekte (Katarakte, Chorioretinitis) vor.

Erkranken Schwangere 4 Tage vor bis 2 Tage nach der Entbindung an Varizellen, so entwickeln sich beim Neugeborenen wegen fehlender mütterlicher Antikörper die schwer verlaufenden *neonatalen Varizellen*. Setzt hier nicht unmittelbar eine suffiziente Behandlung ein, liegt die Mortalität der Kinder bei 30% (Enders et al. 1994). Neonatale Varizellen haben eine verkürzte Inkubationszeit von 9–10 Tagen und beginnen zwischen dem 6. und 12. Lebenstag. Das klinische Bild erstreckt sich von der lokalisierten über die generalisierte mukokutane Manifestation bis zur schweren disseminierten Mitbeteiligung des ZNS und der inneren Organe mit hoher Letalität.

Therapie. Bei Schwangeren wie bei Neugeborenen systemische Therapie mit Aciclovir (Chapman 1998; Trizna 2002). Ebenso sollte bei Schwangeren, die eine Varizelleninfektion erleiden, und bei Neugeborenen, deren Mütter 5 Tage vor bis 2 Tage nach der Niederkunft an Varizellen erkrankt sind, eine Prophylaxe mit intravenös verabreichtem VZV-Immunglobulin innerhalb der ersten 4 Tage nach Exposition durchgeführt werden (Kempf u. Lautenschlager 2001).

18.2.2 Zoster (Gürtelrose)

Ätiologie. Beim Zoster handelt es sich um die Zweitmanifestation der VZV-Infektion bei Menschen, die nach länger zurückliegender Varizelleninfektion nur noch eine Teilimmunität besitzen. Der Zoster entsteht durch Virusreaktivierung in den Ganglienzellen.

Epidemiologie. Im Kindesalter ist der Zoster selten und tritt am ehesten bei Kindern auf, welche die Varizelleninfektion intrauterin oder unter mütterlichem Nestschutz abortiv durchgemacht haben. Häufiger beobachtet man ihn bei immundefizienten Kindern besonders mit Lymphomen.

Klinisches Bild. Die bläschenförmigen Effloreszenzen sind in der Regel bandförmig im Bereich eines Dermatoms angeordnet und fast immer einseitig (Abb. 18.7). Der Ausschlag ist mit Neuralgien verbunden. Es kann praktisch jedes Nervensegment befallen sein, am häufigsten in der Thorax-, Nacken-, Schulter- und Armregion. Es kann aber auch zum Befall von Hirnnerven kommen (Abb. 18.8;

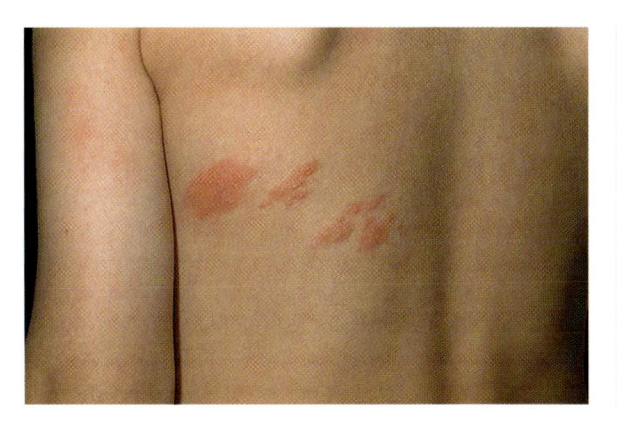

Abb. 18.7. Zoster Th5 links bei einem 5-jährigen Jungen

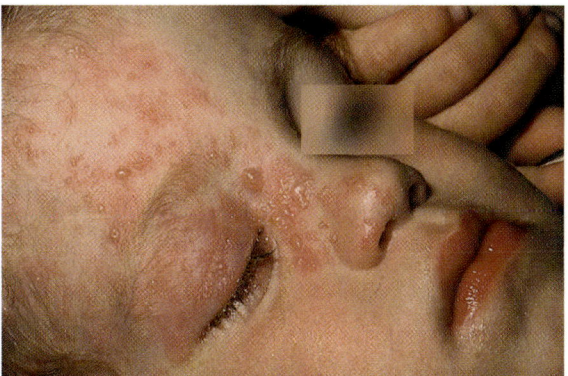

Abb. 18.8. Zoster ophthalmicus (V 1) rechts bei einem 4-jährigen Mädchen

Trigeminuszoster, Zoster ophthalmicus, Zoster oticus). Seltener tritt ein Zoster generalisatus auf, wobei dann die Unterscheidung von Varizellen nur noch durch den serologischen Befund mit raschem Anstieg der IgG-Antikörper bei fehlendem oder sehr niedrigem IgM möglich wird. Bei normalem Verlauf trocknen die Effloreszenzen nach 1–2 Wochen ein, nach weiteren 2–3 Wochen stoßen sich die gelbbraunen Borken unter Hinterlassung von de- oder hyperpigmentierten Narben ab. Die Neuralgien können noch länger bestehen bleiben (*postzosterische Neuralgien*).

Therapie. Bei bedrohlichen Infektionen, z. B. bei immunsupprimierten Patienten, Aciclovir i.v. Lokal erfolgt dieselbe Behandlung wie bei Varizellen.

18.3 Krankheiten durch humanpathogene Papillomviren (HPV)

Erreger. Die humanpathogenen Papillomviren (HPV) sind kleine, karyotrope DNA-Viren mit einem Durchmesser von ca. 50 nm. Mehr als 100 genetisch differente HPV-Typen werden mit Hilfe molekularbiologischer Methoden unterschieden (Tabelle 18.1). HPV infizieren ausschließlich Epithelzellen von Haut und Schleimhaut und rufen hier warzige Wucherungen hervor.

Übertragung und Epidemiologie. Die Infektion erfolgt entweder direkt durch den Kontakt mit einem Warzenträger oder über unbelebte Vektoren, die mit viruspartikeltragenden Hornschüppchen behaftet sind. Die Infektiosität variiert in hohem Maße und hängt von zahlreichen Faktoren ab wie der Lokalisation der infektiösen Haut- bzw. Schleimhautveränderungen, der Menge der in ihnen vorhandenen Viruspartikel, Art und Intensität des Kontaktes und dem papillomvirusspezifischen Immunstatus des exponierten Individuums. Dabei weiß man über die Rolle der genetischen Empfänglichkeit einer Papillomvirusinfektion bisher noch sehr wenig.

Die Inkubationszeit beträgt mehrere Wochen bis Monate. Nach experimenteller Papillomvirusinfektion entwickeln sich klinisch sichtbare Warzen nach 2–6 Monaten. Hieraus lässt sich eine relativ lange Periode einer sog. *subklinischen Infektion* ableiten, die eine nicht bemerkbare Infektionsquelle repräsentieren kann.

Warzen werden durch direkten oder indirekten Kontakt verbreitet. Zumindest bei der verhornenden Epidermis der äußeren Haut sieht man Lücken im Epithelverband als Voraussetzung für das Angehen der Infektion an. So stellt man sich vor, dass *Plantarwarzen* deswegen so häufig in Schwimmbädern und in Gemeinschaftsduschräumen erworben werden, weil der raue Bodenbelag aufgeweichtes Keratin von infizierten Fußsohlen abradiert und in die mazerierte Haut anderer Personen inokuliert.

Handwarzen breiten sich bevorzugt um die Fingernägel solcher Personen aus, die an ihren Warzen beißen und an den Fingernägeln nuckeln. Hier finden sich dann auch häufig Warzen an den Lippen und in deren Umgebung (Abb. 18.9).

Eine höhere Kontagiosität als den Hautwarzen wird den *Schleimhautwarzen* – und hier besonders den *Condylomata acuminata* (Feigwarzen) – zugeschrieben. Möglicherweise ist die dünnere Schleimhautoberfläche empfänglicher für eine Virusinokulation als die dicke keratinisierte Haut, sicher ist sie leichter zu verletzen.

Gewöhnlich werden die anogenitalen Schleimhautwarzen auf sexuellem Wege weitergegeben. Hier bestehen deutliche epidemiologische Parallelen zu anderen durch Geschlechtsverkehr übertragenen Krankheiten.

Tabelle 18.1. HPV in Haut- und Schleimhautwarzen

Klinische Veränderungen	Häufig assoziierte HPV-Typen
Verrucae vulgares	1, 2, 4, 7, 57
Verrucae planae	3, 10,
Epidermodysplasia verruciformis	5, 8, 17, 20–27 (u. v. a.)
Condylomata acuminata	6, 11, (selten 16,18 u. a.)

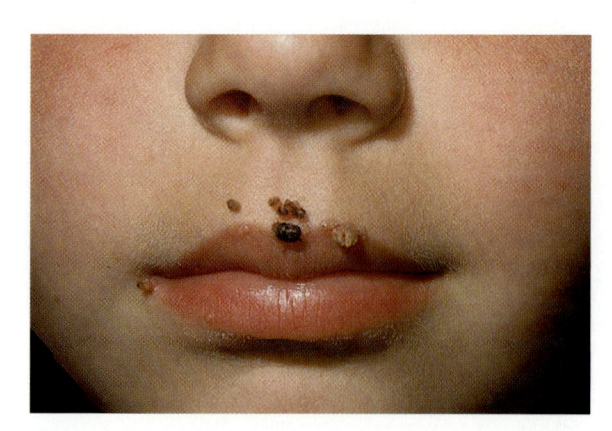

Abb. 18.9. Periorale Verrucae vulgares bei einem 4-jährigen Mädchen

Bei Kindern sind Feigwarzen selten und werden vorwiegend auf nicht sexuellem Wege erworben. Bis zum 2. Lebensjahr scheint der mütterliche Genitaltrakt bei der Geburt die häufigste Infektionsquelle zu sein. Aber auch postnatal kann eine Übertragung von Erwachsenen auf kleine Kinder auf nicht sexuellem Weg erfolgen, z. B. durch ein gemeinsames Bad.

Selbstverständlich muss auch an sexuellen Missbrauch von Kindern als Ursache kindlicher Condylomata acuminata gedacht werden. Fehlen aber sonstige physikalische Hinweise auf eine Vergewaltigung und sind die Kinder noch sehr jung, sollte zunächst eine nicht sexuelle Transmission angenommen werden (Stevens-Simons et al. 2000).

18.3.1 Verrucae vulgares

Synonym. Vulgäre Warzen.

Erreger. Meist HPV 1, 2, 4 und 7. HPV 1 ist durch massive Virusproduktion gekennzeichnet und wird hauptsächlich in den tiefen Plantarwarzen gefunden. An den Fußsohlen, in geringerem Maße auch an den Handtellern finden sich einige besondere Varianten der kutanen Warzen, aus denen unterschiedliche HPV-Typen wie HPV 60 und 63 isoliert werden konnten (Egawa 1994).

Der Prototyp, der am häufigsten mit vulgären Warzen assoziiert ist, ist HPV 2 und der verwandte Genotyp HPV 57. HPV 4 kommt in vulgären Warzen sehr viel seltener vor als anfangs angenommen. Man findet diesen HPV-Typ in kleinen, häufig multipel auftretenden Warzen, die z. T. endophytisch wachsen. HPV 7 ist überwiegend mit Handwarzen bei Metzgern assoziiert.

Epidemiologie. Die Inzidenz der kutanen Warzen in der europäischen wie amerikanischen Bevölkerung wird auf 7–10% geschätzt. Bei Kindern bis zum 5. Lebensjahr sind sie noch selten. Sie erreichen ein erstes Maximum zwischen dem 10. und 14. Lebensjahr, nehmen dann schnell wieder an Häufigkeit ab und haben ein zweites Maximum zwischen dem 21. und 25. Lebensjahr (Grußendorf-Conen u. Schwarz 1996).

Klinisches Bild. Die häufigsten Warzen der äußeren Haut sind die vulgären Warzen, die *Verrucae vulgares*. Sie zeigen einen großen klinischen Formenreichtum und kommen einzelnstehend oder multipel vor. Ausgewachsene Warzen ragen aus der gesunden Haut etwa 1–3 mm hoch empor, sind scharf umschrieben und von einer zerklüfteten, graugelblichen bis grau-schwarzen Hyperkeratose bedeckt. Oft entstehen im Umkreis einer einzelnen sog. Mutterwarze zahlreiche kleinere Tochterwarzen.

An den Fußsohlen treten Verrucae vulgares als *Verrucae plantares* oder Sohlenwarzen besonders an Stellen erhöhter Belastung auf. Weil sie häufig enorm schmerzhaft sind, nennt man sie auch Dornwarzen. Sie werden durch die Körperlast wie Nägel in die Fußsohlen gedrückt und schließlich durch umgebende Hornhaut auf breiter Fläche zugedeckt. Bei genauerer Betrachtung entdeckt man zahlreiche braunschwarze Punkte oder Streifen, die durch Thrombosierung von Kapillarschlingen entstehen.

> Diese Hämorrhagien dienen ebenso wie die Unterbrechung der Papillarleisten der differenzialdiagnostischen Abgrenzung der Warzen von Clavi (Hühneraugen) und einfacher Schwielenbildung an den Füßen.

Histologie. Hautwarzen zeigen Akanthose, parakeratotische Hyperkeratose und Papillomatose. Als Ausdruck des zytopathischen Viruseffektes finden sich im oberen Stratum spinosum und im Stratum granulosum der Epidermis vakuolisierte Zellen.

Therapie. Die Therapie sollte sich grundsätzlich am biologischen Verhalten der kutanen Warzen orientieren (Massing u. Epstein 1963):
- 20–35% Spontanremission in den ersten 6 Monaten,
- 53% Spontanremission in den ersten 12 Monaten,
- 63% Spontanremission in den ersten 2 Jahren,
- ca. 86% Spontanremission im Verlauf von 10 Jahren.

Dies bedeutet, dass ein hoher Prozentsatz kutaner Warzen ohne therapeutische Intervention narbenfrei abheilt, es heißt aber ebenso, dass die Warzen in $1/3$ der Fälle länger als 2 Jahre bestehen bleiben. Je nach Lokalisation resultieren für die Patienten funktionelle oder kosmetische Beeinträchtigungen, die eine Therapie erforderlich machen.

Einzeln stehende Warzen an Kopf, Stamm und Extremitäten werden am einfachsten in Lokalanästhesie mit dem scharfen Löffel exkochleiert. Nach Blutstillung mit 10%igem Eisen-III-Chlorid oder Albothyl ist in der Regel keine weitere Nachsorge nötig. Innerhalb weniger Tage bildet sich ein

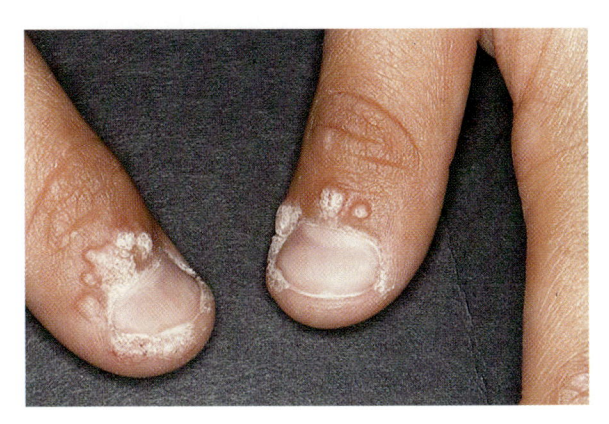

Abb. 18.10. Periunguale Verrucae vulgares bei einem 7-jährigen Jungen

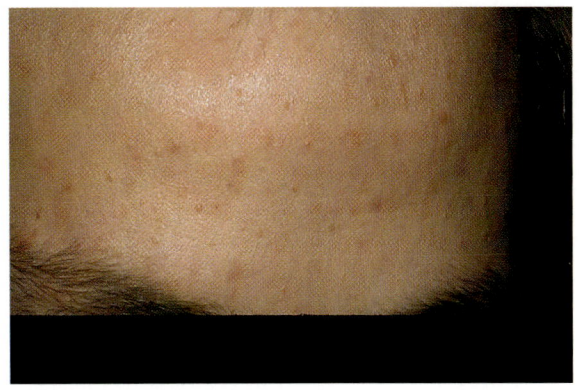

Abb. 18.11. Verrucae planae an der Stirn eines 16-jährigen Jugendlichen

abfallender Schorf wie bei einer Schürfwunde. Bei guter Technik entstehen keine sichtbaren Narben.

Zur Behandlung von *multiplen Handwarzen* eignen sich salicylsäurehaltige Lacke wie z. B. Duofilm, Verrucid oder ein Warzenlack, der eine Kombination von Salicylsäure mit 5-Fluorouracil enthält (Verrumal). Die Lösungen sollen mindestens 3-mal täglich appliziert werden. Bei regelmäßiger Anwendung ist mit einer Behandlungsdauer von 4–6 Wochen zu rechnen. Erfolgreich kann auch die Anwendung von Imiquimod-Creme (Aldara) sein, die bisher nur zur Behandlung von Condylomata acuminata bei Erwachsenen zugelassen ist (Grußendorf-Conen et al. 2002). Wir haben die Erfahrung gemacht, dass mit der täglichen Applikation von Imiquimod auch bei Kindern, deren Warzen länger als 2 Jahre bestanden und die zuvor ohne Erfolg konservativ oder/und chirurgisch behandelt worden waren, vollständige Remissionen zu erreichen sind (Grußendorf-Conen u. Jacobs 2002).

Therapieresistente *Periungualwarzen* (Abb. 18.10) werden mit Guttaplast (60%-haltigem Salicylsäurepflaster) vorbehandelt. Die aufgeweichten Hornmassen werden mechanisch entfernt, dann erfolgt eine Applikation von 5-Fluorouracil-Lösung (Verrumal) 2-mal täglich. In der Regel wird in einer Woche 2-mal für 24 h Guttaplast aufgeklebt, z. B. am 1. und 4. Wochentag. An den anderen Wochentagen wird mit der Lösung behandelt. Der Therapieerfolg ist von der 4. Woche an zu erwarten.

Plantarwarzen werden wie die Periungualwarzen zunächst immer konservativ behandelt. Hier lässt sich in besonders gelagerten Fällen auch 5-Fluorouracil-Creme unter Okklusion anwenden. Erst nach erfolgloser konservativer Therapie sollten chirurgische Maßnahmen wie Exkochleation mit dem scharfen Löffel, Elektrokaustik oder Laser-Chirurgie in Betracht gezogen werden.

18.3.2 Verrucae planae (juveniles)

Synonym. Flachwarzen, plane Warzen.

Erreger. Plane Warzen werden durch HPV 3 hervorgerufen. Die mit HPV 3 verwandten Typen HPV 10 und HPV 28 sind häufig mit Intermediärwarzen assoziiert und wurden bei immunsupprimierten Patienten gefunden.

Klinisches Bild. Bei den planen Warzen handelt es sich um kaum über das Niveau der Haut erhabene, mäßig derbe, rundliche oder ovale, seltener polygonale, hautfarbene oder auch rötliche, manchmal etwas grau-gelbliche Papeln, die in der Regel multipel auftreten. Sie kommen an Hand- und Fingerrücken, an den Handgelenken und distalen Unterarmen, besonders gern aber auch im Gesicht vor (Abb. 18.11). Jugendliche werden bevorzugt, aber nicht ausschließlich befallen. Flachwarzen können mehrere Jahre lang persistieren, ehe sie sich wieder vollständig zurückbilden. Häufig geht ihrer Spontanregression eine plötzliche Zunahme von Zahl und Größe der vorhandenen Läsionen voraus.

Therapie. Plane Warzen sprechen recht gut auf die Behandlung mit Vitamin-A-Säure-Lösung an. Die Lösung wird 2- bis 3-mal täglich mit einem Watte tragenden Stieltupfer oder einem Q-Tip auf jede Warze einzeln aufgetragen. Sollten sich die Warzen nach 4 Wochen nicht deutlich zurückgebildet haben, kann 5-Fluorouracil-haltiger Lack eingesetzt werden. Letzterer führt bei den planen Warzen häufig zu einer stärkeren Irritation als die Vitamin-A-Säure. Kommt es zu einer Inflammation, verschwinden die planen Warzen innerhalb von 6 Wochen. Bei persistierenden planen Warzen lohnt sich der Einsatz von Imiquimod-Creme.

18.3.3 Condylomata acuminata

Synonyme. Feigwarzen, Genitalwarzen, spitze Kondylome.

Erreger. Überwiegend HPV 6 und 11, aber auch HPV 1, 2, 3, 16, und 18. Bei HPV 2-haltigen Kondylomen lassen sich ent-

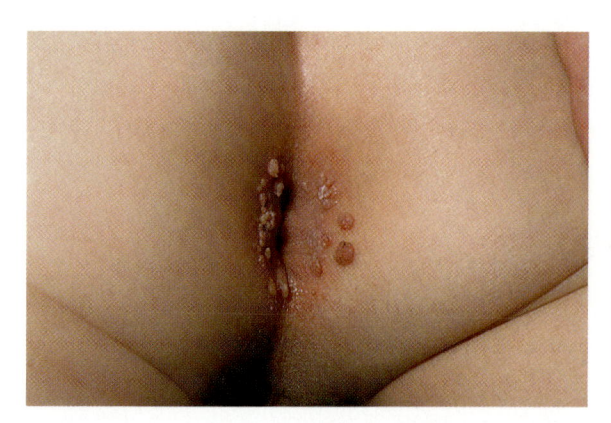

Abb. 18.12. Perianale Condylomata acuminata bei einem 3-jährigen Jungen

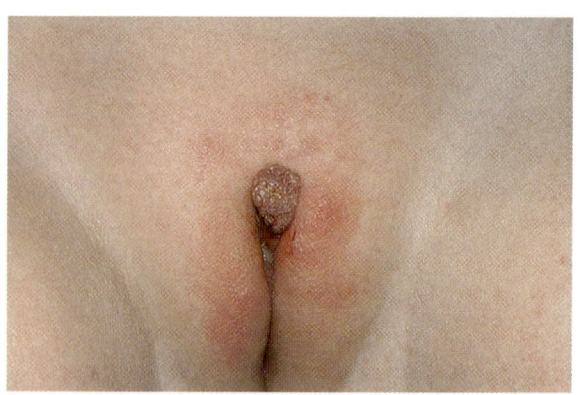

Abb. 18.13. Condylomata acuminata im Vulvabereich eines 3-jährigen Mädchens

weder bei den Kindern selbst oder bei Personen in der unmittelbaren Umgebung HPV 2-haltige vulgäre Warzen nachweisen (Euvrard u. Chardonnet 1991; Gibson et al. 1990).

Epidemiologie. Condylomata acuminata zählen zu den häufigsten durch Geschlechtsverkehr übertragenen Krankheiten. Ihre Inzidenz bei Jugendlichen und jungen Erwachsenen wird in Europa und den Vereinigten Staaten mit 0,5–1,0% veranschlagt. Kondylome im Kindesalter waren bis zu den 1980er-Jahren ausgesprochen selten, haben aber dann kontinuierlich zugenommen (Boyd 1990). Es scheint ein Zusammenhang mit der ebenfalls steigenden Inzidenz von Condylomata acuminata bei Erwachsenen zu bestehen. Mädchen sind doppelt so häufig wie Jungen betroffen.

Klinisches Bild. Bevorzugter Sitz der spitzen Kondylome (Feigwarzen) sind das äußere Genitale und die perianalen und inguinalen Hautbezirke. Zunächst bilden sich kleine, stecknadelkopfgroße weißliche oder rötliche Knötchen, die allmählich an Größe zunehmen, papillomatös werden und zu blumenkohlartigen Gebilden unterschiedlichen Ausmaßes heranwachsen können.

Die Verteilung der Feigwarzen bei Kindern unterscheidet sich von der bei Erwachsenen (Handley 1993). Bei männlichen Kindern ist vorwiegend die Perianalregion befallen (Abb. 18.12), sehr selten der Penisschaft und der Meatus urethrae. Bei Mädchen kommt ein Befall der Vulva (Abb. 18.13), der Urethra und der Perianalregion vor. Bei Kindern, die jünger als 2 Jahre alt sind, finden sich die Condylomata acuminata fast ausschließlich perianal.

In der Regel verursachen die Feigwarzen keine Symptome und werden eher zufällig durch die Eltern entdeckt oder bei einer kinderärztlichen Untersuchung festgestellt. In den seltenen Fällen, bei denen es zu einer exzessiven Wucherung von Feigwarzen bei Kindern kommt, muss an das zusätzliche Vorliegen einer HIV-Infektion gedacht werden (Forman u. Prendiville 1988; Laraque 1989).

Im Einzelfall kann es schwierig oder gar unmöglich sein, den Infektionsweg der im Kindesalter auftretenden Condylomata acuminata nachzuvollziehen. Hier hilft auch eine Virustypisierung nicht unbedingt weiter. Bei sehr jungen Kindern ist eine vertikale nicht sexuelle Übertragung während der Geburt, wenn die Mutter an einer klinisch manifesten oder auch subklinischen HPV-Infektion litt, sicher die häufigste Ursache. Auch kann eine Infektion in utero erfolgen und muss immer dann angenommen werden, wenn Kondylome bereits bei Geburt vorhanden sind oder kurz danach auftreten.

Eine andere Möglichkeit der Übertragung ist die Autoinokulation, die in einem nicht geringen Prozentsatz der Kinder über 4 Jahre anzunehmen ist. Bei diesen Kindern lässt sich häufig HPV 2 finden, das auch in Warzen anderer Lokalisation, oft an den Fingern, vorkommt. Auch durch Heteroinokulation von virushaltigem Material können bei Kindern Condylomata acuminata hervorgerufen werden. Hier sind u. a. Verrucae vulgares an den Fingern der Eltern oder anderer Betreuungspersonen als Infektionsquelle von Bedeutung.

Obalek et al. (1990, 1993) betonen ausdrücklich, dass auch eine nicht sexuelle Übertragung von genitalen HPV-Typen durch die gemeinsame Benutzung von Handtüchern, durch gemeinsames Baden und bei der Babypflege möglich ist. Bei Kindern unter 3 Jahren ist in der Regel ein nicht sexueller Infektionsmodus anzunehmen. Bei älteren Kindern konnten in einer größeren Studie häufiger sexuelle Misshandlungen nachgewiesen werden. Aber auch in dieser Altersgruppe überwiegen nicht sexuelle Übertragungswege.

> Die Häufigkeit des sexuellen Missbrauchs als Ursache von Feigwarzen bei Kindern wird sicher überschätzt.

Histologie. Histologisch handelt es sich um einfache Fibroepitheliome, bei denen ein verzweigter bindegewebiger Grundstock von einem akanthotischen Plattenepithel bedeckt wird. Als Folge des zytopathischen Viruseffektes fin-

18.3 · Krankheiten durch humanpathogene Papillomviren (HPV)

den sich in den oberen Epidermisschichten Foci vakuolisierter Zellen (sog. Koilozyten).

Therapie. Bei einzeln stehenden Condylomata acuminata bietet sich die operative Entfernung in Lokalanästhesie an. Zur konservativen Behandlung steht das zytotoxisch wirkende *Podophyllotoxin* als Handelspräparat zur Verfügung. Es wurde in einer 0,5%igen alkoholischen Lösung sowie 0,15%ig in Creme für die topische Behandlung von Feigwarzen entwickelt (Condylox, Wartec). Das Therapeutikum wird über einen Zeitraum von 3 Tagen morgens und abends aufgetragen. Nach einer Woche kann die 3-Tage-Behandlung wiederholt werden. Mehr als 4 in wöchentlichen Abständen durchgeführte Behandlungszyklen sind in der Regel bis zur völligen Abheilung nicht nötig.

Imiquimod ist ein »immune response modifier« und als 5%ige Creme (Aldara) für die topische Behandlung von Condylomata acuminata bei Erwachsenen zugelassen. Die Creme wird 3-mal pro Woche aufgetragen und für 6–10 h belassen. Die Therapie ist so lange fortzusetzen, bis alle sichtbaren Kondylome verschwunden sind. Auch bei Kindern wirkt Imiquimod und scheint eine sichere Therapieoption zu sein (Moresi et al. 2001; Schaen u. Merurio 2001; Vanderstraten u. Tyring 2002).

18.3.4 Epidermodysplasia verruciformis

Ätiologie. Patienten mit dieser sehr seltenen, autosomal rezessiven Genodermatose weisen kongenitale Defekte der zellvermittelten Immunantwort gegenüber Infektionen mit bestimmten HPV-Typen auf, die für die allgemeine Bevölkerung ohne Belang zu sein scheinen (Lutzner 1978; Majewski et al. 1986). Üblicherweise besteht keine abnorme Immunreaktion auf andere virale oder mikrobielle Infektionen. Das humorale Immunsystem ist i. allg. völlig intakt. Bei etwa 30% der Patienten entstehen aus den warzigen Läsionen im Laufe von durchschnittlich 25 Jahren maligne, z. T. bowenoide, allerdings nicht metastasierende Geschwülste der Haut. Obwohl bei der Epidermodysplasia verruciformis (EV) in allen Hautveränderungen Papillomviren nachgewiesen werden können, ließen sich bemerkenswerterweise im maligne transformierten Gewebe bisher nur HPV 5, 8 und 14, sehr selten auch 17 und 20 beobachten. Dies spricht dafür, dass diesen HPV-Typen ein höheres onkogenes Potenzial zukommt als den anderen EV-spezifischen HPV-Typen.

Das häufigste Kokarzinogen bei der EV scheint die UV-Strahlung zu sein, da sich die malignen Tumoren v. a. in lichtexponierten Hautarealen entwickeln.

Erreger. Bei der EV wird eine Vielzahl verschiedener HPV-Typen gefunden (Tabelle 18.2). So sind auch hier die planen Warzen an Händen und im Gesicht mit HPV 3 und HPV 10 assoziiert. Die von den sog. »EV-spezifischen«

Tabelle 18.2. HPV-Typen bei der Epidermodysplasia verruciformis

Klinische Veränderungen	Assoziierte HPV-Typen
Verrucae planae	3, 10
Pityriasis-versicolor-ähnliche Maculae und Plaques	5, 8, 9, 12
EV-assoziierte Präkanzerosen und Hautkarzinome	5, 8, 14, 17, 20

HPV-Typen hervorgerufenen Veränderungen sind rötlich-bräunliche Plaques und Flecken, die der Pityriasis versicolor ähneln.

Klinisches Bild. Diese eindrucksvolle Hautkrankheit zeichnet sich durch eine deutliche Polymorphie der Effloreszenzen aus. In ausgedehnten Fällen finden sich neben den obligaten planen Warzen (Abb. 18.14) über den ganzen Körper verbreitet scharf begrenzte, plane, blassrosafarbene bis livid-rote, rundliche, ovale oder polygonale Papeln von 1–20 mm Durchmesser. Vorwiegend in lichtexponierten Hautarealen können rote, atrophische oder pigmentierte Maculae auftreten. Daneben kommen auch vulgäre Warzen und Pityriasis-versicolor-ähnliche Plaques vor. Die Hautveränderungen treten bereits in der Kindheit auf, nehmen kontinuierlich an Zahl zu und bleiben lebenslang bestehen. In der Regel werden die Schleimhäute nicht befallen. Eine Kombination der EV mit Condylomata acuminata ist außergewöhnlich selten.

Therapie. Regelmäßige dermatologische Überwachung, intensiver Sonnenschutz. Alle Präkanzerosen und Kanzerosen werden am besten operativ entfernt. Alternativ kann eine Behandlung mit 5-Fluorouracil-Salbe durchgeführt werden. Denkbar ist auch ein Einsatz von Imiquimod-Creme. Das zunehmende Auftreten neuer Warzen lässt sich durch die systemische Gabe von Retinoiden unterdrücken,

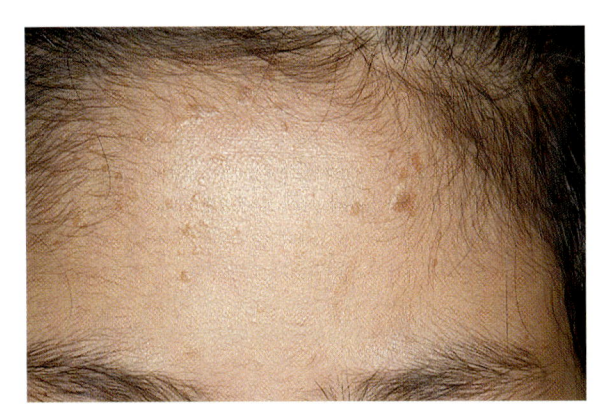

Abb. 18.14. Plane Warzen an der Stirn eines 12-jährigen Mädchens mit Epidermodysplasia verruciformis

eine Dauerbehandlung hiermit ist jedoch nicht zu verantworten.

Differenzialdiagnose. Verrucosis generalisata bei kongenitaler (z. B. Wiskott-Aldrich-Syndrom; Omerod 1983) oder erworbener Immunsuppression (HIV-Infektion, konsumierende Erkrankungen, nach Organtransplantation). Klinisches Bild und Virustypen können nahezu vollständig den Befunden bei der EV entsprechen. Bei allen Patienten mit generalisierter Verrukose erweisen sich Warzen als äußerst therapieresistent.

18.4 Molluscum contagiosum

Synonyme. Dellwarzen.

Erreger. Molluscum-contagiosum-Virus aus der Gruppe der Pockenviren. Es handelt sich um ein großes (200–300 nm) DNA-Virus, das sich im Zytoplasma der infizierten epithelialen Zellen vermehrt.

Epidemiologie. Der Befall mit Dellwarzen zählt zu den häufigsten pädiatrischen Infektionen (Silverberg 2003). Die Übertragung erfolgt überwiegend durch Schmierinfektion. Die Inzidenz scheint weltweit zuzunehmen und wird mit 6–20% bei Kindern angegeben (Watanabe et al. 2000). Am häufigsten kommen Dellwarzen bei Kindern zwischen dem 2. und 12. Lebensjahr vor, aber auch ältere Jugendliche und Erwachsene können sich infizieren. Besonders Patienten mit atopischer Dermatitis und Patienten, die über einen längeren Zeitraum mit Steroiden und Immunsuppressiva behandelt werden, neigen zu ausgedehntem Molluskenbefall.

Bei Aids-Patienten treten Dellwarzen in etwa 13% der Fälle auf.

Klinisches Bild. Dellwarzen sind kleine, in der Regel zentral genabelte, infektiöse epitheliale Knötchen mit einem Durchmesser von 1–10 mm; in seltenen Fällen können einzelne Mollusken einen Durchmesser von bis zu 3 cm erreichen. Sie finden sich gewöhnlich gruppiert an ein oder zwei Hautbezirken, kommen aber auch locker disseminiert vor (◘ Abb. 18.15). Dabei bevorzugen sie keine spezielle Körperregion, sondern befallen das gesamte Integument und die angrenzenden Schleimhäute, sparen aber gewöhnlich den behaarten Kopf, die Palmae und die Plantae aus. Während die meisten Patienten weniger als 20 Knötchen aufweisen, können sich bei einigen mehrere Hundert entwickeln. Bei Aids-Patienten finden sich die Mollusken häufig in großer Zahl im Gesicht, am Hals und auch am behaarten Kopf.

Mollusca contagiosa sind in der Regel asymptomatisch. In einigen Fällen jucken sie, und in ihrer Umgebung kann sich eine ekzematöse Reaktion entwickeln.

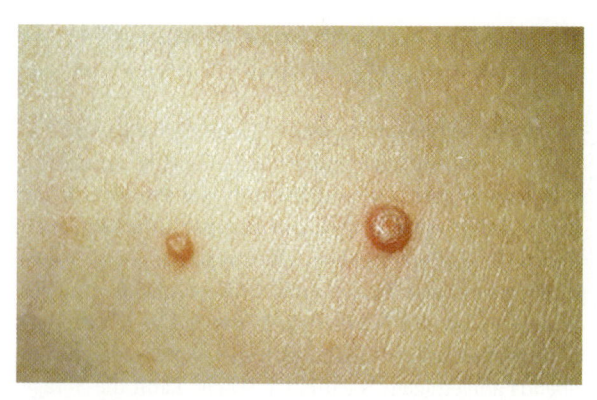

◘ **Abb. 18.15.** Isoliert stehende Dellwarzen in der linken Leiste eines 3-jährigen Jungen

Innerhalb von 6–9 Monaten verschwinden Dellwarzen spontan. Allerdings wird von Fällen berichtet, bei denen die Veränderungen länger als 3 Jahre persistierten. Bei Aids-Patienten nehmen die Mollusken einen chronischen oder chronisch-rezidivierenden Verlauf.

Histologie. Über der normal erscheinenden Basalzellschicht der Epidermis finden sich zu Läppchen aggregierte Gruppen vergrößerter Keratinozyten mit intrazytoplasmatischen Einschlusskörperchen. Die Einschlüsse, die das Virusmaterial repräsentieren, nehmen an Größe zu, je weiter die infizierte Zelle zur Oberfläche aufrückt.

Therapie. Da es sich um eine selbstlimitierende Virose handelt, bei der die Knötchen narbenfrei abheilen, ist eine Behandlung nicht in allen Fällen zwingend. Wegen der hohen Kontagiosität sollte aber eine Entfernung dieser Virusakanthome angestrebt werden, wenn dies effektiv, narbenfrei und schmerzfrei möglich ist. Dabei ist eine konservative Therapie operativen Maßnahmen vorzuziehen.

Bei Kindern hat sich die lokale Behandlung der Mollusken mit Vitamin-A-Säure-Lösung bewährt. Die handelsübliche alkoholische Lösung (wie man sie zur Aknebehandlung rezeptiert) wird 3-mal täglich mit einem Wattestäbchen auf die Knötchen getupft. Hierbei sollte die gesunde Umgebung mit einer Salbengrundlage oder mit Puder geschützt werden. Für einen Erfolg ist eine genaue und regelmäßige Durchführung der Therapie notwendig. Dies setzt ein hohes Maß an Kooperation und Zuverlässigkeit der behandelnden Eltern voraus. Abheilung ist in 2–3 Wochen zu erreichen.

Auch Imiquimod-Creme kann mit Erfolg angewandt werden.

Bei Therapieresistenz können Mollusca contagiosa mechanisch entfernt werden. Dabei wird das einzelne Molluskum mit einer gebogenen Pinzette umfasst und der breiige Inhalt durch Zusammendrücken der beiden Pinzettenarme ausgepresst. Ein vorheriges Anritzen des Knötchens mit einer Kanülenspitze erleichtert die Prozedur. Mollusken lassen sich auch mit dem scharfen Löffel entfernen. Bei Kindern sollte vor dem Eingriff eine perkutane Anästhesie durch Verwendung einer Lidocain-Prilocain-Creme (EMLA-Creme 5%) durchgeführt werden. Man trägt die Creme 2 h vor der vorgesehenen Kürettage auf und deckt sie mit einem Okklusivverband ab.

❶ **Cave:**
Die Rezidivneigung ist bei mechanischer Entfernung der Knötchen durch Kontakt der umgebenden Haut mit Molluskumbrei größer als bei konservativen Behandlungsmethoden!

18.5 Melkerknoten

Synonyme. Paravakzineknoten, Melkerpocken.

Erreger. Spiralenförmiges Virus der Pockengruppe, keine antigene Kreuzreaktion mit dem Vakzinevirus.

Epidemiologie. Selten. Infektion durch Kontakt mit den Eutern infizierter Jungkühe.

Klinisches Bild. Nach einer Inkubationszeit von 5 Tagen bis zu 2 Wochen treten flache rote Papeln auf, die nach einer weiteren Woche blaurot und fest werden. Die Epidermis bekommt ein opakes Aussehen, wird grau und bildet schmale Krusten über ein eingezogenes Zentrum. Die Knoten werden von einem erythematösen Hof umgeben. In manchen Fällen entwickelt sich eine Lymphangitis. 1 oder 2 Wochen nach dem Auftreten der Knoten kommt es bei einigen Patienten zu einem papulovesikulösen Ausschlag, der einem Erythema exsudativum multiforme ähneln kann (Hansen et al. 1996).

Die Heilung tritt in der Regel unter Hinterlassen einer Narbe nach 4–6 Wochen ein. Melkerknoten sind häufig an den Händen, besonders an den Fingern lokalisiert, sehr viel seltener im Gesicht.

Differenzialdiagnose. Orf, Granuloma pyogenicum.

Therapie. Symptomatisch austrocknende äußerliche Behandlung.

18.6 Orf

Synonyme. Ecthyma contagiosum.

Erreger. Parapoxvirus ovis oder Orf-Virus, ein lang gestrecktes DNA-Quadervirus mit einer Größe von 250×158 nm und spiraliger Filamentstruktur.

Epidemiologie. Die bei Schafen endemische Viruskrankheit kann durch Schmierinfektion auf den Menschen übertragen werden. Unter Schafzüchtern kommt sie relativ häufig vor; wegen der Selbstheilungstendenz wird auf einen Arztbesuch in der Regel verzichtet. Der Befall von Kindern ist ausgesprochen selten. Das Virus ist wenig anfällig und hält sich über die Wintermonate u. a. an Zäunen, Futtertrögen, in Scheunen. 1956 wurde in der medizinischen Welt Londons von einem Kind berichtet, das sich infiziert hatte, als es in einen Futtertrog gefallen war (Ward 1956).

Klinisches Bild. Finger und Handrücken werden bevorzugt befallen. Nach einer Inkubationszeit von 3–11 Tagen entsteht zumeist ein Knoten, der sich entzündlich verändert und nach etwa einer Woche ein irisartiges Bild zeigt mit rotem Zentrum, einem weißlichen mittleren Ring und einer entzündlichen Rötung in der Umgebung. Unbehandelt heilt der Knoten nach etwa 5 Wochen von selbst ab. Bakterielle Superinfektion ist möglich. Die Prognose ist gut. Infektionsimmunität tritt nicht auf.

In sehr seltenen Fällen können sich ausgedehnte papulovesikulöse Veränderungen an Haut und Schleimhäuten mit ausgeprägtem Krankheitsgefühl, Fieber und Lymphadenopathie entwickeln (Ward 1956).

Differenzialdiagnose. Melkerknoten und Melkergranulom, Granuloma pyogenicum, Kuhpocken.

Therapie. Symptomatisch mit lokal desinfizierenden Maßnahmen zur Verhinderung einer Sekundärinfektion. Die operative Entfernung des Knotens kann die Heilung beschleunigen und die Komplikationsrate verringern (Zimmerman 1991).

Literatur

Arvin M (1996) Varicella-Zoster-Virus. In: Fields BN, Knipe DM, Howley PM, Chanok RM, Melnick JL, Monath TP, Roizman B, Strauss SE (eds) Virology. New York, pp 2547–2585

Boyd AS (1990) Condylomata acuminata in the pediatric population. AJDC 144: 817–824

Braun RW, Kirchner H, Munk K, Schröder CH (1987) Herpes-simplex-Virus. Kohlhammer, Stuttgart Berlin Köln Mainz

Chapman SJ (1998) Varicella in pregnancy. Sem Perinatol 22: 339–346

Egawa K (1994) New types of human papillomaviruses and intracytoplasmic inclusion bodies: a classification of inclusion warts according to clinical features, histology and associated HPV types. Br J Dermatol 130: 158–166

Enders G, Miller E, Cradock-Watson J, Bolley I, Ridehalgh M (1994) Consequences of varicella and herpes zoster in pregnancy: prospective study of 1739 cases. Lancet 343: 1548–1551

Euvrard S, Chardonnet Y (1991) Anal lesions and human papillomaviruses: virological, epidemiological and oncological aspects. Ann Derm Venerol 118: 479–502

Forman AB, Prendiville JS (1988) Association of human immunodeficiency virus seropositivity and extensive perineal condylomata acuminata in a child. Arch Dermatol 124: 1010–1011

Gibson PE, Gardner SD, Best SJ (1990) Human papillomavirus types in anogenital warts of children. J Med Virol 30: 142–145

Goodyear HM, McLeish P, Randall S, Buchan A, Skinner GRB, Winther M, Rolland, Morgan G, Harper JI (1996) Immunologische Untersuchungen zur Infektion mit dem Herpes simplex-Virus bei Kindern mit atopischem Ekzem. Z Hautkr 71: 53–60

Grußendorf-Conen EI, Jacobs S, Rübben A, Dethlefsen U (2002) Topical imiquimod long-term treatment of cutaneous warts resistant to standard therapy modalities. Dermatology 205: 139–145

Grußendorf-Conen EI, Jacobs S (2002) Efficacy of imiquimod 5% cream in the treatment of recalcitrant warts in children. Pediatr Dermatol 19: 253–266

Grußendorf-Conen E-I, Schwarz E (1996) Viruswarzen an Haut und Schleimhaut. Blackwell, Berlin Wien

Handley JM, Maw RD, Bingham EA, Horner T, Bharucha H, Swann A, Lawther H, Dinsmore WW (1993) Anogenital warts in children. Clin Exp Dermatol 18:241–247

Hansen SK, Mertz H, Krogdahl A; Veien NK (1996) Milker´s nodule – a report of 15 cases in the county of North Jutland. Acta Derm Venereol (Stockh) 76: 88

Kempf W, Lautenschlager S (2001) Infektionen mit dem Varicella-Zoster-Virus. Hautarzt 52: 359–375

Kesson AM (1998) Use of acyclovir in herpes simplex virus infections. J Paediatr Child Health 34: 9–13

Laraque D (1989) Severe anogenital warts in a child with HIV infection. N Engl J Med 320: 1220–1221

Leung TF, Chik KW, Li CK et al. (2000) Incidence risk factors and outcome of varicella-zoster virus infection in children after haematopoetic stem cell transplantation. Bone Marrow Transplant 25: 167–172

Lutzner MA (1978) Epidermodysplasia verruciformis. An autosomal recessive disease characterized by viral warts and skin cancer. A model for viral oncogenesis. Bull Cancer 65: 169–182

Majewski S, Skopinska-Rozewska E, Jablonska S, Wasik M, Misiewicz J, Orth G (1986) Partial defects of cell-mediated immunity in patients with epidermodysplasia verruciformis. J Am Acad Dermatol 15: 966–973

Massing AM, Epstein WL (1963) Natural history of warts. Arch Derm 87: 306–310

Moresi MJ, Herbert CR, Cohen BA (2001) Treatment of anogenital warts in children with topical 0,05% podofilox gel and 5% imiquimod cream. Pediatr Dermatol 18: 448–450

Obalek S, Jablonska S, Favre M et al (1990) Condylomata acuminata in children: frequent association with human papillomaviruses responsible for cutaneous warts. J Am Acad Dermatol 23: 205–213

Obalek S, Misiewicz J, Jablonska S, Favre M, Orth G (1993) Childhood condyloma acuminatum: association with genital and cutaneous human papillomaviruses. Pediatr Dermatol 10: 101–106

Omerod ADA, Finlay AY, Knight AE, Mathews N, Stark JM Lough J (1983) Immune deficiency and multiple viral warts: a possible variant of the Wiskott-Aldrich syndrome. Br J Dermatol 108: 211–215

Roizman B, Sears AE (1996) Herpes simplex viruses and their replication. In: Fields BN, Knipe DM, Howley PM, Chanok RM, Melnick JL Monath TP, Roizman B, Strauss SE (eds) Virology. Raven, New York, pp 2223–2295

Rübben A, Baron JM, Grussendorf-Conen E-I (1997) Routine detection of herpes simplex virus and varicella zoster virus by polymerase chain reaction reveals that initial herpes zoster is frequently misdiagnosed as herpes simplex. Br J Dermatol 137: 259–261

Schaen L, Merurio MG (2001) Treatment of papillomavirus in 6-month-old infant with imiquimod 5% cream. Pediatr Dermatol 18: 450–452

Schwartz GS, Holland EJ (2000) Oral acyclovir for the management of herpes simplex virus keratitis in children. Ophthalmology 107: 278–282

Silverberg NB (2003) Pediatric molluscum contagiosum. Optimal treatment strategies. Pediatr Drugs 8: 506–512

Somogyi T, Török L (1994) Aphthoid Pospischill-Feyrter. Z Hautkr 69: 243–245

Stevens-Simons C, Nelligan D, Breese P et al. (2000) The prevalence of genital human papillomavirus infection in abused and nonabused preadolescent girls. Pediatrics 106: 645–649

Trizna Z, Tyring SK (1998) Antiviral treatment of diseases in pediatric dermatology. Dermatol Clin 16: 539–552

Trizna Z (2002) Viral diseases of the skin – diagnosis and antiviral treatment. Pediatr Drugs 4: 9–19

Vanderstraten M, Tyring SK (2002) Mucocutaneous manifestations of viral diseases in children. Clin Dermatol 20: 67–73

Ward CW (1956) Four cases of Orf. Med World Lond 84:25–28

Watanabe T, Nakamura K, Wakugawa M et al. (2000) Antibodies to molluscum contagiosum virus in the general population and susceptible patients. Arch Dermatol 136: 1518–1522

Wilkinson JD (1977) Orf: a family with unusual complications. Br J Dermatol 97: 447–450

Zimmerman JL (1991) Orf. JAMA 266: 476

HIV-Infektion

C. Rudin

19.1 Epidemiologie – 301

19.2 Grundlagen – 301

19.3 Virusübertragung – 304

19.4 Definition und Klassifikation der HIV-Infektion im Kindesalter – 305

19.5 Diagnostik – 306

19.6 Klinisches Bild – 306
19.6.1 Frühe Symptome – 307

19.6.2 Typische Erkrankungsmuster – 308
19.6.3 Opportunistische Erkrankungen – 308
19.6.4 Dermatologische Affektionen – 308
19.6.5 Infektiöse Hautaffektionen – 308
19.6.6 Verlaufsparameter – 313

19.7 Therapie – 313
19.7.1 Allgemeine Maßnahmen – 313
19.7.2 Spezifische Behandlung – 313

19.8 Prognose – 314

Literatur – 314

19.1 Epidemiologie

Weltweit waren Ende 2003 nach Schätzungen der Weltgesundheitsorganisation (WHO) 40 Mio. Menschen mit dem humanen Immundefizienzvirus (HIV) infiziert, darunter 2,5 Mio. Kinder unter 15 Jahren. Allein im Jahr 2003 sind 3 Mio. Menschen, darunter 500.000 Kinder, an Aids gestorben, und 5 Mio. (einschließlich 700.000 Kinder) Menschen haben sich neu mit dem HIV infiziert, was 14.000 Neuansteckungen pro Tag entspricht. Über 95% der Betroffenen leben in Entwicklungsländern, insbesondere im südlichen Afrika und in Asien (Weltgesundheitsorganisation 2003).

Die HIV-Infektion wird in erster Linie durch ungeschützte heterosexuelle Kontakte übertragen, weshalb in Endemiegebieten fast gleich viele Männer wie Frauen infiziert sind. In den ärmsten Ländern Afrikas sind heute $^1/_3$ aller Männer und Frauen zwischen 15 und 45 Jahren HIV-infiziert, und es lässt sich als Folge der Epidemie bereits ein drastischer Rückgang der Lebenserwartung und eine deutliche Zunahme der Säuglingssterblichkeit feststellen. Außerdem sollen als Folge der Aids-Epidemie weltweit bereits 13,2 Mio. Kinder durch den Verlust ihrer Eltern zu Waisen geworden sein, 12 Mio. allein auf dem afrikanischen Kontinent.

In den westlichen Industrieländern hat sich das Virus zu Beginn der Epidemie in erster Linie bei homosexuellen Männern und durch intravenösen Drogenmissbrauch verbreitet. Dementsprechend waren initial viel mehr Männer als Frauen betroffen. Deshalb ist die Zahl der infizierten Kinder in diesen Ländern vergleichsweise gering geblieben.

Inzwischen ist die heterosexuelle Übertragung auch in Westeuropa zum häufigsten Infektionsweg avanciert. Im Jahr 2002 sind 44% aller neuer HIV-Infektionen auf diese Weise erworben worden (European Centre for the Epidemiological Monitoring of Aids 2003).

In Deutschland lebten Ende 2003 schätzungsweise 40.000–45.000 Menschen mit der HIV-Infektion (Kinder <400). Die Zahl der Neuansteckungen belief sich im Jahr 2003 auf etwa 2.000, wobei rund 50% durch homosexuelle, 40% durch heterosexuelle Kontakte erworben wurden. Mehr als die Hälfte der heterosexuell erworbenen HIV-Infektionen wurden bei Personen aus Endemiegebieten diagnostiziert (Robert Koch-Institut 2003).

19.2 Grundlagen

Die Grundlagen der HIV-Infektionen bei Kindern sind in Rudin (1995) beschrieben.

Das 1983 und 1984 durch L. Montagnier (Paris) und R. Gallo (Bethesda, Maryland) isolierte, heute als HIV-1 (»human immunodeficiency virus type 1«) bezeichnete Virus sowie auch ein zweites, 1986 in Westafrika entdecktes Virus (HIV-2), gehören zur Familie der bis dahin nur bei Tieren beschriebenen Retroviren. Diese Viren besitzen einen ausgesprochenen Zelltropismus für eine Subpopulation der T-Lymphozyten (CD4-positive Lymphozyten = T-Helferzellen) und werden deshalb auch als HTLV (»human T-lymphotropic viruses«) bezeichnet. Je nach Virusgruppe können HTL-Viren zu einer abnormen Proliferation von funktionell abnormen Helfer-T-Lymphozyten [Leukämie: HTLV-I und

-II (Oncoviren)] oder aber zu einer Zerstörung dieses Zelltyps [Immunsupression: HIV-1 und -2 (HTLV-III; Lentiviren)] führen. Das HIV-2 ist genetisch viel näher mit dem bei Affen vorkommenden SIV (»simian immunodeficiency virus«) verwandt als mit dem HIV-1. Dies wird als Indiz für die Herkunft der menschenpathogenen HI-Viren gewertet. In Europa sind nur wenige Menschen – meist mit entsprechender Herkunft – mit dem HIV-2 infiziert.

Das Hauptmerkmal der Retroviren ist die im Virion enthaltene reverse Transkriptase. Dieses Enzym ermöglicht im Zytoplasma der Wirtszelle das Umschreiben der im Virus diploid vorhandenen Einzelstrang-RNS in eine komplementäre DNS-Sequenz, die anschließend im Zellkern fest in das Genom der Wirtszelle integriert werden kann. Ein Merkmal, welches Lentiviren wie das HIV von anderen Retroviren unterscheidet, ist die Komplexität des viralen Genoms. Während die meisten replikationsfähigen Retroviren lediglich 3 Gene, nämlich **gag** (kodiert die Kernproteine; core), **pol** (kodiert Virusenzyme, z. B. reverse Transkriptase, Protease) und **env** (kodiert die Hüllproteine; »envelope«), enthalten, finden sich im HIV-Genom mindestens 6 weitere Gene (tat, nef, vif, vpr, vpu, vpx) mit regulatorischen Eigenschaften.

Die Abb. 19.1 zeigt eine schematische Darstellung des HI-Virus, welches einen Durchmesser von 110–150 nm und eine ikosaedrische (20-flächige) Oberfläche mit 72 externen Spikes aufweist. Die verschiedenen Bausteine des Virus werden ihrer Zusammensetzung entsprechend als p (Protein) oder gp (Glykoprotein) mit dem dazugehörigen Molekulargewicht (in Kilodalton) bezeichnet. Von besonderer Bedeutung sind das Kernhüllprotein p24, welches auch einfach als HIV-Antigen bezeichnet wird, und das Hüllprotein gp120, welches in den CD4-Rezeptor der T-Helferzellen passt wie ein Schlüssel ins Schlüsselloch. Diese Verbindung ist ein erster und ganz entscheidender Vorgang im Lebenszyklus des HI-Virus (Abb. 19.2).

Für die Fusion mit der Zellwand bedarf es allerdings neben dem CD4-Rezeptor auch eines Korezeptors. Im Fall der T-Lymphozyten handelt es sich dabei um Fusin, bei den Makrophagen um den C-C-Chemokinrezeptor 5 (CC-CKR-5).

Im Zytoplasma der Wirtszelle wird die RNS durch die viruseigene reverse Transkriptase in DNS umgeschrieben und gelangt anschließend in den Zellkern, wo die Virus-DNS ins Genom der Wirtszelle eingebaut wird. In dieser Form bleibt das Virusgenom bis zum Tod der Wirtszelle erhalten und kann bei Zellteilung auch an die Tochterzellen weitergegeben werden. Wird die Zelle, z. B. bei einer Infektionskrankheit, aktiviert, so kann es zur aktiven HIV-Replikation kommen.

Die im Genom der Wirtszelle integrierte Provirus-DNS dient dann als Schablone für die Bildung neuer Virus-RNS-Stränge, aber auch von Messenger-RNS als Grundlage für die Produktion von Virusenzymen und -strukturproteinen. Dabei entstehen Vorläuferproteine, die durch eine zelluläre (Hüllproteine) oder eine viruseigene Protease (Kernproteine) in die endgültigen Virusproteine aufgespalten werden. Diese werden schrittweise zusammengebaut, gelangen an die Zelloberfläche und werden schließlich in einem als »budding« bezeichneten Vorgang beim Austritt aus der Wirtszelle an der Zellmembran mit der Doppellipidmembran und den env-Genprodukten gp41 und gp120 versehen.

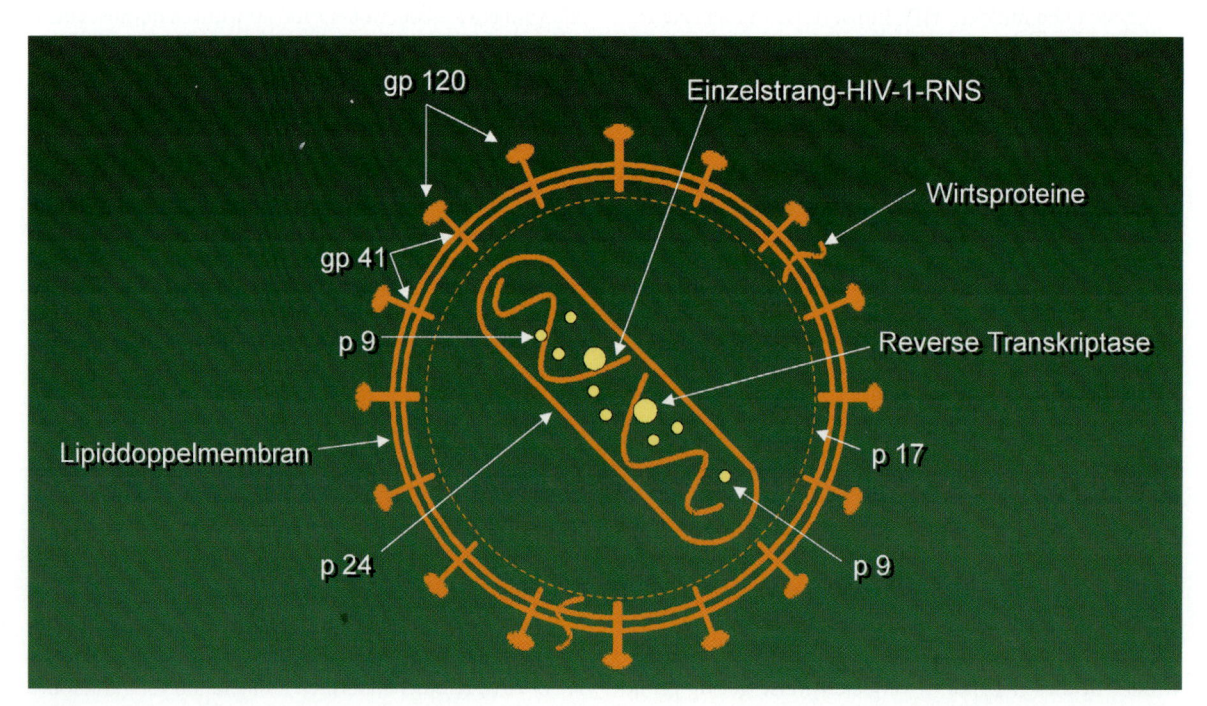

Abb. 19.1. HIV-1-Virion (schematische Darstellung)

19.2 · Grundlagen

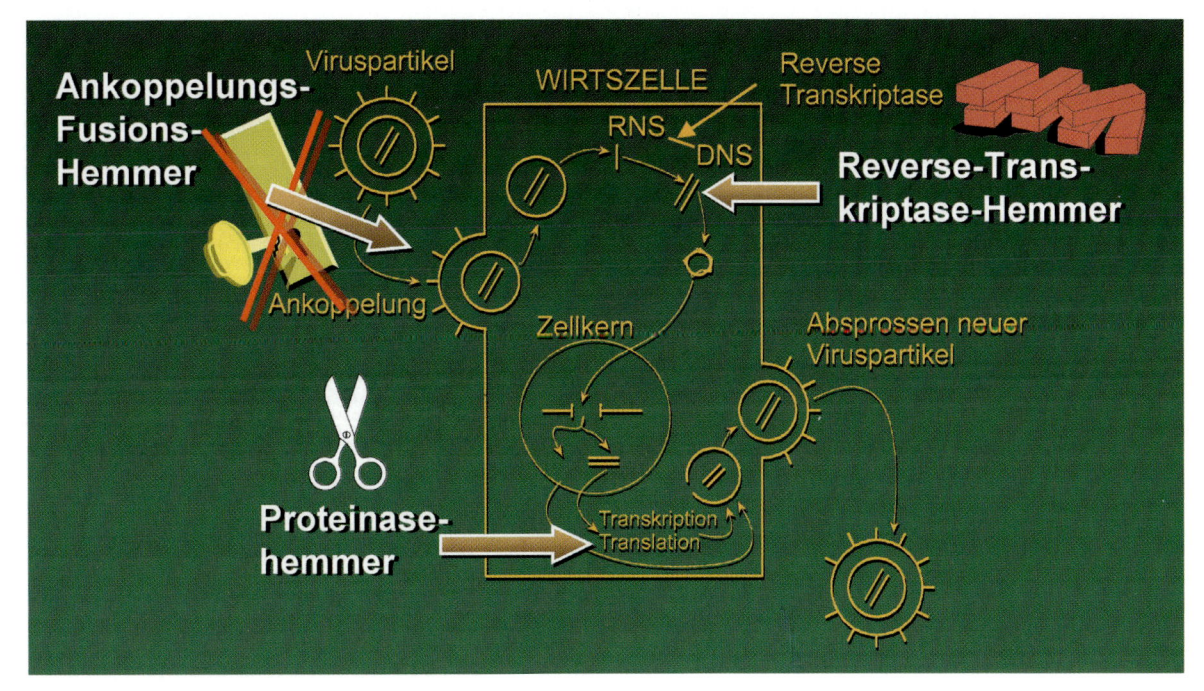

Abb. 19.2. Lebenszyklus des HIV und Therapieansätze

Die HIV-Infektion durchläuft eine typische Abfolge verschiedener Infektionsstadien (◘ Abb. 19.3). Rund 50–70% der frisch infizierten Erwachsenen entwickeln innerhalb von 3–6 Wochen nach Infektion eine mononukleoseähnliche Erkrankung. In dieser Phase ist eine ausgeprägte Virämie nachweisbar, die zu einer disseminierten Aussaat des Erregers im Organismus führt. Die primäre Infektion induziert eine humorale und zelluläre Immunantwort, die mit einer dramatischen Abnahme der Virämie einhergeht und eine lang (durchschnittlich 10 Jahre) dauernde Phase scheinbarer klinischer Latenz (roter Kreis), in der Krankheitssymptome meist weitgehend fehlen, einleitet. In dieser Phase der Infektion lässt sich das Virus im peripheren Blut nur noch in geringen Mengen nachweisen. Allerdings erwies sich die »relative Harmlosigkeit« dieser Infektionsphase als trügerisch. Das Virus hält sich nämlich, gefangen von follikulär-dendritischen Zellen, in den lymphatischen Geweben des Körpers auf und setzt dort seine Replikation ungebremst fort. Dies führt schließlich zur Zerstörung der normalen Architektur des lymphatischen Gewebes und zum Verlust der Fähigkeit zum Virus-Trapping (Pantaleo et al. 1993; Embretson et al. 1993).

Dementsprechend nimmt die Plasmavirämie in den fortgeschrittenen HIV-Stadien wieder zu (◘ Abb. 19.3). Weil die im peripheren Blut zirkulierenden Lymphozyten jeweils nur gerade 2% des Gesamtlymphozyten-Pools ausmachen, vermittelt die im peripheren Blut ermittelte CD4-Zellzahl allein kein realistisches Bild des Infektionsverlaufes. Zwar nimmt die CD4-Zellzahl im Verlauf der Infektion in der Regel auch im peripheren Blut sukzessiv ab, dies ist aber nur Ausdruck des relativen Gleichgewichtes von Virusreplikation und Ersatz der durch das Virus zerstörten CD4-Zellen. Es ist erstaunlich, dass das Immunsystem so lange mit der Dynamik der Virusreplikation standhalten kann. In Wirklichkeit beträgt nämlich die Halbwertszeit infizierter CD4-Zellen nur 2,6 Tage, und täglich müssen $1{,}8 \times 10^9$ CD4-Zellen produziert werden, um das relative Gleichgewicht aufrecht halten zu können.

Mit der Plasma-RNS-PCR steht heute eine Methode zur quantitativen Bestimmung der im Plasma vorhandenen Virus-RNS-Kopien (Viruslast) zur Verfügung. Dieser Laborwert bildet eine wertvolle Ergänzung zur CD4-Zellbestimmung. Während Letztere als Ausdruck des relativen Gleichgewichtes zwischen Virusproduktion und CD4-Zellnachschub mit der Distanz eines Zuges von seinem Bestimmungsort (Aids-Erkrankung) vergleichbar ist, vermittelt die Viruslast eine Vorstellung über die Geschwindigkeit, mit der sich dieser Zug seinem Ziel nähert, denn die Viruslast korreliert direkt mit dem nachfolgenden Infektionsverlauf (Ho 1996). Nach der unmittelbar auf eine Frischinfektion folgenden Abnahme der Virämie bleibt die Viruslast relativ konstant, und der Wert, der an diesem sog. »set-point« (◘ Abb. 19.3) ermittelt wird, ermöglicht bei Erwachsenen eine relativ genaue Vorhersage des anschließenden Infektionsverlaufes (Mellors et al. 1996).

Die Viruslast wird als Anzahl RNS-Kopien/ml Plasma oder als deren Logarithmus angegeben (Beispiel: 10.000 Kopien/ml =4 log, 100.000 Kopien/ml =5 log).

Abb. 19.3. Virologischer und immunologischer Verlauf der HIV-Infektion

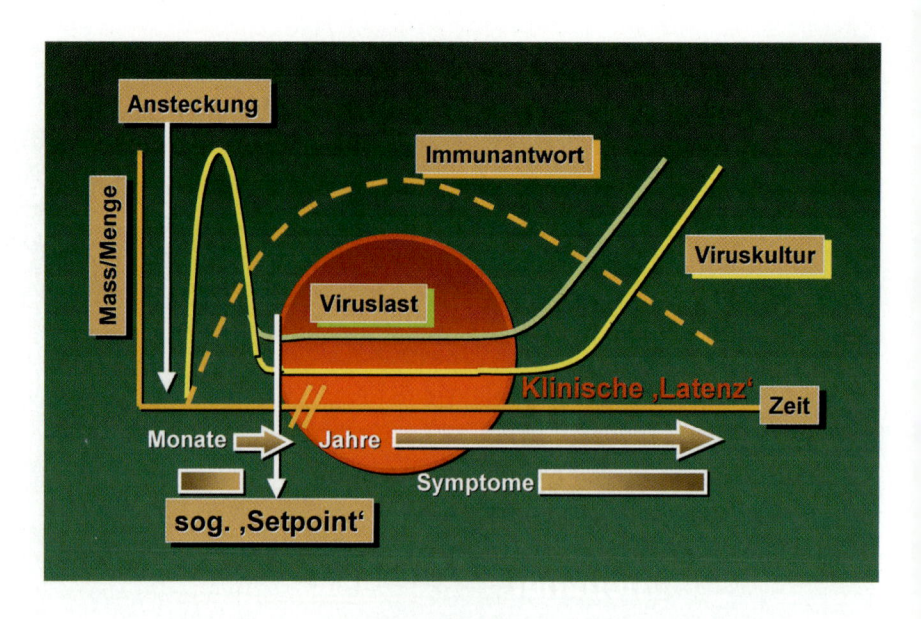

19.3 Virusübertragung

Virusübertragung von der Mutter auf das Kind (vertikale Transmission)

Fast alle Kinder werden heutzutage durch ihre Mütter mit dem HIV angesteckt. Diese als vertikale Transmission bezeichnete Ansteckung kann vor (transplazentar), während oder nach der Geburt (Stillen; Dunn et al. 1992) stattfinden. Zahlreiche Untersuchungen belegen, dass die meisten Kinder – ähnlich wie bei der Hepatitis B – unter der Geburt und nur wenige schon intrauterin infiziert werden. Bei Adoleszenten kommen, wie bei Erwachsenen, natürlich auch ungeschützte sexuelle Kontakte und kontaminierte Fixerutensilien als Infektionsquellen in Frage. Die Produkte, die heute zur Substitution von Gerinnungsfaktoren bei Hämophiliekranken zum Einsatz kommen, lassen keine Virusübertragung mehr zu. Schließlich liegen auch einzelne Berichte von Kindern vor, die durch sexuellen Missbrauch angesteckt wurden.

Ähnlich wie bei anderen Übertragungswegen wird auch das Risiko einer vertikalen Virustransmission maßgeblich durch das Erkrankungsstadium der Mutter (Symptome, CD4-Zellzahl, Viruslast) mitbestimmt. Allerdings kann es auch bei einer sehr geringen Viruslast in einzelnen Fällen noch zu einer Virusübertragung kommen (Fang et al. 1996; Dickover et al. 1996; Sperling et al. 1996).

Auch geburtshilfliche Faktoren beeinflussen die vertikale Transmissionsrate. Eine vor Einsetzen der Wehentätigkeit und vor dem Blasensprung durchgeführte elektive Kaiserschnittentbindung scheint das Infektionsrisiko für die Kinder etwa um die Hälfte zu reduzieren (European Collaborative Study 1994; Kind et al. 1998; International Perinatal HIV Group 1999). Umgekehrt ist eine protrahierte Geburt mit einem erhöhten Transmissionsrisiko verbunden (Goedert et al. 1991). In den ersten 24 h nach dem Blasensprung nimmt das Übertragungsrisiko pro Stunde um 2% des Ausgangswertes zu; bei symptomatischen Frauen steigt das Risiko sogar von 8% bei Blasensprung auf 32% 24 h später an (Landesman et al. 1996; International Perinatal HIV Group 2001).

Mit einer dreiteiligen antiretroviralen Prophylaxe mit Zidovudin (= AZT) während der Schwangerschaft (peroral), unter der Geburt (intravenös) und beim Kind (peroral) während den ersten 6 Lebenswochen (Übersicht 19.1) ließ sich eine Reduktion der Transmissionsrate um 2/3 in der behandelten Gruppe (22,6% vs. 7,6%) nachweisen (Connor et al. 1994). Dieser Effekt gilt in noch viel höherem Maße für kombinierte Therapieprotokolle, die die mütterliche Viruslast viel besser zu reduzieren vermögen (Blattner et al. 2000). Inwieweit die 3 Therapiephasen des ursprünglichen Protokolls für die Wirkung von Zidovudin verantwortlich sind, ist noch immer nicht abschließend geklärt.

Übersicht 19.1. Transmissionsprophylaxe mit Zidovudin (= AZT) gemäß PACTG-076-Protokoll

- Mutter:
    - orale Verabreichung von 5-mal 1 Kaps. Zidovudin à 100 mg täglich bis zum Geburtstermin; Behandlungsbeginn zwischen der 14. und 34. Schwangerschaftswoche
    - intravenöse Verabreichung von 2 mg/kgKG Zidovudin bei Geburtsbeginn, danach Dauerinfusion mit 1 mg/kgKG/h bis zur Abnabelung des Kindes
- Neugeborenes:
    - perorale Gabe von Zidovudinsirup, 2 mg/kgKG/Dosis, alle 6 h für 6 Wochen; Therapiebeginn innerhalb von 8–12 h nach der Geburt

In den Industrieländern ist inzwischen durch den kombinierten Einsatz einer medikamentösen Transmissionsprophylaxe mit einem geplanten elektiven Kaiserschnitt in der 38. Schwangerschaftswoche eine Reduktion der vertikalen Transmissionsrate auf das Niveau von ca. 2% erreicht worden (Kind et al. 1998; International Perinatal Group 1999). Gleich gute Resultate werden auch mit den kombinierten antiretroviralen Therapien erreicht, wenn es damit gelingt, die Virusreplikation vor der Geburt vollständig (unter die Grenze der Nachweisbarkeit) zu unterdrücken.

> In gleichem Maße sind heute während einer Schwangerschaft eine optimale antiretrovirale Therapie der Mutter, eine maximale Reduktion des Transmissionsrisikos und höchstmögliche Sicherheit für das Kind zu fordern.

Dabei sind Monotherapien während der Schwangerschaft wegen der potenziellen Resistenzentwicklung und den daraus resultierenden Nachteilen für die Frau zu vermeiden. Außerdem sind während der Schwangerschaft gewisse Medikamente wegen potenzieller Risiken, z. B. wegen Teratogenizität im Tierversuch (Efavirenz) oder wegen des Risikos von Mitochondriopathien (Stavudin, Didanosin), nicht vorbehaltlos einsetzbar.

> Die Planung einer optimalen antiretroviralen Therapie und weiterer präventiver Maßnahmen während Schwangerschaft und Geburt ist heute sehr komplex und sollte deshalb unbedingt einem Team von Spezialisten aus der inneren Medizin, der Geburtshilfe und der Pädiatrie überlassen werden.

Die vollständigen Grundlagen für die Planung finden sich in den regelmäßig aktualisierten Richtlinien der Public Health Service Task Force der USA und können über die Internetseite http://Aidsinfo.nih.gov abgerufen werden. Auf der gleichen Homepage finden sich neben den Schwangerschaftempfehlungen auch Behandlungsrichtlinien für HIV-infizierte Erwachsene, Jugendliche sowie Kinder.

Eine kombinierte antiretrovirale Therapie der Mutter während der Schwangerschaft gilt aufgrund bisheriger Erfahrungen für die Kinder als relativ sicher. Bisher sind nur 2 Probleme im Zusammenhang mit einer intrauterinen Exposition gegenüber antiretroviralen Therapien beobachtet worden. Im Vergleich zu unbehandelten Frauen wurde in Europa ein erhöhtes Risiko der Frühgeburtlichkeit beobachtet (Thorne et al. 2000). Außerdem sind bei Kindern nach intrauteriner und postpartaler Gabe von Reverse-Transkriptase-Hemmern (Zidovudin allein oder in Kombination mit Lamivudin) vereinzelt Mitochondriopathien beschrieben worden (Blanche et al. 1999).

Heute können folgende Empfehlungen zur vertikalen Transmissionsprophylaxe abgegeben werden:
- Die Therapie der HIV-Infektion während der Schwangerschaft unterscheidet sich grundsätzlich nicht von derjenigen außerhalb der Schwangerschaft. Ziel einer antiretroviralen Therapie während der Schwangerschaft ist eine unmessbare Viruslast zum Zeitpunkt der Geburt. Monotherapien sind grundsätzlich zu vermeiden.
- Anpassungen einer vorbestehenden antiretroviralen Therapie sind nur bei potenziellen Risiken einzelner Substanzen für das Kind angezeigt.
- Bei erreichtem Therapieziel vor der Geburt (unmessbare Viruslast in der 36. Schwangerschaftswoche) kann bei entsprechendem Wunsch der Schwangeren auf eine elektive Kaiserschnittentbindung (unter Vermeidung einer protrahierten Geburt) und auf eine zusätzliche antiretrovirale Therapie unter der Geburt verzichtet werden.
- Auf das Stillen sollte trotz unmessbarer mütterlicher Viruslast verzichtet werden (u. a. auch wegen fehlender Informationen zum Übertritt antiretroviraler Substanzen in die Muttermilch).
- Eine antiretrovirale Therapie des Neugeborenen während der ersten 4 Wochen nach der Geburt wird im Sinne einer Postexpositionsprophylaxe weiterhin empfohlen (Wahl der Therapieform aufgrund der vorhandenen Risikofaktoren Frühgeburtlichkeit, Viruslast der Mutter, Geburtsform und -dauer).
- Das individuelle Procedere sollte unbedingt durch eine Expertengruppe aus der inneren Medizin, der Geburtshilfe und der Pädiatrie gemeinsam mit der schwangeren Frau festgelegt werden.

19.4 Definition und Klassifikation der HIV-Infektion im Kindesalter

Aufgrund der geltenden Definition der Centers for Disease Control (CDC, USA; Centers for Disease Control and Prevention 1994) gilt eine kindliche HIV-Infektion bei Säuglingen und Kleinkindern bis zum Alter von 18 Monaten als erwiesen, wenn
- das Virus im Blut oder Gewebe nachgewiesen (s. unten) werden kann
  oder wenn
- basierend auf der Aids-Definition aus dem Jahr 1987 (Centers for Disease Control 1987) die Diagnose Aids gestellt werden kann.

Bei älteren Kindern genügt der 2-malige Nachweis von HIV-Antikörpern im EIA-Such- und in einem Konfirmationstest (z. B. Western Blot).

Wie zuvor schon bei den Erwachsenen wurde 1993 auch ein neues pädiatrisches Klassifikationssystem für die HIV-Infektion eingeführt, welches neben den klinischen Symptomen auch die immunologische Funktion in Form der CD4-Zellzahl berücksichtigt (◘ Tabelle 19.1).

> Im Kindesalter muss dabei der starken Altersabhängigkeit der Lymphozytenzahl Rechnung getragen werden (◘ Tabelle 19.2).

19.5 Diagnostik

Bei Erwachsenen genügt der Nachweis von HIV-spezifischen Antikörpern, um das Vorliegen einer HIV-Infektion zu beweisen. Bei Neugeborenen und Säuglingen ist diese indirekte Nachweismethode unbrauchbar, weil mütterliche HIV-Antikörper der IgG-Klasse schon vor der Geburt passiv (transplazentar) auf das Kind übertragen werden und bis zum 18. Lebensmonat im kindlichen Blut nachweisbar bleiben können. Bis zu diesem Alter müssen deshalb für den Beweis einer HIV-Infektion das Virus selbst oder seine Bestandteile nachgewiesen werden. Dafür stehen 3 direkte Nachweisverfahren zur Verfügung. Als »golden standard« gilt auch heute noch die Viruskultur, die allerdings wegen der erforderlichen Blutmenge und des großen Laboraufwands in der Routine kaum mehr Anwendung findet. Heute werden deshalb v. a. die PCR (Polymerasekettenreaktion) zum Nachweis des Virusgenoms und der sog. Antigentest zum Nachweis des Kernhüllproteins p24 verwendet, welche beide relativ wenig Untersuchungsmaterial und Zeitaufwand benötigen.

Diese beiden Tests sollten immer kombiniert durchgeführt werden. Bei der Hälfte der infizierten Kinder ist es kurz nach der Geburt noch nicht möglich, das Virus nachzuweisen. Wahrscheinlich ist dies darauf zurückzuführen, dass diese Kinder erst unter der Geburt angesteckt worden sind, weshalb die Virusmenge für einen Nachweis unmittelbar postpartal noch zu gering ist. Die Sensitivität beider Tests nimmt bis zum Ende des 2. Lebensmonats auf etwa 90% zu und erreicht bis zum 6. Lebensmonat ihr Maximum von >95%. Im Allgemeinen werden mindestens 2 Testdurchgänge, wobei davon einer frühestens nach 4 Monaten stattfinden sollte, als ausreichende Diagnostik angesehen.

> Ein positives Resultat sollte immer in einer zweiten Blutprobe und mit einem zweiten Test bestätigt werden.

19.6 Klinisches Bild

Die Klinik (Rudin 1995) der kindlichen HIV-Infektion ist äußerst vielfältig. Grundsätzlich lassen sich aufgrund des Verlaufes 2 Patientenkollektive unterscheiden. Etwa 10–15% der Kinder erkranken schon wenige Wochen bis Monate nach der Geburt und sterben ohne Therapie meistens

◘ **Tabelle 19.1.** Pädiatrisches Klassifikationssystem. (Nach CDC 1993)

CD4$^+$-Zellkategorien	Klinische Kategorien			
	(N) Keine Symptome	(A) Milde Symptome	(B) Mittelschwere Symptome	(C) Schwere Symptome
(1) Keine Depletion	N1	A1	B1	C1
(2) Milde Depletion	N2	A2	B2	C2
(3) Schwere Depletion	N3	A3	B3	C3

Präfix E = exponiert (endgültige Diagnose noch ausstehend).

◘ **Tabelle 19.2.** CD4-Zellzahlen nach Alter

Alter	<12 Monate	1–5 Jahre	6–12 Jahre
Immunsuppression	Anzahl/mm³ (%)	Anzahl/mm³ (%)	Anzahl/mm³ (%)
Kategorie 1: keine Immunsuppression	≥1.500 (>25%)	≥1.000 (>25%)	≥500 (>25%)
Kategorie 2: milde Immunsuppression	750–1.499 (15–24%)	500–999 (15–24%)	200–499 (15–24%)
Kategorie 3: schwere Immunsuppression	<750 (<15%)	<500 (<15%)	<200 (<15%)

19.6 · Klinisches Bild

Abb. 19.4. Verlauf der kindlichen HIV-Infektion

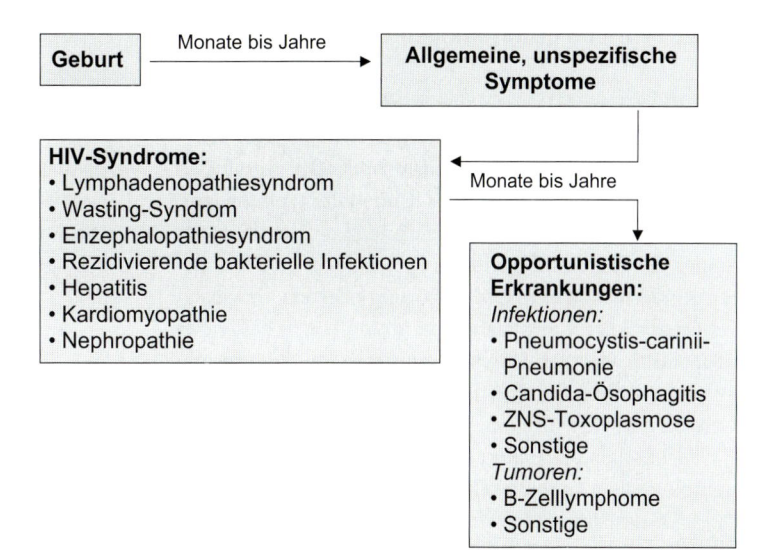

```
Geburt  --Monate bis Jahre-->  Allgemeine, unspezifische Symptome
                                          |
                                          | Monate bis Jahre
                                          v
HIV-Syndrome:                    Opportunistische Erkrankungen:
• Lymphadenopathiesyndrom        Infektionen:
• Wasting-Syndrom                • Pneumocystis-carinii-Pneumonie
• Enzephalopathiesyndrom         • Candida-Ösophagitis
• Rezidivierende bakterielle     • ZNS-Toxoplasmose
  Infektionen                    • Sonstige
• Hepatitis                      Tumoren:
• Kardiomyopathie                • B-Zelllymphome
• Nephropathie                   • Sonstige
```

innerhalb der ersten 2 Lebensjahre. Diese Kinder sind wahrscheinlich schon intrauterin angesteckt worden.

Typischerweise bleiben jedoch auch HIV-infizierte Kinder (85–90%), ähnlich wie Erwachsene, vorerst weitgehend symptomfrei. Nach Monaten bis Jahren treten zuerst milde, unspezifische Krankheitssymptome auf. Nach einem weiteren Zeitintervall, welches wiederum Monate bis Jahre dauern kann, entwickelt sich sodann eine individuell sehr unterschiedliche, für die HIV-Infektion jedoch recht typische Klinik. Kinder mit einem solchen Krankheitsverlauf sind wahrscheinlich erst unter der Geburt angesteckt worden. Schließlich führt die schwere Beeinträchtigung der Immunfunktion im Endstadium auch bei Kindern zu opportunistischen Erkrankungen (Infektionen, Malignomen; **Abb. 19.4**).

19.6.1 Frühe Symptome

Die frühen Symptome der kindlichen HIV-Infektion (Übersicht 19.2) kommen auch bei sonst gesunden Kindern häufig vor. Bei unentdeckter mütterlicher HIV-Infektion und fehlenden anamnestischen Hinweisen bleibt in diesem Stadium die HIV-Infektion vorerst meist unerkannt, und die Diagnose wird erst gestellt, wenn die Symptome hartnäckig rezidivieren oder nicht auf die Therapie ansprechen. Ein HIV-Test sollte bei anamnestischem oder klinischem Verdacht umgehend durchgeführt werden, damit möglichst früh entsprechende therapeutische Schritte eingeleitet werden können (▶ unten).

Besonders häufig zeigen HIV-infzierte Kinder in diesem Erkrankungsstadium Hepatosplenomegalien und generalisierte Lymphadenopathien. Für das Alter an sich typische Hautaffektionen (Ekzem, Neurodermitis) werden durch die HIV-Infektion aggraviert. Manche Kinder neigen zu gehäuften bakteriellen Infektionen, v. a. Otitiden und Harnwegsinfekten.

> Ein HIV-Test sollte bei allen Kinder, die an einer idiopathischen thrombozytopenischen Purpura (ITP) oder einem Herpes zoster leiden, durchgeführt werden, denn beide Krankheiten können Erstmanifestationen einer HIV-Infektion darstellen. Auch der Nachweis einer Hypergammaglobulinämie ist so typisch, dass dabei immer an die Möglichkeit einer HIV-Infektion gedacht werden muss.

Übersicht 19.2. Allgemeine, unspezifische Symptome der HIV-Infektion

- Generalisierte Lymphadenopathie
- Hepatomegalie
- Splenomegalie
- Windeldermatitis
- Soorstomatitis
- Chronische oder rezidivierende Durchfälle
- Gedeihstörung
- Husten
- Fieber
- Schwitzen
- Ermüdbarkeit
- Rhinitis
- Entwicklungsverzögerung
- Rezidivierende Otitiden
- Rezidivierende Harnwegsinfektionen
- Rezidivierende bakterielle Infektionen
- Ekzeme
- Schwellung der Speicheldrüsen
- Entwicklung von Urglasnägeln und Trommelschlegelfingern

19.6.2 Typische Erkrankungsmuster

Viele Kinder mit HIV-Infektion zeigen auch weiterhin den oben erwähnten lymphoproliferativen Verlauf ihrer HIV-Infektion (Lymphadenopathiesyndrom). Oft entwickeln diese Patienten später die für das Kindesalter typische lymphozytäre interstitielle Pneumonie und chronische Schwellungen der Parotis oder anderer Speicheldrüsen. Bei anderen Kindern steht eine Gedeihstörung oder ein Gewichtsverlust als Folge von Malabsorption und von anhaltenden oder rezidivierenden Durchfallepisoden im Vordergrund (Wasting-Syndrom). Häufig kann keine Ursache eruiert werden, und die Symptome sind kaum beeinflussbar.

Nicht selten präsentiert sich die HIV-Infektion auch als neurologisches Krankheitsbild (progressive Enzephalopathie). Dieses äußert sich mit sog. Pyramidenbahnzeichen (positiver Babinsky-Reflex, Hyperreflexie an der unteren Extremität) und bei Säuglingen nicht selten als Ernährungsstörung (Pseudobulbärparalyse mit Verlust der Koordination des Saug-/Schluckaktes). Später kommt es zum Verlust von sog. »Meilensteinen der Entwicklung« oder zu einem Stillstand der psychomotorischen Entwicklung. Im Schädel-CT zeigen sich die typischen Verkalkungen im Bereich der Basalganglien und eine fortschreitende sekundäre Hirnatrophie.

Bei einer weiteren Gruppe von Kindern stehen die bereits erwähnten rezidivierenden schweren bakteriellen Infektionen im Zentrum des klinischen Krankheitsbildes (s. oben), wobei es in diesem Stadium auch zu Septikämien, Meningitiden, Knochen- und Gelenksinfektionen kommen kann. Nicht selten imponieren im Verlauf Blutbildveränderungen (Anämie, Leukopenie, Thrombozytopenie).

19.6.3 Opportunistische Erkrankungen

Die häufigste opportunistische Infektionskrankheit ist auch bei Kindern die Pneumocystis-carinii-Pneumonie (PcP). Sie kann auch bei noch normaler CD4-Zellzahl bereits im Säuglingsalter als Erstmanifestation der HIV-Infektion in Erscheinung treten. Die zweithäufigste opportunistische Infektion ist die Candida-Ösophagitis. Eine ZNS-Toxoplasmose ist im Vergleich zu Erwachsenen selten, weil es sich meistens um reaktivierte, früher erworbene latente Infektionen handelt. Auch opportunistische Tumoren, insbesondere B-Zelllymphome, kommen bei Kindern vor, vergleichsweise aber ebenfalls viel seltener als bei Erwachsenen.

19.6.4 Dermatologische Affektionen

Viele frisch mit dem HIV infizierte Erwachsene entwickeln innerhalb von 3–6 Wochen eine akute mononukleoseähnliche Erkrankung, die häufig auch von einem Exanthem begleitet ist. Diese Form der akuten HIV-Erkrankung kommt bei vertikal infizierten Kindern nicht vor.

> HIV-infizierte Kinder entwickeln zahlreiche mukokutane Affektionen, die meistens infektiöser oder entzündlicher Natur sind. Keine dieser Haut- oder Schleimhauterkrankungen ist pathognomonisch für die Grundkrankheit.

Hingegen tendieren sie dazu, besonders schwerwiegend zu verlaufen und weniger gut auf die Therapie anzusprechen (Prose 1991a, b). Im Allgemeinen entspricht der Schweregrad der dermatologischen Affektion dem Ausmaß des Immundefizits (Lim et al. 1990). Auch Hautveränderungen infolge medikamentöser Therapien sind bei HIV-infizierten Patienten viel häufiger zu beobachten (Coopman et al. 1993). Die Liste der möglichen Ursachen und Affektionen ist lang (Tabelle 19.3; Scott 1988; Prose 1991a).

> Grundsätzlich können im Rahmen der HIV-Infektion sonst leicht identifizierbare Erkrankungen ein atypisches Erscheinungsbild aufweisen oder durch ungewöhnliche und sogar Kombinationen verschiedener Erreger verursacht werden (Prose 1991a).

Diesem Umstand muss bei der Wahl der Therapie, die sich ansonsten grundsätzlich nicht von derjenigen bei HIV-negativen dermatologischen Patienten unterscheidet, Rechnung getragen werden.

19.6.5 Infektiöse Hautaffektionen

Pilzinfektionen

Die *Candidiasis* ist die häufigste mukokutane Manifestation der HIV-Infektion (Torre et al. 1992). Praktisch jedes HIV-infizierte Kind entwickelt im Krankheitsverlauf, auch schon in immunologisch wenig fortgeschrittenen Infektionsstadien, Soorstomatitiden und Windeldermatitiden. Weißliche bis gelbliche Beläge finden sich insbesondere auf Zunge, labialer Mundschleimhaut, hartem und weichem Gaumen (Abb. 19.5). Die darunter liegende Schleimhaut ist gerötet und beginnt beim Versuch, die Beläge abzulösen, zu bluten. Bei der atrophischen Candidiasis dominiert ein Erythem, und sie führt beim Befall der Zunge auch zum Verlust von Papillen. Bei der chronischen hyperplastischen Candidiasis finden sich nebeneinander in symmetrischer Verteilung sowohl erythematöse als auch nicht abstreifbare, erhabene weißliche Schleimhautbezirke. Bei der angulären Cheilitis schließlich bilden sich Fissuren und Hautrötungen an den Mundwinkeln (Lim et al. 1990).

Tabelle 19.3. Dermatologische Symptome im Rahmen der kindlichen HIV-Infektion

Infektionen		
a) Bakterien	Staphylokokken/Streptokokken/Hämophilus influenzae	– Impetigo – Abszess – Phlegmone – Follikulitis – Ecthyma gangraenosum
	Pseudomonas	– Otitis externa
	Mycobacterium avium intracellulare	– Hautulzera
b) Viren	Herpesviren – Herpes-simplex-Virus	– Gingivostomatitis – perianal
	– Varizella-Zoster-Virus	– disseminiert – dermatomal
	– Ebstein-Barr-Virus	– Haarzellleukoplakie (»oral hairy leucoplakia«)
	Viren der Pockengruppe	– Mollusca contagiosa
	Papillomaviren	– Condylomata acuminata
c) Pilze	Candida-Spezies	– Windeldermatitis – Soorstomatitis – Nagelinfektionen
	Dermatophyten	– lokalisiert – disseminiert
	Kryptokokkose/Histoplasmose	– Papeln, Plaques, Ulzera, Abszesse
d) Skabies	Neoplasien Allgemeine Affektionen	– Kaposi-Sarkom – atopische Dermatitis – seborrhoische Dermatitis – Psoriasis – unspezifische papulöse Effloreszenzen – Arzneimittelexantheme – Erythema multiforme – Erythrodermie – Hautaffektionen infolge Mangelernährung – Kwashiorkor – Pellagra – Acrodermatitis enteropathica – Petechien bei Thrombozytopenie – Alopezie – Cutis marmorata – lange Augenwimpern

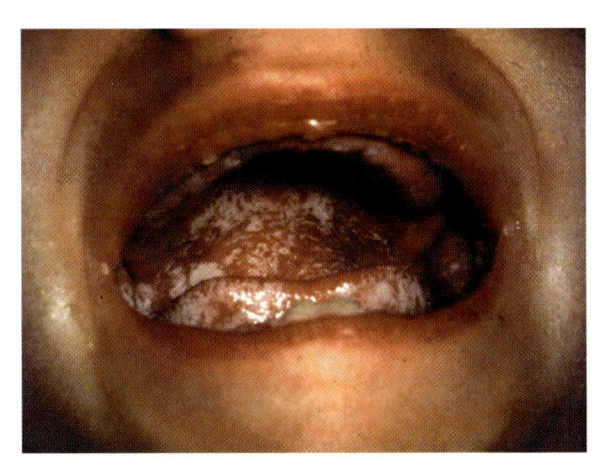

Abb. 19.5. Soorstomatitis

Candidainfektionen auf der Haut finden sich meistens im Windelbereich, können sich aber bei HIV-Infektion auch auf die Hautfalten von Nacken oder Axillae ausbreiten. Daneben werden auch chronische Candidaparonychien beobachtet, die zu schwerer Dystrophie der beteiligten Fingernägel führen können (Abb. 19.6).

Eine lokale Therapie mit Nystatin-Lösung oder Miconazol-Gel ist initial bei der Soorstomatitis meist erfolgreich. Beim Vorliegen einer Dysphagie als möglichem Symptom einer Candidaösophagitis sollte nach entsprechender Abklärung (Breischluck, Ösophagoskopie mit Biopsie) systemisch mit Ketoconazol, Fluconazol oder Amphotericin B behandelt werden.

Zur Therapie der Hautcandidiasis werden Nystatin- oder Econazol-Cremes verwendet. Die Verwendung ste-

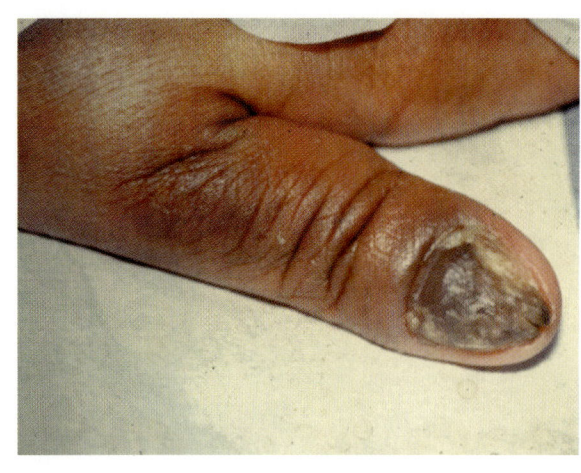

Abb. 19.6. Nagelmykose (Daumennagel)

roidhaltiger Präparate ist kurzzeitig angezeigt, wenn gleichzeitig eine seborrhoische oder atopische Dermatitis vorliegt. Im Windelbereich empfiehlt sich die Verwendung von nystatinhaltigen Pasten, um die Haut gegen die Windelnässe abzuschirmen. Die Therapie kann durch antiseptische Bäder ergänzt werden. Zunehmende Therapieresistenz kann ein Hinweis auf eine sich verschlechternde immunologische Funktion darstellen (Prose 1991a).

Auch der Befall mit *Dermatophyten* kann sehr ausgedehnt sein (Abb. 19.7). Bei der Tinea capitis muss auch an die Möglichkeit einer bakteriellen Superinfektion gedacht werden. Daneben können Dermatophyten schwere Onychomykosen verursachen, z. B. im Rahmen einer Tinea pedis.

Weitere Pilze können die Haut als Ort einer lokalen oder als Teil einer systemischen Infektion befallen. Dies gilt z. B. für Cryptococcus neoformans, der hämatogen in Haut oder Schleimhaut gestreut wird und dort Knötchen, Plaques, Ulzera oder subkutane Abszesse verursachen kann. Manchmal entstehen auch Läsionen, die an Herpes simplex oder Mollusca contagiosa denken lassen (Prose 1991c).

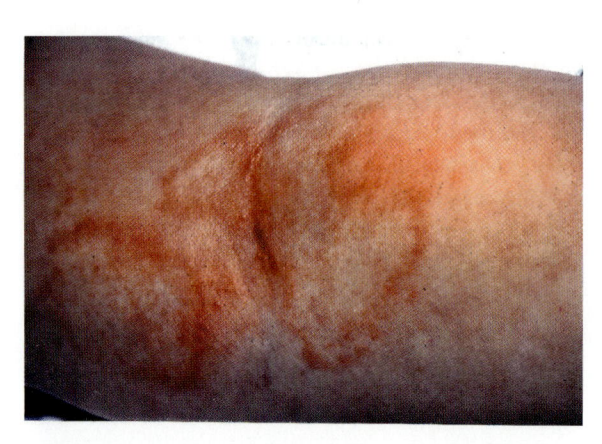

Abb. 19.7. Pilzinfektionen der Haut. Tinea corporis (Ellenbeuge, 2-jähriger Junge)

Bakterielle Infektionen

Manche Kinder mit HIV-Infektion besitzen eine ausgeprägte Anfälligkeit für bakterielle Infektionen, darunter auch *bakterielle Hauterkrankungen*. Besonders häufig handelt es sich dabei um Staphylokokken-, seltener Streptokokkeninfektionen, die zu Impetigo, Wundinfektionen, Ekthyma, Phlegmonen und Abszessen (Follikulitis, Furunkulosis) führen können. Auch Hämophilus influenzae kann ausgedehnte Phlegmonen verursachen (Prose 1991d). Bei der Otitis externa wird meistens Pseudomonas aeruginosa nachgewiesen (Prose 1991a).

Bei HIV-Infizierten kann der Erreger der Katzenkratzkrankheit, Bartonella henselae, zu schwerwiegenden Erkrankungen (kutane bazilläre Angiomatose, parenchymatöse Purpura, chronisches Fieber und Bakteriämie) führen (LeBoit et al. 1988 Hall et al. 1988; Welch et al. 1992; Koehler et al. 1992). Bei der kutanen bazillären Angiomatose finden sich solitäre oder multiple pseudotumoröse vaskuläre Effloreszenzen, die vom Kaposi-Sarkom abzugrenzen sind und i. allg. gut auf oral verabreichte Makrolidantibiotika ansprechen.

Virusinfektionen

Für die meisten *viralen Haut- und Schleimhautaffektionen* im Rahmen der kindlichen HIV-Infektion sind Herpesviren verantwortlich (Abb. 19.8). Das *Herpes-simplex-Virus (HSV)* kann schwere Gingivostomatitiden mit tiefen und schmerzhaften Ulzerationen an Lippen, Zunge und Mundschleimhaut verursachen. Nicht selten beeinträchtigen solche Läsionen die Flüssigkeits- und Nahrungsaufnahme, was Hospitalisationen notwendig machen kann. Herpeseffloreszenzen können auch an entfernten Hautlokalisationen auftreten (z. B. Hände, Glutealregion; Guay et al. 1999).

Auch Infektionen mit dem *Varicella-zoster-Virus (VZV)* zeigen im Rahmen der HIV-Infektion schwere und prolongierte Verläufe (Peronne et al. 1990) und werden häufig durch bakterielle Superinfektionen kompliziert. 7 von 8 HIV-infizierten Kindern haben in einer Untersuchung im Rahmen ihrer Varicellen eine Pneumonie oder Hepatitis durchgemacht, und ein Kind starb an einer generalisierten Varicelleninfektion (Lunge, Leber, Gehirn, Pankreas) mit bakterieller Sepsis (Jura et al. 1989). HIV-infizierte Kinder sind nicht nur durch Varicellen, sondern auch durch Masern besonders gefährdet. Im Fall eines direkten Kontaktes mit einem akut an Varicellen oder Masern erkrankten Kind ist deshalb eine umgehende passive Immunisierung angezeigt.

Auch der Herpes zoster tritt bei HIV-infizierten Kindern recht häufig und manchmal bereits kurz nach durchgemachten Varicellen auf. Der Verlauf ist ebenfalls schwerwiegender als üblich und kann zur Narbenbildung führen (Abb. 19.9; Prose 1991b). Sogar generalisierte chronische Verläufe von VZV-Infektionen kommen vor (Pahwa et al. 1988; Leibovitz et al. 1992).

19.6 · Klinisches Bild

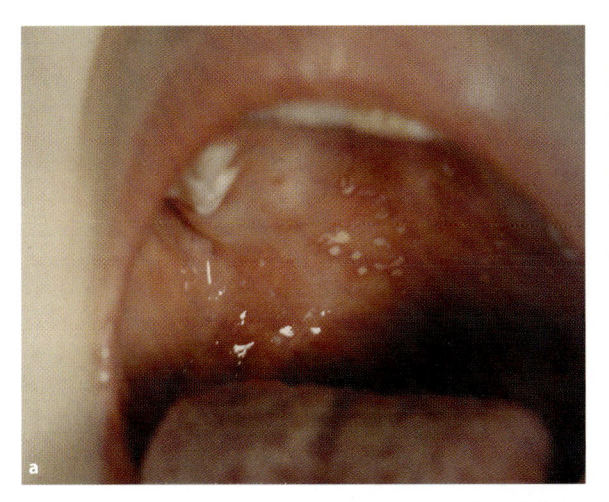

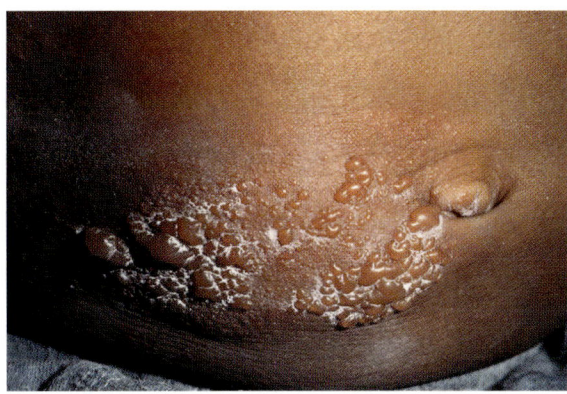

Abb. 19.9. Herpes zoster (7-jähriger Junge) am Abdomen

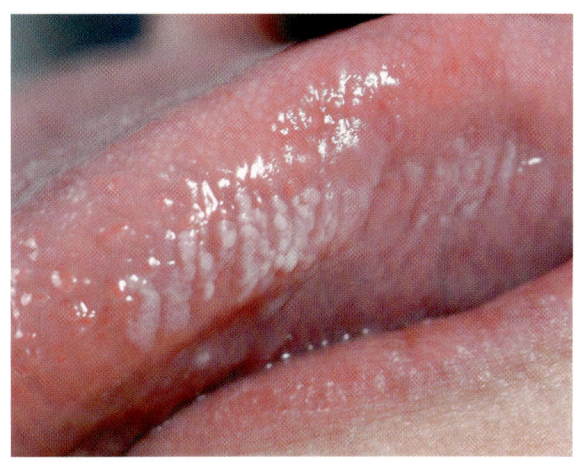

Abb. 19.10. Orale Haarleukoplakie (15-jähriger Junge)

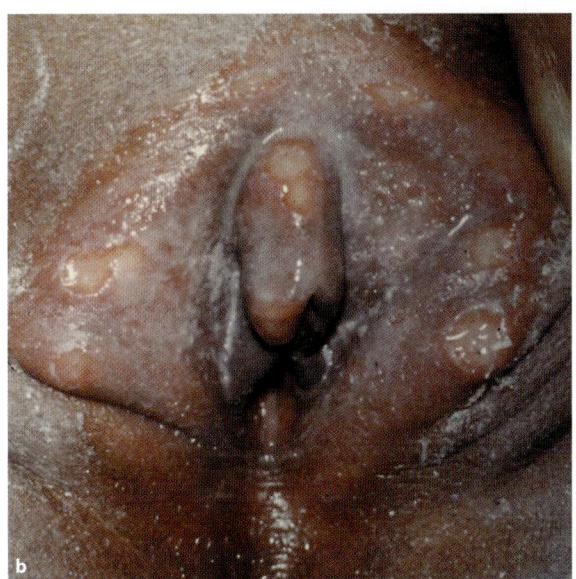

Abb. 19.8a, b. Herpes-simplex-Infektionen. **a** Rezidivierende Herpesstomatitis (5-jähriges Mädchen), **b** Herpes genitalis

> Angesichts der relativen Seltenheit eines Herpes zoster im Kindesalter sollte bei dieser Diagnose immer auch an die Möglichkeit einer HIV-Infektion gedacht werden.

Zur Therapie ausgedehnter HSV- wie auch von VZV-Infektionen wird Aciclovir in einer Dosierung von 750 bzw. 1500 mg/m² KOF/Tag empfohlen (Falloon et al. 1989). Aciclovir-resistente HSV- und VZV-Stämme wurden bei Kindern und Erwachsenen nachgewiesen (Leibovitz et al. 1992; Jacobson et al. 1990; Erlich et al. 1989; Hirsch et al. 1989). Bei Erwachsenen wurde in solchen Fällen teilweise mit Erfolg eine Therapie mit Foscarnet durchgeführt (Chatis et al. 1989; Safrin et al. 1991).

Das *Epstein-Barr-Virus (EBV)* führt im Erwachsenenalter nicht selten zur oralen Haarleukoplakie (Resnick et al. 1988; DeSouza et al. 1989). Dabei handelt es sich um eine asymptomatische Affektion mit weißlichen, meist an der Lateralseite der Zunge lokalisierten verrukösen, gefurchten Belägen. Bei Kindern wurde diese Affektion vergleichsweise selten beobachtet (Abb. 19.10; Katz et al. 1993; Nadal et al. 1992; Greenspan et al. 1988; Itin et al. 1994).

Ebenfalls recht häufig werden bei HIV-infizierten Kindern *Mollusca contagiosa* (Pockenvirusgruppe; Hughes u. Parham 1991) und seltener *Condylomata acuminata* (Papillomviren; Laraque 1989) beobachtet. Bei HIV-Infektion kommen auch atypisch große Mollusca contagiosa oder sehr ausgedehnte Affektionen (Abb. 19.11) vor. Bei nicht allzu großer Zahl können die Mollusken mit einer vorsichtigen Kürettage abgetragen werden. Für sehr ausgedehnte Befunde gibt es keine optimale Therapie.

Auch der Befall mit Condylomata acuminata kann, insbesondere perigenital oder -anal, sehr ausgedehnt sein (Prose 1991c; Abb. 19.12). In solchen Fällen muss i. allg. chirurgisch vorgegangen werden. Bei kleineren Läsionen wird ein 20%iges Podophyllin-Harz aufgetragen, welches nach 2 h Einwirkungszeit gründlich abgewaschen werden muss. Beide Affektionen, wie auch andere Papillomvirusinfektionen, können äußerst therapieresistent sein (Prose 1991a, e; Torre et al. 1992; Redfield et al. 1985; Penneys u. Hicks 1985).

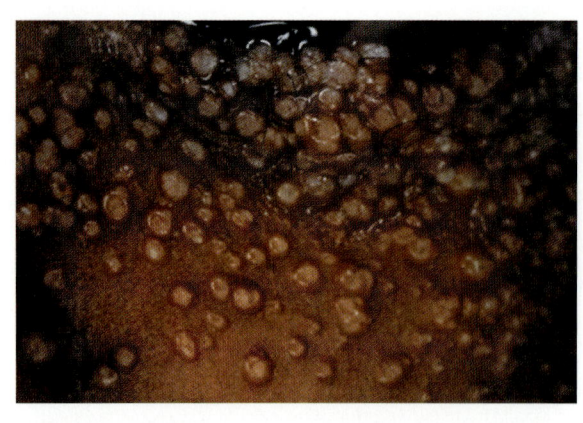

Abb. 19.11. Mollusca contagiosa (Gesichtsbefall, Region unter dem Auge)

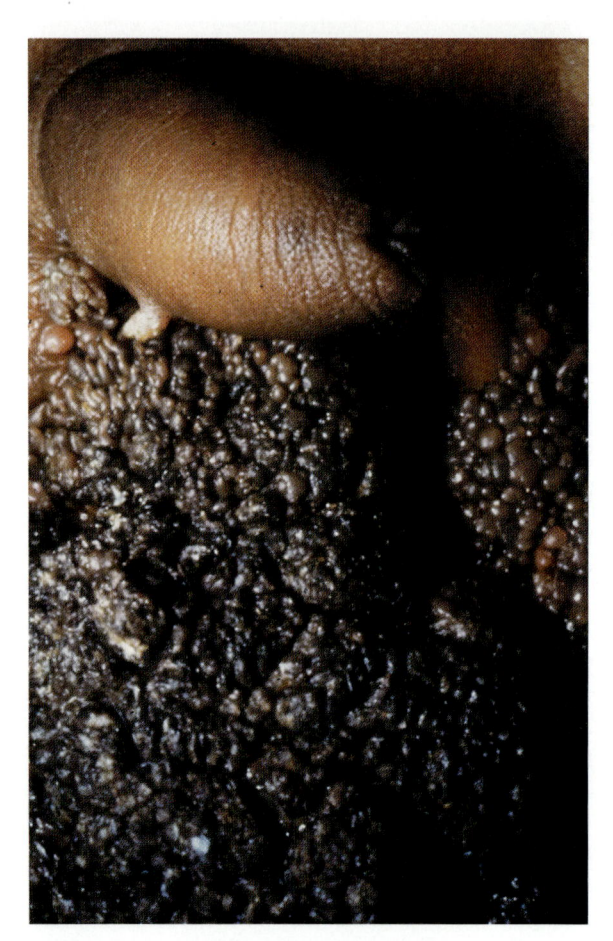

Abb. 19.12. Condylomata acuminata (Skrotum)

So wurden beispielsweise Infektionen mit Kombinationen von Herpes simplex und säurefesten Bazillen, VZV und Listerien, sowie von HSV mit Papillomviren und Dermatophyten beschrieben (Prose 1991c).

Bei HIV-Infizierten kann sich eine Skabies als krustöse Form (sog. Scabies norvegica) manifestieren, bei der keine Sensibilisierung auf die Antigene der Erreger stattfindet und die deshalb weitgehend asymptomatisch verläuft. Bei dieser Form der Skabies entwickeln sich Borken und Krusten, die Tausende von Krätzemilben enthalten, weshalb sie für die Umgebung besonders kontagiös ist. Auch die bakterielle Superinfektion und die verzögerte Diagnose (kein Juckreiz!) tragen zur Entwicklung dieser schweren Skabiesform bei (Jucowics et al. 1989; Prose 1991a, b).

> Wegen der Vielzahl der möglichen Erreger von HIV-assoziierten Hautmanifestationen und der Möglichkeit atypischer Erscheinungsformen sollte frühzeitig ein Erregernachweis angestrebt und in Zweifelsfällen eine Hautbiopsie durchgeführt werden (Prose 1991a).

Auch nicht infektiöse *entzündliche Hautaffektionen* kommen häufig vor (Torre et al. 1992). Eine seborrhoische Dermatitis scheint bei HIV-infizierten Kindern häufiger aufzutreten und schwerer zu verlaufen. Insbesondere bei Kindern, die bereits im 1. Lebensjahr eine symptomatische HIV-Infektion entwickeln, kann sie ein Leitsymptom darstellen (Prose 1991b). Ob auch die atopische Dermatitis im Rahmen der HIV-Infektion häufiger auftritt, ist unklar. Immerhin kann auch sie offenbar bei HIV-infizierten Kindern schwerer verlaufen als bei Nichtinfizierten (Ball u. Harper 1987). Auch eine Psoriasis kann, allerdings v. a. bei Erwachsenen, im Verlaufe der HIV-Infektion exazerbieren (Johnson et al. 1985).

Einige HIV-infizierte Kinder entwickeln eine chronische leukozytoklastische Vaskulitis oder ein Pyoderma gangraenosum (Prose 1991b).

Hautreaktionen auf Medikamente kommen bei HIV-Infizierten und insbesondere Aids-Kranken bedeutend häufiger vor als bei Gesunden, am häufigsten auf Trimethoprim/Sulfamethoxazol, Sulfadiazin, Dapson und Aminopenizilline (Coopman et al. 1993). Bis zu 16% der Aids-kranken Kinder, die mit Cotrimoxazol behandelt werden, sollen Arzneimittelexantheme entwickeln (Prose 1991b). Im Falle einer hyperergischen Reaktion auf Cotrimoxazol ist eine orale Desensibilisierung auch bei Kindern häufig erfolgreich (Finegold 1986; Rudin 1995). Allerdings muss danach die Pneumocystis-carinii-Prophylaxe täglich verabreicht werden.

In Abhängigkeit von ihrer CD4-Zellzahl kann bei bis zu 63% der mit Amoxycillin-Clavulansäure behandelten HIV-infizierten Erwachsenen ein Exanthem auftreten, welches allerdings keine Kontraindikation für eine erneute Anwen-

> Auch sehr ungewöhnliche Pilze (Kryptokokken, Histoplasmen, Sporothrix), Bakterien (Mycobacterium avium intracellulare, Listeria monocytogenes) oder Viren (Zytomegalieviren) oder auch Kombinationen unterschiedlicher Erreger können im Rahmen der HIV-Infektion Hauterscheinungen verursachen.

dung des Medikamentes darstellen soll (Battegay et al. 1989). Schwerwiegende kutane Therapienebenwirkungen wie das Stevens-Johnson-Syndrom wurden insbesondere unter antituberkulöser Therapie und Cotrimoxazol beobachtet (Prose 1991b), scheinen allerdings nicht allzu häufig vorzukommen (Coopman et al. 1993).

Schließlich muss, weil es im Rahmen von fortgeschrittenen HIV-Infektionen häufig zur Malabsorption und ungenügenden Nahrungsaufnahme kommt, immer auch an durch Mangelernährung bedingte Hautveränderungen gedacht werden (Torre et al. 1992). Hautausschläge kommen als Symptom bei Kwashiorkor (Proteinmangelsyndrom) und Pellagra (Vitamin-B$_2$-Mangelsyndrom) vor (Prose 1991b). Als Ausdruck eines Zinkmangels kann eine Akrodermatitis enteropathica auftreten (Tong et al. 1986).

Rund 40% der erwachsenen Patienten entwickeln ohne antiretrovirale Therapie im Verlauf ihrer HIV-Erkrankung ein Malignom. In bis zu 1/3 der Fälle handelt es sich dabei um das Kaposi-Sarkom. Offenbar ist ein Herpesvirus (HHV-8) für dessen Entwicklung verantwortlich (Huang et al. 1996). Kinder sind vergleichsweise viel seltener von opportunistischen Tumoren betroffen, aber auch bei ihnen kommt das Kaposi-Sarkom vor, meist die lymphadenopathische Form (Nance et al. 1991; Serraino u. Franceschi 1996).

19.6.6 Verlaufsparameter

Meistens ist eine Hypergammaglobulinämie der erste immunologische Befund, der nicht selten schon vor Auftreten klinischer Symptome nachzuweisen ist. Sie ist bei über 90% der symptomatischen Kinder vorhanden und ist Ausdruck einer polyklonalen Stimulation der B-Lymphozyten, die sich auch in einer Vermehrung der B-Zellen äußert. Parallel dazu kommt es zum zunehmenden Verlust der spezifischen Antikörperantwort auf Neoantigene. Im Verlauf kommt es zu einer allmählichen Abnahme der Gesamtlymphozyten- und CD4-Zellzahl, wobei die CD4-Zellzahl im Kindesalter im Vergleich zu Erwachsenen viel weniger gut mit der Klinik korreliert.

Bei den Lymphozyten- und CD4-Zellzahlen ist natürlich der im frühen Kindesalter vorhandenen physiologischen Lymphozytose Rechnung zu tragen. Der Verlust von CD4-Zellen und die gleichzeitige Zunahme der CD8-positiven T-Lymphozyten führen auch bei Kindern zu einer Umkehr der CD4/CD8-Ratio. Relativ früh im Verlauf der HIV-Infektion gehen die Hautreaktionen auf Intrakutantests und die in-vitro-Lymphozytenstimulierbarkeit mit Mitogenen und Antigenen verloren. Nicht selten findet sich auch eine milde unspezifische Erhöhung der Transaminasen im Serum.

Auch bei Kindern ist die Viruslast von großer Bedeutung für die Beurteilung des Infektionsverlaufes und der Prognose. Insbesondere in den ersten 2 Lebensjahren werden im Vergleich zu Erwachsenen viel höhere Viruslasten (5–6 log) gefunden; die Bedeutung dieser Differenz ist noch unklar. Für die Indikation einer antiretroviralen Therapie und die Beurteilung ihrer Wirksamkeit ist die Viruslast allerdings auch im Kindesalter ein unverzichtbares Instrument. Darüber hinaus sind regelmäßige klinische und Laborverlaufskontrollen angezeigt (◻ Abb. 19.4).

19.7 Therapie

19.7.1 Allgemeine Maßnahmen

Weil die Antikörperantwort auf Neoantigene mit fortschreitender HIV-Infektion abnimmt, sollten Kinder von HIV-infizierten Müttern zeitgerecht ihre Grundimmunisierung gemäß Impfplan erhalten. Wegen der potenziellen Gefahren der Lebendimpfstoffe wird auf die BCG-Impfung (disseminierte BCG-Infektionen) und die Polioschluckimpfung (Ausscheidung der Impfviren mit dem Stuhl) verzichtet. Für die Polioimpfung wird der inaktivierte, intramuskulär zu verabreichende Impfstoff verwendet. Ohne Bedenken darf der Masernlebendimpfstoff verwendet werden.

Besondere Beachtung verdient von Anfang an die Ernährung HIV-infizierter Kinder.

19.7.2 Spezifische Behandlung

Angesichts der geringen vertikalen Transmissionsraten wird heute i. allg. von einer Pneumocystis-carinii-Prophylaxe mit Cotrimoxazol nach der Geburt abgesehen.

Monatliche Infusionen von i.v.-Immunglobulinen – initial einzige verfügbare Therapie – werden heute nur noch bei infizierten Kindern mit rezidivierenden schweren bakteriellen Infektionen trotz adäquater antiretroviraler Therapie eingesetzt.

Für die antiretrovirale Therapie stehen heute 3 große Gruppen von Medikamenten zur Verfügung, nämlich
- sog. nukleosidische Reverse-Transkriptase-Inhibitoren (NRTI) wie z. B. ZDV (Zidovudin) und 3TC (Lamivudin),
- Nicht-Nukleosid-RTI (NNRTI) wie z. B. Efavirenz und Nevirapin und
- Proteinaseinhibitoren (PI) wie z. B. Ritonavir, Nelfinavir oder Lopinavir; ◻ Abb. 19.2).

Diese 3 Medikamentengruppen werden kombiniert für die Therapie eingesetzt (i. allg. 2 NRTI + 1 PI). Erste Vertreter (T-20) einer 4. Gruppe von Medikamenten, der sog. Ankoppelungs- oder Fusionshemmer, sind für Erwachsene ebenfalls bereits zugelassen.

Die Wirksamkeit der Therapie wird an der Reduktion der Viruslast gemessen. Eine Viruslast von 5.000–10.000

Kopien/ml oder eine CD4-Zellzahl <350/mm³ gelten heute bei Erwachsenen als klare Indikation für einen Therapiebeginn mit einer antiretroviralen Dreierkombination. Ziel der Therapie ist es, die Viruslast möglichst unter die Nachweisgrenze, mindestens aber um ≥1 log zu reduzieren (Carpenter et al. 1996; Subkommission Klinik der eidgenössischen Kommission für Aids-Fragen 2001).

Auch bei Kindern werden heute nur noch Dreierkombinationen für die Therapie der HIV-Infektion eingesetzt. Entsprechende Therapierichtlinien finden sich auf der Homepage des NIH (http://Aidsinfo.nih.gov). Die Empfehlung, alle Säuglinge bei Diagnosestellung sogleich antiretroviral zu behandeln, wird diskutiert, unumstritten ist allerdings die Behandlung von allen symptomatischen Kinder und solchen mit sehr hoher Viruslast oder sinkender CD4-Zellzahl. Dementsprechend stellt eine hochwirksame antiretrovirale Therapie auch die Basistherapie schwerwiegender dermatologischer HIV-assoziierter Symptome dar.

❶ Cave:

Da Proteinaseinhibitoren und nichtnukleosidische Reverse-Transkriptase Hemmer vorwiegend über CYP3A4 in der Leber metabolisiert werden, besteht ein großes Interaktionspotenzial, dem bei der Wahl zusätzlicher Medikamente stets Rechnung getragen werden muss. Der Beizug eines auf HIV spezialisierten Pädiaters ist deshalb bei der Behandlung dermatologischer Affektionen bei HIV-infizierten Kindern in jedem Fall zu empfehlen.

19.8 Prognose

Aufgrund von Literaturangaben beträgt die mittlere Überlebenszeit perinatal HIV-infizierter Kinder ohne Therapie etwa 8 Jahre. Einige der Kinder haben, auch ohne Therapie, bis ins Erwachsenenalter überlebt. Mit Sicherheit verbessern die heutigen Therapiemöglichkeiten diese Erwartungen nachhaltig.

Danksagung

Die ❑ Abb. 19.6, 19.8b, 19.11 und 19.12 wurden freundlicherweise von Frau Prof. G.B. Scott, Jackson-Memorial-Hospital, Miami, Florida, zur Verfügung gestellt.

Literatur

Ball LM, Harper JI (1987) Atopic eczema in HIV-seropositive hemophiliacs. Lancet ii: 627–628

Battegay M, Opravil M, Wüthrich B, Lüthy R (1989) Rash with amoxycillin-clavulanate therapy in HIV-infected patients. Lancet ii: 1100

Blanche S, Tardieu M, Rustin P et al. (1999) Persistent mitochondrial dysfunction and perinatal exposure to antiretroviral nucleoside analogues. Lancet 354: 1084–1089

Blattner W, Cooper E, Charurat M et al. (2000) Effectiveness of potent antiretroviral therapies on reducing perinatal transmission of HIV-1. XIII International AIDS Conference, Durban, South Africa, 9.–14. July, LbOr4

Carpenter CCJ et al. (1996) Antiretroviral therapy for HIV infection in 1996: Recommendations of. an international panel. JAMA 276: 146–154

Centers for Disease Control (1987) Revision of the CDC surveillance case definition for acquired immunodeficiency syndrome. JAMA 258: 1143–1149; 1153–4

Centers for Disease Control and Prevention (1994) 1994 revised classification system for human immunodeficiency virus infection in Children less than 13 years of age. MMWR RR-12: 1–10

Chatis PA, Miller CH, Schrager LE, Crumpacker CS (1989) Successful treatment with. Foscarnet of an acyclovir-resistant mucocutaneous infection with herpes simplex virus in a. patient with acquired immunodeficiency syndrome. N Engl J Med 320: 297–300

Connor EM et al. (1994) Reduction of maternal-infant transmission of human immunodeficiency virus type 1 with zidovudine treatment. N Engl J Med 331: 1173–1178

Coopman SA, Johnson RA, Platt R, Stern RS (1993) Cutaneous disease and drug reactions in HIV infection. N Engl J Med 328: 1670–1674

DeSouza Y, Greenspan D, Felton JR et al. (1989) Localization of Epstein-Barr virus DNA in the epithelial cells of oral hairy leukoplakia by in situ hybridization on tissue sections. N Engl J. Med 320: 1559

Dickover RE et al. (1996) Identification of levels of maternal HIV-1 RNA associated with risk of perinatal transmission. JAMA 275: 599–605

Dunn DT, Newell ML, Ades AE, Peckham CS (1992) Risk of human immunodeficiency virus type 1 transmission through breastfeeding. Lancet 340: 585–588

Embretson J et al. (1993) Massive covert infection of helper T lymphocytes and macrophages by HIV during the incubation period of AIDS. Nature 362: 359–362

Erlich KS, Mills J, Chatis P et al. (1989) Acyclovir-resistant herpes simplex virus infections in. patients with the acquired immunodeficiency syndrome. N Engl J Med 320: 293–296

European Centre for the Epidemiological Monitoring of AIDS (2003) HIV/AIDS Surveillance in Europe; End-year report 2002. 2003, No. 68, pp 1–72

European Collaborative Study (1994) Caesarean section and risk of vertical transmission of HIV-1 infection. Lancet 343: 1464–1467

Falloon J, Eddy J, Wiener L, Pizzo PA (1989) Human immunodeficiency virus infection in. children. J Pediatr 114: 1–30

Fang G et al. (1996) Maternal plasma human immunodeficiency virus type 1 RNA level: A determinant and projected threshold for mother to child transmission. Proc Natl Acad Sci USA 92: 12100–12104

Finegold I (1986) Oral desensitization to trimethoprim-sulfamethoxazole in a patient with acquired. immunodefeiciency syndrome. J Allergy Clin Immunol 5: 905–908

Goedert JJ et al. (1991) High risk of HIV-1 infection for first-born twins. The International Registry of HIV-exposed twins. Lancet 338: 1471–1475

Greenspan J.S., Mastrucci M.G., Leggott P.F et al. (1988) Hairy leukoplakia in a child. AIDS 2: 143

Guay LA, Musoke P, Fleming T et al. (1999) Intrapartum and neonatal single-dose nevirapine. compared with zidovudine for prevention of mother-to-child transmission of HIV-1 in. Kampala, Uganda: HIVNET 012 randomised trial. Lancet 354: 795–802

Hall AV, Roberts CM, Maurice PD et al. (1988) Cat-scratch disease in patient with AIDS:. Atypical skin manifestation. Lancet ii: 453–454

Hirsch MS, Schooley RT (1989) Resistance to antiviral drugs: The end of innocence. N Engl J. Med 320: 313–314

Ho DD (1996) Viral counts count in HIV infection. Science 272: 1124–1125

Hughes WT, Parham DM (1991) Molluscum contagiosum in children with cancer or acquired. immunodeficiency syndrome. Pediatr Infect Dis J 10: 152–156

Huang YQ, Li JJ, Zhang WG et al. (1996) Transcription of a human herpesvirus-like agent. (HHV-8) in Kaposi's sarcoma. J Clin Invest 97: 2803–2806

International Perinatal HIV Group (1999) Mode of delivery and vertical transmission of human immunodeficiency virus type 1: A meta-analysis from fifteen prospective cohort studies. N Engl J Med 340: 977–987

International Perinatal HIV Group (2001) Duration of ruptured membranes and vertical transmission of human immunodeficiency virus type 1: A meta-analysis from fifteen prospective cohort studies. AIDS 15: 357–368

Itin PH, Bircher AJ, Litzisdorf Y, Rudin C (1994) Oral hairy leukoplakia in a child: Confirmation of the clinical diagnosis by ultrastructural examintion of exfoliative cytologic specimens. Dermatology 189: 167–169

Jacobson MA, Berger TG, Fikrig S et al. (1990) Acyclovir-resistant varicella-zoster infection. after chronic acyclovir therapy in patients with the acquired immunodeficiency syndrome. Ann. Intern Med 112: 187–191

Johnson TM, Duvic M, Rapini RP, Rios A (1985) AIDS exacerbates psoriasis. N Engl J Med 313: 1415

Jucowics P, Ramon ME, Don PC et al. (1989) Norwegian scabies in an infant with acquired. immunodeficiency syndrome. Arch Dermatol 125: 1670–1671

Jura E, Chadwick EG, Josephs SH et al. (1989) Varicella-zoster virus infections in children 40. infected with human immunodeficiency virus. Pediatr Infect Dis J 8: 586–590

Katz MH, Mastrucci MT, Leggott PJ, Westenhouse J et al. (1993) Prognostic significance of. oral lesions in children with perinatally acquired human immunodeficiency virus infection. Am J Dis Child 147: 45–48

Kind C, Rudin C, Siegrist C-A, Wyler C-A, Biedermann K, Lauper U, Irion O, Schüpbach J, Nadal D, and the Swiss Neonatal HIV Study Group (1998) Prevention of vertical HIV transmission: additive protective effect of elective caesarean section and zidovudine prophylaxis. AIDS 12: 205–210

Koehler JE, Quinn FD, Berger TG et al. (1992) Isolation of Rochalimaea species from. cutaneous and osseous lesions of bacillary angiomatosis. N Engl J Med 327: 1625–1631

Landesman S.H et al., for the Women and Infants Transmission Study (WITS) (1996) Obstetrical factors and the transmission of human immunodeficiency virus type 1 from mother to child. N Engl J Med 334: 1617–1623

Laraque D (1989) Severe anogenital warts in a child with HIV infection. N Engl J Med ;. 320: 1220–1221

LeBoit PE, Egbert BM, Stoler MH et al. (1988) Epitheoid haemangioma-like vascular. proliferation in AIDS: Manifestation of cat scratch disease bacillus infection. Lancet i: 960–963

Leibovitz E, Kaul A, Rigaud M et al. (1992) Chronic varicella zoster in a child infected with human. immunodeficiency virus: case report and review of the literature. Cutis 49: 27–31

Lim W, Sadick N, Gupta A et al. (1990a) Skin diseases in children with HIV infection and their association with degree of immunosuppression. Int J Dermatol 29: 24–30

Lim W, Sadick N, Gupta A, Kaplan M, Pahwa S (1990b) Skin diseases in children with HIV. infection and their association with degree of immunosuppression. Int J Dermatol 29: 24–30

Mellors JW et al. (1996) Prognosis in HIV-1 infection predicted by the quantity of virus in plasma. Science 272: 1167–1170

Nadal D, De Roche B, Seger RA (1992) Oral hairy leukoplakia in vertically and horizontally. acquired HIV infection. Arch Dis Child 67: 1296–1297

Nance KV, Smith ML, Joshi VV (1991) Cutaneous manifestations of acquired immunodeficiency. syndrome in children. Int J of Dermatol 30: 531–539

Pahwa S, Biron K, Lim W et al. (1988) Continuous Varicella-Zoster infection associated with. acyclovir resistance in a child with AIDS. JAMA 260: 2879–2882

Pantaleo G et al. (1993) HIV infection is active and progressive in lymphoid tissue during the clinically latent stage of disease. Nature 362: 355–358

Penneys NS, Hicks B (1985) Unusual cutaneous lesions associated with acquired. immunodeficiency syndrome. J Am Acad Dermatol 13: 845–852

Peronne C, Lazanas M, Leport C et al. (1990) Varicella in patients infected with human. immunodeficiency virus. Arch Dermatol 126: 1033–1035

Prose NS (1991a) Skin disorders. In: Pizzo PA, Wilfert CM (eds) Pediatric AIDS. The challenge of HIV infection in infants, children and adolescents. Williams & Wilkins, Baltimore, pp 373–383

Prose NS (1991b) Pediatric human immunodeficiency virus infection and the skin. Current Opinion. Pediatrics 3: 649–654

Prose NS (1991c) Cutaneous manifestations of HIV infection in children. Dermatol Clinics 9: 543–550

Prose NS (1991d) Mucocutanous disease in pediatric human immunodeficiency virus infection.. Pediatr Clin North Am 38: 977–990

Prose NS (1991e) Guidelines for treatment of skin diseases in children with HIV infection. J Pediatr. 119: S57–S58

Redfield RR, James WW, Wright DC et al. (1985) Severe molluscum contagiosum in a patient. with human T cell lymphotropic (HTLV-III) disease. J Am Acad Dermatol 13: 821–822

Resnick L, Herbst JS, Ablashi DV et al. (1988) Regression of oral hairy leukoplakia after orally. administered acyclovir therapy. JAMA 259: 384–388

Robert-Koch Institut: HIV/AIDS in Deutschland; Eckdaten und Trends. Epidemiologische Kurzinformation des AIDS-Zentrums im Robert Koch Institut. Stand Ende 2003

Rudin C (1995) HIV-Infektion im Kindesalter. Gustav Fischer Verlag, Stuttgart Jena New York, S 250–252

Safrin S, Crumpacker C, Chatis P et al. (1991) A controlled trial comparing foscarnet with. vidarabine for acyclovir-resistant mucocutaneous Herpes simplex in the acquired. immunodeficiency syndrome. N Engl J Med 325: 551–555

Scott GB (1988) Clinical manifestations of HIV infection in children. Pediatr Ann 17: 365–370

Serraino D, Franceschi S (1996) Kaposi´s sarcoma and non Hodgkin´s lymphomas in children and. adolescents with AIDS. AIDS 10: 643–647

Sperling RS et al. (1996) Maternal viral load, zidovudine treatment, and the risk of transmission of human immunodeficiency virus type I from mother to infant. N Engl J Med 335: 1621–1629

Subkommission Klinik (SKK) der eidgenössischen Kommission für AIDS-Fragen (EKAF) (2000) Empfehlungen zur antiretroviralen HIV-Therapie – 2001. Bulletin des Bundesamtes für. Gesundheitswesen, 51: 994–1000, 18.12.2000

Thorne C, Rudin C, Newell M-L, Kind C, Hug I, Gray L, Peckham CS (2000) The European Collaborative Study and the Swiss Mother+Child HIV Cohort Study. Combination anti-retroviral therapy and duration of pregnancy. AIDS 14: 2913–2920

Tong TK, Andrew LR, Albert A, Mickell JJ (1986) Childhood acquired immune deficiency. syndrome manifesting as acrodermatitis enteropathica. J Pediatr 108: 426–428

Torre D, Martegani R, Tambini R, Ferrario G (1992) Skin disorders in children with HIV infection.. Pediatric AIDS and HIV Infection: Fetus to Adolescent 3: 193–201

Welch DF, Pickett DA, Slater LN et al. (1992) Rochalimaea henselae sp. nov., a cause of. septicemia, bacillary angiomatosis, and parenchymal bacillary peliosis. J Clin Microbiol 30: 275–280

Weltgesundheitsorganisation (2003) UNAIDS: AIDS Epidemic update, December 2003

Epizoonosen und Insektenstichreaktionen

M. Agathos

20.1 Definition – 317

20.2 Erkrankungen durch Arachniden (Spinnentiere) – 318
20.2.1 Skabies – 318
20.2.2 Befall mit Tierräudemilben – 322
20.2.3 Erkrankungen durch andere Milben – 322
20.2.4 Reaktionen auf Bisse durch Spinnen und Skorpione – 323

20.3 Erkrankungen durch Insekten – 324
20.3.1 Pediculosis – 324
20.3.2 Strophulus infantum – 326
20.3.3 Reaktionen auf Stiche bzw. Bisse verschiedener Insekten – 327

20.3.4 Hymenopteren – 330
20.3.5 Raupen, Motten, Schmetterlinge – 330

20.4 Weitere kutane Parasitosen – 331
20.4.1 Myiasis externa – 331
20.4.2 Larva migrans – 331
20.4.3 Zerkariendermatitis – 332

20.5 Hautmanifestationen bei Wurmbefall – 332
20.5.1 Enterobiasis (Oxyuriasis) – 334

Literatur – 334

20.1 Definition

Unter Epizoonosen versteht man Erkrankungen der Haut durch von außen kommende tierische Parasiten (*Ektoparasiten*). Von Epizoonosen im engeren Sinne spricht man, wenn der Parasit seinen gesamten Lebenszyklus auf bzw. in der Haut durchläuft (permanente Ektoparasiten, z. B. Läuse). Epizoonosen im weiteren Sinne werden durch temporär-akzidentelle Parasiten ausgelöst, die zwar vom Mensch oder Säugetier leben, sich hier aber nur kurz und vorübergehend aufhalten, z. B. Mücken (◘ Tabelle 20.1). Gelegentlich leben auch Larven von Insekten parasitär in der Haut (z. B. Dermatobia hominis). Weiterhin ist zu unterscheiden, ob der Mensch der eigentliche Wirt des Parasiten ist, wie z. B. bei Sarcoptes scabiei variatio hominis, oder ob der Mensch akzidentell – aus Versehen – als Fehlwirt befallen wird, wie z. B. bei Tierräudemilben, die sich dann nicht weiter entwickeln können.

Auslöser der Epizoonosen sind in den meisten Fällen Tiere des Stammes Arthropoden (Gliederfüßler; ◘ Tabelle 20.2). Dieser Stamm ist mit über 1 Mio. beschriebenen Arten der artenreichste Stamm.

Darüber hinaus entstehen Hautreaktionen durch eine Reihe nicht parasitärer Arthropoden, die sich bei Kontakt wehren. Hierzu gehören Stiche und Bisse von Spinnentieren (Spinnen, Skorpione) und Hymenopteren (Bienen, Wespen, Hornissen, Ameisen). Raupen können durch ihre Behaarung Reaktionen im Sinne einer toxischen Dermatitis hervorrufen.

Neben der Auslösung von Lokalreaktionen, wie sie z. B. durch Stoffe im Speichel der Parasiten oder durch Gifte z. B. der Wespen entstehen, wirken – z. T. zusätzlich – viele Arthropoden als potente Allergene, die auf immunologischem Wege nach Sensibilisierung schwere Reaktionen hervorrufen können. Als Beispiel sei die Hausstaubmilbe genannt.

Hautmanifestationen bei Wurmbefall entstehen ebenfalls häufig auf allergischer Basis, wobei hier ein Befall durch Endoparasiten zugrunde liegt.

◘ **Tabelle 20.1.** Ektoparasiten des Menschen. (Nach Rufli 1993)

	Permanent parasitär	Temporär-akzidentell parasitär
Milben	Krätzmilben	Tierräudemilben, Herbstmilben, Pelzmilben, Raubmilben, Kugelbauchmilben
Insekten	Kopfläuse, Kleiderläuse, Filzläuse, Wanzen	Flöhe, Stechmücken, Schmetterlingsmücken, Kriebelmücken, Gnitzen, Bremsen, Fliegen

Tabelle 20.2. Dermatologisch wichtige Arthropoden in der Systematik der Zoologie

Arthropoden in der Systematik der Zoologie				
Stammgruppe Articulata (Gliedertiere)	4. Stamm: Arthopoda (Gliederfüßler)	2. Unterstamm: Chelicerata	2. Klasse: Arachnida (Spinnentiere)	1. Ordnung: Scorpiones
				4. Ordnung: Araneae (Webspinnen)
				9. Ordnung: Acari (Milben)
		3. Unterstamm: Mandibulata	2. Gruppe: Antennata	
			3. Oberklasse: Insecta (Hexapoda)	22. Ordnung: Hymenoptera (Hautflügler)
				24. Ordnung: Lepidoptera (Schmetterlinge)
				26. Ordnung: Diptera (Zweiflügler)
				27. Ordnung: Siphonaptera (Flöhe)

20.2 Erkrankungen durch Arachniden (Spinnentiere)

20.2.1 Skabies

Erreger. Erreger ist die Skabiesmilbe *Sarcoptes scabiei variatio hominis* (Abb. 20.1), eine etwa 0,375 mm lange Milbe der Ordnung Acari (Tabelle 20.3). Die erwachsene weibliche Milbe, die für die Hauterkrankung ursächlich ist, ist mit bloßem Auge gerade noch als Punkt sichtbar. Ihr Körper ist rundlich, schildkrötenförmig, mit 4 Paaren sehr kurzer Beine, deren beide hintere jeweils ein endständiges langes Haar tragen. Der grau-weißliche Körper zeigt an der Dorsalseite kurze und lange Haare, Dornen und Hautschuppen. Die Männchen sind etwas kleiner als die Weibchen; die Larven (Nymphen) tragen nur 3 Beinpaare.

Zur Infestation genügt ein einziges begattetes Weibchen. Dieses bewegt sich mit einer Geschwindigkeit von 2,5 cm/min auf der Hautoberfläche, bis es sich an einer geeigneten Stelle in die Hornschicht eingräbt. In den unteren Schichten des Stratum corneum gräbt es dann Gänge, in die es jeden Tag 2–3 Eier ablegt. Nach 3–7 Tagen schlüpfen die Larven, die sich an die Hautoberfläche graben, wo sie sich in 2 Nymphenstadien zu Männchen oder Weibchen entwickeln. Während die Männchen bald nach der Begattung sterben, können die Weibchen 2 Monate alt werden.

Die Skabiesmilbe ist an ihren Wirt ausgezeichnet angepasst und kann ohne ihn nicht lange überleben. Die Überlebenszeit ist abhängig von Temperatur und Luftfeuchtigkeit: Je trockener und wärmer es ist, desto schneller stirbt die Milbe. Bei 21°C und 40–80% Feuchtigkeit überlebt ein erwachsenes Weibchen nur 24–36 h.

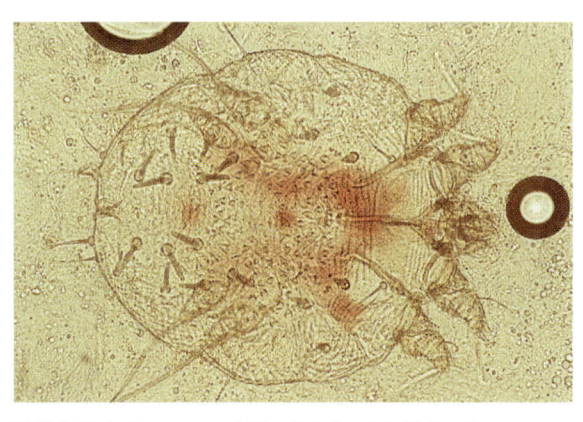

Abb. 20.1. Sarcoptes scabiei variatio hominis, Nativpräparat

Tabelle 20.3. Ordnung Acari (Milben)

Ordnung Acari (Milben)		
1. Unterordnung Anactinotrichida	Gamasida: Ixodida	Dermanyssus gallinae Ixodes ricinus
2. Unterordnung Actinotrichida	Actinedida:	Demodex Trombicula autumnalis Pyemotes Cheyletiella
	Acaridida:	Sarcoptes scabiei Psoroptes Notoëdres Dermatophagoides

Epidemiologie. Weltweit sollen ständig etwa 300 Mio. Menschen an Skabies erkrankt sein, v. a. in den Entwicklungsländern. Während 1841 74% der stationären Patienten Hebras mit Skabies infiziert waren, betragen die Zahlen im dermatologischen Krankengut heute zwischen 1 und 2% (Agathos 1994).

In den 1950er-Jahren stellte die Skabies in den europäischen Ländern eine Rarität dar, ihre Häufigkeit stieg aber in den 1960er-Jahren langsam an und blieb dann seit den 1970er-Jahren etwa konstant. Der früher beschriebene wellenförmige Verlauf der Infektionen – Epidemien mit Spitzen etwa alle 30 Jahre – lässt sich heute nicht mehr nachvollziehen (Burkhart et al. 2000).

Übertragung. Die Übertragung erfolgt direkt von Mensch zu Mensch durch engen Körperkontakt, wie er in der Mutter-Kind-Beziehung, unter Kindern, in Familien üblich ist. Eine Infektion über tote Gegenstände kann bei »normaler« Skabies praktisch ausgeschlossen werden, obgleich in 44% der Wohnungen von Skabieskranken Milben auf Boden, Bett oder Möbeln nachgewiesen werden können. Nach Mellanby (1943) ist das Risiko, sich über Bettwäsche, in der ein Skabieskranker geschlafen hat, zu infizieren, geringer als 1 : 200. Dies hängt damit zusammen, dass über 70% der Krätzekranken nur 1–10 erwachsene weibliche Milben beherbergen, nur 3% haben mehr als 50. Je größer die Zahl der Milben, desto größer ist auch die »Auswanderungstendenz« auf einen neuen Wirt. Patienten mit Scabies crustosa (▶ unten) mit Tausenden von Milben sind dementsprechend hochinfektiös.

Klinisches Bild. Charakteristisch für die Skabies ist schwerster Juckreiz, besonders nachts, der die Patienten am Schlafen hindert und bei Säuglingen zu schweren Gedeihstörungen führen kann. Typisch ist das Bild eines Ekzems mit fleckigen Erythemen und erythematösen Papeln, die meist stark exkoriiert sind (◘ Abb. 20.2). Bei älteren Kindern finden sie sich, wie bei Erwachsenen, v. a. an Gesäß und Hüften, axillär, perimamillär, genital und an den Extremitäten, während Kopf, Gesicht und oberer Rücken in der Regel frei sind. Bei Säuglingen und Kleinkindern ist das Bild exsudativer. Die Effloreszenzen können sehr sukkulent sein, es finden sich Bläschen, die schnell eintrüben. Hier sind auch Gesicht, Kopf und Hals häufig mitbefallen, v. a. aber Palmae und Plantae, an denen sich oft disseminierte Pusteln finden. Diese sog. Akropustulose kann das vorherrschende Symptom darstellen. Auch eine bullöse Form mit zentimetergroßen Blasen wurde beschrieben (Shab u. Loo 2003).

Primäre Effloreszenz sind die Milbengänge, die sich am besten im Bereich der Handgelenke und Fingerseitenkanten, aber auch perimamillär oder genital finden lassen. Zu suchen ist nach komma- oder fragezeichenartig gewundenen, meist 5 mm langen, strichförmigen Effloreszenzen.

Immunologie. Für immunologische Vorgänge bei der Skabies sprechen.

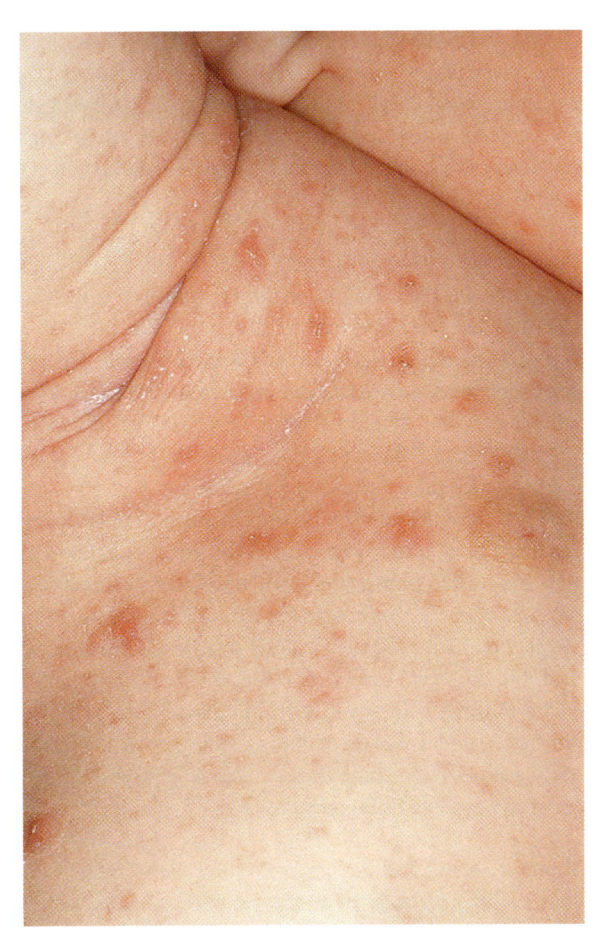

◘ **Abb. 20.2.** Skabies bei einem 3 Monate alten Kind

- die Tatsache, dass nach Erstinfektion 3–4 Wochen, manchmal auch mehr vergehen, bevor sich der charakteristische Hautausschlag und Juckreiz entwickeln, bei Reinfektion aber nur 1–2 Tage,
- das Missverhältnis zwischen Zahl und Ort der Milbengänge und Ausprägung und Lokalisation der Hauterscheinungen sowie
- das Phänomen, dass auch ohne Therapie die Zunahme der Milbenpopulation begrenzt ist.

Wahrscheinlich handelt es sich um eine echte Sensibilisierung gegenüber der Milbe und ihren Bestandteilen wie Eier, Kot usw. Es gibt Hinweise sowohl auf eine Allergie vom Typ I als auch vom Typ IV (Agathos 1994).

Histologie. Milbengang: Verlauf im Stratum corneum, das blinde Ende, der Sitz des Skabiesweibchens, kann bis ins obere Stratum spinosum reichen (Fimiani et al. 1997). Inter- und intrazelluläres Ödem bis zur Spongiose, am Dach des Ganges evtl. Hyper- und Parakeratose als Zeichen einer gesteigerten Verhornung. Im Korium unterhalb des Ganges perivaskuläre Infiltrate aus Lymphozyten, weniger Histiozyten und Eosinophilen, dann oft auch Zeichen einer Vaskulitis.

Die Histologie einer Skabiespapel (ohne Gang) entspricht weitgehend einem allergischen Kontaktekzem: Hyperkeratose und Parakeratose, milde bis mäßige Akanthose und Spongiose der Epidermis; im Korium immer ein Infiltrat aus perivaskulären Lymphozyten und Histiozyten, gelegentlich Neutrophilen.

Diagnostik. Skabiesverdächtig sind betont nächtlicher Juckreiz sowie die Lokalisation der vorwiegend papulösen »Dermatitis«. Die Sicherung der Diagnose sollte durch den Erregernachweis erfolgen, da zur Therapie Substanzen angewendet werden müssen, die zwar entsprechend unterschiedlicher Metabolisierung für den Parasiten eine wesentlich höhere Toxizität zeigen als für den Menschen, jedoch auch für diesen toxisch wirken können.

Die Extraktion der Milbe mittels einer Kanülenspitze erscheint bei Kindern wenig Erfolg versprechend, hier hat sich die Tesafilmabrissmethode, die Videodermatoskopie, v. a. aber die Auflichtmikroskopie (Kreusch u. Wolf 1995/1996; Lacarrubba et al. 2001) bewährt. Zu suchen ist nach bräunlichen Dreiecksgebilden, die dem Kopfteil der Milbe mit den beiden vorderen Beinpaaren entsprechen. Am besten findet man die Milbe am Ende eines Milbenganges, v. a. an Händen und Handgelenken. Die PCR-Diagnostik ist sicher keine Routinemethode.

Therapie. Erstes Ziel der Therapie ist es, den Erreger Sarcoptes scabiei samt Eiern und Entwicklungsstadien sicher abzutöten; daneben sollen die Hauterscheinungen schnell zur Abheilung gebracht und weitere Infektionen verhindert werden. Im Jahr 2005 sind in Deutschland Permethrin, Lindan, Benzylbenzoat, Crotamiton und eine Kombination aus Allethrin I und Piperonylbutoxid zur Therapie der Skabies zugelassen (Rote Liste 2005). Oft ist es angebracht, zunächst die Ekzematisation durch topische Kortikoide bzw. die Impetiginisation durch desinfizierende Maßnahmen einzudämmen.

Permethrin gilt heute als Mittel der 1. Wahl zur Therapie der Skabies (Fölster-Holst et al. 2000; Elgart 2003). Seit Ende 2004 ist auch in Deutschland ein Fertigarzneimittel mit diesem Wirkstoff verfügbar (InfectoScab 5% Creme). Bei entsprechender Vorsicht wird es auch bei Schwangeren, stillenden Müttern, sogar Frühgeborenen eingesetzt, da bei ausgezeichneter Wirksamkeit das Risiko toxischer Reaktionen für eine 5%ige Permethrin-Creme deutlich geringer ist als für eine 1%ige Lindan-Lotio. In der Regel reicht eine einmalige Behandlung mit 5%iger Permethrin-Creme über 8–12 h aus. Bei Persistenz von Juckreiz und Skabies-typischen Effloreszenzen sollte die Behandlung etwa 14 Tage nach Ersttherapie wiederholt werden (Hamm 2005).

Lindan (Hexachlorcyclohexan, Jacutin) tötet Milben wie Eier zu 100% bei 24-stündiger, sogar 12-stündiger Applikation, hat aber den Nachteil, dass es resorbierbar ist und ggf. neurotoxisch wirken kann. Die Resorption wird begünstigt, wenn die Barrierefunktion der Epidermis geschädigt ist, z. B. bei multiplen Exkoriationen und/oder Impetiginisation.

Feuchte Haut resorbiert mehr als trockene Haut; so bewirkt Abwaschen kurz nach der Applikation zur Verhinderung einer »Giftresorption« das Gegenteil des Gewünschten. Bei korrekter Anwendung ist jedoch nicht mit unerwünschten Nebenwirkungen zu rechnen; allerdings sollten Säuglinge und Kleinkinder nur unter ärztlicher Aufsicht, d. h. unter stationären Bedingungen, mit Hexachlorcyclohexan behandelt werden, für Neugeborene ist es kontraindiziert.

Benzylbenzoat (Benzoesäurebenzylester, Antiscabiosum) ist praktisch genauso wirksam wie Lindan. Bei Kindern wird es 10%ig eingesetzt. Benzylbenzoat wird in Benzoesäure und Benzylalkohol hydrolysiert, Letzterer ist bei lokaler Applikation resorbierbar. Aus diesem Grund ist auch Benzylbenzoat bei Neugeborenen kontraindiziert: Nach Anwendung von Benzylalkohol als Konservierungsmittel und Bakteriostatikum für Injektionslösungen bei unreifen Frühgeborenen war es zu Intoxikationen gekommen mit metabolischer Azidose, Enzephalopathie und respiratorischer Depression, dem sog. Gasping-Syndrom (Gershanik et al. 1982). Bei inzwischen 60-jähriger Erfahrung mit Benzylbenzoat sind bei der Behandlung der Skabies von Säuglingen und Kleinkindern allerdings nie Nebenwirkungen im Sinne dieses Gasping-Syndroms beschrieben worden.

Crotamiton (Ethylmethylcrotonanilid, Crotamitex-Lotio, -Gel und -Salbe, Eraxil-Creme und Lotio) hat eine geringere skabizide Wirkung; von Vorteil ist seine juckreizstillende Eigenschaft. Crotamiton muss mindestens 5 Tage lang angewendet werden.

Bei Allethrin I handelt es sich um das erste synthetische Pyrethroid, das seit 1995 in Kombination mit Piperonylbutoxid als Spregal-Spray im Handel ist. Piperonylbutoxid wirkt synergistisch mit Allethrin und ermöglicht so eine geringere Konzentration des Allethrins. Bei einmaliger Anwendung wird eine Wirksamkeitsrate von 86,5% angegeben. Abgesehen davon, dass es unter den Pyrethroiden neuere, stabilere und v. a. weniger toxische Substanzen gibt als Allethrin, erscheint auch die Anwendung als Spray nicht adäquat, da einerseits bei dieser Verabreichung mehr Wirkstoff als notwendig in der Raumluft verteilt wird, v. a. aber mit dem Sprayverfahren womöglich keine gleichmäßige Verteilung erreicht wird.

Eine sorgfältige Applikation vom Kopf bis zu den Zehenspitzen ist in jedem Fall notwendig. Auf Milbenreservoire, z. B. unter den Nägeln, ist zu achten. Ohne Ausnahme sind alle engen Kontaktpersonen des Patienten mit zu behandeln, auch wenn sie (noch) keine Symptome aufweisen: die gesamte Familie, ggf. auch Freunde und Freundinnen. Bett- und Unterwäsche sollten so heiß wie möglich gewaschen werden, die übrige Kleidung, einschließlich Schuhe, darf 5 Tage nicht benutzt werden; länger kann die Milbe ohne Wirt nicht überleben.

Die einzige Möglichkeit einer oralen Therapie existiert mit Ivermectin, einem halbsynthetischen Avermectinderivat, das schon bei Millionen Menschen zur Behandlung der Onchozerkose erfolgreich eingesetzt wurde. Es ist bei uns für die Indikation Skabies nicht zugelassen, kann aber über internationale Apotheken bezogen werden. Es wird als Einmaldosis mit 200 µg/kgKG verabreicht, eine Wiederholung nach 8–10 Tagen ist empfehlenswert. Ivermectin sollte speziellen Indikationen – z. B. bei offenen Wunden, die die Anwendung topischer Skabizide verbieten, oder bei Scabies crustosa – vorbehalten bleiben. Für Kinder unter 15 kg KG ist es kontraindiziert.

Komplikationen. Vor allem bakterielle Infektionen, die durch die Exkoriationen begünstigt werden. Streptokokkeninfektionen können akute Glomerulonephritiden zur Folge haben. Durch den exzessiven Juckreiz kann es zu Trink- und Gedeihstörungen bei Säuglingen kommen. Besonders bei unterernährten Kindern kann die Skabies so zu einer tödlichen Gefahr werden.

Differenzialdiagnose. Hier steht die atopische Dermatitis ganz im Vordergrund, weiterhin alle anderen Hautkrankheiten, die exzessiven Juckreiz verursachen können.

Sonderformen
Gepflegte Skabies

Diese Form ist zwar vorwiegend bei Erwachsenen anzutreffen, die häufig baden und duschen und durch diese Maßnahmen offenbar die Bedingungen für die Milbe verschlechtern, kann aber durchaus auch bei größeren Kindern vorkommen. Bei typischem nächtlichem Juckreiz finden sich nur einzelne Papeln, meist am Stamm lokalisiert, und wenige Milbengänge.

Skabies crustosa (norvegica)

Diese Maximalvariante der Skabies, 1848 von den Norwegern Danielson und Boeck beschrieben, findet sich meist bei Patienten, die durch Krankheit oder iatrogen immunsupprimiert sind. Die Patienten weisen dicke, z. T. psoriasiforme Hyperkeratosen, Krusten und Schuppenkrusten auf. Diese sind von Milbengängen durchzogen, in denen unzählige Milben nachzuweisen sind. Bei dieser Form der Skabies sind Infektionen über tote Gegenstände keine Seltenheit; in Krankenhäusern und Heimen kann es so immer wieder zu kleinen Endemien kommen (Agathos 1996).

Persistierende Papeln

Gerade bei Kindern, und hier besonders bei Atopikern, finden sich häufig auch nach korrekt durchgeführter Skabiestherapie über Wochen bestehende rötlich-bräunliche Papeln und Knoten, v. a. axillär, inguinal und gluteal. Histologisch zeigen sie das Bild einer Iktusreaktion, gelegentlich kann die Abgrenzung zum Lymphom Schwierigkeiten bereiten. Milben werden in ihnen nie nachgewiesen, durch weitere skabizide Therapie sind sie nicht zu beeinflussen. Therapeutisch empfehlen sich lokale Kortikoide.

Infantile Akropustulose

Die infantile Akropustulose (IA; ◘ Abb. 20.3) wurde 1979 erstmals als klinische Entität beschrieben, und zwar als idiopathische vesikulopustulöse Eruption an Palmae und Plantae farbiger männlicher Säuglinge. Die Erkrankung beginnt in den ersten Lebensmonaten und zeigt einen rezidivierenden Verlauf, bis sie im Alter von 2 oder 3 Jahren abheilt. Meist handelte es sich um zur Adoption nach Europa oder USA immigrierte Kinder aus Afrika oder Asien, die vor dem Auftreten bzw. der Diagnosestellung der IA bereits wegen Skabies behandelt wurden. Manchmal war Sarcoptes scabiei nachweisbar (Humeau et al. 1995; Prendiville 1995).

Wahrscheinlich handelt es sich – ähnlich wie bei den persistierenden Papeln – um ein Symptom bzw. immunologische Folgen der Skabies im Sinne eines Skabiids, die gehäuft bei Atopikern vorkommen (Orikin u. Maibach 1985). Sie können die Skabies nach deren regelrecht durchgeführter und erfolgreicher Behandlung um Monate überdauern. Milben sind dann nicht mehr nachweisbar. In diesen Fällen spricht die IA – auch hier analog zu den persistierenden Papeln – auf weitere antiskabiöse Therapie nicht an. Nach mehreren Rezidiven, die als intrakutane Pusteln

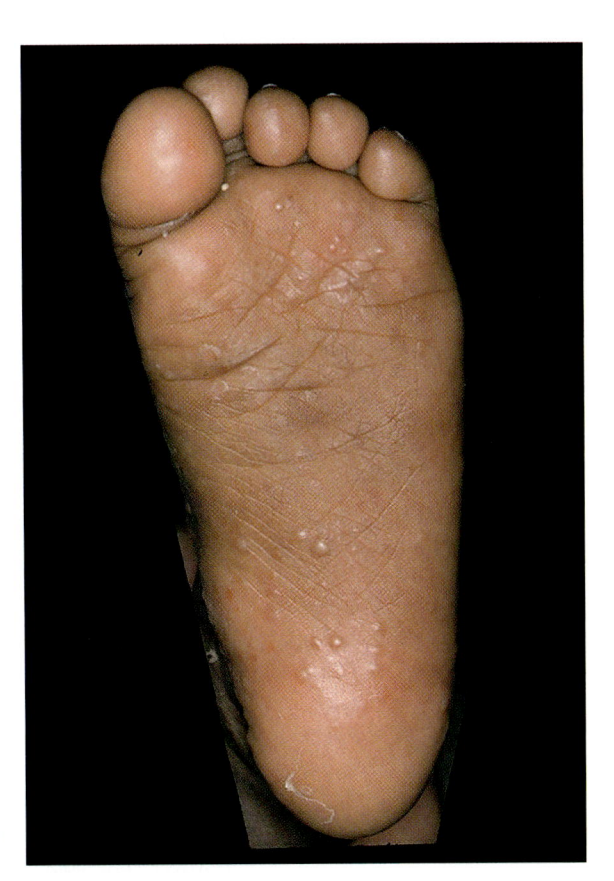

◘ **Abb. 20.3.** Akropustulose bei Skabies

oder dyshidrosiforme Bläschen imponieren, kommt es in der Regel zur Spontanheilung.

20.2.2 Befall mit Tierräudemilben

Bei zahlreichen Tierarten kommen Sarcoptesräuden durch Varietäten von Sarcoptes scabiei oder verwandte Milben (Notoëdres, Otodectes) vor. Die vielfältigen Varianten von Sarcoptes scabiei unterscheiden sich zwar nicht morphologisch, sind aber spezifisch an verschiedene Wirtstiere adaptiert und haben dabei weitestgehend die Fähigkeit verloren, auf einer anderen Spezies zu parasitieren.

Bei engem Kontakt mit einem erkrankten Tier kann der Mensch von Tierräudemilben befallen werden. Häufigste Infektionsquellen sind Haustiere, v. a. Hunde, Katzen und Rinder. Kinder, die beim Spielen intensiven Kontakt mit Hunden und Katzen haben, erkranken häufiger als Erwachsene.

Klinisches Bild. Vor allem an den Kontaktstellen mit dem Tier, also an Händen, Unterarmen, Unterschenkeln, findet man einzelne bis multiple Papeln und Papulovesikeln mit starkem Juckreiz. Da der Mensch für diese Varietäten ein Fehlwirt ist, ist die Erkrankung selbstlimitiert. Die Milben graben sich zwar in die menschliche Haut ein, können sich aber nicht vermehren. Sobald der Kontakt mit dem befallenen Tier unterbrochen ist, treten keine weiteren Hauterscheinungen mehr auf.

Der Milbennachweis muss auf dem Hauptwirt, dem Tier, erfolgen, dessen Behandlung durch einen Tierarzt durchzuführen ist.

Therapie. Antipruriginöse und desinfizierende Lokaltherapie.

20.2.3 Erkrankungen durch andere Milben

Demodex

Die zweite und häufigste permanent am Menschen parasitierende Milbenart ist die Haarbalgmilbe in ihren 2 Variationen *Demodex folliculorum* und *Demodex brevis*.

Hauptbiotop sind die Haarfollikel und Talgdrüsen vorwiegend der Gesichtshaut. Während die Infestationsrate mit dem Alter gegen 100% geht und ein Mensch mittleren Alters bis zu 1000 Milben beherbergt, sind Kinder nur sehr selten befallen. Dies liegt daran, dass bei ihnen die Talgproduktion noch sehr gering ist, wohingegen Haarbalgmilben beim Erwachsenen dort am höchsten konzentriert sind, wo Talgdrüsen und Talgsekretion am reichlichsten vorhanden sind (Mumcuoglu u. Rufli 1983).

Meist handelt es sich beim Demodex des Menschen um einen harmlosen Saprophyten. In letzter Zeit sind jedoch gerade bei HIV-Positiven oder Aids-Patienten durch Demodex verursachte rosazeaartige papulöse Dermatosen, v. a. im Gesicht, beschrieben worden, auch bei Kindern. Bei Kindern unter Immunsuppression sollte Demodex als Ursache papulöser Eruptionen, gerade im Gesicht, differenzialdiagnostisch mit in Erwägung gezogen werden (Damian u. Rogers 2003). Therapeutisch kommen antiparasitäre Substanzen wie bei Skabies in Frage.

Trombicula

Die etwa 0,3 mm großen Larven der Herbstmilben mit der bei uns häufigsten Art Neotrombicula autumnalis (Synonym: Herbstmilbe, Laufmilbe, Erntemilbe, Grasmilbe, Birkenlaus) werden auf Gräsern, Kräutern, Sträuchern, meist bis zu 30 cm über dem Boden, seltener auch auf Bäumen angetroffen. Für ihre Weiterentwicklung benötigen die Larven tierisches Protein und befallen dafür warmblütige Wirbeltiere. Beim Aufenthalt in Regionen, in denen diese Milben vorkommen, kann auch der Mensch in den Sommermonaten zum zufälligen Wirt werden. Auch die Infestation über befallene Haustiere ist möglich (Rufli 1993).

Die Milbenlarven kriechen durch Öffnungen in der Kleidung auf der von Kleidern bedeckten Haut bis dahin, wo Wäsche und Kleidung der Haut enger anliegen, insbesondere die Gürtelregion. Dort erfolgt der Stich und die Verankerung an der Haut; mit dem Speichel der Larve wird das epitheliale Gewebe lysiert und dann aufgesaugt. Danach verlässt die Milbenlarve ihren Wirt wieder.

Klinisches Bild. An den Stichstellen finden sich hellrote urtikarielle Papeln bis 1 cm Durchmesser, die sehr stark jucken. Bei kleinen Kindern kann auch der behaarte Kopf betroffen sein. Das Gesicht bleibt frei. Juckreiz und Hauterscheinungen bestehen 1–2 Wochen.

Therapie. Da die Larven in der Regel den Wirt verlassen haben, bevor die Diagnose gestellt wird, ist eine symptomatische antipruriginöse Therapie mit Lotio alba aquosa oder kortikoidhaltiger Creme, evtl. in Kombination mit einem Antihistaminikum am Abend, ausreichend.

Die Milben zeigen bei 30°C ihre größte Aktivität, daher ist in den Sommermonaten insbesondere zur wärmsten Tageszeit in bestimmten Regionen Vorsicht geboten. Repellents können die Larven vom Stich abhalten.

Cheyletiella-Arten

Cheyletielliden (Pelzmilben) sind permanente Ektoparasiten von Säugetieren und Vögeln, auch von Haustieren:
- Die Art Cheyletiella yasguri parasitiert auf Hunden,
- Cheyletiella blakei auf Katzen und
- Cheyletiella parasitivorax auf Kaninchen.

Die Wirtsspezifität ist groß. Die Milben sind etwa 0,5 mm groß, haben einen ovalen, wenig behaarten Körper mit 8 kurzen Beinen. Sie graben keine Gänge, sondern krallen sich an den Haaren bzw. Federn ihres Wirtes fest, der symptomlos bleibt (Steen et al. 2004). Bei engem Kontakt mit dem befallenen Haustier werden Pelzmilben auf den Menschen übertragen. Da sie ausgesprochen wirtsspezifisch sind, bleiben sie auf dem Menschen als Fehlwirt nur kurze Zeit und fallen dann ab.

Klinisches Bild. Die Stichreaktionen finden sich v. a. an den Unterarminnenseiten, den Oberarmen, am vorderen Stamm, an Hals, Nacken und Oberschenkeln, eben da, wo enger Kontakt mit dem Haustier besteht. Aber auch weit entfernt von diesen Kontaktstellen können Stichreaktionen gefunden werden, da die Milbe sehr beweglich ist. Die Stichreaktionen imponieren als Quaddeln, Papeln, häufig gruppiert, aber auch blasige ekzemartige und exanthematische Reaktionen sind beschrieben (Beck 1996). Die Ausprägung hängt vom Sensibilisierungsgrad des Patienten ab. Der Nachweis von Cheyletiella gelingt nicht auf dem Patienten, da die Milbe sich hier zu kurz aufhält. Nach genauer Anamnese muss die Milbe auf dem Hauptwirt nachgewiesen werden. Am häufigsten sind neben Kaninchen junge Hunde und langhaarige Katzen befallen.

Therapie. Symptomatisch; wichtig ist die kausale antiparasitäre Behandlung der befallenen Haustiere.

Dermanyssusarten

Dermanyssiden (Raubmilben) sind etwa 1 mm groß, sehr beweglich, je nach Futterzustand von grau-roter oder schwarzer Farbe. Neben der *Roten Vogelmilbe* (*Dermanyssus gallinae*) sind bei uns noch einige weitere Arten medizinisch von Bedeutung (Übersicht 20.1). Die Rote Vogelmilbe parasitiert auf wilden und domestizierten Vogelarten. Tagsüber versteckt sie sich in Spalten und Ritzen, nachtaktiv überfällt sie ihren Wirt im Schlaf, um sich von seinem Blut zu ernähren. Adulte Milben können bis zu 8 Monaten hungern.

> **Übersicht 20.1. Häufige Dermanyssusarten**
>
> — Dermanyssus gallinae (D. avium): Rote Vogelmilbe
> — Dermanyssus hirundinis: Schwalbenmilbe
> — Ornithonyssus sylviarum (Liponyssus sylviarum): europäische Hühnermilbe
> — Ornithonyssus bacoti (Liponyssus bacoti): tropische Rattenmilbe
> — Liponyssus sanguineus: Hausmausmilbe
> — Ophionyssus natricis: Schlangenmilbe

Beim Ausfliegen der Jungvögel aus dem Nest (Baselga et al. 1996), bei Zerstörung von Vogelnestern usw. legen die Milben, um einen neuen Wirt zu finden, größere Strecken zurück. Bei solchen Gelegenheiten wird akzidentell auch der Mensch befallen, am häufigsten jedoch in Hühnerställen.

Andere Infestationsquellen sind Vogelnester in unmittelbarer Nähe von Fenstern oder anderen Öffnungen, z. B. von Ventilatoren, Klimaanlagen usw. Auf diese Art kann auch die *Europäische Hühnermilbe* auf den Menschen gelangen, die eigentlich ihren gesamten Lebenszyklus auf ihrem Wirt – wilden und domestizierten Vogelarten – durchläuft.

Infestationen durch die *tropische Rattenmilbe* oder die *Hausmausmilbe* finden v. a. dann statt, wenn die natürlichen Wirte in einem Haus ausgerottet werden. In den USA und Osteuropa übertragen sie Rickettsia akari.

Die *Schlangenmilbe* schließlich existiert in warmen Terrarien und befällt Schlangenhalter und -pfleger bei Kontakt mit dem Hauptwirt oder bei der Säuberung des Terrariums (Mumcuoglu u. Rufli 1993).

Klinisches Bild. Als Reaktion auf den Milbenstich kommt es beim Menschen zu stark juckenden Papeln, die oft gruppiert angeordnet sind, v. a. an den frei getragenen Körperstellen, häufig mit zentraler Hämorrhagie. Bei Kindern findet sich ein strophulusartiges Bild. Gesicht, Hände und der Genitalbereich bleiben frei.

Therapie. Da der Mensch ein Fehlwirt ist, genügt eine symptomatische antipruriginöse und desinfizierende Behandlung. Die Milbe ist auf dem Menschen nicht nachweisbar. Wichtig ist das Aufspüren und die Sanierung der Infestationsquelle; hier ist oft detektivischer Spürsinn erforderlich.

Kugelbauchmilben (Pyemotesarten)

Kugelbauchmilben sind Parasiten von Getreideschädlingen und können den Menschen als Fehlwirt befallen, v. a. nach Kontakt mit Getreide, Heu, Stroh – auch als Strohlager und -matratze –, Saat- und Futterbohnen. Papulöse Stichreaktionen finden sich v. a. am Abdomen, Rücken und den Unterarminnenseiten.

20.2.4 Reaktionen auf Bisse durch Spinnen und Skorpione

Spinnen

Spinnen sind Räuber und als Vertilger von Insekten nützliche Tiere. Sie sind keine Parasiten und sind nicht aggressiv, sondern ziehen sich bei Bedrohung, wenn möglich, in ihr Versteck zurück. Dennoch werden sie von vielen Menschen gehasst und gefürchtet.

Von den weltweit 33.000 Spinnenarten können nur wenige auch in Mitteleuropa vorkommende Giftspinnenarten beim Menschen lokale Bissreaktionen auslösen; noch weniger rufen lebensgefährliche Allgemeinreaktionen hervor. Allerdings werden auch hier nichtheimische, gefährlichere Arten als Einzelexemplare durch den weltweiten Tourismus und durch den Handel (Hölzer, Bananen) gelegentlich eingeschleppt.

Bei uns weit verbreitet ist die Kreuzspinne, vorwiegend in den Mittelmeerländern kommen die Europäische Schwarze Witwe (*Latrodectus mactans tridecimguttatus*), die Dornfingerspinne (*Cheiracanthium punctorium*), eine Braune Einsiedlerspinnenart (*Loxosceles rufescens*) und die Apulische Tarantel (Wolfsspinne, *Lycosa tarentula*) vor.

Klinisches Bild. Oft werden die Bisse nicht einmal bemerkt. Kommt es zu einer Reaktion, so reichen die lokalen Symptome von juckender Schwellung bis zu äußerst schmerzhaften Blasen und Nekrosen mit Ödem, Lymphangitis, Lymphadenitis. Systemische Reaktionen durch Intoxikation verlaufen häufig mit Fieber, Atemnot, Erbrechen, Kopfschmerz, bei Latrodectus mit Liquordrucksteigerung und Muskelkrämpfen oder mit Koagulopathie und Nierenversagen bei Loxoscelis. Hier treten in 30% auch ein generalisiertes makulopapulöses Exanthem, Purpura oder Urtikaria auf (Ingber et al. 1991; Sams et al. 2001). In den meisten Fällen kann die Spinnenart nicht identifiziert werden.

Therapie. Lokal: desinfizierend und antiphlogistisch; Eiskompressen. Systemisch: Kalziumglukonat (10 ml 10%ige Lösung i.v.), Analgetika; auch Dapsone und Antibiotika werden empfohlen (Sams et al. 2001).

Taranteln

Neben der *Apulischen Tarantel* werden aber auch Spinnen der Unterordnung Mygalomorphae, Familie Theraphosidae, Taranteln genannt. Diese erfreuen sich heute wachsender Beliebtheit als Haustiere. Sie sind weniger durch ihren Biss gefährlich als durch Urtikaria auslösende Haare, die sich auf der Rückseite des Abdomens befinden. Durch den Kontakt mit den Haaren entstehen juckende, urtikarielle Papeln, die manchmal wochenlang bestehen bleiben. Daneben können diese Haare auch eine Ophthalmia nodosa auslösen (Spraul et al. 2003).

Skorpione

Auch Skorpione gehören zum Stamm der Arthropoden, Klasse Arachnida (Spinnentiere). In Europa heimische Arten finden sich vorwiegend im Mittelmeerraum: *Euscorpios* (südliches Mitteleuropa), *Buthus occitanus occitanus* (Südeuropa) und *Mesobuthus gibbosus* (östliches Südeuropa). Sie sind stark gepanzert, bis zu 4 cm lang und haben 4 Beinpaare. Das letzte von 6 Schwanzsegmenten trägt den Giftstachel.

Skorpione sind nachtaktiv und verbergen sich tagsüber unter Steinen, Holz und in anderen Verstecken, innerhalb von Häusern auch unter Kleidern, in Schuhen und Pantoffeln.

Klinisches Bild. Während die Stiche von Skorpionen (Centruroides species) in Nordafrika, aber auch z. B. in Mexiko, ein ernstes Problem der öffentlichen Gesundheit darstellen, hat der Stich europäischer Arten meist nur eine starke Lokalreaktion mit Erythem und Ödem zur Folge. Die ausstrahlenden Schmerzen halten Stunden bis Tage an (Kleber et al. 1991). Auch allergische Reaktionen bis zum anaphylaktischen Schock sind möglich.

Therapie. Desinfizierende und antiphlogistische Lokaltherapie, Analgetika. Ärztliche Überwachung für 4–6 h.

20.3 Erkrankungen durch Insekten

20.3.1 Pediculosis

Unter den Insekten sind Kopf-, Kleider- und Filzläuse die häufigsten permanenten Ektoparasiten des Menschen, die sich durch eine hohe Wirtsspezifität auszeichnen. Sie gehören zur Ordnung Phthiraptera, Unterordnung Anoplura (Läuse), Gattung Pediculus mit der Art Pediculus humanus, Unterarten *Pediculus humanus capitis* (Kopflaus) und *Pediculus humanus humanus* (Kleiderlaus, Synonym: Pediculus vestimentorum) und Gattung Phthirus mit der Art *Phthirus pubis* (Filzlaus).

Seit Anfang der 1970er-Jahre nimmt der Läusebefall in der BRD wie in anderen Industrieländern wieder deutlich zu (Manske 1997).

Pediculus capitis

Läuse sind flügellos und entwickeln sich über 3 Larvalstadien in etwa 9 Tagen zu den Adulttieren. Das Männchen wird bis zu 3 mm groß, die erwachsene weibliche Kopflaus 3,75–4 mm. Sie legt im Laufe ihres 20- bis 25-tägigen Lebens (Mumcuoglu u. Rufli 1993) 80–150 Eier (Nissen), die sie fest am proximalen Haarschaft ankittet, ca. 2 mm von der Kopfhaut entfernt. Die bevorzugte Temperatur beträgt 26–28°C – die klimatisch optimalen Regionen okzipital und hinter den Ohren werden besonders gerne aufgesucht. Die Laus nimmt etwa alle 4 h jeweils etwa 1 mg Blut auf, wobei nach jedem Stich jeweils kleine Mengen ihres gerinnungshemmenden Speichels injiziert werden. Außerhalb des Wirts können Kopfläuse bei Zimmertemperatur bis zu 1 Woche ohne Nahrung überleben (Mumcuoglu, Rufli 1983).

Epidemiologie. Während Läuse in den 1950er- und 60er-Jahren bei uns kaum zu beobachten waren, sind sie seit den 1970er-Jahren sowohl in den Industrie- als auch in den Entwicklungsländern wieder weit verbreitet. Bei Schulkindern werden Infestationsraten von 10–33% angegeben (Mumcuoglu et al. 1991; Scowen 1996). Vor allem Kinder von 5–13 Jahren sind betroffen, und zwar Mädchen und Jungen gleichermaßen. Unter Berücksichtigung einer nicht unerheblichen Dunkelziffer kann von mindestens 1 Mio. Pediculosisfällen pro Jahr in der BRD ausgegangen werden (Manske 1997), wobei sich von September bis Dezember ein deutlicher Gipfel in der Erkrankungshäufigkeit zeigt.

Übertragung. Die Übertragung erfolgt meist von Kopf zu Kopf durch engen Kontakt, daneben aber auch durch gemeinsam benutzte Kämme und Haarbürsten, Betten und Polstermöbel sowie Kleidungsstücke (Mützen!).

Klinisches Bild. Meist führt der Juckreiz am behaarten Kopf die Patienten zum Arzt. In Reihenuntersuchungen an Schulkindern konnte aber festgestellt werden, dass dieses Symptom nur bei etwa $1/3$ der infestierten Kinder tatsächlich vorlag (Mumcuoglu et al. 1991). Oft finden sich keine klinischen Manifestationen, am häufigsten ist eine Lymphadenopathie. Auch das als charakteristisch geltende Läuseekzem im Nacken ist heute selten. Gerade diese asymptomatischen und damit unerkannten und unbehandelten Fälle führen dazu, dass die Pediculosis so weit verbreitet ist.

Immunologie. Zunächst stellen sich nach Biss der Läuse zur Blutaufnahme keinerlei Symptome ein. Erst nach Sensibilisierung nach etwa einer Woche erscheinen in einer 2. Phase nach etwa 24 h Papeln an den Bissstellen, die von moderatem Juckreiz begleitet werden. In einer 3. Phase werden etwa 30 min nach dem Biss Quaddeln beobachtet, die etwa 1 h bestehen, nach 24 h entwickelt sich an dieser Stelle eine Papel. Der Juckreiz wird jetzt sehr intensiv. In Phase 4 findet sich nur noch eine papulöse Reaktion mit geringerem Juckreiz. Insgesamt sind die Reaktionen des Wirts sehr unterschiedlich. Sie sind von seiner Reaktionsbereitschaft bzw. Immunitätslage und von der Zahl der Parasiten abhängig. Etwa 60% der Betroffenen beherbergen nur 10 Adulttiere.

Diagnostik. Adulttiere sind schwer zu finden: Beim Scheiteln der Haare in Abständen von 2 cm und Beleuchtung mit einer hellen Lichtquelle bewegen sie sich photophob und werden dann als bräunliche, längliche Gebilde sichtbar. Bei genauer Inspektion findet man – besonders retroaurikulär und okzipital – multiple Nissen an den Haarschäften, die mikroskopisch eindeutig von Schüppchen oder Haaranomalien zu unterscheiden sind.

Therapie. In Deutschland stehen 2005 zur Therapie von Läusen zur Verfügung (◘ Tabelle 20.4):

- Lindan,
- Pyrethrumextrakt und Pyrethroide, Letztere in Kombination mit Piperonylbutoxid, sowie
- Permethrin.

Kontraindikationen bestehen bei Jacutin N und Delitex für Säuglinge, bei Permethrin für Säuglinge in den ersten 2 Monaten. Jacutin soll bei Säuglingen und Kleinkindern nur unter ärztlicher Aufsicht, d. h. in einer Klinik, angewendet werden. Bei allen Mitteln ist darauf zu achten, dass sie strikt nach Anweisung zu applizieren sind. Die Berührung mit Augen und Schleimhäuten ist zu vermeiden.

Das 0,3%ige Jacutin-Gel wird auf das gewaschene, handtuchgetrocknete Haar aufgetragen und muss hier 3 Tage verbleiben, was weder vom Patienten noch von dessen Mitmenschen als störend empfunden wird, da das Gel etwa die Konsistenz einer Frisiercreme hat. Diese Behandlung reicht in der Regel aus, um auch die Nissen abzutöten (Meyer-Rohn 1981). Delitex Haarwäsche N wird im angefeuchteten Haar verteilt, ausgespült, der Vorgang wird wiederholt, und nach etwa 4 min Einwirkzeit kann ausgespült werden.

Ähnlich wird Goldgeist forte angewendet: Das Haar wird damit durchtränkt und nach 30–40 min gespült. Entsprechend ist mit Jacutin N-Spray und Infectopedicul zu verfahren.

Nach allen Behandlungen empfiehlt es sich, die nassen Haare mit einem feinzinkigen Kamm durchzukämmen, um, evtl. nach Spülen mit Essig, die Nissen zu entfernen, da verbleibende Nissen auch mit abgestorbenem Inhalt immer wieder Anlass geben, Kinder von Schul- oder Kindergartenbesuch auszuschließen.

Wie bei der Skabies sind auch bei Läusen Therapieversager meist auf inadäquate Anwendung des Antiparasitikums oder auf Reinfektion und weniger auf echte Resistenz des Parasiten zurückzuführen.

Für das ebenfalls zur Behandlung von Läusen zugelassene Kokosöl gibt es bisher zu wenig Studien, welche die Wirksamkeit eindeutig belegen.

Komplikationen. Das sog. Läuseekzem im Nackenbereich ist heute eher selten, gelegentlich sind Impetiginisierung

◘ Tabelle 20.4. In Deutschland zugelassene Präparate zur Pediculosistherapie (2005)

Wirkstoff	Präparat	Kontraindikation	Anwendungsbeschränkung
Lindan (Hexachlorcyclohexan)	Jacutin-Gel 0,3% Delitex Haarwäsche N 1% Infectopedicul Linden Gel 1%	Säuglinge Kinder bis 11 J.	Säuglinge und Kleinkinder unter ärztlicher Aufsicht, stark geschädigte Haut
Pyrethrum-Extrakt	Goldgeist forte Lösung 0,3%	Großflächige Anwendung	Überwachung von Säuglingen
Allethrin I + Piperonylbutoxid	Jacutin-N-Spray ca. 0,7% + 2,6%	Säuglinge	
Permethrin	Infectopedicul Lösung 0,4%	Säuglinge <2 Monate	
Kokosöl	AesculoGel 4%		

und Abszesse der Kopfhaut zu beobachten. Bei schwerem Befall kann es zu generalisierter Dermatitis, Temperaturerhöhung und Anämie kommen. Eine Infektion mit Streptokokken kann eine Glomerulonephritis zur Folge haben.

Pediculosis vestimentorum

Kleiderläuse sind etwas größer als Kopfläuse und legen ihre Nissen in Säumen und Nähten von Kleidungsstücken ab. Sie kommen in unserer Bevölkerung nur bei Personen vor, die keine Möglichkeit zu normalen Hygienemaßnahmen und Kleiderwechsel haben, kaum bei Kindern. In Kriegszeiten, in Lagern von Flüchtlingen oder nach Naturkatastrophen spielten und spielen sie eine Rolle als Überträger des klassischen Fleckfiebers (Rickettsia prowazeki), des murinen Fleckfiebers (Rickettsia mooseri), des europäischen Rückfallfiebers (Borrelia recurrentis) und des Wolhynischen Fiebers (Rochalimea quintana).

Pediculosis pubis (Phthiriasis)

Die Filzlaus (Phthirus pubis) unterscheidet sich deutlich von der Kopf- und der Kleiderlaus. Sie ist mit maximal 2 mm Länge kleiner und hat eine schildförmige rundliche Form. Sie bevorzugt einerseits Gebiete mit apokrinen Schweißdrüsen, andererseits eine lockere, nicht zu dichte Behaarung. Diese Voraussetzungen sind im Schamhaarbereich, aber auch axillär, genitoanal und bei Männern auch im Brust- und Bauchbereich gegeben. Die Übertragung erfolgt durch engen körperlichen Kontakt, häufig aber auch über Wäsche und Handtücher.

Bei Kindern ist der Befall von Wimpern und Zilien nicht ungewöhnlich, auch im Bereich der Kopfhaare ist insbesondere bei Kleinkindern und Säuglingen Filzlausbefall beschrieben worden.

Diagnose. Die Diagnose wird durch Nachweis der fast hautfarbenen, nur nach Blutmahlzeit rötlich-bräunlichen Läuse und deren am Haarschaft angekitteten Nissen gesichert.

Therapie. Wie bei Kopfläusen topisch mit Lindan, Pyrethrumextrakt, Pyrethrinen. Diese können bei Befall der Wimpern allerdings nicht eingesetzt werden, da sie hier eine toxische Konjunktivitis hervorrufen. Hier wird die Anwendung von dick aufgetragener Vaseline ohne Zusätze 3- bis 5-mal täglich für 8–10 Tage empfohlen. Da die Läuse versuchen, in andere haarige Bereiche auszuweichen, sollten Haare und Augenbrauen gleichzeitig mit den üblichen antiparasitären Mitteln behandelt werden. Die früher gebräuchliche physostigminhaltige Augensalbe wird heute wegen ihrer pharmakologischen Eigenschaften bei Einbringen ins Auge nicht mehr empfohlen. Die Entfernung von Läusen und Nissen einzeln mit einer feinen Pinzette aus den Wimpern wird nur bei wenigen Kindern möglich sein.

20.3.2 Strophulus infantum

Synonyme. Prurigo simplex acuta infantum, Urticaria papulosa, Lichen urticatus, Prurigo acuta u. a. (englisch: »papular urticaria«).

Klinisches Bild und Ätiologie. Als Primäreffloreszenz wird die Seropapel angesehen; genau genommen handelt es sich um eine Quaddel mit einer stark juckenden, hautfarbenen Papel im Zentrum (Marghescu 1992). Manchmal ist ein zentraler hämorrhagischer Punkt mit dem Glasspatel nachzuweisen: ein Beweis für die Entstehung durch Insektenstich. Während die Quaddel flüchtig ist und sich innerhalb von Stunden zurückbildet, bleibt die Papel bis zu mehrere Wochen lang bestehen. Sie kann ein Bläschen tragen, das aber sehr schnell zerkratzt wird (Abb. 20.4).

Betroffen sind v. a. Kinder vor der Pubertät, besonders zwischen 2 und 8 Jahren, v. a. in der warmen Jahreszeit. Die Effloreszenzen finden sich häufig gruppiert, an frei getragenen Körperstellen oder dort, wo die Kleidung enger anliegt. Neben den beschriebenen Urtikae und Papeln kann es v. a. an den unteren Extremitäten zur Bildung von Blasen kommen. Häufig finden sich verschiedene Stadien nebeneinander. Die Läsionen verursachen heftigen Juckreiz und wer-

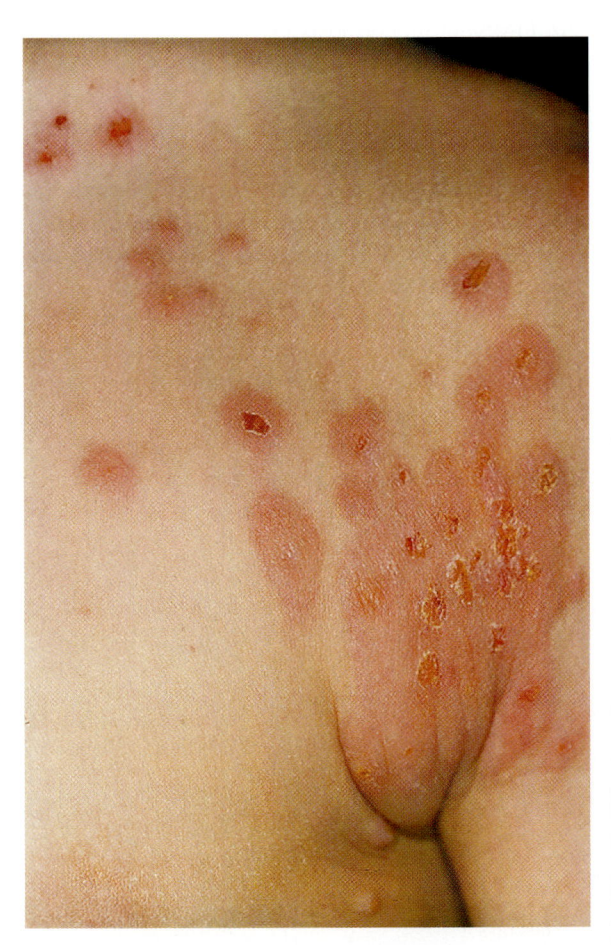

Abb. 20.4. Strophulus

den exkoriiert. Eine häufige Komplikation ist daher auch die Impetiginisation.

Als Ursache sind Stiche und Bisse von Insekten und Milben anzusehen, am häufigsten Flohstiche (Howard u. Frieden 1996). Nur bei genauer Anamnese kann es gelingen, die verantwortlichen Arthropoden zu beseitigen und damit die Erkrankung. Hinweise ergeben sich durch die Lokalisation der Erkrankung: Stiche an unbekleideten Körperstellen weisen z. B. auf Mücken hin (▶ unten).

Histologie. Intraepidermales subkorneales Bläschen mit spongiotischem Grund, darunter im Korium ein gemischtzelliges Infiltrat, meist mit Eosinophilen (Marghescu 1992), ein Bild, das durchaus zu einer kombinierten allergischen Typ-I- und Typ-IV-Reaktion passt, wie sie z. B. nach Mückenstichen beschrieben wird.

Therapie. Die Lokaltherapie ist symptomatisch: Kortikoid-Cremes, Lotio alba aquosa, mit desinfizierenden Zusätzen wegen der Exkoriationen, ggf. Antihistaminika systemisch.

Differenzialdiagnose. Vor allem Varizellen und Skabies.

20.3.3 Reaktionen auf Stiche bzw. Bisse verschiedener Insekten

Mücken und Fliegen

Klinisches Bild. Die Reaktionen auf den Stich verschiedener Mücken- und Fliegenarten (◘ Abb. 20.5) verlaufen alle unter sehr ähnlichem klinischem Bild: Quaddel, Papel, Erythem und Ödem. Die Ausprägung der Reaktion ist abhängig von Reaktionsbereitschaft und Sensibilisierungsgrad des Wirtes, weniger vom stechenden Insekt.

Therapie. Symptomatisch: antihistaminhaltige Gele, kortikoidhaltige Cremes mit desinfizierendem Zusatz, da die Stiche häufig aufgekratzt werden, Lotio alba aquosa oder eine 0,5%ige Vioform-Lotio.

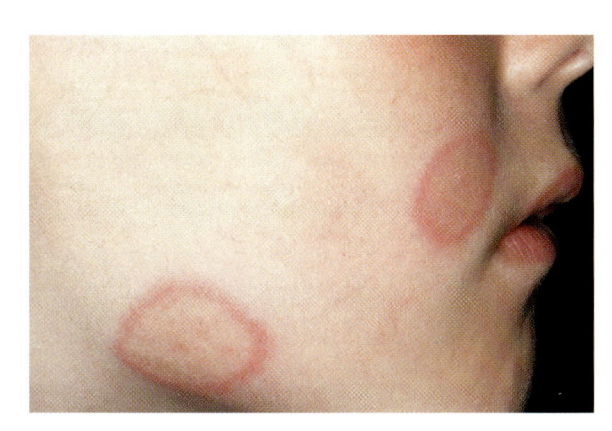

◘ **Abb. 20.5.** Mückenstiche

Prophylaktischen Maßnahmen kommt die größte Bedeutung zu: Fliegengitter an den Fenstern, morgens und abends entsprechende Kleidung, da die Stiche an den freigetragenen Körperteilen erfolgen. Als Insektenrepellent hat sich in den letzten 50 Jahren DEET (N,N-Diethyl-m-toluamid, jetzt N,N-diethyl-3-Methylbenzamid) bewährt. In Deutschland wird Bayrepel (Autan) angeboten. Es soll bei Säuglingen nicht angewendet werden. Bei Kindern wird vor großflächiger und wiederholter Anwendung und einer Konzentration höher als 10% gewarnt (Fradin u. Day 2002; Pflugshaupt u. Waldmeier 2001).

Mücken

Mücken (Ordnung Diptera), fälschlich auch als Schnaken bezeichnet, zeichnen sich durch lange, fadenförmige Antennen aus. Die in Deutschland lebenden Arten vermehren sich im Frühjahr bis Herbst. Die Entwicklung der Larven erfolgt, außer bei den Schmetterlingsmücken, immer im Wasser, bei einigen Arten sogar im Salzwasser. Die Weibchen überwintern in menschlichen Behausungen; nur sie saugen Blut von Säugetieren und Vögeln, das sie zur Reifung der Eier brauchen.

Zu unterscheiden sind die Stechmücken mit Culex-, Anopheles- und Aedesarten, die Kriebelmücken, die Gnitzen und die Schmetterlingsmücken.

Stechmücken (Culicidae) sind etwa 4–6 mm lang. Beim Stich geben sie ein hämolysierendes Speichelsekret ab. Culex- und Anophelesarten stechen meist nachts und in den frühen Morgenstunden, während ihr Wirt schläft. Je nach Sensibilisierungsgrad unterscheidet man 4 Stadien der Reaktion: Bestand bisher gar keiner oder längere Zeit kein Kontakt mit dem Insekt, so entwickelt sich nach dem ersten Stich erst nach etwa 24 h eine juckende, mehrere Tage persistierende Papel auf Erythem. Wiederholte Stiche führen dann zu urtikariellen Sofortreaktionen an der Stichstelle, die von Papeln gefolgt werden. Nach weiteren Stichen wird die verzögerte papulöse Reaktion immer schwächer. Bei Langzeitexposition kommt es bei manchen Individuen zu einer Desensibilisierung: Es findet überhaupt keine Reaktion auf den Stich mehr statt (◘ Tabelle 20.5; Pirker et al. 1992).

Auch experimentell konnte bestätigt werden, dass die immunologischen Mechanismen bei Moskitostichreaktionen sowohl IgE- als auch zellvermittelt ablaufen (Peng et al.

◘ **Tabelle 20.5.** Insektenstichreaktionen. (Nach Mumcuoglu u. Rufli 1983)

Stadien	Urtikarielle Sofortreaktion	Papulöse verzögerte Reaktion
Stadium I	–	+
Stadium II	+	+
Stadium III	+	–
Stadium IV	–	–

1996). Manchmal treten blasige Reaktionen (*Culicosis bullosa*) auf (◉ Abb. 20.6). Bei Kindern findet sich gelegentlich das Bild einer heftigen Lokalreaktion als Ausdruck einer Überempfindlichkeit (Hemmer et al. 1997): juckende, manchmal auch indurierte und schmerzende Schwellungen an der Stichstelle mit bis zu 10 cm Durchmesser. Die Übertragung von Krankheiten zeigt ◉ Tabelle 20.6.

Kriebelmücken (Simuliidae) sind 2–5 mm groß, meist schwarz und von fliegenähnlichem Aussehen. Sie kommen v. a. in der Nähe von fließenden Gewässern von April bis in den Herbst vor. Sie suchen ihren Wirt in den früheren Morgen- und Abendstunden meist im Freien auf. Erst nach dem Stich kommt es zu Schmerzen, Juckreiz und Spannungsgefühl an der Stichstelle, zu starker Ödembildung mit Erythem, häufig mit zentralen Bläschen; Lymphangitis und Lymphadenitis sind nicht selten (◉ Abb. 20.7).

Gnitzen (Ceratopogonidae), 1–5 mm lang, sind an Seen und in Bädern eine häufige Plage. Sie stechen abends, aber auch während der heißen Tageszeit. Häufig sind Stiche in nächster Nähe bekleideter Haut. Der Stich wird als schmerzhaft beschrieben, danach kommt es rasch zu stark juckenden Quaddeln und Papeln.

Schmetterlingsmücken (Sandmücken, Phlebotomen, Familie Psychodidae) sind überall, auch an den Flügeln, stark behaart und nur 2–2,5 mm groß. Sie sind v. a. in den Mittelmeerländern, aber auch in Zentraleuropa verbreitet. Der Stich ist leicht schmerzhaft. Phlebotomusspezies und Lutzomyia sind v. a. wegen der Übertragung von Krankheiten, insbesondere der Leishmaniose, gefährlich (◉ Tabelle 20.6): Leishmanien kommen in Europa im Verbreitungsgebiet des Olivenbaumes vor.

Fliegen

Unter den Fliegen sind Bremsen (Tabaniden) und Wadenstecher (Stomoxys calcitrans und Haematobia irritans) akzidentelle Ektoparasiten des Menschen.

Bremsen finden sich v. a. in der Nähe von Rindern, Pferden, aber auch Schafen in den Sommermonaten. 25°C ist ihre optimale Temperatur. Sie sind tagaktiv und stechen v. a. bei windstillem, sonnigem Wetter, wobei sie ein antikoagulierendes Speichelsekret abgeben. Dem schmerzhaften Einstich folgt schnell ein Erythem mit zentraler Quaddel, dann diffuse Schwellung mit starkem Juckreiz. Die Übertragung von Krankheiten zeigt ◉ Tabelle 20.6.

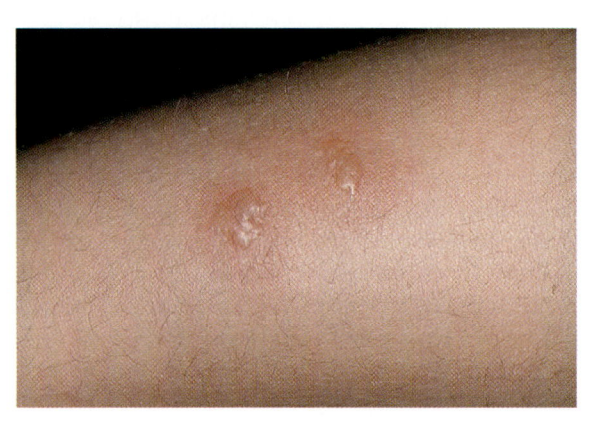

◉ **Abb. 20.6.** Bullöse Mückenstiche (Culicosis bullosa)

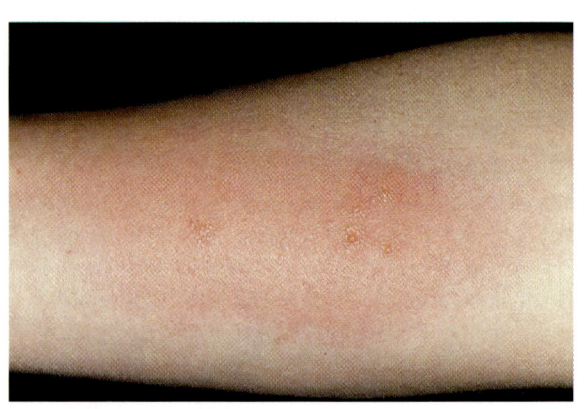

◉ **Abb. 20.7.** Kriebelmückenstiche

◉ **Tabelle 20.6.** In Europa durch Arthropoden übertragene Erkrankungen/Parasiten

Insekt	Erreger/Parasit	Krankheit
Hundefloh	Zwergbandwurm	
Hunde-/Katzenfloh	Hundebandwurm, Fadenbandwurm	
Kleiderlaus	Rickettsia spezies, R. quintana, R. weigli, Francisella tularensis, Borrelia recurrentis	Fleckfieber, wolynisches Fieber, Weigl-Krankheit, Tularämie, europäisches Rückfallfieber
Bettwanze	Coxiella burnetii	Q-Fieber
Sandmücken	Leishmanien	Leishmaniose
Anophelesmücken	Plasmodien	Malaria
Bremsen	Bacillus anthracis, Francisella tularensis	Tularämie
Stechmücken	Francisella tularensis	Tularämie

Der *Wadenstecher* ist kaum von der Gemeinen Stubenfliege zu unterscheiden. Seine Hauptwirte sind Pferd und Rind, in den Sommermonaten wird auch der Mensch im Freien, v. a. in der Nähe von Stallungen, hauptsächlich an den unteren Extremitäten gestochen. Der Einstich verursacht einen leichten Schmerz, danach entsteht meist für kurze Zeit eine kleine juckende Papel.

Flöhe

Flöhe sind 1–4 mm groß, haben keine Flügel, können aber mit ihrem letzten, sehr ausgeprägten Beinpaar um ein Vielfaches ihrer Körpergröße weit springen. Der Menschenfloh *Pulex irritans* spielt dank verbesserter Wohnhygiene heute in Mitteleuropa kaum noch eine Rolle. Wichtiger sind der Hundefloh (*Ctenocephalides canis*), der Katzenfloh (*C. felis felis*), weiterhin der Europäische Rattenfloh, der Vogelfloh und der Igelfloh. Die Wirtsspezifität von Flöhen ist nicht sehr ausgeprägt. So findet man an Hunden am häufigsten den Katzenfloh, der in unseren Breiten auch den Menschen am häufigsten befällt. Flöhe befinden sich nur zu ihrer Mahlzeit direkt an ihrem Wirt, sonst halten sie sich an dessen Lagerstätte oder z. B. in Fußbodenritzen auf, wo sie auch ihre Eier ablegen. Pulex irritans hat eine Lebenszeit von etwa 1,5 Jahren, C. felis felis von etwa 1 Jahr. Bei Temperaturen von 7–10°C und gesättigter Luftfeuchtigkeit können Hungerzeiten von 125 Tagen (Pulex irritans) überstanden werden.

Klinisches Bild. Auch die Flohstichreaktion variiert je nach Reaktionslage des Wirtes. Es kann kurz nach dem Stich eine Quaddel entstehen, fast immer aber als Spätreaktion eine Papel. Bei Kindern finden sich oft sehr große Quaddeln, auch zentrale Blasen treten auf. Charakteristisch ist zum einen eine Hämorrhagie an der Einstichstelle, zum anderen das Auftreten der Flohstiche in Gruppen oder in linearer Anordnung: Der Floh führt einige Probestiche aus, bevor er seine Blutmahlzeit zu sich nimmt.

Therapie. Lokaltherapie ist meist ausreichend, bei ausgeprägtem Befall auch systemische Antihistaminika. Wichtig ist das Aufspüren des Hauptwirtes – meist ein Haustier –, dessen Behandlung und die Umgebungssanierung, insbesondere von Schlafplätzen und Lagern des Hauptwirtes.

Sandfloh (Tunga penetrans, chigoe, jigger)

Der Sandfloh ist nur 1–1,2 mm groß und kommt heute in Mittel- und Südamerika, Afrika, Madagaskar, Sansibar, auf den Seychellen und an den Küsten von Pakistan und Indien vor. Infolge des zunehmenden Tourismus wird auch in Mitteleuropa immer häufiger die »Urlaubsdermatose« Tungiasis, d. h. der Befall mit Sandflöhen, diagnostiziert. Die Flöhe halten sich in detritusreichem, nicht zu feuchtem Sand auf. Während die Männchen – wie andere Floharten – an der Hautoberfläche Blut saugen, dringt das befruchtete Weibchen in die Haut seines Wirtes ein, gräbt sich bis zum Stratum lucidum vor und ernährt sich von dort aus mit seinem Rüssel aus Blutgefäßen des Koriums (Engel et al. 1993). Der Körper des Flohweibchens verschwindet weitgehend in der Epidermis, nur die Atmungs-, After- und Geschlechtsöffnung stehen mit der Außenwelt in Verbindung. Nach kurzer Zeit schwillt der Hinterkörper infolge der zahlreichen reifenden Eier in den Ovarien bis zu Erbsgröße an, dann setzt die Eiabgabe nach außen ein (Heukelbach et al. 2002; Wolf et al. 2003).

Klinisches Bild. Die Infestation wird durch Laufen mit unzureichendem Schuhwerk (Sandalen, barfuß) auf sandigen Böden erworben. Beim Menschen wird daher vorwiegend die Fußregion befallen, besonders die Sohlen, die Zehenzwischenräume und die Umgebung der Zehennägel. Bei im Sand spielenden Kindern kann aber auch jede andere Region befallen sein.

Klinisch imponieren etwa erbsgroße, rötliche, prallelastische Knötchen, manchmal hyperkeratotisch, mit zentraler Öffnung, die meist als dunkler Punkt wahrgenommen wird. Juckreiz und Druckschmerz werden angegeben. Auf Druck entleert sich eine die weißlichen Eier enthaltende Flüssigkeit.

Therapie. Vorsichtiges Abtragen etwaiger Hyperkeratosen, stumpfe Auslösung und Extraktion der Flöhe, wobei auf restlose Entfernung Wert zu legen ist. Die Entfernung durch Exzision ist ebenfalls möglich. Die Wunde sollte antibakteriell nachbehandelt werden, bei bereits eingetretener Infektion empfiehlt sich eine systemische Antibiotikagabe.

Die Prophylaxe besteht im Tragen von geschlossenen Schuhen in den entsprechenden Gebieten.

Als Komplikationen können Lymphangitis, Lymphadenitis, Erysipel, Phlegmone, Abszesse, aber auch Tetanus und Gasbrand auftreten.

Wanzen

Unter den vielen Wanzenarten sind nur die der Familie Cimicidae Ektoparasiten von Warmblütern. *Cimex lectularius*, die Gemeine Bettwanze, ist ein Parasit ausschließlich des Menschen. Beide Geschlechter und alle 5 Entwicklungsstadien ernähren sich von seinem Blut. Dank moderner Kontaktinsektizide ist die Wanzenplage sehr zurückgegangen.

Bettwanzen sind etwa 3×5 mm groß. Zur Nachtzeit befallen sie Schlafende durch Herabfallenlassen von der Zimmerdecke oder Ankriechen. Sie sind lichtscheu und verstecken sich tagsüber in Ritzen und Fugen von Wänden und Möbeln, in den Matratzen usw. Auf der Haut, insbesondere der von Kleidung unbedeckten Haut, wird mehrmals gestochen, bis die geeignete Stelle gefunden ist. Dabei werden Speicheldrüsensekrete mit anästhesierenden, antikoagulierenden und hämolysierenden Eigenschaften eingebracht.

Klinisches Bild. Der Stich selber wird nicht bemerkt. Die Reaktion ist auch hier von der Reaktionslage des Wirtes abhängig. In der Regel bilden sich zunächst Papeln, später bei weiteren Stichen als Sofortreaktion Quaddeln, die dann in Papeln übergehen. Meist zeigen die Reaktionen, abgesehen von der zentralen Einstichstelle, eine deutliche hämorrhagische Komponente und sind in Gruppen angeordnet. Bei Kindern finden sich auch Blasen. Im Gesicht kann sich bei erstmaligem Befall eine diffuse Schwellung und Rötung zeigen.

Therapie. Antipruriginöse und desinfizierende Lokalbehandlung. Wichtig ist die Entwesung befallener Behausungen.

20.3.4 Hymenopteren

Bienen und Wespen

Hymenopteren stechen nicht zur Nahrungsaufnahme, sondern ausschließlich zur Verteidigung. Nur die Weibchen verfügen über Stich- und Giftapparat. Zur Familie der Bienen (Apidae) gehört neben der *Honigbiene (Apis mellifica)* auch die *Hummel (Bombus)*. Zu den Faltenwespen (Vespidae) gehören u. a. die *Gemeine Wespe (Paravespula vulgaris)* und die *Hornisse (Vespa crabro)*, die über 3 cm groß werden kann. Besonders im Spätsommer können Wespen, angelockt von süßen Speisen und Fleisch beim Essen im Freien, zur Plage werden.

Bei direkter Reizung oder Gefahr für den Bienenstaat greift die Biene an. Der Stachel wird mit Hilfe von Widerhaken tief eingeführt, gleichzeitig Gift aus der Giftblase injiziert. Flieht die Biene, so bleiben Stachel, Giftblase sowie der steuernde Nervenknoten zurück. Während die Biene an ihren dadurch erlittenen Verletzungen eingeht, kann der Stachel selbstständig noch tiefer eindringen, die Giftblase sich selbstständig weiter kontrahieren. Der Wespenstachel besitzt keine Widerhaken, d. h. er kann wieder herausgezogen und mehrfach eingesetzt werden (Mumcuoglu u. Rufli 1993).

Klinisches Bild. Durch die verschiedenen Toxine der Hymenopterengifte entsteht nach dem schon sehr schmerzhaften Stich ein handtellergroßes Erythem mit Ödem, ggf. auch Induration, das zunächst druckempfindlich und schmerzhaft ist, dann auch Juckreiz verursacht. Gefährlich sind Stiche innerhalb der Mundhöhle, weil sie Schwellungen der Zunge oder Glottisödem mit Erstickungsgefahr verursachen können. Eine größere Anzahl von Stichen ist besonders bei Kleinkindern ernst zu nehmen: Es kann zu toxischen Allgemeinreaktionen kommen. Gefährlicher sind allerdings anaphylaktische Allgemeinreaktionen als Ausdruck einer Hymenopterengiftallergie.

Therapie. Bei der Entfernung des Stachels ist darauf zu achten, dass die evtl. daran hängende Giftblase nicht gequetscht und damit weiteres Gift eingebracht wird. Der Stachel ist mit einem Messer, notfalls mit dem Fingernagel, wegzuschaben. Die Lokaltherapie besteht in kühlenden Umschlägen. Antihistaminika sind hilfreich, bei sehr schweren Reaktionen systemische Kortikoide auch ohne Vorliegen einer Allergie.

Bei Hymenopterengiftallergie ist die Indikation einer *spezifischen Immuntherapie* zu prüfen. Für die Entscheidung werden Anamnese, Kutantest und RAST-Untersuchung herangezogen.

Ameisen

Ameisen, ebenfalls zur Ordnung Hymenoptera gehörend, sind 2–15 mm große, sehr bewegliche Insekten, die in sozial aufgebauten Staaten leben. Während die Feuerameise in den USA gefürchtet ist, spielen Ameisen bei uns als stechende Insekten kaum eine Rolle, obwohl Wegameisen, Pharaoameisen und Waldameisen weit verbreitet sind. Nur wenn sie gereizt oder in der Nähe ihrer Nester angegriffen werden, wehren sie sich mit Hilfe von Stachel und Giftdrüsen (z. B. Feuerameisen) oder Mandibeln und Giftdrüsen (z. B. Waldameisen, Formicinen).

Klinisches Bild. Das Gift der Formicinen besteht bis zu 70% aus Ameisensäure. Es kann über einige Dezimeter weit verspritzt werden und so zu Schleimhautreizungen führen, wird aber auch, wenn sich die gereizten Tiere mit ihren Mandibeln auf der Haut festgebissen haben, an die Kontaktstelle gebracht und verursacht dann einen brennenden, stechenden Schmerz. Dabei entstehen Erytheme mit Quaddeln von 2–3 mm Durchmesser, die höchstens 2 h bestehen. Auch durch den Stich von Ameisen entstehen Quaddeln auf Erythemem; Feuerameisen verursachen Pusteln. Allergien sind möglich.

Pharaoameisen finden sich in menschlichen Behausungen, so auch in Krankenhäusern. Verletzungen von Kleinkindern durch Ameisen wurden beschrieben (Mumcuoglu u. Rufli 1993).

20.3.5 Raupen, Motten, Schmetterlinge

Motten und Schmetterlinge (Lepidoptera) entwickeln sich über ein Raupen- und ein Puppenstadium aus dem Ei. In Europa verursachen v. a. die Raupen der Prozessionsspinner, des Brombeerspinners, des Braunen Bärs und des Goldafters die sog. Raupendermatitis.

Klinisches Bild. Viele behaarte Raupen besitzen Brenn- oder Gifthaare oder »Giftdornen«, die bei Berührung abbrechen. Sie dringen mit Hilfe von Widerhaken in die menschliche Epidermis ein, entleeren ihr Gift und verursachen heftig juckende, hochrote, makulöse, papulöse und urtikarielle Reaktionen, bei Kindern auch mit Bläschen und Blasen (◘ Abb. 20.8). In diesen Fällen können in der Blasendecke Raupenhaare nachgewiesen werden. Die Hauter-

20.4 · Weitere kutane Parasitosen

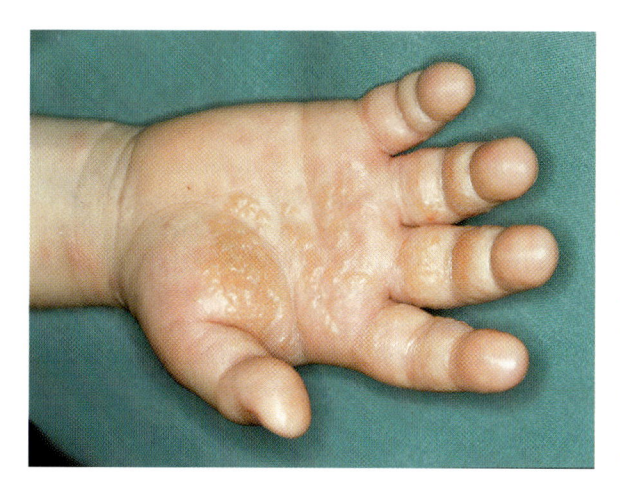

Abb. 20.8. Raupendermatitis

scheinungen finden sich vorwiegend an den exponierten bzw. unbedeckten Körperarealen: an Händen, Unterarmen, am Nacken und Hals, gelegentlich aber auch am Stamm. Sie heilen nach 1–2 Wochen spontan ab. Gelegentlich können Allgemeinsymptome mit Fieber und Erbrechen auftreten.

Die Raupenhaare finden sich auch in den Gespinsten der Raupen, in den abgestreiften Häuten, in den Kokons der Puppen und in den Eigelegen als Schutz vor Feinden und können mit dem Wind verbreitet werden. Die Toxizität der Haare bleibt jahrelang erhalten.

Bei der Schwammspinnerraupenplage, die 1993 in Deutschland zu beobachten war, kam es vorwiegend bei Kindern zu Hauterscheinungen (Schöfer 1994), teils urtikariell, teils papulös, oft in linearer Anordnung, wenn die Kinder Raupen auf ihrer Haut hatten laufen lassen, um sie zu beobachten. Die Schwammspinnerraupen besitzen keine Gifthaare; ihre sehr festen und spitzen Haare können jedoch in die Haut eindringen und eine irritative Dermatitis auslösen, ähnlich wie Glaswolle.

Therapie. Lokaltherapie nützt bei Raupendermatitis nicht allzu viel. Systemische Antihistaminika können den Juckreiz lindern. Mit Tesafilm oder Pflasterstreifen kann es kurz nach dem Raupenkontakt gelingen, Haare aus dem befallenen Areal zu entfernen.

20.4 Weitere kutane Parasitosen

20.4.1 Myiasis externa

Musca domestica

Verschiedene Fliegenarten, auch die Stubenfliege Musca domestica, legen Eier in vernachlässigte, schmierige, offene Wunden und Ulzera. Die Larven ernähren sich von eitrigem Substrat, Zelldetritus und Fibrinbelägen. Nach mechanischer Reinigung von den Parasiten zeigen sich meist relativ saubere Wunden.

Cordylobia anthropophaga und Dermatobia hominis

Die Larven der afrikanischen Tumbufliege, Cordylobia anthropophaga, und der amerikanischen Dasselfliege, Dermatobia hominis (Zentral- und Südamerika), können unbemerkt in die intakte Haut eindringen und verursachen dann eine zunächst juckende, dann auch schmerzende, furunkelähnliche Schwellung. Das Ende des Hinterleibs ist an der Hautoberfläche zu erkennen; hier entleert sich seröse oder eitrige Flüssigkeit. Lymphangitis und Lymphadenitis sind nicht selten. Die Therapie besteht in der Entfernung der Larve, meist nach vorsichtiger Inzision unter Lokalanästhesie. Ohne Therapie verlässt Cordylobia anthropophaga nach 8–12 Tagen, Dermatobia hominis nach etwa eineinhalb Monaten ihren Wirt bei Beendigung des Larvenstadiums, um sich außerhalb zu verpuppen (Wolf et al. 2003).

20.4.2 Larva migrans

Bei der kutanen Larva migrans (»creeping eruption«, »creeping disease«, Hautmaulwurf) handelt es sich um eine Parasitose, die zunehmend von Ferienreisenden aus den Tropen und Subtropen, vorwiegend Karibik, Mexiko, Brasilien, Afrika, Südostasien, aber auch aus Südeuropa mitgebracht wird. Erreger sind vorwiegend Nematodenlarven, aber auch Arthropodenlarven können das Krankheitsbild hervorrufen (Übersicht 20.2).

> **Übersicht 20.2.** Erreger der »creeping eruption«
>
> - Nematodenlarven
>   *nicht humanpathogen*:
>   - z. B. Ancylostoma braziliense
>   - Ancylostoma caninum
>   *humanpathogen*:
>   - Ancylostoma duodenale
>   - Necator americanus
>   - Strongyloides stercoralis
> - Arthopodenlarven
>   z. B. Gasterophilus intestinalis (Pferdebremse)

Am häufigsten wird die »creeping disease« durch Larven von *Ankylostoma braziliense* oder *A. caninum* hervorgerufen, die v. a. bei Hunden und Katzen parasitieren. Mit den Exkrementen des Hauptwirtes gelangen die Eier ins Freie, wo sie sich im warmen, feuchten, sandigen Boden über verschiedene Larvenstadien entwickeln. Die Larve kann bei Kontakt über Follikel und Mikrotraumen, aber auch durch die intakte Epidermis in die Haut des Menschen gelangen.

Klinisches Bild. Meist erfolgt die Infestation beim Barfußgehen am Strand, entsprechend sind meistens die Füße be-

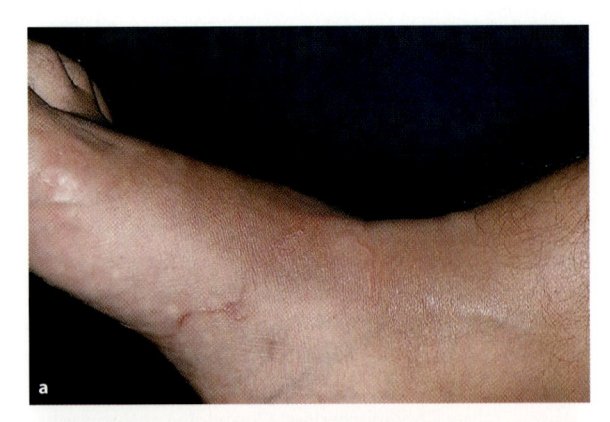

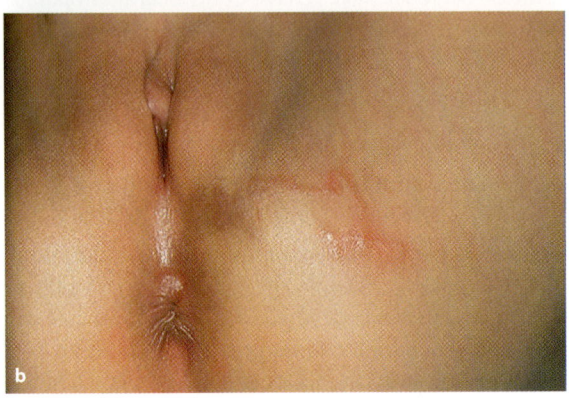

Abb. 20.9a, b. Larva migrans. **a** Fuß, **b** Anogenitalregion

troffen, aber auch jede andere Körperregion kann – entsprechend dem Kontakt – befallen sein (Abb. 20.9). Da der Mensch ein Fehlwirt ist, bewegen sich die Larven praktisch ziellos in der unteren Epidermis pro Tag um bis zu 5 cm weiter. Charakteristisch sind strichförmige, girlandenartige, bizarr gewundene Erytheme mit Papulovesikeln und Papeln, die heftigen Juckreiz verursachen. Komplizierend kann es zu bakteriellen Infektionen kommen. Systemische Manifestationen sind bei der durch nicht humanpathogene Ankylostomalarven verursachten »creeping eruption« äußerst selten; gelegentlich wurde das Auftreten eines Löffler-Syndroms (Bluteosinophilie und Lungeninfiltrate) beschrieben. Unbehandelt ist die Erkrankung selbstlimitiert; die Larve stirbt in der Regel innerhalb von 8 Wochen ab, kann aber auch bis zu einem Jahr parasitieren.

Therapie. Topisch: Tiabendazol (Schwarb 1997), das als Magistralrezeptur 15%ig in einer hydrophilen Creme täglich 3-mal über 5 Tage angewendet wird. Bei Patienten mit multiplen Eruptionen ist die systemische Verabreichung von Albendazol (Eskazole) 400 mg oral über 3–4 Tage vorzuziehen (**Cave:** Bei Kindern unter 6 Jahren fehlen therapeutische Erfahrungen!). Die Einmalgabe von Ivermectin ist nicht immer ausreichend (Caumes et al. 2002). Die Verabreichung von Tiabendazol systemisch, Mebendazol systemisch sowie topisch und die Kryotherapie gelten heute wegen Nebenwirkungen oder zu geringer Wirksamkeit als obsolet.

20.4.3 Zerkariendermatitis

Zerkarien sind Larven von Schistosomen, die zu den Trematoden (Saugwürmern) gehören. Schistosomen brauchen zu ihrer Entwicklung Schnecken als Zwischenwirt, wobei jede Art an eine bestimmte Schneckenart gebunden ist. Schistosomeneier gelangen mit dem Kot ihres Wirtes (meist Wasservögel) ins Wasser und führen über ein Wimpernlarvenstadium (Miracidium) zur Infektion der Schnecke (Pilz et al. 1995). In der Schnecke entwickeln sich die Zerkarien, sog. Schwanzlarven. Sie werden – meist am Vormittag – von den Schnecken freigesetzt, schwärmen ins Wasser aus und gelangen perkutan, mit der Nahrungsaufnahme oder auf anderen Wegen in ihren endgültigen Wirt. Bekanntestes Krankheitsbild ist die Bilharziose (Schistosomiasis).

Die *Zerkariendermatitis* (Synonym: Schistosomendermatitis, »swimmer's itch«) tritt nach kutaner Penetration von Zerkarien, v. a. der Arten Trichobilharzia ocellata und T. szidati, auf, deren eigentlicher Endwirt Wasservögel, v. a. Enten, und kleine Säugetiere sind. Sie ist weltweit verbreitet an Seen, aber auch in manchen Küstenbereichen. Das Auftreten der Erkrankung ist abhängig von der Reifung der Schnecken sowie von Entwicklung und Ausschwärmen der Zerkarien, welche wiederum von der Wassertemperatur beeinflusst werden. Bei uns kommt diese Erkrankung an heißen Sommertagen an Badeseen, v. a. in Ufernähe, vor.

Klinisches Bild. Sobald das Wasser am Badenden getrocknet ist (Mulvihill u. Burnett 1990), beginnen die Zerkarien zu penetrieren und verursachen dabei leichten Juckreiz, der etwa 1 h dauert. Gelegentlich treten dabei auch makulöse Erytheme oder Urtikaria auf. 10–15 h später entwickeln sich dann als immunologische Reaktion heftig juckende, einzeln stehende Papeln auf Erythemen, auch mit Ödem der Umgebung. Die Zerkarien, für die der Mensch ein Fehlwirt ist, sterben ab; nach 5–7 Tagen klingt die Dermatitis ab. Bei erstmaligem Kontakt überleben die Zerkarien länger, die Dermatitis tritt dann erst nach erfolgter Sensibilisierung 1–2 Wochen nach dem Baden auf.

Therapie. Symptomatisch: lokal Lotio alba aquosa oder Kortikoide, systemisch Antihistaminika, ggf. auch Kortikoide. Prophylaktisch kann versucht werden, durch kräftiges Frottieren mit dem Handtuch die Zerkarien zu entfernen, bevor sie penetrieren.

20.5 Hautmanifestationen bei Wurmbefall

In jedem Organ oder Organsystem des Menschen können die eine oder andere Wurmart oder deren Larven leben. Die Haut kann dabei einmal direkt betroffen sein als das Organ, durch das oder in das Wurm oder Larve penetrieren (Schistosomen) oder in dem sich der Wurm ansiedelt (Onchocer-

Tabelle 20.7. Wurmbefall mit Hautmanifestationen

Erregergruppe	Erkrankung	Parasit	Verbreitung	Übertragung	Hauterscheinungen	Lokalisation
Trematoden (Saugwürmer)	Bilharziose Schistosomiasis	Schistosoma spezies	warme Länder Wassertemperatur >25° C	Schnecken als Zwischenwirt Wasser	warzige Knötchen und Krusten, Fisteln, Ulzera	(Peri-)genital, Stamm, periumbilikal
Cestoden (Bandwürmer)	Zystizerkose	Cysticercus cellulosae (Taenia solium-Larven)	Weltweit	Schweinefleisch	Flüchtige Eryrtheme, Knötchen bis Knoten	Kutan, subkutan
	Echinokokkose	Echinococcus granulosus, Echinococcus multilocularis	Weltweit	Fäzes von Hunden, Füchsen u. a.	Hautzysten	Subkutan
Nematoden (Fadenwürmer)	Askariasis	Ascaris lumbricoides	Weltweit	Pflanzliche Nahrung	Urtikaria	
	Trichinose	Trichinella spiralis	Weltweit	Schweinefleisch	Ödeme, Exanthem (roseolaartig), Splitterblutungen	Gesicht, Palmae, Plantae, subungual
	Ankylostomiasis	Ankylostoma duodenale Necator americanus	Tropen, Subtropen	s. Larva migrans	Erytheme, Papeln	Fußsohlen, Extremitäten
	Strongyloidiasis	Strongyloides stercoralis (Zwergfadenwurm)	vorwiegend warme, feuchte Gebiete	s. Larva migrans	Makulopapulöse Exantheme, Urtikae (2–3 Tage bestehend), »Larva currens«	
	Filariosis bancrofti	Wuchereria bancrofti u. a.	Tropen, Subtropen	Moskitos	Lymphangitis, Lymphadenitis, Elephantiasis, nodöse Erytheme	Beine, genital
	Loiasis	Loa loa, Wanderfilarien	Äquatorialafrika	Bremsen	Entzündliche Schwellungen (»Kamerunschwellung«)	Handgelenke, Knöchel, Gesicht
	Onchozerkose	Onchocerca volvulus	Äquatorialafrika, Zentral- und Südamerika, Jemen, Arabien	Kriebelmücken	Onchozerkome, Pigmentstörung, Dermatitis, Atrophie, Lymphadenopathie	Kutan, subkutan
	Drakunkulose	Dracunculus medinensis, Medinawurm	Tropen, Subtropen	Flohkrebse (Cyclops) als Zwischenwirt, Süßwasser	Blase, Erosion, Ulkus	Untere Extremität

ca), zum anderen indirekt als Manifestationsorgan systemischer allergischer Reaktionen bei Befall anderer Organsysteme. Kaum eine Wurmerkrankung gibt es, in deren Verlauf nicht eine Urtikaria, entsprechende Ödeme oder flüchtige Erytheme als Reaktion auf den Parasitenbefall bzw. als Ausdruck einer Sensibilisierung auftreten; nur bei der Echinokokkose und Onchozerkose wird dies nicht beschrieben. Spezifische Hautveränderungen sind der ◘ Tabelle 20.7 zu entnehmen.

20.5.1 Enterobiasis (Oxyuriasis)

Erreger ist *Enterobius (Oxyuris) vermicularis* (Madenwurm), ein bis zu 13 mm langer Wurm aus der Klasse der Nematoden. Die Infektion erfolgt meist als Schmierinfektion. Der Parasit besiedelt Dickdarm, Zäkum einschließlich Appendix und Rektum. Das Weibchen verlässt den Darm, um die Eier anal und perianal abzulegen. Von hier werden sie durch Schmierinfektion zum Mund übertragen, gelangen von dort wieder in den Darm, wo sie sich weiterentwickeln.

Klinisches Bild. Leitsymptom ist heftiger perianaler Pruritus, besonders in der Bettwärme. Durch das Kratzen gelangen die Wurmeier über die Finger zum Mund. Perianal kommt es zum Ekzem, zu Exkoriationen, evtl. zu Infektionen (Pyodermien). Der Erregernachweis gelingt makroskopisch durch genaue Inspektion der Analregion und/oder des Stuhls. Auf einem morgens kurz angedrückten Tesafilm lassen sich mikroskopisch die ovalen Oxyureneier erkennen.

Therapie. Zum Beispie Pyrantel (Helmex) 10 mg/kgKG als Einmalgabe oder Mebendazol (z. B. Vermox) je100 mg 3 Tage lang, Wiederholung nach 2 und 4 Wochen. Pyrantel ist bei Kindern unter 6 Monaten kontraindiziert, für Mebendazol besteht eine Anwendungsbeschränkung bei Kindern unter 2 Jahren. Zur symptomatischen Lokaltherapie perianal haben sich Farbstofflösungen bewährt, z. B. 0,25%ige Pyoktanin-Lösung.

Literatur

Agathos M (1994) Skabies. Hautarzt 45: 889–903
Agathos M (1996) Berufskrankheit Skabies? Dermatosen 44: 126–128
Baselga E, Drolet BA, Esterly NB (1996) Avian mite dermatitis. Pediatrics 97: 743–745
Beck W (1996) Tierische Milben als Epizoonoseerreger und ihre Bedeutung in der Dermatologie. Hautarzt 47: 744–748
Burkhart CG, Burkhart CN, Burkhart KM (2000) An epidemiologic and therapeutic reassessment of scabies. Cutis 65: 233–40
Carbonaro PA, Janniger CK, Schwartz RA (1995) Spider bite reactions. Cutis 56: 256–259
Caumes E, Ly F, Bricaire F (2002) Cutaneous larva migrans with folliculitis: report of seven cases and review of the literature. Brit J Dermatol 146: 314–316
Damian D, Rogers M (2003) Demodes infestation in a child with leukaemia: treatment with ivermectin and permethrin. Int J Dermatol 42: 724–726
Elgart ML (2003) Cost-benefit analysis of ivermectin, permethrin and benzylbenzoate in the management of infantile and childhood scabies. Expert Opin Pharmacother 4: 1521–1524
Engel PM, Kreusch J, Wolff HH (1993) Tungiasis. Z Hautkr 68: 810–813
Fimiani M, Mazzatenta C, Allessandrini C, Paccagnini E, Andreassi L (1997) The behavior of Sarcoptes scabiei var. hominis in human skin: an ultrastructural study. J Submicrosc Cytol Pathol 29: 105–113
Fölster-Holst R, Rufli T, Christophers E (2000) Die Skabiestherapie unter besondesrer Berücksichtigung des frühen Kindesalters, der Schwangerschaft und Stillzeit. Hautarzt 51: 7–13
Fradin MS, Day JF (2002) Comparative efficacy of insect repellents against mosquito bites. N Engl J Med 347: 13–18
Gershanik J, Boegler B, Ensley H, McGroskey S, George W (1982) The gasping syndrome and benzyl alcohol poisoning. New Engl J Med 307: 1384–1388
Gonzalez F (2001) Black widow bites in children. J Am Osteopath Assoc 101: 229–231
Hamm H (2005) Milben, Läuse und Flöhe. Epizoonosen im Kindesalter. Hautarzt 56: 915–924
Hemmer W, Focke M, Aspöck H, Götz M, Jarisch R (1997) Dipteren-(Mücken-) Allergie. Allergo J Suppl 1: 15–17
Heukelbach J, Wilcke T, Eisele M, Feldmeier H (2002) ectopic localization of tungiasis. Am J Trop Med Hyg 67: 214–216
Howard R, Frieden IJ (1996) Papular urticaria in children. Pediatr Dermatol 13: 246–249
Humeau S, Bureau B, Litoux P, Stalder JF (1995) Infantile acropustulosis in six immigrant children. Pediatric Dermatology 12: 211–214
Ingber A, Trattner A, Cleper R, Sandbank M (1991) Morbidity of brown recluse spider bites. Acta Derm Venereol 71: 337–340
Kleber JJ, Wagner P, Felgenhauer N, Kunze M, Zilker T (1999) Vergiftung durch Skorpionstiche. Dtsch Ärzteblatt 96: 1359–1364
Ko CJ, Elston DM (2004) Pediculosis. J Am Acad Dermatol 50: 1–12
Kreusch JF, Wolff HH (1995/96) Diagnose und Ausschluß der Skabies bei Kindern durch Auflichtmikroskopie. Pädiatr prax 50: 103–110
Lacarrubba F, Musumeci ML, Caltabiano R, Impallomeni R, West DP, Micali G (2001) High-magnification videodermatoscopy: a new non-invasive diagnostic tool for scabies in children. Pediatr Dermatol 18: 439–441
Manske U (1997) Pediculosis – ein zunehmendes epidemiologisch-soziales Problem. Akt Derm 23: 273–80
Marghescu S (1992) Prurigo-Krankheiten: Klassifikation – Klinik – Therapie. In: Braun-Falco O, Plewig G, Meurer M (Hrsg) Fortschritte der praktischen Dermatologie und Venerologie, Band 13. Springer, Berlin 247–250
Mellanby K (1943) Skabies. Oxford University Press, London: Humphry Milford
Meyer-Rohn J (1981) Hexachlorzyklohexan bei Skabies und Pediculosis capitis. Hautarzt 32: 386
Mulvihill CA, Burnett JW (1990) Swimmer´s itch: A cercarial dermatitis. Cutis 46: 211–213
Mumcuoglu Y, Rufli T (1983) Dermatologische Entomologie. In: Metz J (Hrsg) Beiträge zur Dermatologie, Bd 9. Perimed, Erlangen
Mumcuoglu KY, Klaus S, Kafka D, Teiler M, Miller J (1991) Clinical observations related to head lice infestation. J Am Acad Dermatol 25: 248–251
Orkin M, Maibach HJ (1985) Modern aspects of scabies. Curr Probl Dermatol 13: 109–127
Peng Z, Yang M, Simons FE (1996) Immunologic mechanisms in mosquito allergy: correlation of skin reactions with specific IgE and IgG antibodies and lymphocyte proliferation response to mosquito antigens. Ann Allergy Asthma Immunol 77: 238–244
Pflugshaupt C, Waldmeier S (2001) Repellenzien: wirksamer Schutz vor Stechmücken. In: Plewig G, Degitz K (Hrsg) Fortschritte der praktischen Dermatologie und Venerologie, Band 17. Springer, Berlin Heidelberg New York 463–466
Pilz J, Eisele S, Disko R (1995) Zerkariendermatitis (swimmer´s itch). Hautarzt 46: 335–338
Pirker C, Koller DY, Rosenkranz AR, Jarisch R, Götz M (1992) Mückenstichallergie. Hautarzt 43: 1–3
Prendiville JS (1995) Infantile acropustulosis – how often is it a sequela of scabies? Pediatr Dermatol 12: 275–276
Rufli T (1993) Einheimische Ektoparasitosen, eine Übersicht. Schweiz Med Wochenschr 123: 1268–1273
Sams HH, Hearth SB, Long LL, Wilson DC, Sanders DH, King LE Jr (2001) Nineteen documented cases of Loxosceles reclusa envenomation. J Am Acad Dermatol 44: 603–608

Literatur

Schöfer H (1994) Schwammspinner-Raupendermatitis. Akt Dermatol 20: 241–244

Schwarb FP (1997) Topische Behandlung der kutanen Larva migrans-Infektion mit Tiabendazol. Akt Derm 3: 58

Scowen P (1996) Head lice: a problem for 1 in 10 primary school children. Prof Care Mother Child 6: 139–140

Shahab RK, Loo DS (2003) Bullous scabies. J Am Acad Dermatol 49: 346–50

Spraul CW, Wagner P, Lang GE, Lang GK (2003) Ophthalmia nodosa durch Vogelspinnenhaare. Klin Monatsbl Augenheilkd 220: 20–23

Steen CJ, Carbonaro CA, Schwartz RA (2004) Arthropods in dermatology. J Am Acad Dermatol 50: 819–42

Wolf R, Orion E, Matz H (2003) Stowaways with wings: two case reports on high-flying insects. Dermatol Online J 9: 10

Exantheme

H. Gröbe

21.1 Einleitung – 337

21.2 Masern – 338

21.3 Scharlach – 340

21.4 Röteln – 341

21.5 Parvovirus-B19-Infektion (Ringelröteln) – 342

21.6 Enterovirusinfektionen – 345

21.7 Reovirusinfektionen – 347

21.8 Epstein-Barr-Virusinfektion (infektiöse Mononukleose) – 348

21.9 Erkrankungen durch Rickettsien – 349

21.10 Exanthema subitum (Dreitagefieber) – 350

21.11 Graft-vs.-host-Krankheit – 350

21.12 Laterothorakales Exanthem – 351

21.13 Gianotti-Crosti-Syndrom – 352

21.14 Kawasaki-Syndrom (mukokutanes Lymphknotensyndrom) – 353

Literatur – 354

21.1 Einleitung

Der Versuch der nosologischen Einordnung eines Exanthems gehört zur täglichen Routine des mit Kindern befassten Arztes.

Viele infektiöse Erkrankungen im Kindesalter manifestieren sich auch am Organ Haut; deren sichtbare Veränderungen können in einigen Fällen leicht zur Diagnose und damit Ätiologie der Erkrankung beitragen; bei vielen Patienten ist die Zuordnung jedoch aufgrund der Vielzahl der Infektionserreger und der großen Zahl und Variabilität der Hauterscheinungen schwierig.

Die Abgrenzung von nichtinfektiösen Erkrankungen mit Hautbeteiligung, z. B. von Arzneimittelreaktionen, kann Probleme bereiten. Zusätzliche Gesichtspunkte wie Umgebungsinfektionen, Jahreszeit, Inkubationszeit, Prodromalsymptome, Alter des Kindes, Impfstatus, Medikamenteneinnahme und die assoziierten klinischen Zeichen wie Fieber, Fieberverlauf oder eine Lymphadenopathie sind für die Differenzialdiagnose ebenso wichtig wie die in vielen Fällen die Diagnose erst bestätigenden virologischen und serologischen Untersuchungen (Tabelle 21.1). Neuere Untersuchungstechniken wie die Bestimmung der Viruslast mittels Polymerasekettenreaktion (PCR) haben die raschere Diagnosestellung ermöglicht.

An der Entstehung eines Exanthems sind möglicherweise verschiedene pathogenetische Prinzipien beteiligt:
1. Direkter Effekt des infektiösen Organismus in der Haut als Folge einer Virämie bzw. Bakteriämie und/oder indirekt eine Immunreaktion des Organismus mit Lokalisation in der Haut (Antigen-Antikörper-Reaktionen bzw. Bildung von Immunkomplexen, zelluläre Faktoren; Modelle hierfür sind z. B. Enterovirus-, Parrovirus-B-19-Infektionen, Masern, Röteln) oder
2. Bildung und nachfolgende Dissemination von Toxinen eines bekannten Erregers in die Haut, z. B. beim Scharlach oder Kawasaki-Syndrom (?). Folgen sind pathologisch-anatomische Veränderungen im Bereich der Hautkapillaren (Endothelschwellung, perivaskuläres Ödem, zelluläre Infiltrate, Blutung), der Dermis (Ödem, zelluläre Infiltrate, Blutung, Direktnachweis des infektiösen Agens) und der Epidermis mit zytopathologischen Effekten (Einschlüsse, Vakuolisierung, Nekrosen). Diese führen dann zu den unterschiedlichen klinischen Exanthemmustern, wobei so wichtige klinische Aspekte wie das Verteilungsmuster und das Fortschreiten der Effloreszenzen weitgehend unbekannt sind. Unterschiede in der Hautdicke, der Vaskularisierung, der Zellproliferation und der Temperatur mögen hierbei eine Rolle spielen.

Die Mehrzahl der mit einem Exanthem einhergehenden Erkrankungen ist sicher gutartig und selbstlimitierend. Trotzdem ist die diagnostische Einordnung wichtig, um unnötige Untersuchungen und Therapien zu vermeiden, evtl. notwendige Isolierungsmaßnahmen einleiten zu können und die prinzipiell behandlungsbedürftigen Krankheiten (z. B. *Scharlach, Kawasaki-Syndrom oder schwere Enteroviruserkrankungen*) rechtzeitig zu erkennen.

21.2 Masern

Epidemiologie. Die Ansteckung erfolgt über Tröpfchen, wobei eine Entfernung von 5 m genügt, um das Virus zu übertragen. *Masern* sind sehr kontagiös, der Manifestationsindex beträgt über 90%. Im Prodromalstadium, 3–5 Tage vor Exanthemausbruch, ist die Infektiosität am größten, sie endet 4 Tage nach Exanthembeginn. Vor Einführung der Impfung lag der Durchseuchungsgrad am Ende der Kindheit bei 95–97%. Mit Einführung der Lebendimpfung ist die Erkrankungsrate deutlich zurückgegangen, wobei eine Verschiebung in das Adoleszenten- bzw. Erwachsenenalter (Impfversager, Nichtimmunisierte) stattgefunden hat. Die Inkubationszeit beträgt 9–12 Tage bis zum Beginn der ersten Symptome und 12–14 Tage bis zum Auftreten des Exanthems. Bis zum 6.–8. Lebensmonat erkranken Säuglinge von Müttern mit durchgemachten Masern in der Regel nicht, da die Antikörper diaplazentar übertragen werden.

Ätiologie. Das Masernvirus ist ein RNA-Virus (Familie der Paramyxoviren), es gibt nur einen Serotyp.

Klinisches Bild. Typisch für die Masernerkrankung ist der zweigipflige Verlauf: Das Prodromalstadium beginnt mit Fieber um 39°C und katarrhalischen Erscheinungen wie Konjunktivitis (Lichtscheu), Schnupfen, trockenem Husten, gedunsenem Aussehen. Am 2. oder 3. Tag dieser Prodromi treten die pathognomonischen *Koplik-Flecken* auf, das sind 1–2 mm große weiße Flecken auf erythromatösem Grund auf der bukkalen Mukosa in Höhe der vorderen Molaren; sie lassen sich nicht abwischen und bleiben bis etwa zum 2. Exanthemtag nachweisbar. Gleichzeitig entwickelt sich ein fleckiges, dunkelrotes *Enanthem* am weichen Gaumen. Nach vorübergehendem Fieberabfall geht das Prodromalstadium in das Exanthemstadium über (◘ Abb. 21.1a und b).

Das Exanthem beginnt hinter den Ohren und breitet sich auf Rumpf und Extremitäten aus, Handflächen und Fußsohlen sind nicht betroffen. Die Farbe ist zuerst hellrot und später dunkelrot. Die einzelnen Effloreszenzen sind makulopapulös mit einem Durchmesser von 3–5 mm, sie sind konfluierend, besonders im Gesicht, am Stamm und im Bereich der proximalen Extremitäten und können hämorrhagisch werden (◘ Abb. 21.1c). Letzteres Phänomen weist aber nicht auf einen besonders schweren Krankheitsverlauf hin.

Mit Ausbreitung des Exanthems steigt das Fieber erneut, die Kinder machen einen deutlich kranken Eindruck, sind appetitlos, weinerlich, durch den Husten und die Konjunktivitis beeinträchtigt. Es besteht eine allgemeine Lymphadenopathie, selten eine Milzvergrößerung. Das Exanthem bildet sich 3 Tage nach Auftreten in der gleichen Reihenfolge, wie es gekommen ist, zurück. Die Kinder entfiebern, bräunliche Effloreszenzen (kapilläre Hämorrhagie) bleiben für weitere 10–14 Tage bestehen. Bei ausgeprägtem Exanthem kann sich eine feine Schuppung zeigen.

»Mitigierte« Masern sind abgeschwächte Formen bei den Kindern, denen kurz vor oder nach der Infektion passive Antikörper übertragen wurden (z. B. Bluttransfusionen, Immunglobuline). Bei abklingendem Nestschutz können auch Säuglinge an dieser mitigierten Form erkranken.

Atypische Masern (Annunziato et al. 1982) treten bei jungen Erwachsenen auf, die Jahrzehnte zurückliegend mit einem Totimpfstoff immunisiert wurden und jetzt dem Wildvirus ausgesetzt waren. Das Krankheitsbild ist durch ein an den Extremitäten beginnendes, makulopapulöses Exanthem, das sich zur Körpermitte hin ausbreitet, sowie eine schwere Pneumonie gekennzeichnet.

Komplikationen entstehen durch die transitorische Immunschwäche (Starr 1996) von etwa 6 Wochen Dauer und schließen bakterielle Sekundärinfektionen wie Pneumonie, Otitis media, die Aktivierung chronischer Erkrankungen ein (Makhene u. Diaz 1993). Die gefürchtetste Komplikation betrifft das ZNS durch den Neurotropismus des Masernvirus: Die Masernenzephalitis tritt 1–15 Tage nach Exanthembeginn auf, hat eine hohe Letalität (10–15%) und eine hohe Rate von Defektheilungen (ca. 25%). Ihre Häufigkeit liegt zwischen 1 : 1000 bei älteren und 1 : 15.000 bei jüngeren Kindern.

Bei einer persistierenden Virusinfektion des ZNS entwickelt sich nach einer Latenz von durchschnittlich 10 Jahren die SSPE, eine degenerative Erkrankung der weißen Substanz. Ein Risikofaktor für die SSPE sind die Masern kongenital/neonatal und im 1. Lebensjahr. Bei dieser Konstellation kann die Latenz bis zum Auftreten der SSPE sehr viel kürzer sein (Kaneko et al. 2002; Cruzado et al. 2002). Im Serum und Liquor werden bei diesem Krankheitsbild hohe Antikörper gegen das Masernvirus gefunden (Wölfle et al. 1997).

> Masern sind keine harmlose Kinderkrankheit.

Diagnose. Die Diagnose ist aufgrund der größeren Seltenheit der Erkrankung nicht immer einfach und richtet sich hauptsächlich nach den klinischen Symptomen (Koplik-Flecken!). In unklaren Fällen kann eine serologische Bestätigung durch Bestimmung der virusspezifischen IgM-Anti-

21.2 · Masern

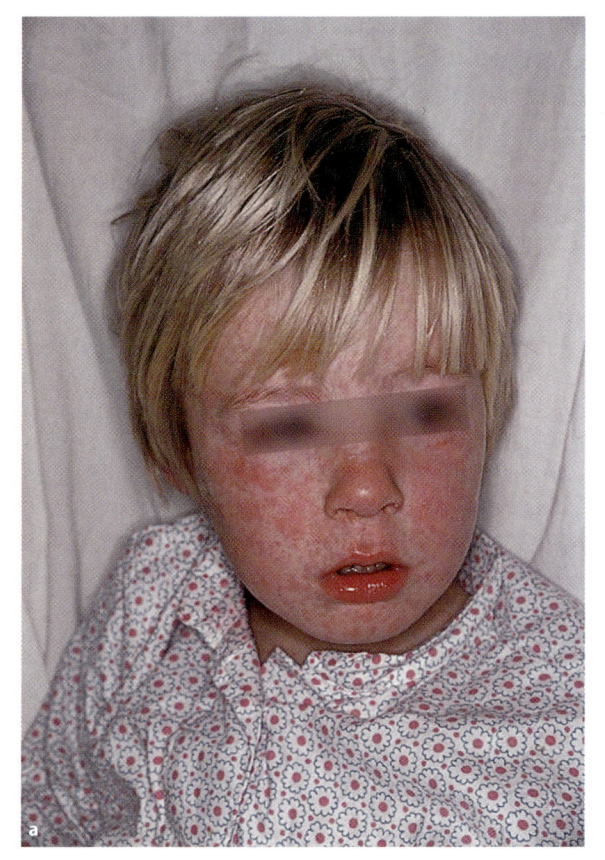

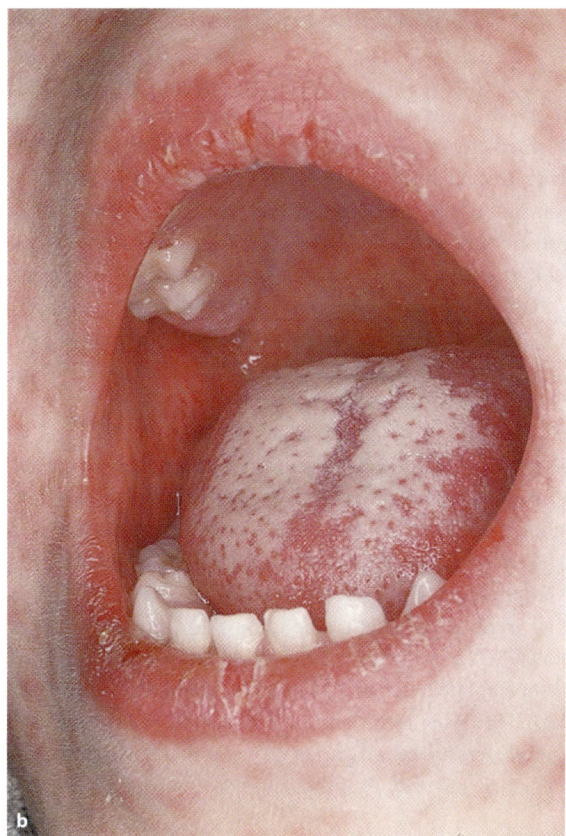

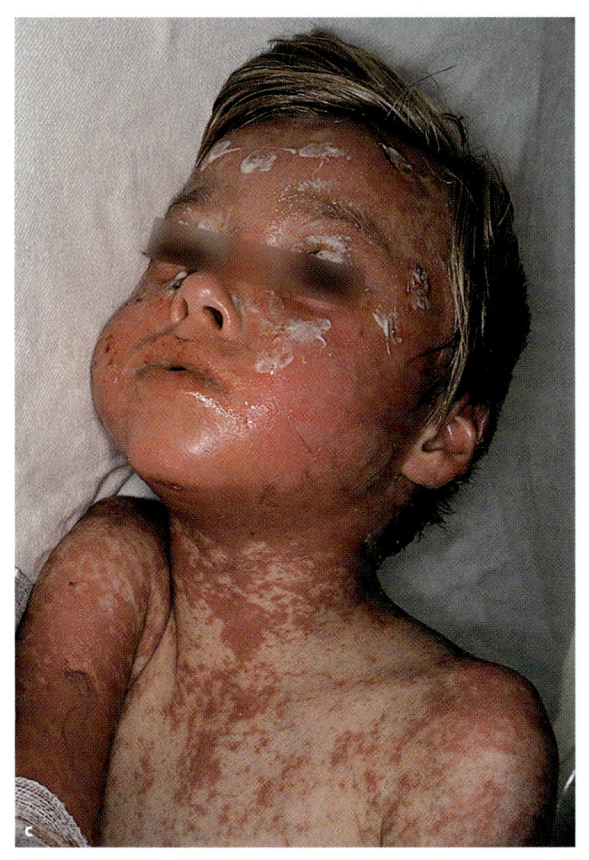

Abb. 21.1a–c. Masern. **a** Makulopapulöse Effloreszenzen im Gesicht; **b** fleckiges Enanthem; **c** hämorrhagisches, konfluierendes Exanthem

körper (ELISA) frühestens 3–4 Tage nach Exanthembeginn erfolgen.

Therapie. Eine spezifische Therapie ist nicht möglich, jedoch eine Symptomlinderung durch Antipyretika bei Bedarf, eine ausreichende Flüssigkeitszufuhr und die Gabe von Antibiotika bei Sekundärinfektionen. Eine Vitamin-A-Substitution ist in allen Ländern der Dritten Welt zu empfehlen und auch in den westlichen Ländern bei schwerem Verlauf mit Komplikationen, insbesondere bei vorbestehenden Malabsorptionssyndromen oder Mangelernährungszuständen (Arrieta et al. 1992; Hussey u. Klein 1990).

Prophylaxe. Die aktive Immunisierung ist für alle Kinder ab Beginn des 2. Lebensjahres angezeigt mit einer Wiederholungsimpfung bis Ende des 2. Lebensjahres, um einen frühestmöglichen Impfschutz zu erreichen. Bei inkubierten Kindern kann der Ausbruch der Wildvirusinfektion durch eine Impfung mit dem Lebendimpfstamm innerhalb der ersten 3 Tage nach Exposition verhindert werden. Immunkompetente Kinder mit Masern im Krankenhaus werden bis 4 Tage nach Exanthembeginn isoliert, Kinder mit unkomplizierten Masern dürfen Gemeinschaftseinrichtungen ab dem 5. Tag nach Exanthemausbruch wieder besuchen.

Differenzialdiagnose. Röteln, Scharlach, Erythema infectiosum, Exanthema subitum, Epstein-Barr-Virusinfektion, Kawasaki-Syndrom, Arzneimittelexanthem.

21.3 Scharlach

Epidemiologie. Scharlach ist eine weltweit verbreitete Erkrankung. Er ist eine Sonderform der Infektion mit *Streptokokken der Gruppe A*, bedingt durch Stämme, die ein *erythrogenes Exotoxin* abgeben. Die Übertragung geschieht durch Tröpfchen von erkrankten Personen, seltener durch Streptokokkenträger. Eine Ansteckung über Gegenstände ist möglich. Scharlach kann mehrfach auftreten, da es 5 Serotypen gibt, die ein erythrogenes Exotoxin bilden (Kaplan 1996; Köhler 1992).

Während der Wintermonate ist eine Häufung der Erkrankung festzustellen, wahrscheinlich bedingt durch das engere Zusammenleben in geschlossenen Räumen. Die Inkubationszeit hängt von der Menge und Virulenz der Erreger ab und beträgt im Mittel 2–5 Tage.

Ätiologie. β-hämolysierende Streptokokken der Gruppe A mit Bildung erythrogener Toxine; 5 Serotypen mit der Fähigkeit zur Toxinbildung sind bekannt.

Klinisches Bild. Prodromi finden sich wie bei einer Tonsillopharyngitis: Aus Wohlbefinden heraus treten hohes Fieber, Schüttelfrost, Halsschmerzen, verbunden mit deutlichem Krankheitsgefühl auf. Die Tonsillen sind vergrößert, gerötet, mit Stippchen belegt, ein deutlich rotes *Enanthem* im Bereich des weichen Gaumens wird sichtbar. Die Zunge ist zu Beginn weißlich belegt, ab dem 3. Krankheitstag wird der Belag abgestoßen, die charakteristische »Himbeerzunge«, bedingt durch eine Papillenhypertrophie auf rotem Grund, entsteht. Die regionalen Lymphknoten sind vergrößert und druckschmerzhaft.

Das Gesicht ist unter Aussparung des Munddreiecks gerötet (Abb. 21.2a), das Exanthem beginnt am Körperstamm nach 1–2 Tagen mit Betonung der Achsel- und Leistenbeugen und breitet sich über den ganzen Körper aus. Es ist kleinfleckig und wegdrückbar, stecknadelkopfgroße Papeln stehen dicht beieinander und machen den sandpapier- oder samtartigen Charakter aus (◘ Abb. 21.2b). Petechien können vorhanden sein. Das Exanthem verschwindet nach wenigen Tagen. Charakteristischerweise beginnt ab dem Ende der 1. Krankheitswoche eine kleieförmige Schuppung im Gesicht und am Körper. Hände und Füße mit Betonung der Zehen- und Fingerkuppen schälen sich deutlich nach 2–3 Wochen. Andere Infektionsorte sind die Haut (Impetigo), Infektionen mit Streptokokken der Gruppe A schließen außerdem das Erysipel, die Vaginitis und die perianale Zellulitis ein. Letztere wird häufig verkannt und somit nicht adäquat oder verspätet antibiotisch behandelt.

Komplikationen sind bakteriell-lokal (Lymphadenitiden, Otitiden, Sinusitiden), selten durch hämatogene Streuung (Osteomyelitiden, Septitiden, septische Arthritiden) bedingt. Allergisch-hyperergische Spätkomplikationen sind das akute rheumatische Fieber und die akute Glomerulonephritis, die ab der 3. Krankheitswoche auftreten.

Diagnose. Die Diagnose wird durch die bakteriologische Untersuchung gesichert (Shulman 1994). Streptokokkenschnelltests können zur raschen Diagnosestellung beitragen, ihre Sensitivität ist jedoch gegenüber dem bakteriologischen Verfahren immer noch deutlich niedriger (Kaufhold et al. 1991). Im Blutbild findet sich eine Leukozytose mit Linksverschiebung und eine im Krankheitsverlauf auftretende Eosinophilie. 8–14 Tage nach Krankheitsbeginn steigt der Antistreptolysintiter an. Antikörpertiter gegenüber Streptolysin, Hyaluronidase, Streptokinase, DNAse können im Bedarfsfall insbesondere bei der Abklärung der Spätkomplikationen hilfreich sein.

Therapie. Mittel der Wahl ist ein orales Penizillin (1.000.000 IE/kgKG/Tag in 2–3 Einzelgaben; maximal 2,4 Mio. IE, Erwachsene maximal 3,2 Mio. IE/Tag). Die Therapiedauer sollte 10 Tage betragen. Alternativen, z. B. bei einer Penizillinallergie, sind ein Makrolid- bzw. Azilidantibiotikum oder ein Cephalosporin, wobei Letzteres trotz des breiteren antibakteriellen Spektrums und höheren Preises den Vorteil der überlegenen klinischen und bakteriologischen Heilungsrate hat (Markowitz et al. 1993; Klein 1994; Reed et al. 1997; Casey u. Pichichero 2004).

21.4 Röteln

Epidemiologie. Die Übertragung erfolgt durch Tröpfcheninfektion, wobei der Manifestationsindex lediglich etwa 30% beträgt, bei engem Kontakt aber auf 70% ansteigen kann. Das Virus wird 7 Tage vor bis 14 Tage nach Beginn des Exanthems ausgeschieden, die Inkubationszeit beträgt 14–21 Tage. Der Häufigkeitsgipfel der Erkrankung ist im späten Winter und im Frühling, mit Einführung der Impfung sind Epidemien aber selten geworden. Das Altersmaximum der Erkrankung hat sich in das Adoleszenten- und junge Erwachsenenalter verschoben.

> Etwa 5–10% der Frauen im gebärfähigen Alter weisen keine Antikörper gegen das Rötelnvirus auf. Das Rötelnvirus wird bei Erstinfektion in der Schwangerschaft diaplazentar übertragen, sodass *angeborene Röteln* (*Embryopathie*) weiterhin ein Problem bleiben.

Kinder mit angeborenen Röteln sind außerordentlich kontagiös und können das Virus im Nasopharyngealsekret und Urin 1 Jahr und länger ausscheiden.

Ätiologie. Das Rötelnvirus ist ein RNA-Virus (Gruppe der Togaviridae) und kommt nur beim Menschen vor.

Klinisches Bild. Die Röteln sind in der Regel eine leicht verlaufende Infektionskrankheit. Nach diskreten Prodromi mit Fieber und grippeähnlichen Symptomen ist das Krankheitsbild durch das Fortbestehen mittelgradigen Fiebers sowie ein Exanthem und Lymphknotenschwellungen okzipital und retroaurikulär charakterisiert. Das Exanthem beginnt im Gesicht (Abb. 21.3a) und breitet sich über den Stamm und die Extremitäten aus. Die Effloreszenzen sind hellrot, etwa linsengroß und konfluieren nicht (Abb. 21.3b). Sie sind manchmal etwas erhaben und von einem helleren Hof umgeben. Nach 1–3 Tagen ist der Ausschlag wieder verschwunden.

Komplikationen sind sehr selten und betreffen das ZNS (Enzephalitis), meist im unmittelbaren Anschluss an das Exanthem auftretend (Pisternick et al. 1997). Bei älteren Kindern und Erwachsenen kann es zu transienten Arthralgien und Arthritiden kommen, selten ist eine thrombozytopenische Purpura. Das Hauptproblem stellt nach wie vor die Rötelninfektion in der Gravidität dar. In Abhängigkeit vom Infektionszeitpunkt während der ersten Monate kann die Infektion zum Abort, zur Frühgeburtlichkeit bzw. zu *konnatalen Röteln* führen. Der Fetus kann auch bei einer Infektion nach dem 4. Schwangerschaftsmonat geschädigt sein. Das klinische Erscheinungsbild der oftmals untergewichtigen Neugeborenen ist durch den Befall mehrerer Organsysteme bis zur Ausprägung einer Embryopathie mit den klassischen Symptomen *Taubheit* (ca. 90%), *Vitium cor-*

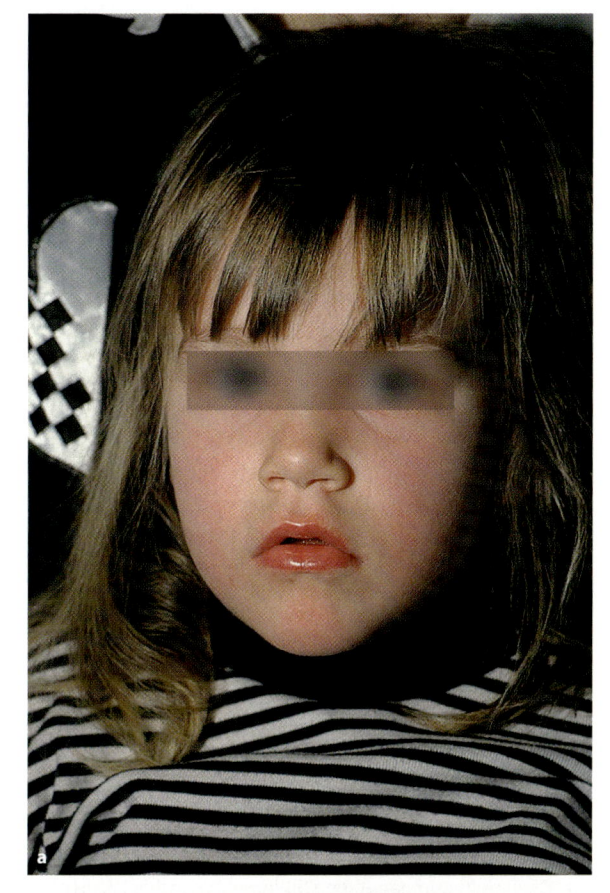

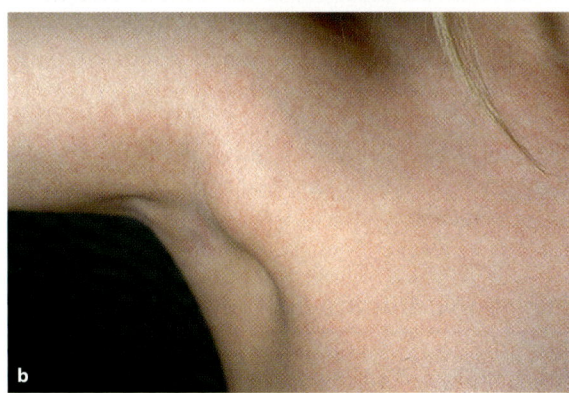

Abb. 21.2a, b. Scharlach. **a** Rötung des Gesichts, blasses Munddreieck; **b** kleinfleckiges Exanthem am Stamm

Prophylaxe. Eine aktive oder passive Immunisierung ist nicht möglich, wichtig ist eine konsequente Behandlung betroffener Kinder zur Verhinderung der Infektionsausbreitung (24–36 h nach Beginn einer antibiotischen Therapie besteht keine Ansteckungsfähigkeit mehr). Eine Expositionstherapie bei engem Kontakt in der Familie oder bei gehäuftem Auftreten in Gemeinschaftseinrichtungen kann sinnvoll sein.

Differenzialdiagnose. Viruspharyngitiden, Epstein-Barr-Virusinfektion, Kawasaki-Syndrom.

des Virus aus Nasalsekret und Urin ist möglich. Der Nachweis von IgG-Antikörpern bei der Mutter mit einem Titer >1 : 32 im Hämagglutinationshemmtest zeigt eine bestehende Immunität an und schließt die Infektion des Feten aus. Die Diagnose der konnatal erworbenen Röteln wird durch den Nachweis des Rötelnvirus aus Körperflüssigkeiten gestellt.

Therapie. Eine spezifische Therapie existiert nicht, symptomatische Maßnahmen sind selten erforderlich.

Prophylaxe. Bis zu 7 Tage nach Ausbruch des Exanthems sollten die Patienten Gemeinschaftseinrichtungen wie Kindergarten, Schule meiden und auch im Krankenhaus bei evtl. notwendiger Aufnahme isoliert werden. Kinder mit konnatalen Röteln im Krankenhaus sind im 1. Lebensjahr zu isolieren, es sei denn, das Virus kann im Urin bzw. Nasopharyngealsekret nicht mehr nachgewiesen werden.

Die sicherste Prophylaxe vor der Erkrankung stellt die Impfung mit einem Lebendimpfstoff im 2. Lebensjahr und einer Wiederholung frühestens 4 Wochen nach der Erstimpfung, am besten im Rahmen der kombinierten MMR-Impfung, dar. Eine zusätzliche monovalente Rötelnimpfung für Mädchen ist nicht erforderlich, wenn 2 MMR-Impfungen dokumentiert sind.

> Die Röteln und damit die Rötelnembryopathie können durch eine hohe Durchimpfungsrate vermieden werden. Jungen sollten ebenfalls geimpft werden.

Differenzialdiagnose. Masern, insbesondere atypische Masern, Erythema infectiosum, Exanthema subitum, allergische Exantheme.

21.5 Parvovirus-B19-Infektion (Ringelröteln)

Epidemiologie. Die Übertragung des B19-Virus geschieht durch Tröpfcheninfektion, Hautkontakt (Hände!), selten durch infizierte Blutprodukte. Die Inkubationszeit beträgt in der Regel 1–2 Wochen. Die Infektiosität ist 4–10 Tage nach Inkubation am höchsten, beim Auftreten des Exanthems besteht sie praktisch nicht mehr. Die Immunität nach durchgemachter Infektion ist wahrscheinlich lebenslang. Der Durchseuchungsgrad liegt im Vorschulalter bei 5–10% und steigt bis auf 40–60% im Erwachsenenalter an. Eine Häufung der Erkrankung ist während der späten Winter- und in der Frühjahrszeit zu beobachten.

Ätiologie. Das Parvovirus B19 ist das kleinste humanpathogene Virus und gehört zur Familie der Parvoviridae; es gibt nur 1 Serotyp. Die Vermehrung des Virus geschieht in mitotischen Zellen, bevorzugt in Erythroblasten. Neuere

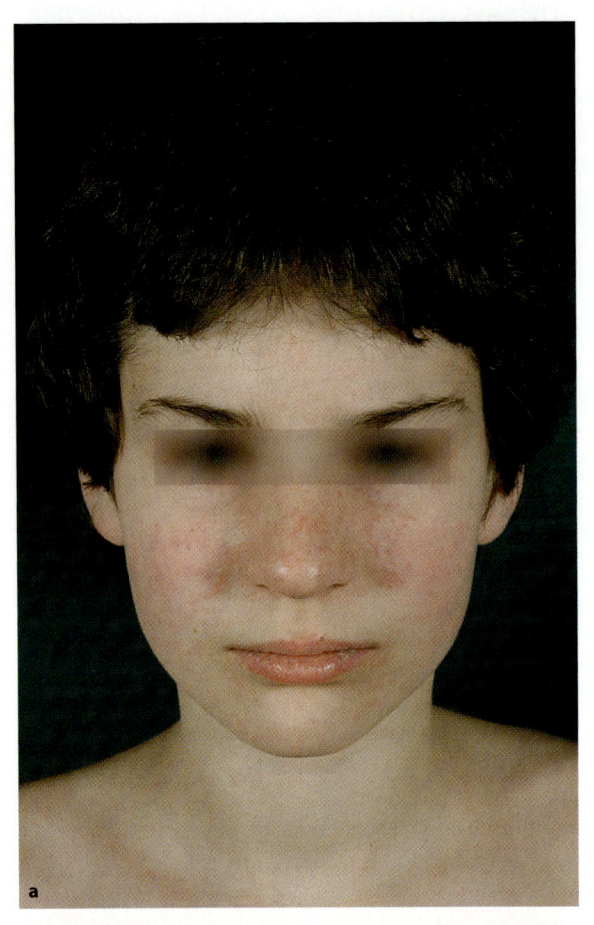

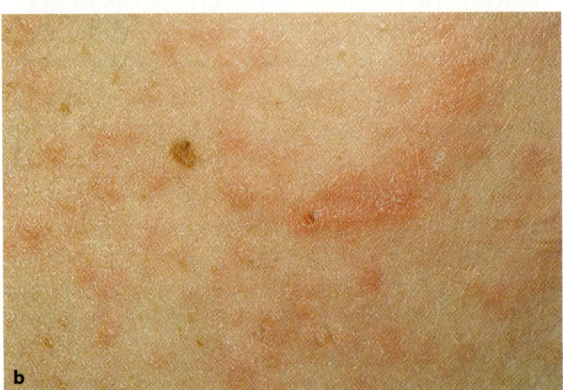

Abb. 21.3a, b. Röteln. a Exanthem im Gesicht; b hellrote Effloreszenzen am Stamm

dis (ca. 70%) und *Katarakt* (ca. 30%) gekennzeichnet. Das häufigste Einzelsymptom ist die Schwerhörigkeit.

Diagnose. Die klinischen Symptome sind nicht immer eindeutig und leicht mit anderen Viruserkrankungen, die ebenfalls mit einem Exanthem einhergehen, zu verwechseln. Typisch ist das Blutbild mit einer Leukopenie bei Lymphozytose und Vermehrung der Plasmazellen. Die Diagnose kann durch den Nachweis von spezifischen IgM-Antikörpern (ELISA) gesichert werden. Eine Isolierung

Untersuchungen haben zeigen können, dass das Blutgruppen-P-Antigen ein Parvovirusrezeptor ist (Brown et al. 1993). Das B19-Virus kommt nur im Menschen vor.

Klinisches Bild. Nach der Entdeckung des B19-Virus 1965 hat sich unsere Kenntnis über das Spektrum der durch dieses Virus ausgelösten Krankheitssymptome ständig erweitert (Heegaard u. Hornsleth 1995; Young u. Brown 2004). Die Krankheitsbilder umfassen beim immunkompetenten Patienten das *Erythema infectiosum*, die Arthropathie und den *Hydrops fetalis*, außerdem hämatologische Erkrankungen wie aplastische Krise, chronische Anämie, *thrombozytopenische Purpura, transiente Erythroblastopenie*, Diamond-Blackfan-Anämie und eine heterogene Gruppe von Symptomen, die das ZNS, das Herz, die Leber, das Bindegewebe und die kleinen Gefäße (*Vaskulitissyndrome*) betreffen. Beim immuninkompetenten Patienten mit Ausbleiben der Bildung antiviraler Antikörper entwickelt sich das typische Bild einschließlich des Exanthems nicht, da keine Antigen-Antikörper-Komplexe gebildet werden; eine schwere Anämie kann jedoch die Folge einer persistierenden Infektion sein.

Die Infektion verläuft häufig klinisch stumm bzw. allein mit grippeähnlichen Erscheinungen ohne Exanthem. Prodromalsymptome wie Mattigkeit und leichtes Fieber von 1–4 Tagen Dauer werden in der Regel kaum beachtet und erst retrospektiv richtig gedeutet.

Das typische Exanthem, das bei 15–20% aller Infizierten auftritt, beginnt an den Wangen in Gestalt großer roter Flecken, die die Augen-, Mund- und Nasenregion aussparen können (»*slapped cheek*«, ◘ Abb. 21.4a). Das Exanthem ist konfluierend und zentral abblassend, sodass die typischen girlandenförmigen Muster entstehen (»Ringelröteln«, ◘ Abb. 21.4b). An Schultern, Oberarmen, Gesäß und Oberschenkeln treten gleichzeitig oder nachfolgend makulopapulöse, z. T. konfluierende Effloreszenzen mit zentraler Abblassung auf, am ausgeprägtesten an den Streckseiten. Die Handinnenflächen und Fußsohlen sind in der Regel nicht betroffen. Das Exanthem kann verschwinden und erneut auftreten, ausgelöst durch verschiedene Stimuli wie lokale Irritation, Baden, emotionalen Stress, Sonnenlicht, Temperaturwechsel. Bei der Mehrzahl der Patienten verschwindet das Exanthem innerhalb von 10–(20) Tagen, beginnend im Gesicht. Ein Juckreiz wird von bis zu 70% der Erkrankten angegeben.

Eine besondere Verlaufsform betrifft adoleszente und junge Erwachsene mit dem Auftreten eines vaskulitisähnlichen Exanthems mit strenger Begrenzung auf die Hände und Füße (*Glove-and-sock-Syndrom*; Stone u. Murph 1993), das aber auch durch andere Viren ausgelöst sein kann (Feld-

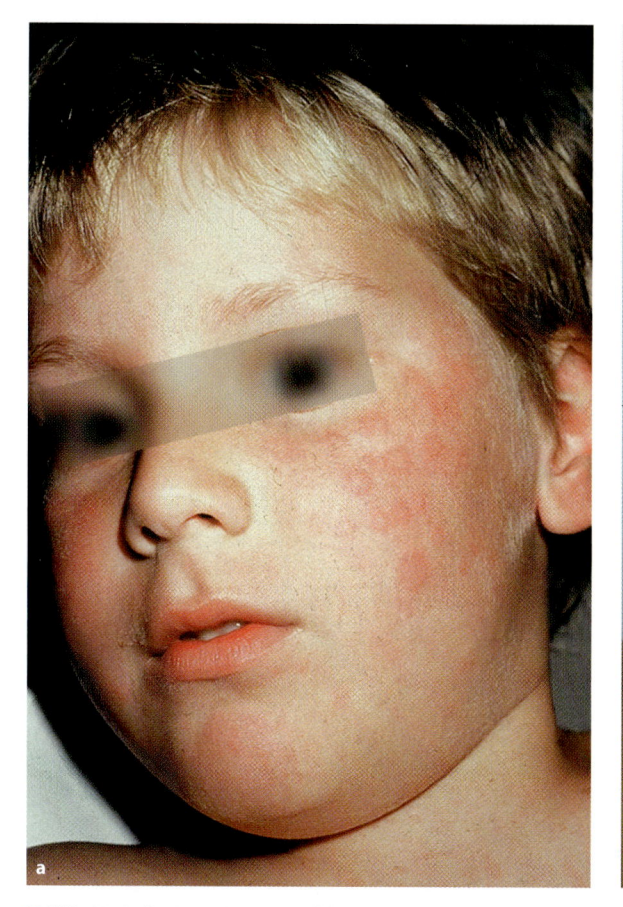

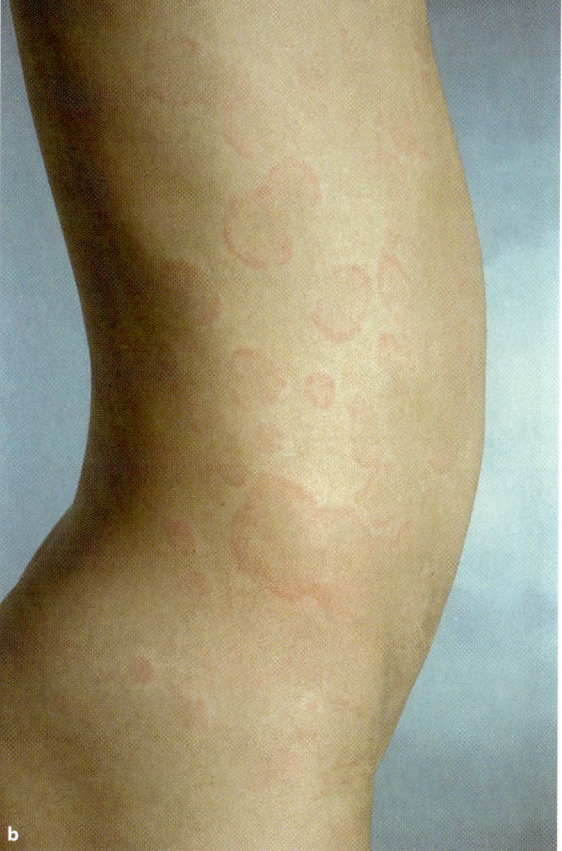

◘ **Abb. 21.4a, b.** Parvovirus-B19-Infektion. **a** Exanthem im Gesicht; **b** girlandenförmiges Muster am Stamm

Tabelle 21.1. Klinisches Erscheinungsbild bei Infektionen, die mit einem Exanthem einhergehen

Krankheit	Inkubation (Tage)	Klinische Symptome	Exanthem Morphologie	Verteilung	Dauer (Tage)	Enanthem
Masern	9–14	Zweigipfliger Fieberverlauf, Husten, Konjunktivitis	Makulopapulös, konfluierend, bräunliche Farbe, feine Schuppung	Beginn hinter den Ohren, Übergang auf Rumpf und Extremitäten	5–7	Kopliks, 2 Tage vor Exanthembeginn
Röteln	14–21	Milder Verlauf, Fieber <38,5°C, Lymphknotenschwellung okzipital und retroaurikulär	Makulopapulös,	Beginn im Gesicht Ausbreitung auf Stamm und Extremitäten	1–3	Diskret
Scharlach	2–5	Aus Wohlbefinden hohes Fieber, Halsschmerzen, deutliches Krankheitsgefühl	Feinfleckig, stecknadelkopfgroße Papeln	Aussparung des Munddreiecks, Stamm mit Betonung der Achsel- und Leistenbeugen	Wenige Tage	Ausgeprägt, Himbeerzunge
Exanthema subitum (HHV-6)	9–10	Nach 3–7 Tagen Fieber mit allgemeinem Krankheitsgefühl:Exanthem	Makulös oder makulopapulös	Nacken, Körperstamm	1–2	Weicher Gaumen
Erythema infectiosum (Parvovirus B19)	10–14	Leichte Prodromi, nach symptomfreiem Intervall typisches Exanthem	Große rote Flecken im Wangenbereich, makulopapulös, zentral abblassend, girlandenförmig	Gesicht, Streckseiten der Extremitäten, Gesäß	10–20	–
EBV-Infektion	10–50	Fieber, Pharyngotonsillitis, Lymphadenopathie	Makulös, makulopapulös; Erythema multiforme, urikariell, ampicillinassoziiert	Stamm und proximale Extremitäten	2–7	Übergang harter zum weichen Gaumen
Enterovirusinfektion	3–6	Fieberhafte Infekte, Herpangina, Gastroenteritis, aseptische Meningitis	Makulopapulös, auch makulös, petechial, vesikulös und urtikariell	Gesicht mit Übergang auf den Stamm; Hand-Mund-Fuß-Befall	3–7	Herpangina (nicht sehr schmerzhaft)
Reovirusinfektion	4–7	Fieber, milde Pharyngitis, zervikale Lymphadenopathie	Makulopapulös, diskret, z. T. konfluierend	Beginn im Gesicht mit Übergang auf Stamm und Extremitäten	3–9	–
Rickettsiosen	5–21	Fieber, Myalgien, Pneumonie, Lymphadenopathie	Makulös, makulopapulös, selten petechial	Körperstamm, Extremitäten	7–14	–
Laterothorakales Exanthem	Nicht bekannt	Leichte Krankheitszeichen wie Fieber, Rhinopharyngitis, Konjunktivitis, regionale Lymphadenopathie	Scarlatiniform, z. T. ekzematös	Axilla bzw. axillanahe	21–28	–
Gianotti-Crosti-	Abhängig von der Ätiologie – 12 Wochen	Allgemeines Krankheitsgefühl, Lymphadenitis, Hepatitis	Papulös, selten papulovesikulös	Wangen, Gesäß, Extremitäten	15–60	–
Kawasaki-Syndrom	Nicht bekannt	Fieber >5 Tage, Konjunktivitis; rote, trockene, rissige Lippen, zervikale Lymphknotenschwellung	Polymorph (morbilli-, scarlatiniform, E. Marginatum, E. anulare, urtikariell), Plantar-, Palmarerythem mit nachfolgender Schuppung der Finger- und Zehenkuppen	Stamm > Extremitäten > Gesicht	ca. 7	Diffus, Erdbeerzunge

mann et al. 1994). Bevorzugt bei Mädchen und jungen Frauen können Arthralgien und Arthritiden auftreten, besonders mit Befall der kleinen Gelenke, die lange, d. h. bis zu mehreren Monaten, anhalten können. Es ist wahrscheinlich, dass das Exanthem und die Symptome anderer Organe durch die Bildung und die Ablagerung von Immunkomplexen entstehen.

Bei einer Infektion während der Schwangerschaft wird das Virus diaplazentar übertragen; die Infektion des Feten – das Risiko beträgt 10–12% – kann zu einer hochgradigen Anämie mit der nachfolgenden Entwicklung eines nichtimmunologischen Hydrops fetalis führen. Am größten ist das Risiko bei einer Infektion zwischen der 13. und 20. Schwangerschaftswoche, zu einem Zeitpunkt, wenn sich die erythropoetischen Vorstufen maximal zu entwickeln beginnen. Das Risiko für das Absterben des Fetus liegt auch ohne Entwicklung eines Hydrops zwischen 3 und 9% (American Academy of Pediatrics 1990; Tolfvenstam et al. 2001).

Diagnose. Die Diagnose wird anhand des typischen Exanthems gestellt. Bei unklarer Ausprägung kann eine Abklärung durch die Bestimmung virusspezifischer IgM- und IgG-Antikörper erfolgen. Ein Nachweis von B19-DNA mittels Nukleinsäurehybridisierung oder Polymerasekettenreaktion aus Blut oder Knochenmark ist möglich.

Therapie. Eine spezifische Therapie ist nicht möglich. Symptomatische Maßnahmen sind selten erforderlich. Bei einer B19-Virusinfektion in der Schwangerschaft mit Nachweis von spezifischen IgM-Antikörpern sind wöchentliche Sonographiekontrollen zum Ausschluss eines Hydrops fetalis notwendig, bei Entwicklung bzw. Bestehen eines solchen können wiederholte intrauterine Bluttransfusionen das Leben des Kindes erhalten. Bei immunsupprimierten Patienten mit Organbefall kann ein Therapieversuch mit polyvalenten Immunglobulinen unternommen werden, wobei zu beobachten ist, dass diese wiederum eine potenzielle Parvovirus-B19-Infektionsquelle darstellen, da das Virus die üblichen Inaktivierungsverfahren übersteht.

Prophylaxe. Ein Impfstoff existiert nicht. Zur Vermeidung von Übertragungen ist insbesondere das Händewaschen wichtig. Kinder mit manifestem Erythema infectiosum sind nicht mehr ansteckend. Schwangere mit unbekanntem Immunstatus sollten insbesondere den Kontakt mit Patienten mit aplastischer Krise meiden, da diese hochkontagiös sind.

21.6 Enterovirusinfektionen

Epidemiologie. Die ubiquitären Enteroviren – der Mensch ist der einzige Wirt – werden über den Respirationstrakt und fäkal-oral übertragen. Die Ausscheidung über Sekrete des Respirationstraktes ist auf 1 Woche oder weniger begrenzt, über den Stuhl kann sie bis zu 4–6 Wochen nach Beginn der Infektion andauern. Ein Überleben der Viren an Gegenständen ist möglich. Das Erkrankungsmaximum liegt im frühen Kindesalter, die Erkrankung ist häufiger bei Angehörigen mit niedrigem Hygienestandard zu finden. Enteroviren sind die wahrscheinlich häufigste Ursache für Exanthemkrankheiten, mindestens 36 Typen sind damit assoziiert (Cherry 1998). Der Häufigkeitsgipfel liegt im Sommer bis Frühherbst. Die Inkubationszeit beträgt gewöhnlich 3–6 Tage.

Ätiologie. Die *Nichtpolioenteroviren* sind RNA-Viren und umfassen 23 Serotypen der Gruppe der *Coxsackie-A-Viren* (Typ A-1 bis A-24, ausgenommen Typ A-23, neuklassifiziert als Echovirus Typ 9), 6 Serotypen der Gruppe der *Coxsackie-B-Viren* (Typ B-1 bis B-6) und 28 Serotypen der *ECHO-Viren* (Typ 1–33, ausgenommen die Typen 8, 10, 22, 23 und 28) und 5 Serotypen der *Enteroviren* (Typ 68–71, 73). Neu isolierte Virusarten werden in fortlaufender Nummerierung den Enteroviren zugerechnet.

Klinisches Bild. Die Mehrzahl der Infektionen verläuft klinisch stumm, kann aber beim Auftreten von Krankheitsbildern ein sehr weites Spektrum von Symptomen auslösen (Dagan 1996). Am häufigsten werden unspezifische fieberhafte Erkrankungen registriert, diese können jedoch beim jungen Säugling einen schweren Krankheitsverlauf mit starker Beeinträchtigung des Allgemeinzustandes verursachen und als bakteriell septisches Krankheitsbild imponieren. Die häufigste potenziell schwer verlaufende Komplikation einer Enterovirusinfektion ist die Meningitis (Sawyer 1999). Fieberkrämpfe können mit Enterovirusinfektionen assoziiert sein, besonders in den Sommermonaten und bei Infektionen mit Coxsackie-Viren der Gruppe A (Hosoya et al. 2001).

Die Krankheitsmanifestationen zeigt Übersicht 21.1, Häufigkeit und Charakteristik ◨ Tabelle 21.2. Obwohl jedes der Symptome durch verschiedene Erreger ausgelöst sein kann, gibt es doch gewisse erregerspezifische Krankheitsbilder. Die Krankheitsassoziationen sind in Übersicht 21.2 aufgelistet.

Coxsackie-A-, ECHO- und die Enteroviren Typ 68–71 besitzen einen besonderen Tropismus für die Haut und die Schleimhäute. So sind verschiedene Coxsackie-A-Viren Ursache der *Herpangina*, die durch Fieber, Halsschmerzen und Bläschen am Gaumen charakterisiert ist, und besonders Coxsackie-A-16-Viren Auslöser der *Hand-Fuß-Mund-Krankheit* mit zusätzlichen papulovesikulären Effloreszenzen an Handflächen und Fußsohlen.

Das Exanthem zeigt bei diesem Krankheitsbild einen recht charakteristischen Verlauf: Nach einer kurzen unspezifischen Prodromalperiode mit Fieber und Unwohlsein von 1–2 Tagen bilden sich zunächst Effloreszenzen im Mund aus, bestehend aus flachen, gelblichen Ulzera mit einem roten Rand. Prädilektionsstellen sind die Schleimhaut

◻ **Tabelle 21.2.** Häufigkeit und Charakteristik eines Exanthems bei einer Enterovirusinfektion

Virus	Exanthem Häufigkeit	Assoziierte klinische Symptome		
		Morphologie	Leicht	Potentiell Schwer
Cocksackie				
A2	Selten	Makulopapulös	Fieber	
A4	Selten	Makulopapulös, vesikulös	Fieber, Herpangina	Hepatitis
A5	Gelegentlich	Hand-Fuß-Mund-Krankheit	Fieber	
A7	Selten	Morbilliform, papulovesikulös	Hand-Fuß-Mund-Krankheit	Meningitis, Pankarditis, Pneumonie
A9	4%	Makulopapulös, vesikulös, urtikariell	Fieber, Hand-Fuß Mund-Krankheit	Meningitis, Pneumonie
A10	Gelegentlich	papulovesikulös	Fieber, Hand-Fuß-Mund-Krankheit	
A16	<5 Jahre: 88%; 5–12 Jahre: 38%	Papulovesikulös	Fieber, Hand-Fuß-Mund-Krankheit	
B1–B4	Selten	Makulopapulös	Fieber	
B5	10%	Makulopapulös	Fieber	Meningitis
Echo				
1–3, 5–7	Selten	Makulös, makulopapulös	Fieber, Konjunktivitis	Pharyngitis
4	10–20%	Makulös, makulopapulös	Fieber	Meningitis
9	<5 Jahre: 57%	Makulopapulös, petechial	Fieber	Meningitis
	5–9 Jahre: 41%	Vesikulös		
11–31	Gelegentlich	Makulopapulös	Fieber, Pharyngitis	Meningitis
71	Gelegentlich	Makulös, makulopapulös, papulovesikulös	Fieber, Hand-Fuß-Mund-Krankheit	Meningitis, Enzephalitis, Lähmungen

Übersicht 21.1. Krankheitsmanifestationen von Enterovirusinfektionen

- Respirationstrakt:
  Infekte der oberen Luftwege, Pharyngitis, *Herpangina*, *Stomatitis*, Pneumonie, Pleurodynie
- ZNS:
  Aseptische Meningitis, Enzephalitis, Nervenlähmungen
- Gastrointestinaltrakt:
  Erbrechen, Durchfall, Bauchschmerzen, Hepatitis
- Auge:
  Akute hämorrhagische *Konjunktivitis*
- Herz:
  Myoperikarditis
- Haut:
  Exantheme verschiedenster Ausprägung

Übersicht 21.2. Krankheitsassoziationen bei Enterovirusinfektionen

- Bei einer Coxsackie-A-16 und Enterovirus-71-Infektion:
  Hand-Fuß-Mund-Krankheit
- Bei einer Coxsackie-A-24- und Enterovirus-70-Infektion:
  Hämorrhagische Konjunktivitis
- Bei der Enterovirus-71-Infektion:
  Enzephalitis und polioähnliche Krankheitsbilder, auch schwere Krankheitsverläufe mit letalem Ausgang
- Bei einer ECHO-Virus-9-Infektion:
  Petechiale Exantheme und Meningitis
- Bei Coxsackie-B-1- bis -B-5-Infektionen:
  Myoperikarditis

von Lippen und Wangen, aber auch die Zunge (◘ Abb. 21.5a) sowie der weiche Gaumen, die Uvula und der vordere Gaumenbogen. Das *Enanthem* ist im Vergleich zur *Stomatitis aphthosa* nicht sehr schmerzhaft. Das Exanthem beginnt wenig später mit roten Flecken an den Innenseiten der Hände und Finger, der Füße sowie interdigital (◘ Abb. 21.5b). Sie entwickeln sich zu kleinen grauen Bläschen auf erythematösem Grund. Sie können jucken, aber auch völlig asymptomatisch sein.

Das Exanthem bei Infektionen mit anderen Enteroviren kann generalisiert auftreten und ist von makulopapulösem, vesikulärem, petechialem oder auch urtikariellem Charakter.

Komplikationen betreffen Kinder mit Agammaglobulinämie oder ausgeprägter Hypogammaglobulinämie. Durch Coxsackie-B-Viren und ECHO-Viren ausgelöste Infektionen können bei diesen persistieren und eine chronische Kardiomyopathie bzw. chronische Meningoenzephalitis unterhalten. Seitens der Haut können sich bei diesen chronischen Verlaufsformen Symptome entwickeln, die an eine *Dermatomyositis* erinnern.

Diagnose. Nur bei klassischen Krankheitsbildern wie der Herpangina bzw. Hand-Fuß-Mund-Krankheit ist die Diagnose leicht zu stellen. Pathognomonische Laborparameter existieren nicht. Die Sicherung der Diagnose ist durch die Virusisolierung möglich; die PCR-Testung mit Nachweis der Enterovirus-RNA im Liquor und anderen Körperflüssigkeiten ist sensitiver als die Virusisolierung, die Diagnose kann rascher gestellt werden, insbesondere bei schwerer Symptomatik und vorhandener Behandlungsoption (Buxbaum et al. 2001). Eine breit gestreute serologische Diagnostik auf Enteroviren ist ohne großen Nutzen und sollte nur bei der Krankheitszuordnung auf ein eingegrenztes Erregerspektrum durchgeführt werden. Zusätzlich machen die Kreuzreaktionen der verschiedenen Serotypen die Bewertung sehr schwierig.

Therapie. Eine spezifische antivirale Therapie steht seit kurzem mit dem oral zu verabreichenden Virostatikum Pleconaril bei schweren, lebensbedrohlichen Krankheitsverläufen zur Verfügung. Pleconaril wird in das Viruskapsid integriert und verhindert das Anheften des veränderten Virus an die Wirtszelle. Pleconaril hat eine gute Bioverfügbarkeit und Liquorgängigkeit (Rotbart u. Webster 2001; Stalkup u. Chilukuri 2002).

Prophylaxe. Impfstoffe sind nicht entwickelt, Hygienemaßnahmen wie gründliches Händewaschen, besonders nach Windelwechsel, sind zur Einschränkung der Infektionsausbreitung wichtig.

Differenzialdiagnose. Stomatitis aphthosa.

21.7 Reovirusinfektionen

Epidemiologie. Infektionen mit Reoviren kommen weltweit vor. Reservoir sind ein sehr breites Spektrum der verschiedensten Tierarten, das verbreitetste aller humanpathogenen Viren überhaupt, aber auch der Mensch. Die Übertragungswege sind noch keineswegs gesichert, geschehen aber wahrscheinlich wie bei den Enteroviren auf fäkal-orale Weise, möglicherweise auch über Aerosole, da Reovirusinfektionen mit Erkrankungen der Luftwege assoziiert sind. Antikörper werden passiv auf den Feten übertragen, sodass ein Nestschutz besteht. Mit zunehmendem Alter steigt die Antikörperprävalenz an: ca. 50% der Schulkinder und ca. 80% der Erwachsenen weisen virusspezifische Antikörper auf.

Ätiologie. Die Reoviren gehören zur Gruppe der Reoviridae, wovon 3 humanpathogene Serotypen (Typ I–III) identifiziert werden können.

Klinisches Bild. Die Bedeutung der Reoviren in Bezug auf definierte Krankheitsbilder ist nicht restlos geklärt, wobei insbesondere unklar bleibt, ob die Reoviren ursächlich oder nur begleitend zu finden sind. Wahrscheinlich verlaufen die meisten Infektionen inapparent bzw. sind nur mit leichten Krankheitssymptomen wie Fieber, allgemeinem Krank-

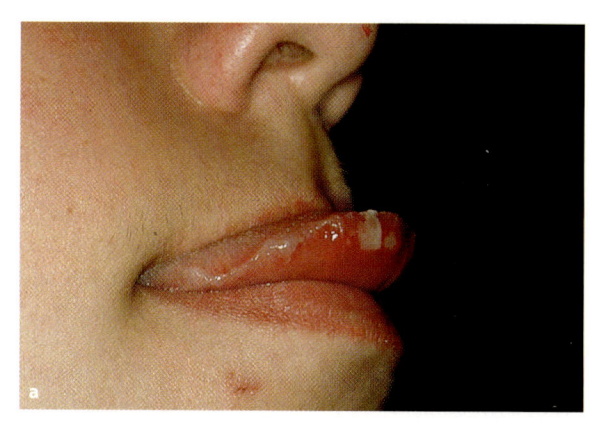

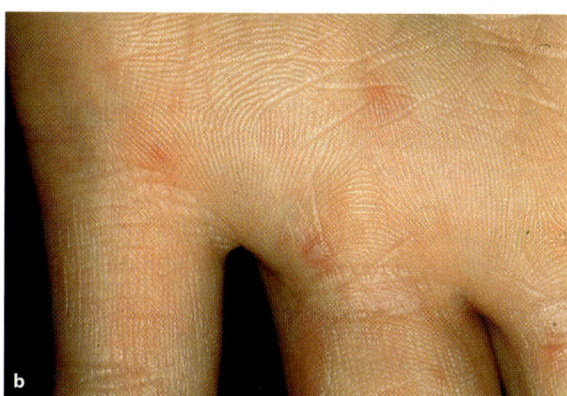

◘ **Abb. 21.5a, b.** Hand-Fuß-Mund-Krankheit. **a** Effloreszenzen an der Zunge; **b** papulovesikuläre Effloreszenzen an der Handfläche

heitsgefühl, Appetitlosigkeit, Pharyngitis assoziiert. Die folgenden Krankheitsbilder werden mit einer Reovirusinfektion in Verbindung gebracht: Infektionen der oberen und unteren Luftwege, Gastroenteritis, neuromuskuläre Erkrankungen, aseptische Meningitis, demyelinisierende Enzephalomyelitis, neonatale Hepatitis. Ein Exanthem scheint ein häufiges Symptom bei klinisch manifesten Infektionen zu sein. Es ist von makulopapulösem Charakter, z. T. konfluierend, selten auch vesikulär (Lerner et al.1962). Es beginnt im Gesicht und breitet sich auf den Stamm und die Extremitäten aus; nach 3–9 Tagen ist es wieder verschwunden.

Diagnose. Die vielfältigen Symptome lassen sich einer Reovirusinfektion nicht eindeutig zuordnen, die Bestätigung muss deshalb virologisch bzw. serologisch (Hämagglutinationshemmtest, ELISA) erfolgen.

Therapie. Eine spezifische Therapie ist nicht bekannt.

Differenzialdiagnose. Infekte der oberen und unteren Luftwege, Gastroenteritis, allergisches Exanthem, Masern.

21.8 Epstein-Barr-Virusinfektion (infektiöse Mononukleose)

Epidemiologie. Die Übertragung erfolgt durch infektiösen Speichel: Das Epstein-Barr-Virus infiziert zunächst Epithelzellen im Rachenraum mit Freisetzung von Viruspartikeln. Die Ausscheidung dieser infektiösen Partikel kann Monate bis Jahre persistieren. Der Häufigkeitsgipfel der Erkrankung liegt im Adoleszentenalter, ab dem 30. Lebensjahr beträgt die Durchseuchungsrate nahezu 100%. EBV-neutralisierende Antikörper können diaplazentar übertragen werden, sodass für die ersten Lebensmonate ein relativer Nestschutz besteht. Die Inkubationszeit liegt zwischen 30–50 Tagen.

Ätiologie. Das Epstein-Barr-Virus gehört zur Gruppe der Herpesviren mit 2 unterschiedlichen Stämmen, das EBV-I und EBV-II, Letzteres gehäuft bei immundefizienten Patienten. Das EB-Virus befällt selektiv die B-Lymphozyten und kommt nur im Menschen vor.

Klinisches Bild. Die Erstinfektion mit dem Epstein-Barr-Virus führt beim älteren Kind, Jugendlichen und Erwachsenen nach einem Prodromalstadium von 3–5 Tagen mit unspezifischen Symptomen wie Fieber, Kopfschmerzen und allgemeiner Abgeschlagenheit zum Krankheitsbild einer akuten, infektiösen Mononukleose mit Fieber, ausgeprägter Lymphadenopathie (vorzugsweise am Hals, aber auch in den Achselhöhlen, den Leistenbeugen und nicht selten intrathorakal), Pharyngotonsillitis und fakultativ zu Spleno-, Hepatomegalie, Ikterus und Exanthem. Bei jüngeren Kindern kann die Infektion auch asymptomatisch verlaufen.

Ein *Exanthem* tritt bei ca. 3–15% der Erkrankten auf und betrifft hauptsächlich den Stamm und das Gesicht, seltener die Extremitäten. Im Erscheinungsbild ist es makulopapulös und hat eine sandpapierähnliche Struktur, seltener kann es urtikariell, scarlatiniform, Erythema-multiforme-ähnlich oder hämorrhagisch sein. Es erscheint in der Regel in der frühen Phase der Erkrankung bis zum 5. Tag. Ein *Enanthem* im Bereich des Übergangs vom harten zum weichen Gaumen entwickelt sich bei etwa 50% der Patienten gegen Ende der 1. Krankheitswoche. Es beginnt mit scharf umschriebenen runden Petechien, die im weiteren Verlauf eine braune bzw. braun-rote Färbung annehmen und nach 4–5 Tagen verschwinden.

Ein selten beachtetes, aber charakteristisches Zeichen ist ein *periorbitales Ödem*, das ebenfalls innerhalb der 1. Krankheitswoche bei ca. $1/3$ der Patienten zu beobachten ist (Koch u. Harms 1995; Rehse u. Helwig 1985). Seltene Manifestationsformen der Haut und Schleimhäute umfassen eine transitorische Kälteurtikaria und in schweren Fällen eine Anaphylaxie sowie orale, nasale und genitale Ulzera und ein Erythema nodosum (Ikediobi u. Tyring 2002).

Die Prognose ist in aller Regel gut, chronische Verlaufsformen sind jedoch bekannt. Komplikationen betreffen das hämatopoetische System (Anämie, Thrombozytopenie, Neutropenie, hämophagozytische Lymphohistiozytose), das kardiovaskuläre System (Perimyokarditis), das ZNS (Meningoenzephalitis, Zerebellitis, Guillain-Barré-Syndrom, Fazialisparese und andere Hirnnervenausfälle), das Immunsystem (Hypo-, Hypergammaglobulinämie, Bildung von Autoantikörpern) und die Haut (*ampicillinassoziiertes Exanthem, Gianotti-Crosti-Syndrom*). Bei angeborenen oder erworbenen Immundefekten kann sich ein häufig letal verlaufendes *lymphoproliferatives Krankheitsbild* entwickeln (Kammermeier-Schmidt et al. 1993; Schuster u. Kreth 1991). Eine Assoziation besteht zu Tumoren wie Burkitt-Lymphom, Nasopharynxkarzinom, M. Hodgkin und angeborenen T-Zelllymphomen (Schuster u. Kreth 1992).

Diagnose. Die Diagnose wird beim älteren Kind bzw. Jugendlichen anhand des Nachweises von atypischen aktivierten Lymphozyten (»Reizformen«) im Blutausstrich gestellt und durch die spezifische EBV-Serologie gesichert. Die indirekte Immunfluoreszenz ist dabei die beste Nachweismethode. Aufgrund der vorliegenden serologischen Konstellation kann in der Regel entschieden werden, ob eine akute oder länger zurückliegende bzw. chronisch-aktive EBV-Infektion vorliegt. Beim älteren Kind und Erwachsenen sind bei einer EBV-Infektion im Serum sog. heterophile Antikörper (Paul-Bunell-Test) nachweisbar.

Therapie. Eine spezifische Therapie existiert nicht. Symptomatische Maßnahmen beinhalten körperliche Schonung (Gefahr der Milzruptur als seltene Komplikation!). Bei schweren Verläufen mit z. B. massiver Tonsillenhypertrophie haben Steroide einen günstigen Einfluss. Eine antibiotische Therapie ist nicht indiziert. Die Gabe von Ampicillin bzw. Amoxycillin hat häufig (80–100%; Pisternick et al. 1997) ein ausgeprägtes makulopapulöses Exanthem zur Folge, das nach 7–10 Tagen beginnt und bevorzugt die oberen Extremitäten und den Stamm, gelegentlich auch die Handinnenflächen, Fußsohlen und Mundschleimhaut betrifft und von Fieber und Juckreiz begleitet ist. Es führt oft zur fälschlichen Annahme einer Penizillinallergie. Dieses Exanthem kann ebenfalls durch andere Antibiotika wie Methicillin, Erythromycin, Levofloxacin, Cefalexin und auch Acetaminophen ausgelöst werden.

Die Pathogenese dieses Exanthems bei EBV-Infektion ist bis heute nicht bekannt. Angenommen wird eine polyklonale B-Zellaktivierung mit Produktion von polyklonalen Antikörpern, die Immunkomplexe mit der Fähigkeit, Komplement zu binden, bilden. Diese Hypersensivitätsreaktion tritt nur während der akuten Krankheitsphase auf und ist transitorischer Natur.

> Die Gabe eines Ampicillin-/Amoxycillinpräparates löst bei einer EBV-Infektion zu nahezu 100% ein Exanthem aus.

Prophylaxe. Eine Isolierung von Kindern mit Epstein-Barr-Virusinfektion ist nicht erforderlich, allgemeine Hygienemaßnahmen wie Händewaschen sollten jedoch unbedingt eingehalten werden. Ein direkter Kontakt mit Speichel ist zu vermeiden. Eine Impfung steht noch nicht zur Verfügung, ist aber in Entwicklung, wobei im Tierversuch durch ein EBV-Strukturprotein neutralisierende Antikörper induziert werden konnten.

Differenzialdiagnose. Streptokokkenpharyngotonsillitis, Diphtherie, Zytomegalie, Toxoplasmose, Hepatitis A, Leukämie.

21.9 Erkrankungen durch Rickettsien

Epidemiologie. Die durch Rickettsien ausgelösten Krankheiten sind weltweit verbreitet, das *Q-Fieber* (Query-Fieber), das *Mittelmeerfleckfieber* (Boutonneuse-Fieber) und das *klassische Fleckfieber* (Rickettsia prowazekii) sind die in Mitteleuropa am häufigsten vorkommenden Rickettsiosen. Überträger sind Zecken, Läuse, Flöhe und Milben, die Übertragung erfolgt auch über Tierkot (Hautkontakt) und aerogen (Tierkot, Zeckenkot). Das natürliche Reservoir sind Nagetiere, Hunde, der Mensch und beim Q-Fieber Schaf, Rind und Ziege. Die Inkubationszeit reicht je nach Erkrankungsart von 5–21 Tagen.

Ätiologie. Rickettsien sind kleine, gramnegative Mikroorganismen, die sich intrazellulär vermehren.

Klinisches Bild. Die häufigsten klinischen Symptome sind nach unspezifischen Prodromi Fieber, Kopfschmerzen, Myalgien, Pneumonien, Lymphadenitiden und selten Enzephalitiden. Das Exanthem betrifft hauptsächlich den Körperstamm mit möglicher Ausbreitung auf die Extremitäten; es ist makulös bis makulopapulös, selten auch petechial bzw. hämorrhagisch. Die Exanthemhäufigkeit ist unterschiedlich in Abhängigkeit von der Erkrankungsart: In ca. 90% wird es beim Mittelmeerfleckfieber, selten beim Q-Fieber beobachtet (Tabelle 21.3).

Diagnose. Die Diagnose wird durch serologische Untersuchungen gesichert (KBR: Q-Fieber, klassisches Fleckfieber; indirekter Immunfluoreszenztest: Mittelmeerfieber). Der direkte Erregernachweis aus Blut ist sehr aufwändig und an Speziallaboratorien gebunden.

Therapie. Mittel der Wahl sind bei Kindern ab dem 9. Lebensjahr Tetrazykline, alternativ auch Trimethoprim (und Chloramphenicol).

Tabelle 21.3. Charakteristik einiger in Mitteleuropa vorkommenden Rickettsiosen

Erkrankung	Q-Fieber	Mittelmeerfleckfieber	Klassisches Fleckfieber
Erreger	Coxsiella burnetii	R. conorii	R. prowazekii
Überträger	Zecken	Zecken	Kleiderlaus, Kopflaus
Reservoir	Schaf, Ziege, Rind	Hund, Nagetiere	Mensch
Inkubationszeit (Tage)	14–21	5–28	8–12
Exanthem	Selten, makulös	Makulopapulös	Häufig: 90%, makulös, makulopapulös, selten petechial
Dauer des Exanthems	2–7 Tage	7–14 Tage	7–14 Tage
Klinische Symptome	Leicht: Fieber, Kopfschmerzen, Muskelschmerzen, atypische Pneumonie	Leicht: Fieber, Kopfschmerzen, ulzerierende Primärwunde, regionale Lymphadenitis	Schwer: Fieber, Kopfschmerzen, Myalgien, Enzephalitis, Pneumonie

Prophylaxe. Expositionsprophylaxe. Impfstoffe sind in Entwicklung.

21.10 Exanthema subitum (Dreitagefieber)

Epidemiologie. Reservoir für das *HHV-6-* und *HHV-7-Virus* ist allein der Mensch. Die Übertragung erfolgt durch engen Kontakt oder Tröpfcheninfektion. Das Virus kann in gesunden seropositiven Kindern und Erwachsenen persistieren und über den Speichel ausgeschieden werden. Der Manifestationsindex ist sehr niedrig, sodass Epidemien selten registriert werden. Der Erkrankungsgipfel liegt im Alter zwischen 6 und 24 Monaten, selten vor 3 Monaten und nach 3 Jahren; nach dem 3. Lebensjahr sind praktisch alle Kinder seropositiv. Antikörper werden passiv auf den Feten übertragen und schützen ihn in den ersten Lebensmonaten. Infektionen treten während des ganzen Jahres ohne saisonale Häufung auf. Die Inkubationszeit beträgt ungefähr 9–10 Tage.

Ätiologie. Das Exanthema subitum wird hauptsächlich durch das humane Herpesvirus Typ 6 (HHV-6) ausgelöst, das zur Familie der Herpes viridae gehört (Yamanishi et al. 1988); es können 2 Serotypen (A und B) unterschieden werden, wobei Infektionen bei Kindern nahezu ausschließlich durch die B-Variante bedingt sind. Neuere Untersuchungen haben zeigen können, dass das Exanthema subitum auch durch ein neu entdecktes HHV-7-Virus ausgelöst werden kann (Tanaka et al. 1994). Nach den bisherigen Studien ist es für ca. 10–30% der Erkrankungen verantwortlich zu machen (Leach 2000).

Klinisches Bild. Die HHV-6- (und HHV-7-) Infektion ist eine häufige Ursache für fieberhafte Infektionen im frühen Kindesalter, das klinische Erscheinungsbild ist sehr variabel, der klassische Ablauf – 3 Tage hohes Fieber, mit Fieberabfall Auftreten eines Exanthems – muss nach jüngeren klinischen Studien erweitert werden (Hall et al. 1994; Pruksananonda et al. 1992). Das Fieber ist charakteristischerweise hoch und persistiert (2)–3–7–(8) Tage. Weitere Symptome, besonders im Frühstadium der Erkrankung auftretend, sind eine Gastroenteritis, Husten, gerötete Trommelfelle, eine zervikale Lymphadenopathie ohne Einschmelzung, beim Säugling eine vorgewölbte Fontanelle. Ein Enanthem mit Lokalisation auf dem weichen Gaumen kann während des Fieberstadiums auftreten, ebenso charakteristische Papeln auf dem weichen Gaumen und der Uvula (Nagayama-Flecken).

Das Exanthem tritt mit einer Häufigkeit von ca. 20% bei einer Primärinfektion auf, obwohl die Angaben hierzu außerordentlich schwanken (10–98%!). Es entwickelt sich mit der Entfieberung und stellt sich in Gestalt von hellroten makulopapulösen Effloreszenzen am Körperstamm und im Nackenbereich dar (Abb. 21.6). Es kann konfluieren und sich auf die Extremitäten ausbreiten. Es verschwindet so

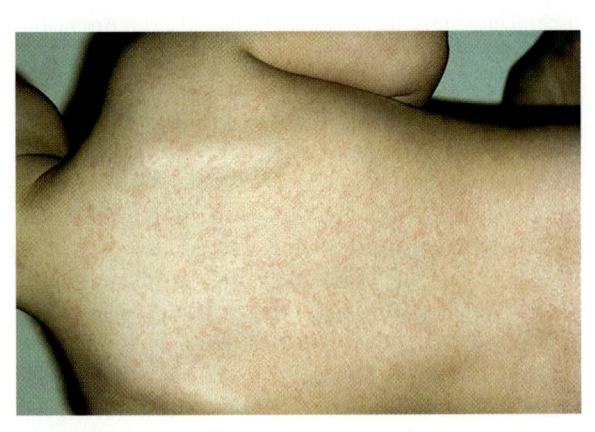

Abb. 21.6. Exanthema subitum. Diskretes makulopapulöses Exanthem am Stamm

rasch, wie es gekommen ist, d. h. in Stunden bis maximal 2 Tagen. Zu den wichtigen Symptomen einer HHV-Infektion zählt der *Fieberkrampf*, eine Enzephalopathie ist dagegen selten.

Seltene Komplikationen einer HHV-Infektion schließen eine Pneumonie, Hepatitis, Enzephalitis, Retinitis sowie ein persistierendes Exanthem ein.

Diagnose. Die Diagnose ist im Frühstadium der Erkrankung schwierig und gibt häufig Anlass zu vielen Untersuchungen und evtl. unnötigen Therapieversuchen. Mit Auftreten des typischen Exanthems nach Fieberabfall kann sie mit größerer Sicherheit gestellt werden. Im Blutbild findet sich eine Leukopenie mit relativer Lymphozytose. Bei einer vermuteten Primärinfektion kann eine serologische Bestätigung durch Bestimmung der HHV-spezifischen IgM-Antikörper erfolgen. HHV-6-Viren können im Blut, Speichel, Urin und Liquor nachgewiesen werden.

Therapie. Die Therapie ist allein symptomatisch.

Prophylaxe. Eine Isolierung von Patienten ist nicht erforderlich, eine Impfung existiert nicht.

Differenzialdiagnose. Arzneimittelexantheme, Röteln, Masern, fieberhafte Infekte anderer viraler Genese.

21.11 Graft-vs.-host-Krankheit

Ätiologie. Graft-vs.-host-Reaktionen treten auf, wenn immunkompetente Spenderzellen (Lymphozyten) auf einen Empfänger mit angeborenem oder erworbenem Immundefekt (z. B. nach Bestrahlung, Chemotherapie) treffen und, als weitere Voraussetzung, eine Histokompatibilität zwischen Spender und Empfänger besteht (Link et al. 1997). Am häufigsten wird diese Reaktion nach einer *Knochenmarktransplantation* beobachtet, und, seltener, angeboren nach einer Übertragung mütterlicher Lymphozyten auf einen Feten mit *B-/T-Zelldefekt*. Diese Effekte können durch eine Bluttransfusion (Lymphozyten!) ebenfalls ausgelöst werden.

Klinisches Bild. Das klinische Bild ist charakterisiert durch Reaktionen der Haut, der Leber und des Intestinaltraktes. Sie können akut auftreten, d. h. innerhalb von 100 Tagen nach dem auslösenden Ereignis, z. B. einer Knochenmarktransplantation, oder als chronische Form nach diesem Zeitpunkt von ca. 100 Tagen. Die Leberbeteiligung manifestiert sich in einer cholestatischen Hepatitis, intestinale Symptome in durchfälligen Stühlen, die z. T. Blut enthalten. Im Mittel beginnt die Erkrankung um den 20. Tag nach einer Knochenmarktransplantation bzw. Transfusion von Lymphozyten mit einem juckenden makulopapulösen Exanthem im Bereich der Ohren, der Handinnenflächen und der Fußsohlen, das sich weiter auf den Stamm ausdehnen und potenziell konfluieren und bullös werden kann.

Je nach prozentualem Befall der Körperoberfläche (unter 25%, 25–50%, über 50%) und Entwicklung einer generalisierten *Erythrodermie*, einschließlich Blasenbildung und Desquamation, wird eine Einteilung in die Schweregrade I–IV vorgenommen. Die chronische Graft-vs.-host-Krankheit (◘ Abb. 21.7) erinnert in ihren Ausprägungen an eine Autoimmunkrankheit, z. B. ein Sjögren-Syndrom, einen systemischen Lupus erythematodes, eine Lichen-planus-Morphea oder auch an eine primär biliäre Leberzirrhose. Schwerwiegende bakterielle Infektionen (Sepsis, Pneumonien) können hinzukommen.

Therapie. Die Prävention und Therapie sowohl der akuten als auch der chronischen Graft-vs.-host-Krankheit besteht in einer Immunsuppression (z. B. Prednison, Ciclosporin A).

Differenzialdiagnose. Toxische Nebenwirkungen der Immunsuppressiva, Arzneimittelexantheme, virale Infektionen mit Exanthem.

21.12 Laterothorakales Exanthem

Epidemiologie. Das Krankheitsbild wurde erstmals 1962 von Brunner et al. beschrieben, der Krankheitsbegriff 1992 von Bodemer und de Prost geprägt. Hauptsächlich sind junge Kinder im Alter zwischen 1 und 4 Jahren betroffen. Bei 18 erkrankten Kindern (Mädchen : Jungen = 3 : 1) war eine angedeutete saisonale Häufung im Winterhalbjahr zu beobachten (Bodemer u. de Prost 1992).

Übertragungswege und Inkubationszeit sind nicht bekannt.

Ätiologie. Eine eindeutige Ursache ist bisher nicht gefunden worden. Das alleinige Vorkommen bei Kindern und bei immunsupprimierten Patienten (Peker et al. 2000), die saisonale Häufung, familiäres Vorkommen in einzelnen Fällen und das Nichtansprechen auf Breitbandantibiotika legen eine virus- bzw. infektallergische Ursachen nahe.

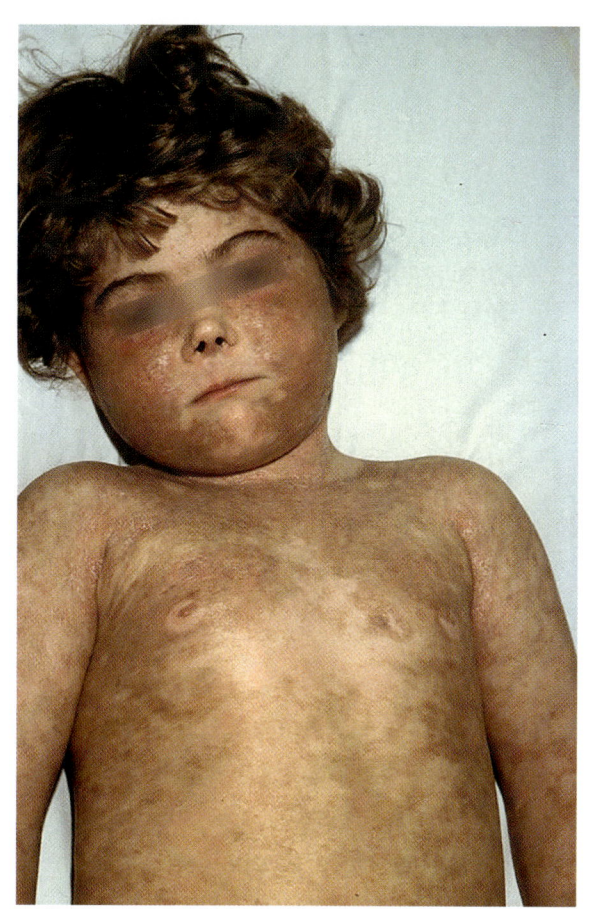

◘ **Abb. 21.7.** Chronische Graft-vs.-host-Krankheit

Klinisches Bild. Das Exanthem ist unilateral lokalisiert, beginnt meist im Bereich der Axilla oder axillanahe, selten in der Inguinalregion mit scarlatiniformen oder ekzematösen Effloreszenzen (◘ Abb. 21.8), die sich innerhalb der 1. Woche zentrifugal ausbreiten, aber initial streng auf eine Körperhälfte begrenzt bleiben und einen morbilliformen Charakter annehmen können. Juckreiz wird von der Mehrzahl der Patienten angegeben. Die einzelne Papel kann von einem weißen Hof umgeben sein (Laur 1993). In der 2. Krankheitswoche erfolgt eine weitere Ausbreitung, bei Befall auch der anderen Körperhälfte bleibt jedoch die ursprüngliche in der Ausprägung des Exanthems dominierend. Gesicht, Handflächen und Fußsohlen bleiben ausgespart. In der 3. Krankheitswoche bildet sich das Exanthem zurück und ist nach 4 Wochen verschwunden. Eine sich trocken anfühlende Haut kann als Restsymptom bestehen bleiben.

Begleitende Krankheitssymptome sind bei einem Teil der Kinder eine regionale Lymphadenopathie, Fieber, Rhinopharyngitis, Konjunktivitis.

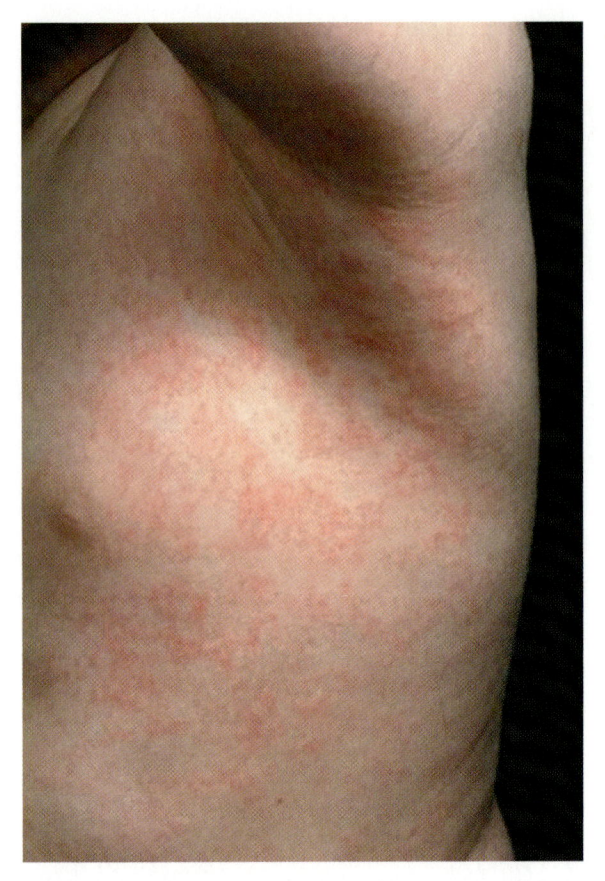

Abb. 21.8. Laterothorakales Exanthem. Effloreszenzen an der linken Thoraxseite

Ätiologie. Eine Assoziation zu einer Hepatitis-B-Infektion ist gegeben (»klassische Form« des Gianotti-Crosti-Syndroms); nachfolgende Studien haben eine Assoziation zu Infektionen mit einer ansteigenden Zahl anderer Viren, z. B. *Parainfluenza-, Epstein-Barr-, Zytomegalie-, Coxsackie-, RS-Viren,* HHV-6 zeigen können, aber auch nach Mycoplasma-pneumoniae-Infektionen (Angoulvant et al. 2000) und nach Impfungen (Velangi u. Tidman 1998, 2000; Haug et al. 2002; Caputo u. Gelmetti 1992; Draelis et al. 1986; Taieb et al. 1986; Yasumoto et al. 1996). In kleineren Populationen dominierte die Zuordnung zum Epstein-Barr-Virus (Hofmann et al. 1997).

Klinisches Bild. Die Effloreszenzen stellen sich als rote *Papeln* mit den Prädilektionsstellen Wangen, Gesäß und Extremitäten einschließlich Handflächen und Fußsohlen dar, die in der Regel nicht jucken und ca. 3 Wochen (15–60 Tage) bestehen bleiben (Abb. 21.9). Selten sind sie papulovesikulös; werden sie geöffnet, entleert sich jedoch keine Flüssigkeit. Unterschiede in der Morphologie der Effloreszenzen sind nicht durch die verschieden auslösenden Viren bedingt (Caputo u. Gelmetti 1992). Diese Hauterscheinungen können mit einem allgemeinen Krankheitsgefühl, nichteitriger Lymphadenitis und einer anikterischen Hepatitis einhergehen.

Diagnose. Die Diagnose wird aufgrund der Morphologie des Exanthems und der typischen Lokalisation gestellt. Laboruntersuchungen sind nicht hilfreich.

Therapie. Antibiotika und lokale Kortisonsalben sind ohne Effekt. Antihistaminika können bei ausgeprägtem Juckreiz eingesetzt werden.

Differenzialdiagnose. Kontaktdermatitis, Miliaria, Pityriasis rosea, Gianotti-Crosti-Syndrom, Lichen striatus, Scabies, atopische Dermatitis.

21.13 Gianotti-Crosti-Syndrom

Epidemiologie. Diese Hauterkrankung betrifft in der Hauptsache Kinder zwischen 2 und 6 Jahren und wurde zunächst bei Kindern aus dem südeuropäischen Raum beschrieben (Gianotti 1973), in den der Erstbeschreibung folgenden Jahren aber auch in anderen Regionen (Taieb et al. 1986). Das Auftreten ist in der Regel sporadisch, eine saisonale Häufung ist nicht dokumentiert. Ein gehäuftes Auftreten bei atopischen Erkrankungen scheint zu bestehen (Ricci et al. 2003).

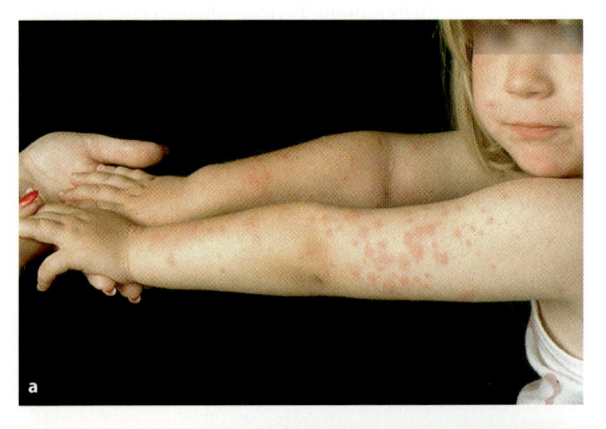

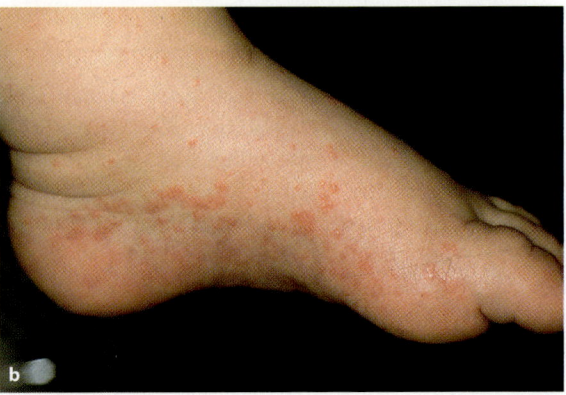

Abb. 21.9a, b. Gianotti-Crosti-Syndrom. **a** Papeln im Bereich der Extremität; **b** Effloreszenzen der Fußsohle

Diagnose. Die Diagnose wird aufgrund des typischen Verteilungsmusters und Erscheinungsbildes gestellt.

Histologie. Schwellung der kapillären Endothelzellen; lymphohistiozytische, perivaskuläre Infiltrate (Taieb et al. 1986).

Therapie. Symptomatisch bei Juckreiz.

Differenzialdiagnose. *Lichen planus*, *Erythema multiforme*, *Histiocytosis X*, *Schönlein-Henoch-Purpura*.

21.14 Kawasaki-Syndrom (mukokutanes Lymphknotensyndrom)

Epidemiologie. Die Erkrankung betrifft in ca. 80% der Fälle Kleinkinder unter 5 Jahren mit einer Häufung bei Jungen (1,7 : 1). Eine Übertragung von Mensch zu Mensch wurde nicht nachgewiesen, obwohl die Inzidenz bei Geschwistern eines erkrankten Kindes etwas höher zu sein scheint. In der Erkrankungshäufigkeit bestehen große ethnische Unterschiede, z. B. in Japan 100–150 Erkrankungen/100.000, in Deutschland ca. 8 Erkrankungen/100.000 (Cremer 1990; Hoppe 1994; Kawasaki 1995). Eine Inkubationszeit ist nicht bekannt.

Ätiologie. Überdurchschnittlich häufig wurden bei Patienten mit Kawasaki-Syndrom Staphylokokken bzw. Streptokokken gefunden, die Exotoxine produzieren. Neuere Hypothesen zur Krankheitsentstehung stellen diese Ausschüttung mit der Bildung von Superantigenen in den Mittelpunkt des pathogenetischen Geschehens, indem diese Superantigene wiederum in der Lage sind, T-Zellen zu stimulieren (Leung et al. 1993). Morphologisch handelt es sich beim Kawasaki-Syndrom um eine systemische Vaskulitis, die zunächst die kleinen, im Verlauf der Erkrankung auch die großen Gefäße (Koronararterien!) betrifft.

Histologie. Lymphknotenbiopsien sind beim Kawasaki-Syndrom selten durchgeführt worden. Die beschriebenen Veränderungen zeigen jedoch übereinstimmend eine Hyperplasie der perifollikulären T-Zell-abhängigen Zonen, multifokale Nekrosen und vereinzelte Thrombosen kleinerer Gefäße. Diese Beobachtungen stützen die Annahme, dass es im akuten Stadium der Erkrankung zu einer ausgeprägten Stimulation der *T-Zellen* kommt und dadurch eine unkontrollierte Freisetzung verschiedener Entzündungsmediatoren eingeleitet wird (Busch et al. 1997).

Klinisches Bild. Das klinische Bild des Kawasaki-Syndroms ist durch 6 Hauptsymptome und eine Reihe weiterer Nebensymptome charakterisiert (Tabelle 21.4, Abb. 21.10). Die exanthematischen Hautveränderungen betreffen den Stamm, die proximalen und distalen Extremitäten, die Schleimhäute. Sie sind weiterhin durch Veränderungen des Auges und der Lippen charakterisiert. Seltene Hautmanifestationen wie psoriatiforme Eruptionen (Eberhard et al. 2000) und papulöse oder keratotische Effloreszenzen (Passeron et al. 2002) sind beim Kawasaki-Syndrom ebenfalls beschrieben worden.

Die Diagnose wird beim Vorliegen von mindestens 5 der 6 Hauptsymptome gestellt bzw. 4 Hauptsymptomen und dem Nachweis von Koronaraneurysmen. Die Nebensymptome umfassen z. T. sehr unspezifische Zeichen wie Gastroenteritis, Arthritis und Arthralgie, Karditis ein-

Tabelle 21.4. Klinische Hauptsymptome beim Kawasaki-Syndrom

Klinische Hauptsymptome	Beginn	Dauer	Häufigkeit
1. Fieber: septische Temperaturen, länger als 5 Tage anhaltend, kein Ansprechen auf Antibiotika und übliche Antipyretika	1. Tag	1–3 Wochen	100%
2. Polymorphes Exanthem: häufig scarlatiniform oder masernähnlich bzw. an ein Erythema exudativum multiforme erinnernd, welches sich von den Extremitäten in Richtung Stamm ausbreitet, oft perineal akzentuiert	1. Tag	Bis zu 1 Woche	99%
3. Bilaterale, verstärkte Füllung der Konjunktivalgefäße: doppelseitige Conjunctivitis bulbi ohne Eiter und ohne Bildung von Pseudomembranen	1. Tag	1–2 Wochen	96%
4. Hochrote und blutende Lippen mit Rhagaden, Enanthem, Erdbeerzunge, diffuse Rötung der Mund- und Rachenschleimhaut, prominente Papillen der Zunge (keine lingualen oder oralen Ulzerationen)	1. Tag	1–3 Wochen	99%
5. Zervikale Lymphadenopathie (Durchmesser mindestens 1,5 cm) ohne Einschmelzung	1.–3. Tag	1–3 Wochen	50–70%
6. Hautveränderungen an den Extremitäten: Palmar- und Plantarerythem mit indurativen Ödemen	3.–5. Tag	1–2 Wochen	99%
7. Lamellöse Schuppung der Finger- und Zehenspitzen	2.–3. Woche		99%

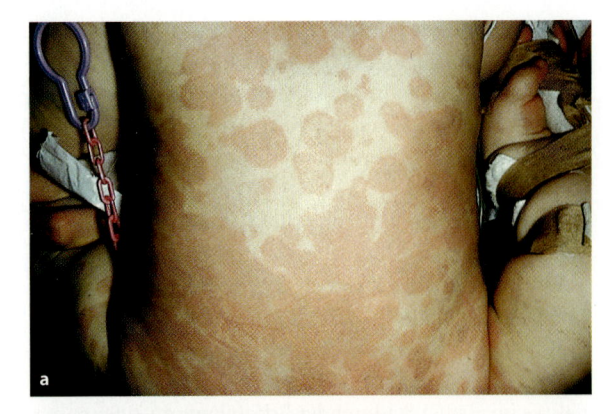

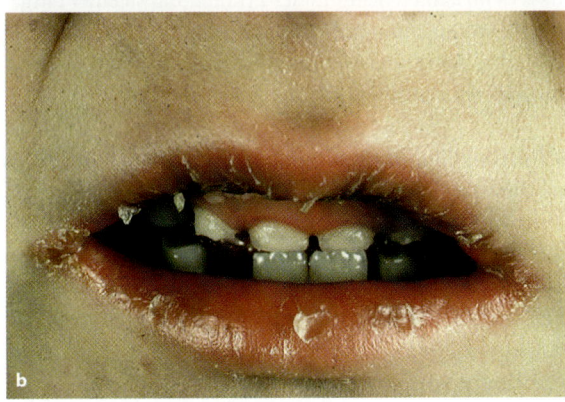

Abb. 21.10a, b. Kawasaki-Syndrom. **a** Polymorphes Exanthem; **b** rissige Lippen

schließlich Perikarderguss, aseptische Meningitis, Hepatitis mit Transaminasen- und Bilirubinanstieg, Gallenblasenhydrops, an Laborbefunden eine ausgeprägte BSG-Beschleunigung und CrP-Erhöhung, Blutbildveränderungen mit Leukozytose und Linksverschiebung, ab der 2.–3. Krankheitswoche eine deutliche Thrombozytose.

Die Prognose des Kawasaki-Syndroms wird entscheidend durch die kardiale Mitbeteiligung bestimmt: Im akuten Stadium sind das eine Myokarditis, Perikarditis, Mitral- und Aortenklappeninsuffizienz und in der 2.–3. Woche die Ausbildung von Koronaraneurysmen in etwa 15–25% der unbehandelten Fälle. Letztere können sich in Abhängigkeit von der Therapie bei etwa 50% der Kinder wieder zurückbilden, die Letalität dürfte bei etwa 0,1% liegen. Die Vaskulitis des Kawasaki-Syndroms mag einen Risikofaktor für die vorzeitige Entwicklung einer Arteriosklerose darstellen.

Diagnose. Die Diagnose wird anhand der klinischen Hauptkriterien gestellt, von denen 5–6 vorhanden sein müssen (bzw. 4 Hauptkriterien und Nachweis von Koronaraneurysmen). Bei Säuglingen und Kindern über 5–10 Jahren kann ein *inkomplettes Kawasaki-Syndrom* mit Fehlen mehrerer Hauptsymptome vorliegen, sodass die Diagnose verkannt wird und die Therapie zu spät einsetzt (Busch et al. 1997; Kawasaki 1995). Die Häufigkeit des Auftretens von Koronaraneurysmen beim inkompletten Kawasaki-Syndrom ist der der klassischen Form vergleichbar (Newburger et al. 2003).

> Beim fiebernden Kind mit Haut- und Schleimhautsymptomen an das Kawasaki-Syndrom denken!

Therapie. Die Therapie dient in der Hauptsache der Vermeidung von Koronaraneurysmen; für den Therapieerfolg scheint der frühzeitige Beginn innerhalb der 1. Krankheitswoche entscheidend zu sein. Die spezifische Therapie besteht in der Gabe eines Immunglobulinpräparates [Dosis: 2 g/kg/KG als Kurzinfusion über 6–8 (–10) h] in Kombination mit Azetylsalizylsäure (30–40 mg/kg/KG/Tag bis zur Entfieberung, dann 3–5 mg/kg/KG/Tag für weitere 6 Wochen). Die zusätzliche Behandlung mit einem Kortikosteroid (z. B. mit Methylprednisolon, 30 mg/kg/KG, als Kurzinfusion) kann die Krankheitsdauer verkürzen, scheint aber keinen Einfluss auf die Entwicklung von Koronaraneurysmen zu haben (Sundel et al. 2003; Newburger et al. 2003).

Bei Nichtansprechen auf die Immunglobulingabe (persistierendes Fieber) ist eine Wiederholung in gleicher Dosierung zu empfehlen (Chiyonobu et al. 2003). Bei der Entwicklung von *Koronaraneurysmen* ist eine Dauertherapie mit Azetylsalizylsäure (3–5 mg/kgKG/Tag) erforderlich (Durongpisithal et al. 1995).

> Der frühzeitige Therapiebeginn ist entscheidend für den Therapieerfolg.

Differenzialdiagnose. Exanthema subitum, rheumatoide Arthritis, bakterielle Sepsis, Streptokokkeninfektion (Scharlach), toxisches Schocksyndrom, Röteln, Toxoplasmose, EBV-Infektion, Enterovirusinfektionen, *allergisches Exanthem*, Stevens-Johnson-Syndrom.

Danksagung

Wir sind sehr dankbar für die Überlassung von Abbildungen: Abb. 21.4 und 21.10a stammt von Prof. Dr. H. Cremer, Heilbronn, Abb. 21.5 und 21.9 von Prof. Dr. H. Traupe, Münster, Abb. 21.7 von Prof. Dr. Bender-Götze, München und Abb. 21.8 und 21.10b von Dr. Fölster-Holst, Kiel.

Literatur

American Academy of Pediatrics (1990) Parvovirus, erythema infectiosum and pregnancy. Pediatrics 85: 131–133

American Academy of Pediatrics (1997) Red Book. Report of the Committee on Infectious Diseases, 24th edn

Angoulvant N, Grezard P, Wolf F, Truchot F, Marcilly MC, Perrot H (2000) Acute Mycoplasma pneumoniae infection: new cause of Gianotti Crosti syndrome. Presse Med 29(23): 1287

Literatur

Annunziato D, Kaplan MH, Hall WW, Ichinose H, Lin JH, Balsam D, Paladino VS (1982) Atypical measles syndrome: pathological and serologic findings. Pediatrics 70: 203–209

Arrieta AC, Zaleska M, Stutman HR, Marks M (1992) Vitamin A levels in children with measles in Long Beach, California. J Pediatr 121: 75–78

Asano Y, Yoshikawa T (1995) Enterovirus infections in children. Current Opinion in Pediatrics 7: 24–31

Bodemer Ch, de Prost Y (1992) Unilateral laterothoracic exanthem in children: A new disease? J Am Acad Dermatol 27: 693–696

Brown KE, Andersen SM, Young NS (1993) Erythrocyte P-antigen: cellular receptor for B 19 parvovirus. Science 262: 114–117

Busch D, Marx A, Huppertz HJ (1997) Kawasaki-Erkrankung bei einem 13-jährigen Jungen mit ausgeprägter unilateraler zervikaler Lymphadenopathie und Polyarthritis. Monatsschr Kinderheilkd 145: 597–601

Buxbaum S, Berger A, Preiser W, Rabenau HF, Doerr HW (2001) Enterovirus infections in Germany: Comparative evaluation of different laboratory diagnostic methods. Infection 29: 138–142

Caputo R, Gelmetti R (1992) Gianotti-Crosti syndrome. A retrospective analysis of 308 cases. J Am Acad Dermatol 26: 207–210

Casey JR, Pichichero ME (2004) Meta-analysis of cephalosporin versus penicillin treatment of group A streptococcal tonsillopharyngitis in children. Pediatrics 113: 866–882

Cherry JD (1998) Cutaneous manifestations of systemic infections. In: Feigin RD, Cherry JD (ed) Textbook of pediatric infectious diseases, vol II. Saunders, Philadelphia London Toronto, pp 713–737

Cherry JD (1998) Reoviruses. In: Feigin RD, Cherry JD (ed) Textbook of pediatric infectious diseases, vol II. Saunders, Philadelphia London Toronto, pp 1893–1897

Chiyonobu T, Yoshihara T, Mori K, Ishida H, Nishimura Y, Yamamoto Y, Kamiya Y, Kasubuchi Y (2003) Early intravenous gamma globulin retreatment for refractory Kaswasaki disease. Clin Pediatr (Philadelphia); 42 (3): 269–72

Cremer H (1990) Das Kawasaki-Syndrom (Mukokutans-Lymphknoten-Syndrom). Dtsch Ärztebl 87: 1304–1308

Cruzado D, Masserey-Spicher V, Delavelle J, Picard F, Haenggeti LA (2002) Early onset and rapidly progressive subacute sclerosing panencephalitis after congenital measles infection. Eur J Pediatr 161: 438–441

Dagan R (1996) Nonpolio enteroviruses and the febrile young infant: epidemiologic, clinical and diagnostic aspects. Pediatr Infect Dis J 15: 67–71

Draelis ZK, Hansen RC, James WD (1986) Gianotti-Crosti syndrome associated with infections other than hepatitis B. JAMA 256: 2386–2388

Durongpisithal K, Gurugaj VJ, Park JM, Martin CF (1995) The prevention of coronary artery aneurysm in Kawasaki disease: a meta-analysis on efficacy of aspirin and immunglobulin treatment. Pediatrics 96: 1057–1061

Eberhard BA, Sundel RP, Newburger JW, Baker A, Fuhlbrigge RC, Burns JC, Gellis SE (2000) Psoriatic eruption in Kawasaki disease. J Pediatr 137: 578–580

Feldmann R, Harms M, Saurat JH (1994) Papular purpurie »glove and socks« syndrome: Not only parvovirus B 19. Dermatology 188: 85–87

Gianotti F (1973) Papular acrodermatitis of childhood. An Australian antigen disease. Arch Dis Childh 48: 794–799

Hall CB, Long CE, Schnabel KC, Caserta MT, Mc Intyre KM, Costanzo MA, Knoll A, Dewhurst S, Insel RA, Epstein LG (1994) Human herpesvirus-6 infection in children: a prospective study of complications and reactivation. N Engl J Med 331: 432–438

Haug S, Schnopp C, Ring J, Fölster-Holst R, Abeck D (2002) Gianotti-Chrosti-Syndrom nach Impfung. Hautarzt 53; 683–685

Heegaard ED, Hornsleth A (1995) Parvovirus: the expanding sepctrum of disease. Acta Paediatr 84: 109–117

Hideka Y, Okada K, Kusuhara K, Miyazaki Ch, Tokugawa K, Keda K (1994) Exanthema subitum and human herpesvirus-7 infection. Pediatr Infect Dis J 13: 1010–1011

Hoppe JE (1994) Differentialdiagnose des toxischen Status febrilis mit Exanthem. Kawasaki-Syndrom, toxisches Schocksyndrom und Streptokokkentoxisches Schocksyndrom. Pädiatr Prax 47: 107 – 114

Hofmann B, Schuppe HC, Adam O, Lenard HG, Lehmann P, Ruzicka T (1997) Gianotti-Crosti syndrome associated with Epstein-Barr virus infection. Pediatr Dermatol 14: 273–277

Hosoya M, Sato M, Honzumi K, Katayosa M, Kawasaki Y, Skuma H, Kato K, Shimada Y, Ishiko H, Suzuki H (2001) Association of nonpolio enteroviral infection in the central nervous system of children with febrile seizures. Pediatrics 107: e 12

Hussey GD, Klein M (1990) A randomized controlled trial of vitamin A in children with severe measles. N Engl J Med 323: 160–164

Ikediobi NI, Tyring SK (2002) Cutaneous manifestations of Epstein-Barr virus infection. Dermatol Clin 20: 283–289

Kammermeier-Schmidt U, Weiß M. Belohradsky BH (1993) Das X-chromosomal-rezessiv vererbte lymphoproliferative Syndrom. Analyse eines EBV-induzierten Immundefektes. Monatsschr Kinderheilkd 141: 201–206

Kaneko M, Yamashita Y, Nagamitsu S, Nakayama T, Matsuishi (2002) Severe infantile measles encephalitis occurred three months after neonatal measles. Neuropediatrics 33: 274–277

Kaplan EL (Edt) (1996) Group A streptococcal infections. Pediatris 97 (Suppl)

Kaufhold A, Krug E, Lüttichen R, Knoop U, Bläker F (1991) Bewertung von Schnelltests zum Direktnachweis des Gruppe-A-Streptokokkenantigens in Rachenabstrichen. Untersuchung zu vier kommerziellen Testsystemen. Monatsschr Kinderheilkd 139: 208–213

Kawasaki T (1995) Kawasaki disease. Acta Paediatr 84: 713–715

Klein JO (1994) Management of streptococcal pharyngitis. Pediatr Infect Dis J 13: 572–575

Koch HG, Harms E (1995) Infektionen mit dem Epstein-Barr-Virus. Dtsch Ärztebl 92: B-323–328

Köhler W (1992) Epidemiologie und Pathogenese von Streptokokkeninfektionen. Immun Infekt 20: 92–98

Laur WE (1993) Unilateral laterothoracic exanthem in children (Letter). J Am Acad Dermatol 28: 799–800

Leach CT (2000) Human herpesvirus-6 and -7 infections in children: agents of roseola and other syndromes. Curr Opin Pediatr 12: 269–274

Lerner AM, Cherry JD, Klein JO, Finland M (1962) Infection with reoviruses. N Engl J Med 267: 947–952

Leung YM, Meissner C., Fulton R, Muray DL, Kotzin BL, Schliefert PM (1993) Toxic shock syndrome toxin-secreting staphylococcus aureus in Kawasaki syndrome. Lancet 342: 1385–1388

Link H, Kolb HJ, Ebell W, Hossfeld DK, Zander A, Niethammer D, Wandt H, Grosse-Wilde H, Schaefer UW (1997) Die Transplantation hämatopoetischer Stammzellen. Teil I: Definitionen, prinzipielle Anwendungsmöglichkeiten, Komplikationen. Med Klin 92: 480–491

Makhene MK, Diaz PS (1993) Clinical presentations and complications of suspected measles in hospitalized children. Pediatr Infect Dis J 12: 836–840

Markowitz M, Gerber MA, Kaplan EL (1993) Treatment of streptokoccal pharyngotonsillitis: Reports of penicillin´s demise are premature. J Pediatr 123: 679–685

Newburger JW, Taubert KA, Shulman ST, Rowley AH, Gewitz MH, Takehashi M, Mc Crindle BW (2003) Summary and abstracts of the Seventh International Kawasaki Disease Symposium: December 4–7, 2001, Hakone, Japan. Pediatr Res 53: 153–157

Passeron T, Olivier V, Sirvent N, Khalfi A, Boutte P, Lacour JP (2002) Kawasaki disease with exceptional cutaneous manifestations. Eur J Pediatr 161 : 228–230

Peker S, Hoger PH, Moll I (2000) Das unilaterale Laterothorakale Exanthem. Hautarzt 7: 505–508
Pisternick D, Hoppe JE, Dannecker GE, Enders G, Skalej M, Niethammer D (1997) Fulminant verlaufende Rötelnencephalitis mit letalem Ausgang. Monatsschr Kinderheilkd 145: 105–108
Pruksananonda P, Hall CB, Insel RA, Mc Intyre K, Pellett PE, Long CE, Schnabel KC, Pincus PH, Stamey FR, Dambough TR, Stewart JA (1992) Primary human herpesvirus-6 infection in young children. N Engl J Med 326: 1445–1450
Reed MD, Blumer P and JL (1997) Azithromycin: a critical review of the first azilide antibiotic and its role in pediatric practice. Pediatr Infect Dis J 16: 1069–1083
Rehse C, Helwig H (1985) Das Krankheitsbild der infektiösen Mononukleose im Kindesalter. Monatsschr Kinderheilkd 133: 806–810
Ricci G, Patrizi A, Neri I, Specchia F, Tosti G, Masi M (2003) Gianotti-Crosti syndrome and allergic background. Acta Derm Venereol 83: 202–205
Richardus JH, Dumas Am, Huisman J, Schaap GJ (1985) Q-fever in infancy. A review of 18 cases. Pediatr Infect Dis J 4: 369–373
Rotbart HA, Webster AD (2001) Treatment of potentially life-threatening enterovirus infections with Plecoranil. Clin Infect dis 32: 228–235
Ruiz-Contreras J, Montero RG, Amador JTR (1993) Q-fever in children. Am J Dis Child 146: 300–302
Sawyer MH (1999) Enterovirus infections: diagnosis and treatment. Pediatr Infect Dis J 18: 1033–1039
Schuster V, Kreth HW (1991) Epstein-Barr-Virus-induzierte lymphoproliferative Erkrankungen. Monatsschr Kinderheilkd 139: 396–400
Schuster V, Kreth HW (1992) Epstein-Barr-Virusinfection and associated diseases in children. I. Pathogensis, epidemiology and clinical aspects. Eur J Pediatr 151: 718–725
Shulman ST (1994) Streptococcal pharyngitis: diagnostic conciderations. Pediatr Infect Dis J 13: 567–571
Stalkrup JR, Chilukuri S (2002) Enterovirus invections: A review of clinical presentation, diagnosis, and treatment. Dermatol Clin 20: 217–223
Starr SE (1996) Novel mechanism of immunosuppression after measles. Lancet 348: 1257–1258
Stone MS, Murph JR (1993) Papular-purpuric gloves and socks syndrome: a characteristic exanthem. Pediatrics 92: 864–865
Sundel RP, Baker AL, Fulton DR, Newburger JW (2003) Corticosteroids in the initial treatment of Kawasaki disease: Report of a randomized trial. J Pediatr 142: 611–616
Taieb A, Plantin P, Pasquier P, Guillet G, Maleville J (1986) Gianotti-Crosti-syndrome: a study of 26 cases. Br J Dermatol 115: 49–59
Tanaka K, Kondo T, Torigoe S, Okada S, Mukai T, Yamanishi K (1994) Human herpesvirus-7: Another causal agent for roseola (exanthema subitum). J Pediatr 125: 1–5
Tolfvenstam T, Papadogiannakis N, Norbeck O, Petersson K, Broliden K (2001) Frequency of human parvovirus B19 infection in intrauterine fetal death. Lancet 357: 1494–1497
Velangi SS, Tidman MJ (1998) Gianotti-Crosti-synrome after measles, mumps and rubella vaccination. Br J Dermatol 139: 1122–1123
Wölfle J, Schmidt J, Kreft B, Albert F, Haverkamp F (1997) Subakute, sklerosierende Panenzephalitis (SSPE) als Differentialdiagnose einer schweren Wesensveränderung und Ataxie – Fallbericht und Literaturüberblick. Klin Pädiatr 209: 111–115
Yamanishi K, Okuno T, Shiraki K, Tagahashi M, Kondo T, Asano Y, Kurata T (1988) Identification of human herpesvirus-6 as causal agent for exanthema subitum. Lancet 1: 1065–1067
Yasumoto S, Tsujita J, Imayama S, Hori Y (1996) Case report: Gianotti-Crosti syndrome associated with human herpesvirus-6 infection. J Dermatol 23: 499–501
Young NS, Brown KE (2004) Mechanisms of disease: Parvovirus B19 infection. N Engl J Med 350: 586–597

Atopisches Ekzem

D. Abeck, K. Strom

22.1 Definition – 357

22.2 Epidemiologie – 357

22.3 Ätiologie – 358

22.4 Genetik – 358

22.5 Pathophysiologische Konzepte – 358

22.6 Provokationsfaktoren – 359
22.6.1 Unspezifische Provokationsfaktoren – 359
22.6.2 Spezifische Provokationsfaktoren – 360

22.7 Klinisches Bild – 361
22.7.1 Atopisches Säuglingsekzem – 361
22.7.2 Atopisches Ekzem im Kindesalter – 362
22.7.3 Sonderformen des atopischen Ekzems im Säuglings- und Kindesalter – 362

22.8 Histologie – 364

22.9 Therapie – 365
22.9.1 Reduktion bzw. Vermeidung von Provokationsfaktoren – 365
22.9.2 Adjuvante Basistherapie – 366
22.9.3 Systemische Gabe von γ-Linolensäure – 367
22.9.4 Spezifische antiinflammatorische Behandlung – 367
22.9.5 Topische antimikrobielle Therapie – 368
22.9.6 Weitere unterstützende Maßnahmen – 368
22.9.7 Systemische antibiotische Therapie – 368
22.9.8 Antipruriginöse Therapie – 369
22.9.9 Sonstige Therapien – 369

22.10 Wichtige Komplikationen des atopischen Ekzems – 369

22.11 Differenzialdiagnosen – 369

Literatur – 370

22.1 Definition

Das atopische Ekzem (Neurodermitis, endogenes Ekzem) ist eine chronische bzw. chronisch-rezidivierende, juckende, entzündliche Hauterkrankung, die klinisch durch infiltrierte, nässende und exkoriierte Erytheme in altersabhängig typischer Verteilung charakterisiert ist. Häufig liegt der Beginn der Erkrankung in frühester Kindheit. Der Begriff *Atopie* kann als genetisch determinierte Überempfindlichkeit von Haut und Schleimhaut gegenüber Umweltfaktoren unterschiedlichster Art in Assoziation mit einer erhöhten IgE-Bildung und/oder einer veränderten unspezifischen Reaktivität definiert werden. Zu den atopischen Erkrankungen zählen neben dem atopischen Ekzem (AE) die Rhinoconjunctivitis allergica und das allergische Asthma bronchiale. Insbesondere beim schweren AE im Säuglings- und Kleinkindesalter, bei dem in der Mehrzahl der Fälle Sensibilisierungen gegenüber Nahrungsmitteln gefunden werden, ist das Risiko der Entwicklung einer Rhinitis oder eines Asthma bronchiale hoch.

22.2 Epidemiologie

Die Prävalenz des AE hat in den letzten Jahrzehnten deutlich zugenommen. Epidemiologische Untersuchungen ergaben aktuelle Prävalenzen bei Kindern zwischen 8 und 16% in unterschiedlichen Bevölkerungsgruppen im Vergleich zu Prävalenzen von 5% in den 1960er Jahren. Eine Arbeitsgruppe aus Aberdeen, die Schulkinder aus verschiedenen Stadtteilen unter Beibehaltung der Methodik über einen längeren Zeitraum untersuchte, konnte für den Zeitraum von 1964–1989 eine Zunahme des AE von 5,3% auf 12% und für den Zeitraum von 1989–1994 eine weitere Zunahme auf 17,7% zeigen (Omran u. Russel 1996).

In einer an über 1000 Vorschulkindern in verschiedenen Teilen Deutschlands durchgeführten epidemiologischen Untersuchung, die eine fachdermatologische Begutachtung beinhaltete, lag die Prävalenz des AE bei 12,9% (Schäfer et al. 1997), in einer aktuellen Studie an italienischen Schulkindern bei 15% (Girolmoni et al. 2003). Laut einer anderen, vor kurzem veröffentlichen Studie litten 10,5% aller Schulanfänger in Hannover an einem AE (Werner et al. 2002).

Eine eindeutige Bevorzugung eines Geschlechts liegt nicht vor. Das AE kann in jedem Lebensalter auftreten, vorwiegend beginnt es aber im Säuglings- und Kleinkindesalter. 60% der Patienten erkranken bereits im 1. Lebensjahr, 85% bis zum 5. Lebensjahr. Typischerweise beginnt das AE um den 3. Lebensmonat, selten können sich die Hautveränderungen bereits in den ersten Lebenswochen manifestieren. Wie Langzeituntersuchungen gezeigt haben, bilden sich bei etwa 40% der Patienten die Symptome bis zum Erwachsenenalter zurück. Bei den übrigen Patienten besteht das AE in unterschiedlichem Schweregrad fort, wobei bei fast 1/3 der Kinder mit einem kontinuierlichen, ab dem Kleinkindesalter persistierenden Verlaufstyp gerechnet werden muss (Kissling u. Wüthrich 1993).

> Bei 40% der Patienten mit AE sistieren die Symptome bis zum Erwachsenenalter spontan.

22.3 Ätiologie

Obgleich unser Verständnis hinsichtlich der pathogenetischen Vorgänge in den letzten Jahren deutliche Fortschritte gemacht hat, ist die Ätiologie der Erkrankung bis heute nicht geklärt. Große epidemiologische Untersuchungen sollen die Ursache des AE und auch die Gründe für seine Zunahme zu erklären versuchen. Eine italienische Studie ergab beispielsweise ein verringertes Atopierisiko nach einer Hepatitis-A-Infektion (Matricardi et al. 1997). Diese Infektionshypothese wird durch eine japanische Studie weiter gestützt. Japanische Schulkinder, die in der Intrakutantestung auf *Mycobacterium tuberculosis* zu verschiedenen Zeitpunkten keine positiven Reaktionsausfälle aufwiesen, litten signifikant häufiger an atopischen Erkrankungen als Kinder mit positiven Reaktionen (Shirakawa et al. 1997). Das Rauchen der Mutter während der Schwangerschaft und Stillzeit erhöht das Risiko für die Ausbildung eines AE (Schäfer et al. 1997).

22.4 Genetik

Dem AE liegt eine genetische Disposition zugrunde. Zwillingsstudien haben gezeigt, dass die Konkordanz bei homozygoten Zwillingen mit 75% deutlich höher als bei heterozygoten (25–30%) ist (Schultz Larsen et al. 1986). Das Geschehen ist sicher multifaktoriell und polygener Natur. Neuere Untersuchungen an Familien mit mindestens 2 Geschwistern mit AE zeigten eine strenge Kopplung zwischen der Krankheitsmanifestation und einer Region auf Chromosom 3 (3q21; Lee et al. 2000). In dieser Region sind Gene lokalisiert, die für die kostimulatorischen Moleküle CD80 und CD86 kodieren. Beide Moleküle sollen zur Aktivierung von T-Zellen und insbesondere zur Ausbildung von T-Helfer-2 (TH2)-Subpopulationen beitragen. Auch ein Gencluster auf Chromosom 5q31–33, das für einige TH2-Zytokine kodiert, scheint von Bedeutung zu sein (Marsh et al. 1994).

Allgemein kann davon ausgegangen werden, dass jeder Verwandte 1. Grades mit einer Erkrankung aus dem atopischen Formenkreis das Risiko einer Atopie für die Kinder der Familie um den Faktor 2 erhöht. Dabei scheint das Risiko sowohl für das AE als auch für die respiratorischen Atopien größer zu sein, wenn die Mutter an einer atopischen Erkrankung leidet.

22.5 Pathophysiologische Konzepte

In der Pathophysiologie des AE spielt eine Vielzahl teilweise sehr unterschiedlicher Faktoren eine Rolle. Bei der klinisch sich als Sebostase manifestierenden Barrierestörung der atopischen Haut scheinen Veränderungen in der Lipidzusammensetzung des *Stratum corneum*, die sowohl den Gesamtgehalt als auch die Einzelfraktionen betreffen, eine zentrale Rolle zu spielen (Abeck et al. 1997). Die erhöhte Infektanfälligkeit von Patienten mit AE weist bereits auf einen zellulären Immundefekt hin.

Die verschiedenen Befunde zu abgeschwächten T-Zellreaktionen bei Patienten mit AE, zusammen mit einer abgeschwächten Suppressor-T-Zellfunktion, könnten auch zur Erklärung der verstärkten IgE-Bildung bei dieser Erkrankung beitragen, da es sich doch bei den meisten abgeschwächten Funktionen um klassische Defekte der T-Helfer-1- (TH1) Subpopulationen handelt (Bos et al. 1992).

In der Akutphase des AE liegt eine TH2-dominierte Immunantwort vor. Die in die entzündliche Haut eingewanderten T-Zellen produzieren in erster Linie Interleukin (IL)-4, IL-5 und IL-13. Über eine vermehrte IL-4-Produktion kommt es zu einer verstärkten Expression von hochaffinen IgE-Rezeptoren (FcεRI) auf antigenpräsentierenden Zellen sowie auf den in der Epidermis gelegenen Langerhans-Zellen (Bieber et al. 1989). Eine andere Population der dendritischen Zellen (DZ), die sog. inflammatorischen dendritischen epidermalen Zellen (IDEC), treten nur in läsionaler Haut bei Patienten mit AE auf und besitzen die höchste FcεRI-Expression in der Haut (Novak u. Bieber 2004). Über die IgE-Moleküle tragenden DZ werden Aeroallergene, z. B. Hausstaubmilben, in der Epidermis gebunden und lösen zelluläre Immunreaktionen vom Spättyp aus, die dem IgE neben der bekannten Auslösung von Soforttypreaktionen eine weitere zentrale Aufgabe zuweisen und das AE als eine Kombination von Typ-I- und Typ-IV-Reaktionen erscheinen lassen.

In der chronischen Phase des AE dominiert die TH1-Immunantwort, bei der in erster Linie Interferone produziert werden. Es wird angenommen, dass einwandernde Eosinophile und IDEC den Wechsel von der TH2- zur

TH1-dominierten Immunantwort begünstigen (Novak u. Bieber 2004). Die β-adrenerge Blockade (Ring u. Dorsch 1985) in Kombination mit einer verstärkten α-adrenergen und cholinergen Hyperreaktivität (Ring 1981) charakterisieren die vegetative Dysregulation, die sich klinisch beispielsweise als paradoxe Gefäßreaktion der Haut bei mechanischer Stimulation manifestiert (*weißer Dermographismus*). Die Folge der veränderten Reaktivität autonomer Transmittersubstanzen kann u. a. die erleichterte Ausschüttung von Entzündungsmediatoren aus Leukozyten und Mastzellen sein, die proinflammatorische und immunregulierende Wirkungen entfalten.

Neuere Ergebnisse weisen auch auf ein dem AE zugrunde liegendes Antioxidansdefizit als wichtigen ätiopathophysiologischen Faktor hin (Abeck et al. 1994). Die psychische Beeinflussung des AE lässt neurohormonale Faktoren als bedeutsam erscheinen, was durch den Nachweis der Bildung von Propiomelanocortin und seiner Derivate β-Endorphin, α-MSH und ACTH durch Keratinozyten unterstrichen wird (Luger 1993). Stress ist ein wichtiger Auslöser des AE und beeinflusst die Haut möglicherweise über die Ausschüttung von Neuropeptiden. Übersicht 22.1 zeigt die bedeutsamen Faktoren in der Pathophysiologie des atopischen Ekzems.

22.6 Provokationsfaktoren

Neben der erblichen Disposition spielen verschiedene unspezifische und spezifische Provokationsfaktoren eine wichtige Rolle in der Entstehung und Unterhaltung des AE. Zu den unspezifischen Faktoren gehören Irritanzien, mikrobielle Erreger und psychische Einflüsse. Die spezifischen Faktoren beinhalten individuelle Überempfindlichkeiten in Form von Soforttypallergien gegenüber Nahrungsmitteln und Aeroallergenen, Pseudoallergien z. B. gegenüber Konservierungsstoffen und Kontaktallergien (Tabelle 22.1). Die genaue Erfassung der individuellen Provokationsfaktoren mittels Anamnese und Allergiediagnostik ist unabdingbar für eine zumindest teilweise kausale und erfolgreiche Therapie.

22.6.1 Unspezifische Provokationsfaktoren

Irritanzien

Zu den irritierenden Noxen zählen ungeeignete Kleidung (Wolle, Synthetik), Seifen, Fettlösungsmittel, heißes Duschen, kaltes und trockenes Klima. Auch Hitze und dadurch verstärktes Schwitzen sowie Zigarettenrauch können zu einer unspezifischen Reizung führen. Durch die gestörte Hautbarriere mit einer veränderten Zusammensetzung der Stratum-corneum-Lipide und einer verminderten Hydra-

---

Übersicht 22.1. Bedeutsame Faktoren in der Pathophysiologie des atopischen Ekzems

- Barrierestörung (veränderte Lipidzusammensetzung des Stratum corneum)
- Defekt der T-Helfer-1-Subpopulationen, TH2-dominierte Immunantwort in der Akutphase
- Verstärkte Produktion von IL-4, IL-5, IL-13 u. a.
- Verstärkte Expression von hochaffinen IgE-Rezeptoren (FcεRI) auf Langerhans-Zellen der Haut
- Nachweis von inflammatorischen dendritischen Zellen in läsionaler Haut mit sehr hoher FcεRI-Expression
- β-adrenerge Blockade in Kombination mit einer verstärkten α-adrenergen und cholinergen Hyperreaktivität
- Neurohormonale Faktoren

Tabelle 22.1. Provokationsfaktoren des atopischen Ekzems im Kindesalter

Provokationsfaktoren		Beispiele
Unspezifische Provokationsfaktoren	Irritanzien	Ungeeignete Kleidung (Wolle, Polyester), Seifen, Fettlösungsmittel, heißes Duschen, kaltes, trockenes Klima, Rauch
	Mikrobielle Erreger und Infektionen	Staphylococcus aureus, Pityrosporum ovale; Infektionen des Respirationstrakts, selten Candida albicans oder Dermatophyten
	Psychische Faktoren	Gestörte Kind-Eltern- bzw. Kind-Mutter-Beziehung, Kratzverhalten als sekundärer Krankheitsgewinn
Spezifische Provokationsfaktoren	Nahrungsmittel	Nahrungsmittelallergien z. B. auf Milch, Eier, Nüsse, Fisch, Soja, Weizen; Pseudoallergien (Idiosynkrasien) auf Konservierungs- und Farbstoffe etc.
	Aeroallergene	Hausstaubmilbe, Pollen, Tierepithelien
	Kontaktallergene	Salbengrundlagen, Konservierungsstoffe oder Kortikosteroide (selten)

tation der Epidermis können Noxen leichter angreifen und eine Irritation hervorrufen (Imokawa et al. 1991).

Mikrobielle Erreger

Staphylococcus aureus (S. aureus) scheint eine entscheidende Rolle in der Pathogenese des AE zu spielen. Bei ca. 90% der Patienten mit AE kann eine Besiedlung mit S. aureus nachgewiesen werden im Gegensatz zu Hautgesunden, bei denen eine Besiedlung nur in 5% gefunden werden kann. Für die verminderten antimikrobiellen Eigenschaften sind die veränderte Lipidzusammensetzung des Stratum corneum und die verstärkte Adhärenz der Bakterien an atopische epidermale Zellen von Bedeutung. Ferner stellt ein Defizit an gegen S. aureus wirksamen antimikrobiellen Peptiden (humanes β-Defensin 2, LL-37) einen wesentlichen Faktor für die erhöhte Kolonisation dar (Ong et al. 2002).

In den letzten Jahren konnte die Bedeutung von S. aureus als Stimulus für entzündliche Hautreaktionen zunehmend charakterisiert werden. S. aureus produziert eine Vielzahl von Entero- und Exotoxinen. Neben der direkt zellschädigenden Wirkung der Proteasen und Lipasen besitzen einige Toxine von S. aureus die Fähigkeit zur Immunmodulation. Diese sog. *Superantigene* sind über die nicht klonal gebundene Aktivierung von T-Zellen in der Lage, eine Immunantwort auszulösen, wenn sie T-Lymphozyten mit bestimmten Vβ-Ketten des T-Zellrezeptors präsentiert werden. Von verschiedenen Untersuchern konnte gezeigt werden, dass 55–65% der S.-aureus-Isolate von Patienten mit AE Exotoxine bilden, die als Superantigene fungieren (Mc Fadden et al. 1993).

Im Vergleich zu S. aureus scheint Pityrosporum ovale (P. ovale) in der Pathogenese des AE eher von untergeordneter Bedeutung zu sein. Allerdings wird beim sog. atopischen Head-and-neck-Ekzem, das häufig auf eine antimykotische Therapie gut anspricht, die kopathogene Rolle von P. ovale diskutiert.

Auch andere Erreger wie z. B. Candida albicans oder Dermatophyten sollen als Provokationsfaktoren für das AE in Frage kommen, wobei kontrollierte Studien hierüber fehlen. Besonders bei Kindern scheinen auch systemische Infektionen z. B. des Respirationstrakts zu Exazerbationen des AE führen zu können.

Psyche

Die psychologische Komponente als auslösender Faktor für die Erkrankung und/oder als Folge der chronischen, häufig stark beeinträchtigenden Erkrankung ist insbesondere in der Betreuung der Patienten nicht zu vernachlässigen. Bei Kindern mit AE ist häufig eine gestörte Kind-Eltern- bzw. Kind-Mutter-Beziehung zu beobachten. Die Kinder haben oft den sekundären Krankheitsgewinn größerer Aufmerksamkeit und Zuwendung durch das Kratzen und die damit verbundene Schlaflosigkeit. Dadurch bedingt oder bereits primär handelt es sich häufig um hyper-

protektive Mütter, die ihre Kinder in ihrem Verhalten bestätigen.

22.6.2 Spezifische Provokationsfaktoren

Bei der Mehrzahl der Patienten mit AE findet man sowohl ein erhöhtes Gesamt-IgE als auch allergenspezifische Antikörper gegenüber Aeroallergenen und/oder Nutritiva. Das gehäufte Vorkommen von Sensibilisierungen gegen Soforttypallergene erklärt jedoch nicht die ekzematösen Hautveränderungen des AE. Mit dem *Atopie-Patchtest* (Abb. 22.1), bei dem Aeroallergene epikutan getestet werden, konnte jedoch gezeigt werden, dass Soforttypallergene bei Patienten mit AE auch ekzematöse Hautveränderungen auslösen können (sog. IgE-abhängige Spätreaktion; Darsow et al. 1996). Immunologisch scheinen dabei in erster Linie die Langerhans-Zellen der Haut wichtig zu sein, die mit dem hochaffinen FCε-IgE-Rezeptor ausgestattet sind. Über die Aktivierung von T-Helferzellen und die Freisetzung von Zytokinen und toxischen Produkten aus aktivierten eosinophilen Granulozyten wie z. B. eosinophiles kationisches Protein kommt es zur Entstehung der ekzematösen Hautveränderungen.

Nahrungsmittel

Grundsätzlich wird zwischen Soforttypallergien gegenüber Nahrungsmitteln (z. B. Milch, Ei, Fisch, Nüsse) und Pseu-

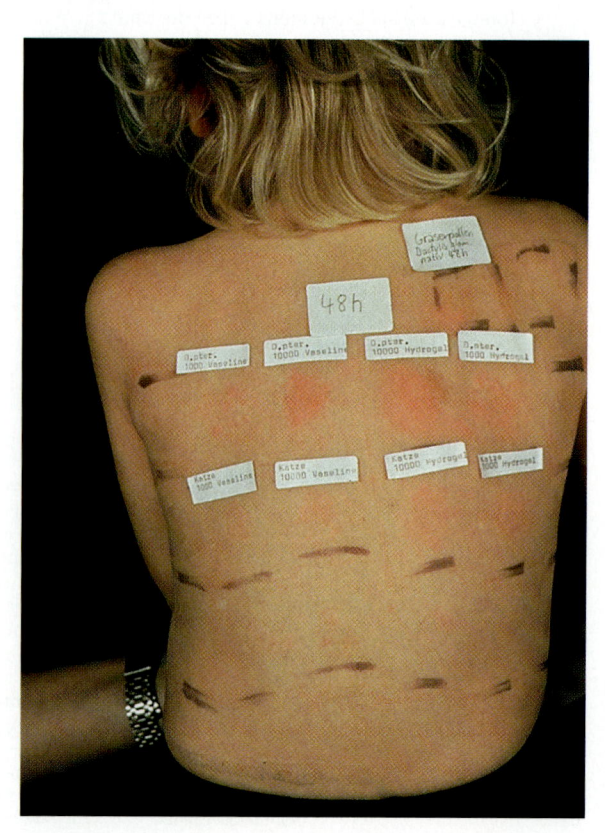

Abb. 22.1. Atopie-Patchtest

doallergien bzw. Idiosynkrasien z. B. gegenüber Konservierungsmitteln, Farbstoffen etc. unterschieden. Insbesondere bei Säuglingen und Kleinkindern mit AE finden sich sehr häufig Nahrungsmittelallergien (Sampson 1996), am häufigsten auf Milch, Ei, Nüsse, Fisch, Soja und Weizen. Nahrungsmittelallergien können sich als Exazerbation des Ekzems, als anaphylaktische Reaktion mit Hautsymptomen (Urtikaria, Angioödem) oder als systemische Reaktion (Diarrhö, Bronchospasmus, Kreislaufreaktion, anaphylaktischer Schock) manifestieren.

Im Vergleich zum Pricktest mit kommerziell erhältlichen Extrakten sind zuverlässigere Ergebnisse bei der Testung mit nativen Lebensmitteln zu erwarten. Der Radio-Allergosorbent-Test (RAST) scheint diagnostisch ungenauer zu sein (Pastorello et al. 1989). Bestehen Widersprüche zwischen Reaktionen im Hauttest oder RAST und der Anamnese, sollte zur Überprüfung der klinischen Relevanz unter kontrollierten Bedingungen eine ggf. verblindete Exposition mit den fraglichen Nahrungsmitteln erfolgen.

Neben den Nahrungsmittelallergien kann in seltenen Fällen auch bei Kindern eine Pseudoallergie auf Konservierungs- und Farbstoffe als Auslöser eines Ekzemschubs in Frage kommen (Van Bever et al. 1989). Da für diese Substanzen keine standardisierten Haut- oder Labortests vorliegen, können Idiosynkrasien nur mittels Provokationstest diagnostiziert werden.

Aeroallergene

Als wichtigstes Allergen dieser Gruppe ist die Hausstaubmilbe zu nennen. Studien belegen eine klinische Besserung des AE durch Hausstaubmilbenreduktion (Tan u. Weals 1996). Auch Pollen und Tierepithelien können zur Exazerbation eines AE führen. Im Patchtest lassen sich durch Aeroallergene ekzematöse Läsionen auslösen (Darsow et al. 1996). Durch den Mechanismus des Kratzens können Aeroallergene noch leichter die Epidermis penetrieren.

Kontaktallergene

Durch die meist kontinuierliche Behandlung der Patienten mit AE besteht die Gefahr der Kontaktsensibilisierung sowohl auf die Externagrundlagen als auch auf die Wirkstoffe einschließlich Kortikosteroiden (Cronin u. Mc Fadden 1993). Aus diesem Grund ist auch im Kindesalter in therapeutisch schwer zu kontrollierenden Fällen, insbesondere bei Verschlechterung der Hautveränderungen nach topischer Steroidanwendung, eine entsprechende diagnostische Abklärung sinnvoll. Insgesamt finden sich jedoch bei Kindern Kontaktallergien eher selten.

22.7 Klinisches Bild

Das AE ist gekennzeichnet durch unscharf begrenzte, meist infiltrierte Erytheme mit Schuppung, Papulovesikeln, nässenden, teils verkrusteten Arealen sowie häufig punkt- und strichförmige Exkoriationen. Bei chronischem Verlauf findet sich außerdem eine deutliche Lichenifikation, insbesondere im Bereich der Beugen. Meist besteht ein quälender Juckreiz. Altersabhängig werden bestimmte Lokalisationen und Ekzemmorphen bevorzugt. Von Hanifin u. Rajka (1980) wurden außerdem noch zahlreiche sog. Minorkriterien definiert, die bei der Diagnosestellung hilfreich sein können (Tabelle 22.2)

22.7.1 Atopisches Säuglingsekzem

Im Säuglingsalter überwiegt der *exsudative Typ* des AE. Meist im 3. Lebensmonat, gelegentlich aber auch früher, entwickeln sich an den Wangen (Abb. 22.2) oder auch im gesamten Gesicht sowie am behaarten Kopf Erytheme mit Papulovesikeln. Durch starkes Kratzen kommt es häufig zu nässenden und krustig belegten Arealen, die auch als *Milchschorf* bezeichnet werden (»wie verbrannte Milch«; Abb. 22.3). Bei Dissemination des Ekzems finden sich im Säuglingsalter auch an den Streckseiten der Extremitäten und am Stamm konfluierende Erytheme mit Schuppung und Kratzeffekten. Der Windelbereich bleibt meist ausgespart. Häufig bestehen dermatopathische Lymphknoten-

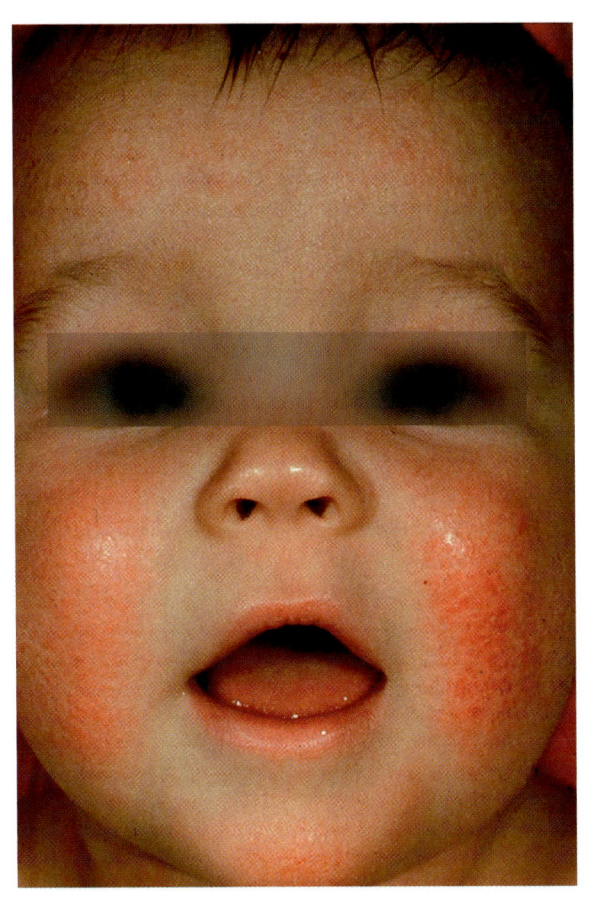

Abb. 22.2. Beginnendes atopisches Gesichtsekzem bei einem 8 Monate alten Kleinkind

Tabelle 22.2. Diagnosekriterien des atopischen Ekzems. (Nach Hanifin u. Rajka 1980)

Diagnosekriterien des atopischen Ekzems	
1. Majorkriterien (mindestens 3)	01. Pruritus 02. Typische ekzematöse Morphe und Verteilung: Lichenifikation im Beugenbereich, Beugenekzeme bei Erwachsenen; Gesicht- und Streckseitenbefall bei Säuglingen und Kindern 03. Chronisch-rezidivierender Verlauf 04. Persönliche oder familiäre Anamnese für atopische Erkrankungen
2. Minorkriterien (mindestens 3 zusätzlich zu Majorkriterien)	01. Xerosis 02. Ichthyosiforme Hautveränderungen, Keratosis pilaris, Ichthyosishände und -füße 03. Reaktionen vom Soforttyp im Hauttest 04. Erhöhtes Serum-IgE 05. Früher Beginn der Erkrankung 06. Neigung zu Infektionen der Haut mit Bakterien (S. aureus) und Viren (Herpes simplex) 07. »Atopische« Hand- oder Fußekzeme 08. Mamillenekzeme 09. Cheilitis 10. Rezidivierende Konjunktivitiden 11. Dennie-Morgan-Lidfalte 12. Keratokonus 13. Cataracta dermatogenes 14. Orbitaler Halo 15. Gesichtsblässe/Gesichtserythem 16. Pityriasis alba 17. Ausgeprägte anteriore Nackenfalte 18. Juckreiz beim Schwitzen 19. Unverträglichkeit von Wolle und Detergenzien 20. Perifollikuläre Betonung 21. Nahrungsmittelunverträglichkeiten 22. Beeinflussung durch Umwelteinflüsse und emotionale Faktoren 23. Weißer Dermographismus

vergrößerungen. Der Verlauf ist chronisch bzw. chronisch-rezidivierend. Bei 50% der Säuglinge/Kleinkinder heilen die Hautveränderungen bis zum 2. Lebensjahr ab.

22.7.2 Atopisches Ekzem im Kindesalter

Nach der frühen Erkrankungsphase des Säuglingsalters entwickeln sich im Kleinkind- und Vorschulalter eher beugenbetonte Ekzemherde, die vorwiegend im Bereich der Kniekehlen, Ellenbeugen, am Hals, aber auch am Nacken, im Gesicht, insbesondere an den Lidern, an Fußrücken und Händen auftreten (Abb. 22.4–22.7). In diesem Alter überwiegen die chronifizierten Ekzemherde mit infiltrierten Erythemen, prurigoformen Papeln, Exkoriationen und meist deutlicher Lichenifikation. Zudem besteht meist eine ausgeprägte Sebostase.

22.7.3 Sonderformen des atopischen Ekzems im Säuglings- und Kindesalter

Bei Säuglingen findet sich gelegentlich perioral ein *Lutsch- oder Saugekzem*, das durch ein periorales Erythem mit kleinen Papeln charakterisiert ist. Bei älteren Kindern kann ein sog. *Leckekzem* auftreten (Abb. 22.8). Insbesondere im Winter kann sich eine *Cheilitis sicca* entwickeln, die sich durch häufiges Lecken stärker entzünden kann. Im Kindesalter häufig sind außerdem Ohrläppchenrhagaden mit geringer Entzündung in der Umgebung (Abb. 22.9). Auch eine chronische Schuppung der Kopfhaut wird nicht selten beobachtet.

Besonders im Kleinkindesalter manifestiert sich das AE häufig an den Füßen. Klinisch ist das Bild durch fein- bis groblamelläre Schuppung insbesondere an den Zehenspitzen charakterisiert (*Pulpitis sicca*). Diese Hautveränderungen treten insbesondere in der trockenen kalten Jahreszeit auf (»atopische Winterfüße«; Abb. 22.10).

Assoziiert mit dem AE findet man weiterhin die *Dyshidrosis* bzw. dyshidrosiforme Ekzeme. Der Erkrankungsgipfel liegt zwischen dem 5. und 10. Lebensjahr mit Bevorzugung des weiblichen Geschlechts. Klinisch kommt es zum Auftreten zumeist stark juckender, überwiegend stecknadelkopfgroßer Bläschen an Handinnenflächen und Fußsohlen, Finger- und Zehenstreck- und Lateralseiten. Großblasige Verlaufsformen (Cheiro- bzw. Podopomphylix) sind möglich.

Im Sommer ist gehäuft eine bakterielle Superinfektion, die sich klinisch durch Gelbfärbung der zunächst wasserklaren Bläschen bemerkbar macht, zu beobachten. Im wei-

22.7 · Klinisches Bild

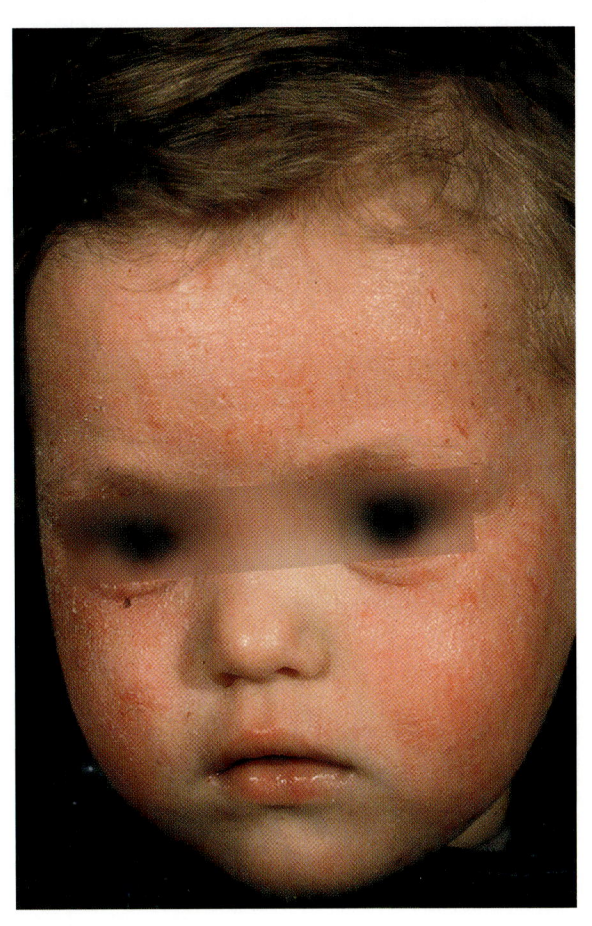

Abb. 22.3. Milchschorf bei einem 3 Monate alten Säugling

Abb. 22.4. Schweres atopisches Ekzem bei einem 2-jährigen Mädchen

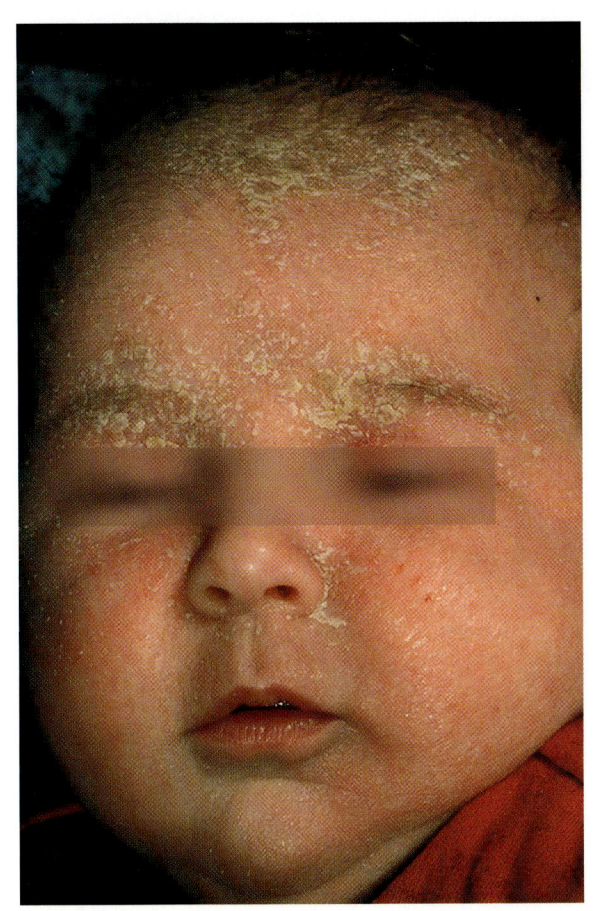

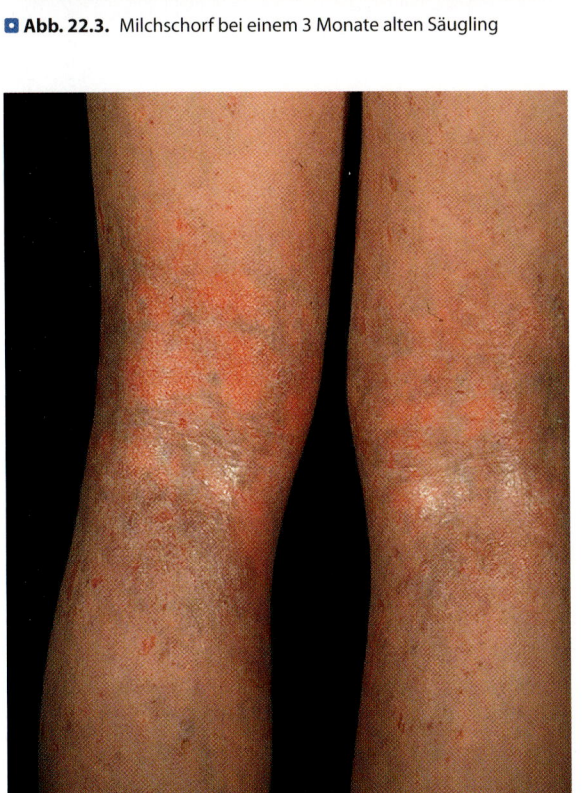

Abb. 22.5. Beugenbetontes, stark nässendes atopisches Ekzem

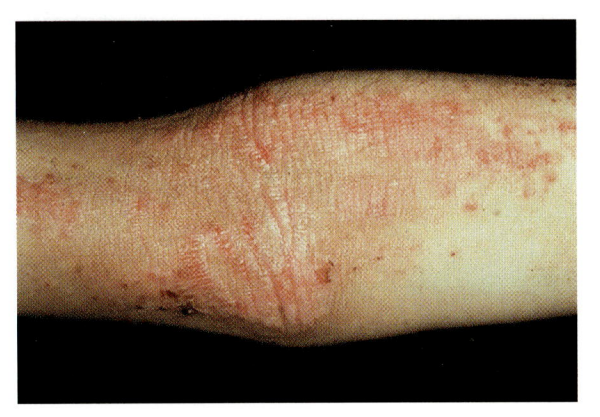

Abb. 22.6. Chronische Beugenekzeme mit Lichenifikation

teren Krankheitsverlauf findet sich typischerweise ein Nebeneinander von Bläschen, Erosionen und Schuppenkrusten auf gering infiltrierten Rötungen. Der Verlauf ist nicht selten über einen längeren Zeitraum chronisch rezidivierend.

Im Kindesalter kann sich das AE auch häufiger unter dem Bild eines *nummulären Ekzems* manifestieren (Abb. 22.11). Hierbei weisen die Einzelherde teilweise

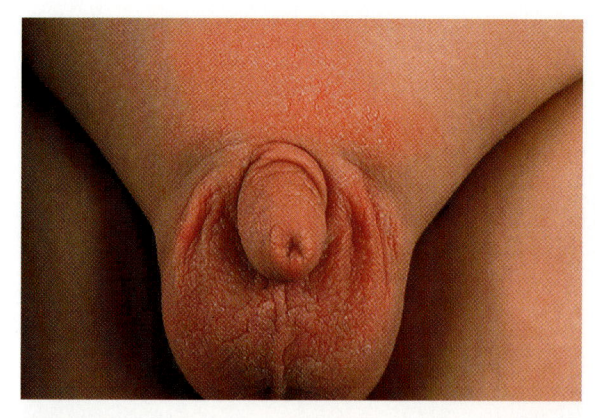

Abb. 22.7. Isoliertes atopisches Genitalekzem bei einem 5-jährigen Jungen

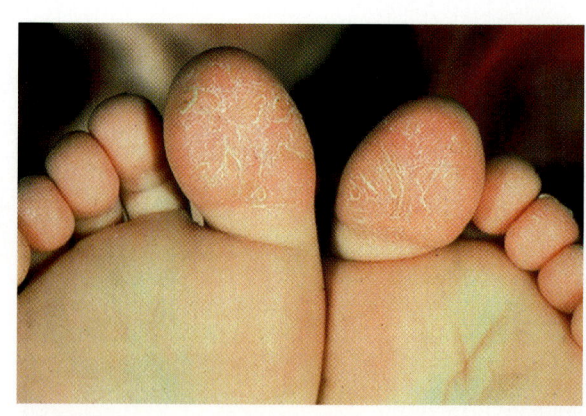

Abb. 22.10. Atopische Winterfüße (Pulpitis sicca)

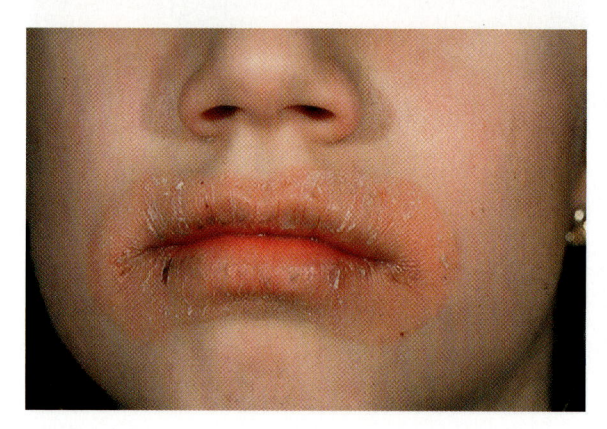

Abb. 22.8. Lippenleckekzem bei einem 8-jährigen Mädchen

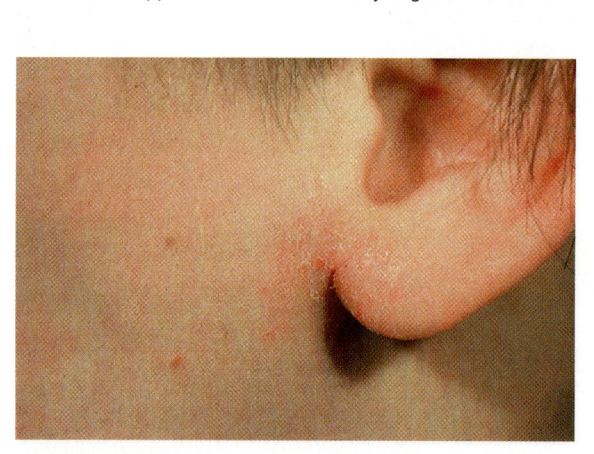

Abb. 22.9. Ohrläppchenrhagade

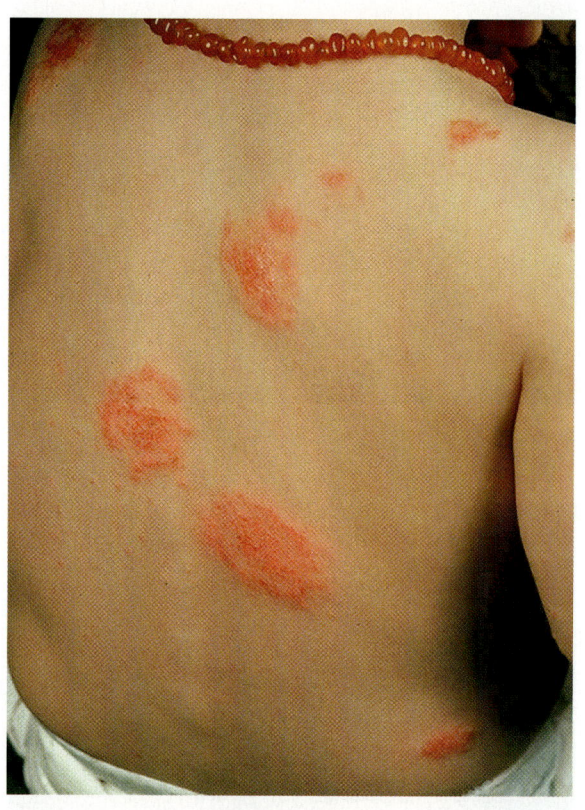

Abb. 22.11. Nummuläres Ekzem (»nässende Variante«)

22.8 Histologie

eine fein- bis mittellamellöse trockene Schuppung auf und sind somit von einer Tinea differenzialdiagnostisch abzugrenzen. Die andere Variante des nummulären Ekzems imponiert in Form nässender pustulöser Herde mit gelblichen Schuppenkrusten und erfordert eine Abgrenzung zur Impetigo contagiosa. Äußerst selten manifestiert sich das AE im Kindesalter unter dem Bild der *Prurigoform*.

Die Histologie der akuten Hautläsionen ähnelt dem histologischen Bild des allergischen Kontaktekzems. Es finden sich eine deutliche Spongiose und spongiotische Bläschen mit beginnender Akanthose sowie ein dermales, überwiegend perivaskuläres Infiltrat aus Lymphozyten, Histiozyten und Mastzellen. Akkumulationen eosinophiler Granulozyten lassen sich im chronischen Ekzemstadium selten nachweisen, da sie durch die Abgabe von toxischen Proteinen morphologisch verändert werden. Beim chronischen lichenifizierten Ekzem ist die Epidermis deutlich akanthotisch verdickt (bis um das 5-fache). Zudem zeigt sich eine ausgeprägte Hyperparakeratose. Das Entzündungsinfiltrat besteht wie bei der akuten Läsion aus Lymphozyten, Histiozyten und Mastzellen.

22.9 Therapie

Die Behandlung des AE erfordert meist eine komplexe Therapiestrategie, die individuell auf jeden Patienten abgestimmt werden sollte (Hanifin et al. 2004). Häufig haben die Kinder schon eine längere Krankheitsgeschichte hinter sich, die ihr Leben, ihre familiäre Situation und ihre sonstigen sozialen Kontakte nachhaltig beeinflusst hat. Die Therapie des AE sollte einerseits die Reduktion und Vermeidung individueller Provokationsfaktoren beinhalten. Andererseits sollte eine adäquate, symptomorientierte Basis- und Ekzemtherapie erfolgen, die zusammen mit den Kindern bzw. den Eltern erarbeitet werden sollte (Tabelle 22.3, Übersicht 22.2; Abeck et al. 1997). Neben der dermatologischen Betreuung können psychotherapeutische Maßnahmen und/oder diätetische Beratungen sinnvoll und notwendig sein. Zusätzlich können Patientenschulungen zum besseren Krankheitsverständnis und zur Verbesserung der Compliance der Patienten bzw. ihrer Eltern beitragen.

Übersicht 22.2. Therapieziele

- Reduktion bzw. Vermeidung individueller Provokationsfaktoren
- Konsequenter Einsatz adjuvanter Basistherapie (Hautpflege)
▼
- Kontrolle der akuten Schübe durch spezifische Ekzemtherapie (antiinflammatorisch, antipruriginös, antimikrobiell)
- Integration der Patienten bzw. der Eltern in das Therapiekonzept
- Interdisziplinäre Betreuung, ggf. mit psychotherapeutischer Behandlung und diätetischer Beratung

22.9.1 Reduktion bzw. Vermeidung von Provokationsfaktoren

Nahrungsmittel können insbesondere bei Kindern als Auslösefaktoren des AE eine Rolle spielen. Nahrungsmittelsensibilisierungen, die mittels Pricktest und RAST diagnostiziert werden, sollten immer dann, wenn dies durch die Anamnese nicht zweifelsfrei geklärt werden kann, durch orale Exposition auf ihre klinische Relevanz überprüft werden. Bei unspezifischem Verdacht auf eine Nahrungsmittelallergie wird bei Kindern eine oligoallergene Diät durchgeführt. Säuglinge bekommen eine extensiv hydrolysierte Formelnahrung (Nutramigen, Afaré) oder eine Nahrung aus Aminosäuregemisch (Neocate). Auf dieser Basis können einzelne Nahrungsmittel provoziert werden, und die klinische Reaktion kann beurteilt werden. Auf keinen Fall sollten strenge diätetische Maßnahmen ohne entsprechende Diagnostik verordnet werden, da bei unkontrollierter Diät Mangelerscheinungen und Entwicklungsstörungen zu befürchten sind. Empfehlungen zu allergenarmer Ernährung bei Säuglingen und Kleinkindern mit dem Ziel der Prävention bzw. Allergenreduktion bei AE wurden auch unter ernährungsphysiologischen Aspekten erarbeitet (Defaie et al. 1996). Mit diesem altersabhängigen Stufenplan ist eine physiologische und ausreichende Ernährung der Kinder gesichert.

Tabelle 22.3. Therapeutisches Konzept beim atopischen Ekzem im Kindesalter

Therapeutisches Konzept	Maßnahmen
Reduktion und Vermeidung von Provokationsfaktoren	Weiche Baumwollkleidung, gezielte Diät, »encasings« zur Reduktion von Hausstaubmilben, ggf. Psychotherapie (Einzel- und Familientherapie)
Adjuvante Basistherapie	Stadiengerechte Hautpflege, Baden mit medizinischen Ölbädern, bevorzugt vom Spreitungstyp
Antiinflammatorische Behandlung	Hydrokortison und nichtfluorierte Glukokortikoide, Tacrolimus, Pimecrolimus, Bufexamac, Phytopharmaka, Ammoniumbituminosulfonate
Antimikrobielle Behandlung	Topische Farbstoffe (z. B. Gentianaviolett), topische Antiseptika (Triclosan, Chlorhexidin, Clioquinol), topische Antibiotika (Fusidinsäure), systemische Antibiotika (Flucloxacillin, Cefuroxim)
Antipruriginöse Behandlung	Sedierende Antihistaminika (z. B. Doxylaminsuccinat)
Unterstützende Maßnahmen	»Wet-wrap-dressing« (fett-feuchte Behandlung), Neurodermitis Overall

> **! Cave:**
> Keine Diät ohne ausführliche Diagnostik.

Die Bedeutung des Stillens zur Prävention des AE bei Risikokindern ist in den letzten Jahren kontrovers diskutiert worden. Verschiedene Studien haben sowohl positive als auch negative Effekte auf die Entwicklung eines AE bei gestillten Kindern gezeigt (Bergmann et al. 2002; Kerkhof et al. 2003). Dennoch sollte das Stillen während der ersten 3–4 Lebensmonate für Kinder mit genetischer Prädisposition bezüglich Atopie weiterhin empfohlen werden. Vermutlich führen in der Muttermilch enthaltene Zytokine über die Produktion von IgA zu einem protektiven Effekt (Novak u. Bieber 2004).

Die Hausstaubmilbe stellt das wichtigste Aeroallergen unter den Provokationsfaktoren des AE dar. Durch milbendichte Matratzenüberzüge (»encasings«) sowie waschbare Bettdecken und Kopfkissen kann die Hausstaubmilbenkonzentration signifikant erniedrigt werden (Tan et al. 1996).

Neben diesen spezifischen Maßnahmen sollte auf geeignete Kleidung (weiche Baumwollkleidung, Kleidung aus Leinen, Mikrofasern) geachtet werden.

22.9.2 Adjuvante Basistherapie

Trockene Haut oder »Sebostase« ist das führende klinische Kennzeichen der atopischen Haut, sie ist untersucherabhängig bei bis zu 98% aller Patienten nachweisbar. Sie ist die Folge der dem AE zugrunde liegenden, im Stratum corneum lokalisierten Barrierestörung, die mit Hilfe der Messung des transepidermalen Wasserverlustes objektiviert werden kann. Dieser weist bei Patienten mit AE sowohl in läsionaler als auch in unbefallener Haut erhöhte Werte auf (Abeck et al. 1997). »Öl-in-Wasser«- (z. B. Wolff Basis halbfett Creme) oder »Wasser-in-Öl-Emulsionen« (z. B. Lipoderm und Excipial Lotion) entsprechend dem Ekzemstadium haben sich in der Pflegetherapie bei Kindern mit AE bewährt (Übersicht 22.3.).

> **Übersicht 22.3. Grundsätze der adjuvanten Pflegetherapie bei Kindern mit atopischem Ekzem**
>
> — Die Hautpflege sollte mindestens 2-mal täglich mit Emulsionen anstatt mit stark fettenden Substanzen erfolgen.
> — Zusätze wie Glycerin und Nachtkerzensamen- oder Borretschöl sind sinnvoll.
> — Ölbäder vom Spreitungstyp sind zu bevorzugen.
> — Das Auftragen von Externa unmittelbar nach dem Bad ist besonders wirksam.

Stärker fettende Grundlagen wie z. B. Vaseline werden häufig von den Kindern nicht akzeptiert oder nicht vertragen (◘ Abb. 22.12). Wegen ihres okklusiven Effekts sind diese stark fettenden Grundlagen insbesondere in den intertriginösen Bereichen und während der warmen Jahreszeit nicht optimal.

Die Ganzkörperbehandlung mit dem Basispflegeprodukt sollte mehrmals, mindestens jedoch 2-mal täglich erfolgen.

Obwohl *Harnstoff* wegen seiner keratolytischen Fähigkeit sowie der Fähigkeit, Wasser im Stratum corneum zu binden, ein idealer Zusatz für Pflegeprodukte ist, sollten harnstoffhaltige Externa bei Kinder unter 5 Jahren wegen der kurzfristigen Reizung der Haut nach dem Auftragen mit subjektivem Brennen (sog. »stinging« Effekt) vermieden werden bzw. ihre Verträglichkeit vor der großflächigen Anwendung in einem umschriebenen Areal für einige Tage geprüft werden.

> **! Cave:**
> Harnstoffhaltige Externa können bei Kindern nach dem Auftragen brennen.

Für Glycerin, das in Konzentrationen zwischen 5 und 10% als Feuchthaltefaktor eingesetzt wird, konnte unlängst auch

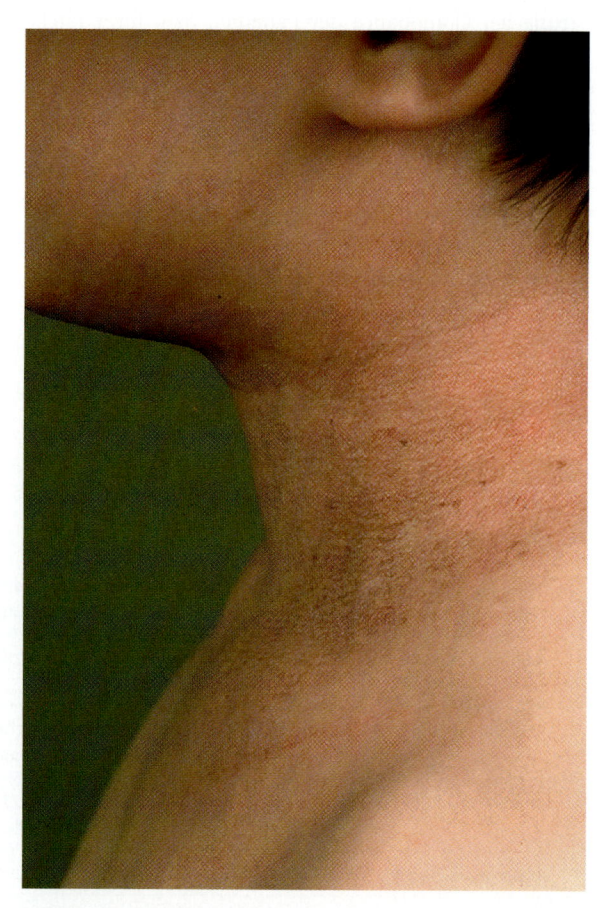

◘ **Abb. 22.12.** Melanodermitis toxica nach chronischer Vaselineapplikation

ein positiver Effekt auf die biomechanischen Eigenschaften der Haut gezeigt werden (Hara u. Verkman 2003).

Weitere Zusätze in Pflegeprodukten sind z. B. Antioxidanzien wie Tocopherolacetat als Schutz gegen freie Radikale. Gut verträglich auch in der topischen Behandlung sind Fettsäuren (γ-Linolensäure), bekannt als Nachtkerzensamen- oder Borretschöl, in 10%iger Konzentration als Zusatz in pflegenden Externa.

Neben der Hautpflege kommt dem *Baden* eine entscheidende Bedeutung in der Basistherapie zu. Während des Badens lösen sich Schuppen und Krusten leichter ab. Durch die verstärkte Hydratisierung des Stratum corneum werden sowohl wirkstofffreie als auch wirkstoffhaltige Externa, wenn sie auf die noch feuchte Haut aufgetragen werden, von der Haut besser aufgenommen.

Es stehen medizinische Badeöle vom Spreitungstyp (Balmandol) und vom Emulsionstyp (Balneum Hermal und Linola) zur Verfügung. Vorteil der Spreitungsölbäder ist die homogene Ablagerung der Lipide auf der Haut im Gegensatz zu den Emulsionsölbädern. Bei Kindern mit AE empfiehlt sich der Einsatz von Spreitungsölbädern alle 2–3 Tage.

22.9.3 Systemische Gabe von γ-Linolensäure

Die therapeutische Beeinflussung des AE mit essenziellen Fettsäuren der Ω-6-Reihe, beispielsweise durch systemische Gabe von γ-Linolensäure-haltigem Nachtkerzensamenöl, wird propagiert, seitdem erhöhte Linolsäurekonzentrationen und verminderte Spiegel langkettiger Ω-6-Fettsäuren in den Phospholipidfraktionen der Epidermis, des Blutplasmas, der Erythrozyten und des Fettgewebes von Patienten mit AE sowie in den Phospholipiden des Nabelschnurbluts von Säuglingen mit erhöhtem Nabelschnurblut-IgE nachgewiesen wurden. Durch γ-Linolensäure wird insbesondere eine Modulation des Entzündungsstoffwechsels angestrebt. γ-Linolensäure ist in Form von Kapseln, deren Inhalt der Säuglingsnahrung auch direkt zugesetzt werden kann, verfügbar.

Eine rezente randomisierte, doppelblinde, placebokontrollierte Untersuchung, in der hohen Dosen von γ-Linolensäure (Kinder 460 mg/Tag und Erwachsene 920 mg/Tag) über einen Zeitraum von 3 Monaten gegeben wurden, konnte allerdings keine Unterschiede zur Placebogruppe nachweisen (Takwale et al. 2003). Dagegen wurde in früheren klinischen Untersuchungen eine Besserung des AE durch die Gabe von Linolensäure und/oder γ-Linolensäure erzielt (Morse et al. 1989; Wright u. Burton 1982). Analysen der Stratum-corneum-Lipide bei Patienten mit AE haben gezeigt, dass der Gesamtgehalt der Ceramide und freien Fettsäuren vermindert ist. Dabei scheint das Ceramid 1, das Linolsäure enthält, eine entscheidende Rolle in der funktionellen Barriere der Haut zu spielen (Imokawa et al. 1991).

2.9.4 Spezifische antiinflammatorische Behandlung

Durch verschiedenste Triggerfaktoren (Tabelle 22.1) kann es innerhalb von Stunden zu einer Exazerbation der Hautveränderungen kommen, die neben der adjuvanten Basisbehandlung zusätzlich den zeitlich begrenzten Einsatz antiinflammatorischer Wirkstoffe erforderlich macht. Die antiinflammatorische Behandlung erfolgt in der Regel durch Externa. Hierbei kommt der stadiengerechten Auswahl des Vehikels eine entscheidende Rolle zu.

In der Behandlung akuter ekzematöser Hautveränderungen sind auch im Säuglings- und Kindesalter *topische Glukokortikoide* die Mittel der 1. Wahl. Kinder sollten allerdings nur mit Kortikosteroiden der Klassen I und II entsprechend der Einteilung nach Niedner behandelt werden. Bei der Auswahl des topischen Glukokortikoids sollte auf diejenigen mit verbessertem Nutzen-Risiko-Verhältnis (geringeres atrophogenes Potenzial, verbessertes antiinflammatorisches Potenzial) zurückgegriffen werden, wozu die nichthalogenierten Glukokortikoide vom Doppelestertyp zu zählen sind (z. B. Dermatop, Retef oder Advantan Creme; Schäfer-Korting et al. 1996). Bei potenteren Kortikosteroiden sind insbesondere bei länger dauernder und großflächiger Anwendung sogar systemische Nebenwirkungen (Cushing-Syndrom, Wachstumsverzögerungen) zu befürchten.

Es hat sich gezeigt, dass die einmal tägliche Applikation topischer Glukokortikoide zumindest bei den Glukokortikoiden ab Klasse II ausreichend ist. Durch die mehrmals tägliche Basispflege wird im Stratum corneum gebundenes Kortikoid durch die Anwendung einer wirkstofffreien Creme bis zu 12 h später noch resorbiert (Turpeinen 1991). Aufgrund des insbesondere in den Abendstunden ausgeprägten Juckreizes empfiehlt sich die Applikation der Kortikosteroide am Abend. Eine Störung des zirkadianen Kortisolrhythmus ist bei der topischen Anwendung niedrig potenter Glukokortikoide über einen begrenzten Zeitraum nicht zu erwarten.

Alternativ bzw. ergänzend zu Kortikoiden werden seit einigen Jahren die Makrolidimmunsuppressiva *Tacrolimus* (Protopic) und *Pimecrolimus* (Elidel, Douglan) eingesetzt. Ihre Wirkung beruht auf der Hemmung der Synthese verschiedener Interleukine (IL-2, IL-3, IL-4, IL-5 u. a.) durch Inhibition von Calcineurin. Die Wirksamkeit der Makrolidimmunsuppressiva beim AE ist etwa mit mittelstarken Kortikoiden vergleichbar. Protopic ist als 0,1%ige (für Erwachsene) und 0,03%ige Salbe (für Kinder) im Handel erhältlich. Elidel bzw. Douglan wird in einer 1%igen Konzentration in einer Cremeformulierung vertrieben. Beide Substanzen sind in mehreren doppelblinden, placebokontrollierten Studien auch bei Kindern untersucht worden (Allen et al. 2003, Boguniewicz et al. 1998, Eichenfield et al. 2002; Kang et al. 2001) und in Deutschland für Kinder ab 2 Jahren zugelassen. Sie gelten als sicher und verursachen keine systemischen Nebenwirkungen.

Zu Beginn der Therapie kommt es häufig zu Hautirritationen mit Rötung, Jucken und Brennen, die nach einigen Tagen nachlassen. Während der Behandlung mit Makrolidimmunsuppressiva sollte ein adäquater Lichtschutz zur Verhinderung UV-bedingter, durch die Immunsuppression evtl. potenzierter Nebenwirkungen durchgeführt werden. Eine gleichzeitige Phototherapie ist kontraindiziert. In Lokalisationen, die durch eine hohe Steroidresorption gekennzeichnet sind, wie das Gesicht oder die Intertrigines, sind die Calcineurinantagonisten besonders geeignet. Vor Impfungen wird derzeit noch eine mindestens 3-wöchige Unterbrechung der Therapie mit den Substanzen gefordert.

❗ **Cave:**
Bei Therapie mit Makrolidimmunsuppressiva ist auf ausreichenden Sonnenschutz zu achten.

Andere Substanzen wie Bufexamac, Phytopharmaka (z. B. Hamamelis- und Kamillezubereitungen), synthetische Gerbstoffe (z. B. Tannosynt, Tannolact) und Ammoniumbituminosulfonate (z. B. Ichthyol, Tumenol) sind den Glukokortikoiden und Makrolidimmunsuppressiva in ihrer antiinflammatorischen Wirkung deutlich unterlegen.

22.9.5 Topische antimikrobielle Therapie

Die Kolonisation mit S. aureus und seine pathogenetische Bedeutung für das AE machen eine zusätzliche antimikrobielle Therapie sinnvoll. Bei nässenden Ekzemherden hat sich der Einsatz von *Farbstoffen*, insbesondere Gentianaviolett (Pyoktanin) bewährt. Gentianaviolett besitzt eine antimikrobielle und adstringierende Wirkung. Die Anwendung von wässriger Pyoktaninlösung sollte einmal täglich an der freien Haut in einer Konzentration von 0,25% und in den Intertrigines bzw. an den Schleimhäuten in einer Konzentration von 0,1% erfolgen. Höhere Konzentrationen können insbesondere bei häufiger Anwendung zu Pyoktaninnekrosen führen. Darüber hinaus konnte für den Farbstoff auch eine antiirritative Wirkung gezeigt werden (Gloor et al. 2001).

Antiseptika können auch als Zusätze in pflegenden Externa zum Einsatz kommen. Clioquinol, das auch in Fertigpräparaten (z. B. Linola sept) zur Verfügung steht, kann in 1%iger Konzentration als Zusatz verwendet werden. Auch Triclosan und Chlorhexidin in 1- bis 2%iger bzw. 1%iger Konzentration haben sich in der antiseptischen Therapie des AE bewährt.

Antimykotische Wirkstoffe sind insbesondere in der Therapie des atopischen Head-and-neck-Ekzems wirksam, bei dem P. ovale eine pathogenetische Relevanz zu haben scheint. Der Zusatz von z. B. Clotrimazol in einer Konzentration von 1% kann aber auch in der Behandlung anderer Ekzemareale einen günstigen Effekt haben, da Azolderivate auch gegen grampositive Bakterien wirksam sind und

außerdem per se eine antiinflammatorische Wirkung haben.

Bei isolierten Ekzemherden können topische Antibiotika eingesetzt werden. Dabei ist Fusidinsäure (Fucidine), das gegen S. aureus und Streptokokken wirksam ist, anderen antibiotischen Externa vorzuziehen. Fucidine steht kommerziell für die Therapie des AE als Salbe, Creme und Gel zur Verfügung.

22.9.6 Weitere unterstützende Maßnahmen

Zusätzlich zur konsequenten Basistherapie und stadiengerechten Ekzemtherapie können bei Exazerbation des AE feuchte Umschläge, beispielsweise in Form von feuchten Baumwollverbänden (Tubifast), angewandt werden. Der sog. *fett-feuchte Verband* (»wet-wrap-dressing«) kombiniert fettende Externa, vorzugsweise Wasser-in-Öl-Emulsionen, mit feuchten Verbänden. Durch Verdunstung der Feuchtigkeit kommt es zu einer antiinflammatorischen Wirkung. Die unter den Verbänden applizierte Fettcreme verhindert das rasche Austrocknen. Krusten und Schuppen lösen sich leichter. Das Prinzip der fett-feuchten Verbände kann auch in Kombination mit glukokortikoidhaltigen Externa angewandt werden (Mallon et al. 1994).

Zusätzlich bieten Baumwollverbände einen Schutz gegen Kratzen. Für Säuglinge und Kleinkinder sind außerdem Schlafanzüge im Handel, die bis zum Hals reichen und auch die Hände mit einschließen, um die Haut vor dem nächtlichen Kratzen zu schützen. Barrierestabilisierende und gleichzeitig auch antibakterielle Eigenschaften werden durch silberbeschichtete Mikrofasern (Padycare) erzielt, deren Wirksamkeit auch in Studien gesichert werden konnte (Gauger et al. 2003).

22.9.7 Systemische antibiotische Therapie

Eine systemische Antibiose ist bei großflächigen, akut entzündlichen Ekzemen oder bei Impetiginisierung unabdingbar für eine erfolgreiche Therapie. Zum Einsatz kommen v. a. Erstgenerationscephalosporine wie Cephalexin oder penizillinasefeste Penizilline, z. B. Flucloxacillin (Staphylex). Bei Penicillinallergie empfiehlt sich die Gabe von Clindamycin (z. B. Sobelin).

> Erythromycin sollte beim superinfizierten AE wegen zunehmender Resistenzentwicklung von S. aureus-Stämmen nicht mehr verwendet werden (Darmstadt u. Lane 1994).

22.9.8 Antipruriginöse Therapie

Die Exazerbation eines AE macht häufig die Gabe von Antihistaminika erforderlich, um das Kratzen und damit die Gefahr der Superinfektion zu reduzieren. Vorzugsweise sollten wegen der besseren Wirksamkeit Antihistaminika mit sedierender Wirkung, z. B. Doxylaminsuccinat (Mereprine), Dimetindenmaleat (Fenistil) und Hydroxyzin (Atarax) eingesetzt werden. Diese Präparate sollten hauptsächlich abends gegeben werden, da sie zu Müdigkeit und Verlust der Aufmerksamkeit führen.

❗ Cave:
Antihistaminika können bei Kindern mit Hyperaktivität paradoxe Reaktionen auslösen (Abeck et al. 1997).

22.9.9 Sonstige Therapien

Bei Erwachsenen mit AE ist die Phototherapie durch die Entwicklung moderner Geräte mit Emissionsspektren, die als besonders effektiv gelten (UV-A1: 340–400 nm, monochromatisches UV-B-Licht: 311 nm), wieder in den Vordergrund gerückt. Insbesondere die *Hochdosis-UV-A1-Therapie* erwies sich im Vergleich zur konventionellen Breitspektrumphototherapie mit UV-A und UV-B als effektiver (Krutmann et al. 1992). Aufgrund des aktuellen Wissensstandes über die Kanzerogenität von UV-A ist ein routinemäßiger Einsatz der UV-A1-Therapie bei Kindern vor dem 12. Lebensjahr jedoch nicht zu befürworten.

Eine systemische Gabe von Immunsuppressiva wie Ciclosporin A und Azathioprin oder immunmodulierenden Substanzen wie Interferon-γ stellt im Kindesalter die absolute Ausnahme dar und sollte nur in verzweifelten, ansonsten nicht beherrschbaren Fällen zum Einsatz kommen.

22.10 Wichtige Komplikationen des atopischen Ekzems

Durch die Kolonisation der atopischen Haut mit S. aureus kann es insbesondere in nässenden Ekzemarealen leicht zu einer Impetiginisierung kommen. Ein impetiginisiertes AE erfordert meist eine systemische Antibiose. Von den viralen Erregern können insbesondere Infektionen mit Herpessimplex-Viren zur schweren Komplikation des Eczema herpeticatum führen. Die Therapie sollte mit Aciclovir (intravenös: 3-mal 5 mg/kgKG tgl., per os: 5-mal 200 mg tgl.) erfolgen. Häufig kann es sekundär auch zu einer bakteriellen Superinfektion kommen.

22.11 Differenzialdiagnosen

Aufgrund seiner typischen Morphologie und des charakteristischen Krankheitsverlaufs bereitet das AE meist keine diagnostischen Schwierigkeiten. Im Säuglingsalter kommt differenzialdiagnostisch insbesondere die *seborrhoische Säuglingsdermatitis* (Übersicht 22.4) in Betracht. Anders als beim AE liegt der Krankheitsbeginn der seborrhoischen Dermatitis meist vor dem 3. Lebensmonat. Die charakteristischen Hautveränderungen sind gelblich schuppende Erytheme mit Prädilektion der seborrhoischen Areale.

Übersicht 22.4. Differenzialdiagnosen des atopischen Ekzems

- Häufige Differenzialdiagnosen
    - Seborrhoische Säuglingsdermatitis
    - Lichen simplex chronicus bei lokalisierten Ekzemarealen
- Seltene Differenzialdiagnosen
    - Syndrome:
      Netherton-Syndrom
      Dubowitz-Syndrom
    - Immundefekte:
      Selektiver IgA-Mangel
      Wiskott-Aldrich-Syndrom
      Hyper-IgE-Syndrom
    - Stoffwechselerkrankungen:
      Mukoviszidose
      Phenylketonurie
      Defekte des Biotinstoffwechsels

Bei lokalisierten Ekzemherden älterer Kinder sollte an den *Lichen simplex chronicus* gedacht werden. Häufig besteht eine atopische Diathese. In letzter Zeit wurde diese Hauterkrankung auch als Minimalvariante des AE diskutiert. Klinisch finden sich an den Streckseiten der Unterschenkel und der Unterarme, im Nacken, über dem Os sacrum sowie genital sowohl einzeln stehende, meist runde Papeln als auch flächige Lichenifikation häufig mit hyperpigmentiertem Randsaum. Es besteht starker Juckreiz.

Neben diesen häufigen Dermatosen gibt es auch seltene Syndrome, Immundefekte und Stoffwechselkrankheiten, die mit ekzematösen Hautveränderungen einhergehen können.

Bei Patienten mit *Ichthyosis vulgaris* kann ein AE assoziiert sein. Eine kongenitale nichtbullöse Ichthyosis oder eine Ichthyosis linearis circumflexa mit Ekzemen sowie trockenen, brüchigen Haaren (Trichorrhexis invaginata) sollten an das autosomal rezessiv vererbbare *Netherton-Syndrom* (◘ Abb. 22.13) denken lassen.

Das *Dubowitz-Syndrom* ist eine sehr seltene, autosomal rezessiv vererbbare Erkrankung, die durch intrauterine Wachstumsretardierung, Mikrozephalie, charakteristische Gesichtszüge und psychomotorische Retardierung gekennzeichnet ist. Bei der Hälfte der Fälle treten bis zum 4. Lebensjahr ekzematöse Hautveränderungen auf.

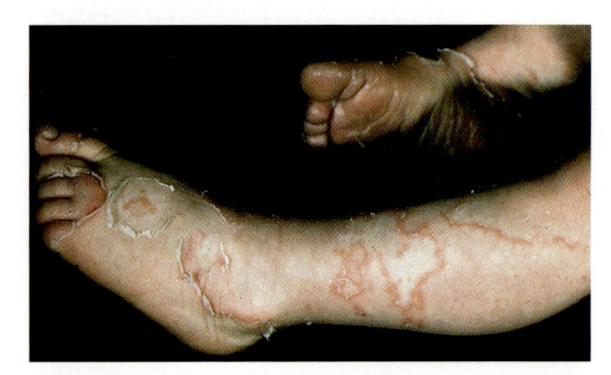

Abb. 22.13. 18 Monate alter Junge mit Netherton-Syndrom (Ichthyosis linearis circumflexa, atopisches Kopfekzem sowie trockene, brüchige Haare bei Trichorrhexis invaginata)

Von den Immundefekten, die häufig mit Ekzemen vergesellschaftet sind, sind das Wiskott-Aldrich-Syndrom (Abb. 22.14), das Hyper-IgE-Syndrom und der selektive IgA-Mangel zu nennen.

Das *Wiskott-Aldrich-Syndrom* ist eine sehr seltene, X-chromosomal vererbbare Störung, die durch die Trias Ekzeme, Thrombozytopenie und Immundefekt gekennzeichnet ist. Sie beginnt meist in den ersten Lebensmonaten mit auffallender Blutungsneigung, blutigen Diarrhöen und dem klassischen AE sehr ähnlichen Hautveränderungen. Ab dem 6. Lebensmonat kommen dann bakterielle und seltener virale Infekte hinzu. Durch die Infektneigung und das erhöhte Risiko für maligne Tumoren, insbesondere Non-Hodgkin-Lymphome, ist die Lebenserwartung eingeschränkt. Das therapeutische Spektrum reicht über die intravenöse Gabe von γ-Globulinen und die Splenektomie bis hin zur Stammzelltransplantation (Conley et al. 2003).

An das *Hyper-IgE-Syndrom*, eine autosomal dominante Multisystemerkrankung, sollte beim gemeinsamen Auftreten von Symptomen des AE und häufigen bakteriellen Infektionen, insbesondere der Haut und des Respirationstrakts, gedacht werden. Laborchemisch fällt ein deutlich erhöhtes IgE mit Werten über 2000 IU/ml auf.

Der *selektive IgA-Mangel* ist mit einer Prävalenz von 1 : 500 der häufigste primäre Immundefekt. Die Symptome reichen von alleinigen ekzematösen Hautveränderungen bis zu häufigen Infekten des Respirationstrakts und gastrointestinalen Erkrankungen. Ein M. Crohn kann assoziiert sein. Serologisch fallen IgA-Spiegel unter 5 mg/dl auf.

Auch einige Stoffwechselerkrankungen wie die *Mukoviszidose*, die *Phenylketonurie* und *Defekte im Biotinstoffwechsel* können gelegentlich mit ekzematösen Hautveränderungen assoziiert sein. Meist sind jedoch andere Symptome vorherrschend, die zur Diagnosestellung führen.

Danksagung

Die Abb. 22.1 wurde freundlicherweise von Herrn Priv.-Doz. Dr. U. Darsow zur Verfügung gestellt, die Abb. 22.14 von Herrn Prof. Dr. B.H. Belohradsky.

Literatur

Abeck D, Stäb F, Keyhani R, Lange T, Sauermann G, Hoppe U, Ring J (1994) Antioxidant- and urocanic acid-status in atopic eczema. J Invest Dermatol 193: 417

Abeck D, Bleck O, Schreiner V, Ring J (1997) Skin barrier and eczema. In: Ring J, Behrend H, Vieluf D (eds) New trends in allergy (IV). Springer, Berlin, Heidelberg, New York, pp 213–220

Abeck D, Werfel S, Brockow K, Ring J (1997) Die Behandlung des atopischen Ekzems im Kindesalter. Hautarzt 48: 379–383

Allen BR, Lakhanpaul M, Morris A, Lateo S, Davies T, Scott G, Cardno M, Ebelin ME, Burtin P, Stephenson TJ (2003) Systemic exposure, tolerability and efficacy of pimecrolimus cream 1% in atopic dermatitis patients Arch Dis Child 88: 969–973

Bergmann RL, Diepgen TL, Kuss O, Bergmann KE, Kujat J, Dudenhausen JW, Wahn U (2002) Breastfeeding duration is a risk factor for atopic eczema. Clin Exp Allergy 32: 205–209

Bieber T, Rieger A, Neuchrist C, Prinz JC, Rieber EP, Boltz-Nitulescu G, Schreiner D, Ring J (1989) R2/CD23 on human epidermal Langerhans cells by human recombinant interleukin 4 and gamma-interferon. J Exp Med 170: 309–314

Boguniewicz M, Fiedler VC, Raimer S, Lawrence ID, Leung DY, Hanifin JM (1998) A randomized, vehicle-controlled trial of tacrolimus ointment for treatment of atopic dermatitis in children. Pediatric Tacrolimus Study Group. J Allergy Clin Immunol 102: 637–644

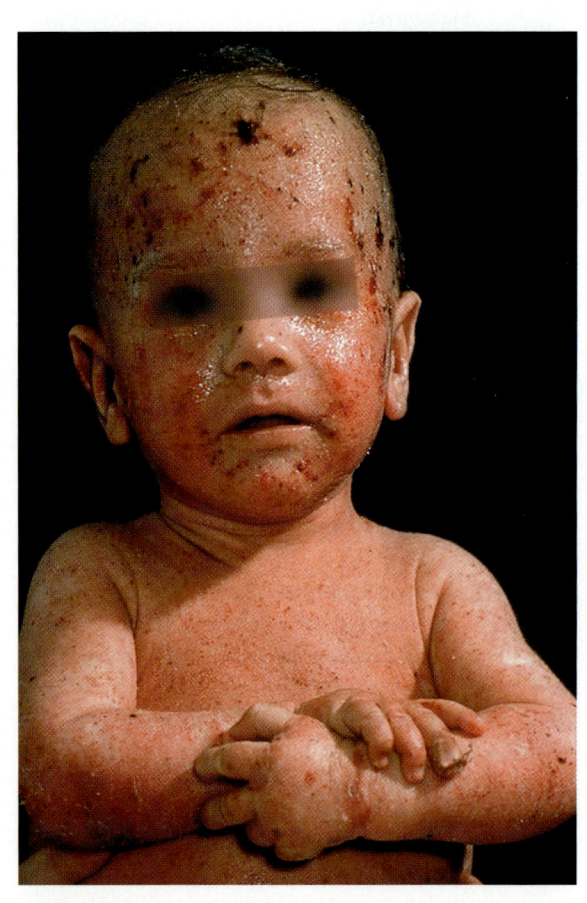

Abb. 22.14. Schweres, blutig gekratztes Ekzem bei Wiskott-Aldrich-Syndrom

Literatur

Bos J, Wierenga E, Smitt J, van der Heijden F, Kapsenberg M (1992) Immune dysregulation in atopic eczema. Arch Dermatol 128: 1509–1512

Conley ME, Saragoussi D, Notarangelo L, Etzioni A, Casanova JL (2003) An international study examining therapeutic options used in treatment of Wiskott-Aldrich syndrome. Clin Immunol 109: 272–277

Cronin E, Mc Fadden JP (1993) Patients with atopic eczema do become sensitized to contact allergens. Contact Dermatitis 28: 225–228

Darsow U, Vieluf D, Ring J (1996) The atopy patch test: an increased rate of reactivity in patients who have an air-exposed pattern of atopic eczema. Br J Dermatol 135: 182–186

Defaie F, Abeck D, Brockow K, Vieluf D, Hamm M, Behr-Völtzer C, Ring J (1996) Konzept einer altersabhängigen Basis- und Aufbaudiät für Säuglinge und Kleinkinder mit nahrungsmittelassoziiertem atopischem Ekzem. Allergo J 5: 231–235

Dramstadt GL, Lane AT (1994) Impetigo: an overview. Clin Lab Invest 11: 293–303

Eichenfield LF, Lucky AW, Boguniewicz M, Langley RG, Cherill R, Marshall K, Bush C, Graeber M (2002) Safety and efficacy of pimecrolimus (ASM 981) cream 1% in the treatment of mild and moderate atopic dermatitis in children and adolescents. J Am Acad Dermatol 46: 495–504

Gauger A, Mempel M, Schekatz A, Schäfer T, Ring J, Abeck D (2003) Silver-coated textiles reduce Staphylococcus aureus colonization in patients with atopic eczema. Dermatology 207:15–21

Girolmoni G, Abeni D, Masini C, Sera F, Ayala F, Belloni-Fortina A, Bonifazi E, Fabbri P, Gelmetti C, Monfrecola G, Peserico A, Seidenari S, Gianetti A (2003) The epidemiology of atopic dermatitis in Italian schoolchildren. Allergy 58: 420–425

Gloor M, Wolnicki D (2001) Anti-irritative effect of methylrosaniline chloride (gentian violet). Dermatology 203: 325–328

Hanifin JM, Rajka G (1980) Diagnostic features of atopic dermatitis. Acta Derm Venereol (Stockh) 92 (Suppl): 44–47

Hanifin JM, Cooper KD, Ho V C, Kang S, Krafchik BR, Margolis DJ, Schachner LA, Sidbury R, Whitmore SE, Sieck CK, Van Voorhees AS (2004) Guidelines for the care for atopic dermatitis. J Am Acad Dermatol 50: 391–404

Hara M, Verkman AS (2003) Glycerol replacement corrects defective skin hydration, elasticity and barrier function in aquaporin-3-deficient mice. Proc Natl Acad Sci USA 100: 7360–7365

Imokawa G, Abe A, Jin K, Higaki Y, Kawashima M, Hidano A (1991) Decreased level of ceramides in stratum corneum of atopic dermatitis: An etiologic factor in atopic dry skin? J Invest Dermatol 96: 523–526

Kang S, Lucky AW, Pariser D, Lawrence I, Hanifin JM (2001) Long-term safety and efficacy of tacrolimus ointment for the treatment of atopic dermatitis in children. J Am Acad Dermatol 44: S58–64

Kerkhof M, Koopman LP, van Strien RT, Wijga A, Smit HA, Aalberse RC, Neijens HJ, Brunekreef B, Postma DS, Gerritsen J (2003) Risk factors for atopic dermatitis in infants at high risk allergy: the PIAMA study.

Kissling S, Wüthrich B (1993) Verlauf der atopischen Dermatitis nach dem Kindesalter. Hautarzt 44: 569–573

Krutmann J, Czech W, Diepgen T, Niedner R, Kapp A, Schöpf E (1992) High-dose UVA1 therapy in the treatment of patients with atopic dermatitis. J Am Acad Dermatol 26: 225–230

Luger TA (1993) Licht und Neuropeptide. In: Braun-Falco O, Plewig G, Meurer M (Hrsg) Fortschritte der praktischen Dermatologie und Venerologie. Springer, Berlin, Bd 13, S 364–368

Lee YA, Wahn U, Kehrt R, Tarani L, Businco L, Gustafsson D, Andersson F, Oranje AO, Wolkertstorfer A, Berg AV, Hoffmann U, Kuster W, Wienker T, Ruschendorf F, Reis A (2000) A major susceptibility locus for atopic dermatitis maps to chromosome 3q21. Nat Genet 26: 470–473

Mallon E, Powell S, Bridgman A (1994) »Wet-wrap« dressings for the treatment of atopic eczema in the community. J Dermatol Treat 5: 97–98

Marsh DG, Neely JD, Breazeale DR, Ghosh B, Friedhoff LR, Ehrlich-Kautzky E, Schou C, Krishnaswamy G, Beaty TH (1994) Linkage analysis of IL4 and other chromosome 5q31.1 markers and total serum immunglobulin E concentrations. Science 264: 1152–1156

Matricardi PM, Rosmini F, Ferrigno L, Nisini R, Rapicetta M, Chionne P, Stroffolini T et al. (1997) Cross sectional retrospective study of prevalence of atopy among Italian military students with antibodies against hepatitis A virus. BMJ 314: 999–1003

Mc Fadden JP, Noble WC, Camp RDR (1993) Superantigenic exotoxin-secreting potential of staphylococci isolated from atopic eczematous skin. Br J Dermatol 128: 631–632

Morse PF, Horrobin DF, Manku MS, Stewart JCM, Allen R, Littlewood S (1989) Meta-analysis of placebo-controlled studies of the effect of Epogam in the treatment of atopic eczema. Relationship between plasma essential fatty acid changes and clinical response. Br J Dermatol 121: 75–90

Novak N, Bieber T (2004) Pathophysiologie der atopischen Dermatitis. Dtsch Ärztebl 101 (3): 94–102

Omran M, Russell G (1996) Continuing increase in respiratory symptoms and atopy in Aberdeen schoolchildren. BMJ 312: 34

Pastorello E, Stocchi L, Bigi A (1989) Value and limits of diagnostic tests in food-hypersensitivity. Allergy 44 (Suppl 9): 151–158

Ring J (1981) Atopic dermatitis: a disease of immuno-vegetative (autonomic) dysregulation. In: Ring J, Burg G (eds) New trends in allergy. Springer, Berlin Heidelberg New York, pp 237–249

Ring J, Dorsch W (1985) Altered realisibility of vasoactive mediator secreting cells in atopic eczema. Acta Derm Venereol (Stockh) 114: 9–23

Sampson HA (1992) The immunopathogenetic role of food hypersensitivity in atopic dermatitis. Acta Derm Venereol Suppl (Stockh) 176: 34–37

Schäfer T, Vieluf D, Behrendt H, Krämer U, Ring J (1996a) Atopic eczema and other manifestaions of atopy: results of an East-German comparison. Allergy 51: 532–539

Schäfer-Korting M, Schmid MH, Korting HC (1996b) Topical glucocorticoids with improved risk-benefit ratio. Drug Safety 14: 375–385

Schäfer T, Dirschedl P, Kunz B, Ring J, Überla K (1997) Maternal smoking during pregnancy increases the risk for atopic eczema in the offspring. J Am Acad Dermatol 36: 550–556

Schultz Larsen F, Holm NV, Henningsen K (1986) Atopic dermatitis. A genetic-epidemiologic study in a population based twin sample. J Am Acad Dermatol 15: 487–494

Shirakawa T, Enomoto T, Shimazu S I, Hopkin JM (1997) The inverse association between tuberculin responses and atopic disorder. Science 275: 77–79

Takwale A, Tan E, Agarwal S, Barclay G, Ahmed I, Hotschkiss K, Thompson JR, Chapman T, Berth-Jones J (2003) Efficacy and tolerability of borage oil in adults and children with atopic eczema: randomised, double blind, placebo controlled, parallel group trial. BMJ 327: 1885–1389

Tan BB, Weald D (1996) Double-blind controlled trial of effect of housedust-mite allergen avoidance on atopic dermatitis. Lancet 347: 15–18

Turpeinen M (1991) Absorption of hydrocortisone from the skin reservoir in atopic dermatitis. Br J Dermatol 124: 358–360

Van Bever HP, Docx M, Stevens WJ (1989) Food and food additives in severe atopic dermatitis. Allergy 44: 588–594

Werner S, Buser K, Kapp A, Werfel T (2002) The incidence of atopic dermatitis in school entrants is associated with individual life-style factors but not with local environmental factors in Hannover, Germany. Br J Dermatol 147: 95–104

Wright S, Burton JL (1982) Oral evening-primrose-seed oil improves atopic eczema. Lancet ii: 1120–1122

Nichtatopische Ekzeme

B. Kunz

23.1 Windeldermatitis – 373

23.2 Granuloma gluteale infantum – 375

23.3 Intertrigo – 375

23.4 Sandkastendermatitis – 376

23.5 Seborrhoische Säuglingsdermatitis – 377

23.6 Nummuläres Ekzem – 378

23.7 Allergisches Kontaktekzem – 379

23.8 Hämatogenes allergisches Kontaktekzem – 382

23.9 Dyshidrose nichtatopischer Genese – 383

23.10 Kumulativ-toxisches Ekzem – 384

23.11 Glasfaserdermatitis – 385

23.12 Verbrennungen und Verbrühungen – 385

23.13 Artefakte – 387

Literatur – 389

Die Klassifikation der nichtatopischen Ekzeme im Kindesalter ist schwierig, da Morphologie und Ätiopathogenese sich nur selten eindeutig einander zuordnen lassen. Ein bestimmtes klinisches Bild (z. B. eine dyshidrosiforme Reaktion der Hände) kann einerseits eine Vielzahl von Ursachen haben; andererseits kann sich z. B. ein hämatogenes allergisches Kontaktekzem unter diversen klinischen Erscheinungsformen präsentieren (beugenbetontes Exanthem, »Paviansyndrom«, Dyshidrosis palmoplantaris u. a.). Aus diesen Überschneidungen zwischen den einzelnen Krankheitsbildern ergibt sich die Notwendigkeit einer sorgfältigen Ursachenabklärung.

23.1 Windeldermatitis

Definition. Kumulativ-toxische entzündliche Reaktion durch irritierende Substanzen im Windelbereich. Diese kann von einer Sekundärinfektion mit Candida überlagert sein.

Epidemiologie. Die Windeldermatitis ist die häufigste Hauterkrankung im Säuglingsalter. Statistisch ist jedes 4. Kind im Risikoalter betroffen, wenngleich seit der Einführung hochabsorbierender Einmalwindeln schwere Verläufe seltener beobachtet werden (Ward et al. 2000). Der Häufigkeitsgipfel liegt zwischen dem 7. und 12. Lebensmonat (Jordan et al. 1986).

Ätiologie. Das Zusammenwirken mehrerer Faktoren führt zur Entstehung der typischen Hautveränderungen. Okklusion durch die Windeln schafft eine feucht-warme Kammer, es kommt zur Mazeration. Die so veränderte Haut ist anfälliger für Irritation durch Reibung, bakterielle Abbauprodukte des Urins und Stuhlenzyme; es entsteht eine kumulativ-toxische Kontaktdermatitis.

> Die Zersetzung des Harnstoffs via Urease zu Ammoniak spielt hierbei offenbar nicht die zentrale Rolle (Leyden et al. 1977). Diese wird den im kindlichen Stuhl enthaltenen Enzymen Trypsin und Lipase zugeschrieben, welche nachweislich eine stark hautirritierende Wirkung haben (Andersen et al. 1994).

Die vorgeschädigte Haut neigt zur Sekundärinfektion mit Mikroorganismen, v. a. Hefepilzen der Candida-Spezies (Jordan et al. 1986).

Klinisches Bild. Bei der irritativen Windeldermatitis sind primär die konvexen Flächen, wo direkte Reibung mit der Windel entsteht, betroffen (◘ Abb. 23.1). Liegt das Kind auf dem Rücken mit angezogenen Beinen, bilden die Hautveränderungen ein »W«. Zunächst finden sich hellrote Eryteme, gelegentlich mit glänzender, fein gefältelter Oberfläche.

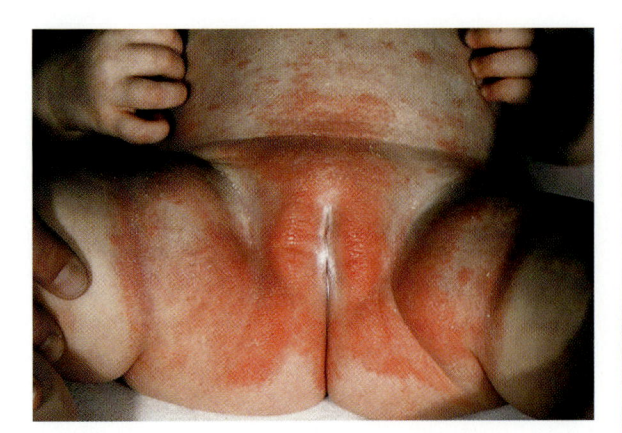

Abb. 23.1. Irritative Windeldermatitis, klassische »W-Form«

Bei Fortbestehen der Irritation kommt es zu nässenden Erosionen mit Krustenbildung, im Verlauf zu düsterroten Papeln oder Plaques mit lackartig glänzender Oberfläche. Bei primärem Befall der Inguinalfalten, welche zusammen mit der Glutealfalte ein »Y« bilden, liegt entweder eine einfache Intertrigo vor (▶ dort) oder, bei zusätzlich auftretenden randständigen weißlichen Pusteln und colleretteartig schuppenden Erythemen, eine *Candida-Intertrigo*. Bakterielle Sekundärinfektion kann zu Pusteln bzw. Blasen und Erosionen führen.

Bei milder Ausprägung ist das Kind wenig beeinträchtigt; evtl. besteht lokaler Juckreiz oder Schmerz, der sich in Irritierbarkeit und Weinen bei der Säuberung äußert.

Als Sonderform lässt sich die »psoriasiforme Windeldermatitis« (sog. »napkin psoriasis«; ◘ Abb. 23.2) abgrenzen (Leyden et al. 1977). Im gesamten Windelbereich einschließlich der Hautfalten, oft mit Ausbreitung auf den Unterbauch, gelegentlich auch auf die proximalen Oberschenkel, zeigen sich erythematöse, infiltrierte Plaques mit scharfer Begrenzung. Dieses Erscheinungsbild wird von manchen als Variante des seborrhoischen Säuglingsekzems aufgefasst (Abschn. 23.5), von anderen als Frühform der Psoriasis. In etwa 20% der Fälle entwickeln diese Kinder vor dem 15. Lebensjahr eine klassische Psoriasis (Rasmussen et al. 1986).

Diagnostik. Die Diagnose wird anhand des klinischen Bildes gestellt. Stets sollte eine Inspektion der Mundhöhle auf weißliche Beläge (Soor) sowie der Perianalregion (Rötung mit peripheren Papulopusteln) erfolgen. Bei rezidivierender Windeldermatitis und Symptomen einer Candida-Infektion ist eine semiquantitative Untersuchung des Stuhls auf Candida sinnvoll, in therapieresistenten oder diagnostisch unklaren Fällen ein Abstrich zur bakteriologischen und mykologischen Untersuchung von läsionaler Haut bzw. Pustelinhalt. Eine gleichzeitige Behandlung aller betroffenen Regionen (Haut, Schleimhaut, Gastrointestinaltrakt) ist nötig, um Rezidive zu vermeiden.

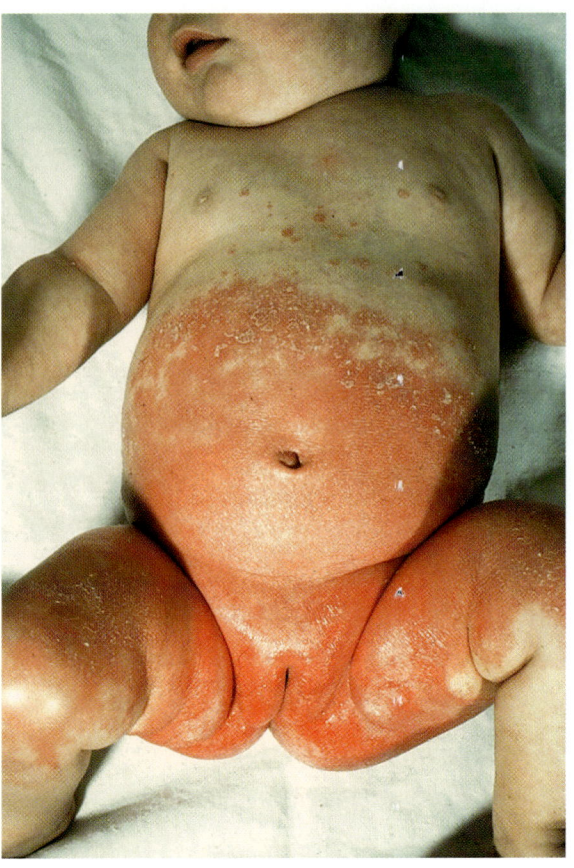

Abb. 23.2. Psoriasiforme Windeldermatitis

Histologie. Bei der klassischen Windeldermatitis ist eine histologische Untersuchung nicht erforderlich; der Befund entspricht dem eines kumulativ-toxischen Ekzems.

> **Cave:**
> Bei therapieresistenten Papeln und Ulzerationen in der Inguinalregion sollte eine Biopsie zum Ausschluss einer Langerhans-Zellhistiozytose erfolgen.

Therapie. Wichtig ist, den Kontakt mit Feuchtigkeit, v. a. Urin, zu reduzieren. Es empfiehlt sich, stark absorbierende Einmalwindeln zu verwenden, die Windeln häufig zu kontrollieren und zu wechseln, sobald sich Urin oder Stuhl in der Windel befindet (5- bis 6-mal/Tag). Die Haut sollte mit parfümfreiem (!) Öl, nach einem Stuhlgang mit klarem Wasser und evtl. einem Syndet (z. B. Eubos flüssig) gesäubert und vorsichtig trocken getupft oder geföhnt werden. Man sollte das Kind möglichst oft ohne Windel lassen. Ein Hautschutz mit abdeckenden Externa (z. B. weiche Zinkpaste) bei jedem Windelwechsel ist hilfreich; beim Reinigen sollte starkes Reiben (Hautreizung!) durch Verwendung von reichlich Öl vermieden werden. Je nach Akuität erfolgt eine austrocknende und antientzündliche Behandlung mit gerbstoffhaltigen Teilbädern oder Umschlägen (z. B. Tannosynt, Tannolact).

Bei Candida-Besiedlung sollte ein lokales Antimykotikum eingesetzt werden. Azole (z. B. Clotrimazol 1% oder Miconazol 2%, wegen der besseren Haftung und zusätzlichem Hautschutz in Pastenzubereitung) sind wirksamer als Nystatin. Bei gleichzeitigem oralem oder intestinalem Candida-Befall (Hefenachweis von der Mundschleimhaut in Nativpräparat oder Kultur, rezidivierende perianale Rötung mit peripheren Papulopusteln, positive Stuhlkultur) erfolgt eine Sanierung mit Miconazol-Gel (z. B. Infectosoor Mundgel) 4-mal täglich für 7 Tage bzw. Nystatin Suspension. Gegebenenfalls ist die Mitbehandlung der Ansteckungsquelle (Mutter, Geschwister) zu veranlassen. Schnuller und Sauger müssen ausgekocht werden. Bei stärker infiltrierten Plaques im Bereich der Konvexitäten (gluteal, Labia majora, Oberschenkelinnenseiten) kann kurzfristig eine Kombination aus schwachem, nicht halogeniertem Glukokortikosteroid und Antimykotikum (z. B. Prednisolonacetat 0,5% mit Clotrimazol und Hexamidin, Imazol comp. Creme) eingesetzt werden.

Differenzialdiagnose. Seborrhoische Säuglingsdermatitis (betrifft vorwiegend die Intertrigines und meist weitere Körperstellen wie Achseln, Nabel, vordere Halsfalte; Abschn. 23.5); Psoriasis (ebenfalls meist weitere Herde am Integument oder am behaarten Kopf, Nägel); selten allergisches Kontaktekzem bei Sensibilisierung gegen gummihaltige Inhaltsstoffe von Einmalwindeln (Roul et al. 1998), irritative Dermatitis auf Detergenzien (Abschn. 23.10), Acrodermatitis enteropathica (Therapieresistenz, zusätzlich periorale Hautveränderungen, Durchfälle), Langerhans-Zellhistiozytose (▶ oben).

23.2 Granuloma gluteale infantum

Epidemiologie. Selten. Der Altersgipfel liegt zwischen dem 4. und 7. Lebensmonat (Tappeiner et al. 1971).

Ätiologie. Das Granuloma gluteale infantum entsteht auf dem Boden einer irritativen Windeldermatitis. Die Pathogenese ist unbekannt; diskutiert wird der Einfluss von potenten topischen Steroiden, Candida albicans und Okklusion durch Plastikhöschen.

Klinisches Bild. Im Kontaktbereich der Windel, bevorzugt an den Konvexitäten der Oberschenkelbeugeseiten, sowie gluteal, inguinal, am Skrotum oder am unteren Abdomen finden sich meist ovale, livide bis braun-rote, flach erhabene, mäßig derbe, nicht druckschmerzhafte Knoten, deren Längsachse den Hautspaltlinien folgt. Aufgrund des Aspektes wird initial häufig an Hämangiome, Kaposi-Sarkome oder Hämatome gedacht (Tappeiner et al. 1971; Uyeda et al. 1973). Die Hautveränderungen bilden sich nach 8–12 Wochen spontan zurück, wobei atrophische Narben entstehen können (Bonifazi et al. 1981).

> Wegen der klinisch nicht immer möglichen Abgrenzung zu anderen, potenziell malignen Erkrankungen ist eine Biopsie indiziert.

Histologie. Ausgeprägte Akanthose der Epidermis mit Hyperkeratose. Im gesamten Korium dichtes Infiltrat aus neutrophilen und eosinophilen Granulozyten, zahlreichen Mast- und Plasmazellen sowie Histiozyten und Makrophagen. Subepidermale Mikroabszesse aus Eosinophilen und Neutrophilen. Im oberen Korium dichte Erythrozytenextravasate, Hämosiderinablagerungen sowie deutliche Gefäßproliferation und Kapillardilatation.

Therapie. Behandlung der vorbestehenden Windeldermatitis (▶ dort); Spontanheilung. Topische Steroide (außer kurzfristig Hydrokortison zur Therapie der Windeldermatitis) und Okklusion der Windelregion sollten vermieden werden.

Differenzialdiagnose. Kaposi-Sarkom, Hämangiom, Pseudolymphom, Lymphom, Mastozytome, juveniles Xanthogranulom.

23.3 Intertrigo

Definition. Entzündliche Reaktion in Bereichen, in denen Hautflächen aufeinander liegen.

Epidemiologie. Häufig in milder Form bei jungen Säuglingen in Achsel- und Halsfalten, insbesondere bei unzureichender Körperhygiene.

Ätiologie. Durch mangelnde Abdunstung in Hautfalten entsteht eine feuchte Kammer. Sekretstau und Reibung der mazerierten Hautflächen aufeinander führen zu einer irritativen Dermatitis. Bakterielle und/oder kandidotische Superinfektion tragen häufig zur Entzündungsreaktion bei. Von der primären Intertrigo müssen Dermatosen mit intertriginöser Lokalisation abgegrenzt werden (Übersicht 23.1).

Klinisches Bild. Charakteristisch sind scharf begrenzte Erytheme ohne Infiltration mit lackartig glänzender Oberfläche, Mazeration mit schmierigen weißlichen Belägen, Erosionen oder Rhagadenbildung in Regionen, wo Haut auf Haut liegt, z. B. am Hals, submental, retroaurikulär, axillär, inguinal oder in der Rima ani (◘ Abb. 23.3). Bei Superinfektion mit Candida finden sich oft typische Satellitenherde in der Peripherie mit Pusteln und colleretteartiger Schuppung. Ein fauliger Geruch spricht für eine Superinfektion mit β-hämolysierenden Streptokokken, während die sonst für Impetiginisierung typischen honiggelben Krusten in den Intertrigines fehlen (Honig et al. 2003).

Übersicht 23.1. Dermatosen mit intertriginöser Lokalisation bei Säuglingen und Kleinkindern

- Häufig:
  - Seborrhoische Säuglingsdermatitis
  - Psoriasis
  - Atopisches Ekzem
  - Irritative (Windel)-Dermatitis
  - Kandidose
  - Impetigo contagiosa
- Selten:
  - Kongenitale Syphilis
  - Acrodermatitis enteropathica
  - Biotinmangel
  - Langerhans-Zellhistiozytose

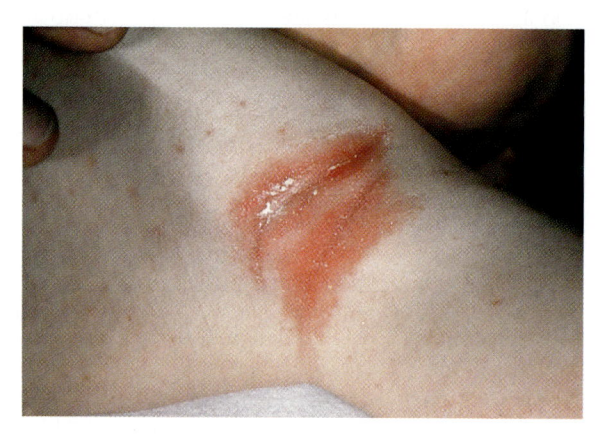

Abb. 23.3. Intertrigo

Histologie. Unspezifische spongiotische Dermatitis.

Diagnostik. Die Diagnose wird in erster Linie klinisch gestellt. Bei fehlendem Ansprechen auf trockenlegende Maßnahmen mykologisches Nativpräparat und Anlegen von Kulturen auf Candida und Bakterien. Bei protrahiertem Verlauf ggf. Biopsie zum Ausschluss seltenerer intertriginös lokalisierter Dermatosen (Tab. 23.1).

Therapie. Antientzündliche Bäder mit Weizenkleie-, Hafer- oder Eichenrindenextrakt bzw. synthetischen Gerbstoffen, Auflegen feuchter Kompressen mit NaCl oder Tannosynt mehrmals täglich, Trockenföhnen, Einlegen von weichen Kompressen in betroffene Hautfalten (z. B. Topper 8), Antiseptika/Antimykotika in Softpaste (z. B. Imazol-Paste), ggf. milde Steroidlotio oder -paste. Talkpuder sollte wegen seiner irritativen Wirkung vermieden werden. Bei Nachweis von β-hämolysierenden Streptokokken der Gruppe A orale Therapie mit Penicillin für 10 Tage.

Differenzialdiagnose. Siehe dazu Übersicht 23.1.

23.4 Sandkastendermatitis

Synonym. Friktionale lichenoide Dermatitis

Epidemiologie. Jungen sind häufiger betroffen als Mädchen; der Altersgipfel liegt zwischen dem 4. und 12. Lebensjahr. Es wurde eine saisonale Häufung im Frühjahr und Sommer beobachtet, oft mit jährlichen Rezidiven, die 1–4 Monate andauern (Waisman et al. 1966; Patrizi et al. 1990).

Ätiologie. Unbekannt. Anamnestisch soll eine Assoziation mit dem Spielen im Sandkasten, im Gras oder auf anderen rauhen Oberflächen bestehen (Waisman et al. 1966). Reibung und Irritation sind jedoch nur Kofaktoren bei einer nicht klar definierten Prädisposition zur Papelbildung. Bei einem Teil der Kinder (bis zu 60% in einer Serie) besteht eine atopische Diathese (Patrizi et al. 1990).

Klinisches Bild. Betroffen sind vorzugsweise die Ellenbogen, Knie, Handrücken (Abb. 23.4), manchmal die Streckseiten der Unterarme und die Wangen. Es zeigen sich meist dicht stehende, 1–3 mm große, hautfarbene bis bräunlich-

Tabelle 23.1. Unterscheidungskriterien atopisches Ekzem vs. seborrhoische Säuglingsdermatitis. (Nach Menni et al. 1989; Yates et al. 1983)

	Atopisches Ekzem	Seborrhoische Säuglingsdermatitis
Gute Kriterien:		
Gesamt-IgE	Erhöht	Im Normbereich
Spezifisches IgE auf Eiweiß und Kuhmilch	Erhöht	Im Normbereich
Lokalisation	Beugeseiten der Unterarme und Oberschenkel	Axillen
Schlechte Kriterien:		
Familienanamnese für Atopie		
Alter bei Beginn der Hautveränderungen	Bei jungen Säuglingen schwer zu evaluieren	
Juckreiz		
Eosinophilie		

23.5 · Seborrhoische Säuglingsdermatitis

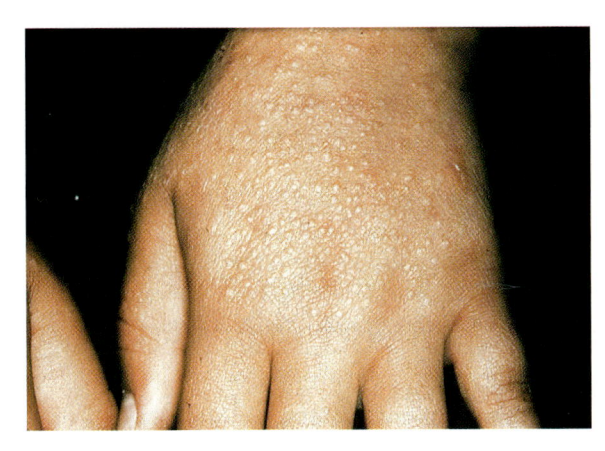

Abb. 23.4. Sandkastendermatitis am Handrücken

rote, nicht schuppende, lichenoide Papeln. Gelegentlich besteht leichter Juckreiz, dann finden sich meist auch aufgekratzte und verkrustete Läsionen.

Histologie. Orthokeratotische Hyperkeratose, mäßige Akanthose und perivaskuläres gemischtzelliges Infiltrat in der oberen Dermis.

Therapie. Jede Form der Hautirritation ist zu vermeiden. Eingesetzt werden ureahaltige Externa oder helles sulfoniertes Schieferöl (z. B. Leukichthol 5,0, Zinkpaste 75,0, Ol. olivarum ad 100,0 g). Auch eine kurzzeitige Anwendung topischer Steroide kommt in Betracht; die prompte Abheilung bleibt jedoch häufig aus. Meist klingen die Papeln langsam von selbst ab; Rezidive sind jedoch häufig.

Differenzialdiagnose. Giannotti-Crosti-Syndrom, papulöse Id-Reaktionen (z. B. Lichen trichophyticus), Lichen nitidus, papulöse Form eines atopischen Ekzems, Pityriasis rubra pilaris, plane juvenile Warzen.

23.5 Seborrhoische Säuglingsdermatitis

Synonym. Seborrhoisches Säuglingsekzem.

Epidemiologie. Im Vergleich zum atopischen Ekzem eher selten. In einer Untersuchung an 466 Kindern mit Ekzemen wurden nur 10 als Patienten mit seborrhoischer Säuglingsdermatitis klassifiziert (Hambly et al. 1978).

Ätiologie. Während manche die seborrhoische Säuglingsdermatitis als eigenständiges Krankheitsbild auffassen (Yates et al. 1983), meinen andere Autoren, es handle sich lediglich um ein charakteristisches klinisches Bild, möglicherweise ein »Reaktionsmuster« der frühkindlichen Haut, dem verschiedene Krankheitsbilder zugrunde liegen können (Atherton 1992). Bei Nachuntersuchungen 5–13 Jahre nach der Diagnose »seborrhoisches Säuglingsekzem« fand sich bei 19% bzw. 27% der Kinder ein atopisches Ekzem (Neville et al. 1975; Podmore et al. 1986). Die langfristige Entwicklung einer Psoriasis wurde ebenfalls in 27% der Fälle beobachtet (Menni et al. 1989).

Zum seborrhoischen Ekzem des Erwachsenen besteht keine gesicherte Beziehung. Die pathogenetische Bedeutung von Malassezia furfur ist umstritten. So fand man zwar eine vermehrte Kolonisation der Haut betroffener Kinder mit diesem Keim (Ruiz-Maldonado et al. 1989; Taïeb et al. 1990), die Relevanz dieses Befundes wurde jedoch in einer neueren Untersuchung angezweifelt (Tollesson et al. 1997). Die nachgewiesenen therapeutischen Erfolge mit Ketoconazol (Ruiz-Maldonado et al. 1989) könnten auch auf der antiinflammatorischen Wirkung dieser Substanz beruhen.

Klinisches Bild. Die Hautveränderungen beginnen meist zwischen der 2. und 10. Lebenswoche und heilen spätestens mit 8–12 Monaten ab (Hurwitz 1993). Beim Säugling beginnen die Hautveränderungen in der Regel am behaarten Kopf und im Windelbereich (bipolare Verteilung). Oft sind auch die Stirn und die Zentrofazialregion betroffen (Abb. 23.5); gleichzeitig oder im Verlauf können die intertriginösen Areale (z. B. Axillen, Halsfalten, Retroaurikulärregion), der Nabel und der Stamm beteiligt sein. Auf der Kopfhaut bilden sich oft festhaftende gelblich-fettige Schuppenansammlungen, der sog. *Gneis*. Ansonsten zeigen sich hell- bis lachsrote, scharf begrenzte, mit fettigen gelblichen

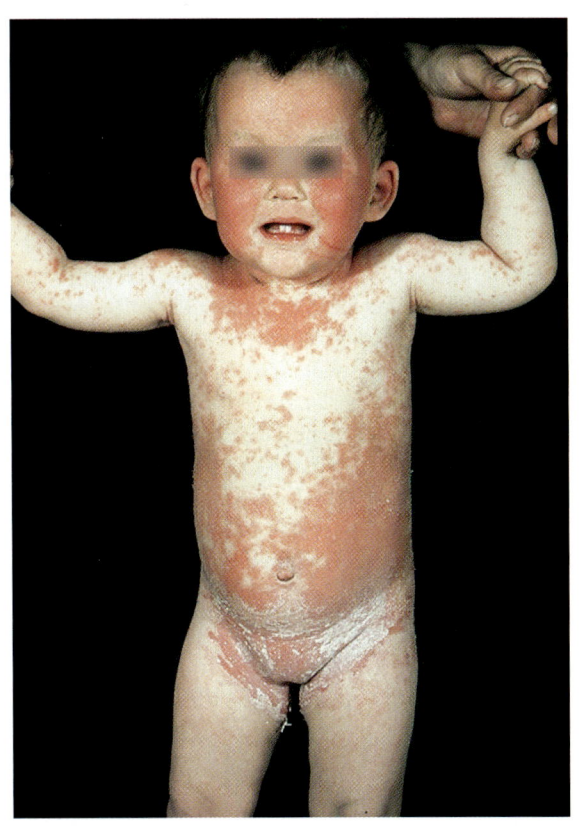

Abb. 23.5. Seborrhoische Säuglingsdermatitis

Schuppen belegte, leicht erhabene Erytheme. In den großen Hautfalten kommt es häufig zu Mazeration und Rhagadenbildung. Im Windelbereich imponiert in manchen Fällen ein psoriasiformes Bild (sog. »napkin psoriasis«). Aufgrund der Okklusion unter der Windel ist die Schuppung hier meist auf den Randbereich beschränkt, das Erythem dunkelrot.

Der Juckreiz ist, anders als beim atopischen Ekzem, meist gering; dies ist aber kein zuverlässiges differenzialdiagnostisches Kriterium (Yates et al. 1993). Die klinische Abgrenzung vom atopischen Ekzem kann schwierig sein, insbesondere bei disseminierten Hautveränderungen (Tabelle 23.1).

Die Prognose des seborrhoischen Ekzems ist wesentlich besser als die des atopischen Ekzems. Bei 24 von 27 Kindern mit seborrhoischem Ekzem heilte die Haut nach 2–4 Wochen Therapie definitiv ab, während alle Kinder mit der Diagnose atopisches Ekzem im 1. Lebensjahr ein Rezidiv entwickelten (Yates et al. 1983b). Insbesondere Kinder mit psoriasiformem Erscheinungsbild sollen eine gute Prognose haben (Menni et al. 1989).

> **Cave:**
> Bei Säuglingen, die generalisierte erythematosquamöse Hautveränderungen entwickeln, welche von Allgemeinsymptomen (Fieber, Durchfälle, Gewichtsverlust) begleitet sind, muss differenzialdiagnostisch an einen Immundefekt gedacht werden (Abschn. 2.6).

Histologie. Eine histologische Untersuchung ist nur im Einzelfall sinnvoll, um Differenzialdiagnosen auszuschließen, zumal die Befunde nicht spezifisch sind. Im akuten Stadium Spongiose und schütteres lymphohistiozytäres, perivaskuläres Infiltrat in der oberen Dermis. Bei chronischen Läsionen tritt die Spongiose zugunsten psoriasiformer Veränderungen in den Hintergrund.

Therapie. Am behaarten Kopf werden die Schuppenkrusten bei mildem Befall mit z. B. Mandelöl, über Nacht unter einer Kopfkappe appliziert, aufgeweicht. Morgens erfolgt eine Kopfwäsche mit mildem Shampoo (z. B. Physiogel). Bei sehr fest haftenden Schuppenauflagerungen helfen fettfeuchte Verbände (Fettcreme dick auftragen, einen lauwarmen feuchten Schlauchverband darüber ziehen, in zweiter Lage trockenen Schlauchverband anlegen).

Am Körper sind in der akut nässenden Phase Weizenkleie- oder Kaliumpermanganatbäder sowie topische Steroide der Klasse 1–2 in Cremegrundlage hilfreich. Im subakuten Stadium kann auf Ölbäder (z. B. Balmandol) und Ichthyol-Präparate (z. B. Leukichthyol 4% in Cremegrundlage) übergegangen werden. Ebenso wirksam ist Ketoconazol-Creme 2% (z. B. Terzolin Creme) oder Clotrimazol-Creme 1% 2mal täglich für 10 Tage, in den Intertrigines Clotrimazol-Paste (z. B. Imazol Paste) sowie am behaarten Kopf Ketoconazol-Lösung 2% (2–4 Wochen 2-mal pro Woche; Taïeb et al. 1990; Kahn et al. 1998). Bei mildem bis mäßigem Befall kann auch eine Behandlung mit Borretschsamenöl versucht werden: 2-mal täglich werden 0,5 ml des Öls im Windelbereich aufgetragen (für 12 Tage, anschließend noch 2- bis 3-mal/Woche bis zum 6.–7. Lebensmonat; Tollesson et al. 1993).

Differenzialdiagnose. Atopisches Ekzem (Tabelle 23.1), Psoriasis, irritative Windeldermatitis, Candida-Intertrigo, ekzematisierte Pediculosis (Kopfhaut), Tinea (Kopfhaut), Acrodermatitis enteropathica, Immundefekt.

23.6 Nummuläres Ekzem

Epidemiologie. Bei Kindern relativ selten: Hambly et al. (1978) fanden bei nur 7 von 136 Kindern mit nichtatopischen Ekzemen eine nummuläre Form. In 2 großen Studien zum nummulärem Ekzem waren 6,8% bzw. 11,3% der Patienten unter 14 Jahre und 15,4% bzw. 14,3% unter 19 Jahre alt (Cowan 1961; Hellgren et al. 1969). Betroffen sind im Kindesalter vorwiegend Jungen.

Ätiologie. Aufgrund der morphologischen Definition dieses Krankheitsbildes verbergen sich offensichtlich Ekzeme unterschiedlicher Genese hinter dem Begriff des nummulären Ekzems. Dies zeigt sich z. B. an der kontroversen Diskussion über die Beziehung zur Atopie. Der Anteil der Patienten mit Hinweisen auf eine atopische Eigen- oder Familienanamnese liegt bei 3–4% (Cowan 1961; Hellgren et al. 1969); allerdings fehlt eine klare Abgrenzung des Krankheitsbildes zu nummulären Formen des atopischen Ekzems. In einer Untersuchung war das Serum-IgE von Patienten mit nummulärem Ekzem meist nicht erhöht (Krueger et al. 1973).

Von vielen Autoren wird eine Beteiligung von Mikroorganismen an der Pathogenese vertreten. Hierbei steht die Hypothese eines infektallergischen Geschehens bei chronischen Staphylokokken- oder Streptokokkeninfektionen (sog. Bakterid) im Vordergrund. Als Argumente hierfür werden erhöhte Antistreptolysintiter (Hellgren et al. 1969), der Nachweis chronischer bakterieller Infektionen (Foci) im HNO-Bereich und die Abheilung unter Antibiose angeführt (Röckl 1972). Hauttrockenheit bei niedriger Luftfeuchtigkeit oder Kälte und lokale Irritation (häufiges Baden, austrocknende Seifen, Duschgels, raue Textilien etc.) werden als weitere Auslösefaktoren genannt (Cowan 1961).

Klinisches Bild. Das nummuläre Ekzem zeichnet sich durch scharf begrenzte, münz- oder scheibenförmige, erythematöse bis livide, später hyperpigmentierte Plaques aus. Der Einzelherd besteht initial aus multiplen kleinen Papeln und Bläschen, die zu ödemätosen, düsterroten Herden konfluieren und stark nässen können. Im Verlauf bilden sich Krusten und Schuppen. Meist besteht Juckreiz; chronische Herde sind somit in der Regel lichenifiziert und oft deutlich

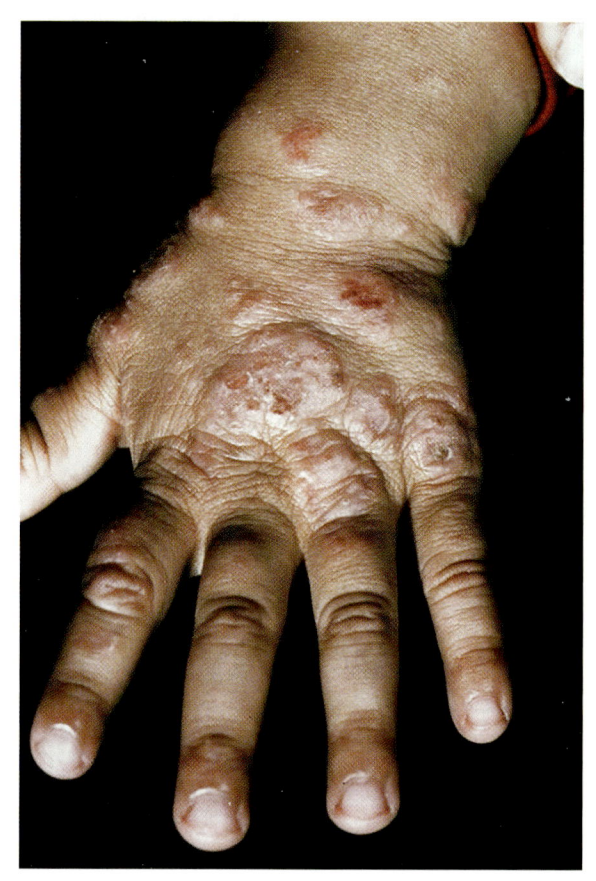

Abb. 23.6. Chronisches nummuläres Ekzem am Handrücken

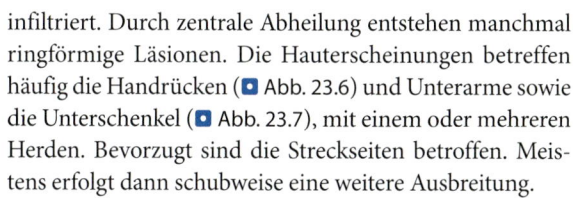

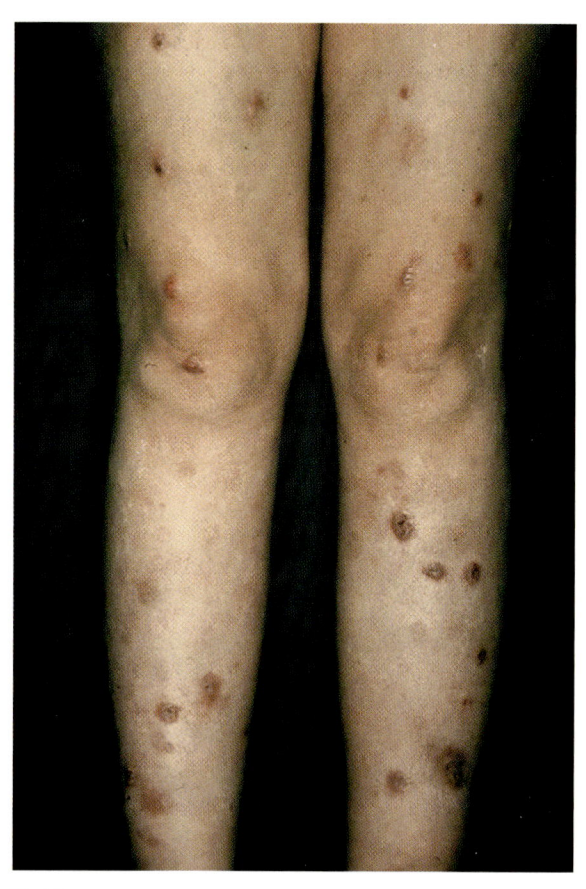

Abb. 23.7. Nummuläres Ekzem am Unterschenkel

infiltriert. Durch zentrale Abheilung entstehen manchmal ringförmige Läsionen. Die Hauterscheinungen betreffen häufig die Handrücken (Abb. 23.6) und Unterarme sowie die Unterschenkel (Abb. 23.7), mit einem oder mehreren Herden. Bevorzugt sind die Streckseiten betroffen. Meistens erfolgt dann schubweise eine weitere Ausbreitung.

Nur bei etwa 20% der Patienten heilt das Ekzem – meist innerhalb eines Jahres – definitiv ab. Der Verlauf ist ansonsten überwiegend chronisch (53%) oder chronisch-rezidivierend (25%). Die Einzelherde bleiben Monate bis Jahre bestehen und sind Lokaltherapeutika gegenüber relativ resistent. Nach erscheinungsfreien Intervallen treten die Läsionen bevorzugt an schon früher betroffenen Stellen auf. Eine Verschlechterung wird oft im Winter, von manchen Patienten auch im Sommer im Zusammenhang mit starkem Schwitzen angegeben. Als weiterer Provokationsfaktor wird emotionaler Stress genannt (Cowan 1961).

Histologie. Sie entspricht einer subakuten spongiotischen Dermatitis und ist von einem Kontaktekzem nicht zu unterscheiden.

Therapie. Bei Hinweisen auf eine chronische Infektion sollte eine Fokussanierung erfolgen. Es empfiehlt sich das Vermeiden von Hautirritation. Außerdem ist eine konsequente Pflege mit rückfettenden Externa und Ölbädern notwendig und im Schub eine stadiengerechte Lokaltherapie: Bei nässenden Herden feuchte Umschläge mit gerbstoffhaltigen wässrigen Lösungen, topische Steroide der Klasse 2–3 mit antiseptischem Zusatz (je nach Akuität in Pasten- oder Cremeform oder kurzfristig als fett-feuchte Verbände), Leukichthol im subakuten bis chronischen Stadium.

> **Cave:**
> Bei Anwendung potenter Steroide bei Kindern sollte folgendes beachtet werden:
> – Sorgfältige Aufklärung der Eltern über Art und Dauer der Applikation.
> – Nur kleine Mengen rezeptieren.
> – Verwendete Menge/Zeit kontrollieren (Tuben mitbringen lassen)!

Differenzialdiagnose. Nummuläre Herde beim atopischen, seborrhoischen oder kontaktallergischen Ekzem, Tinea corporis, Psoriasis.

23.7 Allergisches Kontaktekzem

Epidemiologie. In einer Untersuchung an 861 unselektierten 5- bis 6-jährigen Vorschulkindern in Bayern fanden wir bei 1,3% Hinweise auf ein klinisch relevantes Kontaktekzem (positiver Epikutantest und passende Anamnese; Kunz et al. 1991). Bei Reihenuntersuchungen an gesunden Kindern und Jugendlichen wurden in 13–23% Kontaktsensibilisierungen festgestellt (Kunz et al. 1991; Mortz u. Andersen 1999), bei Kleinkindern sogar in 24,5% (Bruckner et al. 2000).

In mehreren neuen Untersuchungen an Kindern (einschließlich Kleinkindern unter 3 Jahren), die wegen Verdacht auf Kontaktekzem getestet wurden, fanden sich in 14,5–70,0% Kontaktsensibilisierungen (Überblick bei Mortz u. Andersen 1999; Seidenari et al. 2005). Die klinische Relevanz wurde dabei mit 56–93% angegeben (Mortz u. Andersen 1999). Seidenari et al. (2005) berichten über eine Zunahme positiver Testreaktionen bei Kindern mit Ekzemen um 10% zwischen den Untersuchungszeiträumen 1988–1995 und 1995–2001. Lediglich bei Säuglingen sind Kontaktallergien selten.

Ätiologie. Eine allergische Kontaktdermatitis kann schon 7–10 Tage nach dem Erstkontakt mit dem Allergen auftreten. In der Regel bedarf es jedoch eines längeren Kontaktes, bevor es zur Sensibilisierung kommt. Dennoch sind bereits im Säuglingsalter Allergien auf Nickel, Mercuchrom, Neomycin, Perubalsam, Ethylendiamin und Gummiinhaltsstoffe beschrieben (Fisher 1985).

> Häufigstes Allergen für alle Altersstufen ist Nickel (Übersicht bei Mortz u. Andersen 1999).

Weitere häufige Kontaktallergene sind Kobalt, Duftstoffe, Kaliumdichromat und Gummiantioxidanzien (Schuhe), topische Medikamente, v. a. Desinfizienzien, Antibiotika und Konservierungsstoffe (Romaguera et al. 1998), in selteneren Fällen nichtsteroidale Antiphlogistika, Lokalanästhetika oder Gewürze (Ayala et al. 1992), wobei erhebliche regionale Unterschiede auffallen.

Klinisches Bild. Das allergische Kontaktekzem beginnt bei sensibilisierten Personen etwa 8–12 h nach Exposition am Ort des Allergenkontaktes. Zunächst zeigt sich eine akute Entzündungsreaktion mit erythematösen Papeln, Ödem, Bläschen, Nässen oder sogar Blasenbildung (◘ Abb. 23.8). Der Übergang zwischen normaler und betroffener Haut ist nicht so scharf wie bei der toxischen Dermatitis; oft entwickeln sich zudem rasch Ekzemläsionen an Körperstellen, an denen kein direkter Allergenkontakt stattgefunden hat (sog. *Streuherde*). Im weiteren Verlauf geht die Kontaktdermatitis in ein subakutes, dann evtl. in ein chronisches Ekzembild über (Kap. 22). Die Lokalisation der Ausgangsherde lässt oft Rückschlüsse auf den auslösenden Allergenträger zu (▶ unten).

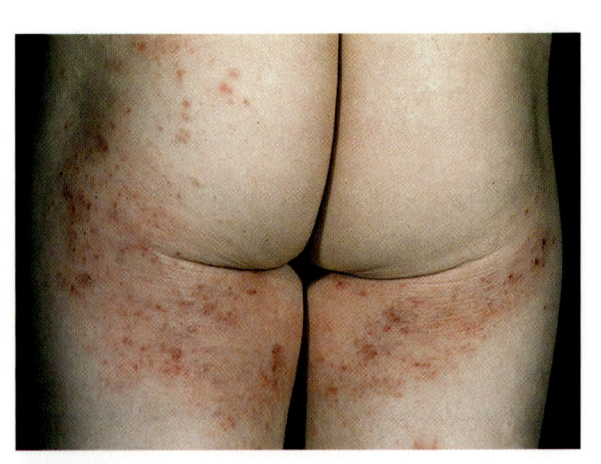

◘ **Abb. 23.8.** Allergisches Kontaktekzem an Gesäß und Oberschenkeln

> Die häufigsten Auslöser sind Modeschmuck, Metallbestandteile an Kleidungsstücken, Kosmetika, Inhaltsstoffe von Externa und Schuhen (Fisher 1995; Romaguera et al. 1998; Mortz u. Andersen 1999; Seidenari et al. 2005).

— *Metalldermatitis (Nickel/Kobalt):*
Typische Hautveränderungen entstehen z. B. durch Modeschmuck an den Ohrläppchen, unter dem Jeansknopf, an Kontaktstellen von Metallschnallen, Reißverschlüssen, Brillengestellen, nickelhaltigen Gebrauchsgegenständen u. a. Ein deutlich höheres Risiko der Nickelsensibilisierung hatten bislang Kinder mit Ohrlöchern. Seit Inkrafttreten einer Bestimmung zur Reduktion der Nickelexposition (»Nickelverordnung«) 1992 hat die Häufigkeit von Nickelallergien bei Kindern und Jugendlichen in Deutschland und Dänemark signifikant abgenommen (Jensen et al. 2002; Schnuch et al. 2003). Die Regelung wurde 1994 auch für die Europäische Union übernommen, sodass langfristig auf eine weitere Reduktion der Nickelallergien bei Kindern zu hoffen ist. Selten kann eine Kontaktstomatitis bei Teenagern durch Nickel in Zahnspangen ausgelöst werden (Veien et al. 1994). Sie äußert sich klinisch in geröteten, lackartigen, ödematösen Plaques an der Mundschleimhaut.
— *Schuhdermatitis:*
Klinisch finden sich symmetrische erythematosquamöse Herde, die meist die Fußrücken und dorsalen Zehen betreffen, oft aber auch die Sohlen, besonders bei vorbestehendem atopischem Ekzem und bei Sensibilisierung gegenüber Gummiinhaltsstoffen. Im Verlauf können sich schmerzhafte Rhagaden bilden, die das Gehen behindern. Die verantwortlichen Kontaktallergene sind am häufigsten Gummiinhaltsstoffe, Kaliumdichromat (Ledergerbstoff) und Phenol-Formaldehyd-

Harz (Klebstoff), seltener Farbstoffe, auch in Socken (Roul et al. 1996; Seidenari et al. 1995).
– *Kosmetikadermatitis:*
Die Bedeutung von Kosmetika für allergische Reaktionen nimmt zu. In Dänemark hat sich die Sensibilisierung gegenüber Duftstoffmix bei Kindern von 2,1% (1985/86) auf 5,8% (1997/98) mehr als verdoppelt (Johansen et al. 2000).

> Inhaltsstoffe von Kosmetika, vor allem Duftstoffe, finden sich unter den 3 häufigsten Auslösern allergischer Kontaktekzeme bei Kindern (Kohl et al. 2002; Übersicht bei Mortz u. Andersen 1999).

In Deutschland sind ca. 8% der getesteten Kinder zwischen 6 und 13 Jahren allergisch auf Duftstoffmix (Brasch 1997). Kinder sensibilisieren sich über zunehmend verfügbare eigene Pflege- und Kosmetikprodukte wie Shampoos, Babytücher, Duschgels etc. oder über Kosmetika der Eltern/Betreuer. Dies erfolgt entweder indirekt bei Hautkontakt mit z. B. der geschminkten Mutter oder beim eigenen Experimentieren mit Kosmetika. Als Allergenträger kommen Parfums, Nagellack, Lippenstift u. a. in Frage (Fisher 1995).
Eine neue Allergenquelle sind Pseudotätowierungen (»temporäre Tätowierungen«, »body painting«) mit einer Henna-Tinktur (»black henna«), die u. a. das für sein Sensibilisierungsrisiko bekannte p-Phenylendiamin (PPD) enthält. Nach Sensibilisierung durch Pseudotätowierungen wurden allergische Reaktionen auf ebenfalls PPD-haltige Haarfärbemittel und – durch Kreuzreaktionen – auf Azofarbstoffe in Textilien beobachtet (Neri 2002).

! **Cave:**
Von Pseudotätowierungen mit »black henna« ist wegen des hohen Risikos einer PPD-Sensibilisierung dringend abzuraten.

– *Topische Medikamente:*
Im Kindesalter kommen v. a. Neomycin, Merbromin und andere Quecksilberverbindungen (Koch et al. 1996), Ethylendiamin, Perubalsam, gelegentlich auch topische nichtsteroidale Antiphlogistika (Bufexamac) als Allergene in Betracht (Kwangsukstith u. Maibach 1995). Relativ häufig tritt eine Kontaktallergie auf Kathon CG, ein verbreitetes Konservierungsmittel, auf: 5% von 811 italienischen Kindern mit Ekzem hatten eine entsprechende Sensibilisierung, meist mit klinischer Relevanz (Conti et al. 1997).
– *Aerogenes Kontaktekzem* (*»airborne contact dermatitis«*; ◘ Abb. 23.9):
So wird eine entzündliche Reaktion auf Stoffe bezeichnet, die über die Luft auf die Haut gelangen. Als Auslö-

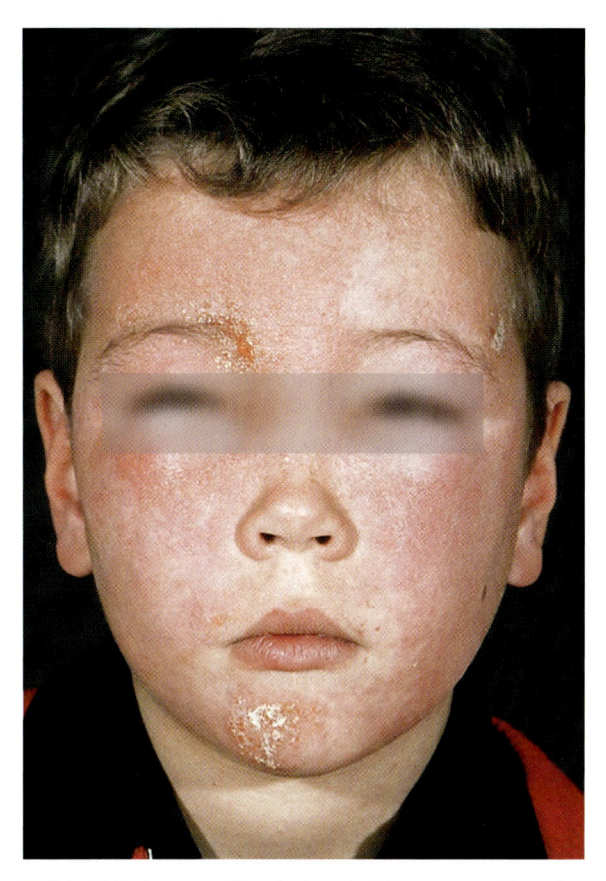

◘ **Abb. 23.9.** Aerogenes Kontaktekzem (»airborne contact dermatitis«)

ser kommen Allergene (Pollen, Kompositen u. a.; Guin et al. 1987) und Irritanzien (z. B. Glasfasern) in Betracht. Betroffen sind unbekleidete Areale wie Gesicht, Hals, Dekolleté, Unterarme, Hände und Unterschenkel. Im Gegensatz zur lichtinduzierten Dermatitis sind auch im Schatten liegende Körperregionen (Submental-, Retroaurikulärregion, Oberlider, behaarter Kopf) beteiligt. Ein Sonderfall ist das Quecksilberexanthem, bei dem neben einem aerogenen Kontakt auch die Inhalation von Quecksilberdampf eine Rolle spielen dürfte (Nakayama et al. 1983).

Diagnostik. Bei klinischem Verdacht sollte ein Epikutantest nach den Empfehlungen der »International Contact Dermatitis Research Group« mit den gleichen Testkonzentrationen wie bei Erwachsenen durchgeführt werden (Motelese et al. 1995).

! **Cave:**
Wegen des nicht auszuschließenden Sensibilisierungsrisikos sollte eine Epikutantestung nur bei begründetem Verdacht auf ein allergisches Kontaktekzem erfolgen.

In der Übersicht 23.2 sind die häufigsten im Kindesalter relevanten Allergene zusammengestellt. Darüber hinaus sollte sich die Auswahl der Allergene stets an einer detail-

> **Übersicht 23.2. Epikutantestscreening für Kinder**
>
> — Nickel(II)sulfat
> — Kobalt(II)chlorid, Kaliumdichromat
> — Quecksilber(II)chloridamid
> — (Chlor-)Methylisothiazolon (Kathon CG)
> — Duftstoffmix
> — Perubalsam
> — Kolophonium
> — Thiuram-Mix
> — Mercapto-Mix
> — N-isopropyl-N-´phenyl-4-phenylendiamin
> — 4-tert.-Butylphenol-Formaldehydharz
> — Wollwachsalkohole
> — Neomycin
> — Bufexamac

lierten Anamnese orientieren. Insbesondere die Exposition mit »neueren« Allergenen wie Propolis oder Azofarbstoffen sollte in die Überlegungen einbezogen werden (Seidenari et al. 2005).

Histologie. Bei akutem Ekzem Spongiose mit Betonung der unteren Epidermis und Ausbildung spongiotischer Bläschen. In der oberen Dermis mäßiges Infiltrat aus Lymphozyten, Langerhans-Zellen und Makrophagen um die Gefäße, gewöhnlich auch Eosinophile. Bei chronischen Läsionen prädominiert eine psoriasiforme Hyperplasie.

Therapie.

> Die Aufklärung über klinisch relevante Sensibilisierungen und entsprechende Karenzempfehlungen mit Hilfe von Merkblättern ist die wichtigste Voraussetzung für eine langfristige Abheilung.

Bestehende Hautveränderungen werden symptomatisch mit topischen Steroiden mittlerer Potenz in stadiengerechter Galenik behandelt.

> **❗ Cave:**
> Im Sinne der Expositionsprophylaxe sollte bei Kindern auf eine topische Therapie mit Neomycin und quecksilberhaltigen Externa verzichtet werden.

Bei Nickelsensibilisierung kann der Nachweis von Nickel in Gebrauchsgegenständen mittels Dimethylglyoxime-Test hilfreich sein.

Im Fall einer Sensibilisierung gegenüber Allergenen, die in bestimmten Berufen kaum gemieden werden können (z. B. p-Phenylendiamin bei Friseuren, Latex in medizinischen Berufen etc.), muss eine entsprechende Berufsberatung und -planung erfolgen.

Differenzialdiagnose. Atopisches Ekzem, nummuläres Ekzem, Füße: Tinea, Psoriasis, juvenile plantare Dermatose.

23.8 Hämatogenes allergisches Kontaktekzem

Abgesehen von eindeutigen Lokalreaktionen (wie z. B. Jeansknopf) kann sich hinter jeder ekzematösen Reaktion, unabhängig von der klinischen Präsentation, ein hämatogenes Kontaktekzem verbergen. Es entsteht als Reaktion auf die systemische Zufuhr eines Allergens (Ingestion, Injektion, Inhalation oder Implantation) bzw. eine mit diesem Allergen kreuzreagierende Substanz, gegen das die Person vorher durch Kontakt mit der Haut sensibilisiert wurde (Menne et al. 1989).

Epidemiologie. Im Vergleich zu anderen Ekzemformen ist das hämatogene allergisches Kontaktekzem selten, da
1. Kontaktsensibilisierungen im Kindesalter weniger verbreitet sind und
2. zusätzlich zu einer klinisch relevanten Sensibilisierung das Allergen auch noch systemisch aufgenommen werden muss.

Ätiologie. Immunologische Grundlagen sind in Kap. 27 beschrieben.

Im Kindesalter werden hämatogene Kontaktekzeme v. a. durch Metalle und Quecksilber hervorgerufen:
— *Metalle:*
  Insbesondere werden Reaktionen nach oraler Aufnahme von Nickel beobachtet, welches mit Nahrungsmitteln (Kakao, Schokolade, Hülsenfrüchte u. a.) (Christensen et al. 1975) oder selten über Zahnspangen (Veien et al. 1994) aufgenommen wird.
— *Quecksilber:*
  Hämatogene Kontaktekzeme werden sowohl von organischen Quecksilberverbindungen als auch von anorganischem Quecksilber ausgelöst. Thiomersal ist eine organische Quecksilberverbindung, die überaus häufig zu Kontaktsensibilisierungen führt, auch schon im Kindesalter (Kunz et al. 1991), meist besteht jedoch keine klinische Relevanz. Bei Kindern kam es in Einzelfällen nach Anwendung thiomersalhaltiger Impfstoffe bzw. Injektion thiomersalhaltiger Heparinlösung zu teils dyshidrosiformen, teils nummulären Hautveränderungen (Zenarola et al. 1995). Wiederholt wurde auch über ein charakteristisches Exanthem berichtet, das sich nach dem Einatmen von anorganischen Quecksilberdämpfen (z. B. durch ein zerbrochenes Fieberthermometer) entwickelt (▶ unten).

Darüber hinaus gibt es eine Reihe von im Kindesalter häufig verwendeten Substanzen, welche hämatogene Kontaktekzeme auslösen können, was jedoch bislang nur bei Erwachsenen beschrieben wurde. Hierzu gehören Parabene, Perubalsam (in Süßigkeiten, Eis, Kaugummi, Cola oder Hustensäften enthalten) und verschiedene Medikamente (z. B. Erythromycin, Neomycin, Clioquinol, Nystatin; Ekelund et al. 1969; Aquilina et al. 1989; Fernandez Redondo et al. 1994).

Klinisches Bild. Das klinische Bild ähnelt z. T. dem exogenen allergischen Kontaktekzem, ist aber vielgestaltiger. Es zeigen sich oft typische, mehr oder weniger ausgedehnte, meist symmetrische Ekzemherde. Asymmetrie entsteht z. B. durch Aufflammen des Ekzems am Ort der Erstsensibilisierung. Palmar und an den Fingern kann sich ein dyshidrotisches Ekzem entwickeln (typisch bei Thiomersal, Nickel). Darüber hinaus wurden ödematöse Erytheme, z. T. mit Vesikulation, in den Achseln, großen Beugen und an den Lidern beschrieben sowie generalisierte makulopapulöse Exantheme. Die Hautveränderungen können von mittelgradigem Fieber und Krankheitsgefühl begleitet sein. Häufig findet man eine Eosinophilie im Differenzialblutbild.

> Scharf begrenzte, dunkelrote Herde in den großen Beugen und der Gluteal- und Genitalregion stellen eine Sonderform des hämatogenen allergischen Kontaktekzems dar, die als »baboon syndrome« (»Paviansyndrom«) bezeichnet wird. Auslöser ist v. a. Quecksilber.

Für die Auslösung genügen u. U. homöopathische Quecksilberdosen (Audicana et al. 2001). Seltener sind Reaktionen auf Nickel, Ampicillin (Andersen et al. 1984) und Amoxicillin (Moreno-Ramirez et al. 2004). Ein »baboon syndrome« durch Erythromycin wurde bei einem 18 Monate alten Kind beschrieben (Goossens et al. 1997).

Histologie. Spongiose mit lymphozytärer Exozytose und vereinzelt Civatte-Körperchen. Mehr oder weniger ausgeprägte Parakeratose, bei älteren Läsionen auch Akanthose. Mäßiges Ödem der papillären Dermis und perivaskuläres lymphozytäres Infiltrat, das häufig bis in die mittlere Dermis reicht.

Therapie. An erster Stelle steht die Identifikation des auslösenden Allergens und entsprechende Karenz. Hierfür sind eine genaue Anamnese, insbesondere bezüglich bekannter Kontaktsensibilisierungen, und Medikamenteneinnahme sowie Epikutantestungen erforderlich. Zur Bestätigung der Diagnose, insbesondere bei negativem Epikutantest, kann der orale Provokationstest (OPT) zur Identifikation des Auslösers herangezogen werden, wie für Nickelsulfat, Kaliumdichromat, Kobaltchlorid und Perubalsam beschrieben (Auilina et al. 1989). Bei positivem OPT muss eine sorgfältige Aufklärung über mögliche Allergenquellen erfolgen (Merkblätter).

Zur Beschleunigung der Abheilung erfolgt eine Lokaltherapie nach den Regeln der Ekzemtherapie (topische Glukokortikoide und Pflege) in Abhängigkeit von Lokalisation und Morphe.

Differenzialdiagnose. Atopisches Ekzem, allergisches Kontaktekzem mit Streuung, aerogenes Kontaktekzem.

23.9 Dyshidrose nichtatopischer Genese

Definition. Die dyshidrosiformen Dermatosen sind eine morphologisch definierte Reaktionsform der Haut an Handtellern und Fußsohlen, die sich durch schubweise auftretende, stark juckende Bläschen auszeichnet und der verschiedene Ursachen zugrunde liegen können. Zum Teil handelt es sich um ekzematöse Reaktionen (exogen allergisch, hämatogen, atopisch), z. T. wird eine pathogenetisch nicht geklärte Überempfindlichkeitsreaktion auf verschiedene hämatogen herangeführte Antigene diskutiert (s. unten). Bei einer beträchtlichen Zahl von Fällen lässt sich kein Auslöser eruieren (»idiopathische Dyshidrose«, 38,7% der Fälle in einer Untersuchung an 145 Patienten von 3–70 Jahren; Castelain 1987).

Epidemiologie. Dyshidrosiforme Reaktionen sind bei Kindern unter 5 Jahren selten, der Altersgipfel liegt bei 9–10 Jahren (Braun-Falco et al. 2003).

Ätiologie. Ursprünglich wurde die Dyshidrose mit Schweißretention in Verbindung gebracht. Eine Hyperhidrose ist jedoch kein konstantes Merkmal der Erkrankung und dürfte bei Kindern vor der Pubertät eine untergeordnete Rolle spielen. Bei 50–62% der Patienten mit dyshidrosiformen Hautveränderungen findet man keine Beziehung zu Atopie in Eigen- oder Familienanamnese (Castelain 1987; Lodi et al. 1992; Braun-Falco et al. 2003). Wie in Abschn. 23.8 ausgeführt, kann das dyshidrosiforme Ekzem Manifestation einer Kontaktallergie, einer hämatogenen Kontaktallergie auf Metalle (Christensen et al. 1975; Veien et al. 1979; Veien et al. 1994) oder eines hämatogenen Arzneimittelexanthems auf epidermotrope Medikamentenallergene sein. Bei der Dyshidrosis des Erwachsenen wird zudem eine allergische Reaktion auf Pilzantigene bei bestehender Tinea pedis (sog. Id-Reaktion) diskutiert (Castelain 1987). Bei Kindern beobachtet man gelegentlich vesikulöse Reaktionen bei oder im Anschluss an eine Skabies.

Klinisches Bild. An den Handtellern und/oder Fußsohlen finden sich tief sitzende, »wie in die Haut eingelassene«, wasserklare, pralle Bläschen auf normaler oder erythema-

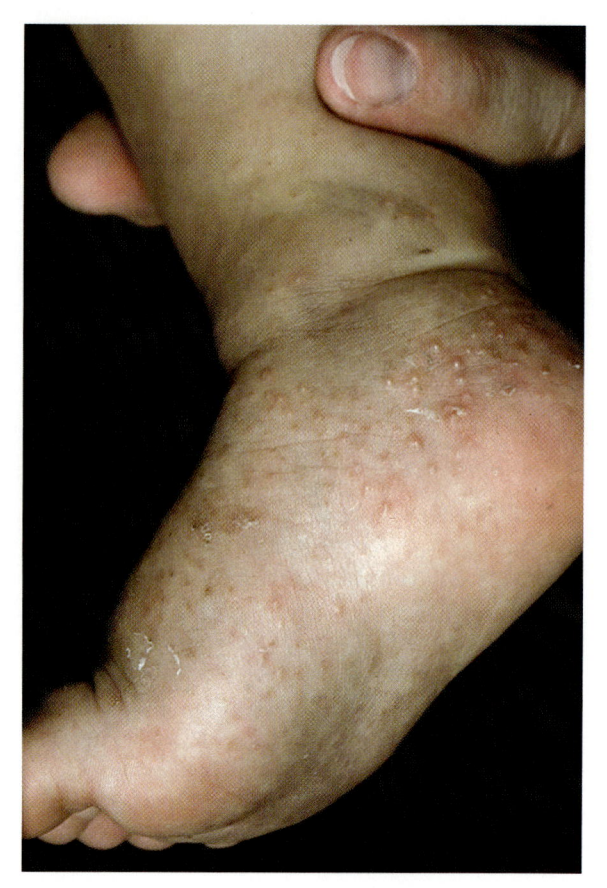

Abb. 23.10. Dyshidrosis plantaris bei einem Säugling

töser Haut. Prädilektionsstellen sind die lateralen Finger- und Fußkanten (Abb. 23.10), die Fingerspitzen, Palmae und Plantae, seltener die Dorsalseiten von Fingern und Zehen. Es besteht starker Juckreiz. Im Verlauf kommt es zum Eintrocknen der Bläschen mit Abschuppung. Nicht selten bilden sich größere Blasen, aus denen sich nässende Erosionen entwickeln. Eine mögliche Komplikation stellt die bakterielle Superinfektion mit Pustelbildung, Lymphknotenschwellung und ggf. Fieber dar. Der Verlauf ist schubweise mit häufigen Rezidiven. Verschlechterungen treten meist im Sommer, bei Schwitzen und bei Stress auf.

Histologie. Intraepidermale Bläschen, ausgeprägte Spongiose.

Diagnostik. Zunächst erfolgt eine allergologische Abklärung zur Frage einer Atopie. Basierend auf einer sorgfältigen Anamnese werden Epikutantestungen und evtl. ein oraler Provokationstest (bei Verdacht auf hämatogene Kontaktallergie bzw. Medikamentenunverträglichkeit) geplant und nach Abheilung der Hautveränderungen durchgeführt. Bei Verdacht auf dyshidrosiforme Tinea (einseitiger Befall) sollte eine mykologische Diagnostik erfolgen (Nativpräparat und Kultur).

Therapie. Zum Austrocknen der Bläschen kommen Teilbäder mit Eichenrindenextrakten oder gerbstoffhaltige Schüttelmixturen (Tannolact, Tannosynt) in Betracht, bei starker Entzündungsreaktion sind kurzfristig topische Steroide der Klasse 3 indiziert, bei geschlossenen Bläschen als Paste (z. B. Locacorten-Vioform Paste) oder Creme (z. B. Advantan), bei nässenden Erosionen als Creme mit feuchten Umschlägen darüber. Rezidive treten häufig auf und erfordern u. U. eine systemische Steroidtherapie (Braun-Falco et al. 2003). Gegen den starken Juckreiz werden Antihistaminika eingesetzt.

Bei Sekundärinfektion sind antiseptische Teilbäder mit Kaliumpermanganat oder Povidonjod-Lösung hilfreich, bei Lymphangitis, Lymphknotenschwellung oder systemischen Symptomen sollte zusätzlich eine orale Antibiose erfolgen. Initial wird nach Entnahme eines Pustelabstrichs ein staphylokokken- und streptokokkenwirksames Antibiotikum eingesetzt (z. B. Unazid PD oral Suspension), nötigenfalls erfolgt eine Umstellung nach Antibiogramm.

Bei positivem Provokationstest bzw. Epikutantest mit klinischer Relevanz ist eine konsequente Allergenkarenz entscheidend für die langfristige Symptomfreiheit.

Differenzialdiagnose. Dyshidrosiforme Tinea, dyshidrosiformes atopisches Hand- und Fußekzem, Skabies, infantile Akropustulose, pustulöse Psoriasis.

23.10 Kumulativ-toxisches Ekzem

Definition. Das klassische kumulativ-toxische Ekzem, z. B. das chronische Handekzem durch Arbeit im feuchten Milieu, ist vorwiegend eine Dermatose der Erwachsenen. Gelegentlich wird es bei jugendlichen Auszubildenden in entsprechenden Risikoberufen (z. B. Friseure) beobachtet, insbesondere bei atopischer Diathese. Bei Schulkindern treten Handekzeme fast nur im Rahmen eines atopischen Ekzems auf (Dotterud et al. 1995). Bei kleinen Kindern gibt es eine Reihe von relativ verbreiteten Hautveränderungen, die durch wiederholte unspezifische Irritation der Haut zustande kommen bzw. bei denen diese maßgeblich an der Genese beteiligt ist.

Epidemiologie. Unbekannt.

Ätiologie. Repetitive Einwirkung subtoxischer Reize, deren Wirkung kumuliert, führt zur Barriereschädigung und schließlich zur Entzündungsreaktion. Beispiele sind periorale Ekzemreaktionen durch gewohnheitsmäßiges Lippenlecken (»*Leckekzem*«) oder chronische Speicheleinwirkung unter dem Schnuller sowie ekzematöse Hautveränderungen am Daumen durch ständiges Daumenlutschen. Auch bei der Windeldermatitis und der Intertrigo spielen kumulativ-irritative Reize eine große Rolle (▶ oben). Langanhaltender Durchfall kann zu perianalen und glutealen Hautveränderungen führen.

Aggressive Seifen, Schaumbäder und Duschgels können durch Austrocknung der Haut irritative Reaktionen hervorrufen. Bei Atopikern lösen oft raue Textilien, Wolle, Synthetikfasern, Waschmittel- und Weichspülerrückstände oder Etiketten in Kleidungsstücken unspezifische Hautreizungen aus (Kap. 22). Nicht selten beobachtet man eine erhöhte Irritabilität der Haut (z. B. durch Wolle und Synthetikfasern) auch bei Personen ohne Atopieanamnese. Ein Sonderfall einer irritativen Hautreaktion ist die chronische Glasfaserdermatitis (Abschn. 23.11)

Klinisches Bild. Am Ort der Einwirkung der Noxe findet man zunächst ein relativ scharf begrenztes Erythem mit Schuppung und in manchen Fällen Rhagaden (Abb. 23.11). Juckreiz und Kratzen führen zur Ausbildung der typischen Ekzemmorphe. Ein Sonderfall ist die irritative Windeldermatitis durch Detergenzien, die mit bräunlichen hyperkeratotischen Plaques inguinal imponiert (Patrizi et al. 1996).

Histologie. Starke Irritanzien führen zur Ballonierung der Keratinozyten und mehr oder weniger ausgeprägter Nekrose. Schwach irritierende Stoffe lösen eine spongiotische Dermatitis aus, die histologisch dem allergischen Kontaktekzem gleicht.

Therapie. Meiden der auslösenden Faktoren, Beratung bezüglich geeigneter Kleidung. Empfehlungen:
- direkt auf der Haut nur ungefärbte, glatte Materialien wie Baumwolle, Seide, Mikrofaser tragen;
- neue Kleidungsstücke vor dem ersten Tragen mindestens 2-mal waschen;
- bei Verwendung von Weichspülern dermatologisch getestete Produkte verwenden;
- Wäsche an der Luft trocknen;
- regelmäßige Hautpflege mit rehydrierenden und fettenden Externa; bei starker Irritation topische Steroide mittlerer Wirkstärke, z. B. Alfason CreSa.

Differenzialdiagnose. Allergisches Kontaktekzem, atopisches Ekzem.

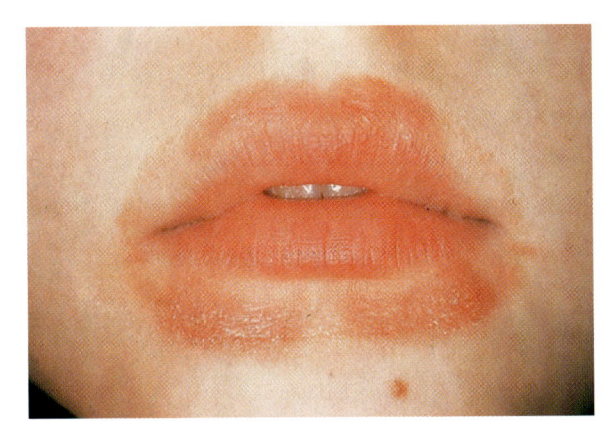

Abb. 23.11. Lippenleckekzem

23.11 Glasfaserdermatitis

Epidemiologie. Bei Kindern mangels Exposition selten. Glasfasern finden weite Verbreitung als Isoliermaterial, in Dekorationsstoffen und Plastikmaterialien. Betroffen sind v. a. beruflich mit dem Werkstoff exponierte Personen.

Ätiologie. Es handelt sich um eine mechanisch bedingte irritative Dermatitis, die durch das Eindringen von Glasfasern eines bestimmten Durchmessers (>4,5 µm) in die Haut ausgelöst wird. Dies geschieht bei direktem Hautkontakt mit dem Material, bei Kindern z. B. über glasfaserverstärkte Plastikmöbel (Cuypers et al. 1975), oder indirekt über kontaminierte Textilien. So wurde über Hautveränderungen bei mehreren Kindern berichtet, deren Kleider zusammen mit glasfaserhaltigen Vorhängen in der Waschmaschine gewaschen worden waren (Abel 1966). Epikutantestungen mit chemischen Zusätzen der Glaswolle fallen in der Regel negativ aus (Cuypers et al. 1975).

Klinisches Bild. Im Vordergrund steht ein intensiver Juckreiz, der mit den meist diskreten Hautveränderungen kontrastiert. Man findet flüchtige, gerötete, oft follikulär gebundene, kleine Papeln; daneben die typischen Zeichen des Juckreizes mit Exkoriationen und bei längerem Bestehen Lichenifikationen. Die betroffenen Stellen variieren mit der Art des Kontaktes, oft sind es Nacken, Unterarme, Handgelenke und große Beugen.

Histologie. Die Glasfasern dringen in die oberflächlichen Schichten der Epidermis ein, sind aber im Gewebepräparat schlecht zu erkennen. Man findet eine Spongiose, subkorneale Pusteln und ein lymphozytäres perivaskuläres Infiltrat in der oberen Dermis (Cuypers et al. 1975). Die Glasfasern selbst lassen sich im Tesafilmabriss oder im KOH-Präparat (Nativpräparat mit Kalilauge; 10–20% in aqua dest.) von Hautgeschabsel der betroffenen Stellen darstellen (Eby et al. 1972).

Therapie. Topische Steroide und blande Hautpflege zeigen nicht immer die gewünschte Wirkung. In erster Linie muss die weitere Exposition vermieden werden. Die Glasfaserpartikel werden am besten nur mit Wasser abgeduscht, da Reiben den Juckreiz verstärkt. Kontaminierte Kleidung muss separat gewaschen werden.

Differenzialdiagnose. Irritative Kontaktdermatitis anderer Genese, allergisches Kontaktekzem, atopisches Ekzem.

23.12 Verbrennungen und Verbrühungen

Epidemiologie. In Deutschland verbrennen bzw. verbrühen sich etwa 25.000 Kinder pro Jahr (Timm et al. 1996).

Bei Kleinkindern überwiegen Verbrühungen; meist handelt es sich um Unfälle im häuslichen Umfeld. Verbrennungen entstehen oft durch Experimente mit Feuer, Knallkörpern, elektrischem Strom, durch Sonnenexposition und leider auch fremdverschuldet als Grillunfälle oder im Rahmen von Kindesmisshandlungen. Verbrennungen und Verbrühungen machen ca. 12% der Kindern absichtlich zugefügten Verletzungen aus; die Opfer sind meist zwischen 1 und 3 Jahre alt (Telmon et al. 2002).

Pathophysiologie. In Abhängigkeit von Temperatur und Dauer der Hitzeeinwirkung kommt es zu einer oberflächlichen Entzündungsreaktion oder zur teilweisen bis völligen Zerstörung der Haut einschließlich der Adnexe, ggf. auch tiefer liegender Gewebe (Koagulationsnekrose).

Diagnostik und klinisches Bild. Zur Beurteilung des Schweregrades ist es wichtig, die betroffene Fläche möglichst genau einzuschätzen (in % der Körperoberfläche). Aufgrund der unterschiedlichen Körperproportionen müssen für kleinere Kinder altersangepasste Körperschemata verwendet werden (Abb. 23.12). Ab dem 10. Lebensjahr gilt die klassische »Neunerregel«. Dabei geht man davon aus, dass beim Erwachsenen ein Arm 9%, der Kopf 9%, Oberkörper vorn und hinten jeweils 2 × 9 = 18% und ein Bein ebenfalls 2 × 9 = 18% der Körperoberfläche entsprechen.

> Altersunabhängig gilt, dass die Handfläche eines Menschen etwa 1% seiner Körperoberfläche entspricht.

Zur Beurteilung der Tiefenausdehnung gelten folgende klinischen Kriterien:

- *Grad I (epidermal):*
  Erythem ohne Blasenbildung, subjektives Spannungsgefühl, Abheilung ohne Narbenbildung innerhalb einiger Tage.
- *Grad IIa (oberflächlich dermal):*
  Erythem mit Blasenbildung, nach Blaseneröffnung rosiger bis tiefroter feuchter Wundgrund; starke Schmerzen, Spontanheilung innerhalb von 14 Tagen ohne Narbenbildung (Abb. 23.13).
- *Grad IIb (tief dermal):*
  Erythem mit Blasenbildung, nach Blaseneröffnung feuchter, schlecht durchbluteter Wundgrund; mäßige Schmerzen, chirurgische Nekrosenabtragung und Hauttransplantation zur Defektdeckung erforderlich, stets Narbenbildung.
- *Grad III (subdermal):*
  Blasenbildung, Wundgrund trocken, weißlich-gräulich, evtl. Verkohlung; wenig bis keine Schmerzen, bei vollständiger Zerstörung der Haut tiefe chirurgische Nekrosenabtragung und Hauttransplantation zur Defektdeckung erforderlich, stets ausgeprägte Narbenbildung.

> Die Tiefe einer zweitgradigen Verbrennungswunde kann während der ersten Tage nicht schlüssig beurteilt werden, da es durch den sog. Nachbrennvorgang zur weiteren Tiefenausdehnung kommen kann. Eine engmaschige Wundkontrolle ist erforderlich, da Nekrosen aufgrund des Infektionsrisikos zügig abgetragen werden müssen (Meuli et al. 1992).

Histologie. Nicht erforderlich.

Abb. 23.12. Körperschema zur Abschätzung der betroffenen Körperoberfläche bei Verbrennungen für Schulkinder und Kleinkinder (in Klammern)

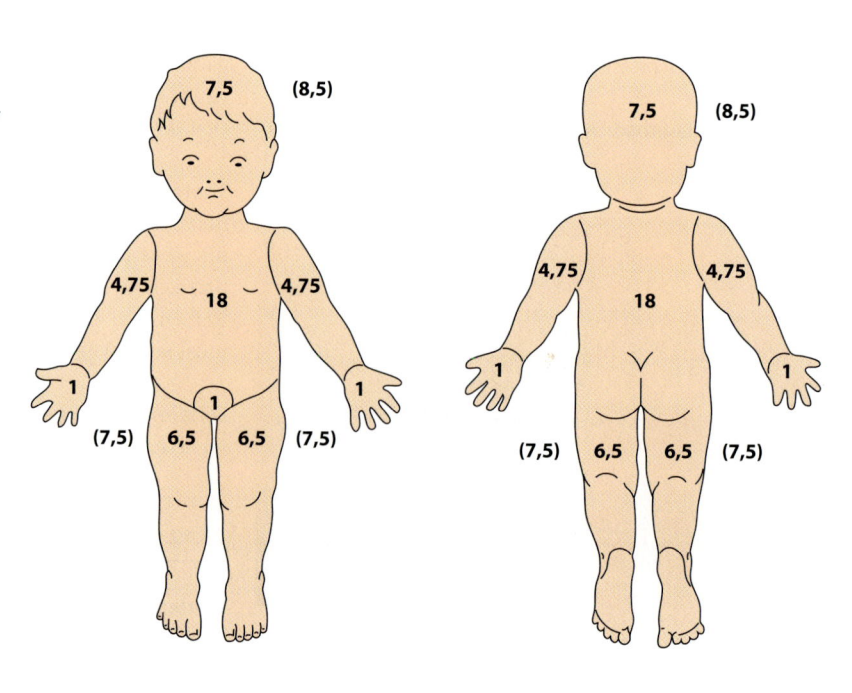

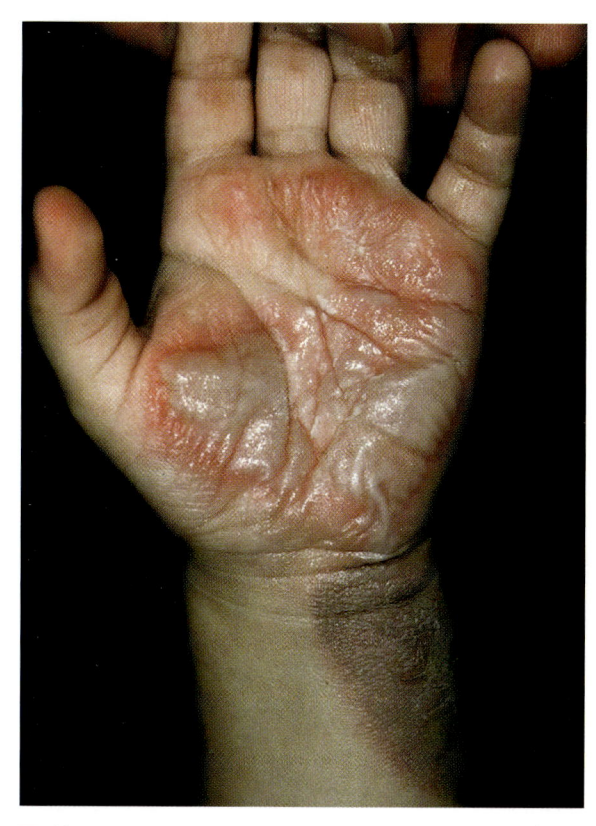

Abb. 23.13. Verbrennung II. Grades der Handfläche

Erst- und oberflächlich zweitgradige Verbrennungen und Verbrühungen geringer Flächenausdehnung können ambulant behandelt werden.

> Tetanusschutz überprüfen und ggf. aktualisieren.

Großflächigere Verbrennungen sollten nach Möglichkeit einem Verbrennungszentrum zugewiesen werden (Zentralinformation für Deutschland: Leitstelle Brandbetten, Hamburg, Tel. 040/42851–3999, Fax: 42851–4269, E-Mail: Leitstelle@Feuerwehr.Hamburg.de).

Lokalbehandlung. Bei erstgradigen Verbrennungen sowie besonders zu Ödembildung neigenden Lokalisationen (z. B. Gesicht) feuchte Umschläge mit NaCl. Bei intakter Haut kann alternativ am Körper Lotio alba aquosa verwendet werden.

Bei zweitgradigen Verbrennungen sollten prall gespannte Blasen steril punktiert werden. Wir belassen die Blasendecke als Wundschutz. Andere Autoren empfehlen die sterile Abtragung der Blasendecken und Verband mit Silbersulfadiazincreme 1% (Flammazine)/Adaptic (Timm et al. 1996). Alternativ können nichthaftende antiseptische Wundauflagen verwendet werden (z. B. Urgotül S Ag). Bei oberflächlichen Verbrennungen hat sich auch eine 1-tägige Therapie mit einem Gemisch aus Polidocanol-Gel und einem Klasse-3-Steroid zur Schmerzreduktion und Entzündungshemmung bewährt (nicht im Gesicht bzw. bei Säuglingen). Engmaschige Wundkontrollen dienen der frühzeitigen Erkennung einer bakteriellen Superinfektion; ggf. sind entsprechende Abstriche einschließlich Resistenzbestimmung durchzuführen. Stets sollte für eine ausreichende Schmerzbehandlung gesorgt werden. Eine systemische Antibiotikaprophylaxe ist bei ambulant zu versorgenden Verbrennungen nicht erforderlich.

Bei tiefen Verbrennungen entstehen fast immer hypertrophe Narben. Prophylaktisch sollten deshalb, je nach Lokalisation und Ausdehnung, selbstklebende Silikonfolien (z. B. Cica-Care, Mepiform, Acante u. ä.), meist ergänzt durch maßgefertigte Kompressionstextilien, nach Abschluss der Wundheilung eingesetzt werden.

Differenzialdiagnose. Akute toxische Kontaktdermatitis, bullöses fixes toxisches Arzneiexanthem, »staphylococcal scalded skin syndrome«, toxische epidermale Nekrolyse.

23.13 Artefakte

Definition. Durch Eigenmanipulation induzierte Hautveränderungen, deren Urheberschaft der Patient bestreitet und denen meist ein psychiatrisches Problem oder eine psychische Konfliktsituation zugrunde liegt. Bei Kindern besteht

Therapie. Wichtigste Sofortmaßnahme am Unfallort ist die ausgiebige Kühlung (10 min) mit kaltem Wasser. Die Indikationen zur stationären Aufnahme zeigt Übersicht 23.3 (Timm et al. 1996).

> **Übersicht 23.3. Indikationen zur stationären Aufnahme bei Verbrennungen**
>
> - Ausdehnung:
>   Mehr als 5% der Körperoberfläche bei Säuglingen, mehr als 10% der Körperoberfläche bei älteren Kindern (wegen Gefahr des hypovolämischen Schocks durch Flüssigkeitsverlust)
> - Tiefe:
>   zweitgradig tiefe, drittgradige Verbrennungen
> - Lokalisation:
>   Gesicht, Gelenke, Anogenitalbereich oder zirkuläre Läsionen
> - Elektrounfall
> - Inhalationstrauma
> - Verdacht auf Kindesmisshandlung
> - Soziale Indikationen

zusätzlich die Möglichkeit der Misshandlung durch Angehörige.

Epidemiologie. Selten; in einer großen pädiatrisch-dermatologischen Abteilung in Mexico City wurde die Diagnose bei ca. 0,13% der Patienten gestellt. Mädchen sind 5-mal häufiger betroffen als Jungen, der Altersdurchschnitt liegt bei 11–14 Jahren. (Saez-de-Ocariz et al. 2004).

Ätiologie. Es ist wichtig abzuklären, wer die Symptome verursacht: das Kind selbst, seine Eltern oder andere Bezugspersonen (»Münchhausen by proxi«, Kindesmisshandlung, Kap. 40). Der kindlichen Dermatitis artefacta im engeren Sinne liegen meist Verhaltensstörungen zugrunde. Der Patient erzeugt die Hautveränderungen, um ein unbewusstes psychisches Bedürfnis zu befriedigen. Die Manipulation wird beharrlich abgestritten. Bei einem Teil der Kinder mit Artefakten wurde eine Assoziation mit Entwicklungsstörungen oder mentaler Retardierung beschrieben. Kontaktscheu und Introvertiertheit sind oft anzutreffende Persönlichkeitsmerkmale.

Bei der psychiatrischen Untersuchung fallen v. a. Angst und Depressionen auf. Häufig findet sich in der Vorgeschichte ein emotionales Trauma: chronische Krankheit, schulische Probleme, Trennung von den Eltern, familiäre Konflikte, eine Störung der Eltern-Kind-Beziehung, wie physische und/oder emotionale Verwahrlosung, oder gar körperlicher oder sexueller Missbrauch (Fabisch 1980; Gupta et al. 1993; Saez-de-Ocariz et al. 2004).

Es existiert eine Vielzahl von Mutilationsmechanismen: Sie können u. a.
- mechanischer Natur (Beißen, Kratzen, Reiben, Schaben, Haarumwicklung),
- thermischer Natur (heiße Gegenstände: Zigaretten, -anzünder, Reibungsverbrennung durch Fesseln) oder
- chemischer Natur (Säuren, Laugen, Haushaltsprodukte) sein.

Diagnose und klinisches Bild. Die Morphe ist abhängig vom Verletzungsmechanismus und der Akuität der Hautveränderungen. Am häufigsten findet man oberflächliche Erosionen und purpurische Flecken; auch Erytheme mit Blasenbildung, striäre Exkoriationen, Schnittwunden, Ulzerationen und gruppierte rundliche Nekrosen (Verbrennungen durch Zigaretten) kommen häufig vor (Abb. 23.14). Artefakte können auch unter dem Bild einer Dermatitis mit akut nässenden, entzündlichen Flächen oder als chronische Ekzemreaktion imponieren, wenn z. B. Irritanzien wie Desinfektionsmittel, Säuren oder Laugen auf die Haut aufgebracht wurden. Am häufigsten finden sich Läsionen am Kopf sowie an den oberen und unteren Extremitäten (Rogers et al. 2001; Saez-de-Ocariz et al. 2004).

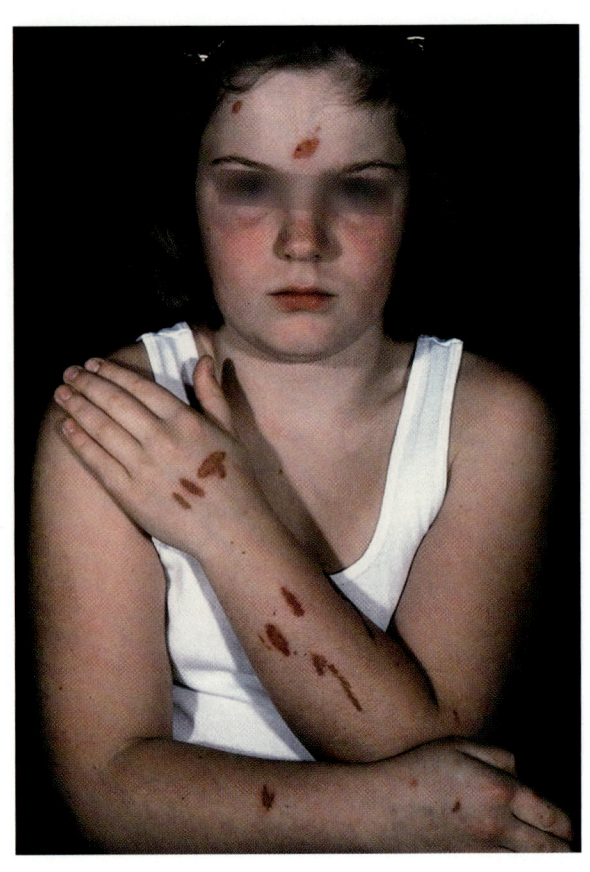

Abb. 23.14. Dermatitis artefacta bei einem jungen Mädchen

Diagnostisch hilfreich ist die meist scharfe Begrenzung der Läsionen, die ungewöhnliche, oft bizarre Form und Anordnung, die Beschränkung auf zugängliche und – aufgrund ihres appellativen Charakters – sichtbare Körperpartien.

Die Patienten können oft keine überzeugende Beschreibung der Evolution ihrer Hautveränderungen geben, diese »waren plötzlich da«. Auffällig ist auch, wenn seit langem bestehende Läsionen unter Okklusion zügig abheilen und bei engmaschiger Überwachung keine neuen auftreten.

Histologie. Die Histologie ist unspezifisch und abhängig vom Mutilationsmechanismus. Sie kann jedoch zum Ausschluss von Differenzialdiagnosen beitragen.

Therapie. Die bestehenden Hautveränderungen werden symptomatisch wundheilungsfördernd, z. B. mit Dexpanthenol mit antiseptischem Zusatz (Hermalind Creme) behandelt. Um weitere Manipulation zu verhindern, werden feste Schutzverbände (z. B. Zinkleim) eingesetzt. Für die Betroffenen haben die Hautveränderungen oft die Funktion eines Hilferufes. Eine psychiatrische Betreuung des Patienten (und seiner Familie) ist daher in vielen Fällen angezeigt. Diese sollte jedoch erst angeboten werden, wenn eine stabile Arzt-Patient-Beziehung besteht. Rogers et al. (2001) unterstreichen, dass ein Eingeständnis der Selbstverletzung für die Therapie nicht erforderlich ist, im Gegenteil:

❗ Cave:
Kinder, die mit der Diagnose konfrontiert werden, neigen dazu, neue, andersartige Symptome zu produzieren.

Die Prognose ist bei Kindern wahrscheinlich besser als bei Erwachsenen, Langzeitstudien fehlen jedoch.

Differenzialdiagnose. Kindesmisshandlung, »Münchhausen by proxi«. In letzterem Fall werden die Hautveränderungen von den Eltern absichtlich induziert, was jedoch abgestritten wird. Die Trennung von den Eltern führt zum Sistieren akuter Symptome (Kap. 40).

Literatur

Abel RR (1966) Washing machine and fiberglass. Arch Derm 93: 78

Andersen KE, Hjorth N, Menne T (1984) The baboon syndrome: systemically induced allergic contact dermatitis. Contact Dermatitis 10: 97–100

Andersen PH, Bucher AP, Saeed I, Lee PC, Davis JA, Maibach HI (1994) Faecal enzymes: in vivo human skin irritation. Contact Dermatitis 30: 152–158

Aquilina C, Sayag J (1989) Eczemas par réactogènes internes. Ann Dermatol Venereol 116: 753–765

Atherton DJ (1992) Eczematous eruption of the newborn. In: Champion RH, Burton JL, Ebling FJG (eds) Rook/Wilkinson/Ebling. Textbook of dermatology, 5th edn. Blackwell, Oxford, pp 403–406

Ayala F, Balato N, Lembo G, Patruno C, Tosti A, Schena D, Pigatto P, Angelini G, Lisi P, Rafanelli A (1992) A multicentre study of contact sensitization in children. Contact Dermatitis 26: 307–310

Balato N, Lembo G, Patruno C, Ayala F (1989) Patch testing in children. Contact Dermatitis 20: 305–307

Bonifazi E, Garofalo L, Lospalluti M, Scardigno A, Coviello C, Meneghini CL (1981) Granuloma gluteale infantum with atrophic scars: clinical and histological observations, eleven cases. Clin Exp Dermatol 6: 23–29

Castelain PY (1987) Les dysidroses. Ann Dermatol Venereol 114: 579–585

Christensen OB, Möller H (1975) External and internal exposure to the antigen in the hand eczema of nickel allergy. Contact Dermatitis 1: 136–141

Conti A, Motolese A, Manzini BM, Seidenari S (1997) Contact sensitization to preservatives in children. Contact Dermatitis 37: 35–52

Cowan MA (1961) Nummular eczema – a review, follow-up and analysis of 325 cases. Acta Derm Venereol 41: 453–460

Cuypers JMC, Hoedemaeker Ph J, Nater JP, de Jong MCJM (1975) The histopathology of fibreglass dermatitis in relation to von Hebra´s concept of eczema. Contact Dermatitis 1: 88–95

Dotterud LK, Falk ES (1995) Contact allergy in relation to hand eczema and atopic diseases in north Norwegian schoolchildren. Acta Paediatr 84: 402–406

Eby Ch S, Jetton RL, Lejeune C (1972) School desk dermatitis. Arch Derm 105: 890–891

Ekelund AG, Möller H (1969) Oral provocation in eczematous contact allergy to neomycin and hydroxy-quinolines. Acta Derm Venereol 49: 422–426

Fabisch W (1980) Psychiatric aspects of dermatitis artefacta. Br J Dermatol 102: 29–34

Fernandez Redondo V, Casas L, Taboada M, Toribio J (1994) Systemic contact dermatitis from erythromycin. Contact Dermatitis 30: 311

Fisher A (1985) Allergic contact dermatitis in early infancy. Cutis 35: 315–316

Fisher A (1991) Nickel dermatitis in children. Cutis 47: 19–21

Fisher A (1995) Cosmetic dermatitis in childhood. Cutis 55: 15–16

Goossens C, Sass U, Song M (1997) Baboon syndrome. Dermatology 194: 421–422

Guin JD, Skidmore G (1987) Compositae dermatitis in childhood. Arch Dermatol 123: 500–502

Gupta MA, Gupta AK (1993) Dermatitis artefacta and sexual abuse. Int J Dermatol 32: 825–826

Hambly EM, Wilkinson DS (1978) Sur quelques formes atypiques d´eczéma chez l´enfant. Ann Dermatol Venereol 105: 369–371

Hellgren L, Mobacken H (1969) Nummular eczema. Clinical and statistical data. Acta Derm Venereol 49: 189– 196

Honig PJ, Frieden I, Kim HJ, Yan AC (2003) Streptococcal intertrigo: an underrecognized condition in children. Pediatrics 112: 1427–1429

Hurwitz S (1993) Clinical pediatric dermatology, 2nd edn. Saunders, Philadelphia, pp 16–18

Jensen CS, Lisby S, Baasagaard O, Volund A, Menne T (2002) Decrease in nickel sensitization in a Danish schoolgirl population with ears pierced after implementation of a nickel-exposure regulation. Br J Dermatol 146: 636–642

Johansen JD, Menne T, Christophersen J, Kaaber K, Veien N (2000) Changes in the pattern of sensitization to common contact allergens in Denmark between 1985–86 and 1997–98, with a special view to the effect of preventive strategies. Br J Dermatol 142: 490–495

Jordan WE, Lawson KD, Berg RW, Franxman JJ, Marrer AM (1986) Diaper dermatitis frequency and severity among a general infant population. Pediatr Dermatol 3: 198–207

Kauppinen K, Stubb S (1984) Drug eruptions: causative agents and clinical types. Acta Derm Venereol 64: 320–324

Khan RM, De Doncker P (1998) Use of ketoconazole shampoo in cradle cap and/or seborrhoeic dermatitis of the scalp in children. Ann Dermatol Venereol 125, Suppl 1: 135

Kohl L, Blondeel A, Song M (2002) Allergic contact dermatitis from cosmetics. Dermatology 204: 334–337

Krueger GG (1973) IgE levels in nummular eczema and ichthyosis. Arch Dermatol 107: 56–58

Kunz B, Ring J (1991) Epidemiologie allergischer Erkrankungen. Internist 32: 573–577

Kwangsukstith C, Maibach HI (1995) Effect of age and sex on the induction and elicitation of allergic contact dermatitis. Contact Dermatitis 33: 289–298

Leyden JJ, Katz S, Stewart R, Kligman AM (1977) Urinary ammonia and ammonia-producing micro-organisms in infants with and without diaper dermatitis. Arch Dermatol 113: 1678–1680

Lodi A, Betti R, Chiarelli G, Urbani CE, Crosti C (1992) Epidemiological, clinical and allergological observations on pompholyx. Contact Dermatitis 26: 17–21

Menne T, Veien NK, Maibach HI (1989) Systemic contact type dermatitis due to drugs. Semin Dermatol 8: 144–148

Menni S, Piccinno R, Baietta S, Ciuffreda A, Scotti L (1989) Infantile seborrhoeic dermatitis: seven-year follow-up and some prognostic criteria. Pediatr Dermatol 6: 13–15

Meuli M, Lochbühler H (1992) Current concepts in pediatric burn care: General management of severe burns. Eur J Pediatr Surg 2: 195–200

Moreno-Ramirez D, Garcia-bravo B, Pichardo AR, Rubio FP, Martinez FC (2004) Baboon syndrome in childhood: easy to avoid, easy to diagnose, but the problem continues. Pediatr Dermatol 21: 250–253

Mortz CG, Andersen KE (1999) Allergic contact dermatitis in children and adolescents. Contact Dermatitis 41: 121–130

Motelese A, Manzini BM, Donini M (1995) Patch testing in infants. Am J Contact Dermatitis 6: 153–156

Nakayama H, Niki F, Shono M, Hada S (1983) Mercury exanthem. Contact Dermatitis 9: 411– 417

Neri I, Guaresci E, Savoia F, Patrizi A (2002) Childhood allergic contact dermatitis from henna tattoo. Pediatr Dermatol 19: 503–505

Neville EA, Finn OA (1975) Psoriasiform napkin dermatitis: a follow-up study. Br J Dermatol 92: 279–285

Patrizi A, Di Lernia V, Ricci G et al. (1990) Atopic background of a recurrent papular eruption of childhood (frictional lichenoid eruption). Pediatr Dermatol 7: 111–115

Patrizi A, Neri I, Marzaduri S, Fiorillo L (1996) Pigmented and hyperkeratotic napkin dermatitis: a liquid detergent irritant dermatitis. Dermatology 193: 36–40

Podmore P, Burrows D, Eady DJ, Stanford CF (1986) Seborrhoeic dermatitis – a disease entity or a clinical variant of atopic eczema? Br J Dermatol 115: 341–350

Rasmussen HB, Hagdrup H, Schmidt H (1986) Psoriasiform napkin dermatitis. Acta Dermatol Venereol 66: 534–536

Röckl H (1972) Das nummuläre und das mikrobielle Ekzem. Hautarzt 23: 326– 330

Rogers M, Fairley M, Santhanam R (2001) Artefactual skin disease in children and adolescents. Australas J Dermatol 42: 264–270

Romaguera C, Vilaplana J (1998) Contact dermatitis in children: 6 years experience (1992–1997). Contact Dermatitis 39: 277–280

Roul S, DuCombs G, Léauté-Labrèze C, Labbe L, Taïeb A (1996) Footwear contact dermatitis in children. Contact Dermatitis 35: 334–336

Roul S, Ducombs G, Léauté-Labrèze C, Taïeb A (1998) »Lucky Luke« contact dermatitis due to baby› s diapers: 8 cases. Ann Derm Venereol 125, Suppl 1: 130

Ruiz-Maldonado R, Lopez-Matinez R, Chavarria ELP, Castanon LR, Tamayo L (1989) Pityrosporum ovale in infantile seborrhoeic dermatitis. Pediatr Dermatol 6: 16–20

Saez-de-Ocariz M, Orozco-Covarrubias L, Mora-Magana I, Duran-McKinster C, Tamayo-Sanchez L, Gutierrez-Castrellon P, Ruiz-Maldonado R (2004) Dermatitis artefacta in pediatric patients: experience at the National Institute of Pediatrics. Pediatr Dermatol 21: 205–211

Schnuch A, Geier J, Lessmann H, Uter W (2003) Rückgang der Nickelkontaktallergie in den letzten Jahren. Eine Folge der »Nickel-Verordnung«? Hautarzt 54: 626–632

Seidenari S, Manzini BM, Schiavi E, Motolese A (1995) Prevalence of contact allergy to non-disperse azo dyes for natural fibers: a study in 1814 consecutive patients. Contact Dermatitis 33: 118–122

Seidenari S, Giusti F, Pepe P, Mantovani L (2005) Contact sensitization in 1094 children undergoing patch testing over a 7-year-period. Pediatric Dermatol 22: 1–5

Sevila A, Romaguera C, Vilaplana J, Botella R (1994) Contact dermatitis in children. Contact Dermatitis 30: 292–294

Taïeb A, Legrain V, Palmier C et al. (1990) Topical ketoconazole for infantile seborrhoeic dermatitis. Dermatologica 181: 26–32

Tappeiner J, Pfleger L (1971) Granuloma gluteale infantum. Hautarzt 2: 383–388

Telmon N, Allery JP, Dorandeu A, Rouge D (2002) Concentrated bleach burns in a child. J Forensic Sci 47 : 1–2

Timm K, Meuli M (1996) Verbrennungen im Kindesalter: Therapieprobleme in der Akutphase und im Langzeitverlauf. Hautnah Pädiatrie 8: 90–101

Tollesson A, Graz A (1993) Borage oil, an effective new treatment for infantile seborrhoic dermatitis. Br J Dermatol 129: 5

Tollesson A, Frithz A, Stenlund K (1997) Malassezia furfur in infantile seborrhoic dermatitis. Pediatr Dermatol 14: 423–425

Uyeda K, Nakayasu K, Takaishi Y (1973) Kaposi sarcoma-like granuloma on diaper dermatitis. Arch Dermatol 107: 605–607

Veien NK, Kaaber K (1979) Nickel, cobalt and chromium sensitivity in patients with pompholyx (dyshidrotic eczema). Contact Dermatitis 5: 371–374

Veien NK, Borchorst E, Hattel T, Laurberg G (1994) Stomatitis or systemically induced contact dermatitis from metal wire in orthodontic materials. Contact Dermatitis 30: 210–213

Vickers CFK (1980) The natural history of atopic eczema. Acta Derm Venereol, Suppl 92: 113–115

Waisman M, Sutton RL jr (1966) Frictional lichenoid eruption in children. Arch Dermatol 94: 592– 593

Ward DB, Fleischer AB Jr., Feldman SR, Krowchuk DP (2000) Characterization of diaper dermatitis in the United States. Arch Pediatr Med 154: 943–946

Yates VM, Kerr REI, Frier K et al. (1983a) Early diagnosis of infantile seborrhoeic dermatitis and atopic dermatitis – total and specific IgE levels. Br J Dermatol 108: 639–645

Yates VM, Kerr REI, MacKie R (1983b) Early diagnosis of infantile seborrhoeic dermatitis and atopic dermatitis – clinical features. Br J Dermatol 108: 633–638

Zeharia A, Memouni M, Fogel D (1996) Treatment with bifonazol shampoo for scalp seborrhoea in infants and young children. Pediatr Dermatol 13: 151–3

Zenarola P, Gimma A, Lomuto M (1995) Systemic contact dermatitis from thiomersal. Contact Dermatitis 32: 107–123

Psoriasis

U. Mrowietz

24.1 Epidemiologie und Genetik – 391

24.2 Pathogenese – 392

24.3 Klinisches Bild – 392
24.3.1 Psoriasis vulgaris – 393
24.3.2 Psoriasis guttata – 393
24.3.3 Psoriasis inversa – 394
24.3.4 Pustulöse Psoriasis – 394
24.3.5 Nagelbefall bei Psoriasis – 394
24.3.6 Psoriasisarthritis – 395

24.4 Diagnostik – 395

24.5 Differenzialdiagnose – 395

24.6 Beeinträchtigung der kindlichen Lebensqualität durch die Psoriasis – 396

24.7 Therapie – 396
24.7.1 Lokale Psoriasistherapie – 396
24.7.2 Lichttherapie – 399
24.7.3 Systemische Psoriasistherapie – 399

Literatur – 401

Die Psoriasis ist eine der wichtigen und häufigen entzündlichen Dermatosen, die sich bereits im Säuglingsalter manifestieren können. Im Folgenden sollen alle wesentlichen Aspekte der Psoriasis in Bezug auf ihr Vorkommen bei Kindern besprochen werden.

24.1 Epidemiologie und Genetik

Die Psoriasis kommt mit einer Prävalenz von etwa 2% in Europa vor. Im Gegensatz zur atopischen Dermatitis, bei der eine Zunahme der Neuerkrankungen in den letzten Jahren festzustellen ist, scheint das Auftreten der Psoriasis über die Jahre konstant zu sein.

> Zwei Typen der Psoriasis können heute unterschieden werden (Tabelle 24.1).

Tabelle 24.1. Typ-1- und Typ-2-Psoriasis

	Typ-1-Psoriasis	Typ-2-Psoriasis
Erstmanifestationsalter	2. Lebensjahrzehnt	5.–6. Lebensjahrzehnt
HLA-Assoziation	Cw6, DR7	Keine
Familienanamnese	Positiv	Negativ

Bei den Patienten mit einer Typ-1-Psoriasis liegt der Gipfel des Erstmanifestationsalters im 2. Lebensjahrzehnt, es besteht eine positive Familienanamnese und eine Assoziation zu den Faktoren des HLA (humanes Leukozyten-Antigen)-Systems, besonders zu HLA-Cw6, -B13, -B57 und -DR7. Die Typ-2-Psoriasis manifestiert sich erstmals im 5.–6. Lebensjahrzehnt, eine positive Familienanamnese und Assoziationen zum HLA-System bestehen nicht (Christophers u. Henseler 1990). Mit etwa 70% ist der Typ 1 die häufigere Form der Psoriasis.

Die kindliche Psoriasis kann in der Regel dem Typ 1 zugeordnet werden. Nur in wenigen Fällen ist bei Kindern mit Psoriasis eine positive Familienanamnese nicht zu erheben oder das Fehlen der entsprechenden HLA-Faktoren festzustellen. Etwa 14% aller Fälle von Psoriasis manifestieren sich vor dem 10. Lebensjahr, 28% vor dem 15. Lebensjahr (Henseler, persönliche Mitteilung).

Molekulargenetische Untersuchungen aus den letzten Jahren konnten Beziehungen der Typ-1-Psoriasis zu bestimmten Genen beschreiben. Diese werden heute nach internationaler Übereinkunft als PSORS bezeichnet. Insgesamt 7 Genloci (PSORS 1–7) wurden bislang identifiziert (Elder et al. 2001; Bowcock u. Barker 2003). Da es offensichtlich kein einzelnes »Psoriasisgen« zu geben scheint, wird der Vererbungsmodus als oligogen beschrieben und die Ausprägung der Erkrankung als multifaktoriell. Nach neuesten Untersuchungen scheint sich jedoch bei HLA-Cw6-positiven Kindern eine Psoriasis wesentlich früher zu manifestieren als bei ihren Cw6-negativen Geschwistern (Enerbäck et al. 1997).

24.2 Pathogenese

Die genetische Prädisposition reicht für die klinische Manifestation einer Psoriasis nicht aus. Exogene Faktoren sind für die phänotypische Ausprägung der Erkrankung von großer Bedeutung. Jedoch ist die Art dieser Faktoren äußerst vielfältig. Als ein wesentlicher Stimulus zur Erstmanifestation oder zur Auslösung neuer Krankheitsschübe gelten bakterielle Infektionen v. a. der oberen Luftwege durch Streptokokken. Medikamente, die allerdings bei Kindern eher selten angewendet werden, wie Lithium, β-Blocker und Chloroquin/Hydroxychloroquin, stellen ebenfalls derartige »Triggerfaktoren« dar. Auch Stress in jeder Form kann zur Manifestation einer Psoriasis führen oder neue Krankheitsaktivität auslösen.

Im Sinne der vorgenannten Befunde wird die Psoriasis heute pathogenetisch als Erkrankung mit einer genetischen Disposition und exogenen Manifestationsfaktoren angesehen.

Zwei wesentliche Phänomene charakterisieren die psoriatische Geweberaktion: Entzündung und Hyperproliferation. Die für diese Dermatose typische groblamelläre, silbrig glänzende (»psoriasiforme«) Schuppung ist Folge der abnorm gesteigerten Proliferation der Keratinozyten und kann histologisch als Hyperparakeratose dargestellt werden. Die Rötung der psoriatischen Läsionen resultiert aus dilatierten Kapillaren, die vermutlich durch gesteigerte Angiogenese geschlängelt in den Papillenspitzen verlaufen.

Mikroskopisch können weitere charakteristische Merkmale der Psoriasis dargestellt werden. Hierbei ist v. a. das entzündliche Infiltrat zu nennen, das aus T-Lymphozyten, Monozyten und neutrophilen Granulozyten besteht. Letztere Zellen sind v. a. epidermal zu finden und bilden in der Hornschicht die für die Psoriasis typischen Munro-Mikroabszesse. Bei der Maximalform der psoriatischen Entzündung, der pustulösen Psoriasis, entstehen in schneller Folge Pusteln, die ausschließlich mit neutrophilen Granulozyten gefüllt sind.

Je nach Aktivitätslage der Psoriasis lassen sich in der oberen Dermis und in der Epidermis T-Lymphozyten entweder überwiegend vom Helfer-Typ (CD4-positiv) oder vom zytotoxischen Typ (CD8-positiv) nachweisen. Monozyten können besonders perivaskulär in der oberen Dermis gefunden werden. Typisch sind für die Psoriasis ferner direkt an der Basalmembran der epidermalen Papillenspitzen anliegende Makrophagen (»lining cells«) sowie ein vermehrtes Auftreten dermaler dendritischer Zellen (Christophers u. Mrowietz 1995).

Neben den aufgeführten zellulären Elementen können in der psoriatischen Haut Zytokine oftmals in großer Menge nachgewiesen werden. Zahlreiche chemotaktische Faktoren, denen eine wesentliche Rolle für die Rekrutierung der Zellen des entzündlichen Infiltrates zugeschrieben wird, lassen sich in der befallenen Haut oder in Schuppenmaterial von Psoriasispatienten darstellen. Hierzu gehören v. a. die α-Chemokine Interleukin 8 (IL-8) und »melanoma growth-stimulating activity« (MGSA), Komplementspaltprodukt 5a (C5a), bzw. die desarginierte Form C5a$_{desarg}$, sowie das Leukotrien B$_4$ (LTB$_4$), ein Produkt des Arachidonsäurestoffwechsels.

Interferon-γ (IFNγ), Tumornekrosefaktor α (TNF-α) und Interleukin 1 (IL-1) sind nur 3 wesentliche Vertreter in der Psoriasishaut vorhandener Zytokine, die eine Reihe von Zellen in der Haut zur Produktion und Freisetzung weiterer Mediatoren stimulieren können (Gearing et al. 1990).

TNF-α scheint besonders bei der Typ-1-Psoriasis eine wichtige Rolle zu spielen. Ein Polymorphismus im Gen des TNF-α-Promotors kann bei Patienten mit Typ-1-Psoriasis und Psoriasisarthritis gehäuft nachgewiesen werden (Höhler et al. 1997). Monoklonale Antikörper gegen TNF-α (z. B. Infliximab) erwiesen sich als therapeutisch hoch effektiv (Chaudhari et al. 2001).

Auch bei den ortständigen Zellen der Haut lassen sich bei der Psoriasis wichtige Veränderungen nachweisen. Charakteristisch ist die maximal gesteigerte Proliferation der Keratinozyten. Die Zeit von der Teilung im Basalzelllager bis zur Differenzierung als Hornzelle dauert normalerweise etwa 28 Tage, in der psoriatischen Läsion jedoch nur 4–7 Tage. Daraus resultiert eine starke Hyperkeratose und aufgrund der fehlenden terminalen Differenzierung auch eine Parakeratose mit noch verbliebenen Kernfragmenten in den Hornzellen.

Die psoriatische Gewebereaktion wird zusammenfassend daher als ein Netzwerk aus ortständigen Zellen, Infiltratzellen und Mediatoren angesehen, deren Wechselwirkungen von der Art der Psoriasis (z. B. chronischer Plaquetyp vs. pustulöse Psoriasis) und auch von der Krankheitsaktivität (z. B. chronisch-stationär vs. »im Schub«) abhängen.

Bei der Auslösung einer Psoriasis entweder als Erstmanifestation oder als neuer Erkrankungsschub scheinen besonders T-Lymphozyten und antigenpräsentierende Zellen eine wesentliche Rolle zu spielen. Da streptokokkenbedingte Racheninfekte einen starken Provokationsfaktor für die Psoriasis darstellen, wurde die Bedeutung von Streptokokkenantigenen im Einzelnen untersucht. Hierbei zeigte sich eine mögliche Kreuzreaktivität mit Keratinfragmenten (»molekulares Mimikry«), die nach Präsentation durch antigenpräsentierende Zellen eine T-Lymphozyten-vermittelte Immunreaktion auslösen können.

24.3 Klinisches Bild

Das klinische Spektrum der Psoriasis ist groß. In ihrer charakteristischen Ausprägung ist die Psoriasis jedoch eine Dermatose mit eindeutiger Morphologie. Gibt es bei diesen typischen Formen praktisch keine Differenzialdiagnose, so können Minimalformen oder Mischbilder mit anderen Dermatosen wie z. B. der ekzematisierten Psoriasis erhebliche diagnostische Probleme bereiten.

24.3 · Klinisches Bild

Nicht nur die phänotypische Ausprägung der Psoriasis ist sehr variabel, sondern auch der Verlauf der Erkrankung. Bei leichten Formen treten gelegentlich einzelne Herde zumeist an den Prädilektionsstellen auf, die entweder nur für Tage bis Wochen bestehen bleiben oder für Jahre persistent sind. Auch unterschiedlich lange Zeiten völliger Erscheinungsfreiheit kommen bei vielen Psoriasispatienten vor.

Bei schwereren Formen kommen psoriatische Effloreszenzen großflächig vor, eine spontane Rückbildung der Läsionen kann nur selten beobachtet werden. Nach Therapie kommt es rasch wieder zum Auftreten neuer Herde oder zu Rezidiven im Bereich der behandelten Areale. Der Verlauf einer Psoriasis im Kindesalter wie im Erwachsenenalter kann daher nicht vorhergesehen werden. Jedoch bedeutet eine frühe Manifestation der Psoriasis bereits im Säuglingsalter nicht zwingend, dass Effloreszenzen nun lebenslang bestehen bleiben. Gerade bei Säuglingen kann häufig eine rasche Abnahme der Effloreszenzen mit zunehmendem Alter beobachtet werden.

24.3.1 Psoriasis vulgaris

Im Kindesalter kann sich die Psoriasis in den auch bei Erwachsenen auftretenden Formen manifestieren. Mit etwa 90% ist die Psoriasis vulgaris die am häufigsten auftretende Form der Schuppenflechte. Scharf begrenzte erythematöse Papeln und Plaques mit einer groblamellären, silbrig glänzenden Schuppung prägen die typische Morphologie (◘ Abb. 24.1). Schon im frühen Säuglingsalter können psoriatische Effloreszenzen großflächig auftreten (◘ Abb. 24.2). Die Schuppung kann teilweise exzessiv vorhanden sein und zur Ausbildung dicker Schuppenpanzer führen.

Prädilektionsstellen sind die Streckseiten der Ellbogen und Knie, der behaarte Kopf, periumbilikal und sakral mit Übergang auf die Analfalte, jedoch kann jede andere Körperstelle betroffen sein. Häufig findet sich bei Kindern ein ausgeprägter Befall des behaarten Kopfes mit starken Schuppenauflagerungen. Durch Einmauerung der Haarschäfte entsteht das Bild der »Tinea asbestosa« (Synonyma: Taenia oder Tinea amiantacea), die mit reversiblem Haarverlust einhergehen kann (◘ Abb. 24.3).

> Im Gegensatz zu Erwachsenen finden sich bei Kindern fast regelmäßig Psoriasisherde im Gesichtsbereich.

Die phänotypische Ausprägung der Psoriasisläsionen kann vielgestaltig sein. Bei den stärker entzündlichen Formen ist die ansonsten charakteristische Schuppung nur diskret oder nicht vorhanden, stark hyperkeratotische Formen weisen nur nach vollständiger Entfernung der Schuppung ein Erythem auf.

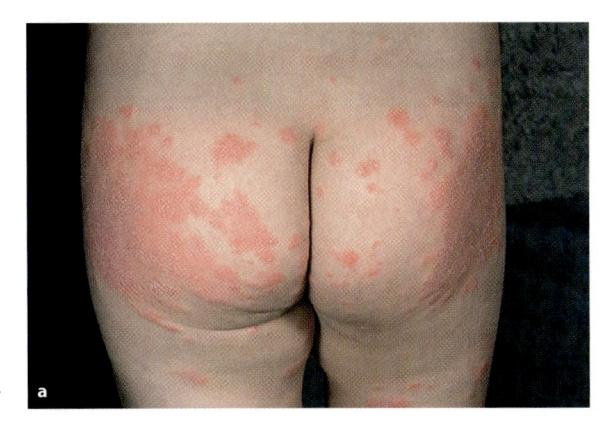

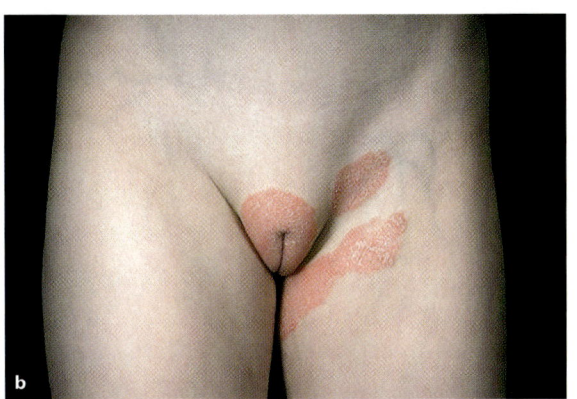

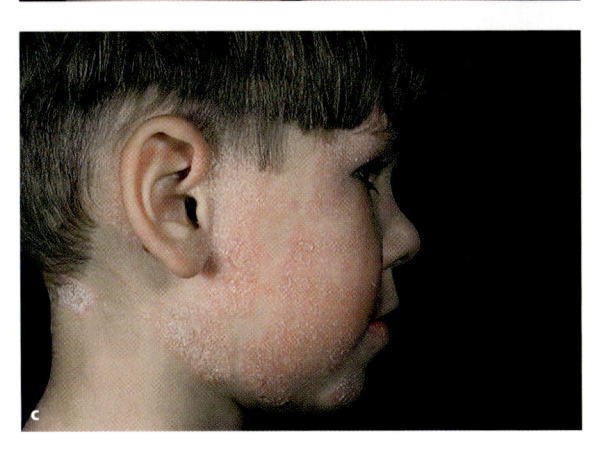

◘ **Abb. 24.1a–c.** Psoriasis vulgaris bei einem 5-jährigen Mädchen

24.3.2 Psoriasis guttata

Nach Infektionen (besonders streptokokkenbedingt) oder durch andere Provokationsfaktoren kann es zur Entwicklung einer Psoriasis guttata kommen. Diese ist klinisch durch das Auftreten bis zu centstückgroßer, rötlicher Effloreszenzen am gesamten Integument mit Bevorzugung des Stammes mit nur leichter Schuppung gekennzeichnet (◘ Abb. 24.4).

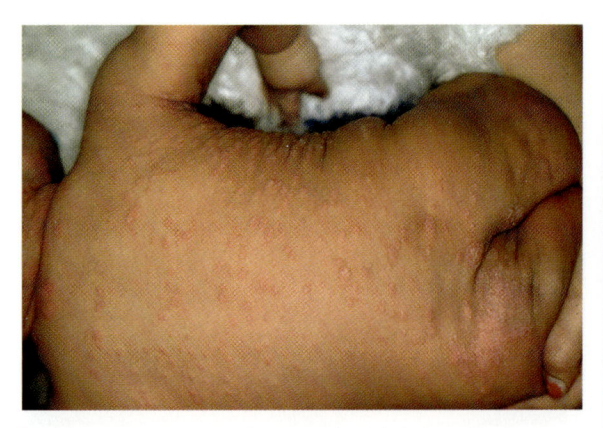

Abb. 24.2. Ausgeprägte Psoriasis vulgaris bei einem Säugling

> Bei Kindern sind die Erstmanifestation einer Psoriasis und das Auftreten stärkerer Krankheitsschübe meistens mit Infektionserkrankungen assoziiert.

24.3.3 Psoriasis inversa

Treten Psoriasiseffloreszenzen an untypischen Lokalisationen an den Beugeseiten der Gelenke und/oder mit Befall von Handtellern und Fußsohlen auf, wird von einer Psoriasis inversa gesprochen. Diese Form der Psoriasis ist in einer reinen Ausprägung eher selten zu beobachten.

24.3.4 Pustulöse Psoriasis

Auch pustulöse Psoriasisformen können bei Kindern auftreten, jedoch ist dies seltener als bei Erwachsenen der Fall (Abb. 24.5). Bei einer vorbestehenden Psoriasis vulgaris können bei akuter Exazerbation Pusteln im Randbereich der Herde auftreten, es entsteht eine Psoriasis cum pustulatione. Gelegentlich zeigen sich die Effloreszenzen ringförmig angeordnet (»Erythema-anulare-et-centrifugum-artige Psoriasis«).

Die schwerste Verlaufsform der Psoriasis ist die Psoriasis pustulosa generalisata (von Zumbusch), bei der primär Pusteln generalisiert auftreten und das Allgemeinbefinden stark beeinträchtigt ist.

Zu den akropustulösen Psoriasisformen zählt v. a. die Pustulosis palmoplantaris an Handflächen und Fußsohlen und die sehr seltene Akrodermatitis continua suppurativa (Hallopeau).

24.3.5 Nagelbefall bei Psoriasis

Eine Beteiligung der Nägel ist bei ca. 30–50% der Patienten mit Psoriasis zu beobachten. Eine hohe Assoziation (>70%)

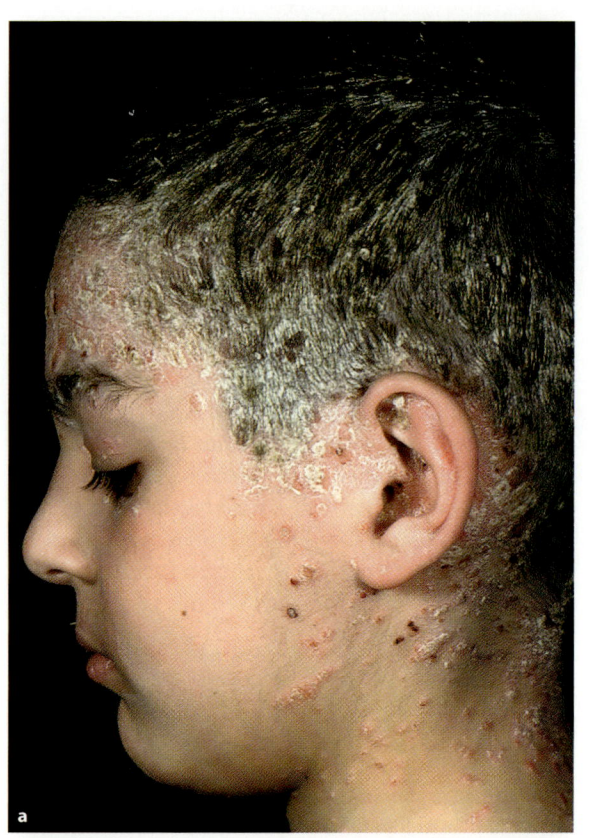

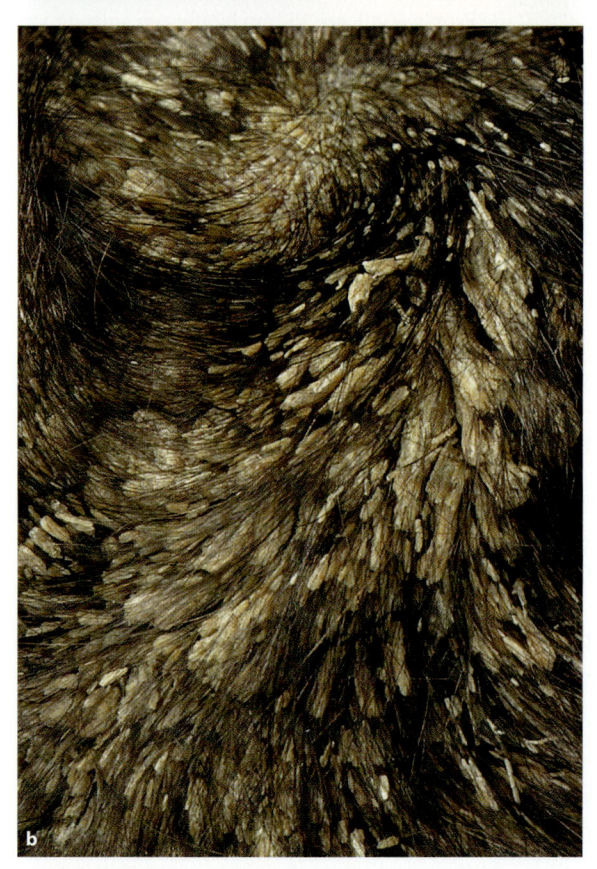

Abb. 24.3a, b. »Tinea asbestosa« durch Einmauerung der Haare bei Psoriasis capitis bei einem 7-jährigen Jungen

24.5 · Differenzialdiagnose

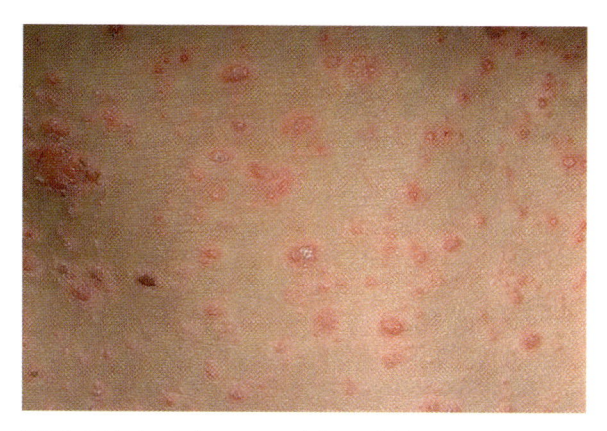

Abb. 24.4. Psoriasis guttata nach Streptokokkenangina bei einem 12-jährigen Mädchen

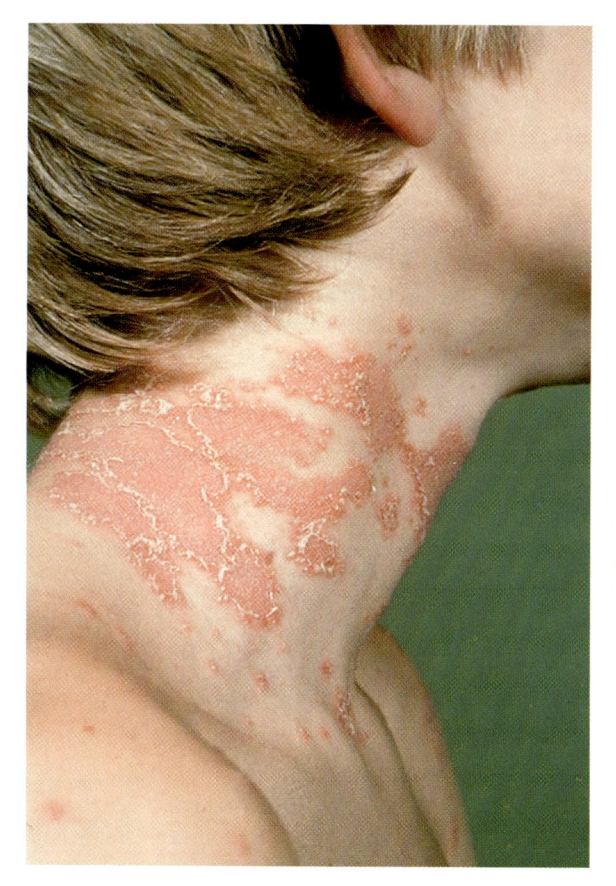

Abb. 24.5. Pustulöse Psoriasis im Kindesalter mit anulär betontem Auftreten der teilweise konfluenten Pusteln

Klinisch auffälliges Merkmal eines Befalls der Nagelmatrix sind ferner grübchenförmige Einsenkungen im Nagel, die das Bild des sog. Tüpfelnagels ergeben. Hierbei handelt es sich Einsenkungen im Nagel, die durch den Verlust parakeratotischen Nagelmaterials an diesen Stellen entstanden sind.

Bei einer Psoriasis im Nagelbett erscheinen die hyperparakeratotischen Areale durch den Nagel als gelblichbraune Flecken, die sog. Ölflecken.

24.3.6 Psoriasisarthritis

Eine Psoriasisarthritis tritt bei bis zu 30% der Patienten mit einer Psoriasis auf. In der Mehrzahl der Fälle (ca. 60%) gehen kutane Manifestationen den Gelenkbeschwerden voraus, in ca. 20% der Fälle folgen sie diesen nach. Das Manifestationsalter liegt besonders zwischen dem 30. und 40. Lebensjahr, die Erkrankung kann jedoch schon im Kindesalter auftreten. Besonders bei den Formen mit Beteiligung des Achsenskelettes liegt in bis zu 70% eine Assoziation zu HLA-B27 vor. Hier ist die Abgrenzung zum Reiter-Syndrom wichtig.

Pathomorphologisch besteht die zentrale Läsion im Gelenk in einer Synovitis, die zu Knorpeldestruktion und Knochenerosionen führt. Reaktive Fibrosierung führt in der Folge zur Bildung von Syndesmophyten und zur Ankylose. Die Ursachen dieses starken Entzündungsprozesses sind unklar.

> Etwa 80% der Patienten mit Psoriasisarthritis sind rheumafaktornegativ, es besteht eine seronegative Arthritis.

Aufgrund des Befallsmusters und der klinischen Manifestationen können in der Hauptsache 3 Formen der Psoriasisarthritis unterschieden werden: Psoriasisarthritis vom peripheren Typ, vom rheumatoiden Arthritistyp und vom mutilierenden Typ.

24.4 Diagnostik

Diagnostiziert wird die Psoriasis zumeist mit dem klinischen Blick, jedoch kann die Auslösung typischer Phänomene wie dem Auspitz-Phänomen sowie die genaue Inspektion der Nägel mitunter hilfreich sein.

24.5 Differenzialdiagnose

Psoriasiseffloreszenzen in typischer Morphologie und Lokalisation führen in der Regel schnell zur Diagnose. Gelegentlich können Übergänge der einzelnen Psoriasisformen

kann zwischen Nagelbefall und Psoriasisarthritis festgestellt werden. Es lassen sich 3 verschiedene Befallsmuster unterscheiden, die einzeln, aber auch alle zusammen auftreten können.

Bei der Nagelfalzpsoriasis finden sich um den Nagel herum typische erythematosquamöse Plaques. Aus dem Befall können Nagelwachstumsstörungen in Form einer Onychodystrophie auftreten, die auch bei der ausgeprägten Psoriasis der Nagelmatrix beobachtet wird.

untereinander diagnostische Schwierigkeiten bereiten. Auch kann eine Psoriasis bei bestehendem Juckreiz durch mechanische Irritation verändert werden. Abzugrenzen sind hier besonders die Formen der ekzematisierten Psoriasis von Dermatosen der Ekzemgruppe. Auch an eine Mycosis fungoides und die Tinea corporis sollte differenzialdiagnostisch gedacht werden.

Bei eruptiven Psoriasisformen, besonders Psoriasis guttata, sollten Pityriasis rosea und Pityriasis lichenoides bedacht werden.

Schwieriger ist die Differenzialdiagnose bei der Psoriasis intertriginosa mit ausschließlichem Befall dieser Areale. Hier ist bei Kindern v. a. gegenüber Candidiasis (Windelsoor) und perianaler Streptokokkendermatitis abzugrenzen. Glukagonomsyndrom (Synonym: Staphylodermia circinata superficialis) und Acrodermatitis enteropathica (Zinkmangelsyndrom) kommen bei Kindern ebenfalls in Betracht. Auch das seborrhoische Ekzem in allen seinen klinischen Formen kann im Kindesalter v. a. einer frühen Psoriasis sehr ähnlich sein.

24.6 Beeinträchtigung der kindlichen Lebensqualität durch die Psoriasis

Studien aus den letzten Jahren konnten nachweisen, dass die Lebensqualität von Kindern durch eine Psoriasis deutlich vermindert wird. Kinder leiden häufiger als Erwachsene unter Stigmatisierungen, was besonders in der Pubertät zu großen psychosozialen Konflikten führen kann. Psychologischer Stress ist neben bakteriellen Infekten der wichtigste Provokationsfaktor für die Psoriasis im Kindesalter. Kinder und Jugendliche empfinden die gleichen Einbußen an Lebensqualität durch Psoriasis oder Akne. Bei starkem Befall des Integumentes und häufig rezidivierendem Verlauf kann daher eine psychologische Begleitung der dermatologischen Therapie sinnvoll sein.

24.7 Therapie

Die Therapie der Psoriasis im Kindesalter wird durch zwei wesentliche Faktoren bestimmt. Zum einen muss davon ausgegangen werden, dass diese Erkrankung über Jahre und Jahrzehnte bestehen bleibt und über einen sehr langen Zeitraum der Behandlung bedarf. Zum anderen müssen bei Kindern eine Reihe von altersspezifischen Problemen beachtet werden. Hierzu zählen die starke Durchlässigkeit der kindlichen Haut für topisch angewendete Pharmaka, sodass in der Regel bei jeder Lokaltherapie eine systemische Absorption auftritt. Weiterhin ist der kindliche Organismus in besonderer Weise für Substanzen empfindlich, die zu einer Beeinflussung des Wachstums aller Organsysteme führen können. Nicht nur bei systemischen Pharmaka wie Methotrexat, sondern auch bei topischen Vitamin-D$_3$-Analoga kann es hier zu schweren unerwünschten Arzneimittelwirkungen kommen.

Da sich der Langzeitverlauf der Psoriasis im Erwachsenenalter bei Manifestation der Dermatose in der Kindheit nicht absehen lässt, muss daher der wichtigste Behandlungsgrundsatz lauten, Medikamente mit möglichen Langzeitnebenwirkungen nur als Ultima ratio einzusetzen.

> Ferner ist noch anzumerken, dass das Therapieziel gerade bei Kindern nicht unbedingt eine völlige Erscheinungsfreiheit ist.

Da die Psoriasis nur selten durch Symptome wie starker Juckreiz oder Schmerzen (Ausnahme: Psoriasisarthritis) gekennzeichnet ist, kann schon eine Verminderung starker Schuppung oder eine wesentliche Besserung in sichtbaren Arealen einen ausreichenden Behandlungserfolg darstellen.

Zudem muss noch beachtet werden, dass keine der im Folgenden aufgeführten Therapiemodalitäten vor der Zulassung auch bei Kindern geprüft wurde. Daher ist, mit Ausnahme von Kortikosteroiden (unterschiedliche Angaben bei den verschiedenen Medikamenten) und Cignolin (keine Einschränkungen angegeben), keines der Medikamente für die Behandlung von Kindern unter 18 Jahren zugelassen. Da diese Einschränkung auch in der Gebrauchsinformation (»Waschzettel«) der Medikamente aufgeführt ist, müssen die Eltern unbedingt entsprechend aufgeklärt werden, um Probleme im Bereich des Vertrauensverhältnisses zwischen Arzt und Eltern und Noncompliance zu vermeiden.

24.7.1 Lokale Psoriasistherapie

Keratolyse
Salicylsäure

Die topische Anwendung von salicylsäurehaltigen Externa ist zur Verminderung der oftmals sehr ausgeprägten Schuppung der psoriatischen Läsionen bei Erwachsenen weit verbreitet.

> **❗ Cave:**
> Im Kindesalter muss Salicylsäure mit großer Vorsicht angewendet werden.

Die systemische Resorption dieses Wirkstoffes ist bei Kindern sehr hoch. Zudem scheinen die Nieren und das Zentralnervensystem besonders empfindlich auf schon geringe systemische Mengen an Salicylsäure zu reagieren. So finden sich in der Literatur zahlreiche Hinweise auf tödliche Zwischenfälle bei großflächiger Anwendung von salicylsäurehaltigen Externa bei Kindern.

> Bei Kindern sollten zur Keratolyse die im Folgenden beschriebenen Verfahren angewendet und auf den Einsatz von Salicysäure verzichtet werden.

Zink-Phyrithion
Zur milderen Keratolyse kann auch Zink-Pyrithion in geeigneten Grundlagen verwendet werden. Auch hier sollte jedoch nur kurzfristig und lokal begrenzt behandelt werden.

Blande Keratolyse
Emulgierende Cremes haben gute keratolytische Eigenschaften. Bei stark schuppender Kopfhautpsoriasis kann z. B. Unguentum emulsificans aquosum oder Onguent Roche-Posay abends auf die Kopfhaut eingerieben werden, über Nacht als Kopfkappe unter Schlauchverband belassen und morgens mit einem handelsüblichen Shampoo ausgewaschen werden.

Spezifische Lokaltherapie
Kortikosteroide
Topische Kortikosteroide sind die häufigsten verwendeten antipsoriatischen Medikamente. Vor allem bei oberflächlichen und entzündlicheren Formen der Psoriasis haben sich Kortikosteroide bewährt. Neue Substanzen mit verändertem Metabolismus in der Haut und geringeren systemischen Nebenwirkungen wie Methylprednisolonaceponat (Advantan) oder Mometason-Furoat (Ecural) eignen sich auch zur Therapie der kindlichen Psoriasis. Dabei ist Ecural-Fettcreme zur Therapie von Kindern über 2 Jahren, die Ecural-Salbe für Kinder über 6 Jahre zugelassen.

Jedoch besitzen auch diese neuen Kortikosteroide nur kurzfristige Wirkungen, und mit einem raschen Wiederauftreten von Psoriasisherden ist nach dem Absetzen zu rechnen. Um dieses Risiko möglichst gering zu halten, sollte die topische Kortikosteroidtherapie nicht abrupt, sondern im Sinne der Intervall- oder Schaukeltherapie beendet werden. Hierbei werden geeignete pflegende Externa zunächst im täglichen Wechsel mit dem Kortikosteroid gegeben und die Anzahl der Pflegetage dann langsam erhöht. Nach 1 Woche bis 10 Tagen kann dann die Kortikosteroidtherapie beendet und die alleinige Pflegetherapie fortgesetzt werden. Die kurzfristige zeitlich begrenzte Anwendung von Kortikosteroiden bei Auftreten einzelner neuer Herde unter der Pflegetherapie kann mitunter notwendig sein.

Vitamin D_3 und -Analoga
Die topische Therapie der Psoriasis mit Analoga des Vitamin D_3 oder dem aktiven Vitamin D_3 selbst (Calcitriol) hat in den letzten Jahren einen großen Stellenwert v. a. in der ambulanten Behandlung erhalten. Im Handel befinden sich die Vitamin-D_3-Analoga Calcipotriol (Psorcutan, Daivonex) und Tacalcitol (Curatoderm) sowie 1,25 Dihydroxycholecalciferol (Calcitriol, Silkis).

Die als Salben, Cremes oder Emulsion einsetzbaren Präparate werden v. a. bei der chronisch-stationären Psoriasis vom Plaquetyp eingesetzt. Bedingt durch die gute antiproliferative und differenzierungsinduzierende Wirkung kommt es v. a. zu einer raschen Verminderung der Schuppung und Infiltration. Die entzündliche Komponente der psoriatischen Läsionen wird dagegen weniger stark beeinflusst, es verbleibt in der Regel ein Resterythem. Daher wird meist die Kombinationstherapie mit einer UV-B-Phototherapie durchgeführt, die zu einer wesentlichen Verbesserung der Wirksamkeit führt. Neu eingeführt wurde eine fixe Kombination von Betamethason und Calcipotriol (Daivobet, Psorcutan beta).

> **Cave:**
> Bei der Lokaltherapie mit Vitamin D_3 und -Analoga müssen auch bei Kindern eine Reihe von Anwendungseinschränkungen beachtet werden: Eine Vorbehandlung mit Salicylsäure führt zur Inaktivierung von Calcipotriol und sollte daher nicht durchgeführt werden. Bei einer Kombinationstherapie mit UV-Licht muss Calcipotriol nach der Lichtbestrahlung aufgetragen werden, da diese Substanz Lichtfiltereigenschaften besitzt.

Ferner sollten nach derzeit geltenden Empfehlungen nur bis zu 30% der Körperoberfläche mit Vitamin D_3 und -Analoga behandelt werden, die Therapie ist auf 6 Wochen zu begrenzen. Jedoch kann entgegen den bisherigen Auffassungen auch im Gesichtsbereich bzw. am behaarten Kopf sowie in den Intertrigines behandelt werden. Hierfür sind die Cremegrundlage, die Lösung (Calcipotriol) oder eine neu speziell für die Therapie der Kopfhautpsoriasis entwickelte Lotio (Tacalcitol, Curatoderm-Emulsion) zu wählen. In der Anfangsphase der Behandlung können lokale Irritationen auftreten, die jedoch bei Fortsetzung der Therapie zumeist abklingen.

Bei Kindern lassen sich Vitamin D_3-Analoga ebenfalls gut einsetzen. Hierfür gibt es bereits eine Reihe von wissenschaftlichen Untersuchungen, die mit besonderer Berücksichtigung des Kalzium- und Phosphatstoffwechsels unter der Therapie durchgeführt wurden. Bei einer Lokaltherapie von bis zu 30% der Körperoberfläche mit Calcipotriol-haltiger Salbe wurde in 8-wöchigen Multizenterstudien bei 2- bis 14-jährigen Kindern mit Psoriasis kein Einfluss auf den Kalzium- und Phosphatstoffwechsel festgestellt (Oranje et al. 1997; Scott et al. 2001). Werden größere Areale behandelt, wird eine Kontrolle dieser Parameter mit besonderer Berücksichtigung der Skelettentwicklung und der Nierenfunktion in kurzen Abständen notwendig.

Auch gegen die zeitlich begrenzte (maximal 4 Wochen) Anwendung der fixen Kombination von Betamethason und Calcipotriol gibt es bei Kindern keine prinzipiellen Bedenken, zumal die 1-mal tägliche Anwendungsempfehlung die Compliance sicherlich verbessert.

Anthralin (Dithranol, Cignolin)

Das älteste Medikament zur topischen Psoriasistherapie, Anthralin, kann mit gutem Erfolg auch bei Kindern eingesetzt werden (Zvulunov et al. 1994). Die Therapie mit Anthralin erfordert jedoch eine entsprechende Erfahrung des Arztes sowie eine gute Aufklärung der Eltern über die Behandlung. Wie bei Erwachsenen auch wird die Therapie zunächst mit niedrigeren Konzentrationen (0,05–0,1%) von Anthralin begonnen und dann schrittweise erhöht (2–4%).

2 Behandlungsschemata sind etabliert, die Langzeit- und die Kurzzeittherapie.
- Bei der Langzeitanwendung wird die Anthralin-haltige Salbe nach Auftragen für mindestens 8–12 h auf der Haut belassen. Diese Therapieform kann idealerweise abends durchgeführt werden und nach dem Abduschen durch morgendliche Pflege mit einem blanden Externum ergänzt werden.
- Bei der Kurzzeitbehandlung werden höher konzentrierte Zubereitungen von Anthralin in einer neuen Galenik (Micanol) auf die betroffenen Areale aufgetragen und nach 5- bis 20-minütiger Einwirkzeit abgewaschen. Anschließend erfolgt die Nachpflege mit einem blanden Externum.

Auch die Langzeittherapie über Nacht kann bei Kindern mit sehr gutem Erfolg durchgeführt werden. Einschränkungen bezüglich der Therapiedauer oder der befallenen Körperoberfläche bestehen für Anthralin nicht. Lokale Irritationen können anfangs oder bei zu schneller Steigerung der Anthralin-Konzentration auftreten.

Nach erfolgreicher Durchführung der Therapie kann Anthralin in einer Erhaltungstherapie 2- bis 3-mal/Woche zusammen mit pflegenden Externa über längere Zeit eingesetzt werden.

Nachteilig empfunden wird die bei einer Anthralin-Therapie v. a. bei höheren Konzentrationen auftretende Verfärbung von umgebender Haut und der Wäsche (sog. Anthralin-Braun, ein Oxidationsprodukt des Wirkstoffs). Während sich die Verfärbung der Haut wenige Tage nach Therapieende zurückbildet, ist die Entfernung aus der Wäsche (z. B. mit Sil-Fleckenspray) nicht immer vollständig möglich.

Tazaroten

Das topische Retinoid Tazaroten (Zorac) ist das einzige Medikament dieser Gruppe (Weinstein 1997). Wie bei den Vitamin-D_3-Analoga auch ist die Behandlung bei ausgedehnterem Befall auf 3 Wochen zu begrenzen. Die Anwendung ist auf 10% der Körperoberfläche limitiert (Zulassung in den USA bis 20% Körperoberfläche). Jedoch ist eine Intervalltherapie mit blanden Externa im Anschluss an die Tazaroten-Monotherapie aussichtsreich.

Für die Therapie stehen eine 0,05ige und eine 0,1%ige Gelzubereitung mit Tazaroten zur Verfügung. Hier sollte zunächst mit der schwächeren Form begonnen und nach etwa 1 Woche auf die stärkere Form übergegangen werden. Anfänglich kann es in den behandelten Arealen zu leichten Reizerscheinungen kommen, die im Verlauf der weiteren Therapie meist abklingen. Bis zum Ende der Therapie bleibt häufig ein Resterythem bestehen, das nach Absetzen von Tazaroten jedoch rasch abklingt.

Bei Kindern kann Tazaroten prinzipiell eingesetzt werden, jedoch liegen hierüber bislang keine Erfahrungen aus Studien oder Berichten in der Literatur vor. In Deutschland ist das Präparat für Patienten ab dem 18. Lebensjahr zugelassen, in den USA besteht eine Zulassung bereits ab 12 Jahren. Bei der Therapie mit Tazaroten im Kindesalter sollte der 0,05%igen Zubereitung der Vorzug gegeben und die Therapie besonders zu Beginn regelmäßig kontrolliert werden, um lokale Irritationen rechtzeitig zu erkennen.

Macrolactame

Zur topischen Therapie der atopischen Dermatitis wurden kürzlich die Makrolaktame Tacrolimus und Pimecrolimus auch bei Kindern zugelassen. Für die Psoriasis gibt es kasuistische Berichte über gute Wirkungen im Gesicht und in intertriginösen Bereichen (Freeman et al. 2003). Beide Substanzen hemmen, wie auch Ciclosporin, das Enzym Calcineurin-Phosphatase, das zur Aktivierung sog. nukleärer Transkriptionsfaktoren v. a. für aktivierende Zytokine notwendig ist.

Tacrolimus (Protopic 0,03% und 0,1%) liegt als Salbe vor und ist die etwas wirkstärkere Substanz. Pimecrolimus (Elidel-Creme) besitzt zusätzlich noch antientzündliche Eigenschaften (Wolff u. Stuetz 2004).

Wenn auch die Effektivität bei Erwachsenen noch nicht befriedigend ist, so lassen sich Kinder, v. a. nach einer kurzen topischen Kortikoidinitialtherapie, gut mit beiden Makrolaktamen behandeln. Ein zu Behandlungsbeginn meist vorhandenes Brennen an der Auftragsstelle gibt sich meist im Verlauf der Therapie.

Hautpflegetherapie

Die regelmäßige Pflege der Haut auch zu Zeiten der Erscheinungsfreiheit oder bei nur minimaler Krankheitsausprägung hat auch bei der Psoriasis im Kindesalter eine wichtige Bedeutung. Reizerscheinungen an der Haut, wie sie z. B. durch Austrocknung (häufiges Baden oder Duschen, Aufenthalt in geheizten Räumen mit geringer Luftfeuchte, z. B. in Kindergärten und Schulen) entstehen können, sind in der Lage, eine Psoriasis zu verschlechtern oder neue Herde entstehen zu lassen. Daher sollte den Eltern empfohlen werden, täglich die Haut der betroffenen Kinder mit entsprechenden topischen Produkten zu pflegen. Ältere Kinder sollten das Auftragen von Externa selber lernen und in ihren Tagesrhythmus einbauen.

Zur Pflege eignen sich sowohl apothekenpflichtige Zubereitungen als auch Fertigpräparate und Rezepturen, die dem kindlichen Hauttyp angepasst sind. Bei sehr trockener

Haut eignen sich besonders ureahaltige Produkte (bis zu 10%ig für den Körper, bis zu 3%ig für das Gesicht).

Die tägliche Hautpflege durch die Eltern hat bei kleinen Kindern neben dem medizinischen Effekt den wichtigen Aspekt der engen Zuwendung, der gerade bei hautkranken Kindern wesentlich zur Krankheitsverarbeitung beiträgt.

24.7.2 Lichttherapie

Die Behandlung mit UV-Licht ist ein wesentlicher Bestandteil der Psoriasistherapie für mittelgradig ausgeprägte Formen bis hin zur schweren Psoriasis.

Nach neuen wissenschaftlichen Erkenntnissen wirken sowohl UV-B- als auch UV-A-Licht lokal immunsuppressiv und führen zu zahlreichen Effekten besonders in der Epidermis und Dermis. Dabei unterscheiden sich UV-A- und UV-B-Licht besonders durch die unterschiedliche Eindringtiefe in die Haut (UV-A bis in die tiefe Dermis, UV-B bis zum Papillarkörper) und die zur Erzielung einer Reaktion erforderliche »minimale Erythemdosis« (MED), die für UV-A bei einem Patienten mit Hauttyp II nach Fitzpatrick (Kap. 34) im Bereich von 30 J/cm^2 und für UV-B bei 0,04 J/cm^2 liegt. Die Kombination von UV-A mit einem Photosensibilisator (meist 8-Methoxypsoralen) weist als Photochemotherapie oder PUVA (Psoralen + UV-A) den stärksten antipsoriatischen Effekt auf.

Beide therapeutisch verwendeten UV-Qualitäten führen bei der Psoriasis zu einer schnellen Verminderung des entzündlichen Infiltrates und auch zu einer Normalisierung der gesteigerten Keratinozytenproliferation. Neben der Verminderung und funktionellen Hemmung von antigenpräsentierenden Zellen wird die Expression besonders des für T-Lymphozyten wichtigen Adhäsionsmoleküls ICAM-1 auf Keratinozyten herabgesetzt. Durch Induktion des programmierten Zelltodes (Apoptose) v. a. bei T-Lymphozyten wird eine starke antientzündliche Wirkung erreicht.

❗ **Cave:**
Die Anwendung von UV-Licht bei der Psoriasis im Kindesalter sollte schwereren Formen der Erkrankung vorbehalten bleiben.

Zu bedenken ist hier die höhere UV-Empfindlichkeit der kindlichen Haut ebenso wie das erhöhte Lebenszeitrisiko für die spätere Entwicklung UV-induzierter Hauttumoren, v. a. von Spinaliom und Basaliom. Dabei kann eine langfristige UV-B-Therapie genauso problematisch wie eine kurzfristige Photochemotherapie sein. Die alleinige UV-A-Therapie (»Solarium«) ist bei der Psoriasis auch im Kindesalter nur sehr wenig wirksam und sollte wegen der trotzdem vorhandenen Nebenwirkungen nicht verwendet werden.

Die Indikation zur UV-Therapie im Kindesalter sollte daher eng gestellt und v. a. durch Kombination mit topischen Medikamenten die notwendige Lichtdosis möglichst gering gehalten werden.

UV-B-Phototherapie

Licht aus dem UV-B-Spektrum (280–320 nm) wird als »selektive UV-Phototherapie« (SUP) häufig zur Behandlung der Psoriasis auch im Kindesalter eingesetzt. Hierbei können das Breitspektrum-UV-B oder das Schmalspektrum-UV-B (311 nm) verwendet werden. Die Therapie mit der 311-nm-Lampe (Philips TL 01) kann im Kindesalter durch die gute Steuerbarkeit und die geringere Gefahr von Überdosierungen mit Erfolg eingesetzt werden und gilt heute als Standard der UV-B-Therapie. Bevorzugt sollte die UV-B-Therapie auch mit topischen Medikamenten, wie Vitamin-D$_3$-Analoga, lokalen Kortikosteroiden oder auch Anthralin, kombiniert werden.

Für ältere Kinder kann auch die Balneophototherapie mit Erfolg eingesetzt werden. Hier folgt auf ein Bad mit hochkonzentrierter Sole (>20%) die Bestrahlung mit UV-B-Licht.

Photochemotherapie (PUVA)

Die PUVA-Therapie kann auf verschiedene Weise durchgeführt werden. Bei der klassischen PUVA-Behandlung wird der Photosensibilisator oral eingenommen und nach einer etwa 2-stündigen Latenz mit UV-A bestrahlt. In den letzten Jahren hat sich besonders die Bade-PUVA-Therapie bewährt, bei der der Photosensibilisator über das Badewasser der Haut zugeführt wird. Die Vorteile liegen in einer fehlenden systemischen Wirkung des Photosensibilisators und in einer insgesamt geringeren Gesamt-UV-A-Dosis. Neu ist die Anwendung des Photosensibilisators in Cremeform mit anschließender UV-A-Bestrahlung, die als »Creme-PUVA« bezeichnet wird. Bei dieser Therapie ist es möglich, gezielt bestimmte betroffene Areale zu behandeln.

24.7.3 Systemische Psoriasistherapie

Die systemische Therapie wird immer dann notwendig, wenn die Psoriasis große Teile des Integumentes einnimmt, die Krankheitsaktivität hoch ist (häufige Rezidive) oder eine Psoriasisarthritis besteht. Vorteile der systemischen Therapie bestehen in der guten Wirksamkeit und der einfachen Durchführung. Nachteile können durch die systemische Anwendung der Pharmaka mit entsprechenden unerwünschten Arzneimittelwirkungen und eventueller direkter oder indirekter Langzeittoxizität bestehen.

Die Indikation zur systemischen Therapie der Psoriasis sollte bei Kindern jedoch strenger als bei Erwachsenen gestellt werden. Eine engmaschige Kontrolle der Patienten und die gute Zusammenarbeit zwischen Dermatologen und Pädiater ist bei allen systemischen Therapieverfahren unbedingt notwendig.

Ciclosporin

Das Immunsuppressivum Ciclosporin (Sandimmun optoral, Immunosporin) zählt zu den Standardtherapeutika der schweren Psoriasis vulgaris. Jedoch können auch pustulöse Psoriasisformen und auch die Psoriasisarthritis erfolgreich mit Ciclosporin behandelt werden. Insbesondere die entzündliche Komponente der psoriatischen Gewebereaktion wird von Ciclosporin beeinflusst.

Einzelne Berichte in der Literatur zeigen, dass Ciclosporin auch bei Kindern eingesetzt werden kann. Weitergehende Erfahrungen v. a. über eine Langzeittherapie mit Ciclosporin bestehen bei Kindern nicht.

Kinder benötigen eine insgesamt höhere Dosierung von Ciclosporin als Erwachsene. Die Einstiegsdosis sollte daher 5 mg/kgKG/Tag, verteilt auf eine morgendliche und eine abendliche Gabe, betragen. Vorzugsweise sollte die Trinklösung eingesetzt werden. Nach Ansprechen auf die Therapie muss die Ciclosporin-Dosis schrittweise (etwa 10–25 mg alle 2–4 Wochen) auf eine individuelle Erhaltungsdosis reduziert werden (Mrowietz 1995; Perrett et al. 2003).

Als unerwünschte Arzneimittelwirkung kann v. a. eine Einschränkung der Nierenfunktion auftreten. Laborchemische Kontrollen gelten insbesondere den Nierenfunktionsparametern Serumkreatinin und Serumharnstoff. Die Bestimmung der Ciclosporin-Blutspiegel kann zur Steuerung der Therapie wegen fehlender Korrelation zum klinischen Erfolg nicht empfohlen werden.

Die Therapie der schweren Psoriasis im Kindesalter mit Ciclosporin v. a. in der Form der Kurzzeittherapie (<1/2 Jahr) und in der Kombination mit topischen Pharmaka (z. B. Anthralin, Vitamin-D_3-Analoga) ist aufgrund des Wirkmechanismus und der fehlenden kumulativ-toxischen Effekte daher bei strenger Indikationsstellung und ärztlicher Kontrolle gut möglich.

Acitretin

Die Behandlung von Kindern mit aromatischen Retinoiden ist prinzipiell möglich, erfordert jedoch eine sorgfältige Beachtung der hierfür notwendigen Überwachungsmaßnahmen. Für die Therapie der Psoriasis ist der Wirkstoff Acitretin (Neotigason) zugelassen. Eine Monotherapie mit Acitretin ist bei der Psoriasis vom Plaquetyp weniger wirksam als andere systemische Medikamente, jedoch können bei pustulösen Psoriasisformen gute Behandlungsresultate erzielt werden. Somit kommt Acitretin besonders als Ausweichpräparat bei Kindern zum Einsatz.

Zu beachten ist insbesondere die Wirkung von Acitretin auf den Knochenstoffwechsel und damit auf das Knochenwachstum. Zur Kontrolle werden die Überwachung der Wachstumsparameter (Größe, Wachstumsgeschwindigkeit) und ggf. Röntgenuntersuchungen (Wirbelsäule, Ellbogen, Handgelenke) vor Behandlungsbeginn und in jährlichen Abständen empfohlen. Von einer Langzeittherapie (>1 Jahr) wird besonders bei Kindern unter 7 Jahren abgeraten.

Die Einstiegsdosis beträgt 1,0 mg/kgKG/Tag, die Erhaltungsdosis nach Ansprechen auf die Therapie 0,2 mg/kgKG/Tag. Eine Maximaldosis von 35 mg/Tag sollte bei Kindern nicht überschritten werden.

Als unerwünschte Arzneimittelwirkungen können Hauttrockenheit, diffuse Alopezie, Knochen- und Muskelschmerzen auftreten. Laborchemisch kann eine Erhöhung der Serumlipide und/oder ein Anstieg der Leberenzyme beobachtet werden.

Fumarsäureester

Über die Behandlung der kindlichen Psoriasis mit Fumaraten gibt es bisher keine Studien in der wissenschaftlichen Literatur.

Die zur Therapie eingesetzten Präparate Fumaderm initial und Fumaderm enthalten Gemische verschiedener Fumarsäureester in unterschiedlicher Konzentration. Fumarate sind bei der Psoriasis vom Plaquetyp gut wirksam (Altmeyer et al. 1994). Unerwünschte Arzneimittelwirkungen sind v. a. Magen-Darm-Beschwerden und das Auftreten einer Flush-Symptomatik. Bei längerer Therapie können ein Absinken der Leukozytenzahlen mit Lymphopenie und eine Eosinophilie beobachtet werden.

Die Therapie mit Fumaraten erfolgt einschleichend nach einem Dosierungsschema, wobei mit der niedrig konzentrierten Zubereitung (Fumaderm initial) begonnen und nach 3 Wochen auf die höher konzentrierte Form (Fumaderm) umgestellt wird. Die Überwachung der Therapie sollte v. a. die Bestimmung der Leukozytenzahlen mit Differenzialblutbild sowie den Urinstatus beinhalten.

Bislang beschränkt sich die Erfahrung bei Kindern auf Einzelfallbeobachtungen (Günther et al. 2004). Jedoch stehen einer Therapie der Psoriasis im Kindesalter mit Fumaderm im Prinzip keine Bedenken entgegen.

Methotrexat

Das Zytostatikum Methotrexat (MTX) kann im Kindesalter nur bei einer sehr schwer verlaufenden Psoriasis als Medikament der Reserve eingesetzt werden. Besonders die schwere pustulöse Psoriasis und die Psoriasisarthritis mit akut-destruierendem Verlauf sprechen sehr gut auf die MTX-Therapie an.

In den wenigen vorliegenden Studien werden Dosierungen von MTX von etwa 15 mg/Woche oral angegeben (Kumar et al. 1994).

Ist aufgrund der Schwere der Psoriasis oder Psoriasisarthritis eine länger dauernde Behandlungspflicht zu erwarten, so ist die Kontrolle der MTX-Therapie auch durch eine Leberpunktion zu erwägen. Über den prädiktiven Wert der Messung von aminoterminalem Prokollagen III-Peptid im Serum zur frühzeitigen Erkennung struktureller Leberveränderungen unter MTX-Therapie gibt es bei Kindern bisher keine Erkenntnisse. Als empfindlicher Parameter für strukturelle Leberveränderungen wird die Verminderung von Serumalbumin angesehen (Van Dooren-Grebe et al. 1994).

Biologics

In den letzten Jahren wurden eine Reihe biotechnologischer Substanzen v. a. für rheumatoide Arthritis, M. Crohn, aber auch für die Psoriasis entwickelt. Diese sog. Biologics sind bisher jedoch nicht in Deutschland für die Psoriasisbehandlung zugelassen. Klinische Studien haben gezeigt, dass besonders die Antagonisten von TNF-α wie Infliximab (Remicade) hochwirksam sind. Für die Therapie von Kindern liegen bislang Erfahrungen mit dem TNF-α-Fusionsprotein Etanercept (Enbrel) zur Behandlung der juvenilen rheumatoiden Arthritis vor.

Auch wenn andere Erfahrungen noch fehlen, können diese parenteral zu verabreichenden Biologics bei strenger Indikationsstellung und wenn andere Verfahren nicht möglich oder nicht ausreichend sind, prinzipiell auch bei Kindern mit Psoriasis angewendet werden. Erste erfolgreiche Therapieversuche bei Kindern sind beschrieben (Menter u. Cush 2004).

Literatur

Altmeyer P, Matthes U, Pawlak F, Hoffmann K, Frosch PJ, Ruppert P et al. (1994) Antipsoriatic effect of fumaric acid derivatives. Results of a multicenter double-blind study in 100 patients. J Am Acad Dermatol 30: 977–981

Bowcock AM, Barker JN (2003) Genetics of psoriasis: the potential impact on new therapies. J Am Acad Dermatol 49: S51–S56

Chaudhari U, Romano P, Mulcahy LD, Dooley LT, Baker DG, Gottlieb AB (2001) Efficacy and safety of infliximab monotherapy for plaque-type psoriasis: a randomised trial. Lancet 9; 357: 1842–1847

Christophers E, Henseler T (1990) Psoriasis type I and type II as subtypes of nonpustular psoriasis. In: Roenigk HH, Maibach H (eds) Psoriasis, 2nd edn. Marcel Dekker, New York, pp 15–21

Christophers E, Mrowietz U (1995) The inflammatory infiltrate in psoriasis. Clinics in Dermatology 13: 131–135

Elder JT, Nair RP, Henseler T, Jenisch S, Stuart P, Chia N et al. (2001) The genetics of psoriasis 2001: the odyssey continues. Arch Dermatol 137: 1447–1454

Enerbäck C, Martinsson T, Inerot A, Wahlström J, Enlund F, Yhr M et al. (1997) Significantly earlier age of onset for the HLA-Cw6-positive than for the Cw6-negative psoriatic sibling. J Invest Dermatol 109: 695–696

Freeman AK, Linowski GJ, Brady C, Lind L, Vanveldhuisen P, Singer G et al. (2003) Tacrolimus ointment for the treatment of psoriasis on the face and intertriginous areas. J Am Acad Dermatol 48: 564–568

Gearing AJH, Fincham NJ, Bird CR, Wadhwa M, Meager A, Cartwright JE et al. (1990) Cytokines in skin lesions of psoriasis. Cytokine 2: 68–75

Günther CH, Schmitt J, Wozel G (2004) Erfolgreicher Einsatz von Fumarsäureestern bei einer 14-jährigen Patientin mit Psoriasis vulgaris. Haut 15: 28–30

Höhler T, Kruger A, Schneider PM, Schopf RE, Knop J, Rittner C et al. (1997) A TNF-α promotor polymorphism is associated with juvenile onset psoriasis and psoriatic arthritis. J Invest Dermatol 109: 562–565

Kumar B, Dhar S, Handa S, Kaur I (1994) Methotrexate in childhood psoriasis. Pediatr Dermatol 11: 271–273

Menter MA, Cush JM (2004) Successful treatment of pediatric psoriasis with infliximab. Pediatr Dermatol 21: 87–88

Mrowietz U (1995) Safety considerations with cyclosporin and other systemic therapy in the treatment of severe psoriasis. A comparative overview. Clin Drug Invest 10, Suppl 1: 36–44

Oranje AP, Marcoux D, Svensson A, Prendiville J, Krafchik B, Toole J et al. (1997) Topical calcipotriol in childhood psoriasis. J Am Acad Dermatol 36: 203–208

Perrett CM, Ilchyshyn A, Berth-Jones J (2003) Cyclosporin in childhood psoriasis. J Dermatolog Treat 14: 113–118

Scott LJ, Dunn CJ, Goa KL (2001) Calcipotriol ointment. A review of its use in the management of psoriasis. Am J Clin Dermatol 2: 95–120

Van Dooren-Greebe RJ, Kuijpers ALA, Mulder J, De Boo T, Van de Kerkhof PCM (1994) Methotrexate revisited: Effects of long-term treatment in psoriasis. Br J Dermatol 130: 204–210

Weinstein GD (1997) Tazarotene gel: efficacy and safety in plaque psoriasis. J Am Acad Dermatol 37: S33–S38

Wolff K, Stuetz A (2004) Pimecrolimus for the treatment of inflammatory skin disease. Expert Opin Pharmacother 5: 643–655

Zvulunov A, Anisfeld A, Metzker A (1994) Efficacy of short-contact therapy with dithranol in childhood psoriasis. Int J Dermatol 33: 808–810

Papulöse und erythrosquamöse Dermatosen

R. Fölster-Holst

25.1	Einleitung – 403	25.4	Parapsoriasisgruppe – 411
		25.4.1	Pityriasis lichenoides – 411
25.2	Entzündliche Dermatosen – 403	25.4.2	Lymphomatoide Papulose – 412
25.2.1	Pityriasis rubra pilaris – 403	25.4.3	Parapsoriasis »en plaques« – 413
25.2.2	Pityriasis rosea – 405		
25.2.3	Reiter-Syndrom – 407	25.5	Perforierende Dermatosen – 413
		25.5.1	Elastosis perforans serpiginosa – 413
25.3	Lichen ruber und lichenoide Erkrankungen – 408	25.5.2	Reaktive perforierende Kollagenose – 414
		25.5.3	Perforierende Follikulitis – 415
25.3.1	Lichen ruber – 408	25.5.4	Morbus Kyrle – 416
25.3.2	Lichen nitidus – 409	25.5.5	Perforierendes Granuloma anulare – 416
25.3.3	Lichen striatus – 410	25.5.6	Pseudoxanthoma elasticum – 416
25.3.4	Lichen aureus – 410		

Literatur – 417

25.1 Einleitung

Papulöse und erythrosquamöse Dermatosen umfassen eine Reihe häufiger Erkrankungen der Haut, die durch umschriebene Substanzzunahme (Papel), Erythem und Schuppung gekennzeichnet sind. Am häufigsten sind sie Ausdruck chronischer Ekzemerkrankungen und der Psoriasis, die in den Kap. 21–23 behandelt werden. Das Spektrum der Differenzialdiagnosen papulöser und erythrosquamöser Dermatosen ist groß und wird in diesem Kapitel besprochen.

25.2 Entzündliche Dermatosen

Die schuppende Papel oder das schuppende Erythem kennzeichnen morphologisch die Dermatosen, die in diesem Abschnitt besprochen werden. Gemeinsames histologisches Merkmal ist das oberflächliche perivaskuläre Infiltrat.

25.2.1 Pityriasis rubra pilaris

Synonyme. Devergie-Erkrankung, Besnier-Erkrankung, Stachelflechte.

Epidemiologie. Die Pityriasis rubra pilaris (PRP) ist eine seltene, chronisch entzündliche, meist erworbene Dermatose, die sich am häufigsten kurz vor der Pubertät manifestiert. 30% der Patienten mit PRP sind Kinder. Mädchen und Jungen sind gleich häufig betroffen. Das Erstmanifestationsalter zeigt 2 Gipfel, so im 1. und 5. Lebensjahrzehnt. Bei $^3/_4$ der Kinder bildet sich die PRP innerhalb von 3–4 Jahren spontan zurück. Selten zeigen Kinder eine schwere Verlaufsform.

Ätiologie. Bei der PRP besteht eine hyperproliferative Keratinisierungsstörung, deren Ätiologie nicht bekannt ist. Diskutiert wird eine Änderung im Vitamin-A-Metabolismus aufgrund einer genetisch defekten Synthese von retinolbindendem Protein, die zu einem verminderten Gehalt an Retinol in der Epidermis führt (Artik et al. 2003). Weiterhin werden auch einer veränderten Immunantwort auf Antigenreize sowie bakteriellen Superantigenen eine pathogenetische Rolle zugeschrieben (Betloch et al. 2001). Dies lässt sich gut mit der Beobachtung vereinbaren, dass der PRP häufig ein Infekt vorausgeht.

Klinisches Bild. Die Leitmorphe der PRP ist eine stecknadelkopf- bis linsengroße, rote, follikulär gebundene hyperkeratotische Papel auf gerötetem Grund, die bevorzugt über den Ellbogen, Knien und Streckseiten der proximalen Phalangen lokalisiert ist (Abb. 25.1). Die Konfluenz der Papeln führt zu erythrosquamösen Plaques mit den Prädilektionsstellen der seitlichen Halspartie, des Nackens sowie der Extremitätenstreckseiten. Das Gesicht ist häufig betroffen (Abb. 25.2); ein Ektropium kann vorkommen. Bei vielen Patienten zeigt sich die PRP zuerst an der Kopfhaut.

Eine Ausdehnung der Erkrankung ist bis zu einer Suberythrodermie möglich.

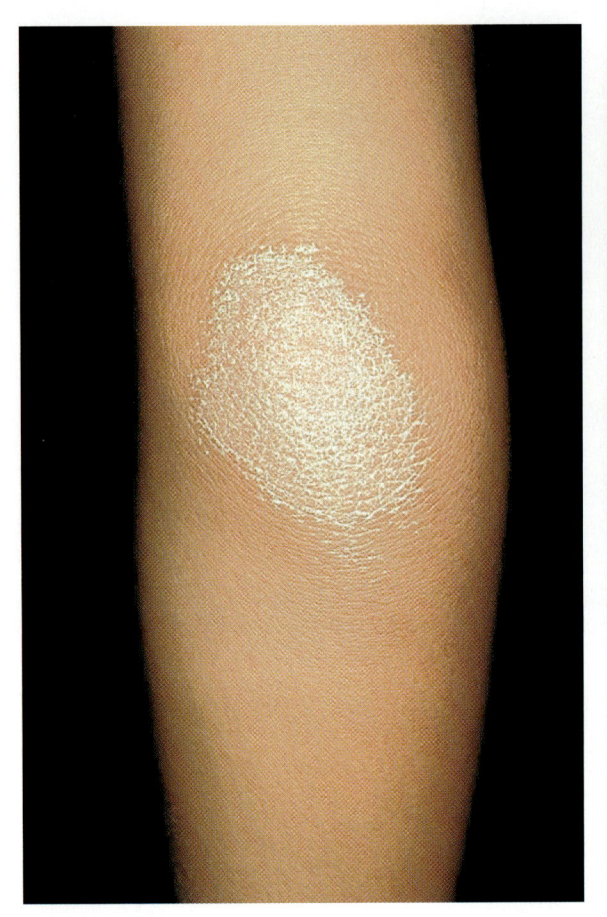

Abb. 25.1. Pityriasis rubra pilaris bei einem 7-jährigen Jungen. Herdförmige Anordnung der follikulären keratotischen Papeln an typischer Prädilektion

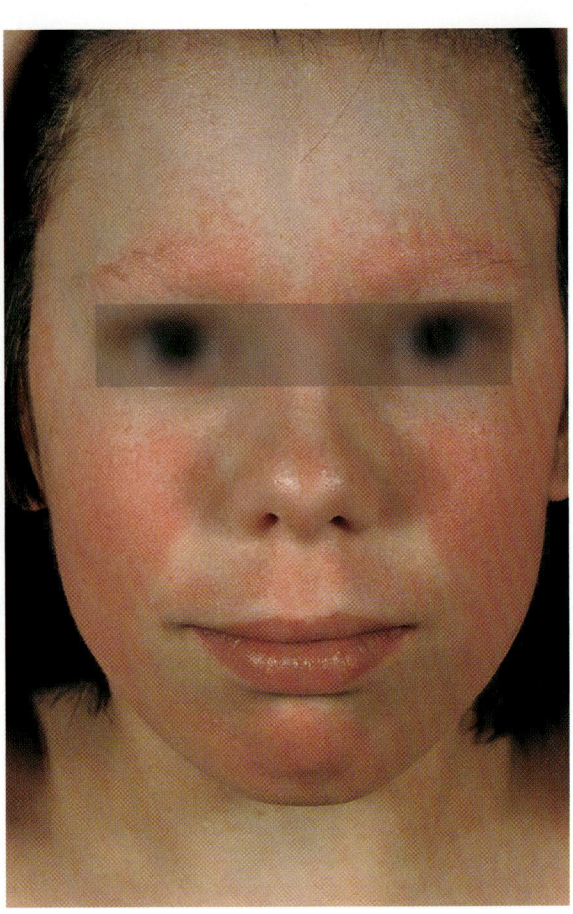

Abb. 25.2. Pityriasis rubra pilaris bei einem 13-jährigen Mädchen. Diffuses Erythem, besonders im Augenbrauen- und Wangenbereich

> Inseln normaler Haut (»nappes claires«), ein wesentliches diagnostisches Merkmal der PRP, verhindern die Ausbildung einer kompletten Erythrodermie. Zu den klinischen Leitsymptomen gehören neben »nappes claires« lachsfarbene palmoplantare Keratosen (Abb. 25.3), die mit der Bildung schmerzhafter Rhagaden einhergehen können.

Selten entwickeln die Patienten eine exfoliative Form der PRP, die mit Fieber, Gelenkschmerzen, Abgeschlagenheit und generalisiertem Pruritus verbunden ist. Hautanhangsgebilde und Schleimhäute können bei der PRP mitbetroffen sein. Zu den Nagelveränderungen zählen subunguale Hyperkeratosen, longitudinale Einrisse und Splitterblutungen. Die Wangenschleimhaut kann Weißverfärbungen (Plaques, punktförmige Maculae, Linien) und Erosionen aufweisen.

Die 1980 von Griffith und Mitarbeitern empfohlene klinische Einteilung der PRP in 5 Typen wurde 2001 um die HIV-assoziierte Form erweitert (Griffith u. Ozluer 2001; Tabelle 25.1). Kinder bieten am häufigsten den zirkumskripten juvenilen Typ (Typ IV) mit Befall von Ellbogen und Knien. Die Prognose ist gut.

Histologie. Die follikulären Papeln zeigen einen follikulären Keratinpfropf, umgeben von einer Parakeratose. Erythrosquamöse Plaques zeichnen sich durch eine irreguläre

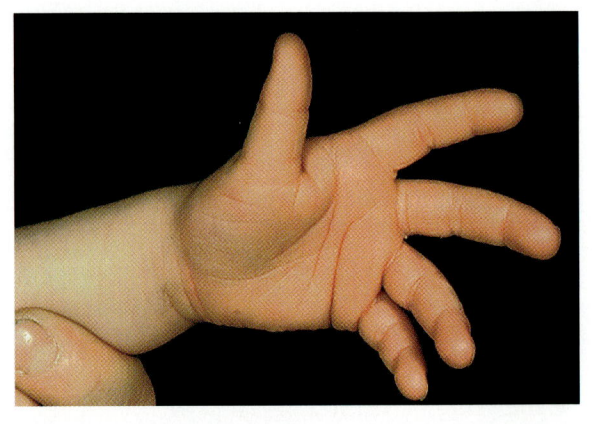

Abb. 25.3. Pityriasis rubra pilaris bei einem 3-jährigen Mädchen. Lachsfarbene Hyperkeratosen palmar

◘ **Tabelle 25.1.** Klassifikation der PRP. (Nach Griffith u. Ozluer 2001)

Typ	Häufigkeit (Prozentzahl der Patienten)	Klinik	Prognose (Prozentsatz der Patienten mit Abheilung in den ersten 3 Jahren)
Klassischer Erwachsenentyp	55	Suberythrodermie mit »nappes claires«, lachsfarbenem Keratoderm, Ektropium und Nagelveränderungen möglich	81
Atypischer Erwachsenentyp	5	Chronischer Verlauf, Variation im klinischen Bild (ekzematös, ichthyosiform)	20
Klassischer juveniler Typ	10	Erstmanifestation in den ersten 2 Jahren, klinisch wie Typ I	16
Zirkumskripter juveniler Typ	25	Erstmanifestation in der Präpubertät, an Knien und Ellbogen lokalisiert, häufigster Typ im Kindesalter	32
Atypischer juveniler Typ	5	Familiärer Typ, frühe Erstmanifestation, häufig generalisiert, chronischer Verlauf	0

Akanthose sowie durch eine diffuse Hyper- und Parakeratose im Wechsel (Schachbrettmuster) aus. Die Dermis bietet ein mäßiggradiges superfizielles perivaskuläres lymphohistiozytäres Infiltrat. Vakuolige Degeneration des Basalzelllagers mit Ausdehnung entlang der Haarfolikel ist ein häufiger histologischer Befund.

Therapie. Bei lokalem Befall ist eine externe Therapie (Pflege, Harnstoff- oder Vitamin-A-haltige Externa) ausreichend. Auch wurde über eine erfolgreiche externe Therapie mit Calcipotriol berichtet (van de Kerkhof 1994). Schwere Verläufe erfordern die systemische Gabe von aromatischen Retinoiden (Acitretin 0,5–0,7 mg/kgKG/Tag), deren Effekt über eine Keratinisierungshemmung zu erklären ist (Fox 1985).

❗ **Cave:**
Mögliche Nebenwirkungen (Teratogenität, vorzeitiger Epiphysenschluss, Alopezie, erhöhte Blutfette, Leberfunktionsstörungen u. a.) erfordern Verhütungsmaßnahmen bei Mädchen im gebärfähigen Alter und ein engmaschiges Monitoring (Brecher u. Orlow 2003).

Bei Nichtansprechen ist die Kombination mit Lichttherapie zu erwägen (Kirby u. Watson 2000), die jedoch älteren Kindern ab 10 Jahren vorbehalten sein sollte. Das gilt auch für den Einsatz von Methotrexat und Azathioprin. Ciclosporin ist eine Alternative, die bei schweren Fällen im Kindesalter eingesetzt werden kann (Wetzig u. Sticherling 2003).

Differenzialdiagnose. Im Initialstadium mit Kopfhautbefall: seborrhoisches Ekzem. Hyperkeratotische Papeln im Bereich der Extremitäten: Keratosis pilaris, Lichen ruber, Lichen nitidus. Bei Konfluenz zu Plaques: Psoriasis (wichtigste Differenzialdiagnose), nummuläres Ekzem, Pityriasis rosea, Arzneimittelexantheme; nicht zu vergessen die sekundäre Syphilis.

> Als wichtigste Unterscheidungsmerkmale zu den Differenzialdiagnosen gelten der charakteristische lachsfarbene Farbton und die »nappes claires« der PRP.

25.2.2 Pityriasis rosea

Synonyme. Röschenflechte, Gibert-Erkrankung.

Epidemiologie. Die Pityriasis rosea (PR) ist eine häufige, akut auftretende, spontan abheilende Dermatose, die sich v. a. in der Adoleszenz manifestiert. 1% der dermatologischen Patienten leiden unter der PR, die bei beiden Geschlechtern gleich häufig auftritt. Im Sommer wird die Erkrankung seltener beobachtet als in den übrigen Jahreszeiten.

Ätiologie. Die Ätiologie ist ungeklärt. Der Verlauf macht eine infektiöse Ursache wahrscheinlich. Drago et al. (1997) konnten im Plasma und den Hautläsionen ihrer 12 untersuchten Patienten mittels PCR das humane Herpesvirus 7 (HHV-7) nachweisen. Die Kontrolluntersuchungen bei Hautgesunden waren negativ. Andere Arbeitsgruppen fanden diese Assoziation nicht (Yildrim et al. 2004).

Klinisches Bild. Prodromi mit Abgeschlagenheit, Fieber, Pharyngitis, Lymphadenopathie oder Kopfschmerzen können dem Exanthem vorausgehen. An der Haut beginnt die PR mit dem »Primärmedaillon«, einer 1–5 cm großen, runden oder ovalen erythematösen Einzelläsion, die sich am häufigsten am Stamm und den proximalen Extremitäten zeigt. Im Zentrum blasst sie schnell ab und bietet im Randbereich eine Schuppenkrause. Innerhalb der nächsten 1–2 Wochen zeigt sich die Generalisierung der PR in der Eruption von multiplen »Tochterherden«, die morphologisch bis auf die Größe (bis 2 cm) mit dem Primärmedaillon identisch sind. Prädilektionsstellen sind Stamm, Hals und proximale Extremitätenabschnitte. Die Anordnung in den Spaltlinien der Haut lässt das Exanthem in einem typischen Verteilungsmuster erscheinen (Abb. 25.4).

Die Einzelläsion bietet ein wichtiges diagnostisches Zeichen: eine collerette-artige Schuppung mit einer nach innen gerichteten Schuppenkrause (halskrausenartig; Abb. 25.5). Die Dauer der Erkrankung ist variabel, das reicht von 3 Wochen bis zu 6 Monaten. Leichter Juckreiz kann das Exanthem begleiten.

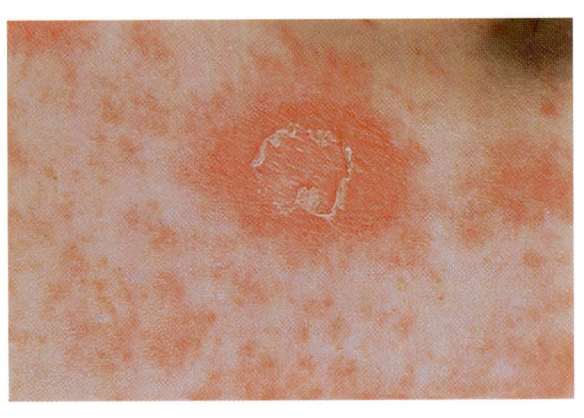

Abb. 25.5. Pityriasis rosea bei einem 12-jährigen Jungen. Einzelläsion mit typischer Colerette-Schuppung

> Gerade im Kindesalter kann die Pityriasis rosea morphologisch und von der Verteilung her atypisch verlaufen. So wurden vesikulöse, urtikarielle, purpuriforme und EEM-artige Läsionen beschrieben. Einseitiges Auftreten und Befall des Gesichts und der Mundschleimhaut wurden beobachtet.

Histologie. Histologisch zeigt sich die PR je nach Stadium als subakute oder chronische Dermatitis mit Spongiose und Akanthose sowie fokaler Parakeratose. Es besteht ein mildes perivaskuläres lymphohistiozytäres Infiltrat.

Therapie. Eine Therapie ist in den meisten Fällen nicht erforderlich.

> Die Patienten sollten darauf hingewiesen werden, dass die Haut extrem empfindlich auf Irritationen, v. a. verstärkte Waschprozeduren reagiert. Ekzematisierung und damit verzögerte Abheilung sind die Folge und können die Lebensqualität erheblich beeinträchtigen (Chuh 2003).

Ist diese Maßnahme nicht ausreichend, so kann Erythromycin systemisch eingesetzt werden, das eine hohe Effektivität aufweist (Sharma et al. 2000; Effektivität durch eigene Erfahrung bestätigt), die vermutlich auf einen antientzündlichen und immunmodulatorischen Effekt zurückzuführen ist. Alternativ ist bei älteren Kindern die Kombination von milden Kortikosteroiden (topisch) und UV-B-Bestrahlungen zu erwägen.

Differenzialdiagnose. Das Primärmedaillon erinnert an eine Tinea corporis. Die Differenzialdiagnosen des Exanthems sind breit gefächert: Psoriasis guttata, Parapsoriasis en plaques, Pityriasis lichenoides, Arzneimittelexantheme, Pityriasis versicolor, Tinea corporis, nummuläres Ekzem (**Cave:** immer auch an sekundäre Syphilis denken).

> Primärmedaillon, Anordnung der Tochterherde im Verlauf der Spaltlinien und die Collerette-Schuppung sind diagnoseweisend für die Pityriasis rosea.

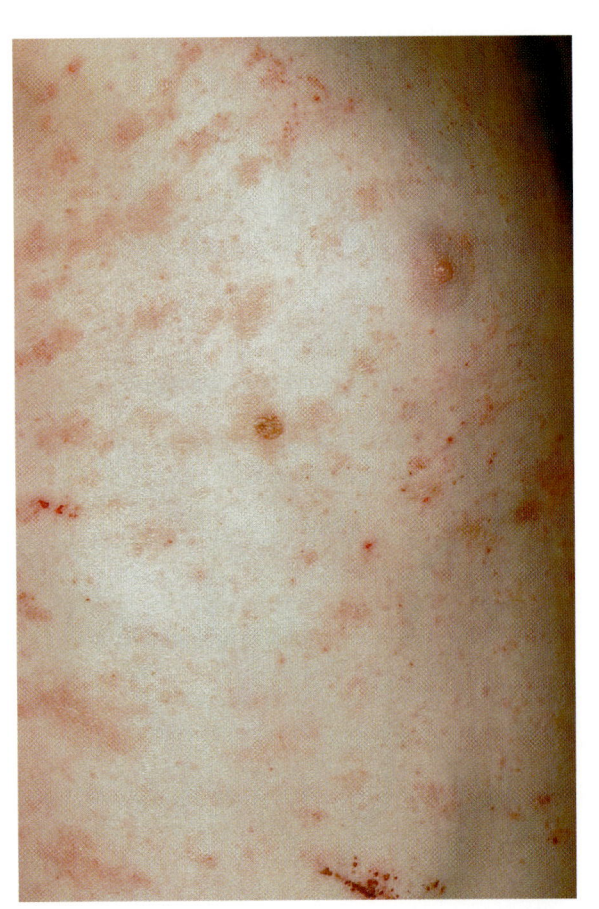

Abb. 25.4. Pityriasis rosea bei einem 10-jährigen Jungen. Typische Anordnung in den Spaltlinien der Haut

25.2.3 Reiter-Syndrom

Synonyme. M. Reiter, Keratoderma blenorrhagicum, Fiessinger-Leroy-Syndrom.

Epidemiologie. Das Reiter-Syndrom (RS) ist eine seltene, entzündliche Systemerkrankung, die zu 90% HLA-B27-assoziiert ist. RS ist eine Erkrankung des jungen Mannes (90% der Patienten sind Männer im Alter von 20–40 Jahren). Bei Kindern und Frauen kommt die Erkrankung selten vor.

Ätiologie. Die genetische Determinierung (HLA-B27-assoziiert) scheint Voraussetzung für die Erkrankung zu sein. Als Manifestationsfaktoren kommen unterschiedliche Infekte in Betracht: gastrointestinale Infektionen wie Shigellen, Yersinien und Salmonellen, weiterhin Chlamydien und HIV-Infektionen u. a.

Haut/Schleimhaut

Leitmorphe des RS ist das Keratoderma blenorrhagicum palmoplantar, das bei 25% der Kinder mit RS auftritt (Cuttica et al. 1992). Für kurze Zeit prägen Bläschen das Bild, die sich schnell pustulös umwandeln. Das Keratoderma blenorrhagicum ist charakterisiert durch zirzinäre Hyperkeratosen mit von Schuppenkrusten bedeckten Erosionen und Pusteln. Mit dem hyperkeratotischen Zentrum sieht das Keratoderma blenorrhagicum austernschalenähnlich aus.

Erythematosquamöse *psoriasiforme* Hautveränderungen zeigen sich v. a. an der Kopfhaut und am Stamm (Nabelregion).

Die *Balanitis circinata,* die bei 50% der Kinder mit RS auftritt (Cuttica et al. 1992), ist durch flache, feuchte Erosionen mit einem serpiginösen pustulösen Randsaum gekennzeichnet. Die symmetrische Konjunktivitis, der asymmetrische Befall mehrerer Gelenke, eine asymptomatische Urethritis mit sterilem purulentem Ausfluss vervollständigen das klinische Bild.

> Die meisten Patienten bieten nicht das Vollbild eines Reiter-Syndroms.

Etwa die Hälfte der Patienten zeigt nach einigen Monaten eine Abheilung.

Histologie. Die spongiforme Pustel (Kogoj) im frühen Stadium ist von der pustulösen Psoriasis nicht zu unterscheiden. Später prägen kompakte Hyperparakeratosen mit eingestreuten Neutrophilen das histologische Bild, wie sie auch für die Psoriasis typisch sind.

Labor.

> HLA-B27-Antigen-positiv.

ANA und Rheumafaktor sind negativ. Erhöhte BSG und Leukozytose. Diagnostische Abklärung der oben genannten Triggerfaktoren (HIV, Stuhlproben und Urethralabstriche).

Röntgen. Radiologisch sind periostale Knochenneubildungen und Syndesmophytenbildung durch Kalzifizierungen der Ligamente typisch.

Therapie. Die Therapie beinhaltet die Beseitigung der Triggerfaktoren sowie antiinflammatorische Therapiemaßnahmen. Im Kindesalter werden topische Kortikosteroide der Klasse 1–3 (altersabhängig) in Kombination mit Keratolytika (Salicylsäure, Harnstoff, Calcipotriol) zur Behandlung der mukokutanen Veränderungen eingesetzt. Ist die topische Therapie nicht ausreichend, so ist eine Behandlung mit aromatischen Retinoiden (Neotigason) oder mit Immunmodulatoren (Ciclosporin) in Erwägung zu ziehen.

Bei der Urethritis haben sich Antibiotika (Doxyzyklin bei älteren Kindern: 2-mal 100 mg/Tag, bei jüngeren Kindern Erythromycin: 30–50 mg/kgKG/Tag) bewährt. Zur Behandlung der Konjunktivitis werden kortison- oder antibiotikahaltige Augentropfen eingesetzt. Die akute Arthritis erfordert Ruhigstellung und entsprechende Lagerung der Gelenke.

Bei Nichtansprechen der Arthritiden auf nichtsteroidale Antiphlogistika werden Kortikosteroide intraartikulär eingesetzt. Extrem schwere Fälle erfordern die systemische Gabe von Kortikosteroiden (Prednisolon 40–60 mg/Tag), MTX (bis 20 mg/Woche i.v.), Ciclosporin (Kiyohara et al. 1997) oder TNF-α-Antagonisten (Gaylis 2003).

Differenzialdiagnose. Das RS unterscheidet sich von der Psoriasis vulgaris durch eine stärkere exsudative Komponente. Diese kennzeichnet auch die Psoriasis pustulosa, die jedoch nicht mit dem Befall anderer Organe wie Augen und Urogenitaltrakt einhergeht.

Bei der Psoriasis arthropathica sind v. a. die distalen Gelenke betroffen. Die Arthritis des RS erfordert die Abgrenzung zur juvenilen rheumatoiden Arthritis und zur Arthritis der Gonorrhö, die durch Fieber und pustulonekrotische Läsionen an den Akren gekennzeichnet ist. Weiterhin gelten das Kawasaki-Syndrom und die Borreliose als Differenzialdiagnose, die jedoch noch andere typische Symptome aufweisen und keine Assoziation zum HLA-B27 zeigen.

25.3 Lichen ruber und lichenoide Erkrankungen

Der Lichen ruber planus und lichenoide Dermatosen sind erworbene Erkrankungen, die durch lichenoide (bandförmige) lymphohistiozytäre Infiltrate der oberen Dermis gekennzeichnet sind. Während der Lichen ruber planus und der Lichen nitidus eine Generalisierung erfahren können, bleiben der Lichen striatus und der Lichen aureus umschrieben.

25.3.1 Lichen ruber

Synonyme. Knötchenflechte, Lichen planus, Lichen ruber, Wilson-Erkrankung.

Epidemiologie. Der Lichen ruber planus (LRP) ist eine erworbene, chronische, stark juckende Dermatose mit einer Prävalenz von ca. 1%. Die Erkrankung ist am häufigsten im mittleren Erwachsenenalter (30–50 Jahre). 5–10% der Patienten sind Kinder mit einem Erstmanifestationsalter zwischen dem 1. Lebensjahr und der Adoleszenz.

Ätiologie. Die Ätiologie dieser T-Zell-vermittelten Autoimmunerkrankung ist ungeklärt. Auf die direkte Nachbarschaft von oralen LR-Läsionen und Amalgamfüllungen wurde vermehrt hingewiesen. Die Bedeutung des Amalgams als Auslöser des LR wird jedoch kontrovers diskutiert und betrifft hauptsächlich erwachsene Patienten (Eneström 1995). Die Assoziation von LRP zu Hepatitiden und *Hepatitis-B-Impfungen* wurde beschrieben (Schuh et al. 2002).

Medikamente (u. a. Antimalariamittel, Goldsalze, Arsenverbindungen, Diuretika, Antibiotika, Phenothiazine) können die Erkrankung provozieren, ebenso *mechanische Reize* (Koebner-Phänomen).

Klinisches Bild. Prädilektionsstellen sind die Beugeseiten von Handgelenken und Unterarmen (Abb. 25.6), Unterschenkel, seltener Stamm und Hals. Unterschiedlich große, polygonale, schieferfarbene Papeln, bedeckt von einer feinen weißlichen netzartigen Zeichnung (Wickham-Zeichnung) kennzeichnen morphologisch den LRP (Abb. 25.7). Die Patienten sind durch einen hartnäckigen Juckreiz beeinträchtigt. Ein Charakteristikum des LRP ist der ausgeprägte isomorphe Reizeffekt (Koebner-Phänomen).

> Juckende, schieferfarbene Papeln mit weißlicher netzartiger Zeichnung, betont im Bereich der Handgelenksbeugeseiten, sind diagnostisch wegweisend.

Schleimhautläsionen mit weißlichen retikulären Zeichnungen der Wangenschleimhaut (LR mucosae) treten bei Kin-

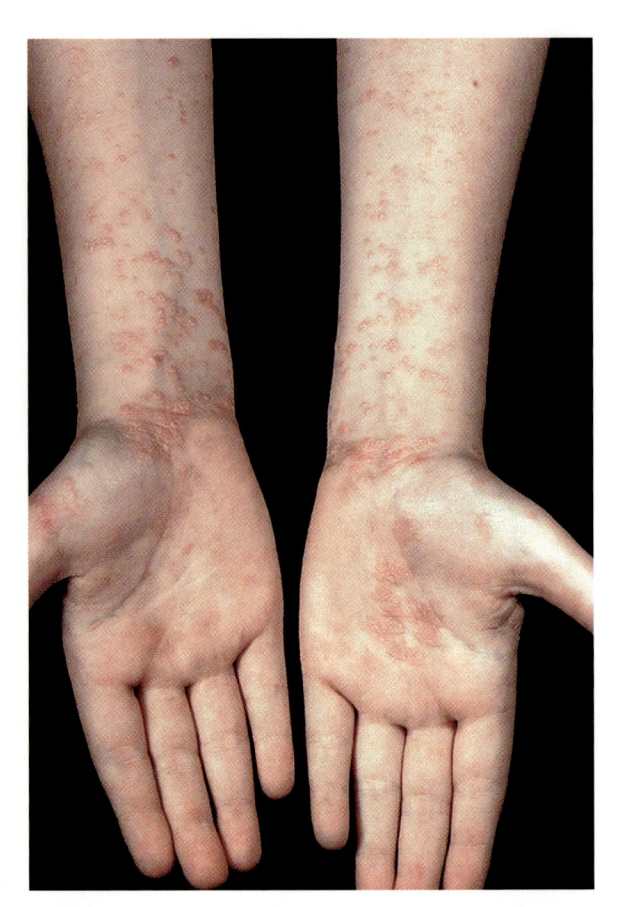

Abb. 25.6. Lichen ruber planus bei einem 6-jährigen Jungen. Schieferfarbene lichenoide Papeln in symmetrischer Verteilung an den Beugeseiten von Handgelenken und Unterarmen

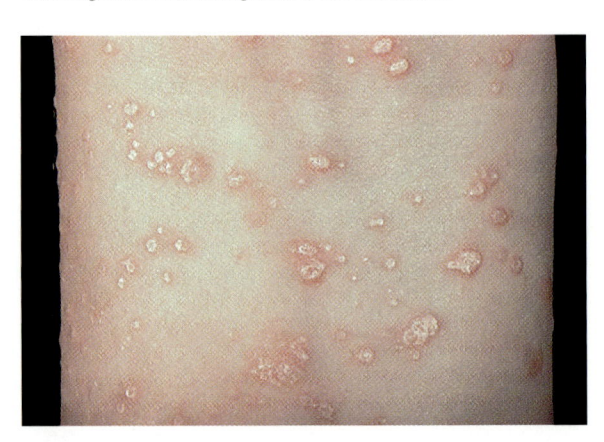

Abb. 25.7. Lichen ruber planus bei einem 6-jährigen Jungen. Polygonale schieferfarbene Papeln mit weißer netzartiger Zeichnung (Wickham)

dern seltener auf als bei Erwachsenen. Bei vielen Patienten heilt der LRP innerhalb von 1–2 Jahren ab.

Seltene Formen und Lokalisationen: LR der Haarfollikel mit vernarbender Alopezie (Graham-Little-Syndrom), Nagelveränderungen (Trachyonychie, Onychoschisis, subunguale Keratosen u. a.) linearer, verruköser, atrophisierender, bullöser LR (Sharma u. Maheshwari 1999). Die Möglichkeit einer ma-

25.3 · Lichen ruber und lichenoide Erkrankungen

lignen Entartung des verrukösen Lichen ruber (extrem selten im Kindesalter) ist zu bedenken (Campanati et al. 2003).

Histologie. Eine kompakte Orthohyperkeratose, keilförmige fokale Hypergranulose (Korrelat für die Wickham-Zeichnung), eine gezackte epidermale Hyperplasie sowie nekrotische Keratinozyten (»Civatte bodies«, »Kolloid-bodies«, »hyaline bodies«) kennzeichnen die epidermalen Veränderungen des LRP. Die verdickte papilläre Dermis zeigt ein perivaskuläres lichenoides lymphohistiozytäres Infiltrat, verbunden mit einer vakuoligen Degeneration des basalen Epithelzelllagers.

Therapie. Bei der Behandlung des LRP steht das Meiden von Provokationsfaktoren (▶ oben) im Vordergrund. Ein weiteres wichtiges Ziel ist zudem die Kontrolle des Juckreizes. Während bei lokalisierten Formen topische Kortikosteroide (altersabhängig Klasse I–III nach Niedner), ggf. in Kombination mit Antihistaminika, ausreichend sind, ist bei einem generalisierten Krankheitsbild die zusätzliche Lichttherapie bei Kindern >10 Jahre (UV-B, Bade-PUVA) empfehlenswert (von Kobyletzki 1997).

Differenzialdiagnose. Lichenoide Arzneimittelexantheme (Anamnese, eosinophile Granulozyten in der Histologie), Graft-vs-host-Erkrankung (bevorzugt akral, häufig mit sklerodermiformen Läsionen verbunden), Lichen nitidus (monomorphes Bild mit kleinen, spiegelnden, hautfarbenen Papeln), Verrucae planae juveniles (dunkler, stumpfe verruköse Oberfläche mit den Prädilektionsstellen Gesicht und Handrücken).

25.3.2 Lichen nitidus

Synonym. Pinkus-Erkrankung.

Epidemiologie. Der Lichen nitidus (LN) kommt selten vor und manifestiert sich im Kindesalter präpubertär mit Bevorzugung des männlichen Geschlechts (Jungen : Mädchen = 4 : 1).

Ätiologie. Die Ätiologie ist unbekannt. Gegen eine Variante des Lichen ruber planus, der hauptsächlich T-Helferzellen aufweist, spricht die Heterogenität des T-Zellinfiltrates des LN (Smoller u. Flynn 1992).

Klinisches Bild. Der LN bietet ein monomorphes Bild mit multiplen, winzigen, flachen, perlmuttartig spiegelnden, roten oder hautfarbenen, konisch zugespitzten Papeln.

> Die Papeln zeigen sich meist lokalisiert und einseitig, selten generalisiert (Kubota et al. 2002).

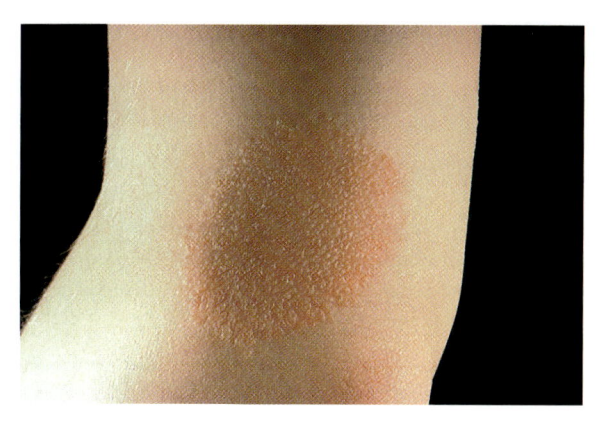

Abb. 25.8. Lichen nitidus bei einem 11-jährigen Jungen. Herdförmige Ansammlung der winzigen hautfarbenen Papeln

An den Prädilektionsstellen (Beugeseiten der Unterarme und Handgelenke, Unterbauch, Genitalien) bieten sie eine herdförmige (◘ Abb. 25.8) oder lineäre Anordnung, die auf das Koebner-Phänomen hinweist. Selten ist auch die Schleimhaut betroffen. Die Erkrankung verläuft zumeist asymptomatisch und heilt bei 70% der Patienten innerhalb eines Jahres ohne Residuen ab.

Histologie. Verschmälerte Epidermis mit Hyper- und Parakeratose. Initial superfiziell perivaskuläres lymphozytäres Infiltrat, im Verlauf typische fokale granulomatöse Reaktion mit Prädominanz von Histiozyten, zusätzlich Plasma- und mehrkernige Riesenzellen vom Langhans-Typ. Das Infiltrat wird zangenförmig von den tiefreichenden Reteleisten umgeben. Vakuolige Degeneration des Basalzelllagers.

Therapie.

> Eine spezifische Therapie ist normalerweise aufgrund der fehlenden subjektiven Symptomatik und der Spontanheilung des LN nicht erforderlich.

Eine blande Pflege ist ausreichend. Bei kosmetisch störenden Läsionen und starkem Juckreiz: Acitretin, Lichttherapie, topische Kortikosteroide, Antihistaminika (Deidelhoff u. Bottenbruch 2001). Gerade bei Kindern sollte die Indikation für diese Medikation zurückhaltend gestellt werden.

Differenzialdiagnose. Im Gegensatz zur wichtigsten Differenzialdiagnose, dem Lichen ruber planus, juckt der LN nur selten und zeigt selten eine Schleimhautbeteiligung. Weitere Differenzialdiagnosen: Verrucae planae juveniles (dunkler, stumpfe verruköse Oberfläche), Mollusca contagiosa (größere Papeln, genabelt), Keratosis pilaris (Streckseiten der Extremitäten), Dermatitis papulosa juvenilis (Knie, Ellbogen, Handrücken, assoziiert mit Atopie) (Fölster-Holst et al. 1996).

25.3.3 Lichen striatus

Synonym. Dermatitis linearis.

Epidemiologie. Der Lichen striatus (LS) ist eine harmlose selbstlimitierende Hauterkrankung des Kindes, die am häufigsten im Vorschulalter vorkommt (3–5 Jahre). Bei 3/4 der Patienten manifestiert sich die Erkrankung in den Frühlings- und Sommermonaten. 30–45% der Patienten zeigen eine Assoziation zur Atopie.

Ätiologie. Die Ätiologie ist unbekannt. Eine somatische Mutation der Keratinozyten, die eine Autoimmunantwort zur Folge hat, und ein funktionelles X-chromosomales Mosaik werden diskutiert.

Klinisches Bild. Kleine, runde, perlweiße bis dunkelrote Papeln, deren Oberfläche glatt oder leicht schuppend erscheint, prägen die Morphologie. Am häufigsten sind die Extremitäten betroffen. Der LS kann sich über die ganze Länge der Extremität ausdehnen; dabei kann der Nagel betroffen sein und zu einer Onychodystrophie führen, die mit einem chronischen Verlauf verbunden ist (Niren 1981).

> Der Lichen striatus tritt fast immer einseitig auf und folgt den Blaschko-Linien (Abb. 25.9).

Normalerweise heilt der Lichen striatus unter Hinterlassen von Hypopigmentierungen innerhalb von einem $3/4$ Jahr ab.

Histologie. Fokale Parakeratose, fokale Spongiose, nekrotische Keratinozyten. Bandförmiges lymphohistiozytäre Infiltrat im Stratum papillare, das sich typischerweise über die Adnexstrukturen bis in das Stratum reticulare ausdehnen kann.

Therapie. Eine Therapie ist nicht erforderlich. Bei kosmetisch störenden Läsionen ist die topische Therapie mit milden Kortikosteroiden hilfreich.

Differenzialdiagnose. Lineäre verruköse Naevi (v. a. ILVEN), lineärer Lichen ruber, lineäre Porokeratosis, Psoriasis striata, Blaschkitis (wird jedoch auch als Variante des Lichen striatus diskutiert; Reiter et al. 2000) und das unilaterale laterothorakale Exanthem müssen vom LS abgegrenzt werden.

25.3.4 Lichen aureus

Synonyme. Lichen purpuricus, Calnan-Erkrankung.

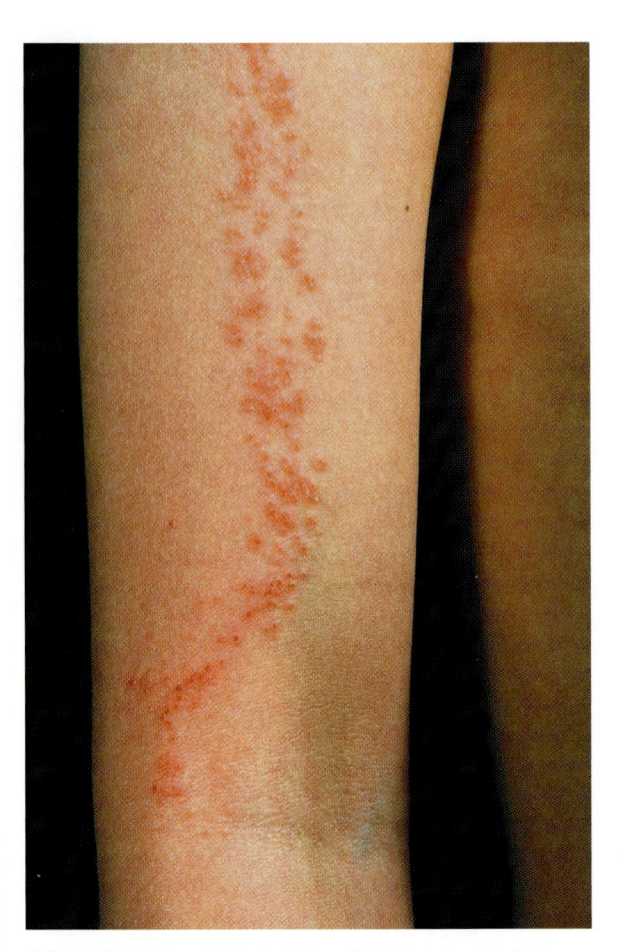

Abb. 25.9. Lichen striatus bei einem 10-jährigen Jungen. Striär angeordnete linsengroße schuppende rötliche Papeln im Bereich des linken Oberschenkels dorsal

Epidemiologie. Der Lichen aureus (LA) ist sehr selten und kommt hauptsächlich im Erwachsenenalter vor (3. Lebensjahrzehnt).

Ätiologie. Der LA stellt eine Kapillaritis unbekannter Ätiologie dar.

Klinisches Bild. Asymptomatische flache Papeln und Plaques, die *einseitig* auftreten und v. a. die Unterschenkel betreffen, kennzeichnen das klinische Bild des LA. Selten zeigt sich der LA segmental-zosteriform (Dippel et al. 1998). Zu Beginn bestehen 1–3 cm große rot-violette Papeln, die später zu Plaques konfluieren und einen diaskopisch *nicht wegdrückbaren gelb-bronzefarbenen Ton* annehmen. Petechien kommen vor. Leichter Juckreiz kann das Krankheitsbild begleiten.

Der LA des Kindes heilt nach durchschnittlich 36 Monaten ab.

Histologie. Lichenoides lymphozytäres Infiltrat (keine vakuolige Degeneration des Basalzelllagers), Frühphase: Erythrozyten in der papillären Dermis, Spätphase: Siderophagen in der verdickten papillären Dermis. Kapillaritis und Endothelschwellungen sind typisch.

Therapie. Aufgrund der möglichen Spontanheilung (v. a. im Kindesalter) ist eine Therapie nicht erforderlich.

Differenzialdiagnose. Hämatome, pigmentierte purpuriforme Dermatosen wie lichenoide purpuriforme Dermatose Gougerot-Blum, M. Schamberg, Purpura anularis teleangiectodes Majocchi, »eczematid-like purpura«, weiterhin Vaskulitiden und Langerhans-Zellhistiozytosen.

25.4 Parapsoriasisgruppe

1902 führte Brocq die Bezeichnung »Parapsoriasis« für eine Gruppe seltener, heterogener Erkrankungen ein, die sich durch erythematosquamöse, jedoch deutlich von der Psoriasis abgrenzbare Läsionen auszeichnet. Die Parapsoriasisgruppe umfasst die Pityriasis lichenoides (akute und chronische Form), die Parapsoriasis en Plaques (klein- und großfleckige Form) sowie die Parakeratosis variegata.

Die lymphomatoide Papulose wird normalerweise nicht der Parapsoriasisgruppe zugeordnet. Die Ähnlichkeit im klinischen Bild mit den Erkrankungen der Parapsoriasisgruppe sowie die uneinheitliche Nosologie (hyperergisch vs. lymphoproliferativ) rechtfertigen die Besprechung der lymphomatoiden Papulose in diesem Abschnitt.

Auf die extrem selten vorkommende prämykoside Hauterkrankung der Parakeratosis variegata wird hier nicht eingegangen.

25.4.1 Pityriasis lichenoides

- Akute Form:
  Pityriasis lichenoides et varioliformis acuta (PLEVA), Synonyme: Parapsoriasis guttata acuta, Mucha-Habermann-Erkrankung.
- Chronische Form:
  Pityriasis lichenoides chronica (PLC), Synonym: Parapsoriasis lichenoides chronica, Parapsoriasis guttata chronica, Juliusberg-Erkrankung, Parapsoriasis »en gouttes« (Brocq).

Epidemiologie. Die Pityriasis lichenoides (PL) ist eine seltene, harmlose, selbstlimitierende Hauterkrankung, die hauptsächlich im Kindesalter auftritt und eine Prädominanz des männlichen Geschlechts (Jungen : Mädchen = 3 : 2) aufweist. Für die akute Form liegen die Häufigkeitsgipfel im 5.–10. Lebensjahr, für die chronische Form im jungen Erwachsenenalter.

Ätiologie. Die Ätiologie ist unklar. Das Ansprechen auf Antibiotika (▶ unten) sowie Befunde der Bakteriologie, Histologie und Immunfluoreszenz lassen Infektionen als mögliche Ursache vermuten. Neben der infektiös-hypersensitiven Reaktion wird ein lymphoproliferativer Prozess diskutiert. So konnten Weinberg et al. (2002) bei über der Hälfte der PLEVA-Patienten ein monoklonales Rearrangement des T-Zellrezeptors feststellen. Ebenso wurden Patienten beschrieben, die nach einer PLEVA eine Parakeratosis variegata (Kiene et al. 1995) oder Parapsoriasis en plaques entwickelten (Forston et al. 1990).

Klinisches Bild. Fieber und leichte Beeinträchtigung des Allgemeinzustandes können den Hautveränderungen vorausgehen. Die Pityriasis lichenoides wird in die akute (◘ Abb. 25.10) und chronische Form (◘ Abb. 25.10) unterschieden, deren klinische Merkmale der ◘ Tabelle 25.2 zu entnehmen sind.

Histologie. PLEVA: Vakuolisierung der basalen Keratinozyten, nekrotische Keratinozyten, intraepidermale Spongiose bis hin zur Vesikelbildung, perivaskuläres mononukleäres Infiltrat. Bei schwerem Verlauf: Epidermotropismus, ausgeprägte Nekrose, Ödeme der papillären Dermis und des kapillären Endothels, Erythrozytenextravasate.

PLC: Unter einer parakeratotischen Schuppe ist die Epidermis nur leicht akanthotisch verbreitert, geringes perivaskuläres monozytäres Infiltrat in der Dermis.

Immunhistologie. Es wurden granuläre IgM, IgG- und Komplementablagerungen an den dermalen Gefäßwänden, seltener an der dermoepidermalen Junktionszone nachgewiesen.

Therapie. Therapeutisch haben sich topische Kortikosteroide, Phototherapie (Gardlo et al. 2003) und orale Antibioti-

◘ **Tabelle 25.2.** Klinische Merkmale der akuten und chronischen Form der Pityriasis lichenoides

Form	Morphe	Prädilektionsstellen	Dauer	Residuen/Besonderheiten
Akut/PLEVA (Abb. ◘ 25.10)	Pleomorphes Bild mit 2–8 mm großen roten Papel, Vesikeln, hämorrhagischen Nekrosen	Stamm, proximale Extremitätenabschnitte	Wenige Wochen bis Monate	Varioliforme Narben, Pigmentverschiebungen/ulzeronektrotische Variante mit hohem Fieber (Ito et al. 2003)
Chronisch/PLC (Abb. ◘ 25.11)	Rot-braune Papeln mit Oblatenschuppe	Stamm, proximale Extremitätenabschnitte	Monate bis Jahre	Ohne Residuen

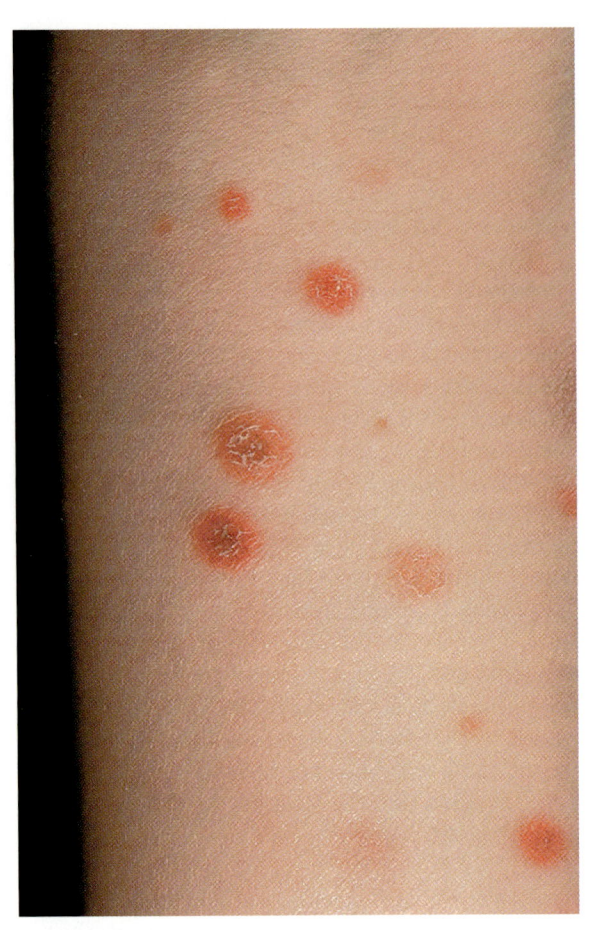

Abb. 25.10. Pityriasis lichenoides et varioliformes acuta bei einem 11-jährigen Jungen. Rote papulonekrotische Läsionen und gelb-braune Maculae, von feiner Schuppung bedeckt (obere Extremität)

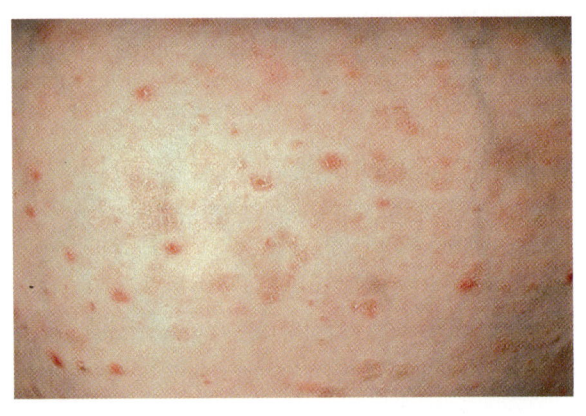

Abb. 25.11. Pityriasis lichenoides chronica bei einem 6-jährigen Jungen. Braun-rote, diskret hämorrhagische Papel neben flachen gelben Papeln, von feiner Schuppung bedeckt (Stamm)

ka bewährt. Gerade im Kindesalter ist den Antibiotika der Vorzug zu geben. Die guten Erfahrungen von Truhan et al. (1986), die die Effektivität von Erythromycin bei ihren Patienten herausstellten, können wir teilen. Die Behandlung sollte abhängig vom Hautbefund 2–6 Wochen lang erfolgen. Alternativ können bei Kindern über 12 Jahre auch Tetrazykline (2 g/Tag über 6 Wochen; Piamphongsant et al. 1974) eingesetzt werden.

Differenzialdiagnose. PLEVA: Varizellen, lymphomatoide Papulose, Impetigo, Skabies, Insektenstichreaktion, leukozytoklastische Vaskulitis.

PLC: Pityriasis rosea, sekundäre Syphilis (immer Serologie veranlassen!), Psoriasis guttata, Virus- und Arzneimittelexantheme.

25.4.2 Lymphomatoide Papulose

Epidemiologie. Die lymphomatoide Papulose (LyP) ist eine insgesamt seltene Hauterkrankung, die v. a. bei Männern im 3.–4. Lebensjahrzehnt auftritt. Im Kindesalter sind v. a. Adoleszenten betroffen. Die meisten Patienten zeigen nach einigen Monaten eine Abheilung.

Ätiologie. Die Ätiopathogenese ist unklar. Die Untersuchungsergebnisse des T-Zellrezeptor-Rearrangements lassen eher einen lymphoproliferativen als einen infektallergischen Prozess vermuten (Zackheim et al. 2003).

Klinisches Bild. Das Allgemeinbefinden ist bei der LyP nicht beeinträchtigt. Morphologisch ist die Erkrankung durch rot-braune, nekrotische Papeln und Knoten mit einer Prädilektion von Stamm und Extremitäten charakterisiert. Die Einzelläsion bleibt bis zu 8 Wochen bestehen, bevor sie sich spontan zurückbildet. Eine narbige Abheilung ist häufig. Der Verlauf der LyP ist sehr variabel. So wurden Patienten mit einem chronischen Verlauf über Jahrzehnte beschrieben.

10% der Patienten entwickeln Jahre nach der Diagnosestellung der LyP ein malignes Lymphom, u. a. M. Hodgkin, Mycosis fungoides, anaplastisches großzelliges Lymphom, immunoblastisches Lymphom, angiozentrisches Lymphom (Weinman 1981).

> Der Übergang in ein malignes Lymphom kommt im Kindesalter seltener vor im Vergleich zum Erwachsenenalter; die Möglichkeit der malignen Entartung sollte jedoch auch bei Kindern berücksichtigt werden (Nijsten et al. 2004).

Histologie. Das histologische Bild vermittelt den Eindruck eines malignen Lymphoms. Das dichte, dermale, perivaskuläre, lymphozytäre Infiltrat (T-Zellen) wird begleitet von neutrophilen und eosinophilen Granulozyten. 2 histologische Varianten werden unterschieden (Willemze 1982):
- Typ A: Große, atypische, meist Ki-1$^+$ (CD$_{30}^+$) lymphoide Zellen (Reed-Sternberg-Typ) mit Lymphozyten, eosinophilen und neutrophilen Granulozyten.

- Typ B: Kleinere zerebriforme, meist Ki-1⁻ (CD_{30}^-) Zellen (Sezary-Typ) mit wenigen neutrophilen und eosinophilen Granulozyten. Epidermotropismus.

Übergangsformen der beiden unterschiedlichen histologischen Typen erschweren häufig eine Zuordnung. Auf die Prognose haben sie keinen Einfluss.

Therapie. Die LyP heilt bei den meisten Patienten spontan ab. Um die Narbenbildung zu verhindern, wird die Erkrankung symptomatisch behandelt. Bei erwachsenen Patienten wurden bisher die folgenden Therapiemodalitäten angewandt:

Orale Antibiotika, systemische Steroide, PUVA (einschließlich Bade-PUVA), Aciclovir, MTX, topische Kortikosteroide, Interferon-α intraläsional, Ciclosporin A, Exzisionen.

Die Therapiemöglichkeiten bei Kindern sind aufgrund der möglichen Nebenwirkungen begrenzt. Der Einsatz oraler Antibiotika wie Tetrazyklin und Erythromycin war enttäuschend. Im Kindesalter wurden topische Kortikosteroide und UV-Licht erfolgreich eingesetzt. Die topische Kortikosteroidmedikation hat bei 3 Kindern im Alter von 7, 11 und 13 Jahren zur Abheilung geführt (Paul 1996). Eine Hautatrophie resultierte nicht. Eine Kombination von topischen Kortikosteroiden mit UV-B-Bestrahlung hat sich ebenfalls als effektiv erwiesen (Ashworth 1987). Auch Bade-PUVA zählt zu den effektiven Maßnahmen der kindlichen LyP (Volkenandt 1995).

> Da die Therapie keinen Einfluss auf die mögliche Entartung in ein malignes Lymphom hat, sind lebenslange Follow-up-Untersuchungen notwendig.

Differenzialdiagnose. Insektenstichreaktion, Pityriasis lichenoides et varioliformis acuta (PLEVA), Langerhans-Zellhistiozytose, malignes Lymphom.

25.4.3 Parapsoriasis en plaques

Da die Erkrankung der Parapsoriasis en plaques sehr selten bei einem Kind auftritt, soll sie hier nur kurz erwähnt werden. Die Parapsoriasis en plaques wird den Prälymphomen zugerechnet (▶ Kap. 13) und erfordert somit entsprechende Kontrollen (Hautbefund, Histologie ggf. Staging).

Die kleinfleckige Form (Synonyme: Parapsoriasis digitiformis, Xanthoerythrodermia perstans) bildet an der Innenseite der Extremitäten und am seitlichen Stamm im Verlauf der Spaltlinien digitiforme, erythrosquamöse Läsionen. Diese Prädilektion und Anordnung bestehen nicht bei der großfleckigen Form (Synonym: Parapsoriasis en grandes plaques poikilodermiques). Sie ist hauptsächlich gluteal, axillär und an der Brust lokalisiert und bietet größere, irreguläre, erythematosquamöse Plaques mit deutlicher epidermaler Atrophie. Im Vergleich zur kleinfleckigen zeigt die großfleckige Form einen prognostisch ungünstigeren Verlauf mit einem hohen Risiko, in ein malignes Lymphom überzugehen. Sie gilt als Prämykosid.

Therapeutisch steht im Anfangsstadium die Lokalbehandlung (Pflege, milde Kortikosteroide) in Kombination mit UV-B-Bestrahlung im Vordergrund. Später gilt die PUVA-Behandlung als Therapie der Wahl, ggf. in Kombination mit Retinoiden (Re-PUVA).

Differenzialdiagnostisch müssen Ekzemerkrankungen, Psoriasis, lichenoide Erkrankungen und v. a. das Lymphom (initiale Mykosis fungoides) abgegrenzt werden.

25.5 Perforierende Dermatosen

Perforierende Dermatosen sind durch transepitheliale Elimination (TEE) veränderter Bindegewebskomponenten und Zelldetritus gekennzeichnet. Ein entzündliches Infiltrat und eine akanthotische Epidermis in der direkten Umgebung des Perforationskanals begleiten den Vorgang der TEE. Auffällig ist die Assoziation perforierender Dermatosen zum Diabetes und zur Niereninsuffizienz (Morton 1996). So entwickeln 10% der Dialysepatienten eine perforierende Dermatose.

Zu den primären perforierenden Dermatosen gehören die Elastosis perforans serpiginosa, die reaktive perforierende Kollagenose, die perforierende Follikulitis und der M. Kyrle. Je nach Stadium der Elimination lässt sich immunhistochemisch der Elastinrezeptor 67 kD im elastotischen Material in der Epidermis nachweisen (Fujimoto et al. 2002). Erkrankungen, die ebenso zu epidermalen Perforationen neigen wie das perforierende Granuloma anulare und das Pseudoxanthoma elasticum, werden in diesem Abschnitt auch berücksichtigt.

25.5.1 Elastosis perforans serpiginosa

Synonyme. Elastoma intrapapillare perforans verruciforme (Miescher), Keratosis follicularis serpiginosa (Lutz), perforierendes Elastom, die Bezeichnung »Elastosis perforans serpiginosa« wurde 1958 von Dammert und Putkonen eingeführt.

Epidemiologie. Die Elastosis perforans serpiginosa (EPS), die zu den primären perforierenden Dermatosen zählt, ist selten und manifestiert sich am häufigsten im 2. Lebensjahrzehnt. Jungen sind häufiger betroffen als Mädchen (Jungen : Mädchen = 4 : 1).

Ätiologie. Die Ätiologie ist nicht bekannt. Allen perforierenden Erkrankungen ist die Ausschleusung alterierter Bindegewebskomponenten durch transepitheliale Kanäle gemeinsam. Für eine genetische Determinierung spricht das familiäre Auftreten der EPS und die Assoziation zu angeborenen Bindegewebserkrankungen (Down-Syndrom, Marfan-Syndrom, Pseudoxanthoma elasticum, Ehlers-Danlos-Syndrom, Akrogerie, Rothmund-Syndrom, Thomson-Syndrom und Osteogenesis imperfecta). Es wird diskutiert, ob die verklumpten elastischen Fasern bei dem Krankheitsbild der EPS als Antigen wirksam werden und so die Ausschleusung über Entzündungsreaktionen mit Langerhans-Zellen und T-Helferzellen einleiten (Kretzschmar et al. 1992).

EPS kommt auch idiopathisch und iatrogen (D-Penicillamin) vor.

Klinisches Bild. Die primäre Läsion ist eine *derbe, hautfarbene oder rot-braune genabelte Papel mit zentraler Hyperkeratose*. Durch Konfluenz der Papeln und zentrale Abheilung wird die typische *anuläre oder serpiginöse* Formation deutlich (Abb. 25.12). Bevorzugt sind Nacken, Hals und Extremitäten betroffen, wobei häufig eine symmetrische Verteilung festzustellen ist. Das Koebner-Phänomen lässt sich auslösen. Die Hautveränderungen bleiben einige Monate bis zu 5 Jahre bestehen, bis sie spontan abheilen. Subjektive Beschwerden fehlen.

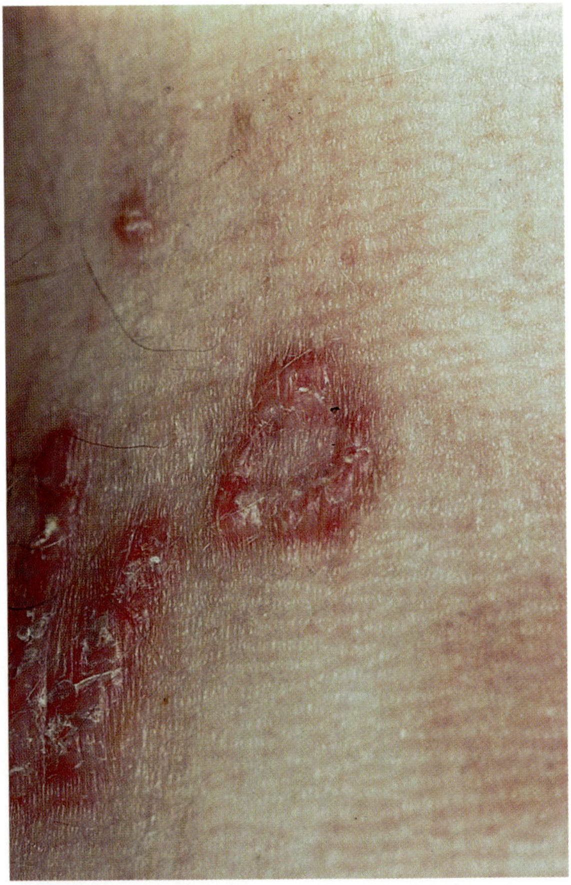

Histologie. Die vermehrten, verklumpten elastischen Fasern füllen die papilläre Dermis aus und werden zangenförmig von der akanthotisch verbreiterten Epidermis umfasst. Die transepidermale Ausschleusung erfolgt peri- oder transfollikulär.

Therapie. Die Behandlung der EPS ist äußerst schwierig.

> Über erfolgreiche Kryo- und Kürettagebehandlungen wurde zwar berichtet, doch sind invasive Maßnahmen bei der EPS häufig durch Keloidbildung belastet. Da zudem keine subjektiven Beschwerden bestehen und die Läsionen spontan abheilen, ist eine abwartende Haltung gerechtfertigt.

Differenzialdiagnose. Die EPS ist von anderen perforierenden (Tabelle 25.3) und granulomatösen Dermatosen (Granuloma anulare, Sarkoidose, Lupus vulgaris, tiefe Trichophytie) sowie von der Porokeratosis Mibelli abzugrenzen.

25.5.2 Reaktive perforierende Kollagenose

Epidemiologie. Die reaktive perforierende Kollagenose (RPK) ist selten und kommt überwiegend bei Kindern vor. Neben sporadischen Fällen wurde das familiäre Auftreten mit einem autosomal dominanten oder autosomal rezessiven Erbgang beschrieben. Einige Autoren stellen in ihren Untersuchungen heraus, dass die RPK häufiger in der kalten Jahreszeit auftritt (Patterson 1984).

Ätiologie. Die Ätiologie ist ungeklärt. Oberflächliche Traumen gelten als Auslöser der genetisch determinierten RPK.

Klinisches Bild. Initial entwickeln die Patienten eine stecknadelkopfgroße, *hyperkeratotische Papel*, die innerhalb von 4 Wochen linsengroß wird und eine deutliche *Nabelung mit zentralem Hornpfropf* aufweist. 1–2 Monate später heilen die Papeln spontan unter Hinterlassen einer Hyperpigmentierung ab. Narbenbildung ist selten. Die Erkrankung zeigt einen chronisch-rezidivierenden Verlauf.

Prädilektionsstellen sind exponierte Hautareale wie Extremitätenstreckseiten, Hand- und Fußrücken sowie Gesicht. Das Koebner-Phänomen ist offensichtlich; die Läsionen entstehen v. a. nach oberflächlichen Traumen (z. B. im Verlauf von Kratzspuren) und wurden auch im Bereich von Aknenarben beschrieben.

Abb. 25.12. Elastosis perforans serpiginosa bei einem 13-jährigen Mädchen mit Down-Syndrom. Einzelne rot-violette hyperkeratotische Papel, daneben konfluierende Papeln mit anulärer und bogiger Formation

Histologie. Das kollagene Bindegewebe erfährt eine basophile Degeneration und wird mit neutrophilen Granulozyten und nekrotischen Keratinozyten transepithelial ausgeschleust.

Therapie. Tretinoin 0,05–0,1% ist für die Prädilektionsstellen und Areale neu aufgetretener Läsionen zu empfehlen.

> Im Vordergrund steht das *Meiden von Traumen und Kälteeinwirkung*.

Differenzialdiagnose. Andere perforierende Dermatosen (◘ Tabelle 25.3) und Mollusca contagiosa müssen abgegrenzt werden.

25.5.3 Perforierende Follikulitis

Synonym. Folliculitis perforans.

Epidemiologie. Die perforierende Follikulitis (PF) ist selten und tritt v. a. zwischen dem 2. und 4. Lebensjahrzehnt auf. Beide Geschlechter sind betroffen. Assoziationen zur Psoriasis, juvenilen Acanthosis nigricans, Herz-Kreislauf-Erkrankungen, Diabetes mellitus und Niereninsuffizienz wurden beschrieben (Patterson 1984).

Ätiologie. Die Ätiologie ist ungeklärt.

Klinisches Bild. 5–8 cm große, erythematöse, zumeist follikulär gebundene Papeln an den Streckseiten der Extremitäten und der Glutealregion kennzeichnen das klinische Bild. Im Zentrum bietet die Papel ein Haar oder einen weißlichen keratotischen Pfropf.

◘ Tabelle 25.3. Perforierende Dermatosen -- Merkmale

Erkrankung	Ätiologie	Manifestationsalter	Klinik		Histologie/ alteriertes Bindegewebsmaterial der TEE	Therapie
			Anordnung/ Lokalisation der hyperkeratotischen Papeln	Extrakutan/ Assoziationen		
Elastosis perforans serpiginosa	Unbekannt, erworben	10–20 Jahre	Anulär, serpiginös, Nacken, Hals, Extremitäten	Kongenitale Bindegewebserkrankungen	Verklumpte elastische Fasern	Nicht erforderlich
Reaktive perforierende Kollagenose	autosomal dominant oder -- rezessiv, sporadisch. Auslöser: Traumen	v. a. Kindesalter	Extremitätenstreckseiten, Hand- und Fußrücken, Gesicht		Degeneriertes kollagenes Bindegewebe	Traumen meiden, topisches Tretinoin
Perforierende Follikulitis	Erworben	20–40 Jahre	Follikulär, Extremitätenstreckseiten, gluteal	Diabetes mellitus, Niereninsuffizienz	Degeneriertes kollagenes und elastisches Bindegewebe	Topisches Tretinoin
Morbus Kyrle	Erworben	20–30 Jahre	Meist follikulär, Unterschenkel	Deutliche Assoziation zu Diabetes mellitus und Niereninsuffizienz	Ortho- und parakeratotisches Hornmaterial	Topisches Tretinoin, evtl. aromatische Retinoide, Abklärung assoziierter Erkrankungen
Perforierendes Granuloma anulare	Erworben	40% des Granuloma anulare <15 Jahre	Extremitätenstreckseiten		Mucin und degeneriertes kollagenes Bindegewebe	Kortikosteroide intraläsional
Pseudoxanthoma elasticum	v. a. autosomal rezessiv, selten autosomal dominant	10–20 Jahre	Gelbe, weiche Papeln (nicht hyperkeratotisch), retikulär und striär, Hals, große Beugen	»Angioid streaks«, kardiovaskuläre Veränderungen wie bei Arteriosklerose	Gequollene, verklumpte elastische Fasern	Abklärung assoziierter Erkrankungen

> Im Gegensatz zur reaktiven perforierenden Kollagenose ist das Koebner-Phänomen bei der perforierenden Follikulitis nicht auslösbar.

Die Erkrankung der PF zeigt einen chronisch-rezidivierenden Verlauf über Jahre.

Histologie. Das erweiterte follikuläre Infundibulum ist ausgefüllt von ortho- und parakeratotischem Hornmaterial und basophilem Zelldetritus. Das Infundibulum erscheint lateral häufig perforiert. Die darunter liegende Dermis zeigt degenerative Veränderungen der elastischen und kollagenen Fasern. Ein aufgerolltes Haar ist ein häufiger Befund.

Therapie. Unter der topischen Anwendung von Tretinoin 0,05–0,1% bilden sich die Läsionen zurück. Die Entwicklung neuer Läsionen wird jedoch nicht verhindert.

Differenzialdiagnose. Differenzialdiagnostische Überlegungen sollten neben Follikulitiden anderer Genese (u. a. bakteriell, Candida, Akne) besonders die Keratosis pilaris beinhalten, die morphologisch der PF ähnelt und zudem die gleichen Prädilektionsstellen bietet. Andere perforierende Dermatosen sind ebenfalls abzugrenzen (Tabelle 25.3).

25.5.4 Morbus Kyrle

Synonym. Hyperkeratosis follicularis et parafollicularis in cutem penetrans.

Epidemiologie. Der M. Kyrle (MK) ist eine seltene chronische Hauterkrankung mit einem Manifestationsgipfel im 3. Lebensjahrzehnt. Frauen und Männer sind gleichhäufig betroffen. Wie bei anderen perforierenden Dermatosen bestehen Assoziationen zum Diabetes und zur Niereninsuffizienz (Morton 1996).

Ätiologie. Die Ätiologie ist ungeklärt. Es wird eine vorzeitige Verhornung vermutet, der die Zellerneuerung nicht folgen kann.

Klinisches Bild. Der MK beginnt mit einer stecknadelkopfgroßen Papel mit silbriger Schuppung, die sich zu einem rot-braunen, kleinen Knoten vergrößert mit dem typischen zentralen Hornpfropf. Die meisten Läsionen zeigen eine folliculäre Bindung und treten bevorzugt an den Unterschenkeln auf. Eine striäre Anordnung wird häufig beobachtet. Auffällig ist zudem eine Konfluenz zu hyperkeratotischen Plaques. Subjektive Symptome wie Schmerzen oder Pruritus fehlen zumeist.

Der MK zeigt einen chronisch progredienten Verlauf.

Histologie. Ortho- und parakeratotisches Hornmaterial mit eingestreutem basophilem Detritus werden follikulär oder parafollikulär ausgeschleust (TEE). Die umgebende Epidermis ist akanthotisch verbreitet. Ein neutrophiles Infiltrat begleitet die TEE, während die Umgebung ein lymphozytäres perivaskuläres Infiltrat zeigt.

Therapie. Eine keratolytische Lokalbehandlung (Tretinoin 0,05–0,1%, Salicylsäure, Harnstoff) steht im Vordergrund. In schweren Fällen ist die Therapie mit aromatischen Retinoiden (Tigason, Neotigason) in Erwägung zu ziehen. Assoziierte Erkrankungen wie Diabetes und Niereninsuffizienz sind abzuklären.

Differenzialdiagnose. Keratotische Papeln und Plaques bei Patienten mit Diabetes und Niereninsuffizienz lassen die klinische Diagnose eines MK vermuten. Abzugrenzen sind andere perforierende Dermatosen (Tabelle 25.3), die Prurigo nodularis, der verruköse Lichen ruber planus, eruptive Keratoakanthome und der M. Darier.

25.5.5 Perforierendes Granuloma anulare

Das perforierende Granuloma anulare (PGA) ist eine seltene Form des Granuloma anulare. Kleine, hautfarbene oder rötliche krustöse Papeln an den Extremitätenstreckseiten (v. a. Hand- und Fingerrücken) sind typisch. Die epidermalen Veränderungen und die Verschlechterung in den Sommermonaten unterscheidet das PGA vom Granuloma anulare. Therapeutisch haben sich intraläsionale Steroide (Triamcinolonacetonid) und Kryotherapie (bei oberflächlichen Läsionen) bewährt (Smith 1997).

25.5.6 Pseudoxanthoma elasticum

Synonyme. Elastorrhexis generalisata et systemica (Touraine), Grönblad-Strandberg-Syndrom.

Epidemiologie. Das Pseudoxanthoma elasticum (PXE) ist eine seltene, angeborene, *schwere Systemerkrankung des Bindegewebes, die sich an der Haut, an den Blutgefäßen und am Auge manifestiert.* Das weibliche Geschlecht ist bevorzugt betroffen. Bei den meisten Patienten zeigen sich die Hautveränderungen in der Pubertät. Anschließend entwickeln die Patienten die Retinopathie. Der Manifestationsgipfel der kardiovaskulären Störungen liegt im 3. Lebensjahrzehnt.

Ätiologie. Es wurden sowohl autosomal dominante als auch rezessive Erbgänge beschrieben. Kürzlich wurde das defekte Gen (ABCC6/MRP6), ein ATP-bindendes Transportergen, identifiziert. Inzwischen wurden 57 Mutationen beim PXE beschrieben (Chassaing et al. 2004), die v. a. zu einem verminderten Transport von Glutathion-Konjugaten führt.

Klinisches Bild
- Haut
  Kleinlinsengroße, gelbliche, weiche Papeln in retikulärer oder seltener linearer Anordnung in symmetrischer Verteilung sind typisch für das PXE. Prädilektionsstellen sind Hals (◘ Abb. 25.13) und große Beugen (Axillen, Ellenbeugen, Kniekehlen, Inguines). Selten, v. a. im Erwachsenenalter, kann es periumbilikal und nuchal zum Auftreten von keratotischen Papeln kommen (perforierendes PXE). Die Hautelastizität ist reduziert.
- Augen
  Bilateral sind bei der Augenspiegelung radiär von der Papille ausgehende graue Streifen auffällig (»angioid streaks«). Sie weisen auf pathologische Veränderungen der elastischen Membran des Pigmentepithels (Bruch-Membran). Chorioideale und retinale Hämorrhagien kommen hinzu. Die Augenveränderungen verlaufen schleichend progredient bis zum Verlust des Sehvermögens.
- Kardiovaskuläres System
  Verkalkung der Gefäße charakterisiert die kardiovaskulären Veränderungen. Sie sind denen der Arteriosklerose ähnlich und zeigen einen schleichenden Verlauf. Symptome beinhalten v. a. die Claudicatio intermittens, gastrointestinale und urethrale Blutungen, zerebrovaskuläre Insulte, Hypertonie und Herzerkrankungen (Angina pectoris, Herzinfarkt, Aortitis, Myokarditis).

Das PXE ist gekennzeichnet durch einen unaufhaltsam progredienten, tödlichen Verlauf.

Histologie. Im unteren Anteil der retikulären Dermis zeigen sich die elastischen Fasern gequollen und verklumpt (Elastorrhexis). Im späteren Stadium erscheinen sie aufgerollt und sägezahnartig deformiert. Die Kalkablagerung innerhalb der elastischen Fasern lassen sich mit der van-Kossa-Färbung nachweisen.

Therapie. Kosmetisch sehr störende Hautläsionen können exzidiert werden. Rauchen und Sportarten, die mit der Gefahr von Kopfverletzungen verbunden sind, sind zu meiden. Die Laser-Koagulation beugt der Retinablutung vor.

> Eine genetische Beratung ist beim PXE notwendig. Diagnostik und Therapie des PXE erfordern eine interdisziplinäre Zusammenarbeit, die insbesondere regelmäßige kardiovaskuläre und ophthalmologische Untersuchungen betrifft. Sorgsam ist auf die Entwicklung der Hautveränderungen zu achten, die sich als erstes Symptom zeigen.

Differenzialdiagnose. Als wichtigste Differenzialdiagnosen gelten die aktinische Elastose (lichtexponiert, bei älteren Patienten), die Cutis laxa und das Tryptophan-bedingte Eosinophilie-Myalgie-Syndrom (ohne die charakteristischen Papeln, sklerodermieähnlich, Eosinophilie im Blut).

Literatur

Artik S, Megahed M, Rucicka T (2003) Pityriasis rubra pilaris-Fallberichte und Übersicht der Literatur. Hautarzt 54: 858–863

Ashworth J, Paterson WD, MacKie RM, Path FRC (1987) Lymphomatoid papulosis/pityriasis lichenoides in two children. Pediatr Dermatol 4 (3): 238–241

Betloch I, Ramon R, Silvestre JF, Carnero L, Albares MP, Banuls J (2001) Acute juvenile pityriasis rubra pilaris: a superantigen mediated disease? Pediatr Dermatol 18: 411–414

Brecher AR, Orlow SJ (2003) Oral retioid therapy for dermatologic conditions in children and adolescents. J Am Acad Dermatol 49:171–182

Campanati A, Marconi B, Penna L, Giangiacomi M, Offidani A (2003) A case of hypertrophic lichen ruber planus of the leg complicated by a squamous cell carcinoma. Int J Dermatol 42: 415–416

Chassaing N, Martin L, Mazereeuw J, Barrie L, Nizard S, Bonafe, Calvas P, Hovnanian A (2004) Novel ABCC6 mutations in Pseudoxanthoma elasticum. J Invest Dermatol 122: 608–613

Chuh AA (2003) Quality of life in children with pityriasis rosea: a prospective control study. Pediatr Dermatol 20: 474–478

Cuttica R, Scheines E, Garay M (1992) Juvenile onset Reiter´s syndrome. Aretrospective study of 26 patients.Clin Exp Rheumatol 10:285–288

Deidelhoff K, Bottenbruch S (2001) Neunjähriger hyperaktiver Junge mit multiplen hautfarbenen Papeln. Hautarzt 52: 156–158

Dippel E, Schröder K, Goerdt S (1998) Zosteriformer Lichen aureus. Hautarzt 49: 135–138

Drago F, Ranieri E, Malaguti F, Losi E, Rebora A (1997) Human herpesvirus 7 in pityriasis rosea. Lancet 349: 1367–1368

Eneström, S, Hultman, P (1995) Does amalgam affect the immune system? A controversial issue. Int Arch Allergy Immunol 106: 180–203

Fölster-Holst R, Kiene P, Brodersen JP (1996) Dermatitis papulosa juvenilis. Hautarzt 47: 129–131

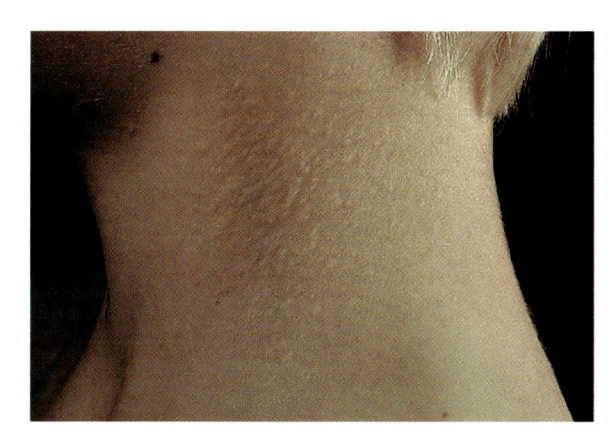

◘ **Abb. 25.13.** Pseudoxanthoma elasticum bei einem 10-jährigen Jungen. Gelbliche weiche Papeln in retikulärer Anordnung in typischer Lokalisation (Hals)

Forsten JS, Schroeter AL, Esterly NB (1990) Cutaneous T-cell-lymphoma (Parapsoriasis en plaques). Arch Dermatol 126: 1449–1455

Fox BJ, Odom RB (1985) Papulosquamous disease: A review. J Am Acad Dermatol 12: 597–624

Fujimoto N, Akagi A, Tajima S, Ishibashi A, Nomura K, Matsushita A, Nagai Y, Shishiba K (2002) Expression of the 67-kDa elastin receptor in perforating skin disorders. Br J Dermatol 146: 74–79

Gardlo K, Mahnke N, Megahed M, Ruzicka T, Neumann NJ (2003) PUVA-Therapie einer schwer verlaufenden Pityriasis lichenoides et variolifoomis acuta. Hautarzt 54: 984–985

Gaylis N 2003. Infliximab in the treatment of an HIV positive patient with Reiter´s syndrome. J Rheumatol 30: 407–411

Griffiths WA, Ozluer S (2001) Pityriasis rubra pilaire. Ann Dermatol Venereol 128: 931–934

Ito N, Ohshima A, Hashizume H, Takigawa M, Tokura Y (2003) Febrile ulceronecrotic Mucha-Habermann´s disease managed with methylprednisolone semipulse and subsequent methotrexate therapies. Am Acad Dermatol 49: 1142–1148

van de Kerkhof PCM, Steijlen PM (1994) Topical treatment of pityriasis rubra pilaris with calcipotriol. Br J Dermatol 130: 675–678

Kiene P, Fölster-Holst R, Mielke V (1995) Parakeratosis variegata nach Pityriasis lichenoides et varioliformis acuta. Hautarzt 46: 498–501

Kirby B, Watson R 2000. Pityriasis rubra pilaris treated with acitretin and narrow-band ultraviolet B (Re-TL-01) Br J Dermatol 142: 376

Kiyohara A, Takamori K, Niizuma N, Ogawa H (1997) Successful treatment of severe recurrent Reiter´s syndrome with cyclosporine. J Am Acad Dermatol 36: 482–483

Kobyletzki G von, Gruss C, Altmeyer P, Kerscher M (1997) Balneophotothérapie des Lichen ruber. Hautarzt 48: 323–327

Kubota Y, Kiryu H, Nakayama J (2002) Generalized lichen nitidus successfully treated with an antituberculous agent. Br J Dermatol 146: 1081–1083

Kretzschmar L, Hamm H, John SM, et al. (1992) Elastosis perforans serpiginosa. Hautarzt 43: 640–644

Morton CA, Henderson IS, Jones MC, Lowe JG (1996) Acquired perforating dermatosis in a british dialysis population. Br J Dermatol 135: 671–677

Nijsten T, Curiel-Lewandrowski C, Kadin ME (2004) Lymphomatoid papulosis in children. A retrospective cohort study of 35 cases. Arch Dermatol 140: 306–312

Niren NM, Waldman GD, Barsky S (1981) Lichen striatus with onychodystrophy. Cutis 27: 610–613

Paul MA, Krowchuk DP, Hitchcock MG, Jorizzo JL (1996) Lymphomatoid Papulosis: successful weekly pulse superpotent topical corticosteroid therapy in three pediatric patients. Pediatr Dermatol 13 (6): 501–506

Piamphongsant T (1974) Tetracycline for the treatment of pityriasis lichenoides. Br J Dermatol 91: 319–322

Reiter H, Felsmann R, Breier F, Happle R, Gschnait F (2000) Lichen striatus oder Blaschkitis des Erwachsenen. Variationen derselben Entität? Haurarzt 51: 770–777

Schuh T, Röcken M, Schmoeckel C, Degitz K (2002) Lichen ruber planus nach Hepatitis-B-Impfung. Hautarzt 53: 650–651

Sharma R, Maheshwari V (1999) Childhood lichen planus: a report of fifty cases. Pediatr Dermatol 16:345–348

Sharma PK, Yadav TP, Gautam RK, Taneja N, Satyanarayana L (2000) Erythromycin in pityriasis rosea: A double-blind, placebo-controlled clinical trial. J Am Acad Dermatol 42: 241–244

Smith MD, Downie JB, DiCostanzo D (1997) Granuloma annulare. Int J Dermatol 36: 326–333

Smoller BR, Flynn TC (1992) Immunhistochemical examination of lichen nitidus suggests that it is not a localized popular variant of lichen planus. J Am Acad Dermatol 27: 232–236

Truhan AP, Hebert AA, Esterly NB (1986) Pityriasis lichenoides in children: therapeutic response to erythromycin. J Am Acad Dermatol 15: 66–70

Volkenandt M, Kerscher M, Sander Ch, Meurer M, Rocken M (1995) PUVA-Bath photochemotherapy resulting in rapid clearance of lymphomatoid papulosis in a child. Arch Dermatol 131: 1094

Weinberg JM, Kristal L, Choobak L (2002) The clonal nature of pityriasis lichenoides. Arch Dermatol 138: 1063–1067

Weinman VF, Ackerman AB (1981) Lymphomatoid papulosis. A critical review and new findings. Am J Dermatopathol 3: 129–163

Wetzig T, Sticherling M 2003. Juvenile pityriasis rubra pilaris: successful treatment with ciclosporin. Br J Dermatol 149: 202–203

Willemze R, Meyer CJLM, Vloten WA van, Scheffer E (1982) The clinical and histologic spectrum of lymphomatoid papulosis. Br J Dermatol 107: 131–144

Yildirim M, Aridogan BC, Baysal V, Inaloz HS (2004) The role of human herpes virus 6 and 7 in the pathogenesis of pityriasis rosea. Int J Clin Pract 58: 119–121

Zackheim HS, Jones C, Leboit PE, Kashani-sabet M, McCalmont TH, Zehnder J (2003) Lymphomatoid papulosis associated with mycosis fungoides: a study of 21 patients including analyses for clonality. J Am Acad Dermatol 49: 620–623

Nichtinfektiöse granulomatöse Erkrankungen

B. Zelger, W. Burgdorf

26.1 Definition – 419

26.2 Fremdkörpergranulome – 420

26.3 Erkrankungen mit sarkoidalen Granulomen – 421
26.3.1 Sarkoidose – 422
26.3.2 Melkersson-Rosenthal-Syndrom – 425
26.3.3 Morbus Crohn – 427

26.4 Erkrankungen mit Palisadengranulomen – 428
26.4.1 Granuloma anulare – 428
26.4.2 Necrobiosis lipoidica – 431
26.4.3 Nekrobiotisches Xanthogranulom – 432
26.4.4 Rheumaknoten – 433

Literatur – 434

26.1 Definition

Herdförmig umschriebene Infiltrate von epithelioiden Makrophagen werden als *Granulome* bezeichnet. Nach ihrem histologischen Aufbau unterscheidet man Fremdkörper-, abszedierende, sarkoidale, Palisaden- und tuberkuloide Granulome.

Fremdkörpergranulome sind durch Fremdkörperriesenzellen und per Definition Fremdkörper gekennzeichnet. Fremdkörper sind zumeist leicht nachweisbar wie Horn, Holzsplitter, Kaktusstacheln, Seiden- oder Nylonfasern, nicht selten jedoch schwer detektierbar wie Haare, Speicheldrüsensekret oder Zeckenpartikel. Zudem sind manche Fremdkörper nahezu reaktionslos wie Tätowierungen und Kollagenimplantate. Andere zeigen ein sarkoidales Granulom wie Beryllium (Neonröhren), Zirkonium (elektrische und mechanische Geräte, Deodorants) und Silizium (Sand, Kalk, Seeigelstachel), wieder andere charakteristische Gewebsreaktionen wie ein pseudolymphomartiges Bild, z. B. bei Impfgranulomen durch Aluminiumadsorbans, oder Lipogranulome, z. B. durch Paraffin oder Silikongel. Hier zeigt sich die Unzulänglichkeit unserer Klassifikation, die morphologische mit ätiologischen Kriterien vermengt.

Ähnlich verhält es sich bei den *abszedierenden Granulomen*, die durch eine herdförmige Ansammlung von Neutrophilen, umgeben von einer mehr oder weniger ausgeprägten Ansammlung von Makrophagen, gekennzeichnet sind. Solche Granulome finden sich einerseits oft sehr ausgeprägt im Initialstadium vieler Fremdkörperreaktionen wie z. B. bei rupturierter Follikulitis, Furunkel oder Akne pustulosa (Kap. 36), andererseits aber auch bei Infektionskrankheiten wie Aktinomykose, Nokardiose oder Botryomykose (Kap. 15), hier als Drusen oder Splendore-Hoeppli-Phänomen bekannt.

Sarkoidale Granulome sind durch herdförmige Ansammlungen von Makrophagen mit zumeist geringer Begleitreaktion (»nackte« Granulome) gekennzeichnet. Sie sind charakteristisch für Sarkoidose. Im Gegensatz dazu sind die Granulome bei Melkersson-Rosenthal-Syndrom und kutanem M. Crohn bescheiden ausgeprägt. Eine stärkere Begleitreaktion mit Lymphozyten bei subkutaner Sarkoidose oder der gelegentliche Nachweis von kleinen zentralen käsigen Nekrosen zeigt auch hier wieder die Grenzen unserer Klassifikation.

Palisadengranulome demarkieren gemäß ihrem Namen palisadenartig verschiedene Substanzen wie Muzin beim Granuloma anulare, degeneriertes Kollagen bei Nekrobiosis lipoidica und nekrobiotischem Xanthogranulom, Fibrin bei Rheumaknoten, Cholesterin und/oder Triglyzeride bei Hyperlipidämien (Kap. 33) und Uratkristalle bei Gicht (Kap. 33).

Tuberkuloide Granulome sind durch palisadenförmige Granulome mit Langhans-Riesenzellen um käsige Nekroseareale gekennzeichnet. Sie sind charakteristisch für Tuberkulose (Kap. 15), finden sich aber auch bei granulomatösen Formen von Rosazea und perioraler Dermatitis und werden dabei teilweise auch als Akne agminata bezeichnet (Kap. 15).

Bei all diesen Erkrankungen sind die Makrophagen gleichsam die »Müllarbeiter« unseres Organismus. Alle körperfremden, aber auch körpereigene Substanzen werden phagozytiert, verdaut und, soweit nicht weiter abbaubar, gespeichert.

Über die oben angeführten granulomatösen Erkrankungen hinaus spielt diese Funktion bei einer Vielzahl von Erkrankungen eine Rolle: angeborenen und erworbenen Stoffwechselerkrankungen (Kap. 33), chronisch infektiösen Erkrankungen wie Lepra oder Leishmaniose (Kap. 15), granulomatösen Vaskulitiden wie M. Wegener oder Churg-Strauss-Syndrom (Kap. 29), bei entzündlichen Erkrankungen unklarer Genese wie Nicht-Langerhans-Zellerkrankungen (Kap. 12) sowie bei neoplastischen und paraneoplastischen Prozessen wie M. Hodgkin (Kap. 13) oder nekrobiotischem Xanthogranulom. Dieses Kapitel ist auf nichtinfektiöse granulomatöse Erkrankungen beschränkt und dies auch nur insofern, als sie nicht anderweitig (mit Querverweis oben gekennzeichnet) abgehandelt sind.

> Unglücklicherweise wird der Begriff Granulom fälschlich für eine Reihe nicht granulomatöser Prozesse verwendet wie
> - *Granuloma pyogenicum* für gefäßreiches Granulationsgewebe,
> - *Langerhans-Zellgranulomatose* für eine Langerhans-Zellerkrankung,
> - *granulomatöse schlaffe Haut* und *granulomatöse Mycosis fungoides* für eine interstitielle Form einer Mycosis fungoides,
> - *letales Mittelliniengranulom* und *lymphomatoide Granulomatose* für großzellige Lymphome,
> - *Granuloma faciale eosinophilicum* für eine lokalisierte leukozytoklastische Vaskulitis,
> - *Granuloma gluteale infantum* für eine persistierende Windeldermatitis.

In der *Pathogenese* von Granulomen sind Zytokine für die lokale Rekrutierung, Aktivierung und Differenzierung der Makrophagen und Monozyten maßgeblich. Eine Schlüsselrolle spielen dabei die Zytokine, die von CD4-positiven T-Zellen vom *T-Helferzelltyp 1* (TH1) bzw. vom *T-Helferzelltyp 2* (TH2) produziert werden, ebenso wie *Mastzellen*. Bei einer TH1-Antwort sind es v. a. Interleukin-2 (IL-2) und Interferon-γ (IFN-γ) wie vermutlich bei Sarkoidose, M. Crohn oder tuberkuloider Lepra (Bergeron et al. 1997; Parronchi et al. 1997), bei einer TH2-Antwort IL-4, IL-5 und IL-10 wie bei der lepromatösen Lepra. In Fällen mit bekannten und unbekannten Ursachen ist die Granulombildung gleichsam eine überschießende bzw. überregulierte Entzündungs- und Abräumreaktion, die über weitere Zytokine und Mediatoren wie IL-1, Tumornekrosefaktor α (TNF-α) und Stickmonoxid (Parronchi et al. 1997) zu einem Gewebeschaden führen kann.

26.2 Fremdkörpergranulome

Epidemiologie. Fremdkörpergranulome gehören zu den häufigsten entzündlichen Reaktionen und sind unabhängig von Alter und Geschlecht. Bei Kindern, die häufig barfuß gehen, sind die Füße bevorzugt befallen, daneben andere exponierte Areale wie Hände oder Gesicht.

Ätiologie. Fremdkörper können anorganischer (Tätowierung) oder organischer Natur (Holzsplitter) und dabei exogener (Bakterien, Pilze, Milben) oder endogener Herkunft (Talg, Hornmaterial, Haare) sein. Die von ihnen verursachten Fremdkörperreaktionen zeigen gemäß der einleitenden Definition initial abszedierenden, später Fremdkörpercharakter. Bei manchen Substanzen kommt es zu einer ausgeprägt entzündlich-pseudolymphomatösen (aluminiumadsorbierte Vakzinen, manchmal Tätowierungen und Kollagenimplantationen), bei anderen zu einer ausgeprägt granulomatös-sarkoidalen Reaktion (Silizium, Beryllium und Zirkonium, manchmal Tätowierungen mit Zinnober/Quecksilber- und Chrombeimengungen). Histochemische, elektronenmikroskopische, massenspektrographische und Röntgenbeugungsanalysen können in unklaren Fällen zur Identifizierung des inokulierten Materials eingesetzt werden.

Klinisches Bild. Die Diagnosestellung ist bei entsprechender Anamnese und typischem klinischem Bild einfach. Fremdkörpergranulome zeigen sich als unscharf begrenzte, hautfarben bis livid-rote, kutane und subkutane Papeln bis Knoten (Abb. 26.1–26.3). Während abszedierende Granulome häufig fluktuieren, schmerzen und spontan oder auf Druck rupturieren, sind länger bestehende Läsionen zumeist wohl abgegrenzt, solide, schmerzlos und diaskopisch bläulich-braun. Einen besonderen Aspekt bieten die an Schulter oder Oberarmstreckseite beobachteten Impfgranulome. Nach Impfung mit aluminiumadsorbierter DPT-Vakzine finden sich auf den Impfort beschränkt livid-rote Papeln bis Knoten mit pseudolymphomartigem Aspekt

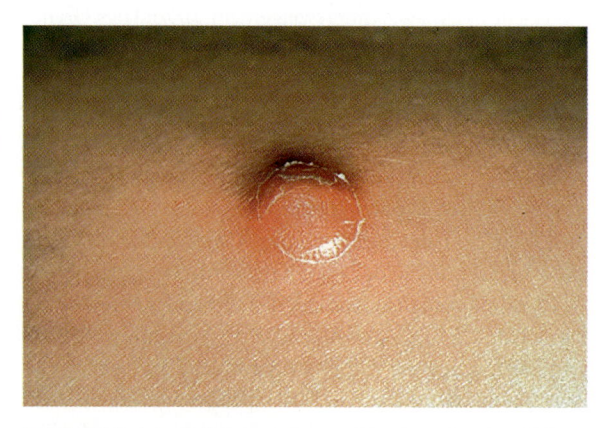

Abb. 26.1. Fremdkörpergranulom nach Implantation eines Kaktusstachels. Rötlich-bräunliche Papel mit Schuppung

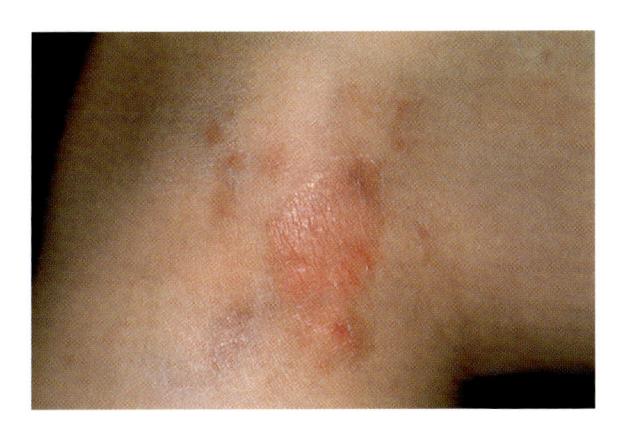

Abb. 26.2. Fremdkörpergranulome nach Verletzung an einer Neonröhre. Gruppiert-konfluierende, rötliche bis livide Papeln bis Plaques mit fokaler Erosion

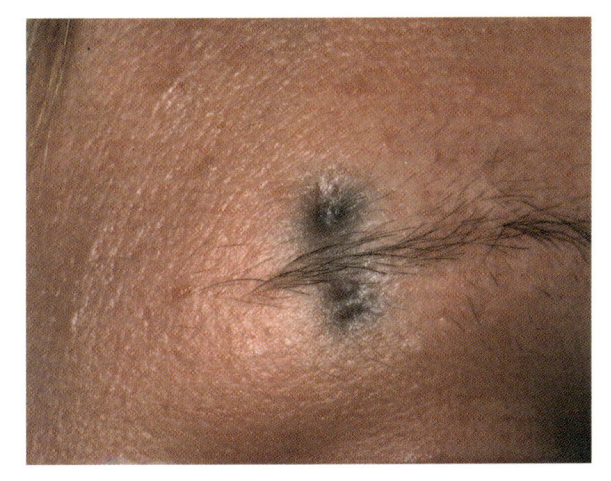

Abb. 26.3. Schwärzliche Hyperpigmentierung mit vernarbender Fremdkörperreaktion nach Piercing

(Bordet et al. 2001). Derartige Granulome sind auch nach Immunisierung mit Tetanustoxoid und subkutanen Hyposensibilisierungen beschrieben (Cominos et al. 1993).

Histologie. Bei Fremdkörpergranulomen ist das implantierte Material von zahlreichen Makrophagen mit mehrkernigen Riesenzellen umgeben. Einige Fremdkörper können aufgrund ihrer Eigenfarbe (Tätowierungen mit Zinnober/Quecksilber – rot, Kadmium – gelb, Chrom – grün, Kobalt – blau, Kohle – schwarz), Struktur (Haare, Hornmaterial, Holzsplitter, Nahtmaterial) und Ablagerungsbesonderheiten (Amalgam entlang elastischen und Kollagenfasern) bereits im histologischen Routineschnitt erkannt werden. Ein Clue für Fremdkörper in H&E-Schnitten sind nicht selten strichförmige Schneideartefakte, die durch den Widerstand harter Substanzen gegenüber der Mikrotomklinge beim Schneideprozess bedingt sind. Weiche Fremdkörper wie Paraffin und Silikon lagern sich in größeren Aggregaten im Gewebe ab, sodass die Dermis aufgelockert und die Makrophagen vakuolisiert erscheinen. Zahlreiche Materialien sind im polarisierten Licht doppelbrechend und lassen sich dadurch eindeutig lokalisieren (z. B. Haare, Horn, Urat- und Siliziumkristalle).

> Polarisationsmikroskopie hilft in der Routinehistologie, schlecht sichtbare Fremdkörper zu identifizieren, und sollte bei jeder Fremdkörperreaktion routinemäßig durchgeführt werden.

Neben Makrophagen finden sich im akuten Stadium in der Umgebung der Fremdkörper oft abszedierende Neutrophile, bei Persistenz Granulome mit starker Vaskularisation, Vernarbung sowie Beimengung von Lymphozyten und Plasmazellen. Sarkoidale Granulome bestehen hauptsächlich aus Makrophagen ohne zentrale Einschmelzung und mit wenig Lymphozyten an der Peripherie (»nackte« Granulome). Das implantierte Material ist dabei histologisch nicht immer leicht nachweisbar, was eine Abgrenzung gegenüber der Sarkoidose schwierig macht, zumal Fremdkörper im Sinne einer Köbner-Reaktion auch eine Sarkoidose provozieren können.

> **Cave:**
> Sarkoidale Fremdkörpergranulome sind häufig (ca. 50%) Initialsymptom einer Sarkoidose. Bei entsprechendem Befund müssen die Patienten durchuntersucht (Lunge!) und verlaufskontrolliert werden.

Granulomreaktionen auf Impfungen zeigen vereinzelt bis diffus konfluierende Makrophagen mit blass basophilem, leicht granulärem Zytoplasma in einer mächtigen pseudolymphomartigen Reaktion der Dermis bis Subkutis.

Therapie. Fremdkörpergranulome heilen bei Spontanperforation entweder mit restitutio ad integrum oder bei stärker destruktiven Prozessen wie z. B. Acne conglobata narbig ab. Durchblutungsfördernde Maßnahmen wie Rotlicht oder Lokaltherapeutika (z. B. Leukichthan) können diesen Prozess beschleunigen. Fluktuierende Abszesse werden am besten inzidiert, entleert und mit desinfizierenden Substanzen (Wasserstoffsuperoxid, Chloramin, Rivanol) gespült.

Differenzialdiagnose. Sarkoidose, Pseudolymphome, kutane Rosai-Dorfman-Erkrankung (Sinushistiozytose mit massiver Lymphadenopathie).

26.3 Erkrankungen mit sarkoidalen Granulomen

Sarkoidale Granulome sind histologisch (**Abb. 26.4**) durch umschriebene Ansammlungen von epithelioiden Makrophagen (»Epitheloidzellen«) und mehrkernige Riesenzel-

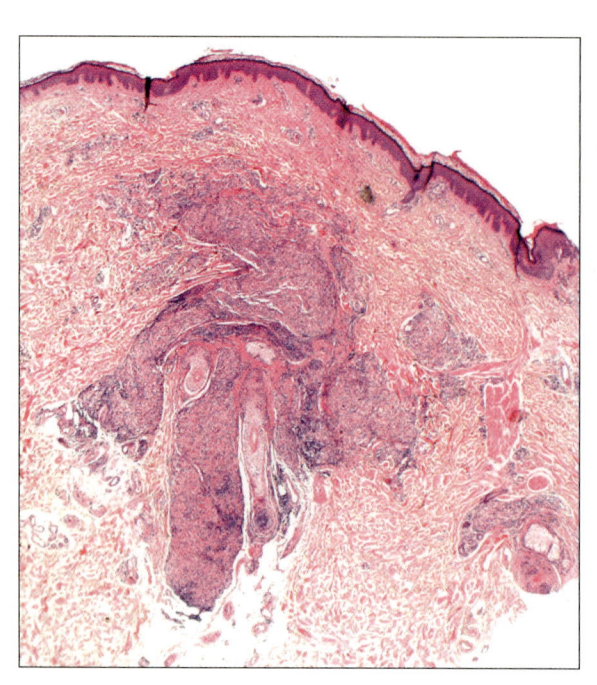

Abb. 26.4. Sarkoidale Granulome aus Epithelioidzellen und spärlich Lymphozyten (»nackte« Granulome; Hämatoxylin-Eosin-Färbung, Originalvergrößerung 20-fach)

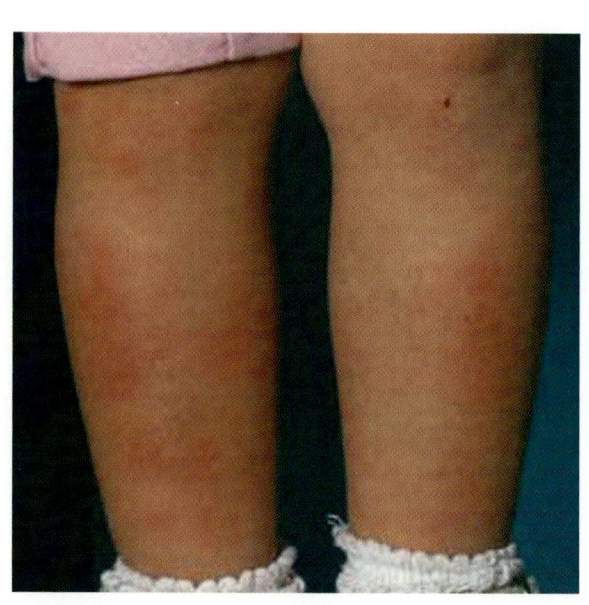

Abb. 26.5. Erythema nodosum bei 2-jährigem Mädchen. Unscharf begrenzte, rötliche Knoten an beiden Unterschenkeln

len gekennzeichnet. Die Riesenzellen sind vom Fremdkörper- und Langhans-Typ. Die homogen aufgebauten und zumeist rund-ovalen Granulome können diskret bis dicht aggregiert liegen und zu polyzyklischen bis plexiformen Läsionen konfluieren. Sie sind peripher nur von wenigen Lymphozyten und Plasmazellen umgeben und werden daher als *nackte Granulome* bezeichnet. Sarkoidale Granulome finden sich außer bei Sarkoidose in sehr diskreter Form und vergleichsweise selten auch bei Melkersson-Rosenthal-Syndrom und M. Crohn.

26.3.1 Sarkoidose (Morbus Boeck)

Epidemiologie. Die Prävalenz der Erkrankung liegt in Europa und den USA zwischen 10 und 40 pro 100.000 Einwohner (Newman et al. 1997) und zeigt ein Nord-Süd-Gefälle. Sie ist bei Afrikanern (auch in den USA) häufiger und von ausgeprägterem Charakter. Bevorzugt betroffen sind jüngere Erwachsene, Kinder selten. Letztere zeigen einen häufigeren Erkrankungsgipfel im Schulalter (Clark 1987), einen sehr seltenen im Säuglings- bis Kleinkindalter. Es besteht keine Geschlechtspräferenz.

Ätiologie. Die Ursache der Erkrankung ist unbekannt. Verschiedene Erreger, wie Mykobakterien, Viren oder Pilze, wurden ventiliert. Gehäufte Assoziationen finden sich mit Kollagenosen, Lymphomen (M. Hodgkin), einzelnen soliden Tumoren (Bronchuskarzinom, Seminom) und gelegentlich bei Interferongabe.

Klinisches Bild. Nach der klinischen Symptomatik und Organmanifestation der Granulome werden die akute und die chronische Verlaufsform unterschieden. Die Haut ist sowohl bei der akuten als auch chronischen Sarkoidose betroffen.

Die *akute Sarkoidose* ist bei Kindern sehr selten. Sie ist durch granulomatöse Infiltrate in den bihiliären Lymphknoten der Lunge und Allgemeinsymptome wie Fieber, Abgeschlagenheit und Gelenkbeschwerden gekennzeichnet. An der Haut kann sich ein *Erythema nodosum* (Abb. 26.5; Kap. 29) entwickeln. Diese polyätiologisch bedingte Entzündung zeigt sich klinisch mit prätibial lokalisierten, bilateralen (selten unilateral), unscharf begrenzten, rot bis livid-roten Knoten bis Plaques. Die teigig-derben Knoten sind überwärmt, sehr druck- und spontanschmerzhaft. Die Trias aus bihiliärem Lymphknotenbefall, Allgemeinsymptomen und Erythema nodosum wird als *Löfgren-Syndrom* bezeichnet. Die Prognose der akuten Sarkoidose ist günstig. In der Regel kommt es innerhalb von 2 Jahren zu einer vollständigen Abheilung.

> Im Gegensatz zu Jugendlichen und Erwachsenen ist das Erythema nodosum unabhängig von seiner Ursache bei Kindern sehr selten.

Die *chronische Sarkoidose* beginnt gewöhnlich asymptomatisch und ist durch granulomatöse Infiltrate in einem oder mehreren Organen gekennzeichnet. In den überwiegenden Fällen (90%) ist die Lunge betroffen, wobei sich im Stadium I ausschließlich ein bihiliärer Lymphknotenbefall, im Stadium II eine Parenchymbeteiligung und im Stadium III schließlich eine Lungenfibrose findet. Neben der Leber (60%) sind häufig auch die Haut (40–50%), der Bewegungsapparat (40%), die Milz (20%) und die Augen (5%) betroffen, jedoch kann sich die Sarkoidose prinzipiell in jedem Organ manifestieren. Die Kombination von granulomatöser Entzündung der Parotis und Uvea, Parese der Gesichtsnerven und Fieber wird als *Heerfordt-* oder *Heerfordt-Waldenström-Syndrom* bezeichnet. Beidseitiger Befall der Tränendrüsen, Parotis und anderer Speicheldrüsen ist als *Mikulicz-Syndrom* bekannt. Bei der *Ostitis multiplex Perthes-Jüngling* handelt es sich um eine Manifestationsform mit umschriebenen Knochenzysten im Bereich der Phalangen.

Die chronische Hautsarkoidose wird aufgrund der klinischen Erscheinungsbilder in verschiedene Formen unterteilt. Bei der *papulösen (»kleinknotigen disseminierten«) Form* finden sich gelblich-rötliche bis blau-rötliche, stecknadelkopf- bis erbsgroße Papeln in dichter, teils gruppierter Streuung (○ Abb. 26.6). Das Gesicht und die Extremitäten sind vornehmlich befallen. Wenn sich die Papeln bogen- oder ringförmig anordnen, liegt eine *anuläre Form* vor. Die Läsionen können sich im Zentrum unter Hinterlassung einer oberflächlichen Atrophie zurückbilden. Gelegentlich treten Teleangiektasien auf. Bei der *knotigen Form* kommt es zur Knoten- oder Plattenbildung mit braun-rot-blauem Farbton und derber Konsistenz. Prädilektionsstellen sind Nase, Wangen und Ohrläppchen. Die im Gesicht lokalisierten Knoten zeigen meist eine tiefblaue Farbe und erinnern an Pernionen (*Lupus pernio*). Bei der *subkutan-nodulären Form (Darier-Roussy)* ist die Hautoberfläche unauffällig oder nur leicht livide verfärbt, während sich im subkutanen Fettgewebe derbe, knotenförmige Infiltrate tasten lassen.

Die *Narbensarkoidose* gehört zu den häufigeren Manifestationsformen des Kindesalters und wird aufgrund von gelblich-rötlichen, später braun-rötlichen Knoten und Plaques innerhalb von präexistenten Narben meist klinisch erkannt (○ Abb. 26.7). Eine Sarkoidose auf dem Boden eines Fremdkörpers kann auch als *Köbner-Phänomen* gesehen werden und ist ebenfalls häufig eine Initialmanifestation. Bei der Diaskopie findet sich ein grau-gelbes, typisches apfelgeleeartiges Infiltrat (○ Abb. 26.8), das Sondenphänomen ist jedoch negativ. Im Gegensatz zum Lupus vulgaris fehlt auch Vernarbung.

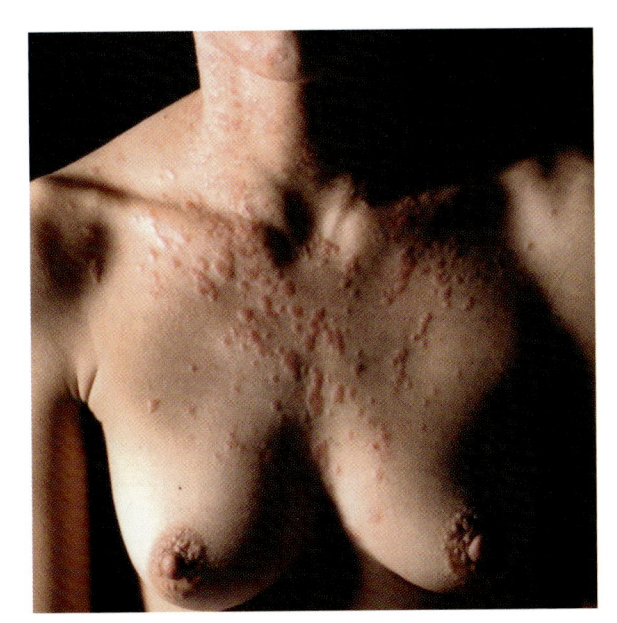

○ **Abb. 26.6.** Disseminierte papulöse Hautsarkoidose mit dicht stehenden Papeln bis Plaques bei einer Jugendlichen

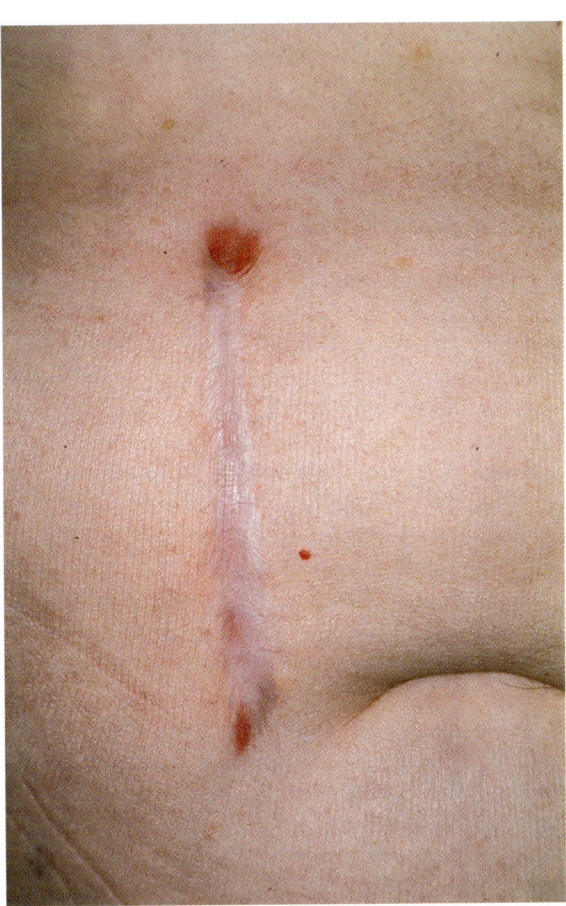

○ **Abb. 26.7.** Narbensarkoidose mit braun-rötlichen Papeln

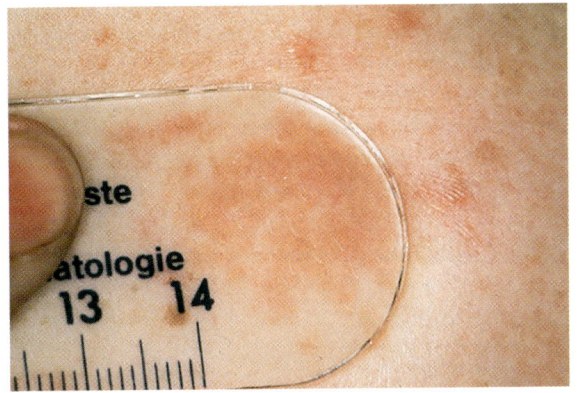

○ **Abb. 26.8.** Grau-gelbe (»lupoide«) Farbe einer kutanen Sarkoidose unter Glasspateldruck

Zwei Sarkoidoseformen sind für Kinder und Jugendliche charakteristisch. Beide befallen bevorzugt Augen, Gelenke und Haut (Clark 1987; Mallory et al. 1987), während Lungenbefall und weitere Organbeteiligung initial selten sind. Die häufigere Manifestation betrifft Kinder von 8 Jahren bis zu Jugendlichen mit 15 Jahren. Es dominieren ähnliche Formen wie bei Erwachsenen, oft mit der Trias Uveitis, Arthritis und Hautbefall mit Flecken und Papeln.

Die 2. Variante mit Beginn im Vorschulalter zwischen 2 und 5 Jahren ist auch als *Blau-Syndrom* bekannt und wird sehr selten auch kongenital beobachtet (Manouvrier-Hanu et al. 1998). Bei familiären Formen ist eine Assoziation mit CARD15/Nod2-Mutation beschrieben, die sonst bei Sarkoidose fehlt (Kurakowa et al. 2003). Auch hier dominieren eine Iritis, Arthritis und Hautbefall. Neben Flecken und Papeln sind in diesem Alter auch Plaques, Ekzeme und Lichen-nitidus-artige Veränderungen beschrieben. Augenbefall ist nicht selten ausgeprägt und führt zu Sehverlust durch Synechien, Optikusatrophie, Retinitis oder Granulome des Sehnervs. Im Gegensatz dazu sind die Gelenksbeschwerden und Funktionseinschränkungen gering, oft verzögert um Monate nach dem Hautbefall und initial durch diffuse Schwellungen von Knöcheln und Knien gekennzeichnet. Eine chronisch progressive Erkrankung mit Röntgenveränderungen ist typisch. Die wichtigste Differenzialdiagnose ist die *juvenile rheumathoide Arthritis*. Obwohl sehr selten, weist diese Form der Sarkoidose im Verlauf sehr häufig Mitbefall zahlreicher innerer Organe auf.

Serologisch zeigt die Sarkoidose oft eine polyklonale Hypergammaglobulinämie mit zirkulierenden Immunkomplexen in akuten Episoden (Erythema nodosum, Iridozyklitis). Die CD4/CD8-Ratio ist erniedrigt. Die zelluläre Immunität zeigt im Intrakutantest auf Recallantigene (Tuberkulin, Candidin, Mumpsantigene) kutane Anergie. In vitro findet sich reduzierte Stimulierbarkeit der Lymphozyten durch Phythämagglutinin.

Bildgebenden Verfahren (Röntgen, Sonographie, Galliumszintigraphie, CT und MRI) helfen zur Beurteilung des Befalls innerer Organe ebenso wie Funktionstest (Spirometrie, Schirmer-Test). So erlaubt der Schirmer-Test sehr einfach eine Einschätzung über die sehr häufige Mitbeteiligung der Glandula lacrimalis. Die bronchoalveoläre Lavage zeigt in der Analyse des Sekrets vermehrt CD4-Zellen. Laborchemisch helfen das *Angiotensinconverting-Enzym* (ACE), der Serumkalziumspiegel und die 24-h-Harnausscheidung als Screening für pulmonale sowie Knochenbeteiligung. ACE wird dabei auch als Verlaufsparameter (Puryear et al. 1996) verwendet. Der *Kveim-Sultzbach-Test* mit intradermaler Injektion einer hitzeaufbereiteten Suspension von sarkoidaler Milz, früher häufig verwendet, ist unzuverlässig (nur 70% positiv), risikobehaftet und hat daher nur noch historische Bedeutung.

Histologie. Die unterschiedlich großen *sarkoidalen Granulome* sind bei den papulösen Formen der Erkrankung überwiegend in der oberen Dermis lokalisiert. Bei den knotigen Manifestationsformen sind die gesamte Dermis und Subkutis (lobuläre, nicht septale Pannikulitis!) von Granulomen durchsetzt. Die Granulome sind von wenig auffälligem Bindegewebe umgeben, wobei es beim Lupus pernio auch zu einer Vernarbung der Dermis kommen kann. Die Blutgefäße sind häufig weitgestellt. Stärkere lymphozytäre Entzündungsinfiltrate finden sich beim Lupus pernio sowie bei subkutanen Formen.

Die scharf abgegrenzten und homogen aufgebauten epitheloidzelligen Granulome enthalten nur wenige mehrkernige Riesenzellen vom Fremdkörper- und Langhans-Typ. Im Zytoplasma der größeren Riesenzellen können eosinophil gefärbte sternförmige *Asteroidkörperchen* und lamellär geschichtete basophil gefärbte *Schaumann-Körperchen* nachweisbar sein. Weder Asteroid- noch Schaumann-Körperchen sind pathognomonisch für die Sarkoidose und können auch bei anderen Granulomen wie der Tuberkulose oder Lepra auftreten.

> Der Nachweis von Fremdkörpern schließt eine Sarkoidose nicht aus.

Therapie. Die akute Sarkoidose wird symptomatisch mit nichtsteroidalen Antiphlogistika behandelt. Bei ausgeprägter Allgemeinsymptomatik und ausbleibender Spontanremission werden auch systemische Glukokortikoide in einer Dosis von 1–2 mg/kgKG eingesetzt. Um pulmonale Rezidive und Exazerbationen zu vermeiden, sollte dabei die Steroidgabe in langsam ausschleichender Dosierung über zumindest 3–6 Monate gegeben werden.

❗ Cave:
Reboundphänomene bei Löfgren-Syndrom durch kurzdauernde systemische Kortikoidstöße.

Die Indikation zur Therapie der chronischen Sarkoidose richtet sich nach der Organbeteiligung und Aktivität der Erkrankung, zumal sich bei 50% der Patienten eine Spontanremission einstellt. Da die granulomatöse Infiltration von Lunge, Auge, Herz und zentralem Nervensystem schwerwiegende Funktionsausfälle bedingen kann, wird bei diesen Manifestationen zumeist eine Therapie eingeleitet. Glukokortikoide sind Mittel der Wahl, haben jedoch in der üblicherweise eingesetzten mittelhohen Dosierung nur einen morbostatischen Effekt.

Die chronische Hautsarkoidose wird in Abhängigkeit von der Größe, Anzahl, und Lokalisation der Läsionen topisch oder systemisch behandelt. Bei papulösen Manifestationsformen und solitären Knoten oder Plaques kommen v. a. die lokale, okklusive oder intraläsionale Applikation von Glukokortikoiden zur Anwendung. Einzelne Läsionen können exzidiert werden. Aufgrund der geringen Spontanremission ist ein chirurgisches Vorgehen bei der Narbensarkoidose besonders erwägenswert. Um einem Rezidiv vorzubeugen, sollte jedoch flankierend eine zeitlich begrenzte systemische Behandlung durchgeführt werden.

Eine systemische Behandlung der kutanen Sarkoidose ist v. a. bei multiplen knotigen Läsionen, bei fazialer Lokalisation und nach erfolgloser topischer Therapie indiziert. Glukokortikoide sind auch hier Mittel der Wahl und werden üblicherweise in einer täglichen Dosis von 1 mg Prednisolon/kgKG über 4–6 Wochen gegeben. Anschließend wird über 4–6 Monate ausgeschlichen. Andere Therapien wie Methotrexat sind für kutane Formen übertrieben oder über den erfolgreichen Einsatz als Fallberichte nicht hinausgekommen, wie Chloroquin, Allopurinol, Isotretinoin und Thalidomid

Differenzialdiagnose. Breit gefächert:
- Erythema nodosum: Erythema induratum Bazin und Panarteriitis nodosa.

> Bei Erythema nodosum ist immer an das Vorliegen einer akuten Sarkoidose zu denken (Thoraxröntgenaufnahme!).

- Papulöse Form: Lichen ruber, Urticaria pigmentosa, Lichen nitidus, benigne zephale Histiozytose, generalisiert eruptive Histiozytome, indeterminierte Histiozytosen, kutane Dorfman-Rosai-Erkrankung (Sinushistiozytose mit massiver Lymphadenopathie).
- Anuläre Form: Granuloma anulare, Necrobiosis lipoidica.
- Lupus pernio: Perniones, Chilblain-Lupus.
- Knotige Form: Tuberkulose, Leishmaniose, Syphilis, Lymphome, Pseudolymphome.
- Subkutane Variante: Pannikulitiden.

> Für die Diagnosesicherung ist eine Biopsie angezeigt. Die Sarkoidose der Haut und Subkutis ist einer diagnostischen Biopsie einfach und risikoarm zugänglich.

26.3.2 Melkersson-Rosenthal-Syndrom (orofaziale Granulomatose)

Epidemiologie. Das Melkersson-Rosenthal-Syndrom ist eine charakteristische Kombination aus Cheilitis granulomatosa, Fazialisparese und Lingua plicata. Es ist sehr selten. Viel häufiger finden sich monosymptomatische Formen mit granulomatöser Makrocheilie bzw. *Cheilitis granulomatosa* oder Befall anderer Gesichts- und Körperregionen (Genitale!). Bevorzugt betroffen sind jüngere Erwachsene mit einem mittleren Erkrankungsalter um 20 Jahre ohne Geschlechtspräferenz. Die Erkrankung ist bei Kindern selten, jedoch an keine bestimmte Altersgruppe gebunden. So wurde wiederholt auch über Kleinkinder mit typischem Melkersson-Rosenthal-Syndrom berichtet (Ziem et al. 2000).

Ätiologie. Die Ätiologie ist unbekannt. Es besteht eine Assoziation zu Sarkoidose und M. Crohn. So zeigen einige Fälle von Cheilitis granulomatosa eine Sarkoidose anderer Organsysteme (Bourgeois-Droin et al. 1993) wie z. B. eine zervikale Lymphadenopathie, in anderen Fällen ist es die Erstmanifestation eines M. Crohn. So wurde bei bis zu 10% der Patienten mit Melkersson-Rosenthal-Syndrom auch ein intestinaler M. Crohn nachgewiesen (Kint et al. 1977). Analog zur Sarkoidose wird eine granulomatöse Immunreaktion auf ein nicht identifiziertes infektiöses Antigen, einen Fremdkörper, Milcheiweiß oder Nahrungsmittelzusätze (McKenna et al. 1994) diskutiert und rezidivierende Schwellungen als vasomotorische Fluktuation des Entzündungsgeschehens interpretiert.

Klinisches Bild. Das klassische Melkersson-Rosenthal-Syndrom besteht aus der Trias rezidivierende Lippenschwellung, Fazialisparese und Lingua plicata. Diese Symptome treten jedoch nicht bei allen Patienten gleichzeitig auf. In einer Studie an 220 Fällen litten 84% der Patienten an rezidivierenden Lippenschwellungen, 60% an einer Lingua plicata und nur 20% an einer Fazialisparese (Zimmer et al. 1992). In Einzelfällen ist das Melkersson-Rosenthal-Syndrom mit schweren kongenitalen neurologischen und ophthalmologischen Defekten assoziiert (Zimmer et al. 1992).

Die hautfarbene und initial weiche, häufig asymmetrische Schwellung der Ober- oder/und Unterlippe tritt zunächst schubweise auf und bildet sich innerhalb einer bis mehrerer Wochen vollständig zurück (◻ Abb. 26.9). Die Schübe werden gelegentlich von Fieber, Kopfschmerzen und selten auch Sehstörungen begleitet. Im weiteren Verlauf der Erkrankung bildet sich eine persistierende und palpatorisch

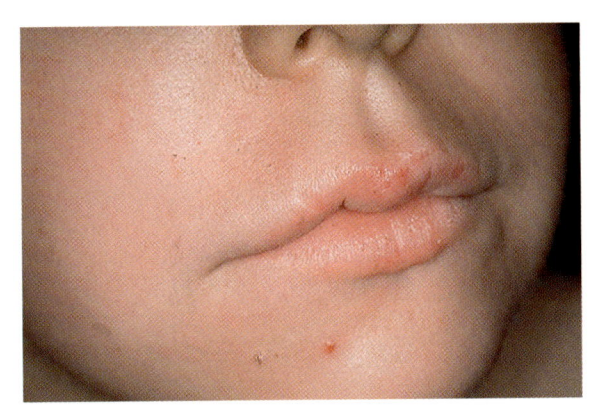

◻ **Abb. 26.9.** Cheilitis granulomatosa bei Melkersson-Rosenthal-Syndrom. Asymmetrische Schwellung der Ober- und Unterlippe bei einem 6-jährigen Jungen

derbe Induration aus, sodass der Mund bei Manifestation an Ober- und Unterlippe rüsselförmig imponiert (*Tapirmund*). Ähnliche fluktuierend-persistierende Schwellungen mit teigig-derbem Tastbefund können sich auch an den Wangen (Pareitis granulomatosa), der Stirn (Uranitis granulomatosa), den Augenlidern (Blepharitis granulomatosa), der Nase (Rhinitis granulomatosa; Rogers 1996) sowie in anderen Körperregionen (z. B. Vulvitis granulomatosa) finden.

> Eine fluktuierend-persistierende Schwellung mit teigig-derbem Tastbefund ist für Melkersson-Rosenthal-Syndrom charakteristisch.

Die uni- oder bilaterale Fazialisparese bildet sich zumeist im Anschluss an die granulomatösen Hautinfiltrate aus. Sie entwickelt sich ebenfalls schubweise und wird auf die periphere Druckschädigung des Nervs zurückgeführt.

Die Lingua plicata ist klinisch durch eine verstärkte Faltenbildung der Zungenoberfläche gekennzeichnet (Abb. 26.10) und entspricht einer analogen Mitbeteiligung des Zungenparenchyms. Die Patienten klagen gelegentlich über Geschmacksstörungen und eine verminderte Speichelsekretion. Die Lingua plicata kann monosymptomatisch bereits bei Geburt bestehen.

Histologie. Der eindrucksvollen klinischen Präsentation steht eine vergleichsweise blande Histologie gegenüber. Teilweise resultiert diese aus inadäquaten, zu oberflächlichen Biopsien. Aber auch tiefe Schleimhautbiopsien zeigen oft nur eine lymphovenöse Stauung mit vermehrt dilatierten Lymph- und Blutgefäßen sowie perivaskulär Lymphozyten, manchmal auch Plasmazellen. Sarkoidale Granulome fehlen häufig oder sind, wenn vorhanden, klein und bescheiden.

> In geeigneter klinischer Konstellation sind minimale Granulome, nicht selten oft nur vermehrt einzelstehende Makrophagen für die histologische Diagnosebestätigung ausreichend.

Therapie. Die Therapie des Melkersson-Rosenthal-Syndroms ist langwierig und schwierig. Im Anfangsstadium und im akuten Anfall werden Glukokortikoide systemisch in mittelhoher Dosierung (1 mg Prednisolon/kgKG) gegeben, diese Therapie hilft jedoch nicht bei länger bestehenden Schwellungen. Bei der Langzeitbehandlung hat sich die in der Lepratherapie eingesetzte antimikrobielle Substanz Clofazimin (Lamprene) bewährt (Neuhofer et al. 1984). Diese immunmodulatorisch wirkende Substanz kann dosisadaptiert auch im Kindesalter eingesetzt werden. Bei Rückbildung der kutanen Schwellung wird die Dosis schrittweise reduziert, und die Behandlung wird nach mehreren Wochen versuchsweise beendet. Allerdings sind auch hier befriedigende Ansprechquoten maximal in $1/3$ der Fälle zu sehen.

Alternativ wurden ähnliche immunmodulatorisch wirkende Medikamente wie Dapson, Hydroxychloroquin und Salazosulfapyridin mit vergleichbarem Effekt verwendet. Neben systemischer Medikation zeigen manchmal intraläsionale Applikationen von Kortikosteroiden (2–3 mg in Lidocain aufgelöst) erstaunliche Wirksamkeit. Bei hochgradiger Makrocheilie ist eine chirurgische Verkleinerung der Lippe durch Keilexzision möglich.

Differenzialdiagnose
- Melkersson-Rosenthal-Syndrom: keine
- Monosymptomatische Cheilitis granulomatosa: angeborenes und erworbenes Angioödem, Lymphödem nach rezidivierendem Erysipel oder Herpes simplex, Lymphangiom, Hämangiom, Ascher-Syndrom (Cutis laxa der Oberlippe mit doppelkonturierter Oberlippe).
- Monosymptomatisch in uncharakteristischer Lokalisation wie Stirn, Wange oder Nase: problematisch.

> Klinisch-pathologische Korrelation – mit histologischem Ausschluss anderer Ursachen – ist zur Diagnose Melkersson-Rosenthal-Syndrom bzw. ihrer Varianten entscheidend.

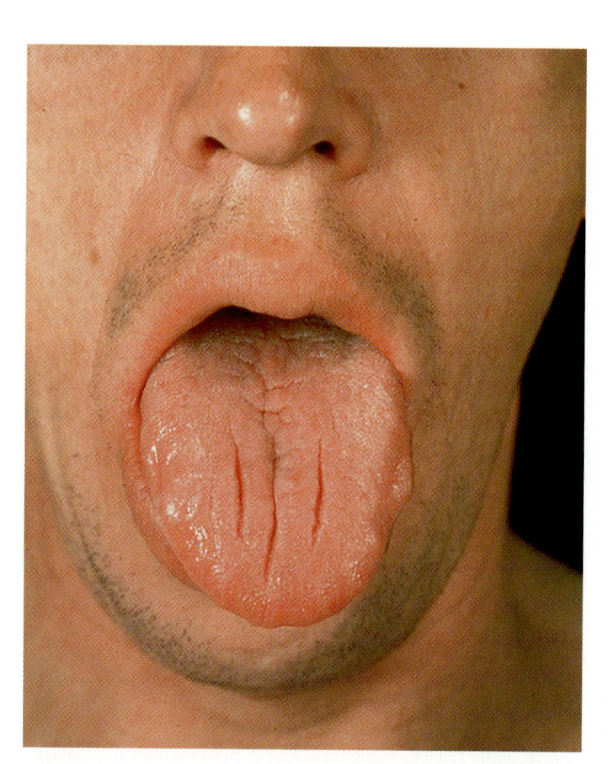

Abb. 26.10. Lingua plicata bei Melkersson-Rosenthal-Syndrom. Ausgeprägte Furchenbildung der Zungenoberfläche

26.3.3 Morbus Crohn

Epidemiologie. Der M. Crohn ist eine chronisch-entzündliche Darmerkrankung des jüngeren Erwachsenenalters (Inzidenz 4–10/100.000) mit Häufigkeitsgipfel zwischen dem 20. und 40. Lebensjahr und Bevorzugung des weiblichen Geschlechts. Kinder sind selten betroffen.

Ätiologie. Die Ätiologie ist unbekannt. Ein M. Crohn erhöht das Risiko für Familienangehörige auf das 20fache im Vergleich zur Normalbevölkerung. $^{1}/_{4}$ aller Kinder mit M. Crohn hat eine positive Familienanamnese eines oder beider Elternteile. Kaukasier und Juden sind häufiger betroffen als Dunkelhäutige und Indianer. Auch eine Assoziation mit Sarkoidose ist beschrieben (Fries et al. 1995). Für die Entstehung werden genetische, infektiöse und Umwelt-, immunologische und psychische Faktoren diskutiert.

Klinisches Bild. Die gastrointestinale Symptomatik der Kinder ist mit Schmerzen, Durchfällen, Anorexie und Gewichtsverlust ident wie bei Erwachsenen, zusätzlich finden sich Wachstumsverzögerung und verzögerte Pubertät. Kutane Symptome werden bei 10–20% der Patienten mit einem M. Crohn gesehen (Ploysangam et al. 1997). Sie sind unabhängig von der Krankheitsaktivität und Erkrankungsdauer, finden sich jedoch besonders häufig bei einem M. Crohn des Kolons, hauptsächlich (90%) als perianale bis gelegentlich perigenitale Fisteln (Burgdorf 1981; Abb. 26.11). Hautbefall ohne Fistelung ist selten und betrifft die Nates- und Oberschenkelregion sowie die Mundschleimhaut. Man spricht von *metastatischem M. Crohn*, eine missbräuchliche Begriffsverwendung. Klinisch finden sich solitäre oder multiple, hautfarbene bis rötlich-violette Papeln bis Plaques. Die Infiltrate der Mundschleimhaut (Abb. 26.12) imponieren als Pflastersteinläsionen oder Lippenschwellungen analog der Präsentation bei Melkersson-Rosenthal-Syndrom und werden bei ungefähr 5% der Patienten mit M. Crohn angetroffen. Ähnliche Kopfsteinpflasterherde mit klaffendem Anus und Fissuren können einer Kindsmisshandlung ähnlich sehen (Sellman et al. 1996).

Daneben finden sich bei M. Crohn gehäuft anal, perianal, vaginal, an den Nates und auch abdominal lokalisierte *Abszesse* (Burgdorf 1981) oder *Aphthen* der Mundschleimhaut, die manchmal dem Darmbefall um Monate bis Jahre vorausgehen. Letzteres ist besonders bei Kindern, weniger bei Erwachsenen von Bedeutung.

> Bei Kindern mit Aphthen oder aphthenähnlichen Veränderungen ist immer die Anamnese von Darmerkrankungen bedeutungsvoll.

Patienten mit ausgeprägtem Gastrointestinalbefall können bei fehlender Substitution eine *Zinkmangeldermatitis* entwickeln, was sich klinisch mit reduzierter Geschmacksempfindlichkeit äußert. Gelegentliche Assoziationen betreffen *Erythema nodosum* (ca. 15%), ein *Pyoderma gangraenosum* (1,5%), analog an der Mundschleimhaut eine *Pyostomatitis vegetans* und weiterhin eine *leukozytoklastische Vaskulitis*. Umgekehrt zeigen 20–30% aller Patienten mit Pyoderma gangraenosum (Kap. 29) eine entzündliche Darmerkrankung (M. Crohn oder Colitis ulcerosa). Möglicherweise ist dieser Prozentsatz bei Kindern noch größer, da die andere, häufige Assoziation, nämlich Gammopathien z. B. bei Plasmozytom oder monoklonaler Gammopathie unklarer Signifikanz (MGUS), im Gegensatz zu Erwachsenen bei Kindern eine viel geringere Bedeutung aufweist.

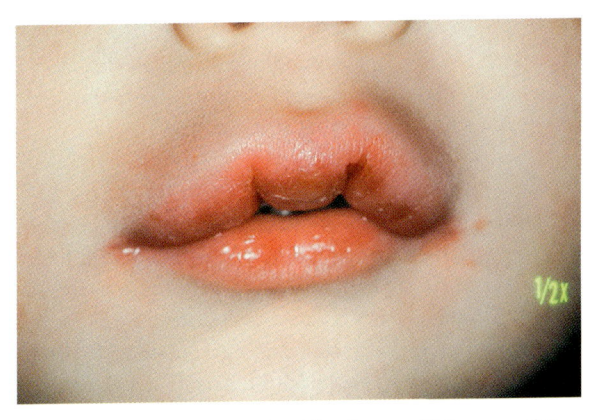

Abb. 26.12. Pflastersteinartige Schwellung und Schuppung der Lippen bei M. Crohn eines 3-jährigen Jungen

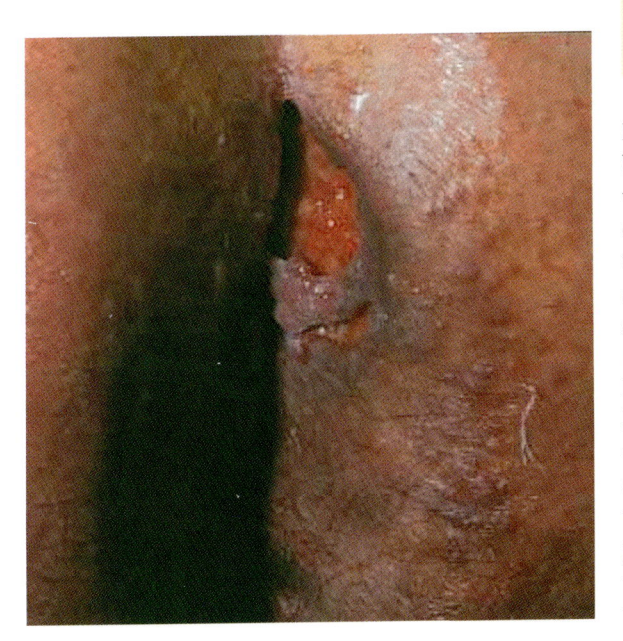

Abb. 26.11. Granulomatöse, bräunlich-livide Hautläsionen mit perianalem Ulkus bei M. Crohn.

> Bei entsprechender Klinik und/oder Begleiterkrankungen sollte auch bei fehlender Anamnese eine gastroenterologische Abklärung bedacht werden.

Histologie. Die histologischen Veränderungen sind weitgehend unspezifisch. Erst die klinisch-pathologische Interpretation erlaubt die exakte Diagnosestellung. Je nach Präsentation finden sich Abszesse, unspezifische Ulzera bei Aphthen, suppurative bis suppurativ granulomatöse Ulzera mit oder ohne hyperplastische Epidermis bei Pyoderma gangraenosum, vegetierender Pyodermie oder Pyostomatitis, eine septale Pannikulitis bei Erythema nodosum oder eine leukozytoklastische Vaskulitis. Am vergleichsweise charakteristischsten sind *sarkoidale Granulome* in der Dermis und Subkutis mit deutlicher lymphozytärer Begleitreaktion und Vaskularisation. Diese Granulome entwickeln sich gelegentlich in unmittelbarer Nachbarschaft der Blutgefäße und imitieren vaskulitische Veränderungen. Daneben sind eher diffus angeordnete Infiltrate von Epithelioidzellen beschrieben. Granulome sind bei Kindern häufiger zu finden als bei Erwachsenen.

> Granulome gelten als charakteristisch, sind jedoch weder bei Darm-, noch weniger bei Hautbefall obligat nachweisbar.

Therapie. Die Therapie des kutanen M. Crohn sowie seiner Begleiterkrankungen folgt den Richtlinien der Gastroenterologischen Gesellschaft für den Darmbefall (Vogelsang et al. 2000). Sie umfasst topische und systemische Glukokortikoide (1–2 mg/kgKG Methylprednisolon im schweren Schub, schrittweise reduziert auf Erhaltungsdosen) sowie *Aminosalizylate* (Mesalazin oder Sulfasalazin) bei leichten bis mittelschweren Verlaufsformen und in der Remission (50–100 mg/kgKG/Tag, bis zu 4 g). Andere immunsuppressive Medikamente wie Azathioprin (2–3 mg/kgKG/Tag), Methotrexat (nach Alter 2,5–5 mg/Woche) und 6-Merkaptopurin (1,5 mg/kgKG/Tag) gehören gerade im Kindesalter zur 2. Wahl bei ansonsten therapierefraktären Läsionen und werden mit systemischen Steroiden kombiniert. Alternativ steht Ciclosporin (5–7,5 mg/kgKG/Tag) zu Verfügung.

Auch monoklonale Antikörper gegen das inflammatorisch wirksame Zytokin TNF-α, *Infliximab* (Remicade) 5 mg/kgKG/Tag i.v. in Woche 0, 2 und 6, dann alle 8 Wochen (Cezard et al. 2003), sowie gegen das B-Zellantigen CD20, Rituximab (Mabtera; Papadakis et al. 2003) sind erfolgreich bei therapierefraktären und fistulierenden Fällen eingesetzt. Die Problematik besteht unter Therapie durch gehäufte (exazerbierte) Infektionen, wie z. B. die Tuberkulose, oder bei Absetzen der Therapie durch Rezidive (Cezard et al. 2003).

Differenzialdiagnose. Breitgefächert, bei genitalen Fisteln/Ulzera: Herpes vegetans, Zytomegalieulzera, Tuberculosis cutis et mucosae ulcerans, Kindesmisshandlung, Langerhans-Zellerkrankung, Plattenepithelkarzinom, Adenokarzinom, M. Paget.

26.4 Erkrankungen mit Palisadengranulomen

Palisadengranulome sind histologisch (Abb. 26.13) durch einen zonalen Aufbau gekennzeichnet. Im Zentrum der Granulome imponiert eine umschriebene und unterschiedlich ausgeprägte Degeneration des dermalen Binde- und/oder subkutanen Fettgewebes. Das Gewebe ist dabei fokal degeneriert und zellarm, jedoch nicht vollständig homogenisiert und nekrotisch wie bei verkäsenden, tuberkuloiden Granulomen. Dieser inkomplette Gewebsuntergang wird als *Nekrobiose* bezeichnet, ein Zustand gleichzeitigen Sterbens und Lebens (ein Oxymoron!). Charakteristischerweise wird das degenerierte Gewebe dabei palisadenartig von epithelioiden Makrophagen und mehrkernigen Riesenzellen umgeben. Im Zentrum der Palisadengranulome findet sich beim Granuloma anulare Muzin, bei der Necrobiosis lipoidica degeneriertes bis sklerosiertes Bindegewebe, bei nekrobiotischem Xanthogranulom degeneriertes bis sklerosiertes Bindegewebe mit Cholesterinkristallen und bei Rheumaknoten Fibrin.

26.4.1 Granuloma anulare

Epidemiologie. Das Granuloma anulare ist eine Erkrankung der Schulkinder und jungen Erwachsenen. In einer größeren Untersuchung waren 70% der Patienten jünger als 20 Jahre. Das weibliche Geschlecht ist etwa doppelt so häufig betroffen. Obwohl es sich gewöhnlich um sporadische

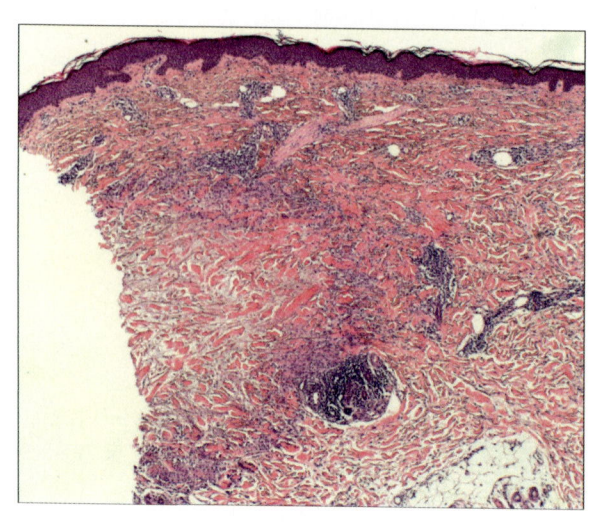

Abb. 26.13. Palisadengranulom um Muzin, peripher einige Lymphozyten (Hämatoxylin-Eosin-Färbung, Originalvergrößerung 20-fach)

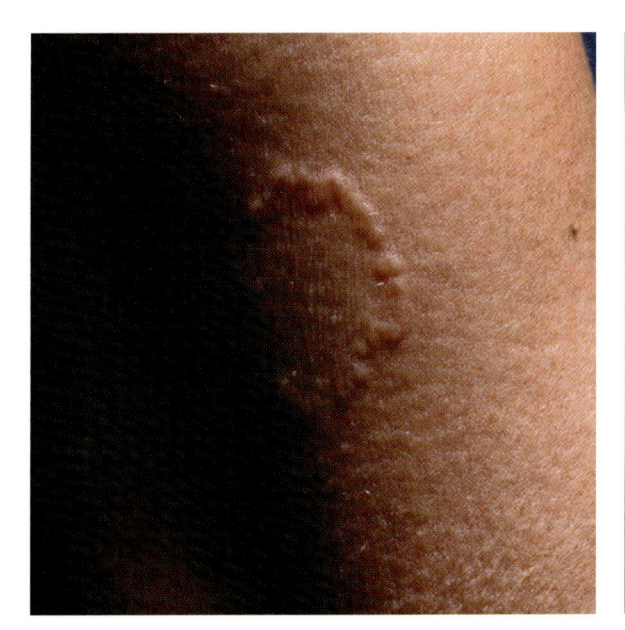

Abb. 26.14. Lokalisiertes Granuloma anulare mit ringförmig angeordneten Papeln

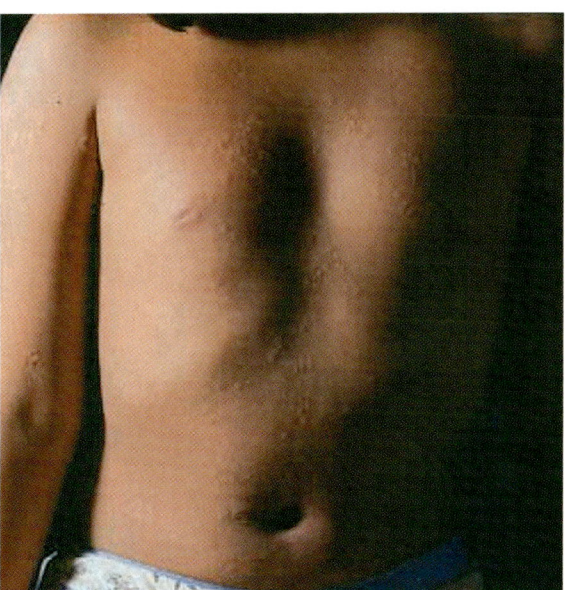

Abb. 26.15. Disseminiertes Granuloma anulare mit generalisierten hautfarbenen Papeln bei einem 8-jährigen Mädchen

Erkrankungsfälle handelt, wurde auch über eine familiäre Häufung berichtet (Abrusci et al. 1988).

Ätiologie. Die Ätiologie der Erkrankung ist unbekannt. Es besteht ein Ungleichgewicht zwischen Gewebsuntergang und Abräumreaktion durch Makrophagen. Ob dies durch entzündliche und/oder genetische Faktoren begünstigt wird oder ähnlich wie bei der Necrobiosis lipoidica diskutiert auf Basis einer Ischämie durch eine lokalisierte Vaskulopathie oder Immunkomplexvaskulitis getriggert wird, ist unklar.

Klinisches Bild. Aufgrund der Morphe und Verteilung der Effloreszenzen werden 4 klinische Formen des Granuloma anulare unterschieden.

Das *Granuloma anulare, lokalisierte Variante*, ist die häufigste Form und findet sich bevorzugt bei Schulkindern und jungen Erwachsenen. An den Streckseiten der Extremitäten imponieren initial derbe, leicht hautfarbene bis rötliche, subjektiv symptomlose Papeln, die sich peripher ausbreiten und zentral zurückbilden (Abb. 26.14). Die voll entwickelten Läsionen bauen sich aus anulär bis semizirkulär, selten linear angeordneten Papeln auf. Die epidermale Oberfläche ist intakt. Gelegentlich werden auch gruppiert stehende genabelte Papeln und leicht rötliche bis rotbräunliche Plaques (*Granuloma anulare giganteum*) beobachtet. Daneben existiert ein *disseminiertes Granuloma anulare*, eine seltene Variante mit generalisierten Papeln an Rumpf und Extremitäten (Abb. 26.15).

Das *Granuloma anulare, diffuse Variante*, macht etwa 15% der Erkrankungsfälle aus und tritt eher bei Erwachsenen als bei Kindern auf. Am Stamm und den proximalen Extremitäten (Oberschenkel!) imponieren einzelne bis

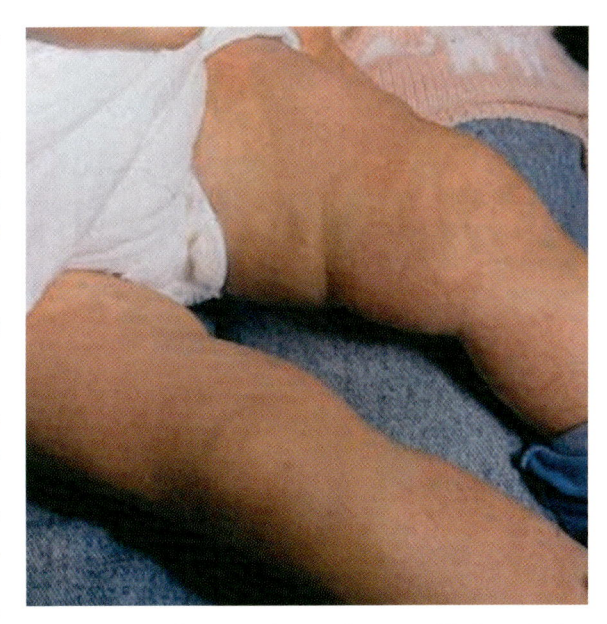

Abb. 26.16. Diffuses Granuloma anulare mit großflächigen, leicht rötlichen Flecken bis Plaques bei einem 2-jährigen Mädchen

multiple flächenhafte, palpatorisch kaum infiltrierte, scharf begrenzte und angedeutet randbetonte Erytheme (Abb. 26.16).

Das *Granuloma anulare, subkutane Variante*, manifestiert sich wiederum bevorzugt im Kindesalter. Am behaarten Kopf, den Händen (Abb. 26.17), im Gesäßbereich und v. a. an den Streckseiten der Unterschenkel entwickeln sich derbe, subkutan gelegene Knoten, die eine ringförmige Konfiguration aufweisen können. Die gewöhnlich einzelnen Läsionen sind bei etwa 25% der Patienten mit oberflächlichen, anulär angeordneten Papeln assoziiert. Solche

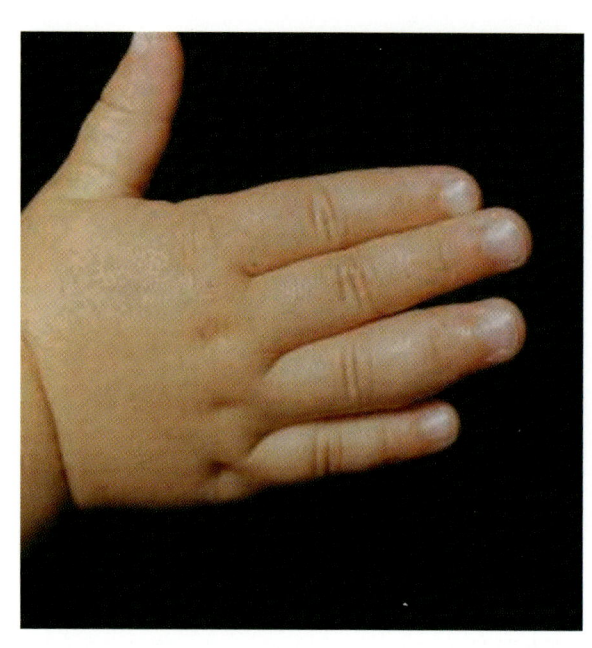

Abb. 26.17. Subkutanes Granuloma anulare mit plump knotig aufgetriebenem Ringfinger bei einem 3-jährigen Mädchen

Herde sind nicht so selten, daher manchmal auch bei Kindern mit rheumatischem Fieber zu finden und dabei oft als Rheumaknoten fehlinterpretiert.

Das *Granuloma anulare, perforierende Variante,* ist eine sehr seltene Manifestationsform der Erkrankung und zeigt gruppiert stehende, asymptomatische Papeln, die im Zentrum ulzeriert oder krustös belegt sind. Die Läsionen sind bevorzugt an den Fingern lokalisiert.

> Granuloma anulare bei Kindern ist häufig. Jeder Pädiater sollte über die Klinik des klassischen Granuloma anulare am Handrücken oder Rist ebenso wie über die subkutane Variante Bescheid wissen.

Histologie. Die Mehrzahl der Erkrankungen zeigt das typische histologische Bild von *Palisadengranulomen* mit Muzin umgeben von epitheloiden Makrophagen ohne oder mit einzelnen bis etlichen mehrkernigen Riesenzellen vom Fremdkörpertyp. Das kollagene Bindegewebe ist dabei mäßig degeneriert bis reduziert. Nekrosen einzelner Makrophagen gegenüber dem degenerierten Bindegewebe sind eine in der Literatur wenig Beachtung findende Beobachtung. Die solitären oder multiplen Palisadengranulome sind in der oberen und mittleren Dermis lokalisiert. Im Gegensatz dazu ist die *interstitiell granulomatöse Dermatitis* (frühe Manifestation einer Wegener-Granulomatose, aber auch bei systemischem Lupus erythemathodes und rheumatoider Arthritis beobachtet) durch tief dermal gelegene Palisadengranulome, oft mit Fibrin und Neutrophilen, aber ohne Muzin gekennzeichnet.

Beim subkutanen Granuloma anulare erstrecken sich die Granulome bis in das obere und mittlere Fettgewebe, primär im Bereich der Septen, erst später auf die Fettgewebsläppchen übergreifend. Beim perforierenden Granuloma anulare führen Granulome in den dermalen Papillarkörpern zu einer Atrophie der Epidermis und schließlich zu einer intraepidermalen Lage (»transepidermale Elimination«) von Muzin. Das umliegende Bindegewebe weist im Gegensatz zur Necrobiosis lipoidica keine Fibrose, kein streifenförmiges Entzündungsinfiltrat in den Gefäßlogen und keine Plasmazellen auf, sondern perivaskulär Lymphozyten, gelegentlich mit Beimengung von Eosinophilen.

Im Gegensatz zur lokalisierten Form zeigt die diffuse Variante des Granuloma anulare eine diffuse Vermehrung von Muzin und Makrophagen zwischen den kollagenen Fasern bei perivaskulär vermehrten Lymphozyten. Bei dieser Variante muss v. a. die *interstitielle Variante der Mycosis fungoides* differenziert werden. Neben epidermalen Veränderungen sind es hier in der Dermis v. a. Lymphozyten und nicht Makrophagen, die das Kollagen dissezieren. Lokalisierte und diffuse Varianten eines Granuloma anulare können auch durch *Borrelieninfektionen* (klinisch Erythema chronicum migrans oder Acrodermatitis chronica atrophicans) imitiert werden, Plasmazellen sind neben dem Erregernachweis ein wichtiger Clue für diese Diagnose.

Andererseits kann das Granuloma anulare histologisch auch durch mehr kompakte sarkoidale Granulome gekennzeichnet sein. Obwohl diese Granulome zumeist weniger umschrieben als bei der Sarkoidose sind, kann die differenzialdiagnostische Unterscheidung schwierig sein. Hilfreich ist in diesen Fällen der Nachweis von dermalen Muzineinlagerungen, die bei der Sarkoidose fehlen. Bei subkutanen Formen sind die zentralen Muzinablagerungen oft geringfügig bis fehlend und durch degeneriertes und homogenisiertes Bindegewebe ersetzt. PAS-Färbungen sind im Gegensatz zu der positiven Reaktion von Fibrin bei Rheumaknoten negativ.

Weitere Sonderformen sind das *aktinische Granulom (O'Brien)*, eine Variante mit ausgeprägter Elastophagozytose bei koexistenter solarer Elastose in lichtexponierten Arealen; das *anulär elastolytische Riesenzellgranulom*, ebenfalls eine Sonderform mit Phagozytose elastischer Fasern und ausgeprägter Präsenz von Riesenzellen; und schließlich die *Granulomatosis disciformis Miescher* (Synonym: atypische Necrobiosis lipoidica), eine scheibenförmig umschriebene Läsion des Gesichtes mit Verlust elastischer Fasern in schiffskahnartiger Ausprägung.

Therapie. Vor Einleitung einer topischen oder systemischen Behandlung sollte gerade im Kindesalter bedacht werden, dass
— das lokalisierte Granuloma anulare in etwa 75% der Fälle innerhalb von 2 Jahren spontan mit einer Restitutio ad integrum abheilt,

- die Erkrankung außer einer kosmetischen Beeinträchtigung weder subjektive Beschwerden noch funktionelle Einschränkungen verursacht, und
- alle eingesetzten Therapieverfahren keine sichere Aussicht auf Erfolg haben.

Das klassische und das subkutane Granuloma anulare wird bevorzugt durch lokale Steroide behandelt. Am erfolgreichsten bewährt hat sich hierbei die topisch okklusive oder intraläsionale, jedoch schmerzhafte Applikationen von Glukokortikoiden.

Das generalisierte Granuloma anulare ist aufgrund seiner Ausdehnung nur systemischer Therapie zugänglich. Die Photochemotherapie hat zwar gute Aussicht auf Erfolg, ist jedoch aufgrund der potenziellen Kanzerogenität im Kindesalter nur begrenzt einsetzbar. Als immunmodulatorisch wirkende Medikamente bieten sich Dapson, weniger Hydroxychloroquin und Pentoxifyllin an, müssen allerdings für eine nachhaltige Wirkung ständig eingenommen werden. Eine immunsuppressive Behandlung mit Glukokortikoiden und Ciclosporin A ist zwar effektiv, nach unserer Einschätzung jedoch ein »Kanonenschießen auf Spatzen« und Ausnahmefällen vorbehalten.

Differenzialdiagnose. Breitgefächert, bei untypischer Lokalisation und Morphe (im Besonderen disseminierte, subkutane und perforierende Formen) Histologie oft notwendig.
- Granuloma anulare, lokalisierter Variante: Necrobiosis lipoidica, Sarkoidose, chronisch diskoider Lupus erythematodes, Heberden-Knötchen, Granuloma faciale, Erythema elevatum diutinum.
- Dissemiertes Granuloma anulare: exanthematischer Lichen ruber, Lichen nitidus.
- Granuloma anulare, diffuse Variante: Acrodermatitis chronica atrophicans, Morphea, Erythema chronicum migrans, Mycosis fungoides.
- Subkutanes Granuloma anulare: Fremdkörpergranulom, Rheumaknoten, Pilomatrixom, Schwannom, epithelioides Sarkom.
- Perforierendes Granuloma anulare: Elastosis perforans serpiginosa.

Eine sehr seltene, nichtsdestoweniger bedeutungsvolle Differenzialdiagnose des subkutanen Granuloma anulare ist das *epithelioide Sarkom*. Es findet sich ein einseitiger, derber, hautfarbener, unscharf begrenzter Knoten bevorzugt bei Kindern und Jugendlichen in akraler Betonung (Abb. 26.18). Auch histologisch wird häufig ein Palisadengranulom eines Granuloma anulare imitiert, die Läsion zeigt allerdings Atypien, Nekrosen und ist positiv für epitheliale Marker. Epithelioide Sarkome neigen zu lokoregionär tückischer Ausbreitung entlang Gefäß-/Nervensträngen, sodass trotz oft weiter Exzision oder Amputation Rezidive auftreten. Durch weitere Progression mit Befall von regionären Lymphknoten und der Lunge haben diese Patienten eine sehr hohe Mortalität, oft 10–20 Jahre nach Erstdiagnose.

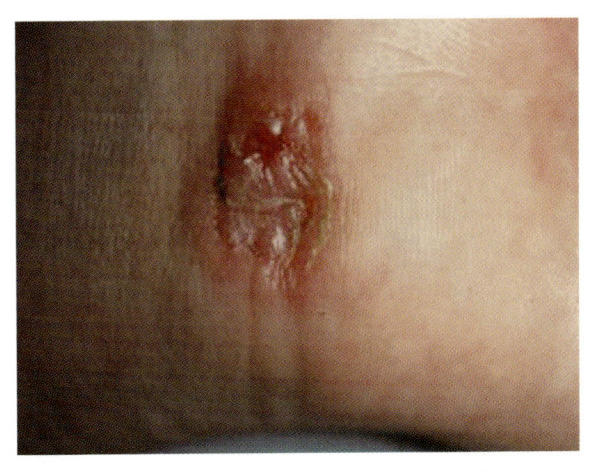

Abb. 26.18. Epithelioides Sarkom mit irregulärem, erodiertem Plaque am Handgelenk einer 17-jährigen Jugendlichen

26.4.2 Necrobiosis lipoidica

Epidemiologie. Die Erkrankung ist im Kindesalter selten (Verroti et al. 1995). Die Necrobiosis lipoidica manifestiert sich typischerweise bei Erwachsenen mittleren Alters, wobei das weibliche Geschlecht deutlich häufiger betroffen ist. Die in der Literatur in bis zu $3/4$ der Fälle betonte Assoziation mit Diabetes mellitus ist nach unserer Erfahrung zu hoch gegriffen und betrifft maximal 10% der betroffenen Patienten/innen. Umgekehrt tritt bei weniger als 1% aller Patienten mit Diabetes mellitus eine Necrobiosis lipoidica auf.

Ätiologie. Die Ätiologie ist unbekannt. Analog zum Granuloma anulare wird auch für die Pathogenese der Necrobiosis lipoidica eine vaskulopathisch oder vaskulitisch bedingte lokale Ischämie diskutiert, ist aber gleichfalls unbewiesen und strittig.

Klinisches Bild. Die typische Necrobiosis lipoidica ist durch manchmal mehrere, oväläre bis unregelmäßig konfigurierte und scharf begrenzte Plaques an den Streckseiten der Unterschenkel gekennzeichnet (Abb. 26.19). Die Läsionen zeigen makroskopisch und diaskopisch eine rötlich-braune bis gelbliche Eigenfarbe. Die Haut in den Läsionen ist zumeist atroph und von Teleangiektasien durchzogen. Selten imponieren Erosionen und Ulzerationen. Subjektiv bestehen gewöhnlich keine Beschwerden. Die Necrobiosis lipoidica kann sich in seltenen Fällen auch isoliert oder disseminiert an den Fußrücken und Oberschenkeln, den oberen Extremitäten, dem Stamm und sogar der Kopfhaut manifestieren. Bei diabetesassoziierter Necrobiosis lipoidica von Kindern und Erwachsenen zeigt sich gehäuft auch

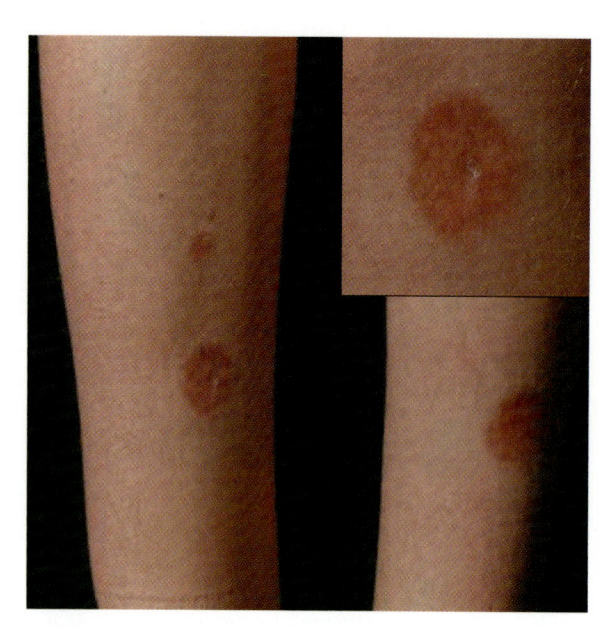

Abb. 26.19. Necrobiosis lipoidica mit mehreren rötlich-gelblichen, scheibenförmigen Plaques an beiden Unterschenkeln bei einem 14-jährigen Jungen

eine diabetische Nephropathie und Retinopathie (Verroti et al. 1995).

Histologie. Die Palisadengranulome demarkieren bei Necrobiosis lipoidica in frühen Stadien degeneriertes, später sklerosiertes Bindegewebe. Dieser Prozess ist dabei nicht herdförmig umschrieben, sondern betrifft zumeist die gesamte Dermis bis in das subkutane Fettgewebe. Makrophagen, in der Subkutis mit Schaumzellcharakter, sowie mehrkernige Riesenzellen vom Fremdkörper- wie vom Langhans-Typ sind häufig. Daneben finden sich Lymphozyten und häufig Plasmazellen, das Bindegewebe ist insgesamt fibrosiert und sklerosiert und die Epidermis häufig atroph. Manchmal finden sich Beimengungen von Eosinophilen sowie die Ausbildung von Lymphfollikeln. Fibrinthrombi oder vaskulitische Veränderungen sind nach unserer Erfahrung nicht Veränderungen einer Necrobiosis lipoidica.

Therapie. Es gibt keine effektive, allgemein anerkannte Therapie der Necrobiosis lipoidica. Ein manifester Diabetes mellitus sollte optimal eingestellt werden, obgleich dies weder zur Rückbildung und Abheilung der bestehenden Veränderungen führt noch der Entwicklung neuer Läsionen vorbeugt.

Im Vordergrund der symptomatischen Behandlung steht die lokale, auch okklusive und intraläsionale Applikation von Glukokortikoiden. In jüngster Zeit bieten hier topische Tacrolimuspräparate (Protopic) eine Alternative (»compassionate use«/»individueller Heilversuch« bei Kindern >2 Jahre). Der systemische Einsatz von Glukokortikoiden ist bei Diabetes mellitus kontraindiziert und auch ohne Diabetes nur bei ausgeprägt disseminierten Läsionen erwä-

genswert. Bei 6 Patienten mit progressiver und therapieresistenter Erkrankung konnte allerdings eine 5-wöchige Gabe von Prednisolon (1 mg/kgKG über 1 Woche, dann Dosisreduktion) Aktivität und Ausbreitung der Erkrankung erfolgreich und langfristig unterdrücken (Petzelbauer et al. 1992). Die Photochemotherapie, manchmal effektiv bei Erwachsenen, verbietet sich wegen der potenziellen späten Nebenwirkungen bei Kindern. Weiters umstritten sind durchblutungsfördernde Medikamente wie Dipyramidol und Azetylsalizylsäure und Immunmodulatoren wie Dapson, Clofazimin, Pentoxifyllin und Colchicin.

Differenzialdiagnose. In klassischer Präsentation charakteristisch, Biopsie vielfach verzichtbar. Bei disseminierten und generalisierten Formen sind Granuloma anulare, Sarkoidose, Morphea oder nekrobiotisches Xanthogranulom abzugegrenzen (Histologie!).

26.4.3 Nekrobiotisches Xanthogranulom

Epidemiologie. Die Erkrankung ist insgesamt sehr selten und betrifft zumeist Erwachsene im 5.–7. Lebensjahrzehnt ohne Geschlechtsbevorzugung. Bei Kindern gibt es bislang nur Einzelfälle (Reeder et al. 1991).

Ätiologie. Die Ätiologie ist unbekannt. Es besteht eine lockere Assoziation mit Lymphomen (M. Hodgkin), dem Plasmozytom und anderen Gammopathien wie MGUS.

Klinisches Bild. Das nekrobiotische Xanthogranulom zeigt ausgeprägte Plaques von wenigen cm bis mehr als 20 cm und findet sich häufig periokulär, in den Beugen (Hals, Axilla, Leiste) oder am Rumpf. Die Herde sind derb, hautfarben bis gelb-braun, manchmal auch leicht livide, unscharf begrenzt (Abb. 26.20). Die Haut in den Läsionen ist zumeist atroph und von Teleangiektasien durchzogen. Selten imponieren Erosionen und Ulzerationen. Insgesamt imponiert ein bizarrer Aspekt mit oft erheblicher Entstellung. Subjektiv bestehen gewöhnlich kein Juckreiz oder Brennen.

Histologie. Es findet sich eine diffus fibrosierende Dermatitis, bei der die gesamte Dermis, Subkutis und oft auch tiefere Regionen durch Palisadengranulome um ausgeprägt nekrobiotische Areale gekennzeichnet sind. Hierbei findet sich degeneriertes fibrosklerosiertes Kollagen neben Narben, zahlreiche Cholesterinkristalle und riesige, bizarre Fremdkörperriesenzellen mit bis zu hunderten Kernen. Neben ausgeprägt Makrophagen, v. a. Schaumzellen, und Lymphozyten, sind zumeist nicht unerheblich Plasmazellen beigemengt. Die Epidermis ist häufig atroph, manchmal erodiert bis exulzeriert.

Therapie. Es gibt keine effektive, allgemein anerkannte Therapie des nekrobiotischen Xanthogranuloms. Abklä-

26.4 · Erkrankungen mit Palisadengranulomen

Prozess diskutiert. Die bevorzugte Lokalisation der Knoten an den Streckseiten der Extremitäten lässt auch an eine traumatische Komponente denken.

Klinisches Bild. Rheumaknoten entstehen typischerweise im Bereich der Extremitätenstreckseiten, insbesondere über knöchernen Prominenzen wie dem Processus styloideus der Ulna, den Metakarpophalangeal- und den proximalen Interphalangealgelenken, dem Olekranon, den Oberarmkondylen oder am Hinterhaupt. Sie können sich auch in anderen Hautbereichen und extrakutan in Lunge oder Herz entwickeln.

Es sind 2 Formen zu beobachten. Beim rheumatischen Fieber imponieren bei 30% der Patienten multiple, 1–2 mm große, hautfarbene, indolente Papeln in Dermis bis Subkutis. Sie treten nach oder im Verlauf anderer Krankheitsmanifestationen wie Glomerulonephritis, Karditis, Arthritis oder Chorea auf und sind binnen weniger Wochen reversibel.

> Rheumaknoten sind im Gegensatz zum subkutanen Granuloma anulare flüchtig und auf die akute Episode eines rheumatischen Fiebers beschränkt.

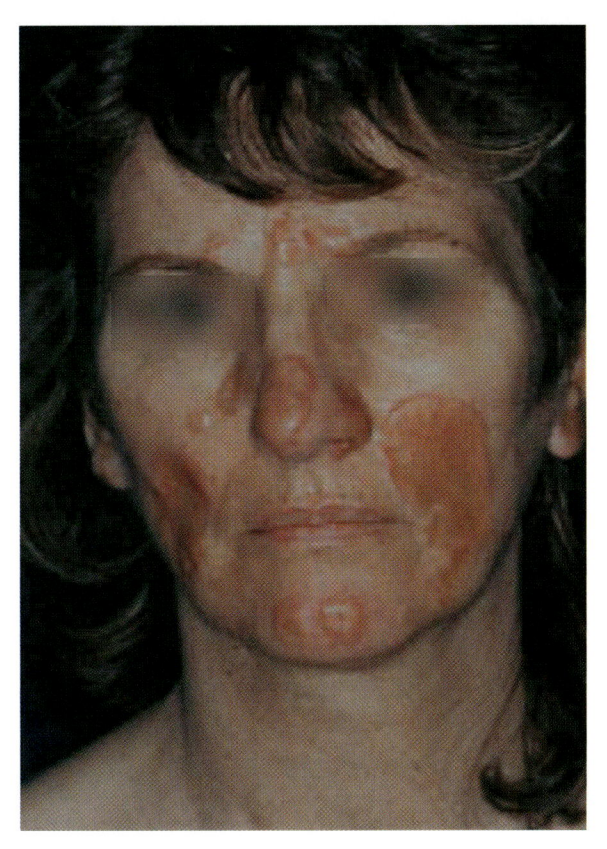

Abb. 26.20. Nekrobiotisches Xanthogranulom mit gelb-rötlichen Papeln und polyzyklischen Plaques im Gesicht

Bei rheumatoider Arthritis bzw. ihrer juvenilen Variante finden sich im Verlauf der Erkrankung (nicht jedoch als Erstmanifestation oder am Beginn!) bis zu 5 cm im Durchmesser große, einzeln oder multipel auftretende, hautfarbene Papeln, Knoten bis Tumoren (Abb. 26.21). Sie imponieren palpatorisch derb und indolent und liegen vorwiegend subkutan. Bandförmig konfigurierte, derbe und mit der Haut verbackene Läsionen sind ebenfalls beschrieben. Die größeren Knoten können spontan perforieren und nekrotisches Material entleeren. Der Großteil der bei rheumatoider Arthritis und ihrer juvenilen Variante beobachteten Knoten betrifft Jugendliche mit positivem Waaler-Rose-Test.

rung und Management eines möglichen Grundleidens und kosmetische Maßnahmen, evtl. Operationen stehen im Vordergrund. Die symptomatische Behandlung besteht hauptsächlich aus lokaler, auch okklusiver und intraläsionaler Applikation von Glukokortikoiden.

Differenzialdiagnose. Necrobiosis lipoidica, Dermatofibrosarcoma protuberans, Lymphome, Morphea.

26.4.4 Rheumaknoten

Epidemiologie. Rheumaknoten sind durch Palisadengranulome um Fibrin gekennzeichnet. Sie treten bei der *rheumatoiden Arthritis*, der *juvenilen rheumatoiden Arthritis* – dem sog. *Still-Syndrom* – und dem heute seltenen *rheumatischen Fieber* auf (Yamamoto et al. 1995). Beim rheumatischen Fieber, das sich bevorzugt im Kindesalter manifestiert, sind etwa 30% der Patienten betroffen (Bywaters et al. 1961), bei den anderen beiden Erkrankungen sind sie sehr selten.

Ätiologie. Die Pathogenese ist unbekannt. Ähnlich wie beim Granuloma anulare und der Necrobiosis lipoidica wird als Ursache für den umschriebenen Fibrinnachweis des dermalen und subkutanen Gewebes ein vaskulitischer

Histologie. Bei Rheumaknoten finden sich in der tiefen Dermis und Subkutis große und unregelmäßig konfigurierte *Palisadengranulome* um PAS-positives Fibrin. Neben epitheloiden Makrophagen und Fremdkörperriesenzellen finden sich auch Lymphozyten, weniger neutrophile und eosinophile Granulozyten (Veys et al. 1993). Vaskulitische Veränderungen mit Gefäßwandnekrosen und Leukozytoklasie finden sich gelegentlich in frühen Läsionen und sind auch im Bereich der Fibrinexsudate beobachtet worden, was für eine ischämische Ursache der Degeneration des Gewebes spricht.

Die Rheumaknoten beim rheumatischen Fieber weisen prinzipiell gleichartige histologische Veränderungen auf. Die Schädigung geht hier jedoch selten über eine fibrinoide Verquellung des Bindegewebes hinaus, der Makrophagen-

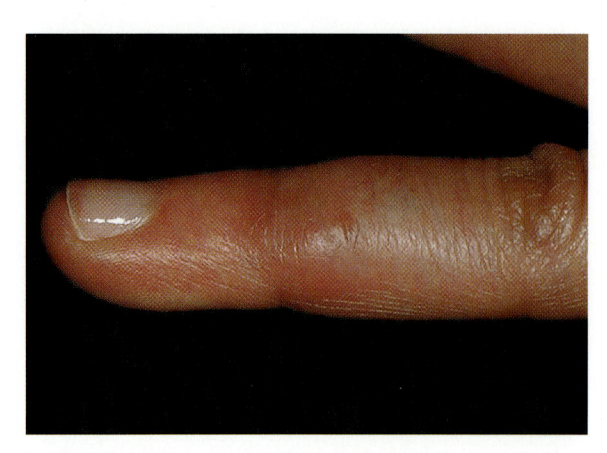

◘ Abb. 26.21. Rheumaknoten bei juveniler rheumatoider Arthritis. Flach erhabener rötlicher Knoten am Fingerendgelenk

randwall ist weniger ausgeprägt. Dies entspricht der deutlich geringeren Größe dieser Herde von 2–5 mm.

Therapie. Da die Entwicklung von Rheumaknoten mit der Aktivität des rheumatischen Geschehens korreliert, ist eine adäquate Therapie der Grundkrankheit Basis jeder Behandlungsmaßnahme. Beim rheumatischen Fieber sind die Läsionen selbstlimitiert, bei Rheumaknoten der rheumatoiden Arthritis kann eine lokale und insbesondere intraläsionale Applikation von Glukokortikoiden bei kleineren und neu entstandenen Läsionen versucht werden. Bei größeren, ulzerierten und funktionell beeinträchtigenden Knoten bleibt nur die chirurgische Exzision.

Differenzialdiagnose
- Bei bekannter rheumatischer Erkrankung einfach.
- Bei papulösen Läsionen: multizentrische Retikulohistiozytose, juxtaartikuläre syphilitische Knoten.
- Bei Knoten bis Tumoren: subkutanes Granuloma anulare, Heberden-Knoten, Gichttophi, umschriebene kutane Kalzinosen (Röntgen!), Sehnenxanthome (erhöhte Blutfette, evtl. Histologie).

❗ Cave:
Ein Rheumaknoten ohne Rheuma (pseudorheumatoide Knoten oder »rheumatoid nodulosis«) ist nach unserer Erfahrung ein nicht erkanntes subkutanes Granuloma anulare.

Danksagung
Die Abbildungen 26.1, 26.2, 26.7–26.10 und 26.21 wurden aus der 1. Auflage dieses Kapitels (Autoren: Prof. Dr. G. Kolde und Priv.-Doz. Dr. M. Worm) übernommen. Weiters danken wir für die Verwendung von Bildmaterial: Prof. Dr. H. Hamm, Universitätshautklinik Würzburg (◘ Abb. 26.12) und Prof. Dr. D. Abeck, Dermatologische Klinik und Poliklinik am Biederstein, Technische Universität München (◘ Abb. 26.20).

Literatur

Abrusci V, Weiss E, Planas G (1988) Familial generalized granuloma anulare. Int J Dermatol 27: 126–127

Bergeron A, Bonay M, Kambouchner M, Lecossier D, Riquet M, Soler P, Hance A, Tazi A (1997) Cytokine patterns in tuberculous and sarcoid granulomas. Correlations with histopathologic features of the granulomatous response. J Immunol 159: 3034-3043

Bordet AL, Michenet P, Cohen C, Arbion F, Ekindi N, Bonneau C, Kerdraon R, Coville M (2001) Post-vaccination granuloma due to aluminium hydroxide. Ann Pathol 21: 149–152

Bourgeois-Droin C, Havard S, Granier F, Vesse M, Salomon JL, Furioli J, Grossin M (1993) Granulomatous cheilitis in two children with sarcoidosis. J Am Acad Dermatol 29: 882–884

Burgdorf W (1981) Cutaneous manifestations of Crohn´s disease. J Am Acad Dermatol 5: 689–695

Bywaters EGL, Thomas GT (1961) Bed rest, salicylates and steroid in rheumatic fever. Br Med J 1: 1628–1634

Cezard JP, Nouaili N, Talbotec C, Hugot JP, Gobert JG, Schmitz J, Mougenot JF, Alberti C, Goulet O (2003) A prospective study of the efficacy and tolerance of a chimeric antibody to tumor necrosis factors (remicade) in severe pediatric Crohn disease. J Pediatr Gastroenterol 36: 632–636

Clark SK (1987) Sarcoidosis in children. Pediatr Dermatol 4: 291–299

Cominos D, Strutton G, Busmanis I (1993) Granulomas associated with tetanus toxoid immunization. Am J Dermatopathol 15: 114–117

Fries W, Grassi SA, Leone L, Galeazzi F, Naccarato R, Martin A (1995) Association between inflammatory bowel disease and sarcoidosis. Scand J Gastroenterol 30: 1221–1223

Kint A, De-Brauwere D, De-Weert J, Hendrickx R (1977) Cheilitis granulomatosa und Crohn´sche Krankheit. Hautarzt 28: 319–321

Kurakowa T, Kikuchi T, Ohta K, Imai H, Yoshimura N (2003) Ocular manifestations in Blau syndrome associated with a CARD15/Nod2 mutation. Ophthalmology 110: 2040–2044

Mallory SB, Paller AS, Ginsburg BC, McCrossin ID, Abernathy R (1987) Sarcoidosis in children: differentiation from juvenile rheumatoid arthritis. Pediatr Dermatol 4: 313–319

Manouvrier-Hanu S, Puech B, Piette F, Boute-Benejean O, Desbonnet A, Duquesnoy B, Farriaux JP (1998) Blau syndrome of granulomatous arthritis, iritis, and skin rash: a new family and review of the literature. Am J Med Genet 76: 217–221

McKenna KE, Walsh MY, Burrows D (1994) The Melkersson-Rosenthal syndrome and food additive hypersensitivity. Br J Dermatol 131: 921–922

Neuhofer J, Fritsch P (1984) Cheilitis granulomatosa (Melkersson-Rosenthal-Syndrom): Behandlung mit Clofazimin. Hautarzt 35: 459–463

Newman LS, Rose CS, Maier LA (1997) Sarcoidosis. N Engl J Med 336: 1224–1234

Papadakis KA, Rosenbloom B, Targan SR (2003) Anti-CD20 chimeric monoclonal antibody (rituximab) treatment of immune-mediated thrombocytopenia associated with Crohn´s disease. Gastroenterology 124: 583

Parronchi P, Romagnani P, Annuziato F, Sampognaro S, Becchio A, Giannarini L, Maggi E, Pupilli C, Tonelli F, Romagnani S (1997) Type 1 T-helper cell predominance and interleukin-12 expression in the gut of patients with Crohn´s disease. Am J Pathol 150: 823–832

Petzelbauer P, Wolff K, Tappeiner G (1992) Necrobiosis lipoidica: treatment with systemic corticosteroids. Br J Dermatol 126: 542–545

Ploysangam T, Heubi JE, Eisen D, Balistreri WF, Lucky AW (1997) Cutaneous Crohn´s disease in children. J Am Acad Dermatol 36: 697–704

Puryear DW, Fowler AA (1996) Sarcoidosis a clinical overview. Compr Ther 22: 649–653

Reeder CB, Connolly SM, Winkelmann RK (1991) The evolution of Hodgkin's disease and necrobiotic xanthogranuloma syndrome. Mayo Clin Proc 66: 1222–1224

Rogers RS (1996) Melkersson Rosenthal syndrome and orofacial granulomatosis. Dermatol Clin 14: 371–379

Sellman SP, Hupertz VF, Reece RM (1996) Crohn's disease presenting as suspected abuse. Pediatrics 97: 272–274

Verroti A, Chiarelli F, Amerio P, Morgese G (1995) Necrobiosis diabeticorum in children and adolescents: a clue for underlying renal and retinal disease. Pediatr Dermatol 12: 220–223

Veys EM, De Keyser F (1993) Rheumatoid nodules: differential diagnosis and immunohistological findings. Ann Rheum Dis 52: 625–626

Vogelsang H, Granditsch G, Binder C, Herbst F, Moser G, Petritsch W, Knoflach P (2000) Consensus of the Chronic Inflammatory Bowel Disease Study of the Austrian Society of Gastroenterology and Hepatology on the topic of diagnosis and therapy of chronic inflammatory bowel disease in adolescence. Z Gastroenterol 38: 791–794

Yamamoto T, Ohkubo H, Nishioka K (1995) Skin manifestations associated with rheumatoid arthritis. J Dermatol 22: 324–329

Ziem PE, Pfrommer C, Goerdt S, Orfanos CE, Blume-Peytavi U (2000) Melkersson-Rosenthal syndrome in childhood: a challenge in differential diagnosis and treatment. Brit J Dermatol 143: 860–863

Zimmer WM, Rogers RS, Reeve CM, Sheridan PJ (1992) Orofacial manifestations of Melkersson-Rosenthal syndrome. Oral Surg Oral Med Oral Pathol 74: 610–619

Urtikaria, Allergien und Intoleranzreaktionen

B. M. Henz

27.1 Grundlagen allergischer und pseudoallergischer Reaktionen – 437
27.1.1 Definitionen – 437
27.1.2 Entwicklung des Immunsystems – 437
27.1.3 Mechanismen der immunologischen Sensibilisierung – 438
27.1.4 Sekundärimmunantwort und klinisches Bild allergischer Reaktionen – 438
27.1.5 Klassifikation der Immunantwort – 439
27.1.6 Pseudoallergien – 440

27.2 Urtikaria und Anaphylaxie – 441
27.2.1 Definitionen, Inzidenz und klinisches Bild – 441
27.2.2 Ursachen – 444
27.2.3 Diagnostik – 444
27.2.4 Therapie – 444

27.3 Angioödeme – 445
27.3.1 Klassifikation und Pathomechanismen – 445
27.3.2 Klinisches Bild – 446
27.3.3 Diagnostik – 447
27.3.4 Therapie – 448

27.4 Arzneimittelreaktionen – 449
27.4.1 Grundlegende Aspekte – 449
27.4.2 Klinisches Bild – 450
27.4.3 Diagnostik – 451
27.4.4 Therapie – 453

Literatur – 453

27.1 Grundlagen allergischer und pseudoallergischer Reaktionen

27.1.1 Definitionen

Allergische Erkrankungen stellen eine Über- oder Fehlreaktion der normalen immunologischen Abwehrmechanismen des Körpers dar. Den klinisch von Allergien nicht unterscheidbaren *Pseudoallergien* liegt dagegen keine immunologische Sensibilisierung zugrunde.

Die *Atopie* stellt eine genetisch determinierte Fehlregulation und Überreaktion der IgE-abhängigen Immunantwort dar.

Allergene sind Antigene, d. h. eine Immunantwort hervorrufende Moleküle, die beim Menschen bevorzugt Allergien hervorrufen.

27.1.2 Entwicklung des Immunsystems

Alle wichtigen Zellkomponenten des Immunsystems entstehen im Knochenmark. Die Reifung der T-Lymphozyten erfolgt aber erst nach deren Einwanderung in den Thymus. Dort entstehen zum einen CD8-positive (+) zytotoxische Lymphozyten, die mit *MHC-Klasse-I-positiven Zellen* interagieren und besonders bei der Virusabwehr wichtig sind. Alternativ entstehen CD4$^+$-Helferlymphozyten, die Antigene auf MHC-Klasse-II-positiven Zellen erkennen und insbesondere die Produktion von Immunglobulinen stimulieren. Dieser Differenzierungsvorgang ist im Wesentlichen zur Zeit der Geburt abgeschlossen.

Parallel zur Reifung der T-Lymphozyten differenzieren B-Lymphozyten zunächst in der fetalen Leber, später im Knochenmark zu antikörperproduzierenden Zellen. So genannte naive B-Zellen besiedeln sekundäre Lymphorgane wie Milz, Lymphknoten, Peyer-Plaques und Tonsillen, proliferieren dort nach Antigenkontakt, und differenzieren zunächst zu *Plasmazellen*, die zunächst IgM- und dann IgG- und dessen Subklassen (IgG1, -2, -3, -4), IgE- oder IgA-Antikörper sezernieren. Alternativ reifen sie zu Gedächtnis-B-Zellen. Von wenigen Ausnahmen abgesehen (Lipid- oder Polysaccharidantigene) benötigen B-Zellen für diese Umwandlung die Interaktion mit T-Lymphozyten (▶ unten). B-Lymphozyten, die Antikörper gegen körpereigene Moleküle produzieren, werden während ihrer Entwicklung eliminiert oder funktionsunfähig gemacht. Diese Vorgänge sind bei sog. Autoimmunerkrankungen gestört oder defekt (Kramer 1997).

Die Eigenproduktion von *Immunglobulinen* setzt erst während der ersten Lebensmonate ein. Bis dahin gewährleisten plazentagängige IgG-Moleküle der Mutter und mit der Muttermilch aufgenommene IgA-Moleküle die nötige Abwehr.

Eine multifaktoriell vererbte, verstärkte Neigung zur Entwicklung IgE-abhängiger Reaktionen (Atopie) ist schon im Säuglingsalter in Form von *Nahrungsmittelallergien* gegen Kuhmilch und später gegen Hausstaubmilben- und Pollenallergene erkennbar. Klinisch stellt sich die Atopie als atopisches Ekzem (Neurodermitis), allergische Rhinitis und Asthma bronchiale, seltener auch in Form von Urtikaria dar. Anaphylaktische und urtikarielle Reaktionen im Rahmen von z. B. Arzneimittel- oder Insektengiftallergien können dagegen auch bei genetisch nicht belasteten Personen auftreten. Die De-novo-Entstehung einer allergischen Reaktion nach der Geburt erfolgt allerdings nur unter bestimmten Bedingungen, die von der Art des Allergens sowie dessen Dosis, der Dauer und Häufigkeit der Exposition und der Zufuhrroute in den Körper abhängen. Begleitende Umstände, insbesondere Veränderungen des Immunsystems durch z. B. *Virusinfekte*, oder die Wirkung von sog. Adjuvanzien oder *Medikamenten* sind mögliche Erklärungen für eine Durchbrechung der ansonsten vorherrschenden *Immuntoleranz*. Mit zunehmendem Alter verringert sich die Tendenz zur Entwicklung IgE-abhängiger, nicht aber anderer allergischer Reaktionen (Kramer 1997).

> Entwicklung des Immunsystems in Thymus (T-Lymphozyten) und Leber (B-Lymphozyten), danach im Knochenmark.

27.1.3 Mechanismen der immunologischen Sensibilisierung

Die Ersterkennung einer Fremdsubstanz (Allergen) durch das Immunsystem, die sog. Sensibilisierung, läuft klinisch völlig unauffällig innerhalb von 6–10 Tagen ab (◘ Abb. 27.1). Dabei spielen sowohl Immunzellen als auch lösliche Vermittlermoleküle (*Mediatoren*) eine Rolle. *Allergene* sind zumeist Eiweiße, seltener auch Polysaccharide, Lipide oder Nukleinsäuren. *Kontaktallergien* werden zumeist von kleinen, chemisch reaktiven Molekülen wie Nickel oder Chromat hervorgerufen, die als sog. Haptene erst nach Bindung an körpereigene Proteine zu Vollantigenen werden (Bos 2004).

Antigene müssen von phagozytierenden Zellen aufgenommen und in kleine Peptide zerlegt werden (Prozessierung), bevor sie zusammen mit MHC-II-Molekülen an der Zelloberfläche, bei gleichzeitiger Einwirkung akzessorischer Zelloberflächenmoleküle (◘ Tabelle 27.1), den T-Lymphozyten präsentiert werden können. Langerhans-Zellen der Haut und dendritische Zellen in anderen Organen tragen besonders viele MHC-Klasse-II-Moleküle sowie wichtige akzessorische Moleküle auf ihrer Zelloberfläche und stellen zusammen mit B-Zellen und Makrophagen die sog. *professionellen* antigenpräsentierenden Zellen (APZ) dar.

Mastzellen können neben IgE-tragenden Langerhans-Zellen ebenfalls als APZ bei IgE-abhängigen Sensibilisierungen wirken und spielen zudem bei Typ-IV-Reaktionen eine wesentliche Rolle (Henz et al. 2004). Durch Einwirkung von bestimmten *Zytokinen* wie TNF-α, IFN-γ und IL-4 kann die Zahl der MHC-Klasse-II-Moleküle auf diesen und diversen anderen Gewebezellen gesteigert bzw. de novo induziert werden. Ferner sind sie wesentlich bei der Bestimmung der Art der Immunantwort, im Fall von Kontaktallergien z. B. IL-1β, der IgE-Antwort IL-4 und/oder IL-13 (◘ Tabelle 27.1).

Die Art der Allergie wird wiederum vom Gegenspiel (Ying/Yang) zweier T-Helferzelltypen bestimmt: TH-1-Zellen sezernieren IL-2 und IFN-γ und spielen bei der Kontaktallergie eine wesentliche Rolle, während die TH-2-Zellen IL-4, IL-13 und IL-10 produzieren. IFN-γ inhibiert die TH-2-Zellen, und IL-10 die TH-1-Zellen (Worm u. Henz 1997).

Der Erfolg der Antigenpräsentation und der darauf folgenden Vorgänge, welche die immunologische Sensibilisierungsphase definieren, wird durch die Proliferation von T- und B-Lymphozyten gesichert.

Statt der Immunglobulinproduktion im Rahmen einer humoralen Immunantwort bzw. zur Entwicklung einer zytotoxischen, durch (CD8⁺) T-Lymphozyten induzierten Immunreaktion kann es auch zu einer Unterdrückung der Immunantwort durch sog. Suppressor-T-Zellen kommen (Bos 2004; Kramer 1997).

> Die immunologische Sensibilisierungsphase ist klinisch stumm.

27.1.4 Sekundärimmunantwort und klinisches Bild allergischer Reaktionen

Nach der Sensibilisierungsphase verbleiben antigenspezifische T-Gedächtniszellen noch jahrelang im Gewebe und induzieren bei erneutem Antigenkontakt innerhalb weni-

◘ **Tabelle 27.1.** Wesentliche und modulierende molekulare Mechanismen der IgE-Synthese. (Nach (Worm u. Henz 1997)

IgE-Synthese	Kontaktmoleküle	Zytokine
Initiierung	CD40 – CD40L	IL-4, IL-13
Verstärkung	CD23 – CD21, CD28 – B7	TNF-α, LT-α, IL-5, IL-6
Hemmung	CD54 – LFA3	IL-8, IL-10, IL-12, IFN-α, IFN-γ, TGF-β

◘ Abb. 27.1a, b. **a** Mögliche auslösende Faktoren einer Mediatorfreisetzung aus Mastzellen (*SCF* Stammzellfaktor; *IL* Interleukin; *NT* Neutrotransmittor). **b** Zeitverlauf der Immunglobulinspiegel im Serum nach Erstkontakt und Sensibilisierung *(Pfeil links unten)* und nach Reexposition *(Pfeil Mitte unten)*. (*Ig* Immunglobulin; *Pfeile an der Abszisse* zeigen von links nach rechts jeweils den Erstkontakt mit einem Antigen und die Reexposition)

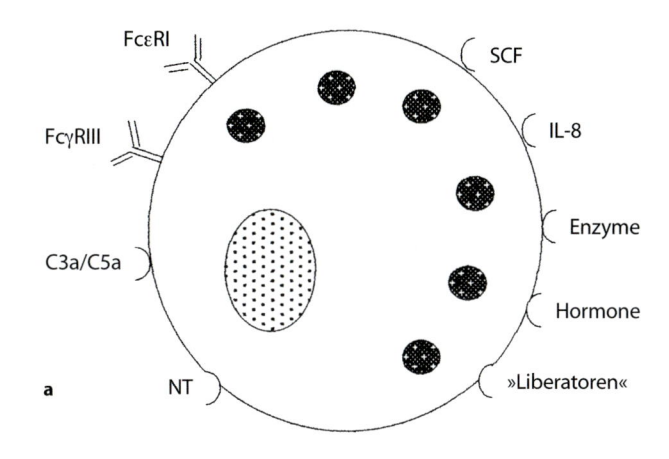

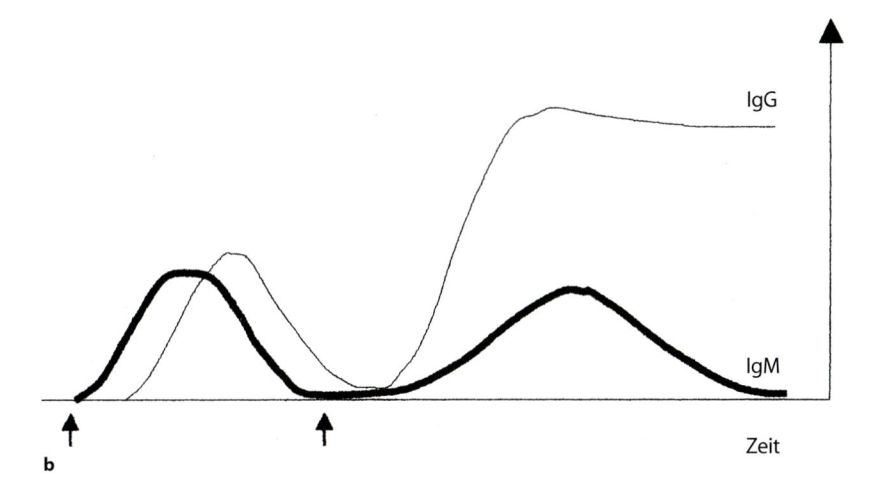

ger Stunden eine ausgeprägte Immunreaktion mit starker Proliferation antigenspezifischer Lymphozyten und Antikörperproduktion durch Plasmazellen (◘ Abb. 27.1b). Zur Auslösung einer IgE-abhängigen, anaphylaktischen Reaktion ist die erneute Ig-Synthese allerdings nicht nötig, da das Allergen nach Bindung an antigenspezifische IgE-Moleküle auf der Mastzell- oder Basophilenoberfläche eine sehr schnelle Mediatorausschüttung aus diesen Zellen und somit eine Immunreaktion vom Soforttyp (Anaphylaxie) auslöst.

Bei der Sekundärimmunantwort dominiert die Entzündungsreaktion mit den entsprechenden klinischen Symptomen. Dabei sind eine Vielzahl von Zellen und Entzündungsmediatoren involviert, die zunächst eine Gefäßerweiterung und erhöhte Gefäßdurchlässigkeit bewirken, mit entsprechenden Gewebeödemen und dem Einströmen von Entzündungszellen, zusammen mit einer Funktionssteigerung der Zellen bezüglich Migrations-, Sekretions- und Phagozytosefähigkeit, die zum einen die klinisch sichtbare Entzündungsreaktion bewirkt, v. a. aber für die Eliminierung der auslösenden Faktoren sorgt (◘ Tabelle 27.2; Bos 2004; Kramer 1997).

27.1.5 Klassifikation der Immunantwort

Je nach Art der beteiligten Komponenten des Immunsystems und der begleitenden klinischen Merkmale teilt man allergische Reaktionen traditionell nach Coombs und Gell in 4 Typen ein (◘ Tabelle 27.3). Obwohl diese Klassifikation dem derzeitigen Verständnis der Komplexität der Vorgänge kaum gerecht wird (z. B. sind granulomatöse Reaktionen nicht berücksichtigt), bildet sie doch eine gute Diskussions- und Verständigungsgrundlage.

Bei der Typ-I- oder IgE-abhängigen Reaktion stehen die Gewebemastzelle und/oder der basophile Blutleukozyt im Zentrum des Geschehens. Beiden gemeinsam ist der hochaffine IgE-Rezeptor (FcεRI) sowie das in der Matrix spezifischer zytoplasmatischer Granula gebundene Histamin. IgE ist ein sog. zytophiles Immunglobulin, das nur im Überschuss auch im Serum messbar ist, weil es primär an seinen Rezeptor bindet. Das Allergen wiederum koppelt die freien Fab-Enden von jeweils 2 spezifischen IgE-Molekülen. Dadurch wird eine Signalübertragung in Gang gesetzt, die zur raschen Sekretion von präformierten Mediatoren (z. B. Histamin) und von zahlreichen de novo produzierten Mediatoren aus den Zellen führt (◘ Tabelle 27.2). Diese unterhalten durch ihre chemotaktischen und immunmodulatorischen Eigenschaften auch länger anhaltende Typ-I-Reaktionen (sog. Spätphasereaktionen; Bos 2004).

Bei Atopikern ist die Dichte des hochaffinen IgE-Rezeptors auf Mastzellen und Langerhans-Zellen erhöht. Diese Patienten produzieren schon in utero vermehrt IL-4, was erklären mag, warum allergische Reaktionen bei atopischen Kindern schon im 1. Lebensjahr vorkommen.

Der entwicklungsgeschichtliche Vorteil der IgE-abhängigen Immunreaktion liegt in der *Abwehr von Parasiten*. Bei Allergien werden die gleichen Mechanismen in Gang gesetzt, jedoch ohne erkennbaren Vorteil für den Betroffenen.

Reaktionen vom Typ II, die sog. zytotoxischen Reaktionen (Tabelle 27.3), werden durch Antikörper vermittelt, welche Zellen oder Gewebe durch Komplementaktivierung oder durch Autoantikörper gegen Blutkomponenten schädigen. Klassische Beispiele sind hämolytische Anämien, die thrombozytopenische Purpura oder arzneimittelinduzierte *Autoimmunerkrankungen* (z. B. Lupus erythematodes oder Pemphigus foliaceus).

Bei Typ-III-Reaktionen aktivieren Antigen-Antikörper-Komplexe (z. B. bestehend aus Medikamenten und dagegen gerichtete Antikörper) eine Komplementaktivierung, was zur Schwellung und Zerstörung der Gefäßwand (Vaskulitis) führt, sowie zur Zellaktivierung und Leukozytenrekrutierung (Tabelle 27.3).

Beim allergischen *Kontaktekzem* (Typ-IV-Reaktion) stehen Lymphozyten im Zentrum des Geschehens, obgleich die nach wenigen Stunden bis zu 2 Tagen auftretende Entzündungsreaktion in der Akutphase auch Granulozyten aufweist. Gewebeständige Zellen wie Keratinozyten, Langerhans-Zellen und Mastzellen tragen wie die einströmenden Leukozyten ebenfalls zur Verstärkung der Reaktion bei (Frosch et al. 1996; Henz et al. 2001).

27.1.6 Pseudoallergien

Diese Reaktionen sind klinisch von den bekannten Immunreaktionstypen nicht unterscheidbar, es können aber keine Merkmale einer spezifischen immunologischen Sensibilisierung nachgewiesen werden. Entsprechend können sie schon bei Erstkontakt mit dem Auslöser entstehen. Die zugrunde liegenden Mechanismen dieser Reaktionen sind ungeklärt.

Wichtigster und wohl auch häufigster Auslöser von Pseudoallergien sind anaphylaktische Reaktionen auf Aspirin und andere Antiphlogistika sowie auf in Nahrungsmitteln enthaltene Konservierungs-, Farb- und Aromastoffe. Analog zu klassischen Typ-I-allergischen Reaktionen spielen *Mastzellen* und das von diesen freigesetzte *Histamin* dabei eine zentrale Rolle, jedoch fehlen spezifische Antikörper. Bei einigen Substanzen scheint eine Komplementaktivierung oder eine Überproduktion von Lipidmediatoren eine Rolle zu spielen. In wenigen Familien scheint eine genetisch bedingte Aspirinintoleranz vorzuliegen (Henz et al. 1998b).

Tabelle 27.2. Die wichtigsten Mediatoren der Immun- und Entzündungsreaktion und ihre Funktionen (*PMN* Neutrophile, *Eo* Eosinophile, *Mo* Monozyten/Makrophagen, *Mst* Mastzellen, *Ba* Basophile, *L* Lymphozyten)

Mediatorklasse	Wichtigste Mediatoren	Wichtigste Funktion
Komplement	C3a, C5a	Anaphylaxie, Chemotaxis von PMN, Eo, Mo, Mst, Ba
Biogene Amine	*Histamin**	Vasodilatation, erhöhte Gefäßpermeabilität
Enzyme	Tryptase*	Chemotaxis, Vasodilatation, Mitogenese, Zellstimulation via PAR-2
Lipidmediatoren	LTB_4* LTC_4* PAF*	Chemotaxis von PMN, Eo, Mo, Mst Kontraktion der glatten Muskulatur Chemotaxis von PMN, Eo, Mo; Kontraktion der glatten Muskulatur
Zytokine	IL-1*, IL-6*, TNFα* IL-2 IL-4*, IL-13* IL-3*, IL-5*, GM-CSF* RANTES*, MIP-1α*, MCP-3, Eotaxin[+] Ltn* IL-8* IL-10*, TGF-β*	Synthese von Akutphaseproteinen Lymphozytenproliferation und -aktivierung Wechsel zur *IgE*-Produktion Eosinophilenaktivierung, Eosinopoese Chemotaxis, Mo, Eo, Ba, L Chemotaxis, L Chemotaxis, PMN, Mst Inhibition von Zytokinproduktion und T-Zellfunktion

* Auch von Mastzellen exprimiert bzw. sezerniert.
[+] Nur für Eo und Ba chemotaktisch.

◻ **Tabelle 27.3.** Klassifikation der Immunreaktionen nach Gell u. Coombs. Allen diesen Reaktionen muss eine spezifische immunologische Sensibilisierung vorausgehen (*Ak* Antikörper, *K´* Komplement)

Reaktionstyp	Mechanismus	Beginn	Klinik	Krankheitsbild
Typ I Soforttypreaktion	Antigen + spezifische IgE-Ak auf Mastzellen/Basophilen	Wenige Minuten	Ödem, Erythem, Blutdruckabfall	Urtikaria, Angioödeme, Anaphylaxie, Parasitenbefall
Typ II Humorale Zytotoxizität	Zelloberflächenantigen + spezifische Ak + K´ und/oder Effektorzellen	Wenige Minuten	Zytolyse der Zielzellen	M. haemolyticus neonatorum, Agranulozytose, thrombozytopenische Purpura
Typ III Immunkomplexreaktion	Zirkulierendes Antigen, komplexiert mit spezifischem Ak (+ K´, + Effektorzellen)	8 h	Erythem, Ödem, Induration, Neutrophileninfiltrat	Vaskulitis, Serumkrankheit
Typ IV Zellvermittelte Immunität	Antigen + spezifischer Lymphozytenrezeptor	12–48 h	Ekzem	Kontaktekzem, Exantheme, Transplantatabstoßung, Tuberkulinreaktion

27.2 Urtikaria und Anaphylaxie

27.2.1 Definitionen, Inzidenz und klinisches Bild

Definition. Die Urtikaria ist ein multifaktorielles und klinisch unterschiedliches Krankheitsbild, das durch die *Quaddel* der Haut definiert ist. Die Quaddel kann unterschiedlicher Größe sein und hat 4 essenzielle Komponenten:
- lokalisierte, schnell entstehende Schwellung,
- umgebende Reflexrötung,
- begleitenden Juckreiz,
- Restauratio ad integrum, d. h. Rückbildung der Quaddel innerhalb weniger Stunden, maximal 3 Tagen, ohne zurückbleibende Hautveränderung.

Die der Urtikaria zugrunde liegende Mediatorenausschüttung aus Mastzellen und Basophilen kann auch zum Ödem innerer Organe führen mit entsprechenden Symptomen (► unten) und im Extremfall bei Blutdruckabfall und Kreislaufkollaps (Schock) tödlich ausgehen (Henz et al. 1998b).

> - Urtikaria = Quaddelbildung der Haut.
> - Quaddel = flüchtiges, juckendes, lokalisiertes Ödem, mit umgebender Rötung und mäßigem Juckreiz.

Epidemiologie. Die höchste Inzidenz der akuten Urtikaria wurde bei Neugeborenen in Indien beschrieben (23,5%). Bei Kleinkindern und Kindern in westlichen Ländern tritt die akute Urtikaria nur bei 3,4% und primär im Winter auf (Haas et al. 2004a). Wie bei Erwachsenen entsteht bei <1% der Kinder eine persistierende, chronische Urtikaria. Jugendliche haben eine höhere Inzidenz der akuten Urtikaria (15,7%); ein weiterer Gipfel wird im jungen Erwachsenenalter beobachtet (Henz et al. 1998b).

Physikalische Urtikarien sind in der Kindheit selten, wobei die *dermographische* oder *kälteinduzierte Urtikaria* noch am häufigsten beobachtet wird. Die *cholinergische Urtikaria* tritt erst nach der Pubertät, am häufigsten im 3. Lebensjahrzehnt, auf (Zuberbier et al. 1994).

Die *Kontakturtikaria* ist besonders häufig bei medizinischem Personal (17% Prävalenz der Latexallergie, bei Kindern nur 0,9%). Die Inzidenz der Latexkontakturtikaria steigt auf 34,1% bei Kindern mit Spina bifida und häufigen Operationen (Henz et al. 1998b).

Klinisches Bild. Die systemisch ausgelöste Urtikaria präsentiert sich in Form von generalisierten Quaddeln, die sich punktförmig, eurostück- bis handtellergroß, großflächig, ringförmig oder polyzyklisch darstellen (◻ Abb. 27.2, 27.3). Bei der durch Kontakt mit chemischen oder physikalischen Reizen lokal ausgelösten Kontakturtikaria entspricht die Form der Quaddel der Einwirkungsfläche des jeweiligen Auslösers. Allgemeine Symptome wie Kopfschmerz, Übelkeit, Erbrechen und Durchfall können eine Urtikaria begleiten. Der anaphylaktische Schock tritt selten, insbesondere bei massiven Reaktionen aufgrund hochgradiger Überempfindlichkeit auf (Henz et al. 1998b).

Entsprechend der Vielfalt des klinischen Bildes wird die Urtikaria in verschiedene Formen unterteilt (◻ Tabelle 27.4; Zuberbier et al. 2001). Seltene Urtikariaformen treten familiär gehäuft auf (Übersicht 27.1).

Die *akute Urtikaria* wird als einmalig auftretender Quaddelschub definiert, der meist bis zu 3, maximal 4–6 Wochen lang persistiert. Die Quaddeln können täglich erneut auftreten oder kontinuierlich bestehen bleiben. Die

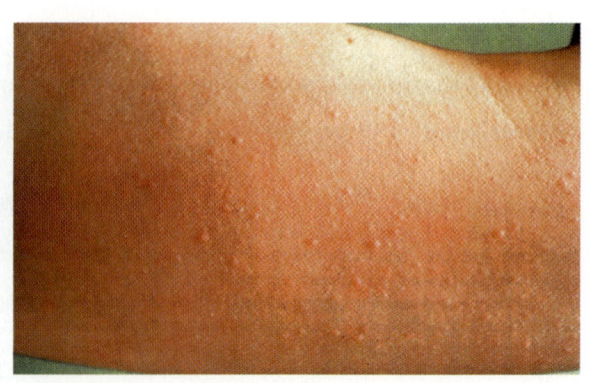

Abb. 27.3. Cholinergische Urtikaria mit stecknadelkopfgroßen Quaddeln auf rotem Grund am Oberarm, 5 min nach Auslösung durch körperliche Übungen

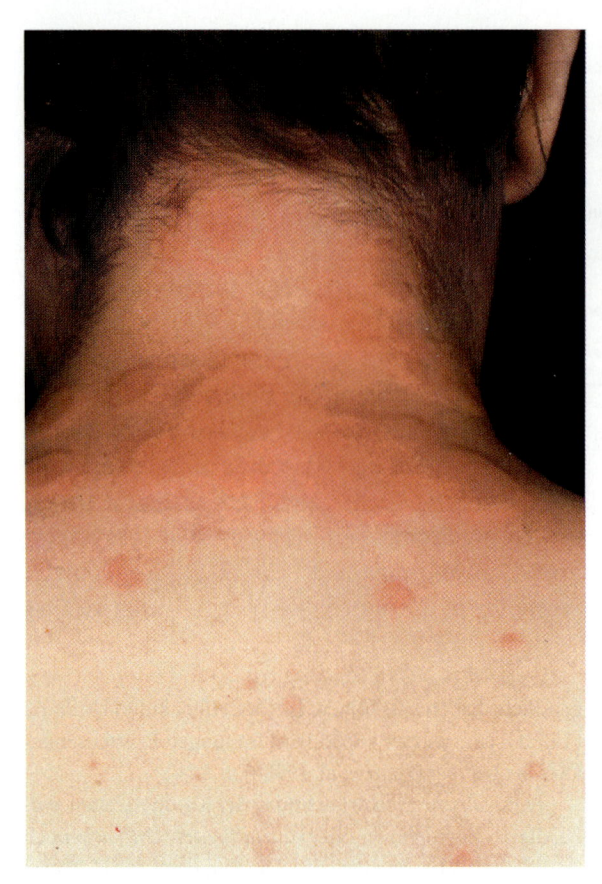

Abb. 27.2. Akute Urtikaria mit ringförmigen, teils konfluenten sowie kleinen, erythematösen Quaddeln auf rotem Grund bei Penizillinallergie

Übersicht 27.1. Urtikaria mit (möglichem[a]) familiärem Erbgang

- Muckle-Wells-Syndrom (Haas et al. 2004b).
- Urticaria factitia[a]
- Verzögerte Kälteurtikaria[a]
- Verzögerte Wärmeurtikaria[a]
- Lichturtikaria bei erythropoetischer Protoprophyrie
- Vibratorisches Angioödem[a]

[a] 1 Einheit C1-INH-Konzentrat entspricht einer C1-INH-Aktivität in 1 ml frischem Zitratplasma)

Tabelle 27.4. Klassifikation der Urtikaria

Urtikariatyp	Dauer	Frequenz
1. Akute Urtikaria a. kontinuierlich b. intermittierend	≤ 6 Wochen	Täglich In Abständen von Wochen bis Monaten
2. Chronische Urtikaria a. kontinuierlich b. rezidivierend	≥6 Wochen	Täglich In Abständen von Tagen bis wenigen Wochen

3. Sonderformen der Urtikaria
a. cholinergische Urtikaria
b. physikalische Urtikaria
   dermographische Urtikaria
   verzögerte Druckurtikaria
   Kälteurtikaria
   Lichturtikaria
   Wärmeurtikaria
c. Kontakturtikaria
d. Urticaria vasculitis
e. Urticaria pigmentosa
   (Mastozytose)
	Wenige Wochen bis viele Jahre
	
	Viele Jahre (Kindheitsform meist bis nach Pubertät)
		Je nach Auslösung

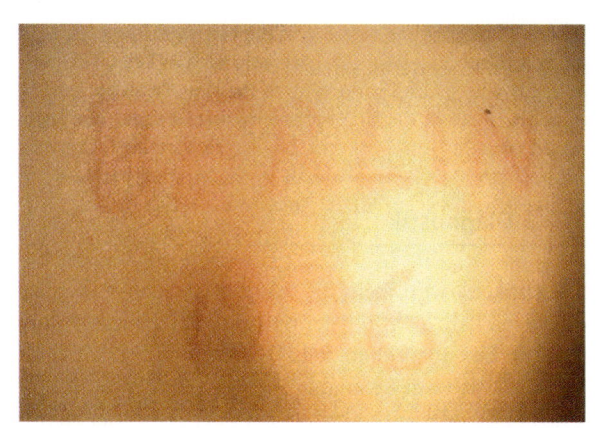

Abb. 27.4. Dermographische Urtikaria (Urticaria factitia), mit typischen juckenden Quaddeln, 1 min nach Applikation von scherendem Druck

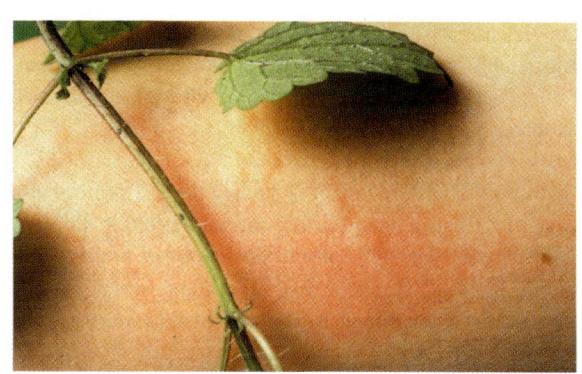

Abb. 27.6. Kleine, partiell konfluente, juckende Quaddeln, teilweise auf rotem Grund, nach Kontakt mit den histaminhaltigen Härchen einer Brennnessel

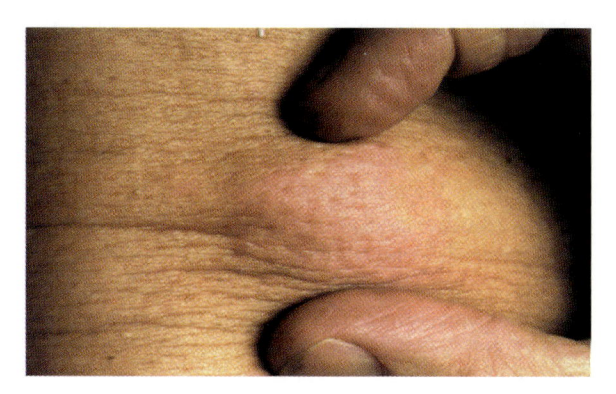

Abb. 27.5. Tiefe, erythematöse Schwellung mit typischer Orangenhautdarstellung bei seitlichem Druck, die 6 h nach Applikation von statischem Druck (1800 g, 10 min) bei einem Patienten mit verzögerter Druckurtikaria entstanden war

chronische Urtikaria wird als eine über >6 Wochen persistierende Krankheit definiert (◘ Tabelle 27.4).

Die cholinergische Urtikaria (◘ Tabelle 27.4) entsteht während körperlicher Übungen oder emotionalem Stress in Form von schnell entstehenden, stecknadelkopfgroßen, flüchtigen Quaddeln (◘ Abb. 27.3). Wesentliches auslösendes Element ist ein Anstieg der zentralen Körpertemperatur. Die Symptome sind meist nur geringfügiger Natur, können aber auch sehr intensiv und psychisch belastend sein.

Die sog. »*physikalischen*« *Urtikarien* werden durch lokal einwirkende thermische (Wärme, Kälte) oder mechanische Reize (Reibe- oder statischer Druck) ausgelöst. Die zu dieser Kategorie gehörende *dermographische Urtikaria* (Urticaria factitia) wird durch Scherkräfte auf der Haut (Kratzen, enge Kleidungsstücke oder Schuhwerk) ausgelöst (◘ Abb. 27.4) und tritt gehäuft bei Atopikern, nach Einnahme gewisser Arzneimittel (Penizillin, Aspirin) oder bei parasitären Infestationen auf. Die Symptomatik ist zumeist auf die Haut beschränkt, obgleich bei den meisten Patienten auch eine assoziierte Hyperreaktivität besteht.

Dagegen entsteht die *verzögerte Druckurtikaria* nach Applikation von statischem Druck. Die zumeist tiefen Schwellungen (◘ Abb. 27.5) treten erst nach einer Verzögerung von 4–8 h auf, und sie persistieren über bis zu 48 h. Fieber, Gelenkschmerzen, Leukozytose und erhöhte BSG können die ausgeprägte Lokalsymptomatik begleiten.

Die *Kälteurtikaria* manifestiert sich primär in der kalten Jahreszeit, oft auch in Verbindung mit allgemeinen Symptomen, anderen Urtikariaformen, Allergien, spirochitären und viralen Infektionen sowie Dysproteinämien.

> Patienten bzw. Eltern müssen über die Gefahr eines Todes durch Erstickung bei Aufnahme kalter Speisen oder durch Ertrinken beim Baden in kaltem Wasser aufgeklärt werden.

Die seltenen, durch Wärme und durch UV-Licht ausgelösten Urtikariaformen haben für den einzelnen Patienten spezifische Auslösungstemperaturen bzw. -wellenlängen.

Die durch chemische Stoffe ausgelöste *Kontakturtikaria* entsteht nach Eindringen von Mastzellliberatoren oder vasoaktiven Substanzen in die Haut, insbesondere nach Insektenstichen, Kontakt mit gewissen Meerestieren oder Pflanzen (◘ Abb. 27.6). Nach immunologischer Sensibilisierung können Allergene wie Latex, Nahrungsmittel oder tierische Gifte jedoch ebenfalls lokale oder systemische Reaktionen hervorrufen. Latexallergiker sind bei operativen Eingriffen wegen der zahlreichen im Operationsbereich verwendeten Gummischläuche besonders gefährdet (Henz et al. 1998b).

> ❗ **Cave:**
> Bei Atopikern können Kreuzreaktionen zwischen Latex, Pollen und bestimmten Früchten (Banane, Kiwi) bestehen.

Oft verkannt wird auch die nach Wasserkontakt auftretende aquagene Urtikaria, die sich wie die cholinergische Urtikaria in Form winziger Quaddeln darstellt und gehäuft bei Atopikern auftritt (Henz et al. 1998b).

Histologie. In Biopsien von Quaddeln besteht zumeist ein gemischtzelliges, entzündliches, dermales Infiltrat, das vorwiegend aus Neutrophilen und Eosinophilen besteht und mit verstärkter Expression von Adhäsions- und MHC-II-Molekülen einhergeht. Das histologische Bild weist nur bei der verzögerten Druckurtikaria, der urtikariellen Vaskulitis oder einer Urticaria pigmentosa diagnostische Besonderheiten auf (Haas et al. 2001).

27.2.2 Ursachen

Als Auslöser urtikarieller Reaktionen kommen lange Listen von Substanzen in Frage, insbesondere *Arzneimittel, bakterielle und virale Infekte, Inhalanzien* und *innere* (einschließlich maligner und diverser autoimmunologischer) *Erkrankungen* (Haas et al. 2004a). Bei den meisten Patienten mit *akuter Urtikaria* besteht jedoch ein viraler Infekt der oberen Atemwege (◘ Tabelle 27.5). Bei Säuglingen muss an Kuhmilchallergie, in Entwicklungsländern an Parasitenbefall gedacht werden. Später können diverse Nahrungsmittelallergien hinzukommen, z. B. gegen Fleischproteine (Henz et al. 1998b).

Bei der *chronischen Urtikaria* im Kindesalter kommen virale Infekte oder eine schwere Krankheit wie der *M. Still* als Auslöser in Frage bzw. mögen sie die Fortdauer der Quaddelbildung durch Autoantikörper erklären. Die bei Erwachsenen häufig beobachteten *Nahrungsmittelintoleranzen*, insbesondere auf natürliche Aromastoffe, können auch schon im Kindesalter auftreten (Zuberbier et al. 2002).

Bei physikalischen Urtikariaformen ist zwar der Auslöser meist offensichtlich, die eigentliche Ursache für die Entstehung bzw. den Fortbestand der Urtikaria bleibt jedoch unklar.

> Die Ursachen der akuten und chronischen Urtikaria sind zumeist unklar.

27.2.3 Diagnostik

Die Urtikaria wird meist als solche schon vom Patienten oder den Eltern aufgrund der typischen Erscheinungsform erkannt. Eine Inspektion, falls Quaddeln vorhanden sind, und ansonsten eine Befragung bezüglich des klinischen Erscheinungsbildes, insbesondere nach der Dauer der Herde und dem begleitenden Juckreiz, führen den Arzt zumeist ebenfalls zur korrekten Diagnose.

Viel schwieriger gestaltet sich die Suche nach den Ursachen der Urtikaria. Falls nicht offensichtlich, lohnt sich der Aufwand in Anbetracht der vorübergehenden Natur des Krankheitsbildes bei der akuten Urtikaria nicht. Dagegen ist dieser bei der chronischen Urtikaria obligat, weil nur so dem Patienten auf Dauer geholfen werden kann. Eine gründliche Anamnese bildet dabei eine unabdingbare Voraussetzung, Fragebögen, die Führung eines Tagebuches und gezielte diätische Maßnahmen können wertvolle zusätzliche Hilfe bieten. Laboruntersuchungen bzw. Hauttests sind nur bei spezifischen Verdachtsmomenten sinnvoll (Methoden s. Henz et al. 1998b). Beim M. Still ist der *Nachweis von massiv erhöhtem Ferritin* hilfreich.

27.2.4 Therapie

Die beste Therapie der Urtikaria ist die Elimination oder das Vermeiden des Auslösers, z. B. durch eine Diät, bzw. die Behandlung der zugrunde liegenden Erkrankung. Begleitend sollte eine symptomatische Behandlung mit gut verträglichen *Antihistaminika* durchgeführt werden (Henz 2003).

Bei der *akuten Urtikaria* ist bei ansonsten gesunder Konstitution eine Stoßtherapie mit systemischen Kortiko-

◘ **Tabelle 27.5.** Prozentualer Anteil der häufigsten Ursachen der akuten und chronischen Urtikaria

Häufige mögliche Ursachen der Urtikaria	Akute Urtikaria		Chronische Urtikaria Erwachsene
	Kinder	Erwachsene	
Infektionen (primär viral)	28	39–62[a]	11
Nahrungsmittel	15 (83[b])	<1	11–73
Arzneimittel	–	9,2	5
Unbekannt (idiopathisch)	–	50,4	16–70

– Keine Daten.
[a] 6,3% bei Helicobacter pylori als Ursache.
[b] Primär Kuhmilchallergie bei Säuglingen unter 6 Monaten.

steroiden schneller als eine Antihistaminikabehandlung wirksam (Zuberbier et al. 1996).

Akute Reaktionen mit anaphylaktischer Symptomatik müssen je nach Schweregrad mit dem prompten Einsatz von Adrenalin, Antihistaminika und Kortikosteroiden unter Kontrolle gebracht werden. Bei beginnenden Angioödemen der oberen Luftwege haben sich bei Kindern besonders inhalative Kortikosteroide als hilfreich erwiesen (Ditto et al. 1997).

Bei der *chronischen Urtikaria* können Antihistaminika über Jahre zur symptomatischen Kontrolle eingesetzt werden, ohne dass es Probleme mit einer Toleranzentwicklung gibt. Die breite Palette gut wirksamer und nebenwirkungsarmer neuerer Antihistaminika erlaubt jedoch bei idiopathischer Urtikaria und entsprechend notwendiger Dauertherapie den gelegentlichen Wechsel zu alternativen Präparaten. Kortikosteroide sind wegen ihrer potenziellen Nebenwirkungen bei diesen Patienten kontraindiziert.

Nur wenige Formen der Urtikaria (Druckurtikaria, Vaskulitis, cholinergische Urtikaria, Kälteurtikaria) sprechen nicht oder weniger gut auf Antihistaminika an. Man kann dann die vorgeschriebene Dosis erhöhen, muss jedoch mit mehr Nebenwirkungen rechnen. Alternativ können *Dapson*, *Pentoxifyllin* oder Danazol versucht werden, insbesondere bei der urtikariellen Vaskulitis. Immunsuppressiva wie Ciclosporin sind aufgrund ihres Nebenwirkungsprofils nicht zur Dauertherapie geeignet.

Für einige Formen der *physikalischen Urtikaria* gelten besondere Behandlungsmöglichkeiten. So spricht mehr als die Hälfte der Patienten mit Kälteurtikaria auf eine Behandlung mit Antibiotika an, und bei der Lichturtikaria ist eine vorsichtig dosierte UV-Lichtbehandlung wirksam (Henz et al. 1998b).

27.3 Angioödeme

27.3.1 Klassifikation und Pathomechanismen

Synonyme. Quincke-Ödem, angioneurotisches Ödem.

Definition. Angioödeme sind plötzlich, solitär oder an multiplen Körperregionen auftretende, bis zu 72 h persistierende, umschriebene Schwellungen der tieferen Kutis, Subkutis oder auch der Lamina propria und der Submukosa, mit möglicherweise lebensbedrohlichem Befall der oberen Luftwege (Böhler u. Wienert 1995; Henz et al. 1998b).

Klassifikation. Angioödeme entstehen in Verbindung mit diversen Krankheitsbildern, die wegen der ausgeprägten Unterschiede bezüglich Gefahrenhäufigkeit, Diagnostik und Therapie klar differenziert werden müssen (Tabelle 27.6).

Die überwiegende Mehrzahl der erworbenen Angioödeme tritt in Verbindung mit einer Urtikaria auf. Die genetisch bedingten Angioödeme, im Vordergrund das hereditäre Angioödem (HAE), sind dagegen selten (<1% bis >5%). Letzteres beruht auf diversen, autosomal dominant vererbten Defekten des C1-INH und wird in 2 Typen eingeteilt (Tabelle 27.6). Typ I, mit ca. 85% am häufigsten, beruht auf diversen Mutationen, die zu mangelnder Produktion des C1-INH führen (Blanch et al. 2002; Kalmer et al. 2003). Beim Typ II bestehen funktionelle Defekte dieses Serumproteins. Ebenfalls familiär sind Angioödeme, die durch Vibration auslösbar sind oder die auf einer Defizienz der Carboxypeptidase N beruhen. Die restlichen erworbenen Angioödeme mit C1-INH-Mangel stehen in Zusammenhang mit Autoantikörpern oder verstärktem C1-INH-Metabolismus sowie mit Arzneimitteln [Angiotensin-converting-enzyme-(ACE-)Hemmern oder Östrogenen] oder lymphoproliferativen Erkrankungen (Tabelle 27.6) und sind im Kindesalter selten. Dies gilt auch für rezidivierende Angioödeme mit Hypereosinophilie (Gleich-Syndrom)

Tabelle 27.6. Klassifikation der Angioödeme

Erworbene Angioödeme	Genetisch bedingte Angioödeme
Allergische oder pseudoallergische Genese	Hereditäre Angioödeme (HAE)
Physikalische Stimulation	– Typ I: mangelnde C1-INH-Synthese
Histaminliberatoren	– Typ II: inaktiver, proteingebundener C1-INH
Immunkomplexkrankheiten (Urtikariavaskulitis, Serumkrankheit)	Familiäres vibratorisches Angioödem
ACE-Hemmer und Östrogene	Familiäre Carboxypeptidase-N-Defizienz
Erworbener C1-INH-Mangel – Typ I: lymphoproliferative Erkrankungen oder andere Systemerkrankungen – Typ II: Anti-C1-INH-Ak Episodisches Angioödem mit Hypereosinophilie (Gleich-Syndrom) Idiopathisches Angioödem	

oder den erworbenen Carboxypeptidase-N-Mangel im Rahmen schwerer Erkrankungen oder medikamentöser Behandlung (Agostini u. Cicardi 2001; Andre et al. 2003; Frigas u. Nzeako 2002; Lawler et al. 1989; Pappalardo et al. 2002; Sabroe et al. 1997).

Epidemiologie. Die Inzidenz der Angioödeme erstreckt sich vom Kleinkind- bis zum Greisenalter. Für das seltene hereditäre Angioödem (HAE) liegt der Häufigkeitsgipfel der Erstmanifestation im 1. und 2. Lebensjahrzehnt. Mit dieser autosomal dominant vererbten Erkrankung wurden bislang nur heterozygote Individuen identifiziert. Etwa 10–20% der Erkrankungen sind auf eine Neumutation zurückführbar (Kalmer et al. 2003).

Pathomechanismen. Neuere Befunde verdichten die Annahme, dass die überwiegende Anzahl der Angioödeme durch gefäßaktive Kinine induziert werden, wobei ein C1-INH-Mangel hinzukommt. Experimentelle Daten weisen auf 2 aus der Aktivierung dieser Systeme resultierende Peptide hin, die im postkapillären Venolenbereich das Eindringen von Plasma mit der Folge einer Ödembildung bewirken können, das kininähnliche C2-Fragment sowie Bradykinin (Davis 2003).

27.3.2 Klinisches Bild

Kutane Symptome. Angioödeme liegen im Unterschied zur Quaddel tiefer in der Haut, sind stärker erhaben, prall, kaum eindrückbar, unscharf begrenzt und blass bis hautfarben (Abb. 27.7) und mit Spannungsschmerz statt mit Juckreiz verbunden. Die Herde treten solitär oder vielfach auf und bevorzugen bei Rezidiven individuelle Prädilektionsstellen. Häufige Lokalisationen sind Lippen, Augenlider, Zunge, Hände und Füße, Pharynx und Genitalien. Gewöhnlich benötigt ein plötzlich auftretender Anfall 24–72 h zur vollständigen Rückbildung. Prodromi wie Parästhesien und Spannungsgefühl können den Angioödemen vorausgehen.

Das hereditäre Angioödem (HAE) unterscheidet sich von den meisten anderen Angioödemen durch das Fehlen von Quaddeln, die häufigere extrafaziale Verteilung, die protrahierte Rückbildungszeit (2–5 Tage) und der mögliche Befall extrakutaner Organe. Nicht selten sind Stress, Infektionen oder ein physikalisches Trauma Auslöser der akuten Anfälle (Abb. 27.7). Prodromi wie Müdigkeit, Juckreiz, Hitze- oder Kältegefühle, Gliederschmerzen, eine erhöhte Geräuschempfindlichkeit und Erythema-marginatum-ähnliche Hautrötungen können ihnen vorausgehen.

Systemische Symptomatik. Die extrakutanen Symptome des hereditären Angioödems (HAE) äußern sich häufig in abdominellen Beschwerden wie krampfartigen, wiederkehrenden Schmerzen, aber auch in Übelkeit und Erbrechen.

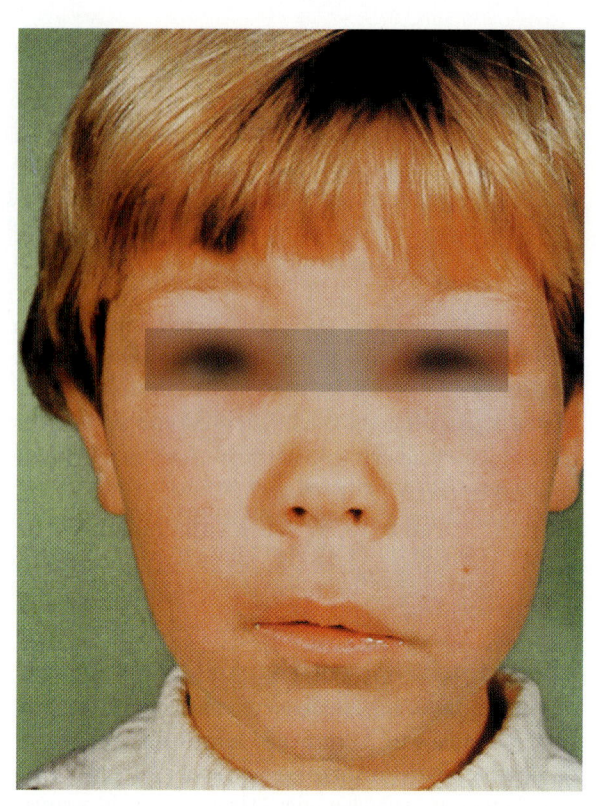

Abb. 27.7. Diffuse, unilaterale Schwellung der linken Gesichtshälfte bei einem Jungen mit hereditärem Angioödem nach Trauma

Im Verlauf eines Anfalls kann es durch wässrige Durchfälle zur Hämokonzentration mit Schockgefahr kommen. Am gefürchtetsten sind Larynxödeme, die unbehandelt eine hohe Mortalität durch Ersticken zur Folge haben. Larynxödeme entwickeln sich nicht selten im Zusammenhang mit Verletzungen im Mund- und Pharynxbereich, z. B. durch eine zahnärztliche Behandlung oder durch eine Tonsillektomie. Mögliche weitere wichtige extrakutane Symptome im Zusammenhang mit Angioödemanfällen sind in Tabelle 27.7 zusammengestellt.

Einige Patienten mit hereditärem Angioödem und rezidivierenden Bauchschmerzen als einziger Symptomatik wurden in der Vergangenheit häufig unnötigerweise laparoskopiert oder appendektomiert. Der Schmerz verschwindet spontan nach 1–3 Tagen.

> Akute Bauchschmerzen können die Erstmanifestation eines hereditären Angioödems sein.

Verlauf und Prognose. In der frühen Kindheit verläuft das hereditäre Angioödem (HAE) milde, aggraviert während der späten Kindheit und Adoleszenz, und bessert sich in den meisten Fällen wieder mit zunehmendem Alter. Klinische Symptome können auch erst im 5. oder 6. Lebensjahrzehnt auftreten. Eine Zunahme der Anfallshäufigkeit wird

Tabelle 27.7. Mögliche extrakutane Symptome während Angioödemanfällen

Lokalisation	Symptomatik
Mundhöhle	Dysphagie, Artikulationsstörungen
Nasopharynx	Rhinorrhö
Ösophagus	Dysphagie
Pharynx	Dysphagie, Heiserkeit
Larynx	Stridor, Dysphagie, Stimmbildungsstörungen
Gastrointestinaltrakt	Abdomineller Schmerz, Diarrhö, Erbrechen
Pleurahöhle	Husten, Pleuraschmerz
ZNS	Krämpfe, Hemiparesen, Aphasie, Kopfschmerz
N. opticus	Amaurosis, Papillenödem
Harnblase	Hämaturie

während der Einnahme von ACE-Hemmern sowie Kontrazeptiva vom Östrogentyp, der Menstruation, zu Beginn der Schwangerschaft und nach der Entbindung beobachtet.

Das episodische Angioödem mit Hypereosinophilie zeigt in der Regel einen benignen, mehrjährigen, limitierten Verlauf.

27.3.3 Diagnostik

Die Diagnostik der Angioödeme in Assoziation mit Urtikaria erfolgt analog der entsprechenden Urtikaria. Bei klinischen Bildern, die ausschließlich Angioödeme präsentieren, sollte ein hereditäres Angioödem ausgeschlossen werden. Das hereditäre Angioödem wird auf der Basis einer positiven Familienanamnese, dem möglichen Auslöser (z. B. vorhergehendes Trauma im Bereich des Herdes) und der typischen Klinik diagnostiziert. Ein früheres Nichtansprechen auf Antihistaminika und Kortikosteroide deutet ebenfalls auf diese Diagnose. Bei akuten abdominellen Beschwerden sind röntgenologische oder sonographische Zeichen von Darmwandödemen sowie das Fehlen von Fieber und Leukozytose hilfreich.

Bei Verdacht auf hereditäres Angioödem sollten der C1-INH- und der C4-Serumspiegel bestimmt werden (Tabelle 27.8). Ist der C4-Spiegel erniedrigt, der C1-INH-Spiegel aber normal, so sollte die Aktivität des C1-INH gemessen werden, um die selteneren Varianten des Angioödems mit rein funktionellem Defekt auszuschließen. Gewöhnlich zeigt der C4-Spiegel, im Gegensatz zum C2-Spiegel, eine verminderte Konzentration auch während der anfallsfreien Zeit. Diese Diagnostik ist bereits im Nabelschnurblut möglich, sollte im Kindesalter bei betroffenen Familien jedoch möglichst früh erfolgen (chirurgische Eingriffe, Zahnbildungen), obwohl Ausnahmen zur kontinuierlichen C4-Erniedrigung insbesondere bei Kleinkindern möglich sind (Hermes et al. 1996). Bei erworbenen C1-INH-Defizienzen besteht eine Erniedrigung des C1- und des C4-Spiegels sowie eine verminderte funktionelle C1-INH-Aktivität.

Angioödeme bei erworbenem C1-INH-Mangel können aufgrund des Alters der Patienten, der negativen Familienanamnese und den häufig assoziierten Tumoren unterschieden werden. Bei Angioödemen in Verbindung mit Urtikaria ist der Komplementspiegel praktisch immer normal (Tabelle 27.8). Sollte der C4-Spiegel dennoch erniedrigt sein, beispielsweise während einer Immunkomplexerkrankung, findet sich nicht selten auch ein erniedrigter C3-Spiegel, während die C1-INH-Werte sowohl in ihrer Serumkonzentration als auch in ihrer funktionellen Aktivität im Normbereich bleiben.

Andere Typen von Angioödemen können durch die offensichtlichen Auslöser oder durch assoziierte Erkrankungen leicht unterschieden werden.

Tabelle 27.8. Komplement- bzw. C1-INH-Veränderungen bei den Angioödemen (n normwertig)

Plasmaspiegel					Diagnose
C1-INH (Funktionell)	C1-INH (Immunochemisch)	C1	C4	C3	
↓	↓	n	↓	n	HAE, Typ I*
↓	n/↑	n	↓	n	HAE, Typ II
↓	n/↓	↓	↓	n	Angioödem mit erworbenem C1-INH-Defekt*
n	n	n	n/↓	n/↓	Angioödem mit assoziierter Urtikaria**

* Komplement- bzw. C1-INH-Veränderungen sind gewöhnlich auch während der anfallsfreien Intervalle nachweisbar.
** Komplementveränderungen sind gewöhnlich nur in Zusammenhang mit Immunkomplexerkrankungen zu finden.
↓ Abfall, ↑ Anstieg.

Differenzialdiagnostisch sind *Erysipele*, das *Melkerson-Rosenthal-Syndrom*, das seltene, möglicherweise autosomal dominant erbliche *Ascher-Syndrom* (rezidivierende Ödeme der Lippen und Augenlider mit zurückbleibender atrophisierter, schlaffer Haut; Sanchez et al. 1993), *Phäochromozytome* (Böhm et al. 1993), *akute Kontaktekzeme* und *Photodermatosen* zu unterscheiden. Gewebsödeme bei Lymphstau, oberem Einflussstau der V. cava, Herz- und Niereninsuffizienz oder dem »*capillary leak syndrome*« verteilen sich meist diffuser, entwickeln sich in der Regel langsamer und können lageabhängig sein.

27.3.4 Therapie

Die Behandlung der Angioödeme muss auf der Basis der zugrunde liegenden Ursachen erfolgen. Nach Ausschluss einer C1-INH-Defizienz kann die Mehrheit der Angioödeme wie eine Urtikaria behandelt werden. Für einige Angioödeme, insbesondere für das familiäre, durch Vibration auslösbare Angioödem und das episodische Angioödem mit Hypereosinophilie, stellen Kortikosteroide die wirksamste Medikation dar.

> **Cave:**
> Akute Angioödeme bei HAE sprechen *nicht* auf Antihistaminika, Kortikosteroide und Adrenalin an.

Bei Patienten mit hereditärem und einigen anderen seltenen Angioödemen muss an eine unverzügliche mechanische Sicherung der Luftwege gedacht werden (Intubation, Tracheotomie oder Koniotomie). Patienten und Eltern sind schon im Vorfeld über die Gefahren der Krankheit aufzuklären, und geeignete Vorsorgemaßnahmen müssen getroffen werden (Vermeiden von Traumen, Notfallausweis, informiertes Notfallzentrum, Bereitstellung von und Prophylaxe mit C1-INH). Ein Notfallausweis sowie weitere Informationen, u. a. eine Kontaktadresse zu einer Selbsthilfegruppe, sind bei der Firma Centeon, Frankfurt a. M., erhältlich.

Die Therapie des hereditären Angioödems unterscheidet sich während eines akuten Anfalls von der kurzfristigen und langfristigen Prophylaxe (Übersicht 27.2). Für den akuten Anfall ist die Substitution mit *C1-INH-Konzentrat* das Mittel der Wahl (Bork u. Barnstedt 2001). Therapiebedürftig sind in erster Linie Angioödeme im Gesichts- und Halsbereich, der Luftwege und des Gehirns, je nach Schweregrad auch abdominelle Beschwerden. Normalerweise genügen 500 Einheiten in 10 ml physiologischer Kochsalzlösung. Bei schweren Fällen (z. B. *Larynxödem*) müssen 1000–1500 Einheiten in 20 bzw. 30 ml physiologischer Kochsalzlösung langsam intravenös injiziert werden. Mit Zeichen der Rückbildung ist im Schleimhautbereich innerhalb von 60 min zu rechnen; subkutane Rückbildungen verlaufen protrahierter. Die Injektion kann abhängig vom klinischen Bild wiederholt werden. Falls C1-INH-Konzentrat nicht verfügbar ist, kann ersatzweise 500–2000 ml Frischplasma oder »fresh frozen plasma« transfundiert werden (**Cave:** Virusübertragung und Verschlimmerung durch das erhöhte Angebot von C2 und C4). Bei ausgeprägter Schmerzsymptomatik sollten potente *Analgetika* verabreicht werden.

Bei Patienten mit häufigen und schweren Anfällen ist eine Langzeitprophylaxe indiziert. Dazu hat sich die Gabe von Antifibrinolytika [am besten Tranexamsäure: etwa 1,5 g/Tag, alternativ Epsilonaminocapronsäure (EACA): etwa 2 g/Tag] oder attenuierten Androgenen (Danazol, Stanozolol) in sorgfältig titrierten, niedrigen Dosen bewährt

---

Übersicht 27.2. Behandlung verschiedener Situationen bei Angioödemen auf der Basis eines hereditären oder eines erworbenen C1-INH-Mangels bzw. -Defektes bei Kindern (*EACA* Epsilonaminocapronsäure)

I. Akute Anfälle
   1. Analgetika oder Narkotika gegen Schmerzen;
   2. C1-INH (500–1500 Einheiten[a] in entsprechend 10–30 ml physiologischer NaCl-Lösung) langsam i.v. geben, die Injektion kann abhängig vom klinischen Bild wiederholt werden;
   3. falls 2. nicht verfügbar, 500–2000 ml Frischplasma oder »fresh frozen plasma«;
   4. falls indiziert, Intubation, Tracheotomie oder Koniotomie.

> Adrenalin, Steroide und Antihistaminika sind ineffektiv.

II. Kurzfristige Prophylaxe
   1. C1-INH (ca. 500–1000 Einheiten) i.v., etwa 30 min vor dem Eingriff, oder
   2. EACA (ca. 2 g tgl.), 2–3 Tage vor dem Eingriff, oder
   3. Danazol (ca. 300–400 mg tgl.), etwa 2–5 Tage vor dem Eingriff.

III. Langzeitprophylaxe
   1. Tranexamsäure (1,5 g tgl.) oder
   2. Danazol (ca. 300–400 mg tgl.) oder
   3. EACA (2 g tgl.) oder
   4. C1-INH (ca. 500 Einheiten) i.v. in 4- bis 5-tägigem Abstand.

[a] 1 Einheit C1-INH-Konzentrat entspricht einer C1-INH-Aktivität in 1 ml frischem Zitratplasma)

(Farkas et al. 2002). Therapieziel ist die Unterdrückung der Anfälle, nicht die Normalisierung der C1-INH-Werte. Alle 3 Mittel werden gut vertragen, obwohl androgene Wirkungen beobachtet wurden, wie bei einer Patientin mit verfrühter Menarche (Farkas et al. 2002).

Alternativ kann eine intermittierende Langzeitsubstitution mit C1-INH-Konzentrat erfolgen (z. B. das virusinaktivierte, gut verträgliche Präparat Berinert, 500 IE in 4- bis 5-tägigem Abstand; Böhler u. Wienert 1995).

Zur Kurzzeitprophylaxe (z. B. bei chirurgischen und zahnärztlichen Eingriffen) können entweder das C1-INH-Konzentrat (500–1000 IE, ca. 30 min vor dem Eingriff), attenuierte Androgene (Danazol 300–400 mg/Tag, etwa 2–5 Tage vor dem Eingriff) oder Antifibrinolytika (EACA, 2 g/Tag, 2–3 Tage vor dem Eingriff) verwendet werden.

Bei der Behandlung von Angioödemen aufgrund eines erworbenen C1-INH-Mangels sind oft höhere Dosierungen als beim HAE notwendig. Eine Langzeitprophylaxe mit attenuierten Androgenen hat sich bei lymphoproliferativen Erkrankungen bewährt, während Patienten mit C1-INH-Autoantikörpern besser auf Tranexamsäure oder Kortikosteroide ansprechen.

27.4 Arzneimittelreaktionen

27.4.1 Grundlegende Aspekte

Epidemiologie. Die Inzidenz von unerwünschten kutanen Arzneimittelreaktionen bei Kindern ist 2% (Letalität 0,03%). Bei Kindern mit malignen Erkrankungen lag die Inzidenz sogar bei 22% (Letalität 0,4%; Mitchell et al. 1988). Von den verschiedenen Formen der Arzneimittelreaktionen sind makulopapulöse am häufigsten, die lebensbedrohliche (25–70%) toxische epidermale Nekrolyse (TEN) ist relativ selten (in Deutschland 0,9–1,2 Fälle/1 Mio. Einwohner/Jahr; Zuberbier et al. 2001; ◘ Tabelle 27.9).

Risikofaktoren. Wichtige pädisponierende Faktoren sind das weibliche Geschlecht, virale Infekte (HIV, EBV, lymphoproliferative Erkrankungen), eine vorherige Sensibilisierung mit nachfolgender Exposition mit derselben oder einer kreuzreagierenden Substanz, Mehrfachsensibilisierung, die chemische Reaktivität des Arzneimittels bzw. seiner Metaboliten und die Art der Verabreichung (topische Applikation oder die häufige Gabe kleiner Dosen; Mullins 2003). Bei wenigen Patienten besteht auch eine genetische Prädisposition (z. B. Langsamazetylierer bei arzneimittelinduziertem SLE; Bircher 1996).

Pathogenese. Substanzabhängige pharmakologische oder toxische Reaktionen machen die Mehrzahl unerwünschter Arzneimittelnebenwirkungen aus, z. B. die meisten Zwischenfälle nach Injektion von Lokalanästhetika, während nur 15% auf einer immunologischen Basis entstehen (Schnyder u. Pichler 1997). Diese umfassen alle Reaktionen nach Gell und Coombs (◘ Tabelle 27.3) sowie pseudoallergische Reaktionen. Außer bei einigen Reaktionstypen, wie bei der durch Allergene hervorgerufenen Urtikaria, der Vaskulitis oder dem Kontaktekzem, sind die genauen Pathomechanismen der meisten anderen Arzneimittelreaktionen unklar. Bei praktisch allen sind $CD8^+$-Lymphozyten in der läsionalen Epidermis und im Blut, bei makulopapulösen und urtikariellen Reaktionen zusätzlich bzw. primär dermale $CD4^+$-Lymphozyten sowie aktivierte Eosinophile. TNF-α-Reaktivität ist bei bullösen Reaktionen, einschließlich der toxischen epidermalen Nekrolyse (TEN) und der Kumarinnekrose, vermehrt exprimiert (Hermes et al. 1996). Bei Letzterer besteht ein hereditärer oder relativer Protein-C-Mangel, der zu einer Aktivierung der Gerinnung führt.

Auslösende Substanzen. Einige Medikament, wie z. B. *Sulfonamide* oder *β-Laktamantibiotika*, können alle häufigen Reaktionstypen einschließlich der toxischen epidermalen Nekrolyse (TEN) hervorrufen, und Gründe für die Bevorzugung des einen vs. des anderen sind unklar. Bestimmte Medikamente induzieren wiederum bevorzugt gewisse Reaktionstypen, wie *Phytotherapeutika* die progressive Pigmentpurpura, *Isoniazid* und *Penizillamin* Autoimmunerkrankungen und *Piroxam* photoallergische Reaktionen

◘ **Tabelle 27.9.** Hautmanifestationen bei Arzneimittelreaktionen

Häufigere bis seltenere Reaktionen[a]	Seltene Sonderformen
Makulopapulöse Reaktionen	Pruritus
Fixes Arzneimittelexanthem	Progressive Pigmentpurpura
Urtikaria, Angioödeme, Flush	Autoimmunerkrankungen[b]
Anaphylaxie	Medikamentöse Kontaktdermatitis
Vaskulitis, EN	Photodermatitis
Erythema multiforme (EM), Stevens-Johnson-Syndrom	Nekrosen
Toxische epidermale Nekrolyse (TEN)	Besondere Exantheme: Erythrodermie, evtl. exfoliativ, psoriasiforme Exantheme, lichenoide Exantheme

[a] In absteigender Häufigkeit.
[b] SLE, Polymyositis, Myasthemia gravis, okulomukokutanes Syndrom, Pemphigus foleaceus, bullöses Pemphigoid.

(Bircher 1996). Einige Medikamente aggravieren vorbestehende Erkrankungen, wie z. B. *Aspirin* die chronische Urtikaria oder das Asthma bronchiale (Henz et al. 1998b).

Im Gegensatz zu größeren Molekülen in z. B. Impfstoff-, Blutkomponenten-, Hormon- und Zytokinpräparaten haben die meisten Pharmaka nur ein Molekulargewicht von <1000 D und sind somit nur in Verbindung mit Proteinen im Serum oder Gewebe als Allergene wirksam. Bei *photoallergischen Reaktionen* entsteht das Allergen erst durch die zusätzliche Einwirkung von UV-Licht. Es gibt praktisch kein Medikament, das nicht bei Arzneimittelreaktionen impliziert werden muss, einschließlich Antihistaminika, Kortikosteroide und pflanzliche Heilmittel. Bei Kindern werden *Barbiturate, Aspirin, Phenytoin, Ampicillin/Amoxicillin, Aminophyllin, Cotrimoxal* sowie *Diphtherie-Tetanus-Pertussis-Vakzine* besonders häufig beobachtet (Henz 2003; Madaan u. Maddox 2003; Mitchell et al. 1988). Neben den eigentlichen Wirkstoffen muss auch an Zusatzstoffe in den Präparaten oder an Kulturmedien bei Impfstoffen als mögliche Auslöser gedacht werden, obwohl diese relativ selten impliziert werden können.

27.4.2 Klinisches Bild

Kutane Manifestationen. Die Darstellung von Arzneimittelreaktionen an der Haut umfasst fast das gesamte Spektrum entzündlicher Hauterkrankungen (◘ Tabelle 27.9), bei weitem am häufigsten sind jedoch makulopapulöse Exantheme, gefolgt von fixen Arzneimittelreaktionen, urtikariellen Reaktionen, Anaphylaxie und sehr seltenen von Erythema multiforme (EM), Epidermolysen und dem Stevens-Johnson-Syndrom. Weitere, sogar noch seltener auftretende kutane Manifestationsformen sind in ◘ Tabelle 27.9 zusammengefasst. Dabei ist zu bedenken, dass selbst Juckreiz ohne weitere Hautmanifestationen durch eine Medikamentenunverträglichkeit verursacht werden kann.

Makulopapulöse Exantheme stellen sich in einfachster Form als leicht wegdrückbare, kaum tastbare, schüttere Herde dar, die vorwiegend am Stamm und an den proximalen Extremitäten lokalisiert sind. Das Exanthem kann sich morbilliform, rubeoliform oder skarlatiniform präsentieren. Einzelne Herde können konfluieren (◘ Abb. 27.8), bis zur Involvierung des gesamten Integumentes, wie bei der *exfoliativen Erythrodermie* (◘ Abb. 27.9). Begleitender Juckreiz ist häufig, aber nicht obligat. Das Exanthem kann auch der Vorläufer einer TEN sein, bzw. es können makulopapulöse Herde bei Ausbildung des epidermolytischen Krankheitsbildes persistieren.

Fixe Arzneiexantheme treten entweder als einzelne, seltener als multiple Herde, und sehr selten auch in exanthematischer Verteilung an immer den gleichen Stellen nach Exposition mit dem implizierten Arzneimittel auf. Die Herde beginnen mit einer scharf begrenzten Rötung und nehmen zentral eine livide Verfärbung an (◘ Abb. 27.10), die

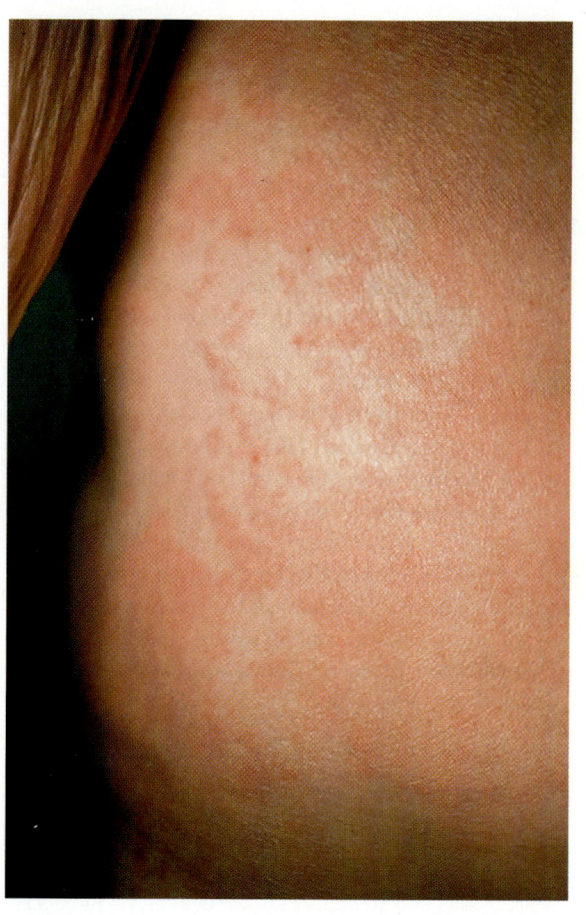

◘ **Abb. 27.8.** Makulopapulöses Exanthem nach Behandlung mit Thalidomid

sich blasig abheben und von lokalem Juckreiz oder erhöhter Schmerzempfindlichkeit begleitet sein kann. Prädilektionsstellen sind die Akren, die Extremitäten sowie die Schleimhäute, insbesondere im Genitalbereich. Die Latenzzeit nach Medikamentenexposition variiert, beträgt meist aber 8–12 h.

Das *Erythema* (exsudativum) *multiforme* (EM) entsteht in Form multipler, 1–2 cm großer, erythematöser Herde, die sich typischerweise mit einem dunkleren Zentrum oder zusätzlich mit dunklen Ringen innerhalb der Läsion darstellen (auch Irisläsion, Kokarde oder Zielscheibe genannt; ◘ Abb. 27.11). Bei der Minorform fehlt meist der Schleimhautbefall, und sie wird besonders häufig bei jungen Patienten, oft auf der Basis einer Herpesinfektion, beobachtet. Bei der Majorform besteht bei der Mehrzahl der Patienten ein ausgeprägter Schleimhautbefall. Steht Letztere im Vordergrund, so spricht man auch von einem *Stevens-Johnson-Syndrom*.

Die TEN stellt sich in Form großflächiger Erytheme und auch kleinerer Herde dar, die sich blasig abheben (◘ Abb. 27.12). Vor Ausbildung der Herde ist die Haut oft schmerzhaft. Der Schleimhautbefall kann sehr ausgeprägt sein.

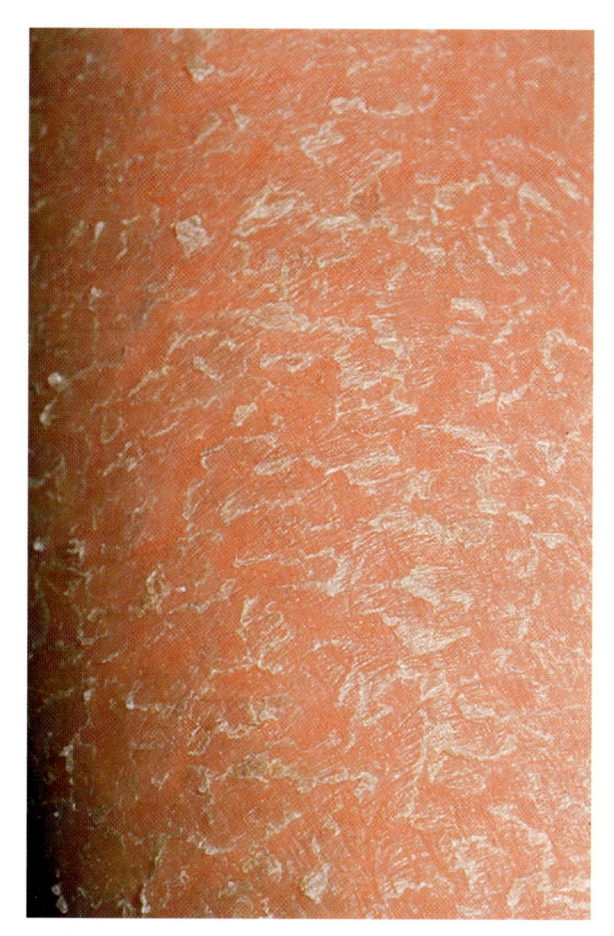

Abb. 27.9. Exfoliative Erythrodermie mit starker Schuppung nach Behandlung mit β-Blockern

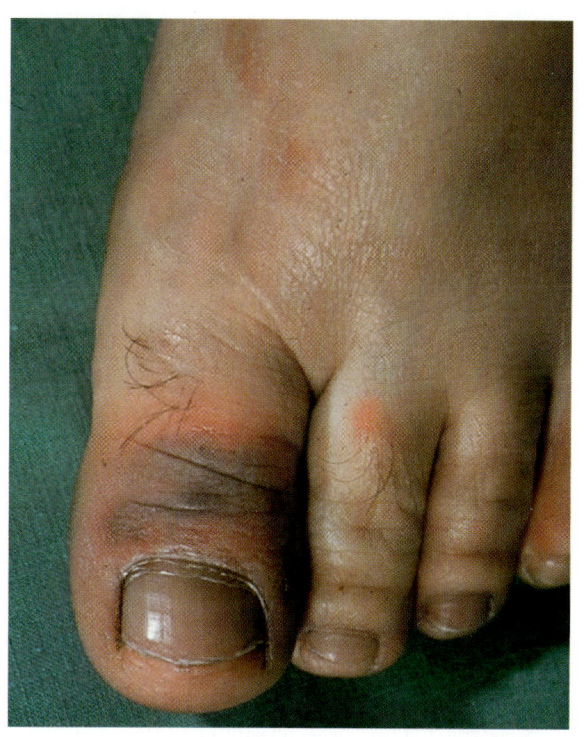

Abb. 27.10. Fixes Arzneiexanthem an der Großzehe nach Sulfonamideinnahme, mit typischer zentraler, livider Verfärbung

Allgemeinsymptome. Systemische Begleitreaktionen fehlen völlig beim fixen Arzneiexanthem, hängen bei makulopapulösen, urtikariellen Reaktionen und EM von der Schwere der Reaktion ab, sind typisch beim Stevens-Johnson-Syndrom und sehr ausgeprägt bei der TEN. Als Allgemeinsymptom tritt insbesondere in letzteren Fällen *Fieber* und Abgeschlagenheit auf (Tabelle 27.10). Diese können auch als Prodromi den Hauterscheinungen vorausgehen. Eine begleitende *Eosinophilie* wird oft, eine *Neutrophilie* weniger häufig beobachtet.

Weitere extrakutane Organmanifestationen sind in Tabelle 27.10 zusammengefasst und hängen zum einen vom Schweregrad der Reaktion, zum anderen von der Art des Auslösers ab.

27.4.3 Diagnostik

Anamnese. Bei praktisch jeder lokalisierten und generalisierten, akut begonnenen entzündlichen Hautreaktion muss eine Verursachung durch Arzneimittel in Betracht gezogen und eine entsprechende Anamnese erhoben werden. Der genaue zeitliche Zusammenhang zwischen dem

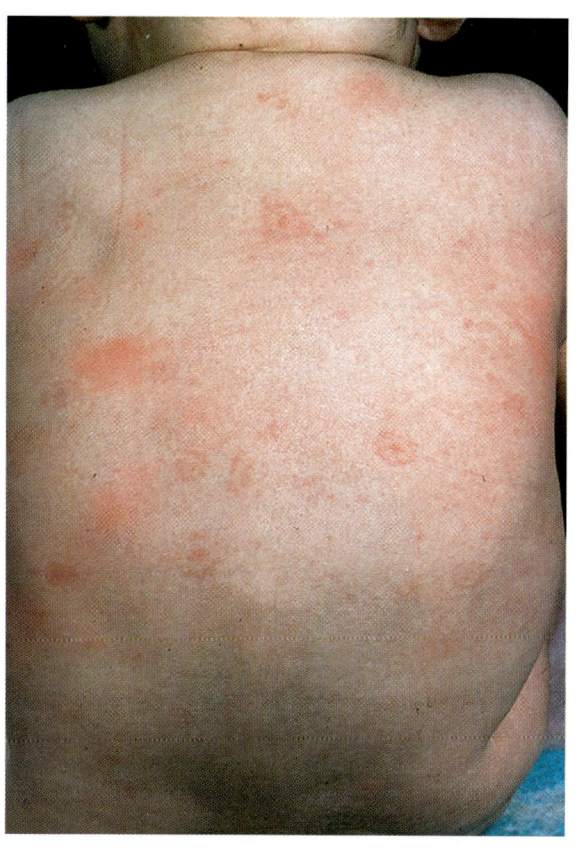

Abb. 27.11. Erythema-multiforme-Herde (typische Kokarden) am Rücken bei einem Kind nach Behandlung mit einem aspirin- und kodeinhaltigen Zäpfchen

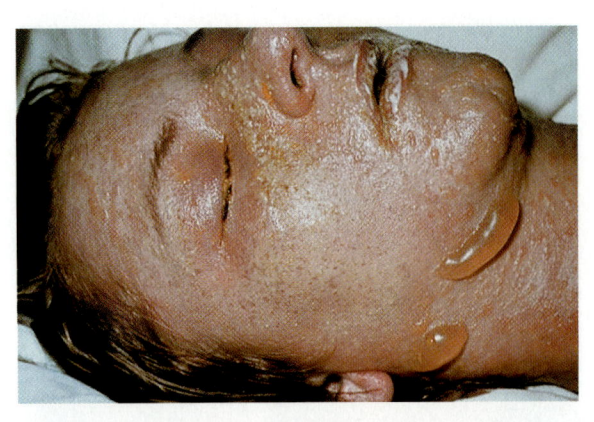

Abb. 27.12. Toxische epidermale Nekrolyse (TEN) bei einem jungen Mädchen, mit typischer großflächiger Blasenbildung und Schleimhautbefall

Tabelle 27.10. Systemische Begleitmanifestationen von kutanen Arzneimittelreaktionen. Die letztgenannten Organmanifestationen sind sehr selten

Lokalisation	Manifestationsform
Allgemein	Fieber, Abgeschlagenheit
Hämatopoetisches System	Eosinophilie, hämolytische Anämie, Thrombozytopenie, Neutropenie, Agranulozytose
Lunge	Asthma bronchiale, allergische Alveolitis
Niere	Glomerulonephritis, Vaskulitis, interstitielle Nephritis
Leber	Intrahepatische Cholestase, hepatozelluläre Hepatitis
Herz	Myokardschäden mit Sinustachikardie und EKG-Veränderungen, Kardiomegalie
Magen-Darm-Trakt	Enterokolitis
Drüsen	Hypothyreose

Beginn der Effloreszenzen und der Einnahme von Medikamenten ist oft bei der Differenzierung von viralen oder bakteriellen Exanthemen hilfreich. Frühere Expositionen sowie das Intervall bis zum Auftreten der Symptome helfen, eine Neusensibilisierung (>10 Tage seit Therapiebeginn) von einer Reexposition (1–2 Tage seit Therapiebeginn) zu unterscheiden. Die spontane Rückbildung der Herde nach Absetzen des verdächtigten Medikamentes ist bestätigend, obgleich die Besserung bei lange bestehendem Herd, sehr intensiven Reaktionen oder Medikamenten mit einer langen Verweildauer lange Zeit in Anspruch nehmen kann.

Bei Kindern wird die Möglichkeit einer *Geschlechtskrankheit* oder einer *Skabies* als Ursache des Exanthems oder des Juckreizes leicht übersehen. Eine entsprechende Befragung zum sozialen Umkreis oder bezüglich assoziierter Symptome, auch in der Familie, kann wesentliche Hinweise geben.

Inspektion. Eine sorgfältige Untersuchung der Effloreszenzen, ihrer Verteilung am Integument und den Schleimhäuten sowie weiterer möglicherweise involvierter Organe ist hilfreich, jedoch selten an sich diagnostisch. Ausnahmen sind die uniformen, akneiformen Reaktionen unter Kortikoidbehandlung bei Jugendlichen, die typischen Herde bei fixen Arzneireaktionen und die großflächigen, blasigen Abhebungen der Haut auf erythematösem Grund bei toxischer epidermaler Nekrolyse (TEN). Ein bevorzugter Befall abhängiger Bereiche (Unterschenkel bei stehenden Berufen, Gesäßbereich bei bettlägerigen Patienten) deutet ebenfalls auf ein über die Gefäße vermitteltes Arzneimittelexanthem statt eines infektiösen Geschehens hin.

Laboruntersuchungen und Histologie. Blutuntersuchungen, einschließlich Blutbild, Leber- und Nierenwerte, sowie eine Hautbiopsie sind weitere unterstützende und richtungsweisende Maßnahmen. Bei der TEN sind Letztere von wesentlichem Wert zur Unterscheidung eines *staphylokokkeninduzierten epidermolytischen Exanthems* (SSSS) bei Kindern mit seinen subkornealen Blasen, im Gegensatz zur basalen Spaltbildung bei der *medikamenteninduzierten TEN*. Dabei genügt meist schon eine schnelle histologische Untersuchung des unfixierten Blasendaches zur Differenzierung. Zur Unterscheidung eines virus- vs. arzneimittelinduzierten Erythema multiforme (EM) ist der Nachweis der Herpes-DNA im Herd hilfreich (Bircher 1996).

Allergologische Testungen. Bei Verdacht auf Typ-I- oder Typ-IV-Reaktionen oder Photoallergien sollten entsprechende Hauttests durchgeführt werden (Bircher 1996). Bei fixen Arzneiexanthemen gelingen diese, wenn überhaupt, nur in der klinisch befallenen Haut nach deren Abheilung. Falls *Pricktests* wegen medikamentöser Behandlung oder Hautbefall nicht durchgeführt werden können, kann spezifisches *IgE* im Serum gemessen werden, wenn die entsprechenden Reagenzien zur Verfügung stehen. *Lymphozytentransformationstests* bei Verdacht auf Typ-IV-Reaktionen sind selten diagnostisch.

> **Cave:**
> Pricktestungen und spezifische IgE-Werte bleiben über Jahre positiv, ohne klinisch relevant zu sein.

Systemische Provokationstestungen. Ein eindeutiger Beweis der ursächlichen Bedeutung eines Medikamentes kann in einer Reihe von Fällen nur durch eine Reexposition mit dem verdächtigen Medikament durchgeführt werden. Solche Untersuchungen sollten möglichst doppelblind, unter Einschluss von Plazebotestungen und mit den notwendigen Vorsichtsmaßnahmen und unter Überwachung durch geschultes Personal erfolgen. Ziel der Testung ist die Reproduktion objektivierbarer klinischer Symptome. In folgen-

den Situationen sind solche Testungen angezeigt und sinnvoll:
- Das Medikament ist durch andere Testmethoden nicht sicher identifizierbar (Pseudoallergien, fixes Arzneiexanthem);
- Verdacht auf Reaktionen auf Kombinationspräparate oder mehrere gleichzeitig angewendete Präparate;
- Ermittlung von Ausweichpräparaten;
- Verdacht auf eine starke psychische Komponente (Henz et al. 1998b).

Bei schweren Reaktionen wie der toxischen epidermalen Nekrolyse (TEN) werden Provokationen i. allg. vermieden. Falls dringend nötig, sollten diese mit extrem niedrigen Dosen begonnen werden.

27.4.4 Therapie

Wichtigstes Therapieprinzip ist das prompte Absetzen aller verdächtigten und nicht wesentlichen Medikamente bzw. der Wechsel zu alternativen, nicht kreuzreagierenden Substanzen. Bei vitaler Indikation kann bei sorgfältiger Überwachung der Versuch einer Toleranzentwicklung während der weiteren Verabreichung unternommen werden (Bircher 1996).

Bei eindeutiger Identifikation der auslösenden Substanz bzw. hohem Verdacht sollte zum Schutz des Patienten ein Allergiepass ausgestellt werden.

Abgesehen von speziellen Medikamenten bei Urtikaria, Angioödemen und Anaphylaxie sind Kortikosteroide bei fast allen Arzneimittelreaktionen das Mittel der Wahl. Lokalisierte Ekzeme oder fixe Arzneiexantheme lassen sich gut mit potenten topischen *Kortikosteroiden* behandeln. Bei Exanthemen sollte je nach Schwere und Ausprägung des Krankheitsbildes über 10–14 Tage mit systemischen Kortikosteroiden behandelt werden (z. B. 60–80 mg/Tag Prednisolon bei Erwachsenen), mit stufenweiser (alle 2–3 Tage) Dosisreduktion nach beginnender Besserung.

Bei der toxischen epidermalen Nekrolyse ist der Einsatz von Kortikosteroiden kontrovers. Alternativen sind eine *Plasmapherese*, evtl. auch *Azothioprin* oder neuere Substanzen wie *Ciclosporin, intravenöses Immunglobulin* und *Pentoxiphyllin* (Bircher 1996; Hermes et al. 1996; Metry et al. 2003). Zudem sollten die Patienten wie Verbrennungspatienten und auch nur in mit der Behandlung erfahrenen Zentren behandelt werden. Mit diesen Maßnahmen kann die ansonsten hohe Sterblichkeit bei dieser Erkrankung drastisch reduziert werden.

Bei zahlreichen Medikamenten, die eine Typ-I-Reaktion oder selbst eine exanthematische Reaktion hervorgerufen hatten und dringend zur weiteren Behandlung benötigt wurden (Antibiotika, Hormonpräparate, Tetanusvakzine), ist eine sog. *Schnelldesensibilisierung* innerhalb eines Tages gelungen. Dabei werden den Patienten auf der Intensivstation bei dauernder Überwachung und laufendem intravenösem Zugang in 20- bis 40-minütigen Abständen steigende Dosen des Medikamentes verabreicht.

Literatur

Agostoni A, Cicardi M (2001) Drug-induced angioedema without urticaria. Drug Saf 24: 599–606

Andre F, Veysseyre-Balter C, Rousset H, Descos L, Andre C (2003) Exogenous oestrogen as an alternative to food allergy in the aetiology of angioneurotic oedema. Toxicology 185: 155–60

Bircher A (1996) Arzneimittelallergie und Haut. Thieme, Stuttgart

Blanch A, Roche O, Lopez-Granados E, Fontan G, Lopez-Trascasa M (2002) Detection of C1 inhibitor (SERPING1/C1NH) mutations in exon 8 in patients with hereditary angioedema: evidence for 10 novel mutations. Hum Mutat. 20: 405–6; erratum: (2003) Hum Mutat 21: 102

Böhler U, Wienert V (1995) Hereditäres Angioödem: Klinik, Pathophysiologie und Therapie. H+G 70: 488–495

Böhm M, Steinmüller T, Czarnetzki BM (1993) Rezidivierende paroxysmale Halsschwellungen als Primärmanifestation eines Phäochromozytoms. Dtsch Med Wochenschr 118: 1011–1014

Bork K, Barnstedt SE (2001) Treatment of 193 episodes of laryngeal edema with C1 inhibitor concentrate in patients with hereditary angioedema. Arch Intern Med 161: 714–718

Bos J (2004) Skin Immune System (SIS). 3rd edn. CRC Press, Boca Raton, Fl

Davis AE 3rd (2003) The pathogenesis of hereditary angioedema. Transfus Apheresis Sci 29: 195–203

Ditto AM, Krasnick J, Greenberger PA, Kelly KJ, McGrath K, Patterson R (1997) Pediatric idiopathic anaphylaxis: Experience with 22 patients. J Allergy Clin Immunol 100: 320–326

Farkas H, Harmat G, Fust G, Varga L, Visy B (2002) Clinical management of hereditary angio-oedema in children. Pediatr Allergy Immunol 13: 153–61

Frigas E, Nzeako UC (2002) Angioedema. Pathogenesis, differential diagnosis, and treatment. Clin Rev Allergy Immunol 23: 217–31

Frosch PJ, Rustemeyer Th, Schnuch A (1996) Kontaktdermatitis. Hautarzt 47: 874–882 und 945–961

Gonzales FJ, Carvajal MJ, del Pozo V, Lahoz C, Santamaria L, Blanca M, Juarez C (1997) Erythema multiforme to phenobarbital: Involvement of eosinophils and T cells expressing the skin homing receptor. J Allergy Clin Immunol 100: 135–137

Galindo PA, Borja J, Gomez E, Mur P, Gudin M, Garcia R, Encinas C, Romero G, Garrido JA, Cortina P, Feo F (2002) Anticonvulsant drug hypersensitivity. J Investig Allergol Clin Immunol. 12: 299–304

Gonzales FJ, Carvajal MJ, del Pozo V, Lahoz C, Santamaria L, Blanca M, Juarez C (1997) Erythema multiforme to phenobarbital: Involvement of eosinophils and T cells expressing the skin homing receptor. J Allergy Clin Immunol 100: 135–137

Haas N, Birkle-Berlinger W, Krone B, Henz BM (2004a) Jahreszeitliche Schwankungen bei der akuten Urtikaria des Kindesalters – mögliche pathogenetische Bedeutung. Allergologie 27: 35–39

Haas N, Hermes B, Henz BM (2001) Adhesion molecules and cellular infiltrate – histology of urticaria. J Invest Dermatol Symp Proc 6: 137–138

Haas N, Küster W, Zuberbier T, Henz BM (2004b) Muckle-Wells syndrome: Clinical and histological skin findings compatible with cold air urticaria in a large kindred. Br J Dermatol 151: 99–104

Henz BM (2003) Histamin H_1- Rezeptorantagonisten. In: Frölich JC, Kirch W (eds) Praktische Arzneitherapie, 3. Aufl. Springer, Berlin Heidelberg New York, S 1110–1124

Henz BM, Maurer M, Lippert U, Worm M, Babina M (2001) Mast cells as initiators of immunity and host defense. Exp Dermatol 10: 1–10

Henz BM, Zuberbier T (1998a) Most chronic urticaria is food-dependent, and not idiopathic. Exp Dermatol 7: 139–142

Henz BM, Zuberbier T, Grabbe J, Monroe E (1998b) Urticaria. Clinical, diagnostic and therapeutic aspects. Springer, Berlin Heidelberg New York

Hermes B, Haas N, Henz BM (1996) Plasmapherese und immunpathogenetische Aspekte bei der toxischen epidermalen Nekrolyse. Hautarzt 47: 749–753

Kalmar L, Bors A, Farkas H, Vas S, Fandl B, Varga L, Fust G, Tordai A (2003) Mutation screening of the C1 inhibitor gene among Hungarian patients with hereditary angioedema. Hum Mutat 22: 498

Karim Y, Griffiths H, Deacock S (2004) Normal complement C4 values do not exclude hereditary angioedema. J Clin Pathol 57: 213–21

Kramer MD (1997) Immunologie und Immunpathologie. Enke, Stuttgart

Lawler F, Kobza Black A, Breathnach AS, Greaves MW (1989) Vibratory angioedema: lesion induction, clinical features, labaratory and ulturastructural findings and response to therapy. Br J Dermatol 120: 93–99

Madaan A, Maddox DE (2003) Vaccine allergy: diagnosis and management. Immunol Allergy Clin North Am 23: 555–588

Metry DW, Jung P, Levy ML (2003) Use of intravenous immunoglobulin in children with Stevens-Johnson syndrome and toxic epidermal necrolysis: seven cases and review of the literature. Pediatrics. 112: 1430–1436

Mitchell AA, Lacouture PG, Sheehan JE, Kauffman RE, Shapiro S (1988) Adverse drug reactions in children leading to hospital admission. Pediatrics 82: 24–29

Mullins RJ (2003) Anaphylaxis: risk factors for recurrence. Clin Exp Allergy 33: 1033–40

Pappalardo E, Zingale LC, Terlizzi A, Zanichelli A, Folcioni A, Cicardi M (2002) Mechanisms of C1-inhibitor deficiency. Immunobiology 205: 542–51

Sabroe RA, Kobza-Black A (1997) Angiotensin-converting enzyme (ACE) inhibitors and angio-edema. Br J Dermatol 136: 153–158

Sanchez MR, Lee M, Moy JA Ostreicher R (1993) Ascher syndrome: A mimicker of acquired angioedema. J Am Acad Dermatol 29: 650–651

Schnyder B, Pichler WJ (1997) T-Zellaktivierung bei Arzneimittelallergien. Allergologie 20: 58–2

Schöpf E, Stühmer A Rzany B, Victor N, Zentgraf R, Kapp JF (1991) Toxic epidermal necrolysis and Stevens-Johnson syndrome. An epidemiologic study from Western Germany. Arch Dermatol 127: 839–842

Worm M, Henz B (1997) Regulation der IgE Synthese. Hautarzt 48: 773–782

Zuberbier T, Althaus C, Chantraine-Hess, Czarnetzki BM (1994) Prevalence of cholinergic urticaria in young adults. J Am Acad Dermatol 31: 978–981

Zuberbier T, Greaves MW, Juhlin L, Kobza-Black A, Maurer D, Stingl G, Henz BM (2001) Definition, classification and routine diagnosis – A consensus report. J Invest Dermatol Symp Proc 6: 123–127

Zuberbier T, Iffländer J, Semmler C, Czarnetzki BM (1996) Acute urticaria – clinical aspects and therapeutic responsiveness. Acta Derm Venereol (Stockholm) 76: 295–297

Zuberbier T, Pfrommer C, Specht K, Vieths S, Bastl-Borrmann R, Worm M, Henz BM (2002) Aromatic components of food as novel eliciting factors of pseudoallergic reactions in chronic urticaria. J Allergy Clin Immunol 109: 343–348

Erythematöse Dermatosen

A. Stadelmann, H. Traupe

28.1 Anuläre Erytheme – 455

28.2 Wells-Syndrom – 456

28.3 Hypereosinophiliesyndrom – 456

28.4 Erythema marginatum – 457

28.5 Pernionen – 457

28.6 Erythromelalgie – 458

28.7 Sweet-Syndrom – 459

Literatur – 460

28.1 Anuläre Erytheme

Epidemiologie. Die Erkrankung gilt als sehr selten. Bisher sind nur 5 Fälle beschrieben (Kunz et al. 1998).

Ätiologie. Unbekannt.

Klinisches Bild. Charakteristisch ist ein schubweises Auftreten erythematöser Papeln am gesamten Integument. Diese wandeln sich unterschiedlich schnell in ringförmige oder gyrierte Erytheme um. Die Einzeleffloreszenz ist münz- bis handtellergroß, randbetont und teilweise konfluierend.

Es besteht keine Schuppung und keine Bläschenbildung. Juckreiz und Allgemeinsymptome treten nicht auf.

Die Krankheit verläuft in Schüben, wobei ein Schub mit immer neu entstehenden Hautläsionen mehrere Monate andauern kann, daneben gibt es auch mehrmonatige erscheinungsfreie Intervalle. Das Alter bei Erstmanifestation variiert zwischen 8 Monaten und 5 Jahren. Bei den bisher aufgetretenen Fällen zeigte sich eine spontane Abheilung der Hautveränderungen in diesem Zeitraum.

Histologie. Orthokeratose, geringe Akanthose, leichtes papilläres Ödem. Charakteristisch sind perivaskuläre lymphozytäre Infiltrate mit massenhaft eosinophilen Granulozyten. Diese durchsetzen das gesamte Korium. Zum Teil werden die Gefäßwände infiltriert, es besteht keine Leukozytoklasie. Teilweise kommen eine Schwellung der Endothelzellen sowie okkludierte Lumina vor, ferner auch flammenfigurartige eosinophile Degenerationen des kollagenen Bindegewebes.
- Labor: Keine Eosinophilie.

> Histologisch Gewebeeosinophilie, keine laborchemische Eosinophilie.

Therapie. Keine. Nach bisherigen Kenntnissen ist das anuläre Erythem des Kindesalters eine benigne selbstlimitierte Erkrankung. Behandlungsversuche mit Dapson zeigten keinen Benefit. Hochdosierte Glukokortikoidmedikation bringt evtl. initial eine Besserung des Hautbefundes, ist im Kindesalter jedoch mit Zurückhaltung einzusetzen.

> Es handelt sich um eine sehr seltene, schubweise verlaufende, benigne selbstlimitierte Erkrankung ohne Allgemeinsymptomatik.

Differenzialdiagnose. Klinisch besteht Ähnlichkeit mit verschiedenen anderen anulären Erythemen im Kindesalter. Als zuverlässigstes Unterscheidungskriterium gilt die Histologie mit der typischen Gewebseosinophilie. Die Differenzialdiagnosen zeigt Übersicht 28.1.

> **Übersicht 28.1. Differenzialdiagnosen der anulären Erytheme**
>
> - Erythema anulare centrifugum: häufig Schuppung, manchmal Bläschenbildung
> - Erythema atrophicans transiens neonatale: Schuppung, Abheilung mit Atrophie
> - Erythema marginatum rheumaticum: rheumatisches Fieber und kürzerer Verlauf
> - Erythema chronicum migrans: eher flaue anuläre Erytheme, eher solitär
> - Erytheme unbekannter Ätiologie: Hautläsionen kleiner; histologisch: leukozytoklastische Vaskulitis, keine eosinophilen Infiltrate
> - Rezidivierende anuläre Erytheme bei der juvenilen chronisch myeloischen Leukämie (Anzai et al.1997): leukämische Infiltrate in den Hautveränderungen histologisch nachweisbar, sogar bei ansonsten hämatologischer Remission
> - Anuläre lichenoide juvenile Erytheme (Annessi et al. 2003): Lokalisation vorwiegend an Flanken und Leisten, histologisch: lichenoide Dermatitis, molekularbiologisch: polyklonales CD4$^+$-T-Zellinfiltrat

Als zuverlässigstes Unterscheidungskriterium zu anderen anulären Erythemen im Kindesalter gilt die Histologie mit der typischen Gewebseosinophilie.

phaeaartig. Im Verlauf nehmen die Hautveränderungen oft die Form anulärer, urtikariaähnlicher Erytheme an. Daneben prägen derbe, atrophisierende Läsionen und Prurigoelemente das Bild. Auch Blasenbildung kommt vor. Es besteht starker Juckreiz. Ferner werden Fieber, Gelenkschmerzen und in Einzelfällen Fascialislähmungen beschrieben. Die Erkrankung verläuft chronisch-rezidivierend und kann sich über Monate bis Jahre erstrecken. Spontanremissionen werden beobachtet.

Histologie. In der Initialphase sind ein Ödem und ein dichtes Infiltrat eosinophiler Granulozyten im oberen Korium typisch. Diese Infiltrate können bis ins subkutane Fettgewebe reichen, auch Blasenbildung kommt vor. Im subakuten Stadium zeigen sich Flammenfiguren als histopathologisches Reaktionsmuster, amorphes granuläres Material, Kerntrümmer, angelagert an kollagene Fasern, umgeben von Eosinophilen, Histiozyten, Riesenzellen. Später kommt es auch zu fokalen Nekrobiosen und histiozytären Infiltraten.

- Labor: In 50% der Fälle zeigt sich eine Eosinophilie in Blut und Knochenmark; Seltener findet sich eine Leukozytose oder Thrombozytose.

Therapie. Je nach Ausprägung des Hautbefundes evtl. niedrigdosierte Glukokortikoidmedikation, versuchsweise auch DADPS. Ansonsten Behandlung mit glukokortkoidhaltigen Externa und Lotio zinci.

Differenzialdiagnose. Prurigoerkrankungen, Erysipel, Urtikaria, zirkumskripte Sklerodermie, blasenbildene Erkrankungen, Ekzeme, Artefakte.

28.2 Wells-Syndrom

Epidemiologie. Die auch als eosinophile Zellulitis bezeichnete Erkrankung ist sehr selten. Vorwiegend sind Erwachsene betroffen, aber auch bei Kindern wird die Krankheit beschrieben.

Ätiologie. Unbekannt. Mögliche Auslöser und Provokationsfaktoren sind Infektionen (Reichel et al.1991), Insektenstiche (Anderson et al.1995) und Arzneimittelunverträglichkeiten sowie thiomersalhaltige Impfstoffe (Koh et al. 2003). Thiomersal wird auch als Antiseptikum oder Konservierungsstoff in topischen Arzneimitteln und Kosmetika verwendet. Medikamente, die von der Mutter während der Schwangerschaft eingenommen werden, stellen eine mögliche Ursache beim kongenital auftretenden Wells-Syndrom dar (Garty et al. 1997).

Klinisches Bild. Initial entwickeln sich schmerzhafte, umschriebene, ödematöse Infiltrate an der Haut. Diese können am gesamten Integument auftreten. Sie haben teilweise prurigoähnlichen Charakter, teilweise sind sie eher mor-

28.3 Hypereosinophiliesyndrom

Synonym. Eosinophiles Leukämoid, eosinophile Retikulose.

Epidemiologie. Das Krankheitsbild gilt als sehr selten. Männer werden häufiger betroffen als Frauen (9 : 1). Das Manifestationsalter liegt zwischen dem 20. und 50. Lebensjahr, selten im Kindesalter.

Ätiologie. Unbekannt. Möglicherweise liegen Chromosomenaberrationen vor, da die Assoziation mit Leukämien besteht. Die teilweise schweren Organbeteiligungen, v. a. des Herzens, resultieren aus der direkt toxischen Wirkung der Eosinophilen auf die Endothelzellen. Erkrankungen im Rahmen von HIV-Infektionen werden beobachtet (Carbonell-Rabanal et al. 1992).

Klinisches Bild. Die Hauteffloreszenzen sind sehr bunt. Sie können am gesamten Integument auftreten. Es finden sich erythematöse Papeln, prurigoforme Läsionen, leukämoide Infiltrate und ulzerierende Knoten. Urtikaria und angioödemartige Schwellungen werden beschrieben. Erythema anulare-ähnliche Hautveränderungen, Erythrodermie und Blasenbildung (besonders an den Akren) kommen vor, ferner auch Schleimhautulzera, Petechien und Lichenifikation. Die Patienten klagen über heftigen Pruritus.

Begleitend treten meist Lymphknoten-, Leber- und Milzschwellung auf. Endokardits, Myokarditis und Aortitis finden sich als Folge schwerer Herzbeteiligung. Weiterhin möglich sind Übelkeit, Abdominalschmerzen und Diarrhöen als Zeichen gastrointestinaler Beteiligung. Auch Lunge und ZNS können mitbetroffen sein.

Die Erkrankung verläuft chronisch.

Histologie. Typisch ist eine massenhafte Gewebseosinophilie.
- Labor: Leukozytose, Eosinophilie (keine Blasten).
- Knochenmark: Hypereosinophilie.

> Klinisch buntes Bild, Pruritus, Lymphknotenschwellungen. Ausgeprägte Eosinophilie in Gewebe, Blut und Knochenmark.

Therapie. Identifikation der Ursache und evtl. Ausschaltung. Ansonsten äußerlich PUVA-Therapie. Systemisch Behandlung mit Glukokortikoiden und Immunsuppressiva oder Gabe von DADPS in Kombination mit Dinatriumcromoglykat.

Differenzialdiagnose. Atopie, Mikroben, Parasiten, Tumoren, andere Dermatosen mit assozierter Eosinophilie (Eber et al. 1993).

28.4 Erythema marginatum

Synonyme. Erythema marginatum rheumaticum, Erythema circinatum.

Epidemiologie. Das Krankheitsbild tritt typischerweise bei Kindern im Rahmen eines akuten rheumatischen Fiebers auf (ca. 10% der Patienten sind betroffen), und es deutet auf eine mögliche Herzbeteiligung (v. a. rheumatische Endokarditis) hin (Congeni et al. 1992; Secord et al. 1992). Es wird häufiger bei Kindern unter 5 Jahren diagnostiziert als bei älteren Kindern (Tany et al. 2003).

Ätiologie. Es handelt sich wahrscheinlich um eine infektallergische Reaktion, die durch β-hämolysierende Streptokokken der Gruppe A verursacht wird.

Klinisches Bild. Charakteristisch ist das Auftreten flüchtiger, randbetonter, polyzyklischer Erythmringe bei Beginn des rheumatischen Fiebers. Diese sind flach bis erhaben und von blassroter bis dunkel- oder bräunlich-roter Farbe. Sie neigen zu Konfluenz und zeigen eine zentrale Abheilungstendenz. Prädilektionsstellen sind: Stamm, Periumbilikalregion, Glutäi, Gesicht und Handrücken. Juckreiz besteht nicht (wichtiges Merkmal zur Abgrenzung einer Urtikaria).

Das Erythem zeigt einen schubweisen Verlauf über Wochen bis Monate. Die Einzelläsionen bestehen nur Stunden oder Tage. Mit dem Abblassen alter Läsionen entstehen frische Herde, die sich während des abendlichen Fieberanstiegs erhabener und ausgeprägter darstellen.

Das Exanthem neigt zur Spontanremission. Als Allgemeinsymptome im Rahmen des rheumatischen Fiebers können eine »wandernde« Polyarthritis besonders der großen Gelenke, Fieber, Pankarditis und Chorea minor auftreten, Letztere bevorzugt bei Kindern >5 Jahre (Tani et al. 2003).

> Kinder unter 5 Jahren zeigen häufiger das Erythema marginatum im Rahmen des rheumatischen Fiebers als ältere Kinder. Es besteht im Gegensatz zur Urtikaria kein Juckreiz. Als Allgemeinsymptome gelten eine wandernde Polyarthritis, Fieber, Pankarditis und Chorea minor.

Histologie. Kennzeichnend ist ein perivaskuläres, neutrophiles Infiltrat. Im Stratum papillare befinden sich erweiterte Kapillaren mit einer geringfügig zellulären, entzündlichen, perivaskulären Begleitreaktion aus Lymphozyten, Histiozyten und neutrophilen Granulozyten.

Therapie. Abklärung und Behandlung der Grundkrankheit (Penicillintherapie und Rezidivprophylaxe zur Vermeidung von Herzkomplikationen), ansonsten lokal antiphlogistisch.

Differenzialdiagnose. Urtikaria, Still-Syndrom (Synonym: systemische juvenile chronische Arthrtis – klinisch imponieren hohes intermittierendes Fieber, flüchtige, rezidivierende, blassrote, polymorphe, kleinfleckige Exantheme, Leber-, Milz- und Lymphknotenvergrößerung, Perimyokarditis bzw. Polyserositis mit Pleuritis und Peritonitis. Die Arthritis manifestiert sich als Oligo-, häufiger als Polyarthritis, eine Endokarditis ist selten.)

28.5 Pernionen

Epidemiologe. Die Erkrankung tritt saisonal gehäuft im Frühjahr und Herbst auf, da in dieser Zeit der Temperaturwechsel zwischen kalt und warm besonders ausgeprägt ist. Junge Menschen und Kinder werden bevorzugt betroffen. Frauen erkranken häufiger als Männer.

Ätiologie. Pernionen sind herdförmige Hautschäden, die durch ein Zusammenspiel von neurovegetativen peripheren Gefäßstörungen, Kälteeinwirkung und anderen äußeren Faktoren in akraler Lokalisation auftreten. Eine genetische Komponente scheint beteiligt zu sein. Kältevermittelt kommt es bei der Erkrankung schon bei mäßiger Kälteexposition mit Temperaturen wenig über 0°C zu einer abnormen Konstriktion der Arteriolen und Venolen. Die Arteriolen unterliegen stärker dem Einfluss von Stoffwechselmetaboliten, und ihre Konstriktion ist somit weniger persistent. Bei Aufwärmung entsteht dadurch eine plötzliche Exsudation von Flüssigkeit ins Gewebe.

Begünstigende äußere Faktoren für die Entstehung der Hautveränderungen sind:
- Nässe,
- Licht,
- Arbeit im Freien sowie
- unzureichende und enge Kleidung oder Schuhe.

Andere Faktoren, die eine Rolle spielen sind:
- Ernährung,
- Hormone (Schwangerschaft wirkt sich günstig aus),
- systemische Erkrankungen wie Myelodysplasien,
- neurologische Erkrankungen (Poliomyelitis), Virusinfektionen mit vorübergehender Ausbildung von Kryoglobulinen und Kälteagglutininen (William et al. 2000),
- Akrozyanosen.

Klinisches Bild. Bereits bei mäßiger Kälteexposition sowie raschen Temperaturwechseln kommt es zum Auftreten der typischen livid-roten, ödematös-polsterartigen, knotenförmigen Hautveränderungen. Diese finden sich bevorzugt an den Dorsalseiten von Fingern und Zehen sowie an den Unterschenkeln und Knien. Form und Größe können stark variieren. Es gibt papulöse, kleinknotige oder auch großknotige Läsionen. Blasige Abhebungen und Ulzerationen sind möglich. Bei Erwärmung jucken die Herde und brennen schmerzhaft.

In der Regel besteht eine Selbstheilungstendenz der einzelnen Läsionen. Neue Hautveränderungen treten bei entsprechender Provokation besonders bei Kindern immer wieder auf. Im Erwachsenenalter können sich die Pernionenschübe verlieren.

Histologie. Unspezifisch. Fibrosierende Entzündung im oberen Korium mit Gefäßweitstellung, Ödem und lymphohistiozytären Infiltraten. Die Entzündung kann bis zu den Gefäßen der tiefen Dermis und in das Fettgewebe reichen. Teilweise besteht eine subepidermale Blasenbildung, teilweise Nekrosen im oberen Korium und Epithel.

Therapie. Besserung der Beschwerdesymptomatik durch Ausschalten der Kältenoxe. Vermeidung rascher Temperaturunterschiede. Wärmezufuhr durch entsprechende Kleidung und physiotherapeutische Maßnahmen. Eventuell systemische Gabe durchblutungsfördernder Mittel (z. B. Trental). Wundheilungstherapie bei ulzerierten Hautläsionen.

Differenzialdiagnose. Chilblain-Lupus erythematodes (Watanabe et al. 1995), Lupus pernio bei Sarkoidose, Erythema induratum Bazin.

28.6 Erythromelalgie

Epidemiologie. Es handelt sich um eine seltene, bevorzugt im jungen und mittleren Lebensalter auftretende Erkrankung. Beide Geschlechter werden gleichermaßen betroffen.

Ätiologie. Ausgelöst durch Wärme (Bettwärme) und körperliche Betätigung (Muskelarbeit) kommt es zu einer anfallsartig auftretenden, stark schmerzenden Rötung im Bereich der distalen Extremitäten unter Anstieg der lokalen Hauttemperatur.

Es werden 3 Typen unterschieden:
- Typ 1:
  Erythromelalgie im Rahmen einer Polycythaemia vera und auch bei anderen myeloproliferativen Erkrankungen. Im Vordergrund steht hierbei die Thrombozythämie und der damit verbundene abnorme Prostaglandinstoffwechsel (erhöhte Freisetzung oder Synthese). Es kommt infolgedessen vorwiegend unilateral zu Verschlüssen der kleinen Arteriolen. Diese Form tritt vorwiegend im mittleren Lebensalter auf.
- Typ 2:
  Erythromelalgie als primäre oder idiopathische Form. Diese kommt familiär gehäuft vor und zeigt einen dominanten Vererbungsmodus. Das entsprechende Gen kartiert auf Chromosom 2q31–32 mit vollständiger Penetranz (Drenth et al. 2001). Dieser Typ wird am ehesten bei Kindern und jungen Erwachsenen beobachtet, und die Beschwerden treten symmetrisch, d. h. bilateral auf.
  Die genaue phänotypische Pathogenese ist unklar. Störungen in der Mikrozirkulation durch Defekte in der Endothelfunktion werden diskutiert (Drenth et al. 2001), ferner Ähnlichkeiten mit der reflexsympathischen Dystrophie sowie eine Assoziation mit Schmerz- oder vasoaktiven Mediatoren (z. B. Serotonin; Guillet et al. 1995). Insgesamt zeigen betroffene Patienten einen erhöhten Vasokonstriktorentonus der Haut (Drenth et al. 2001).
- Typ 3:
  Erythromelalgie als sekundäre Form. Diese tritt auf nach entzündlichen oder degenerativen Gefäßerkrankungen. Zu nennen sind dabei beispielsweise: Thrombophlebitiden, periphere arterielle Durchblutungsstörung (paVK), Diabetes mellitus, arterieller Hypertonus (Drenth et al. 1995), Perniose, neurologische Erkrankungen sowie Medikamenteninduktion (Nifedipin, Bromoscriptin) und Intoxikationen mit Quecksilber (Cloarec et al. 1995).

Der Schmerz ist als direkter Ausdruck eines Temperaturanstiegs in der betroffenen Extremität und nicht als Ausdruck der Vasodilatation zu erklären. Als »kritischer thermischer Auslösungspunkt« gilt hierbei 32–36°C. Pathogenetisch liegt eine erhöhte Reaktion der Endstrombahn auf Wärme vor.

Klinisches Bild. Charakteristisch ist das anfallsartige Auftreten von Hyperämie, Schwellung und heftig brennenden Schmerzen im Bereich der distalen Extremitäten bei Wärmeexposition. Die lokale Hauttemperatur steigt dabei an. Ferner sind eine lokal gesteigerte Berührungsempfindlichkeit und Hyperhidrose typisch. Unterschenkel und Füße sind die bevorzugten Stellen, seltener werden die Hände betroffen.

> Typ 1 und 3 treten oft unilateral auf, Typ 2 eher bilateral (Drenth et al. 1994).

Die Anfälle dauern Minuten bis Stunden.

Typ 1 kann wegen fibromuskulärer Intimaproliferation und okklusiven Thrombosen der digitalen Arterien und Arteriolen zu ischämischen Nekrosen der Endphalangen führen. Auch beim sekundären Typ sind Nekrosen aufgrund trophischer Störungen charakteristisch. Die hereditäre, primäre Form der Erythromelalgie dagegen führt in der Regel nicht zu nekrotisierenden Ischämien.

Therapie. Abkühlung der Extremitäten in kaltem Wasser. Beim Typ 1 mit Thrombozytose wirkt sich Azetylsalizylsäure durch Inaktivierung der Cyclooxygenase günstig aus. Beim primären Typ 2 wird ein Therapieversuch mit antiserotoninergen Substanzen, z. B. Pizotifen, empfohlen (Guillet et al. 1995). Bei Typ 3 bessern sich die Symptome meist unter Behandlung der Grundkrankheit, wie Senkung eines arteriellen Hypertonus (Drenth et al. 1995), Therapie einer Quecksilberintoxikation (Cloarec et al. 1995) etc.

> Wichtig ist es, beim Auftreten einer Erythromelalgie organische Erkrankungen als Ursache auszuschließen (Lupus erythematodes, Vaskulitiden, rheumatische Erkrankungen, myleoproliferative Erkrankungen, Diabetes mellitus etc.).

Differenzialdiagnose. Burning-feet-Syndrom, M. Raynaud (hier Auslöser: Kälte), reflexsympathische Dystrophie nach einem Trauma.

28.7 Sweet-Syndrom

Synonym. Akut febrile neutrophile Dermatose.

Epidemiologie. Das Sweet-Syndrom kommt im Kindesalter selten vor. Die Erkrankung tritt meist erst im mittleren Lebensalter auf. Frauen werden im Verhältnis 5 : 1 bevorzugt betroffen.

Ätiologie. Unbekannt. Häufig idiopathisch. Es kommt ferner paraneoplastisch und paraentzündlich sowie medikamenteninduziert vor (Saez et al. 2004). Daher handelt es sich möglicherweise um eine Überempfindlichkeitsreaktion, z. B. auf bakterielle, virale oder tumorassoziierte Antigene. Entsprechende Zytokine aktivierter T-Lymphozyten tragen dabei zur lokalen und systemischen Neutrophilenaktivierung bei (Dunn et al. 1992; Brady et al. 1999). Auch HIV-Infektionen, Impfungen sowie Leukozytenaktivierungen, z. B. bei G-CSF-Gabe, können mit dem Sweet-Syndrom assoziiert sein (Garty et al. 1997). Weitere ursächliche Medikamente sind: Carbamazepin, Diazepam, Nitropräparate, Hormone, Retinoide, Minocyclin (Sàez et al. 2004).

Klinisches Bild. Häufig besteht vor dem Auftreten von Hautveränderungen ein Infekt des oberen Respirationstraktes, seltener eine gastrointestinale Symptomatik (Diarrhö). Im Anschluss daran sind die Patienten 1–3 Wochen beschwerdefrei, um dann akut mit hohem Fieber unter Aufschießen eines typischen multiformen Exanthems zu erkranken. Dieses ist gekennzeichnet durch rötlich-livide 0,5 cm große Papeln, die zu Knoten und Plaques konfluieren. Sie vergrößern sich langsam, sind entzündlich gerötet, ödematös infiltriert und sehr druckschmerzhaft. Die Oberfläche ist unregelmäßig, und es bilden sich glasige Papeln, teilweise Bläschen, Pusteln und Erosionen aus (Abb. 28.1). Prädilektionsstellen sind die Streckseiten der Extremitäten, Rumpf, Nacken und Gesicht. Die Hautläsionen können unbehandelt bis zu 8 Wochen bestehen bleiben, heilen in der Regel ohne Residuen ab, können aber gelegentlich rezidivieren.

Allgemeinsymptome sind: Fieber, seltener Arthralgien, Augen- oder Nierenbeteiligung. Laborchemisch besteht eine neutrophile Leukozytose und eine erhöhte BSG.

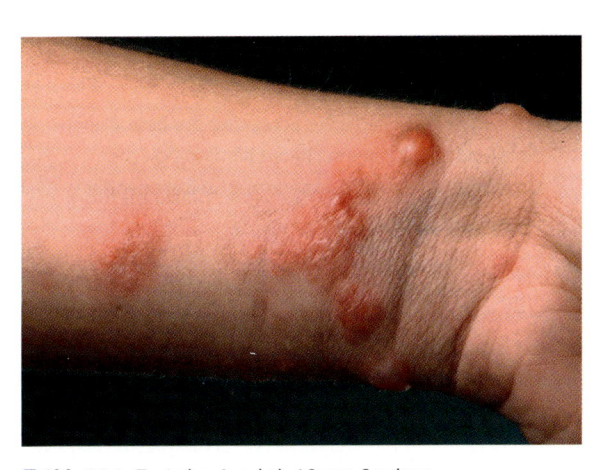

Abb. 28.1. Typischer Aspekt bei Sweet-Syndrom

> **Übersicht 28.2. Major- und Minorkriterien beim Sweet-Syndrom**
>
> - Majorkriterien:
>   - Plötzliches Auftreten typischer schmerzhafter, livid-roter Knoten oder Plaques
>   - Neutrophileninfiltration der Dermis ohne entsprechende leukozytoklastische Vaskulitis
> - Minorkriterien:
>   - Fieber
>   - Infektionen
>   - Arthralgien
>   - Konjunktivitiden
>   - zugrundeliegende Malignome
>   - Leukozytose
>   - erhöhte Blutsenkungsgeschwindigkeit
>   - gutes Ansprechen der Erkrankung auf systemische Steroide

Es werden 2 Major- und 8 Minorkriterien (Übersicht 28.2) beim Sweet-Syndrom unterschieden. Für die Diagnosestellung sind 2 Major- und 2 Minorkriterien notwendig (Su et al. 1986).

Histologie. Herdförmige Parakeratose mit intra- und subepidermalen Pusteln. Perivaskulär und periglandulär besteht ein dichtes Infiltrat aus neutrophilen Leukozyten. Die obere Dermis zeigt ein massives Ödem, es besteht eine geringgradige Leukozytoklasie ohne Zeichen einer Vaskulitis. Im weiteren Verlauf herrschen lymphohistiozytäre Infiltrate vor.

Therapie. Gabe von Glukokortikoiden systemisch über 2–3 Wochen; initial hochdosiert, im Verlauf mit abfallender Dosierung. Therapieversuch mit Kolchizin oder Kaliumjodid möglich. Wenn indiziert, antileukämische Chemotherapie.

Wichtig ist ein gründliches Screening der Betroffenen zum Ausschluss einer malignen hämatologischen Grunderkrankung und anderer zugrundeliegender Malignome.

Differenzialdiagnose. Multiforme Eritheme, Sepsis, Pyoderma gangraenosum, Erythema nodosum, Lupus erythematodes, Dermatitis herpetiformis (direkte Immunfloureszenz zur Unterscheidung wichtig; Woollons et al. 1999).

Literatur

Anderson CR, Jenkins D, Tron V, Prendville JS (1995) Wells syndrome in childhood: case report and review of the literature. J Am Acad Dermatol 33 (5 Pt 2): 857–864

Annessi G, Paradisi M, Angelo C, Perez M, Puddu P, Girolomoni G (2003) Annular lichenoid dermatitis of Youth. J Am Acad Dermatol 49 (6): 1029–1036

Anzai H, Kikuchi A, Kinoshita A, Nishikawa T (1998) Recurrent annular erythema in juvenile chronic myelogenous leukaemia. Brit J Dermatol 138: 1058–1060

Brady RC, Morris J, Connelly BL (1999) Sweet's syndrome as an initial manifestation of pediatric human immunodeficiency virus infection. Pediatr 104: 1142–1144

Carbonell-Rabanal MA, Alonso-Pacheco ML, Caballero-Herraez P, Rodriguez-Zapata M (1992) The hypereosinophilie syndrome in a HIV-patient. Rev Clin Esp 190 (5): 278

Cloarec S, Deschenes G, Sagnier M, Rolland JC, Nivet H (1995) Arterial hypertension due to mercury poisoning: diagnostic value of captopril. Arch Pediatr 2 (1): 43–46

Congeni BL (1992) The resurgence of acute rheumatic fever in the United States. Pediatr Ann 21 (12): 816–820

Drenth JP, Michiels JJ, Ozsoylu S (1995) Acute secondary erythermalgia and hypertension in children. Erythermalgia Multidisciplinary Study Group. Eur J Pediatr 154 (11): 882–885

Drenth-JP, Finley WH, Breedveld GJ, Testers L, Michiels JJ, Guillet G, Taieb A, Kirby RL, Heutink P (2001) The primary erythermalgia-susceptibility gene is located on chromosome 2q31–32. Am J Hum Genet 68: 1277–1282

Dunn TR, Saperstein HW, Biedermann A, Kaplan RP (1992) Sweet syndrome in a neonate with aseptic meningitis. Pediatr Dermatol 9 (3): 288–292

Eber B (1993) Differentialdiagnose des Hypereosinophilie-Syndroms. Dtsch Med Wochenschr 118 (12): 441

Garty BZ, Levy I, Nitzan M, Barak Y (1996) Sweet syndrome associated with G-CSF treatment in a child with glycogen storage disease type Ib. Pediatrics 97 (3): 401–403

Guillet MH, Le Noach E, Milochau P, Sassolas B, Guillet G (1995) Familial erythermalgia treated with pizotifen. Ann Dermatol Venereol 122 (11–12): 777–779

Koh KJ, Warren L, Moore L, Thompson GN (2003) Wells'syndrome following Thiomersal-containing vaccination. Australas J Dermatol 44(3): 199–202.

Kunz M, Hamm K, Bröcke EB, Hamm-H (1998) Das anuläre Erythem des Kindesalters – eine neue eosinophile Dermatose. Hautarzt 131–134

Reichel M, Isseroff RR, Vogt PJ, Gandour-Edwards R (1991) Wells syndrome in children: varicella infection as a precipitating event. Br J Dermatol 124 (2): 187–190

Sàez M, Garcia-Bustinduy M, Dorta S, Escoda M, Fagundo E, Rodriguez F, Guimerà F, Sanchez R (2004) Drug-induced Sweet's syndrome. J EurAcad Dermatol Venereol 18 (2): 233–233

Secord E, Emre U, Shah BR, Tunnessen WW Jr (1992) Picture of the month. Erythema marginatum in acute rheumatic fever. Am J Dis Child 146 (5): 637–638

Su WPD, Liu H NH (1986) Diagnostic criteria for Sweet-syndrome. Cutis 37: 167–174

Watanabe T, Tsuchda T (1995) Classification of lupus erythematosus based upon cutaneos manifestations. Dermatological, systemic and laboratory findings in 191 patients. Dermatology 190 (4): 277–283

Weston WL, Morelli JG (2000) Childhood pernio and cryoproteins. Pediatr Dermatol 17 (2): 97–99

Woollons A, Darley C, Bhogal BS, Black M, Atherton DJ (1999) Childhood dermatitis herpetiformis: an unusual presentation. Clin Exp Dermatol 24: 283–285

Vaskulitiden, Vaskulopathien, Pannikulitiden

C. Sunderkötter, G. Bonsmann, J. Roth

29.1 Definition, Einteilung, histologische und klinische Kriterien – 461

29.2 Vaskulitis der kleineren Gefäße – 462
29.2.1 Immunkomplexvaskulitiden – 462
29.2.2 Komplexe Formen/Sonderformen – 468
29.2.3 Systemische [anti-neutrophil-cytoplasmic-antibody (ANCA-)assoziierte] Vaskulitiden – 471

29.3 Vaskulitis der mittelgroßen Gefäße (mittelgroße und kleine Arterien und Venen) – 473
29.3.1 Kawasaki-Syndrom – 473
29.3.2 Polyarteriitis nodosa – 473
29.3.3 Polyarteriitis nodosa cutanea – 474

29.4 Vaskulitis der großen Gefäße (Takayasu-Arteriitis) – 474

29.5 Vaskulopathien und Differenzialdiagnosen zu den Vaskulitiden – 474
29.5.1 Traumatische und thrombozytopenische Purpura – 474
29.5.2 So genannte lymphozytäre Vaskulitis – 475
29.5.3 Purpura pigmentosa – 475
29.5.4 Pyoderma gangränosum – 476
29.5.5 Livedo Vaskulopathie – 476

29.6 Pannikulitiden – 477
29.6.1 Lobuläre Pannikulitiden mit Vaskulitis – 478
29.6.2 Lobuläre Pannikulitiden ohne Vaskulitis – 479
29.6.3 Septale Pannikulitiden mit Vaskulitis – 481
29.6.4 Septale Pannikulitis ohne Vaskulitis – 481

Literatur – 482

29.1 Definition, Einteilung, histologische und klinische Kriterien

Definition. Der Begriff *Vaskulitis* bezeichnet eine Entzündung und nachfolgende Schädigung der Gefäßwand. Der Begriff *Vaskulopathie* ist weiter gefasst, daher etwas ungenauer und bezeichnet alle krankhaften Veränderungen an den Gefäßen, wie z. B. angeborene Gefäßveränderungen oder erworbene Erkrankungen (Arteriosklerose) mit einer z. T. sehr unterschiedlichen Pathologie. Der Begriff *Pannikulitis* beschreibt Entzündungen, die sich primär im subkutanen Fettgewebe (Pannikulus) abspielen.

Einteilung. Das klinische Bild der verschiedenen Vaskulitiden an der Haut und an den inneren Organen wird durch Kaliber oder Größe der hauptsächlich betroffenen Gefäße bestimmt. Sie sind daher ein Hauptkriterium für die Einteilung der Vaskulitiden. Zur weiteren Charakterisierung werden sekundär klinische und histologische Merkmale hinzugezogen (◘ Tabelle 29.1).

Histologie. Histologisch ist eine Vaskulitis durch ein Infiltrat in der Gefäßwand gekennzeichnet. Allerdings ist dieses typische Zeichen erst bei Gefäßen mit einer Tunica media (Muskelschicht) eindeutig zu erkennen. Bei einer Vaskulitis der mittelgroßen Gefäße (Arteriolen, kleinkalibrige Arterien und Venen) entsteht als Folge des intramuralen und perivaskulären Infiltrates im subkutanen Gefäßplexus ein Knoten. Aus thrombotischer Verlegung des Gefäßlumens resultieren dann oft Nekrosen und Ulzera. Eine Hämorrhagie ist seltener, da die Gefäßwand in der Regel nicht vollständig zerstört wird.

Bei der Vaskulitis der kleineren Gefäße (z. B. postkapilläre Venolen im subpapillären Gefäßplexus) ist die Wand zu schmal für eine größere Ansammlung von Infiltratzellen. Es entstehen schärfer begrenzte Maculae und Papeln, die wegen der schnell eintretenden vollständigen Zerstörung der Gefäßwand hämorrhagisch werden. In frühen Läsionen lassen sich mit der Methode der direkten Immunfluoreszenz (DIF) Ablagerungen von Immunglobulinen und Komplement nachweisen.

◘ **Tabelle 29.1.** Einteilung der Vaskulitiden. (Zit. nach Sunderkötter et al. 2004)

Hauptsächlich oder ausschließlich befallene Gefäße	Vaskulitis
Aorta und von ihr abgehende Gefäße	*Riesenzell-Arteriitis* *Takayasu-Arteriitis (Mesaortitis luetica, direkte Infektion der Vasa vasorum)*

Mittelgroße Gefäße (mittelgroße und kleine Arterien und Venen)	*Polyarteriitis nodosa-(PAN)-Gruppe*
	   Klassische (systemische) PAN
	   Kutane PAN (ohne systemische Beteiligung)
	   Kawasaki-Syndrom
	 Nodöse Vaskulitis bei Pannikulitis
	   Erythema induratum Bazin
	   Noduläres Tuberkulid
	   Erythema nodosum leprosum

Kleine Gefäße (postkapilläre Venolen, Arteriolen, selten Kapillaren)	*Systemische (ANCA-assoziierte) Vaskulitiden*
	   (LcV kann Erstmanifestation dieser Entitäten sein)
	   Wegener-Granulomatose
	   Mikroskopische Polyangiitis
	   Churg-Strauss-Syndrom
	 Immunkomplexvaskulitiden (LcV im engeren Sinn)
	   LcV mit vornehmlich perivaskulärer IgA-Ablagerung
	   – Purpura Schönlein-Henoch (PSH)
	     – Hämorrhagisches Ödem der Kindheit (≤2 Jahre)
	   – PSH des Erwachsenen
	   LcV mit vornehmlich perivaskulärer IgG/IgM-Ablagerung
	   – LcV mit systemischer Beteiligung (Synonyme: u. a. Hypersensitivitätsvaskulitis, nekrotisierende oder allergische Vaskulitis)
	   – Kutane leukozytoklastische Vaskulitis
	 Serumkrankheit
	 Kryoglobulinämische Vaskulitis
	 Urtikarielle Vaskulitis
	   – Normokomplementämische Urtikarielle Vaskulitis (NUV)
	   – Hypokomplementämische Urtikarielle Vaskulitis (HUV)/Syndrom der Hypokomplementämischen Urtikariellen Vaskulitis (HUVS)
	 Komplexe Formen/Sonderformen
	   LcV bei Kollagenosen (Sjögren-Syndrom, SLE, RA) und neutrophilen Dermatosen (M. Behçet)
	   Akrale LcV/Vaskulopathie bei SLE
	   Erythema elevatum et diutinum
	 Vaskulitis und Koagulopathie bei Bakteriämie, Sepsis, Pupura fulminans (Shwartzman-Reaktion)
	 (Vaskulitis bei direkter Infektion des Endothels)
	   (u. a. Infektion mit Rickettsien)

29.2 Vaskulitis der kleineren Gefäße

29.2.1 Immunkomplexvaskulitiden

Der Begriff leukozytoklastische Vaskulitis (LcV) bezieht sich auf das histologische Bild, wird aber auch als klinische Diagnose benutzt und steht dann synonym für die Untergruppe der sog. Immunkomplexvaskulitiden, auch allergische oder nekrotisierende Vaskulitis genannt. Sie stellt die häufigste Form der Vaskulitis an der Haut dar. Sie betrifft fast ausschließlich die postkapillären Venolen. Je nach Klasse der beteiligten Immunglobuline ergeben sich unterschiedliche klinische Verläufe. Wenn primär IgA beteiligt ist, liegt meist eine systemische Beteiligung vor im Sinne einer Purpura Schönlein-Henoch (PSH; ◘ Tabelle 29.1). Sie gilt primär als Erkrankung des Kindesalters, tritt aber auch bei Erwachsenen auf und ist dann eher mit schweren Komplikationen belastet. Vaskulitiden, bei denen eher IgG oder IgM als IgA involviert sind, sind bei Kindern seltener, erscheinen klinisch oft auf die Haut beschränkt und haben auch bei systemischer Beteiligung eine günstigere Prognose als die PSH (◘ Tabelle 29.1; Blanco et al. 1998; Calabrese et al. 1990; Michel et al. 1992; Tancrede-Bohin et al. 1997).

Bei anderen Formen der LcV sind Immunkomplexe einer von mehreren pathophysiologisch wirksamen Faktoren, so bei der kryoglobulinämischen Vaskulitis, bei der urtikariellen Vaskulitis oder bei den gelegentlich im Verlauf des Lupus erythematodes auftretenden hämorrhagischen Vaskulitiden/Vaskulopathien (Tabelle 29.1). Außerdem kann die LcV ein initiales oder begleitendes Symptom der schweren systemischen anti-neutrophil-cytoplasmic-antibody (ANCA)-assoziierten Vaskulitiden sein. So stellt sie bei der Wegener-Granulomatose die häufigste Form der kutanen Beteiligung dar, kommt aber auch bei der mikroskopischen Polyangiitis vor (Daoud et al. 1994).

In selteneren Fällen ist die LcV offenbar Folge einer hohen Aktivierung von Endothel und Leukozyten, ohne dass notwendigerweise Immunkomplexe vorliegen (Belmont et al. 1996). Als solche ist sie beteiligt an den Läsionen im Rahmen von Bakteriämien, Sepsis oder auch bei Autoimmunerkrankungen (systemischer Lupus erythematodes (SLE)).

Gefäßschäden durch direkte Infektion der Endothelzelle (Rickettsiosen) werden von manchen Autoren nicht zu den primär entzündlichen Vaskulitiden gerechnet.

Ätiologie. Die LcV verläuft in der Regel an den postkapillären Venolen, also in dem Gefäßabschnitt, in dem Leukozyten aus dem Blut in Entzündungsherde einwandern. Entscheidend ist die Ablagerung großer zirkulierender Immunkomplexe an der Gefäßwand. Eine solche Ablagerung wird begünstigt, wenn die Immunkomplexe groß und die Gefäße weitgestellt sind. Letzteres ist eine Erklärung für die bevorzugte Lokalisation der LcV an den abhängigen Körperpartien (z. B. Unterschenkel). Kleine Immunkomplexe entstehen im Körper fast täglich, z. B. wenn Bakterien aus dem Mund beim Kauen in das Blut gelangen und an entsprechende Antikörper binden. Sie werden dann aber mit Hilfe des Komplementsystems in löslicher Form gehalten oder über den Komplementrezeptor CR1 auf Erythrozyten gebunden und zur Leber transportiert. Dort werden sie freigesetzt und abgebaut.

Die großen, zur Ablagerung neigenden Immunkomplexe entstehen hingegen dann, wenn hohe und nahezu äquimolare Konzentrationen an Antigenen und entsprechenden Antikörpern vorliegen, z. B. wenn viele Antigene in Form von Medikamenten oder Bakterienprodukten in das Blut gelangen.

Zusätzlich begünstigt wird die Ablagerung von Immunkomplexen bei Mangel oder gestörtem Abbau von Komplementfaktoren. IgA aktiviert allgemein schlechter Komplement und mag daher häufiger an immunglobulinvermittelten Erkrankungen des Kindesalters beteiligt sein. Die großen, an den Gefäßwänden abgelagerten Immunkomplexe lösen über Aktivierung des Komplementsystems (erkennbar in der direkten Immunfluoreszenz; DIF) und über die Aktivierung von Mastzellen eine Entzündung aus. In deren Folge setzen eingewanderte Granulozyten bei dem vergeblichen Versuch, die fest haftenden Immunkomplexe zu phagozytieren, Proteasen und Sauerstoffradikale frei, welche in einem komplexen Wechselspiel das Endothel schädigen (Lentsch et al. 2000; Sunderkötter 2004).

Purpura Schönlein-Henoch

Epidemiologie. Im 19. Jahrhundert beschrieb Schönlein bereits die typischen Hauterscheinungen und Arthritiden, 40 Jahre später Henoch die gastrointestinalen und renalen Komplikationen (Henoch 1874). Der Gipfel der Erkrankungshäufigkeit liegt zwischen dem 2. und 8. Lebensjahr. Jungen sind fast doppelt so häufig betroffen wie Mädchen (Cassidy et al. 1995). Die Erkrankung tritt vermehrt in den Wintermonaten auf.

> Die Purpura Schönlein-Henoch (PSH) ist die häufigste Vaskulitis im Kindesalter.

Inzidenz. 15 Fälle/100.000 Kinder/Jahr; aber nur 1,3–1,4 Fälle/100.000 Erwachsene/Jahr

Ätiologie. Die Immunkomplexe bei PSH enthalten IgA. Bei den betroffenen Kindern sind oft IgA1 oder polymeres IgA im Serum erhöht. Bei der begleitenden Nephropathie fand man mesangiale Ablagerungen von abnorm O-glykolisiertem IgA1 (Piette 1997). Oft gehen der PSH eine Infektion der oberen Atemwege voraus oder andere Infektionen. Erreger sind β-hämolysierende Streptokokken, seltener andere Erreger wie Mycoplasma pneumoniae, Varizellen, Röteln oder Hepatitis B. Typischerweise findet sich ein symptomfreies Intervall zwischen dem Auftreten des auslösenden Agens und dem Ausbruch der PSH. Eine eindeutige Assoziation zu bestimmten HLA-Loci findet sich nicht, jedoch tritt die PSH häufiger bei Patienten mit einem C2- oder C4-Komplementdefekt auf (Farley et al. 1989).

Klinisches Bild. Charakteristisch für diese Erkrankung ist die distal betonte und nach proximal aufsteigende palpable Purpura (Abb. 29.1 und 29.2).

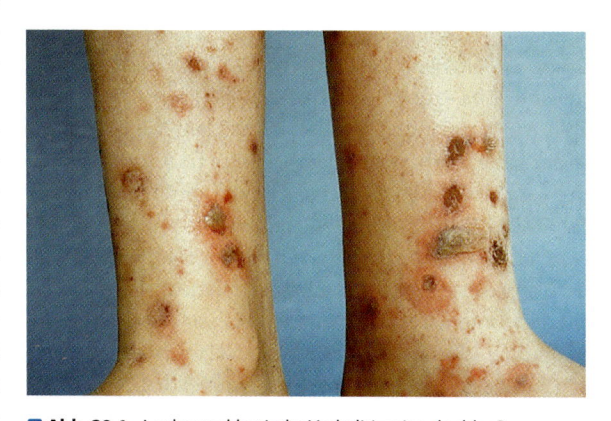

Abb. 29.1. Leukozytoklastische Vaskulitis mit palpabler Purpura an den Unterschenkeln. Hämorrhagische Plaques mit Blasenbildung, Krusten und Erosionen

und periartikulären Weichteilschwellungen, meist im Bereich der Purpura, sodass am häufigsten die Sprunggelenke betroffen sind, gefolgt von Knie- und Ellbogengelenken. Seltener finden sich arthritische Erscheinungen in Form einer Synovitis mit Schwellung und Gelenksteife. Die Gelenkmanifestationen sistieren spontan und hinterlassen fast nie funktionelle Einschränkungen.

> Eine gastrointestinale Beteiligung mit leichter Blutung und rezidivierenden diffusen Bauchschmerzen tritt bei über $^2/_3$ der Kinder auf.

Schwerere Komplikationen wie eine Invagination, Gangrän oder Perforation der Darmwand sind selten, an sie sollte aber gedacht werden.

> Eine renale Beteiligung in Form einer Glomerulonephritis mit Erythrozyt- und Proteinurie haben bis zu 20–50% der Kinder (Cassidy et al. 1995). Allerdings kommt es bei weniger als 5% der Patienten langfristig zu schweren Funktionsstörungen bis hin zu einem chronischen Nierenversagen.

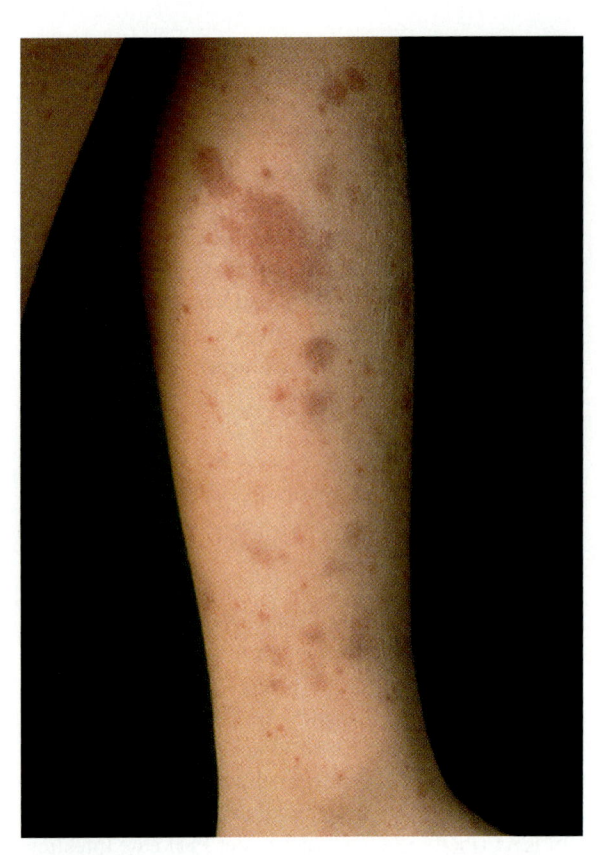

Abb. 29.2. Leukozytoklastische Vaskulitis bei Purpura Schönlein-Henoch. Palpable Purpura mit nicht wegdrückbaren, hämorrhagischen Herden unterschiedlicher Größe

Der kritische Zeitraum, in dem sich Ausmaß und Schwere der Nephritis offenbaren, liegt in den ersten 3 Monaten, eine ernsthafte Nierenbeteiligung zeigt sich bei Kindern meist sogar innerhalb der ersten 4 Wochen (Cassidy et al. 1995).

Die proliferative Glomerulonephritis kann alle Schweregrade umfassen von fokalen und segmentalen Läsionen bis hin zu der schweren halbmondbildenden Form (Levy et al. 1976). Allerdings kommt es bei weniger als 5% der Patienten langfristig zu schweren Funktionsstörungen bis hin zu einem chronischen Nierenversagen. Die renalen Komplikationen stellen einen entscheidenden Faktor für die Langzeitprognose der Erkrankung dar. Nierenbiopsien bei Jugendlichen 2–9 Jahre nach PSH haben zwar vereinzelt eine persistierende IgA-Nephropathie offenbart, aber es ist nicht geklärt, in wieweit die bei Erwachsenen in den letzten Jahren häufiger diagnostizierte (bzw. biopsierte) IgA-Nephropathie auf eine vorausgegangene PSH zurückzuführen ist (Davin et al. 2001).

Bemerkenswert ist auch, dass Mädchen oder junge Frauen nach durchgemachter PSH später bei einer Schwangerschaft häufiger eine Hypertonie entwickeln (Goldstein et al. 1992). Selten finden sich weitere Organbeteiligungen wie eine Vaskulitis des ZNS, deren Symptomatik von leichten psychomotorischen Störungen bis zu epileptischen Anfällen reichen kann, pulmonale Hämorrhagien, Karditis, Orchitis, intramuskuläre Blutungen oder eine ophthalmologische Beteiligung (Übersicht 29.1).

> Die palpable Purpura ist das Leitsymptom der leukozytoklastischen Vaskulitis (LcV).

Aus initial wegdrückbaren Maculae entwickeln sich petechiale Maculae bis hin zu ausgedehnten hämorrhagischen Papeln oder Plaques (Abb. 29.2). In schweren Fällen entwickeln sich im Zentrum der Papeln hämorrhagische Blasen (Abb. 29.1) oder Nekrosen, welche sich durch eine gräuliche Verfärbung der absterbenden Epidermis ankündigen. In seltenen Fällen treten auch sterile Pusteln auf (pustulöse Vaskulitis). An den Nägeln kann es zu streifigen Splitterblutungen und zu Einblutungen am Nagelwall und in der Lunula kommen. Typischerweise finden sich simultan verschiedene Stadien, von frischen, geröteten Herden (Abb. 29.2) bis zu abheilenden, livid-bräunlichen Effloreszenzen. Vor allem bei jüngeren Patienten treten initial an der Kopfhaut und den Extremitäten subkutane Angioödeme auf. Die Läsionen machen oft keine Beschwerden, manchmal jucken oder brennen sie leicht, die seltenen nekrotischen Ulzera sind hingegen mitunter sehr schmerzhaft.

Insgesamt hat die PSH eine gute Prognose, schwerwiegende Organkomplikationen sind selten. Viele Patienten zeigen eine Gelenkbeteiligung in Form von Arthralgien

> **Übersicht 29.1. Diagnosekriterien für die Purpura Schönlein-Henoch (gemäß den Empfehlungen des ACR von 1990 (Michel et al. 1992))***
>
> - Palpable Purpura ohne begleitende Thrombozytopenie
> - Alter <20 Jahre bei Erkrankungsbeginn
> - Gastrointestinale Beteiligung in Form diffuser, abdomineller Schmerzen, nach den Mahlzeiten betont, oder Zeichen einer Darmischämie, meist verbunden mit blutiger Diarrhö
> - Histologischer Nachweis von Granulozyten in der Gefäßwand von Arteriolen oder Venolen
>
> * Der Nachweis von 2 oder mehr der 4 Diagnosekriterien der ACR hat eine Sensitivität von 87,1% und eine Spezifität von 87,7% für die PSH.
>
> - *Zusätzlich*, in Ergänzung zu den Kriterien des ACR: Granuläre Ablagerungen von IgA entlang der Gefäßwand. Dann liegt mit hoher Wahrscheinlichkeit eine PSH vor.
> Dieses zusätzliche immunfluoreszenzmikroskopische Kriterium wird inzwischen vielfach als sensitives Kriterium für die Diagnose PSH akzeptiert, hat aber in der Klassifikation von 1990 noch keine Berücksichtigung gefunden (Blanco et al. 1998; Michel et al. 1992; Piette 1997; Pillebout et al. 2002; Tancrede-Bohin et al. 1997). Es ist nicht absolut spezifisch, da es auch bei anderen Erkrankungen vorkommt, z. B. SLE, IgA-Paraproteinämien (Piette 2004). In diesen Fällen sind die IgA-Ablagerungen aber nach unserer Erfahrung häufig mit anderen perivaskulär abgelagerten Immunglobulinklassen kombiniert.

Diagnostik. Die Diagnose LcV wird bei typischer Ausprägung klinisch gestellt. Pädiater verzichten bei klarer klinischer Symptomatik mitunter auf eine Biopsie und gehen bei palpabler Purpura und normalen Thrombozytenzahlen von einer PSH aus. In einem kleinen Prozentsatz der Fälle mit Vaskulitis an der Haut liegt allerdings keine PSH, sondern eine nicht IgA-assoziierte Vaskulitis vor (Blanco et al. 1998), die z. B. mit einem SLE (Lupusbandtest, ANA), einer rheumatoiden Arthritis (perivaskuläres IgM oder IgG, Rheumafaktor), einer Kryoglobulinämie (eosinophiles Material im Gefäßlumen) einer Wegener-Granulomatose, (ANCA) oder einem Tumor in Zusammenhang stehen kann (Daoud et al. 1994).

> ❗ **Cave:**
> Nicht immer liegt bei einer leukozytoklastischen Vaskulitis (LcV) an der Haut eine Purpura Schönlein-Henoch vor, sondern eine LcV mit möglicherweise schwerer systemischer Beteiligung.

Daher sind eine Biopsie und v. a. eine DIF gerechtfertigt, wenn die klinischen Zeichen nicht eindeutig sind (z. B. ungewöhnliche Verteilung der Effloreszenzen, untypische klinische Symptomatik) oder bei chronisch rezidivierendem Verlauf der LcV. Dermatologen befürworten grundsätzlich eine DIF, auch bei Kindern, während Pädiater zurückhaltender sind. Nur wenn die DIF regelmäßig durchgeführt würde, ließe sich ermitteln, welcher Anteil der IgA-Nephropathien auf eine PSH zurückgeht. Unter Verwendung lokal anästhesierender Salbenpflaster sind Kinder meist kooperativ.

Spezifische Laborwerte für die Diagnose der PSH gibt es nicht. Empfehlenswert ist ein Differenzialblutbild zur Erkennung eines bakteriellen oder viralen Infektes und zum Ausschluss einer Thrombozytopenie. Wichtig ist die Kontrolle der Nierenfunktion (Athreya 1995; Cassidy et al. 1995) durch Überwachung des Blutdrucks und wiederholte Durchführung eines Urinstatus, ggf. ergänzt durch eine quantitative Nierenfunktionsprüfung (Kreatininclearance), sowie eine Flüssigkeits- und Elektrolytbilanz. Orientierend sollte zum Ausschluss einer gastrointestinalen Blutung ein Haemoccult-Test durchgeführt werden, bei allen Zweifelsfällen mit abdominellen Schmerzen empfiehlt sich wegen der Gefahr von Blutungen und Invaginationen eine sonographische Kontrolle. Bei Symptomen seitens des ZNS sollte ein MRT des Kopfes durchgeführt werden.

Abstriche von Pharynx oder Tonsille können hämolysierende Streptokokken als mögliche Auslöser entdecken. Je nach Anamnese oder klinischer Symptomatik könnten zur *Differenzialdiagnose* folgende Untersuchungen erforderlich werden: Hepatitisserologie (Assoziation mit Hepatitis B oder C nicht selten), Kryoglobuline und Komplementfaktoren (Ausschluss urtikarielle Vaskulitis und Erkennung eines möglichen Komplementmangels), antinukleäre Antikörper (ANA) und ANCA.

Therapie. Eine gezielte Therapie für die PSH ist derzeit nicht bekannt und in der Mehrheit der Fälle aufgrund der guten Prognose des Spontanverlaufes auch nicht erforderlich. Wenn möglich, sollte natürlich das auslösende Agens ausgeschaltet und eine Grunderkrankung behandelt werden (Sunderkötter et al., 2005a). Bei reduziertem Allgemeinzustand und Arthralgien wird das Kind sich von selbst körperlich schonen, strenge Bettruhe und längerer Schulausfall sollten vermieden werden.

Wenn Zeichen einer deutlichen systemischen Beteiligung auftreten, wie Arthritis, starke Bauchschmerzen und Hämaturie oder Proteinurie, dann kann der Einsatz systemischer Kortikosteroide erwogen werden. Obgleich sie Arthritis und abdominelle Schmerzen schnell lindern können, wurde eine anhaltende Wirkung auf gastrointestinale Blutungen bislang nicht nachgewiesen (Saulsbury, 1999). Schwere abdominelle Symptomatik, persistierende Purpura und verminderte Aktivität von Faktor XIII sind

Risikofaktoren für die Entwicklung einer schweren Nierenbeteiligung (Sano et al., 2002; Kaku et al. 1998). In solchen Fällen mag der systemische Einsatz von Kortikosteroiden zu einer geringeren Rate von Nephrititiden und Nierenschäden führen. Dieses gute Ergebnis zweier prospektiver Studien (Buchanec et al., 1988; Koskimies et al., 1981) blieb aber nicht unwidersprochen (Saulsbury, 1993; Cassidy et al. 1995; Wyatt et al. 2001).

Notwendig wäre sowohl für Kinder als auch Erwachsene eine kontrollierte prospektive Studie mit ausreichend langer Nachbeobachtung.

Wenn eine schwere Glomerulonephritis eingetreten ist, sollte sie in ausgewiesenen Zentren behandelt werden. Während bei schwerer IgA-Nephropathie im Erwachsenenalter Fischöl und – bei Hypertonie – vor allem ACE Hemmer wirkungsvoll waren, konnte eine Wirkung dieser Substanzen im Kindesalter noch nicht in größeren Studien nachgewiesen werden (Nolin et al., 1999).

> **❗ Cave:**
> Bei LcV an der Haut ist der Einsatz systemischer Steroide dann gerechtfertigt, wenn sich über Blasenbildung die Entstehung von Nekrosen und Ulzera androht, da diese schlechter abheilen. Dies kommt bei Kindern selten vor. Die Steroide können in Abhängigkeit vom klinischen Verlauf schnell reduziert werden.

Differenzialdiagnose. Eine Thrombozytopenie verschiedener Genese gilt es auszuschließen. Klinisch verursacht sie Petechien und keine palpable Purpura. Die kutane LcV ist eine Ausschlussdiagnose. Die Vaskulitis der kleinen Gefäße bei der gemischten Kryoglobulinämie zeigt histologisch neben der Vaskulitis homogene eosinophile Präzipitate im Lumen der betroffenen Gefäße und wird durch den Nachweis von Kryoglobulinen im Blut bestätigt.

> Es muss bedacht werden, dass eine LcV auch als Symptom der anti-neutrophil-cytoplasmic-antibody (ANCA)-assoziierten systemischen Vaskulitiden auftreten kann.

Purpura pigmentosa progressiva und Purpura anderer Genese wie bei Gerinnungsstörungen, Sepsis oder Ekchymosen bei Kortikosteroidabusus sind weitere Differenzialdiagnosen. Septische Emboli gehen meist mit entsprechenden Allgemeinsymptomen einher. Die Pityriasis lichenoides acuta et varioliformis ist anhand ihrer epidermalen Veränderungen und stammbetonten Verteilung erkennbar. Beim generalisierten hämorrhagischen Herpes zoster sind z. T. noch klare Bläschen und Zeichen einer segmentalen Anordnung erkennbar.

Akutes hämorrhagisches Ödem der Kindheit

Epidemiologie. Das Erkrankungsalter liegt zwischen 4 und 24 Monaten, die Erkrankungsdauer beträgt ca. 10–14 Tage.

> Das akute hämorrhagische Ödem (Finkelstein 1938) tritt bei 4–24 Monate alten Kindern auf und ist eine leukozytoklastische Vaskulitis mit medaillon- oder irisähnlichen Hautläsionen sowie ausgeprägten lokalen Ödemen.

Ätiologie. Das Krankheitsbild gehört wahrscheinlich in den Kreis der PSH, auch wenn IgA-Ablagerungen nur un-

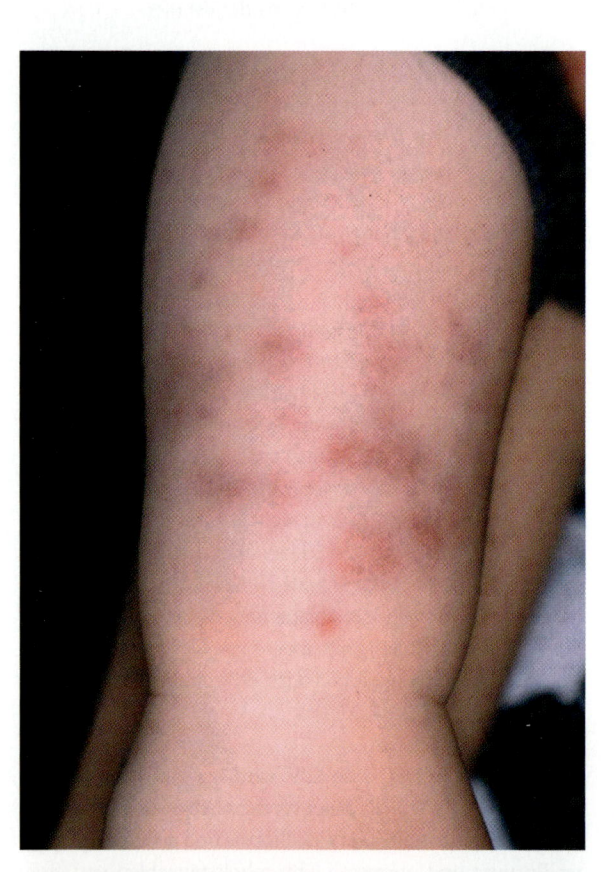

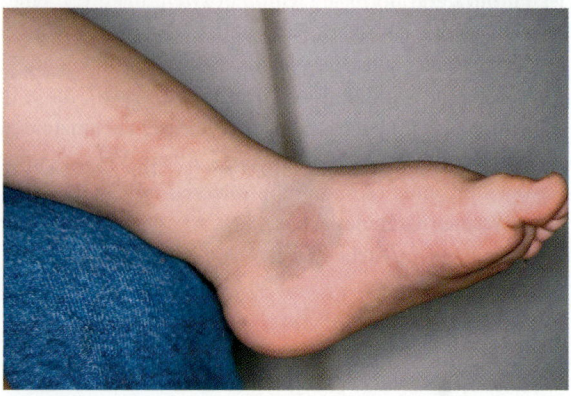

Abb. 29.3. Hämorrhagisches Ödem der Kindheit bei einem 2-jährigen Jungen

regelmäßig nachgewiesen werden. Dies wurde mit der Unreife des IgA-bildenden Systems und dem sehr niedrigen IgA-Spiegel in den ersten 24 Lebensmonaten erklärt (Goraya et al. 2002). Es kann sein, dass bereits geringe Mengen von abgelagertem IgA zur Auslösung der gefäßschädigenden Mechanismen ausreichen, auch wenn sie nur flüchtig detektierbar sind. Die größere Ödemneigung im frühen Kindesalter mag die weitere Symptomatik erklären. Der Erkrankung gehen anamnestisch oftmals Infektionen der Atemwege, Impfungen oder Medikamenteneinnahmen voraus (Saraclar et al. 1990).

Klinisches Bild. Das akute hämorrhagische Ödem beginnt akut mit kokardenförmigen oder anulären, 1–6 cm großen hämorrhagischen Plaques an den Extremitäten, im Gesicht (Wangen, Augenlider, Ohren) und am Skrotum, seltener am Stamm. Die Purpuraläsionen können auch netzartig konfluieren und werden besonders im Gesicht und am Handrücken von ausgeprägten Ödemen begleitet (◘ Abb. 29.3). Ansonsten sind die Kinder trotz der ausgeprägten Hauterscheinungen nur durch leichtes Fieber beeinträchtigt. Die Purpuraherde gehen nach 10–14 Tagen spontan zurück und rezidivieren selten (Saraclar et al. 1990).

> Der Verlauf des akuten hämorrhagischen Ödems ist benigne.

Therapie. Eine Therapie ist in der Regel nicht notwendig.

Diffenzialdiagnose. Purpura Schönlein-Henoch, Gerinnungsstörungen, Kawasaki Syndrom.

Leukozytoklastische Vaskulitis mit vornehmlich perivaskulärer IgG/IgM-Ablagerung (nicht-IgA-assoziiert)
- IgG/IgM-assoziierte leukozytoklastische Vaskulitis mit Systembeteiligung
- Kutane leukozytoklastische Vaskulitis

Epidemiologie. Eine nicht-IgA-assoziierte leukozytoklastische Vaskulitis liegt bei Kindern in nur ca 10% der Fälle vor. Einige davon zeigen keine systemische Beteiligung und werden dann explizit als *kutane* leukozytoklastische Vaskulitis bezeichnet (Blanco et al. 1998). Die Prognose ist gut. Für die LcV mit perivaskulärer IgG/IgM-Ablagerung und *systemischer* Beteiligung gibt es bei den Vaskulitisklassifikationen bislang keine angemessene Zuordnung (Sunderkötter et al. 2004).

Ätiologie. Da IgM und v. a. IgG schneller abgebaut werden als das länger persistierende IgA, und daher bei dieser Form der LcV die DIF eher negativ sein kann als bei der PSH, mag auch der Begriff nicht-IgA-assoziierte LcV angewandt werden. Am häufigsten treten die IgG/IgM-assoziierte LcV mit systemischer Beteiligung und kutane LcV als Reaktion auf Medikamenteneinnahmen auf (NSAID, Sulfonamide, Penizilline, Cephaclor, Diuretika, Methotrexat), gefolgt von Infektionen (Infekt der oberen Atemwege oder Pharyngitis durch hämolysierende Streptokokken oder Adenoviren; Hepatitis-B- oder C-Infektionen, Infektion mit Parvovirus B19 oder mit Enteroviren, (Calabrese et al. 1996; Somer et al. 1995)), Kollagenosen und zuletzt bösartigen Tumoren und myeloproliferativen Erkrankungen.

Nach Verabreichung von Propylthiouracil kann bei Kindern mit M. Basedow – ebenso wie bei Erwachsenen – (unter dem klinischen Bild einer LcV an der Haut) eine milde, aber auch schwer verlaufende systemische ANCA-positive Vaskulitis und Glomerulonephritis auftreten (Fujieda et al. 2002). Unter dieser Therapie sollten ANCA (v. a. Myeloperoxidase-ANCA) kontrolliert und auf Komplikationen geachtet werden. Von einigen Autoren wird Propylthiouracil daher nicht mehr für das Medikament der 1. Wahl bei Kindern mit M. Basedow gehalten.

Diagnostik und Therapie. Beide entsprechen dem Vorgehen bei PSH. Zunächst sollte über Anamnese, Befund, Blutdruck, Differenzialblutbild, Haemoccult-Test und Urinanalyse nach einer systemischen Beteiligung gefahndet werden.

Serumkrankheit
Sie ist charakterisiert durch Fieber, Gelenkbeschwerden, Exanthem und Lymphknotenschwellung 7–14 Tage nach primärer und 2–4 Tage nach erneuter Exposition mit einem Fremdserum oder auch nach Penizillin, Sulfonamiden oder Streptokinase. Eine typische LcV tritt seltener auf (Piette 2004).

Urtikarielle Vaskulitis
Ätiologie. Hierbei handelt es sich um eine LcV, bei der klinisch infolge deutlicher lokaler Ödembildung länger persistierende Urticae im Vordergrund stehen.

> Man unterscheidet die klinisch günstiger verlaufende normokomplementämische urtikarielle Vaskulitis (NUV) von der häufiger mit Systembeteiligung einhergehenden hypokomplementämischen urtikariellen Vaskulitis (HUV).

Die HUV geht bei Erwachsenen oft mit ACR-Kriterien für einen SLE sowie mit einem positiven Lupusbandtest einher (Davis et al. 1998). Auch bei Kindern wird über die Koinzidenz von HUV und SLE berichtet (Davis et al. 1998; DeAmicis et al. 2002; Soylou et al. 2001). Bei Vorliegen von Antikörpern gegen C1q spricht man von einem Syndrom der hypokomplementämischen urtikariellen Vaskulitis (HUVS). Es umfasst Glomerulonephritis, Episkleritis oder Uveitis, Angioödeme und, als prognostisch ungünstigen

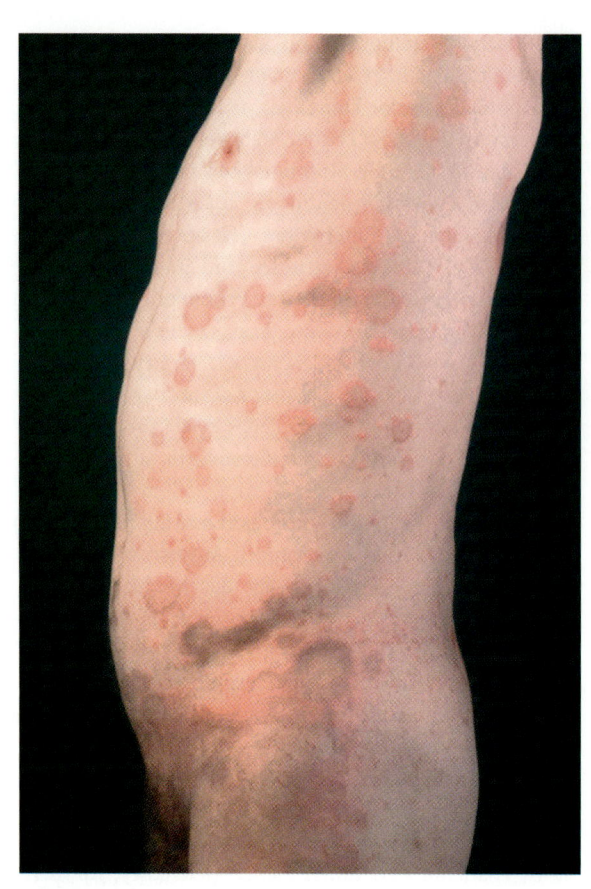

Abb. 29.4. Urtikarielle Vaskulitis mit »Urticae« und einzelnen hämorrhagischen Läsionen

Parameter, eine schwer behandelbare obstruktive Lungenerkrankung (Wisnieski et al. 1995). Diese Patienten haben meist niedrige C3-, C4- und C1q-Spiegel.

Die genaue Ursache für die urtikarielle Komponente ist unbekannt.

Epidemiologie. Zu sowohl NUV, HUV als auch HUVS gibt es Fallbeschreibungen bei Kindern, meistens Mädchen. Die Symptomatik begann in einem Fall bereits im Alter von 1 Jahr mit einer NUV, im Alter von 4 Jahren wurde dann die Diagnose eines SLE gestellt (Davis et al. 1998; DeAmicis et al. 2002; Martini et al. 1994; Soylou et al. 2001).

> Die hypokomplementämische urtikarielle Vaskulitis (HUV) und der SLE können gemeinsam auftreten.

Klinisches Bild. In den generalisiert auftretenden Urticae sind oft feine punktförmige Hämorrhagien enthalten (◘ Abb. 29.4), die manchmal erst durch Glasspateldruck sichtbar werden. Ein allein durch Vasodilatation bedingtes Erythem würde verschwinden. Aber auch bei einer nicht vaskulitischen Urtikaria kann es besonders am Rand der Urticae infolge extremer Vasodilatation zu Blutaustritten kommen.

> **Cave:**
> Die vaskulitischen Urticae bleiben länger an einer Stelle als normale Urticae und hinterlassen häufiger bräunliche Hyperpigmentierungen.

In ca. 30% entwickeln sich Angioödeme, an der Haut mitunter auch ringförmige oder kokardenförmige Läsionen wie bei einem Erythema exsudativum multiforme.

Therapie. Ohne erkennbare Grunderkrankung oder schwere Komplikationen gelten die gleichen Therapieempfehlungen wie bei der Purpura Schönlein-Henoch. Wenn man bei der Diagnostik einer urtikariellen Vaskulitis einen SLE oder eine andere Grundkrankheit entdeckt, so rückt die Behandlung dieser Erkrankungen in den Vordergrund.

Differenzialdiagnose. Urtikaria, Erythema exsudativum multiforme.

Vaskulitis bei Kryoglobulinämie (Typ II, III)

Epidemiologie. Zahlenmäßige Angaben über das Vorkommen einer Vaskulitis bei Kryoglobulinämie im Kindesalter gibt es nicht. Bei einem Vergleich der verschiedenen Formen einer LcV zwischen Erwachsenen und Kindern wurde von keinem pädiatrischen Fall berichtet (Blanco et al. 1998).

Ätiologie. Die Immunkomplexbildung wird verursacht durch einen gegen Immunglobuline gerichteten Antikörper (oft IgM, Rheumafaktor). Da diese Immunkomplexe bei Abfall der Temperatur präzipitieren (Kryoglobuline), verlegen sie überdies das Gefäßlumen. Dies ist histologisch an intravasalen Obstruktionen mit homogenem eosinophilem Material erkennbar.

Klinisches Bild. Symptome treten entsprechend bei Abkühlung und bevorzugt an den Akren und distalen Extremitäten auf. Ulzerationen sind wegen der Verlegung des Lumens der Gefäße häufiger als bei anderen Vaskulitiden. Begleitend können an der Haut eine Livedo racemosa, eine Kälteurtikaria, eine Kältepannikulitis und eine Akrozyanose hinzutreten. Es kann zu leichten bis schweren systemischen Symptomen kommen wie Arthralgien, Nephritis und peripherer Neuropathie. Eine Kryoglobulinämie Typ II tritt v. a. bei der Hepatitis C auf (Santagostino et al. 1998; Trejo et al. 2001), aber auch beim SLE oder beim Sjögren-Syndrom.

29.2.2 Komplexe Formen/Sonderformen

Leukozytoklastische Vaskulitis bei Kollagenosen (systemischer Lupus erythematodes, rheumatoide Arthritis) und bei neutrophilen Dermatosen

Nicht selten tritt die LcV bei Systemerkrankungen wie SLE oder rheumatoider Arthritis auf. Assoziationen mit einem

Sjögren-Syndrom (Nerome et al. 2001) sind im Kindesalter selten. Beim M. Adamantiades-Behçet ist die Vaskulitis eine von mehreren klinisch-morphologischen Ausdrucksformen.

Akrale leukozytoklastische Vaskulitis und Vaskulopathie bei systemischem Lupus erythematodes

Zusätzlich treten bei Kollagenosen oft noch Zeichen einer obstruktiven Vaskulopathie hinzu. Beim SLE und auch beim »subakuten kutanen Lupus Erythematodes« (SCLE) kann es im akuten Schub an den Fingerspitzen zu äußerst schmerzhaften kleinen hämorrhagischen Knötchen kommen, zu einer livedoartigen Zeichnung und Atrophie blanche-ähnlichen Herden aufgrund kleiner Infarzierungen.

Erythema elevatum et diutinum (EED)

Der Begriff für diese chronische LcV wurde erstmals am Fall eines 5-jährigen Mädchens geprägt (Radcliffe-Crocker et al. 1894; Wilkinson et al. 1992).

Epidemiologie. Die Erkrankung hat einen Häufigkeitsgipfel im 6. Lebensjahrzehnt ohne Bevorzugung eines Geschlechtes, zeigt aber auch eine kleinere Anhäufung in der Kindheit mit leichtem Überwiegen weiblicher Patienten (Wilkinson et al. 1992).

Ätiologie. Es handelt sich um eine chronisch persistierende leukozytoklastische Vaskulitis der Haut. Der Grund für die Chronizität der Vaskulitis ist nicht geklärt. Nicht selten liegt bei erwachsenen Patienten eine Paraproteinämie (IgA>IgG) vor und damit einhergehend oft auch ein manifestes Myelom. Im Kindesalter sind Paraproteinämien extrem selten. Weitere Assoziationen bestehen zu rheumatoider Arthritis und zu chronisch rezidivierenden Infekten.

Klinisches Bild. Man findet zu Beginn symmetrisch verteilte Papeln oder Plaques von zunächst tiefroter bis livider (Abb. 29.5), später meist bräunlich-gelblicher Farbe, mit Prädilektion an den Streckseiten der Extremitäten, gelegentlich auch über den Fersen (Abb. 29.5), am Gesäß, im Gesicht oder am Stamm, welche oft über 10–30 Jahre persistieren.

> Prädilektionsstellen des Erythema elevatum et diutinum (EED) sind die Streckseiten der Extremitäten.

Histologie. Im akuten Stadium liegt eine LcV vor, bei den chronischen Läsionen finden sich zusätzlich eine Fibrosierung mit Lymphozyten, Plasmazellen und Makrophagen und mitunter intrazellulären Cholestereineinlagerungen (gelbliche Farbe).

Diagnostik. Wichtig sind der Ausschluss einer myeloproliferativen Erkrankung und die Suche nach einem möglicherweise vorliegenden chronischen Infekt.

Therapie. Bei Erwachsenen ist das Mittel der Wahl Dapson (Diaminodiphenylsulfon, 50–150 mg), bei Kindern ist Dapson laut Fachinformation des Herstellers nicht angezeigt. Allerdings gibt es Einzelberichte über einen erfolgreichen und komplikationslosen Einsatz von Dapson im Kindesalter (Wojnarowska 1988), und auch an der Münsteraner Hautklinik ist diese Substanz in besonderen Fällen unter Überwachung und vorsichtiger Steigerung der Dosis eingesetzt worden. Als Komedikation empfehlen wir Vitamin C oder E. Gemäß den Empfehlungen des Centers for Disease Control and Prevention (CDC) kann man Kindern ungefähr 1 mg/kg KG Dapson geben (Pneumocystis-carinii-Prophylaxe bei HIV-infizierten Kindern; Gerbig et al. 1997).

Wichtigste Gegenanzeigen sind Sulfonamidüberempfindlichkeit, Glukose-6-Phosphat-Dehydrogenase (G6PD)-Mangel, höhergradige Leber- und Niereninsuffizienz, akute hepatische Porphyrie und Funktionsstörungen der blutbildenden Organe. Daher sollten vor Therapiebeginn die Werte der G6PD, des Met-Hb, der Transaminasen, des Kreatinins, des Urinstatus und eines Differenzialblutbilds einschließlich Retikulozytenzahl vorliegen. Letzteres sollte unter Therapie zunächst wöchentlich, dann monatlich wiederholt werden. Zu achten ist auf Methämoglobinämie und Hämolyse. Ernste Nebenwirkungen sind Agranulozytose und das sog. Dapson-Syndrom, eine Hypersensitivitätsreaktion mit Exanthem, Fieber, Lymphknotenschwellung, Organbeteiligung (Hepatomegalie), Eosinophilie und Erhöhung der Leberwerte.

> Beim Erythema elevatum et diutinum ist Dapson die Therapie der Wahl.

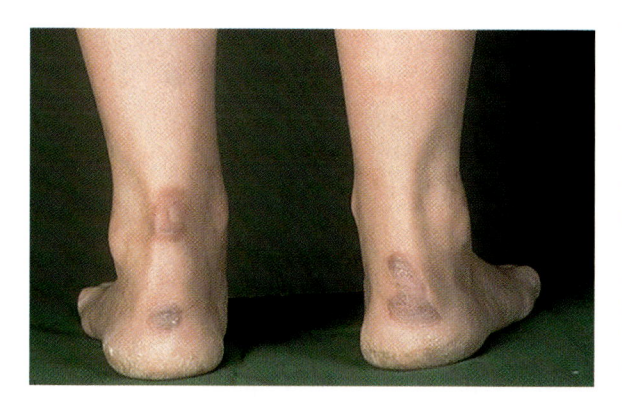

Abb. 29.5. Erythema elevatum et diutinum mit persistierenden, rot-lividen Plaques oberhalb der Fersen

Differenzialdiagnose. Sweet-Syndrom (histologisch keine LcV), urtikarielle Vaskulitis, andere LcV.

Vaskulitis und Koagulopathie bei Bakteriämie, Sepsis, Pupura fulminans (Shwartzman-Reaktion)

Ein ähnliches histologisches Bild wie bei der Immunkomplexvaskulitis, aber mit zusätzlichen thrombotischen Gefäßverschlüssen, sieht man bei entsprechenden hämorrhagischen Hautläsionen im Rahmen einer Sepsis und deren Sonderformen Waterhouse-Friderichsen-Syndrom oder Purpura fulminans (Abb. 29.6). Hier werden durch Bakterienprodukte (Endotoxine, Superantigene) oder durch freigesetzte Mediatoren im Zuge von Operationen oder Traumen das Endothel und das Gerinnungssystem unphysiologisch aktiviert. Die Aktivierung der adhärierenden Leukozyten und die septischen Emboli schädigen das Gefäß.

> Die erhöhte Koagulabilität kann bis zu einer disseminierten intravasalen Gerinnung (DIC) fortschreiten.

Purpura fulminans

Sie ist charakterisiert durch akut auftretende, schwere Ekchymosen, gefolgt von ausgedehnten Nekrosen, disseminierter intravasaler Gerinnung und Schocksymptomatik.

> **Cave:**
> Bei der Purpura fulminans handelt es sich um einen lebensbedrohlichen Notfall.

Epidemiologie. Die Purpura fulminans ist glücklicherweise eine seltene Erkrankung, die aber bei Kindern häufiger als bei Erwachsenen vorkommt. Eine Sonderform ist die neonatale Purpura fulminans, die bei angeborenem Protein-C- oder -S-Mangel auftritt (Madden et al. 1990).

Ätiologie. Die *neonatale Form* tritt Stunden bis Tage nach der Geburt auf.

> Durch einen homozygoten Mangel der antikoagulatorischen Proteine C oder S kommt es zu einer erhöhten Gerinnungsneigung mit nachfolgender disseminierter intravasaler Gerinnung und Verbrauchskoagulopathie.

Bei der erworbenen Purpura fulminans werden Endothel und Gerinnungssystem durch Bakterienprodukte (Endotoxine, Superantigene), eventuell auch durch virale Substanzen, oder durch freigesetzte Mediatoren unphysiologisch aktiviert. Es kommt zu hämorrhagischen Infarkten und gleichzeitig zu einem Verbrauch der Gerinnungsfaktoren, v. a. der Faktoren V, VIII und Fibrinogen. Außerdem führen Toxine von Bakterien zu ausgedehnten Nekrosen (ähnlich wie bei der nekrotisierenden Fasziitis).

Klinisches Bild. Die akut während eines auslösenden Ereignisses auftretenden, schweren Ekchymosen gehen in ausgedehnte Nekrosen über (Abb. 29.7). Bei palpabler Purpura mit schnell sich verschlechterndem Krankheitsverlauf muss unbedingt auf Zeichen der Sepsis geachtet werden: Fieber, Blutdruckabfall, Tachykardie und allgemeines Unwohlsein. Selbst bei rascher Diagnose und Therapie endet die Purpura fulminans in 30–40% der Fälle tödlich (Madden et al. 1990). Häufige Todesursachen sind unbeherrschbarer Schock, Sekundärinfektionen sowie Thrombosen oder Blutungen innerer Organe wie Lunge, Niere, Darm oder Gehirn.

Diagnostik. Wegen des Verdachtes auf disseminierte intravasale Gerinnung (DIC) empfiehlt sich speziell die Untersuchung auf: Thrombozytopenie, Verminderung der Faktoren I (Fibrinogen), II (Prothrombin), V (Proak-

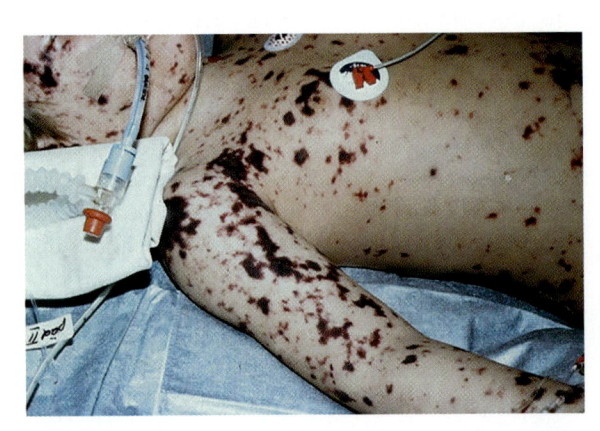

Abb. 29.6. Waterhouse-Friderichsen-Syndrom bei einem Kind mit Meningokokkensepsis. Ausgedehnte Ekchymosen, z. T. schon mit Nekrosen

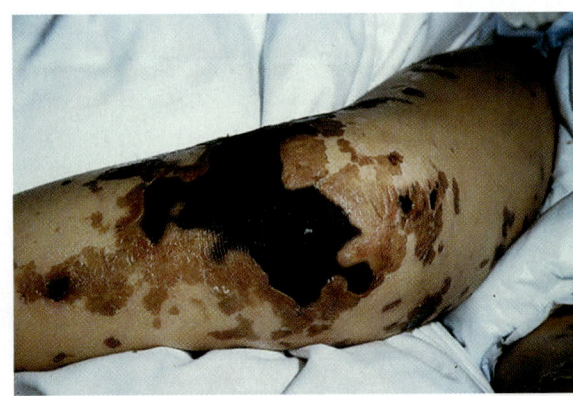

Abb. 29.7. Flächige Nekrosen bei Waterhouse-Friderichsen-Syndrom, ähnlich wie bei Purpura fulminans

zelerin) und VIII (AHF), Anwesenheit von Fibrinspaltprodukten und pathologischen Werten für Quick (PTZ) und PTT.

> ❗ **Cave:**
> Die Therapie muss schon bei dringendem Verdacht eingeleitet werden.

Therapie. Im Vordergrund steht die intensivmedizinische Therapie des septischen Schocks und der Verbrauchskoagulopathie. Die frühe Einleitung einer antibiotischen Therapie bewirkt eine bessere Prognose.

Hämorrhagische Papeln oder Maculae bei systemischen Infektionen (Osler-Knoten, Janeway-Flecken, hämorrhagische Papeln bei gramnegativer Sepsis)

Sowohl Osler-Knoten als auch Janeway-Flecken können als hämorrhagische Maculae, Papeln oder Knoten auch im Rahmen einer Bakteriämie auftreten und sind zusammen mit den subungualen Splitterblutungen, weiteren kutanen und konjunktivalen Petechien (»Roth's spots«) Zeichen der akuten und subakuten Endokarditis. Auch im Verlauf einer gramnegativen Sepsis ohne Verbrauchskoagulopathie können hämorrhagische Papeln auftreten, oft mit zentraler Nekrosetendenz.

Leukozytoklastische Vaskulitis bei Infektion der Endothelzelle

Endothelzellen können von Mikroben wie Rickettsien (»Rocky Mountain spotted fever«) befallen werden. Eine nachfolgende Entzündung, die gegen das Bakterium gerichtet ist, richtet sich auch gegen die Endothelzelle und führt zu dem Bild einer Vaskulitis.

29.2.3 Systemische [anti-neutrophil-cytoplasmic-antibody (ANCA-)assoziierte] Vaskulitiden

Wegener-Granulomatose

Epidemiologie. Die Wegener-Granulomatose (WG) ist im Kindesalter eine sehr seltene Erkrankung. Zuverlässige Zahlen über die Inzidenz existieren in dieser Altersgruppe nicht. Der Altersgipfel bei Krankheitsbeginn liegt zwischen dem 25. und 50. Lebensjahr, aber ca. 15% der Patienten sind jünger als 19 Jahre (Piette 2004), und es wurden Erstmanifestationen im Kleinkindalter beschrieben (2 Wochen, mittleres Alter 6,3 Jahre; Belostotsky et al. 2002). Jungen sind ungefähr doppelt so häufig betroffen wie Mädchen (Cassidy et al. 1995).

Ätiologie. Die Ursache ist unbekannt. Eine genetische Prädisposition oder ein infektiöser Auslöser konnten bislang nicht gesichert werden.

Klinisches Bild. Die Erkrankung ist charakterisiert durch eine nekrotisierende, granulomatöse Entzündung des Respirationstraktes und der Niere. Allgemeinsymptome wie Fieber, eingeschränkter Allgemeinzustand oder Gewichtsverlust sind häufig. Fast alle Patienten zeigen eine Beteiligung der oberen Atemwege in Form

- einer Sinusitis,
- nekrotisierender Ulzera der Nasenschleimhaut, die z. T. mit Zerstörung des Knorpelgewebes und Bildung einer sog. Sattelnase einhergehen,
- einer chronischen Rhinorrhö oder
- einer Otitis media.

> ❗ **Cave:**
> Häufiger als Erwachsene entwickeln Kinder eine subglottische Stenose (Rottem et al. 1993) und Sattelnase.

Bei der Mehrheit der Patienten findet sich auch eine Lungenbeteiligung. Die röntgenologischen Veränderungen reichen von dezenten, hilusnahen, herdförmigen Infiltraten über multiple, noduläre Infiltrate bis zu Kavernenbildungen und Pleuraergüssen. Klinisch imponieren ein mehr oder weniger produktiver Husten oder eine restriktive Lungenfunktionseinschränkung. Eine renale Beteiligung in Form einer rapide progressiven (fokal segmentalen) Glomerulonephritis führt im Verlauf der WG nicht selten zu schweren Einschränkungen der Nierenfunktion (Protein- und Hämaturie, verminderte Kreatininclearance).

Grundsätzlich kann jedes Organsystem von dieser Systemerkrankung erfasst werden. Häufig sind z. B. Arthralgien, vaskulitische Prozesse am Auge oder im Bereich des ZNS. An der Haut können neben einer palpablen Purpura (◘ Abb. 29.8) und granulomatös-knotigen (◘ Abb. 29.9) Hautveränderungen auch erythematöse Papeln, Urticae und Pyoderma-gangraenosum-ähnliche Ulzera auftreten. Das Vollbild der Symptome ist zu Beginn nicht immer ausgebildet (Übersicht 29.2). Bei einem kleinen Teil der Patienten sind nur die Atemwege betroffen.

> Röntgenaufnahme des Thorax (R), orale Ulzerationen (O), pathologisches Urinsediment (U), Granulome (G) und Hämoptyse (G) bilden das englische Akronym ROUGH.

Laborchemisch korrelieren in der Regel die unspezifischen Entzündungszeichen mit der Krankheitsaktivität. Der Nachweis von cANCA ist zwar nicht beweisend für die WG, stützt jedoch die Diagnose, da diese Antikörper bei 90% der Patienten nachweisbar sind. Der Titer fällt in Remission ab (Reinhold-Keller et al. 1994). Der Wiederanstieg der cANCA erlaubt jedoch keine sichere Vorhersage eines Rezidivs und ist daher allein noch keine Indikation zur Änderung der Therapie (Hoffman et al. 1992a, b).

Histologie. Die histologischen Veränderungen der WG sind vielfältig, die Diagnose wird aufgrund klinischer Krite-

> **Übersicht 29.2. Diagnosekriterien für die Wegener-Granulomatose (gemäß den Empfehlungen des American College of Rheumatology von 1990; Leavitt, 1990)**
>
> Der Nachweis von 2 oder mehr der 4 Diagnosekriterien hat eine Sensitivität von 88,2% und eine Spezifität von 92,0% für die Wegener-Granulomatose.
> - Nasale oder orale Entzündungszeichen: Orale Ulzerationen und/oder purulente oder blutige nasale Entzündungsmanifestationen
> - Pathologische Veränderungen in der Röntgenaufnahme des Thorax: Nachweis von Rundherden, Infiltraten oder Kavernen
> - Mikrohämaturie (>5 Erythrozyten/Gesichtsfeld) oder Erythrozytenzylinder im Urinsediment
> - Histologische Veränderungen im Sinne von Vaskulitiden und granulomatösen Entzündungen im perivaskulären Umfeld von Arterien oder Arteriolen

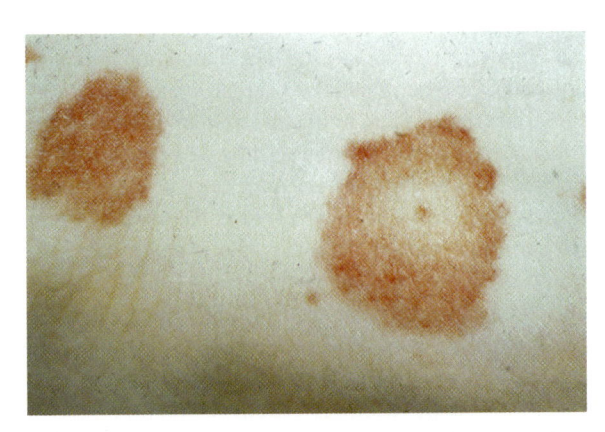

Abb. 29.8. Scheibenförmige, flache hämorrhagische Plaques als Ausdruck einer leukozytoklastischen Vaskulitis bei einem Kind mit Wegener-Granulomatose

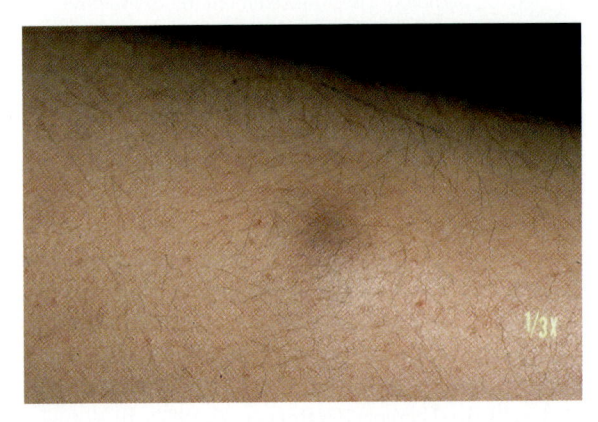

Abb. 29.9. Subkutaner Knoten bei einem Mädchen mit Wegener-Granulomatose, histologisch septolobuläre Pannikulitis mit extravasaler Granulombildung und entzündlicher Infiltration einer Arteriolenwand

rien gestellt (Übersicht 29.2). Nekrotisierende Granulome im perivaskulären Gewebe (granulomatöse Vaskulitis) können, müssen aber nicht vorhanden sein. In der Nierenhistologie findet sich oft eine rapide progressive (segmental fokale) Glomerulonephritis, in fortgeschrittenen Fällen mit nekrotisierender Halbmondbildung (Lie 1990).

Therapie. Unbehandelt endet die WG in den meisten Fällen tödlich. Kontrollierte Therapiestudien liegen zzt. für das Kindesalter nicht vor. Die derzeitigen Therapieempfehlungen basieren deshalb überwiegend auf Daten von erwachsenen Patienten. Die Standardtherapie besteht aus einer Kombination von Prednison (initial 1–2 mg/kg KG/Tag p.o) und Cyclophosphamid (2 mg/kg KG/Tag p.o.); in schweren, lebensbedrohlichen Situationen können die Kortikosteroide initial i.v. als Stoßtherapie (5–20 mg/kg KG/Tag Prednisonäquivalent an 3 aufeinanderfolgenden Tagen) gegeben werden. Bei klinischem Ansprechen wird die Prednisondosis in Abhängigkeit vom Krankheitsverlauf langsam reduziert. Unter diesem Therapieregime erreichen 75–90% der Patienten eine Remission (Hoffman et al. 1992a, b; Rottem et al. 1993). In den meisten Zentren wird die Cyclophosphamidtherapie nach Eintreten der Remission noch mindestens 6 Monate fortgeführt. Ungefähr 50% der Patienten erleiden mindestens ein Rezidiv.

Mehr als die Hälfte der Patienten erleidet langfristig deutliche gesundheitliche Beeinträchtigungen durch die Grunderkrankung oder durch die Therapie (Hoffman et al. 1992a, b). Wegen der zu erwartenden Nebenwirkungen der hohen kumulativen Cyclophosphamiddosen wird derzeit nach alternativen Therapiekonzepten gesucht. Eine Möglichkeit stellt die i.v.-Stoßtherapie mit Cyclophosphamid dar (500 mg/m^{2}KOF alle 4 Wochen, bei Nichtansprechen Erhöhung auf 1000 mg/m^{2}KOF möglich). Bei ähnlicher Remissionsrate war zwar die Rezidivrate höher als bei der oralen Therapie, doch betrug die kumulative Cyclophosphamiddosis nur $1/3$ der oralen Dosis. Die Nebenwirkungsrate einer solchen Stoßtherapie war bei einer vergleichbaren Studie zu Patienten mit SLE deutlich geringer als bei der oralen Dauertherapie.

Zu Art und Dauer einer optimalen Erhaltungstherapie liegen keine gesicherten Daten vor. Von einigen Zentren werden nach Beendigung der Cyclophosphamidtherapie Kombinationstherapien mit Azathioprin oder Methotrexat empfohlen (Hoffman et al. 1992b; Savage et al. 1997; Sneller et al. 1995). Die Prednisondosis sollte nach Unterschreiten der Cushing-Schwelle (bei Kleinkindern 0,2 mg/kgKG Prednisonäquivalent, bei größeren Kindern 4 mg/m^2 KOF) nur langsam reduziert werden, da bei einigen Patienten durch niedrig dosiertes Prednison Rezidive verhindert wurden. Gesicherte Therapieempfehlungen bei Rezidiven gibt es derzeit nicht. Zur Frage der verschiedenen Induktions- und Erhaltungstherapieschemata sind europaweit multizentrische Studien angelaufen (Savage et al. 1997).

Bei Unverträglichkeit der Cyclophosphamidtherapie scheint Methotrexat eine mögliche Alternative darzustellen.

Differenzialdiagnose. Bei Purpura: Andere Formen der LcV (z. B. PSH) oder Gerinnungsstörungen. Bei Ulzera: Pyoderma gangraenosum, WG. Bei kutanen Knoten: WG, Churg-Strauss-Syndrom (▶ unten), mikroskopische Polyangiitis (▶ unten), Pannikulitiden mit Vaskulitis, Tuberkulose, Syphilis, Systemmykosen, Sarkoidose, angiozentrische oder andere Lymphome (▶ unten).

Churg-Strauss-Syndrom (allergische Granulomatose)

Epidemiologie. Die Churg-Strauss-Vaskulitis ist eine extrem seltene Erkrankung im Kindesalter, es sind jedoch einige pädiatrische Fälle publiziert worden (Abril et al. 2003; Cassidy et al. 1995), u. a. auch in der Originalbeschreibung von Churg und Strauss (Cassidy et al. 1995; Churg et al. 1951).

Ätiologie. Die Ätiologie ist unbekannt, das klinische Bild, die laborchemischen Befunde sowie die histologischen Veränderungen deuten jedoch auf einen allergischen Pathomechanismus hin (Cassidy et al. 1995; Jennette et al. 1997; Lhote et al. 1995).

Klinisches Bild. Das klinische Bild ähnelt dem der Polyarteriitis nodosa, obwohl das Organmuster etwas variiert. Die Hautmanifestationen umfassen eine LcV, Petechien, Papeln, noduläre Effloreszenzen und Plaques. Charakteristisch sind eine allergische Rhinitis (70%) und ein Asthma (100%) in der Vorgeschichte, das den Hautmanifestationen häufig um Jahre vorausgeht. Röntgenologisch finden sich wechselnde pulmonale Infiltrate. Charakteristisch sind eine Eosinophilie (>10%) im Blut (bei über 80% der Patienten) und im Gewebe, auch eine Erhöhung des Serum-IgE und Nachweis von pANCA (in etwas weniger als 70% der Fälle; Cassidy et al. 1995; Jennette et al. 1997; Lhote et al. 1995). Weniger häufige klinische Manifestationen sind eine Mononeuritis multiplex mit Paresen einzelner Extremitäten, eine granulomatöse Perikarditis sowie vaskulitische Prozesse an den Koronararterien, im Gastrointestinaltrakt und an den Nieren.

Histologie. Es findet sich eine Vaskulitis der kleinen und mittelgroßen Gefäße. Wegweisend sind die Gewebseosinophilie und Granulome mit eosinophilen Infiltraten (Lie 1990).

> Vorangehendes Asthma, Blut- und Gewebseosinophilie sowie Granulome mit Eosinophilie sind Hinweis auf ein Churg-Strauss-Syndrom.

Therapie. Die Therapie der Wahl sind Kortikosteroide. Derzeit liegen keine Daten vor, die einen therapeutischen Nutzen einer Kombination von Kortikosteroiden mit Plasmapherese belegen würden. Ebensowenig liegen größere, kontrollierte Studien zur Wirksamkeit von Cyclophosphamid vor (Cassidy et al. 1995).

Differenzialdiagnose. Wie bei WG.

Mikroskopische Polyangiitis

Die mikroskopische Polyangiitis (MPA) wird im Kindesalter beschrieben (Kandeel et al. 2000), ist aber nicht häufig. Sie geht in fast 100% der Fälle mit positiven ANCA, meist pANCA einher (Jennette et al. 1997; Yalcindag et al. 2001). Im Gegensatz zur Polyarteriitis nodosa befällt sie auch pulmonale Gefäße und Gefäße die kleiner sind als Arterien. Sie kann also, anders als die Polyarteriitis nodosa (PAN), eine palpable Purpura verursachen (Irvine et al. 1997).

Weitere Unterscheidungskriterien zur PAN sind das Fehlen von Aneurysmen, die fehlende Assoziation mit einer Hepatitis B und das Auftreten einer fokal-segmentalen, »rapid progressiven« Glomerulonephritis (in 90% der MPA-Patienten; bei PAN dagegen Vaskulitis der interlobulären Nierengefäße und Aneurysmen der A. renalis). In 30% der Fälle kommt es zu Lungenblutungen infolge einer Vaskulitis der pulmonalen Gefäße, anders als bei der WG treten aber keine Granulome auf. Eine Unterscheidung von der WG mag dennoch nicht immer gelingen. Sie sollte bei ernsten Krankheitszeichen wie Hämoptoe, pulmonalen Infiltraten, positiven ANCA und Glomerulonephritis zunächst auch nicht im Vordergrund stehen, da bei beiden Erkrankungen eine sofortige immunsuppressive Therapie indiziert ist. Es kann das gleiche Therapieschema wie bei der WG angewandt werden (Jennette et al. 1997).

> Keine Granulome bei mikroskopischer Polyangiitis.

29.3 Vaskulitis der mittelgroßen Gefäße (mittelgroße und kleine Arterien und Venen)

29.3.1 Kawasaki-Syndrom

Das Kawasaki-Syndrom ist eine Vaskulitis der mittelgroßen und kleinen Gefäße und gehört zusammen mit der PSH zu den häufigsten Vaskulitiden im Kindesalter. Es wird ausführlich in Kap. 21 abgehandelt.

29.3.2 Polyarteriitis nodosa

Epidemiologie. Die Polyarteriitis nodosa (PAN) ist im Kindesalter ebenfalls eine seltene Erkrankung. Man muss berücksichtigen, dass es gerade im Kindesalter Mischformen geben mag, also Vaskulitiden mit systemischer Beteiligung, die sich nicht eindeutig zuordnen lassen und klinisch Zeichen einer MPA und PAN aufweisen (Ozen 2002).

Ätiologie. Sie ist unklar. Im Erwachsenenalter wurde ein Zusammenhang mit einer Hepatitis-B-Infektion beobachtet. Weitere Assoziationen mit infektiösen Auslösern werden vermutet (im Kindesalter wird eine Triggerung durch Streptokokken vermutet; Cassidy et al. 1995; Lhote et al. 1995; Ozen 2002).

Klinisches Bild. Aufgrund der vielfältigen Organmanifestation bietet die PAN kein einheitliches klinisches Bild. Allgemeine Entzündungszeichen wie Fieber, Abgeschlagenheit und eine Erhöhung unspezifischer Entzündungsparameter im Labor finden sich bei fast allen Patienten. Die klinischen Symptome stellen meist Folgen der stenotischen Gefäßveränderungen dar. Dem angiographischen Nachweis von Perfusionsstörungen und Aneurysmen in den verschiedenen abdominellen Gefäßbetten kommt auch im Kindesalter hohe Bedeutung zu (Brogan et al. 2002).

Prinzipiell kann jedes Organsystem betroffen sein (Niere, Leber, Herz, Gastrointestinaltrakt), die pulmonalen Arterien sind hingegen in der Regel nicht befallen. Klinische Manifestationen finden sich am häufigsten im Bereich des Abdomens (Niere), des peripheren und zentralen Nervensystems (Mononeuritis multiplex), an den Gelenken (Arthritis), den Muskeln (Myositis) und an der Haut. Die Effloreszenzen umfassen Livedo racemosa, Purpura und subkutane Knoten mit Ulzerationen (Cassidy et al. 1995; Jennette et al. 1997; Lhote et al. 1995).

Histologie. Die Gefäßwände kleiner und mittelgroßer Arterien sind von Leukozyten infiltriert und zeigen eine fibrinoide Nekrose. Die Veränderungen treten segmental auf und führen häufig zu Aneurysmen und thrombotischen Infarkten (Jennette et al. 1997; Lhote et al. 1995).

Therapie. Es existieren keine aussagekräftigen Studien zur Therapie im Kindesalter. Glukokortikoide (Prednison 1–2 mg/kg KG/Tag initial) scheinen die Prognose der Erkrankung signifikant zu bessern. Bei einem Versagen der Therapie kann ein Behandlungsversuch mit Cyclophosphamid oder Azathioprin durchgeführt werden (Calabrese et al. 1995; Jennette et al. 1997; Lhote et al. 1995; Savage et al. 1997).

Differenzialdiagnose. Kutane Symptome: Pannikulitiden mit Vaskulitis (▶ unten); kutane und systemische Symptome: Churg-Strauss-Syndrom (▶ oben); Wegener-Granulomatose (▶ oben), mikroskopische Polyangiitis (▶ oben; dort Glomerulonephritis, aber keine Aneurysmen der A. renalis), Tuberkulose, Syphilis, Systemmykosen, angiozentrische Lymphome (▶ unten).

29.3.3 Polyarteriitis nodosa cutanea

Die Diagnose *kutane Polyarteriitis nodosa* ist eine Ausschlussdiagnose, die regelmäßiger Kontrolluntersuchungen bedarf, um rechtzeitig Hinweise auf eine doch noch beginnende systemische Polyarteriitis nodosa (PAN) zu erkennen. Sie spielt sich v. a. an der unteren Extremität ab mit einer Livedo racemosa, oft im sog. »starburst pattern« um die Knoten herum. Die kutane PAN geht daneben durchaus auch mit Abgeschlagenheit, leichtem Fieber, Arthralgien und Myalgien einher, mitunter auch mit Neuropathien. Es liegt oft eine erhöhte BSG vor, aber im Gegensatz zur klassischen PAN keine Leukozytose oder Hypertonie. Auch zeigt sie keine Prädilektion für die Bifurkationsstellen der Arterien und keine ernstere systemische Symptomatik (Requena u. Sanchez 2001; Requena u. Yus 2001). Bei Kindern (z. B. 3 Mädchen im Alter zwischen 8 und 13 Jahren; Assicot et al. 2002) sind ein gutartiger Verlauf und Therapien mit Colchicin, Dapson oder Penicillin beschrieben worden. Die bemerkenswerte Tatsache, dass das Neugeborene einer Mutter mit kutaner PAN ebenfalls bis zum 7. Lebensmonat entsprechende Symptome aufwies, könnte für einen verantwortlichen plazentagängigen Faktor sprechen (ähnlich wie beim neonatalen Lupus erythematodes; Stone et al. 1993).

29.4 Vaskulitis der großen Gefäße (Takayasu-Arteriitis)

Während die Riesenzellarteriitis nicht vor dem 40. Lebensjahr auftreten soll, zählt die Takayasu-Ateriitis wegen ihrer hohen Prävalenz in Asien zu der dritthäufigsten Vaskulitisform bei Kindern (Kerr et al. 1994; Yalcindag et al. 2001). In Westeuropa ist sie selten. Die Kardinalsymptome sind Hypertonie und Kopfschmerzen, aber nicht Symptome an der Haut.

29.5 Vaskulopathien und Differenzialdiagnosen zu den Vaskulitiden

29.5.1 Traumatische und thrombozytopenische Purpura

Hierbei handelt es sich um makulöse, im Gegensatz zur Vaskulitis nicht mit Infiltraten einhergehende Blutaustritte (Petechien, Ekchymosen). Sie können Folge eines Mangels an Thrombozyten oder einer Thrombozytopathie sein, oder infolge lokaler traumatischer Gefäßschädigung entstehen. Eine Purpura aufgrund erhöhter Gefäßfragilität kann zusätzlich nach längerer Steroidtherapie auftreten (Steroidpurpura). Großflächige Einblutungen mit älteren Blutungs-

29.5.2 So genannte lymphozytäre Vaskulitis

Eine lymphozytäre Vaskulitis im Sinne eines primär durch Lymphozyten verursachten Schadens der Gefäßwand ist nicht gut definiert und klassifiziert. Es ist pathophysiologisch gut vorstellbar, dass zytotoxische Lymphozyten Antigene auf Endothel- oder Muskelzellen angreifen und dadurch ein Gefäß schädigen. Außerdem vermögen sie mehr als Granulozyten eine weitere Rekrutierung von Infiltratzellen zu induzieren (Kossard 2000).

29.5.3 Purpura pigmentosa

Klinisch sind die hierzu gerechneten Formen durch chronisch auftretende Maculae mit Zeichen von Einblutungen und den entsprechenden Farbtönen des Hämoglobinaustritts (rot bis rot-livide) und der nachfolgenden Hämosiderinablagerung (rostbraun bis gelblich-braun) charakterisiert. Histologisch sind ihnen gemeinsam perivaskuläre, lymphohistiozytäre Infiltrate mit extravasal liegenden Erythrozyten und positivem Eisennachweis in der Berliner-Blau-Reaktion. Nicht genau geklärt ist, warum es zur Extravasation der Erythrozyten kommt und was überhaupt die Ursache für die Infiltrate ist. Eine Vaskulitis im engeren Sinne liegt nicht vor, da ein Gefäßschaden nicht regelmäßig zu erkennen ist; der bisweilen hierfür verwandte Begriff lymphozytäre Vaskulitis ist in diesem Zusammenhang nicht korrekt. Vermutet wird auch eine erhöhte Gefäßfragilität; der Rumpel-Leede-Test oder schon das Anlegen einer Blutdruckmanschette provoziert frische Einblutungen, insbesondere intraläsional.

Im Kindesalter ist die Purpura pigmentosa nicht so selten. Am häufigsten kommt die *Purpura pigmentosa progressiva (Schamberg)* vor (Torrelo et al. 2003). Bei ihr treten symmetrisch, meist an den Beinen, dicht stehende, unterschiedlich große Flecken auf, die z. T. konfluieren, von rötlich-brauner Farbe sind und in der Umgebung typischerweise cayennepfefferartige Petechien enthalten (◘ Abb. 29.10). Die Hautveränderungen verursachen keine Beschwerden und können sich auch bei Kindern auf Stamm und obere Extremitäten ausdehnen. Bei der Purpura anularis teleangiectoides (Majocchi) dehnen sich die roten teleangiektatischen Maculae peripher aus und gewinnen dadurch eine anuläre Konfiguration (◘ Abb. 29.10).

Wenn in den hämorrhagischen und pigmentierten Herden zusätzlich kleine, lichenoid angeordnete Papeln auftreten, spricht man von einer *lichenoiden Purpura pigmentosa (Gougerot und Blum)*, auch lichenoide purpurische Dermatose genannt. Hier findet sich ein ausgeprägteres Infiltrat, das z. T. die Epidermis mit einbezieht. Bei ausgeprägter epidermaler Beteiligung mit Spongiose und Akanthose liegt eine *ekzematidartige Purpura (»eczematid-like« Purpura)* vor. Der *Lichen aureus* hat Ähnlichkeit mit der lichenoiden Purpura pigmentosa, ist aber meist einseitig (segmentähnlich) angeordnet und durch seine orange-rote Farbe gekennzeichnet.

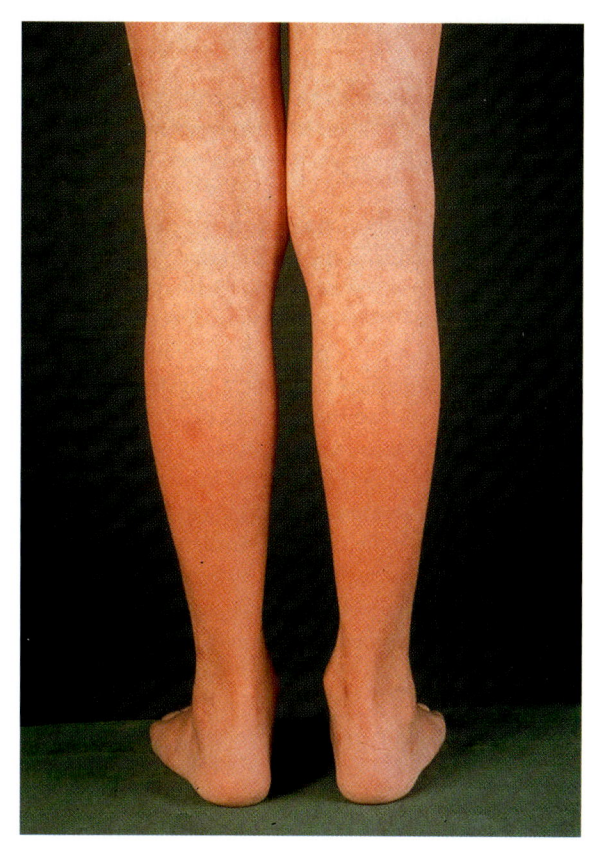

◘ **Abb. 29.10.** Purpura pigmentosa progressiva mit diffusen bräunlichen Hämosiderinpigmentierungen am distalen Unterschenkel. Darüber bräunliche und rote, meist anuläre Maculae

Als Auslöser werden Arzneimittel, insbesondere bei Erwachsenen Diazepam und bromhaltige Medikamente, diskutiert, möglicherweise in Form einer allergischen Reaktion vom Typ IV (nach Coombs und Gell), da auf den Läsionen mit den angeschuldigten Medikamenten positive Epikutantests ausgelöst werden konnten. Vermutet wurde auch ein infektallergisches Geschehen.

Therapeutisch bestehen neben dem Weglassen vermutlicher Auslöser wenige zufriedenstellende Alternativen. Topische Kortikosteroide helfen vor allem bei ekzematidartiger Purpura mit Juckreiz, sollen bei Kindern aber nicht lange angewandt werden. Eine PUVA-Therapie ist im Kindesalter nicht Mittel der Wahl. Nebenwirkungsarme Medikamente die in kleineren Fallserien bei Erwachsenen erfolgreich waren (Sunderkötter et al. 2005b), sind Calcium-Dobesilat (500 mg 2×/d für 2 Wochen, dann 1×/d für 3 Monate) und Bioflavonoide (Rutosid 50 mg 2×/d) mit Ascorbinsäure (500 mg 2×/d).

29.5.4 Pyoderma gangraenosum

Bei Kindern ist das Pyoderma gangraenosum selten und meist assoziiert mit Grunderkrankungen wie M. Crohn, Colitis ulcerosa oder rheumatoider Arthritis (RA).

Klinisches Bild. Das Pyoderma gangraenosum ist charakterisiert durch die Bildung eines schmerzhaften, nicht infektiös bedingten Ulkus. Typisch ist ein blau-livider, ödematös aufgeworfener, unterminierter Rand und ein schmierig-nekrotischer Grund mit nur vereinzelt granulierenden Arealen. Es beginnt, zuweilen nach einem Bagatelltrauma, mit einer furunkelähnlichen Papel oder Pustel, die rasch nekrotisch werden und sich in ein randwärts fortschreitendes Geschwür mit serpinginöser Kontur umwandelt. Progrediente Ränder werden haloartig von einem Erythem umgeben. Ohne Therapie tritt erst nach Wochen bis Monaten ein Stillstand ein. Unter Abheilung entstehen typische »gestrickt« aussehende Narben. Charakteristisch ist auch ein sog. Pathergiephänomen, welches aber nicht regelmäßig auftritt.

Ätiologie. Die Pathogenese des Pyoderma gangraenosum ist nicht geklärt, aber offenbar besteht eine Überreagibilität der Granulozyten, wodurch eine Verbindung zum Formenkreis der neutrophilen Dermatosen besteht. Zudem liegt wahrscheinlich eine Störung der Lymphozyten vor mit mangelnder Hemmung inflammatorischer Prozesse.

Histologie. Nicht spezifisch. Es zeigt sich zuerst ein dermaler Abszess aus Neutrophilen, der später in ein gemischtzelliges Infiltrat übergeht, begleitet von einem deutlichen Ödem der papillären Dermis, z. T. einer Thrombose kleinerer Gefäße und dann einer Nekrose der Epidermis.

Diagnostik. Nicht spezifisch, erhöhte Entzündungsparameter (BSG, CRP, Leukozytose, Fibrinogen), ggf. Zeichen einer möglichen Grund- oder Begleiterkrankungen (Differenzialblutbild, Rheumafaktor, Haemoccult-Test; Sunderkötter et al. 2003).

Therapie. Aus der klinischen Erfahrung und aus pathogenetischen Überlegungen heraus sollte die Therapie immunsuppressiv und antiphlogistisch sein (Callen 1998; Powell et al. 2002; Sunderkötter et al. 2003). Neben der Behandlung einer eventuellen Grunderkrankung kann bei Kindern zunächst eine Lokaltherapie mit Ciclosprin (1 : 2 in Olivenöl), Kortikosteroidlösung oder einem Calcineurininhibitor (z. B. Pimecrolimus, da es als Creme vorliegt) angewandt werden.

Wenn nicht schnell Besserung eintritt, sind systemisch verabreichte Kortikosteroide Mittel der 1. Wahl. Hoch genug dosiert bringen sie in den meisten Fällen eine schnelle Besserung. Bei Erwachsenen liegen die Dosen zwischen 1 und 2 mg/kg KG/Tag, bei Kindern mag man mit niedrigeren Dosen beginnen. Ein Nachlassen der Schmerzen innerhalb von 24 h und ein Rückgang des Erythems sind ein deutliches Zeichen für Sistieren der Progredienz. Die Initialdosis sollte bei Kindern versuchsweise schneller reduziert werden als bei Erwachsenen, bei denen man bis zur Bildung von Granulationsgewebe wartet und geringe Steroidgaben beibehält, bis das Ulkus zugeheilt ist. Bei Kontraindikationen gegen Kortikosteroide kommen Ciclosporin (3–5 mg/kg KG, Spiegelkontrolle!) und auch Clofazimine in Betracht. Clofazimine ist inzwischen nicht mehr über die Apotheken erhältlich, da es der WHO zur Behandlung der Lepra überlassen wurde. Die Firma Novartis wäre aber bereit, Clofazimine für andere Indikationen (z.B. Pyoderma gangränosum, Cheilitis granulomatosa) abzugeben. Anfragen können an den Informationsservice gerichtet werden (E-Mail: infoservice.novartis@pharma.novartis.com) (Sunderkötter et al., 2005c).

An begleitender Lokaltherapie hat sich bei sekundärer Superinfektion eine antiseptische Behandlung (Octenidin, Polihexanid) bewährt. Wegen des Pathergiephänomens ist von einer forcierten Reinigung der Ulzera und Abtragung der Nekrosen abzuraten (Wenzel et al. 2002).

Neutrophile Dermatosen

Folgende Merkmale teilt das Pyoderma gangraenosum mit einigen anderen neutrophilen Dermatosen wie Sweet-Syndrom, rheumatoide neutrophile Dermatitis, subkorneale Pustulose und pustulöse Vaskulitis im Rahmen des M. Behçet (Jorizzo et al. 1988):
- akute Entzündung mit Pusteln oder Pseudovesikeln,
- häufige Assoziation mit inneren Erkrankungen und
- histologisch dichtes granulozytäres Infiltrat.

29.5.5 Livedovaskulopathie

Ätiologie und klinisches Bild. Sie stellt eine okkludierende Vaskulopathie dermaler Gefäße dar und keine Vaskulitis.

> Die Livedovaskulopathie ist gekennzeichnet durch die Trias
> - Livedo racemosa,
> - sehr schmerzhafte und schlecht heilende Ulzera, v. a. in der Malleolarregion,
> - Atrophie blanche.

Ein Beginn in der Kindheit ist beschrieben (Suarez et al. 1993). Die Livedo racemosa bei der symptomatischen Livedovaskulopathie geht auf thrombotische partielle Gefäßverschlüsse zurück (Fibrinthromben). Ihr liegen in vielen Fällen definierte hyperkoagulable Gerinnungsstörungen zugrunde. Hierzu zählen das Vorhandensein von Anti-Phospholipid-Antikörpern, Mangel an Protein C oder S, Homozysteinämie, verminderte Spiegel an Plasminogenaktivator, erhöhte Spiegel an Plasminogenaktivatorinhibitor oder Kryoproteinen (Kryoglobuline, Kryofibrinogen). Die Fälle mit ungeklärter Ursache (idiopathische Livedovaskulopathie) gehen wahrscheinlich auf Gerinnungsstörungen zurück, die noch nicht charakterisiert sind.

Histologie. Im akuten Stadium eine thrombotische Mikroangiopathie oder Gefäßokklusionen durch Fibrinthromben, oft begleitet von hyaliner Verdickung der Gefäßwand. Ein primäres Infiltrat in der Gefäßwand wie bei Vaskulitis ist nicht zu sehen. Spätere Stadien zeigen Reorganisation der Thromben, subintimale Proliferation und segmentale Hyalinisierung der Gefäße der Dermis.

Diagnose. Wenn die klinische Trias vorliegt und histologisch keine Vaskulitis zu erkennen ist, muss geklärt werden, ob ein Gerinnungsdefekt und eine systemische Erkrankung vorliegen (Sneddon-Syndrom, Anti-Phospholipid-Antikörper-Syndrom).

Therapie. Wichtig sind die allgemeinen antithrombotischen Maßnahmen. Die medikamentöse Behandlung mit niedrig molekularem Heparin sollte wegen der Nebenwirkungen (u. a. Osteoporose) nicht durchgehend durchgeführt werden. Wenn rezidivierende Thrombosen der tiefen Beinvenen oder Lungenembolien eingetreten sind, ist die langfristige Gerinnungshemmung mit Vitamin-K-Antagonisten angezeigt. Falls aber ein Mangel an Protein C oder S vorliegt, darf die Gabe von Vitamin-K-Antagonisten nur unter Schutz paralleler Gabe von Heparin erfolgen, da die antithrombotischen Proteine C und S vor den prokoagulatorischen Faktoren II, VII, IX und X vermindert werden, wodurch ihr Mangel manifest würde. Bei Erwachsenen haben wir (v. a. in der Erhaltungstherapie) auch gute Erfahrungen mit der Kombination von Dipyridamol und Aspirin gemacht.

29.6 Pannikulitiden

Der Begriff Pannikulitis beschreibt Entzündungen, die sich primär im subkutanen Fettgewebe (Pannikulus) abspielen. Das klinische Korrelat äußert sich in der Regel als rötliche bis rot-livide, unscharf begrenzte Knoten oder Plaques, die bei bestimmten Formen, v. a. bei assoziierter Vaskulitis, ulzerieren.

Die Pannikulitiden können nach histologischen Kriterien eingeteilt werden (Übersicht 29.3). Hauptkriterium ist die Lokalisation des Infiltrates, die sich aber v. a. bei älteren Läsionen nicht immer genau feststellen lässt. Überwiegt deutlich eine Infiltration der bindegewebigen Fettgewebssepten, spricht man von septaler Pannikulitis, überwiegt eine Entzündung der Lobuli mit Kapillaren und Adipo-

---

Übersicht 29.3. Pannikulitiden

I Lobuläre Pannikulitiden

I,1 Lobuläre Pannikulitiden mit Vaskulitis
- Nodöse (noduläre) Vaskulitis/noduläres Tuberkulid/Erythema induratum Bazin
- Erythema nodosum leprosum
- Lucio-Phänomen
- Pannikulitis bei M. Crohn

I,2 Lobuläre Pannikulitiden ohne Vaskulitis
- *Lobuläre Pannikulitiden mit wenig Infiltrat*
    - Kalziphylaxie
    - Hyperoxalurie/Oxalose
    - Sklerosierende Pannikulitis (Dermatoliposklerose)
    - Sclerema neonatorum
- *Lobuläre Pannikulitiden mit makrophagenreichem Infiltrat*
    - Subkutane Fettgewebsnekrose des Neugeborenen
    - Poststeroidpannikulitis
    - Subkutane Sarkoidose
- *Lobuläre Pannikulitiden mit lymphozytenreichem Infiltrat*
    - Kältepannikulitis
    - Lupuspannikulitis (Lupus erythematodes profundus)
    - Pannikulitis bei Dermatomyositis
- *Lobuläre Pannikulitiden mit neutrophilenreichem Infiltrat*
    - Pannikulitis bei α_1-Antitrypsinmangel
    - Pannikulitis bei Pankreaserkrankungen
    - Pannikulitiden bei Infektionen
    - Pannikulitiden bei Artefakten

II Septale Pannikulitiden

II,1 Septale Pannikulitiden mit Vaskulitis
- Form der leukozytoklastischen Vaskulitis in den Fettgewebssepten
- Oberflächliche (migratorische) Thrombophlebitis
- Kutane Polyarteriitis nodosa (PAN)

II,2 Septale Pannikulits ohne Vaskulitis
- Erythema nodosum
- Erythema nodosum migrans (subakute noduläre migrierende Pannikulitis)
- Necrobiosis lipoidica
- Nekrobiotisches Xanthogranulom
- Rheumaknoten

zyten, so ist von einer lobulären Pannikulitis die Rede. Direkt nachrangig erfolgt die weitere Einteilung danach, ob zusätzlich eine Vaskulitis vorliegt oder nicht. Zuletzt wird die Diagnose dann aufgrund der beteiligten Infiltratzellen und ihrer Anordnung (diffuses Infiltrat oder Granulom) sowie weiterer histopathologischer Charakteristika gestellt (z. B. Form der Nekrose) (Requena u. Sanchez 2001; Requena u. Yus 2001).

Mitunter können Dermatosen, die sich primär in der Dermis abspielen, sekundär bis in die Subkutis reichen, wie z. B. die Sarkoidose, Necrobiosis lipoidica oder das subkutane Granuloma anulare. Diese Erkrankungen werden an anderer Stelle besprochen. Auch die leukozytoklastische Vaskulitis kann in das subkutane Fettgewebe hineinreichen oder aus ungeklärten Gründen selten auch einmal die Gefäße in den subkutanen Septen allein betreffen.

> Diagnostisch wichtig ist eine sorgsam durchgeführte Biopsie aus einer möglichst frischen Läsion mit genügend großem Anteil an subkutanem Fettgewebe (keine Stanzen, sondern spindelförmige Exzisionsbiopsien durchführen).

29.6.1 Lobuläre Pannikulitiden mit Vaskulitis

Vaskulitis/Erythema induratum Bazin/noduläres Tuberkulid

Definition. Die Begriffe nodöse (noduläre) Vaskulitis und Erythema induratum Bazin werden inzwischen synonym verwandt, obgleich Letzteres im ursprünglichen Sinn ausschließlich ein Tuberkulid meinte (Bondi et al. 1993; Requena u. Yus 2001). Sie stellen bei Erwachsenen die häufigste Form der lobulären Pannikulitis mit Vaskulitis dar, sind bei Kindern aber nicht häufig und scheinen als Tuberkulid in Mischformen (noduläres Tuberkulid) aufzutreten (Jordaan et al. 2000).

Ätiologie. Angenommen wird eine immunologische Reaktion auf verschiedene Faktoren, worunter Tuberkulose eine, in bestimmten Ländern sogar die wichtigste Ursache ist (Requena u. Yus 2001). Es liegt dann in diesen Fällen ein positiver, oft hyperger Tuberkulintest vor, oder es werden mittels PCR Spuren von Mykobakterien nachgewiesen (Baselga et al. 1997) (Erythema induratum Bazin im engeren Sinne).

Klinisches Bild und Histologie. Das Erythema induratum Bazin tritt bevorzugt bei erwachsenen Frauen mittleren Alters auf als erythematöse subkutane Knoten an den Waden, welche schmerzhaft sind und häufig ulzerieren. Eine oft ebenfalls vorhandene perifollikuläre Erythrozyanose und Cutis marmorata weisen auf eine zugrunde liegende Konstitution hin. Die Ulzera heilen langsam ab unter Hinterlassung typischer atropher Narben. Die Erkrankung kann über Jahre chronisch rezidivieren.

Bei Kindern scheint eine Form mit Vaskulitis (noduläres Tuberkulid) häufiger zu sein, bei der das entzündete Gefäß im oberen Teil des Fettgewebes liegt und die Entzündung zusätzlich in der tieferen Dermis (somit keine klassische lobuläre Pannikulitis). Das Erythema induratum Bazin spielt sich dagegen im tiefen Fettgewebe ab, und das papulonekrotische Tuberkulid in der superfiziellen Dermis (Jordaan et al. 2000). Beim nodulären Tuberkulid zeigen sich bläulich-rote Knoten an den Beinen, die kleiner sind als beim Erythema induratum Bazin (1 cm Durchmesser) und weder schmerzen noch ulzerieren.

Neben einer tiefen Biopsie sollte immer ein Tuberkulintest durchgeführt werden, allerdings mit einer zusätzlich 1 : 10 verdünnten Lösung (1 Einheit PPD), da es bei der üblicherweise verwandten Lösung mit 10 Einheiten zu Ulzera kommen kann.

Therapie. Wenn bei chronisch rezidivierender nodöser Vaskulitis ein positiver Tuberkulintest vorliegt, kann durch eine tuberkulostatische Therapie mit Dreierkombination über 9 Monate Heilung erreicht werden. Wenn keine Grundkrankheit eruiert wird, führen kühlende Umschläge, Kompression und nichtsteroidale Antiphlogistika zu einer Besserung. Ein schnelles Ansprechen ist bei Erwachsenen auch auf Kaliumjodid beschrieben worden (Schulz et al. 1976).

Differenzialdiagnose. Andere Pannikulitiden; insbesondere das Erythema nodosum, Vaskulitiden (WG, Churg-Strauss-Syndrom, PAN).

Das Erythema nodosum leprosum und das Lucio-Phänomen bei multibazillärer Lepra sind dermale Entzündungen, die in das subkutane Fettgewebe hineinreichen können. Sie sind im europäischen Raum selten, müssen aber bei Kindern aus Endemiegebieten bedacht werden.

Pannikulitis bei Morbus Crohn

Neben Abszessen, Pilonidalsinus und Fisteln im Genito- und Perianalbereich erscheinen bei M. Crohn an den Unterschenkeln neben einem klassischen Erythema nodosum (im akuten Schub bis 20%) auch Erythema-nodosum-ähnliche Hautveränderungen, die aber histologisch in den Fettgewebssepten nichtverkäsende Granulome aufweisen. Bei letzteren handelt es sich um spezifische Läsionen, den sog. kutanen M. Crohn oder, als weniger glückliche Bezeichnung, metastasierenden M. Crohn (Ploysangam et al. 1997).

Auch wenn 1/3 der Erkrankungen mit M. Crohn vor dem 20. Lebensjahr beginnen, sind kutane Symptome bei Kindern seltener als bei Erwachsenen (Ploysangam et al. 1997). Wenn ein kutaner M. Crohn auftritt, geht er bei Kindern den Darmsymptomen häufig voraus (Ploysangam et al. 1997). 2/3 der Kinder mit kutanem M. Crohn haben eine genitale Beteiligung mit z. T. monströsen Schwellungen (bei Erwachsenen in 50% genitale Beteiligung).

29.6.2 Lobuläre Pannikulitiden ohne Vaskulitis

Lobuläre Pannikulitiden mit wenig Infiltrat
Kalziphylaxie

Diese lobuläre Pannikulitis im Zusammenhang mit Kalziumablagerungen in der Gefäßwand der kleinen oder mittelgroßen kutanen Gefäße, nachfolgender endovaskulärer Fibrose und ischämischer Nekrose der Adipozyten tritt bei Kindern mit terminalem Nierenversagen auf (Sanchez 2003).

Ätiologie. Erhöhte Kalzium- und Phosphatspiegel bei sekundärem Hyperparathyreoidismus liegen zwar oft, aber nicht in allen Fällen vor. Weitere Faktoren müssen beteiligt sein, wie wahrscheinlich eine arterielle Hypertonie, metabolische Azidose, oder eine hyperkoagulative Gerinnungsstörung mit z. B. unzureichender Aktivität von Protein C oder S (Requena u. Sanchez 2001).

Klinisches Bild. Klinisch führt sie zu Livedo-racemosa-ähnlicher Zeichnung, hämorrhagischen Blasen, schmerzhaften indurierten Knoten und Plaques, die nekrotisieren und ulzerieren. Beteiligt sind v. a. die Extremitäten, Hüften und das Gesäß. An den Fingern oder Zehen kann es zu Ischämie und Gangrän kommen. Innere Organe werden in der Regel nicht betroffen.

Therapie. Prophylaktisch gilt es, metabolische Azidosen zu verhindern, altersgemäße Phophatspiegel zu erhalten und Vitamin D zu geben, wenn der Spiegel für das parathyreoidale Hormon (PTH) ansteigt. Die Serumspiegel von Kalzium, Phosphat, alkalischer Phosphatase und PTH sollten gerade bei Kindern mit Niereninsuffizienz häufig überwacht und mit Vitamin D entsprechend eingestellt werden. Außerdem bemüht man sich um eine Reduktion der Kalziumkonzentration in der Dialyselösung.

Hyperoxalurie/Oxalose

Die primäre Oxalose oder Hyperoxalurie umfasst 2 klinisch ähnlich verlaufende autosomal rezessive Stoffwechselerkrankungen mit jeweils einem bestimmten Enzymdefekt im Oxalsäuremetabolismus. Beide können im ersten Lebensalter offenkundig werden. Die sekundäre erworbene Oxalose ist eine Folge übermäßigen Verzehrs von Oxalsäure und Glycolsäure und tritt bei Pyridoxinmangel und chronischem Nierenversagen auf.

Klinisches Bild. An der Haut geht die erworbene Hyperoxalurie mit kleinsten Kalziumoxalatablagerungen an den Palmarflächen der Finger einher, während bei der primären Oxalose eine Livedo reticularis und akrale Gangrän auftreten können. Histologisch zeigt sich ein ähnliches Bild wie bei der Kalziphylaxie mit Kalziumablagerungen und Oxalatkristallen in der Gefäßwand.

Systemische Symptome sind erhöhte Urinausscheidung von Kalziumoxalat mit Urolithiasis, Nephrokalzinose und Anhäufung unlöslicher Oxalate im gesamten Körper, wenn die glomeruläre Filtrationsrate unter 40–20 ml/min pro 1,73 m² gefallen ist. Der Nachweis erhöhter Konzentrationen von Oxalaten und Glycolaten im Urin, von Oxalat im Plasma und des Enzymdefektes in der Leberbiopsie bestätigt die Diagnose. Eine terminale Niereninsuffizienz tritt meist im Alter von 15 Jahren auf (Cochat et al. 1999).

Therapie. Bei der sekundären Oxalose kommt es nach einer Nierentransplantation oft zum Stillstand. Bei der primären Oxalose kann man durch rechtzeitige Prophylaxe mit viel Flüssigkeit, Pyridoxinsubstitution und Verhinderung der Auskristallisation durch Anhebung der renalen Citrat- oder Pyrophosphatkonzentration die Niereninsuffizienz hinausschieben. Auf lange Sicht wird aber zur Behebung des Enzymdefektes eine kombinierte Nieren- und Lebertransplantation empfohlen (Gagnadoux et al. 2001; Shapiro et al. 2001).

Sklerosierende Pannikulitis (Dermatoliposklerose)

Diese oft erst nodöse, dann flächige Entzündung und Sklerosierung im Fettgewebe ist Folge einer chronisch venösen Insuffizienz und eine Erkrankung des Erwachsenenalters.

Sclerema neonatorum

Diese meist tödlich verlaufende Pannikulitis tritt bei Frühgeborenen mit systemischen Erkrankungen auf, ist aber wegen der Fortschritte in der neonatalen Versorgung sehr selten geworden. Sie beginnt innerhalb der ersten Lebenstage mit diffusen bretthaten Indurationen an den Schenkeln und am Gesäß und breitet sich über das ganze Integument aus. Histologisch sind zwar kaum Infiltrate zu sehen, aber charakteristischerweise nadelförmige Spalten in den Adipozyten. Als Ursache nimmt man eine Störung des Metabolismus im Fettgewebe an, der damit zusammenhängen soll, dass bei Frühgeborenen noch mehr als bei Neugeborenen das Verhältnis von gesättigten zu ungesättigten Fettsäuren sehr hoch ist.

Das Krankheitsbild wird auch im Kapitel: Dermatosen bei Neugeborenen behandelt.

Lobuläre Pannikulitiden mit makrophagenreichem Infiltrat
Subkutane Fettgewebsnekrose des Neugeborenen

Klinisches Bild. Sie erscheint in den ersten Lebenstagen bei ansonsten gesunden Neugeborenen.

> Klinisch manifestiert sie sich als Plaques oder subkutane Knoten v. a. an den Schultern, Wangen, Oberschenkeln und am Gesäß.

Ätiologie. Es wird angenommen, dass es bei dem ohnehin ungünstigen Verhältnis von gesättigten zu ungesättigten Fettsäuren zusätzlich aufgrund eines geringen Traumas zu einer Freisetzung von Hydrolasen kommt, die dann noch mehr der ungesättigten Fettsäuren abbauen.

Histologie. Lobuläre Pannikulitis, im Unterschied zum Sclerema neonatorum findet sich hier ein deutliches Infiltrat v. a. mit Makrophagen. Die Adipozyten erscheinen umgewandelt mit feinem granulärem eosinophilem Zytoplasma, welches radial angeordnete nadelförmige Spalten enthält, worin sich auskristallisierte Triglyzeride befinden.

Therapie. Die Prognose ist gut, da die subkutanen Knoten oder Plaques spontan abheilen. Bei gleichzeitig vorliegender Hyperkalzämie werden Biphosphonate vorgeschlagen (Rice et al. 1999).

Poststeroidpannikulitis

Diese Form ist zwar selten, tritt aber v. a. bei Kindern auf. Grund scheint eine zu schnelle Reduktion oder ein zu schnelles Absetzen einer länger dauernden hochdosierten systemischen Kortikosteroidtherapie zu sein. Betroffen sind die Areale, die unter der Therapie subkutanes Fettgewebe aufgebaut haben, z. B. die Wangen (Silverman et al. 1988). Histologisch ähneln die Bilder denen bei subkutaner Fettgewebsnekrose der Neugeborenen. Die Läsionen gehen spontan zurück, wenn es nicht zu Ulzerationen kommt. Schnellerer Rückgang wird durch Korrektur der systemischen Kortisongabe erreicht.

Lobuläre Pannikulitiden mit lymphozytenreichem Infiltrat
Kältepannikulitis

Häufiger als bei Erwachsenen ist diese lobuläre Pannikulitis bei Kindern. Sie entsteht Stunden nach lokaler Kälteeinwirkung, z. B. an den Wangen nach langsamen Verzehr von Eis oder Lutschen von Eiswürfeln, bzw. an den Extremitäten bei Kälteexposition.

> Insbesondere bei jungen Mädchen entstehen an den Oberschenkeln und am Gesäß unscharf begrenzte indurierte rote Plaques, wenn sie bei Kälte enge Hosen (Reithosen) tragen, durch die zusätzlich Gefäße komprimiert werden.

Die Knoten entstehen innerhalb 72 h und bilden sich dann spontan im Laufe von 2 Wochen zurück. Die Kältepannikulitis verliert sich oft im Jugendalter. Histopathologisch und auch klinisch ist diese Pannikulitis nicht leicht von Perniones zu unterscheiden. Die beste Behandlung ist das prophylaktische Meiden von Kältereizen und das Tragen warmer und weiter, wenig einengender Kleidung.

Lupuspannikulitis (Lupus erythematodes profundus)

Die Lupuspannikulitis kann mit einem neonatalen Lupus erythematodes verknüpft sein. Die Haut kann über den subkutanen Knoten oder Plaques normal aussehen oder einen diskoiden LE zeigen. Charakteristisch sind die nach Ablauf eines Schubes persistierenden tiefen Lipatrophien an den typischen Prädilektionsstellen. Das Krankheitsbild wird ausführlicher in Abschn. 29.3 über Lupus erythematodes behandelt.

> Die Prädilektionsstellen Oberarme, Schultern, Gesicht und Gesäß unterscheiden die Lupuspannikulitis von den meisten anderen Formen der Pannikulitis.

Pannikulitis bei Dermatomyositis

Klinisch und histologisch ähnelt sie der Lupuspannikulitis und kann auch einmal einziges kutanes Symptom einer Dermatomyositis oder nur histologisch nachweisbar sein. Abzugrenzen ist sie von der häufiger vorkommenden Pannikulitis, die mit der Kalzifikation von Muskeln und tiefem Gewebe verknüpft ist (Neidenbach et al. 1995; Requena u. Sanchez 2001; Solans et al. 2002).

Lobuläre Pannikulitiden mit neutrophilenreichem Infiltrat
Pannikulitis bei α_1-Antitrypsinmangel

α_1-Antitrypsin ist aufgrund seiner weiten Substratspezifität ein wichtiger Proteaseinhibitor im Serum. Klinische Erscheinungen treten an traumaexponierten Stellen in Form roter, subkutaner Knoten auf, die im Verlauf tief ulzerieren und ein öliges Material sezernieren. Sie kommen nur bei homozygotem Mangel vor, gleichzeitig mit Lungenemphysem, Hepatitis, Leberzirrhose, Vaskulitis, Angioödem. Die meisten Symptome können zwar im Kindesalter imponieren, die Pannikulitiden treten aber oft erst im Erwachsenenalter auf. Neben der Substitution mit dem Proteaseinhibitor ist Dapson die Therapie der Wahl bei dieser Form der Pannikulitis (Edmonds et al. 1991).

Pannikulitis bei Pankreaserkrankungen

Bei 2–3% der Erwachsenen mit Erkrankungen der Bauchspeicheldrüse, v. a. Pankreatitiden, entwickeln sich Pannikulitiden in Form subkutaner erythematöser Knoten, die spontan ulzerieren und einen bräunlichen öligen Inhalt freisetzen, der sich aus zugrundegegangenen Fettzellen zusammensetzt. Pathogenetisch wird den Pankreasenzymen wie der Lipase eine wichtige Rolle zugeschrieben, aber die pathophysiologischen Vorgänge sind komplex. Wegen der niedrigen Prävalenz von Pankreaserkrankungen im Kindesalter ist die Konstellation mit einer Pannikulitis selten. Wenn sie auftritt, dann eher, wenn zusätzlich zur Störung des Pankreas noch andere Erkrankungen vorliegen, wie ein Lupus erythematodes.

Pannikulitiden bei Infektionen

Mehrere Erreger können das subkutane Gewebe infizieren und dadurch Pannikulitiden verursachen. Dies geschieht aber meist nur bei supprimiertem Immunsystem. In Frage kommende Erreger sind u. a. Streptococcus pyogenes, Pseudomonas spp., Staphylococcus aureus, Candida spp., Fusarium spp., Aspergillus fumigatus, Cryptococcus neoformans, Sporothrix schenckii (Requena u. Sanchez 2001).

> Bei immunsupprimierten Kindern mit Pannikulitis sollte daher im Rahmen einer Biopsie immer auch ein Teil des Gewebes für eine mikrobiologische Kultur/PCR oder weitere Diagnostik gewonnen werden (v. a. wenn in einer vorangegangenen Biopsie viel Neutrophile auffielen).

Pannikulitiden nach Einbringung von Substanzen

Iatrogen eingebrachte Substanzen wie Silikon oder Medikamente (Vitamin K) sowie im Rahmen psychiatrischer Störungen injizierte Agenzien unterschiedlichster Art wie Säuren, Milch oder Fäkalien verursachen Pannikulitiden, häufig mit neutrophilenreichem Infiltrat. Erfahrene Histologen mögen aufgrund mikroskopischer Besonderheiten bisweilen Hinweise auf den Auslöser finden.

29.6.3 Septale Pannikulitiden mit Vaskulitis

Die LcV kann in das subkutane Fettgewebe hineinreichen oder aus ungeklärten Gründen selten auch einmal allein die Gefäße in den subkutanen Septen betreffen.

Oberflächliche (migratorische) Thrombophlebitis

Im Sinne der Einteilung sind die oberflächlichen Thrombophlebitiden septale Pannikulitiden mit sekundärer Entzündung der Gefäßwand infolge einer Thrombose. Die häufigste Ursache, die venöse Insuffizienz, ist im Kindesalter selten. Eine Paraneoplasie (Trousseau-Zeichen) ist als Ursache insgesamt seltener als angenommen, sodass im Kindesalter Infektionen, Folgen von Gerinnungsstörungen oder ein M. Behçet die häufigsten Gründe sind. Klinisch treten linear angeordnet multiple, schmerzhafte Knoten auf, meist an den Beinen, aber auch an den Armen oder am Stamm. Diese Läsionen können rezidivieren und an anderer Stelle wieder auftreten (Thrombophlebitis migrans aut saltans; Requena u. Yus 2001). Mitunter ist ein derber Strang tastbar.

Die *kutane PAN* bzw. die kutanen Veränderungen bei der Polyarteriitis nodosa sind nach histologischen Kriterien ebenfalls eine septale Pannikulitis mit Vaskulitis, in diesem Fall der kleineren muskulären Arterien. Als Unterscheidung von den mitunter gleichgroßen Venenwänden dient die fibrinoide Nekrose in der Tunica intima, die als ein eosinophiler Ring imponiert.

29.6.4 Septale Pannikulitis ohne Vaskulitis

Erythema nodosum

Epidemiologie. Das Erythema nodosum tritt bevorzugt im 3. Lebensjahrzehnt, sonst aber in jedem Alter auf. Im Kindesalter ist die Geschlechtsverteilung bis zum 12. Lebensjahr gleich, nach der Pubertät wird, wie im Erwachsenenalter, das weibliche Geschlecht deutlich häufiger befallen (Bondi et al. 1993).

> Das Erythema nodosum ist die häufigste akute Pannikulitis im Kindesalter und eine klassische septale Pannikulitis ohne Vaskulitis. Sie ist mit einer Reihe verschiedener Erkrankungen vergesellschaftet.

Ätiologie. Eine immunologische Pathogenese des Erythema nodosum gilt als wahrscheinlich. Mögliche Auslöser sind mannigfach (Auflistung in Requena u. Sanchez 2001; Requena u. Yus 2001), oft bleiben sie ungeklärt. Bei Kindern und Jugendlichen steht insbesondere beim rezidivierenden Erythema nodosum eine Streptokokkenpharyngitis im Vordergrund (Kakourou et al. 2001). Weitere assoziierte Erkrankungen sind Enteritis mit Yersinia enterocolitica, Tuberkulose (früher die häufigste Ursache für ein Erythema nodosum bei Kindern), infektiöse Mononukleose, Mykoplasmen- oder Chlamydieninfekte, Katzenkratzkrankheit, M. Crohn bzw allgemein entzündliche Darmerkrankungen (bis 20%), Sarkoidose (bis 31%; Hoffmann et al. 2004), M. Hodgkin und Leukämien sowie systemische Mykosen in endemischen Gebieten (Garty et al. 2000; Kakourou et al. 2001; Labbe et al. 1996). Medikamente als Auslöser (u. a. NSAID, Kontrazeptiva, Sulfonamide) sind bei Kindern selten.

Das Erythema nodosum kann bei jüngeren Kindern (<5 Jahre) auch das initiale Zeichen einer früh beginnenden Sarkoidose sein mit Haut-, Augen- (Uveitis) und Gelenk-, aber seltener Lungenbeteiligung (Cancrini et al. 1998).

Klinisches Bild. Typisch ist der Beginn symmetrisch an den Schienbeinen mit 1–15 cm großen, subkutanen, schmerzhaften Knoten, manchmal auch nur flach erhabenen Plaques, die zunächst hellrot sind, dann aber meist nach einer Woche in einen livid-roten und bei Abheilung in einen bräunlichen Farbton übergehen. Sie sind überwärmt, matt glänzend und je nach Lage im subkutanen Gewebe mehr oder weniger unscharf begrenzt (Abb. 29.11). Sie ulzerieren nicht und heilen narbenlos ab (Bondi et al. 1993; Requena u. Sanchez 2001; Requena u. Yus 2001). Andere befallene Körperareale sind Oberschenkel, Ellbogen, Unterarme, in einzelnen Fällen auch das Gesicht und die Handinnenflächen.

Bei Kindern geht das Auftreten eines Erythema nodosum oft mit leichtem Krankheitsgefühl und Leukozytose einher, Fieber und Arthralgien sind seltener als im Erwachsenenalter.

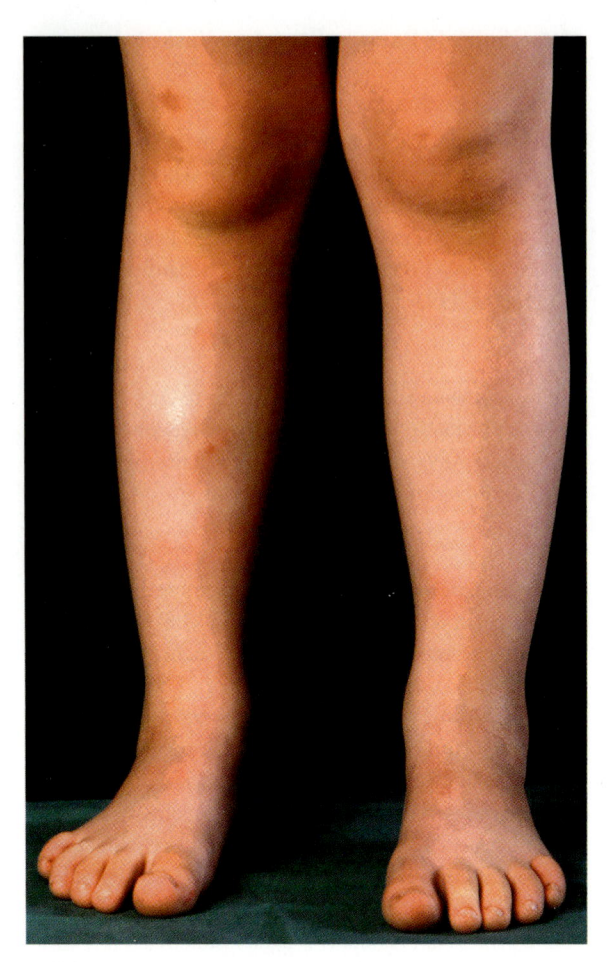

Abb. 29.11. Erythema nodosum an typischer Stelle bei einem 4-jährigen Kind

> Tritt das Erythema nodosum in Assoziation mit einem Infekt auf, gehen die Knoten bei Kindern schneller zurück als bei Erwachsenen (Kinder 11,5 Tage vs. Erwachsene 3–6 Wochen); bei einer assoziierten Grunderkrankung wie M. Crohn oder M. Hodgkin bestehen sie länger (diagnostische Maßnahmen einleiten; Kakourou et al. 2001).

Das *Erythema nodosum migrans* (subakute noduläre migrierende Pannikulitis) ist eine Sonderform des Erythema nodosum, tritt oft einseitig auf und zeigt eine längere Bestandsdauer seiner Läsionen, die durch langsame periphere Ausbreitung ein bogenförmiges Aussehen bekommen können.

Therapie. Das Erythema nodosum zeigt normalerweise eine spontane Abheilung und bedarf deshalb im Regelfall keiner Therapie. Es kann aber in seltenen Fällen rezidivieren. Eine kausale Therapie wäre die Behandlung einer evtl. erkannten Grunderkrankung oder das Fortlassen eines in Verdacht stehenden Medikamentes. Kinder passen ihre Betriebsamkeit oft von selbst ihrer Erkrankung an. Empfohlen werden 2–3 Tage Bettruhe und danach Einschränkung der Aktivität für 1–2 Wochen, dann ist der Verlauf günstig, und Rezidive sind die Ausnahme. Hilfreich sind kühlende Umschläge oder Kompressionsbinden beim Laufen, und, falls erforderlich, antiphlogistisch-analgetische Medikation (z. B. Diclofenac).

Wie bei der nodösen Vaskulitis ist auch für das Erythema nodosum ein schnelles Ansprechen auf Kaliumjodid beschrieben worden; wir haben jedoch keine Erfahrung mit dieser Therapie. Systemische Steroide helfen zwar für die Dauer ihrer Gabe, sollten aber schweren Fällen vorbehalten bleiben, zumal sie bei nicht erkannten Infektionen schädlich sind.

Differenzialdiagnose. Andere Pannikulitiden (in der Regel ohne Vaskulitis und Ulzera), noduläres Tuberkulid (Übersicht 29.3). Pannikulitisähnliche Bilder können bei hämatologischen Grunderkrankungen auftreten, so das seltene subkutane pannikulitische T-Zell-Lymphom. Kürzlich wurde über 10 Fälle bei Kindern berichtet, bei denen diese Diagnose erst verspätet (klinische und histologische Diagnosen lauteten zunächst u. a. Erythema nodosum, Erysipel) nach wiederholten tiefen Biopsien gestellt wurde (Shani-Adir et al. 2004). Auffällig war in diesen Fällen neben Allgemeinsymptomen eine LDH-Erhöhung. Wichtig für die Differenzialdiagnose ist daher v. a. bei nicht eindeutigen Fällen eine Gewebebiopsie, die bis zur Faszie reicht.

Weber-Christian-Krankheit

Unter diesem Eponym wurden viele Fälle gesammelt, bei denen neben einer Pannikulitis auch Fieber und andere systemische Zeichen vorlagen, die aber heutzutage aufgrund genauerer diagnostischer Möglichkeiten und Kenntnisse zur Pathophysiologie wahrscheinlich anderen, definierten Formen zugeordnet würden. Ähnlich verhält es sich bei der eosinophilen Pannikulitis oder lipomembranösen Pannikulitis, die am ehesten histologisch-deskriptive Begriffe für anderweitig definierte Pannikulitiden wie z. B. Lupuspannikulitis darstellen.

Literatur

Abril A, Calamia KT, Cohen MD (2003) The Churg Strauss syndrome (allergic granulomatous angiitis): review and update. Semin Arthritis Rheum 33: 106–114

Assicot C, Bourrat E, Prigent F, Moraillon I, Vignon MD, Triller R, Rybojad M (2002) [Cutaneous polyarteritis nodosa in children: three cases]. Ann Dermatol Venereol 129: 207–211

Athreya BH (1995) Vasculitis in children. Pediatr Clin North Am 42: 1239–1261

Baselga E, Margall N, Barnadas MA, Coll P, de Moragas JM (1997) Detection of Mycobacterium tuberculosis DNA in lobular granulomatous panniculitis (erythema induratum-nodular vasculitis) Arch Dermatol 133: 457–462

Belmont HM, Abramson SB, Lie JT (1996) Pathology and pathogenesis of vascular injury in systemic lupus erythematosus. Interactions of inflammatory cells and activated endothelium. Arthritis Rheum 39: 9–22

Belostotsky VM, Shah V, Dillon MJ (2002) Clinical features in 17 paediatric patients with Wegener granulomatosis. Pediatr Nephrol 17: 754–761

Blanco R, Martinez-Taboada VM, Rodriguez-Valverde V, Garcia-Fuentes M (1998) Cutaneous vasculitis in children and adults. Associated diseases and etiologic factors in 303 patients. Medicine (Baltimore) 77: 403–418

Bondi EE, Lazarus GS (1993) Disorders of subcutaneous tissue. In: Fitzpatrick TB, Eisen AZ, Wolff K, Freedberg IM, Austen KF (eds) Dermatology in general medicine, vol 2. McGraw-Hill, New York, pp 1329–1344

Brogan PA, Davies R, Gordon I, Dillon MJ (2002) Renal angiography in children with polyarteritis nodosa. Pediatr Nephrol 17: 277–283

Buchanec J, Galanda V, Belakova S, Minarik M, Zibolen M (1988) Incidence of renal complications in Schonlein-Henoch purpura syndrome in dependence of an early administration of steroids. Int Urol Nephrol 20: 409–12

Calabrese LH, Duna GF (1996) Drug-induced vasculitis. Curr Opin Rheumatol 8: 34–40

Calabrese LH, Hoffman GS, Guillevin L (1995) Therapy of resistant systemic necrotizing vasculitis. Polyarteritis, Churg-Strauss syndrome, Wegener´s granulomatosis, and hypersensitivity vasculitis group disorders. Rheum Dis Clin North Am 21: 41–57

Calabrese LH, Michel BA, Bloch DA, Arend WP, Edworthy SM, Fauci AS, Fries JF, Hunder GG, Leavitt RY, Lie JT, et al. (1990) The American College of Rheumatology 1990 criteria for the classification of hypersensitivity vasculitis. Arthritis Rheum 33: 1108–13

Callen JP (1998) Pyoderma gangrenosum. Lancet 351: 581–5

Cancrini C, Angelini F, Colavita M, Cortis E, Chini L, Mammone F, Rossi P, De Sanctis R (1998) Erythema nodosum: a presenting sign of early onset sarcoidosis. Clin Exp Rheumatol 16: 337–339

Cassidy JT, Petty RE (1995) Textbook of pediatric rheumatology. Saunders, Philadelphia

Churg J, Strauss L (1951) Allergic granulomatosis, allergic angiitis, and periarteritis nodosa. Am J Pathol 27: 277–301

Cochat P, Gaulier JM, Koch Nogueira PC, Feber J, Jamieson NV, Rolland MO, Divry P, Bozon D, Dubourg L (1999) Combined liver-kidney transplantation in primary hyperoxaluria type 1. Eur J Pediatr 158 Suppl 2: S75–S80

Daoud MS, Gibson LE, DeRemee RA, Specks U, el-Azhary RA, Su WP (1994) Cutaneous Wegener´s granulomatosis: clinical, histopathologic, and immunopathologic features of thirty patients. J Am Acad Dermatol 31: 605–612

Davin JC, Ten Berge IJ, Weening JJ (2001) What is the difference between IgA nephropathy and Henoch-Schonlein purpura nephritis? Kidney Int 59: 823–834

Davis MD, Daoud MS, Kirby B, Gibson LE, Rogers RS, 3rd (1998) Clinicopathologic correlation of hypocomplementemic and normocomplementemic urticarial vasculitis. J Am Acad Dermatol 38: 899–905

DeAmicis T, Mofid MZ, Cohen B, Nousari HC (2002) Hypocomplementemic urticarial vasculitis: report of a 12-year-old girl with systemic lupus erythematosus. J Am Acad Dermatol 47: S273–S274

Edmonds BK, Hodge JA, Rietschel RL (1991) Alpha 1-antitrypsin deficiency-associated panniculitis: case report and review of the literature. Pediatr Dermatol 8: 296–299

Farley TA, Gillespie S, Rasoulpour M, Tolentino N, Hadler JL, Hurwitz E (1989) Epidemiology of a cluster of Henoch-Schonlein purpura. Am J Dis Child 143: 798–803

Finkelstein H (1938) Lehrbuch der Säuglingskrankheiten, 4. Aufl. Amsterdam, S 814–830

Fujieda M, Hattori M, Kurayama H, Koitabashi Y (2002) Clinical features and outcomes in children with antineutrophil cytoplasmic autoantibody-positive glomerulonephritis associated with propylthiouracil treatment. J Am Soc Nephrol 13: 437–445

Gagnadoux MF, Lacaille F, Niaudet P, Revillon Y, Jouvet P, Jan D, Guest G, Charbit M, Broyer M (2001) Long term results of liver-kidney transplantation in children with primary hyperoxaluria. Pediatr Nephrol 16: 946–950

Garty BZ, Poznanski O (2000) Erythema nodosum in Israeli children. Isr Med Assoc J 2: 145–146

Gerbig AW, Zala L, Hunziker T (1997) [Erythema elevatum diutinum. A rare dermatosis with a broad spectrum of associated illnesses]. Hautarzt 48: 113–117

Goldstein AR, White RH, Akuse R, Chantler C (1992) Long-term follow-up of childhood Henoch-Schonlein nephritis. Lancet 339: 280–282

Goraya JS, Kaur S (2002) Acute infantile hemorrhagic edema and Henoch-Schonlein purpura: is IgA the missing link? J Am Acad Dermatol 47: 801; author reply 801–8022

Henoch EHH (1874) About a peculiar form of purpura. Berliner Klein Wochenschr 11: 641–643

Hoffman GS, Kerr GS, Leavitt RY, Hallahan CW, Lebovics RS, Travis WD, Rottem M, Fauci AS (1992a) Wegener granulomatosis: an analysis of 158 patients. Ann Intern Med 116: 488–498

Hoffman GS, Leavitt RY, Kerr GS, Fauci AS (1992b) The treatment of Wegener´s granulomatosis with glucocorticoids and methotrexate. Arthritis Rheum 35: 1322–1329

Hoffmann AL, Milman N, Byg KE (2004) Childhood sarcoidosis in Denmark 1979–1994: incidence, clinical features and laboratory results at presentation in 48 children. Acta Paediatr 93: 30–36

Irvine AD, Bruce IN, Walsh MY, Bingham EA (1997) Microscopic polyangiitis. Delineation of a cutaneous-limited variant associated with antimyeloperoxidase autoantibody. Arch Dermatol 133: 474–477

Jennette JC, Falk RJ (1997) Small-vessel vasculitis. N Engl J Med 337: 1512–1523

Jordaan HF, Schneider JW, Abdulla EA (2000) Nodular tuberculid: a report of four patients. Pediatr Dermatol 17: 183–188

Jorizzo JL, Solomon AR, Zanolli MD, Leshin B (1988) Neutrophilic vascular reactions. J Am Acad Dermatol 19: 983–1005

Kakourou T, Drosatou P, Psychou F, Aroni K, Nicolaidou P (2001) Erythema nodosum in children: a prospective study. J Am Acad Dermatol 44: 17–21

Kaku Y, Nohara K, Honda S (1998) Renal involvement in Henoch-Schonlein purpura: a multivariate analysis of prognostic factors. Kidney Int 53: 1755–9

Kandeel A, Ramesh S, Chen Y, Celik C, Jenis E, Ambrus JL, Jr. (2000) Microscopic polyangiitis in a pediatric patient. Arch Fam Med 9: 1189–1192

Kerr GS, Hallahan CW, Giordano J, Leavitt RY, Fauci AS, Rottem M, Hoffman GS (1994) Takayasu arteritis. Ann Intern Med 120: 919–929

Koskimies O, Mir S, Rapola J, Vilska J (1981) Henoch-Schonlein nephritis: long-term prognosis of unselected patients. Arch Dis Child 56: 482–4

Kossard S (2000) Defining lymphocytic vasculitis. Australas J Dermatol 41: 149–155

Labbe L, Perel Y, Maleville J, Taieb A (1996) Erythema nodosum in children: a study of 27 patients. Pediatr Dermatol 13: 447–450

Lentsch AB, Ward PA (2000) Regulation of inflammatory vascular damage. J Pathol 190: 343–348

Levy M, Broyer M, Arsan A, Levy-Bentolila D, Habib R (1976) Anaphylactoid purpura nephritis in childhood: natural history and immunopathology. Adv Nephrol Necker Hosp 6: 183–228

Lhote F, Guillevin L (1995) Polyarteritis nodosa, microscopic polyangiitis, and Churg-Strauss syndrome. Clinical aspects and treatment. Rheum Dis Clin North Am 21: 911–947

Lie JT (1990) Illustrated histopathologic classification criteria for selected vasculitis syndromes. American College of Rheumatology Subcommittee on Classification of Vasculitis. Arthritis Rheum 33: 1074–1087

Madden RM, Oppenheimer C, Wydro R, Marlar RA (1990) Recombinant human protein C: comparative functional studies with human plasma protein C. Thromb Res 57: 425–435

Martini A, Ravelli A, Albani S, De Benedetti F, Massa M, Wisnieski JJ (1994) Hypocomplementemic urticarial vasculitis syndrome with severe systemic manifestations. J Pediatr 124: 742–744

Michel BA, Hunder GG, Bloch DA, Calabrese LH (1992) Hypersensitivity vasculitis and Henoch-Schonlein purpura: a comparison between the 2 disorders. J Rheumatol 19: 721–728

Neidenbach PJ, Sahn EE, Helton J (1995) Panniculitis in juvenile dermatomyositis. J Am Acad Dermatol 33: 305–307
Nerome Y, Imanaka H, Maeno N, Mori H, Akaike H, Shigemori M, Takei S, Hokonohara M, Miyata K (2001) [A case of primary Sjogren syndrome with repeated purpura]. Ryumachi 41: 864-86-8
Nolin L, Courteau M (1999) Management of IgA nephropathy: evidence-based recommendations. Kidney Int Suppl 70: S56–62
Ozen S (2002) The spectrum of vasculitis in children. Best Pract Res Clin Rheumatol 16: 411–425
Piette W (2004) Primary systemic vasculitis. Cutaneous manifestations of rheumatic diseases. Sontheimer RDT Provost. Williams & Wilkins, Philadelphia, pp 159–196
Piette WW (1997) What is Schonlein-Henoch purpura, and why should we care? Arch Dermatol 133: 515–518
Pillebout E, Thervet E, Hill G, Alberti C, Vanhille P, Nochy D (2002) Henoch-Schonlein Purpura in adults: outcome and prognostic factors. J Am Soc Nephrol 13: 1271–1278
Ploysangam T, Heubi JE, Eisen D, Balistreri WF, Lucky AW (1997) Cutaneous Crohn's disease in children. J Am Acad Dermatol 36: 697–704
Powell FC, O´Kane M (2002) Management of pyoderma gangrenosum. Dermatol Clin 20: 347–355, viii
Radcliffe-Crocker H, Williams C (1894) Erythema elevatum diutinum. Br J Dermatol 6: 1–9
Reinhold-Keller E, Kekow J, Schnabel A, Schmitt WH, Heller M, Beigel A, Duncker G, Gross WL (1994) Influence of disease manifestation and antineutrophil cytoplasmic antibody titer on the response to pulse cyclophosphamide therapy in patients with Wegener´s granulomatosis. Arthritis Rheum 37: 919–924
Requena L, Sanchez Yus E (2001) Panniculitis. Part II. Mostly lobular panniculitis. J Am Acad Dermatol 45: 325–361; quiz 362–364
Requena L, Yus ES (2001) Panniculitis. Part I. Mostly septal panniculitis. J Am Acad Dermatol 45: 163–83; quiz 184–186
Rice AM, Rivkees SA (1999) Etidronate therapy for hypercalcemia in subcutaneous fat necrosis of the newborn. J Pediatr 134: 349–351
Rottem M, Fauci AS, Hallahan CW, Kerr GS, Lebovics R, Leavitt RY, Hoffman GS (1993) Wegener granulomatosis in children and adolescents: clinical presentation and outcome. J Pediatr 122: 26–31
Sanchez CP (2003) Secondary hyperparathyroidism in children with chronic renal failure: pathogenesis and treatment. Paediatr Drugs 5: 763–776
Sano H, Izumida M, Shimizu H, Ogawa Y (2002) Risk factors of renal involvement and significant proteinuria in Henoch-Schonlein purpura. Eur J Pediatr 161: 196–201
Santagostino E, Colombo M, Cultraro D, Muca-Perja M, Gringeri A, Mannucci PM (1998) High prevalence of serum cryoglobulins in multi-transfused hemophilic patients with chronic hepatitis C. Blood 92: 516–519
Saraclar Y, Tinaztepe K, Adalioglu G, Tuncer A (1990) Acute hemorrhagic edema of infancy (AHEI)–a variant of Henoch-Schonlein purpura or a distinct clinical entity? J Allergy Clin Immunol 86: 473–483
Saulsbury FT (1999) Henoch-Schonlein purpura in children. Report of 100 patients and review of the literature. Medicine (Baltimore) 78: 395–409
Saulsbury FT (1993) Corticosteroid therapy does not prevent nephritis in Henoch-Schonlein purpura. Pediatr Nephrol 7: 69–71
Savage CO, Harper L, Adu D (1997) Primary systemic vasculitis. Lancet 349: 553–558
Schulz EJ, Whiting DA (1976) Treatment of erythema nodosum and nodular vasculitis with potassium iodide. Br J Dermatol 94: 75–78
Shani-Adir A, Lucky AW, Prendiville J, Murphy S, Passo M, Huang FS, Paller AS (2004) Subcutaneous panniculitic T-cell lymphoma in children: response to combination therapy with cyclosporine and chemotherapy. J Am Acad Dermatol 50: S18–S22
Shapiro R, Weismann I, Mandel H, Eisenstein B, Ben-Ari Z, Bar-Nathan N, Zehavi I, Dinari G, Mor E (2001) Primary hyperoxaluria type 1: improved outcome with timely liver transplantation: a single-center report of 36 children. Transplantation 72: 428–432
Silverman RA, Newman AJ, LeVine MJ, Kaplan B (1988) Poststeroid panniculitis: a case report. Pediatr Dermatol 5: 92–93
Sneller MC, Hoffman GS, Talar-Williams C, Kerr GS, Hallahan CW, Fauci AS (1995) An analysis of forty-two Wegener´s granulomatosis patients treated with methotrexate and prednisone. Arthritis Rheum 38: 608–613
Solans R, Cortes J, Selva A, Garcia-Patos V, Jimenez FJ, Pascual C, Bosch J, Vilardell M (2002) Panniculitis: a cutaneous manifestation of dermatomyositis. J Am Acad Dermatol 46: S148–S150
Somer T, Finegold SM (1995) Vasculitides associated with infections, immunization, and antimicrobial drugs. Clin Infect Dis 20: 1010–1036
Soylu A, Kavukcu S, Uzuner N, Olgac N, Karaman O, Ozer E (2001) Systemic lupus erythematosus presenting with normocomplementemic urticarial vasculitis in a 4-year-old girl. Pediatr Int 43: 420–422
Stone MS, Olson RR, Weismann DN, Giller RH, Goeken JA (1993) Cutaneous vasculitis in the newborn of a mother with cutaneous polyarteritis nodosa. J Am Acad Dermatol 28: 101–105
Suarez SM, Paller AS (1993) Atrophie blanche with onset in childhood. J Pediatr 123: 753–5
Sunderkötter C, Bonsmann G (2003) Pyoderma gangraenosum/Vaskulitiden. In: Mrowietz U (Hrsg): Ciclosporin in der Dermatologie. Stuttgart, Thieme: 29–37
Sunderkötter C, Kolde, G. (2004) Cutaneous vasculitis. In: Bos J (Hrsg): Skin Immune System (SIS) Cutaneous Immunology and Clinical Immunodermatology. 3. Auflage Boca Raton New York, CRC Press: 553–563
Sunderkötter C, Lan Ma H (2005c) Stand der Therapie mit Clofazimine (Lampren®) bei Lepra nach Abgabe des Medikamentes von Novartis an die WHO. Hautarzt 56: 478–479
Sunderkötter C, Roth J, Bonsmann G (2004) Leukozytoklastische Vaskulitis. Hautarzt 55: 759–785
Sunderkötter C, Bonsmann G, Sindrilaru A, Luger TA (2005a) Management of leukocytoclastic vasculitis. Journal of Dermatological Treatment. In Druck
Sunderkötter C, Luger TA (2005b) Treatment of capillaritis. In: Lebwohl et al. (eds) Dermatological therapy Elsevier, London. In Druck
Tancrede-Bohin E, Ochonisky S, Vignon-Pennamen MD, Flageul B, Morel P, Rybojad M (1997) Schonlein-Henoch purpura in adult patients. Predictive factors for IgA glomerulonephritis in a retrospective study of 57 cases. Arch Dermatol 133: 438–442
Torrelo A, Requena C, Mediero IG, Zambrano A (2003) Schamberg´s purpura in children: a review of 13 cases. J Am Acad Dermatol 48: 31–33
Trejo O, Ramos-Casals M, Garcia-Carrasco M, Yague J, Jimenez S, de la Red G, Cervera R, Font J, Ingelmo M (2001) Cryoglobulinemia: study of etiologic factors and clinical and immunologic features in 443 patients from a single center. Medicine (Baltimore) 80: 252–262
Wenzel J, Gerdsen R, Phillipp-Dormston W, Bieber T, Uerlich M (2002) Topical treatment of pyoderma gangraenosum. Dermatology 205: 221–223
Wilkinson SM, English JS, Smith NP, Wilson-Jones E, Winkelmann RK (1992) Erythema elevatum diutinum: a clinicopathological study. Clin Exp Dermatol 17: 87–93
Wisnieski JJ, Baer AN, Christensen J, Cupps TR, Flagg DN, Jones JV, Katzenstein PL, McFadden ER, McMillen JJ, Pick MA et al. (1995) Hypocomplementemic urticarial vasculitis syndrome. Clinical and serologic findings in 18 patients. Medicine (Baltimore) 74: 24–41
Wojnarowska F (1988) Chronic bullous disease of childhood. Semin Dermatol 7: 58–65
Wyatt RJ, Hogg RJ (2001) Evidence-based assessment of treatment options for children with IgA nephropathies. Pediatr Nephrol 16: 156–167
Yalcindag A, Sundel R (2001) Vasculitis in childhood. Curr Opin Rheumatol 13: 422–427

Passagen des Abschn. 29.2 »Vaskulitis der kleineren Gefäße« sind entnommen aus Sunderkötter et al. (2004), enthalten aber zusätzliche Angaben zur Erkrankung im Kindesalter.

Autoimmundermatosen

H. Albrecht-Nebe

30.1	Einleitung – 485
30.2	Hautveränderungen bei juveniler rheumatoider Arthritis – 485
30.3	Lupus erythematodes einschließlich neonatales Lupus erythematodes-Syndrom – 486
30.3.1	Systemischer Lupus erythematodes – 486
30.3.2	Chronisch kutaner (diskoider) Lupus erythematodes – 491
30.3.3	Lupuspannikulitis – 491
30.3.4	Neonatales Lupus erythematodes-Syndrom (NLE-Syndrom) – 491
30.4	Juvenile Dermatomyositis – 494
30.5	Sjögren-Syndrom – 497
30.6	Overlap-Syndrom – 497
30.7	Polychondritis recidivans – 498

Literatur – 499

30.1 Einleitung

Die in diesem Kapitel Autoimmundermatosen ausgewiesenen Erkrankungen umfassen sowohl die den Kollagenosen zugeordneten Erkrankungen Lupus erythematodes einschließlich »mixed connective tissue disease« (MCTD), Dermatomyositis, Sjögren-Syndrom, Overlap-Syndrom und rezidivierende Polychondritis als auch die Hautsymptomatik der juvenilen rheumatoiden Arthritis aus dem rheumatischen Formenkreis.

Die Ätiologie dieser Erkrankungen ist multifaktoriell. Als pathogenetisch bedeutsam werden Störungen der humoralen und zellulären Immunität betrachtet. Ein z. T. breites Spektrum von Autoantikörpern, ein hoher Gehalt zirkulierender Immunkomplexe, Immunglobulin- und Komplementablagerungen und Besonderheiten des Zellinfiltrats in betroffenen Organsystemen weisen auf die Autoimmunpathogenese dieser Krankheitsgruppe hin.

30.2 Hautveränderungen bei juveniler rheumatoider Arthritis

Definition. Die juvenile rheumatoide Arthritis (JRA) ist eine chronische Gelenkerkrankung unbekannter Ursache, die vor dem 16. Lebensjahr mit Bevorzugung des weiblichen Geschlechts auftritt. Der Krankheitsbegriff schließt verschiedene Subsets, abhängig von der Anzahl der betroffenen Gelenke und einer zusätzlichen bzw. initialen systemischen Manifestation, ein (Cassidy u. Petty 2001).

Ätiopathogenese. Neben Infektionen, psychischen und hormonellen Faktoren wird besonders immunologischen und genetischen Faktoren eine ätiopathogenetische Bedeutung zugesprochen (Cassidy u. Petty 2001).

Hautsymptomatik. Am Hautorgan auftretende Veränderungen gehören zur klinischen Symptomatik der systemischen Variante der JRA, die neben der auch später auftretenden Arthritis (Cassidy u. Petty 2001) in Knie-, Ellbogen-, Finger- und Zehengelenken auch Hepatosplenomegalie, Lymphknotenschwellungen, Serositis, besonders Perikarditis, und Myalgien einschließt. Erythematöse, makulöse bzw. makulopapulöse Hautveränderungen sind während der Fieberschübe bevorzugt am Stamm und an den oberen Extremitäten, auch im Gesichtsbereich und an Handtellern und Fußsohlen zu beobachten. An druckexponierten Körperregionen können kurzzeitig bestehende urtikarielle Exantheme, teilweise mit Juckreiz einhergehend, und Erythema exsudativum multiforme-artige Veränderungen auftreten.

Exanthematische Hautveränderungen gelten als diagnostischer Hinweis auf die systemische Erscheinungsform der JRA. Selten treten sie bei der polyartikulären Form auf, für die die Dunkelfärbung der Haut über den proximalen Interphalangealgelenken bei chronischem Verlauf als typisch gilt (Gedalia et al. 1989). Derbe, verschiebliche Knoten, die von geröteter Haut bedeckt sein können und vorzugsweise an druckexponierten Körperstellen, wie über den Ellbogen, an den Sehnenscheiden und Streckseiten der Finger, über der Achillessehne, am Nasenrücken (bei Brillenträgern) und am Hinterkopf, solitär oder multipel auftreten, werden bevorzugt bei Kindern mit Polyarthritis und positiven Rheumafaktoren beobachtet und weisen auf einen chronischen Krankheitsverlauf hin (Cassidy u. Petty 2001).

> Flüchtige exanthematische Hautveränderungen können als Hinweis auf die systemische Variante der JRA gelten.

Histologie. Bei den als makulopapulöses Exanthem imponierenden Hautveränderungen sind gering ausgeprägte perivaskuläre Infiltrate mononukleärer Zellen vorhanden. Subkutan gelegene noduläre Veränderungen bieten den typischen Befund eines Palisadengranuloms mit zentraler fibrinoider Nekrose, umgeben von zaunartig angeordneten histiozytären Zellen, stellenweise in einem gemischten entzündlichen Infiltrat.

Diagnostisch wichtige Laborbefunde. Auch bei den mit Hautveränderungen einhergehenden Formen der JRA sind keine die Diagnose stützenden Laborparameter zu erwarten. Erhöhte Blutsenkungsgeschwindigkeit (BSG), Hypergammaglobulinämie, normozytische hypochrome Anämie, Leukozytose, Thrombozytose sowie ein erhöhter Eisenspiegel weisen auf eine systemische Form hin. Rheumafaktoren (IgM, IgG) sind besonders bei Kindern mit spätem Auftreten der JRA zu erwarten. Antinukleäre Antikörper, bevorzugt der IgG-Klasse, sind vornehmlich bei Mädchen mit einer frühen Form der Erkrankung bei Bevorzugung des oligoartikulären Typs mit chronischer Uveitis (Cassidy u. Petty 2001), seltener bei polyartikulärem Typ, erhöhte Immunkomplexe im Serum bei Kindern mit systemischer Variante der JRA nachzuweisen.

Verlauf. Während die Exantheme bei der systemischen Form der JRA einen flüchtigen Charakter aufweisen und mit ihren Rezidiven bei Exazerbationen zu rechnen ist, persistieren die nodulären Veränderungen der polyarthritischen Form über Monate bis Jahre.

Therapie. Die Behandlung der Hautveränderungen ist durch die systemische Therapie der JRA in Abhängigkeit von ihrer Erscheinungsform, v. a. mit nichtsteroidalen Antiphlogistika, Methotrexat, Glukokortikoiden, Hydroxychloroquin, Goldsalzen und Sulfasalazin gewährleistet (Cassidy u. Petty 2001). Starker Juckreiz rechtfertigt Antihistaminika oral. Topisch sind, abhängig vom morphologischen Erscheinungsbild und der Ausdehnung der Hauterscheinungen, Zinkschüttelmixturen und kurzzeitig Glukokortikoidexterna zu empfehlen.

Differenzialdiagnosen. Differenzialdiagnostisch sind vom makulopapulösen Exanthem der JRA mit systemischer Manifestation sowohl ein makulopapulöses Arzneimittelexanthem als auch ein Exanthem viraler Genese (z. B. durch »enteric cytopathogenetic human orphan« = ECHO-, Coxsackie-Viren), vom urtikariellen Exanthem eine chronisch rezidivierende Urtikaria abzugrenzen. Während arzneimittelbedingte Exantheme bevorzugt Stamm und Extremitäten betreffen und mit Juckreiz einhergehen, wird dieser bei Virusexanthemen, die auch Palmar- und Plantarflächen einbeziehen und von Fieber und Lymphknotenschwellungen begleitet werden, in der Regel vermisst.

Das Erythema exsudativem multiforme-artige Exanthem bei der JRA beschränkt sich auf druckexponierte Körperregionen. Noduläre Veränderungen sind differenzialdiagnostisch abzugrenzen von denen beim rheumatischen Fieber und von den sog. benignen rheumatoiden Knötchen, die über Knochentuberanzen solitär oder multipel auftreten, schmerzlos sind, zur spontanen Regression neigen und in der Regel nicht mit einer Arthritis einhergehen. Selten folgen ihrem Auftreten arthritische Beschwerden. Auch tiefe Formen des Granuloma anulare, isoliert oder disseminiert, über Finger-, Fuß-, Knie-, und Ellbogengelenken, sowie durch ihre Härte charakterisierte Kalzinosen bei systemischer Sklerodermie und Dermatomyositis über Ellbogen-, Kniegelenken und Sehnenscheiden zählen zu den Differenzialdiagnosen bei nodulären Läsionen der JRA.

Das Erythema nodosum unterscheidet sich unabhängig von seiner Genese klinisch von den nodulären Veränderungen der JRA durch starke Schmerzhaftigkeit, deutliche Rötung und Beweglichkeitsbehinderung in Abhängigkeit von der Lokalisation. Gefäßbedingte knotig imponierende Veränderungen, z. B. beim Blue-Rubber-Bleb-Nävus-Syndrom oder bei der Panarteriitis nodosa cutanea benigna, sind weich und indolent und gehen ohne Arthritis einher.

30.3 Lupus erythematodes einschließlich Neonatales Lupus erythematodes-Syndrom

30.3.1 Systemischer Lupus erythematodes

Definition. Der Lupus erythematodes (LE) ist eine sich entweder nur auf das Hautorgan beschränkende oder sich auch an inneren Organen manifestierende Autoimmunerkrankung, die durch entzündliche Veränderungen an Gefäßen und am Bindegewebe, Nachweisbarkeit von gegen nukleäre Antigene gerichteten Antikörpern, Immunkomplexablagerungen und zelluläre Autoimmunphänomene charakterisiert ist.

Epidemiologie. Der Lupus erythematodes manifestiert sich bei Kindern bevorzugt als systemische Variante (SLE) mit Multiorganbeteiligung. Er tritt in der Regel erst nach dem 8. Lebensjahr mit einem Häufigkeitsgipfel zwischen dem

11. und 13. Lebensjahr auf (Hurwitz 1993). Selten sind Klein- und Vorschulkinder betroffen. Angaben über das Verhältnis von erkrankten Mädchen zu erkrankten Jungen sind sehr unterschiedlich und erlauben keine verbindliche Aussage. Die Inzidenzrate wird bis 0,6/100.000, die Prävalenz mit 5–10% (bezogen auf 100.000) angegeben (Sills et al. 1995).

Die klinische Erstsymptomatik bei subakut bzw. chronisch verlaufendem SLE in Form von Fieberschüben, Gelenkschmerzen und -schwellungen sowie zunächst flüchtigen erythematösen Hautveränderungen erfährt bei der motorischen Aktivität der Kinder anfänglich nicht immer die notwendige Beachtung. Auch die mit anderen Krankheiten zu vereinbarenden Laborbefunde und der bei Kindern meist geringe Ausprägungsgrad der für den LE charakteristischen humoralen Immunphänomene sind bei der nosologischen Zuordnung der klinischen Symptome nicht immer hilfreich. So ergibt sich häufig ein großes Zeitintervall zwischen klinischer Erstsymptomatik und Diagnosestellung, die nicht selten erst bei Einschränkung oder Versagen einer Organfunktion erfolgt.

Ätiopathogenese. Die Ätiologie des SLE ist multifaktoriell, wobei genetischen und immunologischen neben hormonellen und exogenen Faktoren sowie Infektionen eine besondere Bedeutung zuzukommen scheint. So werden familiäres Vorkommen und die Assoziation des SLE mit Histokompatibilitätsantigenen HLA-B8 und HLA-DR3 sowie ein gehäuftes Auftreten der Erkrankung bei Patienten mit homozygotem Defekt der frühen Komplementkomponenten (z. B. C1q, C1r, C1s, C4, C2) beschrieben (Arnett u. Reveille 1992).

Auf die Rolle des Immunsystems weisen humorale Immunphänomene in Form der gegen unterschiedliche nukleäre Antigene gerichteten Antikörper, Immunkomplexablagerungen subepidermal und in den Wänden der Blutgefäße, die Vielzahl der Zelloberflächenmarker von Thrombozyten, Lymphozyten und Erythrozyten sowie der hohe Anteil aktivierter T-Zellen (CD4 und CD8) im entzündlichen, mononukleären Infiltrat kutaner Läsionen des SLE (Synkowski u. Provost 1983) hin. Signifikant erhöhte Serumspiegel von FSH (follikelstimulierendes Hormon) und von LH (Luteinisierungshormon) sowie von Prolaktin bei Kindern mit SLE (Petty u. Cassidy 2001) sowie die beobachtete Assoziation des Klinefelter-Syndroms mit einem SLE (Sequeira et al. 1993) lassen den Einfluss hormoneller Faktoren auf die Ätiopathogenese der Erkrankung annehmen. Auch scheinen Infektionen, Arzneimittel und UV-A-Exposition die Manifestation des Grundleidens zu begünstigen (Petty u. Cassidy 2001). Als pathologische Veränderungen liegen beim SLE eine immunkomplexvermittelte Vaskulitis und fibrinoide Nekrose, zelluläre Infiltrate und charakteristische Veränderungen des Bindegewebes vor.

Klinisches Bild. Kinder neigen zur multisystemischen Variante des SLE mit bevorzugtem Befall von Haut, Nieren, Gelenken, Zentralnervensystem, Muskulatur und Lymphknoten. Der akute bzw. subakute SLE geht mit Fieberschüben, Nachtschweiß, Müdigkeit, Beweglichkeitseineinschränkungen, Inappetenz und Gewichtsverlust einher.

Bei dem im Kindesalter selteneren chronischen Verlauf überdeckt die motorische Aktivität des Kindes das weniger beeinträchtigte Allgemeinbefinden.

Hautsymptomatik. Bei Kindern ist eine klinisch-morphologische Vielfalt LE-bedingter Hautveränderungen zu beobachten. Charakteristisch ist das in der Gesichtsmitte anfänglich flüchtige, nachfolgend persistierende schmetterlingsförmige Erythem (Abb. 30.1). Dieser sog. »butterfly-rash« wird durch Sonnenlicht provoziert und bildet sich narbenlos zurück. Bei akutem Verlauf können zusätzlich vesikulöse bzw. bullöse Veränderungen auftreten. An licht- bzw. druckexponierten Körperbereichen sowie auf dem behaarten Kopf, an den Ohrmuschelrändern, periungual, an der Streckseite der Finger zwischen den Interphalangealgelenken (Abb. 30.2), an der Beugeseite der Finger, am Thenar, Hypothenar sowie an der Streckseite der Oberarme und am oberen Thorax treten erythematöse, auch makulopapulöse Hautveränderungen, über Ellbogen- und Kniegelenken lividrote papulöse Hauterscheinungen auf.

Seltener sind Erythema exsudativum multiforme-artige Hauterscheinungen im Gesicht sowie an den Extremitä-

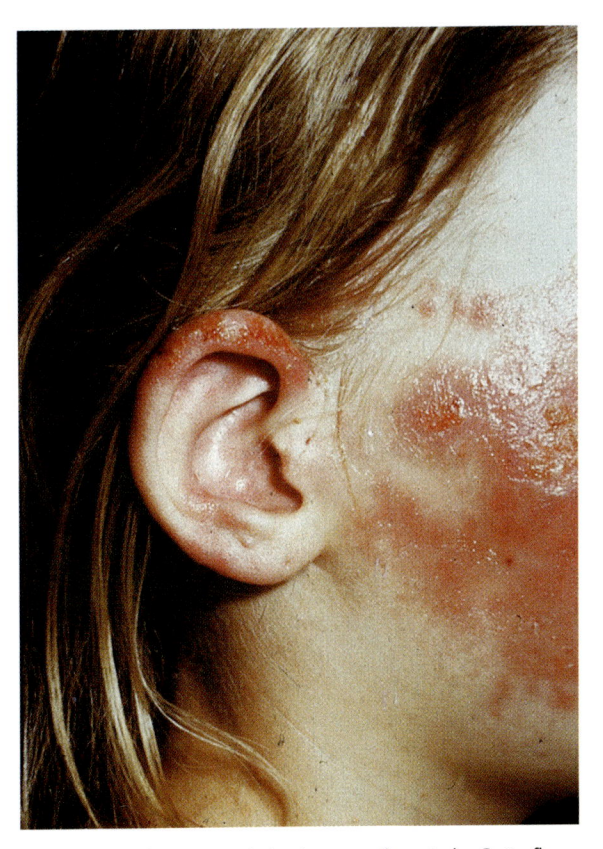

Abb. 30.1. Akuter systemischer Lupus erythematodes. Butterfly-Erythem und Erytheme an der Helix mit Krusten nach vesikulösen Veränderungen

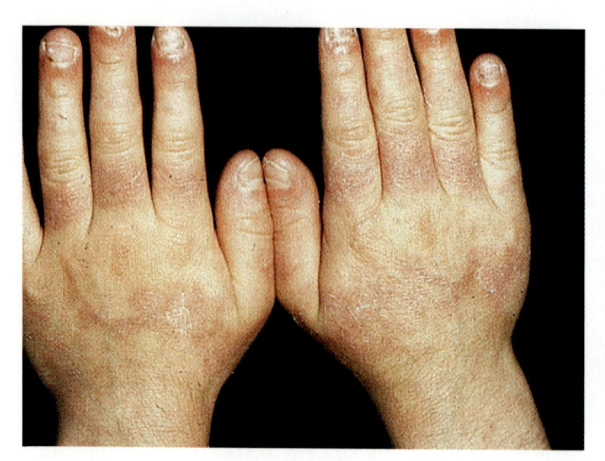

Abb. 30.2. Subakuter systemischer Lupus erythematodes. Unscharf begrenzte Erytheme zwischen den Interphalangealgelenken

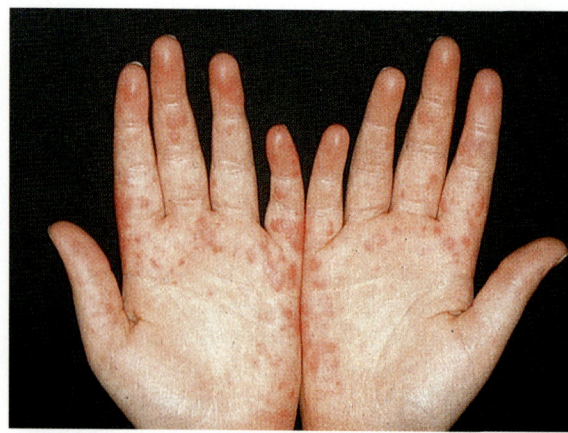

Abb. 30.3. Subakuter systemischer Lupus erythematodes. Palmar Erytheme und persistierende urtikarielle Veränderungen

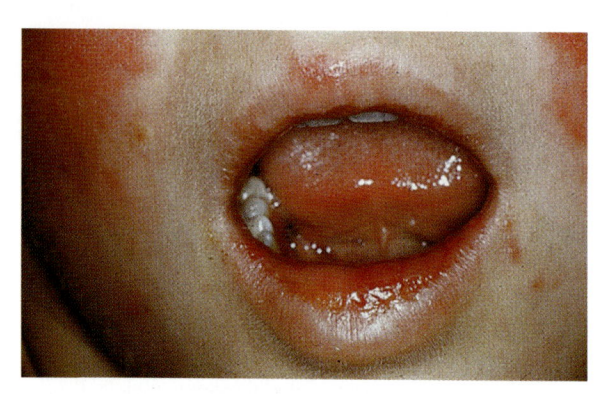

Abb. 30.4. Akuter systemischer Lupus erythematodes. Unscharf begrenztes Lippenrot mit Bläschen und Erosionen

ten oder purpurische Veränderungen an den unteren Extremitäten oder periorbital, Teleangiektasien im Nagelfalzbereich, atrophische Närbchen an den Endphalangen der Finger und Zehen sowie Erythema nodosum-artige Veränderungen an den Unterschenkeln zu beobachten.

Persistierende urtikarielle Läsionen können an Handinnenflächen (❒ Abb. 30.3) und Fußsohlen, aber auch an lichtexponierten Körperstellen, an denen sich auch Petechien, Hyper- und Hypopigmentierungen ausprägen können, auftreten. Eine Livedo reticularis kann als früher Hinweis auf einen LE gelten (Hurwitz 1993). Selten sind die bei schwerer Vaskulitis malleolär auftretenden subkutanen Knoten oder scharf begrenzten chronischen Ulzerationen sowie eine Gangrän an Fingern und Zehen bei Kindern zu beobachten. Beim akuten oder subakuten SLE kann die diffuse Rötung der Kopfhaut mit Abbrechen der Haare, diffusem Haarausfall und vernarbender Alopezie einhergehen.

Mundschleimhautveränderungen in Form von düsterroten Erythemen, auch Erosionen und schmerzlosen Ulzerationen am harten Gaumen und an der Gingiva, sind wie die in gleicher Weise an der Nasenschleimhaut auftretenden Läsionen (Woo 2000) als Hinweis auf einen akuten bzw. subakuten Verlauf des SLE zu werten. Die Lippen sind lividrot und unregelmäßig begrenzt. Bei akutem Verlauf können zusätzlich Blasen und Krusten, dem Stevens-Johnson-Syndrom vergleichbar, vorhanden sein (❒ Abb. 30.4).

> Ein zunächst flüchtiges, später persistierendes Erythem in der Gesichtsmitte sollte als Hinweis auf einen SLE Beachtung finden. Umschriebene Rötungen, Erosionen und Ulzerationen am Gaumen oder an der Gingiva deuten auf einen akuten bzw. subakuten Verlauf hin.

Histologie. Lichtmikroskopisch entsprechen die vakuoläre Basalzelldegeneration, hochgradiges Ödem des Papillarkörpers mit meist massiver sub- bis intraepidermaler Blasenbildung, Homogenisierung des kollagenen Bindegewebes in der mittleren und tiefen Kutis mit Einlagerung von alcianblaupositiven sauren Mukopolysacchariden sowie fibrinoiden Nekrosen der Arteriolenwände mit konsekutiver Intimaverdickung (Intimawucherung) bis zum Gefäßverschluss der kutanen Manifestation des SLE. Immunhistologisch sind subepidermal Immunglobulin (IgG, -M, -A)- und Komplement (C1, C3)-Ablagerungen in unregelmäßiger Anordnung in befallener und unbefallener Haut lichtexponierter Körperstellen nachweisbar.

Beteiligung innerer Organe. Nieren, Gelenke, Muskeln und Knochen, Zentralnervensystem, kardiovaskuläres und pleuropulmonales System, Gastrointestinaltrakt, Endokrinium, Augen und Lymphknoten können beteiligt sein.

— *Nierenbeteiligung*
Sie gilt als eine der häufigsten Organmanifestationen bei Kindern und tritt meist frühzeitig auf. Klinisch verläuft sie meist asymptomatisch, und nicht selten signalisieren erst Hämaturie, nephrotisches Syndrom oder Hypertonie das Vorliegen eines SLE mit renaler Manifestation. Unter Berücksichtigung der klinischen

Symptomatik und der Nachweisbarkeit humoraler Immunphänomene in Form von Anti-ds-DNS (doppelsträngige Desoxyribonukleinsäure)- und Anti-DNP (Desoxyribonukleoproteid)-Antikörpern mit erniedrigtem C4-Gehalt des Serums müssen Proteinurie, Erythrozyturie und Zylindurie als Hinweis auf eine Lupusnephritis gelten, die durch Bestimmung des Kreatinins im Serum, Überprüfung der Nierenfunktion mit der Kreatininclearance bzw. Isotopenclearance und in Abhängigkeit von diesen Befunden bioptisch durch lichtmikroskopische, immunhistologische und elektronenmikroskopische Untersuchungen gesichert werden muss. Die Schwere der Nierenbeteiligung wird durch den Typ der glomerulären oder extraglomerulären Manifestation und ihren Aktivitätsgrad bestimmt (Petty u. Cassidy 2001).

> Proteinurie, Erythrozyturie, Zylindurie und nachweisbare Anti-ds-DNS-Antikörper erfordern eine erweiterte Diagnostik zur Erfassung der bei Kindern häufigen und frühzeitigen renalen Manifestation des SLE.

- *Gelenkbeteiligung*
  Die sich in Form von Morgensteifigkeit im Bereich der Interphalangealgelenke und schmerzhafter Schwellung meist eines großen Gelenks (Knie-, Ellbogen-, Schultergelenk), aber auch der Hand- und Fußgelenke darstellende Gelenkbeteiligung ist bei den meisten Kindern mit SLE als Erstsymptomatik zu beobachten. Die häufig nur episodenhaft auftretenden Schmerzen können die Gelenke wechselhaft betreffen und zu erheblicher Bewegungsbehinderung führen. Bei fehlenden Rheumafaktoren weisen antinukleäre Faktoren, v. a. Anti-ds-DNS (doppelsträngige Desoxyribonukleinsäure)- und Anti-Sm-Antikörper (Antikörper gegen extrahierbare nukleäre Antigene – U1, U2–U4 und U5 RNA –, komplettiert durch Proteinanteil) auf die Genese der Arthritis bzw. der Arthralgie hin.
- *Muskel- und Knochenbeteiligung*
  Häufig klagen die Kinder auch über Schmerzen in der Oberschenkelmuskulatur. Die Erhöhung der Muskelfermente und ein der Myositis entsprechender Befund im Elektromyogramm (EMG) sowie im Muskelbioptat sind allerdings nur bei ausgeprägter interstitieller Myositis im Rahmen der Vaskulitis mit Myalgien zu beobachten. Ossäre Nekrosen, die sowohl als SLE bedingt als auch als Folge langzeitiger Glukokortikoidtherapie interpretiert werden, kommen auch bei Kindern, v. a. im Femurkopf, vor.
- *Beteiligung des Zentralnervensytems*
  Sie ist bei Kindern häufig und stellt sich v. a. als hirnorganisches Psychosyndrom mit oder ohne Psychose, aber auch in Form von Kopfschmerzen, Migräne (Woo 2000), Krampfanfällen, seltener von kranialen oder peripheren Neuropathien, zerebrovaskulären Insulten, Chorea oder Querschnittsmyelitis dar. Kinder mit SLE wirken häufig emotional labil, depressiv und ängstlich. Sie können paranoide Züge aufweisen und sind suizidgefährdet. Die Zuordnung der genannten Symptomatik zum SLE erfolgt durch den Nachweis antinukleärer Faktoren der IgG-Klasse, von erhöhtem Eiweißgehalt, Pleozytose, Lymphozytose und erniedrigtem Glukosegehalt im Liquor und mit Hilfe tomographischer und angiographischer Untersuchungen (Petty u. Cassidy 2001).
- *Beteiligung des kardiovaskulären Systems*
  Bei Kindern mit akutem und subakutem SLE ist häufig eine Herzbeteiligung in Form der Perikarditis, Endokarditis, des Myokardinfarkts und der Myokarditis mit der Folge von Herzklappenfehlern, Kardiomegalie sowie Erregungsleitungsstörungen zu beobachten.
- *Beteiligung des pleuropulmonalen Systems*
  Neben bakteriell und viral bedingten Infekten des Respirationstrakts treten bei Kindern mit SLE Pleuraerguss, Pleuritis, akute und chronische Pneumonie sowie pulmonale Hämorrhagien auf. Pulmonale interstitielle Veränderungen führen zur Beeinträchtigung der Lungenfunktion. Eine Pleuritis kann ebenso wie eine Perikarditis dem Libman-Sacks-Syndrom, einer Polyserositis (Perikarditis, Pleuritis, Peritonitis), zuzuordnen sein.
- *Beteiligung des Gastrointestinaltrakts und parenchymatöser Organe*
  Im Rahmen des Multiorganbefalls können neben einer Hepatitis auch Splenomegalie, Pankreatitis, hämorrhagische Mesenterialarteriitis und Dysphagie des Ösophagus sowie Darmnekrosen mit nachfolgender Perforation auftreten. Inappetenz, Gewichtsverlust und diffuse Bauchschmerzen weisen auf eine Beteiligung des Gastrointestinaltrakts hin.
- *Beteiligung des Endokriniums*
  In Koexistenz mit dem SLE können eine Autoimmunthyreoiditis oder ein durch Antikörper gegen Insulinrezeptoren bedingter Diabetes mellitus bestehen.
- *Augenbeteiligung*
  Sie tritt bei Kindern häufig in Form der Cotton-wool-Herde bei retinaler Vaskulitis auf.
- *Lymphknotenbeteiligung*
  Der akute SLE bei Kindern geht mit einer lokalisierten oder generalisierten Lymphknotenschwellung einher.

Diagnostisch wichtige Laborbefunde. Bei akutem und subakutem SLE sind eine stark erhöhte Blutsenkungsgeschwindigkeit, Leukopenie, besonders Lymphopenie, Thrombopenie, Anämie und Gerinnungsstörungen zu erwarten. Abhängig vom Schweregrad und Typ der renalen Manifestation sind Proteinurie, Mikrohämaturie und Zylindurie sowie eine Erhöhung des Kreatinins im Serum vorhanden. Erhöhte Blutdruckwerte signalisieren die Nierenbeteiligung. Der Ausprägungsgrad humoraler Immunphänomene, antinukleärer Antikörper (ANA), korreliert mit dem Alter des Kindes, dem Subset des SLE und der Krankheitsaktivität, wobei die Titerhöhen in der Regel niedriger sind als bei erwachsenen Patienten bei bevorzugt homogenem Fluoreszensmuster.

Anti-ds-DNS-Antikörper als Leitantikörper der Lupusnephritis sind bei Kindern seltener als die ihnen vorausgehenden Anti-ss-DNS (einsträngige Desoxyribonukleinsäure)-Antikörper nachzuweisen. Anti-ENA (extrahierbare nukleäre Antigene)-Antikörper, Anti-Sm-, Anti-U1 RNP (Antikörper gegen extrahierbare nukleäre Antigene – U1 RNA, komplettiert durch Proteinanteil)-Antikörper und auch Anti-Ro/SS-A- sowie Anti-La/SS-B-Antikörper (in Kombination mit Anti-Ro/SS-A-Antikörpern) sind bei Kindern seltener als bei Erwachsenen vorhanden. Anti-Sm- und Anti-U1 RNP-Antikörper können bevorzugt bei Kindern mit akutem SLE und Multiorganbefall auftreten. Häufig sind auch Anti-Cardiolipin-Antikörper nachweisbar (Gedalia et al. 1998).

Zirkulierende Immunkomplexe gelten als Parameter der Krankheitsaktivität. Als prognostisch ungünstig gilt eine Hypokomplementämie. Häufiger als bei Erwachsenen ist bei Kindern eine Erniedrigung von CH50 (Gesamtkomplementaktivität – die Komplementmenge, die 50% der eingesetzten Zellen zu lysieren vermag) zu beobachten. Eine Erniedrigung von C4 ist bei renaler Manifestation zusammen mit hochtitrigen Anti-ds-DNS-Antikörpern zu beobachten. Rheumafaktoren können nachweisbar sein.

Therapie. Da sich der LE bei Kindern vorwiegend als systemische Erkrankung mit Multiorganbefall manifestiert, ist eine interne Behandlung erforderlich.

– *Innere Behandlung*
  In Abhängigkeit vom Aktivitätsgrad, der Art, dem Ausmaß und Grad der Organmanifestation sind nichtsteroidale Antiphlogistika, Chloroquin oder Hydroxychloroquin, Glukokortikoide und Immunsuppressiva (Cyclophosphamid, Azathioprin, Methotrexat, Ciclosporin), Immunglobuline i.v. und Plasmapherese angezeigt. Bei Gelenksymptomatik ist die Gabe von nichtsteriodalen Antiphlogistika, auch in Kombination mit Hydroxychloroquin, in altersabhängiger Dosierung indiziert. Zu achten ist auf eine mögliche Salizylathepatotoxizität und auf Vorliegen einer thrombozytopenischen Purpura, bei der Azetylsalizylsäurepräparate kontraindiziert sind.
  Bei ausgeprägten Organmanifestationen, z. B. in Form der Lupusnephritis, Serositis und hämatologischen Beteiligung, ist eine Glukokortikoidtherapie mit Reduzierung in Abhängigkeit von der Remission, auch in Kombination mit Immunsuppressiva, angezeigt. Bei akut verlaufendem SLE sind eine Pulstherapie mit Methylprednisolon, Immunglobuline i.v. oder Plasmapherese, die in Kombination mit Glukokortikoiden und Immunsuppressiva (Azathioprin, Cyclophosphamid) erfolgen kann, zu empfehlen.
  Die intravenöse Pulstherapie mit Cyclophosphamid in Kombination mit oraler Prednisontherapie wird als wirksam zur Verhinderung akuter Exazerbationen der Erkrankung und zur Erhaltung der Nierenfunktion bei schwerem Krankheitsverlauf eingeschätzt (Petty u. Cassidy 2001).
  Methotrexat und Ciclosporin werden v. a. zur Reduzierung der Glukokortikoiddosierung im Kindesalter angewandt. Niedrigere Glukokortikoidgaben sind zur Rückbildung der klinischen Allgemeinsymptomatik und zur Verhinderung der Progression der mesangealen oder fokalen Nephritis geeignet. Dialyse und Nierentransplantation erweisen sich im Endstadium der renalen Manifestation als lebensrettend bzw. lebensverlängernd.

– *Äußere Behandlung*
  Um eine Exazerbation LE-bedingter Hauterscheinungen durch UV (Ultraviolett)-Strahlen zu verhindern, sind weitgehendes Meiden direkter Sonnenexposition, textiler Lichtschutz und kindgemäße Lichtschutzmittel mit UV-A- und UV-B-Schutz für nicht bedeckbare lichtexponierte Körperstellen geeignet. Bei akuten Hautveränderungen kann auf Glukokortikoidexterna mit für Kinder geeigneter Konzentration und Applikationsfrequenz nicht verzichtet werden, wobei der täglichen Anwendung nach kurzer Zeit eine alternierende oder intermittierende folgen sollte.
  Glukokortikoidhaltige Folien stellen unter Berücksichtigung des Applikationsortes, der Anwendungszeit und des Lebensalters eine alternative topische Behandlungsmöglichkeit dar. Bei mit massiven Hyperkeratosen einhergehenden diskoid kutanen Läsionen können zusätzlich Harnstoff- oder Vitamin-A-Säure-haltige Externa wirksam sein.

Prognose. Sie ist abhängig von der Aktivität der Erkrankung, dem Ausmaß und der Schwere der Organmanifestationen sowie vom Zeitpunkt und der Wirksamkeit der Therapie. Bei Kindern mit diffuser proliferativer Glomerulonephritis stellt sich der Verlauf prognostisch besonders ungünstig dar. Primär an einem akuten SLE erkrankte Kinder neigen besonders häufig zu akuten Exazerbationen, die mit zunehmendem Lebensalter seltener werden.

Differenzialdiagnosen. Vom »butterfly rash« ist differenzialdiagnostisch v. a. eine Lichtdermatose abzugrenzen. Erythematöse makulopapulöse Hauterscheinungen, die beim initialen LE auftreten, sind auch, symmetrisch über den Jochbeinen sowie an der Stirn und im Nacken lokalisiert, mit einer bei Kindern selten zu beobachtenden Lymphozytären Infiltration Jessner-Kanof, die durch Sonnenlicht provoziert wird und narbenlos abheilt, vereinbar. Vom diskoid kutanen LE (▶ unten) ist eine Tinea faciei abzugrenzen. Bei einer Livedo reticularis an den unteren Extremitäten muss bei LE-ähnlicher Symptomatik einschließlich renaler Manifestation und Thrombose auch bei Kindern ein Anti-Cardiolipin-Antikörper-Syndrom mit nachweisbaren Anti-Cardiolipin-Antikörpern erwogen werden.

Arthralgien werden beim Kind häufig zunächst einer juvenilen rheumatoiden Arthritis bzw. aufgrund der zusätzlichen Allgemeinsymptomatik dem rheumatischen Fieber oder einer Sepsis zugeordnet. Ausgeprägte Gelenksymptomatik weist auf eine »Mixed connective tissue disease« (Sharp-Syndrom) mit Raynaud-Phänomen, Ödemen bzw. Sklerosierung der Finger, abnormer Ösophagusmotilität sowie Polymyositis bei Vorhandensein von Anti-U1 RNP-Antikörpern hin. Bei ausgeprägten myositischen Beschwerden muss eine Dermatomyositis bzw. ein Overlap-Syndrom in die Differenzialdiagnosen einbezogen werden.

Von der LE-bedingten Polyserositis ohne Haut- und Nierenbeteiligung ist ein arzneimittelinduziertes LE-ähnliches Syndrom abzugrenzen. So kann Penicillamin ein LE-ähnliches Bild mit Hautveränderungen, Nierensymptomatik und Anti-ds-DNS-Antikörpern hervorrufen (Sills et al. 1995). Auch bei Kindern, die wegen Epilepsie Phenytoin erhalten, kann eine LE-ähnliche Symptomatik mit Arthralgien, Arthritis, Fieber, Mattigkeit, Myalgien, Hepatosplenomegalie und nachweisbaren ANA ohne Anti-Sm- und Anti-DNS-Antikörper auftreten. Dem diskoid kutanen LE entsprechende Hautveränderungen werden dabei selten beobachtet.

Auch Defekte der Komplementfaktoren C1q, C1r, C1s, C4, C2, C5, C8 oder des C1-Esteraseinhibitors können eine LE-ähnliche Symptomatik bedingen.

30.3.2 Chronisch kutaner (diskoider) Lupus erythematodes

Die diskoide Form der chronisch kutanen Variante des LE manifestiert sich im Kindesalter selten, meist ohne Lichtempfindlichkeit und ohne Bevorzugung der Mädchen (George u. Tunnessen 1993; Green u. Baker 1999). Die Hautveränderungen treten meist isoliert auf der Nase, an den Wangen und Ohren, im Nacken und auf dem behaarten Kopf, aber auch disseminiert oder generalisiert (George u. Tunnessen 1993), in Form scharf begrenzter Eytheme mit festhaftenden Schuppen und nachweisbarem Tapeziernagelphänomen auf. Selten zeigen sie eine lineare, den Blaschko-Linien folgende Anordnung (Green u. Baker 1999). Sie heilen mit atrophischen Narben ab.

Die allgemeinen Laborbefunde sind meist unauffällig. Humorale Immunphänomene sind in der Regel nicht oder in geringer Titerhöhe vorhanden

Histologisch sind herdförmige lymphozytäre Infiltrate im Bereich der Haarfollikel und Talgdrüsen sowie Gefäßerweiterung und Ödem im Korium, Degeneration des Stratum basale, Atrophie des Stratum spinosum, ggf. auch des Follikelepithels, und follikuläre Hyperkeratosen charakteristisch. Immunhistologisch ist das durch subepidermale Immunglobulin- und Komplementablagerungen entstehende Lupusband erkennbar.

Da sich nachfolgend ein SLE in milder, aber auch schwerer Ausprägung im Kindesalter entwickeln kann, sind regelmäßige Kontrolluntersuchungen der Kinder mit chronisch kutanem LE gerechtfertigt (George u. Tunnessen 1993).

> Bei Kindern mit chronisch kutanem (diskoidem) Lupus erythematodes manifestiert sich häufig und frühzeitig ein systemischer Lupus erythematodes.

30.3.3 Lupuspannikulitis

Die auf dem behaarten Kopf, im Gesicht, an den Armen, am Thorax, auf dem Rücken und am Gesäß auftretenden subkutanen, verschieblichen, schmerzlosen, von unauffälliger Haut bedeckten Knoten, die spontan ulzerieren können, werden als eine Sonderform des kutanen LE interpretiert. Histologisch entsprechen hyaline Fettnekrosen mit lymphohistiozytären Infiltraten, immunhistologisch subepidermale granuläre Immunglobulin- und Komplementablagerungen dem klinischen Bild. Humorale Immunphänomene (ANA wie Anti-ss-DNS-, Anti-ds-DNS-Antikörper), Mundschleimhautveränderungen, Arthritis und renale Manifestation weisen auf die Möglichkeit einer systemischen Variante hin.

30.3.4 Neonatales Lupus erythematodes-Syndrom (NLE-Syndrom)

Definition. Das klassische NLE-Syndrom ist durch eine kardiale Symptomatik und/oder Hautveränderungen und die Nachweisbarkeit von diaplazentar übertragenen Anti-Ro/SS-A-Antikörpern und, seltener oder, Anti-La/SS-B-Antikörpern charakterisiert.

Epidemiologie. Das Risiko für die Manifestation eines NLE-Syndroms ist bei Kindern von Müttern mit SLE und Anti-Ro/SS-A-Antikörpern mit 1 : 20 höher als das bei Kindern von Müttern mit Anti-Ro/SS-A-Antikörpern ohne Symptomatik des SLE. Bei Vorhandensein mütterlicher Anti-Ro/SS-A- und Anti-La/SS-B-Antikörper scheint ein höheres Risiko für einen kongenitalen Herzblock beim Kind als bei Fehlen mütterlicher Anti-La/SS-B-Antikörper zu bestehen (Silverman et al. 1991). Auch Kinder von Müttern mit Sjögren-Syndrom oder undifferenzierter Autoimmunerkrankung können an einem NLE-Syndrom erkranken (Neiman et al. 2000).

Ätiopathogenese. Die Ausprägung eines NLE-Syndroms ist an die diaplazentare Übertragung mütterlicher Anti-Ro/SS-A-Antikörper, mit denen gemeinsam Anti-La/SS-B-Antikörper vorkommen können, gebunden. Das höchste Risiko für ein NLE-Syndrom scheint bei diaplazentarer Übertragung von Anti-52 kD- bzw. -60 kD-Ro/SS-A- und Anti-48 kD-La/SS-B-Antikörpern zu bestehen (Neiman et al. 2000). Ein Zusammenhang zwischen dem Vorkommen von Anti-Ro/SS-A-Antikörpern und HLA-DR2 und HLA-DR3 bei gemeinsamem Vorkommen mit Anti-La/SS-B-Antikörpern bezieht sich auf die Mütter von Kindern mit NLE-Syndrom.

Diaplazentar übertragene mütterliche Anti-Ro/SS-A-Antikörper vom IgG-Typ weisen eine hohe Affinität zum fetalen Herzgewebe, bevorzugt zum Reizleitungssystem, auf. Der kongenitale komplette oder atrioventrikuläre Herzblock und die Myokardschädigung beruhen auf einer permanenten endokardialen bzw. subendokardialen Fibroelastose bzw. endomyokardialen Fibrose. Beim kutanen NLE-Syndrom sind Anti-Ro/SS-A- und/oder Anti-La/SS-B- bzw. auch Anti-U1 RNP-Antikörper nachgewiesen worden (Neiman et al. 2000).

> **! Cave:**
> An SLE erkrankten Frauen im gebärfähigen Alter sollte bekannt sein, ob sie über diaplazentar übertragbare Autoantikörper wie Anti-Ro/SS-A-, Anti-La/SS-B- oder Anti-U1 RNP-Antikörper verfügen und dass bei deren Vorhandensein das Risiko des Auftretens eines NLE-Syndroms bei ihrem Kind und ein Wiederholungsrisiko besteht.

Klinisches Bild. Das klinische Vollbild des NLE-Syndroms ist entweder schon bei der Geburt vorhanden oder prägt sich in den ersten Lebenswochen oder -monaten aus. Die kardiale Symptomatik, die auch ohne Hautveränderungen auftreten kann, stellt sich bevorzugt in Form des kongenitalen kompletten oder artrioventrikulären Herzblocks dar. Auch Myokardschädigungen oder Missbildungen des Herzens bzw. der großen Gefäße wurden beobachtet. Der kongenitale Herzblock, der pränatal durch eine ausgeprägte Bradyarrhythmie gekennzeichnet ist und mit Hilfe der fetalen Echokardiographie erfasst werden kann, beruht auf dem fibrotischen Ersatz des Reizleitungssystems mit kompletter Destruktion oder Einmauerung des Sinusknotens, AV (atrioventrikuläres)- und/oder His (fasciculus atrioventricularis)-Bündels.

An der Haut sind Erythema anulare centrifugum-artige (◻ Abb. 30.5) oder dem diskoiden LE ähnliche Veränderungen mit bevorzugter Lokalisation im Gesichtsbereich periorbital, am Nacken, auch auf dem behaarten Kopf, am Stamm sowie intertriginös und an den Extremitäten einschließlich der Handteller und Fußsohlen (Neiman et al. 2000) charakteristisch für das NLE-Syndrom. Auch makulöse und papulöse Hauterscheinungen sowie purpuraartige Veränderungen können vorhanden sein. Teleangiektasien, vornehmlich symmetrisch in den haarnahen Schläfenbereichen lokalisiert (Silverman 2001), sind wie multiforme Eryheme und morphaeaähnliche Veränderungen in der Neugeborenenperiode sowie Erosionen, atrophische Hautveränderungen und Alopezieherde (Crowly u. Frieden 1998) dem NLE-Syndrom zugeordnet worden.

Die Hautveränderungen können durch Sonnenlicht provoziert werden und bilden sich in der Regel bis zum 12. Lebensmonat, z. T. unter Hinterlassung von flachen, atrophischen Narben (◻ Abb. 30.6), Teleangiektasien, Hyper- und Hypopigmentierungen (Silverman 2001; Weston et al. 1999) zurück. Eine über die genannte Symptomatik hinausgehende Organbeteiligung ist beim NLE-Syndrom selten. Es wird jedoch auf mögliche Lymphadenopathie, Hepatosplenomegalie, cholestatische Hepatitis (Weston et al. 1999), Pneumonie, Thrombozytopenie sowie Panzytopenie (Crowley u. Frieden 1998), vorübergehende Leukopenie, Neutropenie (Neiman et al. 2000) und hämolytische Anämie hingewiesen.

Histologie. Die histologischen und immunhistologischen Befunde entsprechen denen des subakut kutanen LE.

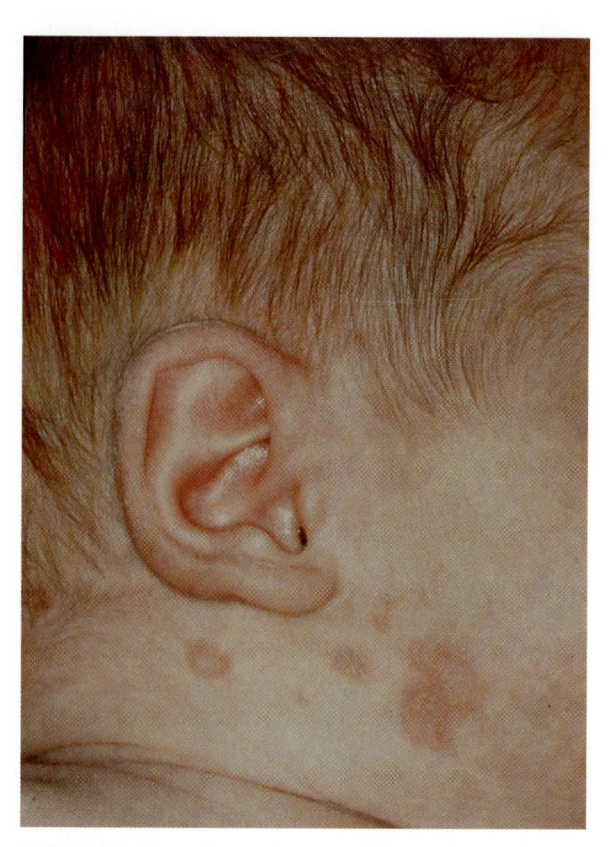

◻ **Abb. 30.5.** Neonatales Lupus erythematodes-Syndrom. Erythema anulare centrifugum-artige Hauterscheinungen

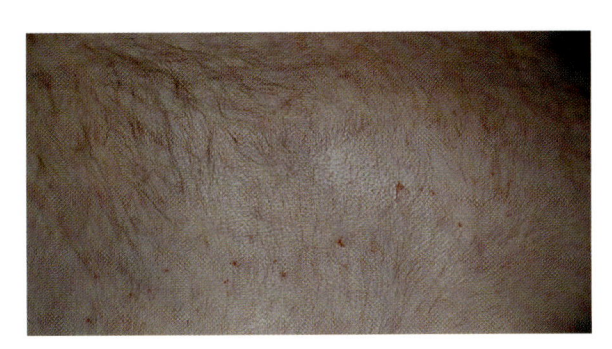

Abb. 30.6. Neonatales Lupus-erythematodes-Syndrom. Flache atrophische Narben und Teleangiektasien nach Rückbildung Erythema anulare centrifugum-artiger Hautveränderungen

Laborbefunde. Als charakteristisch für das NLE-Syndrom gelten die beim Kind nachweisbaren Anti-Ro/SS-A-Antikörper, die überwiegend der IgG-Klasse angehören und deshalb diaplazentar von der Mutter auf das Kind übertragen werden konnten. Die ebenfalls nachweisbaren Anti-LA/SS-B-Antikörper treten meist nur in Kombination mit Anti-Ro/SS-A-Antikörpern auf. Die pathogenetische Bedeutung der Anti-Ro-SS/A-Antikörper ist durch den Nachweis ihrer Bindung an das Reizleitungssystem bei Kindern mit kongenitalem Herzblock belegt. Selten sind auch Anti-U1 RNP-Antikörper bei Kindern mit sich an der Haut manifestierendem NLE-Syndrom nachgewiesen worden (Solomon et al. 1995). Mütter von Kindern mit NLE-Syndrom verfügen meist über HLA-DR3.

Therapie. Eine systemische Glukokortikoidbehandlung von Frauen im gebärfähigen Alter mit SLE vor einer zu erwartenden Schwangerschaft bzw. in der Frühschwangerschaft wird erwogen. Auch bei Frauen mit Hinweisen auf eine chronische Bindegewebserkrankung, mit vorangegangener Schwangerschaft mit kongenitalem Herzblock beim Feten bzw. Kind, mit nachweisbaren Anti-Ro/SS-A-, Anti-La/SS-B-Antikörpern und HLA DR3 wird eine Therapie mit Glukokortikoiden empfohlen.

Beim Neugeborenen bzw. Säugling ist eine Behandlung der Hautveränderungen aufgrund ihrer meist spontanen Rückbildung in der Regel nicht notwendig. In Abhängigkeit von der Intensität und Ausdehnung der Hauterscheinungen können Glukokortikoidexterna (Hydrokortison) kurzzeitig und in geringer Konzentration zur Anwendung kommen. Dabei sind strenge Einhaltung einer begrenzten Applikationsfläche und -frequenz sowie rascher Übergang auf einen alternierenden oder intermittierenden Applikationsmodus zur Verhinderung von lokalen und systemischen Nebenwirkungen zu beachten. Direkte UV-Lichtexposition sollte konsequent vermieden werden, textiler Lichtschutz für bedeckbare Körperpartien und physikalischer Lichtschutz für das Gesicht (Schauder 2001) sind geboten.

Systemische Behandlung mit Glukokortikoiden ist nur bei über den kongenitalen Herzblock hinausgehender Beteiligung innerer Organe einschließlich bedrohlicher hämatologischer Befunde indiziert. Die Behandlung des Herzblocks erfolgt durch den Kinderkardiologen medikamentös oder durch einen Pacemaker.

Verlauf. Die klinische Symptomatik ist entweder schon bei Geburt vorhanden oder stellt sich in den ersten Lebenswochen oder -monaten dar. Die Hautveränderungen bilden sich nach 6–12 Monaten, z. T. unter Hinterlassung von Teleangiektasien, Hypo- und Hyperpigmentierungen und flachen atrophischen Narben, zurück. Die diaplazentar übertragenen Immunphänomene sind nach einigen Lebensmonaten nicht mehr nachweisbar. Die kardiale Symptomatik ist irreversibel. Folgende Beobachtungen lassen vermuten, dass Kinder mit einem NLE-Syndrom über eine Disposition zum SLE verfügen können: Persistenz bzw. zunehmende Ausprägung der Hautveränderungen und humoralen Immunphänomene bei Säuglingen und Kleinkindern sowie das Auftreten eines subakut kutanen SLE, der durch anuläre oder polyzyklische, nicht vernarbende Erytheme in sonnenexponierten Arealen, Photosensibilität, milde systemische Beteiligung, ANA sowie Anti-Ro/SS-A-Antikörper charakterisiert ist, oder die Ausprägung eines ANA-negativen SLE mit hoher Lichtprovozierbarkeit und Multiorganbeteiligung ohne Einbeziehung von Nieren und ZNS mit nachweisbaren Anti-Ro/SS-A- und Anti-La/SS-B-Antikörpern nach jahrelangem erscheinungsfreien Intervall bei Rückbildung der Symptomatik des NLE-Syndroms. Auch kann sich schon bei Neugeborenen und Säuglingen ein SLE in Überlappung mit einem NLE-Syndrom manifestieren (Albrecht-Nebe et al. 1988). Die Nachbetreuung der Kinder mit NLE-Syndrom ist daher geboten.

> **Cave:**
> Kinder mit NLE-Syndrom können später an einem SLE erkranken.

Differenzialdiagnosen. Von der Mutter angegebene Beschwerden und von ihr vorliegende Laborbefunde können zur raschen Diagnosesicherung beitragen. Differenzialdiagnostische Erwägungen betreffen hauptsächlich Hautveränderungen, die sich bei Kindern im Rahmen des kutanen NLE-Syndroms erstmalig in den ersten Lebenswochen bzw. -monaten ausbilden. So sind von den Erythema anulare centrifugum-artigen Hautveränderungen des NLE-Syndroms anuläre Formen der Urtikaria, ein Granuloma anulare und die IgA-lineare Dermatose abzugrenzen.

Bei Persistenz oder Zunahme Erythema anulare centrifugum-artiger Hauterscheinungen sollte ein homozygoter C2-Defekt, der eine LE-ähnliche Symptomatik mit Photosensibilität und niedrigtitrigen ANA einschließlich Anti-DNA-Antikörpern bedingt, ausgeschlossen werden. Eine Tinea faciei bzw. corporis ist bei schuppenden makulösen und papulösen Hautläsionen auszuschließen (Silverman 2001). Bei Nachweisbarkeit auch anderer für den LE charakteristischer humoraler Immunphänomene und bei zusätzlichen Organbefunden ist ein kongenitaler LE mit Hautveränderungen im Sinne eines subakut kutanen LE zu erwägen.

30.4 Juvenile Dermatomyositis

Definition. Die juvenile Dermatomyositis (JDM) ist eine multisystemische Erkrankung, die durch eine akute und nachfolgend chronische Entzündung der quergestreiften Muskulatur sowie der Haut und durch mögliches Auftreten einer Kalzinose gekennzeichnet und in der Regel nicht mit Malignomen assoziiert ist. Die sog. »juvenile amyopathische Dermatomyositis« wird als eine ohne Beteiligung der Muskulatur einhergehende Erkrankung beschrieben (Schmid u. Trüeb 1997).

Epidemiologie. Die Erkrankung ist bei Kindern selten und tritt vornehmlich im frühen Schulalter auf.

Ätiopathogenese. Die Ursache der Erkrankung ist unbekannt. Die Nachweisbarkeit von antinukleären Antikörpern und von Immunkomplexablagerungen im Endothel der Gefäße der Muskulatur lassen die Beteiligung eines Autoimmunprozesses an der Ätiopathogenese annehmen. Bakteriellen und viralen (u. a. Coxsackie-Virus B) Infektionen wird eine Triggerfunktion zugeschrieben.

Klinisches Bild. Das klinische Bild wird v. a. durch die sich symmetrisch manifestierende Myopathie und charakteristische Hautveränderungen mit typischem Lokalisationsmuster geprägt. Das durch Fieber und rasche Ermüdbarkeit beeinträchtigte Allgemeinbefinden signalisiert den Krankheitsbeginn. Die motorische Aktivität der Kinder kann die initiale Muskelsymptomatik, die den Hauterscheinungen vorausgehen kann, überdecken. Bei Kindern sind vornehmlich die Muskulatur des Beckengürtels und der Oberschenkel neben der proximalen Muskulatur (Pachman et al. 1998) betroffen. Bei akuten Verläufen stehen Muskelschmerzen und Muskelschwäche im Vordergrund. Beim chronischen Verlauf weisen rasche Ermüdbarkeit des Kindes beim Laufen, Watschelgang, mühsames Anheben der Beine beim Treppensteigen und das sich von Stufe zu Stufe auf die Füße Fallenlassen beim Hinuntersteigen auf die Erkrankung hin.

Charakteristisch ist das Unvermögen der Kinder, sich aus dem Liegen durch rasches Aufrichten des Oberkörpers in eine Sitzhaltung zu begeben. Vielmehr versuchen sie, sich durch seitliches Drehen des Oberkörpers aus dem Liegen mühsam aufzurichten. Nasale Sprache, Dysphonie, Dysphagie und Aspiration weisen bei Kindern mit akuten Formen auf den Mitbefall pharyngealer bzw. hypopharyngealer Muskulatur hin. Die Mitbeteiligung des Myokards führt zum Herzblock, die des Perikards zur Perikarditis.

Abb. 30.7. Juvenile Dermatomyositis. Erytheme an den Oberlidern und im Nasenwurzelbereich. Dichtstehende Teleangiektasien, v. a. am rechten Oberlidrand

Die Hautveränderungen variieren in Abhängigkeit von der Aktivität der Erkrankung. Charakteristisch sind die symmetrisch im Gesicht periorbital mit Einbeziehung der Oberlider zu beobachtenden Ödeme mit diskretem, unscharf begrenztem, heliotropem Erythem, das sich über den Nasenrücken und die obere Hälfte der mittleren Wangenbereiche erstrecken und obere Teile der Ohrmuscheln einbeziehen kann. Im weiteren Verlauf sind dichtstehende Teleangiektasien am Rand der Oberlider zu beobachten (Abb. 30.7).

Im Bereich der Kopfhaut kann ein diffuses Erythem mit nachfolgender Alopezie vorhanden sein. Am harten Gaumen ist bei akuten Verlaufsformen häufig ein unscharf begrenztes Erythem, an der Gingiva sind Teleangiektasien sichtbar. Über den Streckseiten der Metakarpophalangeal- und Interphalangealgelenke treten initial unscharf begrenzte Erytheme auf. Nachfolgend prägen sich über den Interphalangealgelenken erythematöse, atrophische Narben mit feinlamellösen, weißen, festhaftenden Schuppen (Gottron-Zeichen) aus (Abb. 30.8).

Am Nagelfalz sind dichtstehende Teleangiektasien mit Berührungsempfindlichkeit (Keining-Zeichen) und Hypertrophie des Nagelhäutchens mit hämorrhagischen Infarkten (Callen 2000) vorhanden (Abb. 30.9). Über Ellbogen, Kniegelenken und an den Füßen treten Erytheme und nachfolgend lividrote, atrophische Narben auf. Im Glutealbereich sind z. T. bizarr konfigurierte, lividrote, auch feinlamellös schuppende Hautveränderungen zu finden (Abb. 30.10). An druckexponierten Stellen, z. B. über den

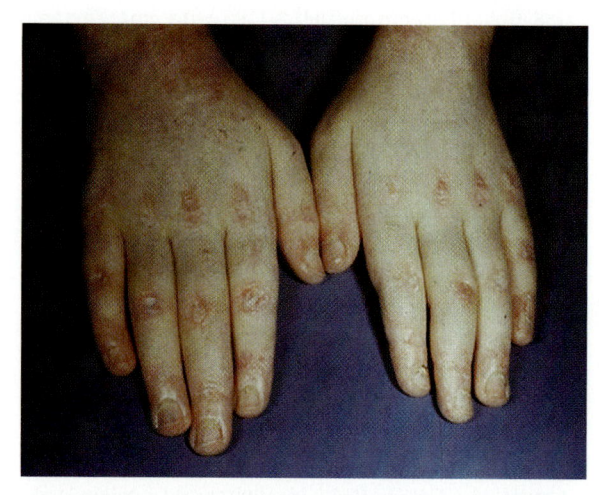

Abb. 30.8. Juvenile Dermatomyositis. Erytheme und atrophische Narben mit feinlamellösen, weißen, festhaftenden Schüppchen über Metakarpophalangeal- und Interphalangealgelenken

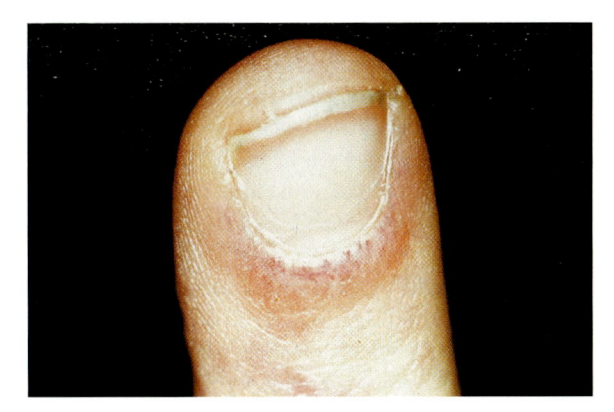

Abb. 30.9. Juvenile Dermatomyositis. Dichtstehende Teleangiektasien am Nagelfalz

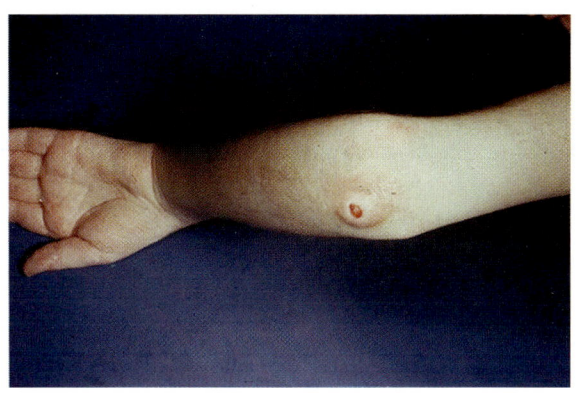

Abb. 30.11. Juvenile Dermatomyositis. Ulzeration über dem Ellbogengelenk

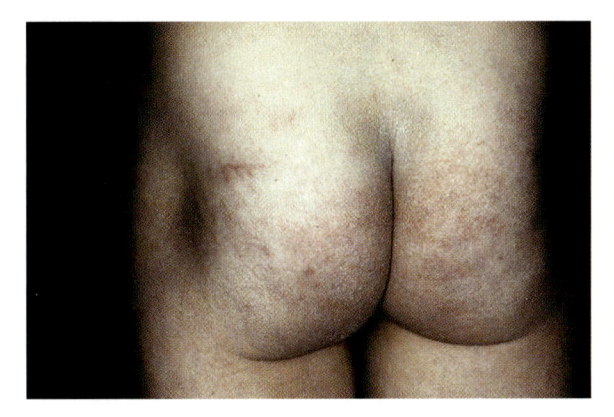

Abb. 30.10. Juvenile Dermatomyositis. Im Glutealbereich lividrote, z. T. feinlamellös schuppende Hautveränderungen

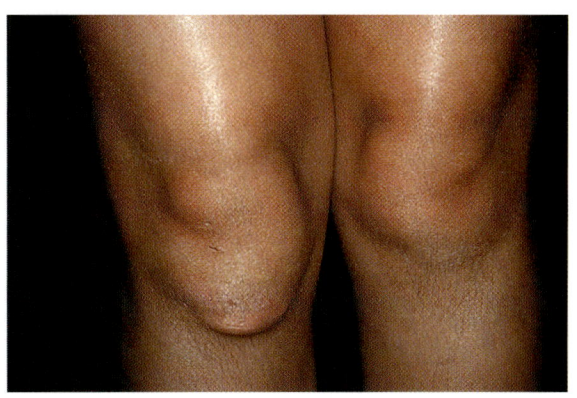

Abb. 30.12. Juvenile Dermatomyositis. Kalzinose am rechten Knie

Ellbogengelenken, können den erythematösen Veränderungen Ulzerationen folgen (Abb. 30.11).

Hervorzuheben ist die langjährige Persistenz lividroter, atrophischer Plaques, besonders über der Streckseite der Interphalangeal- und Metakarpophalangealgelenke, unabhängig von der Rückbildung der Muskelsymptomatik und der charakteristischen Erhöhung der Muskelenzyme. Sie sind nicht als Hinweis auf die Persistenz oder Exazerbation der juvenilen Dermatomyositis (JDM) aufzufassen und erinnern später, hautfarben, an die im Kindesalter überwundene Erkrankung.

Die Ausprägung einer Poikilodermie als Ausdruck eines chronischen Krankheitsverlaufs ist bei Kindern mit initial akuter Form der JDM, die im Bereich der oberen Thoraxpartien und an der Streckseite der Oberarme eine der Dermatomyositis im Erwachsenenalter vergleichbare Lokalisation in lichtempfindlichen Regionen aufweisen kann, zu erwarten (Callen 2000). Charakteristisch für die JDM ist die Kalzinose, oberflächlich (Calcinosis cutis) in Form derber, gelber oder hautfarbener Knoten über Knochenvorsprüngen an den Extremitäten (Abb. 30.12), um die Gelenke herum (Calcinosis circumscripta), tief in der Muskulatur oder intermuskulär faszial (Calcinosis universalis) bzw. tief subkutan (Fisler et al. 2002; Callen 2000; Sills et al. 1995). Sie kann bevorzugt bei ausgeprägter initialer Entzündung und verzögertem Therapiebeginn auftreten. Auf den Zusammenhang zwischen Kalzinose und andauernder Krankheitsaktivität weist die erhöhte Produktion von TNFα-308 A hin (Pachman et al. 2000).

Weiche, indurierte Plaques und Knoten, die auch gerötet und schmerzhaft sein können, deuten auf eine Panniculitis mit bevorzugter Lokalisation an den Armen, Oberschenkeln und am Gesäß bei Kindern mit JDM hin (Ghali et al. 1999). Ulzerationen im Gastrointestinaltrakt als Folge der Vaskulitis können zur Darmperforation führen. Am Augenhintergrund kann es durch Verschluss der Blutgefäße zur Ausprägung von »cytoid bodies« kommen. Eine renale Manifestation, auf die eine Mikrohämaturie hinweist, ist selten, eine Arthritis ist häufig (Pachman et al. 1998). Ausnahmsweise kann auch eine Mitbeteiligung des Pankreas auftreten (See et al. 1997).

Histologie. Die betroffene Haut weist eine verschmälerte Epidermis auf mit vakuolärer Degeneration der Basalzellreihe und ein z. T. ausgeprägtes Ödem im oberen Korium, dem akuten LE ähnlich. Bei weitgestellten Gefäßen ist Erythrodiapedese zu beobachten. Im Korium sind im weiteren Verlauf lymphozytäre und Plasmazellinfiltrate, Fibrose sowie Sklerose mit kutaner bzw. subkutaner Ablagerung von Kalk (Meurer 1996) möglich. Immunhistologisch weisen in der Haut perivaskuläre Immunglobulin- und Komplementablagerungen auf eine vorliegende Immunkomplexvaskulitis hin.

Die betroffene Muskulatur zeigt gewöhnlich herdförmige Veränderungen. Nach ödematöser Quellung sind Verlust der Querstreifung, vakuolige Degeneration, Homogenisierung und Zerfall der Muskelfasern mit dem Endzustand leerer Sarkolemmschläuche auffällig. Später kommt es zur Bindegewebsvermehrung im Endo- und Perimysium. Interstitiell bestehen von Beginn an Ödem und lymphohistiozytäre sowie plasmazelluläre Infiltrate, gelegentlich als einziger histopathologischer Befund. Als Besonderheit bei Kindern wird auf die Fibrinthrombose bei endothelialer Hyperplasie intramuskulärer Blutgefäße mit tuboloretikulärem Profil und Obliteration der Gefäße hingewiesen (Dalakas 1995). Immunhistologisch sind auch hier perivaskulär Immunglobulin- und Komplementablagerungen nachweisbar.

Diagnostisch wichtige Befunde. Blutsenkungsgeschwindigkeit und C-reaktives Protein korrelieren mit der Akuität der Erkrankung. Charakteristisch ist die Erhöhung der Serumenzyme Asparataminotransferase, Kreatinkinase, Aldolase und Lactat-Dehydrogenase.

Antinukleäre Antikörper sind bei Kindern selten und nur in geringen Titerhöhen nachweisbar. Anti-Mi-2-Antikörper (gegen Nukleoproteine 30–240 kD) haben sich als nicht sensitiv (Callen 2001) und maßgeblich für die Diagnose und Prognose erwiesen (Cassidy u. Petty 2001). Die seltener und dann bei pulmonaler Beteiligung nachweisbaren Anti-Jo-1-Antikörper (gegen Histidyl-tRNA-Synthetase 50 kD) sind wegen ihres gleichzeitigen Vorkommens bei der Polymyositis und beim Antisynthetasesyndrom nur bei typischem klinischem Bild der juvenilen Dermatomyositis ein verlässlicher Parameter. Anti-PM-Scl-Antikörper (gegen nukleoläre Proteine 20–110 kD) treten bei der bei Kindern häufig zu beobachtenden Überlappungssymptomatik der JDM mit der systemischen Sklerodermie auf. Ein gegen 155 kD-Antigen gerichteter Antikörper kann nachweisbar sein und einen chronischen Verlauf anzeigen (Callen 2001). Das Elektromyogramm lässt den Befund einer Myopathie ohne Vorliegen eines von der Genese abhängigen Musters erwarten.

Therapie. Systemisch werden Glukokortikoide in einer von der Akuität der Erkrankung abhängigen Dosierung, auch in Form der Pulstherapie, zunächst als Monotherapie und nachfolgend in Kombination mit Azathioprin verabreicht. Bei den mit schwerer Vaskulitis einhergehenden Formen der juvenilen Dermatomyositis empfiehlt sich eine Puls-i.v.-Cyclophosphamidtherapie. Ciclosporin hat sich als alternatives Therapeutikum bei mangelnder Ansprechbarkeit auf Kortikisteroide (Cassidy u. Petty 2001) und andere Immunsuppressiva oder bei Auftreten ihrer Nebenwirkungen sowie bei mit ausgeprägter Muskelschwäche und Hautulzerationen einhergehenden schweren Verlaufsformen, auch in Kombination mit Glukokortikoiden, bewährt.

Alternativ kann bei fehlender Ansprechbarkeit auf Glukokortikoide oder bei Auftreten massiver Nebenwirkungen eine i.v.-γ-Globulintherapie (IVGG) allein oder in Kombination mit Ciclosporin erfolgen, die abhängig von der Dosis sowohl eine rasche Rückbildung der Muskelsymptomatik als auch der Hautveränderungen erwarten lässt. Methotrexat steht bei Versagen der genannten Arzneimittel auch in Kombination mit Glukokortikoiden und in niedriger Dosierung zur Rückbildung therapierefraktärer Hautveränderungen, wie auch Hydroxychloroquin (Kasteler u. Callen 1997), zusätzlich zur Verfügung. Auf physiotherapeutische Maßnahmen kann nach Abklingen der akuten Symptomatik zur Vermeidung von Kontrakturen und Atrophien nicht verzichtet werden.

Die Hautveränderungen bilden sich in der Regel unter der systemischen Behandlung der Muskelsymptomatik ebenfalls zurück unter Hinterlassung atrophischer Narben über Gelenken und Knochenvorsprüngen. Bei zusätzlicher Anwendung von kortikoidhaltigen Dermatika sollte auf kindgerechte Wahl des Wirkstoffs, seiner Konzentration und des Applikationsmodus geachtet werden. Lichtschutz wird empfohlen (Kasteler u. Callen1997). An der Haut bestehende Ulzerationen werden extern mit den der Genese entsprechenden Wirkstoffen behandelt. Die muskuläre, fasziale und subkutane Kalzinose, die v. a. durch eine frühzeitige Kortikoidtherapie verhindert werden kann, weist in der Regel keine spontane Rückbildung auf. Die Behandlung mit Aluminiumhydroxid, Warfarin und Diltiazem kann erfolgreich sein (Callen 2001; Oliveri et al. 1996). Eine chirurgische Exzision der Kalzinoseherde sollte nur bei funktioneller Behinderung erfolgen.

> Verzögerter Therapiebeginn bei juveniler Dermatomyositis erhöht das Risiko für die Ausprägung einer Kalzinose.

Verlauf. Auch bei frühzeitig einsetzender Therapie ist bei akuter JDM mit einem durchschnittlich 2-jährigen Krankheitsverlauf zu rechnen. Es empfiehlt sich deshalb, die systemische Behandlung nach initial hoher Dosierung nach Rückbildung der akuten Symptomatik und der extremen Erhöhung der Muskelenzyme in niedriger Dosierung fortzuführen. Die Langzeitdosierung sollte sich am klinischen Erscheinungsbild und am Stand der funktionellen Wiederherstellung orientieren, da eine moderate Erhöhung der Lactat-Dehydrogenase bei Kindern auch nach deutlicher Besserung des klinischen Befundes lange persistieren kann. In nachfolgenden Lebensjahren können antinukleäre Faktoren, in Titerhöhe und Fluoreszensmuster dem SLE entsprechend, nachweisbar werden. Auch dem SLE entsprechende Haut- und Schleimhautveränderungen sind beobachtet worden. Häufiger prägt sich die zusätzliche klinische Symptomatik einer systemischen Sklerodermie aus.

> Langzeitige Persistenz erhöhter Lactat-Dehydrogenase, unabhängig von der Rückbildung der klinischen Symptomatik der Myositis, ist möglich.

Differenzialdiagnosen. Differenzialdiagnostisch sind bezüglich der Muskelsymptomatik eine postinfektiöse Myositis, primäre Myopathien und eine mit anderen chronischen Bindegewebskrankheiten, wie SLE, systemische Sklerodermie, MCTD (»Mixed connective tissue disease«) oder Sjögren-Syndrom, einhergehende Myositis zu erwägen. Bei Gelenkbeteiligung ist eine Polyarthritis rheumatica, bei Nierensymptomatik sind ein nephrotisches Syndrom bzw. eine akute Glomerulonephritis auszuschließen. Die typische Hautsymptomatik lässt eine deutliche Abgrenzung vom LE zu.

30.5 Sjögren-Syndrom

Definition. Der durch trockene Mundschleimhaut (Xerostomie) und trockene Augen (Keratoconjunctivitis sicca) geprägte Symptomkomplex des primären Sjögren-Syndroms, für das die Nachweisbarkeit von Anti-Ro/SS-A- und Anti-La/SS-B-Antikörpern charakteristisch ist, kann bei Kindern v. a. durch Assoziation mit einem SLE, seltener mit anderen Autoimmunerkrankungen, wie mit einer MCTD (»mixed connective tissue disease«), zum sekundären Sjögren-Syndrom erweitert werden (Cassidy u. Petty 2001).

Epidemiologie. Bei Kindern ist das primäre Sjögren-Syndrom, an dem meist Frauen nach dem 50. Lebensjahr erkranken, bisher nur selten beobachtet worden.

Ätiopathogenese. Die Kombination der Symptomatik des primären Sjögren-Syndroms mit anderen Autoimmunerkrankungen sowie der Nachweis der für das Sjögren-Syndrom charakteristischen, gegen zytoplasmatische Antigene gerichteten Anti-Ro/SS-A- und Anti-LA/SS-B-Antikörper sowie anderer, gegen Autoantigene gerichteter Antikörper sprechen für einen Autoimmunprozess. Bei Patienten mit primärem Sjögren-Syndrom besteht eine Assoziation von Anti-Ro/SS-A-Antikörpern mit HLA-B8, -DR3, -DRw52 (HLA-DR-Antigen) im Gegensatz zur Normalpopulation (Pease et al. 1993).

Klinische Symptomatik. Als klinische Leitsymptome gelten Trockenheit der Schleimhäute und verminderte Tränenflüssigkeit mit Rötung und Brennen der Augen. Im Sinne des sekundären Sjögren-Syndroms kann zusätzlich die klinische Symptomatik eines SLE oder einer anderen Autoimmunerkrankung vorhanden sein.

Histologie. Im Bereich der Speicheldrüsen findet sich ein aus Lymphozyten und Plasmazellen bestehendes Infiltrat, inbesondere in der Umgebung der Ausführungsgänge, z. T. mit Verlust von Drüsenepithel. Meist sind auch Zeichen einer Immunkomplexvaskulitis nachweisbar.

Diagnostisch wichtige Befunde. Erhöhte Blutsenkungsgeschwindigkeit, Leukopenie, Anämie, Thrombopenie, Hypergammaglobulinämie sowie der positive Nachweis von Rheumafaktoren sind möglich. Antinukleäre Antikörper sind nur unzuverlässig nachweisbar. Anti-Ro/SS-A-Antikörper gelten als diagnostisches Kriterium des Sjögren-Syndroms. Auch Anti-La/SS-B-Antikörper können, meist gemeinsam mit Anti-Ro/SS-A-Antikörpern, vorkommen. Die Sicherung der Diagnose erfolgt mit Hilfe des Bioptats aus den Speicheldrüsen, des Schirmer-Tests, Rose-Bengal-Tests und der Ga (Gallium)-Szintigraphie.

Therapie. Neben symptomatischer Behandlung mit künstlichem Speichel und künstlicher Tränenflüssigkeit kann bei Assoziation mit einer Autoimmunerkrankung in Abhängigkeit von deren Akuität, von Art und Schwere der Organmanifestationen eine Behandlung mit Glukokortikoiden und Immunsuppressiva hilfreich sein.

Verlauf. Die subjektiven Beschwerden können auch das Allgemeinbefinden der Kinder beeinträchtigen. Die Konjunktivitis begünstigt bakterielle Infektionen. Zahnschäden sind häufig.

Differenzialdiagnosen. Bei Kindern sind Fehlbildungen im Augenbereich, die eine Sicca-Symptomatik verursachen können (Sills et al. 1995), sowie Nebenwirkungen von Medikamenten, Mangelerscheinungen und isolierte Erkrankungen der Speicheldrüsen auszuschließen.

30.6 Overlap-Syndrom

Definition. Den Overlap-Syndromen werden klinische Erscheinungsbilder zugeordnet, bei denen sich die dominierende Symptomatik einer Bindegewebserkrankung um die einer anderen bzw. mehrerer anderer erweitert.

Ätiopathogenese. Die Ätiopathogenese der Overlap-Syndrome entspricht der chronischer Bindegewebskrankheiten mit Autoimmuncharakter.

Klinisches Bild. Die Overlap-Symptomatik prägt sich bei Kindern meist erst im Langzeitverlauf einer chronischen Bindegewebskrankheit aus. So können z. B. die klinischen Symptome eines SLE denen einer initialen juvenilen rheumatoiden Arthritis (JRA) folgen. Nach Rückbildung der akuten klinischen Symptomatik einer juvenilen Dermatomyositis (JDM) kann es bei Vorhandensein ausgeprägter humoraler Immunphänomene (ANA) und einer deutlichen Raynaud-Symptomatik zur Ausprägung einer initialen systemischen Sklerodermie mit mildem Verlauf kommen. Bei Koinzidenz von Dermatomyositis und systemischer Sklerodermie sind antinukleäre Faktoren mit homogenem Fluoreszenzmuster mit Anti-PM-Scl-Antikörpern sowie eine Assoziation mit HLA-DR3/4 beschrieben worden (Garcia-Patos et al. 1996).

Nach Rückbildung der Muskelsymptomatik der JDM bei Persistenz atrophisch narbiger Hautveränderungen über den Interphalangealgelenken kann sich im jugendlichen Alter der Patienten die milde klinische Symptomatik eines SLE mit Hautveränderungen, z. B. in Form eines »butterfly-rash«, nach zunehmender Ausprägung humoraler Immunphänomene (ANA) entwickeln. Auch die Überlappung der JDM mit einer JRA wurde beschrieben (Cassidy u. Petty 2001).

Histologie. Die histologischen Befunde entsprechen denen der sich jeweils überlappenden Erkrankungen (▶ entsprechende Abschnitte dieses Kapitels u. a.).

Diagnostisch wichtige Befunde. In Abhängigkeit vom Ausprägungsgrad der entsprechenden Overlap-Symptomatik sind die für das jeweilige klinische Erscheinungsbild charakteristischen Laborbefunde zu erwarten.

Therapie. Die Behandlung erfolgt entsprechend der Akuität, der vorherrschenden klinischen Symptomatik und dem Manifestationsgrad der in das Overlap-Syndrom einbezogenen Erkrankungen (▶ entsprechende Abschnitte dieses Kapitels u. a.).

Differenzialdiagnosen. Die differenzialdiagnostischen Erwägungen entsprechen den in den einzelnen Abschnitten dieses Kapitels bzw. in anderen Kapiteln beschriebenen Krankheitsbildern, die in die Symptomatik des sich darstellenden Overlap-Syndroms einbezogen sind.

30.7 Polychondritis recidivans

Definition. Die bei Kindern äußerst selten auftretende, nichtinfektiöse, entzündliche und systemische Erkrankung der knorpeligen Strukturen ist klinisch durch eine schubweise akut auftretende, schmerzhafte, auriculäre Chondritis und mögliche Mitbeteiligung der Nase, Gelenke und des Respirationstraktes gekennzeichnet. Sie kann mit einer systemischen Vaskulitis bei bevorzugter Manifestation am kardiovaskulären System, an den Augen, der Haut und Niere, am Zentralnervensystem und Innenohr einhergehen (Zeuner et al. 1997).

Epidemiologie. Die Erkrankung tritt vornehmlich im Erwachsenenalter auf. Durch Einbeziehung in die Gruppe der Autoimmunerkrankungen hat das Krankheitsbild, dessen Erstbeschreibung 1923 und Benennung als »relapsing polychondritis« 1960 (Soto-Romero et al. 2002) erfolgte, in den letzten Jahrzehnten zunehmend an Bedeutung gewonnen.

Ätiopathogenese. Auf die Rolle des Immunsystems bei der Pathogenese der Polychondritis recidivans weisen sowohl die im akuten Schub nachweisbaren zirkulierenden Antikörper gegen Kollagen Typ II, IX, XI als auch granuläre Ablagerungen von IgG, IgA, IgM an der fibrochondralen Junktionszone der betroffenen Areale und die Assoziation mit anderen Autoimmunerkrankungen – systemischer Lupus erythematodes und juvenile rheumatoide Arthritis – hin (Zeuner et al. 1997).

Klinisches Bild. Als Leitsymptom der Erkrankung gilt die rezidivierend auftretende, akute, ein- oder doppelseitige auriculäre Chondritis, die mit schmerzhafter Rötung und Schwellung einer Ohrmuschel oder beider Ohrmuscheln mit Bevorzugung der vorderen Oberfläche (Soto-Romero et al. 2002) und Aussparung des Tragus und des Ohrläppchens (◘ Abb. 30.13) sowie mit Krankheitsgefühl, Fieber, Kopfschmerzen und Lymphknotenschwellung einhergeht. Durch die nach unregelmäßigen Intervallen auftretenden Rezidive weisen die Ohrmuscheln allmählich eine weiche Konsistenz und eine schlaffe Form auf. Die im Rahmen der Erkrankung auftretende, nicht destruierende Arthritis kann sowohl große als auch kleine Gelenke mono- bzw. polyartikulär betreffen.

Durch Einbeziehung des Nasenknorpels kann es zur Ausprägung einer Sattelnase kommen. Auf die Beteiligung der Augen in Form entzündlicher Reaktionen weisen Skleritis bzw. Episkleritis, Konjunktivitis und Iritis hin. Die Einbeziehung des Respirationstrakts durch entzündliche Veränderungen des Tracheobronchialknorpels und Mitbefall der Glottis sind durch Heiserkeit, Dys- und Aphonie sowie Dyspnoe und Stridor gekennzeichnet. Durch Beteiligung des Gehörorgans treten audiovestibuläre Schädigungen mit Schwerhörigkeit und Gleichgewichtsstörung auf. Im Bereich des kardiovaskulären Systems kommt es aufgrund der Vaskulitis zum Auftreten von Aneurysmen, Myo- und Perikarditis und an der Niere zur nekrotisierenden Nephritis.

> In die Differenzialdiagnosen eines Erysipels im Ohrmuschelbereich sollte immer eine Polychondritis recidivans einbezogen werden.

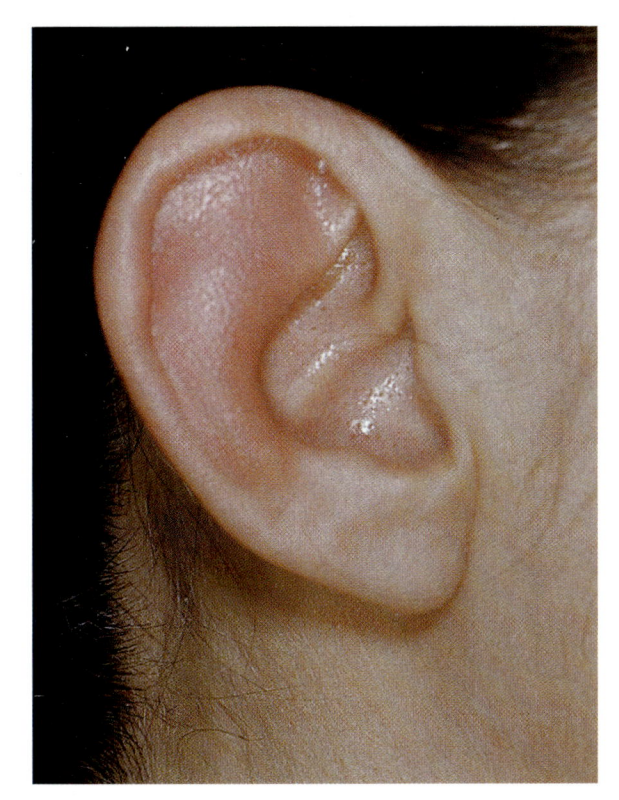

Abb. 30.13. Polychondritis recidivans. Schmerzhafte Rötung und Schwellung der Ohrmuschel ohne Einbeziehung von Tragus und Ohrläppchen

Histologie. Der befallene Knorpel weist Chondrolyse mit Verlust der Basophilie bei Vorhandensein eines entzündlichen Infiltrats aus Monozyten, Makrophagen, Lymphozyten und Plasmazellen auf. Immunhistologisch sind Immunglobulin (IgA, IgG, IgM)- und Komplement(C3)-Ablagerungen nachweisbar.

Diagnostisch wichtige Laborbefunde. Erhöhte Blutsenkungsgeschwindigkeit, C-reaktives Protein, Leukozytose und Anämie geringen Grades sind zu erwarten. Im akuten Schub sind Autoantikörper gegen Kollagen II, IX und XI sowie Rheumafaktoren nachweisbar. Ein von der renalen Manifestation abhängiger pathologischer Urinbefund und Erhöhung des Kreatinins im Serum können vorliegen. Die Gelenkveränderungen sind bioptisch, radiologisch und szintigraphisch nachweisbar. Die laryngotracheobronchiale Beteiligung ist in Ergänzung zur CT mit der MRT erfassbar.

Therapie. Im akuten Schub hat sich eine systemische Behandlung mit Glukokortikoiden in mittleren Dosierungen mit nachfolgend niedriger Erhaltungsdosis bewährt. Zur Reduzierung der Glukokortikoiddosis wird Methotrexat eingesetzt (Soto-Romero et al. 2002). Bei der Symptomatik einer Vaskulitis an inneren Organen empfiehlt sich die Kombination von Glukokortikoiden mit Immunsuppressiva. Zur Aufrechterhaltung der Beweglichkeit ist bei Gelenkbeteiligung zusätzlich eine physiotherapeutische Behandlung hilfreich.

Verlauf und Prognose. Charakteristisch für die Polychondritis recidivans ist der chronisch rezidivierende Verlauf, der zu schlaffen und abgeknickten Ohrmuscheln führt. Totale Remission, aber auch tödlicher Verlauf, v. a. durch Kollaps des Tracheobronchialsystems, Pneumonie, Ruptur von Aneurysmen und Perikarditis, sind möglich.

Differenzialdiagnosen. Die klinischen Erscheinungen an den Ohrmuscheln werden häufig einem Erysipel zugeordnet. Auch Erfrierungen und Gicht können zu einer vergleichsweisen Symptomatik führen. Bei Gelenkbeteiligung sind rheumatoide Arthritis, akute Polyarthritis und M. Reiter, bei Beteiligung des Respirationstrakts, der Augen und Ohren eine Wegener-Granulomatose und eine Periarteriitis nodosa differenzialdiagnostisch abzugrenzen. Die Kombination des Erscheinungsbildes der rezidivierenden Polychondritis mit der des M. Behçet ist als MAGIC (»mouth and genital ulcers with inflamed cartilage«)-Syndrom ins Schrifttum eingegangen (Firestein et al. 1985).

Literatur

Albrecht-Nebe H, Ziegler H, Eggert W, Barthelmes H, Denk J (1988) Der neonatale Lupus erythematodes. Überlegungen zur nosologischen Stellung anhand eigener Beobachtungen. Dermatol Monschr 174: 243–256

Arnett FC, Reveille JD (1992) Genetics of systemic lupus erythematosus. Rheum Dis Clin North Am 18: 865–892

Callen JP (2000) Dermatomyositis. Lancet 355: 53–57

Callen JP (2001) Dermatomyositis. In: Hertl M (ed) Autoimmune diseases of the skin. Pathogenesis, diagnosis, management, chap 6. Springer, Wien NewYork, pp 211–225

Cassidy JT, Petty RE (2001) Juvenile rheumatoid arthritis.In: Cassidy JT, Petty RE (eds) Textbook of pediatric rheumatology, 4th edn, chap 12. Saunders, Philadelphia London NewYork, pp 218–321

Cassidy JT, Petty RE (2001) Juvenile dermatomyositis.In: Cassidy JT, Petty RE (eds) Textbook of pediatric rheumatology, 4th edn, chap 20. Saunders, Philadelphia London NewYork, pp 465–504

Cassidy JT, Petty RE (2001) Overlap syndromes. In: Cassidy JT, Petty RE (eds) Textbook of pediatric rheumatology, 4th edn, chap 23. Saunders, Philadelphia London NewYork, pp 544–552

Crowley E, Frieden IJ (1998) Neonatal lupus erythematosus: An unusual congenital presentation with cutaneous atrophy, erosions, alopecia, and pancytopenia. Pediatr Dermatol 15: 38–42

Dalakas MC (1995) Immunopathogenesis of inflammatory myopathies. Ann Neurol 37 (Suppl): 74–86

Firestein GS, Gruber HE, Weisman MH, Zvaifler NJ (1985) Mouth and genital ulcers with inflamed cartilage: MAGIC syndrome.Am J Med 79: 69–72

Fisler RE, Liang MG, Fuhlbrigge RC, Yalcindag A, Sundel RP (2002) Aggressive management of juvenile dermatomyositis results in improved outcome and decreased incidence of calcinosis. J Am Acad Dermatol 47: 505–511

Garcia-Patos V, Bartralot R, Fonolossa V, Arnal C, Boronat M, Gelpi C, Rodriguez JL, Castells A (1996) Childhood sclerodermatomyositis:

report of a case with the anti-PM/Scl antibody and mechanic´s hands. Br J Dermatol 135: 613–616

Gedalia A, Gewanter H, Baum J (1989) Dark skin discoloration of finger joints in juvenile arthritis. J Rheumatol 16: 797–799

Gedalia A, Molina JF, Garcia CO, Doggett S, Espinoza LR, Gharavi AE (1998) Anticardiolipin antibodies in childhood rheumatic disorders. Lupus 7: 551–553

Ghali FE, Reed AM, Groben PA, McCauliffe DP(1999) Panniculitis in juvenile dermatomyositis. Pediatr Dermatol 16: 270–272

George PM, Tunnessen WW, Jr (1993) Childhood discoid lupus erythematosus. Arch Dermatol 129: 613–617

Green JJ, Baker DJ (1999) Linear childhood discoid lupus erythematosus following the lines of Blaschko: A case report with review of the linear manifestations of lupus erythematosus. Pediatr Dermatol 16: 128–133

Hurwitz S (1993) The collagen vascular disorders. In: Hurwitz S (ed) Clinical pediatric dermatology: A textbook of skin disorders of childhood and adolescense, 2nd edn, chap 20. Saunders, Philadelphia London Toronto, pp 558–583

Kasteler JS, Callen JP (1997) Low-dose methotrexate administered weekly is an effective corticoid-sparing agent for the treatment of the cutaneous manifetstations of dermatomyositis. J Am Acad Dermatol 36:67–71

Meurer M (1996) Erkrankungen des Bindegewebes. In:Braun-Falco O, Plewig G, Wolff HH (Hrsg.) Dermatologie und Venerologie, 4. Auflage, Kap 18. Springer, Berlin Heidelberg New York, S 736–755

Neiman AR, Lee LA, Weston WL, Buyon JP (2000) Cutaneous manifestations of neonatal lupus without heart block: Characteristics of mothers and children enrolled in a national registry. J Pediatr 137: 674–680

Oliveri MB, Palermo R, Mautalen C, Hübscher O (1996) Regression of calcinosis during diltiazem treatment in juvenile dermatomyositis. J Rheumatol 23: 2152–2155

Pachman LM, Hayford JR, Chung A, Daugherty CA, Pallansch MA, Fink CW, Gewanter HL, Jerath R, Lang BA, Sinacore J, Szer IS, Dyer AR, Hochberg MC (1998) Juvenile dermatomyositis at diagnosis: Clinical characteristics of 79 children. J Rheumatol 25: 1198–1204

Pachman LM, Liotta-Davis MR, Hong DK, Kinsella TR, Mendez EP, Kinder JM, Chen EH (2000) TNFα-308A allele in juvenile dermatomyositis. Association with increased production of tumor necrosis factor α, disease duration and pathological calcification. Arthritis Rheum 43: 2368–2377

Pease CT, Charles PJ, Shattles W, Markwick J, Maini RN (1993) Serological and immunogenetic markers of extraglandular primary Sjögren´s syndrome. Br J Rheumatol 32: 574–577

Petty RE, Cassidy JT (2001) Systemis lupus erythematosus. In: Cassidy JT, Petty RE (eds) Textbook of pediatric rheumatology, 4th edn, chap 18. Saunders, Philadelphia London NewYork, pp 396–449

Schauder S (2001) Photosensibilität und Photoprotektion beim Lupus erythematodes. Kosmetische Medizin 22: 12–19

Schmid MH, Trüeb RM (1997) Juvenile amyopathic dermatomyositis. Br J Dermatol 136: 431–433

See Y, Martin K, Rooney M, Woo P (1997) Severe juvenile dermatomyositis complicated by pancreatitis. Br J Rheumatol 36: 912–916

Sequeira JF, Keser G, Greenstein B, Wheeler MJ, Duarte PC, Khamashta MA, Hughes GRV (1993) Systemic lupus erythematosus: Sex hormones in male patients. Lupus 2: 315–317

Sills EM, Barnett NK, Provost TT (1995) Connective tissue diseases and arthritides. In: Schachner LA, Hansen RC (eds) Pediatric dermatology, 2nd edn, vol II, chap 24: Collagen vascular and connective tissue diseases. Churchill Livingstone, NewYork Edinburgh London, pp 1105–1148

Silverman E, Mamula M, Hardin JA, Laxer R (1991) Importance of the immune response to the Ro/La particle in the development of congenital heart block and neonatal lupus erythematosus. J Rheumatol 18: 120–124

Silverman ED (2001) Neonatal lupus erythematosus.In: Cassidy JT, Petty RE (eds) Textbook of pediatric rheumatology, 4th edn, chap 19. Saunders, Philadelphia London NewYork, pp 450–463

Solomon BA, Laude TA, Shalita AR (1995) Neonatal lupus erythematosus: Discordant disease expression of U1RNP-positive antibodies in fraternal twins – Is this a subset of neonatal lupus erythematosus or a new distinct syndrome? J Acad Dermatol 32: 858–862

Soto-Romero I, Fustes-Morales AJ, De Leon-Bojorge B, Contreras-Ruiz J, Ruiz-Maldonado R (2002) Relapsing polychondritis: A pediatric case. Pediatr Dermatol 19: 60–63

Synkowski DR, Provost TT (1983) Characterization of the inflammatory infiltrate in lupus erythematosus lesions using monoclonal antibodies. J Rheumatol 19: 920–924

Weston WL, Morelli JG, Lee LA (1999) The clinical spectrum of anti-Ro-positive cutaneous neonatal lupus erythematosus.J Am Acad Dermatol 40: 675–681

Woo P (2000) Juvenile chronic arthritis, systemic lupus erythematosus and dermatomyositis. In: Harper J, Oranje A, Prose N (eds) Textbook of pediatric dermatology, vol II, chap 25. Blackwell, Oxford, pp 1668–1677

Zeuner M, Straub RH, Rauh G, Albert ED, Schölmerich J, Lang B (1997) Relapsing polychondritis:Clinical and immunogenetic analysis of 62 patients. J Rheumatol 24: 96–101

Sklerodermie und Bindegewebskrankheiten

U.-F. Haustein

31.1 Progressive Sklerodermie – 501

31.2 Zirkumskripte Sklerodermie – Morphea – 504

31.3 Eosinophile Fasziitis (Shulman-Syndrom) – 507

31.4 Pseudosklerodermien – 507

31.5 Lichen sclerosus et atrophicus (»White Spot Disease«) – 507

31.6 Anetodermie – 509

31.7 Atrophoderma idiopathica et progressiva Pasini et Pierini – 509

31.8 Striae distensae – 510

31.9 Hemiatrophia faciei progressiva (Parry-Romberg-Syndrom) – 510

Literatur – 511

31.1 Progressive Sklerodermie

Definition. Die progressive Sklerodermie (PS) stellt eine chronische Bindegewebserkrankung mit Verhärtung von Haut und inneren Organen unter Beteiligung des Gefäßsystems (Raynaud-Phänomen) und Dysregulation des Immunsystems bei unbekannter Ätiologie dar. Entsprechend des Amerikanischen College für Rheumatologie müssen das Majorkriterium (proximale Sklerodermie) und 2 der 3 Minorkriterien (Sklerodaktylie, grübchenähnliche Fingernarben, bibasale interstitielle Lungenfibrose) erfüllt sein. Nach Symptomen, Laborbefunden, Organbefall, Progression, Verlauf und Prognose werden 3 Subtypen der PS unterschieden.

1. *Limitierter Typ* (85% der kindlichen Fälle)
   Distaler Befall, später Organbefall, Raynaud-Phänomen (nicht so häufig wie bei Erwachsenen, der progressiven Sklerodermie meist vorausgehend), Anti-Zentromer-Antikörper (bei Kindern selten), gute Prognose. Das CREST-Syndrom (Kalzinosis, Raynaud-Phänomen, Ösophagusdysmotilität, Sklerodaktylie und Teleangiektasien) stellt eine besondere Variante dieses Typs dar.
2. *Diffuser Typ*
   Proximaler Befall, auch des Stammes, rasche Organbeteiligung (Lunge, Herz, Niere), Progression, Anti-Topoisomerase-Antikörper, schlechte Prognose.
3. *Overlap-Syndrome*
   mit Zeichen der Dermato- bzw. Polymyositis (Sklerodermatomyositis), des Lupus erythematodes und der rheumatoiden Arthritis. Die »mixed connective tissue disease« (MCTD) zählt ebenso hierunter. U$_1$-RNP-Antikörper sind dafür typisch.

Epidemiologie. Höchstens 2–3% aller Sklerodermiefälle gehören bei Kindern zur systemischen Form. Die Inzidenz der sehr seltenen PS wird auf 1–2 Fälle pro 10 Mio. Kinder in einem Verhältnis von 3–4 Mädchen zu 1 Jungen geschätzt. Etwa 150 Fälle wurden in der Weltliteratur erfasst (Ansell et al. 1994; Blaszczyk et al. 1996; Hurwitz 1993; Labib et al. 1991; Uziel et al. 1995; Vancheeswaran et al. 1996).

Ätiologie.

> Traumen sind überzufällig häufig vorausgegangen.

Beziehungen bestehen zwischen klinischen Subsets, Autoantikörpern, ethnischen Gruppen und dem HLA-System. Kernstück der PS ist die exzessive Ablagerung von Kollagen Typ I, das durch Fibroblasten synthetisiert (mRNA erhöht) und im Bindegewebe der Haut und inneren Organe abgelagert wird. Eins der ersten Ziele scheint das Gefäßsystem (Raynaud-Phänomen) zu sein. Endothelien und Thrombozyten werden geschädigt bzw. aktiviert. Adhäsionsmoleküle werden exprimiert, Zytokine (IL-1) und Wachstumsfaktoren (PDGF) freigesetzt. Sie interagieren mit den Immunzellen und Fibroblasten. Wie bei anderen Autoimmunerkrankungen beeinflusst das unbekannte Autoantigen (Umwelt oder Selbst) das genetisch vermehrt empfängliche Immunsystem. Aktivierte Monozyten und Lymphozyten, insbesondere auch perivaskulär in der Haut, setzen wiederum Zytokine (IL-1) und Wachstumsfaktoren (TGF-β) frei und aktivieren die Fibroblasten. T-Helfer- und Memory-Zellen sind vermehrt, T-Suppressor- und Killerzellen erniedrigt.

Im Serum finden sich erhöhte Mengen von Zytokinen (auch IL-2-Rezeptor), Wachstumsfaktoren und Adhäsionsmoleküle. Die B-Zellen sind polyklonal stimuliert und bilden Autoantikörper gegen nukleoläre Bestandteile. Mastzellen sind ebenfalls beteiligt. Am Ende steht die klonale Expansion von autoreaktiven Fibroblasten (»kollagen high producer«), die der Regulation entkommen sind und ihre Stimulation durch autokrine Schleifen (IL-6, TGF-β) selbst unterhalten (Haustein 2002) Bei Kindern wurden Parameter der Aktivierung des Gefäß-, Immunsystems und Bindegewebes nicht so eindeutig gefunden. Vancheeswaran et al. (1996) konnten nachweisen, dass die kindliche PS normale Parameter der vaskulären Aktivierung (von-Willebrand-Faktor, Angiotensin-converting-Enzym, E-Selektin, Endothelin-1), der T-Zellaktivierung (löslicher IL-2-Rezeptor) sowie der Kollagensynthese (N-Propeptid des Kollagen III), wohl aber abnormale Gerinnungsindizes aufwiesen.

Klinisches Bild: Haut. Schwellungen der Finger(rücken) und des Gesichts gehen in Fibrose mit Bewegungseinschränkungen über. Die Haut wird gespannt, verdickt, wachsartig und glänzend sowie trocken. Dies führt zu Akrosklerose bzw. Sklerodaktylie mit Fingersteifigkeit und Bewegungseinschränkung. Das Gesicht wird ausdruckslos, maskenartig, gespannt ohne Falten (mimische Starre). Die Nase erscheint abgegriffen. Es entstehen Mikrocheilie und Mikrostomie (verminderte Mundöffnung; ◘ Abb. 31.1). Später kann die Haut atrophisch werden (Haar-, Schweiß- und Talgdrüsenverlust).

Insgesamt werden 3 Stadien des Hautbefundes durchlaufen:
– Stadium oedematosum,
– Stadium induratum,
– Stadium atrophicum.

> Hyper- und Hypopigmentierungen vermitteln ein salz- und pfefferähnliches Bild, das durch Teleangiektasien durchzogen werden kann.

Die Nagelfalze zeigen Erweiterungen und Wegfall von Kapillarschlingen (Kapillarmikroskopie). Grübchenförmige Einziehungen und Ulzerationen, insbesondere der Fingerballen, Rattenbissnekrosen und spätere Vernarbungen sind Zeichen der trophischen Kapillarstörungen und Ischämie

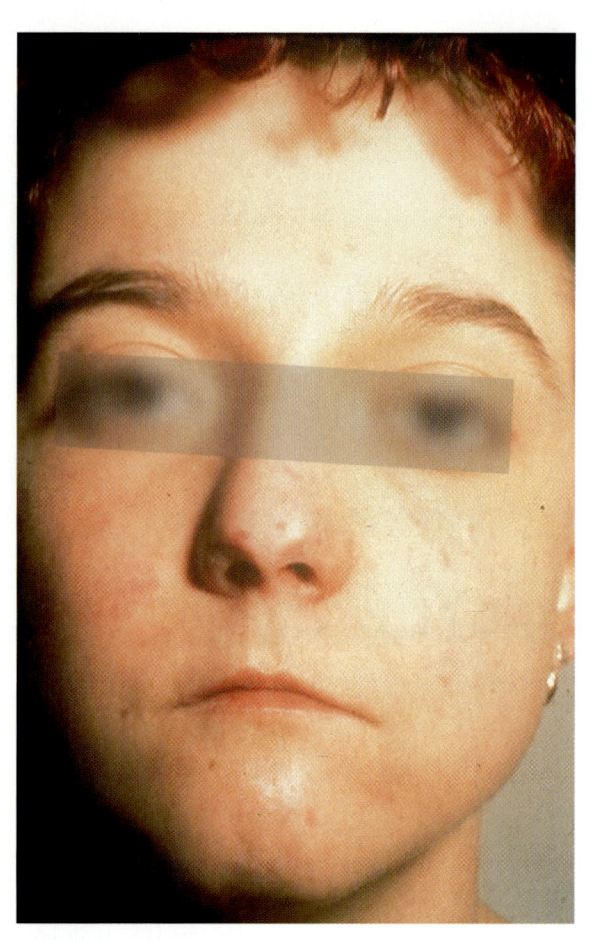

◘ **Abb. 31.1.** Progressive Sklerodermie, Sklerosierung, einzelne Teleangiektasien, Mikrocheilie und »Pigmentunruhe« des Gesichts bei 13-jährigem Mädchen

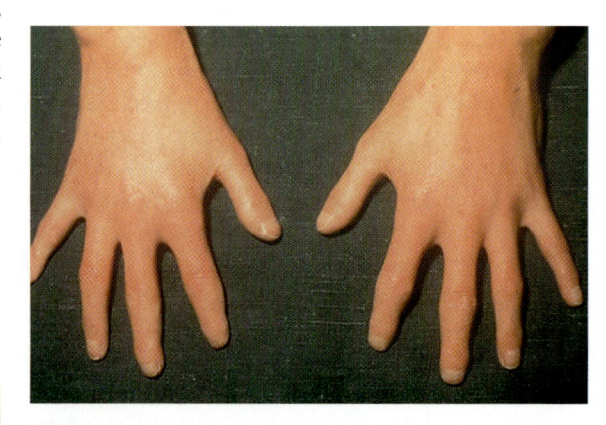

◘ **Abb. 31.2.** Sklerose der Finger, Arthritis bei demselben 13-jährigen Mädchen aus Abb. 31.1

(◘ Abb. 31.2 und 31.3). Die Heilung ist verlangsamt und durch sekundäre Infektionen kompliziert. Des Weiteren finden sich Resorption der Knochenendphalanx (Akroosteolysis) sowie Kalkeinlagerungen (◘ Abb. 31.4). Das Ausmaß der Hautbeteiligung kann an 10 Messpunkten klinisch als Hautscore zur Beurteilung der Aktivität und des Ver-

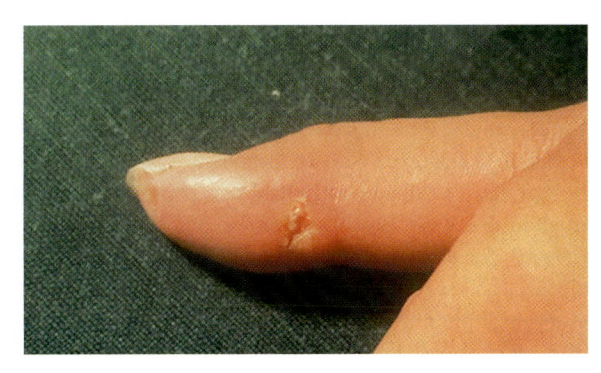

Abb. 31.3. Abflachung des Fingerballens, Rattenbissnekrose distal und trophisches Ulkus lateral bei 15-jähriger Patientin

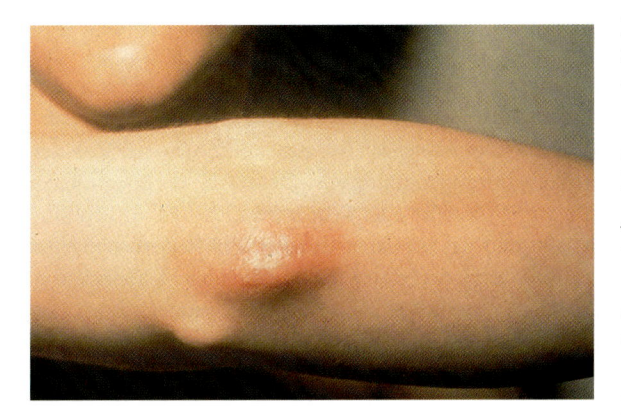

Abb. 31.4. Calcinosis cutis des 13-jährigen Mädchens aus
Abb. 31.1

laufs erfasst werden. Manche benutzen dazu Elastometer, Durometer, Ultraschall und Thermographie.

Klinisches Bild: Raynaud-Phänomen. In der Kindheit tritt es nicht sehr häufig auf, wenn es vorkommt, ist es oft das erste Zeichen (Duffy et al. 1989). In einer Studie wurde es allerdings bei 82% der Patienten beschrieben, bei 70% der PS vorausgehend. Es befällt in erster Linie die Finger und verläuft in 3 Phasen. Die durch Kälte oder Stress ausgelöste Vasokonstriktion führt zu
1. schmerzhafter Ischämie und Blässe (weiß), gefolgt von
2. Hypoxie in Form der Zyanose (blau) und schließlich
3. hyperämischer Reperfusion (rot) als Zeichen der arteriellen Vasodilatation. Brennen, Taubheit, Schwellung und Hyperhidrosis treten ebenfalls auf.

Spätere trophische Störungen sind auch im Rahmen der Devaskularisation zu sehen. Die Kapillarmikroskopie ist als Prognosemarker verwertbar.

Klinisches Bild: innere Organe. Nach Haut und Gefäßen ist der *Gastrointestinaltrakt* am dritthäufigsten betroffen. Dazu zählen Mikroglossie, Verkürzung und Sklerose des Zungenbändchens, Gingivitis, Sklerosierungen im Zahnhalteapparat, Lockerung der Zähne, Fibrose der Speicheldrüsen und trockener Mund im Rahmen des Sjögren-Syndroms, Ösophagusdysmotilität, Dysphagie, Refluxösophagitis und Strikturen. Wesentlich seltener werden Darmbefall mit Fibrose, Peristaltikstörung, Malabsorption, bakterielles »overgrowth« und Pseudodivertikulabildung beobachtet.

Die gelegentliche *Lungenbeteiligung* ist durch entzündliche (Alveolitis), vaskuläre (pulmonale Hypertonie) und fibrotische Veränderungen (Lungenfibrose) einschließlich Cor pulmonale gekennzeichnet (Garty et al. 1991). Die seltenen *kardiovaskulären* Komplikationen betreffen die asymptomatische Perikarditis, Myokarditis, Arrhythmien, pulmonale Hypertonie und herdförmige oder diffuse Myokardfibrose.

Die *Nierenbeteiligung* äußert sich in Proteinurie, mikroangiopathischer hämolytischer Anämie und maligner Hypertonie sowie Azotämie (z. T. plötzlich in Form der akuten renalen Krise infolge Ischämie, Rindeninfarkten, Oligurie und Anurie).

Polyarthralgie ist häufig, *Polyarthritis* kommt dagegen selten vor. Sehnenscheidenentzündung, Sehnenreiben, Beugekontrakturen, Akroosteolyse, Kalzinose, *Muskelfibrose und Myopathie* finden sich bei 20–40% der Kinder, sind aber auch Zeichen von Überlappungssyndromen (Sklerodermatomyositis). Im Rahmen des *Sjögren-Syndroms* ist noch die Keratokonjunctivitis sicca (Anti-SSA/Ro und Anti-SSB/La positiv) zu erwähnen.

Insgesamt sind die Beteiligungen innerer Organe bei Kindern nicht vordergründig.

Laborbefunde. Hypergammaglobulinämie und Rheumafaktoren werden selten beobachtet. Bei 90% der Patienten kommen antinukleäre Faktoren (homogen, getüpfelt, nukleolär) vor. Anti-Scl-70 (Topoisomerase-1)-Antikörper treten bei 20–40% auf, in erster Linie beim diffusen Typ mit Lungenfibrose. Infolge Sequenzhomologie zu p30 gag von Retroviren könnten sie kreuzreaktiv durch molekulares Mimikry entstehen. Anti-RNA-Polymerase-Antikörper (selten) gehen mit sehr schlechter Prognose einher. Anti-Zentromer-Antikörper sind dagegen, wenn überhaupt, mit der limitierten Form assoziiert. Beide Autoantikörper sind für die PS relativ spezifisch. Antikörper gegen Ku und PM-Scl kommen bei Oberlap-Syndromen (Sklerodermatomyositis) vor, solche gegen dsDNS und Sm bei Lupus erythematodes. Antihiston-Antikörper (29%) korrelieren mit Lungenbefall, Anticardiolipin-Antikörper (33%) sind in ihrer Bedeutung bei PS weitgehend unklar. Anti-SSA/Ro und Anti-SSB/La gehören zum Sjögren-Syndrom. Erhöhte Prokollagenpeptidspiegel im Serum sind Zeichen der Progression seitens des Bindegewebes (Trivedi et al. 1991).

Histologie. Initial finden sich lymphozytäre perivaskuläre Infiltrate im Korium, eine ödematöse Verquellung der kollagenen Fasern und manchmal eine septale lymphoplasmazelluläre Pannikulitis mit Eosinophilen. Später entsteht eine fibroblastenarme azelluläre Sklerose mit verbreiterten homogenisierten kollagenen Fasern und Atrophie bzw. Verschwinden von Talgdrüsen und Haarfollikeln, während die Schweißdrüsen eingemauert werden. Auch die Epidermis kann atrophieren.

Therapie. Zunächst müssen der Subtyp der PS, Ausmaß der Erkrankung und Organbeteiligung, klinische Aktivität, Grad der Progression und Prognose eingeschätzt werden (Black 1994). Leider fehlen randomisierte placebokontrollierte Multicenterstudien bezüglich der Wirksamkeit der anzuwendenden Medikamente.

Allgemeine Richtlinien. Leicht kau- und schluckbare eiweiß- und vitaminreiche Nahrung ist zu empfehlen.

> **! Cave:**
> Kälte und Traumen sind zu vermeiden.

Wärme (Kleidung, Handschuhe) sowie Hautpflege mit Cremes sind sinnvoll.

Die Physiotherapie besteht in aktiven Übungen, Massagen (Bindegewebs-, Unterwassermassagen), Lymphdrainage und Wärmeanwendungen (Bäder, Packungen). Darüber hinaus sind Zahnpflege und ggf. künstliche Speichel- und Tränenflüssigkeit gegen die Trockenheit anzuwenden. Die begleitende psychosoziale Betreuung ist wichtig, insbesondere bei Behinderungen und kosmetischen Entstellungen.

Raynaud-Phänomen. Hier ist der Kalziumkanalblocker Nifedipin das Mittel der 1. Wahl, ggf. unterstützt durch topische Nitroglyzerin-Paste. In komplizierten Fällen mit ischämischen Ulzera sind Infusionen mit Prostaglandin E-1 an 3 aufeinander folgenden Tagen angezeigt oder auch orale oder i.v.-Gaben von Iloprost, einem Prostazyklinanalogum. Beide wirken vasodilatatorisch und hemmen die Plättchenaggregation. Pentoxifyllin wird ebenfalls empfohlen.

Antiinflammatorische und immunmodulatorische Therapie. Nichtsteroidale Antiphlogistika helfen bei Arthralgie und Arthritis. Glukokortikoide sind in der ödematösen entzündlichen Phase in Dosen bis zu 40 mg/Tag indiziert. Sie sollten über eine Erhaltungsdosis von 5–10 mg innerhalb von Wochen wieder abgebaut werden.

> Die Kombination mit Zytostatika hat sich bei Kindern nicht als sinnvoll erwiesen.

Antifibrotische Therapie. Einmal abgelagertes Kollagen kann kaum wieder aufgelöst werden. D-Penicillamin hemmt die Kreuzvernetzung der kollagenen Fasern und damit die Neubildung von Kollagen, während es präformiertes Kollagen nicht abbauen kann. Nach initialen Dosen von 3 mg/kgKG/Tag sollte monatlich um 1–2 mg/kgKG/Tag bis maximal 10 mg/kgKG/Tag gesteigert werden. Knochenmarkdepression, Magen-Darm-Ulzera, Leukopenie, Geschmacksstörungen und Nierentoxizität (Proteinurie) sind zu beachten. Penicillamin hat sich bei Erwachsenen nicht bewährt. Es sollte daher nur in Ausnahmefällen angewandt werden. Wir empfehlen stattdessen Infusionen von Penicillin G (täglich 5 Mio. IU innerhalb von 30 min für 14 Tage) als Prolylhydroxylasehemmer. Bade-PUVA- und Hochdosis-UV-A_1-Phototherapie werden über die Aktivierung der Kollagenase wirksam. Kolchizin und Methotrexat sollen zu einer Hauterweichung führen, Antithymozytenglobulin soll die Progression aufhalten. Durch Ciclosporin A soll die Hautfibrose gebessert werden, während Lunge und Herz unverändert bleiben und Nierentoxizität zu befürchten ist. Interferon-γ ist als Inhibitor der Kollagensynthese bei Kindern nicht angewandt worden. Gleiches gilt für die extrakorporale Photochemotherapie.

Therapie der Organbeteiligungen. Bei Lungenfibrose sind Glukokortikoide in Kombination mit Cyclophosphamid indiziert, bei pulmonaler Hypertension in neuester Zeit der Endothelinrezeptorantagonist Bosentan, darüber hinaus Captopril, Clonidin oder Ketanserin, Diltiazem, Iloprost inhalativ und ggf. Antikoagulanzien. Bei Refluxösophagitis sollte Omeprazol (Protonenpumpeninhibitor), Metoclopramid und Paspertin (Prokinetikum) angewendet werden. Gegen Diarrhö durch Dysbakterien werden Ampicillin, Tetracyclin und Metronidazol empfohlen. Als besonders segensreich hat sich die Gabe von Captopril oder auch des Angiotensinrezeptorantagonisten Losertan bei der Verzögerung bzw. Verhinderung der akuten renalen Krise erwiesen.

Prognose.

> Die Prognose wird durch den diffusen Subtyp mit rascher Progression, durch Anti-Scl-70-Antikörper und v. a. durch die Beteiligung von Niere, Herz und Lunge bestimmt.

Anekdotische Erfahrungen lehren, dass die Todesrate bei Kindern insgesamt niedrig ist und die Überlebenszeit erheblich verbessert wurde. Häufigste Todesursachen stellen Herzerkrankungen, Nierenversagen und pulmonale arterielle Hypertonie dar (Black 1994).

Differenzialdiagnose. Abzugrenzen sind die generalisierte zirkumskripte Sklerodermie, das Scleroderma adultorum Buschke (vorwiegend bei Kindern akut postinfektiös), Pseudosklerodermien und Overlap-Syndrome.

31.2 Zirkumskripte Sklerodermie – Morphea

Epidemiologie. Die Morphea kommt viel häufiger in der Kindheit vor als die PS. Zahlen über die Prävalenz liegen jedoch nicht vor. Diskrete Verläufe gelangen wahrscheinlich gar nicht in medizinische Hände. In der Kinderklinik Toronto wurden innerhalb von 7 Jahren 30 Fälle beobachtet, davon 3 mit herdförmiger Morphea, 26 vom linearen Typ und 1 in generalisierter Form (Uziel et al. 1994). Das Geschlechtsverhältnis beträgt 1,5–4 Mädchen zu 1 Jungen, das Manifestationsalter lag zwischen 6 und 8 Jahren. In der Hautklinik Warschau unterteilten sich 552 Fälle in lineäre (55%), Plaque- (17%), disseminierte (5%), generalisierte (1%) und atypische Formen (22%; Blaszczyk et al. 1996).

Ätiologie. Die Ursache ist unbekannt. Über Assoziationen mit vorausgegangenen Traumen, Stress oder Infektionen, insbesondere mit Borrelia Burgdorferi, wurde berichtet. Erhöhte Antikörpertiter, Erregernachweis in erkrankter Haut sowie erfolgreiche Penizillintherapie unterstreichen in Einzelfällen diese Möglichkeit. Fibroblastenaktivierung und Anreicherung von Kollagen entsprechen den Befunden der PS.

Klinisches Bild. Initial entstehen fleckförmige Rötungen, die sich zentral in gelblich-weiße, harte, mit der Unterlage verbackene Platten mit peripherem rotviolettem Ring (Lilac-Ring) umwandeln (Kobayashi et al. 1991). Später kommen Verlust von Haaren und Talgdrüsen, Hyper- und Depigmentierungen sowie ggf. Atrophie dazu. Mehrere Subtypen werden unterschieden (Übersicht 31.1; Abb. 31.5–31.8; Liu et al. 1994).

Systemische Beteiligungen. Sehr selten kommen Übergänge der Morphea in PS vor, so z. B. bei 2 von 235 Patienten (Christianson et al. 1956). Andererseits wurden Krämpfe, Enzephalitis, mikrofibrotische Areale und Kalzifikationen im Gehirn beschrieben, insbesondere bei der linearen Form. Gleiches trifft auch für Knochenbeteiligung wie Skoliose und Atrophie sowie Uveitis zu, Letzteres v. a. bei der Form »en coup de sabre«, die auch mit neurologischen Komplikationen einhergeht.

Laborbefunde. Bei 23–73% der Patienten kommen antinukleäre Antikörper vor, zumeist bei lineärer und generalisierter Morphea. Dies trifft auch auf Anti-ssDNA- und Anti-Histon-Antikörper zu. Während Anti-Scl-70-Antikörper nicht auftreten, finden sich solche gegen Zentromer selten, Rheumafaktoren aber bei etwa 60% und Eosinophilie bei gut 30% (Woo u. Rasmussen 1985).

Übersicht 31.1. Subtypen der zirkumskripten Sklerodermie

- *Morphea*:
  Herdförmige Plaques, bevorzugt am Stamm (einzelne oder wenige; Abb. 31.5).
- *Morphea guttata*:
  Die kleinen kreideweißen Flecken von wenigen Millimetern Durchmesser weisen Ähnlichkeiten zum Lichen sclerosus et atrophicus (keine follikulären Hyperkeratosen) auf, im Fall von erythematösen Flecken entspricht dies der Atrophodermia idiopathica et progressiva Pasini et Pierini ohne Sklerosierung mit Bevorzugung des Rumpfes.
- *Morphea generalisata*:
  Zahlreiche disseminierte Plaques mit Einschränkung der Extremitätenbewegung und Atemexkursion, Übergänge in echte PS wurden beobachtet (Abb. 31.6).
- *Lineäre Morphea*:
  Bandförmig an den Extremitäten in Längsrichtung, bei tiefer Ausdehnung (Morphea profunda) Fixierung von Gelenken, Einbeziehung der Faszie (Sklerofaszie), Muskeln und Knochen mit Kontrakturen und Atrophie, z. B. auch einer ganzen Extremität (Abb. 31.7). Diese Komplikationen wurden z. B. bei 26 von 108 Patienten mit Morphea beobachtet. Wachstumsdefekte und Muskelbeteiligung sind bei Kindern wesentlich prominenter als bei Erwachsenen! Kontrakturen der Knie, Beeinträchtigung der Hand-, Finger- und Ellbogengelenke mit Funktionsverlust und Versteifung sind beschrieben.
- *»Sclerodermie en coup de sabre« (Säbelhieb):* Sie entspricht der lineären Form in frontoparietaler Anordnung meist paramedian von den Augenbrauen bis in die behaarte Kopfhaut hinein mit permanenter Alopezie und manchmal rinnenförmiger Atrophie des unterliegenden Knochens. Die Einsenkung kann sich bis auf Wange, Nase, Oberlippe, manchmal sogar auf Mund, Kinn und Hals fortsetzen und zu einer Hemiatrophia faciei führen (Abb. 31.8). Krampfanfälle, Hemiplegie und Lernprobleme wurden beschrieben, ebenso morphologische ZNS-Veränderungen einschließlich Verkalkungen. Wahrscheinlich stellt sie die milde Form der progressiven fazialen Hemiatrophie (Parry-Romberg-Syndrom) dar.
- *»Disabling pansclerotic morphea of children«*:
  Sie entspricht der Kombination von linearer und generalisierter Morphea mit schwerer Sklerose, Mutilationen, progredientem Verlauf und Beteiligung innerer Organe sowie Kachexie (Diaz-Perez et al. 1980).

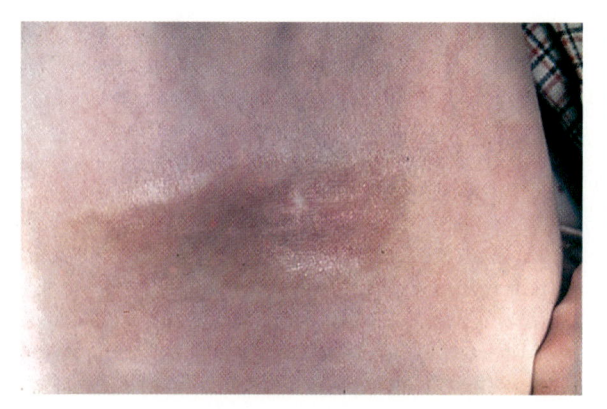

Abb. 31.5. Plaqueförmige Morphea bei 11-jährigem Mädchen

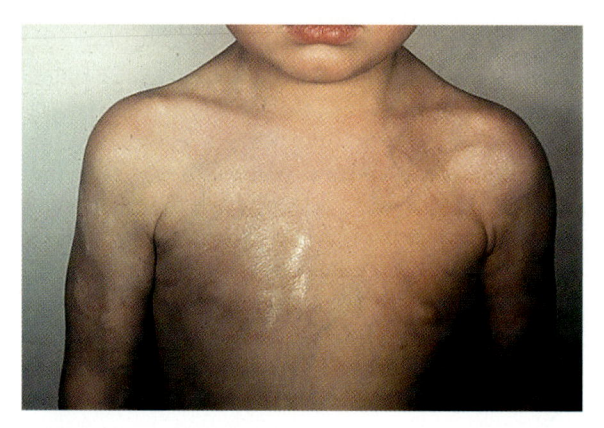

Abb. 31.6. Morphea generalisata an Stamm und Oberarmen bei 5-jährigem Jungen

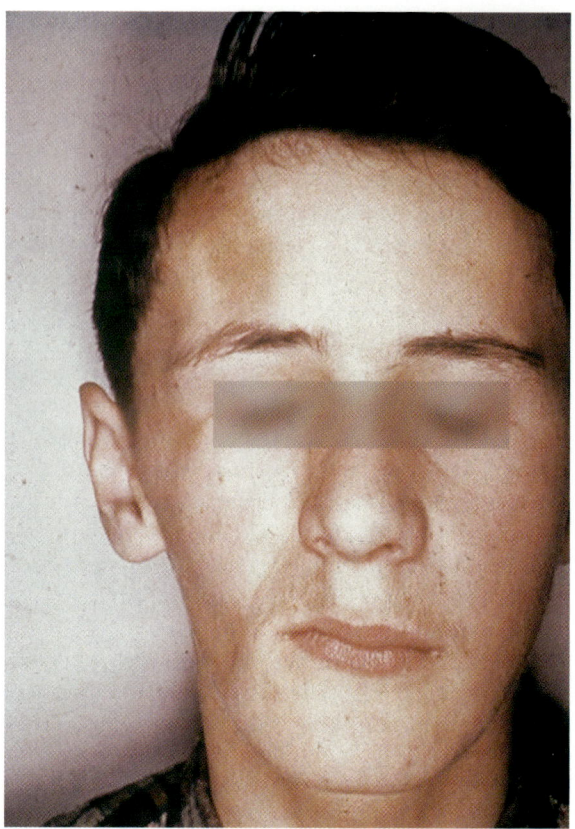

Abb. 31.8. Sclerodermia »en coup de sabre« mit Hemiatrophia faciei bei 14-jährigem Jungen

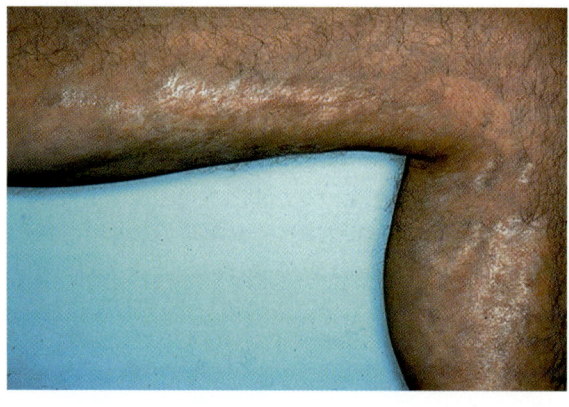

Abb. 31.7. Lineare Morphea bei 16-jährigem Patienten

Histologie. Sie entspricht der der PS.

Therapie. Die Spontanheilung kann über Monate abgewartet werden. Bei Progression, Generalisation und linearen komplizierten Formen ist eine Therapie indiziert. Randomisierte Doppelblindstudien fehlen allerdings.

Aktive Bewegungen und passive Physiotherapie in Form von Massagen und Ultraschall können sehr hilfreich sein, zusätzlich auch Lymphdrainage und Unterwassermassage, insbesondere bei linearen Formen. Die topische Anwendung milder bis mäßig starker Glukokortikoidlösungen und Cremes (z. B. Hydrokortison, Dermatop, Ecural) können den Entzündungsprozess eindämmen. Intraläsionale Injektionen mit Triamcinolon-acetonid 0,1–0,3 ml (5–10 mg/ml) sind anfangs schwierig, mit zunehmender Erweichung alle 3–4 Wochen leichter.

❗ Cave:
Atrophie.

Kurzinfusionen mit Penicillin G siehe PS.

Alternativen sind Cephalosporine, Erythromycin, Doxyzyklin und Tetrazyklin oral für 3 Wochen. Im frühen Stadium können auch systemische Prednisolongaben (initial 20–30 mg) mit rascher Reduzierung für höchstens 3–4 Wochen versucht werden. Bei multilokulären und generalisierten Formen hat sich die Bade-PUVA- oder Hochdosis-UV-A_1-Therapie als hilfreich erwiesen. Penicillamin (2–5 mg/kgKG/Tag) muss über 3–6 Monate gegeben werden. Es hat ein hohes Nebenwirkungsrisiko (s. PS), das durch die Kombination mit Prednisolon verringert werden kann. Es ist nur bei generalisierter und pansklerotischer Form indiziert.

Die plastische Chirurgie sollte bei Vernarbung und Kontrakturen eingesetzt werden. Gegebenenfalls müssen

Sozialarbeiter und Kinderpsychologen, insbesondere bei linearen und komplizierten Formen mit kosmetischer Beeinträchtigung, hinzugezogen werden.

Differenzialdiagnose. Vitiligo, Anetodermien und Lichen sclerosus et atrophicus sind abzugrenzen. Die Polyarteriitis nodosa zeigt minimale Induration und eine Livedo racemosa, umschriebene Pseudosklerodermien werden durch Vitamin K, Bleomycin und Pentazozin hervorgerufen. Des Weiteren sind das Scleroderma adultorum Buschke und die PS zu differenzieren.

31.3 Eosinophile Fasziitis (Shulman-Syndrom)

Epidemiologie. Die auch als *Shulman-Syndrom* bezeichnete Erkrankung wurde bei Kindern nur selten beobachtet. Das Geschlechterverhältnis der Jungen zu Mädchen beträgt 3 : 1!

Ätiologie. Vorausgegangene örtliche Traumen werden diskutiert, des Weiteren Beziehungen zu Morphea und PS (Farrington et al. 1993).

Klinisches Bild. Plötzlich entwickeln sich schmerzhafte Schwellungen und Verhärtungen der Haut, bevorzugt an den Extremitäten, seltener am Stamm, mit festem Verbackensein zu den darunter liegenden Strukturen und Bildung von Falten sowie ggf. Kontrakturen. Die Epidermis ist nicht einbezogen, das Raynaud-Phänomen fehlt. Innere Organe sind in der Regel nicht beteiligt.

> Es finden sich eine Eosinophilie in Blut und Gewebe, Hypergammaglobulinämie und gesteigerte BSR.

ANF (»antinuclear antibodies«) kommen nicht vor (Grisant et al. 1983).

Histologie. Typisch sind Infiltrate von Monozyten, Plasmazellen, Histiozyten und Eosinophilen in tieferem Corium, subkutanem Fettgewebe, Faszien und Muskeln mit Fibrose.

Therapie. Orale Gaben von Prednisolon (0,5–1 mg/kgKG/Tag) führen innerhalb von 4–8 Wochen zur Besserung. Wärme, Lymphdrainage und Massage sind hilfreich. Neben gutem Ansprechen auf Prednisolon wurden auch spontane Regressionen beobachtet, aber auch Persistieren über Jahre.

Differenzialdiagnose. An lineäre Morphea ist zu denken. Sie wurde auch als Folgezustand beobachtet. Das *Eosinophilie-Myalgie-Syndrom* wurde durch Einnahme verunreinigter L-Tryptophan-haltiger Präparate, die nicht mehr im Handel sind, ausgelöst. Bei Kindern wurde dies nicht beobachtet.

31.4 Pseudosklerodermien

Pseudosklerodermien sind klinisch an progressive (und zirkumskripte) Sklerodermie erinnernde Erkrankungen ätiopathogenetisch anderer Herkunft. In der Kindheit spielen sie, was die Variationsbreite anbelangt, nur eine eingeschränkte Rolle:
- genetische Erkrankungen (Werner-Syndrom),
- Stoffwechselstörungen (Phenylketonurie, Glykogenspeicherkrankheit, diabetische Gelenksteife),
- Ablagerungskrankheiten (Scleroderma adultorum Buschke),
- exogene Faktoren (Vitamin K, Bleomycin, Pentazozin; Haustein u. Haupt 1998),
- Graft-vs.-host-Krankheit,
- chronische Bindegewebserkrankungen (Lupus erythematodes, Überlappungssyndrome).

3 Kinder mit lineärer Morphea wurden im Rahmen des toxischen Ölsyndroms gesehen, ähnliche Läsionen auch nach Penicillamin-Behandlung der juvenilen Arthritis.

31.5 Lichen sclerosus et atrophicus (»White Spot Disease«)

Epidemiologie. 10–15% der Fälle betreffen das Kindesalter, darunter sind 85% Mädchen und 15% Jungen (Helm et al. 1991).

Ätiologie. Unbekannt. Assoziationen mit Autoimmunerkrankungen (Alopezia areata, Thyreoiditis, perniziöse Anämie) kommen eher bei Erwachsenen vor, Assoziation mit HLA II DQ7.

Klinisches Bild. Es finden sich kleine, scharfbegrenzte, rötlich bis elfenbeinweiße, leicht erhabene Herde von wenigen Millimetern Durchmesser, die zusammenfließen und zu Plaques unterschiedlicher Größe aggregieren.

> Atrophische Eindellungen, pergamentähnliche Fältelungen und komedoähnliche follikuläre Pfröpfe sind charakteristisch (konfettiartiges **Bild**).

Die Herde sind subjektiv beschwerdefrei und bevorzugt an Hals, Schlüsselbeingegend, Nacken, Brust, Axillen, Rücken, Nabelregion und Beugeseiten der Extremitäten lokalisiert (◘ Abb. 31.9). In chirurgischen und Vakzinationsnarben, nach Traumen oder Irritation kann ein Koebner-Phäno-

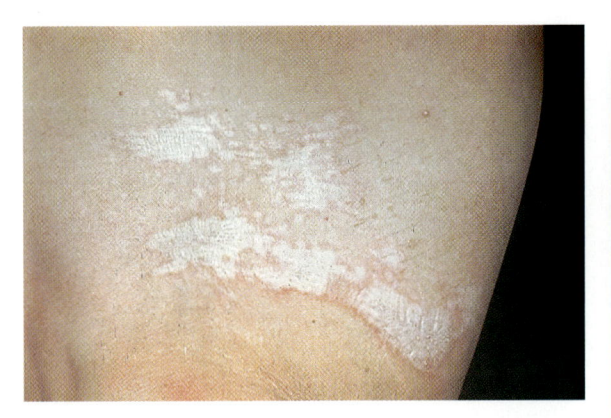

Abb. 31.9. Lichen sclerosus et atrophicus bei 12-jährigem Mädchen

men ausgelöst werden. Der Lichen sclerosus et atrophicus kann mit Morphea assoziiert vorkommen, der fleckförmigen Variante der Morphea ähneln, und von einigen Autoren wird er als solche interpretiert (Morphea guttata). Bei 75% der Kinder ist auch die Anogenitalregion befallen (Abb. 31.10).

> Bei Mädchen werden Vulva und Perianalregion einbezogen, wobei in 20% der Fälle Ausfluss vorausgeht und in 50% der Fälle starker Juckreiz besteht (Clark u. Muller 1967).

Die Haut wird sklerosiert, glänzend und schrumpft, indem die Labia minora und die Clitoris mitbefallen werden (Kraurosis vulvae). Oft werden die Hautumgebung, insbesondere der Oberschenkel einbezogen, manchmal entwickeln sich Atrophie, Rötung, Blasen, Hämorrhagien und Exkoriationen. Als Komplikationen sind Mazeration, Infektion und Kontaktekzem zu befürchten (Chernovsky et al. 1957).

Bei Jungen können der Penisrücken, die Vorhaut, Glans penis und Urethralöffnung betroffen sein, sodass eine Phimose entsteht (Balanitis xerotica obliterans, Kraurosis penis; Abb. 31.11).

Histologie. Neben 1) follikulärer Hyperkeratose, Hautatrophie und hydropischer Degeneration der Basalis bestehen 2) ein deutliches subepidermales Ödem mit Homogenisierung der kollagenen Fasern, Schwund der Elastika sowie 3) ein bandförmiges lymphozytäres Infiltrat in der mittleren Dermis.

Therapie. Hautherde werden i. allg. nicht behandelt. Anorektal bringen topische Glukokortikoide (Hydrokortison) und Antipruritika subjektive Linderung. 2% Testosteronpropionat als ölige Lösung oder in Creme bzw. Salbe hat sich als günstig erwiesen. Bei Mädchen sind aber darunter Klitorishypertrophie, Hypertrichose und Libidosteigerung

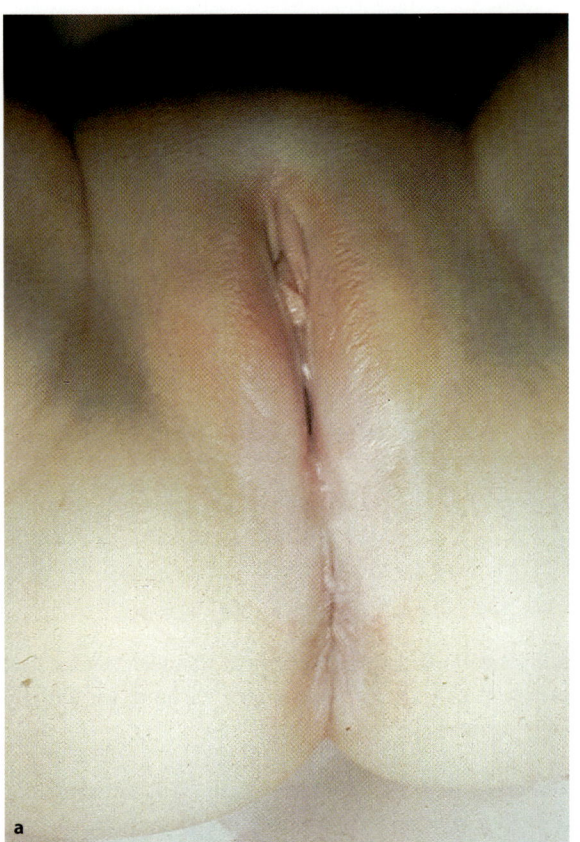

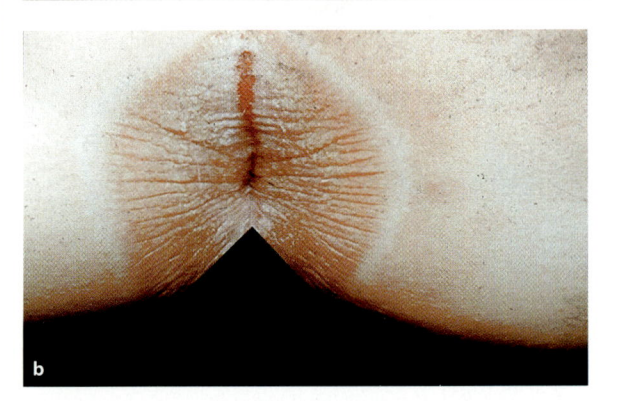

Abb. 31.10a, b. Lichen sclerosus et atrophicus. **a** Genitoanalregion, **b** Analregion bei 6-jährigem Mädchen

zu befürchten, deshalb wird es nicht mehr angewendet. Alternativ wird neben topischen Östrogenen auch Progesteron 100 mg/30 g Salbe empfohlen. Intraläsionale Injektionen von Glukokortikoid-Kristallsuspensionen in Lokalanästhetika werden als Ultima ratio angesehen. Topisches Ciclosporin A, neuerdings insbesondere Tacrolimus-Salbe bzw. Elidel-Creme und systemisches Potaba sind in Erprobung. Mit Chlorochindiphosphat (3 mg/kgKG/Tag) haben wir nach Wochen bis Monaten unter ophthalmologischem Monitoring gute Ergebnisse erzielt. Manchmal werden auch Penizillininjektionen empfohlen. Bei Phimose ist die Zirkumzision indiziert. Kontrollen sind alle 6–12 Monate zum Ausschluss einer Leukoplakie/Neoplasie angezeigt.

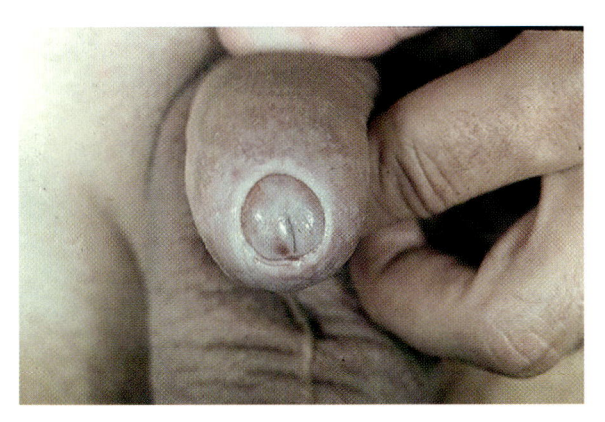

Abb. 31.11. Lichen sclerosus et atrophicus an Glans penis und Präputium bei 11-jährigem Jungen

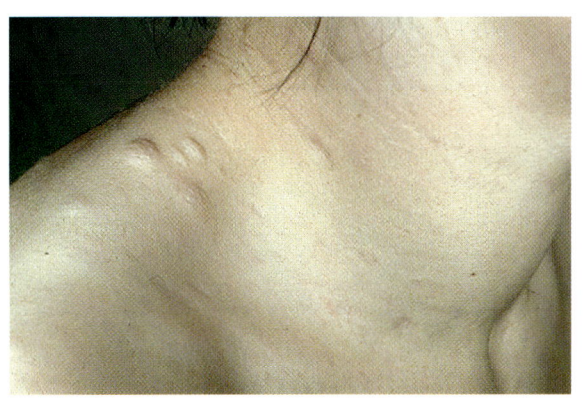

Abb. 31.12. Anetodermie Typ Schwenniger-Buzzi bei 13-jährigem Mädchen

Prognose. Sie ist bei Kindern besser als bei Erwachsenen, bei denen sich nach Übergang in Leukoplakie auch ein Plattenepithelkarzinom entwickeln kann. Dies ist bei Kindern extrem selten. In den meisten Fällen heilen die Herde ohne Atrophie innerhalb von 1–10 Jahren ab, in $2/3$ der Fälle noch vor der Pubertät. Dennoch kann die Erkrankung durch Traumen, Schwangerschaft oder Antikonzeptiva reaktiviert werden.

> In dem Drittel, bei dem die Krankheit persistiert, sind Atrophie und Schrumpfung von Labia minora, Klitoris und Striktur des Introitus sowie Phimose zu befürchten.

Differenzialdiagnose. Hier ist an Viligo, kleinfleckige Morphea, atrophischen Lichen ruber und Vulvovaginitis (Balanitis) anderer Genese (Bakterien, Pilze, Würmer) zu denken.

31.6 Anetodermie

Definition. Die Anetodermie stellt eine fleckförmige Atrophie der Haut ohne erkennbare Ursache dar, die durch ovale Herde dünner, weicher, leicht runzliger, depigmentierter und sich hernienartig vorwölbender Haut charakterisiert ist (Davis 1977).

Ätiologie. Sie tritt primär ohne erkennbare Ursache auf oder sekundär nach entzündlichen Dermatosen wie Syphilis, Sarkoidose, Lepra, Lupus erythematodes, Tuberkulose, Lichen ruber, Acne vulgaris, Urticaria pigmentosa und Varizellen.

Klinisches Bild. Die primäre Anetodermie wird in 2 Typen unterteilt:
1. *Anetodermie Schwenninger-Buzzi:* Sie entwickelt sich plötzlich ohne vorherige Entzündung in Form zahlreicher bläulich-weißer Herde von 1–2 cm Größe an Stamm, Nacken, Schultern und Extremitäten (Abb. 31.12). Sie verläuft progressiv über Jahre mit Entstehen neuer Herde, bevorzugt bei Mädchen.
2. *Anetodermie Jadassohn:* Ebenfalls bevorzugt bei Mädchen finden sich 0,5–1 cm große, entzündliche, rötliche, teils urtikarielle Herde ähnlicher Lokalisation. Diese Herde wachsen nach peripher, senken sich später mit Wegfall der Entzündung ein, werden atrophisch weiß und wölben sich runzlig hernienartig vor, d. h., der palpierende Finger kann diese Herde durch einen Ring hindurch eindrücken.

Histologie. Im Frühstadium der entzündlichen Form kommen perivaskuläre Infiltrate mit polymorphkernigen Leukozyten, Eosinophilen und Kerntrümmern wie bei einer leukozytoklastischen Vaskulitis vor. Später sind die elastischen Fasern fragmentiert und zerstört und die kollagenen Fasern homogenisiert.

Therapie. Nicht bekannt.

31.7 Atrophoderma idiopathica et progressiva Pasini et Pierini

Epidemiologie. Diese Erkrankung ist selten, kommt aber gerade bei Kindern vor.

Klinisches Bild. Diese atrophische Hauterkrankung unbekannter Ätiologie tritt unter Bevorzugung des weiblichen Geschlechts auch in der Kindheit auf, in erster Linie am Stamm. Es finden sich asymptomatische, bläulich-braune bis rötlich-violette, oval-runde oder irreguläre glatte Herde von 1–12 cm Durchmesser mit leicht eingezogenem Zentrum. Später gehen sie in grau-braune Farbe über und bestehen über viele Jahre, wobei neue Herde hinzukommen können. Die Herde erinnern einerseits manchmal an Morphea, andererseits wurden Koinzidenzen mit Morphea beschrieben. Daher wird die Atrophodermie auch als atrophische Variante der Morphea diskutiert. Induration, Sklerose und Lilac-Ring fehlen aber. Systemische Beteiligungen wurden nicht gesehen.

Histologie. Diskrete Homogenisierung der kollagenen Fasern und geringfügige lymphohistiozytäre Infiltrate, Vermehrung von Melanin in der Basalis, später Atrophie von Epidermis und Corium werden beobachtet.

Therapie. Nicht bekannt.

31.8 Striae distensae

Epidemiologie. Physiolologisch kommen sie bei bis zu 35% der Mädchen und 15% der Jungen im Alter zwischen 9 und 16 Jahren vor, des Weiteren treten sie auf bei Erkrankungen, die mit erhöhter Produktion von Glukokortikoiden durch die Nebennieren einhergehen.

Ätiologie. Ursachen sind Überdehnungen, Streckübungen, rasches Wachstum, Jugend und Schwangerschaft, Gewichtszunahme, Fettleibigkeit, Cushing-Erkrankung sowie Gabe von systemischen und potenten topischen Glukokortikoiden. Die Bildung der Striae scheint durch die stressinduzierte Ruptur des Bindegewebes mit Zerstörung von Kollagen und Elastin bedingt zu sein, wobei die Hautvernarbung durch glukokortikoidvermittelte Suppression der Fibroblastenaktivität gehemmt wird, sodass neu zu synthetisierendes Kollagen die Lücken in den rupturierten Fasern nicht füllen kann.

Klinisches Bild. Striae distensae (Hautrisse, Schwangerschaftsstreifen) stellen linienförmige Einsenkungen der Haut dar, die anfangs blau-rötlich, später weiß, glänzend und atrophisch aussehen. Sie treten im Bereich von Hautdehnungen, wie unterer Rücken, Gesäß, Oberschenkel, Brüste, Bauch, Inguinal- und Schulterregion, in Form parallel oder fächerförmig angeordneter Streifen auf (◐ Abb. 31.13).

Histologie. Die Epidermis ist atrophisch, das Kollagen homogenisiert, die Elastika zerstört und geschwunden.

Therapie. Spontan werden die Veränderungen unscheinbarer und hautfarben. 0,1% topische Vitamin-A-Säure 1-mal/Tag für 6–12 Wochen soll hilfreich sein, im Übrigen sollen extreme Streckübungen und Überdehnungen vermieden werden.

31.9 Hemiatrophia faciei progressiva (Parry-Romberg-Syndrom)

Epidemiologie. Sehr seltene Entwicklung von Kindheit an.

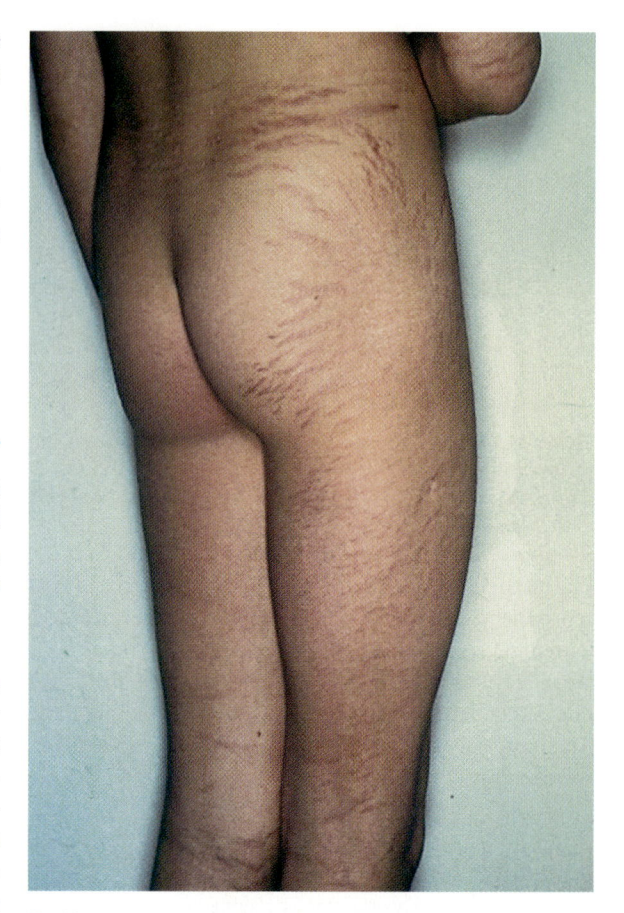

◐ **Abb. 31.13.** Striae distensae bei 12-jährigem Jungen

Ätiologie. Eine primär neurogene Ursache mit zentralen Störungen oder Schädigung des N. trigeminus, u. a. bei Schädeltraumen und Syringomyelie wird angenommen.

Klinisches Bild. Neben Schmerzen im Trigeminusbereich entwickelt sich halbseitig im Gesicht, ohne vorausgehende Sklerose, eine Atrophie von Haut, Subkutis, Muskulatur und Knochen mit Verkleinerung der Gesichtshälfte, Mundspalte und Zunge, Ausfall von Kopfhaaren, Augenbrauen und Wimpern sowie Einsinken des Auges (Enophthalmus) und Ausfall der Schweißsekretion (◐ Abb. 31.14). Krämpfe, Hemiplegie und Lernprobleme wurden beschrieben.

Therapie. Hochdosierte Penizillingaben wie bei PS, ggf. plastische chirurgische Maßnahmen.

Differenzialdiagnose. Lineäre Morphea mit paramedianer en-coup-de-sabre-Form sowie Lipodystrophia progressiva (Simons-Syndrom).

Literatur

Ansell BM, Falcini F, Woo P (1994) Scleroderma in childhood. Clin Dermatol 12: 299–307

Black CM (1994) Prognosis and management of scleroderma and scleroderma-like disorders in children. Clin Exp Rheumatol 12: 575–581

Blaszczyk M, Janniger CK, Jablonska S (1996) Childhood Scleroderma and its Peculiarities. CUTIS 58: 141–152

Chernosky ME, Derbes VJ, Burks JW Jr (1957) Lichen sclerosis et atrophicus in children. Arch Dermatol 75: 647–652

Christianson HB, Dorsey CS, O´Leary PA et al. (1956) Localized scleroderma. A clinical study of two hundred thirty-five cases. Arch Dermatol 74: 629

Clark JA, Muller SA (1967) Lichen sclerosus et atrophicus in children: A report of 24 cases. Arch Dermatol 95: 476–482

Davis W (1977) Wilson´s disease and penicillamine-induced anetoderma. Arch Dermatol 113: 976

Diaz-Perez JL, Connoly SM, Winkelmann KK (1980) Disabling pansclerotic morphea of children. Arch Dermatol 116: 169–173

Duffy CM, Laxer RM, Lee P et al. (1989) Raynaud syndrome in childhood. J Pediatr 114: 73–74

Farrington ML, Haas, JE, Naza SV (1993) Eosinophilic fasciitis in children frequently progresses to scleroderma-like cutaneous fibrosis. J Rheumatol 20: 128–132

Garty B-Z, Athreya BH, Wilmott R, Scampa N, Doughty R, Douglas SD (1991) Pulmonary functions in children with progressive systemic sclerosis. Pediatr 88: 1161–1167

Grisant MW, Moore T, Osborn T, Haber P (1989) Eosinophilic fasciitis in children. Semin Arthritis Rheum 19: 151–157

Haustein UF, Haupt B (1998) Drug induced scleroderma and sclerodermiform conditions. Clinics in Dermatology 16: 353–35

Haustein UF (2002) Systemic sclerosis – scleroderma. Dermatol Online J 8 (1): 3–84

Helm KF, Gibson LE, Muller SA (1991) Lichen sclerosus et atrophicus in children and young adults. Pediatr Dermatol 8: 97–101

Hurwitz S (1993) Clinical Pediatric Dermatology: A textbook of skin disorders of childhood and adolescence. Saunders Philadelphia London Toronto Montreal Sydney Tokyo

Kobayashi KA, Lui H, Prendiville JS (1991) Solitary morphea profunda in a 5-year-old girl: case report and review of the literature. Pediatr Dermatol 8: 292–295

Lababi di HMS, Nast PW, Khatib Z (1991) Juvenile progressive systemic sclerosis. Report of 5 cases. J Rheumatol 18: 885–888

Liu P, Uziel Y, Chuang SES, Krafchik B, Laxer R (1994) Localized scleroderma-imaging features. Pediatr Radiol 24: 207–209

Trivedi P, Risteli J, Risteli L, Hindmarsh PC, Brook CGD, Mowat AP (1991) Serum concentrations of the type I and III procollagen peptides as biochemical markers of growth velocity in healthy infants and children and in children with growth disorders. Pediatr Res 30: 276–280

Uziel Y, Miller ML, Laxer RM (1995) Scleroderma in children. Pediatr Rheumatol 42: 1171–1203

Uziel Y, Krafchik BR, Silverman ED, Thorner PS, Laxer RM (1994) Localized scleroderma in childhood: a report of 30 cases. Semin Arthritis Rheum 23: 328–340

Vancheeswaran R, Black CM, David J, Hasson N, Harper J, Atherton D, Trivedi P, Woo P (1996) Childhood-onset scleroderma. Arthritis Rheum 39: 1041–1049

Woo TY, Rasmussen JE (1985) Juvenile linear scleroderma associated with serologic abnormalities. Arch Dermatol 121: 1403–1405

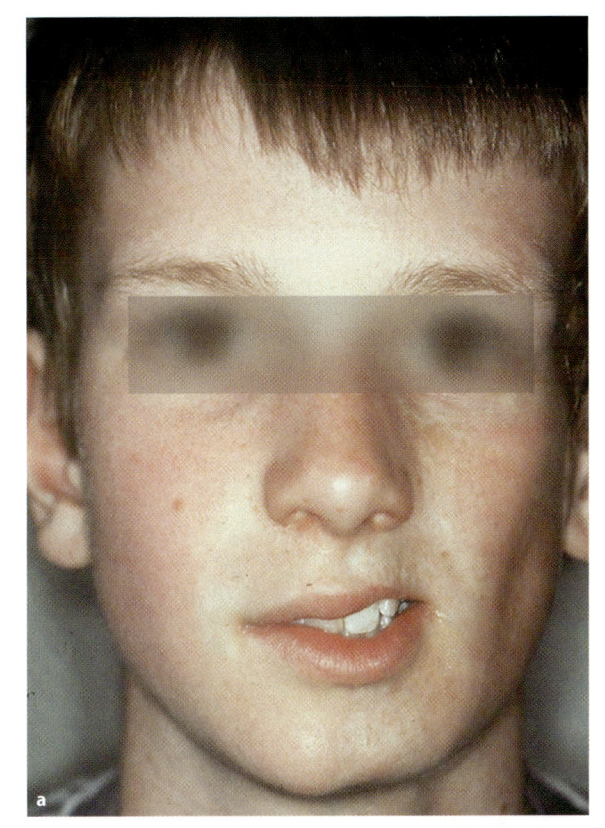

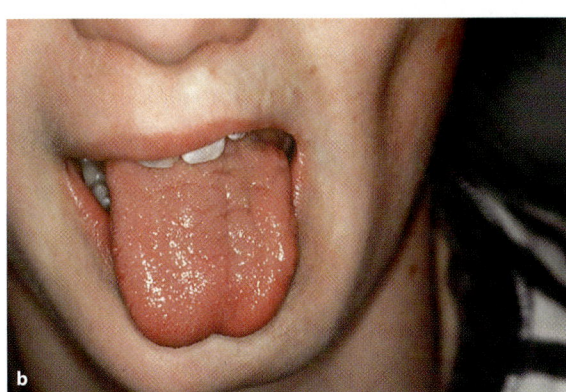

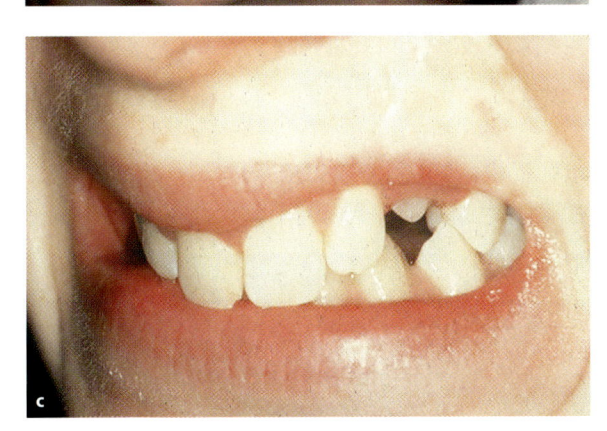

Abb. 31.14a–c. Hemiatrophia faciei progressiva (**a**), mit halbseitiger Atrophie von Zunge (**b**) und Hypopasie einzelner Zähne sowie linksseitiger Parese (**c**) bei einem 9-jährigen Jungen

Erworbene bullöse Dermatosen

M. Goebeler, D. Zillikens

32.1 Einleitung – 513

32.2 Lineare IgA-Dermatose (chronisch-bullöse Dermatose der Kindheit) – 515

32.3 Bullöses Pemphigoid – 516

32.4 Epidermolysis bullosa acquisita – 518

32.5 Dermatitis herpetiformis – 519

32.6 Pemphiguskrankheiten – 520

32.7 Subkorneale Pustulose – 522

Literatur – 522

32.1 Einleitung

Die in diesem Kapitel besprochenen erworbenen bullösen Dermatosen sind, mit Ausnahme der subkornealen Pustulose, alle autoimmunologischer Genese. Sie stellen seltene Krankheitsbilder dar, die klinisch meist schwierig zu diagnostizieren sind. Mit Ausnahme der linearen IgA-Dermatose treten die vorgestellten Erkrankungen im Kindesalter seltener als im Erwachsenenalter auf (Goebeler u. Zillikens 2003).

Die blasenbildenden Autoimmundermatosen sind durch das Auftreten von Autoantikörpern gegen Strukturproteine der Haut gekennzeichnet (Abb. 32.1; Tabelle 32.1). Diese Proteine sind wichtig für den Zell-Zell-Kontakt der Kerati-

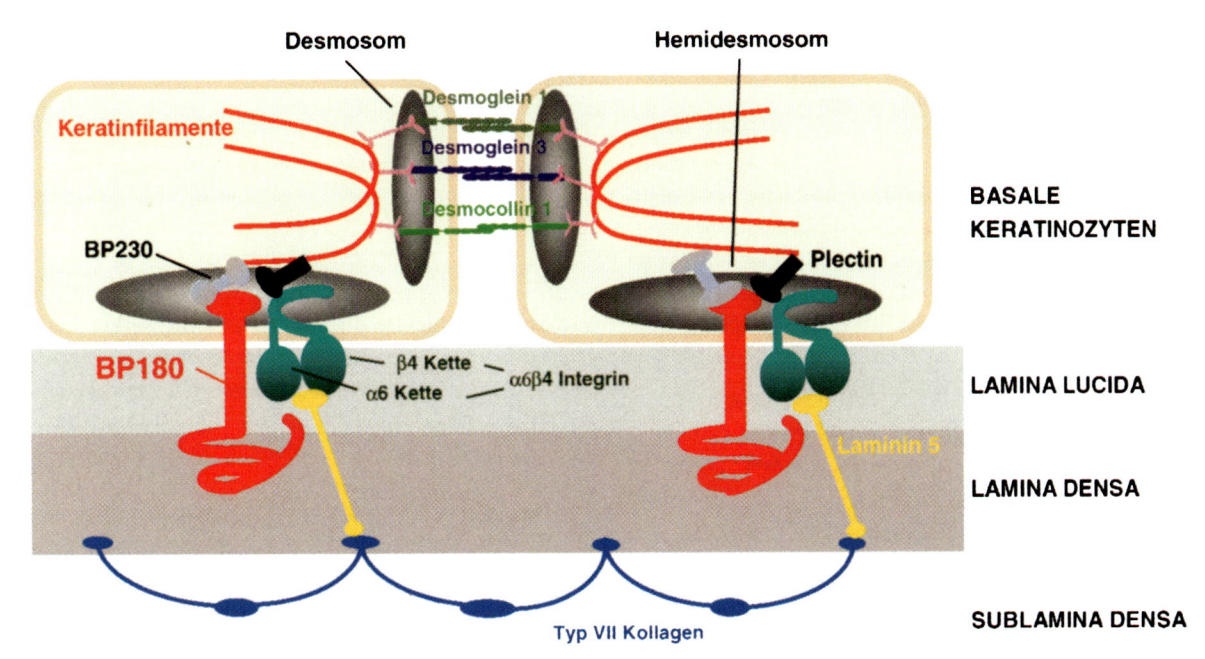

Abb. 32.1. Lokalisation wichtiger Autoantigene von blasenbildenden Autoimmundermatosen. (Aus Goebeler u. Zillikens 2003)

Tabelle 32.1. Blasenbildende Autoimmundermatosen der Kindheit

	Spaltbildung	Direkte IF[a]	Indirekte IF	Autoantigen[b]
Lineare IgA-Dermatose	Subepidermal	Linear IgA (und C3) an BMZ[c]	IgA im Dach der artifiziellen Blase[d]	**LAD-1** (= lösliche Ektodomäne von BP180)
Bullöses Pemphigoid	Subepidermal	Linear C3 und IgG an BMZ	IgG im Dach der artifiziellen Blase[d]	**BP180**, BP230
Epidermolysis bullosa acquisita	Subepidermal	Linear IgG und C3 an BMZ	IgG im Boden der artifiziellen Blase[d]	**Kollagen VII**
Dermatitis herpetiformis	Subepidermal	Granulär IgA in den dermalen Papillen	IgA gegen Endomysium[e]	**Transglutaminase**
Pemphigus vulgaris	Intraepidermal (suprabasal)	Interzellulär IgG und C3 in Epidermis	IgG interzellulär im Epithel[e]	**Desmoglein (Dsg)3**, Dsg1
Pemphigus foliaceus	Intraepidermal (subkorneal)	Interzellulär IgG und C3 in Epidermis	IgG interzellulär im Epithel[e]	**Dsg1**
Paraneoplastischer Pemphigus	Intraepidermal (suprabasal)	IgG und C3 interzellulär in Epidermis und linear an BMZ	IgG interzellulär im Epithel[f]	Dsg3, Dsg1, verschiedene **Plakine**
IgA-Pemphigus	Intraepidermal (suprabasal bzw. in oberer Epidermis)	Interzellulär IgA und C3 in Epidermis	IgA interzellulär im Epithel[e]	**Desmocollin**, Dsg3

[a] *IF* Immunfluoreszenz
[b] Autoantigene, die für den Nachweis erkrankungsrelevanter Autoantikörper von besonderer Bedeutung sind, sind durch **Fettdruck** hervorgehoben
[c] BMZ, Basalmembranzone
[d] Indirekte IF auf NaCl-separierter humaner Spalthaut
[e] Indirekte IF auf Affenösophagus
[f] Indirekte Immunfluoreszenz auf Affenösophagus und Rattenharnblase

nozyten untereinander bzw. für die Adhäsion der Epidermis auf der Dermis. Bei den Pemphiguserkrankungen liegt die Blasenbildung intra-, bei den übrigen bullösen Autoimmunerkrankungen subepidermal. Die Ätiologie, d. h. die Frage, warum es bei diesen Erkrankungen zum Auftreten von Autoantikörpern kommt, ist bislang nicht geklärt.

Hinsichtlich der Pathogenese haben sich in den letzten Jahren neue Erkenntnisse ergeben, die bei den einzelnen Erkrankungen besprochen werden. Eine klinische Gemeinsamkeit verschiedener subepidermal blasenbildender Autoimmundermatosen der Kindheit besteht darin, dass sie häufig mit Veränderungen im Gesicht einhergehen, die an eine bullöse Impetigo erinnern. Im Vergleich zum Erwachsenenalter sieht man in der Kindheit zudem häufiger eine Schleimhautbeteiligung, v. a. der Mundhöhle.

> Blasenbildende Autoimmundermatosen des Kindesalters zeigen häufiger als die adulten Erkrankungen Läsionen an Gesicht und Schleimhäuten.

Entscheidend für die Diagnosestellung ist der Nachweis von Autoantikörpern mittels *direkter und indirekter Immunfluoreszenz (IF)*. Während für die histologische Untersuchung die komplette oder partielle Entnahme einer möglichst frischen Blase zu empfehlen ist, sollte für die direkte IF gesund erscheinende Haut in unmittelbarer Umgebung einer frischen Blase (periläsionale Haut) biopsiert werden.

> Biopsien für die direkte Immunfluoreszenz sollten von periläsionalen Lokalisationen gewonnen werden.

Sensitivstes Substrat zum Nachweis von Autoantikörpern im Serum der Patienten sind bei den Pemphiguserkrankungen und bei der Dermatitis herpetiformis Affenösophagus, bei den übrigen subepidermal blasenbildenden Erkrankungen NaCl-separierte humane Spalthaut. Eine weitere Spezifizierung der zirkulierenden Autoantikörper erfolgt mittels ELISA- bzw. Western Blot-Untersuchungen (Hertl et al. 2002; Sitaru et al. 2004). Bezüglich der Bewertung der diagnostischen Ergebnisse hat sich der folgende Algorithmus als hilfreich erwiesen (Weston et al. 1997):
- Das Ergebnis einer histologischen Untersuchung sollte ignoriert werden, wenn es nicht zum klinischen Bild und zu den immunfluoreszenzoptischen Befunden passt.

- Wenn das klinische Bild und die Histologie eine bullöse Autoimmundermatose des Kindesalters vermuten lassen, die Immunfluoreszenzuntersuchungen aber negativ sind, sollten diese wiederholt werden.

Den subepidermal blasenbildenden Autoimmundermatosen der Kindheit ist in den meisten Fällen das gute therapeutische Ansprechen auf orale Kortikosteroide und/oder Dapson gemeinsam.

32.2 Lineare IgA-Dermatose (chronisch-bullöse Dermatose der Kindheit)

Bei der linearen IgA-Dermatose unterscheidet man Varianten des Kindes- und Erwachsenenalters. Die lineare IgA-Dermatose der Kindheit (LADK), die in Mitteleuropa und Nordamerika häufigste blasenbildende Autoimmundermatose dieser Altersgruppe, wird auch als chronisch-bullöse Erkrankung des Kindesalters bezeichnet.

> Die lineare IgA-Dermatose ist die häufigste kindliche blasenbildende Autoimmundermatose.

Pathogenese. Die Autoantikörper der LADK erkennen, wie bei der adulten Variante der Erkrankung, ein 120-kD-(LAD-1) bzw. ein 97-kD-Protein (LAD-97), welche durch Proteolyse aus der extrazellulären Domäne des hemidesmosomalen keratinozytären Membranmoleküls BP180, des 180-kD-bullösen Pemphigoidantigens, entstehen (Sitaru et al. 2004; ◘ Tabelle 32.1). In ca. 75% der Fälle ist die LADK mit dem HLA-B8-Haplotyp assoziiert. Gelegentlich kann die LADK durch eine vorangegangene Einnahme von Vancomycin ausgelöst werden, wobei der zugrunde liegende Mechanismus unverstanden ist.

Klinisches Bild. Prädilektionsstellen der LADK sind das Gesicht, v. a. die Perioral- und Periorbitalregion, die Anogenitalregion, das Gesäß und die Extremitäten. Grundsätzlich kann jedoch jede Körperregion betroffen sein. Man sieht Bläschen und pralle Blasen, die an Stamm und Extremitäten häufig anulär angeordnet sind. Daneben können die Blasen rosettenartig um eine zentral krustig abheilende Veränderung lokalisiert sein (Bild einer *juwelenbesetzten Krone*; ◘ Abb. 32.2). Der Beginn der Erkrankung ist gewöhnlich abrupt, und die Hautveränderungen sind meist von Pruritus begleitet. In etwa der Hälfte der Fälle treten Erosionen der Mundschleimhaut auf, die Augen sind seltener betroffen. Es kann aber wie bei der adulten Form der Erkrankung zu Synechienbildung der Konjunktiven und zur Erblindung kommen. Anders als die Dermatitis herpetiformis, von der sie erst 1979 als eigenständiges Krankheitsbild abgegrenzt werden konnte (Chorzelski u. Jablonska 1979), ist die LADK keine kutane Manifestation einer glutensensitiven Enteropathie (Wojnarowska et al. 1988). Sehr selten allerdings ist eine Assoziation mit einer chronisch-entzündlichen Darmerkrankung, meist einer Colitis ulcerosa, zu beobachten (Egan und Zone 1999).

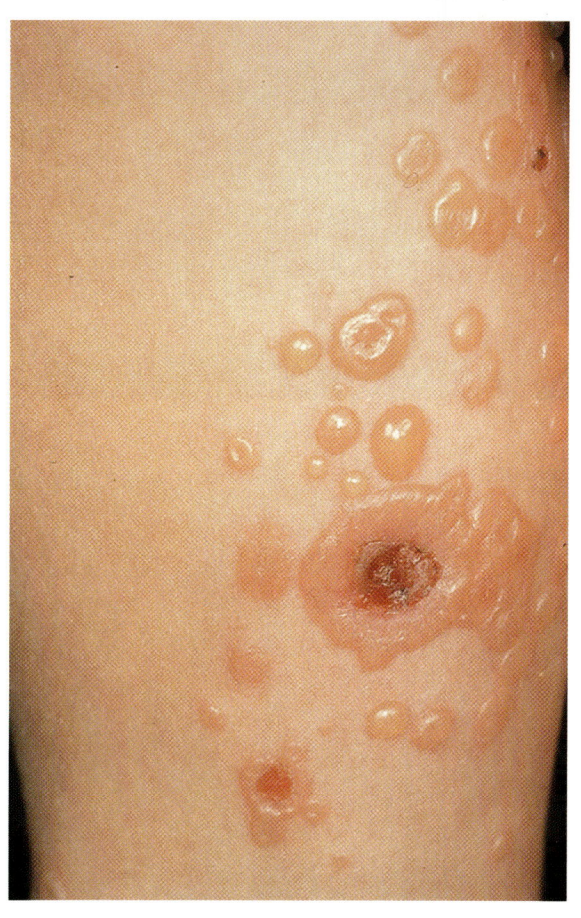

◘ **Abb. 32.2.** Lineare IgA-Dermatose bei einem 2-jährigen Mädchen mit prallen Blasen am Unterschenkel, die stellenweise rosettenartig angeordnet sind und an eine *juwelenbesetzte Krone* erinnern

Histologie und Immunpathologie. Histologisch lässt eine läsional entnommene Biopsie eine subepidermale Blasenbildung mit zahlreichen neutrophilen und eosinophilen Granulozyten im Entzündungsinfiltrat der oberen Dermis erkennen (Rose et al. 2004). In der direkten IF periläsionaler Haut finden sich lineare Ablagerungen von IgA an der Basalmembran. Seltener sieht man in gleicher Lokalisation schwache Ablagerungen auch von IgG und C3. In der indirekten IF auf NaCl-separierter humaner Spalthaut lassen sich bei ca. 75% der Patienten Autoantikörper der IgA-Klasse nachweisen, die überwiegend im Dach der artifiziellen Blase binden (◘ Abb. 32.3).

Die zirkulierenden Autoantikörper finden sich in der Regel auch in der Blasenflüssigkeit, sodass Kleinkindern ggf. eine Venenpunktion erspart werden kann. Immunelektronenmikroskopisch erkennen diese Auto-

veränderungen das Schleimhautpemphigoid, welches jedoch in der Kindheit selten ist.

Beim kindlichen Schleimhautpemphigoid finden sich häufig IgA-Ablagerungen, sodass manche Autoren annehmen, dass es eine vernarbende Variante der LADK darstellt (Wojnarowska et al. 1988). Besonders bei vernarbenden Schleimhautläsionen sollte eine Epidermolysis bullosa acquisita (EBA) ausgeschlossen werden, die mitunter Autoantikörper der IgA-Klasse aufweisen kann. Diese binden jedoch, anders als Antikörper der LADK, auf NaCl-separierter Spalthaut im Boden der artifiziellen Blase, immunelektronenmikroskopisch im Bereich der *Sublamina densa* und im Immunoblot an Typ-VII-Kollagen (Sitaru et al. 2004).

Therapie. Die Therapie der Wahl der LADK besteht in der Gabe von Dapson (Wojnarowska et al. 1988). Es sollte initial in einer Dosis von 0,5–1,0 mg/kgKG/Tag p.o. verabreicht werden und kann ggf. bis auf 1,5–2,0 mg/kgKG/Tag p.o. gesteigert werden.

> Therapeutikum der Wahl bei der linearen IgA-Dermatose ist Dapson, ggf. in Kombination mit systemischen und/oder topischen Glukokortikoiden.

Die Dermatose spricht meist schnell an, wobei die Hauteffloreszenzen rascher als ggf. vorhandene Schleimhautläsionen abheilen. Im Falle einer Dapson-Unverträglichkeit (Hepathopathie, Lymphadenopathie, Fieber, Exanthem) können alternativ Sulfapyridin oder Sulfasalazin eingesetzt werden. Initial kann die ergänzende Gabe eines topischen bzw. oralen Glukokortikoids die Abheilung der Läsionen beschleunigen. Zur Linderung des Pruritus ist ein Antihistaminikum hilfreich. In der Regel ist die Monotherapie mit einem Sulfonpräparat ausreichend, dessen Dosierung dem zunehmenden Körpergewicht des Kindes angepasst werden sollte. In den meisten Fällen ist die LADK eine selbstlimitierende Erkrankung. In etwa 30% der Fälle besteht sie jedoch länger als 5 Jahre, seltener kommt es zu chronischen Verlaufsformen mit Übergang in eine lineare IgA-Dermatose des Erwachsenen. In schweren Fällen kann der Einsatz von Azathioprin bzw. Mycophenolatmofetil oder von intravenösen Immunglobulinen erwogen werden (Goebeler et al. 2003, 2004).

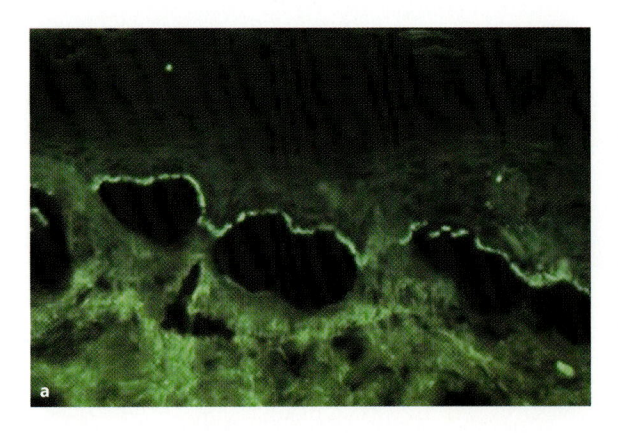

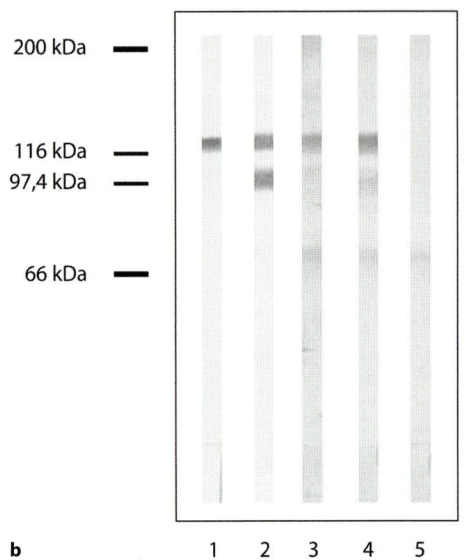

Abb. 32.3a, b. Lineare IgA-Dermatose. **a** Indirekte Immunfluoreszenzuntersuchung auf NaCl-separierter humaner Spalthaut mit Nachweis zirkulierender IgA-Autoantikörper, die im Dach der artifiziellen Blase binden. **b** Immunoblotanalyse des Serums zweier Patienten mit linearer IgA-Dermatose, das jeweils eine IgA-Immunreaktivität gegen LAD-1, der löslichen Ektodomäne von BP180, zeigt (Spuren 3 und 4, *Pfeil*). Die Spuren 1 und 2 stellen Kontrollen dar, in denen ein monoklonaler Antikörper bzw. ein Kaninchenserum gegen BP180 verwendet wurden; in Spur 5 wurde das Serum eines gesunden Probanden als Negativkontrolle aufgetragen. (Aus Goebeler u. Zillikens 2003)

antikörper hemidesmosomale Strukturen im Bereich der oberen Anteile der *Lamina lucida* der Basalmembran (Abb. 32.1).

Differenzialdiagnose. Vor allem bei perioralen und periorbitalen Läsionen ist eine bullöse Impetigo abzugrenzen. Mitunter kann das klinische Bild der LADK an ein bullöses Erythema exsudativum multiforme, eine bullöse Kontaktdermatitis und Infektionen mit Varizella-zoster- oder Herpes-simplex-Viren erinnern. Diese Erkrankungen gehen jedoch sämtlich mit negativen IF-Befunden einher. Differenzialdiagnostisch sind weiterhin andere bullöse Autoimmundermatosen auszuschließen, v. a. das bullöse Pemphigoid (Abschn. 32.3) sowie bei vernarbenden Schleimhaut-

32.3 Bullöses Pemphigoid

Das bullöse Pemphigoid (BP), die häufigste blasenbildende Autoimmundermatose des Erwachsenenalters, tritt im Kindesalter vergleichsweise selten auf. Eine kürzliche Literaturübersicht stellte 53 publizierte Fälle zusammen, wobei die betroffenen Kinder ein Alter zwischen 2 Monaten und 14 Jahren aufwiesen (Fisler et al. 2003). 77% der Kinder waren jünger als 8 Jahre.

Pathogenese. Die Autoantikörper des BP binden an 2 hemidesmosomale Proteine basaler Keratinozyten, BP180 und BP230 (◨ Tabelle 32.1). BP230 ist ein hemidesmosomales Plaqueprotein und liegt ausschließlich intrazellulär, während es sich beim für die Pathogenese des BP bedeutsamen BP180 um ein transmembranöses Glykoprotein handelt, dessen extrazelluläre Domäne bis in die *Lamina densa* der Basalmembran reicht (◨ Abb. 32.1). Analysen mittels »epitope mapping« zeigten, dass die Autoantikörper nahezu ausschließlich extrazellulär innerhalb eines kurzen, unmittelbar an die Zellmembran angrenzenden Bereichs von BP180, der sog. NC16A-Domäne, binden (Chimanovitch et al. 2000). Rekombinante Formen dieses Moleküls werden für ELISA-Systeme verwendet, welche die Detektion zirkulierender BP-Autoantikörper mit hoher Spezifität und Sensitivität erlauben (Sitaru et al. 2004).

Klinisches Bild. Wie beim BP des Erwachsenenalters kommt es auch in der Kindheit zu prallen Blasen auf gesunder und erythematöser Haut. Während beim Erwachsenen die Intertrigines und Oberschenkelinnenseiten Prädilektionsstellen sind, treten die kindlichen Läsionen ähnlich wie bei der LADK v. a. im Gesicht, in der Anogenitalregion und an den Extremitäten auf (◨ Abb. 32.4 und 32.5). Bei Kindern unter 1 Jahr ergibt sich eine klinische Besonderheit dadurch, dass nahezu regelmäßig Blasen an Handflächen und Fußsohlen zu beobachten sind (Fisler et al. 2003; Nemeth et al. 1991). Häufiger als bei Erwachsenen finden sich in der Kindheit Erosionen an der Mundschleimhaut.

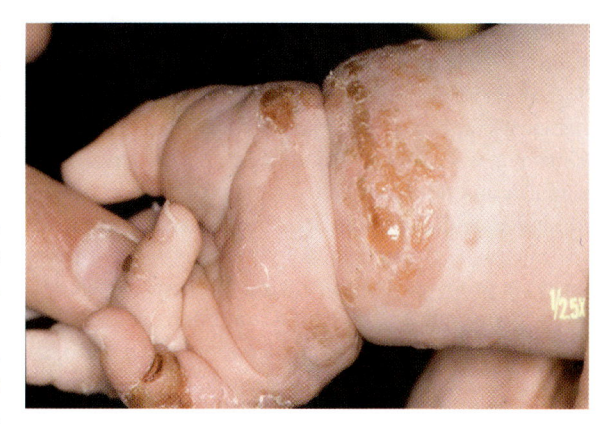

◨ **Abb. 32.4.** Bullöses Pemphigoid bei einem 4-monatigen Säugling mit multiplen Blasen und Erosionen

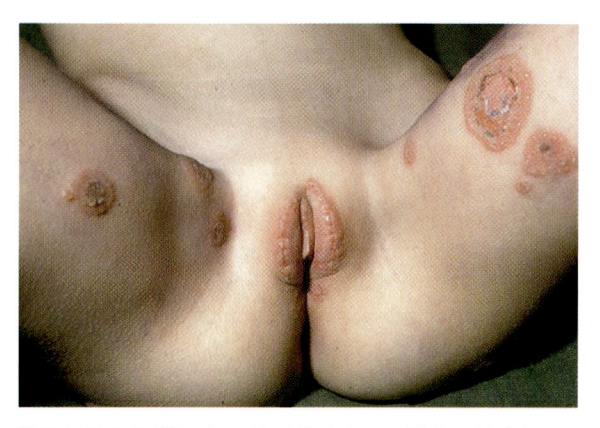

◨ **Abb. 32.5.** Bullöses Pemphigoid bei einem 6-jährigen Mädchen. Infiltrierte Plaques, Vesikel und Erosionen inguinal, genital und an den Oberschenkelinnenseiten

> Prädilektionsstellen des kindlichen BP sind Gesicht, Anogenitalregion und Extremitäten. Häufig sind auch Schleimhäute betroffen.

Eine Sonderform des BP, die v. a. im Alter zwischen 7 und 12 Jahren auftritt, ist das lokalisierte Pemphigoid der Vulva (Farrell et al. 1999; Fisler et al. 2003).

Beim Pemphigoid (Herpes) gestationis, einer schwangerschaftsassoziierten Dermatose, die ebenfalls Autoantikörper gegen BP180 aufweist, können mütterliche Autoantikörper diaplazentar auf den Feten übertragen werden. Dies führt beim Neugeborenen zu erythematösen, papulösen und seltener auch bullösen Effloreszenzen, die spontan innerhalb weniger Tage bis Wochen abheilen (Chimanovitch et al. 2001).

Histologie und Immunpathologie. Die histologischen und immunfluoreszenzoptischen Befunde entsprechen denen des Erwachsenenalters. Histologisch sieht man eine subepidermale Blase mit zahlreichen eosinophilen und neutrophilen Granulozyten im Entzündungsinfiltrat (Rose et al. 2004). Elektronenmikrospopisch liegt die Spaltbildung innerhalb der Lamina lucida der Basalmembran. In der direkten IF perilasionaler Haut finden sich in allen Fällen lineare Ablagerungen von C3, zumeist auch von IgG. In der indirekten IF auf Spalthaut lassen sich in etwa 80% der Fälle zirkulierende Autoantikörper nachweisen, die im Dach der artifiziellen Blase binden. Immunelektronenmikroskopisch binden Anti-BP230-Antikörper intrazellulär, Anti-BP180-Antikörper in Abhängigkeit vom erkannten Epitop intra- oder extrazellulär. Mittels ELISA kann die Erkrankung mit hoher Spezifität und Sensitivität anhand einer Serumprobe diagnostiziert werden (Chimanovitch et al. 2000).

Differenzialdiagnose. Die differenzialdiagnostischen Überlegungen entsprechen denen der LADK. Bei der klinischen Variante des BP mit Blasen an Palmae und Plantae sind differenzialdiagnostisch eine Skabies und eine infantile Akropustulose auszuschließen. In Fällen des lokalisierten Pemphigoids der Vulva ist differenzialdiagnostisch auch an sexuellen Missbrauch zu denken.

Therapie. Wie im Erwachsenenalter ist auch beim kindlichen BP die Therapie mit oralen Kortikosteroiden am weitesten verbreitet (Goebeler et al. 2003, 2004). Die initiale

Dosis liegt bei 0,5 mg/kgKG/Tag Prednisonäquivalent und kann bei fehlendem Ansprechen ggf. auf 1–2 mg/kgKG/Tag erhöht werden. Die anfängliche Dosierung wird beibehalten, bis die bestehenden Blasen abgeheilt und über den Zeitraum einer Woche keine neuen Blasen aufgetreten sind. Die anschließende Dosisreduktion orientiert sich am klinischen Bild. Dapson stellt eine wirksame, kortikosteroideinsparende Ergänzung dar. Alternativ kann Dapson auch als primäres Therapeutikum Verwendung finden, wobei dann orale Kortikosteroide nur im initalen Stadium bis zur Abheilung der Blasen eingesetzt werden. Eine unterstützende topische Kortikosteroidtherapie erscheint sinnvoll, da beim bullösen Pemphigoid neben der Bindung von Autoantikörpern lokale Entzündungsfaktoren von Bedeutung sind.

> Wichtigste Therapeutika des kindlichen bullösen Pemphigoids sind Dapson, topische und systemische Glukokortikoide.

Weiterhin wurde über die erfolgreiche Behandlung von Kindern mit Erythromycin berichtet. Ähnlich wie für Tetracyclin in der Behandlung des adulten BP wird angenommen, dass Erythromycin antiinflammatorisch wirksam ist (Fox et al. 1982).

32.4 Epidermolysis bullosa acquisita

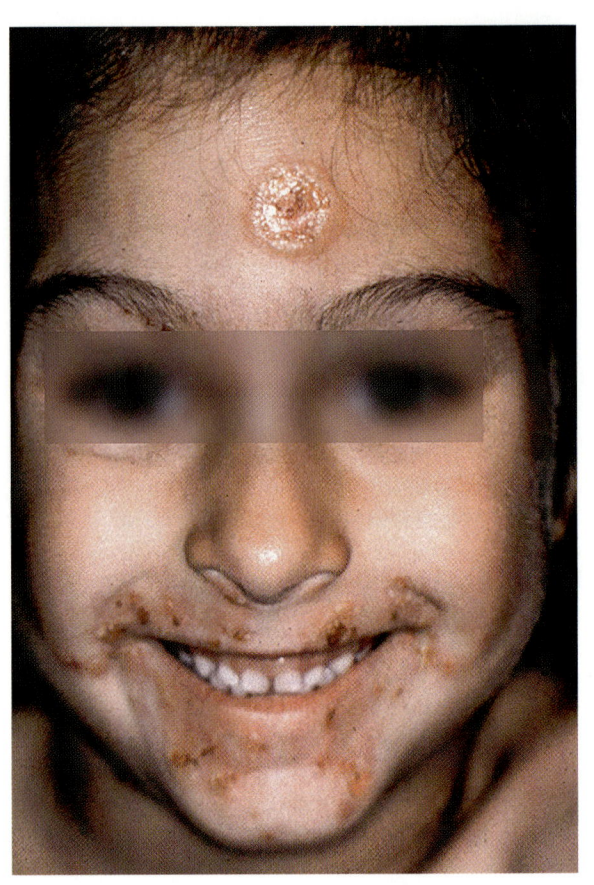

Abb. 32.6. Epidermolysis bullosa acquisita bei einem 4-jährigen Mädchen mit Vesikeln, Erosionen und Krusten perioral und an der Stirn. (Aus Goebeler u. Zillikens 2003)

Die Epidermolysis bullosa acquisita (EBA) tritt im Kindesalter vergleichsweise selten auf (Callot-Mellot et al. 1997).

Pathogenese. Das Autoantigen der EBA ist Kollagen Typ VII, das den Hauptbestandteil der Verankerungsfibrillen der papillären Dermis ausmacht. Die Antikörper binden v. a. an die NC1-Domäne von Kollagen Typ VII. Daneben wurden Kinder beschrieben, bei denen sich zusätzlich Immunreaktivitäten sowohl gegen die helikale als auch die NC2-Domäne des Kollagens Typ VII fanden (Schmidt et al. 2002). Autoantikörper gegen die verschiedenen Domänen des Kollagens Typ VII können mittels Immunoblot bzw. ELISA nachgewiesen werden.

Klinisches Bild. Wie bei der adulten Form der EBA unterscheidet man auch im Kindesalter 3 klinische Varianten (Callot-Mellot et al. 1997):
- Die klassische, akral betonte mechanobullöse Form erinnert an die Epidermolysis bullosa dystrophica und ist durch eine erhöhte Fragilität der Haut mit Blasenbildung und Erosionen an stärker belasteten Arealen gekennzeichnet. Fast immer finden sich Milien.
- Die inflammatorische Form der EBA entspricht klinisch dem BP bzw. der linearen IgA-Dermatose (Abb. 32.6).
- Eine 3. Variante verläuft unter dem Bild eines Schleimhautpemphigoids. Eine Beteiligung der Mundschleimhaut findet sich häufig.

Histologie und Immunfluoreszenz. Das histologische Bild entspricht dem des BP, allerdings dominieren neutrophile gegenüber eosinophilen Granulozyten. In der direkten IF sieht man wie beim BP Ablagerungen von IgG und C3 an der Basalmembran (Rose et al. 2004; Sitaru et al. 2004). Eine Abgrenzung zum BP ist möglich, wenn Autoantikörper im Serum nachweisbar sind. Diese binden in der Spalthautuntersuchung am Boden der artifiziellen Blase und erkennen im Immunblot dermaler Extrakte ein 290-kD-Protein, das dem Kollagen Typ VII entspricht.

Wenn keine Autoantikörper nachweisbar sind, kann die Diagnose ggf. auch immunelektronenmikroskopisch gestellt werden. Hierbei finden sich die IgG-Ablagerungen, anders als beim BP, im Bereich der Lamina densa und Sublamina densa. Alternativ kann die für die direkte IF gewonnene Biopsie mittels NaCl separiert werden, wobei sich dann IgG- und C3-Ablagerungen im Boden der artifiziell erzeugten Blase nachweisen lassen.

Differenzialdiagnose. Die differenzialdiagnostischen Überlegungen entsprechen denen der LADK. Ein bullöser systemischer Lupus erythematodes, der ebenfalls mit zirkulierenden Autoantikörpern gegen Kollagen VII einhergeht, ist abzugrenzen. Bei entsprechender Klinik sind Untersuchungen zum Ausschluss einer Porphyrie indiziert. Ein dermales Bindungsmuster auf Spalthaut findet man nicht nur bei der EBA, sondern prinzipiell auch bei Autoimmundermatosen mit Antikörpern gegen Laminin-5 sowie gegen 105- und 200-kD-Proteine der unteren Anteile der Lamina lucida; solche Erkrankungen wurden aber bislang im Kindesalter nicht beschrieben.

Therapie. Die kindliche Form der EBA wird meist mit Prednison (initiale Dosis: 0,5–2 mg/kgKG) in Kombination mit Dapson (1–2 mg/kgKG) behandelt und zeigt hierunter ein gutes Ansprechen (Callot-Mellot et al. 1997). Zusätzlich können topische Steroide eingesetzt werden. In schweren Fällen kann darüber hinaus der Einsatz von hochdosierten intravenösen Immunglobulinen erwogen werden. Wegen der erhöhten Fragilität der Haut sollten, soweit dies bei Kindern möglich ist, Bagatelltraumen vermieden werden. Die Therapie der kindlichen EBA erscheint insgesamt weniger problematisch als die des Erwachsenen.

32.5 Dermatitis herpetiformis

Die Dermatitis herpetiformis (DH) Duhring ist eine blasenbildende Autoimmundermatose der Junktionszone, die, bei leichtem Überwiegen des männlichen Geschlechts, meist im 3.–5. Lebensjahrzehnt in Erscheinung tritt. Bei Kindern ist die DH, zumindest in Mitteleuropa, ausgesprochen selten. In anderen Regionen, z. B. in Skandinavien und Ungarn, tritt sie häufiger auf. Die Erkrankung zeigt eine enge Assoziation mit den Haplotypen DR3 und DQw2.

Pathogenese. Die DH stellt eine kutane Manifestation der glutensensitiven Enteropathie (Zöliakie, einheimische Sprue) dar. Es finden sich Antikörper gegen Gliadin, einen Bestandteil des Glutens. Gliadin ist ein Substrat der Gewebstransglutaminase (TGase), gegen das sich, möglicherweise durch »epitope spreading« bedingt, Autoantikörper der Klasse IgA bilden. Schließlich lagern sich Immunkomplexe, bestehend aus IgA-Autoantikörpern und TGase, in der oberen Dermis ab und sind vermutlich der Anlass für die Ausbildung subepidermaler Blasen (Sárdy et al. 2002).

Klinisches Bild. In der Kindheit tritt die DH meist zwischen dem 2. und 7. Lebensjahr auf (Ermacora et al. 1986). Begleitet von starkem Juckreiz und Brennen kommt es zum Auftreten geröteter, vielfach exkoriierter Papeln, urtikarieller Plaques und Bläschen (Abb. 32.7). Prädilektionsstellen sind die Streckseiten der Extremitäten, die Iliosakralregion und der

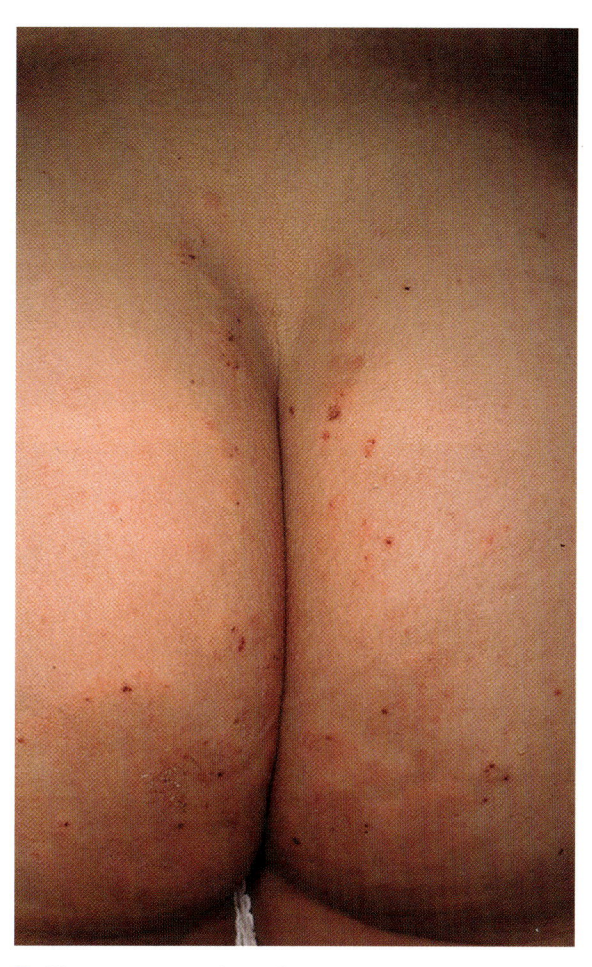

Abb. 32.7. Dermatitis herpetiformis mit exkoriierten Papeln am Gesäß eines 12-jährigen Jungen

obere Rücken. Schleimhautbeteiligung ist untypisch. Mitunter finden sich an den Handflächen, seltener an den Fußsohlen, purpurische Papeln und Vesikel (Pierce et al. 1987).

Histologie und Immunfluoreszenz. Histologisch fällt ein Ödem mit dichter Ansammlung von Neutrophilen und vereinzelten Eosinophilen in der papillären Dermis mit mehr oder weniger stark ausgeprägter subepidermaler Spaltbildung auf (Rose et al. 2004). In der direkten IF periläsionaler Haut sieht man granuläre IgA-Ablagerungen fokal in den Papillenspitzen oder kontinuierlich an der Basalmembran (Abb. 32.8a). Dieses Muster ist von dem der linearen IgA-Dermatose eindeutig abgrenzbar. Zirkulierende Autoantikörper, die auf humaner Haut im Bereich der Junktionszone binden, werden bei der DH nicht gefunden.

Im Serum lassen sich mittels indirekter IF zirkulierende Autoantikörper gegen Endomysium (Abb. 32.8b) nachweisen, welches Transglutaminase enthält. Autoantikörper gegen Transglutaminase können mittels ELISA quantifiziert werden (Dieterich et al. 1999). Der Nachweis von Antikörpern gegen Gliadin und Retikulin ist für die Diagnosestellung einer DH nicht erforderlich.

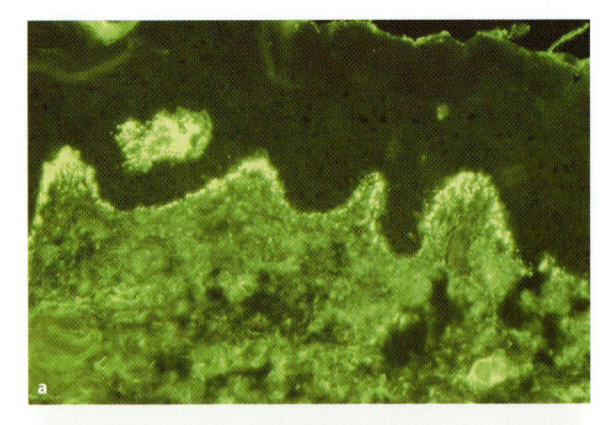

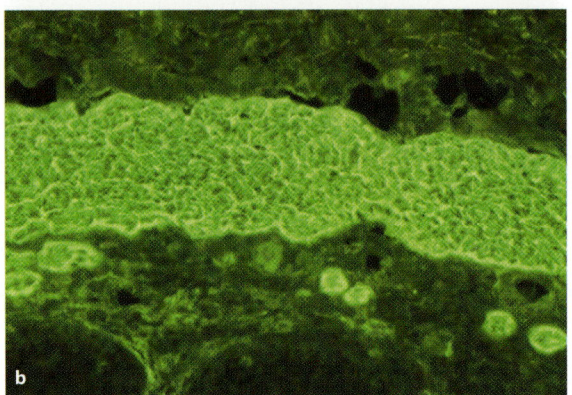

Abb. 32.8a, b. Dermatitis herpetiformis. **a** Direkte Immunfluoreszenz mit Nachweis von granulären IgA-Ablagerungen in den Papillenspitzen der Dermis. Die Grenze zur Epidermis ist markiert. **b** Indirekte Immunfluoreszenzuntersuchung des Serums auf Affenösophagus mit Nachweis von Anti-Endomysium-Antikörpern der IgA-Klasse

Differenzialdiagnose. Die DH ist differenzialdiagnostisch von Skabies, Prurigo- und Ekzemerkrankungen, bullösem Pemphigoid, linearer IgA-Dermatose und bullösem systemischem Lupus erythematodes abzugrenzen.

Therapie. Im Zentrum der Therapie der DH steht die Einhaltung einer glutenfreien Diät, die bei konsequenter Durchführung zur langsamen Abheilung der Haut- und Darmveränderungen führt (Goebeler et al. 2004; Zillikens 2005).

> Die Basistherapie der Dermatitis herpetiformis besteht in glutenfreier Diät.

Zu meiden sind Produkte, die Weizen, Gerste und Roggen enthalten. Hafer scheint entgegen früherer Auffassung keine ungünstigen Einflüsse auf DH bzw. Zöliakie zu haben. Eine Diätschulung von Eltern und Kindern ist angezeigt; der langfristige Erfolg diätetischer Maßnahmen, die im Idealfall lebenslang durchzuführen sind, hängt jedoch entscheidend von der Motivation und Compliance der Betroffenen ab.

> Dapson bessert die Hauterscheinungen der Dermatitis herpetiformis, nicht aber die Zöliakie.

In der Regel wird die glutenfreie Diät zu Anfang mit der oralen Gabe von Dapson (initiale Dosierung: 1,5–2 mg/kgKG/Tag) kombiniert, welches innerhalb kürzester Zeit die Hautsymptomatik verbessert, jedoch keinen Einfluss auf die Zöliakie hat. Mit zunehmendem Wirkeffekt der glutenfreien Diät kann Dapson langsam reduziert und schließlich abgesetzt werden. Im Fall einer Dapsonintoleranz können Sulfapyridin oder Sulfasalazin eingesetzt werden.

32.6 Pemphiguskrankheiten

Zu den Pemphiguskrankheiten gehören Pemphigus vulgaris, Pemphigus foliaceus, paraneoplastischer Pemphigus und der sog. IgA-Pemphigus. Eine Sonderform des Pemphigus foliaceus tritt in bestimmten Gegenden Südamerikas und in Tunesien endemisch auf.

Pathogenese. Bei den Pemphiguskrankheiten kommt es zum Verlust des Zell-Zell-Kontaktes innerhalb der Epidermis und zur intraepidermalen Blasenbildung. Die jeweiligen Autoantikörper sind gegen desmosomale Proteine gerichtet. Autoantigen des Pemphigus vulgaris ist Desmoglein 3 (Dsg 3), das des Pemphigus foliaceus Desmoglein 1 (Dsg 1). Beim paraneoplastischen Pemphigus erkennen die Autoantikörper einen Proteinkomplex, der mindestens 9 Proteine umfasst: Plektin, Desmoplakin 1, BP230, Envoplakin, Periplakin, Desmoplakin 2, ein bislang noch nicht näher charakterisiertes 170-kD-Protein sowie Dsg 1 und Dsg 3 (Tabelle 32.1). Bei einem Teil der Patienten mit interzellulären IgA-Ablagerungen binden die Antikörper an Desmokollin 1. Desmogleine und Desmokolline sind transmembranöse Gykoproteine der Desmosomen und zählen zur Gruppe der kalziumabhängigen Adhäsionsmoleküle (Cadherine). Ein neonataler Pemphigus kann auftreten, wenn Autoantikörper von einer an Pemphigus erkrankten Schwangeren diaplazentar auf den Feten übertragen wurden.

Klinisches Bild. Der juvenile Pemphigus vulgaris beginnt meist um das 12. Lebensjahr (Bjarnason u. Flosadóttir 1999). Wie im Erwachsenenalter manifestiert sich auch der juvenile *Pemphigus vulgaris* in der Regel in der Mundhöhle, kann aber auch andere Schleimhäute (Nase, Ösophagus, Larynx, Augen, Vulva, Urethra, Blase) befallen (Abb. 32.9). Erhaltene Blasen sieht man an den Schleimhäuten nur selten, meist erodieren sie rasch. Die resultierenden Schleimhautläsionen sind schmerzhaft und beeinträchtigen die Nahrungsmittelaufnahme. Zusätzlich zu den Schleimhäuten kann das Integument betroffen sein. Hier finden sich

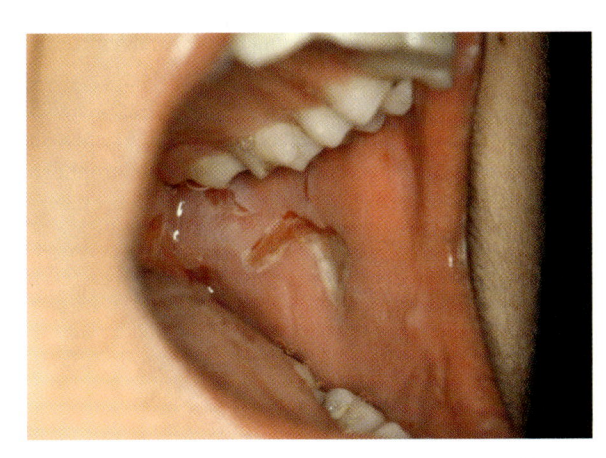

Abb. 32.9. Pemphigus vulgaris bei einem 13-jährigen Mädchen mit Erosionen an der Wangenschleimhaut

Erosionen und Krusten, während schlaffe Blasen nur selten anzutreffen sind. Wie auch bei allen anderen Pemphiguserkrankungen ist das direkte Nikolski-Zeichen (Nikolski I) auslösbar.

> Der Pemphigus vulgaris befällt immer die Schleimhäute (und fakultativ die Haut), während der Pemphigus foliaceus nur die Haut, aber nie die Schleimhäute betrifft.

Beim *Pemphigus foliaceus* finden sich aufgrund der subkornealen Lokalisation der Spaltebene nur selten intakte Blasen. Unter Betonung der seborrhoischen Areale kommt es zu oberflächlichen Erosionen und blätterteigartiger Schuppung (Mehravaran et al. 1998; Metry et al. 2002). Die Schleimhäute sind beim Pemphigus foliaceus im Gegensatz zum Pemphigus vulgaris nicht betroffen. Eine Sonderform des Pemphigus foliaceus tritt in bestimmten Regionen Südamerikas, v. a. in Zentralbrasilien und Kolumbien, sowie in Tunesien auf. In Südamerika ist dieser endemische Pemphigus (*Fogo selvagem*) mit dem Verbreitungsgebiet einer bestimmten Stechmücke assoziiert und findet sich überwiegend in ländlichen Gebieten entlang von Gewässern. Er betrifft Kinder häufiger als bei der idiopathischen Form der Erkrankung (Zillikens 2005).

Der *IgA-Pemphigus* ist in der Kindheit ausgesprochen selten; man findet hier schlaffe Blasen, die von Pusteln begleitet werden.

Der *paraneoplastische Pemphigus* tritt selten auch in der Kindheit auf; als zugrunde liegende Erkrankung ist dann meist ein Castleman-Tumor zu finden (Mimouni et al. 2002). Der paraneoplastische Pemphigus zeigt stets orale Läsionen, die Haut weist lichenoide Veränderungen auf.

Histologie und Immunfluoreszenz. Histologisch sieht man bei den Pemphiguskrankheiten eine akantholytische intraepidermale Blasenbildung. Beim Pemphigus vulgaris liegt der Spalt suprabasal, beim Pemphigus foliaceus subkorneal (Rose et al. 2004). Der paraneoplastische Pemphigus weist neben suprabasaler Spaltbildung Einzelzellnekrosen der Epidermis und meist ein lichenoides Infiltrat im oberen Korium auf. Die histologischen Veränderungen des IgA-Pemphigus vom subkornealen Typ entsprechen denen des Pemphigus foliaceus. Immunfluoreszenzoptisch sind Pemphigus vulgaris und Pemphigus foliaceus nicht sicher zu unterscheiden. In der Haut der Patienten lassen sich mittels direkter IF interzelluläre Ablagerungen von IgG, geringer ausgeprägt auch von C3, in der gesamten Epidermis nachweisen. Die indirekte IF erlaubt die Detektion zirkulierender Autoantikörper der IgG-Klasse, die unter Verwendung von Affenösophagus als Substrat ein interzelluläres Fluoreszenzmuster zeigen. Mittels ELISA ist eine quantitative Bestimmung der gegen Dsg 1 bzw. Dsg 3 gerichteten Autoantikörper möglich.

Beim paraneoplastischen Pemphigus sieht man in der Haut neben interzellulären Ablagerungen auch lineare Ablagerungen von IgG und C3 an der Basalmembran. Die Serumantikörper des paraneoplastischen Pemphigus binden außer auf Affenösophagus- auch auf Harnblasenepithel. Beim IgA-Pemphigus sieht man interzelluläre Ablagerungen von Antikörpern der Klasse IgA.

Differenzialdiagnose. Der Pemphigus vulgaris ist differenzialdiagnostisch von anderen erosiven Mundschleimhauterkrankungen abzugrenzen. Hierzu zählen u. a. Stomatitis aphthosa, Gingivostomatitis herpetica, Infektionen mit Coxsackie-Viren, Lichen ruber mucosae, Erythema exsudativum multiforme bzw. Stevens-Johnson-Syndrom, der systemische Lupus erythematodes sowie subepidermal blasenbildende Autoimmundermatosen. Der Pemphigus foliaceus der Kindheit ist von einem schweren seborrhoischen Ekzem und einer bullösen Impetigo abzugrenzen.

Therapie. Die Behandlung des Pemphigus der Kindheit entspricht im Wesentlichen der des Erwachsenenalters (Goebeler u. Zillikens 2003; Goebeler et al. 2004). Die Therapie des Pemphigus vulgaris erfordert in der Regel ein systemisches Kortikosteroid, welches anfangs in einer Dosierung von 1–2 mg Prednisonäquivalent/kgKG/Tag eingesetzt wird. Die Erkrankung verläuft auch im Kindesalter meist chronisch. Zur Reduktion kortisonbedingter unerwünschter Wirkungen, im Kindesalter insbesondere Wachstumsretardierung, Cushing-Syndrom und Infektionen, wird mit Azathioprin, Mycophenolatmofetil, Dapson, Methotrexat oder Cyclophosphamid kombiniert. Es fehlen jedoch kontrollierte, randomisierte Studien, die einen Vorteil dieser Kombinationen gegenüber einer Monotherapie mit Kortikosteroiden belegen.

Zur adjuvanten Behandlung eines therapierefraktären Pemphigus vulgaris kann der Einsatz hochdosierter intravenöser Immunglobuline erwogen werden. Neue Therapiestrategien bedienen sich der Immunadsorption, bei der IgG-Antikörper selektiv aus dem Plasma entfernt werden (Schmidt et al. 2003). Zur Vermeidung eines Rebound-Phänomens ist hierbei allerdings die Kombination mit Glukokortikoiden bzw. Immunsuppressiva erforderlich. Ein neuer Therapieansatz besteht möglicherweise in der Gabe des B-Zell-depletierenden CD20-Antikörpers Rituximab, der bei Pemphiguserkrankungen des Erwachsenenalters vielversprechende Ergebnisse zeigt.

Der durch maternale Antikörper hervorgerufene neonatale Pemphigus heilt gewöhnlich innerhalb von wenigen Wochen ab und bedarf in der Regel lediglich einer antiseptischen Lokaltherapie.

> Der Pemphigus vulgaris erfordert eine intensivere immunsuppressive Therapie als der Pemphigus foliaceus.

Der Pemphigus foliaceus, der gegenüber dem Pemphigus vulgaris einen milderen Verlauf aufweist, sollte zunächst mit topischen Kortikosteroiden behandelt werden. Ein konsequenter Lichtschutz ist hilfreich. Daneben kann initial ein Therapieversuch mit Dapson unternommen werden. Therapieresistente Fälle werden wie der Pemphigus vulgaris behandelt. Beim paraneoplastischen Pemphigus wird der zugrunde liegende Tumor behandelt und symptomatisch wie beim Pemphigus vulgaris therapiert. Allerdings ist die Prognose, insbesondere bei gleichzeitiger Bronchiolitis obliterans, schlecht. In der Behandlung des IgA-Pemphigus ist Dapson Mittel der 1. Wahl.

32.7 Subkorneale Pustulose

Die subkorneale Pustulose, auch als Sneddon-Wilkinson-Erkrankung bekannt, tritt gewöhnlich zwischen dem 40. und 50. Lebensjahr auf. Vereinzelt wurden auch Erkrankungen im Kindesalter beschrieben (Johnson u. Cripps 1974; Kocak et al. 2003). Die Ätiologie der Erkrankung ist unbekannt.

Pathogenese. Die subkorneale Pustulose gehört nicht zu den Autoimmunerkrankungen. Weder in der Haut noch im Serum lassen sich Autoantikörper nachweisen. Vereinzelt wurde über Atem- oder Harnwegsinfektionen sowie Tonsillitiden berichtet, die dem Auftreten der Hautveränderungen vorausgingen. Gelegentlich ist die subkorneale Pustulose mit einer Gammopathie vom IgA-Typ assoziiert.

Klinisches Bild. Wie im Erwachsenenalter kommt es zum Auftreten von Pusteln und kleinen Bläschen, die rasch eintrüben. Prädilektionsstellen sind die Intertrigines und die Beugeseiten der Extremitäten. Im Gegensatz zum Erwachsenenalter verläuft die Erkrankung in der Kindheit häufig mit Krankheitsgefühl, Fieber und Leukozytose.

Histologie und Immunfluoreszenz. Histologisch sieht man eine subkorneale Pustel, die mit zahlreichen neutrophilen Granulozyten angefüllt ist. Die immunfluoreszenzoptischen Untersuchungen sind negativ.

Differenzialdiagnose. Abzugrenzen sind IgA-Pemphigus, Pemphigus foliaceus, pustulöses Arzneimittelexanthem, pustulöse Psoriasis, bullöse Impetigo und Acropustulosis infantum.

Therapie. Dapson (1,5–2 mg/kgKG/Tag) ist die Therapie der Wahl. Die zusätzliche Gabe oraler Kortikosteroide ist selten erforderlich.

Danksagung

Freundlicherweise zur Verfügung gestellt wurden folgende Abbildungen: ◘ Abb. 32.5 von Frau Dr. G. Bonsmann, Münster, und ◘ Abb. 32.7 von Frau Dr. S. Karpati, Budapest.

Literatur

Bjarnason B, Flosadóttir E (1999) Childhood, neonatal and stillborn pemphigus vulgaris. Int J Dermatol 38: 680–688

Callot-Mellot C, Bodemer C, Caux F et al. (1997) Epidermolysis bullosa acquisita in childhood. Arch Dermatol 133: 1122–1126

Chimanovitch I, Hamm H, Georgi M, Kroiss M, Stolz W, Apitz C, Bröcker EB, Zillikens D (2000) Bullous pemphigoid of childhood: autoantibodies target the same epitopes within the NC16A domain of BP180 as autoantibodies in bullous pemphigoid of adulthood. Arch Dermatol 2000: 527–532

Chimanovitch I, Bröcker EB, Zillikens D (2001) Pemphigoid (Herpes) gestationis. Neue Aspekte zur Pathogenese und Diagnostik. Geburtsh Frauenheilkd 61: 250–256

Chorzelski TP, Jablonska S (1979) IgA linear dermatosis of childhood (chronic bullous disease of childhood). Br J Dermatol 101: 535–542

Dietrich W, Laag E, Bruckner-Tuderman L, Reunala T, Karpati S, Zagoni T, Riecken EO, Schuppan D (1999) Antibodies to tissue transglutaminase as serologic markers in patients with dermatitis herpetiformis. J Invest Dermatol 113: 133–136

Egan CA, Zone JJ (1999). Linear IgA bullous dermatitis. Int J Dermatol 38: 818–827

Ermacora E, Prampolini L, Tribbia G, et al (1986) Long-term follow-up of dermatitis herpetiformis in children. J Am Acad Dermatol 15: 24–30

Farrell AM, Kirtschig G, Dalziel KL et al. (1999) Childhood vulval pemphigoid: a clinical and immunopathological study of five patients. Br J Dermatol 140: 308–312

Fisler RE, Saeb M, Liang MG, Howard RM, McKee PH (2003) Childhood bullous pemphigoid. A clinicopathological study and review of the literature. Am J Dermatopathol 25: 183–189

Fox BJ, Odom RB, Findlay RF (1982) Erythromycin therapy in bullous pemphigoid: possible anti-inflammatory effects. J Am Acad Dermatol 7: 504–510

Goebeler M, Zillikens D (2003) Bullöse Autoimmunerkrankungen des Kindesalters. Hautarzt 54: 14–24

Literatur

Goebeler M, Seitz C, Rose C et al. (2003) Successful treatment of linear IgA disease with salazosulphapyridine and intravenous immunoglobulins. Br J Dermatol 149: 912–914
Goebeler M, Sitaru C, Zillikens D (2004) Bullöse Autoimmundermatosen (II): Therapie. JDDG 2: 774–793
Hertl M, Schuler G (2002) Bullöse Autoimmunerkrankungen: Teil 3: Diagnostik und Therapie. Hautarzt 53: 352–365
Jainta S, Schmidt E, Bröcker EB, Zillikens D (2001) Diagnostik und Therapie bullöser Autoimmunerkrankungen der Haut. Dtsch Ärztebl 98: A1320–1325
Johnson SAM, Cripps DJ (1974) Subcorneal pustular dermatosis in children. Arch Dermatol 109: 73–77
Kocak M, Birol A, Erkek E, Bozdogan Ö, Atasoy P (2003) Juvenile subcorneal pustular dermatosis. Pediatr Dermatol 20: 57–59
Mehravaran M, Morvay M, Molnár K et al. (1998) Juvenile pemphigus foliaceus. Br J Dermatol 139: 496–499
Metry DW, Hebert AA, Jordon RE (2002) Nonendemic pemphigus foliaceus in children. J Am Acad Dermatol 46: 419–422
Mimouni D, Anhalt GJ, Lazarova Z et al. (2002) Paraneoplastic pemphigus in children and adolescents. Br J Dermatol 147: 725–732
Nemeth AJ, Klein AD, Gould EW, Schachner LA (1991) Childhood bullous pemphigoid. Arch Dermatol 127: 368–386
Pierce DK, Purcell SM, Spielvogel RL (1987) Purpuric papules and vesicles of the palms in dermatitis herpetiformis. J Am Acad Dermatol 16: 1274–1276
Rose C, Bröcker EB, Zillikens D (2004) Stellenwert der histologischen Untersuchung in der Diagnostik bullöser Autoimmundermatosen. JDDG 2: 96–104
Sárdy M, Kárpáti S, Merkl B, Paulsson M, Smyth N (2002) Epidermal transglutaminase (TGase 3) is the autoantigen of dermatitis herpetiformis. J Exp Med 195: 747–757
Schmidt E, Höpfner B, Chen M et al. (2002) Childhood epidermolysis bullosa acquisita: a novel variant with reactivity to all three structural domains of type VII collagen. Br J Dermatol 147: 592–597
Schmidt E, Klinker E, Opitz A et al. (2003) Protein A immunoadsorption: a novel and effective adjuvant treatment of severe pemphigus. Brit J Dermatol 148: 1222–1229
Sitaru C, Goebeler M, Zillikens D (2004) Bullöse Autoimmundermatosen (I): Pathogenese und Diagnostik. JDDG 2: 123–138
Weston WL, Morelli JG, Huff JC (1997) Misdiagnosis, treatments and outcomes in the immunobullous diseases in children. Pediatr Dermatol 14: 264–272
Wojnarowska F, Marsden RA, Bhogal B, Black MM (1988) Chronic bullous disease of childhood, childhood cicatricial pemphigoid, and linear IgA disease of adults. A comparative study demonstrating clinical and immunopathologic overlap. J Am Acad Dermatol 19: 792–805
Zillikens D (2005) Bullöse Autoimmundermatosen. In: Braun-Falco O, Plewig G, Wolff HH, Burgdorf W, Landthaler M (Hrsg) Dermatologie und Venerologie. Springer, Berlin Heidelberg New York, S. 607–638

Metabolische und endokrine Erkrankungen

U. Wollina, E. Kauf, J. Seidel, E. Köstler

33.1	Aminosäurenstoffwechselstörungen – 526		33.10	Amyloidosen – 543
33.1.1	Phenylketonurie (PKU) – 526		33.11	Familiäres Mittelmeerfieber – 544
33.1.2	Homozystinurie – 527		33.12	Stiff-Skin-Syndrom – 545
33.1.3	Alkaptonurie (Ochronose) – 527		33.13	Mukopolysaccharidosen – 545
33.1.4	Trimethylaminurie (»Fish Odour Syndrome«) – 528		33.14	Mukolipidosen – 547
33.2	Kupferstoffwechselstörungen – 529		33.15	Schilddrüsenerkrankungen – 548
33.2.1	Morbus Wilson – 529		33.15.1	Einleitung – 548
33.2.2	Menkes-Syndrom – 529		33.15.2	Hypothyreose – 548
33.3	Purinstoffwechselstörungen – 531		33.15.3	Hyperthyreose im Kindesalter – 550
33.3.1	Lesch-Nyhan-Syndrom – 531		33.15.4	Multiple endokrine Neoplasie (MEN) – 553
33.4	Erkrankungen des Tyrosinstoffwechsels – 532		33.16	Nebenschilddrüsenerkrankungen – 554
			33.16.1	Einleitung – 554
33.5	Vitaminmangelerkrankungen – 533		33.16.2	Hypoparathyreoidismus – 555
33.5.1	Einleitung – 533		33.16.3	Hyperparathyreoidismus – 556
33.5.2	Vitamin-K-Mangel – 533			
33.5.3	Vitamin-D-Mangel – 533		33.17	Nebennierenrindenerkrankungen – 557
33.5.4	Vitamin-E-Mangel – 534		33.17.1	Einleitung – 557
33.5.5	Vitamin-A-Mangel und Vitamin-A-Intoxikation – 535		33.17.2	Nebennierenrindenerkrankungen mit verminderter Kortisolsynthese – 557
33.5.6	Vitamin-B_1 (Thiamin)-Mangel – 535		33.17.3	Nebennierenrindeninsuffizienz – Morbus Addison – 558
33.5.7	Vitamin-B_2 (Riboflavin)-Mangel – 536		33.17.4	Erkrankungen mit Nebennierenrindenüberfunktion – 559
33.5.8	Vitamin-B_6-Mangel – 536			
33.5.9	Vitamin-B_{12} (Cobalamin)- und Folsäuremangel – 536		33.18	Hypophysenerkrankungen – 560
33.5.10	Nicotinsäure-(Niacin-)mangel, Pellagra – 537		33.19	Diabetes mellitus – 561
33.5.11	Biotin-(Vitamin-H-)mangel – 537			
33.5.12	Vitamin-C-(Askorbinsäure)-Mangel – 538		33.20	Acanthosis nigricans – 564
33.6	Zinkmangelerkrankungen – 538		33.21	Porphyrinstoffwechselstörungen – 566
33.6.1	Acrodermatitis enteropathica – 538		33.21.1	Einleitung – 566
33.7	Malabsorption – 538		33.21.2	Akute Porphyrien im Kindesalter – 566
33.8	Lipidstoffwechselstörungen – 540		33.21.3	Nicht akute Porphyrien im Kindesalter – 566
33.8.1	Hyperlipidämien, Xanthome – 540			
33.8.2	Tangier-Krankheit – 542		Literatur – 570	
33.9	Alagille-Syndrom – 542			

33.1 Aminosäurenstoffwechselstörungen

33.1.1 Phenylketonurie (PKU)

Epidemiologie. Bei der Phenylketonurie handelt es sich um eine autosomal rezessiv erbliche Erkrankung des Aminosäurenstoffwechsels. Die PKU ist eine der häufigsten angeborenen Stoffwechselerkrankungen mit einer Häufigkeit von ca. 1 : 8.000 in Deutschland. Die Diagnosestellung erfolgt heute im Neugeborenenscreening nicht mehr mit dem mikrobiologischen Phenylalaninhemmtest (Guthrie-Test), sondern mittels Tandemmassenspektrometrie (TMS), die gleichzeitig weitere Aminosäurenstoffwechselstörungen und weitere Erkrankungen des Intermediärstoffwechsels erfasst (Tabelle 33.1).

Ätiologie. Die Erkrankung beruht auf einem Enzymdefekt der Phenylalaninhydroxylase, die Phenylalanin zu Tyrosin umwandelt. Der Genort ist bekannt und liegt auf dem Chromosom 12q22. Über 150 verschiedene krankheitsverursachende Mutationen wurden bisher nachgewiesen. Die neurologischen Probleme der unbehandelten PKU resultieren hauptsächlich aus der Phenylalaninerhöhung, die Hautsymptome aus dem Tyrosinmangel. Das Auftreten von Phenylketonen im Urin gibt der Erkrankung den Namen (Medical Research Counsil Working Party 1993; Zschocke 2003).

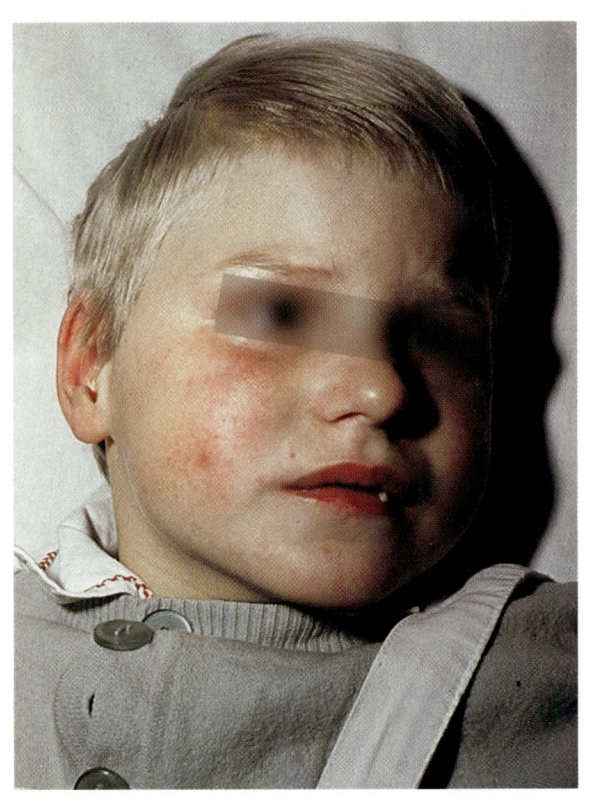

Abb. 33.1. Phenylketonurie mit heller Komplexion und ekzematösen Wangenherden

Klinisches Bild. Unbehandelt führt die PKU zu einer schweren Störung der mentalen Entwicklung. Die Schädigung der Hirnentwicklung resultiert aus einer gestörten Myelinisierung aufgrund der Phenylalaninerhöhung. Weitere neurologische Symptome der unbehandelten PKU sind eine Mikrozephalie, Krampfanfälle, Bewegungsstörungen mit Gangauffälligkeiten und gesteigerte Muskeleigenreflexe. Der Urin weist einen mäuseartigen Geruch auf. Nicht allein aufgrund des Tyrosinmangels tritt eine generalisierte Depigmentierung mit blonden Haaren und blauer Irisfärbung auf – helle Komplexion (Abb. 33.1). Zusätzlich ist eine direkte Suppression der Melaninsynthese durch Phenylalanin bekannt (Farishin u. Whittaker 1980). An weiteren Hautsymptomen wurden Xerodermie, Ekzeme und Pseudosklerodermie beschrieben (Bos 2002; Belloso u. Lowitt 2003).

Tabelle 33.1. Erkrankungen des Intermediärstoffwechsels

Erkrankung	Enzymdefekt	Hautsymptom
Alkaptonurie (Ochronose)	Homogentisat-Dioxygenase	blau-grau durchscheinende Knorpelverfärbung, dunkler Schweiß
Homozystinurie	Cystathionin-β-Synthethase (CBS)	Hypopigmentierung, Teleangiektasien (»malar flush«), Livedo reticularis
Lesch-Nyhan-Syndrom	Hypoxanthin-Guanin-Phosphoribosyltransferase (HGPRT)	Selbstmutilationen, Gichttophi
Phenylketonurie (PKU)	Phenylalaninhydroxylase	Hypopigmentierung, Xerodermie, Ekzem, Pseudosklerodermie
Trimethylaminurie (»fish odour syndrome«)	Flavin-containing Monoxygenase 2 (FMO_2)	Fischartiger Geruch von Schweiß, Urin und Ausatemluft
Tyrosinämie Typ II (Richner-Hanhart-Syndrom)	Tyrosinaminotransferase	Palmare und plantare Hyperkeratosen, Corneaulzerationen

Histologie. Histopathologische und elektronenmikroskopische Untersuchungen von Hautveränderungen bei PKU-Patienten ergaben den Befund einer unspezifischen Dermatitis.

Therapie. Die Therapie der PKU besteht in einer strengen phenylalaninarmen Diät. Nach aktueller Sicht sollte diese Diät lebenslang, gelockert im Jugend- und Erwachsenenalter, durchgeführt werden. Da Phenylalanin eine essenzielle Aminosäure darstellt, muss über die Nahrung dennoch soviel Phenylalanin zugeführt werden, wie für die endogene Eiweißsynthese erforderlich ist. Nur ca. $1/3$ des benötigten Gesamteiweißes wird über Nahrungsmittel verabreicht. Die Hauptmenge wird über ein phenylalaninfreies, mit Tyrosin, Mineralien, Spurenelementen und Vitaminen angereichertes Aminosäurengemisch aufgenommen. Eiweißreiche Nahrungsmittel wie Fleisch, Fisch, Wurst und Milch dürfen nicht gegessen werden, spezielle eiweißarme Produkte wie eiweißarmes Mehl, eiweißarmes Brot und Nudeln kommen zum Einsatz.

Unter dieser Therapie, begonnen im 1. Lebensmonat, weisen die PKU-Patienten eine normale psychomotorische Entwicklung auf. Haut und Haare entwickeln den genetisch determinierten Grad der Pigmentierung. Problematisch kann die Fortführung einer eiweißarmen Ernährung ohne ausreichende Aufnahme des mit Spurenelementen angereicherten phenylalaninfreien Aminosäurengemisches im Jugend- und Erwachsenenalter werden. In solchen Fällen können Hautveränderungen und Haarausfall auftreten (Cabalska et al. 1996).

Ein weiteres Problem stellt die maternale PKU dar. Das bedeutet, dass an PKU erkrankte Frauen zur Vermeidung einer phenylalaninbedingten Embryo-/Fetopathie während der Schwangerschaft eine sehr strenge diätetische Therapie durchführen müssen (Lenke u. Levy 1980).

Differenzialdiagnose. Bei jeder Phenylalaninerhöhung muss ein Koenzymmangel mittels Tetrahydrobiopterin (BH4)-Belastungstest ausgeschlossen werden.

33.1.2 Homozystinurie

Epidemiologie. Die Homozystinurie ist eine autosomal rezessiv vererbbare Stoffwechselerkrankung. Mit einer Häufigkeit von 1:200.000 ist sie deutlich seltener als die PKU. In Irland liegt die Inzidenz bei 1:40.000.

Ätiologie. Verschiedene Enzyme sind in der Konversion der schwefelhaltigen Aminosäure Methionin zu Zystein involviert. Die verringerter Aktivität des Enzyms Cystathionin-β-Synthethase (CBS) führt zum komplexen Krankheitsbild der Homozystinurie. Der Genlocus befindet sich auf dem Chromosom 21q22.3.

Klinisches Bild. Die Homozystinurie durch CBS-Mangel führt zu einer Multisystemerkrankung, die das Skelett, die Augen, das Gehirn und das Gefäßsystem einbezieht (Mudd et al. 1985). Die Skelettmanifestation äußert sich meistens in einem marfanoiden Hochwuchs, einer Arachnodaktylie und einer Osteoporose. Auch Skoliosen, Thoraxdeformitäten, Genu valgum und eine eingeschränkte Gelenkbeweglichkeit werden beobachtet. Häufige Augensymptome sind die Ectopia lentis, eine Myopie und das GlaukoM. Die ZNS-Manifestation äußert sich in einer psychomotorischen Retardierung und mentalen Behinderung bei etwa 50% der Patienten. 20% der Patienten leiden an Epilepsie oder psychischen Störungen.

Am problematischsten sind vaskuläre Komplikationen im Sinne von arteriellen oder venösen Thromboembolien (van Guldener u. Stehouwer 2000). Die Thrombophilie wird zum einen durch zytotoxische Endothelschädigungen und andererseits durch die Verringerung antithrombotischer Faktoren hervorgerufen. Biochemisch finden sich erhöhte Homozystein- und Methioninspiegel im Plasma. Demgegenüber sind die Zystin- und Zystathioninspiegel erniedrigt bei gleichzeitiger Homozystinerhöhung im Urin (Homocystinurie).

Histologie. Keine spezifische Histologie.

Therapie. Etwa 50% der Patienten sprechen auf eine hochdosierte orale Gabe von Pyridoxin (Vitamin B_6) an. Bei Nichtansprechen der Pyridoxintherapie ist die Einleitung einer methioninreduzierten zystinsupplementierten diätetischen Therapie unter Einsatz entsprechender synthetischer Aminosäuren und von Betain erforderlich. Die Mehrzahl der Patienten stirbt an thromboembolischen Komplikationen (Makris 2000).

Differenzialdiagnose. Die Skelettmanifestation lässt zunächst an ein Marfan-Syndrom denken. Im Gegensatz zum Marfan-Syndrom, das mit einer Gelenküberstreckbarkeit einhergeht, liegt bei der Homozystinurie eine eingeschränkte Beweglichkeit vor. Der Nachweis einer Homozystinurie erfolgt durch die Laboruntersuchungen im Blut und Urin.

33.1.3 Alkaptonurie (Ochronose)

Epidemiologie. Die Alkaptonurie, auch als Ochronose bezeichnet, ist eine seltene autosomal rezessive Stoffwechselstörung mit einer Häufigkeit von 1:250.000. Eine höhere Inzidenz liegt in der Slowakei und in der Dominikanischen Republik vor.

Ätiologie. Der genetische Defekt beruht auf Mutationen im Homogentisat-1,2-dioxygenase (Homogentisinsäure-Oxidase)-Gen, das auf dem Chromosom 3q13-q21 lokalisiert ist (Schmidt et al. 1997). Der Enzymmangel führt zu erhöhten Homogentisinsäurespiegeln insbesondere in der Haut, im Bindegewebe und im Urin.

Klinisches Bild. Das Vollbild der Erkrankung prägt sich erst im Erwachsenenalter aus. Im Kindesalter fällt zunächst eine Dunkelfärbung des Urins auf. Bei Alkalisierung des Urins verstärkt sich der Farbton, bei Ansäuerung kommt es zur Entfärbung. Im Vorschulalter kann ein dunkel gefärbtes Zerumen auffallen. Der Schweiß kann dunkel sein und die Kleidung färben. Waschen mit alkalischen Seifen verstärkt die Färbung (Albers et al. 1992).

Im Schulalter tritt zunächst eine grau-blaue Diskoloration der Axillen auf, später kommt es zur zunehmenden Hyperpigmentierung im Bereich der Nase, Stirn und Wangen. Knorpel und Sehnen verfärben sich blau-grau. Das führt zu durchscheinenden Farbänderungen der Haut insbesondere im Bereich der Nasenspitze, der Ohrenknorpel, der Handrücken und im Bereich der ostochondralen Gelenke der Rippen. Im Bereich der Augen treten Pigmentierungen der Skleren, der Cornea und der Augenlider auf. An den großen Gelenken entwickelt sich eine schwerwiegende Arthropathie. An der Wirbelsäule kommt es zur Hyperpigmentierung und Verkalkung des Knorpels der Bandscheiben, sodass eine schmerzhafte Einschränkung der Beweglichkeit resultiert. Rückenmarkkompressionen durch Bandscheibenvorfälle stellen eine schwerwiegende Komplikation dar. Über kalzifizierende Aortenklappenstenosen wurde berichtet.

Als ein wesentlicher Mechanismus der Entstehung der Arthrose wird die Hemmung des Enzyms Lysylhydroxylase durch die erhöhten Homogentisinsäurespiegel diskutiert. Der daraus resultierende Hydroxylysinmangel führt zu einer gestörten Bildung von Typ-2-Kollagen, das normalerweise reichlich im Knorpelgewebe vorhanden ist. Die Diagnose wird durch den Nachweis erhöhter Homogentisinsäurespiegel im Urin gestellt.

Histologie. Es finden sich ochronotische Pigmentgranula in der Epidemis, im Knorpel und in den Sehnen. Weiterhin sind Pigmentgranula auch in Endothelzellen, Basalmembranen, Schweißdrüsen, elastischen Fasern und Makrophagen nachweisbar (O'Brien et al. 1963).

Therapie. Homogentisinsäure ist ein Stoffwechselprodukt, das aus Tyrosin und Phenylalanin entsteht. Eine Senkung der Homogentisinsäurespiegel mit lässt sich deshalb durch die Durchführung einer phenylalanin- und tyrosinarmen Diät erreichen. Die hochdosierte Therapie mit Ascorbinsäure führt zum Absenken des toxischen Metaboliten Benzoquinonessigsäure und soll über diesen Effekt einen positiven Einfluss auf den Krankheitsverlauf haben (Wolff et al. 1989). Weiterhin sind analgetische Maßnahmen und Physiotherapie zur Behandlung der Arthropathie angezeigt. Therapiestudien mit Nitisinon (NTBC) werden durchgeführt.

Differenzialdiagnose. Exogene Ochronose durch Antimalariamittel, Porphyrien, Diabetes, Myoglobulin- und Hämaturie.

33.1.4 Trimethylaminurie (»Fish Odour Syndrome«)

Epidemiologie. Die Trimethylaminurie ist eine seltene autosomal rezessive Abbaustörung des von der Darmflora gebildeten Trimethylamins (TMA) infolge eines Minderangebotes TMA-oxidierender Enzyme. Der durch den Enzymdefekt verursachte Körpergeruch der Patienten führte im englischen Sprachraum zur Bezeichnung »fish odour syndrome«. Von 187 Personen mit auffälligem Körpergeruch wurde die Trimethylaminurie bei 11 Patienten nachgewiesen (Ayesh et al. 1993).

Ätiologie. TMA entsteht im Darm durch die bakterielle Aufspaltung des an Lezithin gebundenen Cholins, das insbesondere in Eiern, Innereien und Sojabohnen enthalten ist. In Meerfischen ist TMA in Form von TMA-N-Oxid reichlich vorhanden. TMA wird vom Darm absorbiert, zur Leber transportiert und dort N-oxidiert. Bei Patienten mit Trimethylaminurie ist die N-Oxidation aufgrund eines Mangels an der Flavin-containing Monooxygenase 2 (FMO2) gestört. Bei diesen Patienten wird dann das TMA in großen Mengen nicht nur über den Urin, sondern auch die Atemluft und den Schweiß ausgeschieden, sodass der typische Körpergeruch resultiert. Der Genort der FMO2 liegt auf dem Chromosom 1q23-q25.

Klinisches Bild. Der fischartige Körpergeruch bei den Betroffenen ist dann besonders ausgeprägt, wenn cholin- oder TMA-reiche Nahrungsmittel gegessen werden oder bei erkrankten Säuglingen TMA über die Muttermilch übertragen wird (Lee et al. 1976). Bei Patienten mit Trimethylaminurie wurden Infektanfälligkeit, Anämie, Neutropenie und Splenomegalie sowie die Neigung zu psychischen Störungen vermehrt beobachtet. Die Auslösung von Zervixkarzinomen und nephrotischen Syndromen wird diskutiert. Der Fischgeruch kann durch Steroidhormongabe verstärkt werden (Mitchell 1996). Die Verdachtsdiagnose wird olfaktorisch gestellt (Rucco u. Florio 1995).

Histologie. Keine spezifische Histologie.

Therapie. Durch die Vermeidung der Aufnahme besonders cholin- oder TMA-reicher Nahrungsmittel durch die Patienten lässt sich die Geruchsproblematik reduzieren. Da TMA eine starke Base verkörpert, ist die Anwendung von leicht sauren Körperreinigungs- und Pflegemitteln sinnvoll. Gelegentlich wird über eine Besserung nach antibiotischer Darmsanierung berichtet.

Differenzialdiagnose. Auch andere mit pathologischem Körper- und Uringeruch einhergehende Störungen des Aminosäurenstoffwechsels (wie PKU oder die Ahornsirupkrankheit) und Organoacidopathien sollten bei der Beobachtung auffälliger Körpergerüche durch Untersuchungen der Aminosäuren und organischen Säuren im Urin ausgeschlossen werden.

33.2 Kupferstoffwechselstörungen

33.2.1 Morbus Wilson

Epidemiologie. Der M. Wilson ist eine autosomal rezessiv vererbbare Kupfertransportstörung mit einer weltweiten Inzidenz von 1:30.000.

Ätiologie. Beim M. Wilson liegen ursächlich Mutationen im ATP7B-Gen im Chromosom 13q14.3 vor. Das ATP7B-Gen kodiert eine Cu-tranportierende P-Typ-ATPase, die die Aufgabe erfüllt, Cu aus den Zellen zu transportieren (Bull et al. 1993). Das Gen wird v. a. in der Leber exprimiert. Bei Patienten mit M. Wilson ist die Funktion der Cu-tranportierenden ATPase gestört. Es kommt zum vorzeitigen Stoppkodon und damit zur Trunkation des ATP-Proteins. In der Leber aufgenommenes Kupfer kann deshalb nicht mehr in ausreichendem Maße an Coeruloplasmin gebunden werden und akkumuliert in den Leberzellen. Nach dem Überschreiten der Speicherkapazität der Leber erfolgt die Kupferablagerung auch in anderen Organen wie Cornea, Gehirn, Nieren, Knochen und Herzmuskel (Seidel et al. 2001).

Klinisches Bild. Die klinische Symptomatik ist sehr variabel. Während im Kindesalter die Lebermanifestation dominiert, tritt im Erwachsenenalter v. a. die neurologische Symptomatik in den Vordergrund. Einige Patienten, insbesondere mit im Jugendalter erstmalig auftretender Symptomatik, können sowohl hepatische als auch neurologische Symptome aufweisen (Ferenci 2004; Thomas et al. 1995).

Bei der hepatischen Verlaufsform dominieren Lebersymptome infolge der Cu-Akkumulation mit der Entstehung einer Hepatomegalie, die Entwicklung einer chronischen Lebererkrankung bis zur Leberzirrhose mit Ösophagusvarizen und akuter Blutung und/oder mit einem akuten Leberversagen ist möglich. Die neurologischen Symptome beruhen hauptsächlich auf dem Untergang von Basalganglienzellen infolge Cu-Überladung insbesondere im Putamen und im Nucleus lenticularis. Das neurologische Spektrum umfasst extrapyramidale Bewegungs- (Tremor, Ataxie, Dystonie), Schluck-, Koordinations- und psychische Störungen (Depression, Schizophrenie), Demenz und Krämpfanfälle. Aufgrund der genannten Hauptsymptome wird der M. Wilson auch als hepatolentikuläre Degeneration bezeichnet.

Das typische Zeichen einer Cu-Akkumulation in der Cornea (Kayser-Fleischer-Kornealring; ◘ Tabelle 33.2) findet sich nur bei 50% der Patienten. In den Skleren und an der Haut kann ein Ikterus sichtbar sein. Die Fingernägel können azurfarbene Lunulae aufweisen. An weiteren Symptomen wurden Myokardveränderungen und eine Skelettbeteiligung mit Osteoporose und Rachitis und subartikuläre Zysten beschrieben. Die renale Cu-Speicherung führt zu proximalen tubulären Störungen. Erniedrigte Cu-Spiegel und Coeruloplasminspiegel im Serum können hinweisend sein. Aber auch normale Serumspiegel schließen einen M. Wilson nicht aus. Weiterhin werden häufig eine Anämie und Leberenzymveränderungen beobachtet. Die Cu-Ausscheidung im Urin ist erhöht und lässt sich durch Penicillaminbelastung deutlich steigern.

Die Diagnose wird durch den Radio-Cu-Belastungstest (erniedrigter Einbau von ^{64}Cu in Coeruloplasmin) und bioptisch durch dem Nachweis einer erhöhten Cu-Konzentration im Lebergewebe bewiesen.

Histologie. Eine spezielle kutane Histologie existiert nicht. Die Komplikationen am hepatobiliären und renalen System können zu kutanen histologischen Veränderungen führen, wie sie auch bei Leber- oder Niereninsuffizienz anderer Genese aufzutreten pflegen.

Therapie. Therapie der Wahl ist die Therapie mit Chelatoren wie Penicillamin oder Trientin. Eine Kombination von Chelatoren oder hochdosierter oraler Zinkgabe zur Cu-Resorptionshemmung im Darm und einer antioxidativen Therapie mit Vitamin E hat sich als erfolgreich erwiesen. Bei fulminant verlaufendem Leberversagen muss eine Lebertransplantation durchgeführt werden.

Differenzialdiagnose. Bei vorwiegender Lebermanifestation müssen lysosomale Speichererkrankungen (z. B. Mukopolysaccharidosen), Glykogenosen oder auch ein α-Antitrypsinmangel sowie chronische Hepatitiden ausgeschlossen werden. Bei vorwiegender neurologischer Symptomatik ist die Abgrenzung zu neurodegenerativen Erkrankungen notwendig. Bei gleichzeitiger Manifestation von neurologischer und Lebersymptomatik stellt der M. Niemann Pick Typ C die wichtigste Differenzialdiagnose dar.

33.2.2 Menkes-Syndrom

Epidemiologie. Beim Menkes-Syndrom handelt es sich um eine seltene X-chromosomal rezessiv erbliche Kupfertransportstörung. Heterozygote weibliche Carrier fallen durch Pili torti auf. Die Haarstörungen können auf bestimmte Zonen der Kopfhaut beschränkt sein, sodass für das Symptom Pili torti zunächst an einen Mosaizismus (Lyonisierung) zu denken ist.

Ätiologie. Wie beim M. Wilson liegt eine Funktionsstörung einer Cu-tranportierenden ATPase vor. Es finden sich Mutationen im ATP7A-Gen des X-Chromosoms (Xq12-q13), die zu etwa 90% zur Trunkation des Proteins führen (◘ Tabelle 33.2). Zirka 70% der Mutationen stellen Frameshift- oder Nonsense-Mutationen dar (Seidel et al. 2001; Thümer u. Horn 1996). Das ATP7A-Gen ist nicht in der Leber exprimiert, sodass bei Mutationen im Gegensatz zum M. Wilson keine Cu-Akkumulation resultiert. Das Genprodukt erfüllt allgemein die Funktion des Kupferimports und intrazellulären Transports in Zellen und Geweben. Mutationen im ATP7A-Gen führen zu intrazellulärem Cu-Mangel und somit zur verringerten Aktivität Cu-abhängiger Enzyme. Eine Beteiligung am Cu-Efflux durch Transport des Kupfers zu den Vesikeln des Trans-Golgi-Netzwerks wird ebenfalls diskutiert (Vulpe et al. 1993).

Klinisches Bild. Das 1962 erstmals beschriebene klinische Bild ist durch intrauterine und postnatale Gedeihstörungen, auffällige Haarveränderungen (»kinky hairs«, »steely hairs«; ◘ Abb. 33.2), zerebrale und zerebelläre Degeneration mit schwerer mentaler Behinderung, Krampfanfällen und Entwicklung einer spastischen Diplegie gekennzeichnet. Es führt unbehandelt zum Tod innerhalb der ersten 2 Lebensjahre. Das Menkes-Syndrom ist durch die Kombination von typischen Haarveränderungen (schüttere, depigmentierte glanzlose, nicht kämmbare, leicht brüchige drahtige Haare, Pili torti; ◘ Abb. 33.2b) zu vermuten.

Eine Trichorrhexis nodosa kann damit vergesellschaftet sein. Die Augenbrauen sind horizontal gestellt, unterbrochen, spärlich. Die Haut ist blass mit ausgesprochener Schlaffheit, die an eine Cutis laxa erinnert. Ultrastrukturell liegen Alterationen elastischer Fasern vor. Besonders am Abdomen kommen streifige Hypopigmentierungen entlang der Blaschko-Linien vor (Lyonisierung). Auffällig sind weiterhin eine Hypothermie, multiple Bindegewebsveränderungen (Gefäßanomalien, Blasendivertikel) und Skelettveränderungen (metaphysäre Dysplasie, Osteoporose). Die klinischen Symptome sind durch die verminderte oder fehlende Funktion spezifischer Cu-abhängiger Enzyme erklärbar (Monaminoxidase – Pili torti, Tyrosinase – Depigmen-

◘ **Tabelle 33.2.** Kupferstoffwechselerkrankungen

Erkrankung	Genetische Störung	Hautsymptome
Morbus Wilson	Mutationen im ATP7B-Gen (13q14.3)	Kayser-Fleischer-Kornealring, Haut- und Sklerenikterus
Menkes-Syndrom	Mutationen im ATP7A-Gen (Xq12-q13)	Haaranomalien (»kinky hairs«, Pili torti, Trichorrhexis nodosa), Depigmentierung

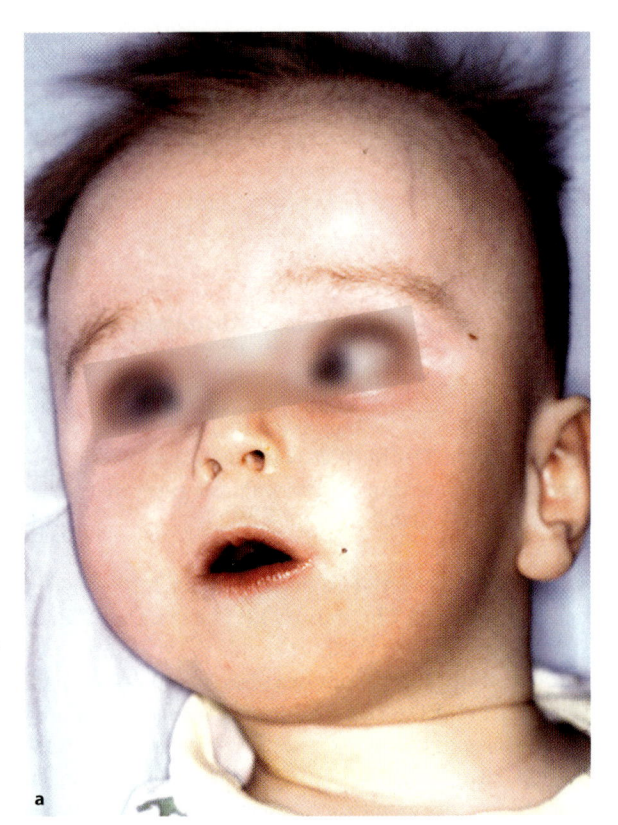

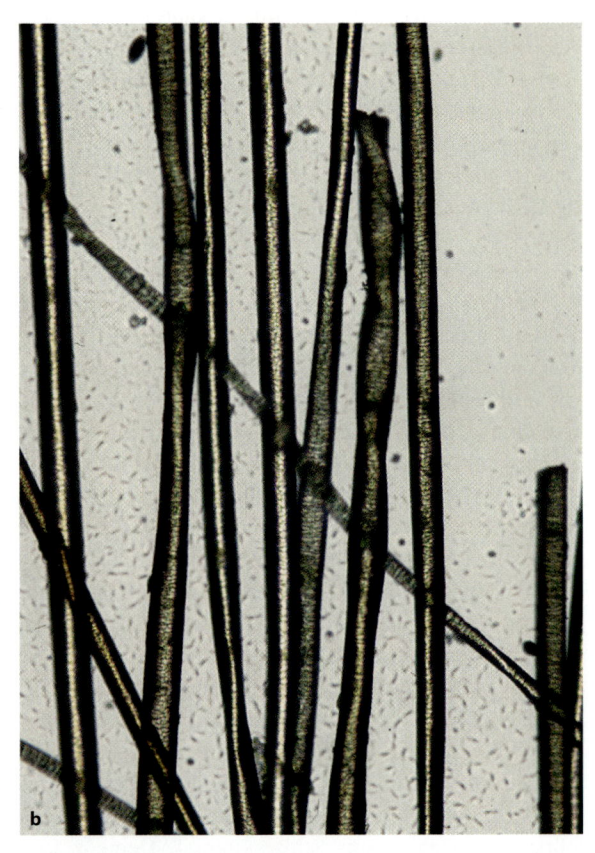

◘ **Abb. 33.2a, b.** Menkes-Disease. **a** »Kinky« oder »steely hair«, horizontal gestellte Augenbrauen, helle Komplexion. **b** Mikroskopische Haaraufnahme mit Nebeneinander morphologisch unauffälliger und torquierter Haarschäfte (Pili torti)

tierung, Cytochrom C-Oxidase – Hypothermie, Lysyloxidase – Bindegewebs- und Gefäßanomalien, Ascorbatoxidase – Demineralisation, Dopamin-β-Hydroxylase – Neurotransmitterstörung).

Sichern lässt sich die Diagnose durch den Nachweis einer Maldistribution mittels ^{64}Cu (niedriges Cu und Coeruloplasmin im Serum, erhöhte Cu-Inkorporation in Fibroblasten) und dem molekulargenetischen Mutationsnachweis im *ATP7A*-Gen (*MNK*-Gen in Xq12; Seidel et al. 2001).

Ungewöhnliche Varianten des Krankheitsbildes sind verschiedentlich beschrieben worden. Sie gehen meist mit einer verzögerten Symptomatik einher, sodass bei männlichen Patienten mit geistiger Retardierung und Bindegewebsanomalien an ein Menkes-Syndrom zu denken ist (Seidel et al. 2001).

Histologie. Mikroskopisch finden sich brüchige Haare (◻ Abb. 33.2) mit Verdickungen an den Bruchstellen (Trichorrhexis nodosa) und eine Torquierung des Haars um die Längsachse (Pili torti), welche zusätzlich rasterelektronenmikroskopisch verdeutlicht werden können. Cutis-laxa-artige Hautveränderungen sind histologisch nicht von einer genuinen Cutis laxa zu unterscheiden. Im Frühstadium findet man eine Reduzierung dermaler elastischer Fasern. Charakteristischerweise sind die verbliebenen Fasern im Zentrum verdickt und verjüngen sich zu den Enden. Orceinpositive stäubchenartige Granula sind über der gesamten Dermis verstreut. Ein unspezifisches lymphohistozytäres Infiltrat kann begleitend auftreten. Eosinophile und Neutrophile bilden gelegentlich papilläre Mikroabszesse aus, die an eine Dermatitis herpetiformis Duhring erinnern.

Therapie. Durch einen zeitigen Therapiebeginn mit Cu-Histidin (s.c.) bereits in den ersten Lebenswochen konnten bei mehreren Patienten mit Menkes-Syndrom deutliche Therapieeffekte erzielt werden. Der Therapieerfolg mit Kupferhistidin scheint wesentlich vom Ort der Mutation im ATP7A-Gen abhängig zu sein.

Differenzialdiagnose. Kupfermangelzustände durch kompetitive Cu-Resorptionshemmung bei hohem oralem Zink- oder Eisenangebot und längerfristige parenterale Ernährung ohne ausreichende Spurenelementesubstitution. Bezüglich der Haarveränderungen ist an Tricholipodystrophie, Arginininsäureurie, Trichothiodystrophie u. a. zu denken. Die Bindegewebsveränderungen erinnern an eine Cutis laxa (Dermatochalasie).

33.3 Purinstoffwechselstörungen

33.3.1 Lesch-Nyhan-Syndrom

Epidemiologie. Die X-chromosomal rezessiv-erbliche Störung des Purinstoffwechsels wird weltweit beobachtet.

Ätiologie. Aufgrund eines Mangels an dem Enzym Hypoxanthin-Guanin-Phosphoribosyltransferase (HGPRT) kommt es zu einer massiven Harnsäureerhöhung im Blut, Serum und Liquor. Die klinische Symptomatik ist nur zum Teil als Folge der Hyperurikämie und vermehrter Harnsäureausscheidung im Urin erklärbar. Für die schwere neurologische Symptomatik sind Störungen des dopaminergen Systems im ZNS verantwortlich (Saito u. Takashima 2000). Der Genort liegt auf dem langen Arm des X-Chromosoms in Xq26.

Zahlreiche unterschiedliche Mutationen sind bekannt geworden (Missense- und Nonsense-Mutationen). In HPRT-defizienten Lymphoblasten finden sich reduzierte ATP-Konzentrationen infolge magelhafter Nutrition. Verminderte ATP-Spiegel korrelieren mit einer verminderten Enzymaktivität der Poly (ADP-Ribose)-Synthetase (Poly-ADPR), was einen verzögerten Abbau von Nikotinamid-Adenindinucleotid-Koenzymen bewirkt. Ein gestörter DNA-Reparaturmechanimus kann zur Akkumulation von DNA-Defekten auch in nicht teilungsfähigen Zellen wie den Neuronen führen (Nyhan u. Wong 1996).

Klinisches Bild. Ab dem Alter von 3–4 Monaten wird bei den erkrankten Jungen eine neurologische Symptomatik mit psychomotorischer Retardierung, Hypotonie auffällig. Später entwickeln sich die choreoathetotischen Bewegungsstörungen mit Dsyarthrie und eine spastische Zerebralparese mit Tetraspastik. Pathognomonisch ist die Tendenz zur Selbstmutilation, die zu schweren Verletzungen im Gesicht insbesondere im Bereich des Mundes (Lippenbiss) und der Extremitäten führt. »Gichttophi« an der Pinna sind häufiger zu beobachten (◻ Tabelle 33.1).

Eine pränatale genomische Diagnostik ist möglich. Die Diagnose wird durch Enzymaktivitätsbestimmung von HGPRT und Adeninphosphoribosyltransferase (APRT) in Erythrozyten, Chorionvillusepithelien, Hautfibroblasten oder Zellen der Amnionflüssigkeit und durch molekulargenetische Untersuchungen gesichert. Es lässt sich nicht allein eine deutliche Minderung der HGPRT-Aktivität, sondern auch eine massive Reduzierung des HGPRT/APRT-Quotienten feststellen (Graham et al. 1996). Die Positronen-Emissions-Tomographie (PET) mit Dopaminliganden oder -rezeptoren zeigt eine deutliche Minderung der Dopaminbindung an Transporter in verschiedenen Hirnabschnitten.

Die Prognose der Erkrankung bei fortschreitender Progression ist schlecht. Unbehandelt führt die massiv erhöhte Ausscheidung von Harnsäure im Urin zur Urolothiasis, obstruktiven Uropathie und terminalen Niereninsuffizienz im 1. Lebensjahrzehnt.

Histologie. Eine spezifische Histologie der Hautsymptome existiert nicht. Die Ablagerungen von Harnsäurekristallen erzeugt gichtartige Bilder. Tophi lassen im polarisierten Licht eine Doppelrefraktion erkennen. Die Kristalle werden von Fremdkörperriesenzellen in einem granulomatösen Infiltrat umgeben.

Therapie. Eine Allopurinoltherapie führt zur Abnahme der Harnsäurespiegel im Blut und Urin und somit zur Vermeidung und Besserung nephrologischer Komplikationen. Diese Therapie hat jedoch keinen Einfluss auf das neurologische Outcome der Patienten. Zur Verbesserung der neurologischen Komplikationen wird der Einsatz von Diazepam, Barbituraten, Haloperidol und Neurotransmittervorstufen empfohlen. Heilungen wurden jedoch bisher auch mit kombinierter medikamentöser Therapie nicht erzielt.

Differenzialdiagnose. Neurometabolische Erkrankungen wie Peroxisomenfunktionsstörungen (Adrenoleukodystrophie), Gicht.

33.4 Erkrankungen des Tyrosinstoffwechsels

Epidemiologie. Tyrosinabbaustörungen können durch unterschiedliche Enzymdekte hervorgerufen werden. Sie führen zu verschiedenen Krankheitsbildern, der Tyrosinämie Typ I und Typ II.

Ätiologie. Bei der Tyrosinämie Typ I besteht ein Defekt der Fumarylacetoacetase (FAH). Es handelt sich um eine autosomal rezessiv erbliche Erkrankung, der Genort liegt auf dem Chromosom 15q23-q25. Die Erkrankungssymptome der Tyrosinämie Typ I resultieren aus der Akkumulation von Tyrosin und der Entstehung pathologischer Metaboliten in hohen Konzentrationen. Über eine Hemmung verschiedener Enzyme resultiert eine schwere, prognosebestimmende Leber- und Nierenschädigung. Bei der Tyrosinämie Typ II (Richner-Hanhart-Syndrom) liegt ein Defekt der zytosolischen Tyrosinaminotransferase (Genort 16q22.1) vor. Das Tyrosinaminotransferasegen wurde 1990 lokalisiert (Rettenmeier et al. 1990). Da bei diesem Enzymdefekt im Gegensatz zur Tyrosinämie Typ I keine pathologischen Tyrosinmetaboliten entstehen, erklärt sich die mildere klinische Symptomatik im Wesentlichen aus der Tyrosinerhöhung. Die Tyrosinämie Typ III (Dioxygenase-Mangel) besitzt keine klinische Relevanz.

Klinisches Bild. Bei der Tyrosinämie Typ I finden sich 2 Verlaufsformen, die auf unterschiedlicher molekularer Basis beruhen. Bei der *akuten neonatalen Form* ist keine Restaktivität der FAH im Leber- und Nierengewebe nachweisbar, bei der chronischen Verlaufsform wurden Restaktiviäten um 20% nachgewiesen. Die akute neonatale Verlaufsform ist durch ein akutes Leberversagen, das unbehandelt zum Tod führt, gekennzeichnet.

Die *chronische Verlaufsform* beginnt schleichend und wird durch Hepatomegalie, Wachstumsstillstand, chronische Leberzirrhose, Nierenschädigung (Fanconi-Syndrom) und rachitische Knochenveränderungen auffällig. An Komplikationen entwickeln sich Leberadenome, Anämie, Thrombozytopenie, eine erhöhte Blutungsneigung und eine Kardiomyopathie. Vital bedrohliche Stoffwechselkrisen mit Hyperammonämie und Porphyriekrise wurden beschrieben. Im Blut sind Tyrosin und Methionin erhöht. Als Zeichen einer Leberadenombildung finden sich häufig erhöhte α-Fetoproteinspiegel (AFP). Im Urin ist die Tyrosinämie Typ I durch den Nachweis von Succinylaceton (Hemmstoff der Porphyrinsynthese) beweisbar.

Die Tyrosinämie Typ II äußert sich durch schmerzhafte Ulzerationen der Cornea und ebenfalls schmerzhafte Blasen, Ulzerationen und punktförmige Hyperkeratosen von Handflächen und Fußsohlen. Die Tyrosinämie Typ II wird wegen dieser Hauptsymptome auch als *okulokutane Tyrosinose* bezeichnet. Diese Symptomatik ist durch das Ausfällen von Tyrosinkristallen in der Tränenflüssigkeit und der palmoplantaren Epidermis verursacht. Es besteht eine jahreszeitliche Abhängigkeit. Über die Wintermonate sind die Symptome ausgeprägter, da duch die niedrigen Außentemperaturen vermehrt Tyrosinmoleküle kristallisieren. Der kutanen Symptomatik geht die okuläre voraus. Photophobie, Lakrimation und Augenrötungen sind charakteristisch. Die palmoplantaren Keratoderme sind transitorisch, scharf umschrieben und an den Druckstellen konzentriert. Einige Patienten weisen eine geringgradige mentale Retardierung und Wachstumsstörungen auf.

Histologie. Bei der Tyrosinämie Typ II sind palmar und plantar Orthohyperkeratosen mit Hypergranulose und Akanthose der Epidermis nachweisbar. Im Stratum spinosum können mehrkernige Keratinozyten und dyskeratotische Zellen auftreten.

Therapie. Tyrosinämie Typ I: Phenylalanin-, tyrosin- und methioninarme Diät, Blockierung der Hydroxyphenylpyruvatdioxygenase durch Nitro-Trifluoromethyl-Benzoyl-Cyclohexandion (NTBC), Lebertransplantation bei akutem Leberversagen, progredienter Leberzirrhose und Leberadenomen.

Differenzialdiagnose. Transitorische Tyrosinämie des Neugeborenen, andere angeborene Stoffwechselerkrankungen mit Leberbeteiligung (Galaktosämie, Fruktoseintoleranz, $α_1$-Antitrypsinmangel), Palmoplantarkeratosen.

33.5 Vitaminmangelerkrankungen

33.5.1 Einleitung

Vitamine sind biochemisch wirksame Sustanzen, die im Körper meistens als Koenzyme wirksam sind, jedoch im humanen Stoffwechsel nicht oder nur unzureichend synthetisiert werden und deshalb einer exogenen Zufuhr über die Ernährung bedürfen. Vitaminmangelzustände können somit bei Unter- und Fehlernährung, Malabsorption und chronischen Erkrankungen sowie durch parenterale Ernährung ohne ausreichende Vitaminsupplementation entstehen. Klinische Bedeutung haben im Wesentlichen Mangelzustände von Vitamin A, D, E, K, Vitaminen des B-Komplexes (B_1, B_2, B_6, B_{12}), Vitamin H (Biotin), C (Askorbinsäure), Folsäure und Nikotinsäure. Eine Übersicht über die klinische Symptomatik der Vitaminmangelzustände gibt ◘ Tabelle 33.3.

33.5.2 Vitamin-K-Mangel

Epidemiologie. Der Vitamin-K-Mangel spielt eine besondere Rolle im Neugeborenen- und frühen Säuglingsalter.

Ätiologie. Vitamin K ist erforderlich für die Bildung der Gerinnungsfaktoren II, VII, IX und X. Im Neugeborenen- und Säuglingsalter kann der Tagesbedarf an Vitamin K, aufgrund des niedrigen Gehaltes der Muttermilch bei geringen Trinkmengen in den ersten Lebenstagen (<100 ml) nicht ausreichend gedeckt sein (Yoshikawa et al. 2003).

Klinisches Bild. Folge eines Vitamin-K-Mangels sind gastrointestinale, nasale, aber auch Hirnblutungen.

Histologie. Keine spezifische Histologie.

Therapie. Orale Vitamin-K-Prophylaxe im Neugeborenen- und Säuglingsalter und parenterale Vitamin-K-Therapie bei Vitamin-K-Mangelblutung, d. h. bei herabgesetzter Prothrombinkonzentration (erniedrigter Quick-Wert).

Differenzialdiagnose. Koagulopathien verschiedener Genese.

33.5.3 Vitamin-D-Mangel

Epidemiologie. Ein Vitamin-D-Mangel, der als Vitamin-D-Mangelrachitis imponiert, tritt im Säuglingsalter vorwiegend zwischen dem 3. und 9. Lebensmonat auf.

Ätiologie. Die Vitamin-D-Vorstufen (Ergosterin aus pflanzlichen und 7-Dehydrocholesterol aus tierischen Nahrungsmitten) werden im Darm absorbiert und über den Blutweg zur Haut transportiert und dort unter dem Einfluss von Sonnenlicht (UV-Strahlung) zu den Vitaminen D_2 (Ergocalciferol) und Vitamin D_3 (Cholecalciferol) synthetisiert. In der Leber erfolgt die Bildung von 25-OH-D_3, dieses wird in der Niere zu 1,25-(OH)2-D_3 umgewandelt. Die Vitamin-D_3-Metaboliten 25-OH-D_3 und 1,25-(OH)2-D_3 sind von wesentlichster Bedeutung im Mineral- und Knochenstoffwechsel.

Die physiologische Wirkung von Vitamin D_3 besteht u. a. in der Steuerung der Kalziumresorption im Darm und des Kalziumtransports in den Knochen. Mangelnde Vitamin-D-Zufuhr bei ungenügender Sonnenlichtexposition führt zum Vitamin-D-Mangel. Der tägliche Vitamim-D-Bedarf bei Neugeborenen beträgt 400 IE, bei Frühgeborenen 1000 IE. Die Vitamin-D-Zufuhr gestillter Säuglinge ist abhängig von Ernährung und Sonnenlichtexposition der Mutter. Ein Vitamin-D-Mangel im Säuglingsalter führt durch eine Ossifikationsstörung zur Vitamin-D-Mangelrachitis.

Klinisches Bild. Ab dem 3. Lebensmonat finden sich Allgemeinsymptome wie Unruhe, Hyperexzitabilität, Bewegungsarmut und Muskelhypotonie oder Spasmophilie. Die Skelettmanifestation zeigt eine Abhängigkeit von der Wachstumsgeschwindigkeit. Am Schädel fallen eine Eindrückbarkeit der Kalotte, besonders im Bereich der λ-Naht (Kraniotabes), und Schädeldeformierungen (Quadratschädel) auf.

◘ **Tabelle 33.3.** Vitaminmangel

Vitamin	Klinische Symptomatik
Vitamin K	Vitamin-K-Mangelblutung, erniedrigter Quick-Wert
Vitamin D	Vitamin-D-Mangel-Rachitis
Vitamin E	Störungen des antioxidativen Systems; im Säuglingsalter: Anämie, Thrombozytose, Ödeme; später: Neuropathie mit Degeneration axonaler Neurone
Vitamin A	Nachtblindheit, Hyperkeratosen, squamöse Konjunktivalhyperplasie
Vitamin B_1	Beriberi, Wernicke-Enzephalopathie
Vitamin B_2	Ekzem, Mundwinkelrhagaden, verzögerte Wundheilung
Vitamin B_6	Dermatitis, Glossitis, Neuropathie
Vitamin B_{12}	Schleimhautulzerationen, Glossitis, Zungenbrennen, megaloblastäre Anämie
Nikotinsäure	Pellagra
Biotin	Ekzem, Alopezie, Nageldystrophie, Assoziation mit Erythema desquamativa Leiner?
Vitamin C	Moeller-Barlow-Krankheit, Skorbut

An den Knochen-Knorpel-Grenzen der Rippen erfolgt eine vermehrte Osteoidbildung, die zum rachitischen Rosenkranz (Abb. 33.3) führt. Weitere Rachitiszeichen sind kostale Einziehungen am Zwerchfellansatz (Harrison-Furche), Thoraxdeformitäten (Pectus carinatum), Sitzkyphose, Froschbauch und Dentitionsstörungen (Schmelzdefekte, Kariesneigung). Die Extremitätenveränderungen manifestieren sich erst später (Osteoidbildung an den Knöcheln, Genu vara, Genu valga).

Röntgenologisch fallen an den Händen und Knien zuerst aufgehellte, unregelmäßig begrenzte Metaphysenabschlussplatten auf, später entwickelt sich die typische becherförmige Metaphysenauftreibung. Die Knochendichte ist vermindert (Osteomalazie). Laborchemisch finden sich erhöhte Werte der alkalischen Phosphatase und ein sekundärer Hyperparathyreoidismus bei deutlich verminderten Vitamin-D_3-Metaboliten. Das Serumkalzium kann sowohl vermindert als auch normal sein (Bereket 2003).

Histologie. Ohne spezifischen Befund.

Therapie. Vitamin-D-Prophylaxe (perorale Gabe von täglich 400–500 IE, Frühgeborene 1000 IE Vitamin D_3), Vitamin-D-Basissupplementation in künstlichen Säuglingsnahrungen. Vitamin-D-Therapie bei klinisch manifester Rachitis: 3000 IE Vitamin D_3/Tag für 4 Wochen (Gesamtdosis ca. 10.000 IE) plus orale Kalziumgabe (Gartner et al. 2003).

Differenzialdiagnose. Vitamin-D-resistente Rachitis, hypophosphatämische Rachitis, Rachitis durch Antiepileptika, renale Osteodystrophie, Hyperparathyreoidismus.

33.5.4 Vitamin-E-Mangel

Epidemiologie. Im Kindesalter tritt ein Vitamin-E-Mangel insbesondere bei Frühgeborenen, Patienten mit Mukoviszidose und Cholestase auf. Einen besonderen Fall stellt die Abetalipoproteinämie dar, die durch einen chronischen Vitamin-E-Mangel mit progredienter neurodegenerativer Symptomatik charakterisiert ist.

Ätiologie. Vitamin E ist wesentlicher Bestandteil des antioxidativen Systems zu Verhinderung der Peroxidation ungesättigter Fettlipide. Im Säuglingsalter kann ein Vitamin-E-Mangel durch unzureichende Zufuhr von Tocopherolen über die Nahrung, mit besonderer Gefährdung von Frühgeborenen, entstehen. Auch bei chronischen Resorptionsstörungen kombiniert mit Proteinenergiemangelzuständen und hepatobiliären Erkrankungen werden klinische Symptome eines Vitamin-E-Mangels beobachtet.

Klinisches Bild. Bei Säuglingen führt ein Vitamin-E-Mangel zur Trias Anämie, Thrombozytose und Ödemneigung. Auch

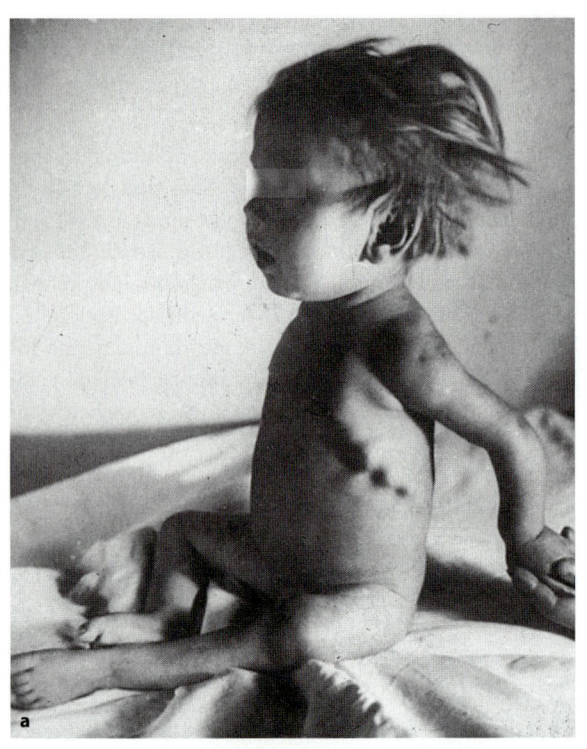

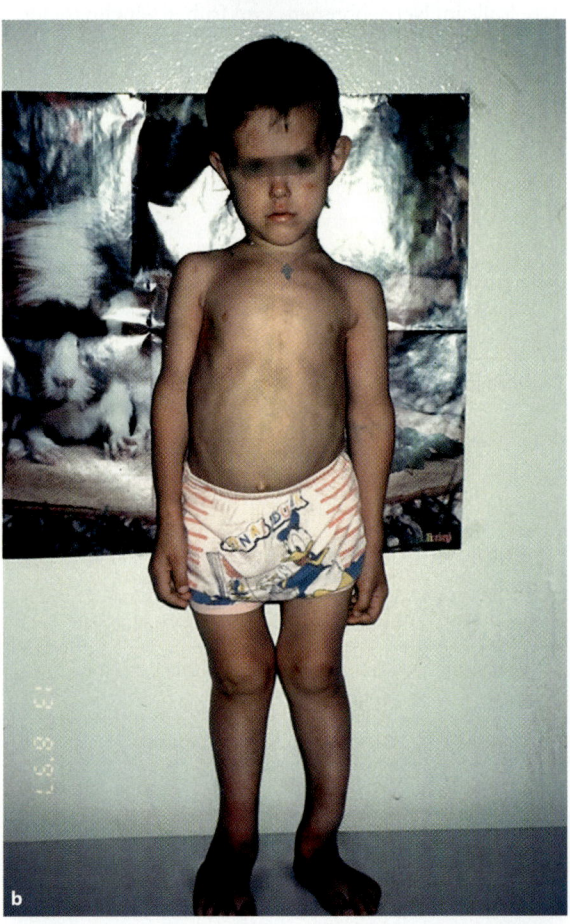

Abb. 33.3a, b. Vitamin-D-Mangel (Rachitis). **a** Klassische Ausprägung mit »Rosenkranz« der Rippenknorpel. **b** Verformung der Extremitäten infolge Osteomalazie

in der Pathogenese der retrolentalen Fibroplasie langzeitbeatmeter Frühgeborener wird ein Vitamin-E-Mangel als ein kausaler Faktor angesehen. Chronische Malabsorption und Cholestase können einen progredienten Vitamin-E-Mangel hervorrufen, der über die Schädigung axonaler Nervenfasern zur Vitamin-E-Mangelneuropathie mit Hyporeflexie, Opthalmoplegie, zerebellärer Ataxie und Ausfällen von Lage-, Vibrations- und Tastsinn führt. Häufiger sind Purpura, Zahnfleischblutungen und Muskelhämatome zu beobachten. In Entwicklungsländern ist die Kombination von Sichelzellanämie und Vitaminmangel nicht selten (Shukla et al. 2000).

Histologie. Keine spezielle dermatologische Histologie. Purpura.

Therapie. Beim Neugeborenen 100 mg/kgKG i.m./Tag, Prophylaxe: Deckung des Vitamin-E-Basisbedarfs von 30 mg/Tag.

Differenzialdiagnose. Im Säuglingsalter bei hämolytischer Anämie Sichelzellanämie und Hämoglobinopathien, im späteren Lebensalter neurodegenerative Erkrankungen.

33.5.5 Vitamin-A-Mangel und Vitamin-A-Intoxikation

Epidemiologie. Vitamin-A-Mangelzustände entstehen bei gestörter Lipidabsorption im Darm, wie bei Mukoviszidose, Zöliakie und Leberzirrhose. Auch eine unzureichende ernährungsbedingte Fettzufuhr kann zu einem Vitamin-A-Mangel führen.

Ätiologie. Der Vitamin-A-Bedarf wird hauptsächlich durch über die Nahrung zugeführtes Carotin und verestertes Vitamin A_1 gedeckt. Der Transport des von Darmzellen veresterten Vitamin A_1 erfolgt über das Lymphsystem, der Retinoltransport im Blut wird durch Bindung an das retinolbindende Protein (RBG) gewährleistet. Carotin wird im Fettgewebe und Vitamin A_1 in der Leber gespeichert. Die physiologische Bedeutung von Vitamin-A-Derivaten besteht einerseits in einer Schutzfunktion von Epithelien der Haut und Lunge durch eine antioxidative Wirkung. Andererseits bildet Vitamin A in der Retina zusammen mit Opsin die lichtsensiblen Pigmente der Zapfen und Stäbchen, das Rhodopsin. Sowohl bei Vitamin-A-Mangel als auch bei Vitamin-A-Überdosierung im Sinne von Intoxikationen entstehen klinische Symptome.

Klinisches Bild. Bei Vitamin A-Mangelzuständen finden sich epitheliale Hyperkeratosen, Xerodermie, ein gestörtes Knochenwachstum und retinale Störungen wie Nachtblindheit, eine verhornende squamöse Konjunktivalmetaplasie, Bitot-Flecke, Ulzerationen der Cornea, Keratomalazie und eine Kornalxerose (Ngare et al. 2000). Ungeklärte Anämie. Die normalen Vitamin-A-Spiegel im Plasma betragen 100–200 IE/100 ml. Mit dem Auftreten einer Nachtblindheit muss bei Werten <50 IE/100 ml gerechnet werden. Serumretinol und retinolbindendes Protein sollten bestimmt werden.

Histologie. Epidermale Veränderungen mit Hyperkeratose und Hornpfröpfen. Hypoplasie der Talgdrüsen und Schweißdrüsenatrophie.

Therapie. Prophylaktisch sollte der Tagesbedarf an Vitamin A (bei Kindern 1000–3000 IE/Tag) gedeckt werden. Bei der Behandlung der Xerophthalmie wird die tägliche Gabe von Retinolpalmitat oral 200.000 IE oder 100.000 IE i.m. empfohlen.

Bei sehr hohen Vitamin-A-Einzeldosen oder langdauernder Anwendung muss mit toxischen Wirkungen gerechnet werden. Teratogene Wirkungen hoher Vitamin-A-Spiegel im Blut sind bekannt (Aborthäufung und Retinolembryopathie mit multiplen Fehlbildungen des ZNS und der Sinnesorgane). Deshalb sollten in der Schwangerschaft maximal 5.000 IE Vitamin A täglich verabreicht werden. Zeichen einer akuten Vitamin-A-Intoxikation ist der Pseudotumor cerebri mit Erbrechen, vorgewölbter Fontanelle, Hirnnervenausfällen, Stauungspapille, der auf einer akut toxischen intrazerebralen Drucksteigerung beruht. Eine chronische Hypervitaminose A fällt durch Gedeihstörungen, Anorexie, trockene Haut- und Schleimhautveränderungen auf.

Differenzialdiagnose. Kongenitale Verhornungsstörungen der Haut wie kongenitale Ichthyosen, Sjögren-Larsson-Syndrom und Netherton-Syndrom.

33.5.6 Vitamin-B_1 (Thiamin)-Mangel

Epidemiologie. Ein isolierter Thiaminmangel ist selten. Vitamin-B_1-Mangelzustände können im Rahmen einer chronischen Unterernährung und bei Nulldiät auftreten.

Ätiologie. Thiamin spielt als Koenzym eine zentrale Rolle im Kohlenhydratstoffwechsel (Pyruvatdehydrogenase, Transketolase), beim Abbau der verzweigtkettigen Aminosäuren und im Koenzym-A-Stoffwechsel.

Klinisches Bild. Ein chronischer Thiaminmangel führt zu klinischen Bild der Beriberi (◘ Tabelle 33.3). Es werden 3 Verlaufsformen unterschieden:
- die »trockene« Beriberi mit neuritischen Störungen (Parästhesien, Muskelhypotonie und gestörte Reflexe),
- die »feuchte« Beriberi (Pleura- und Perikardergüsse, Hirnödem),
- die »akute perniziöse« Beriberi (Kardiomyopathie, Herzinsuffizienz).

Dabei scheinen genetische und Umwelteinflüsse die selektive Empfindlichkeit gegenüber einem Thiaminmangel zu bestimmen (Tanaka et al. 2003). Eine kongenitale Beriberi entsteht bei pränatalem Thiaminmangel der Schwangeren. Die Wernicke-Enzephalopathie stellt die zentralnervöse Form des Vitamin-B_1-Mangels dar. Des Weiteren spielt Thiamin im Rahmen der Therapie von Vitamin-B_1-abhängigen Formen angeborener Stoffwechselerkrankungen eine Rolle. Das Vorkommen einer thiaminabhängigen megaloblastären Anämie ist beschrieben. Ödeme sind nicht selten.

Histologie. Keine spezifische Histologie.

Therapie. Prophylaxe: Ausreichende Deckung des Vitamin-B_1-Bedarfs (Säuglinge 0,2 mg/Tag, Kinder 0,3–0,9 mg/Tag, Erwachsene 1,0–2,0 mg/Tag mit erhöhtem Bedarf in der Schwangerschaft). Bei thiaminabhängigen Stoffwechselstörungen erfolgt die Behandlung mit 10–20 (–100) mg/Tag.

Differenzialdiagnose. Polyneuropathien anderer Genese.

33.5.7 Vitamin-B_2 (Riboflavin)-Mangel

Epidemiologie. Ein Vitamin-B_2-Mangel wird bei chronischer Unterernährung mit Proteinmangel in Kombination mit einem Niacinmangel, aber auch bei gastrointestinalen Störungen (Anazidität, Pankreasinsuffizienz) beobachtet.

Ätiologie. Riboflavindefizienz. Riboflavin ist Koenzym einer Reihe von Flavinenzymen, die an Redoxvorgängen im Intermediärstoffwechsel beteiligt sind.

Klinisches Bild. Der Riboflavinmangel führt zum orookulogenitalen Symdrom. An der Haut findet sich ein seborrhoisches Ekzem in den Hautfalten, im Nasolabialbereich, den Augenlidern und am Scrotum oder den Labien. Sehr häufig ist die Stomatitis angularis (Blanck et al. 2002). An den Nägeln findet sich eine chronische Paronychie. Die Zungenmuskulatur und das -epithel sind atrophisch (Lackzunge). Die Wundheilung ist verzögert. An Augensymptomen werden Photophobie und Fremdkörpergefühl beobachtet. Im Blutbild ist eine mikrozytäre Anämie auffällig.

Histologie. Wie bei seborrhoischem Ekzem.

Therapie. Prophylaxe durch ausreichende Vitamin-B_2-Zufuhr (Tagesbedarf: Kinder 0,4–1,2 mg, Erwachsene 1,1–1,8 mg, Schwangere und während Laktation zusätzlich 0,5 mg). Therapie von Flavinmangelzuständen mit 10 mg/Tag.

33.5.8 Vitamin-B_6-Mangel

Epidemiologie. Vom Vitamin-B_6-Mangel können insbesondere Neugeborene und Säuglinge betroffen sein, wenn die stillende Mutter einen unzureichenden Vitamin-B_6-Status aufweist.

Ätiologie. Die Vitamin-B_6-Derivate Pyridoxin, Pyridoxal und Pyridoxamin wirken als Koenzyme bei der Decarboxylierung und Deaminierung von Aminosäuren und sind im Glykogen- und Fettstoffwechsel aktiv.

Ein Vitamin-B_6-Mangel tritt seltener ernährungsbedingt, häufiger durch pyridoxinantagonisierende Medikamente (Tuberkulostatika/INH, Penicillin, Kontrazeptiva) und durch Malabsorption bei chronischen gastrointestinalen Erkrankungen (M. Crohn, Colitis ulcerosa, Zöliakie) oder bei Säuglingen und Müttern durch sehr lange Stillzeit auf. Auch in den Industriestaaten ist Vitamin-B_6-Mangel nicht selten (Ortega et al. 2001).

Klinisches Bild. Es finden sich ein seborrhoisches Ekzem mit Betonung des zentrofazialen Gesichtes, eine Glossitis und Schleimhauterosionen. An neurologischer Manifestation entwickelt sich eine periphere Neuropathie, eine erhöhte Krampfneigung, extrapyramidale Bewegungsstörungen (Tremor, Ataxie) und eine psychische Symptomatik (Depression, leichte Reizbarkeit). Biochemisch sind Tryptophanabbaustörungen mit erhöhter Xanthurensäureausscheidung und Hyperoxalurie auffällig. Erwähnenswert ist das Vorkommen von Neugeborenenkrämpfen, die therapeutisch auf hohe Dosen von Vitamin B_6 ansprechen. Chronische Vitamin-B_6-Überdosierungen führen zur peripheren sensorischen Neuropathie.

Histologie. Keine spezifischen dermatohistologischen Befunde.

Therapie. Prophylaxe durch ausreichende tägliche Vitamin-B_6-Zufuhr (Kinder 0,3–1,2 mg, Erwachsene 1,6–2,0 mg, Schwangerschaft und Laktation bis 3 mg). Therapie von Vitamin-B_6-Mangelzuständen oral bis zu 300 mg/Tag. Eine Therapie von Neugeborenenkrämpfen mit 100–200 mg i.v. führt bei Vitamin-B_6-Abhängigkeit zum Sistieren der Anfälle (Erhaltungsdosis 50 mg/Tag oral).

Differenzialdiagnose. Andere Hypo- oder Avitaminosen, seborrhoisches Ekzem.

33.5.9 Vitamin-B_{12} (Cobalamin)- und Folsäuremangel

Epidemiologie. Cobalamin und Folsäure haben eine enge Beziehung im Intermediärstoffwechsel, sodass nahezu gleichartige Symptome bei Mangelzuständen auftreten.

Ätiologie. Ein Vitamin-B$_{12}$-Mangel kann ernährungsbedingt durch streng vegetarische Ernährung, aber auch bei gastrointestinalen Störungen wie atrophischer Gastritis oder Gastrektomie (Fehlen des »intrinsic factor«), Darmparasiten und Malabsorption entstehen. Folsäuremangel tritt beim Säugling auch durch Ernährung mit folsäurearmer Milch (Ziegenmilch), beim Kurzdarmsyndrom und Malabsorption (z. B. bei Zöliakie) auf. Eine negative Beeinflussung der Folsäureresorption erfolgt durch eine Vielzahl von Medikamenten wie Phenytoin, Barbiturate und Salazosulfapyridin. Vegetarische Ernährung der Mutter kann während der Stillperiode auch zu einem Cobolaminmangel des Säuglings führen (Rachmel et al. 2003)

Klinisches Bild. Charakteristisch ist die perniziöse megaloblastäre Anämie (◨ Tabelle 33.3), z. T. kombiniert mit Leukozytopenie und Thrompozytopenie. Weitere typische Symptome sind eine Glossitis (Zungenbrennen), Ulzerationen an den Schleimhäuten sowie neurodegenerative Prozesse (Parästhesien, funikuläre Myelose, Spastik). Hyperpigmentierte Palmae und Plantae sollen gelegentlich auftreten.

Histologie. Ohne spezifischen Befund.

Therapie. Prophylaxe eines Vitamin-B$_{12}$-Mangels durch ausreichende tägliche Vitamin-B$_{12}$-Zufuhr (Kinder 0,3–2 mg, Erwachsene 3–5 mg, Schwangerschaft und Laktation zusätzlich 2 mg). Therapie der perniziösen Anämie mit 200–500 mg/Woche, dann 2–5 mg/Tag Erhaltungsdosis). Prophylaxe eines Folsäuremangels durch ausreichende tägliche Folsäurezufuhr (Kinder 100–300 mg, Erwachsene 400 mg, Schwangerschaft und Laktation zusätzlich 400–600 mg). Die Therapie des Folsäuremangels erfolgt oral mit 15 mg/kgKG/Tag und bei Störungen der Folsäureabsorption mit täglichen parenteralen Gaben von 100–500 mg. Eine Folsäuretherapie muss immer in Kombination mit Vitamin-B$_{12}$-Gaben durchgeführt werden, da eine alleinige Folsäuregabe beim Auftreten neurologischer Symptome diese verschlechtert.

33.5.10 Nicotinsäure-(Niacin-)mangel, Pellagra

Epidemiologie. Ein Niacinmangel tritt besonders in Gebieten auf, in denen Mais die Hauptnahrungsquelle darstellt.

Ätiologie. Niacin ist für die Funktion von Dehydrogenasen unverzichtbar, da es die Wirkgruppe der Koenzyme NAD und NADP bildet. Ein Niacinmangel entsteht bei vorwiegender Ernährung mit niacin- und tryptophanarmen Zeralien wie Mais, bei chronischer Malabsorption, der Hartnup-Erkrankung (Tryptophanmalabsorption) und verschiedenen Lebererkrankungen.

Klinisches Bild. Die Pellagra ist Ausdruck eines Niacinmangels. Die Veränderungen umfassen phototoxische Hautveränderungen infolge Kynurensäureakkumulation mit Juckreiz, Schwellung und Rötung und anschließender Schuppung sowie braun-bläulicher Pigmentierung (Ozturk et al. 2001). Eine Vulvitis tritt auf. An gastrointestinalen Symptomen finden sich eine Glossitis mit Atrophie der Zungenpapillen und eine Stomatitis, Verdauungsstörungen mit Erbrechen und blutiger Diarrhö. An zentralnervösen Störungen sind Extremitätenschmerzen, Schlafstörungen, Zephalgien, Schwindel und psychische Störungen auffällig.

Histologie. Anfänglich unspezifische superfizielle Dermatitis, Vakuolisierung und Epidermisatrophie. Bei chronischen Läsionen Hyperkeratose und irreguläre Epidermisverbreiterung, basale Hyperpigmentierung.

Therapie. Prophylaxe durch ausreichende tägliche Niacinzufuhr (Kinder 5–15 mg, Erwachsene 20 mg, Schwangerschaft und Laktation zusätzlich 2–4 mg). Therapie der Pellagra mit 300–500 mg/Tag.

33.5.11 Biotin-(Vitamin-H-)mangel

Epidemiologie. Ein ernährungsbedingter Biotinmangel kommt beim Menschen praktisch nicht vor, da Biotin in allen Nahrungsmitten in ausreichender Menge enthalten ist.

Ätiologie. Biotin ist Koenzym von Carboxylasen der Gluconeogenese (Pyruvatcarboxylase), des Stoffwechsels der verzweigtkettigen Aminosäuren (Propionyl-CoA-Carboxylase und Methylcrotonyl-CoA-Carboxylase) und der Fettsäuresynthese (Acetyl-CoA-Carboxylase). Biotinmangelzustände können durch übermäßige Ernährung mit Eiklar (Bindung des Biotins an Avidin), einer totalen parenteralen Ernährung ohne Biotinsubstitution und einen angeborenen Biotinidasemangel (keine Freisetzung endogenen Biotins aus Biocytin) hervorgerufen werden.

Klinisches Bild. Ein Biotinmangel wird bei der Erythrodermia desquamativa Leiner als kausaler Faktor diskutiert. Alopezie und ekzematöse, akral lokalisierte Hautveränderungen können ebenso Ausdruck eines Biotinmangels sein. Das zusätzliche Vorkommen von mentaler Retardierung oder das Auftreten einer akuten neurologischer Symptomatik (Krampfanfälle, Ataxie) bei gleichzeitigen metabolischen Veränderungen (Laktazidose) können für das Vorliegen eines angeborenen Biotinidasemangels sprechen. Auf Biotinidasemangel wird in den meisten Bundesländern im Neugeborenenscreening untersucht, sodass ein zeitiges Erkennen, z. T. noch vor dem Auftreten klinischer Symptome, möglich ist.

Histologie. Eventuell unspezifische Dermatitis.

Therapie. Biotintherapie mit 10–50 mg/Tag.

33.5.12 Vitamin-C-(Askorbinsäure)-Mangel

Epidemiologie. Vitamin-C-Mangelzustände treten im Erwachsenenalter als Skorbut und im Kindesalter als Moeller-Barlow-Krankheit auf.

Ätiologie. Ascorbinsäure ist notwendiger Bestandteil des Redoxsystems und wirkt protektiv auf Vitamin E. Ascorbinsäure wird für Hydroxylierungsreaktionen benötigt und ist für den Einbau von Eisen in das Ferritin verantwortlich. Unterversorgung mit Vitamin C entsteht durch zu geringe Aufnahme askorbinsäurereicher Nahrungsmittel (wie Kartoffeln, Paprika, Zitrusfrüchte). Auch das lange Warmhalten von Speisen kann wegen einer hohen Sauerstoffempfindlichkeit den Vitamin-C-Gehalt deutlich reduzieren.

Klinisches Bild. Die Moeller-Barlow-Krankheit von Säuglingen und Kleinkindern fällt in der Frühphase durch erhöhte Reizbarkeit, Appetitlosigkeit und Gewichtsstillstand auf. Sie ist weiterhin durch eine Anämie bei gestörter Eisenverwertung, erhöhte Infektanfälligkeit, Muskelschäche, Stomatitis und Gingivitis, verzögerte Wundheilung und Knochenschmerzen gekennzeichnet.

Im fortgeschrittenen Stadium besteht eine hochgradige schmerzhafte Berührungsempfindlichkeit mit Henkelstellung von Armen und Beinen, die als Pseudoparalyse imponiert. Knochenwachstumsstörungen, die Lockerung und der vorzeitige Ausfall der Zähne beruhen auf einer gestörten Kollagenbildung, da Prolin bei Vitamin-C-Mangel nicht ausreichend zu Hydroxyprolin (essenziell für die Kollagensynthese) hydroxyliert wird.

Röntgenologisch finden sich Epiphysenveränderungen, Auftreibungen an Knochen-Knorpel-Grenzen sowie subperiostale Blutungen und Verkalkungen. Auch an der Haut können Purpura oder Hämatome imponieren. Beim Skorbut stehen Haut- und Schleimhautblutungen sowie Zahnausfall im Vordergrund (Pimentel et al. 2003).

Histologie. Keine spezifische Histologie.

Therapie. Prophylaxe durch ausreichende Vitamin-C-Zufuhr über Obst, Gemüse und Fruchtsäfte (Tagesbedarf von Früh- und Neugeborenen 6 mg/kgKG, Kinder 30–70 mg; Erwachsene 50–80 mg, Schwangerschaft und Laktation 100–150 mg). Bei Skorbut orale Vitamin-C-Therapie von 100–200 mg/Tag.

Differenzialdiagnose. Malabsorptionssyndrome, anderere Hypovitaminosen, Gerinnungsstörungen anderer Genese.

33.6 Zinkmangelerkrankungen

33.6.1 Acrodermatitis enteropathica

Epidemiologie. Die Acrodermatitis enteropathica ist eine seltene autosomal rezessive Erkrankung. Sie manifestiert sich im Säuglingsalter nach Beendigung des Stillens.

Ätiologie. Ursächlich liegt eine Zinkmangelabsorption vor, sodass ein Zinkmangel resultiert, der für die klinischen Symptomatik verantwortlich ist (Prasad 1995). Gestört ist dabei sowohl die Bindung von Zink an Zelloberflächen als auch der transmembranöse Transportvorgang – möglicherweise infolge eines Defektes im Ionenaustausch (Vazquez u. Grider 1995).

Klinisches Bild. Es finden sich typische erythematovesikulöse, teilweise pustulöse Effloreszenzen distal an den Extremitäten und an den Körperöffnungen (periorofizielle Dermatitis; ◘ Abb. 33.4). Außerdem werden eine chronische Diarrhö mit Steatorrhö, Paronychien sowie eine diffuse Alopezie beobachtet. Im Serum finden sich deutlich erniedrigte alkalische Phosphatase- und Zinkspiegel. Sensitiver als die Zinkplasmabestimmung ist die Zinkbestimmung in Granulozyten oder Lymphozyten. Unbehandelt verläuft die Erkrankung letal (Prasad 1995).

Histologie. Ödem der oberen Epidermislagen mit fokaler Dyskeratose, Parakeratose, Hypogranulose. Subkorneale Vesikulationen treten auf. Insgesamt resultiert eine psoriasiforme Histomorphologie.

Therapie. Initialtherapie mit 100 mg Zink/Tag, Dauerzinksubstitution 1–2 mg/kgKG/Tag.

Differenzialdiagnose. Erworbene Zinkmangelzustände durch chronische Malabsorption z. B. bei Mukoviszidose, totaler parenteraler Ernährung, vegetarischer Ernährung (schlechtere Zinkverfügbarkeit durch Phyatbindung).

33.7 Malabsorption

Epidemiologie. Unter Malabsorption wird i. Allg. verstanden, dass Nahrungsbestandteile vom Gastrointestinaltrakt nicht in ausreichender Menge verdaut und resobiert werden, d. h. weniger als 90% der zugeführten Nahrung wird verwertet, bei schwerer Malabsorption sogar nur 10–20%.

Ätiologie. Unterschieden wird eine generalisierte Malabsorption von einer selektiven Malabsorption, bei der nur einzelne Nährstoffe betroffen sind. Jedoch können auch isolierte Malabsorptionsstörungen über die Entwicklung von schwerwiegenden chronischen Darmschädigungen zu einer generalisierten Malabsorption führen. Beispiele für eine selektive Malabsorption sind der Saccharase-Isomaltase- und der Laktasemangel.

Eine primär generalisierte Malabsorption wird u. a. bei Kuhmilchproteinintoleranz, nach akuten Gastroenteritiden und bei Zöliakie beobachtet. Bei der Kuhmilchproteinintoleranz besteht eine Unverträglichkeit gegenüber einzelnen oder mehreren in der Kuhmilch enthaltenen Proteinen, die über immunvermittelte Reaktionen (IgE-vermittelt/Typ I, immunkomplexvermittelt/Typ III) eine Schädigung der Dünndarmschleimhaut bewirken, was somit zur Malabsorption führt. Die Unverträglichkeit tritt gewöhnlich in den ersten 6 Lebensmonaten auf.

Anders verhält es sich bei der Zöliakie, die die häufigste Ursache einer Malabsorption im Kindesalter darstellt. Hier entwickelt sich die Malabsorption erst nach Einführen einer getreidehaltigen Nahrung ab Ende des 1. Lebensjahres. Das Klebereiweiß (Gliadin), als Keimprotein von Roggen, Weizen, Hafer und Gerste, setzt die Schädigung der intestinalen Mucosa in Gang, welche zur subtotalen oder totalen Zottenatrophie führt und somit die Schwere des Krankheitsbildes bestimmt. Die im Serum nachweisbaren IgA-Endomysiumantikörper erkennen die Transglutaminase, deren wichtigstes Substrat Gliadin darstellt (Dietrich et al. 1997).

Klinisches Bild. Bei der Kuhmilchproteinintoleranz werden sowohl akute (Bauchschmerzen, Erbrechen, Urtikaria, Schock, Asthmaanfall) als auch chronische Symptome (Ekzeme, Milchschorf, chronische obstruktive Bronchitis) beobachtet. Etwa $1/5$ der Patienten weist ein Mangelgedeihen auf (◘ Tabelle 33.4).

Erstes Symptom der Zöliakie ist der Durchfall, anfangs intermittierend, später chronisch. Anfangs kann jedoch auch eine Obstipation vorliegen. Beim typischen Verlauf ist der Stuhl voluminös, hell, schaumig und übelriechend. Die Malabsorption führt zur chronischen Unterernährung mit Gewichtsabnahme, das subkutane Fettgewebe schwindet besonders ausgeprägt am Gesäß (Tabaksbeutelgesäß) und an den Extremitäten. Das Abdomen ist im Gegensatz dazu vorgewölbt und gebläht (◘ Abb. 33.5). Die Kinder sind verstimmt und misslaunig.

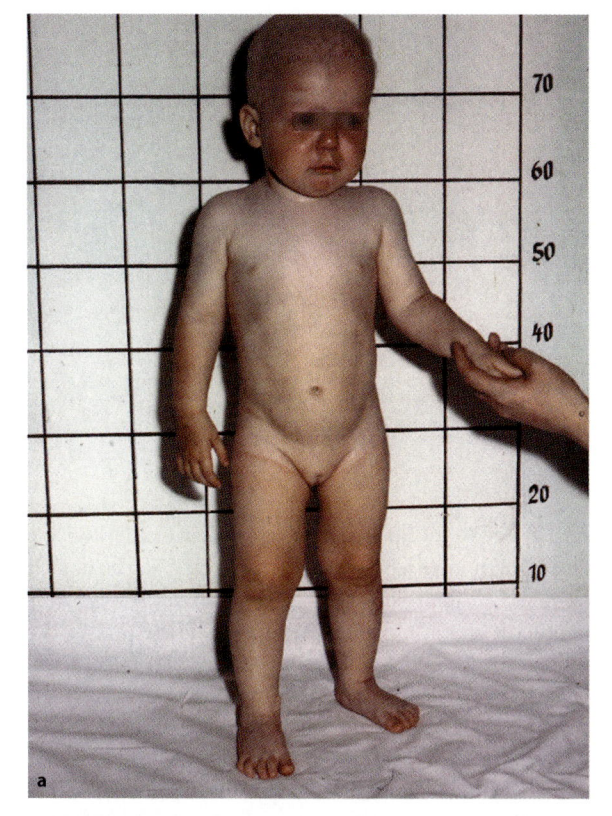

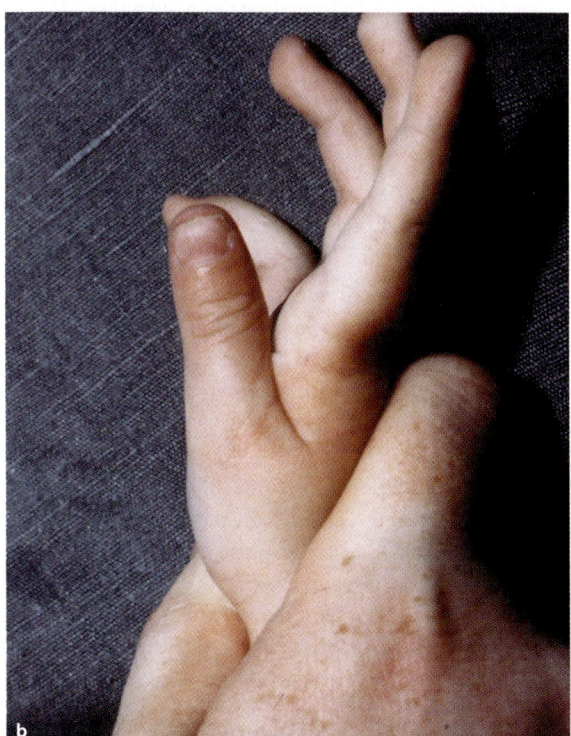

◘ **Abb. 33.4a, b.** Acrodermatitis enteropathica. **a** Übersicht mit ekzematoiden Veränderungen zentrofazial und diffuser Alopezie. **b** Akrale Dermatitis mit »brittle nails«

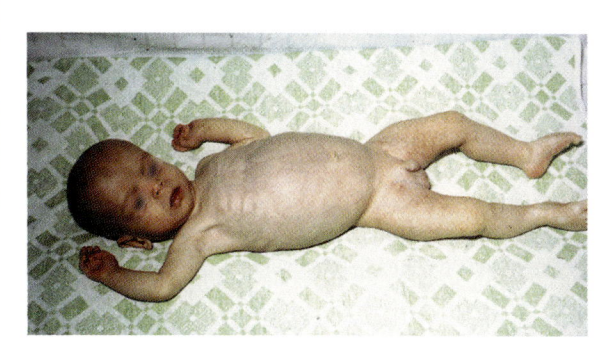

◘ **Abb. 33.5.** Zöliakiekind mit gblähtem Abdomen und Mindergedeihen

Tabelle 33.4. Malabsorption bei Kuhmilchproteinunverträglichkeit und Zöliakie

Erkrankung	Kuhmilchproteinunverträglichkeit	Zöliakie
Pathogenese	Kuhmilchproteinallergie z.B. durch β-Lactglobulin	Immuntoxische Reaktion auf Gliadin
Manifestationsalter	Erste 6 Lebensmonate	Ende des 1. Lebensjahrs
Erstsymptome	Erbrechen, Durchfall	Durchfall oder Obstipation
Typische Merkmale	Atopiezeichen (Ekzem, Bronchitis)	Heller, voluminöser, übelriechender Stuhl, Verlust des subkutanen Fettgewebes (Tabaksbeutelgesäß), vorgewölbtes Abdomen
Komplikationen	Anaphylaktischer Schock	Vitamin-B_{12}-Mangel
Therapie	Hydrolysatnahrung bis ins 2. Lebensjahr, Frauenmilch	Strenge glutenfreie Diät, lebenslang

Von der klassischen Verlaufsform werden Late-onset-Formen bis zur Sprue des Erwachsenen und die monosymptomatische Form, charakterisiert durch eine megaloblastäre Anämie bei kombiniertem Folsäure-, Vitamin-B_{12}- und Eisenmangel unterschieden. Die Enteropathie kann mit der juvenilen Dermatitis herpetiformis Duhring, einer autoimmunen blasenbildenden Dermatose, assoziiert sein. Diese wird durch herpetiforme Bläschen auf entzündlichem Grund, Juckreiz und Brennen charakterisiert. Eine Bevorzugung der HLA-Typen A1, B8 und DR3 ist bekannt. Bezüglich der Klinik fällt jedoch eine z. T. erhebliche Polymorphie auf, die durch Exkoriationen, Quaddeln, ekzemartige Bilder und Bullae umrissen wird. Ein Erythema elevatum et diutinum kann bei Zöliakie auftreten (Tasanen et al. 1997).

Histologie. Die Zöliakie bietet keine spezifische Dermatohistologie. Bei der juvenilen Dermatitis herpetiformis Duhring finden sich subepidermale Blasen mit zahlreichen Leukozyten, ein Papillenödem und ein gemischtzelliges entzündliches Infiltrat. In den Papillenspitzen sind die typischen Mikroabszesse zu finden. Die Diagnose wird zusätzlich mittels direkter Immunfluoreszenz gestellt. Es liegen granuläre IgA-Depots in den Papillenspitzen entlang der dermoepidermalen Junktionszone vor.

Therapie. Die Kuhmilchproteinintoleranz wird durch Ernährungsumstellung auf Proteinhydrolysatnahrungen, die nicht oder kaum allergenisierend wirken, behandelt.

> Eine Umstellung auf eine Ernährung mit einer Säuglingsmilch auf Sojaproteinbasis ist wegen häufiger Kreuzallergien kontraindiziert. In sehr schweren Fällen muss eine Ernährung mit Frauenmilch oder sog. Elementardiäten durchgeführt werden.

Als Prophylaxe ist das Stillen bis zum 5. oder 6. Lebensmonat zu propagieren. Eine Kuhmilchproteinintoleranz bildet sich in der Regel im Kleinkindalter zurück. Die Zöliakie muss durch eine lebenslange glutenfreie Diät behandelt werden. Darunter kommt es zur vollständigen Regeneration der Dünndarmzotten, Gewichtszunahme und Besserung des Allgemeinbefindens. Diätfehler führen zu Rückfällen, ein Nichteinhalten der Diät im Erwachsenenalter zur Sprue.

Differenzialdiagnose. Malabsorptionssyndrome verschiedener Genese. Bullöse Dermatose des Kindesalters, IgA-lineare Dermatose, IgA-Pemphigoid.

33.8 Lipidstoffwechselstörungen

33.8.1 Hyperlipidämien, Xanthome

Epidemiologie. Hyperlipidämien stellen einen erheblichen Risikofaktor für kardiovaskuläre Erkrankungen dar. Dem rechtzeitigen Erkennen und der Einleitung einer lipidsenkenden Therapie kommt deshalb eine große Bedeutung zu.

Ätiologie. Triglyceride (TG) und Cholesterol (Chol) werden im Blut wegen ihrer Wasserunlöslichkeit in Lipoproteinen transportiert (Chylomikronentransport exogener TG, VLDL-Transport endogener TG, LDL-Cholesteroltransport zur Leber und zu peripheren Zellen, HDL-Cholesteroltransport von peripheren Zellen zur Leber). Störungen des Fettstoffwechsels werden deshalb auch als *Hyperlipoproteinämien* bezeichnet.

Die Einteilung der Fettstoffwechselstörungen erfolgt heute in Anlehnung an Frederickson anhand der Höhe der Cholesterol- und Triglyceridwerte im Blut (Tab. 33.5). Erhöhtes LDL ist als atherogen anzusehen, während HDL einen antiatherogenen Effekt besitzt. Besondere Bedeutung zur Einschätzung der klinischen Relevanz einer Hypercholesterolämie besitzt deshalb der LDL/HDL-Cholesterol-

33.8 · Lipidstoffwechselstörungen

Tabelle 33.5. Lipidstoffwechselstörungen

Erkrankung	Laborparameter
Hypercholesterolämie	Gesamtcholesterol erhöht, LDL-Cholesterol erhöht, HDL-Cholesterol normal oder erniedrigt, Triglyceride normal
Hypertriglyceridämie	Triglyceride (VLDL) erhöht, Gesamtcholesterol und LDL-Cholesterol nicht erhöht, HDL-Cholesterol normal oder erniedrigt
Gemischte Hyperlipoproteinämie	Gesamtcholesterol und LDL-Cholesterol erhöht, Triglyceride (VLDL) erhöht, HDL-Cholesterol normal oder erniedrigt
HDL-Mangel	HDL-Cholesterol erniedrigt, Gesamtcholesterol, LDL-Cholesterol und Triglyceride im Normbereich
Tangier-Krankheit	Apolipoprotein A-1 und HDL-Cholesterol deutlich erniedrigt

quotient. Erhöhte Gesamtcholesterolspiegel sind dann von klinischer Relevanz, wenn der LDL/HDL-Quotient über 3 liegt. Außer erhöhten TG- und Cholesterolwerten sind heute weitere atherogene Risikofaktoren wie Lp(a)- und Homozysteinerhöhungen im Serum bekannt und müssen in Risikofamilien mit Häufung kardiovaskulärer Erkrankungen untersucht werden.

Die familiäre Hypercholesterolämie beruht auf LDL-Rezeptordefekten. Die homozygote und schwerste Form der familiären Hypercholesterolämie ist selten (1 : 1 Mio.). Aufgrund massiv erhöhter LDL-Werte (>500 mg/dl, Normwert <250mg/dl) tritt bereits im Kindesalter beginnend eine schwerwiegende Arteriosklerose auf, sodass die Patienten häufig bereits im Jugend- oder frühen Erwachsenenalter am Herzinfarkt sterben.

Die heterozygote Form der Hypercholesterolämie ist mit 1 : 500 die häufigste angeborene Stoffwechselstörung. Bei Betroffenen besteht ein erhöhtes Arterioskleroserisiko. Bei der häufig vorkommenden familiären kombinierten Hyperlipoproteinämie sind nur mäßige Erhöhungen der Cholesterol- und Triglyceridwerte auffällig. Selten finden sich isolierte massive Hypertriglyceridämien (Hahnefeld 1995).

Klinisches Bild. Ausgeprägte Formen von Hyperlipidämien führen bereits im Kindes- und Jugendalter zum Auftreten von Symptomen. An Hautmanifestationen können eruptive Xanthome, tuberöse Xanthome an den Knien (Abb. 33.6) und Ellbogen, Sehnenxanthome, Xanthelasmen der Lider und ein Arcus lipoides auftreten. In diesen Fällen muss ein ausführlicher Lipidstatus erhoben und auf bereits vorliegende arteriosklerotische vaskuläre Veränderungen untersucht werden. Nicht alle Patienten mit einer Fettstoffwechselstörung zeigen kutane Veränderungen. Liegen sie vor, empfiehlt sich doch eine gründliche Stoffwechseldiagnostik.

Aufgrund der kutanen Xanthomtypen ist eine orientierende Einteilung der Hyperlipidämien möglich: Tuberöse und tuberoeruptive Xanthome werden bevorzugt bei Ver-

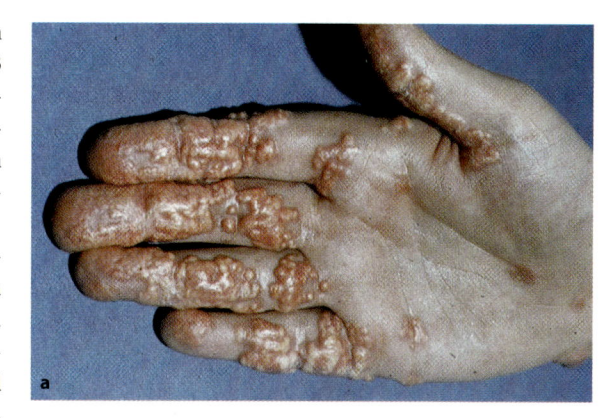

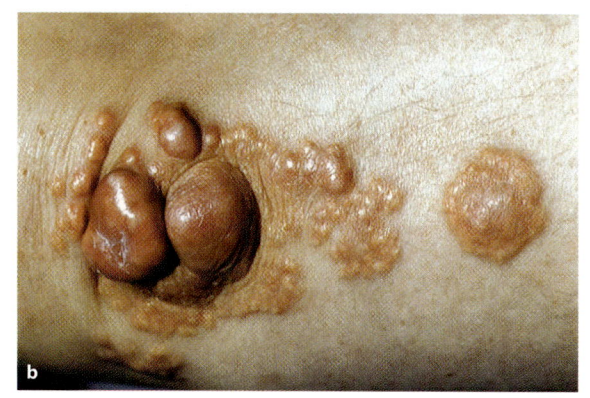

Abb. 33.6a, b. Xanthome. **a** Eruptive Xanthome. **b** Tuberöse Xanthome

mehrung von Chylomikronen und VLDL gesehen. Xanthome der Sehnen kommen bei Patienten mit exzessiv erhöhten LDL-Spiegeln sowie bei Phytosterolämie und Cholestanolämie vor. Xanthelasmen sind zwar die häufigsten Xanthome, zugleich auch die am wenigsten spezifischen für eine allgemeine Fettstoffwechselstörung. Schätzungsweise 50% dieser Patienten haben normale Serumlipidwerte.

Histologie. Xanthome der Haut und Sehnen sind durch Schaumzellen charakterisiert. Riesenzellen vom Touton-

Typ können vorkommen. Chronische Veränderungen weisen einen mehr oder minder hohen Grad an Fibrosierungen auf. Bei eruptiven Xanthomen liegen zahlreiche lymphoide, histiozytäre und neutrophile Zellen vor, während der Anteil an Schaumzellen eher gering ausfallen kann. Die tuberösen Xanthome liegen etwa zwischen den eruptiven und den eher chronischen Xanthomen in ihrer zellulären Mischung. Xanthelasmen sind oberflächlich gelegene Läsionen, die aus zahlreichen Schaumzellen ohne nennenswerte Fibrose bestehen und bevorzugt an den Lidern auftreten.

Therapie. Die heterozygote Form der Hypercholesterolämie muss bereits im Kindesalter durch eine cholesterolarme Diät zur Prävention vorzeitiger arteriosklerotischer Veränderungen behandelt werden. Teilweise ist der zusätzliche Einsatz von Anionenaustauschern (Cholestyramin) oder HMG-CoA-Reduktase-Hemmern (Lovastatin) erforderlich. Bei der homozygoten familiären Hypercholesterolämie ist kein ausreichendes Ansprechen auf eine diätetische und medikamentöse Therapie erzielbar, deshalb ist der Einsatz der Plasmapherese erforderlich. Ein dauerhafter Therapieerfolg lässt sich durch Lebertransplantation erzielen (Oliver et al. 1997).

Differenzialdiagnose. Sekundäre Hyperlipidämien bei anderen Stoffwechselstörungen, z. B. im Rahmen eines metabolischen Syndroms bei Adipositas, Glykogenspeichererkrankungen, Diabetes mellitus und chronischen Nierenerkrankungen.

33.8.2 Tangier-Krankheit

Epidemiologie. Bei der Tangier-Krankheit handelt es sich um eine seltene autosomal rezessiv erbliche Erkrankung des Lipidstoffwechsels, die durch extrem niedrige Spiegel von Plasma-HDL-Cholesterol und Apolipoprotein A-1 (ApoA-1) gekennzeichnet ist (Francis et al. 1995). Auch Prä-β3-LpA-1 und α-LpA-1 sind defizitär (Von Eckardstein et al. 1995).

Ätiologie. Die molekulare Ursache ist noch unbekannt. Prä-β1-Lipoprotein A-1 (LpA-1) wird durch Wechselwirkung freien ApoA-1 mit cholesterolbeladenen Makrophagen gebildet. Im Plasma existiert ein Faktor, der Prä-β1-LpA-1 in LpA-1 überführt, bei Tangier-Patienten jedoch fehlt (Huang et al. 1995). ApoA-1 ist bei diesen Patienten außerdem nur unzureichend in der Lage, zelluläres Cholesterol sowie Phospholipide aus Fibroblasten zu entfernen, was zur massiven intrazellulären Akkumulation von Cholesterolestern in den Lysosomen, insbesondere von Thymuszellen, und im retikuloendothelialen System führt. An diesem Defekt ist eine mangelhafte Aktivierung der Proteinkinase C durch HDL mitbeteiligt (Rogler et al. 1995).

Klinisches Bild. Pathognomonisch sind Hyperplasien und eine gelb-orangefarbene Verfärbung der Tonsillen. Rektoskopisch fällt eine gelbliche Verfärbung der Rektumschleimhaut auf. Die Cornea wird opak infolge einer lokalen Cholesterol- und Phospholipidakkumulation (Winder et al. 1996). Makulopapulöse Hautveränderungen können aufschießen. Des Weiteren treten generalisierte Lymphknotenschwellungen und eine Hepatosplenomegalie auf. Die Patienten entwickeln eine periphere Neuropathie mit Betonung der unteren Extremitäten und eine syringomyelieähnliche Symptomatik der oberen Extremität (Verlust der Empfindungen von Schmerz und Temperatur, langsam progrediente Muskelatrophie und Parese).

Augenmanifestationen sind Hornhauttrübung, Ektropion und Sehstörungen. Die roten Blutzellen fallen durch Formveränderungen (Sphärozyten) auf. Heterozygote Überträger weisen nur 50% der normalen HDL-Spiegel im Blut auf.

Histologie. Lysosomale Speicherung von Cholesterolestern und Phospholipiden sind elektronenmikroskopisch nachweisbar.

Therapie. Eine kausale Behandlung steht nicht zur Verfügung.

Differenzialdiagnose. M. Niemann-Pick Typ C, Wolman-Erkrankung, Fischaugenkrankheit, Abetalipoproteinämie.

33.9 Alagille-Syndrom

Epidemiologie. Beim Alagille-Syndrom handelt es sich um eine autosomal dominante Erkrankung, die eine relativ seltene, aber wichtige Differenzialdiagnose des Icterus prolongatus des Neugeborenen darstellt. Insbesondere beim zusätzlichen Vorkommen von Herzfehlern und kraniofazialen Dysmorphien muss an das Alagille-Syndrom gedacht werden.

Ätiologie. Das krankheitsverursachende Gen wurde auf dem Chromosom 20p12 lokalisiert. Es handelt sich um das humane homologe Gen des Jagged 1 Gens der Ratte, das Jag1-Gen. Dieses Gen kodiert einen Liganden für den NOTCH1-Rezeptor (Krantz et al. 1999). Jagged-NOTCH-Interaktionen spielen bei der Differenzierung embryonaler Zellen in verschiedenen Geweben und Organen eine entscheidende Rolle. Mutationen in diesem Gen führen deshalb zu einer multisymptomatischen Klinik. Rund 10% der Patienten mit Alagille-Syndrom weisen submikroskopische Deletionen mit Genverlust des Jag1-Gens als Krankheitsursache auf.

Klinisches Bild. Pathognomonisch ist eine intrahepatische Gallengangshypoplasie, die bereits im Neugeborenenalter zum Ikterus führt. Assoziiert sind kardiovaskuläre Fehlbildungen wie Vorhof- und Kammerseptumdefekte, valvuläre und und periphere Pulmonalstenosen. Aufgrund dieser Leitsymptome wird das Alagille-Syndrom auch als arteriohepatische Dysplasie bezeichnet. Kraniofazial sind Dysmorphiezeichen (breite vorgewölbte Stirn, betontes Kinn, bulböse Nasenspitze, tiefsitzende Augen) auffällig. Es sind häufig exzentrische Pupillen, ein posteriores Embryotoxon und Pigmentanomalien der Retina auffällig. Am Skelett bestehen Wirbelbogenanomalien (Schmetterlingswirbel) und verminderte lumbale Zwischenwirbelabstände. Weiterhin treten Nierenveränderungen (Nierenarterienstenosen und Nierendysplasie), Wachstumsstörungen (Rachitis, Verkürzung der Ulna und der distalen Phalangen) und eine milde mentale Retardierung auf.

Bei ca. 15% der Patienten entwickelt sich eine Leberzirrhose, hepatozelluläre Karzinome sind beschrieben. Der Ikterus ist zeitig mit einem generalisierten Pruritus verbunden. Cholestatische Krisen treten intermittierend auf. Im Serum sind die Werte von Gallensäuren und Cholesterin massiv und das Bilirubin (direktes, konjugiertes Bilirubin) und die Transaminasen mäßig erhöht.

Dermatologische Symptome sind sekundärer Natur, wie Ikterus mit Pruritus und Exkoriationen, Lichenifikation, prurigoartigen Knötchen, Lichen amyloidosus und Xanthome. Eine generalisierte Xerosis cutis, follikuläre Hyperkeratosen und Alopecia areata wurden ebenfalls beschrieben (Emerick et al. 1999; Kamath et al. 2002). Oral finden sich eine Hypodontie, Diskolorationen des Zahnschmelzes und Xanthome (Ho et al. 2000; Al-Mutawa et al. 2002). In 35% der Fälle findet man eine zusätzliche Handlinie (Kamath et al. 2002)

Histologie. Die dermatohistologischen Befunde sind uncharakteristisch.

Therapie. Symptomatische Therapie.

Differenzialdiagnose. α_1-Antitrypsinmangel, Caroli-Syndrom.

33.10 Amyloidosen

Epidemiologie. Bei den Amyloidosen mit kutaner Beteiligung ist die primäre kutane Amyloidose von der familiären viszeralen Amyloidose abzugrenzen. Die primäre kutane Amyloidose ist eine relativ häufige Hauterkrankung in Südamerika, Südostasien und in China. Familiäre Häufungen sind beschrieben. Sie kommt ohne viszerale Symptome vor. Jedoch zeigen Patienten mit multipler endokriner Neoplasie Typ 2A (MEN 2A) häufig eine ähnliche Hautsymptomatik. Die familiäre viszerale Amyloidose (systemische nichtneuropathische Amyloidose; Ostertag-Amyloidose) ist deutlich seltener. Am häufigsten sind noch die symptomatischen Amyloidosen bei chronischen Grundkrankheiten (Kollagenosen, Myelome u. a.).

Ätiologie. Hofstra et al. (1996) untersuchten 3 Familien mit primärer kutaner Amyloidose auf Mutationen im RET-Gen, das bei Patienten mit MEN 2A Mutationen aufweist. In diesen Familien wurde keine Mutation im RET-Gen nachgewiesen, sodass es sich bei der kutanen Amyloidose von MEN 2A-Patienten und bei der primären kutanen Amyloidose um unterschiedliche Entitäten handelt. In der Haut wird die Amyloid-P-Komponente sowie Amyloid K nachgewiesen. Die familiäre viszerale Amyloidose scheint heterogenen Ursprungs zu sein. Es bestehen Hinweise, dass Mutationen im Apolipoprotein A-1 (ApoA-1)-Gen, im Fibrinogen-α-Ketten (FGA)-Gen und im Lysozym (LYZ)-Gen zu dieser Erkrankung führen können (Mornaghi et al. 1982). Verschiedene Amyloidformen können hierbei in den befallenen Organen auftreten (◘ Tabelle 33.6).

Klinisches Bild. Die primäre kutane Amyloidose (◘ Abb. 33.7) ist durch die kutane Ablagerung von Amyloid K und Amyloidkomponente P gekennzeichnet. Man unterscheidet den häufiger im Erwachsenenalter zu findenden Lichen amyloidosus mit stark juckenden Papeln, Lichenifikation und teils Exkoriationen besonders an den Unterschenkelstreckseiten, von der makulösen (interskapulär) und knotigen Amyloidose (plaqueförmig). Hyperpigmentierungen sind auch bei den beiden zuletztgenannten Formen möglich, aber auch Atrophien.

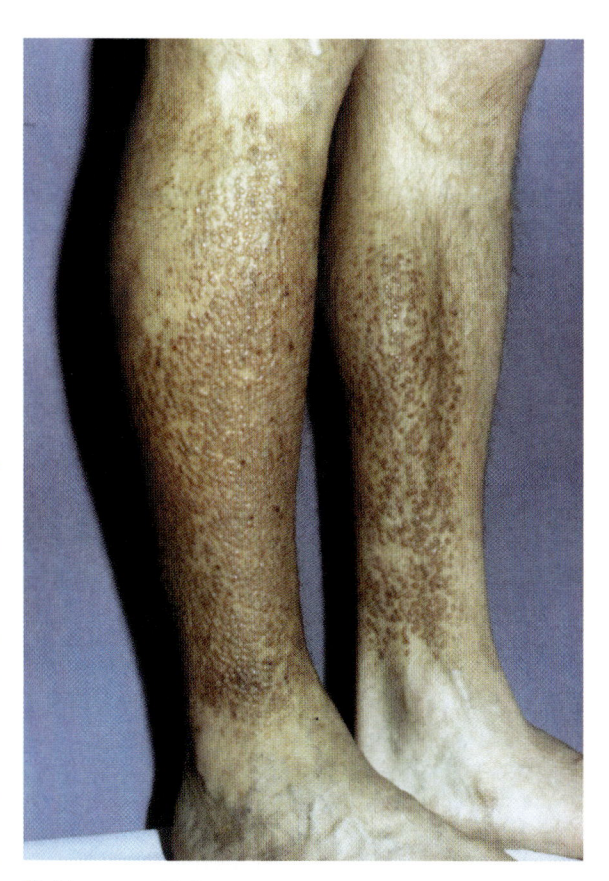

◘ **Abb. 33.7.** Follikuläre primär kutane Amyloidose

Tabelle 33.6. Nomenklatur und Klassifikation der Amyloidosen

Amyloid	Proteinvorläufer	Klinik
AA	SAA	Muckle-Wells-Syndrom, familiäres Mittelmeerfieber, reaktive Amyloidosen
AL	$\lambda > \kappa$-Leichtketten	Idiopathische, myelom- oder makroglobulinämieassoziierte Formen
AH	Ig-Schwerketten	Idiopathische systemische Amyloidose
ATTR	Transthyretin und -varianten	Familiäre Amyloidpolyneuropathie, familiäre Amyloidkardiomyopathie
Aapol	Apo A-1-Varianten	Familiäre neuropathische und aneuropathische Amyloidose
AGel	Gelsolin-Varianten	Familiäre Amyloidose (finnischer Typ)
ACys	Cystatin-C-Variante	Hereditäre zerebelläre Blutung mit Amyloidose (isländischer Typ)
$A\beta_2M$	β_2-Mikroglobulin	Assoziiert mit chronischer Dialyse
$A\beta$	β-Proteinvorläufer β-Proteinvariante	M. Alzheimer, M. Langdon-Down Hereditäre zerebelläre Blutung mit Amyloidose (niederländischer Typ)
APrP	Prionenprotein und -varianten	Creutzfeld-Jacob-Erkankung u. a.
AIAPP	Amylin	Diabetes Typ 2, Insulinom
AANF	Atrialer natriuretischer Faktor	Atriale Amyloidose
ACal	(Pro)Calcitonin	Medulläre Schilddrüsenkarzinome
ALys	Lysozymvarianten	Hereditäre aneuropathische Systemamyloidose
AFib	Fibrinogen-Aα-Kettenvarianten	Hereditäre aneuropathische Nierenamyloidose

Bei der familiären viszeralen Amyloidose sind an Hautveränderungen petechiale Hautrötungen und Blutungen und im späteren Verlauf Ödeme auffällig. Im Rahmen der Organmanifestation kommt es zur Nephropathie (Ostertag-Nephropathie) mit Proteinurie und chronischem Nierenversagen. Hepatosplenomegalie und Cholestase sind weitere viszerale Symptome. Details zu den sekundären oder reaktiven Amyloidosen zeigt Tabelle 33.6.

Histologie. Bei der primären kutanen Amyloidose finden sich Amyloidablagerungen im Stratum papillare (Thioflavin-T-Färbung) beim Lichen amyloidosus, geringradiger bei der makulösen Form. Bei der knotigen Amyloidose der Haut sind Amyloiddepots im Stratum reticulare teils bis in das subkutane Bindegewebe hinein zu verfolgen. Immunhistologisch lassen sich Immunglobulinketten vom λ- und κ-Typ nachweisen (AL-Amyloid).

Therapie. Kutane Amyloidosen sind mit Glukokortikoiden topisch, z. T. auch unter Okklusion, gelegentlich mit aromatischen Retinoiden oder Exzision zu behandeln. Bei den Systemamyloidosen sind keine kausalen Therpiemöglichkeiten gegeben. Die systemischen reaktiven Formen bedürfen der Therapie der Grunderkrankung.

Differenzialdiagnose. Andere Ablagerungskrankheiten, beim Lichen amyloidosus Lichen ruber.

33.11 Familiäres Mittelmeerfieber

Epidemiologie. Das familiäre Mittelmeerfieber (FMF) ist eine autosomal rezessive Erkrankung mit überwiegendem Vorkommen im Nahen Osten. Häufig betroffen sind Araber, Türken, Armenier und sephardische Juden.

Ätiologie. Bei Patienten mit FMF konnten krankheitsverursachende Mutationen im Exon 10 des MEFV-Gens, lokalisiert auf dem Chromosom 16p13, nachgewiesen werden (Babior u. Matzner 1997; Ritis et al. 2004). Das MEFV-Gen gehört zur RetRo-Genfamilie und stellt einen Transkriptionsfaktor dar, der inhibitorisch auf Entzündungsprozesse wirkt. Das Gen ist u. a. in neutrophilen Granulozyten und in der Synovia exprimiert. Aus der Expression des Gens kann bei Mutationen die klinische Symptomatik durch fehlende Entzündungshemmung während akuter Erkrankungsphasen weitgehend erklärt werden.

Klinisches Bild. Das FMF ist charakterisiert durch sporadische Episoden akuter entzündlicher Reaktionen mit Pleuritis, Peritonitis mit akutem Abdomen, Perikarditis, Orchitis und Arthritis. Einige Patienten entwickeln eine chronische Arthritis. Febrile Myalgien und Spondylarthropathien vervollständigen das Bild. Bei 25% der Patienten besteht eine renale Amyloidose, die über eine chronische Niereninsuffizienz zum terminalen Nierenversagen führt und damit wesentlich die Prognose bestimmt. An der Haut sind erysipelähnliche Erytheme sowie Purpura auffällig. An neurologischen Symptomen wurden im Rahmen der akuten Erkrankungsphasen Kopfschmerzen und meningitische Zeichen beschrieben. In diesen Phasen sind im Blut und im Liquor deutliche Entzündungszeichen nachweisbar. Im Serum finden sich deutlich erhöhte Spiegel des löslichen Interleukin-2-Rezeptors sowie eine Hyperimmunglobulin-D-Ämie (Livneh et al. 1996).

Histologie. Ohne spezifische dermatohistologische Befunde.

Therapie. Symptomatisch mit Antiphlogistika oder Interferon-α. Eine Prophylaxe zur Prävention akuter Krankheitsphasen mit Colchicin ist beschrieben worden.

Differenzialdiagnose. Akute entzündliche Erkrankungen infektiöser Genese, Hyperimmunglobulin-D-Ämie.

33.12 Stiff-Skin-Syndrom

Epidemiologie. Beim Stiff-Skin-Syndrom (kongenitale fasziale Dystrophie) handelt es sich um eine sehr seltene, autosomal dominante, sklerodermiforme Erkrankung, die erstmals von Esterly u. McKusick (1971) beschrieben wurde.

Ätiologie. Klinische Analogien zur Mausmutante »tight-skin« (TSK) ermöglichen genomische Untersuchungen, die eine Homologie des TSK-Gens zum menschlichen Fibrillin-1 (Fbn1)-Gen auf Chromosom 15q aufzeigten. Bei der TSK-Mausmutante wurden intragenische Duplikationen im Fbn1-Gen nachgewiesen (Siracusa et al. 1996). Der Beweis, dass bei beim humanen Stiff-Skin-Syndrom auch intragenische Duplikationen im Fbn1-Gen verantwortlich sind, steht noch aus. Bekannt ist, dass Mutationen im Fbn1-Gen beim Menschen zum Marfan-Syndrom führen.

Klinisches Bild. Typisch ist die generalisierte Hautverdickung, die mit sklerodermiformen Indurationen einhergeht und zur eingeschränkten Gelenkbeweglichkeit mit Gelenkkontrakturen führt. Eine leichte Hypertrichose kann zur Abgrenzung von der genuinen Sklerodermie herangezogen werden (Jablonska et al. 1989; Gilaberte et al. 1995).

Histologie. Es findet sich eine massive Verdickung des dermalen Bindegewebes sowie der intralobären Bindegewebssepten, die das subkutane Fettgewebe mehr oder minder vollständig verdrängen. Die Hautadnexe bleiben erhalten im Gegensatz zur Sklerodermie. Entzündliche Infiltrate fehlen. Die Faszien zeigen eine deutliche Verdickung, Hyalinisierung und ultrastrukturell Bündel von aggregierten Mikrofibrillen sowie amianthoide Kollagenfasern.

Therapie. Symptomatische orthopädische und chirurgische Maßnahmen zur Erhaltung der Gelenkbeweglichkeit.

Differenzialdiagnose. Sklerodermieähnliche Hautveränderungen machen eine Abgrenzung zu autoimmunologisch bedingten Kollagenosen, zur Pseudo-Hurler-Dystrophie, zum Stiff-Baby-Syndrom, zum Panara-Hard-Skin-Syndrom, zum syndesmodysplastischen Syndrom u. a. erforderlich.

33.13 Mukopolysaccharidosen

Epidemiologie. Die Mukopolysachharidosen (MPS) sind lysosomale Speichererkrankungen, die in der weißen und schwarzen Rasse, bei Indern, Japanern und Arabern vorkommen. Die Häufigkeit der einzelnen Mukopolysaccharidosen liegt zwischen 1:24.000 (MPS IIIA/M. Sanfilippo) und 1:300.000 (MPS IV/M. Morquio).

Ätiologie. Die sauren Mukopolysaccharide, auch als Glukosaminoglykane (GAG) bezeichnet, bilden den Hauptbestandteil der Bindegewebsgrundsubstanz. Die GAG liegen gebunden an ein Proteinskelett als Proteoglykane vor. Die Verteilung der einzelnen Proteoglykane ist in verschiedenen Geweben und Organen unterschiedlich. Bei Abbaustörungen entsteht je nach Defekt ein typisches klinisches Bild, das zur Einteilung in verschiedene Typen (◘ Tabelle 33.7) führte (Beck u. Fang-Kircher 1993).

Klinisches Bild. Von MPS betroffene Neugeborene weisen in der Regel noch keine klinischen Symptome auf. Die schwere autosomal rezessive Verlaufsform der MPS Typ I (Hurler-Syndrom) ist durch einen fatalen Verlauf gekennzeichnet. Bereits im Säuglings- und Kleinkindalter sind Speicherphänomene in multiplen Geweben und Organen nachweisbar, die psychomotorische Entwicklung ist deutlich retardiert. Die Speicherung von GAG führt zum typischen Aussehen mit vergröberten Gesichtszügen (Gargoylismus), die Gelenke sind in geringer Kontraktionsstellung (Affenhaltung), die Körperkonturen sind durch Hautverdickungen verstrichen (◘ Abb. 33.8). Ein vorgewölbtes Abdomen resultiert aus lumbaler Lordose und Organomegalie (Hepatosplenomegalie).

Die kardiale GAG-Speicherung führt zur Kardiomyopathie, die Lebenserwartung ist deutlich herabgesetzt (10–20 Jahre). Radiologische Skelettuntersuchungen ergeben das Bild der Dysostosis multiplex mit Verdickungen der Schädelkalotte, vorzeitigem Verschluss der Schädelnähte, J-förmiger Deformierung der Sella turcica, Wirbelkörperveränderungen (Angelhakenform), Becken- und Hüftdysplasie, Rippenverbreiterungen (Ruderblattrippen), Phalangenanomalien (Zuckerhutphalangen).

Die von der X-chromosomal erblichen MPS II (Hunter-Syndrom) betroffenen Jungen zeigen einen dem Hurler-

Tabelle 33.7. Mukopolysaccharidosen

Erkrankung	Enzymdefekt	Klinische Symptome
MPS I	α-Iduronidase (autosomal rezessiv)	
Hurler-Syndrom		Dysostosis multiplex, Gargoylismus, Hepatosplenomegalie, Kardiomyopathie, mentale Retardierung, Corneatrübung
Scheie-Syndrom		Milderer Verlauf als Hurler-Syndrom; Kardiomyopathie, normale Intelligenz
MPS II Hunter-Syndrom	Iduronat-2-Sulfatase	Wie Hurler-Syndrom, nur Jungen, keine Corneatrübung
MPS III Sanfilippo-Syndrom Typ A Typ B Typ C Typ D	Sulfamidase N-Acetylglucosaminidase Glucosaminid-N-Acyltransferase N-Acetylglucosaminin-6-Sulfatase	Psychomotorische Retardierung >Schwere Regression Milde Speichersymptomatik
MPS IV Morquio-Syndrom	N-Acetyl-Galactosamin-6-sulfatase	Kleinwuchs, schwere Skelettdeformitäten, Corneatrübung
MPS VI Maroteaux-Lamy-Syndrom	N-Acetyl-Galactosamin-4-sulfatase	Hurler-Syndrom-ähnlich, normale Intelligenz
MPS VII Sly-Syndrom	β-Glucuronidase	Hohe klinische Variabilität

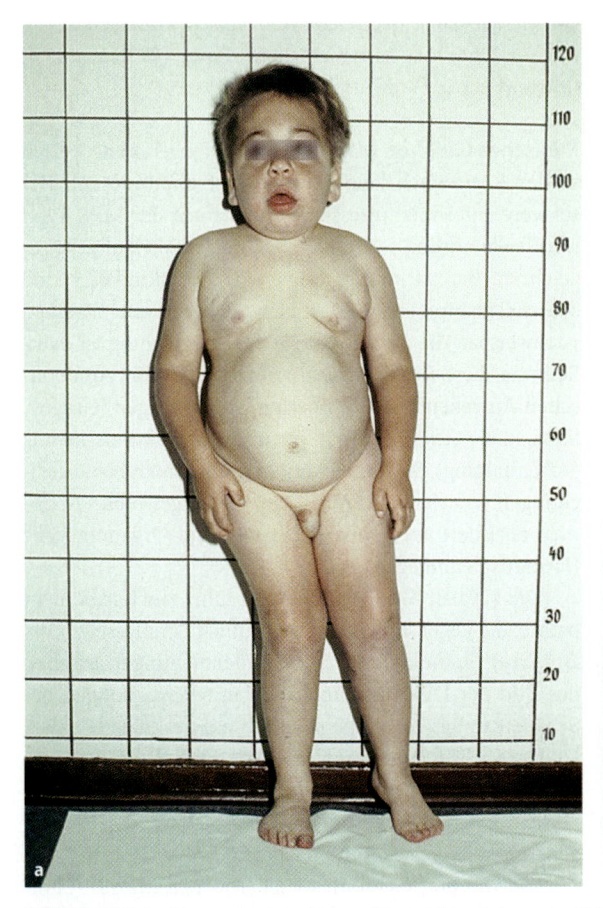

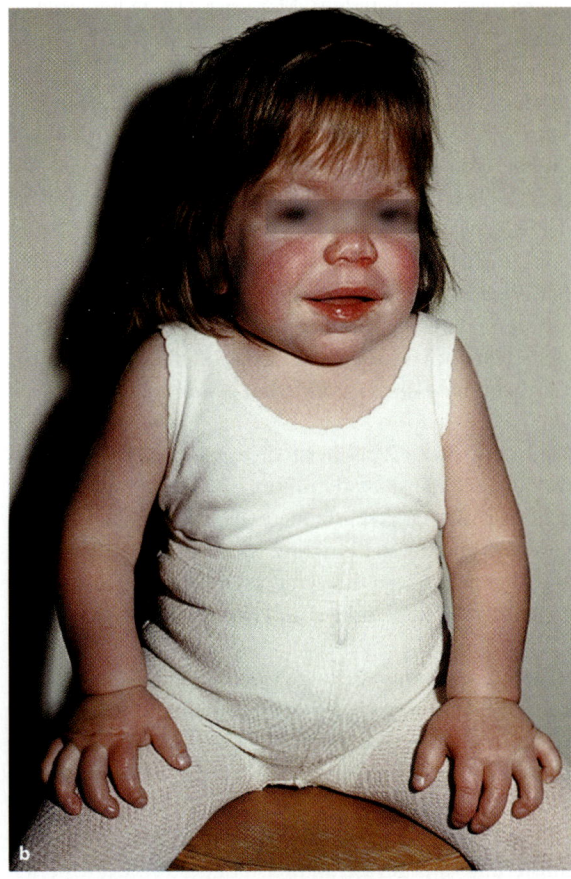

Abb. 33.8a, b. Mucopolysaccharidose. **a** Kontraktionsstellung der Gelenke, vorgewölbtes Abdomen. **b** Gargoylismus

Syndrom ähnlichen Phänotyp. Demgegenüber ist die Symptomatik bei der 2. Verlaufsform der MPS I, dem Scheie-Syndrom, deutlich milder, und die mentale Entwicklung ist normal.

Patienten mit MPS III (Sanfilippo-Syndrom) zeigen eine zunächst nur milde Entwicklungsverzögerung. Typisch ist jedoch eine Regression mit dem allmählichen Verlust bereits erworbener Leistungen ab dem Kleinkind- und Vorschulalter und einer schwersten geistigen Behinderung im Endstadium, bei nur milder sichtbarer Speichersymptomatik.

Patienten mit MPS IV fallen durch schwere Wachstumsstörungen aufgrund massiver Skelettveränderungen auf: Rumpfverkürzung, schwere Kyphoskoliose, Thoraxdeformitäten, ausgeprägte Beugekontrakturen in den Hüft- und Kniegelenken. Bei der MPS VI (Maroteaux-Lamy-Syndrom) stehen Dysostosis multiplex und Kardiomyopathie im Vordergrund, bei normaler mentaler Entwicklung. Die MPS VII (Sly-Syndrom) weist ein breites klinisches Spektrum bezüglich der Speicherphänomene und mentalen Beteiligung auf.

Der Beweis der Mukopolysaccharidosen erfolgt durch den Nachweis einer erhöhten GAG-Ausscheidung im Urin. Dermatologisch können eine Hautverdickung durch Einlagerung der Mukopolysaccharide und an Akrosklerosen erinnnernde Veränderungen vorkommen. Weißliche kleine Knötchen in symmetrischer Verteilung sind in den Leisten, der hinteren Axillarfalte, im Nacken, der Pektoralisregion oder skapulär zu beobachten (Prystowsky et al. 1977). Es besteht eine Hypertrichoseneigung.

Histologie. Die Knötchen entstehen durch Akkumulation extrazellulärer Mukopolysaccharide in der unteren retikulären Dermis. Bei allen Typen der Mukopolysaccharidosen sind vorwiegend mesenchymale Zellen (z. B. Hautfibroblasten) durch die lysosomalen Defekte betroffen, was sich für eine ultrastrukturelle Diagnostik nutzen lässt.

Therapie. Weltweit wurden MPS-Patienten ohne oder mit beginnender ZNS-Manifestation mit allogener Knochenmarktransplantation (KMT) behandelt. Durch die KMT konnte eine deutliche Abnahme der viszeralen Speicherung erzielt werden, die Skelettmanifestation ließ sich jedoch nicht beeinflussen. Seit 2003 steht zur Behandlung der nichtzerebralen Symptomatik der MPS I eine Enzymersatztherapie (ERT) zur Verfügung. Die ERT für andere MPS-Formen und weitere lysosomale Speichererkrankungen wird derzeitig in klinischen Studien geprüft (Kakkis 2002).

Differenzialdiagnose. Mukolipidosen, Coffin-Lowry-Syndrom, Skelettdysplasien.

33.14 Mukolipidosen

Epidemiologie. Die Mukolipidosen sind seltene, den Mukopolysaccharidosen verwandte Erkrankungen.

Ätiologie. Bei den Mukolipidosen ist der Abbau von Oligosacchariden durch spezifische Enzymdefekte gestört (Tabelle 33.8).

Klinisches Bild. Im Gegensatz zu den Mukopolysaccharidosen weisen Patienten mit Mukolipidosen bereits häufig als Neugeborene klinische Symptome wie Hydrops fetalis oder Kardiomegalie auf. Alle Formen gehen mit ZNS-Beteiligung, z. B. Krampfanfällen und psychomotorischer Retardierung, einher. Die Gesichtsdysmorphien und Skelettdeformitäten sind von variabler Ausprägung.

Der Beweis von Mukolipidosen erfolgt durch den Nachweis von Oligosacchariden im Urin und erhöhter lysosomaler Enzymwerte im Blut sowie enzymatischen Untersuchungen in Zellen (Lymphozyten, Fibroblasten). Eine erhöhte GAG-Ausscheidung im Urin liegt nicht vor. Teilweise sind vakuolisierte Lymphozyten im Blutbild vorhanden (Beck u. Fang-Kircher 1993). Die Mukolipoidose Typ II geht mit verdickter und straffer Haut und Gingivahyperplasie einher. Der Typ III (Pseudo-Hurler) weist sog. »knuckle pads« prätibial auf.

Tabelle 33.8. Oligosaccharidosen und Mukolipidosen

Erkrankung	Enzymdefekt	Klinische Symptome
Mannosidose	α-Mannosidase	Kleinwuchs, mentale Retardierung, Skelettveränderungen, Gesichtsdysmorphie
Fucosidose	α-Fucosidase	Wie Mannosidose, zusätzlich Angiokeratoma corporis diffusum
Sialidose, Mukolipidose I	N-Acetyl-Neuraminidase	Wie Mannosidose, zusätzlich Myoklonien, kirschroter Makulafleck
I-Cell-Disease, Mukolipidose II	N-Acetylglucosaminylphosphotransferase	Schwerer Hurler-Syndrom-ähnlicher Verlauf mit frühem Beginn, »Pseudo-Hurler-Dystrophie«

Histologie. Ultrastrukturell lassen sich intrazelluläre Mukopolysaccharidanreicherungen in Fibroblasten nachweisen.

Therapie. Wirkungsvolle Therapien stehen bisher nicht zur Verfügung. An einer somatischen Gentherapie wird gearbeitet.

Differenzialdiagnose. Mukopolysaccharidosen, Sphingolipidosen, erworbene »knuckle pads« (Wollina u. Rülke 1994).

33.15 Schilddrüsenerkrankungen

33.15.1 Einleitung

Funktionsstörungen der Schilddrüse sind entweder durch Schilddrüsenhormonmangel oder -überschuss charakterisiert und spielen im Kindesalter wegen der erheblichen Bedeutung dieser Hormone für Wachstum und Entwicklung eine wichtige Rolle.

33.15.2 Hypothyreose

Der Zustand einer mangelhaften Schilddrüsenhormonverfügbarkeit bzw. -wirkung wird je nach Ort der Störung in eine primäre, sekundäre oder tertiäre Form unterteilt (Übersicht 33.1).

Angeborene Hypothyreose

Epidemiologie. Die Häufigkeit angeborener Hypothyreosen wird in Deutschland mit ca. 1 : 4000 Neugeborene angegeben und ist damit als zweithäufigste Endokrinopathie im Kindesalter nach dem Typ I-Diabetes einzuschätzen.

Ätiologie. Die verschiedenen Ursachen der angeborenen Hypothyreose sind in Übersicht 33.2 wiedergegeben. Am häufigsten sind die Anlagestörungen der Schilddrüse sowie die transienten angeborenen Hypothyreosen als Regulationsstörung, während autosomal rezessiv vererbte Hormonsynthesestörungen sowie periphere bzw. hypophysäre Hormonresistenz eher selten sind.

Klinisches Bild. Konnatale Hypothyreosen zeigen bei Geburt meist noch kein typisches klinisches Bild. In den ersten Lebenswochen entwickeln sich einige hinweisende Zeichen (Übersicht 33.3, ◘ Abb. 33.9). Dennoch ist die notwendigerweise möglichst baldige Diagnosestellung und Therapieeinleitung nur mit Hilfe des Neugeborenenscreenings (TSH und/oder T4-Bestimmung im Filterpapiertrockenblut am 3. Lebenstag) möglich.

Auffällig ist eine Reduzierung im Haardurchmesser. Ein stumpfes glanzloses Haar kann ebenfalls beobachtet wer-

---

Übersicht 33.1. Einteilung der Hypothyreosen

- Primäre Hypothyreose
    - Schilddrüsendysgenesien
    - Hormonsynthesestörungen
    - Hormonresistenz
    - Thyreostatika
    - Jodmangel
- Sekundäre Hypothyreosen
    - Hypophysärer Defekt
- Tertiäre Hypothyreosen
    - Hypothalamischer Defekt

Übersicht 33.2. Ursachen der angeborenen Hypothyreose

- Primäre angeborene Hypothyreose
    - Schilddrüsendysgenesien – Athyreose, Ektopie, Hyperplasie
    - Hormonsynthesedefekte
    - Periphere und hypophysäre Hormonresistenz
- Transiente primäre angeborene Hypothyreose
    - Jodmangel
    - Jodüberschussblockierung
    - Mütterliche blockierende Immunglobuline
- Sekundäre angeborene Hypothyreose
    - Isolierter TSH-Mangel
    - Panhypopituitarismus

Übersicht 33.3. Klinische Zeichen bei angeborener Hypothyreose

- Muskelhypotonie
- Makroglossie, plumpe Facies
- Ikterus prolongatus
- Cutis marmorata
- Hernia umbilicalis
- Offene kleine Fontanelle
- Retardiertes Skelettalter

---

den. Hypothyreosen fördern die Entstehung dermaler Muzinosen, die als dermatologisches Leitsymptom gelten und lediglich noch bei den autoimmunen Hyperthyreosen zu beobachten sind (Reisert 1996). Das diffuse Myxödem wird durch Ansammlung von Glykosaminoglykanen und Flüssigkeit ausgemacht. Im Kindesalter ist eher an das primäre diffuse Myxödem zu denken als an das sekundäre nach Operation der Schilddrüse oder Radiojodtherapie (▶ un-

33.15 · Schilddrüsenerkrankungen

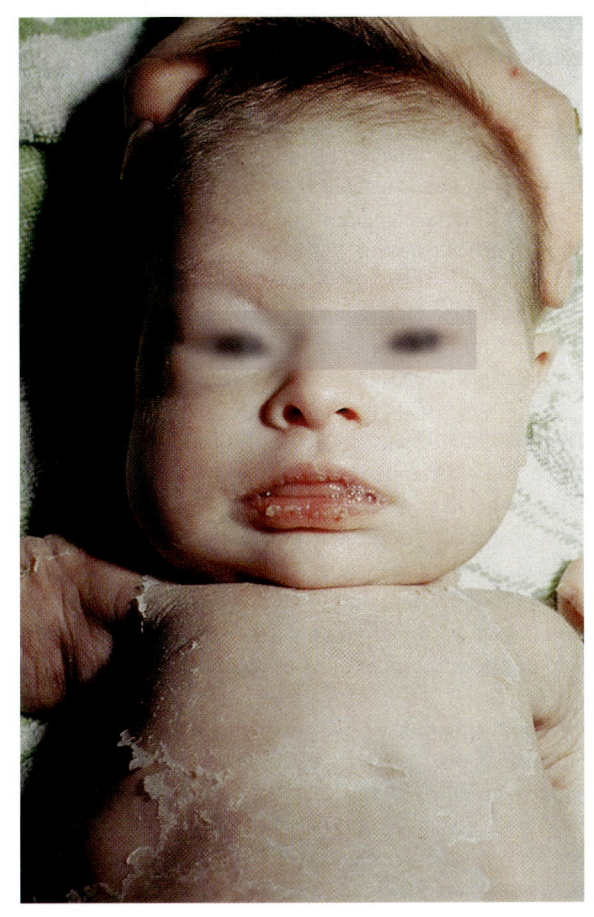

Abb. 33.9. Kongenitale Hypothyreose. Makroglossie, Makrocheilie, diffuses Myxödem und groblamelläre Abschuppung bei Xerosis cutis

Tabelle 33.9. Substitutionstherapie der angeborenen Hypothyreose

Alter	L-Thyroxin-Dosis	
	[µg/kgKG]	[µg/Tag]
0–3 Monate	10–15	(50)
3–24 Monate	8–10	(50–80)
2–10 Jahre	4–6	(75–125)
10–16 Jahre	3–4	(100–150)
>16 Jahre	2–3	(100–150)

ten). Eine leicht gelblich-weiße Verfärbung an den palmoplanataren Flächen und der Nasolabialfalte bei Sebostase in Kombination mit einer fahlen wachsartigen, plastisch ödematös veränderten Haut lassen die klinische Verdachtsdiagnose stellen. Das zirkumskripte Myxödem zeigt plattenartige, gerötete derbe Infiltrate und Schwellungen.

Histologie. Vermehrte Grundsubstanz im Korium mit Betonung der oberen Schichten, der Haarfollikelumgebung und der Gefäße bei diffusem und zirkumskriptem Myxödem.

Therapie. Die Behandlung einer konnatalen Hypothyreose muss möglichst schnell und effektiv mit der Zufuhr von Schilddrüsenhormon in ausreichender Dosierung (Tabelle 33.9) erfolgen, da besonders im 1. Lebensjahr die Hirnentwicklung (Myclinisierung) von einer ausreichenden Schilddrüsenhormonversorgung abhängt und einmal eingetretene Entwicklungs- und Hirnausbildungsdefizite irreversible Schäden verursachen. Die Therapie einer kongenitalen Hypothyreose ist außer bei den transienten Hypothyreoseformen lebenslang durchzuführen. Alle biologischen Effekte der Schilddrüsenhormone (besonders die Realisierung der Körperlänge und der ossären Reifung sowie Funktionsentwicklung) können mit der oralen Schilddrüsenhormontherapie gut erreicht werden. Auch die Symptomatik der Sebostase und Muzinosen bessern sich deutlich.

Differenzialdiagnose. Das klinische Bild der kongenitalen Hypothyreose bietet im Neugeborenenalter wegen der plumpen Fazies, Makroglossie und der muskulären Hypotonie Ansatzpunkte zur Verwechslung mit einem M. Langdon-Down (Chromosomenanalyse). Im Übrigen ist aber mit dem TSH-Screening die Diagnostik so präzise, dass kaum eine Differenzialdiagnostik außerhalb des Hypothyreosekreises durchzuführen ist. Die Abgrenzung der transienten Hypothyreoseformen sollte im Hinblick auf möglichst geringe ZNS-Gefährdung frühestens nach dem 2. Lebensjahr, besser aber erst nach dem 4. Lebensjahr durch Medikationsauslassversuch und erneute Schilddrüsenfunktionstestung (TRH-Test) erfolgen. Die Muzinosen (besonders die zirkumskripten) können gelegentlich einen lepromatösen Phänotyp zeigen.

Erworbene Hypothyreose

Erworbene Hypothyreosen (primäre, sekundäre, tertiäre) sind relativ selten im Kindesalter und kommen meist erst nach der Säuglingszeit zur Beobachtung.

Epidemiologie. Es handelt sich um seltene Erkrankungen.

Ätiologie. Noch am häufigsten ist eine Thyreoiditis, klinisch als Struma imponierend, Ursache einer erworbenen Hypothyreose. Die anderen Möglichkeiten sind in Übersicht 33.4 aufgeführt.

Klinisches Bild. Bei nach dem Säuglings-/Kleinkindalter erworbener Hypothyreose spielen ausgeprägte ZNS-Schäden eine geringere Rolle. Vordergründig ist eine allgemeine Wachstumsstörung, psychomotorische Retardierung und Leistungsdefizite. Außerdem kommen Müdigkeit, Obstipation, Bradykardie, aber auch recht trockene Haut sowie struppiges, trockenes Haar vor. Auch die diffuse Alopezie wird bei Hypothyreose beobachtet, ihr Ausmaß steht jedoch in keinem direkten Zusammenhang zur Schwere und Dauer der endokrinologischen Störung (Rook u. Dawber

> **Übersicht 33.4. Ursachen erworbener Hypothyreosen**
>
> - Primäre erworbene Hypothyreose
>   - Thyreoiditis
>   - Bestrahlungsfolge
>   - Medikamente (z. B. Thyreostatika)
>   - Angeborene Schilddrüsenhormonsynthese-defekte mit später Dekompensation
> - Sekundäre erworbene Hypothyreose
>   - Schädeltrauma
>   - Hypophysentumor (Kraniopharyngeom)
>   - Iatrogen – nach Hypophysenoperation

1995). An den Nägeln finden sich longitudinale Streifen und Rillen, »brittle nails«, Onycholysen, aber auch eine Pachyonychie ist beschrieben worden (Baran u. Dawber 1994).

Histologie. Wie bei primärer Hypothyreose.

Therapie. Bei erworbener Hypothyreose ist eine lebenslange Schilddrüsenhormonsubstitution, i. Allg. 100 µg LT4/m² KOF/Tag in 1 Dosis, erforderlich.

Differenzialdiagnose. Jedes minderwüchsige oder chronisch obstipierte Kind muss, auch im Hinblick auf einen erworbenen Schilddrüsenhormonmangel (periphere Hormonspiegel, hypophysäre Steuerhormone TSH und ggf. Funktionstest mit TRH), untersucht werden.

33.15.3 Hyperthyreose im Kindesalter

Neugeborenenhyperthyreose

Epidemiologie. Sehr selten kommt es im Neugeborenenalter zur Erkrankung an einer Hyperthyreose mit u. U. dann lebensbedrohlichen Auswirkungen der vermehrt vorhandenen und wirksamen Schilddrüsenhormone.

Ätiologie. Durch transplazentare Passage thyreoideastimulierender IgG-Antikörper bei mütterlicher Hyperthyreose wird die kindliche Schilddrüse zur maximalen Hormonsekretion angeregt.

Klinisches Bild. Neugeborene zeigen die Auswirkungen einer Schilddrüsenstimulation durch Struma und biologische Auswirkungen des Schilddrüsenhormonexzesses teilweise durch Exophthalmus, insbesondere auch kardiale Anzeichen, wie Tachykardie, Herzinsuffizienz mit Dyspnoe sowie Hyperthermie. Die Haut ist überdurchschnittlich warm, feucht und sehr gut durchblutet. Die Diagnosesicherung erfolgt durch Ermittlung erhöhter T4-, T3- bzw. fT4- und fT3-Werte sowie eines supprimierten TSH (physiologisch höhere Normalwerte bei Neugeborenen beachten!).

Nicht selten sind prätibiale symmetrische Myxödeme vom zirkumskripten Typ mit kissenartiger Anschwellung und gelblich-weißlicher Färbung. Durch trichterförmige Einsenkung der Haarfollikel ensteht eine Orangenhaut. Eine begleitende Hypertrichose ist auffällig. Ulzerationen können sich entwickeln.

Histologie. Reichlich alzianblau-reaktives Material im oberen Korium, reichlich Fibroblasten und ein vermindertes kurzfaseriges Kollagennetz im prätibialen Myxödem.

Therapie. Möglichst schnelle Einleitung einer thyreostatischen und sedierenden bzw. selektiv β-blockierenden Medikation bis zum Abbau der IgG-Antikörper (etwa 6 Wochen postnatal). Am besten erfolgt aber eine Behandlung mit Jodopinsäure, die schnellen Wirkungseintritt zeigt und als Inhibitor der hepatischen Schilddrüsenhormonkonversion T4 zu T3 und Inhibitor der TSH-Wirkung an der Schilddrüse wirksam ist (z. B. Biloptin).

Differenzialdiagnose. Neugeborenendyspnoe und/oder Herzinsuffizienz anderer Ursachen müssen abgegrenzt werden. Im Einzelfall kann dies durchaus schwierig sein, da die Übertragung der stimulierenden IgG-Antikörper von der Mutter natürlich auch noch nach einem bereits operativ, also definitiv behandelten M. Basedow eintreten kann.

Erworbene Hyperthyreose

Epidemiologie. Die Häufigkeit einer erworbenen Hyperthyreose ist im Kindesalter relativ selten (Inzidenz 0,1–3,01 : 100.000 und Jahr). Auffällig und auf disponierende Faktoren hinweisend ist aber eine Mädchenwendigkeit (weiblich : männlich ca. 5 : 1). Die Manifestation geschieht noch am häufigsten im Pubertätsalter.

Ätiologie. Die Ätiologie ist grundsätzlich nach den Formen unterschiedlich und einzuteilen in antikörperabhängig und -unabhängig. Am häufigsten ist eine erworbene Hyperthyreose im Kindesalter durch Autoimmunvorgänge (Autoantikörper gegen TSH-Rezeptor sowie gegen Schilddrüsenzellmembran) mit stimulierender Wirkung sowie Defekten der Suppressorfunktion intrathyreoidaler Lymphozyten verursacht. Diese Erkrankungsform kommt selten vor dem 10. Lebensjahr vor und zeigt das Häufigkeitsmaximum der Manifestation zwischen dem 12. und 14. Lebensjahr bei Mädchen.

Die Antikörper TRAK, MAK sowie TG-Antikörper sind meist nachweisbar. Genetische Prädispositionen, z. B. HLA 1, B8, DR3, aber auch Umweltfaktoren, virale Infektionen, Stress, sollen Realisationsfaktoren sein. Eine akute suppurative Thyreoiditis kann als lebensbedrohliche Komplikation einer HIV-Infektion auftreten (Golshan et al. 1997). Ein autonomes Adenom der Schilddrüse (benigner,

33.15 · Schilddrüsenerkrankungen

Tabelle 33.10. Häufigkeit klinischer Symptome bei Hyperthyreose

Symptome	Häufigkeit (%)
Struma	100
Tachykardie	69
Exophthalmus	62
Körperlängenzuwachs (Überlänge)	62
Systolische Geräusche	62
Schwirren über der Schilddrüse	54
Feuchte und warme Haut	46
Große Blutdruckamplitude	38
Fein- bis mittelschlägiger Tremor	31
Obstipation	15
Übergewicht	15
Vermehrte Stühle	15
Trockene, warme Haut	8
Körperlängendefizit	8
Relatives Untergewicht	8
Lidödeme	8
Gesteigerter roter Dermographismus	8
Rote Wangen	8
Hyperreflexie	8
Respiratorische Arrhythmie	8

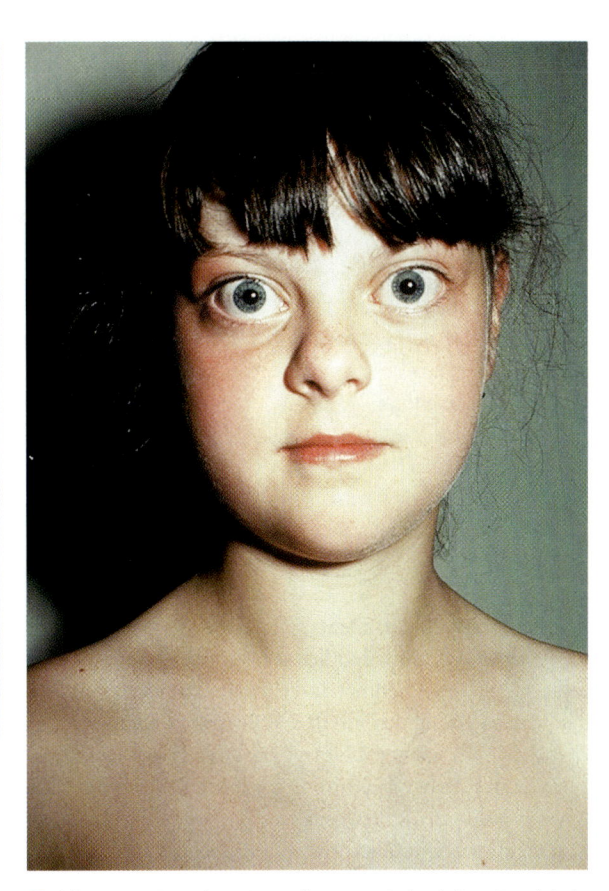

Abb. 33.10. Erworbene Hyperthyreose mit deutlichem Exophthalmus

vermehrt speichernder Schilddrüsenknoten mit autonomer, überhöhter Schilddrüsenhormonproduktion, ohne Antikörper) ist sehr selten Ursache einer erworbenen Hyperthyreose, beruhend auf konstitutiv aktivierenden TSH-Rezeptormutationen. TSH-induzierte Hyperthyreosen, z. B. TSH-produzierender Hypophysenvorderlappentumor, oder isolierte hypophysäre Schilddrüsenhormonresistenz werden ebenso selten beobachtet.

Klinisches Bild. Das klinisch häufigste und wichtigste Zeichen einer gesteigerten Schilddrüsendysfunktion ist die Schilddrüsenvergrößerung, d. h. die Struma (Tabelle 33.10).

Abbildung (alt 32.10) Erworbene Hyperthyreose mit deutlichem Exophthalmus (Mb. Basedow)

Andere Symptome lassen sich direkt auf die gesteigerten biologischen Wirkungen der Schilddrüsenhormone beziehen. Typisch sind auch die in ca. 16% der Fälle auftretenden Augensymptome, wie Exophthalmus (Abb. 33.10), Gräfe-Zeichen (fehlende Mitreaktion des Lides bei Blicksenkung), Stellwag-Zeichen (seltener Lidschlag) und Möbius-Zeichen (Konvergenzschwäche). Die Haut der Patienten ist auffällig gut durchblutet und warm. Nagelveränderungen sind bei ca. 5% der Hyperthyreosepatienten auffällig. »Brittle nails«, Onycholysen und Koilonychie wurden beschrieben. Auch eine distale braune Hyperpigmentierung der Nagelplatte ist bekannt.

Die Diagnose einer Hyperthyreose wird durch Erfassung erhöhter T4-, T3- bzw. fT4- und fT3-Serumwerte einschließlich erniedrigtem supprimiertem TSH gesichert. Das Diamond-Syndrom beim M. Basedow beschreibt die thyroidale Akropathie (»finger clubbing«) in Kombination mit prätibialem Myxödem und Ophthalmopathie.

Histologie. ▶ oben.

Therapie. Im Fall eines M. Basedow ist zunächst eine thyreostatische Therapie (zumeist Thiamazol, Carbimazol oder Propylthiourazil) indiziert bzw. bei häufigen Rezidiven eine Strumektomie kaum zu umgehen. Entfernung der Schilddrüse durch Radiojodtherapie wird erst ab dem jungen Erwachsenenalter anempfohlen. Beim Vorliegen eines autonomen Adenoms ist die Enukleation erfolgreich. TSH-bildende Hypophysentumoren sind auch einer Operation zugänglich.

Differenzialdiagnose. Strumen anderer Genese, insbesondere Thyreoiditis in hyperthyreoter Phase (typischerweise negative TRAK-, aber positive MAK-Antikörper), aber auch vegetative Störungen mit Tachykardie müssen gegenüber einem M. Basedow abgegrenzt werden. Bei zeitweilig hyperthyreoter Thyreoiditis kann einmal eine thyreostatische Therapie, aber kaum eine Strumektomie in Betracht kommen.

Struma

Die Vergrößerung der Schilddrüse wird als Struma bezeichnet und lässt sich sowohl klinisch als auch sonographisch klassifizieren und quantifizieren (Übersicht 33.5).

> **Übersicht 33.5. Einteilung der Strumen**
>
> - Neonatale Struma
> - Juvenile, euthyreote Struma
> - Thyreoiditis
>   - akut eitrige
>   - subakute
>   - chronisch lymphozytäre
>   - chronisch fibröse
> - Hyperthyreote Struma (M. Basedow)

Epidemiologie. Neonatale Strumen treten infolge allgemein verbesserter Jodzufuhr deutlich seltener (<1%) als früher auf und sind jetzt eher bedingt durch Thyreostatikatherapie bei der Mutter, Vorhandensein thyreoideastimulierender Antikörper von der Mutter, Übertragung strumagener Substanzen oder das Vorhandensein von angeborenen Enzymdefekten der Schilddrüsenhormonsynthese. Juvenile Strumen kommen je nach Jodversorgung zwischen 30 und 60% im Pubertätsalter, besonders bei Mädchen, zur Manifestation. Echte diffuse Hyperplasien treten bei chronisch erhöhtem TSH immer ein. Thyreoiditiden sind allgemein im Kindesalter relativ selten. Dies gilt allerdings nicht für die chronische, lymphozytäre Thyreoiditis (Hashimoto), die vermehrt bei Mädchen als Autoimmunerkrankung (MAK und TAK positiv, TRAK negativ) nachgewiesen wird.

Ätiologie. Jodmangel, insbesondere intrathyreoidale Jodverarmung, und TSH-Überstimulation bedingen eine diffuse Größenzunahme der Schilddrüse im Sinne einer Zellhyperplasie. Entzündliche Autoimmunvorgänge bei der Thyreoiditis verursachen ebenfalls eine Schilddrüsenvolumenzunahme.

Klinisches Bild. Es findet sich bei der Struma eine homogene Schilddrüsenvergrößerung, die sowohl sichtbar als auch palpabel wird und am besten sonographisch als Gesamtvolumen erfassbar ist. Bei normaler Schilddrüsenfunktion (Euthyreose) ergeben sich außer Lokalsymptomen wie Druck, gelegentliche Schluckbeschwerden sowie relative Luftnot, keine weiteren Allgemeinsymptome. Haut, Haare und Nägel weisen keine speziellen Veränderungen auf. Bei Strumen, die durch Thyreoiditis verursacht sind, kann es zu wechselnden Funktionszuständen mit hyperthyreoten und hypothyreoten Phasen, letztendlich aber einem Ausbrennen in hypothyreoter Funktionslage kommen. Entsprechend sind klinische Beschwerden ausgeprägt.

Histologie. Es existiert keine spezifische Dermatohistologie der Struma.

Therapie. Bei euthyreoter Struma ist zunächst eine adäquate Jodidzufuhr (prophylaktisch 100 µg/Tag bzw. therapeutisch 200 µg/Tag zumindest über ein $1/2$ Jahr) zur Senkung intrathyreoidaler proliferativer Faktoren wichtig. Bei unzureichendem Therapieeffekt bzw. länger notwendiger Behandlungsdauer ist auch eine Suppression des TSH durch L-Thyroxinmedikation (50–100 µg LT4/Tag) zur Abschaltung des 2. Proliferationsmechanismus sinnvoll. Beim Vorliegen einer Thyreoiditis wird bei euthyreoter Funktionslage zunächst abgewartet und bei hypothyreoter Entwicklung sofort eine L-Thyroxinlangzeitbehandlung in der oben genannten Dosierung durchgeführt. Immunmodulatorische Therapien befinden sich im Stadium der klinischen Erprobung.

Differenzialdiagnose. Strumen sind gegenüber medianen, lateralen Halszysten, Lymphangiomen, Hämangiomen, Schilddrüsentumoren abzugrenzen. Zu beachten ist weiterhin das gehäufte Vorkommen der Thyreoiditis innerhalb sog. Polyendokrinopathiesyndrome (Tabelle 33.11).

Tabelle 33.11. Polyendokrinopathiesyndrome

Typ I (Blizzard-Syndrom)	Typ II (Schmidt-Carpenter-Syndrom)	Typ III
Hypoparathyreoidismus	M. Addison	Thyreoiditis
M. Addison	Thyreoiditis (70%)	Diabetes
Candidose	Diabetes	Perniziöse Anämie
Alopezie		
Malabsorption		
Perniziöse Anämie	Hypogonadismus	
Hypogonadismus	Alopezie	
Chronische Hepatitis	Perniziöse Anämie	
Thyreoiditis (10%)		
Diabetes	HLA B8 + HLA DR3	

Tabelle 33.12. Multiple endokrine Neoplasiesndrome (MEN). (Nach Fearon 1997)

Typ	Hauptmanifestationen	Genetischer Defekt
Typ I	Hypophyse Epithelkörper Inselzellen des Pankreas	11q13 (*MENIN-Gen*)
Typ IIa	Schilddrüse (medulläres Karzinom) Nebennierenmark (Phäochromozytom) Epithelkörper (Hyperparathyreoidismus)	10q11.2 (*RET-Gen*)
Typ IIb	Schilddrüse (medulläres Karzinom) Nebennierenmark (Phäochromozytom) Multiple mukosale Neurome Charakteristische Facies Marfanoider Habitus	10q11.2 (*RET-Gen*)
FMTC	Medulläres Schilddrüsenkarzinom	10q11.2 (*RET-Gen*)

33.15.4 Multiple endokrine Neoplasie (MEN)

Definition. Familiäre Erkrankungen, bei denen mehr als eine endokrine Drüse von Hyperplasie oder Tumor betroffen ist. Bei MEN-Erkrankungen handelt es sich um seltene hereditär auftretende endokrine Tumoren, die in unterschiedlichster Weise miteinander kombiniert sein können. Die Einteilung ist Tabelle 33.12 zu entnehmen.

Epidemiologie. Die Erkrankungsformen des MEN sind im Kindesalter sehr selten, müssen aber immer beim Vorliegen eines Hyperparathyreoidismus und noch mehr beim Auftreten eines medullären Schilddrüsenkarzinoms bedacht werden.

Ätiologie. Bei autosomal dominantem Erbgang mit hoher Penetranz wird die Erkrankungen vererbt. Außerdem wird ein weiterer Verlust von genetischem Material an korrespondierenden Allelen als Möglichkeit bzw. Voraussetzung für die Manifestation der Erkrankungen angesehen. MEN I ist durch einen Verlust der Heterozygosität flankierender Marker des MEN-I-Gens charakterisiert (Dong et al. 1997). Häufigste Punktmutationen für MEN IIa und FTMC finden sich in Cys-reichen Domänen der Exons 10 und 11 des RET-Gens. Zusätzlich sind Mutationen der intrazellulären Tyrosinkinasedomäne des RET bei FMTC beschrieben worden.

Klinisches Bild. Die klinischen Bilder sind von der primären Grunderkrankung bzw. der Ausprägung eines entsprechenden Hormonexzesses abhängig. Beim MEN I liegen Tumoren der Nebenschilddrüse sowie Inselzelltumoren des Pankreas vor. Das klinische Bild wird durch Tumoren der Glans pituitalis, Lungenkarzinoide, Angio- und Leiomyome sowie Angiomyolipome ergänzt. Bezüglich der dermatologischen Symptomatik sind Lipome, faziale Angiofibrome und Kollagenome, multiple gingivale Papeln und konfettiartige hypopigmentierte Maculae zu erwähnen (Darling et al. 1997).

MEN II a ist ein autosomal dominantes Syndrom mit medullärer Schilddrüsenhyperplasie oder -karzinom in Kombination mit Phäochromozytom, Hyperparathyreoidismus und gelegentlichen Veränderungen des Nerven-, Muskel- und Bindegewebes. Das familiäre medulläre Schilddrüsenkarzinom (FMTC) stellt ein monosymptomatisches MEN IIa dar. Die Diagnose dieser Erkrankungen wird durch das Vorliegen der multiplen Tumoren in endokrinen Organen und durch den Nachweis der jeweils erhöhten Hormonwerte, insbesondere aber beim medullären Schilddrüsenkarzinom durch Erhöhung des Calcitonins und beim gleichzeitig vorliegenden Phäochromoytom durch Erhöhung der Katecholamine nachgewiesen.

Als Carney-Komplex wird die Kombination von MEN und Lentiginosis bezeichnet. Die endokrinen Neoplasien entwickeln sich in Zirbeldrüse, Nebennieren, Testes und Schilddrüse, auch Schwannome kommen vor (Stratakis et al. 1997). MEN IIa (Sipple-Syndrom) und FMTC sind durch eine häufige Assoziation zum kutanen Lichen amyloidosus charakterisiert, der als multiple bräunliche Maculae mit Pruritus besonders an der oberen Rumpfhäfte imponiert (Kousseff et al. 1991). Mutationen des Cys634Gly im Exon 11 des *RET*-Protoonkogens sind dafür verantwortlich. Es handelt sich somit möglicherweise um eine Kosegregation beider Erkrankungen (Seri et al. 1997). Umgekehrt weisen Patienten mit einer familiären Häufung des kutanen Lichen amyloidosus kein erhöhtes Risiko für ein MEN IIa auf (Hostra et al. 1996).

Beim MEN IIb (Abb. 33.11) dominiert ein marfanoider Habitus, es zeigen sich betonte Lippen und an Schleimhäuten bzw. Schleimhautübergängen Ganglioneurome und Neurome, jedoch keinerlei Nebenschilddrüsenerkrankungen. Haut, Haare und Nägel können darüber hinaus trophische Störungen wie bei Malabsorption aufweisen. Die Mutation T2753C (M918T) im Exon 16 wird häufig bei Patien-

Therapie. Gezielte operative Entfernung der entsprechenden Tumoren und postoperative Hormonsubstitution bei eingetretenem Ausfall. Die kutane Amyloidose kann topisch mit 50%iger DMSO-Lösung oder Bade-PUVA therapiert werden.

Differenzialdiagnose. Die Differenzialdiagnose ist im Einzelfall von den klinischen Symptomen abhängig und u. U. sehr komplex. Für MEN I ist unbedingt der M. Bourneville-Pringle (tuberöse Sklerose) zu bedenken. Auch bei klinisch typischer tuberöser Sklerose sollte ein MEN ausgeschlossen werden. In jedem Fall eines Hypoparathyreoidismus oder eines medullären Schilddrüsenkarzinoms, aber auch eines Hypophysentumors muss an die verschiedenen Kombinationen der multiplen endokrinen Neoplasie gedacht werden. Calcitonin ist als hormoneller Tumormarker für ein medulläres Schilddrüsenkarzinom sowohl für die Diagnostik als auch die therapeutische Verlaufskontrolle geeignet. Humangenetische Untersuchungen können sowohl bei primärer Diagnostik als auch bei der Familienuntersuchung hilfreich eingesetzt werden.

33.16 Nebenschilddrüsenerkrankungen

33.16.1 Einleitung

In den Epithelkörperchen (Nebenschilddrüsen) erfolgt die Parathormonsynthese und -ausschüttung invers zur extrazellulären Kalziumionenkonzentration. Die Anwesenheit von Magnesiumionen ist für den Parathormonsyntheseprozess in den Nebenschilddrüsen wichtig. Die Wirkung des Parathormons zielt auf eine Erhöhung der Serumkalziumionenkonzentrationen durch Erhöhung der intestinalen Kalziumresorption (über Synthesesteigerung des 1,25-Dihydroxycholecalciferols in der Niere), durch Erhöhung der renalen Kalziumreabsorption und Phosphatausscheidung sowie durch Aktivierung der Osteoklasten mit Erhöhung ossärer Kalzium- und Phosphatfreisetzung.

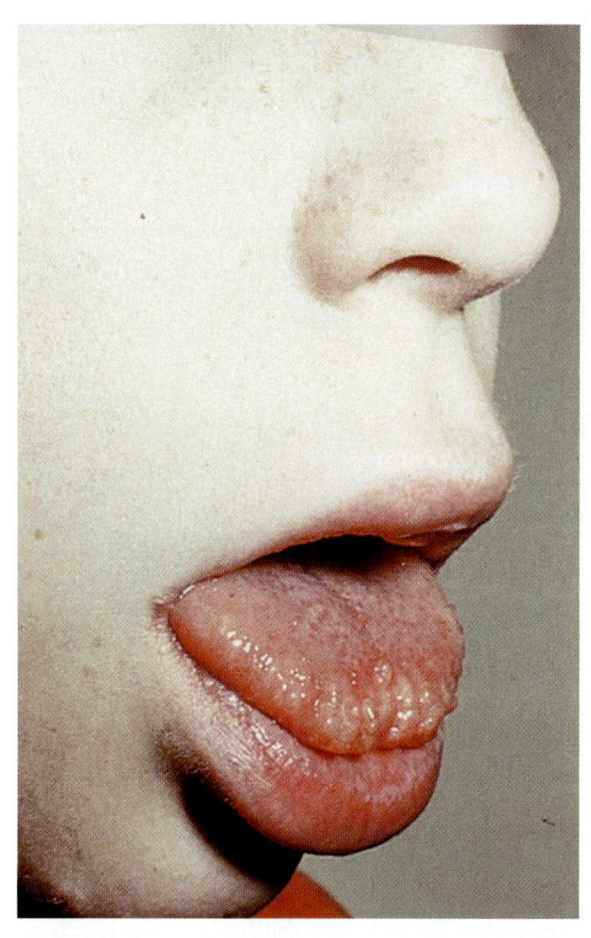

Abb. 33.11. Patient mit MEN IIb. Ganglioneurome der Zunge, marfanoider Habitus

ten mit MEN IIb beobachtet und geht mit einem sehr hohen Risiko für medulläre Schilddrüsentumoren einher, mit der Konsequenz zur totalen Thyroidektomie mit zentraler »neck dissection« (Feingold et al. 1988; Tabelle 33.13).

Histologie. Die Histologie richtet sich nach den vorhanden Tumorentitäten.

Tabelle 33.13. Multiple endokrine Neoplasie (MEN) Typ II– Risikogruppen

Manifestationsrisiko für medulläres Schilddrüsenkarzinom	Höchstes	Hohes	Intermediäres
Typ	2B	2A	2A, SMTC; FMTC
RET-Genmutation	Codon		768
	918, 883, 922	634, 635, 611	609, 768, 790, 791
		618, 620, 891	791, 804, 891; V804 M
Therapieempfehlung	Totale Thyroidektomie und zentrale »neck dissection« im 1. Lebensjahr!	Totale Thyroidektomie vor dem 6. Lebensjahr!	Kontrovers; totale Thyroidektomie evtl. erst, wenn abnorme Calcitoninresponse im Pentagastrintest

33.16.2 Hypoparathyreoidismus

Der Mangel an Parathormon hat verschiedene Uerursachen und tritt in differenten klinischen Formen auf, bedingt aber immer eine Hypokalzämie und in deren Folge das klinische Bild einer Tetanie (Übersicht 33.6).

> **Übersicht 33.6. Formen des Hypoparathyreoidismus**
>
> – Transitorische Form des Neugeborenen
> – Angeborene Nebenschilddrüsenaplasie/-hypoplasie (Di-George-Syndrom)
> – Hypoparathyreoidismus bei Autoimmunerkrankung
> – Idiopathisch
> – Pseudohypoparathyreoidismus (Endorganresistenz)
> – Postoperativer Hypoparathyreoidismus
> – Magnesiummangel

Epidemiologie. Permanenter Hypoparathyreoidismus ist im Kindesalter relativ selten, lediglich die transiente Form des neonatalen Hypoparathyreoidismus kommt häufiger als Anpassungsstörung vor. Klinisch bedeutsam ist aber jeder Fall von Hypoparathyreoidismus, da erhebliche klinische Symptome resultieren können.

Ätiologie. Der transitorische neonatale Hypoparathyreoidismus als Anpassungsstörung kommt insbesondere bei Frühgeborenen, aber auch bei übermäßiger Phosphatzufuhr (Kuhmilchernährung bei Reifgeborenen) und relativ häufig bei Neugeborenen diabetischer Mütter bzw. bei Müttern mit Hyperparathyreoidismus vor. Es gibt auch idiopathische Formen. Permanenter Hypoparathyreoidismus wird entweder durch Nebenschilddrüsenantikörper bei Autoimmunerkrankungen (polyglanduläre Insuffizienz, autosomal rezessiv vererbt) gefunden. Außerdem ist eine Aplasie der Nebenschilddrüse beim Di-George-Syndrom Ursache für Hypoparathyreoidismus.

Unter dem Begriff des Pseudohypoparathyreoidismus sind Erkrankungen mit einer Endorganresistenz gegenüber Parathormon zusammengefasst, sodass zwar kein eigentlicher Parathormonmangel, jedoch aber eine Unterfunktion des Parathormons im Sinne des klinischen Bildes eines Hypoparathyreoidismus gegeben ist. Letztendlich sind Organstörungen der Nebenschilddrüsen (Traumen, Operationen, ischämische Zirkulationsstörungen etc.) eine weitere Möglichkeit für die Auslösung eines Hypoparathyreoidismus.

Klinisches Bild. Das klinische Bild des Hypoparathyreoidismus wird durch die hypokalzämische Tetanie geprägt. Im Neugeborenenalter finden sich aber u. U. relativ unspezifische Symptome, wie Neugeborenenapnoe, generalisierte Krampfanfälle, Karpopedalspasmen, Laryngospasmus, Erbrechen, Chrostek-Zeichen (Zuckung aller 3 Fazialisäste) positiv. EKG-Veränderungen, QT-Veränderungen und Rhythmusstörungen weisen auf die permanente Hypokalzämie hin. Intrakranielle Verkalkungen werden häufig im Bereich der Basalganglien gefunden. Außerdem stellt sich oft ein hypokalzämischer Katarakt ein. Ektodermale Veränderungen im Sinne von trophischen Störungen sind häufig. Alopczie sowie Brüchigkeit von Finger- und Zehennägeln, aber auch verzögerte Dentition und Zahnanomalien mit typischen Querrillen werden oft gefunden.

Bei Kombination des Hypoparathyreoidismus mit Autoimmunerkrankungen stellt sich häufig eine mukokutane Candidose primär ein, später kann die Kombination mit einer Nebennierenrindeninsuffizienz (M. Addison mit Adynamie, Hypotonie, kutaner Pigmentvermehrung) nachfolgen. Im Rahmen der Assoziation bei polyglandulärer Insuffizienz ergibt sich mit dem Hypoparathyreoidismus u. U. eine Alopecia areata, perniziöse Anämie, Hepatitis, Thyreoiditis, Vitiligo, aber auch Malabsorption.

Klinisch typisch für einen Pseudohypoparathyreoidismus sind Rundgesicht, Minderwuchs, verzögerte und gestörte Zahnung, teilweise Kataraktentwicklung, ossäre Kalottenverdickung, Basalganglienverkalkung und mentale Retardierung, wobei auch oftmals parallel eine therapiebedürftige latente Hypothyreose besteht. Für den Kliniker ist von besonderem Interesse, dass Haar- und Nagelerkrankungen (»brittle nails«, Einblutungen in die Nagelplatte, Candida-Befall des Nagels, Beau-Linien, Alopezie) den internen Symptomen vorausgehen können. Beim Pseudohypoparathyreoidismus ist eine Brachydaktylie häufiger zu beobachten (Baran u. Dawber 1994). Die ossären Veränderungen sind beim Pseudo- und Pseudopseudo-Hypoparathyreoidismus nicht zu unterscheiden; sie sind als Albrighthereditäre-Osteopathie (AHO) beschrieben.

Histologie. Eine spezifische kutane Histologie existiert nicht.

Therapie. Bei Tetanie ist in jedem Fall akut eine antihypokalzämische Behandlung mit Kalzium i.v. bzw. später peroral erforderlich. Langfristig ist auch die Minderung der Phosphatzufuhr (phosphatarme Milch, evtl. enterale Phosphatbindung, z. B. durch Kalziumcarbonat) hilfreich. 1,25-(OH)-Vitamin D_3 peroral ist zur langfristigen Stabilisierung des Kalziumstoffwechsels und damit zur Behandlung aller Hypoparathyreoidismusformen geeignet. Bei dieser Behandlung muss darauf geachtet werden, dass keine Übertherapie mit der Folge einer Hyperkalzämie, Hyperkalziurie bzw. Nephrokalzinose eintritt.

Differenzialdiagnose. Die Differenzialdiagnose einer Tetanie mit Hypokalzämie muss die genannten Formen des Hypoparathyreoidismus, aber auch Vitamin-D-Mangel,

Malabsorption und Magnesiummangel umfassen (Übersicht 33.7).

> **Übersicht 33.7. Differenzialdiagnose der Hypokalzämie**
>
> - Transitorischer Hypoparathyreoidismus Neugeborener
> - Angeborene Nebenschilddrüsenhypoplasie/-aplasie
> - Familiärer Hypoparathyreoidismus
> - Idiopathisch
> - Postoperativer/posttraumatischer Hypoparathyreoidismus
> - PTH-Resistenz
> - Vitamin-D-Mangel
> - Kalziummangel/Malabsorptionssyndrome
> - Magnesiummangel

33.16.3 Hyperparathyreoidismus

Unter Hyperparathyreoidismus wird die vermehrte Sekretion von Parathormon bzw. die vermehrte Wirkung des Hormons mit der Folge von Hyperkalzämie bzw. Hyperkalziurie und Kalziumnephrolithiasis verstanden. Es werden die 3 Formen primärer, sekundärer und tertiärer Hyperparathyreoidismus (Übersicht 33.8) unterschieden.

> **Übersicht 33.8. Hyperparathyreoidismus**
>
> - Primär:
>   - Isolierte Adenome der Nebenschilddrüse
>   - multiple Adenome
>   - diffuse Hyperplasie
> - Sekundär:
>   - Regulativ bei andauernder Hypokalzämie und/oder Hyperphosphatämie
>   - kalzipenische Rachitis
>   - Niereninsuffizienz
>   - Pseudohypoparathyreoidismus
> - Tertiär:
>   - Entwicklung einer PTH-Sekretionsautonomie bei andauerndem sekundärem Hyperparathyreoidismus

Epidemiologie. Primärer Hyperparathyreoidismus ist selten im Kindesalter. Sekundärer, also regulativer Hyperparathyreoidismus tritt dagegen relativ häufig im Zusammenhang mit den entsprechenden Grunderkrankungen auf. Tertiärer Hyperparathyreoidismus als Folge eines schlecht oder nicht behandelten sekundären Hyperparathreoidismus wird heutzutage praktisch nie beobachtet.

Ätiologie. Primärer Hyperparathyreoidismus ist meist bedingt durch ein isoliertes Nebenschilddrüsenadenom, seltener durch multiple Adenome entweder sporadisch oder isoliert familiär (autosomal rezessiv, autosomal dominant). Sekundärer Hyperparathreoidismus tritt als kompensatorische Parathormonanhebung bei Hypokalzämie und Hyperphosphatämie unterschiedlicher Ursachen (kalzipenische Rachitis, Niereninsuffizienz, Pseudohypoparathyreoidismus) auf. Tertiärer Hyperparathyreoidismus stellt eine autonom gewordene, erhöhte Parathormonsekretion bei andauerndem sekundärem Hyperparathyreoidismus dar.

Klinisches Bild. Das klinische Bild der Erkrankungen wird durch Auswirkungen der Hyperkalzämie sowie Hyperkalziurie und langfristige Veränderungen am Skelett bestimmt (Tabelle 33.14). Akroosteolyse infolge Kalziummobilisierung und sekundäre Brachydaktylie mit der Entwicklung von Racket-Nägeln sind möglich (Baran u. Dawber 1994). Die Diagnostik muss Serumkalzium, Phosphat, Magnesium, Astrupwerte, alkalische Phosphatase, Parathormon (intakt) und Vitamin-D-Metaboliten als Basis umfassen.

Histologie. Es existiert keine spezielle kutane Histologie.

Therapie. Nachgewiesene Adenome der Nebenschilddrüse als Ursache für einen primären Hyperparathyreoidismus werden operativ entfernt, oder es wird bei hyperplastischer Nebenschilddrüse eine Teilresektion vorgenommen. Bei sekundärem Hyperparathyreoidismus ist die Therapie der Grunderkrankung, z. B. die Therapie der Niereninsuffizienz oder der Rachitis, vordergründig. Bei tertiärem Hyperparathyreoidismus hat die Behandlung wie bei sekundärem Hyperparathyreoidismus zunächst zu erfolgen, evtl. wird

Tabelle 33.14. Klinisches Bild bei Hyperparathyreoidismus

Hyperkalzämie	Hyperkalziurie	Skelettveränderungen
Muskelhypotonie	Polyurie	Ostitis, Fibrose (generalisiert)
Apathie	Polydipsie	
Übelkeit, Erbrechen	Nykturie	Subperiostaler Knochenabbau an Phalangen
Bauchschmerzen	Nephrokalzinose	
Obstipation	Nephrolithiasis	Spontanfraktur
Bradykardie		Alkalische Phosphatase erhöht

aber bei Erfolglosigkeit eine Nebenschilddrüsenteilresektion nötig.

Differenzialdiagnose. Die Differenzialdiagnose des Hyperparathyreoidismus entspricht der Differenzialdiagnose einer Hyperkalzämie (Übersicht 33.9).

> **Übersicht 33.9. Differenzialdiagnose einer Hyperkalzämie**
>
> - Primärer Hyperparathyreoidismus
>   - Adenom, Hyperplasie
>   - Familiärer MEN 1/2
> - Vermehrte intestinale und/oder renale Kalziumresorption
>   - Vitamin-D-Intoxikation
>   - Milch-Alkali-Syndrom
>   - Thiazidnebenwirkungen
>   - Sarkoidose
>   - Phosphatmangel
> - Erhöhte ossäre Kalziumfreisetzung
>   - Immobilisation
>   - Hyperthyreose
>   - Hyperkortisolämie
> - Tumoren
>   - Knochentumor/Metastasen
>   - Paraneoplastisches PTH (»PTH-related peptide«)

33.17 Nebennierenrindenerkrankungen

33.17.1 Einleitung

Die Nebennierenrinde, bestehend aus Zona glomerulosa, Zona fasciculata und Zona reticularis, produziert als endokrines Organ im Wesentlichen Glukokortikoide, Mineralokortikoide und zu einem geringeren Teil Sexualsteroide (Testosteron und Östrogen).

33.17.2 Nebennierenrindenerkrankungen mit verminderter Kortisolsynthese

Adrenogenitales Syndrom (AGS)

AGS sind Erkrankungen mit angeborenen Defekten der Kortisolsynthese und zumeist einer vermehrten Androgenbildung mit bereits intrauteriner Virilisierung weiblicher Feten. Postnatal schreitet unbehandelt die Virilisierung bei weiblichen Individuen bzw. die Entwicklung einer Pseudopubertas praecox bei Jungen fort. Bei gleichzeitig vorhandenem Mineralokortikoidmangel stellt sich außerdem noch im frühen Säuglingsalter ein Salzverlustsyndrom im Sinne einer lebensbedrohlichen kombinierten Nebennierenrindenkrise ein.

Epidemiologie. Die Häufigkeit adrenogenitaler Syndrome ist in Deutschland mit 1:7000 bis 1:11.000 anzusetzen, wobei zu 95% der 21-Hydroxylase-Defekt besteht. $^3/_4$ dieser Patienten entwickeln ein Salzverlustsyndrom, weisen also neben der Kortisolsynthesedefizienz auch noch einen Mineralokortikoidmangel auf. 25% entwickeln nur ein einfach virilisierendes adrenogenitales Syndrom. Seltene Störungen, wie der 11β-Hydroxylasedefekt oder der 3β-Dehydrogenasedefekt, sollen hier nicht im einzelnen besprochen werden.

Ätiologie. Autosomal rezessiv vererbte Enzymdefekte der Steroidbiosynthese mit dem Ergebnis eines Kortisolmangels und einem reaktiv erhöhten ACTH führen zu einer permanenten Überstimulation der Nebennierenrinde und damit auch zum morphologisch erfassbaren Symptom der Nebennierenhyperplasie. Dabei kommt es bei den häufigsten Krankheitformen zu einer übermäßigen Androgensynthese (Androgenexzess) mit den entsprechenden biologischen Wirkungen (Tabelle 33.15).

Klinisches Bild. Neugeborene Mädchen zeigen je nach Schweregrad ein virilisiertes äußeres Genitale (Pseudohermaphroditismus feminus). Die Umwandlung reicht von isolierter Klitorishypertrophie (Abb. 33.12) bis zur maxi-

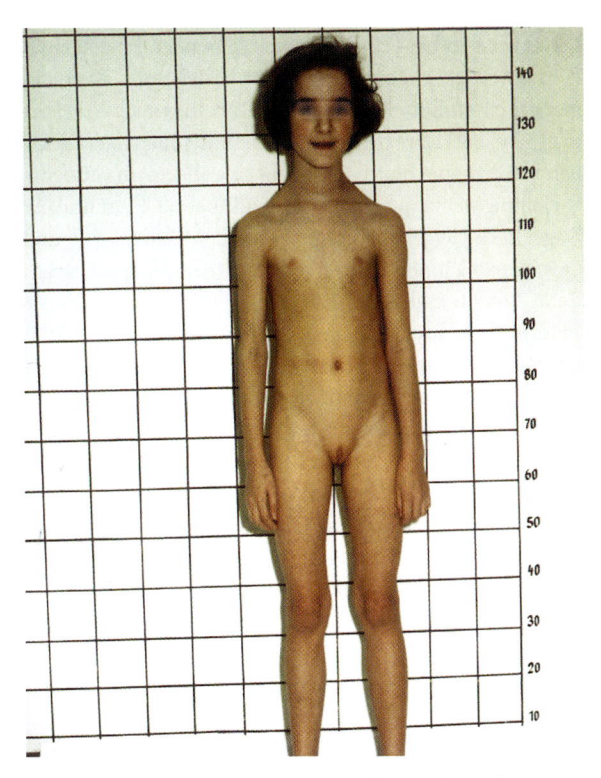

Abb. 33.12. Mädchen mit adrenogenitalem Syndrom. Klitorishyperplasie, diffuse Hyperpigmentierung

Tabelle 33.15. Formen des adrenogenitalen Syndroms

Androgenüberschuss	Androgene normal	Androgenmangel
w: Virilisierung		w: Infantilismus
m: Makrogenitale		m: Pseudohermaphroditismus masculinus
21-Hydroxylasedefekt (CYP c21)	18-Hydroxylasedefekt	20,22-Desmolasedefekt (CYP scc)[a]
11-β-Hydroxylasedefekt (CYP c11)	18-Dehydrogenasedefekt	3-β-Steroid-DH-Defekt
17-Reduktasedefekt		17-Hydroxylasedefekt (CYP c17)[a]
AGS-Formen mit Salzverlustsyndrom	**Klinisch/laborchemisch**	
21-Hydroxylasedefekt	Mangelhaftes Gedeihen	
3-β-Steroid DH-Defekt	Erbrechen, Dehydratation	
20,22-Desmolasedefekt	Schock	
18-Hydroxylasedefekt	Hyponatriämie	
18-Dehydrogenasedefekt	Hyperkaliämie Hypochlorämie Azidose Hypoglykämie	

[a] CYP steht bei der neueren Nomenklatur als Abkürzung für Cytochrom P450-Abhängigkeit des Enzyms.

mal penilen Urethra, d. h. kompletter männlicher Umwandlung, wobei Hoden fehlen! Neugeborene Jungen mit dieser Erkrankung sind evtl. klinisch unauffällig oder haben ein etwas vergrößertes und pigmentiertes Skrotum bei relativ großem Penis. Später stellt sich dann eine Pseudopubertas praecox bei relativ klein verbleibenden Hoden ein.

Da bei dem latent oder manifest bestehenden Kortisolmangel eine Übersekretion von ACTH und auch MSH erfolgt, sind die Haare der betroffenen Individuen meist deutlich dunkel pigmentiert. Es besteht eine allgemein vermehrte Hautpigmentation, ansonsten sind aber die Haut und die Nägel in der Regel normal ausgebildet. Mikroonychie und Onychauxis können aber vorkommen (Feingold et al. 1988). Beim Eintritt eines u. U lebensbedrohlichen Salzverlustsyndroms (Aldosteronmangel) kommt es ca. in der 3.–6. Lebenswoche, zuweilen auch eher, zu Trinkschwäche, Erbrechen, teilweise Durchfall, deutlichem Gewichtsverlust und Dehydratation (Tabelle 33.15).

Die Diagnose der Erkrankung wird durch den biochemischen Nachweis der Steroidpräkursorerhöhung (beim 21-Hydroxylase-Defekt das 17-Hydroxyprogesteron) und des Cortisolmangels bzw. des massiv erhöhten ACTH, gesichert. Ein Salzverlustsyndrom geht außerdem immer mit erhöhtem Plasma-Renin einher.

Histologie. Keine spezifischen dermatohistologischen Befunde.

Therapie. Die Behandlung eines AGS muss den bestehenden Kortisol- und Aldosteronmangel ausgleichen, d. h. die Langzeittherapie wird mit peroraler Hydrokortisonmedikation (10–30 mg/m² KOF/Tag in 3 Einzeldosen) und Aldosteronsubstitution mit Fludrocortison (100–300 µg/m² KOF/Tag in 3 Einzeldosen) vorgenommen. Die Akutbehandlung einer Salzverlustkrise erfordert zusätzlich die gezielte Rehydratation, parenterale Substitution der genannten Hormone, NaCl- und Glukosezufuhr sowie eine Akutbehandlung der Hyperkaliämie. Pränatale Diagnosestellung und Therapie (Dexamethason an die Mutter ab 5. Schwangerschaftswoche, bei weiblichen erkrankten Feten während der gesamten Gravidität) ist bei Vorhandensein eines Indexfalles in der Familie möglich.

Differenzialdiagnose. Intrauterine Virilisierung anderer Ursachen wie plazentarer Aromatasemangel, exogene Androgene bzw. virilisierender Tumor der Mutter. Bei Erbrechen im Säuglingsalter bei Jungen kommt die hypertrophe Pylorusstenose in Betracht (dabei aber Kaliumverminderung, Chloridverminderung, metabolische Alkalose!). Die Differenzialdiagnose im Rahmen einer Pseudopubertas praecox masculinus sollte androgenproduzierende Tumoren der Nebenniere oder des Hodens ausschließen.

33.17.3 Nebennierenrindeninsuffizienz – Morbus Addison

Bei der Erkrankung besteht eine Verminderung bzw. ein kompletter Ausfall der Glukokortikoid- und Mineralokor-

Tabelle 33.16. Ursachen und Formen der Nebennierenrinden (NNR)-Insuffizienz

Primäre NNR-Insuffizienz	Sekundäre NNR-Insuffizienz
(ACTH erhöht)	(ACTH erniedrigt)
Autoimmunadrenalitis 50–80%	Hypophysenvorderlappeninsuffizienz (Traumen, Tumoren, Entzündungen)
Aplasie/Hypoplasie Nebennieren	Hypothalamusstörung
Perinatale Nebennierenblutung	Iatrogen (Steroidlangzeittherapie)
Waterhouse-Friderichsen-Syndrom bei Meningokokkensepsis	
Infektionen/Tbc	
Traumen	
Angeborene Enzymdefekte (AGS)	
Autoimmune Polyendokrinopathie	
Adrenoleukodystrophie	

tikoidproduktion der Nebenniere durch verschiedene Ursachen (Tabelle 33.16).

Epidemiologie. Nebenniereninsuffizienz außer im Rahmen eines AGS ist im Kindesalter relativ selten.

Ätiologie. Je nach Lokalisation der Störung wird eine primäre von einer sekundären NNR-Insuffizienz unterschieden. Dabei gibt es angeborene erbliche und erworbene Formen.

Klinisches Bild. Die akute Form der Addison-Erkrankung manifestiert sich als NNR-Krise (s. auch Salzverlustsyndrom des Säuglings) als Dehydratation, Hypotonie, Schock, Oligurie, Erbrechen, Bauchschmerzen, Durchfall, Hypoglykämie, d. h. u. U. Krampf bis hin zum Koma. Die Elektrolytveränderungen beinhalten Na- und Cl-Verminderung, K-Anstieg, Blutglukoseabfall, metabolische Azidose, niedriges Serumkortisol und niedriges Serumaldosteron. Besonders bei Neugeborenen und Säuglingen besteht ein lebensbedrohliches Krankheitsbild. Postnatale NNR-Blutungen, das AGS mit Salzverlustsyndrom, aber auch eine Meningokokkensepsis können ursächlich für die NNR-Insuffizienz sein.

Die chronische Form wird von schleichender Schwäche, Adynamie, Gewichtsverlust, von Durchfällen, Hypotonie und Salzhunger geprägt. Auffällige diffuse Hyperpigmentierungen von Haut und Schleimhaut treten bei chronischen primären Formen (ACTH erhöht und MSH erhöht), nicht dagegen bei sekundären Formen (ACTH vermindert, MSH vermindert) auf. Streifige Nagelbänder oder diffuse Hyperpigmentierungen der Nagelplatte sowie eine Candida-bedingte Onycholyse wurden beschrieben (Feingold et al. 1988).

Histologie. In der Haut kann eine verstärkte Dopa-Reaktion infolge MSH-bedingter Melanozytenstimulation zu beobachten sein.

Therapie. Die Behandlung einer NNR-Insuffizienz muss durch medikamentöse Substitution sowohl der Glukokortikoide als auch Mineralokortikoide in angepasster Dosierung erfolgen (▶ oben: AGS-Therapie).

Differenzialdiagnose. Bezüglich der diffusen Hyperpigmentierung ist an eine Melanosis diffusa congenita oder medikamenteninduzierte Hyperpigmentierung zu denken.

33.17.4 Erkrankungen mit Nebennierenrindenüberfunktion

Nebennierenrindenüberfunktion kann als primäre Störung der Nebenniere selbst (vermehrtes Kortisol: Cushing-Syndrom; vermehrtes Aldosteron: Conn-Syndrom; selten aber auch vermehrte Östrogene oder Androgene) imponieren. Bei einer vermehrten hypophysären Stimulation durch ACTH-Überproduktion tritt als sekundär verursachte Überfunktion der M. Cushing mit einer global stimulierten NNR auf (Übersicht 33.10).

Epidemiologie. Insgesamt stellen NNR-Überfunktionen im Kindesalter ein seltenes Ereignis dar. Ein Cushing-Syndrom (adrenal) wird bei Kindern häufiger durch NNR-Karzinome verursacht, als dies im Erwachsenenalter der Fall ist, während der M. Cushing (zentral) insgesamt noch seltener vorkommt. Isolierter Hyperaldosteronismus (Conn-Syndrom) ist extrem selten und wird hier nicht in die Darstellung einbezogen.

Übersicht 33.10. Ursachen einer Nebennierenrinden (Glukokortikoid)-Überfunktion

- Morbus Cushing (zentral)
  - Hypophysenadenom
  - Hypothalamische Ursache
- Cushing-Syndrom (adrenal)
  NNR-Adenom, Karzinom
  - Bilaterale Nebennierenrindenhyperplasie
  - Ektope ACTH/CRF-Sekretion

Ätiologie. Durch Glukokortikoidexzess werden typische biochemische Veränderungen wie vermehrte Glukoneogenese aus Aminosäuren, d. h. Einschmelzung von Muskulatur und vermehrter Ansatz von Fettgewebe, durch Vermehrung der Mineralokortikoide eine Erhöhung des Natriumbestandes mit Hypertonie bei gleichzeitiger Kaliumverarmung und durch Androgenvermehrung Akne und Hypertrichose induziert. Je nach Lokalisation der Störung unterscheidet man primäre (Nebennierenrinde), sekundäre (ACTH-Erhöhung) und tertiäre (hypothalamische CRF-Erhöhung) Formen. Darüber hinaus sind paraneoplastische bzw. ektope ACTH-/CRF-Bildungen bekannt, außerdem kann das komplette Bild des Glukokortikoidexzesses iatrogen (Glukokortikoidtherapie) verursacht werden.

Klinisches Bild. Eine chronische Hyperkortisolämie (Abb. 33.13) bedingt Stammfettsucht, Vollmondgesicht, Stiernacken, Adynamie, Hautveränderungen (Akne, Striae rubrae, Hypertrichose), Osteoporose, Muskelmassenverminderung, insgesamt Wachstumsstopp! Weiterhin stellen sich diabetischer Stoffwechsel, Hypertonie und Hypokaliämie ein. Die Diagnostik wird durch den Nachweis einer inadäquaten Kortisolproduktion (Serumkortiserhöhung, Erhöhung der Urinkortisonausscheidung) gesichert. Erhöhtes ACTH findet sich bei zentraler oder ektop verursachter Störung, erniedrigtes, d. h., supprimiertes ACTH bei primär adrenaler Ursache (McArthur et al. 1972).

Histologie. Die Striae distensae zeigen eine abgeflachte, atrophische Epidermis sowie eine in der Dicke verminderte Dermis. Im oberen Dermisanteil liegen die Kollagenbündel aprallel zur Oberfläche und transvers zum Striaeverlauf. Die elastischen Fasern verhalten sich analog. In frischen Läsionen sind die elastischen Fasern zart, in älteren verdickt. Hautadnexe fehlen (Zheng et al. 1995).

Therapie. Im Allgemeinen muss eine operative Therapie durchgeführt werden. Hypophysenadenome werden selektiv auf transphänoidalem Wege angegangen. Die Ausräumung eines adrenalen Tumors erfordert oftmals einen umfassenden Eingriff. Eine zeitweilige medikamentöse Therapie zur Suppression der ACTH- bzw. Kortisolsekretion ist möglich (z. B. mit Metyrapone).

Differenzialdiagnose. Die wichtigste Abgrenzung der klinischen Ausprägung einer chronischen Hyperkortisolämie muss gegenüber der einfachen Adipositas erfolgen (Tabelle 33.17).

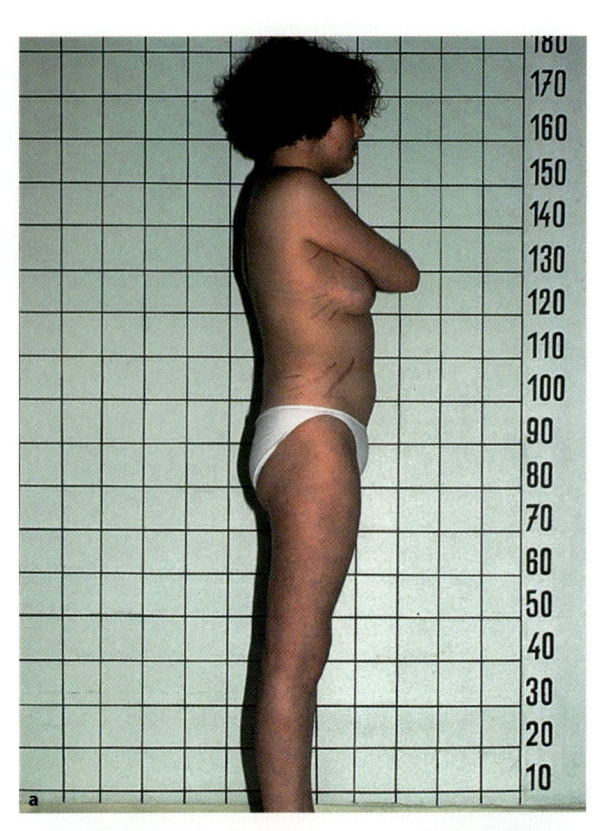

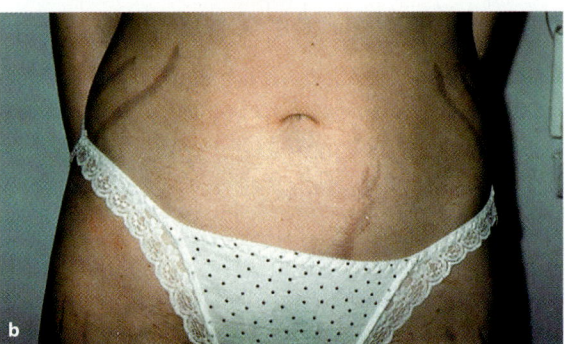

Abb. 33.13a, b. Morbus Cushing. **a** Übersicht mit Stammfettsucht, Stiernacken, Striae distensae. **b** Nichtentzündliche Striae distensae als Residuen nach Therapieeinleitung

33.18 Hypophysenerkrankungen

Die Hypophyse besteht aus dem Hypophysenvorderlappen (Adenohypophyse, Produktion von Steuerhormonen aus

Tabelle 33.17. Differenzialdiagnose zwischen M. Cushing und Adipositas

Cushing-Syndrom/M. Cushing	Adipositas
Wachstumsstörung(-stopp)	Keine Wachstumsstörung
Rote, >0,5 cm breite und >5 cm lange Striae	Kleine rote, meist blasse Striae
Stammfettsucht	Allgemeine Adipositas
Hyperkortisolämie mit aufgehobenem Tagesrhythmus	Normales Kortisol-ACTH-Tagesprofil mit zirkadianer Rhythmik
Kortisol im Sammelurin deutlich erhöht	Kortisol im Sammelurin im Normbereich oder gering erhöht

Tabelle 33.18. Hypothalamisch-hypophysäre Steuerung peripherer Drüsen bzw. Hormone

Hormon	Periphere Drüse	Hypophyse	Hypothalamus
IGF I	Leber, andere Gewebe	STH	GHRH, Somatostatin
T_4/T_4	Schilddrüse	TSH	TRH
	Brustdrüse	PRL	TRH, PiF
Kortisol	Nebennierenrinde	ACTH/MSH	CRF
Östrogen	Ovar/Hoden	LH	LHRH
Testosteron	Theka-/Leydig-Zellen		
Progesteron	Granula-/Sertoli-Zellen	FSH	
	Spermiogenese		
	Nierentubulus	ADH	
	Brustdrüse	Oxytoxin	

5 Zelltypen) und dem Hypophysenhinterlappen (Neurohypophyse, Speicherung und Freisetzung von Adiuretin, Oxitocin, Neurophysin I/II; Tabelle 33.18). Unter- oder Überfunktion der betroffenen Steuerhormone einzeln oder in Kombination bewirken, dass sehr verschiedenartige Krankheitsbilder resultieren (Tabelle 33.19, 33.20).

Epidemiologie. Hypophysenerkrankungen sind im Kindesalter insgesamt selten, da sie aber eine sehr zentrale Störung, insbesondere des endokrinen Systems darstellen, kommt ihnen eine große Bedeutung zu.

Ätiologie. Fehlanlagen, Tumoren, Adenome, Entzündungen, Traumen, Bestrahlungsschäden, Blutungsfolgen, aber auch genetisch determinierte Störungen sind bekannt.

Klinisches Bild. Je nach der Art der Funktionsstörung ergeben sich die klinischen Bilder (Tabelle 33.19, 33.20). Minderwuchs, Hochwuchs, Hyperthyreose, Hypothyreose, Pubertas praecox, Pubertas tarda, M. Cushing, sekundäre NNR-Insuffizienz, Hypotonie, Hypoglykämie, Schwäche, Krämpfe, Koma, Polyurie, Polydipsie sind klinische Zeichen, die auf eine Erkrankung der Hypophyse zurückgehen können und entsprechend diagnostiziert werden müssen.

Histologie. Keine spezifische dermatologische Histologie.

Therapie. Bei hypophysärer Unterfunktion werden i. allg. die peripher gesteuerten Hormone substituiert. Bei STH-Mangel erfolgt mit biogenetisch produziertem STH eine direkte Substitution, ADH-Mangel wird mit DDAVP ausgeglichen. Bei hypophysärer Überfunktion ist zumeist ein neurochirurgischer operativer Eingriff an der Hypophyse erforderlich. Beim STH-bildenden Adenom ergibt sich die Möglichkeit einer medikamentösen STH-Rezeptorblockierung (Somavert). Ein Mikroprolaktinom kann ebenfalls primär medikamentös behandelt werden (Tabelle 33.20).

Differenzialdiagnose. Aufgrund der vielfältigsten klinischen Symptome, die auch an eine hypophysäre Störung denken lassen müssen, lässt sich eine allgemeine differenzialdiagnostische Richtlinie nicht beschreiben. Die Einzelheiten sind vielmehr aus Tabelle 33.19 und 33.20 zu entnehmen.

33.19 Diabetes mellitus

Der Diabetes mellitus tritt im Kindesalter im Wesentlichen als Typ 1 (Autoimmunerkrankung, praktisch kompletter Insulinmangel) und seltener als Typ 2 (»maturity onset diabetes in young people«, autosomal dominant) auf. Insulinmangel bewirkt immer eine nachhaltig katabole Stoffwechselsituation, die gerade im Kindesalter bei vermehrten An-

Tabelle 33.19. Hypophysenvorderlappenunter- und -überfunktion

Hypophysenvorderlappenunterfunktion					
	Isolierter STH-Mangel	*LH/FSH-Ausfall*	*TSH-Ausfall*	*ACTH-Mangel*	*Kombinierte Ausfälle*
Epidemiologie	Selten, ca. 1 : 20.000	Sehr selten	Selten, isoliert, ca. 1:100.000	Selten	Selten, meist STH-, LH-, FSH-Ausfall
Ätiologie	Perinatales Trauma, Mitteliniendefekt, Infiltrationen/Tumoren, Bestrahlungsfolge, familiäre Formen	Mitteliniendefekt genetisch (Kallmann-Syndrom, autosomal rezessiv, dominant), LH-Rezeptordefekt	Oft kombinierte Störung	Meist hypophysäre Ursache, autoimmun	Traumen, Tumoren, Infiltration, Bestrahlung
Klinisches Bild	Typischer proportionierter Kleinwuchs	Eunuchoider Hochwuchs, ausbleibende Pubertät	Sekundäre Hypothyreose	Ausgeprägte Hypoglykämien, Hypotonie, Schwäche (s. M. Addison), keine Pigmentation	Kleinwuchs, Adipositas, Mikropenis, Pubertas tarda, Hypoglykämie, Elektrolytstörung, Hypotonie, Grunderkrankung
Therapie	STH-Substitution	Zeitweilig LH/FSH-Pumpentherapie, Substitution der Sexualsteroide	LT4-Substitution	Hydrokortison-/Fludrokortisonsubstitution	Substitution
Differenzialdiagnose	Minderwuchs anderer Ursachen	Hochwuchs anderer Ursachen	Primäre Hypothyreose	Kotisolmangel anderer Ursache	Kleinwuchs anderer Ursache
Hypophysenvorderlappenüberfunktion					
	STH, Prolaktinom	*Prolaktin, Prolaktinom*	*ACTH*	*TSH, LH/FSH*	
Epidemiologie	Sehr selten	Sehr selten	Selten	Extrem selten	
Ätiologie	Vermehrtes STH aus eosinophilem Adenom	Prolaktin erhöht, Mikro-/Makroprolaktinom	Basophiles oder chromophobes Adenom	Adenome mit vermehrter Produktion der Glykoproteinhormone	
Klinisches Bild	Riesenwuchs (vor Pubertät), Akromegalie (nach Pubertät), bitemporale Hemianopsie	Wachstumsbeschleunigung, Makromastie, evtl. Galaktorrhö, Sehstörungen	M. Cushing, Hypertonie, Stammfettsucht,	Sekundäre Hyperthyreose Pubertas praecox	
Therapie	Operation, Somatostatin, Somavert, Bestrahlung	Operation bei Makroprolaktinom, sonst Bromoergocriptin	Operation, Bestrahlung, Medikation	Operation, Somatostatin Bromoergocriptin	
Differenzialdiagnose	Hochwuchs anderer Genese	Gynäkomastie/Makromastie anderer Genese	Adipositas anderer Genese	Primäre Störungen der Schilddrüsen- bzw. Sexualsteroide	

sprüchen für Wachstum und Entwicklung fatale Auswirkungen haben kann.

Epidemiologie. Der Typ-1-Diabetes ist als häufigste Endokrinopathie im Kindesalter anzusehen und tritt mit einer Inzidenz von 3,7–28,6 Erkrankungsfälle pro 100.000 Einwohner und Jahr in Mitteleuropa auf. Dabei ergibt sich ein Häufigkeitsgefälle von Nord- nach Südeuropa. Die Ursachen dafür sind noch weitgehend unklar.

Ätiologie. Der Typ-1-Diabetes wird als Autoimmunerkrankung mit chronischer Insulitis und langsamer Zerstörung der β-Zellen des Pankreas aufgefasst. Sowohl genetische (z. B. HLA-Typ-Assoziation DR3, DR4), aber auch Um-

Tabelle 33.20. Hypophysenhinterlappenunter- und -überfunktion

Ätiologie		Klinik	Therapie	Differenzialdiagnose
I. Diabetes insipidus neurohorminalis				
Primär:	Genetisch Idiopatisch	Polyurie Polydipsie	Grunderkrankung ADH-Substitution	Diabetes mellitus Diabetes insipidus renalis
Sekundär:	Hypothalamischer Tumor Trauma Operation Entzündung Histiozytose	Hypervolämie Dehydratation Gewichtsverlust Fieber Schock	Als DDAVP Hyperkalzämie Niereninsuffizienz	Psychogene Polydipsie
II. Syndrom der inadäquaten ADH-Sekretion (SIAD; Schwartz-Bartter-Syndrom)				
ADH-Sekretion erhöht		Hypertoner Urin	Flüssigkeitsrestriktion	Tubuläre Nierenerkrankung
Meningitis		Serum-Na erniedrigt	Na-Zufuhr erhöhen	Bewusstseinstrübungen anderer Ursache
Enzephalitis		Osmolarität erniedrigt	Diuresesteigerung	NNR-Insuffizienz
Hirntraumen		Apathie		Enteraler Na-Verlust
Tumor		Krämpfe		Herzinsuffizienz
Paraneoplastisch		Koma		Iatrogene Wasserintoxikation
Medikamente (z. B. Anästhetika, Vincristin, Cyclophosphamid, Carbamazepin)		Renin erniedrigt		

weltfaktoren (Toxin-, Schwermetallbelastungen, Virusinfektionen, sonstige Antigene, zu kurzes Stillen etc.) sind für die Erkrankungsmanifestation bedeutsam.

Klinisches Bild. Polydipsie, Polyurie, Gewichtsabnahme, Kräfteverfall sowie letztendlich die diabetische Ketoazidose mit massiver hyperosmolarer Dehydratation prägen das klinische Bild bis zur Erkrankungsmanifestation. Dabei sind trockene Haut und Schleimhäute, oftmals mit Candida-Befall oder Staphylodermien, typisch. Bei der notwendigen Langzeitinsulinsubstitution kommt es gelegentlich auch zu lokalen Hautreaktionen. Lipoatrophie und Lipohypertrophie sind hier zu nennen. Häufigere dermatologische Begleitsymptome des Diabetes mellitus sind das Granuloma annulare, die Necrobiosis lipoidica, die diabetische Dermopathie und die Bullosis diabetica (◘ Abb. 33.14). Insbesondere die Necrobiosis sowie das generalisierte Granuloma annulare kann dem Diabetes vorauseilen.

Eine Kombination von M. Kyrle und perforierender Folliculitis tritt beim Diabetes und/oder chronischer Niereninsuffizienz auf (Cochran et al. 1983). Bei Insulinresistenz tritt das Acanthoma nigricans auf (► unten; Walling et al 2003). Die Prurigo diabetica tritt meist infolge eines chronischen Pruritus mit Kratzeffekten reaktiv auf. Die diabetische Dermopathie führt zu einer besonders an den Händen lokalisierten, wachsartig glänzenden Hautverdickung mit Einschränkung der Gelenkbeweglichkeit (»syndrome of limited joint mobility and waxy skin«). Das Sklerödem geht mit einer diffusen, indurierten Hautschwellung einher und kann Vorbote eines Diabetes mellitus sein (Huntely et al. 1982). Im Vergleich zum Erwachsenenalter sind chronische Wundheilungsstörungen und das diabetische Fußsyndrom eher selten.

Histologie. Das Granuloma annulare ist durch ein histiozytäres und geringgradiges lymphozytäres perivaskuläres Infiltrat charakterisiert. Die Histiozyten zeigen teils eine palisadenartige Anordnung um muzinreiches Bindegewebe, das sich mit Alzianblau oder kolloidalem Eisen anfärben lässt. Die Necrobiosis lipoidica kann mit variablen Epidermisveränderungen bis hin zur Ulzeration verknüpft sein. Für gewöhnlich ist die Dermis in der gesamten Breite oder zumindest in den unteren beiden Dritteln durch eine granulomatöse Entzündung mit Sklerosierung und Kollagendegeneration verändert. Histiozyten und Riesenzellen treten in geringerer Organisiertheit als im Granuloma annulare auf. Die Riesenzellen sind vom Fremdkörper- oder Langhans-Typ. Die oberen Lagen des subkutanen Fettgewebes können einbezogen sein. Gefäße entwickeln Wandverdickungen, z. T. komplette Verschlüsse, und lassen in der direkten Immunfluoreszenz C3-Ablagerungen erkennen. Bei der perforierenden Dermatose sind nebeneinander die

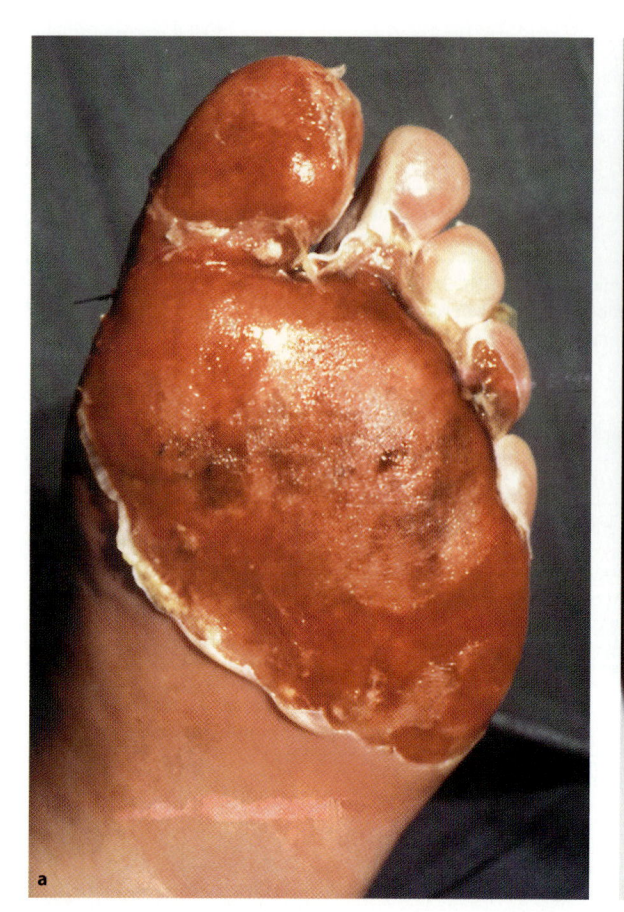

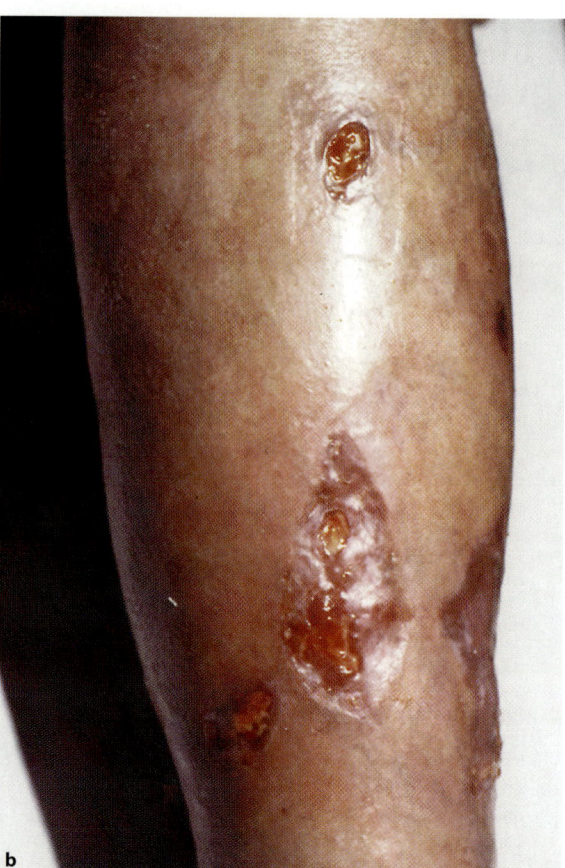

Abb. 33.14a, b. Dermatologische Symptome bei Diabetes mellitus. **a** Bulla diabetica. **b** Necrobiosis lipoidica, teils ulzeriert

histopathologischen Befunde einer perforierenden Folliculitis und eines M. Kyrle zu finden (▶ dort).

Das Scleredema adultorum (auch bei Kindern!) ist durch eine massive Verbreiterung der Dermis gekennzeichnet. Es finden sich verdickte Kollagenbündel, die eine Fenestrierung des dermalen Netzwerkes erkennen lassen. Die sekretorischen Knäuel wirken nach oben abgedrängt, obwohl die Distanz zur Hautoberfläche nicht verändert ist. Es findet sich keine Fibroblastenvermehrung. Das Bindegewebe zeigt bei der Toluidinblauvärbung eine Metachromasie, die als Folge einer erhöhten Hyaluronsäure- und Mukopolysaccharidablagerung verstanden wird.

Die Bullosis diabetica geht mit einer nichtentzündlichen subepidermalen Spaltbildung einher. Direkte Immunfluoreszenzuntersuchungen fallen negativ aus. Bei der diabetischen Lipodystrophie und der diabetesassoziierten Acanthosis nigricans wird von dermalen Zellen vermehrt Somatostatin exprimiert, welches möglicherweise als Somatostatinantagonist agiert.

Therapie. Insulinsubstitution in Auswägung mit der diätetischen Kohlenhydratzufuhr, körperliches Training, Blutglukoseselbstkontrolle und die Ausbildung des juvenilen Diabetikers zum Eigentherapeuten sind die wichtigsten Behandlungsmaßnahmen. Die Therapiequalität reflektiert sich im erreichten HbA1c-Verlauf. Je besser langfristig eine stabile Stoffwechsellage erreichbar ist, desto weniger treten die mikroangiopathischen Komplikationen wie Retinopathie, Nephropathie und Cheiropathie auf. Neuropathie und diabetische Makroangiopathie spielen im Kindesalter noch eine geringere Rolle, jedoch ist eine sich entwickelnde Hypertonie immer zu beachten. Bei Kindern wird heute i. allg. die intensivierte konventionelle Insulintherapie durchgeführt und dabei täglich morgens und abends 1-mal Langzeitinsulin und jeweils zu den Mahlzeiten Kurzzeitinsulin verabfolgt. Bei Jugendlichen und Erwachsenen kann auch der Einsatz einer Insulinpumpe (mit Basisbolussteuerung) erfolgen.

33.20 Acanthosis nigricans

Die Acanthosis nigricans wird in 8 Typen unterteilt (◨ Tabelle 33.21). Besondere Bedeutung erlangt sie als obligate Paraneoplasie (sog. maligne Form) sowie als Begleiterscheinung unterschiedlicher Stoffwechselerkrankungen.

Epidemiologie. Insgesamt ist das Symptom einer Acanthosis nigricans im Kindesalter eher selten. Im Säuglingsalter

33.20 · Acanthosis nigricans

Tabelle 33.21. Einteilung der Acanthosis nigricans (AN)

Typ	Bemerkungen
AN maligna	Obligate Paraneoplasie, meist assoziiert mit Magenkarzinomen oder Lymphomen
Hereditäre AN benigna	Autosomal dominater Erbmodus, Beginn im frühen Kindesalter
AN bei Syndromen	Meist bei Syndromen mit einer Insulinresistenz zu finden (HAIR-AN-Syndrom, Rabson-Mendelhall-Syndrom u. a.)
Akrale AN	
Unilaterale AN	Mosaizismus?
Arzneimittel-induzierte AN	Nikotinsäure, orale Kontrazeptiva, Folsäureantagonisten, Insulin
Gemischte AN	
Pseudo-AN	Leicht rückbildungsfähige Form bei Adipösen

vorkommende Acanthosis nigricans ist immer verdächtig auf das Vorliegen eines Leprechaunismus, während ansonsten das Symptom bei älteren Kindern erst in der Pubertät sichtbar wird. Im Schulalter wird es in ca. 7% der Kinder beobachtet (Stuart et al. 1989).

Ätiologie. Genetisch bedingte Insulinresistenz und dabei vorliegender Hyperinsulinismus führt zur vermehrten Androgenproduktion (Typ-A-Syndrom). Bedingt ist dies durch quantitative und qualitative Defekte des Insulinrezeptors und der Postrezeptorenfunktion (Tabelle 33.22).

Klinisches Bild. Bei ausgeprägter Adipositas weisen die Patienten (meist Patientinnen) deutliche samtweiche Hyperpigmentierungen und Hyperkeratosen, besonders am Nacken, axillär (Abb. 33.15), submammär, teils an den Oberschenkel- und Oberarminnenseiten und in der Anogenitalregion auf. Teilweise besteht ein deutlicher Hirsutismus. Selten finden sich auch orale oder generalisierte kutane Varianten.

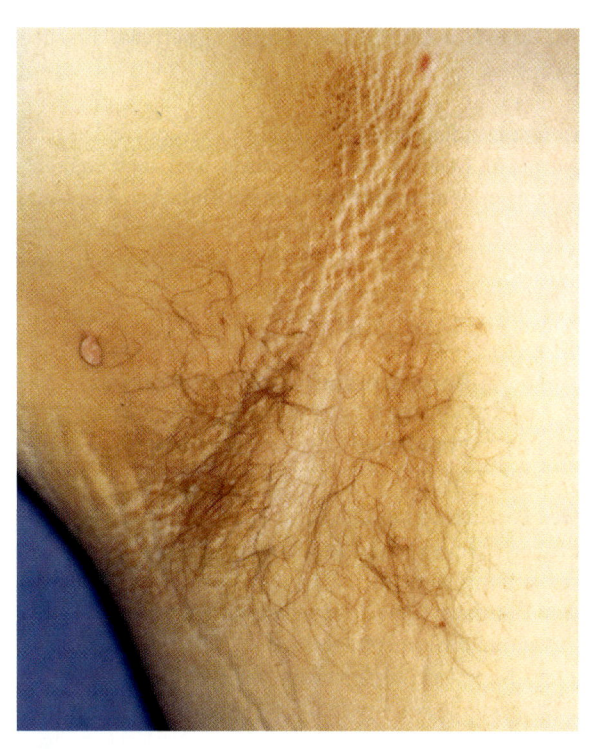

Abb. 33.15. Acanthosis nigricans mit umschriebener Hyperpigmentierung axillär. In der Umgebung weiche Fibrome

Histologie. Die Epidermis ist hyperkeratotisch und papillomatös. Die Akanthose, wenn überhaupt nachweisbar, fällt eher geringradig aus. Eine basale Hyperpigmentierung ist nicht immer vorhanden. Histologisch ist eine Trennung von der Pseudoacanthosis nigricans nicht möglich.

Therapie. Die Therapie zielt auf die Verminderung des Hyperinsulinismus durch Gewichtsreduktion und muskuläre Aktivierung ab. Eine Metforminmedikation stellt eine weitere Therapieoption bei Kindern >12 Jahre dar. Die Verminderung der Insulin-Glukose-Imbalance kann auch durch den Disaccharidasehemmer Arcabose oder ACE-Hemmer sowie bei Therapieresistenz mit Somatostatin oder IGF I-Therapie versucht werden. Topische Vitamin-

Tabelle 33.22. Syndrome mit Insulinresistenz und Acanthosis nigricans

	Typ-A-Syndrom	Typ-B-Syndrom	Generalisierte Lipatropie	Leprechaunismus
Vererbung	Autosomal dominant			
Alter (Jahre)	10–20	30–60	10–20	0–1
Hirsutismus	+	+	+	+
Hyperandrogenämie	+	+	+	+
Hyperlipidämie	+	+		
Insulinresistenz	+			
Insulin-AK	+			
ANF	+			

A-Säure oder Retinoidanwendung bessert das Erscheinungsbild.

Differenzialdiagnose. Pigmentstörungen anderer Ursache, wie bei M. Cushing oder M. Addison, aber auch Pigmentstörungen ohne Insulinresistenz bei einfacher Adipositas (Pseudoacanthosis nigricans) und die Papillomatosis confluens et reticularis müssen differenzialdiagnostisch abgegrenzt werden (Wilmer et al. 1995).

33.21 Porphyrinstoffwechselstörungen

33.21.1 Einleitung

Den Porphyrinkrankheiten liegt eine Störung der Synthese der Porphyrinogene und des Häms zugrunde. Die Biosynthese des Häms wird durch 8 Enzyme katalysiert, sodass jeder dem Erstenzym folgende partielle Enzymdefekt eine Porphyrie hervorrufen kann (◘ Tabelle 33.23; Doss 1996; Moore et al. 1987). Nach dem primären Expressionsort des Enzymdefektes können die Porphyrien in erythropoetische und hepatische Formen unterteilt werden, aus klinischer Sicht erscheint eine Einteilung in akute und nicht akute Formen sinnvoll (Doss 1996; Köstler 1991; Poblete Gutierrez et al. 2002).

Die akute intermittierende Porphyrie (AIP) und die seltene Doss-Porphyrie verlaufen ohne Hautsymptome, die nicht akuten Porphyrien sind durch Hautsymptome charakterisiert. Die Porphyria variegata (PV) und die hereditäre Koproporphyrie (HK) können zusätzlich zu abdominellen, neurologischen und psychischen Symptomen Hautveränderungen aufweisen (Doss 1996; Goerz et al. 1994; Sassa 2002).

Epidemiologie. Die nicht akuten Formen kongenitale erythropoetische Porphyrie (CEP), erythropoetische Protoporphyrie (EPP) und hepatoerythropoetische Porphyrie (HEP) treten in der Regel in frühester Kindheit auf, die Porphyria cutanea tarda (PCT) manifestiert sich in Ausnahmefällen in der Kindheit (Doss 1996; Köstler 1991; Goerz et al. 1994; Peschlow 1979; Lim et al. 1996). Kindliche Porphyrien waren lediglich zu 3% an 710 Porphyriefällen aller Entitäten in Barcelona beteiligt (Mascaro 1992).

Ätiologie. Mit Ausnahme der PCT handelt es sich um monogen vererbte Erkrankungen.

33.21.2 Akute Porphyrien im Kindesalter

Klinisches Bild. Die neurologischen Symptome der rezessiv vererbten Doss-Porphyrie (bisher 8 Fallbeschreibungen) können im frühesten Kindesalter auftreten (Doss et al. 2003; Thunell et al. 1987), die übrigen dominant vererbten akuten Porphyrien sind gemeinhin Erkrankungen des postpubertären Jugend- und Erwachsenenalters. Der Manifestationszeitraum liegt vorwiegend im 3. Lebensjahrzehnt (Doss 1996; Moore et al. 1987). Unter 500 diagnostizierten AIP-Erkrankungen waren 15 Kinder (Doss 1995).

Das klinische Bild der akuten Porphyrien ist durch die Trias kolikartige Bauchschmerzen, Extremitätenschmerzen mit Parästhesien und Lähmungen sowie Psychosen charakterisiert. Bereits in frühester Kindheit treten allerdings homozygote oder verbunden heterozygote Erkrankungsfälle akuter Porphyrien auf, hierzu existieren Kasuistiken sämtlicher Entitäten der akuten Porphyrien (Elder 1997, 1998). Diese sehr seltenen Erkrankungen, einschließlich einer Sonderform der homozygoten HK als Harderoporphyrie, gehen mit schwersten klinischen Erscheinungen einher und sind teilweise nicht vereinbar mit einem Überleben. Schwerste zerebrale Veränderungen mit epileptischen Anfällen (Llewellyn et al. 1992), hämolytische Anämie mit Splenomegalie (Lamoril et al. 1998) und mutilierende Hautveränderungen (Doss et al. 1990; Hift et al. 1993) wurden beobachtet.

Zur biochemischen Diagnostik dient v. a. der Nachweis erhöhter Porphyrinvorläufer (δ-Aminolävulinsäure, Porphobilinogen; ◘ Abb. 33.16) im Urin. Die Enzymdiagnostik ist gegenüber der biochemischen Befundung nachrangig (Doss 1995; Stauch et al. 2003); allerdings kann sie ebenso wie die Gendiagnostik im Rahmen von Familienuntersuchungen wertvoll sein (Elder 1997). Einzelberichte von dualen Porphyrien (AIP und PV, AIP und PCT, HK und CEP, PV und PCT) zeigen, dass diese seltenen Erkrankungen ebenfalls mit einer Manifestation der klinischen Symptome in der Kindheit einhergehen können (Doss et al. 2002; Freesemann et al. 1997; Sieg et al. 1995).

33.21.3 Nicht akute Porphyrien im Kindesalter

Durch ihre Hautmanifestationen mit erheblichem Krankheitswert erlangen die nachfolgenden Entitäten wesentliche Bedeutung im Kindesalter.

◘ **Tabelle 33.23.** Einteilung der Porphyrien in akute und nicht akute Formen

Akute Porphyrien	Nicht akute Porphyrien
Akute intermittierende Porphyrie (AIP)	Kongenitale erythropoetische Porphyrie (CEP)
Porphyria variegata (PV)	Erythropoetische Protoporphyrie (EPP)
Hereditäre Koproporphyrie (HK)	Porphyria cutanea tarda (PCT)
Doss-Porphyrie	Hepatoerythropoetische Porphyrie (HEP)

33.21 · Porphyrinstoffwechselstörungen

```
                    Succinyl-CoA              Glycin
                           └──────────┬──────────┘
          ALS-Synthase ───────▶       ▼
                              δ-Aminolävulinsäure (ALS)
                                      │
       ALS-Dehydratase ───────▶       ▼    ●  ───── Doss-Porphyrie
       (PBG-Synthase)                                Bleivergiftung
                              Porphobilinogen (PBG)
                                      │
       PBG-Desaminase ───────▶        ▼    ●  ───── Akute intermittierende Porphyrie
       (Uro`gen-I-Synthase)
                              Hydroxymethylbilan
                                      │
       Uro`gen-III-Synthase ──▶       ▼    ●  ───── Kongenitale erythropoetische
       (Uro`gen-Cosynthase)                          Porphyrie (Morbus Günther)
  Uroporphyrinogen I        Uroporphyrinogen III
         │                            │
         ▼         Uroporphyrinogen-  ▼               Porphyria cutanea tarda
  7-, 6-, 5- COOH    Dekarboxylase  7-, 6-, 5- COOH ─ Hepatoerythropoetische Porphyrie
         │                            │
         ▼                            ▼
  Koproporphyrinogen I       Koproporphyrinogen III
                                      │
       Koproporphyrinogen- ───▶       ▼    ●  ───── Hereditäre Koproporphyrie
       Oxidase
                              Protoporphyrinogen
                                      │
       Protoporphyrinogen- ───▶       ▼    ●  ───── Porphyria variegata
       Oxidase
                              Protoporphyrin
                                      │
       Ferrochelatase ────────▶     Fe ●  ───── Erythropoetische Protoporphyrie
                                    Häm
                         Globin ↓          ↓ Apoprotein
                        Hämoglobin       Cytochrome
```

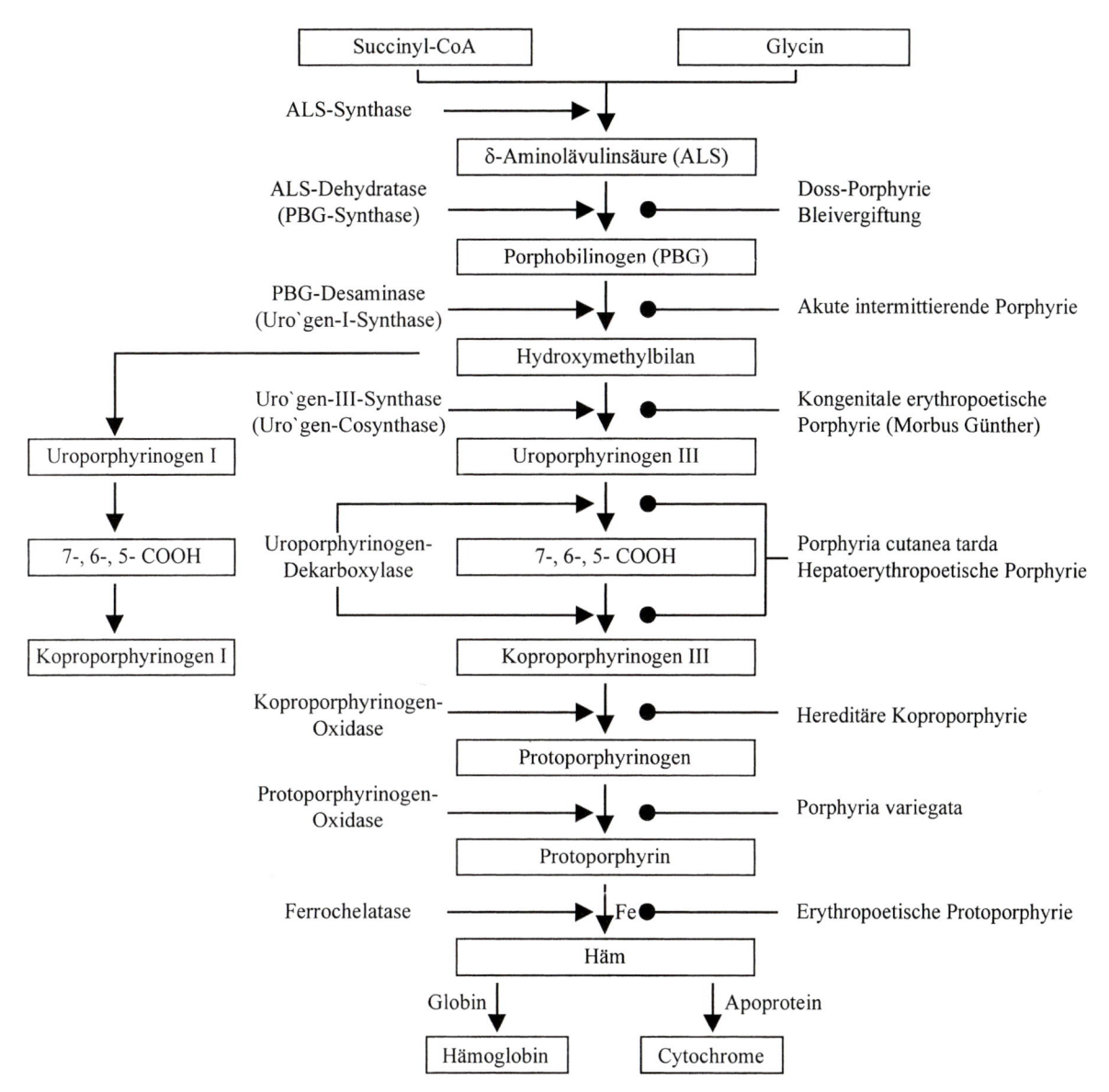

Abb. 33.16. Hämbiosynthese und Porphyrinkrankheiten

Kongenitale erythropoetische Porphyrie (M. Günther)

Die Erstbeschreibung findet sich in einer Greifswalder Dissertation von J.H. Schultz aus dem Jahr 1874 (Helgason et al. 1965). Fritsch et al. (1997, 1998) haben etwa 150 Falldarstellungen aus der Literatur zusammengestellt.

Ätiologie. Die rezessiv vererbte Erkrankung beruht auf einer Defizienz der Uroporphyrinogen III-Kosynthase (homozygot oder verbunden heterozygot); über 20 verschiedene Mutationen wurden bisher beschrieben (Lienhardt et al. 1999; Pannier et al. 2003). Diese führen zu einer extremen Akkumulation von Porphyrinen der Isomerenreihe I in Körperflüssigkeiten und Organen.

Klinisches Bild. Erste Merkmale sind bräunlich-rot verfärbte Windeln und ein Schreien der Kinder bei Lichtexposition. Im ersten Lebenssommer kommt es zu starken sonnenbrandähnlichen Hautreaktionen. Blasen, Erosionen, sklerodermiforme Narbenbildungen, Dyspigmentierungen, ausgedehnte Hypertrichosen, Osteolysen und Mutilationen an Fingern, Nase und Ohrmuscheln treten hinzu. Ektropium und Hornhautulzera führen zur Sehbeeinträchtigung. Hämolytische Anämie und Splenomegalie können monströse Ausmaße annehmen, die Lebensspanne ist i. Allg. verkürzt (Dawe et al. 2002; Fritsch et al. 1997; Lim et al. 1999).

Diagnostik. Nachweis der stark erhöhten Uro- und weniger stark erhöhten Koproporphyrine im Urin bei normaler Porphyrinvorläuferausscheidung; 10- bis 30fache Vermehrung der Porphyrine in den Erythrozyten mit Dominanz des Protoporphyrins. Histologische Untersuchungen der Haut sind unnötig (Doss 1996; Goerz et al. 1994; Gross et al. 2000).

Therapie. Reduktion der Sonnen- und Lichtexposition, wobei bereits normales Tageslicht Hautreaktionen auslösen kann, sodass eine Lichtschutztherapie praktisch unmöglich ist. Splenektomie mit Transfusionen führen zu keinem Dauererfolg (Harada et al. 2001). Aktivkohle und Cholestyramin in hohen Dosen können den Porphyrinspiegel nur mäßig senken (Dawe et al. 2002; Fritsch et al. 1998). Stammzelltransplantationen sind bisher 10-mal erfolgreich vorgenommen worden, andererseits sind mehrere letale Ausgänge beschrieben (Dawe et al. 2002; Harada et al. 2001; Shaw et al. 2001). Pränatale biochemische und Gendiagnostik wurden durchgeführt (Daika-Dahmane et al. 2001; Pannier et al. 2003). Gentherapeutische Versuche könnten kurative Möglichkeiten eröffnen (Kauppinen et al. 1998).

Erythropoetische Protoporphyrie

Eine 1926 von Gray beschriebene Lichtdermatose wurde 1964 nachuntersucht und als EPP erkannt (Gray et al. 1964). Ein ausführlicher Fallbericht von Kosenow und Treibs des Jahres 1953 lässt sich entsprechend der porphyrinanalytischen Untersuchungen als EPP definieren, die eindeutige biochemische und klinische Charakterisierung wurde 1961 unabhängig voneinander von Langhof et al. und Magnus et al. erarbeitet.

Epidemiologie. Die Häufigkeit der Erkrankung beträgt ca. 1 : 100.000 (Went et al. 1984).

Ätiologie. Durch einen heterozygoten (oder homozygoten) Defekt der Ferrochelatase und zusätzlichem Genpolymorphismus (Abb. 33.16) kommt es zu einem Anstau von Protoporphyrin in den Erythrozyten und teilweise in der Leber. Mindestens 65 verschiedene Mutationen sind bisher bekannt (Sarkany 2002). Der Erbgang ist mehrheitlich autosomal dominant, dennoch finden sich wiederholt Berichte über rezessive Fälle (Sarkany 2002). Aber nur in 10% aller Fälle wird eine Weitergabe der klinischen Erkrankung von den Eltern auf die Kinder beobachtet (Lim et al. 1999).

Klinisches Bild. Bereits in früher Kindheit (wenige Spätfälle sind bekannt) kommt es nach wenigen Minuten (oder gelegentlich auch erst nach Stunden) Sonnenexposition zu einer Rötung und Schwellung exponierter Areale, gefolgt von massivem Juckreiz mit Schmerzen und starker Unruhe. Purpurische Areale differenzieren zum Sonnenbrand (Goerz et al. 1994; Köstler 1992; Lehmann et al. 1992). Die chronischen Hautveränderungen beinhalten eine Verdickung und Reliefvergrößerung der Handrücken und des Gesichts. Die Veränderungen werden als Hyalinosis-cutis-artig bezeichnet. Einige Patienten klagen über sonnenlichtabhängigen saisonalen Pruritus ohne deutliche kutane Zeichen, dies kann zu Fehldiagnosen führen (Burg et al. 1972). Bei etwa 5–10% der EPP-Patienten kommt es im frühen Erwachsenenalter zu einer Lebermitbeteiligung mit Zirrhose und Ausfallskoma (Meerman 2000); möglicherweise besteht eine Verbindung zwischen rezessivem Vererbungsmodus und Lebermitbeteiligung (Sarkany et al. 1995). Etwa 25% aller Patienten haben eine milde Anämie, gehäuft kommt es zur Gallensteinbildung (Lim et al. 1999).

Histologie. Gefäßveränderungen des verbreiterten Koriums mit Endothelschwellungen bis hin zu -verschlüssen dominieren, an der Basalmembran und zwiebelschalenartig um die Gefäße findet sich PAS-positives Material. IgG, IgM und Komplement können immunhistologisch im Bereich der Gefäßwände und der dermoepidermalen Junktionszone nachgewiesen werden (Hönigsmann 1976; Timonen et al. 2000).

Diagnostik. 5- bis 50fache Erhöhung des freien Protoporphyrins im Heparinblut bei Normporphyrinurie; ein Anstieg des Koproporphyrin I im Urin weist auf eine Lebermitbeteiligung hin (Groß et al. 1998). Bei Neugeborenen mit familiärer Belastung sollte das Nabelschnurblut untersucht werden (Lehmann et al. 1991).

Therapie. Ein Großteil der Patienten (ca. 80%) zeigt eine verbesserte Lichttoleranz unter β-Karotin (Lehmann et al. 1991). Neuere externe Lichtschutzmittel (Sonnenblocker) sind ebenfalls von Vorteil. Einige Patienten können durch UV-B-Schmalbandlichtkonditionierung ihre Lichttoleranz erhöhen, UV-A-undurchlässige gelbe Folien (Balkon, Auto) können Schutz bieten (Köstler 1992; Lehmann et al. 1991; Mathews-Roth 1998). Bei größeren operativen Eingriffen sollten durch gelbe Acrylfilter geschützte Lichtquellen eingesetzt werden (Asokumar et al. 1999). Beginnende Lebermitbeteiligung begründet die Gabe von Cholestyramin, Vitamin E und Chenodesoxycholsäure (Doss 1996; Gross et al. 2000; Mathews-Roth 1998). Das fulminante Leberversagen erfordert eine Lebertransplantation mit den bekannten Risiken. Nach erfolgreicher Operation kann während langjähriger Nachbeobachtung eine erneute Lebermitbeteiligung eintreten. Über 16 derartige Transplantationen wurden bis zum Jahr 2000 berichtet (Meerman 2000). Erste gentherapeutische Zellkulturversuche sind durchgeführt worden (Mathews-Roth 1998).

Porphyria cutanea tarda

Die Erstbeschreibung als »chronische Hämatoporphyrie« stammt von Günther (1911), der Terminus PCT geht auf Waldenström (1937) zurück (Köstler et al. 1993).

Epidemiologie. Nach Zusammenstellung verschiedener epidemiologischer Untersuchungen leiden zwischen 1 : 1000 bis 1 : 10.000 der erwachsenen Bevölkerung an einer PCT (Köstler et al. 1995). Kindliche PCT-Erkrankungen sind dagegen selten. Bis 1979 waren 7 Fallbeschreibungen nachweisbar (Peschlow 1979), derzeitig sind in der Literatur etwa 50 Mitteilungen kindlicher PCT bekannt (Bruce et al. 1998). Hierbei handelt es sich ausschließlich um Typ II-PCT. 1% der 646 PCT-Patienten von Mascaro waren Kinder (Mascaro 1992).

Ätiologie. Ursache ist eine Defizienz der Uroporphyrinogen-Dekarboxylase (Uro-D), die angeboren (Typ II-PCT) oder annehmbar erworben (Typ I-PCT) sein kann (◘ Abb. 33.16). Diese sporadische PCT weist den Defekt ausschließlich in der Leber auf, die familiäre Typ II-Form hat eine ca. 50% erniedrigte Uro-D-Aktivität in allen Geweben und wird autosomal dominant vererbt. Zusätzlich scheint eine familiäre Typ III-PCT ohne Uro-D-Aktivitätsminderung in den Erythrozyten zu existieren (Doss 1996; Fritsch et al. 1998; Köstler et al. 1993; Sassa 2002). Zur PCT-Manifestation (auch der Typ II-PCT) bedarf es zumeist zusätzlicher Trigger- bzw. Realisationsfaktoren (Egger et al. 2002; Köstler et al. 1995; Stölzel et al. 2002), selbst wenn diese bei der kindlichen PCT nicht immer zu eruieren sind (Peschlow 1979). Neuerdings ist eine Assoziation zu den Hämochromatose (HFE)-Genen Cys 282Y und H63D gefunden worden (Stölzel et al. 2003), das Zusammentreffen von Uro-D- und HFE-Genmutationen führt zum frühzeitigeren Auftreten der PCT, teilweise bereits in der Kindheit (Brady et al. 2000).

Klinisches Bild. Die kindliche PCT unterscheidet sich klinisch nicht von der PCT des Erwachsenen. Typisch sind eine erhöhte Hautverletzlichkeit frei getragener Areale (Hände), Blasen in diesem Bereich und eine Hypertrichose des Gesichts bei schiefergrauem Teint. Seltener sind sklerodermiforme Veränderungen, häufig eine Hypertrichose der Extremitäten (Bruce et al. 1992; Peschlow 1979; Poh-Fitzpatrick et al. 1992).

Histologie. Subepidermale Blasen und ausgedehnte aktinische Elastose im Korium; IgG und C3 in der sich aufspaltenden Basalmembranzone und manschettenartig um die korialen Gefäße (Köstler et al. 1993).

Diagnostik. 5- bis 50fache Vermehrung der Porphyrine im Urin, wobei die hochkarboxylierten Uro- und Heptakarboxy-Porphyrine dominieren. Doss hat die latenten und klinischen Phasen der PCT porphyrinanalytisch charakterisiert. Die Porphyrinvorläufer sind im Normbereich, im Stuhl (Untersuchung nicht erforderlich) ist Isokoproporphyrin nachweisbar (Doss 1996; Fritsch et al. 1998; Goerz et al. 1994; Gross et al. 2000). Die Aminotransferasen sind erhöht, in den wenigen kindlichen Leberbiopsien fanden sich leichte Hepatosen mit vereinzelten intralobulären Nekrobiosen, geringfügige Siderose mit geringer reaktiver Hepatitis (Rogers et al. 1984; Peschlow 1979; Poh-Fitzpatrick et al. 1992).

Therapie. Zur Therapie der PCT haben sich die Aderlassbehandlung und die niedrig dosierte intermittierende Chloroquintherapie als effektiv und sicher erwiesen. Stölzel et al. (2003) konnten unter Hinzuziehung des HFE-Genstatus und der Bestimmung der Eisenspeicher erstmals Hinweise zum differenzierten Einsatz beider Therapieformen geben. Die kindliche PCT wird, in reduzierter Form, wie die PCT des Erwachsenen behandelt. Sowohl die Phlebotomie als auch die Chloroquintherapie haben in den wenigen Fallberichten zum Erfolg geführt (Bruce et al. 1998; Rogers et al. 1984; Peschlow 1979; Poh-Fitzpatrick et al. 1992). Bis zur Sanierung sollten externe Lichtschutzpräparate angewendet werden.

Hepatoerythropoetische Porphyrie

Simon et al. stellten 1967 eine ungewöhnlich schwere familiäre PCT vor, die später als hepatoerythropoetische Porphyrie diagnostiziert wurde (Koszo et al. 1990).

Epidemiologie. Zwischenzeitlich gibt es ca. 40 Fallbeschreibungen der HEP, die Elder et al. (1981) als homozygote (oder verbunden heterozygote) familiäre PCT erkannt haben.

Ätiologie. Die Uro-D-Aktivität dieser rezessiv vererbten Porphyrie kann <10% des Normalwertes betragen, die Schwere der Hauterscheinungen zeigt (auch unter Berücksichtigung eines eigenen nicht publizierten Falles) eine gewisse Relation zum Ausmaß dieser Aktivitätsminderung (Toback et al. 1987).

Klinisches Bild. Das klinische Bild entspricht weitgehend dem der CEP, die urinporphyrinanalytischen Befunde entsprechen dagegen der PCT. Im Gegensatz zur PCT ist das Erythrozytenprotoporphyrin (Zinkprotoporphyrin) ebenfalls erhöht, im Stuhl ist im Gegensatz zur CEP Isokoproporphyrin nachweisbar (Castano Suarez 1996; Poblete Gutierrez 2002; Sassa 2002). Der Serumeisenspiegel ist regelmäßig im Normbereich. Das Leberbioptat zeigt stets Rotfluoreszenz im Wood-Licht, die Leberveränderungen können geringfügig bis schwerwiegend im Erwachsenenalter sein (Hönigsmann et al. 1979).

Therapie. Eine effektive Therapie ist nicht bekannt, Photoprotektion ist empfehlenswert. Pränatale Diagnostik ist durchgeführt worden (Ged et al. 2002), der Erfolg experimenteller gentherapeutischer Bemühungen bleibt abzuwarten (Fontanellas et al. 1999).

> Obwohl die Porphyrien in der Kindheit zu den seltenen Erkrankungen zählen, ist ihre Diagnostik von vitaler Bedeutung für die Betroffenen.

Literatur

Albers SE, Brozena SJ, Glass LF, Fenske NA (1992) Alkaptonuria and ochronosis: case report and review. J Am Acad Dermatol 27: 609–614

Al-Mutawa S, Mathews B, Salako N (2002) Oral findings in Alagille syndrome. A case report. Med Princ Pract 11: 161–163

Asokumar B, Kierney C, James TW, Amato J, Tuman KJ (1999) Anaesthetic management of a patient with erythropoietic protoporphyria for ventricular septal defect closure. Ped Anaesth 9: 356–358

Ayesh R, Mitchel SC, Zhang A, Smith RL (1993) The fish odour syndrome: biochemical, familial, and clinical aspects. Br Med J 307: 655–657

Babior BM, Matzner Y (1997) The familial mediterranean fever gene-cloned at last. New Engl J Med 337: 1548–1549

Baran R, Dawber RPR (1994) Diseases of the Nail and their Management. 2nd edn. Oxford: Blackwell Scientific Publication

Beck M, Fang-Kircher S (1993). Mukopolysaccharidosen. Stuttgart Jena New York: Gustav Fischer Verlag

Belloso LM, Lowitt MH (2003) Cutaneous findings in a 51-year-old man with phenylketonuria. J Am Acad Dermatol 49 (Suppl Case Reports): S190-S192

Bereket A (2003) Rickets in developing countries. Endocr Dev 6: 220–232

Blanck HM, Bowman BA, Serdula MK, Khan LK, Kohn W, Woodruf BA, Bhutanese Refugee Investigation Group (2002) Angular stomatitis and riboflavin status among adolescent Bhutanese refugees living in southeastern Nepal. Am J Clin Nutr 76: 430–435

Bos JD (2002) Atopiform dermatitis. Br J Dermatol 147: 426–429

Brady JJ, Jackson HA, Roberts AG, Morgan RR, Whatley SD, Rowlands GL, Darby C, Shudell E, Watson R, Paiker J, Worwood MW, Elder GH (2000) Co-inheritance of mutations in the uroporphyrinogen decarboxylase and haemochromatosis genes accelerates the onset of porphyria cutanea tarda. J Invest Dermatol 115: 868–874

Bruce AJ, Ahmed I (1998) Childhood onset porphyria cutanea tarda: Successful therapy with low-dose hydroxychloroquine (Plaquenil). J Am Acad Dermatol 38: 810–814

Bull PC, Thomas GR, Rommens JM, Fobes JR, Cox DW (1993) The Wilson disese gene is a putative copper transporting P-Type ATPase similar to the Menkes gene. Nature Genet 5: 327–337

Burg G, Plewig G (1972) Saisonaler Pruritus als Symptom der erythropoetischen protoporphyrinämischen Lichtdermatose (EPL). Hautarzt 23: 553–555

Cabalska MB, Nowaczewska I, Sendecka E, Zorska K (1996) Longitudinal study on early diagnosis and treatment of phenylketonuria in Poland. Eur J Pediatr 155 [Suppl 1]: S53-S55

Castano Suarez E, Sanz Zamarro O, Guerra Tapia A, de Salamanca RE (1996) Hepatoerythropoietic porphyria: Relationship with familial porphyria cutanea tarda. Dermatology 193: 332–335

Cochran RJ, Tucker SB, Wilkin JK (1983) Reactive perforating collagenosis of diabetes mellitus and renal failure. Cutis 31: 55–58

Daika-Dahmane F, Dommergues M, Narcy F, Gubler MC, Dumez Y, Gauthier E, Nordmann Y, Nessmann C, Terrasse G, Müller F (2001) Congenital erythropoietic porphyria: prenatal diagnosis and autopsy findings in two sibling fetuses. Ped Develop Pathol 4: 180–184

Darling TN, Skarulis MC, Steinberg SM, Marx SJ, Spiegel AM, Turner M (1997) Multiple facial angiofibromas and collagenomas in patients with multiple endocrine neoplasia type 1. Arch Dermatol 133: 853–857

Dawe SA, Stephens AD, Peters TJ, du Vivier A, Creamer JD (2002) Congenital erythropoietic porphyria: dilemmas in present day management. Clin Exp Dermatol 27: 680–683

Dietrich W, Ehnis T, Bauer M, Donner P, Volta U, Riecken EO, Schuppan D (1997) Identification of tissue transglutaminase as the autoantigen of celiac disease. Nat Med 3: 797–801

Dong Q, Debelenko LV, Chandrasekharappa SC, Emmert-Buck MR, Zhuang Z, Guru SC, Manickam P, Skarulis M, Lubensky IA, Liotta LA, Collins FS, Marx SJ, Spiegel AM (1997) Loss of heterozygosity at 11q13: analysis of pituitary tumors, lung carcinoids, lipomas, and other uncommon tumors in subjects with familial multiple endocrine neoplasia type 1. J Clin Endocrinol Metab 82: 1416–1420

Doss MO (1995) Akute intermittierende Porphyrie bei Kindern. Monatsschr Kinderheilkd 143: 533–534

Doss M (1996) Krankheiten und Störungen der Porphyrin- und Hämbiosynthese. In: Gross R, Schölmerich P, Gerok W (eds): Die Innere Medizin 9. Aufl. Stuttgart: Schattauer Verlag, pp 1002–1017

Doss MO, Gross U, Lamoril J, Kranl CH, Jacob K, Doss M, da Silva V, Freesemann AG, Deybach J-C, Sepp N, Nordmann Y (1999) Compound heterozygous hereditary coproporphyria with fluorescing teeth. Ann Clin Biochem 36: 680–682

Doss MO, Groß U, Puy H, Doss M, Kühnel A, Jacob K (2002) Koexistenz von hereditärer Koproporphyrie und Porphyria cutanea tarda: Eine neue Form einer dualen Porphyrie. Med Klin 97: 1–5

Doss MO, Stauch T, Groß U, Renz M, Akagi R, Doss-Frank M, Seelig HP, Sassa S (2003) The third case of Doss porphyria in Germany. Physiol Res 52: 7S

Egger NG, Goeger DE, Payne DH, Miskovsky EP, Weinman ST A, Anderson KE (2002) Porphyria cutanea tarda. Multiplicity of risk factors including HFE mutations, hepatitis C, and inherited uroporphyrinogen decarboxylase deficiency. Dig Dis Sci 47: 419–426

Elder GH (1997) Hepatic porphyrias in children. J Inher Metab Dis 20: 237–246

Elder GH (1998) Genetic defects in the porphyrias: Types and significance. Clinics Dermatol 16: 225–233

Elder GH, Smith SG, Herrero C, Mascaro JM, Lecha M, Muniesa AM, Czarnecki DB, Brenan J, Poulos V, de Salamanca RE (1981) Hepatoerythropoietic decarboxylase defect of homozygous porphyria cutanea tarda. Lancet I: 916–919

Emerick KM, Rand EB, Goldmuntz E, Krantz ID, Spinner NB, Piccoli DA (1999) Features of Alagille syndrome in 92 patients: frequency and relation to prognosis. Hepatology 29: 822–829

Endres W (1994) Die Phenylketonurie und ihre Behandlung über die Adoleszenz hinaus. Internist 35: 250–254

Esterly NB, McKusick VA (1971) Stiff skin syndrome. Pediatrics 47: 360–369

Farishian RA, Whittaker JR (1980) Phenylalanine lowers melanin synthesis in mammalian melanocytes by reducing tyrosine uptake: implications for pigment reduction in phenylketonuria. J Invest Dermatol 74: 85–89

Feingold KR, Elias PM (1988) Endocrine-skin interactions. Cutaneous manifestations of adrenal disease, pheochromocytomas, carcinoid syndrome, sex hormone excess and deficiency, polyglandular autoimmune syndromes, multiple endocrine neoplasia syndromes, and other miscellanous disorders. J Am Acad Dermatol 9: 1–20

Ferenci P (2004) Review article: Diagnosis and current therapy of Wilson´s disease. Aliment Pharmacol Ther 19: 157–165

Francis GA, Knopp RH, Oram JF (1995) Defective removal of cellular cholesterol and phospholipids by apolipoprotein A-I in Tangier disease. J Clin Invest 96: 78–87

Fontanellas A, Mazurier F, Moreau-Gaudry F, Belloc F, Ged C, de Verneuil H (1999) Correction of uroporphyrinogen decarboxylase deficiency (hepatoerythropoietic porphyria) in Epstein-Barr Virus-transformed B-cell lines by Retrovirus-mediated gene transfer: Fluorescence-based selection of transduced cells. Blood 94: 465–474

Freesemann AG, Hofweber K, Doss MO (1997) Coexistence of deficiencies of uroporphyrinogen III synthase and decarboxylase in a patient with congenital erythropoietic porphyria in his familiy. Eur J Clin Chem Clin Biochem 35: 35–39

Fritsch C, Bolsen K, Ruzicka T, Goerz G (1997) Congenital erythropoietic porphyria. Clinical review. J Am Acad Dermatol 36: 594–610

Literatur

Fritsch C, Lang K, von Schmiedeberg S, Bolsen K, Merk H, Lehmann P, Ruzicka T (1998) Porphyria cutanea tarda. Skin Pharmacol Appl Skin Physiol 11: 321–335

Fritsch C, Nürnberger W, Bolsen K, Lehmann P, Ruzicka T (1998) Kongenitale erythropoetische Porphyrie. Z Hautkr 73: 247–250

Ged C, Ozalla D, Herrero C, Lecha M, Mendez M, de Verneuil H, Mascaro M (2002) Description of a new mutation in hepatoerythropoietic porphyria and prenatal exclusion of a homozygous fetus. Arch Dermatol 138: 957–960

Goerz G, Lehmann P (1994) Die Porphyrien. Akt Dermatol 20: 103–113

Gilaberte Y, Saenz-de-Santamaria MC, Garcia-Latasa FJ, Gonzalez-Mediero I, Zambrano A (1995) Stiff skin syndrome: a case report and review of the literature. Dermatology 190: 148–151

Gratner LM, Greer FR, Section on Breastfeeding and Committee on Nutrition, American Academy of Pediatrics (2003) Prevention of rickets and vitamin D deficiency: new guidelines of vitamin D intake. Pediatrics 111: 908–910

Golshan MM, McHenry CR, de Vente J, Kalajyian RC, Hsu RM, Tomashefski JF (1997) Acute suppurative thyreoiditis and necrosis of the thyroid gland: A rare endocrine manifestation of acquired immunodeficiency syndrome. Surgery 121: 593–596

Graham GW, Aitken DA, Connor JM (1996) Prenatal diagnosis by enzyme analysis in 15 pregnancies at risk for the Lesch-Nyhan syndrome. Prenatal Diagn 16: 647–651

Gray CH, Kulczycka A, Nicholson DS, Magnus A, Rimington C (1964) Isotope studies on a case of erythropoietic protoporphyria. Clin Sci 26: 7–15

Gross U, Hoffmann GF, Doss MO (2000) Erythropoietic and hepatic porphyrias. J Inherit Metab Dis 23: 641–661

Gross U, Frank M, Doss MO (1998) Hepatic complications of erythropoietic protoporphyria. Photodermatol Photoimmunol Photomed 14: 52–57

Hanefeld M (1995) Hyperlipoproteinämien. In: Hanefeld M (ed) Fettstoffwechselstörungen, Bedeutung, Erkennung und Behandlung, Vol II. Jena Stuttgart: Gustav Fischer Verlag, pp 97–114

Harada FA, Shwayder TA, Desnick RJ, Lim HW (2001) Treatment of severe congenital erythropoietic porphyria by bone marrow transplantation. J Am Acad Dermatol 45: 279–282

Helgason E, Latotzki H (1965) Zur Geschichte der Porphyria erythropoetica. Zschr ges inn Med 20: 759–763.

Hift RJ, Meissner PN, Todd G, Kirby P, Bilsland D, Collins P, Ferguson J, Moore MR (1993) Homozygous variegate porphyria: an evolving clinical syndrome. Postgrad Med J 69: 781–786

Hönigsmann H (1976) Die erythropoetische Protoporphyrie. Z Hautkr 52: 495–509, 541–546, 599–621

Hönigsmann H, Reichel K (1979) Hepatoerythrozytäre Porphyrie. Hautarzt 30: 95–97

Ho NC, Lacbawan F, Francomano CA, Ho V (2000) Severe hypodontia and oral xanthomas in Alagille syndrome. Am J Med Genet 93: 250–252

Hofstra RMW, Sijmons RH, Stelwagen T, Stulp RP, Kousseff BG, Lips CJM, Steijlen PM, van Voorst Vader PC, Buys CHCM (1996) Ret mutation screening in familial cutaneous lichen amyloidosis and in skin amyloidosis associated with multiple endocrine neoplasia. J Invest Dermatol 107: 215–218

Huang Y, von Eckardstein A, Wu S, Langer C, Assmann G (1995) Generation of pre-ß1-HDL and conversion into α-HDL. Arterioscler Thromb Vasc Biol 15: 1746–1754

Huntley AC (1982) The cutaneous manifestations of diabetes mellitus. J Am Acad Dermatol 7: 427–455

Jablonska S, Schubert H, Kikuchi I (1989) Congenital fascial dystrophy: stiff skin syndrome – a counterpart of the tight-skin mouse. J Am Acad Dermatol 21: 934–950

Jensen JD, Resnick SD (1995) Porphyria in childhood. Semin Dermatol 14: 33–39

Kamath BM, Loomes KM, Oakey RJ, Emerick KE, Conversano T, Spinner NB, Piccoli DA, Krantz ID (2002a) Facial features in Alagille syndrome: specific or cholestasis facies. Am J Med Genet 112: 163–170

Kamath BM, Loomes KM, Oakey RJ, Krantz ID (2002b) Supernumary digital flexion crease: an additional clinical manifestation of Alagille syndrome. Am J Med Genet 112: 171–175

Kakkis ED (2002) Enzyme replacement therapy for the mucopolysaccharide storage disorders. Expert Opin Invest Drugs 11: 675–685

Kauppinen R, Glass IA, Aizencang G, Astring KH, Atweh GF, Desnick RJ (1998) Congenital erythropoietic porphyria: prolonged high level expression and correction of the metabolic defect by retroviral-mediated gene transfer into porphyrin and erythroid cells. Mol Genet Metab 65: 10–17

Kosenow W, Treibs A (1953) Lichtüberempfindlichkeit und Porphyrinämie. Z Kinderheilkd 73: 82–92

Koszo F, Elder GH, Roberts A, Simon N (1990) Uroporphyrinogen decarboxylase deficiency in a hepatoerythropoietic porphyria: further evidence for genetic heterogeneity. Br J Dermatol 122: 365–370

Köstler E (1991) Porphyrien. In: Brüschke G (ed) Handbuch der Inneren Erkrankungen, Bd 2. Teil 1. Jena: Gustav Fischer Verlag, pp 250–262

Köstler E (1992) Die erythropoetische Protoporphyrie. Dermatol Monatsschr 178: 274–281

Köstler E, Doss M (1993) Die chronische hepatische Porphyrie (Porphyria cutanea tarda). In: Brandis M, Fanconi A, Frick P, Kochsiek K, Riecken EO (Hrsg) Ergebnisse der Inneren Medizin und Kinderheilkunde. Springer, Berlin Heidelberg New York, S 123–205

Köstler E, Doss MO (1995) Porphyria cutanea tarda (chronische hepatische Porphyrie). Dtsch Med Wochenschr 120: 1405–1410

Kousseff BG, Espinoza C, Zamore GA (1991) Sipple syndrome with lichen amyloidosis as a paracrinopathy: pleiotropy, heterogeneity, or a contiguous gene? J Am Acad Dermatol 25: 651–657

Krantz ID, Piccoli DA, Spinner NB (1999) Clinical and molecular genetics of Alagille syndrome. Curr Opin Pediatr 11: 558–564

Lamoril J, Puy H, Goya L, Rosipal R, Da Silva V, Grandchamp B, Foint T, Bader-Meunier B, Dommergues JP, Deybach JC, Nordmann Y (1998) Neonatal hemolytic anemia due to inherited harderoporphyria: clinical characteristics and molecular basis. Blood 91: 1–6

Langhof H, Müller H, Rietschel L (1961) Untersuchungen zur familiären protoporphyrinämischen Lichturticaria. Arch Klin Exp Dermatol 212: 506–518

Lee CWG, Yu JS, Turner BB, Murray KE (1976) Trimethylaminuria: fishy odors in children. New Engl J Med 295: 937–938

Lehmann P, Scharffetter K, Kind P, Goerz G (1991) Erythropoetische Protoporphyrie. Synopsis von 20 Patienten. Hautarzt 42: 570–574

Lenke RL, Levy HL (1980) Maternal phenylketonuria and hyperphenylalaninemia. New Engl J Med 303: 1202–1208

Lienhardt A, Aubard Y, Laroche C, Gilbert B, Bernard Ph, Masseri G, Bouleisteix J (1999) A rare cause of fetal ascites: a case report of Günther's disease. Fetal Diagn Ther 14: 257–261

Lim HW, Cohen JL (1999) The cutaneous porphyrias. Sem Cutan Med Surg 18: 285–292

Lim HW, Murphy GM (1996) The porphyrias. Clin Dermatol 14: 375–387

Livneh A, Langevitz P, Zemer D, Padeh S, Migdal A, Sohar E, Pras M (1996) The changing face of familial mediterranean fever. Sem Arthritis Rheum 26: 612–627

Llewellyn DH, Smyth SJ, Elder GH, Hutchesson AC, Rattenbury JM, Smith MF (1992) Homozygous acute intermittent porphyria: compound heterozygosity for adjacent base transitions in the same codon of the porphobilinogen deaminase gene. Hum Genet 89: 97–98

Magnus IA, Jarret A, Prankerd TAJ, Rimington C (1961) Erythropoietic protoporphyria: A new porphyria syndrome with solar urticaria due to protoporphyrinaemia. Lancet ii: 448–451

Makris M (2000) Hyperhomocysteinemia and thrombosis. Clin Lab Haematol 22: 133–143

Mascaro JM (1992) Porphyrias in children. Ped Dermatol 9: 371–372

Mathews-Roth MM (1998) Treatment of the cutaneous porphyrias. Clinics Dermatol 16: 295–298

McArthur RG, Cloutier MD, Hayles AB, Sprague RG (1972) Cushing´s disease in children. Mayo Clin Proc 47: 318–326

Medical Research Council Working Party on Phenylketonuria (1993) Phenylketonuria due to phenylalanine hydroxylase deficiency: an unfolding story. Br Med J 306: 115–119

Meerman L (2000) Erythropoietie protoporphyria. An overview with emphasis of the liver. Scand J Gastroenterol 35 Suppl 232: 79–85

Mitchell SC (1996) The fish-odor syndrome. Perspect Biol Med 39: 514–526

Moore MR, Mc Coll EL, Rimington C, Goldberg A (1987) Disorders of porphyrin metabolism. Plenum, New York London

Mornaghi R, Rubinstein P, Franklin EC (1982) Familial renal amyloidosis: case report and genetic studies. Am J Med 73: 609–614

Mudd SH, Skovby F, Levy HL, Pettigrew KD, Wilcken B, Pyeretz RE, Andrea G, Boers GHI, Bromberg IL, Cerone R, Foowler B,Grobe H, Schmidt H, Schweitzer L (1985) The natural history of homocystinuria due to cystathionine β-synthase deficiency. Am J Hum Genet 37: 1–31

Ngare DK, Muutunga JN, Njonge E (2000) Vitamin A deficiency in preschool children in Kenya. East Afr Med J 77: 421–424

Nyhan WL, Wong DF (1996) New approaches to understanding Lesch-Nyhan disease. New Engl J Med 334: 1602–1604

O'Brian WM, La Du BN, Bunim JJ (1963) Biochemical, pathologic and clinical aspects of alcaptonuria, achronosis and ochronotic arthropathy: review of world literature (1584–1962). Am J Med 34: 813–838

Oliver MF, Pyörälä K, Shepherd J (1997) Management of hyperlipidmaemia. Why, when and how to treat. Eur Heart J 18: 371–375

Ortega RM, Mena MC, Faci M, Santana JF, Serra-Majem L (2001) Vitamin status in different groups of the Spanish population: meta-analysis of national studies performed between 1990 and 1999. Public Health Nutr 4: 1325–1329

Ozturk F, Koca R, Aydin M, Canturk MT, Akpolat I, Kucukoduk S (2001) Pellagra: a sporadic pediatric case with a full triad of symptoms. Cutis 68: 31–34

Pannier E, Viot G, Aubry MC, Grange G, Tantau J, Fallet-Bianco C, Muller F, Cabrol D (2003) Congenital erythropoietic porphyria (Günther´s disease): two cases with very early prenatal manifestation and cystic hygroma. Prenat Diagn 23: 25–30

Peschlow I (1979) Porphyria cutanea tarda bei 6jährigem Mädchen mit unerwartetem Rezidiv. Dermatol Monatsschr 165: 425–431

Pimentel L (2003) Scurvy: historical review and current diagnostic approach. Am J Emerg Med 21: 328–332

Prasad AS (1995) Zinc: An overview. Nutrition 11: 93–99

Poblete Gutierrez P, Wiederholt T, Frank J (2002) Die Porphyrien: Was Dermatologen wissen sollten. Z Hautkr 77: 265–275

Poh-Fitzpatrick MB, Honig PJ, Kim HC (1992) Childhood-onset familial porphyria cutanea tarda: effects of therapeutic phlebotomy. J Am Acad Dermatol 27: 896–900

Prystowsky SD, Maumenee IH, Freeman RG, Herndon Jr JH, Harrod MJ (1977) A cutaneous marker in the Hunter syndrome. A report of four cases. Arch Dermatol 113: 602–605

Rachmel A, Steinberg T, Ashkenazi S, Sela BA (2003) Isr Med Assoc J 5: 534–536

Reisert PM (1996) Pathophysiologie und klinische Aspekte des Myxödems. Z Lymphol 20: 6–10

Rettenmeier R, Natt E, Zentgraf H, Scherer G (1990) Isolation and characterization of the human tyrosine aminotransferase gene. Nucleic Acids Res 18: 3853–3861

Ritis K, Giaglis S, Sparthari N, Micheli A, Zonios D, Tzoanopoulos D, Celtas CC, Rafail S, Mean R, Papadopoulos V, Tzioufas AG, Moutsopoulos HM, Kartalis G (2004) Non-isotopic Rnase cleavage assay for mutation detection in MEFV, the gene responsible for familial Mediterranean fever, in a cohort of Greek patients. Ann Rheum Dis 63: 438–443

Rogers M, Kamath KR, Poulos V (1984) Porphyria cutanea tarda in a seven year old child. Aust J Dermatol 25: 107–112

Rogler G, Trümbach B, Klima B, Lackner KJ, Schmitz G (1995) HDL-mediated efflux of intracellular cholesterol is impaired in fibroblasts from Tangier disease patients. Arterioscler Thromb Vasc Biol 15: 683–690

Rook AR, Dawber RPR (1995) Haarkrankheiten. Blackwell, Berlin Wien

Ruocco V, Florio M (1995) Fish-odor syndrome: an olfactory diagnosis. Int J Dermatol 34: 92–93

Saito Y, Takashima S (2000) Neurotransmitter changes in the pathophysiology of Lesch-Nyhan syndrome. Brain Dev 22 (Suppl 1): S122–S131

Sarkany RPE (2002) Erythropoietic protoporphyria (EPP) at 40. Where are we now? Photodermatol Photoimmunol Photomed 18: 147–152

Sarkany RPE, Cox TM (1995) Autosomal recessive erythropoietic protoporphyria: a syndrome of severe photosensitivity and liver failure. Quart J Med 88: 541–549

Sassa S (2002) The porphyrias. Photodermatol Photoimmunol Photomed 18: 56–67

Schmidt SR, Gehring A, Koehler MR, Schmid M, Müller CR, Kress W (1997) Cloning of the homogentisate 1,2 dioxygenase gen, the key enzyme of alcaptonuria in mouse. Mammalian Genome 8: 168–171

Seidel J, Möller LB, Mentzel HJ, Kauf E, Vogt S, Patzer S, Wollina U, Zintl F, Horn N (2001a) Disturbed copper transport in humans. Part 1: Mutations of the ATP7A gene lead to Menkes disease and occipital horn syndrome. Cell Mol Biol (Noisy-le-grand) 47: OL141–148

Seidel J, Caca K, Schwab SG, Berr F, Wildenauer DB, Mentzel HJ, Horn N, Kauf E (2001b) Disturbed copper transport in humans. Part 2: Mutations of the ATP7B gene lead to Wilson disease (WD). Cell Mol Biol (Noisy-le-grand) 47: OL149–157

Seri M, Celli I, Betsos N, Claudiani F, Camera G, Romeo G (1997) A Cys634Gly substitution of the *RET* proto-oncogene in a family with recurrence of multiple endocrine neoplasia type 2A and cutaneous lichen amyloidosis. Clin Genet 51: 86–90

Shaw PH, Mancini AJ, Mc Connell JP, Brown D, Kletzel M (2001) Treatment of congenital erythropoietic porphyria in children by allogenic stem cell transplantation: a case report and review of the literature. Bone Marrow Transplant 27: 101–105

Shukla P, Graham SM, Borgstein A, Nhlane A, Harper G, Brabin BJ (2000) Sickle cell disease and vitamin E deficiency in children in developing countries. Trans R Soc Trop Med Hyg 94: 109

Sieg I, Bhutani LK, Doss MO (1995) Dual porphyria of coexisting variegata and cutanea tarda. Eur J Clin Chem Clin Biochem 33: 405–410

Siracusa LD, Mc Grath R, Ma Q, Moskow JJ, Manne J, Christner PJ, Buchberg AM, Jimenez SA (1996) A tandem duplication within the fibrillin 1 gene is associated with the mouse tight skin mutation. Genome Res 6: 300–313

Stauch T, Renz M, Seelig HP, Doss MO (2003) Acute hepatic porphyrias without detectable genetic defects. Physiol Res 52: 25 S

Stölzel U, Köstler E, Schuppan D, Richter M, Wollina U, Doss MO, Wittekind C, Tannapfel A (2003) Hemochromatosis (HFE) gene mutations and response to chloroquine in porphyria cutanea tarda. Arch Dermatol 139: 309–313

Stölzel U, Schuppan D, Tillmann HL, Manns MP, Tannapfel A, Doss MO, Zimmer T, Köstler E (2002) Autoimmunity and HCV infection in porphyria cutanea tarda: a controlled study. Cell Mol Biol (Noisy-le-grand) 48: 43–47

Stratakis CA, Courcoutsakis NA, Abati A, Filie A, Doppmann JL, Carney JA, Shawker T (1997) Thyroid gland abnormalities in patients with the the syndrome of spotty skin pigmentation, myxomas, endocrine overactivity, and schwannomas (Carney complex). J Clin Endocrinol Metab 82: 2037–2043

Literatur

Stuart CA, Pate CJ, Peters EJ (1989) Prevalance of acanthosis nigricans in an unselected population. Am J Med 87: 268–272

Tanaka T, Kono T, Terasaki F, Kintaka T, Sohmiya K, Mishima T, Kitaura Y (2003) Gene-environment interactions in wet beriberi: effects of thiamine depletion in CD36-defect rats. Am J Physiol Heart Circ Physiol 285: H1546-H1553

Tasanen K, Raudasoja R, Kallioinen M, Ranki A (1997) Erythema elevatum diutinum in association with coeliac disease. Br J Dermatol 136: 624–627

Thomas GR, Fobes JR, Roberts EA, Roberts EA, Walshe JM, Cox DW (1995) The Wilson disease gene: spectrum of mutations and their consequence. Nature Genet 9: 210–217

Thunell S, Holmberg L, Lundgren J (1987) Aminolevulinate dehydratase porphyria in infancy. A clinical and biochemical study. J Clin Chem Clin Biochem 25: 5–14

Timonen K, Kariniemi A-L, Niemi K-M, Teppo A-M, Tenhunen R, Kauppinen R (2000) Vascular changes in erythropoietic protoporphyria: Histopathologic and immunohistochemical study. J Am Acad Dermatol 43: 489–497

Toback AC, Sassa S, Poh-Fitzpatrick MB, Schechter J, Zaider E, Harber LC, Kappas A (1987) Hepatoerythropoietic porphyria: clinical, biochemical, and enzymatic studies in a three-generation family lineage. N Engl J Med 316: 645–650

Tümer Z, Horn N (1996) Menkes disease: recent advances and new insights into copper metabolism. Ann Med 28: 121–129

Van Guldener C, Stehouwer CD (2000) Hyperhomocysteinemia, vascular pathology, and endothelial dysfunction. Semin Thromb Hemost 26: 281–289

Vazquez F, Grider A (1995) The effect of the acrodermatitis enteropathica mutation on zinc uptake in human fibroblasts. Biol Trace Element Res 50: 109–117

Von Eckardstein A, Huang Y, Wu S, Funke H, Noseda G, Assmann G (1995) Reverse cholesterol transport in plasma of patients with different forms of familial HDL deficiency. Arterioscler Thromb Vasc Biol 15: 691–703

Vulpe C, Levinson B, Whithney S, Packman S, Gitschier J. (1993) Isolation of candidate gene for Menkes disease and evidence that it encodes a copper transporting ATPase. Nature Genet 3: 7–13

Walling HW, Messingham M, Myers LM, Mason CL, Strauss JS. Improvement of acanthosis nigricans on isotretinoin and metformin. J Drugs Dermatol 2: 677–681

Went LN, Klasen EC (1984) Genetic aspects of erythropoietic protoporphyria. Ann Hum Genet 48: 105–117

Wilmer A, Heidlas O, Bocker T, Wollina U (1995) Papillomatosis confluens et reticularis Gougerot-Carteaud. Akt Dermatol 21: 291–294

Winder AF, Alexander R, Garner A, Johnston D, Vallance D, McCreanor G, Frohlich J (1996) The pathology of cornea in Tangier disease (familial high density lipoprotein deficiency). J Clin Pathol 49: 407–410

Wolff JA, Barshop B, Nyhan WL, Leslie J, Seegmiller JE, Gruber H, Garst M, Winter S, Michals K, Matalon R (1989) Effects of ascorbic acid in alcaptonuria: alterations in benzoquinone acetic acid an ontogenic effect in infancy. Pediatr Res 26: 140–144

Wollina U, Rülke D (1994) Kauschwielen (Chewing pads). Z Hautkrankh 69: 331–333

Yoshikawa H, Yamazaki S, Watanabe T, Abe T (2003) Vitamin K deficiency in severely disabled children. J Child Neurol 18: 93–97

Zheng P, Lavker RM, Kligman AM (1985) Anatomy of striae. Br J Dermatol 112: 185–193

Zschocke J (2003) Phenylketonuria mutations in Europe. Hum Mutat 21: 345–356

Lichtdermatosen und Lichtschutz

E. Hölzle

34.1 Einleitung – 575

34.2 Physiologische Reaktionen auf UV-Strahlung – 575
34.2.1 UV-Erythem – 576
34.2.2 Pigmentierung – 576
34.2.3 Lichtschwiele – 576
34.2.4 DNS-Reparatur – 576

34.3 Dermatitis solaris – 577

34.4 Lichturtikaria – 578

34.5 Polymorphe Lichtdermatose – 579

34.6 Hydroa vacciniformia – 581

34.7 Wiesengräserdermatitis – 582

34.8 Medikamentös bedingte Photosensitivität – 583
34.8.1 Mechanismen der Photosensibilisierung – 583
34.8.2 Phototoxische Arzneireaktionen – 583
34.8.3 Pseudoporphyrie – 584

34.9 Genetische Erkrankungen mit Photosensitivität – 584
34.9.1 Xeroderma pigmentosum – 584
34.9.2 Hartnup-Syndrom – 586
34.9.3 Rothmund-Thomson-Syndrom – 586
34.9.4 Bloom-Syndrom – 587
34.9.5 Cockayne-Syndrom – 587
34.9.6 PIBIDS-Syndrom (Trichothiodystrophie) – 588

34.10 Photosensitivität bei Mangel- oder Fehlernährung – 588
34.10.1 Kwashiorkor – 588
34.10.2 Pellagra – 589

34.11 Empfehlungen zum Lichtschutz im Kindesalter – 589
34.11.1 Lichtschutz durch vernünftiges Verhalten – 589
34.11.2 Sonnenschutz durch Kleidung – 590
34.11.3 Sonnenschutzmittel – 590

Literatur – 591

34.1 Einleitung

Photodermatosen sind eine heterogene Gruppe von Hauterkrankungen, die bei entsprechender pathologischer Bereitschaft des Patienten durch ultraviolette oder sichtbare Strahlung der Sonne ausgelöst werden. Unterschieden werden *idiopathische Lichterkrankungen*, deren Ätiologie im Wesentlichen unbekannt ist, von *phototoxischen* oder *photoallergischen Reaktionen*, die durch einen chemischen Photosensibilisator verursacht werden (Hölzle 2003) Weiterhin können sich eine Reihe von genetischen oder metabolischen Erkrankungen in einer sekundären Lichtempfindlichkeit der Haut äußern.

34.2 Physiologische Reaktionen auf UV-Strahlung

Die physiologischen Reaktionen auf die Einwirkung ultravioletter Strahlung auf die Haut umfassen das UV-Erythem, die Pigmentierung, die Ausbildung einer Lichtschwiele sowie DNS-Reparaturmechanismen. Insgesamt können diese Reaktionen als physiologische Anpassungs- und Reparaturmechanismen verstanden werden, die in der Lage sind, akute Lichtschäden zu begrenzen und chronische zu verhüten. Werden die adaptativen Mechanismen, deren Kapazität beschränkt ist, überfordert, so stellen sich akute und bei häufiger Wiederholung der überschwelligen UV-Exposition schließlich chronische Lichtschäden der Haut ein. Diese beinhalten die vorzeitige Hautalterung (»photoaging«) sowie die Entstehung von Präkanzerosen und Hautkrebs.

Als Konsequenz des chronisch-kumulativen Lichtschadens werden aktinische Keratosen und das spinozelluläre Karzinom aufgefasst. Wiederholte akute Lichtschädigungen bis zum 20. Lebensjahr erhöhen das Risiko für Basalzellkarzinome und Melanome im späteren Leben.

Akute Einwirkung, insbesondere von kurzwelliger UV-B-Strahlung (280–320 nm), führt zu einer lokalen Immunsuppression der Haut mit der Folge der fehlenden Induktion einer Immunreaktion vom verzögerten Typ gegen chemische, bakterielle, virale und tumorassoziierte Antigene. Durch die Induktion spezifischer T-Zellsuppressorzellen wird eine antigenspezifische Toleranz erzeugt. Wiederholte Bestrahlungen mit hohen UV-B-Dosen führen darüber hinaus zu einer systemischen Immunsuppression mit ähnlichen Effekten.

34.2.1 UV-Erythem

UV-B-Strahlung (280–320 nm) erzeugt ein verzögertes Erythem mit einem Maximum 18–24 h nach Bestrahlung, welches dem *Sonnenbrand* entspricht. Längerwellige UV-Strahlung (UV-A 320–400 nm) führt zu einer sofortigen Rötung der Haut nach Bestrahlung, die in den nachfolgenden 2 h etwas abnimmt und dann nach 6 h ein absolutes Maximum erreicht, um wiederum dosisabhängig und abhängig vom Hauttyp des Menschen über Stunden oder Tage abzuklingen. Dieses *UV-A-Erythem* ist nicht, wie beim Sonnenbrand, mit einer eindeutigen Schädigung der Keratinozyten vergesellschaftet, sondern scheint, zumindest in der Frühphase, auf einem direkten Einfluss auf die Gefäße der Haut zu beruhen.

34.2.2 Pigmentierung

Durch Stimulierung der Melanozyten, die als dendritische Zellen der Epidermis der Basalmembran aufsitzen und ihre Verzweigungen zwischen die Keratinozyten erstrecken, kommt die Pigmentierung (Sonnenbräune) der Haut zustande. Dabei bilden ein Melanozyt und etwa 36 Keratinozyten eine Funktionseinheit. Die Synthese von Melanin erfolgt in den Melanosomen der Melanozyten, die schließlich über die Dendriten der Melanozyten an die Keratinozyten abgegeben werden, um deren Zellkerne vor UV-Strahlung zu schützen. Dieser Vorgang der *Melanogenese* (indirekte Pigmentierung, verzögerte Pigmentierung) tritt 24–72 h nach UV-Bestrahlung auf und wird durch Wellenlängen von 250–400 nm verursacht. Das Maximum der Wirkung liegt im UV-B-Bereich. Die hierdurch induzierte verzögerte Pigmentierung führt zu einer gleichmäßigen Verteilung der Melanosomen in allen Schichten der Epidermis. Längerwellige UV-Strahlung (UV-A 320–400 nm) führt ebenfalls zu einer Neuformation von Melanin, wobei die Melanosomen jedoch vorwiegend in den basalen Schichten der Epidermis liegen bleiben.

Unmittelbar nach Einwirkung von langwelliger UV-Strahlung (UV-A 320–400 nm) tritt eine *Sofortpigmentierung* (Direktpigmentierung, »immediate pigment darkening«) ein. Sie ist durch eine aschgraue, bräunliche Farbe gekennzeichnet, die sich deutlich von der kaffeebraunen Pigmentierung durch UV-B (Sonnenbräune) unterscheidet. Zur Auslösung dieses Phänomens sind höhere UV-A-Dosen (10–30 J/cm^2) erforderlich; die Schwellendosis liegt umso niedriger, je mehr Pigmentierung bereits in der Haut vorhanden ist. Die Direktpigmentierung wird durch Photooxidation nichtgefärbter Melaninvorstufen bewirkt, verleiht jedoch der Haut keinen nennenswerten UV-Schutz.

> Die Fähigkeit der Haut zur Melanogenese unterliegt einer genetischen Kontrolle und weist außerordentlich starke Unterschiede auf.

Hellhäutige und damit lichtempfindliche Menschen bilden nur wenig Pigment im Vergleich zu dunkelhäutigen Rassen. Aus der Pigmentierungsfähigkeit und der umgekehrt daraus resultierenden Erythemempfindlichkeit werden die unterschiedlichen *Photohauttypen* definiert. Die weiße Rasse wird in die Hauttypen I–IV eingeteilt. Pigmentierte Rassen (Mittelmeerbewohner, Inder) werden dem Hauttyp V, Schwarze (Afrikaner, australische Ureinwohner) dem Hauttyp VI zugeordnet. Kinderhaut zeichnet sich durch eine besonders hohe Lichtempfindlichkeit aus, da die Hornschicht noch dünn und die Pigmentierung gering ist (◘ Tabelle 34.1).

34.2.3 Lichtschwiele

Wiederholte Einwirkung von Sonnenlicht oder UV-B-Strahlung führt neben der Melaninsynthese auch zu einer Verdickung der Hornschicht, die als *Lichtschwiele* bezeichnet wird. Dabei werden die durchschnittlich 15–20 Lagen der Hornzellen an der Rumpfhaut innerhalb von 2–3 Wochen verdoppelt. Die Lichtschwiele verleiht einen guten Schutz gegen UV-Schäden und bleibt wochenlang bestehen. Während der sonnenarmen Jahreszeit wird sie wieder abgebaut.

34.2.4 DNS-Reparatur

Insbesondere UV-B-Strahlung wird von der DNS der Keratinozyten absorbiert und führt dort zu punktueller DNS-Schädigung. Auch UV-A-Strahlung kann aufgrund phototoxischer Effekte DNS-Schäden bewirken. Am häufigsten sind Thymidindimere durch Ausbildung eines Zyklobutanringes. Der wichtigste Reparaturmechanismus für diese Punktmutationen ist die *Exzisionsreparatur*. Dabei wird der geschädigte DNS-Abschnitt durch ein System verschiede-

34.3 · Dermatitis solaris

Tabelle 34.1. Photohauttypen entsprechend der Lichtreaktion und zugehörige Eigenschutzzeit

Hauttyp	Definition	Häufigster Phänotyp	Eigenschutzzeit (min)
I	»Immer« Rötung, kaum Bräunung	Sehr helle Haut, rötliches Haar, viele Sommersprossen	15–20
II	Oft Rötung, geringe Bräunung	Helle Haut, blondes Haar, oft Sommersprossen	20–25
III	Selten Rötung, mäßige Bräunung	Hellbraune Haut, dunkelblondes Haar	25–35
IV	»Nie« Rötung, starke Bräunung	Braune Haut, braunes oder schwarzes Haar	35–45
Kinderhaut	Extrem empfindlich, dünne Hornschicht, geringe Pigmentbildung		10–15

ner Enzyme erkannt, exzidiert, durch normale Nukleotide ersetzt und schließlich der Defekt verschlossen. Patienten mit Xeroderma pigmentosum besitzen eine gestörte Exzisionsreparatur, in deren Folge maligne Hauttumoren gehäuft und schon in sehr frühem Lebensalter auftreten.

Weitere Reparaturmechanismen umfassen die *Photoreaktivierung* und die *Postreplikationsreparatur*. Bei der Photoreaktivierung wird ein spezifisches Reparaturenzym durch Strahlung des Wellenlängenbereiches zwischen 300 und 450 nm aktiviert und dadurch der beschädigte DNS-Abschnitt in situ funktionell wieder hergestellt. Die Postplikationsreparatur erfolgt zu einem späteren Zeitpunkt während der Replikation der DNS vor einer Zellteilung. Die entstandenen Informationslücken werden durch Reparatursynthese geschlossen. Dieser Mechanismus ist relativ störanfällig, sodass zusätzlich zum UV-Schaden weitere Mutanten entstehen können.

Alle DNS-Reparaturmechanismen sind in ihrer Kapazität beschränkt und bei starker UV-Schädigung der DNS überfordert. Ausgeprägte DNS-Schäden führen zu einem programmierten Zelltod (*Apoptose*). Dabei spielt p53 als Tumorsuppressorgen eine wichtige Rolle. Werden jedoch Mutationen an Tochterzellen weitergegeben, so ist die Möglichkeit der Karzinomentstehung gegeben.

34.3 Dermatitis solaris

Epidemiologie. Die Dermatitis solaris ist die häufigste Lichtreaktion der Haut und direkt abhängig vom genetischen Hauttyp. Zusätzlich modifizierend auf die Sonnenbrandempfindlichkeit wirken Ausprägungsgrad adaptiver Mechanismen (Pigmentierung, Lichtschwiele) und Umwelteinflüsse (Jahreszeit, geographische Region, Witterungsverhältnisse, Dauer der Lichtexposion).

Ätiologie und Pathogenese. Zu intensive Bestrahlung mit Sonnenlicht oder UV-B-Strahlung bei sonst normaler Reaktionsweise der Haut.

> Bei lichtempfindlichen Hauttypen (I, II) genügen geringere Dosen zur Verursachung akuter und chronischer Lichtschäden als bei den genetisch weniger lichtempfindlichen Hauttypen (III, IV).

Pigmentierte Rassen bekommen kaum einen Sonnenbrand. Die UV-B-Strahlung induziert in der Frühphase des Erythems eine Freisetzung von Histamin. Danach erfolgt mit einer Verzögerung von mehreren Stunden in den Keratinozyten die Synthese von Prostaglandinen, die als Entzündungsmediatoren in die Dermis gelangen und dort zu einer anhaltenden Gefäßweitstellung führen. Ebenso ist Prostaglandin für den mit dem Sonnenbrand verbundenen Schmerz verantwortlich. Auch synthetisieren Keratinozyten Interleukin 6 mit einem nachfolgenden Anstieg von Akutphasenproteinen (C-reaktives Protein), wodurch die mit Fieber und Abgeschlagenheit einhergehende Allgemeinreaktion des Sonnenbrands verursacht wird.

Klinisches Bild. Der Sonnenbrand beginnt 4–6 h nach der UV-Exposition und erreicht nach 12–24 h sein Maximum. Er ist durch ein diffuses, scharf gegen die unbelichteten Partien der Haut abgegrenztes Erythem gekennzeichnet, welches brennende Schmerzen verursacht und außerordentlich berührungsempfindlich sein kann. Die Erythemreaktion klingt innerhalb von 72 h wieder ab. Bei höheren UV-Dosen kann sich zur intensiven Hautrötung eine ödematöse Schwellung mit Hitzegefühl und nachfolgender Ausbildung von Bläschen und Blasen einstellen. Anschließend folgt ein nässendes und krustöses Stadium, welches schließlich unter Desquamation abheilt. Starke und ausgedehnte Sonnenbrände sind mit Unwohlsein, Fieber und Abgeschlagenheit verbunden. Bei einem geringen Sonnenbrand folgt auf die entzündliche Rötung Schuppung und Pigmentierung der Haut. Bei einem starken blasenbildenden Sonnenbrand führt die ausgeprägte Desquamation zu einer postinflammatorischen Hypopigmentierung.

Bei fehlendem Augenschutz wird durch die UV-B-Bestrahlung auch eine Schädigung der Horn- und Bindehaut des Auges hervorgerufen (*Keratoconjunctivitis solaris*).

Histologie. Dosisabhängig finden sich 12–72 h nach Einwirkung der UV-Strahlung v. a. im oberen und mittleren Stratum spinosum dyskeratotische Zellen mit pyknotischen Kernen und eosinophilen geschrumpften Zytoplasmaräumen (»Sonnenbrandzellen«; ◘ Abb. 34.1), die aufgrund der ausgeprägten DNS-Schädigung der Apoptose unterlagen. Eine dosisabhängige vakuolige Degeneration von Basalzellen kann hinzutreten. Hierdurch entsteht eine intraepidermale Blase, die den ausgeprägten Sonnenbrand kennzeichnet.

Therapie. Die äußerliche Behandlung entspricht der einer toxischen Kontaktdermatitis. Bei leichtem Sonnenbrand genügt die äußerliche Anwendung von Glukokortikoiden in Form von Cremes, Schaum oder Lotiones in Kombination mit kühlenden feuchten Umschlägen.

Schwere Sonnenbrandreaktionen erfordern eine zusätzliche systemische Behandlung mit Glukokortikosteroiden (1–2 mg/kgKG) und die Gabe von Cyclooxygenasehemmern (Azetylsalizylsäure, Indometacin). Die Gabe der prostaglandinhemmenden Antiphlogistika sollte möglichst frühzeitig einsetzen, da hierdurch die Entwicklung des Erythems und der brennenden Schmerzen gehemmt wird. Die Schädigung der Keratinozyten kann nicht verhindert werden. Bei ausgedehntem und extrem ausgeprägtem Sonnenbrand müssen ggf. intensivmedizinische Regeln wie bei einer oberflächlichen Verbrennung 2. Grades Beachtung finden.

Wichtiger als die Therapie ist die Prophylaxe des Sonnenbrands, welche in Abschn. 34.11 (Lichtschutz) ausführlich behandelt wird.

Differenzialdiagnose. Systemisch oder topisch ausgelöste phototoxische oder photoallergische Reaktionen, erythropoetische Protoporphyrie. Im Säuglingsalter kommen weiterhin die Erstmanifestation eines Xeroderma pigmentosum, eines Bloom-Syndroms oder anderer genetischer Erkrankungen mit pathologischer Photosensitivität in Betracht.

34.4 Lichturtikaria

Epidemiologie. Die sehr seltene Lichturtikaria manifestiert sich meist im frühen bis mittleren Erwachsenenalter, seltener sind Kinder betroffen. Die Erkrankung ist nicht auf bestimmte Rassen oder einen Hauttyp beschränkt und tritt in allen geographischen Regionen auf. Das weibliche Geschlecht scheint zu überwiegen. Prädisponierende Faktoren sind nicht bekannt. Andere Formen der physikalischen Urtikaria sind gelegentlich assoziiert (Hölzle 1995; Schauder 2003).

Ätiologie und Pathogenese. Unbekannt. Es wird angenommen, dass eine Vorläufersubstanz in der Haut des Patienten als Chromophor fungiert, elektromagnetische Strahlung absorbiert und das resultierende Photoprodukt als Photoallergen wirkt. Gegen dieses bildet der Patient spezifisches IgE, welches an die Mastzellen der Haut bindet. So wird durch elektromagnetische Strahlung eine allergische Reaktion vom Soforttyp mit Freisetzung von Histamin aus den Mastzellen der Haut verursacht. Das vermutete Photoallergen kann bei der Mehrzahl der Patienten auch in Serum oder Plasma nachgewiesen werden (Horio 1987).

Derzeit werden 2 Typen der Lichturtikaria postuliert (Leenutaphong et al. 1989), die sich durch die Natur des Präkursors (Chromophors) unterscheiden. Beim Typ I ist der Präkursor eine pathologische Substanz, die nur bei dem individuellen Patienten gebildet wird. Beim Typ II stellt der Präkursor einen physiologischen Faktor dar, der sich auch in jeder normalen Haut findet. Pathologischerweise wird spezifisches IgE gegen das Photoprodukt dieses physiologischen Faktors gebildet.

Das Aktionsspektrum der Lichturtikaria ist bei verschiedenen Patienten unterschiedlich. Häufig bezieht es den UV-A-Bereich und das sichtbare Licht ein. Aber auch Empfindlichkeit gegenüber anderen Bereichen des elektromagnetischen Spektrums wurde beschrieben. Bei einigen Patienten wurden zusätzlich inhibierende oder auch augmentierende Wellenlängenbereiche identifiziert (Hasei u. Ichihashi 1982).

Eine allgemeine Beobachtung ist die Entwicklung einer Toleranz nach wiederholter Exposition, wie dies auch für andere physikalisch ausgelöste Urtikariaformen zutrifft. Der Mechanismus dieser Toleranzentwicklung ist nicht vollständig bekannt. Eine durch zahlreiche experimentelle Untersuchungen gestützte Hypothese beinhaltet, dass weder Mastzellstabilisierung noch Erschöpfung der in der Mastzelle gespeicherten Mediatoren noch eine Tachyphylaxie gegen Histamin den entscheidenden Faktor darstellen.

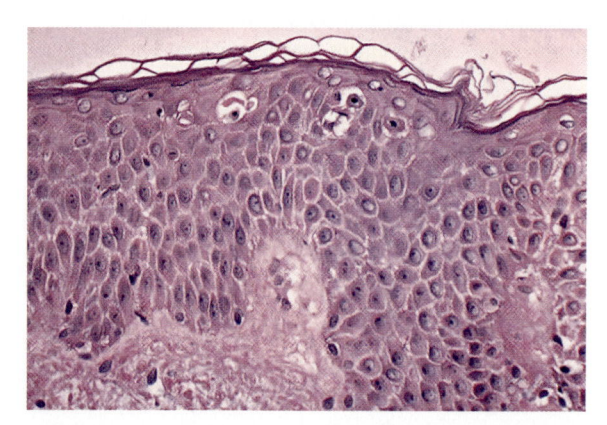

◘ **Abb. 34.1.** Typische dyskeratotische Zellen (Sonnenbrandzellen) in den oberen Lagen des Stratum spinosum 24 h nach Bestrahlung mit UV-B entsprechend einer 4-fachen minimalen Erythemdosis

Es wird angenommen, dass der Zustand der Toleranz solange anhält, wie ein Photoallergen die Bindungsstellen des IgE an den Mastzellen blockiert und damit eine weitere Degranulation durch Photoallergene unterbunden wird. Erst wenn erneut IgE-Moleküle an die Mastzelle angelagert werden, kann eine weitere Reaktion stattfinden.

Klinisches Bild. Innerhalb von wenigen Minuten nach Sonnenexposition oder künstliche Bestrahlung entstehen Erythem, Juckreiz und Urticae (◘ Abb. 34.2). Diese konfluieren schließlich großflächig. Werden ausgedehnte Hautareale bestrahlt, können durch die massive Histaminliberation Blutdruckabfall, Kollaps und Bewusstlosigkeit resultieren. Die Quaddeln bilden sich spontan ohne Hinterlassung von Residuen innerhalb weniger Stunden zurück.

Eine seltene Variante, bei der umschriebene kleinere Urticae disseminiert, aber an bestimmten Stellen fixiert in den belichteten Arealen entstehen, wurde als fixe Lichturtikaria bezeichnet. Allgemeine Reaktionen treten bei dieser eher milden Variante nicht auf (Reinauer et al. 1993).

Histologie. Ödem in der Dermis, geringes entzündliches Infiltrat aus Lymphozyten mit wenigen neutrophilen und eosinophilen Granulozyten sowohl perivaskulär wie auch interstitiell.

Therapie. Die Quaddeln der Lichturtikaria bilden sich nach Beendigung der Licht- oder UV-Exposition spontan ohne Hinterlassung von Residuen zurück. Lediglich bei ausgeprägter systemischer Symptomatik ist eine Notfallbehandlung zur Kreislaufstabilisierung notwendig. Wichtig für den Patienten, aber schwierig durchzuführen, ist die Prophylaxe. Sie wird durch 2 Faktoren beeinflusst:
- das Aktionsspektrum und
- den Grad der Lichtempfindlichkeit.

Lichtschutz durch Kleidung oder Sonnenschutzmittel ist nur bedingt möglich. Kleidung gibt nur dann einen ausreichenden Schutz, wenn die Wellenlängen des auslösenden Spektrums weitgehend absorbiert werden. Wirkt sichtbares Licht auslösend, sind durchscheinende, dünne Stoffe ungeeignet. Gleiches gilt für die Anwendung von Sonnenschutzmitteln. Sind UV-B oder UV-A auslösend, so können hochwirksame Breitbandsonnenschutzmittel einen günstigen Effekt ausüben und die Urtikariaschwelle soweit anheben, dass die Patienten einem normalen Tagesablauf nachgehen können. Für die gegen sichtbares Licht empfindlichen Patienten sind lediglich abdeckende Präparate, die Pigmente enthalten, sinnvoll. Die kosmetische Akzeptanz solcher Produkte ist jedoch gering. Selbstbräunende Produkte können aber nützlich sein.

Obwohl Histamin den hauptsächlichen Mediator darstellt, wirken Antihistaminika allein meistens ungenügend. Versuchsweise können hohe Dosen von stark wirksamen, nicht sedierenden H_1-Rezeptorantagonisten (Levocetiricin, Desloratadin) eingesetzt werden. In der Kombination mit Lichtschutzmitteln können sie sehr hilfreich sein und damit die Basis der Therapie darstellen.

Eine etablierte Behandlung ist die Photo- oder Photochemotherapie. Die Lichtgewöhnung durch regelmäßige Bestrahlung mit künstlichen Lichtquellen des auslösenden Wellenlängenbereiches kann einen ausreichenden Effekt erzielen. Die Wirkung hält jedoch nur für wenige Tage an, sodass eine solche Behandlung kontinuierlich fortgeführt werden muss. Länger wirkt die Photochemotherapie mit systemischer Gabe von 8-Methoxypsoralen und nachfolgender Bestrahlung mit UV-A (PUVA).

Patienten, welche das Photoallergen im Serum aufweisen, können von einer Plasmapherese profitieren (Leenutaphong et al. 1991). Einzelne Patienten wurden sogar hierdurch geheilt. Ein neuer Ansatz kombiniert Plasmapherese mit nachfolgender Photochemotherapie, wodurch die Heilungsrate möglicherweise erhöht werden kann.

Differenzialdiagnose. Urtikarielle Variante der erythropoetischen Photoporphyrie, phototoxische Reaktionen vom Soforttyp, ausgelöst durch systemische Medikamente (Phenothiazine) oder Externa (Teerprodukte).

34.5 Polymorphe Lichtdermatose

Synonyme. Frühlingsperniosis, Photodermatitis multiformis acuta.

Epidemiologie. Weitaus häufigste Photodermatose. Über 90% aller Patienten mit lichtinduzierten Hautveränderungen leiden an einer polymorphen Lichtdermatose. Die Prävalenz der polymorphen Lichtdermatose wird auf 20% geschätzt.

Obwohl die polymorphe Lichtdermatose nicht auf bestimmte Hauttypen oder Rassen beschränkt ist, scheinen hellhäutige Menschen in gemäßigten Klimazonen bevorzugt betroffen zu sein. Eine familiäre Häufung wird bei der Mehrzahl der Patienten gefunden. Die Erstmanifestation

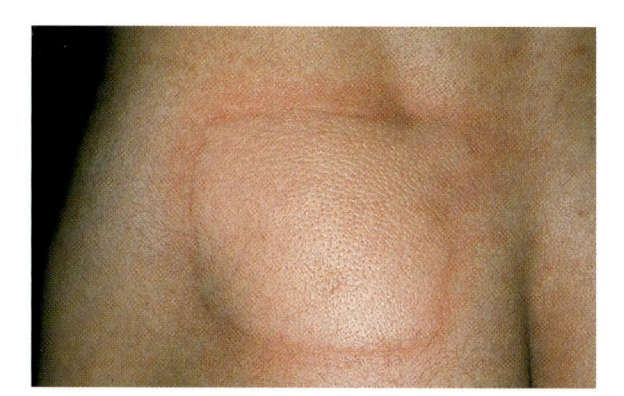

◘ **Abb. 34.2.** Lichturtikaria wenige Minuten nach Photoprovokation mit 5 J/cm² UV-A

wird meistens im jungen Erwachsenenalter, zunehmend jedoch auch bei Kindern beschrieben. Überraschenderweise zeigen die meisten Beobachtungen ein eindeutiges Überwiegen bei Frauen.

Ätiologie und Pathogenese. Unbekannt. Unbestritten ist lediglich die Auslösbarkeit durch elektromagnetische Strahlung der Sonne. Viele Theorien gründeten sich auf die Existenz eines Photosensibilisators, wodurch eine immunologische Reaktion vom verzögerten Typ induziert würde (Hölzle 1995; Stratigos 2002). Dabei scheint der durch UV-A-Strahlung induzierte oxidative Stress in den epidermalen Keratinozyten einen wichtigen pathogenetischen Faktor darzustellen. Durch topische Applikation wirksamer Antioxidanzien kann die polymorphe Lichtdermatose weitgehend unterdrückt werden (Hadshiew et al. 1997).

Neuere Untersuchungen stützen die These, dass eine nicht ausreichende UV-induzierte Immunsuppression die Entstehung einer polymorphen Lichtdermatose begünstigt. Dem liegt die Vorstellung zugrunde, dass bei jeder Besonnung antigen wirkende Photoprodukte in der Haut entstehen, welche – bei ungenügender Immunsuppression – zu einer immunologisch getriggerten Entzündungsreaktion, nämlich zur polymorphen Lichtdermatose führen können (Palmer u. Friedmann 2004).

Die auslösenden Wellenlängen der polymorphen Lichtdermatose liegen bei über 80% der Patienten im UV-A-Bereich (320–400 nm). Nur wenige Patienten reagieren auf UV-B oder beide Wellenlängenbereiche (Hönigsmann u. Ortel 1988).

Klinisches Bild. Der Begriff polymorphe Lichtdermatose ist eine Fehlbezeichnung.

> Bei ein und demselben Patienten sind die Hautveränderungen stets monomorph.

Bei unterschiedlichen Patienten kommen jedoch verschiedene morphologische Varianten der polymorphen Lichtdermatose vor. Unterschieden werden:
- papulöser Typ (Abb. 34.3)
- Plaquestyp
- vesikulobullöser Typ

Der häufigste papulöse Typ variiert zwischen kleinen, wenige Millimeter messenden, und größeren urtikariellen Papeln. Selten finden sich hämorrhagische Phänomene. Der Plaquestyp ist seltener, bevorzugt aber das Kindesalter und kann ein Erythema exsudativum multiforme wie auch Hauterscheinungen eines disseminierten diskoiden oder subakut-kutanen Lupus erythematodes nachahmen.

Der vesikulobullöse Typ zeigt Kombinationen aus distinkten Papeln, Papulovesikeln und selten Bullae. Er findet sich bei extrem lichtempfindlichen Patienten und ist in voller Ausprägung relativ selten. Eine weitere Sonderform dieses Typs ist der iktusartige (Insektenstich) Typ mit urtikariellen Papeln und zentralen Vesikeln.

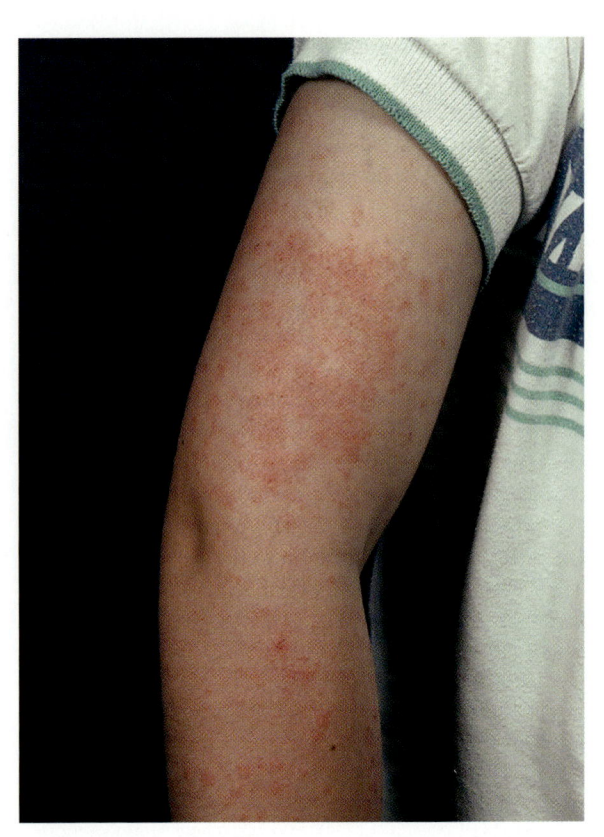

Abb. 34.3. Papulöser Typ der polymorphen Lichtdermatose 48 h nach intensiver Sonnenexposition

Die polymorphe Lichtdermatose betrifft ausschließlich sonnenexponierte Hautreale. Ein wesentliches Charakteristikum ist die immer wiederkehrende Bevorzugung bestimmter, individuell unterschiedlicher Prädilektionsstellen. In absteigender Häufigkeit sind Brustausschnitt, Streckseiten der Arme, Handrücken, Beine sowie Gesicht betroffen. Bei Kindern scheint der Befall des Gesichtes häufiger vorzukommen.

Die polymorphe Lichtdermatose zeigt einen typischen verzögerten Verlauf, wobei gesetzmäßig einige Stunden bis wenige Tage nach intensiver Sonnenbestrahlung Juckreiz, fleckige Eryteme und schließlich die typischen Effloreszenzen auftreten, die dann bei Sonnenkarenz spontan ohne Hinterlassung von Residuen innerhalb mehrerer Tage abklingen. Häufig beschreiben Patienten, dass erst wiederholte Expositionen an mehreren aufeinanderfolgenden Tagen zu Hautveränderungen führen.

Bei der großen Mehrzahl der Patienten tritt nach wiederholten Sonnenexpositionen ein Gewöhnungseffekt ein. Der Gesamtverlauf der polymorphen Lichtdermatose ist jedoch saisonal chronisch rezidivierend über viele Jahre, meist Jahrzehnte.

Histologie. Bei voller Ausprägung der Läsionen charakteristisches histologisches Bild: Es finden sich durch das gesamte Korium reichende, manschettenförmige lymphozytäre Infiltrate um die Gefäße mit Betonung des oberen Gefäßplexus neben einem subepidermalen Ödem. Die geringen epidermalen Veränderungen umfassen die vakuolige Degeneration der Basalschicht und gelegentlich eine spongiotische Auflockerung der unteren Epidermislagen, selten Dyskeratosen. Dieser Befund beschreibt das Grundmuster der polymorphen Lichtdermatose und charakterisiert den papulösen Typ. Besondere Betonung einzelner Merkmale oder zusätzliche Charakteristika definieren die weiteren morphologischen Varianten.

Therapie. Die Behandlung akuter Hautveränderungen der polymorphen Lichtdermatose umfasst Sonnenkarenz sowie die äußerliche Anwendung von entzündungshemmenden Kortikosteroiden. Ungleich schwieriger ist die Prophylaxe.

> Die Basis der Prophylaxe bilden Empfehlungen zum vernünftigen Verhalten bei Sonnenexposition mit einer behutsamen Lichtgewöhnung zu Beginn der sonnenreichen Jahreszeit durch Einsatz geeigneter Lichtschutzmittel mit Breitbandwirkung (UV-A und UV-B), ausreichend hohen Lichtschutzfaktoren und Zusatz von Antioxidanzien.

Reicht dies nicht aus, so kann eine Phototherapie vor der sonnenreichen Jahreszeit oder vor Antritt eines Sonnenurlaubs eine Lichtgewöhnung bewirken. Die Abhärtung kann sowohl durch UV-A als auch durch UV-B oder eine Kombination beider Bereiche erfolgen. Bei extremer Lichtempfindlichkeit und Versagen der vorgenannten Maßnahmen kann eine Photochemotherapie helfen (Fesq et al. 2002; Hönigsmann u. Ortel 1988; Ling et al. 2003).

Prophylaxe durch systemische Medikation (Antimalariamittel, Antihistaminika, β-Karotin, Nikotinamid, Kalzium) hat enttäuscht. Lediglich die Kombination aus Nikotinamid und Folsäure wies bei experimenteller Wirkungsprüfung eine statistisch fassbare, wenn auch nicht signifikante Wirkung auf.

Differenzialdiagnose. Lichturtikaria, subakut-kutaner Lupus erythematodes oder Lupus erythematodes vom Tumidustyp, Erythema exsudativum multiforme, lymphozytäre Infiltration Jessner-Kanof.

34.6 Hydroa vacciniformia

Synonym. Hydroa aestivale.

Epidemiologie. Sehr selten, gelegentlich familiäres Vorkommen. Mädchen sind möglicherweise häufiger betroffen. Die Erstmanifestation liegt meist vor dem 10. Lebensjahr.

Ätiologie und Pathogenese. Unbekannt. Die Hydroa vacciniformia wird häufig der polymorphen Lichtdermatose nahegestellt, jedoch ist der Verlauf mit Entwicklung von Blasen und Vernarbungen wesentlich schwerwiegender. Auch die Schleimhäute sind lichtempfindlich, sodass eine Augenbeteiligung mit Konjunktivitis und Keratitis auftritt.

Neben einer Auslösung durch UV-B-Strahlung wird neuerdings überwiegend eine Verursachung durch UV-A-Strahlung angenommen (Galosi et al. 1985).

Klinisches Bild. Mit einer Verzögerung von 1–2 Tagen treten nach starker Sonnenexposition, vorwiegend im Gesicht und am Handrücken, umschriebene entzündliche Rötungen mit Bläschen auf, die sich hämorrhagisch tingieren. Durch Konfluenz können große Blasen entstehen, die schließlich eintrocknen und hämorrhagische Krusten ausbilden. Diese heilen mit flachen, varioliformen Narben ab (Abb. 34.4). Besonders betroffen sind Nase, Wangen, Ohren, Streckseiten der Finger, Handrücken sowie Unterarme. Beschrieben sind unterschiedlich schwere Verläufe, wobei z. T. auch Allgemeinerscheinungen mit Schwäche und Fieber auftreten.

> **Cave:**
> Durch eine Beteiligung der Schleimhäute treten Konjunktivitis, Keratitis und möglicherweise auch Hornhautnarben auf (Ketterer et al. 1994).

Der Verlauf ist chronisch rezidivierend während der lichtreichen Jahreszeit mit Auslösung von Schüben nach intensiver Sonnenexposition. Mit zunehmendem Alter tritt meist eine graduale Besserung ein.

Histologie. Intraepidermale Vesiculae und Bullae neben z. T. ausgedehnten Epidermisnekrosen und einem subepidermalen Ödem bis zur Blasenbildung. Um die Gefäße des oberen und mittleren Plexus dichte, überwiegend lymphozytäre Infiltrate, mit Neutrophilen und Eosinophilen sowie Erythrozytenextravasaten.

Therapie. Konsequenter Lichtschutz unter Verwendung von Breitbandlichtschutzmitteln. Oft sind abdeckende, Make-up-artige Zubereitungen notwendig. Auch auf den Schutz der Augen durch das Tragen einer UV-Schutzbrille muss geachtet werden.

Eine Behandlung mit hohen Dosen von β-Karotin zeigt unterschiedliche Wirksamkeit. Übereinstimmend wird

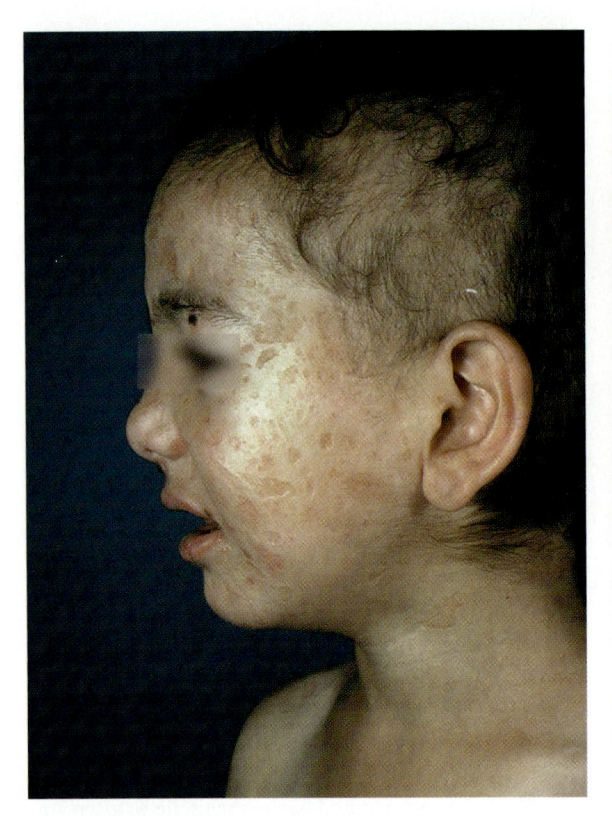

Abb. 34.4. Varioliforme Narben im Gesicht eines Kindes mit Hydroa vacciniformia

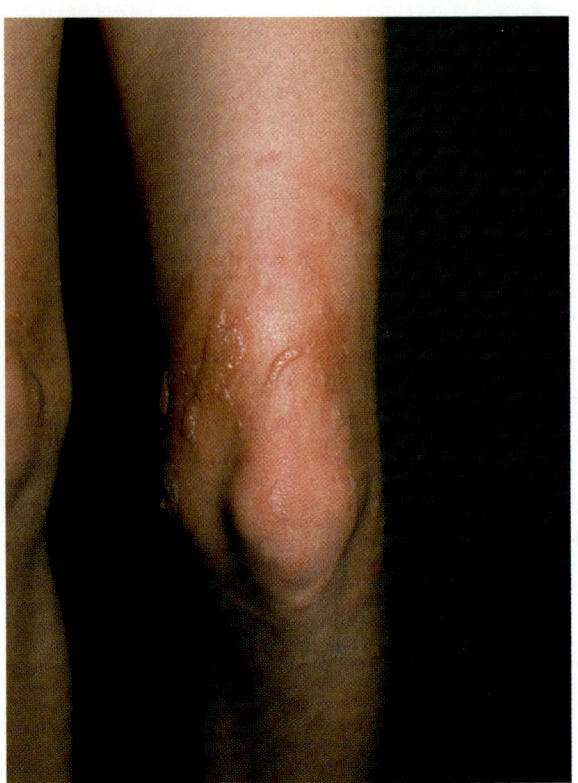

Abb. 34.5. Wiesengräserdermatitis mit typischer, bizarrer Anordnung der Effloreszenzen bei einem älteren Kind an typischer Stelle (Knie)

über eine Verbesserung durch Photochemotherapie zu Beginn der lichtreichen Jahreszeit mit Fortführung über den Sommer berichtet. Auch Vitamin-B-Zubereitungen und Chloroquin wurden eingesetzt.

Differenzialdiagnose. Erythropoetische Protoporphyrie, ausgeprägte polymorphe Lichtdermatose, aktinische Prurigo.

34.7 Wiesengräserdermatitis

Synonyme. Dermatitis pratensis, Phytophotodermatitis.

Epidemiologie. Die relativ häufige Wiesengräserdermatitis tritt während der Sommermonate auf. Voraussetzung ist der Kontakt mit Furokumarin-haltigen Pflanzen und gleichzeitige Sonnenexposition. Gefährdet sind im Freien spielende Kinder oder Erwachsene, die beruflich oder in der Freizeit mit Garten- oder Landschaftspflege beschäftigt sind. Auch Erholungssuchende, die sich in freier Natur bewegen, sind betroffen.

Ätiologie. Auslösend sind photosensibilisierende Substanzen aus der Gruppe der Furokumarine, zu denen auch die in der Photochemotherapie therapeutisch verwendeten Psoralene gehören. Sie kommen in verschiedenen Pflanzen, abhängig von Standort und klimatischen Bedingungen, in unterschiedlicher Konzentration vor. Die klassische Furokumarin-haltige Pflanze in unseren Regionen ist der Riesenbärenklau (Heracleum giganteum); aber auch andere Wiesengräser, das Schierlingskraut, die Knorpelmöhre und in südlichen Gegenden der Feigenbaum enthalten Furokumarine. Durch den Kontakt mit Teilen der Pflanze gelangt der Photosensibilisator auf die Haut. Durch gleichzeitige Einwirkung von UV-A-Strahlung des Sonnenlichtes wird eine phototoxische Reaktion ausgelöst. Hierzu bedarf es nicht unbedingt direkter Sonneneinstrahlung; die UV-A-Dosis bei dünner Wolkendecke und indirekte Streustrahlung reichen aus, um phototoxische Reaktionen auszulösen.

Klinisches Bild. An den Kontaktstellen mit den photosensibilisierenden Pflanzen entstehen bizarr konfigurierte, streifen- und strichförmige ödematöse Ertheme, auf denen sich Bläschen und Blasen entwickeln (Abb. 34.5). Die häufigsten Kontaktstellen sind Beine, Gesicht, Hals und Unterarme, wobei keinerlei Streuphänomene vorkommen. Begünstigend scheint eine feuchte Haut zu sein.

Da die Reaktion erst 72 h nach Exposition ein Maximum erreicht, wird der Zusammenhang zwischen dem auslösenden Ereignis und den Hautveränderungen von den

Patienten meist nicht erkannt. Anamnestisch hinweisend sind Sonnenexposition auf Wiesen nach einem Bad, Wanderungen oder Gartenarbeit sowie das Spiel von Kindern im Freien, wobei stets Kontakt mit Furokumarin-haltigen Gräsern oder Pflanzen gegeben sein muss.

Die akuten Hautveränderungen verursachen weniger Juckreiz als einen brennenden Schmerz und klingen innerhalb mehrerer Tage ab.

! Cave:
Kosmetisch störende Hyperpigmentierungen können monatelang bestehen bleiben.

Nach ausgedehnten bullösen Reaktionen können auch postinflammatorische Hypopigmentierungen auftreten.

Histologie. Phototoxisch geschädigte dyskeratotische Zellen in der Epidermis; Vakuolisierung von Basalzellen und subepidermales Ödem, wodurch intra- und subepidermale Blasen entstehen. In Spätstadien basale Hyperpigmentierung der Epidermis mit ausgeprägter Pigmentinkontinenz.

Therapie. Symptomatisch. Meist genügt die äußerliche Anwendung von Glukokortikosteroid-Cremes oder -Lotiones. Bei großflächigen Blasen gelten die Regeln der Versorgung von Verbrennungen 2. Grades. Dabei können auch Steroide und nichtsteroidale Antiphlogistika (Cyclooxygenasehemmer) systemisch verabfolgt werden.

Wichtig zur Prophylaxe ist das Meiden aller photosensibilisierenden Pflanzen.

Differenzialdiagnose. Toxische Kontaktdermatitis anderer Genese, photoallergische Kontaktdermatitis und insbesondere durch Pflanzen ausgelöste Kontaktdermatitis, die in Nordamerika durch giftigen Efeu oder giftige Eiche sehr häufig vorkommt. Diese Pflanzen, welche Rhus toxicodendron als Antigen enthalten, kommen jedoch in Europa wildwachsend nicht vor.

34.8 Medikamentös bedingte Photosensitivität

34.8.1 Mechanismen der Photosensibilisierung

Chemische Photosensibilisierung ist eine unerwünschte Wirkung zahlreicher industrieller oder therapeutischer Substanzen, die durch orale Aufnahme, Inhalation oder Injektion sowie durch topische Applikation in die Haut gelangen. Photosensibilisierung ist fast immer mit der Absorption von UV-A verbunden, wodurch der Photosensibilisator in einen energetisch angeregten Zustand gebracht wird. Durch Übertragung dieser Energie auf biologische Moleküle entstehen phototoxische Reaktionen. Einerseits bewirkt die unmittelbare Bindung des phototoxischen Photoproduktes an ein biologisches Molekül wie DNS eine direkte phototoxische Schädigung. Weiterhin können aber auch durch Vermittlung von Sauerstoff indirekte phototoxische Reaktionen, die dann als photodynamische Reaktion bezeichnet werden, eintreten. Phototoxisch induzierte biologische Wirkungen können die Zellmembran, zytoplasmatische Organellen oder den Zellkern betreffen.

34.8.2 Phototoxische Arzneireaktionen

Epidemiologie. Obligat phototoxisch wirken Psoralene, die auch in der Dermatotherapie Anwendung finden. Phototoxische Reaktionen sind i. allg. dosisabhängig, aber auch individuelle Faktoren wie Absorption und Metabolismus der Substanz spielen eine wesentliche Rolle.

Ätiologie und Pathogenese. Während beim Sonnenbrand eine reine Überdosierung von Strahlung im Verhältnis zu den natürlichen Schutzmechanismen der Haut vorliegt, führt bei phototoxischen Reaktionen eine an sich von der Haut reaktionslos tolerierte UV-Dosis zu einer starken, meist sonnenbrandähnlichen Reaktion.

Wichtige phototoxisch wirksame Medikamente sind in Übersicht 34.1 aufgelistet. Im Kindesalter können Tetrazykline, Furosemid, nichtsteroidale Antiphlogistika, Sulfonilamide und Promethacin Bedeutung erlangen. Chlorpromazin und einige der nichtsteroidalen Antiphlogistika und Sulfonilamide können sowohl phototoxische als auch photoallergische Reaktionen verursachen.

> **Übersicht 34.1.** Häufige phototoxisch wirkende Medikamente
>
> – Psoralene
> – Tetrazykline
> – Nalidixinsäure
> – Furosemid
> – Amiodaron
> – Benoxaprofen
> – Piroxicam
> – Carprofen
> – Tiaprofensäure
> – Sulfanilamid
> – Chlorpromazin
> – Promethazin

Klinisches Bild. Charakteristisch ist eine verstärkte sonnenbrandähnliche Reaktion in lichtexponierter Haut. Sie ist scharf auf das bestrahlte Areal begrenzt. Neben Rötung finden sich häufig Ödem-, Bläschen- und Blasenbildung, abhängig von der Medikamenten- und Lichtdosis. Relevant für das Ausmaß der Reaktion ist auch die zum Zeitpunkt der Bestrahlung in der Haut anflutende Menge des aktiven Photosensibilisators (Hölzle 1991).

Tetrazykline bewirken häufig zusätzlich eine phototoxische Onycholyse, die auch isoliert auftreten kann.

Histologie. Dyskeratotische Keratinozyten, entsprechend den Sonnenbrandzellen, und vakuolige Degeneration der Basalzellen neben subepidermalem Ödem und spärlichem lymphozytären Infiltrat in der oberflächlichen Dermis mit wenigen Neutrophilen.

Therapie. Die kausale Behandlung besteht in der Identifizierung der auslösenden Substanz und Meidung derselben. Hierzu dienen als Testsysteme der Photopatch-Test und die systemische Photoprovokation. Die akute symptomatische Behandlung umfasst feuchte, kühlende Umschläge, äußerliche Anwendung von potenten Kortikosteroiden in Form von Lotiones, Cremes oder Lösungen sowie – falls erforderlich – die Gabe systemischer Kortikosteroide.

Differenzialdiagnose. Systemisch ausgelöste photoallergische Reaktion, Sonnenbrand, toxisch-irritative Dermatitis, andere physikalische Schäden durch Verbrennung, Verbrühung, Erfrierung.

34.8.3 Pseudoporphyrie

Der Begriff Pseudoporphyrie wird für blasenbildende Hautveränderungen in lichtexponierten Arealen verwendet, die klinisch und histologisch einer Porphyria cutanea tarda oder erythropoetischen Protoporphyrie ähneln, ohne jedoch mit nachweisbaren Störungen des Porphyrinstoffwechsels einherzugehen (Green u. Manders 2001). Sie wird bei 15–20% der Patienten mit ausgeprägter Niereninsuffizienz und Hämodialyse gefunden. Die Blasen treten im Sommer auf und finden sich an den lichtexponierten Arealen, insbesondere an Händen, Gesicht und Hals. Ebenso wie bei der Porphyria cutanea tarda besteht eine erhöhte Verletzlichkeit der Haut. Folgezustände sind atrophische Narben und Milien. Der Verlauf ist chronisch mit einer jahreszeitlichen Abhängigkeit.

Zur Behandlung empfehlen sich konsequenter Lichtschutz sowie Meiden mechanischer Belastungen der lichtexponierten Haut. Zusätzliche sorgfältige pflegerische Maßnahmen der Haut, um der bei Niereninsuffizienten bestehenden Xerosis entgegenzuwirken, sind hilfreich. Die systemische Gabe von β-Karotin hat sich bei einigen Patienten als unterstützend wirksam erwiesen.

Der im Kindesalter wohl bedeutsamste Auslöser einer Pseudoporphyrie ist das nichtsteroidale Antiphlogistikum Naproxen, das bei der idiopathischen juvenilen Arthritis eingesetzt wird. Die Prävalenz wird auf 11–12% geschätzt (De Silva et al. 2000). Die Naproxen-induzierte Pseudoporphyrie äußert sich in Erythemen, Bläschen- und Blasenbildung sowie erhöhter Verletzlichkeit der Haut in lichtexponierten Körperregionen, in erster Linie im Gesicht. Es bleiben leicht eingesunkene, streifige oder unregelmäßige, scharf konfigurierte Narben, die an Stellen abgelederter Epidermis ungewöhnlich groß werden können. Im Gegensatz zur Porphyria cutanea tarda werden Milien, Hypertrichose, Hyperpigmentierungen und sklerodermiforme Hautveränderungen nicht beobachtet.

Die Pathogenese der Naproxen-induzierten Pseudoporphyrie ist nicht geklärt, angenommen wird jedoch ein phototoxischer Mechanismus. Hellhäutige Personen haben ein deutlich erhöhtes Risiko.

Nabumeton ist ein neueres, dem Naproxen strukturell sehr verwandtes Antiphlogistikum, das offenbar ein ähnlich hohes Pseudoporphyrierisiko besitzt.

34.9 Genetische Erkrankungen mit Photosensitivität

34.9.1 Xeroderma pigmentosum

Epidemiologie. Sehr selten. Alle Xeroderma-pigmentosum-Typen werden autosomal rezessiv vererbt.

Ätiologie und Pathogenese. Grundlage der Erkrankung ist eine gestörte Exzisionsreparatur von Thymidindimeren, die als Folge der DNS-Schädigung nach UV-Strahlung auftreten. Die Erstbeschreibung der gestörten Exzisionsreparatur geht auf Cleaver (1968) zurück. Der gestörte Reparaturmechanismus ist für die bei diesen Patienten ungewöhnlich früh auftretenden Hauttumoren verantwortlich. Zusätzlich bestehende immunologische Defekte wie gestörte T-Zell-mediierte Immunantwort und NK-Zellfunktion sind für die Tumorentstehung ebenfalls von Bedeutung.

Aufgrund klinischer Merkmale und molekularbiologischer Befunde wird Xeroderma pigmentosum (XP) in 7 Komplementationsgruppen eingeteilt: XP-A bis XP-G. Zusätzlich wird eine Xeroderma-pigmentosum-Variante, bei der ein Defekt der Postreplikationsreparatur vorliegt, unterschieden (Itin et al. 2003; Norgauer et al. 2003). Den Gruppen liegt jeweils ein anderer genetischer Defekt des Exzisionsreparaturmechanismus zugrunde, der in vielen Zelllinien einschließlich Keratinozyten, Lymphozyten und Fibroblasten nachweisbar ist. Die Heterogenität ist bedingt durch die Existenz mehrerer Endonukleasen, die an verschiedene Replikationssysteme gekoppelt sind und jeweils an spezifischen DNS-Abschnitten aktiv werden.

Klinisches Bild. Das Krankheitsbild ist gekennzeichnet durch eine bereits im Kleinkindesalter auffällige gesteigerte Lichtempfindlichkeit und durch das Auftreten von Pigmentverschiebungen, Präkanzerosen und malignen Tumoren in chronisch lichtexponierter Haut, ebenfalls in einem

34.9 · Genetische Erkrankungen mit Photosensitivität

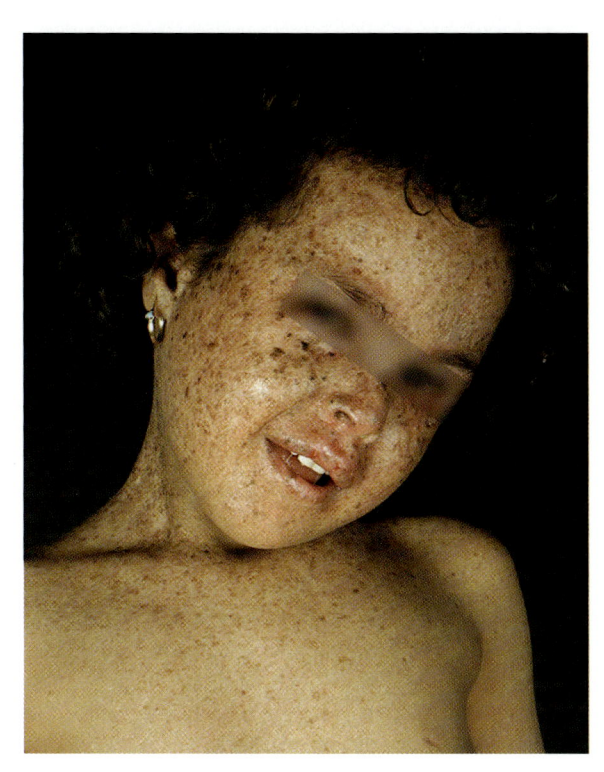

Abb. 34.6. Poikilodermie und Präkanzerosen in chronisch lichtexponierter Haut eines Kindes mit Xeroderma pigmentosum

frühen Lebensalter (◘ Abb. 34.6). Die verschiedenen Komplementationsgruppen unterscheiden sich auch durch ihr klinisches Erscheinungsbild und ihren Verlauf (◘ Tabelle 34.2).

> Im Kleinkindesalter wird bereits nach kurzer Lichtexposition ein Sonnenbrand beobachtet, wobei das Erythem über Wochen bestehen bleiben kann.

Später treten an lichtexponierter Haut hellbraune bis schwarze, dicht stehende Lentigines auf, die in Größe, Zahl und Farbgebung stark variieren. Auch finden sich mit zunehmendem Alter flächenhafte, an Lentigo maligna erinnernde Herde. Die Haut wird buntscheckig (poikilodermatisch) durch die fleckigen Hyper- und Depigmentierungen, Erytheme, Teleangiektasien und aktinischen Keratosen, die sich schließlich hinzugesellen. Die Hautoberfläche wirkt trocken und atrophisch (Xeroderm). In der Dermis entwickelt sich eine ausgeprägte aktinische Elastose. Schließlich entstehen bereits im Kindes- und Jugendalter multiple Präkanzerosen und maligne Hauttumoren, v. a. spinozelluläre Karzinome und Basalzellkarzinome, bei der Komplementationsgruppe C auch (Lentigo-maligna-)Melanome. Auch Keratoakanthome, Sarkome, Fibrome, Histiozytome und Angiome sowie Neoplasien an inneren Organen treten gehäuft auf. Die XP-Variante zeigt im Vergleich zu den anderen Gruppen eine spätere Manifestation der Hautveränderungen und eine verzögerte Tumorentwicklung (◘ Tabelle 34.2).

> Häufig sterben die Patienten an metastasierenden Hauttumoren vor Ende des 3. Lebensjahrzehnts.

Neurologische Veränderungen kommen bei 30% der Xeroderma-pigmentosum-Patienten vor, besonders in Gruppe A. Gefunden werden Intelligenzdefekte, motorische Störungen und Reflexabschwächungen. Als *De-Sanctis-Cacchione-Syndrom* werden besonders schwere Verläufe von Xeroderma pigmentosum mit assoziierten Veränderungen wie Zwergwuchs, Mikrozephalie, zerebelläre Ataxie und Debilität zusammengefasst.

Bei 40% der Patienten finden sich Augenveränderungen. Meistens sind die lichtexponierten Anteile der Lider und der vordere Augenabschnitt betroffen. Es bestehen Photophobie, Keratokonjunktivitis, Ulzeration und Dysplasie der Cornea sowie okuläre Neoplasien.

Aufgrund der hohen Lichtempfindlichkeit und der schon früh in der Jugend auftretenden Altershaut mit prämalignen und malignen Tumoren ist das Allgemeinbefinden der Patienten häufig reduziert. Augensymptome und geistige Defekte bedingen eine weitere Beeinträchtigung.

◘ Tabelle 34.2. Charakteristika der Komplementationsgruppen bei Xeroderma pigmentosum. (Nach Itin et al. 2003)

Komplementationsgruppe	Hautsymptome	Hauttumoren	Neurologische Symptome
A	+++ (früh)	+++	+ bis +++
B	++/+++	+++	+++
C	++/+++	++ (Melanome)	selten
D	++	+	–/++ (spät)
E	+ (spät)	selten	–/+
F	++	–/+	–
G	+++	–/+	*
Variante	++/+++	++/+++ (spät)	selten

schwer +++, mittel ++, leicht +, – keine; * bei Assoziation mit Cockayne-Syndrom.

Der Verlauf ist durch zunehmende Verschlechterung mit frühzeitigem letalem Ausgang gekennzeichnet, sofern nicht konsequent ein absoluter UV-Schutz geübt wird und eine frühzeitige Tumortherapie erfolgt.

Der Verlauf der XP-Variante ist aufgrund einer späteren Erstmanifestation und verzögerten Tumorentwicklung insgesamt wesentlich günstiger (◘ Tabelle 34.2).

Histologie. Abhängig von Stadium und Lokalisation finden sich unterschiedliche Ausprägungen des chronischen Lichtschadens mit Dyskeratosen und Aufhebung der regelrechten Schichtung der Epidermis und schließlich aktinische Keratosen, spinozelluläre Karzinome, Basalzellkarzinome und ggf. maligne Melanome. Die Poikilodermie äußert sich durch Weitstellung der oberflächlichen Gefäße und abschnittsweise Hypo- oder Hyperpigmentierungen.

Der gestörte Exzisionsreparaturmechanismus kann autoradiographisch durch Erhöhung der nichtprogrammierten DNS-Synthese in Keratinozyten und Fibroblasten nachgewiesen werden.

Therapie

> Nur vollständige Vermeidung einer UV-Exposition kann die Patienten vor dem sonst unabwendbaren malignen Verlauf schützen.

Hierzu dienen Schutzkleidung, Breitbandsonnenschutzmittel mit sehr hohem Lichtschutzfaktor, abdeckende Kosmetika und ggf. die Verlagerung der Aktivitäten in die Nacht. Weiter erforderlich sind ständige ärztliche Überwachung zur Früherkennung prämaligner Veränderungen und maligner Tumoren und deren rechtzeitige Entfernung durch Exzision, Kürettage oder Kryotherapie.

Zur Tumorprophylaxe wurden oral verabfolgte Retinoide (Etretinat, Isotretinoin) versucht. Erforderlich sind hohe Dosen von 1–2 mg/kgKG, die jedoch wegen der damit verbundenen Nebenwirkungen vom Patienten oft nicht toleriert werden. Zudem muss die Behandlung ständig weitergeführt werden, da die vorbeugende Wirkung nur während der Medikation anhält.

Differenzialdiagnose. Abgegrenzt werden müssen die Komplementationsgruppen XP-A bis XP-G von der Xeroderma-pigmentosum-Variante und dem De-Sanctis-Cacchione-Syndrom.

34.9.2 Hartnup-Syndrom

Epidemiologie. Außerordentlich selten vorkommender monogener Defekt mit unterschiedlicher klinischer Expression. Die Namensgebung beruht auf dem Namen des Patienten, bei dem diese Krankheit zuerst beschrieben wurde.

Ätiologie. Störung des Transports neutraler Aminosäuren wie Tryptophan in Dünndarm und Niere. Die dadurch verminderte intestinale Aufnahme von Tryptophan und der gesteigerte Tryptophanverlust im Urin (Hyperaminoazidurie) führen zu einem Tryptophanmangel und einem Mangel des daraus synthetisierten Nikotinamids. Darauf beruht das Pellagra-ähnliche klinische Bild. Das im Darm nicht absorbierte Tryptophan wird durch Bakterien zu Indolkörpern metabolisiert, die in erhöhter Konzentration im Urin ausgeschieden werden (Indikanurie).

Klinisches Bild. Die Hautveränderungen treten meist vor den neurologischen Störungen zwischen dem 3. und 9. Lebensjahr auf. Saisongebunden kommt es an lichtexponierten Arealen zu verstärkten Sonnenbränden mit leichten Schwellungen und Juckreiz. Darauf entwickelt sich ein pellagroides Bild mit Schuppung der Haut und bräunlichen Erythemen.

Neurologische Veränderungen umfassen besonders die paroxysmale Kleinhirnataxie mit Nystagmus und Diplopie, Migräneanfällen sowie Tremor der Hände und der Zunge. Gelegentlich findet sich eine geringe geistige Retardierung. Akute Hautveränderungen werden oft von einer vorübergehenden Ataxie begleitet.

Die Diagnose beruht auf dem chromatographischen Nachweis der Ausscheidung freier neutraler Aminosäuren im Urin. Pathognomonisch sind Aminosäuren mit Monoaminomonocarboxyl-Gruppen.

Mit zunehmendem Lebensalter bessern sich die dermatologischen und neurologischen Symptome (Bielenberg 1993; Wilken et al. 1977).

Therapie. Die orale Substitution von Nikotinamid führt zu einer raschen Besserung der Hautveränderungen und neurologischen Störungen. Ein hoher Proteingehalt der Nahrung ist hilfreich. Beim Auftreten schwerer Schübe ist eine parenterale Ernährung sinnvoll. Auf ausreichenden Lichtschutz und Vermeidung starker Sonnenexpositionen ist zu achten.

Differenzialdiagnose. Atopisches Ekzem, seborrhoisches Ekzem, Pellagra, kongenitale Poikilodermien, Cockayne-Syndrom.

34.9.3 Rothmund-Thomson-Syndrom

Synonym. Poikiloderma congenitale.

Epidemiologie. Seltenes, autosomal rezessives Syndrom aus der Gruppe der teleangiektatischen Syndrome. Bevorzugung des weiblichen Geschlechts.

Ätiologie. Das Spektrum klinischer Veränderungen deutet auf genetische Heterogenität hin, wobei die Pathomechanismen im Einzelnen ungeklärt sind. In einigen Fällen wurden Mutationen im DNS-Helikase-Gen RecQL4 auf Chromosom 8q24.3 gefunden.

Durch Instabilität der Chromosomen mit erhöhter Rate des Schwesterchromatidaustauschs entstehen Chromosomenbrüche, dezentrische Chromosomen und azentrische Fragmente. Derartige Schäden werden durch chemische Noxen, UV-Strahlung und ionisierende Strahlung hervorgerufen.

Klinisches Bild. Zwischen dem 3. und 6. Lebensmonat, manchmal auch erst im 2. Lebensjahr, entstehen vorübergehende diffuse Erytheme und erythematöse Plaques, vorwiegend in lichtexponierten Arealen. Die Hauterscheinungen werden begleitet von Atrophie, Teleangiektasien, Hypo- und Hyperpigmentierungen. Diese Veränderungen verleihen der Haut ein poikilodermatisches, atrophisches Bild mit Dominanz von Teleangiektasien vorwiegend an Wangen, Stirn, Ohrmuscheln, Händen, Unterarmen und Unterschenkeln.

Bei vielen Patienten besteht eine deutliche Lichtempfindlichkeit, obwohl die Hautveränderungen nicht ausschließlich auf die chronisch lichtexponierten Areale beschränkt sind. Gelegentlich bilden sich nach Sonnenexposition Erytheme mit Bullae. Die Lichtempfindlichkeit nimmt mit zunehmendem Alter ab. Später bilden sich Hyperkeratosen, bevorzugt an Händen und Füßen. Plattenepithelkarzinome können sich sowohl auf hyperkeratotischer als auch atropher Haut entwickeln. Weitere ektodermale Störungen umfassen Hypotrichose des Kopfhaares, Rarefizierung bis Fehlen der Augenbrauen und Wimpern, Störungen des Nagelwachstums und der Zähne. Zusätzlich kommen juvenile Katarakt, faziale Dysmorphie, Entwicklungsverzögerung, Kleinwuchs, Hypogonadismus und geistige Retardierung vor.

Außer malignen epithelialen Hauttumoren können Osteosarkome, Lymphosarkome, Lymphome und Karzinome der Mundhöhle und des Gastrointestinaltraktes entstehen (Berg et al. 1987; Garzon u. DeLeo 1997; Vennos et al. 1992).

Histologie. Anfangs dominieren atrophische Epidermis, Vakuolisierung von Basalzellen und Weitstellung der Gefäße des oberen Plexus. Später finden sich in lichtexponierter Haut Fragmentierung der elastischen Fasern sowie bowenoide Veränderungen in der Epidermis.

Therapie. Wichtig ist konsequenter Lichtschutz. Bei älteren Patienten muss eine engmaschige klinische Kontrolle zur rechtzeitigen Erkennung von spinozellulären Karzinomen erfolgen. Die systemische Gabe von Retinoiden kann einen protektiven Effekt ausüben.

34.9.4 Bloom-Syndrom

Synonym. Kongenitales teleangiektatisches Erythem.

Epidemiologie. Die Erkrankung ist selten und bevorzugt das männliche Geschlecht. Zugrunde liegen Mutationen im BLM-Gen, das zur RecQ-Familie der Helikasengene gehört. Die Vererbung ist autosomal rezessiv, eine ethnische Häufung wurde unter der jüdischen Bevölkerung gefunden. In vitro zeigen Lymphozyten und Fibroblasten der Patienten eine stark erhöhte gentoxische Schädigung durch UV-Strahlung. Die DNS-Reparaturfähigkeit scheint vermindert.

Klinisches Bild. Betroffene Kinder zeigen ein charakteristisches Aussehen mit einem schmalen, fein gezeichneten Gesicht und prominenter Nase. Typisch ist ein fleckiges, teleangiektatisches Erythem in schmetterlingsförmiger Ausbreitung im Gesicht, das sich bereits im 1. Lebensjahr entwickelt und einen Lupus erythematodes nachahmt. Weiterhin sind Stirn, Ohren und Handrücken sowie die Streckseiten der Unterarme betroffen. Es findet sich eine feinlamellöse Schuppung. Sonnenexposition führt meistens zu Exazerbationen mit Blasen und hämorrhagischen Krusten, insbesondere der Lippen (Cohen et al. 1984).

Die Kinder besitzen ein geringes Geburtsgewicht (<2.500 g), und es entwickelt sich ein proportionierter Minder- oder Zwergwuchs mit Hypogenitalismus. Neurologische Störungen fehlen, die mentale Entwicklung ist normal. Gehäuft finden sich im 1. und 2. Lebensjahrzehnt akute Leukämien oder Karzinome, welche die Lebenserwartung begrenzen (German 1995; Jung 1993).

Therapie. Sie beschränkt sich auf konsequenten Lichtschutz und Pflege der betroffenen Haut.

34.9.5 Cockayne-Syndrom

Epidemiologie. Sehr seltene, autosomal rezessive Erkrankung.

Ätiologie. Nach UV-Exposition zeigen Zellen der Patienten in Kultur einen erhöhten Schwesterchromatidaustausch, ähnlich wie bei Xeroderma pigmentosum (Cleaver et al. 1999), die DNS-Exzisionsreparatur ist jedoch normal. Möglicherweise besteht lediglich eine selektive Reparaturschwäche von Cyclobutandimeren nach UV-Belastung. Weiterhin scheinen die Zellen eine verlängerte Phase erniedrigter DNS-Synthese nach UV-Einwirkung zu besitzen (Andrews et al. 1979). Dieser Test hat zur Unterscheidung von 3 verschiedenen Komplementationsgruppen geführt, von denen die Gruppen A (ERCC8-Gen) und B (ERCC6-Gen) genetisch aufgeklärt sind.

Klinisches Bild. Meist zeigt sich erst im 2. Lebensjahr ein schmetterlingsartiges Gesichtserythem nach Sonnenexposition. Diese Reaktionen können von Fieberschüben begleitet sein. Im weiteren Verlauf verliert sich die Lichtempfindlichkeit, jedoch bilden sich fleckige Hypo- und Hyperpigmentierungen neben atrophischen Narben, welche dem Gesicht einen greisenhaften Ausdruck verleihen. Dies wird unterstützt durch zunehmenden Verlust des subkutanen Fettpolsters und eingesunkene Augen. Die Ohren erscheinen relativ vergrößert, sodass diese Dysmorphie mit dem Erscheinungsbild der »Micky-Maus« verglichen wurde.

Körperliche und geistige Entwicklungsverzögerung mit neurologischen Störungen sowie Augenveränderungen und Taubheit prägen den weiteren Verlauf. Gehäuftes Auftreten von bösartigen Tumoren wird nicht beobachtet, jedoch überschreitet die Lebenserwartung nicht die 2. Dekade aufgrund diffuser Demyelinisierung peripherer Nerven und des zentralen Nervensystems (Jaeken et al. 1989).

Therapie. Nicht möglich. Eine pränatale Diagnostik ist verfügbar.

34.9.6 PIBIDS-Syndrom (Trichothiodystrophie)

Die Bezeichnung Trichothiodystrophie wurde ursprünglich verwendet, um ein Erscheinungsbild mit brüchigen Haaren durch abnormal niedrigen Schwefelgehalt der Haare zu beschreiben. Mittlerweile wurden verschiedene Syndromkomplexe mit Trichothiodystrophie beschrieben, die u. a. das BIDS-, IBIDS- und PIBIDS-Syndrom umfassen (Crovato et al. 1983). Diese Akronyme setzen sich aus den in Übersicht 34.2 genannten Symptomen zusammen. All diesen Syndromen ist ein brüchiges und glanzloses, dünnes Haar gemeinsam. Im polarisierten Licht zeigen die bandförmig abgeflachten Haare alternierende helle und dunkle Zonen, manchmal auch transversale Schaftbrüche (Trichoschisis). Chemisch findet sich eine Erniedrigung des Schwefel- und Zysteingehaltes (Rebora et al. 1986).

> **Übersicht 34.2. Akronyme des BIDS-, IBIDS- und PIBIDS-Syndroms**
>
> — BIDS:
>   – »**b**rittle hair« (brüchige Haare),
>   – »**i**ntellectual impairment« (Intelligenzstörung),
>   – »**d**ecreased fertility« (Fertilitätsstörung),
>   – »**s**hort stature« (Minderwuchs)
> — IBIDS: **I**chthyosis und BIDS
> — PIBIDS: **P**hotosensitivität und IBIDS

Zu den Haarveränderungen gesellen sich ichthyosiforme Hautveränderungen und Nagelwachstumsstörungen. Die geistige und körperliche Entwicklung kann verzögert sein. Bei PIBIDS besteht zusätzlich eine erhöhte Lichtempfindlichkeit.

Trichothiodystrophiesyndrome werden autosomal rezessiv vererbt. Die Mutationen betreffen dieselben Gene wie bei den Komplementatationsgruppen B und D des Xeroderma pigmentosum (ERCC2/XPD häufiger als ERCC3/XPB), allerdings in anderen Regionen.

34.10 Photosensitivität bei Mangel- oder Fehlernährung

34.10.1 Kwashiorkor

Kwashiorkor ist keine Lichtdermatose, sondern eine Folge von Malnutrition mit Proteinmangel und v. a. Mangel an essenziellen aromatischen Aminosäuren und Vitaminen, möglicherweise auch Zink. Er ist eine Differenzialdiagnose zur Pellagra.

Ätiologie. Kwashiorkor bedeutet in der ghanesischen Sprache »Erkankung der Abgestillten«. Dies ist eine gute Beschreibung der Ätiopathogenese, die auf einer zwar ausreichenden, aber einseitig auf Stärke und Zucker beruhenden Nahrung in Form von Mais, Reis oder Bohnen beruht.

Klinisches Bild. Symptome entwickeln sich ab dem 6. Lebensmonat bis zum 5. Lebensjahr, meistens nach dem Abstillen. Neben Verzögerung von Wachstum und geistiger Entwicklung bilden sich Ödeme und Muskelschwäche aus. Hautsymptome sind insbesondere bei dunklen Rassen auffällig und bestehen v. a. in periorifiziellen Hypopigmentierungen. Daneben bestehen Erytheme mit bräunlicher oder blau-roter Tingierung, die von einer charakteristischen Exfoliation, die an »abblätternde Farbe« erinnert, begleitet werden. Diese Hautveränderungen sind ähnlich denen bei Pellagra, entstehen jedoch bevorzugt an nicht lichtexponierten Arealen und in den Beugen (Findlay 1965; Lathan 1991; Oumeish u. Oumeish 2003).

Weiterhin sind die Haare glanzlos, spröde und aufgehellt, und es entstehen Nagelwachstumsstörungen.

Therapie. Proteinreiche Ernährung mit Supplementierung von Vitaminen und Mineralien. Unbehandelt führt Kwashiorkor zum Tod.

Differenzialdiagnose. Wichtig ist die Abgrenzung gegen die Pellagra, die häufiger bei Erwachsenen auftritt und die lichtexponierten Hautareale bevorzugt, mit gastrointestinalen und neuropsychiatrischen Symptomen einhergeht und insbesondere keine Haar- und Nagelveränderungen aufweist.

34.10.2 Pellagra

Vorkommen. Das Vorkommen ist endemisch in Ländern mit bevorzugter Maisdiät wie in Italien, auf dem Balkan und in den Südstaaten der USA. Sporadische Fälle finden sich bei einseitiger Brot- oder Kartoffelernährung sowie bei chronischem Alkoholismus und gastrointestinalen Störungen. Auch lang andauernde Verabfolgung von Isonikotinsäurehydrazid, Breitbandantibiotika und Hydantoinen kann pellagroide Erscheinungen hervorrufen.

Ätiologie. Pellagra beruht auf einem Mangel an Nikotinsäure (Niazin), aber auch anderer Faktoren des Vitamin-B-Komplexes. Niazin wird aus Tryptophan gebildet, sodass ein Mangel an Tryptophan durch einseitige Diät oder Tryptophanresorptionsstörungen (▶ Hartnup-Syndrom) zu einem Nikotinsäuremangel führen.

Klinisches Bild.

> Klassisch ist die Triade aus Dermatitis, Diarrhö und Demenz.

Häufig erscheinen die Symptome in der genannten Reihenfolge. Unbehandelt führt die Krankheit zum Tod (Hegyi et al. 2004). Die Hauterscheinungen beruhen auf einer erhöhten Empfindlichkeit gegenüber Sonnenstrahlung. Betroffen sind daher unbedeckte Körperareale wie Finger- und Handrücken sowie Schienbeingegend, Gesicht, vorderer Brustausschnitt, Nacken und Hals (Casal-Halsband). Typisch sind symmetrisch ausgeprägte, scharf begrenzte, ödematöse Erytheme mit bräunlicher oder mahagonifarbener Tingierung und feinlammellöser Schuppung. Später entstehen ein pergamentartiger Aspekt der Haut, gelegentlich auch Blasen und nachfolgende Ulzerationen.

Auch die Schleimhäute sind beteiligt in Form von Stomatitis, Glossitis oder Vulvitis. Die glatte Zunge kann an eine Möller-Hunter-Glossitis erinnern.

Gastrointestinale Erscheinungen umfassen Leibschmerzen, Diarrhö und bei 50% der Patienten eine Hypazidie des Magens. Neurologische Symptome bestehen in Depression oder Apathie in leichteren Fällen sowie peripherer Polyneuritis, Myositis und Psychosen bei ausgeprägter Beteiligung des Nervensystems.

Die Hauterscheinungen verlaufen saisongebunden mit einer Besserung während der lichtarmen Jahreszeit. Abortive Pellagra ohne gastrointestinale oder neurologische Symptomatik wird als *Pellagroid* bezeichnet (Findlay 1965; Miller 1989; Stratigos u. Katsambas 1977).

Therapie. In schweren Fällen Nikotinsäure (Niazin) i.v. in Dosen von 50–100 mg 1- bis 2-mal täglich. Ist lediglich die Haut betroffen, genügt die orale Gabe von Nikotinsäureamid in einer Dosis von 100–300 mg pro Tag. Zusätzliche Supplementierung anderer Vitamine des B-Komplexes sowie eine proteinreiche Diät wirken unterstützend.

Differenzialdiagnose. Hartnup-Syndrom, Porphyria cutanea tarda, Porphyria variegata, Arzneimittelreaktionen, Lupus erythematodes, chronische aktinische Dermatitis.

34.11 Empfehlungen zum Lichtschutz im Kindesalter

Die UV-Belastung breiter Bevölkerungsschichten nimmt besonders durch ein geändertes Freizeitverhalten ständig zu, und davon sind auch Kinder nicht ausgenommen. Die Verdünnung der Ozonschicht der Stratosphäre trägt zu einer weiteren UV-B-Belastung bei.

> **Cave:**
> Die lichtempfindliche Kinderhaut ist in besonderem Maße schützenswert.

Einerseits sind die natürlichen Schutzmechanismen noch nicht vollständig ausgebildet, andererseits kann eine akute und wiederholte Lichtschädigung der Kindeshaut deletäre Folgen im Erwachsenenalter zeigen. Die dünne kindliche Hornschicht entwickelt eine ungenügend wirksame Lichtschwiele, und auch die Fähigkeit zur Pigmentbildung der Haut ist noch nicht voll entwickelt. Epidemiologische Studien zeigen, dass wiederholte und häufige Sonnenbrände während der ersten 2 Lebensjahrzehnte das Risiko für die Entstehung eines malignen Melanoms im Erwachsenenalter drastisch erhöhen. Auch ist bekannt, dass bereits 50% der kumulativen Lebenszeitdosis auf die chronisch lichtexponierten Areale des Gesichts, des Nackens, der Handrücken und der Unterarme während der ersten 18 Lebensjahre einwirken.

Zusammen betrachtet ergibt sich daher die dringliche Forderung, die Kinderhaut in besonderem Maße vor UV-Strahlung zu schützen. Sonnenschutz bedeutet nicht einfach die Anwendung von Lichtschutzcremes, sondern er bezieht andere Aspekte mit ein (Hölzle 1997).

> Ein sinnvoller und wirkungsvoller Lichtschutz ruht auf 3 Säulen:
> – vernünftige Verhaltensweisen,
> – Gebrauch lichtschützender Kleidung und
> – Anwendung von Sonnenschutzmitteln.

34.11.1 Lichtschutz durch vernünftiges Verhalten

Vernünftige Verhaltensweisen orientieren sich an der wechselnden Intensität der Globalstrahlung und der individuellen Lichtempfindlichkeit, charakterisiert durch den Hauttyp (Tabelle 34.1). Die wichtigsten Faktoren, welche die Globalstrahlung beeinflussen, sind Sonneneinfallswinkel, Höhenlage, Beschaffenheit der Atmosphäre und des Untergrundes sowie die Verteilung von freiem Himmel, Bewölkung und Schatten. Der Lichteinfallswinkel ist abhängig von Jahreszeit, Tageszeit und geographischer Breite. In unseren gemäßigten Zonen gilt die Faustregel, dass 50% des erythemwirksamen UV-B in den Mittagsstunden zwischen 11 und 13 Uhr einwirken. Sonnenbaden außerhalb dieser Zeit reduziert das Expositionsrisiko erheblich.

Je 1000 Höhenmeter nimmt die UV-B-Intensität um 15% zu. Ein heller Untergrund wie weißer Sand oder frischer Schnee kann bis zu 100% der UV-Strahlung reflektieren. Ebenso stellen bewegte Wasserflächen, Gischt und Schaum wirkungsvolle Reflektoren dar. In das Wasser dringen 40% des UV-B bis in eine Tiefe von 50 cm, sodass beim Schwimmen nur ein geringer Schutz besteht. Direkt von der Sonne gelangen nur 50% des UV-Anteils auf die Haut; weitere 50% wirken als Streustrahlung vom Rest des sichtbaren blauen Himmels ein. Dabei nimmt der UV-B-Anteil mit niedrigem Einfallswinkel zu, sodass insbesondere ein freier Horizont die erythemwirksame UV-Belastung erhöht.

34.11.2 Sonnenschutz durch Kleidung

Dicht gewobene Kleidungsstücke von dunkler Farbe besitzen einen fast vollständigen UV-Schutz. Bei dünnen Geweben ist dies keineswegs der Fall, und neben sichtbarem Licht wird besonders UV-A transmittiert. Dem trägt eine neue Entwicklung Rechnung, die speziell behandelte Baumwollfasern einsetzt, um einen hohen UV-Schutz zu gewährleisten. Solche Textilien sind mittlerweile auf dem Markt erhältlich und mit dem Hinweis auf einen hohen Lichtschutzfaktor gekennzeichnet. Grundsätzlich kann die Faustregel gelten: Je weniger sichtbares Licht durch den Stoff dringt, also je weniger durchsichtig er erscheint, umso effektiver ist auch die Schutzwirkung gegen UV-A und im besonderen Maß gegen UV-B. Die Durchlässigkeit für UV-Strahlung nimmt zu, wenn der Stoff nass wird.

Wichtig ist das Tragen eines Hutes, wobei eine Krempe oder ein Gesichtsschild von 10 cm Breite die UV-Belastung des Gesichts um 70% reduzieren kann. Bei spielenden Kleinkindern ist auch auf einen Nackenschutz zu achten.

34.11.3 Sonnenschutzmittel

Inhaltsstoffe

Unterschieden werden chemische Sonnenschutzfilter und physikalische (mineralische) Sonnenschutzmittel. Am weitesten verbreitet sind chemische Lichtfiltersubstanzen mit einer Absorption entweder im UV-B- oder im UV-A-Bereich sowie mit Breitbandfilterwirkung, die beide Spektralbereiche einbezieht. Die Schutzwirkung dieser chemischen UV-Filter beruht auf der Umwandlung der UV-Strahlung in langwellige sichtbare oder Infrarotstrahlung durch Absorption an den UV-filternden Molekülen.

Zunehmend werden ergänzend oder ausschließlich physikalische Lichtfilter, im Prinzip Suspensionen von Partikeln mit reflektierender und streuender Wirkung, eingesetzt. Die kosmetische Akzeptanz dieser Zubereitungen ist gut, da nur ein geringer aufhellender Effekt der Haut besteht. Am häufigsten wird mikronisiertes Titandioxid für solche Mikropigmentpräparate verwendet.

Als aktive Wirkstoffe werden den Lichtschutzpräparaten zunehmend Antioxidanzien zugesetzt, um oxidativen Schädigungen durch UV-Strahlung vorzubeugen. Die verwendeten Antioxidanzien umfassen Vitamin C und insbesondere Vitamin E. Weiterhin kommen Flavonide und Zimtsäurederivate zur Anwendung, letztere insbesondere zur Prophylaxe der polymorphen Lichtdermatose.

Eine erwünschte Eigenschaft der Sonnenschutzmittel ist Wasserfestigkeit. Hierzu geeignet sind besonders lipophile galenische Grundlagen sowie die Einbringung von Filtersubstanzen in Liposomen, welche eine feste Bindung mit der Hornschicht eingehen können.

Lichtschutzfaktor

Der Sonnenschutzfaktor wurde vor mehr als 30 Jahren als Vergleichsmaßstab für Lichtschutzmittel eingeführt. Die biologische Bewertungsgröße ist das UV-B-Erythem 24 h nach Bestrahlung. Bestimmt werden die minimale Erythemdosis auf ungeschützter und mit dem Sonnenschutzmittel vorbehandelter Haut. Der Quotient der beiden Werte ergibt den Lichtschutzfaktor und ist ein *Maß für die Verlängerung der Eigenschutzzeit*, die der Besonnungszeit bis zum Auftreten des minimalen Erythems entspricht (Tabelle 34.1). Sonnenschutzfaktoren werden unter Laborbedingungen experimentell bestimmt, sie sind daher lediglich Anhaltszahlen und dienen vorwiegend dem Vergleich verschiedener Produkte. Bei der individuellen Anwendung unter unterschiedlichen klimatischen und geographischen Gegebenheiten treten erhebliche Abweichungen auf.

Durch zusätzlichen UV-A-Lichtschutz entsteht eine Breitbandfilterwirkung. Die Bewertung der Schutzwirkung gegen UV-A-Strahlung ist nicht standardisiert. Vorwiegend werden biologische Verfahren, welche auf der UV-A-induzierten Pigmentierung der menschlichen Haut basieren, eingesetzt.

Lediglich in Australien gilt eine In-vitro-Messmethode als Standard. Aufgrund der unterschiedlichen Messverfahren sind die Angaben der Schutzwirkung auf der Produktverpackung nicht immer vergleichbar.

Wasserfestigkeit

Die Verwendung wasserfester Sonnenschutzmittel ist insbesondere bei schweißtreibender sportlicher Betätigung und beim Wassersport unerlässlich. Auch in der Brandungszone spielende Kinder müssen mit einem wasserfesten Lichtschutzmittel geschützt werden.

Die Bewertung der Wasserfestigkeit ist international in der Diskussion. Aufgrund der derzeit gebräuchlichen Kennzeichnung bedeutet das Prädikat »Wasserfestigkeit«, dass nach definiertem experimentellen Wasserkontakt etwa 50% der Filterwirkung erhalten bleiben.

Anwendung von Sonnenschutzmitteln

Wegen möglicher chemischer Photosensibilisierung und toxikologischer Nebenwirkungen sollten chemische Sonnenschutzmittel bei Säuglingen nicht eingesetzt werden. Grundsätzlich gilt die Faustregel, dass Säuglinge im 1. Lebensjahr nicht der direkten Sonne ausgesetzt werden sollten und durch entsprechendes Verhalten und Kleidung geschützt werden müssen. Bei Kleinkindern sollten – wenn erforderlich – physikalische Lichtschutzmittel in Form der mineralischen Mikropigmente verwendet werden.

Grundsätzlich sollte ein Produkt mit hohem Lichtschutzfaktor eingesetzt werden.

> Für die empfindliche Kinderhaut ist ein minimaler Lichtschutzfaktor von 15–20 zu fordern.

Weiterhin ist Augenmerk auf Breitbandfilterwirkung mit zusätzlicher Absorption der UV-A-Strahlung zu legen. Dies beugt nicht nur den Lichtdermatosen, insbesondere der polymorphen Lichtdermatose, vor, sondern dient auch der Verhütung von chronischen Lichtschäden der Haut. Besonders am oder im Wasser spielende Kinder müssen mit einer wasserfesten Zubereitung geschützt werden. Damit die UV-Filtersubstanzen eine optimale Verteilung und Bindung in der Hornschicht erreichen, sollen sie 20 min vor Beginn der Sonnenexposition aufgetragen werden.

> Wiederholtes Auftragen des Lichtschutzmittels erhöht nicht den Lichtschutzfaktor, kann ihn aber gleichwohl erhalten.

Danksagung

Die ◘ Abb. 34.5 wurde freundlicherweise von Herrn Prof. H. Traupe, Universitätsklinikum Münster, zur Verfügung gestellt.

Literatur

Andrews AD et al. (1979) Cockayne´s syndrome fibroblasts have increased sensitivity to ultraviolet light but normal rates of unscheduled DNA synthesis. J Invest Dermatol 70: 237

Berg E, Chuang TY, Cripps D (1987) Rothmund-Thomson syndrome. A case report, phototesting, and literature review. J Am Acad Dermatol 17: 332–338

Bielenberg J (1993) Hartnup syndrome. A rare metabolic disease. Med Monatsschr Pharm 16: 183–185

Cleaver JE (1968) Defective repair replication of DNA in xeroderma pigmentosum. Nature 218: 652–656

Cleaver JE, Thompson LH, Richardson AS, States JC (1999) A summary of mutations in the UV-sensitive disorders: xeroderma pigmentosum, Cockayne syndrome, and trichothiodystrophy. Hum Mutat 14: 9–22

Cohen LE, Tonner DJ, Schaefer HG et al. (1984) Common and uncommon cutaneous findings in patients with ataxia-teleangiectasia. J Am Acad Dermatol 10: 431–438

Crovato F, Borrore C, Rebora A (1983) Trichothiodystrophy; BIDS, IBIDS & PIBIDS? Br J Dermatol 108: 247–253

De Silva B, Banney L, Uttley W, Luqmani R, Schofield O (2000) Pseudoporphyria and nonsteroidal antiinflammatory agents in children with juvenile idiopathic arthritis. Pediatr Dermatol 17: 480–483

Fesq H, Ring J, Abeck D (2003) Management of polymorphous light eruption: clinical course, pathogenesis, diagnosis and intervention. Am J Clin Dermatol 4: 399–406

Findlay GH (1965) Pellagra, kwashiorkor and sun exposure. Br J Dermatol 77: 666–667

Galosi A, Plewig G, Ring J et al. (1985) Experimentelle Auslösung von Hauterscheinungen bei Hydroa vacciniformia. Hautarzt 36: 566–572

Garzon MC, DeLeo VA (1997) Photosensitivity in the pediatric patient. Curr Opin Pediatr 9: 377–387

German J (1995) Bloom´s syndrome. Dermatol Clin 13: 7–18

Green JJ, Manders SM (2001) Pseudoporphyria. J Am Acad Dermatol 44: 100–108

Hadshiew I, Stäb F, Untiedt S, Bohnsack K, Rippke F, Hölzle E (1997) Effects of topically applied antioxidants in experimentally provoked polymorphous light eruption (PLE). Dermatology 195: 362–368

Hasei K, Ichihashi M (1982) Solar urticaria: determinations of action and inhibition spectra. Arch Dermatol 118: 346–350

Hegyi J, Schwartz RA, Hegyi V (2004) Pellagra: dermatitis, dementia, and diarrhea. Int J Dermatol 43: 1–5

Hölzle E (1991) Drug induced photosensitivity. In: Ring J, Przybilla B (eds) New trends in allergy III. Springer, Berlin, pp 291–301

Hölzle E (1995) Polymorphous light eruption. In: Krutmann J, Elmets CA (eds) Photoimmunology. Blackwell, Oxford, pp 167–175

Hölzle E (1995) Solar urticaria. In: Krutmann J, Elmets CA (eds) Photoimmunology. Blackwell, Oxford, pp 199–208

Hölzle E (1997) Lichtschutz. In: Garbe C, Dummer R, Kaufmann R, Tilgen W (Hrsg) Dermatologische Onkologie. Springer, Berlin, pp 591–597

Hölzle E (2003) Photodermatosen und Lichtreaktionen der Haut. Wissenschaftliche Verlagsgesellschaft, Stuttgart

Hönigsmann H, Ortel B (1988) Die polymorphe Lichtdermatose – Photobiologische Diagnostik und Therapie. Z Hautkr 63: 676–678

Horio T (1987) Solar urticaria – sun, skin and serum. Photodermatol 4: 115–117

Itin PH, Burgdorf WHC, Happle R, et al. (2003) Genodermatoses. In: Schachner LA, Hansen RC (eds) Pediatric dermatology. Mosby, Edinburgh, pp 263–384

Jaeken J et al. (1989) Clinical and biochemical studies in three patients with severe early infantile Cockayne syndrome. Hum Genet 83: 339

Jung EG (1993) The red face: photogenodermatoses. Clin Dermatol 11: 275–281

Ketterer R, Morier P, Frenk E (1994) Hydroa vacciniforme. Dermatology 189: 428–429

Latham MC (1991) The dermatosis of kwashiorkor in young children. Semin Dermatol 10: 270–272

Leenutaphong V, Hölzle E, Plewig G (1989) Pathomechanism and classification of solar urticaria: a new concept. J Am Acad Dermatol 21: 237–240

Leenutaphong V, Hölzle E, Plewig G, Kutkuhn B, Grabensee B (1991) Plasmapheresis in solar urticaria. Dermatologica 182: 35–38

Ling TC, Gibbs NK, Rhodes LE (2003) Treatment of polymorphic light eruption. Photodermatol Photoimmunol Photomed 19: 217–27

Miller SJ (1989) Nutritional deficiency and the skin. J Am Dermatol 21: 1–30

Norgauer J, Idzko M, Panther E, Hellstern O, Herouy Y (2003) Xeroderma pigmentosum. Eur J Dermatol 13: 4–9

Oumeish OY, Oumeish I (2003) Nutritional skin problems in children. Clin Dermatol 21: 260–263

Palmer RA, Friedmann PS (2004) Ultraviolet radiation causes less immunosuppression in patients with polymorphic light eruption than in controls. J Invest Dermatol 122: 291–294

Rebora A, Guarrera M, Crovato F (1986) Amino-acid analysis in hair from PIBI(D)S syndrome. J Am Acad Dermatol 15: 109–115

Reinauer S, Leenutaphong V, Hölzle E (1993) Fixed solar urticaria. J Am Acad Dermatol 29: 161–165

Schauder S (2003) Lichturtikaria. Hautarzt 54: 952–958

Stratigos AJ, Antoniou C, Katsambas AD (2002) Polymorphous light eruption. J Eur Acad Dermatol Venereol 16: 193–206

Stratigos JD, Katsambas A (1977) Pellagra: a still existing disease. Br J Dermatol 96: 99–106

Vennos EM, Collins M, James WD (1992) Rothmund-Thomson syndrome: review of the world literatur. J Am Acad Dermatol 27: 750–762

Wilken B, Yu JS, Brown DA et al. (1977) Natural history of Hartnup disease. Arch Dis Child 52: 38–40

Pigmentstörungen

U. B. Hofmann

35.1	Einleitung – 593		35.3.3	Erythema dyschromicum perstans – 605
			35.3.4	Melasma – 606
35.2	Erkrankungen mit Hypopigmentierungen – 594		35.3.5	Melanosis Riehl – 606
			35.3.6	Familiäre progressive Hyperpigmentierung – 606
35.2.1	Vitiligo – 594			
35.2.2	Vogt-Koyanagi-Harada-Syndrom – 593		35.3.7	Streifen- und wirbelförmige nävoide Hypermelanose (SWNH) – 607
35.2.3	Albinismus – 596			
35.2.4	Piebaldismus – 598		35.3.8	Stoffwechselbedingte Hyperpigmentierungen – 607
35.2.5	Waardenburg-Syndrom – 598			
35.2.6	Naevus achromicus – 601		35.3.9	Hyperpigmentierungen bei anderen systemischen Erkrankungen – 608
35.2.7	Hypomelanosis Ito – 601			
35.2.8	Chemisch induzierte Depigmentierungen – 601		35.3.10	Exogene Ursachen von Hyperpigmentierungen – 609
35.2.9	Postinflammatorische Hypopigmentierungen – 601		35.3.11	Hyperpigmentierungen nach Schwermetalleinwirkungen – 610
35.2.10	Andere Formen von Hypopigmentierungen – 603		35.3.12	Medikamentös bedingte Hyperpigmentierungen – 611
			35.3.13	Karotinämie – 611
35.3	Erkrankungen mit Hyperpigmentierungen – 603			
35.3.1	Peutz-Jeghers-Syndrom – 603		Literatur – 612	
35.3.2	Postinflammatorische Hyperpigmentierungen – 604			

35.1 Einleitung

Pigmentstörungen der Haut lassen sich in 2 große Gruppen unterteilen:
- Störungen mit verminderter oder fehlender Pigmentierung der Haut (Hypo- und Depigmentierungen) und
- solche mit vermehrter Pigmentierung (Hyperpigmentierungen).

Die Pigmentveränderungen können angeboren oder erworben, ihre Verteilung lokalisiert oder generalisiert sein.

Melanozyten entstammen der Neuralleiste und wandern während der embryonalen Entwicklung an verschiedene Orte des menschlichen Körpers wie Augen, Zentralnervensystem, Schleimhäute und Epidermis. Die Melanozyten liegen in der Epidermis zwischen den basalen Keratinozyten. Melanin wird in den Melanosomen, speziellen Organellen der Melanozyten, gebildet und über Dendriten an die umgebenden Keratinozyten abgegeben. Ein Melanozyt versorgt etwa 36 Keratinozyten und bildet mit ihnen eine funktionelle Einheit (*epidermale Melanineinheit*).

Melanin wird mit Hilfe des Enzyms Tyrosinase aus Tyrosin über Dihydroxyphenylalanin (Dopa) und Dopachinon synthetisiert. In der menschlichen Haut werden Eumelanin, Phäomelanin und Trichrome unterschieden. Aus Dopachinon wird durch weitere Polymerisationsschritte das braun-schwarze Eumelanin gebildet. Über Verbindung mit Zystein können aus Dopachinon Phäomelanine und Trichrome entstehen. Diese roten und gelben Pigmente kommen in roten Haaren vor und bedingen den blassen, wenig bräunenden Hauttyp (Bolognia et al. 2003).

Die normale Hautfarbe des Menschen ist neben dem Einfluss von Hämoglobin und Karotin v. a. vom Melaningehalt der Haut abhängig. Die Melanozytenzahl pro Flächeneinheit variiert in den verschiedenen Körperregionen; Gesicht und Genitalbereich weisen die höchste Melanozytendichte auf. Unterschiede in der Melanozytenzahl zwischen den Geschlechtern oder Rassen bestehen jedoch nicht. Bei dunkelhäutigen Menschen findet sich vielmehr eine verstärkte Melanogeneseaktivität, die Melanosomen sind größer und liegen einzeln verteilt. Dagegen bilden sie bei hellhäutigen Menschen sog. Melanosomenkomplexe; die Melanosomen liegen hier in kleinen Gruppen in den Keratinozyten und werden von einer Membran umgeben. Die Melanozyten dunkel pigmentierter Menschen bilden überwiegend *Eumelanin*, wohingegen hellhäutige Menschen mehr *Phäomelanin* synthetisieren.

Melanin schützt die Haut vor Ultraviolettstrahlen. Bei Defekten der Melaninbildung, wie bei Albinismus, kommt es in lichtexponierten Arealen zu starken Sonnenbrandreaktionen und chronischen Lichtschäden der Haut bis hin zur Bildung maligner epithelialer Tumoren. Sonnenbestrahlung vermehrt das Melaninpigment in der Haut. Durch langwelliges Ultraviolettlicht (UV-A) kommt es noch während der Bestrahlung zur sog. Sofortpigmentierung der Haut, die Minuten bis Stunden bestehen kann. Im weiteren Verlauf bewirkt das kurzwellige Ultraviolettlicht (UV-B) die sog. Spätpigmentierung der Haut. Individuell bestehen starke Unterschiede in der Fähigkeit zur Hautbräunung nach Sonnenbestrahlung. Anhand der Lichtempfindlichkeit, die genetisch determiniert ist, werden nach Fitzpatrick 6 Hauttypen unterschieden. Näheres zur UV-induzierten Pigmentierung der Haut wird in Kap. 34 (Lichtdermatosen und Lichtschutz) besprochen.

Störungen der Pigmentierung der Haut können bedingt sein durch:
- veränderte Melanozytenzahl,
- Störungen der Melaninsynthese,
- Störungen des Melanintransportes oder
- Störungen des Melanosomentransfers.

35.2 Erkrankungen mit Hypopigmentierungen

35.2.1 Vitiligo

Synonyme. Weißfleckenkrankheit.
Harmlose, erworbene, meist progressive Depigmentierung der Haut und evtl. der Haare durch Degeneration von Melanozyten.

Epidemiologie. Die Vitiligo tritt mit einer Prävalenz von etwa 1% bei beiden Geschlechtern gleich häufig auf. Eine familiäre Häufung findet sich in bis zu 20%.

Ätiologie. Die Ätiologie der Vitiligo ist nicht bekannt. Eine polygen vererbte Disposition mit Veränderungen an 3 oder mehr Genorten wird diskutiert. Neben den genetischen Faktoren, die vermutlich bedingen, dass die Melanozyten empfindlicher gegen zelluläre Schädigung sind, scheinen autoimmunologische Vorgänge von Bedeutung zu sein. Etwa bei 80% der Patienten mit frischen Vitiligoläsionen lassen sich zytotoxische Autoantikörper gegen Melanozyten (Vitiligoantikörper) im Serum nachweisen, die zur Zerstörung der Melanozyten führen. Ausmaß der Depigmentierungen und Krankheitsaktivität korrelieren gut mit der Höhe der Titer antimelanozytärer Antikörper.

Die genaue pathogenetische Rolle dieser Autoantikörper bei Vitiligo ist jedoch ungeklärt, da sie sich nicht bei allen Vitiligopatienten nachweisen lassen und auch bei Patienten ohne Vitiligo gefunden werden. Ob diese immunologischen Veränderungen primär bei der Entstehung der Vitiligo eine Rolle spielen oder sekundäre Phänomene sind, konnte bisher nicht eindeutig geklärt werden. Neurochemische Faktoren, die zur Zerstörung der Melanozyten führen, werden ebenfalls diskutiert. Diese Hypothese könnte die gelegentlich beobachtete segmentale Anordnung der Vitiligo erklären (Herane 2003).

Die Anreicherung intermediärer autotoxischer Metaboliten der Melaninsynthese führt ebenfalls zur Zerstörung der Melanozyten, wenn deren natürliche Selbstschutzmechanismen versagen.

Die Vitiligo ist häufig mit Augenveränderungen assoziiert. In etwa 5% findet sich eine Uveitis. Auch Veränderungen an der Retina mit Untergang des Pigmentepithels werden beobachtet, jedoch sind die meisten destruierenden Augenveränderungen peripher lokalisiert, sodass Visusverluste ausgesprochen selten sind. Routinemäßige ophthalmologische Untersuchungen bei Kindern mit Vitiligo ohne entsprechende klinische Symptome sind daher verzichtbar.

Vitiligo tritt häufig in Assoziation mit autoimmunologischen Erkrankungen auf, v. a. mit multiglandulärer Insuffizienz, Schilddrüsenerkrankungen, perniziöser Anämie, M. Addison, juvenilem Diabetes mellitus, autoimmunem Hyperparathyreoidismus, Alopecia areata, Sklerodermie, Lupus erythematodes, Myasthenia gravis und M. Crohn. In 7,5–21% kommen Halonävi bei der Vitiligo vor. Da vitiligoartige Depigmentierungen häufiger bei Melanompatienten gefunden wurden, sollten Patienten mit Vitiligo jährlich kontrolliert werden. Autoantikörper gegen glatte Muskelzellen, Parietalzellen des Magens, Nebennierenrindenzellen, Schilddrüsenantigene und Melanozyten können auch ohne Vorhandensein entsprechender klinischer Symptome nachweisbar sein (Alkhateeb et al. 2003).

Klinisches Bild. Die Erkrankung beginnt meist zwischen dem 10. und 30. Lebensjahr. Bei etwa 50% tritt sie vor dem 18. Lebensjahr und bei $1/4$ der Patienten vor dem 8. Lebensjahr auf. Sie beginnt zunächst mit wenigen, oft symmetrisch angeordneten, scharf und unregelmäßig begrenzten weißen Flecken, die in ihrer Größe stark variieren können. Gelegentlich finden sich ein hyperpigmentierter Randsaum und kleinere Pigmentinseln innerhalb der Vitiligoherde (Abb. 35.1).

Allmählich nehmen die Läsionen an Zahl und Größe zu und können zu bizarr konfigurierten, ausgedehnten Flächen konfluieren. Bei Kindern kommt es meist zu einer

35.2 · Erkrankungen mit Hypopigmentierungen

Der Verlauf der Vitiligo ist unberechenbar, i. allg. ist sie jedoch langsam progredient. Seltener beschränkt sie sich auf wenige persistierende Herde. Spontane partielle und vorübergehende Repigmentierungen werden bei 6–44% der Patienten beobachtet. Die Repigmentierungen sind durch Repopulation der Epidermis mit Melanozyten vom Herdrand oder aus Melanozytenreserven der äußeren Wurzelscheiden der Haarfollikel möglich. Intensive Sonnenbestrahlung – wie sie auch therapeutisch genutzt wird – begünstigt eine Repigmentierung. Patienten mit Atopie zeigen häufig einen ungünstigeren Verlauf. Die Vitiligo ist zwar eine harmlose Erkrankung, kann aber – insbesondere bei dunkelhäutigen Patienten – kosmetisch sehr störend sein und nicht selten zur sozialen Isolation führen.

> Progrediente Läsionen sind nach außen konvex und regrediente konkav geformt.

Histologie. Verminderte Anzahl oder vollständiges Fehlen der Melanozyten mit Pigmentverlust des Stratum basale. Vereinzelt oberflächliches, perivaskulär akzentuiertes, lymphozytäres Infiltrat.

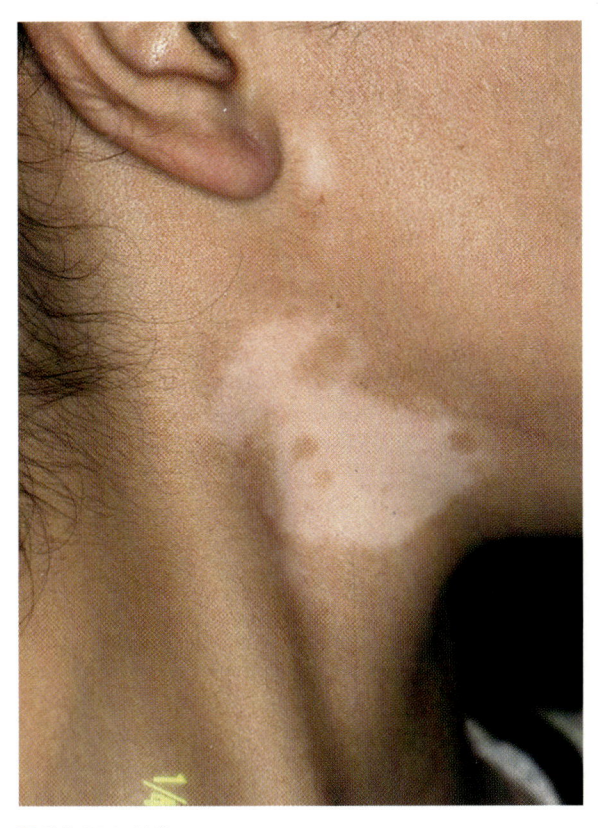

Abb. 35.1. Vitiligo

Therapie. Eine kausale Behandlung der Vitiligo ist bisher nicht möglich. Neben verschiedenen Therapiemodalitäten, die zu einer Repigmentierung der Haut führen sollen, haben sich abdeckende Maßnahmen (Camouflage) und Lichtschutzmittel, die zum einen die unpigmentierte Haut schützen und zum anderen eine Bräunung der normalen Haut und damit eine stärkere Kontrastierung verhindern, bewährt (Schaffer et al. 2003). Eine psychologische Beratung der Patienten kann in vielen Fällen die Krankheitsbewältigung verbessern. Insgesamt ist die Behandlung der Vitiligo häufig langwierig und unbefriedigend.

generalisierten Verteilung der Vitiligoherde. Selten entwickelt sich daraus eine universelle Vitiligo. Eine Klassifikation kann entsprechend der Verteilung der Vitiligo vorgenommen werden (◘ Tabelle 35.1).

Prädilektionsstellen sind zug- und druckbelastete Stellen wie z. B. Handrücken, Fingerstreckseiten, Knie und Ellbogen. Häufig tritt die Vitiligo auch im Gesicht, an Hals, Brust, in den Achselfalten und insbesondere in der Anogenitalregion auf. Der Mitbefall der Haare in Form depigmentierter Haarbüschel wird als *Poliosis* bezeichnet. Schwere Sonnenbrände oder emotionale Stresssituationen werden gelegentlich als Krankheitsauslöser angegeben. Auftreten von Vitiligoläsionen nach einem lokalen Trauma im Sinne eines Köbner-Phänomens wurde in 5–36,5% der Fälle beobachtet.

Bei beginnenden, fokalen Vitiligoformen oder vulgärer Vitiligo können hochpotente lokale Steroide (Betamethason-17-valerat, Clobetasolpropionat) unter Berücksichtigung der Nebenwirkungen versucht werden. Gute Erfolge zeigten sich kürzlich auch mit der topischen Anwendung des Immunmodulators Tacrolimus; allerdings liegt keine Zulassung für diese Indikation vor. Vergleichende Studien

Tabelle 35.1. Klassifikation der Vitiligo entsprechend der Verteilung. (Mod. nach Ortonne et al. 1983)

Lokalisierte Vitiligo	Generalisierte Vitiligo	Universelle Vitiligo
Fokal: Eine oder wenige Makulae in einem umschriebenen Bereich	**Akrofazial:** Multiple Makulae im Gesicht und an distalen Extremitäten	Depigmentierung (>80%) der Körperoberfläche
Segmental: Makulae unilateral in einem Dermatom oder Quadranten angeordnet	**Vulgär:** Makulae bilateral, häufig symmetrisch oder unregelmäßig asymmetrisch verteilt	
Schleimhauttyp: Nur Schleimhäute befallen	**Gemischter Typ:** Akrofaziale und/oder vulgäre und/oder segmentale Vitiligo	

haben gezeigt, dass Tacrolimus 0,1% nahezu so wirksam wie hochpotente lokale Steroide ist (Lepe et al. 2003). Da Tacrolimus nicht zur Hautatrophie führt, kann es auch sehr gut bei Vitiligo im Gesicht, unter Berücksichtigung eines konsequenten Lichtschutzes, eingesetzt werden (Plettenberg et al. 2003).

Eine Kombination von lokalen Steroiden (z. B. Fluticasonpropionat) einmal täglich und UV-A (10 J/cm^2) 2-mal wöchentlich wird auch im Kindesalter bei lokalisierten Vitiligoformen eingesetzt. Kürzlich wurde über gute Erfolge mit der 311-nm-UV-B-Therapie bei Patienten mit vulgärer Vitiligo berichtet (Njoo et al. 2000; Hartmann et al. 2005). Die systemische PUVA-Therapie mit 8-Methoxypsoralen oder die systemische Gabe von Phenylalanin (PAUVA) oder Khellin (KUVA) mit nachfolgender UV-A-Bestrahlung, wie sie bei Erwachsenen durchgeführt wird, verbietet sich im Kindesalter wegen der langen Therapiedauer und der möglichen Langzeitnebenwirkungen. Bei umschriebenen Läsionen führt auch der 308-nm-Excimer-Laser zu gutem Erfolg (Spencer et al. 2002).

Chirurgische Maßnahmen wie autologe Stanz- oder Saugblasentransplantate, Spalthauttransplantation, Transplantation von autologen Melanozyten allein oder mit Keratinozyten, Exzision und Mikropigmentierung (Tätowierung) sollten erst eingesetzt werden, wenn die konservativen Behandlungen zu keiner zufrieden stellenden Besserung geführt haben und dringender Behandlungswunsch besteht. Bei Kindern über 8 Jahren mit einer Vitiligo segmentalis gilt die Hauttransplantation heute als gute Therapieoption. Eine zusätzliche UV-A-Bestrahlung (10 J/cm^2) 2-mal pro Woche fördert die Repigmentierung aus den Transplantaten. Bleichung der Haut mit phenolhaltigen Substanzen allein oder in Kombination mit dem gütegeschalteten Rubin-Laser führt zu permanenter Depigmentierung und sollte nur bei therapieresistenter universeller Vitiligo (>80% der Körperoberfläche) im Erwachsenenalter eingesetzt werden. Zur adjuvanten Therapie empfehlen sich sog. Bräunungscremes und Camouflage. Die systemische Gabe von β-Caroten bewirkt durch Ablagerung in der Hornschicht eine gelb-orangefarbene Hauttönung. Dadurch kann insbesondere bei akralen Vitiligoformen eine kosmetische Besserung erreicht werden.

> Die Therapie der Vitiligo sollte nicht gefährlicher als die Erkrankung sein.

Differenzialdiagnose. Piebaldismus, Waardenburg-Syndrom, Vogt-Koyanagi-Harada-Syndrom, Incontinentia pigmenti achromians, tuberöse Sklerose, Naevus anaemicus, Naevus depigmentosus, Lichen sclerosus et atrophicus, zirkumskripte Sklerodermie, Depigmentierungen bei Lupus erythematodes, Pityriasis versicolor, Pityriasis alba, postinflammatorische Hypopigmentierungen, Hypomelanosis guttata, Depigmentierungen bei Lepra und Pinta sowie chemisch induzierte Hypopigmentierungen (Hydrochinonderivate, paratertiäres Butylphenol) (Ortonne 2003).

35.2.2 Vogt-Koyanagi-Harada-Syndrom

Synonyme. Uveomeningoenzephalitisches Syndrom, Okulokutanes Syndrom.

Epidemiologie. Seltenes, akut auftretendes Syndrom, das gewöhnlich bei Erwachsenen zwischen dem 30. und 50. Lebensjahr auftritt. Selten beginnt es bereits im Kindesalter.

Ätiologie. Nicht bekannt. Autoimmunvorgänge und Virusinfekte werden als mögliche auslösende Faktoren angenommen.

Klinisches Bild. Die Erkrankung ist durch vitiligoartige Depigmentierungen und Poliosis, kombiniert mit menigoenzephalitischen Symptomen, Uveitis und Hörstörungen gekennzeichnet. Das Syndrom verläuft in 3 einander überlappenden Krankheitsphasen. Es beginnt mit akut einsetzenden Fieberepisoden, die von meningoenzephalitischen Symptomen wie Kopfschmerzen, Nackensteifigkeit, Nausea bis zu Bewusstseinsstörungen begleitet sind. In der akuten ophthalmischen Phase kommt es neben Photophobie, Sehverlust, Iridozyklitis und Chorioiditis zu einer schweren Uveitis mit der Gefahr einer Netzhautablösung. Zu dieser Zeit kann es bereits zu Hörstörungen oder sogar passagerer Taubheit kommen.

Innerhalb einiger Wochen entwickelt sich eine häufig symmetrische Vitiligo am Körper mit Poliosis der Kopfbehaarung, Augenbrauen und Wimpern. In etwa 50% findet sich zusätzlich eine Alopecia areata und gelegentlich auch eine diffuse Alopezie. Die Depigmentierungen sind permanent. Die Symptome an Augen und Gehör bilden sich gewöhnlich innerhalb von Wochen und Monaten zurück, selten können sie jedoch auch bestehen bleiben und bis zur Erblindung und/oder Taubheit fortschreiten.

Therapie. Hochdosierte systemische Steroide sind indiziert, um die drohende Erblindung zu verhindern. Bei Therapieversagen wird Ciclosporin empfohlen.

35.2.3 Albinismus

Unter diesem Begriff wird eine heterogene Gruppe genetisch determinierter Erkrankungen zusammengefasst, die durch Augensymptome und häufig Depigmentierungen der Haut und Haare charakterisiert sind (Abb. 35.2). Anhand des Ausmaßes wird der *Albinismus* in okulokutane (OCA) und okuläre Formen unterteilt. Bei den okulären

35.2 · Erkrankungen mit Hypopigmentierungen

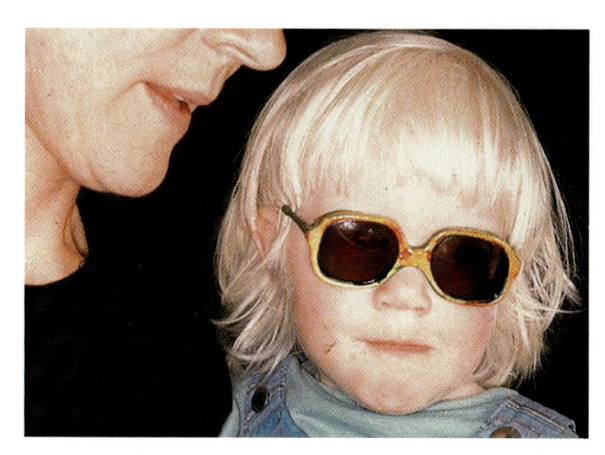

Abb. 35.2. Albinismus

Formen finden sich neben den Augenveränderungen allenfalls geringe Depigmentierungen an Haut und Haaren.

Derzeit lassen sich mindestens 9 autosomal rezessive und eine autosomal dominante Form des okulokutanen und weitere 4 Formen des okulären Albinismus unterscheiden. Bei allen Formen sind die Melanozyten in normaler Anzahl vorhanden, können jedoch aufgrund eines funktionellen Defektes zu wenig oder kein Melanin bilden. Der Grad der diffusen Hypopigmentierung ist sowohl vom entsprechenden Subtyp des okulokutanen Albinismus als auch vom Hauttyp des Patienten abhängig. Der fehlende Pigmentschutz an Haut und Augen macht alle Patienten mit Albinismus extrem lichtempfindlich. Zusätzlich leiden sie unter einem Nystagmus und einer verminderten Sehschärfe, die auch wichtige diagnostische Kriterien sind.

Der Albinismus wurde aufgrund des Pigmentierungsgrades und der Tyrosinaseaktivität in Haut oder Haaren in 2 große Gruppen unterteilt, den tyrosinasepositiven und den tyrosinasenegativen Albinismus. Molekularbiologische Untersuchungen führten zu differenzierteren Unterteilungen.

Tyrosinasenegativer okulokutaner Albinismus (OCA 1A)

Beim autosomal rezessiv vererbten tyrosinasenegativen Albinismus liegt eine Mutation beider Kopien des Tyrosinasegens, das auf dem langen Arm des Chromosoms 11 (11p1) lokalisiert ist, zugrunde. Die Inkubation von Haarwurzeln in Dopa führt bei diesen Patienten nicht zur Pigmentierung. Patienten mit tyrosinasenegativem Albinismus sind klinisch besonders stark betroffen. Sie können auch im Laufe des Lebens kein Pigment bilden. Sie haben einen starken Nystagmus, und auch Lichtempfindlichkeit und Sehschwäche sind bei diesen Patienten stärker ausgeprägt. Wegen des Fehlens des natürlichen Pigmentschutzes haben sie ein erhöhtes Karzinomrisiko. Im Vergleich zur Normalbevölkerung entwickeln Patienten nicht häufiger Melanome, jedoch ist deren klinische und histologische Diagnosestellung durch das komplette Fehlen von Pigment erschwert.

Bei dem heute als Typ 1B (»gelbe Mutante«) bezeichneten okulokutanen Albinismus kommt es im Laufe des Lebens zur schwachen Pigmentierung der Haut und Gelbverfärbung der Haare. Zugrunde liegt mindestens ein mutantes Allel, wodurch die Tyrosinaseaktivität stark reduziert, jedoch nicht komplett unterdrückt wird.

Tyrosinasepositiver okulokutaner Albinismus (OCA 2)

Bei dieser häufigsten Form des Albinismus liegt die Prävalenz in den USA bei 1:15.000. Ursache sind Mutationen und Deletionen im sog. P-Gen auf Chromosom 15q11.2-12, das dem »pink-eyed dilution (p) gene« bei der Maus entspricht. Das sog. P-Protein ist ein Membrantransporter, durch dessen Störung es vermutlich zur Akkumulation von Glutathion in Melanosomen kommt.

Bei den Patienten mit tyrosinasepositivem Albinismus lässt sich in vitro mit Hilfe der Dopareaktion eine gewisse Tyrosinaseaktivität nachweisen. Mit zunehmendem Alter kommt es zu einer leichten cremefarbenen Pigmentierung der Haut. Einige Patienten entwickeln zahlreiche sommersprossenartige Lentigines und Café-au-lait-Flecken. Auch bei diesen Patienten findet sich ein deutlich erhöhtes Risiko für aktinische Schäden mit der Entwicklung von Karzinomen der Haut. Ein konsequenter Lichtschutz ist daher unbedingt erforderlich. Der tyrosinasepositive Albinismus wird häufiger bei Patienten mit Prader-Willi- und Angelman-Syndrom beobachtet.

Kürzlich wurde ein weiterer Typ des okulokutanen Albinismus (OCA 4) entdeckt. Dieser Typ ähnelt klinisch dem OCA 2 mit generalisierten Hypopigmentierungen und okulären Veränderungen, weist jedoch eine Mutation des membranassoziierten Transporterprotein (MATPS)-Gens auf Chromosom 5 auf (Newton et al. 2001; Rundshagen et al. 2004).

Hermansky-Pudlak-Syndrom (HPS)

Dieses autosomal rezessiv vererbte Syndrom ist neben den klinischen Veränderungen des tyrosinasepositiven okulokutanen Albinismus durch eine mäßige Blutungsneigung aufgrund einer Thrombozytendysfunktion gekennzeichnet. Diese beruht auf einer verminderten Ausbildung serotoninspeichernder Granula in den Thrombozyten. Zusätzlich wird eine vermehrte Ablagerung ceroidartiger Substanzen in verschiedenen Organen wie Lunge und Darm beobachtet, die vermutlich Ursache der häufig auftretenden Lungenfibrose und Colitis ulcerosa sind. Azetylsalizylsäure verstärkt die Blutungsneigung und ist daher kontraindiziert.

Genetisch und klinisch können heute 4 Subtypen unterschieden werden. Der Gendefekt des häufigsten Typs (HPS-1) ist auf Chromosom 10 (10q23.1-10q23.3) lokalisiert. Vermutlich handelt es sich bei dem Genprodukt um ein Membranprotein, dessen Funktion noch nicht geklärt ist. Bis heute konnten 3 weitere Subtypen (ADTB-3A, HPS-3 und HPS-4) identifiziert werden.

Chédiak-Higashi-Syndrom

Bei dieser seltenen Form des okulokutanen Albinismus finden sich histologisch Riesenmelanosomen in den Melanozyten. Intrazytoplasmatische lysosomale Einschlüsse werden zusätzlich in vielen Leukozyten wie NK-Zellen, neutrophilen und eosinophilen Granulozyten gefunden und führen zur Dysfunktion und Verklumpung der Zellen. Die Patienten sind immundefizient und erkranken häufiger an bakteriellen Infekten, die oft bereits im Kindesalter zum Tod führen. Daher ist bei diesen Patienten das Vermeiden von Infektionen neben einem konsequenten Lichtschutz besonders wichtig. Der Erkrankung liegt eine Mutation des »lysosomal trafficking regulator gene« LYST auf Chromosom 1 (1q42.1-1q42.2) zugrunde, wodurch es in Melanozyten und anderen lysosomalen Organellen zu Störungen des mikrotubulären lysosomalen Transports kommt.

Weitere Formen des Albinismus sind sehr selten, sie sind in ◘ Tabelle 35.2 charakterisiert.

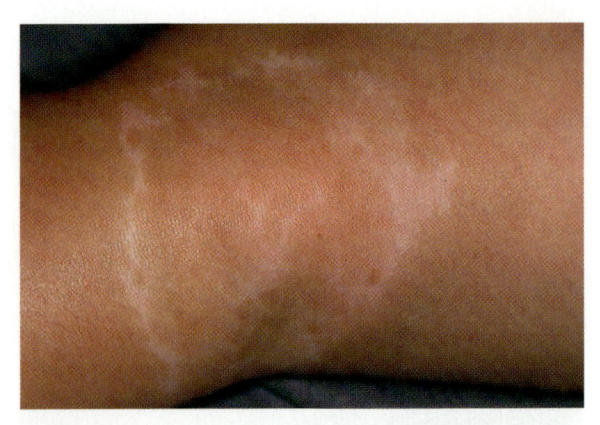

Abb. 35.3. Piebaldismus. Bizarr konfigurierte Depigmentierungen mit kleinen Pigmentinseln bei einem 1-jährigen Mädchen in der Kniekehle

35.2.4 Piebaldismus

Synonyme. Partieller Albinismus, angeborene Weißfleckung.

Epidemiologie. Prävalenz von 1 : 20.000.

Ätiologie. Autosomal dominante Erkrankung. Defekt im Gen für den KIT-Rezeptor auf Chromosom 4q11-12, der während der Embryonalentwicklung die zielgerichtete Migration von Melanozyten aus der Neuralleiste in die Epidermis steuert (Ortonne 2003).

Klinisches Bild. Von Geburt an bestehen flächenhafte, scharf begrenzte, oft bizarr konfigurierte Depigmentierungen der Haut. In diesen Arealen finden sich typischerweise kleine pigmentierte Flecken. Besonders betroffen sind Gesicht, Bauch, seitliche Rumpfpartien und Extremitäten (◘ Abb. 35.3). Gewöhnlich sind Hände und Füße ausgespart. Die Läsionen bleiben nahezu unverändert lebenslang bestehen.

> Bei den meisten Kindern findet sich zusätzlich eine charakteristische frontale weiße Haarlocke.

Histologie. Fehlen der Melanozyten in den depigmentierten Arealen.

Therapie. Eine zuverlässige Therapie ist nicht bekannt. PUVA-Therapie führt nicht zur Repigmentierung der Läsionen. Autologe Vollhaut- oder Meshgrafttransplantationen wurden vereinzelt beschrieben. Zur besseren kosmetischen Akzeptanz werden Bräunungscremes und Camouflage eingesetzt. Beim Piebaldismus fehlt der protektive Schutz der Melanozyten vor der Sonne, sodass die Kinder frühzeitig durch potente Lichtschutzmittel vor Sonnenbränden geschützt werden müssen.

Differenzialdiagnose. Die Vitiligo tritt erst später im Leben auf und ist durch ihren langsam progredienten Verlauf gekennzeichnet. Sie ist im Gegensatz zum Piebaldismus häufig symmetrisch angeordnet und akral betont. Der Naevus depigmentosus ist nicht mit einer weißen Haarlocke assoziiert.

35.2.5 Waardenburg-Syndrom

Synonym. Klein-Waardenburg-Syndrom.

Epidemiologie. Prävalenz 1–2 : 100.000. Bis zu 0,5% der Patienten mit kongenitaler Taubheit leiden an diesem Syndrom.

Ätiologie. Autosomal dominant vererbliches Syndrom. Typ I und III des Waardenburg-Syndroms sind durch einen Defekt im PAX3-Gen auf Chromosom 2 (2q35-37) bedingt; der hier kodierte Transkriptionsfaktor wird für das Überleben von Melanozyten und anderen Zellen verantwortlich gemacht. Mutationen des mikrophthalmischen Transkriptionsfaktorgens (MITF) auf Chromosom 3 (3p12-14) werden für den Typ II angenommen.

Klinik. Bei diesem seltenen Syndrom sind piebaldismusartige Pigmentstörungen der Haut und Haare mit Pigmentanomalien der Iris, Lateralverschiebung der inneren Augenwinkel, Skelettmissbildungen und Taubheit kombiniert. Es werden heute 4 klinische Subtypen unterschieden (Ortonne 2003):

- Der klassische Typ I des Waardenburg-Syndroms ist gekennzeichnet durch Piebaldismus mit weißer fronta-

35.2 · Erkrankungen mit Hypopigmentierungen

Tabelle 35.2. Klassifikation und Charakteristika der verschiedenen Typen des okulokutanen Albinismus

Charakteristikum	Tyrosinnegative Form (OCA 1A)	Gelbe Mutante (OCA 1B)	Temperatursensitive Form (OCA 1B)	Minimal pigmentierte Form (OCA 1B)	Tyrosinasepositive Form (OCA 2)	Braun (OCA 3)	Rufous (OCA 3)	Okulokutaner Albinismus (OCA 4)	Hermansky-Pudlak-Syndrom (HPS-1)	Chédiak-Higashi-Syndrom	Autosomal dominante Form
Haarfarbe	Weiß während des gesamten Lebens	Weiß bei Geburt; gelbrot mit 6 Monaten	Weiß bei Geburt; leichte Gelbtönung (Kopfhaut); Haare an den Unterschenkeln dunkelbraun	Weiß bei Geburt; weiß oder leicht gelblich bei Erwachsenen	Weiß, gelb, rot; im Laufe des Lebens dunkler	Gelblich bis hellbraun bei Afrikanern	Mahagonirot bis dunkelrot	Weiß, gelb	Weiß, rot, braun	Blond bis dunkelbraun, stahlgrau	Weiß bis cremefarben mit rötlicher Tönung
Hautfarbe	Rosa bis rot	Weiß bei Geburt; cremefarben, leichte Bräunung in lichtexponierter Haut	Weiß bis cremefarben, leichte Bräunung	Weißrosa, keine Bräunung	Weißrosa bis cremefarben	Cremefarben bis leicht bräunlich in lichtexponierter Haut	Rotbraun	Weiß-rosa bis cremefarben	Cremefarbengrau bis hellnormal	Rosa bis hellrosa	Weiß bis cremefarben
Pigmentnävi und Lentigines	Nicht vorhanden (Nävi sind nicht pigmentiert)	Vorhanden	Vorhanden	Nicht vorhanden	Können zahlreich vorhanden sein	Unbekannt	Kann vorhanden sein	Unbekannt	Vorhanden	Vorhanden	Kann vorhanden sein
Neigung zu Hautneoplasien	++++	++	Nicht bekannt, wahrscheinlich ++++	Nicht bekannt, wahrscheinlich ++++	++++	Ähnlich den Weißen in Afrika +	Niedrig	Unbekannt	+++	++	Unbekannt
Augenfarbe	Grau bis blau	Blau in der Kindheit; später dunkler	Blau	Grau bis blau	Blau, gelb, braun; alters- und rassenabhängig	Dunkel- bis hellbraun	Rotbraun bis braun	Blau	Blaugrau bis braun; alters- und rassenabhängig	Blau bis dunkelbraun	Grau bis blau
Sehschärfe	Sehr gering, gleichbleibend oder sich verschlechternd 20/200 bis 20/400+	Kann sich während des Lebens bessern, 20/90–20/400	20/200	20/160 bis 20/200	Kinder: schwerer Defekt; Erwachsene ebenso oder besser, 20/200 bis 20/400	20/30 bis 20/150	Normal bis 20/100, meistens 20/30	Eingeschränkt	20/70 bis 20/400	Normal bis zu leichter Sehschwäche	20/70 bis 20/200

Tabelle 35.2 (Fortsetzung)

Charakteristikum	Tyrosinnegative Form (OCA 1A)	Gelbe Mutante (OCA 1B)	Temperatursensitive Form (OCA 1B)	Minimal pigmentierte Form (OCA 1B)	Tyrosinasepositive Form (OCA 2)	Braun (OCA 3)	Rufous (OCA 3)	Okulokutaner Albinismus (OCA 4)	Hermansky-Pudlak-Syndrom (HPS-1)	Chédiak-Higashi-Syndrom	Autosomal dominante Form
Inkubation des Haarbulbus in Tyrosin	Keine Pigmentierung	Keine oder fragliche Pigmentierung	Keine Pigmentierung (Kopfhaar)	Unbekannt	Pigmentierung	Leicht zunehmende Pigmentierung	Pigmentierung	Unbekannt	Leicht zunehmende Pigmentierung	Pigmentierung	Pigmentierung
Gendefekt	Mutationen im Tyrosinasegen TYR auf Chromosom 11p1, die zum Fehlen der Tyrosinaseaktivität führen	Mutationen im Tyrosinasegen (1 Allel wie bei OCA 1A und 1 Allel mit erniedrigter Enzymaktivität oder beide Allele mit erniedrigter Enzymaktivität)	Mutationen im Tyrosinasegen (1 Allel wie bei OCA 1A und 1 Allel mit erniedrigter Enzymaktivität bei höherer Temperatur)	Mutationen im Tyrosinasegen (1 Allel wie bei OCA 1A und 1 Allel mit erniedrigter Enzymaktivität)	Mutationen im P-Gen auf Chromosom 15q11.2-12		Mutationen im »tyrosinase-related protein-1« (TYRP1)-Gen auf Chromosomen 9p23 mit Störung der Melaninsynthese und Tyrosinasestabilität	Mutationen im Gen für das membranassoziierte Transporterprotein (MATPS) auf Chromosomen 5	Mutationen in einem Membranproteingen, dessen Funktion noch nicht genau bekannt ist, auf Chromosom 10q23.1-23.3	Mutationen im LYST-Gen auf Chromosom 1q42.1-42.2 mit Störung des lysosomalen Transportes in u. a. Melanozyten	
Sonstiges	Heterozygote haben kaum Tyrosinaseaktivität; pränatale Diagnostik möglich	Haarbulbustest: rot oder gelb bei Inkubation mit Tyrosinasecystein	Haarbulbustest mit Tyrosinaseassay: Verlust der Aktivität über 35–37 C; temperatursensitive Mutation	Heterozygote haben keine bis normale Tyrosinaseaktivität	Tyrosinaseassay legt Heterogenität nahe	Tyrosinaseaktivität normal; Vorkommen bei Afrikanern, Neuguineern und schwarzen Amerikanern	Vorkommen bei Afrikanern, Neuguineern	Erstbeschreibung bei einem türkischen Patienten, häufiger bei Japanern, kürzlich auch bei deutschen Patienten beschrieben	Thrombozytendefekt; Ceroidspeicherung; Zytoplasmaeinschlüsse in Monozyten; häufiger bei Puertoricanern und Niederländern	Anfälligkeit für Infektionen; große lysosomenartige Granula; maligne Infiltrate	

OCA okulokutaner Albinismus; 0=kein, +=wenig, ++=mäßig, +++=stark, ++++=sehr stark.

ler Haarlocke, die bei etwa der Hälfte der Kinder bereits bei Geburt besteht. Weiterhin finden sich konfluierende Augenbrauen, Lateralverschiebung der inneren Augenwinkel, Irisheterochromie (etwa 20%) und einseitige oder beidseitige Taubheit (30–40%). Innerhalb des 1. Lebensjahres können sich die Pigmentanomalien der Iris und die weiße Stirnlocke zurückbilden.

- Der Typ II des Waardenburg-Syndroms unterscheidet sich vom Typ I durch das Fehlen der Lateralverschiebung der inneren Augenwinkel.
- Beim Typ III finden sich neben den Veränderungen des klassischen Waardenburg-Syndroms Anomalien an Muskulatur und Skelett.
- Der Typ IV wird im Gegensatz zu den genannten Typen zusätzlich auch autosomal rezessiv vererbt. Die Patienten zeigen die klinischen Veränderungen des Typs II in Assoziation mit einer Aganglionosis coli wie bei M. Hirschsprung.

Histologie. Wie beim Piebaldismus Fehlen der Melanozyten in den befallenen Arealen.

Therapie. Nicht verfügbar. Lichtschutz der depigmentierten Areale.

Differenzialdiagnose. Piebaldismus, Poliosis, Vitiligo.

35.2.6 Naevus achromicus

Synonym. Naevus depigmentosus.

Epidemiologie. Angeborene Hypopigmentierung, die mit einer Prävalenz von 1:130 bei beiden Geschlechtern gleich häufig vorkommt.

Ätiologie. Es wurden sowohl verminderte Melanozytenzahlen als auch ein gestörter Melanosomentransfer von den Melanozyten zu den Keratinozyten in den depigmentierten Arealen beschrieben.

Klinisches Bild. Gewöhnlich findet sich ein einzelner, scharf begrenzter, hypopigmentierter Fleck von 0,5–10 cm Größe, der die Mittellinie des Körpers nicht kreuzt. Selten können die Hypopigmentierungen auch segmental oder systematisiert in Form multipler Streifen entlang den Blaschko-Linien angeordnet sein. Diese Verteilung lässt eine postzygotische Mutation in der Embryonalphase vermuten. Der Naevus achromicus bleibt lebenslang unverändert bestehen.

Histologie. Partieller Pigmentverlust sowie verminderte oder normale Anzahl an Melanozyten.

Therapie. Keine außer Lichtschutz.

Differenzialdiagnose. Beim Naevus anaemicus kommt es nach Reibung der Hautoberfläche zur reflektorischen Rötung der Umgebung. Die fokale oder segmentale Vitiligo ist erworben und weist einen kompletten Pigmentverlust auf. Die blattartigen Hypopigmentierungen der tuberösen Sklerose zeigen klinisch und histologisch ein ähnliches Bild (Herane 2003).

35.2.7 Hypomelanosis vom Ito-Typ

Synonym. Incontinentia pigmenti achromians.

Klinisches Bild. Klinisch finden sich meist bereits von Geburt an streifen- und wirbelförmige Hypopigmentierungen an Rumpf und Extremitäten in asymmetrischer Verteilung im Verlauf der Blaschko-Linien (Ruiz-Maldonado et al. 1992). Näheres in Kap. 6.

35.2.8 Chemisch induzierte Depigmentierungen

Mehrere Chemikalien können bei exogenem Kontakt Depigmentierungen der Haut hervorrufen (Übersicht 35.1). Vor allem *Phenole (paratertiäres Butylphenol oder Amylphenol)* und *Catechole*, die als Desinfektionsmittel benutzt werden, führen nach chronischer Exposition zu vitiligoartigen Depigmentierungen der Haut, besonders an den Handrücken. Die Depigmentierungen können u. U. erst einige Monate nach dem Kontakt entstehen und auch an nicht exponierten Arealen vermutlich durch Inhalation auftreten.

Hydrochinonderivate, die als Antioxidanzien in der Gummiherstellung verwendet werden, rufen ebenfalls Depigmentierungen der Haut hervor. Sie wurden häufig zur kosmetischen Aufhellung der Haut von Farbigen benutzt und führten dort zu konfettiartigen Depigmentierungen. Auch die einmalige Applikation von Heftpflastern, die Hydrochinonderivate enthalten, kann Depigmentierungen der Haut nach sich ziehen. Depigmentierungen werden auch nach Einnahme des Antimalariamittels *Chloroquin* und nach der externen Anwendung von Retinoiden und *Azelainsäure* beobachtet.

Histologie. Verminderte Anzahl von Melanozyten mit wenigen Melanosomen durch Zerstörung der Melanozyten oder Hemmung der Melanogenese durch die Chemikalien.

35.2.9 Postinflammatorische Hypopigmentierungen

Viele entzündliche Erkrankungen der Haut können zu vorübergehenden oder bleibenden Depigmentierungen der Haut führen (Übersicht 35.1). Diese entstehen durch Hem-

Übersicht 35.1. Ursachen erworbener Hypopigmentierungen. (Mod. nach Ruiz-Maldonado et al. 1997)

1. Infektionen
    - Impetigo
    - Syphilis
    - Pinta
    - Frambösie
    - Lepra
    - Leishmaniose
    - Zoster
    - Pityriasis versicolor
2. Entzündliche/immunologische Erkrankungen
    - Insektenstiche
    - Psoriasis
    - Atopisches Ekzem, Pityriasis alba
    - Lichen ruber planus
    - Lichen striatus
    - Pityriasis lichenoides
    - Lupus erythematodes
    - Porphyria cutanea tarda
    - Sklerodermie
    - Chronische Graft-vs.-host-Krankheit
    - Sarkoidose
    - Stevens-Johnson-Syndrom
3. Endokrine Ursachen
    - Morbus Addison
    - Hypopituitarismus
    - Schilddrüsenerkrankungen
4. Alimentäre Ursachen
    - Perniziöse Anämie
    - Phenylketonurie
    - Kwashiorkor
5. Chemische Ursachen/Medikamente
    - Hydrochinonderivate
    - Paratertiäres Butylphenol und Amylphenol
    - Chloroquin, Hydroxychloroquin
    - Injektion von Kortikosteroidkristallsuspension
    - Arsen
6. Physikalische Ursachen
    - Verbrennungen
    - Dermabrasion
    - Kryotherapie
7. Tumoren
    - Halonävus
    - Melanom
    - Mycosis fungoides

mung der Melanogenese, Störung des Transports der Melanosomen von den Melanozyten in die Keratinozyten oder Absorption von UV-Licht. Bei den bleibenden Depigmentierungen werden die Melanozyten oder deren Funktion zerstört. Postinflammatorische Hypopigmentierungen erscheinen klinisch als weißliche Maculae, deren Form und Verteilung der zugrunde liegenden Dermatose entsprechen (Ruiz-Maldonado et al. 1997).

> Bei Kindern sind Ekzeme, Infektionen, Verbrennungen und Mikrotraumen häufige Ursachen für Hypopigmentierungen.

Bei der *Pityriasis alba* finden sich v. a. in den Sommermonaten umschriebene, teils konfluierende Depigmentierungen mit feiner Schuppung vorwiegend im Gesicht, an den Extremitätenstreckseiten und am Schultergürtel (Abb. 35.4). Gelegentlich zeigt sich auch eine leichte Rötung in den Läsionen. Zugrunde liegt meist ein unterschwelliges atopisches Ekzem. Die Hypopigmentierungen bilden sich gewöhnlich nach einigen Wochen vollständig zurück. Therapeutisch werden rückfettende Cremes und Ölbäder sowie milde steroidhaltige Cremes eingesetzt.

Die kleinfleckig-disseminierten Hypopigmentierungen bei der *Pityriasis versicolor alba* werden vermutlich durch

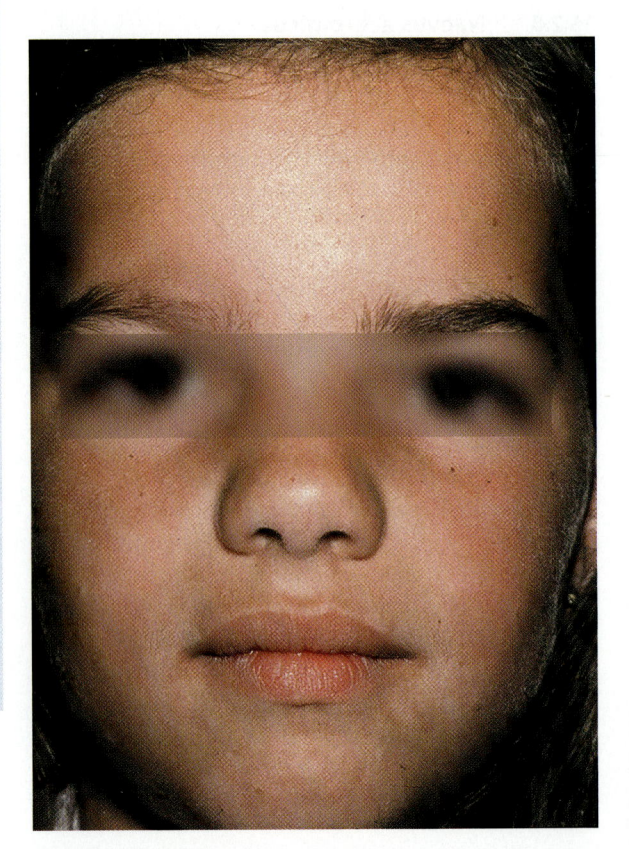

Abb. 35.4. Pityriasis alba

das Stoffwechselprodukt Azelainsäure des Erregers Pityrosporum ovale hervorgerufen. Azelainsäure hemmt die Tyrosinaseaktivität und damit die Melanogenese.

Bei multiplen disseminiert und symmetrisch verteilten hypopigmentierten Flecken im Kindesalter sollte auch an eine *Pityriasis lichenoides chronica* gedacht werden und nach charakteristischen bräunlich-roten Makulae und flachen Papeln mit oblatenartiger Schuppung gesucht werden.

Atrophisierende Hauterkrankungen wie chronisch-diskoider und subakut-kutaner *Lupus erythematodes, Sklerodermie, Lichen sclerosus et atrophicus* und *Pinta* führen durch Zerstörung der Melanozyten häufig zu einer permanenten Depigmentierung (Ruiz-Maldonado et al. 1997).

35.2.10 Andere Formen von Hypopigmentierungen

Hypomelanotische Flecken bei tuberöser Sklerose

Umschriebene polygonale, konfetti- oder eschenblattartige *hypomelanotische Flecken* sind ein frühes und wichtiges diagnostisches Zeichen der autosomal dominant vererblichen tuberösen Sklerose (Abb. 35.5, Kap. 6; Fitzpatrick et al. 1968). Sie sind häufig bereits bei Geburt vorhanden und bei Betrachtung mit dem Wood-Licht besser erkennbar. Prädilektionsstellen sind Rumpf und proximale Extremitäten. Die hypomelanotischen Maculae weisen im Unterschied zu den komplett depigmentierten Läsionen der Vitiligo einen abgeschwächt hellen Farbton auf.

Histologie. Verminderte Pigmentierung der basalen Keratinozyten. Die Dendriten der Melanozyten sind weniger gut entwickelt, die Dopareaktion ist vermindert.

Abb. 35.5. Tuberöse Sklerose. Eschenblattartige Depigmentierungen

35.3 Erkrankungen mit Hyperpigmentierungen

Hyperpigmentierungen kommen bei einer Vielzahl von Erkrankungen vor. Sie können diffus oder lokalisiert sein. Ist die vorangegangene Ursache bekannt, spricht man von sekundären Hyperpigmentierungen. Hyperpigmentierungen, die auf einer Melanozytenvermehrung und/oder gesteigerten Melaninsynthese beruhen und auf die Epidermis beschränkt sind, haben gewöhnlich einen bräunlichen Farbton, wohingegen sie mehr grau oder bläulich erscheinen, wenn Pigment auch in der Dermis abgelagert wird.

Bei einigen Dermatosen, wie z. B. Lichen ruber pigmentosus, werden die melaninhaltigen basalen Keratinozyten durch das entzündliche Infiltrat zerstört, das Pigment »tropft« in die obere Dermis ab und wird dort in Melanophagen gespeichert (*Pigmentinkontinenz*). Die auf diese Weise entstehenden Hyperpigmentierungen sind gewöhnlich lokalisiert. Diffuse Hyperpigmentierungen entstehen entweder durch eine Vermehrung des epidermalen Melanins, durch Dyschromien – hierunter versteht man eine Ablagerung körpereigener oder körperfremder Pigmente in der Haut, die nicht Melanin sind – oder durch eine Kombination von beiden. Hyperpigmentierungen können nach erythrodermischen Hautkrankheiten auch generalisiert auftreten.

35.3.1 Peutz-Jeghers-Syndrom

Epidemiologie. Seltenes Syndrom, das sich meist vor dem 30. Lebensjahr manifestiert.

Ätiologie. Autosomal dominant, variable Expression.

Klinisches Bild. Häufig kommt es bereits in der Kindheit zu multiplen, unterschiedlich großen, braunen bis blau-braunen Pigmentflecken, die besonders peri- und enoral sowie periorbital gelegen sind. Die Lokalisation der Lentigines im Lippenrot und an der Wangenschleimhaut ist von besonderer diagnostischer Wertigkeit (Abb. 35.6). Gelegentlich finden sich auch Pigmentflecken an Händen und Füßen einschließlich der Palmae und Plantae. Im Gegensatz zu den perioralen und oralen Lentigines können sich die Pigmentflecken an den Extremitäten im Laufe des Lebens zurückbilden. Selten können auch Konjunktiven und Nägel betroffen sein.

Die mukokutanen Pigmentflecken sind mit einer *gastrointestinalen Polyposis* assoziiert. Die Polypen sind v. a. im Dünndarm lokalisiert und führen in bis zu 95% zu Invaginationen, die kolikartige Bauchschmerzen verursachen. Manifeste oder okkulte Blutungen werden bei vielen Patienten beobachtet.

Die maligne Entartung von Peutz-Jeghers-Polypen ist extrem selten. Jedoch entwickeln die Patienten überzufällig

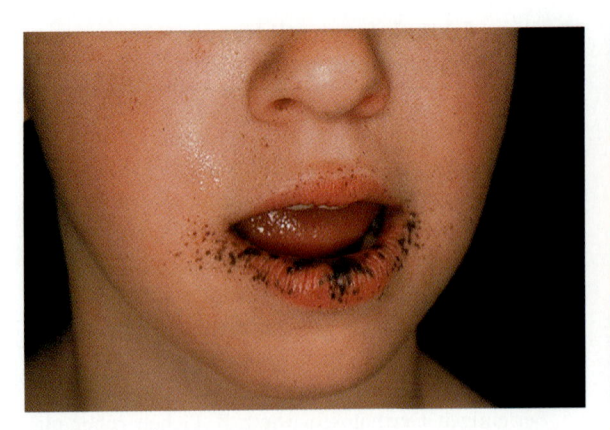

Abb. 35.6. Peutz-Jeghers-Syndrom

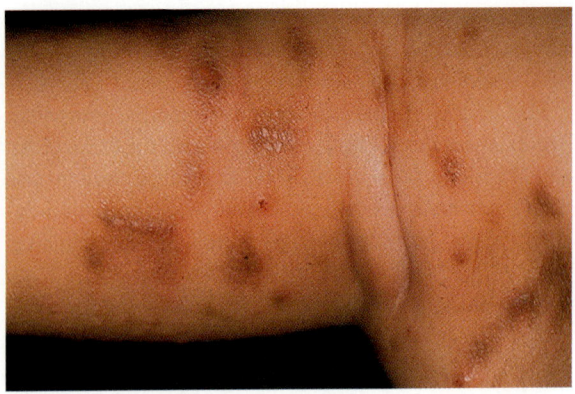

Abb. 35.7. Postinflammatorische Hyperpigmentierungen bei einem Kind mit Skabies

häufig andere intestinale und extraintestinale Tumoren. Bei Frauen finden sich gelegentlich Ovarial- und Uterustumoren sowie bilateral auftretende Mammakarzinome. Weiterhin sind Magenkarzinome, testikuläre Tumoren, Tumoren der Leber und des Pankreas beschrieben (Hizawa et al. 1993).

> Die seltenen Todesfälle vor dem 30. Lebensjahr sind gewöhnlich durch Invagination oder intestinale Blutungen bedingt, wohingegen Todesfälle nach dem 30. Lebensjahr eher Folge der syndromassoziierten Entwicklung maligner Tumoren sind.

Histologie. Bild einer Lentigo simplex mit verstärkter basaler Pigmentierung.

Therapie. Bei abdominellen Beschwerden mit Ileusgefahr sind chirurgische Eingriffe notwendig. Regelmäßige endoskopische Kontrollen des Magen-Darm-Traktes sowie Untersuchungen auf assoziierte maligne Tumoren werden empfohlen. Die Pigmentflecken können mit einem gütegeschalteten Rubin-Laser aufgehellt werden.

Differenzialdiagnose. Andere Lentiginosen wie z. B. das Carney-Syndrom.

35.3.2 Postinflammatorische Hyperpigmentierungen

Entzündliche Dermatosen unterschiedlicher Genese können makulöse Hyperpigmentierungen hinterlassen (Übersicht 35.2). Bei dunkelhäutigen Patienten sind sie gewöhnlich stärker ausgeprägt und bleiben länger bestehen. Dermatosen wie Lichen ruber planus oder Lupus erythematodes verursachen durch Degeneration der Basalzellschicht häufig bräunliche Hyperpigmentierungen der Haut, auch wenn die ursprünglichen entzündlichen Läsionen diskret ausgeprägt waren. Lang bestehende oder rezidivierende Dermatosen führen gewöhnlich zu deutlicheren postinflammatorischen Hyperpigmentierungen als akut auftretende und nur kurzzeitig bestehende. Verteilung und Ausdehnung der fleckförmigen, bräunlichen oder grauen Hyperpigmentierungen entsprechen dem Ausmaß der zugrunde liegenden Hautkrankheit (Abb. 35.7; Epstein 1989).

> Die Neigung zur postinflammatorischen Hyperpigmentierung ist ethnisch verschieden und bei Patienten fernöstlicher oder lateinamerikanischer Herkunft höher.

Ätiologie. Gesteigerte Melanozytenaktivität mit vermehrter Produktion von Melanin in den Melanosomen, das entweder an die umliegenden Keratinozyten abgegeben wird oder in die Dermis »abtropft« und dort in Melanophagen gespeichert wird (*Pigmentinkontinenz*).

Histologie. In frühen Stadien können histologische Veränderungen wie vakuolige Degeneration der Basalzellschicht, die charakteristisch für Lichen ruber planus, Lupus erythematodes oder fixes Arzneimittelexanthem sind, auf die zugrunde liegende Dermatose schließen lassen.

Klinisches Bild. Zur Behandlung postinflammatorischer Hyperpigmentierungen können bei oberflächlicher Pigmentierung 2- bis 4%ige Hydrochinoderivate, Azelainsäure oder topisches Tretinoin 0,1%ig versucht werden. Erfolg versprechend ist auch eine Kombination aus Hydrochinon, Tretinoin und Kortikosteroid. Kosmetisch gute Ergebnisse wurden mit dem gütegeschalteten Rubin-Laser und dem 510-nm-gepulsten Farbstoff-Laser erzielt. Konsequenter Lichtschutz ist ein essenzieller Bestandteil der Therapie postinflammatorischer Hyperpigmentierungen (Ruiz-Maldonado et al. 1997).

35.3 · Erkrankungen mit Hyperpigmentierungen

> **Übersicht 35.2.** Ursachen erworbener Hyperpigmentierungen. (Mod. nach Ruiz-Maldonado et al. 1997)
>
> 1. Infektionen
>   - Impetigo
>   - Zoster
>   - Syphilis
>   - Pinta
>   - Leishmaniose
>   - Pityriasis versicolor
>   - Skabies
> 2. Entzündliche/immunologische Erkrankungen
>   - Insektenstiche
>   - Urticaria papulosa chronica
>   - Psoriasis
>   - Atopisches Ekzem
>   - Pityriasis rubra pilaris
>   - Akne
>   - Lichen ruber planus
>   - Lupus erythematodes
>   - Sklerodermie
>   - Pemphigus vulgaris
>   - Dermatitis herpetiformis Duhring
>   - Porphyria cutanea tarda
>   - Sarkoidose
>   - Chronische Graft-vs.-host-Krankheit
>   - Photoallergische und phototoxische Reaktionen
>   - Arzneimittelexantheme, besonders fixes toxisches Arzneimittelexanthem
>   - Stevens-Johnson-Syndrom
> 3. Endokrine Ursachen
>   - Schwangerschaft
>   - ACTH- und MSH-produzierende Tumoren
>   - Morbus Addison
>   - Schilddrüsenerkrankungen
>   - Morbus Cushing
>   - Morbus Nelson
>   - Akromegalie
> 4. Alimentäre Ursachen
>   - Pellagra
>   - Sprue
>   - Vitamin-B_{12}-Mangel
>   - Folsäuremangel
>   - Kwashiorkor
>   - Malabsorptionssyndrome
> 5. Metabolische Ursachen
>   - Hämochromatose
>   - Morbus Wilson
>   - Morbus Niemann-Pick
>   - Morbus Gaucher
>   - Ochronose
> 6. Chemische Ursachen/Medikamente
>   - Chloroquin, Hydroxychloroquin
>   - Chemotherapeutika
>   - Clofazimin
>   - Tetrazykline
>   - PUVA
>   - Injektion von Kortikosteroidkristallsuspension
>   - Schwermetalle (Arsen, Silber, Gold, Quecksilber, Wismut)
> 7. Physikalische Ursachen
>   - Hitzemelanose Buschke (Melanodermia reticularis calorica)
>   - UV-Licht
>   - Verbrennungen
>   - Dermabrasion
>   - Kryotherapie
> 8. Tumoren
>   - Mycosis fungoides, Sézary-Syndrom, andere maligne Lymphome
>   - Melanommetastasen
>   - Mastozytose

35.3.3 Erythema dyschromicum perstans

Synonym. »Ashy dermatosis«.

Epidemiologie. Seltene Pigmentveränderung, die bei beiden Geschlechtern und auch schon im Kindes- und Jugendalter vorkommt.

Ätiologie. Unklar. Aufgrund des ähnlichen histopathologischen Bildes wird das Erythema dyschromicum perstans von vielen Autoren als eine Variante des Lichen ruber pigmentosus angesehen (Arenas et al. 1992).

Klinisches Bild. Zunächst finden sich blau-graue Flecken unterschiedlicher Größe, gelegentlich mit rötlichem, leicht erhabenem Randsaum. Prädilektionsstellen sind Stamm und obere Extremitäten. Nach Wochen und Monaten können sich die Flecken langsam ausdehnen und konfluieren. Der Krankheitsverlauf ist chronisch.

Histologie. Im akuten Stadium im Randbereich der Läsion vakuolige Degeneration des Basalzelllagers mit nekrotischen Keratinozyten und oberflächlichem perivaskulärem lymphozytärem Entzündungsinfiltrat mit reichlich Melanophagen. In späteren Stadien finden sich nur noch Melanophagen in der papillären Dermis.

Therapie. Unbefriedigend. Versuche mit lokalen Steroiden und Depigmentierungscremes sind nicht sehr erfolgversprechend.

Differenzialdiagnose. Lichen ruber pigmentosus, postinflammatorische Hyperpigmentierung, Pigmentatio maculosa eruptiva idiopathica, makulöse Amyloidose, Pinta.

35.3.4 Melasma

Synonym. Chloasma.

Epidemiologie. Diese häufige, umschriebene und rückbildungsfähige Hyperpigmentierung findet sich besonders bei weiblichen Teenagern und Frauen im Gesicht. Am häufigsten tritt sie bei jüngeren Frauen hispanischen Ursprungs in sonnigen Klimazonen auf. Selten wird sie bei Jungen in der Pubertät beobachtet.

Ätiologie. Unterschiedlich. In der Schwangerschaft gilt ein Melasma als physiologisch. Bei jüngeren Frauen entwickelt es sich häufig während der Einnahme oraler Kontrazeptiva. Auch andere hormonelle Medikamente, ovarielle Dysfunktionen und Kosmetika können zu diesen Hyperpigmentierungen führen. Zusätzlich kommt dem Sonnenlicht eine wichtige pathogenetische Bedeutung zu (Grimes 1995).

Klinisches Bild. Die flächenhaften, gelblich-braunen Hyperpigmentierungen treten zumeist symmetrisch an Stirn, Schläfen, Wangen oder perioral auf. Sie sind relativ scharf begrenzt, meist unregelmäßig bis bizarr konfiguriert und können zu größeren Arealen zusammenfließen. Sonnenexposition verstärkt die Pigmentierungen. Nach Monaten oder Jahren können sie sich spontan zurückbilden.

Histologie. Das Melasma lässt sich histologisch in einen epidermalen, dermalen und gemischten Typ einteilen. Beim gemischten Typ finden sich neben einer verstärkten Pigmentierung der Keratinozyten auch Melanophagen in der oberen und mittleren Dermis. Elektronenmikroskopische Untersuchungen zeigen eine vermehrte Anzahl und gesteigerte Aktivität der Melanozyten mit erhöhter Melaninsynthese.

Therapie. Falls möglich, sollten die ursächlichen Faktoren ausgeschaltet werden. Orale Kontrazeptiva, andere hormonelle Medikamente oder Kosmetika sollten abgesetzt werden. Die Patienten müssen Sonnenexposition meiden und hohe Breitspektrum-UV-Filter verwenden. Ein Depigmentierungsversuch mit einem Kombinationspräparat aus Hydrochinon, Tretinoin und Hydrokortison (Pigmanorm Widmer) ist in einigen Fällen erfolgversprechend. Auch die Kombination von Azelainsäure und 2%igem Hydrochinon sowie tiefes chemisches Peeling erbrachte eine kosmetische Besserung. Mit unterschiedlichem Erfolg wurden verschiedene Laser zur Behandlung des Melasma eingesetzt. Der häufiger vorkommende epidermale Typ des Melasma lässt sich besser behandeln (Grimes 1995).

Differenzialdiagnose. Andere Melanosen des Gesichts wie Melanosis Riehl (Melanodermitis toxica) und exogene Ochronose.

35.3.5 Melanosis Riehl

Synonym. Melanodermitis toxica.

Ätiologie. Die Melanosis Riehl wird heute als pigmentierte Variante der phototoxischen Kontaktdermatitis angesehen. Als Auslöser wird der Kontakt mit Vaseline, Teerprodukten, Schmierölen und bestimmten Kosmetika angenommen.

Klinisches Bild. In chronisch lichtexponierten Arealen finden sich initial unscharf begrenzte Eryhteme, die sich allmählich zu länger persistierenden, flächenhaften oder netzartigen, schiefergrauen bis braunen Pigmentierungen umwandeln.

Therapie. Nach Ausschalten der zugrunde liegenden Ursache kann es nach Monaten zur langsamen Aufhellung kommen. Aufgrund der dermalen Pigmentablagerungen ist eine vollständige Normalisierung jedoch unwahrscheinlich. Die Therapieempfehlungen entsprechen denen beim Melasma.

Differenzialdiagnose. Melasma, postinflammatorische Hyperpigmentierungen anderer Genese.

35.3.6 Familiäre progressive Hyperpigmentierung

Synonym. Melanosis diffusa congenita.

Epidemiologie. Sehr seltene, angeborene diffuse Hyperpigmentierung mit familiärer Häufung.

Ätiologie. Nicht bekannt, möglicherweise verzögerter lysosomaler Melaninabbau in der Epidermis.

Klinisches Bild. Seit Geburt bestehende oder im Säuglingsalter auftretende, diffuse Hyperpigmentierung der Haut. Die Pigmentierungen hellen v. a. axillär und inguinal mit zunehmendem Alter langsam auf.

Histologie. Verstärkte Pigmentierung der Epidermis und besonders der Basalzellschicht, vereinzelt Melanophagen in der oberen Dermis (Betts et al. 1994).

Therapie. Nicht möglich.

Differenzialdiagnose. Diffuse Hyperpigmentierungen bei verschiedenen stoffwechselbedingten und endokrinologischen Krankheiten, Melanoerythrodermie, Arsenmelanose.

35.3.7 Streifen- und wirbelförmige nävoide Hypermelanose (SWNH)

Epidemiologie. Seltene, meist sporadisch auftretende Pigmentanomalie mit netzartigen Pigmentflecken entlang den Blaschko-Linien (Hofmann et al. 1998).

Ätiologie. Vermutlich handelt es sich bei der SWNH ähnlich wie bei der Hypomelanosis Ito nicht um eigenständige Entitäten, sondern um verschiedene Formen eines somatischen Mosaiks, das durch sehr variable Genmutationen, z. B. Tetraploidie, partielle oder komplette Trisomien, Translokationen und Punktmutationen entstehen kann.

Klinisches Bild. Die Erkrankung manifestiert sich meist innerhalb der ersten 2 Lebensjahre. Typisch sind linear oder spiralig angeordnete, oft retikuläre bräunliche Hyperpigmentierungen entlang der Blaschko-Linien (Abb. 35.8). Ein entzündliches oder vesikulöses Vorstadium, Atrophie oder spätere Sklerosierung der Haut fehlen. Palmae, Plantae, Schleimhäute und Augen sind nicht betroffen. In wenigen Fällen wurden assoziierte Befunde wie Vorhofseptumdefekt, Taubheit, geistige Retardierung, T-Zellfunktionsdefekt, milde Bluteosinophilie und Pseudohermaphroditismus beschrieben.

> Bei Kindern mit streifenförmigen Pigmentanomalien kommt der Suche nach assoziierten Veränderungen v. a. des ZNS, der Augen, des Herzens und des Skelettsystems besondere Bedeutung zu.

Bei assoziierten Störungen sollte der Kariotyp zunächst in Blutlymphozyten bestimmt werden, bei negativem Ausfall ggf. auch an Fibroblastenkulturen von Hautbiopsien (Hartmann et al. 2004).

Histologie. Verstärkte Pigmentierung des Stratum basale mit prominenten Melanozyten, meist ohne Nachweis einer Pigmentinkontinenz in der oberen Dermis.

Therapie. Die Pigmentflecken können mit einem gütegeschalteten Rubin-Laser aufgehellt werden.

Differenzialdiagnose. Die netzartige Morphe ist ein besonderes Charakteristikum der SWNH und unterscheidet sie von anderen, differenzialdiagnostisch wichtigen Pigmentanomalien, die dem Verlauf der Blaschko-Linien folgen. Dazu zählen insbesondere das 3. Stadium der *Incontinentia pigmenti*, das Frühstadium eines *systematisierten epidermalen Nävus*, die *Atrophodermia linearis Moulin* und die *Hypomelanosis vom Ito-Typ* (Hofmann et al. 1998).

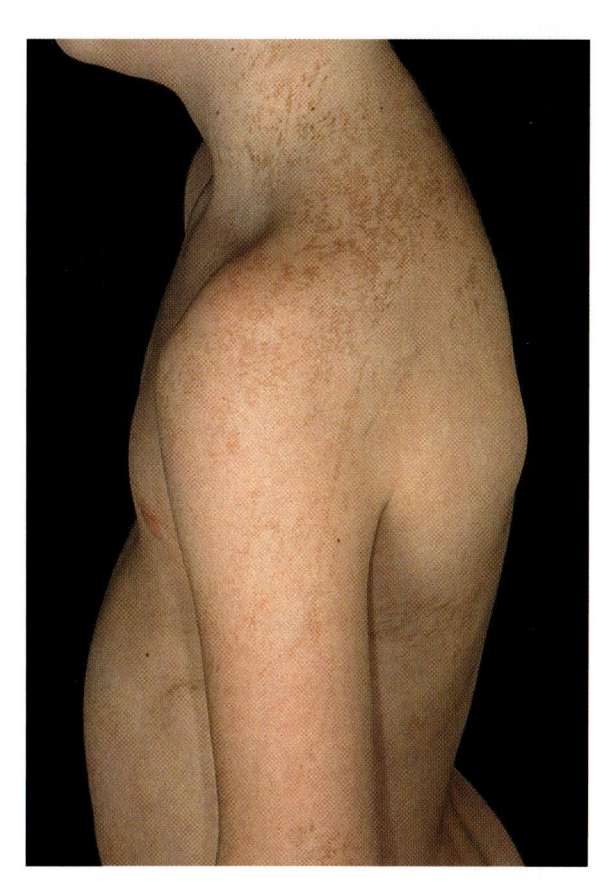

Abb. 35.8. Streifen- und wirbelförmige nävoide Hyperpigmentierung (SWNH). Lineare und feinretikuläre bräunliche Hyperpigmentierungen entlang der Blaschko-Linien

35.2.8 Stoffwechselbedingte Hyperpigmentierungen

Diese können sowohl durch eine Melanozytenproliferation oder gesteigerte Melaninbiosynthese als auch durch Ablagerung von Pigmenten in der Haut bedingt sein, die nicht Melanin sind. Diese Pigmentierungen werden als *Dyschromien* bezeichnet.

Hepatobiliäre Hyperpigmentierungen

Im Kindesalter entstehen hepatische Fibrose und Leberzirrhose gewöhnlich sekundär auf dem Boden einer extrahepatischen Gallengangsatresie. Seltener sind sie Folge anderer Krankheiten wie Mukoviszidose, Intoxikationen, Infektionen, metabolische Zerstörung oder Autoimmunphänomenen. Patienten mit chronischer Lebererkrankung weisen eine diffuse grau-braune Pigmentierung der Haut auf. Besteht zusätzlich ein Ikterus, ist die hyperpigmentierte Haut gelblich-braun gefärbt. Durch den häufig mit Lebererkrankungen einhergehenden Pruritus können streifige Hyperpigmentierungen entstehen, die Folge des chronischen Kratzens sind (Trout et al. 2003).

Morbus Addison

Zugrunde liegt eine akute oder chronische Nebennierenrindeninsuffizienz mit Kortisolmangel und fehlender Rückkopplung auf die Produktion und Sekretion von ACTH (adrenokortikotropes Hormon) und MSH (melanozytenstimulierendes Hormon) in der Hypophyse. Eine Reihe unterschiedlicher neonataler Syndrome, Einblutungen, Kalzifikationen, Traumen, Tumoren und Infektionen (Tuberkulose, Meningokokkensepsis mit Waterhouse-Friedrichsen-Syndrom) der Nebennieren können zur Insuffizienz des Organs führen. Die dadurch bedingte Überproduktion von MSH führt zu einer diffusen Hyperpigmentierung der Haut und Schleimhäute. Lichtexponierte Hautareale, Handlinien, Brustwarzen, Ellbogen und Knie sowie frische Narben sind besonders betont. Starke diffuse Hyperpigmentierungen können auch durch ACTH- oder MSH-bildende Tumoren der Hypophyse oder anderer Organe verursacht werden (Schürer et al. 1993).

Akromegalie

Es handelt sich um eine seltene Erkrankung mit Überproduktion des somatotropen Hormons (STH), die meist durch ein eosinophiles Hypophysenadenom bedingt ist. Die häufig damit einhergehende vermehrte Produktion und Sekretion von MSH führt zur Stimulierung der Melanozytenaktivität und diffusen Hyperpigmentierung vom Typ des M. Addison. Die ersten Symptome treten in 17% der Fälle bereits in der Adoleszenz auf.

Hyperthyreose

Eine diffuse Hyperpigmentierung findet sich bei etwa 10% der Patienten. Im Gegensatz zum M. Addison sind die Schleimhäute meist nicht betroffen. Mamillen und Genitalhaut sind geringer pigmentiert. Bei einigen Patienten kommt es zu Melasma-artigen Hyperpigmentierungen.

Morbus Cushing

In 10% wird eine diffuse M.-Addison-artige Hyperpigmentierung beobachtet, die vermutlich auf einer MSH-Überproduktion beruht. Nach bilateraler Adrenalektomie zur Behandlung des Cushing-Syndroms kommt es bei einigen Patienten zu einer ACTH- und MSH-produzierenden Hyperplasie des Hypophysenvorderlappens *(Nelson-Syndrom)*.

Hämochromatose

Bei dieser Eisenspeicherkrankheit entwickelt sich eine bronzefarbene oder grau-bräunliche diffuse Hyperpigmentierung der Haut (Bronzediabetes). Diese Pigmentierungen sind in den lichtexponierten Arealen betont, können aber auch Mundschleimhaut oder Konjunktiven betreffen und beruhen auf einer Melaninvermehrung im Stratum basale.

Ochronose

Die Alkaptonurie ist eine seltene, autosomal rezessiv vererbte Anomalie des Aminosäurestoffwechsels mit verminderter oder fehlender Aktivität der Homogentisinsäureoxidase. Homogentisinsäure wird vermehrt im Urin ausgeschieden, wodurch die Windeln bei Kleinkindern dunkel verfärbt werden. Bei Ablagerung von schwarz-bläulichem Pigment in bradytrophem Gewebe wie Konjunktiven, Nase, Ohren und Axillen spricht man von *Ochronose*.

Speicherkrankheiten

Bei einer Vielzahl von Speicherkrankheiten wie u. a. *M. Gaucher, M. Niemann-Pick* und *M. Wilson* kommt es zu diffusen Hyperpigmentierungen der Haut. Diese sind Folge einer vermehrten Ablagerung nicht abgebauter Stoffwechselprodukte in der Nebennierenrinde, die dann zur primären Insuffizienz des Organs führt.

Auch bei der *Porphyria cutanea tarda* werden neben den charakteristischen Hautveränderungen diffuse Hyperpigmentierungen mit Betonung des Gesichts und Halses beschrieben (Stefanato et al. 1997). Weitere Informationen zu metabolischen und endokrinologischen Erkrankungen finden sich in Kap. 33.

35.3.9 Hyperpigmentierungen bei anderen systemischen Erkrankungen

Infektionskrankheiten

Hyperpigmentierungen kommen bei einer Reihe von chronischen Infektionskrankheiten wie *Malaria, Tuberkulose, Kala Azar* und *Schistosomiasis* vor. Die gewöhnlich diffusen, das gesamte Integument betreffenden Pigmentierungen können auch Folge der häufig assoziierten Malnutrition sowie weiterer Faktoren sein. Vermutlich führen die chronischen Infektionskrankheiten über eine Aktivierung des retikuloendothelialen Systems zu einer verminderten adrenokortikalen Aktivität. Gelegentlich kommt es im Rahmen einer *Pediculosis pubis* zu 0,5–2 cm großen, verwaschenen, blau-grauen Flecken, sog. Maculae coeruleae oder »tâches bleues«. Sie entstehen vermutlich durch intrakutane Einlagerung von Hämoglobinabbauprodukten im Bereich der Bissstellen.

Alimentär bedingte Hyperpigmentierungen

Überwiegend diffuse Hyperpigmentierungen werden auch bei *Kwashiokor, Vitamin-A-Mangel, Vitamin-B_{12}-* und *Folsäuremangel* beobachtet. Bei *Pellagra* und dem *Hartnup-Syndrom* finden sich die Hyperpigmentierungen charakteristischerweise an lichtexponierter Haut von Gesicht und

Händen sowie in mechanisch belasteten Arealen. Diffuse Pigmentierungen ohne Mitbeteiligung der Schleimhäute sowie umschriebene hyperpigmentierte Flecken an Gesicht, Hals, seltener am Stamm, kommen zudem bei *Sprue* und anderen *Malabsorptionssyndromen* vor. Gewöhnlich sind die Hyperpigmentierungen nach Therapie der zugrunde liegenden Erkrankung rückläufig (Stefanato et al. 1997).

Fanconi-Anämie

Dieses seltene, autosomal rezessiv vererbte Fehlbildungssyndrom mit variabler klinischer Expression gehört zu einer Gruppe von Erkrankungen, die mit chromosomaler Instabilität einhergehen. Der Defekt des DNS-Reparaturmechanismus konnte mittlerweile lokalisiert werden, ist in seiner Funktion jedoch noch nicht vollständig aufgeklärt.

Klinisches Leitsymptom ist eine in den ersten Lebensjahren auftretende progrediente Panmyelopathie mit hyperchrom-makrozytärer Anämie. Zudem können Minderwuchs ab Geburt, Skelettfehlbildungen, Hypogonadismus und Mikrozephalie mit mentaler Retardierung variablen Ausmaßes auftreten. Nahezu alle Organsysteme können von Fehlbildungen betroffen sein.

Die charakteristischen Hautveränderungen bestehen in einer flächigen Hyperpigmentierung der Haut mit eingestreuten, tropfenartigen Hypopigmentierungen, besonders im Bereich der Beugen, des Halses und des unteren Stammes sowie Café-au-lait-Flecken, die in seltenen Fällen auch die einzigen Hautmanifestationen sein können (Abb. 35.9).

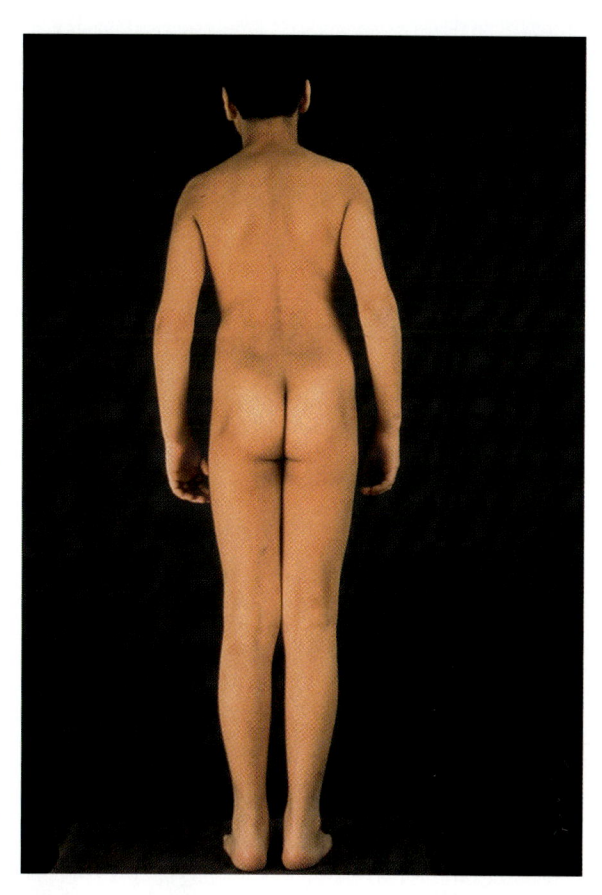

Abb. 35.9. Fanconi-Anämie. Sakral betonte, flächige Hyperpigmentierung des Rückens mit eingestreuten Hyperpigmentierungen. Thorakolumbale Skoliose

> Diese krankheitstypischen Pigmentveränderungen, die in fast 90% aller Fälle von Fanconi-Anämie auftreten, können der Manifestation der Panzytopenie um Jahre vorausgehen und zu einer frühzeitigen Diagnosestellung mit damit verbundener rechtzeitiger Therapieeinleitung beitragen (Ogilvie et al. 2002).

Die fehlerhafte DNS-Reparatur führt zu einem erhöhten Malignomrisiko, insbesondere für myeloische Leukämien und Plattenepithelkarzinome. Diese bedingen zusammen mit der Blutungs- und Infektneigung als Folge der Panmyelopathie eine ungünstige Prognose der Erkrankung. Nur wenige Patienten erreichen unbehandelt das Erwachsenenalter.

Autoimmunerkrankungen

Bei der *systemischen Sklerodermie* werden diffuse Hyperpigmentierungen beschrieben, jedoch kommen auch umschriebene Hypopigmentierungen vor, die der Haut ein konfettiartiges Aussehen verleihen. Bei der im Kindesalter häufiger auftretenden *zirkumskripten Sklerodermie* kann es zu einer verstärkten Pigmentierung der Haut kommen (Abb. 35.10). Daneben treten gelegentlich Hyperpigmentierungen bei *Dermatomyositis* und beim *systemischen Lupus erythematodes* auf. Nicht selten sind die beschriebenen Hyperpigmentierungen Folge der medikamentösen Therapie.

Malignome

Die *Mycosis fungoides* kann sich selten unter dem klinischen Bild einer diffusen Hyperpigmentierung äußern. In etwa 10% der Fälle kommt es zu einer Hautpigmentierung beim *M. Hodgkin* und vereinzelt auch bei *Lymphosarkomen* und *lymphatischen Leukämien*.

Sehr selten tritt eine generalisierte blau-graue Pigmentierung der Haut beim *metastasierten Melanom* auf (Klaus et al. 1996). Diese entsteht durch reichlich Melaningranula speichernde Zellen in der Dermis. Vermutlich handelt es sich bei diesen Zellen eher um Melanophagen als um Einzelzellmetastasen (Stefanato et al. 1997).

35.3.10 Exogene Ursachen von Hyperpigmentierungen

Neben den oben beschriebenen postinflammatorischen Hyperpigmentierungen können eine Vielzahl von exoge-

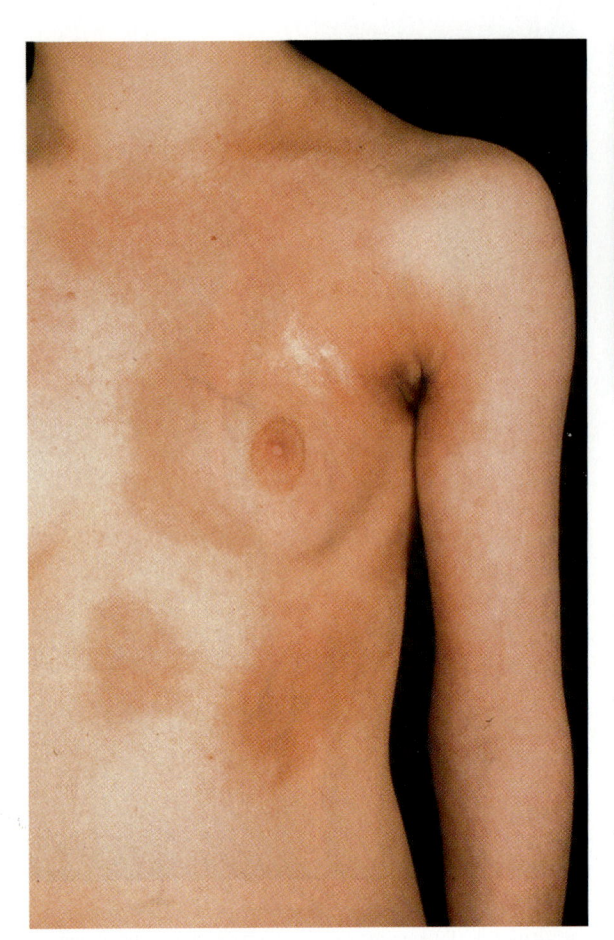

Abb. 35.10. Hyperpigmentierung bei zirkumskripter Sklerodermie

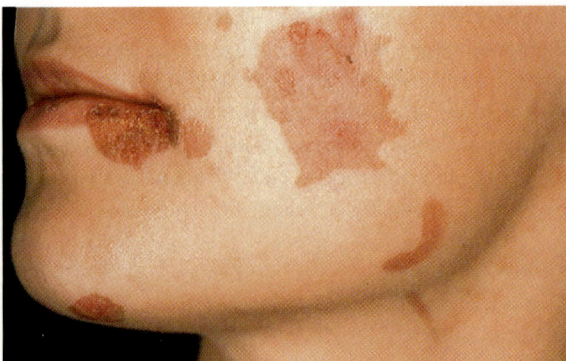

Abb. 35.11. Umschriebene Hyperpigmentierungen nach Verbrennung 2. Grades

nen Ursachen zu umschriebenen oder diffusen Hyperpigmentierungen der Haut führen (Abb. 35.11; Trout et al. 2003).

Bei der *Buschke-Hitzemelanose (Melanodermia reticularis calorica, Erythema ab igne)* entsteht durch chronische übermäßige Wärmeexposition durch Heizkissen, Wärmflaschen, elektrische Heizgeräte und dergleichen eine retikuläre bräunliche Hyperpigmentierung der Haut, die sich nur langsam nach Beendigung der Wärmeeinwirkung zurückbildet.

Eine Reihe von Substanzen können toxische oder phototoxische Reaktionen an der Haut auslösen und nachfolgend zu umschriebenen, meist dunkelbraunen Hyperpigmentierungen der Haut führen. Als typisches Beispiel gilt die *Berloque-Dermatitis*. Hier kommt es nach Verwendung von Parfüm, das lichtsensibilisierendes Bergamotteöl enthält, zu scharf begrenzten, streifigen Hyperpigmentierungen meist im Hals- und Brustbereich. Bei der *Wiesengräserdermatitis (Dermatitis pratensis, Phytophotodermatitis)* entwickeln sich nach Kontakt mit Gräsern und anderen Pflanzen, die photosensibilisierende Furokumarine enthalten, zunächst streifige, bizarr konfigurierte Erytheme mit Bläschen oder auch größeren Blasen. Im Anschluss bilden sich oft länger bestehende Hyperpigmentierungen aus.

Mechanische Hyperpigmentierungen entstehen durch chronische Reizung der Haut, z. B. durch Druck von Gürteln oder Büstenhaltern oder durch ständiges Scheuern. Zu streifigen Hyperpigmentierungen kann es nach Kratzen bei juckenden Dermatosen kommen.

35.3.11 Hyperpigmentierungen nach Schwermetalleinwirkung

Zu einer *Argyrose* kann es nach langjähriger Einnahme von *silberhaltigen* Medikamenten kommen, die früher häufig zur Behandlung von Magenulzera und Gastritis eingesetzt wurden (Granstein et al. 1981). In lichtexponierten Arealen ist die generalisierte schieferblau-graue Pigmentierung der Haut besonders stark ausgeprägt. Schleimhäute und Lunulae können ebenfalls verfärbt sein. Histologisch findet man extrazellulär gelegene, braun-schwarze Granula in der papillären und retikulären Dermis und eine vermehrte epidermale Pigmentierung.

Langfristige Arseningestion führt zu einer diffusen, bronzefarbenen Hyperpigmentierung der Haut. Besonders am Rumpf sind charakteristischerweise in die flächige Hyperpigmentierung tropfenartige Areale normal gefärbter Haut eingestreut. Bei der *Arsenmelanose* entstehen die Verfärbungen durch die Metallablagerung in der Dermis sowie durch verstärkte epidermale Pigmentierung.

Die *Chrysiasis* ist Folge einer langfristigen *Goldtherapie*, wie sie besonders bei rheumatoider Arthritis durchgeführt wird. Klinisch zeigt sich eine blau-braune Verfärbung der lichtexponierten Haut besonders in der Augenumgebung. Die Hautfalten sind ausgespart. Histologisch finden sich ungleich geformte, schwarze Granula diffus in der oberen Dermis verteilt. Eine klinisch der Argyrose ähnelnde Hyperpigmentierung entsteht auch nach langfristiger Einnahme von *Wismut*. Histologisch zeigt sich hier jedoch nur eine Ablagerung von Wismutgranula in der papillären und retikulären Dermis ohne vermehrte epidermale Melanose.

Die durch *Quecksilber* hervorgerufenen Hyperpigmentierungen sind gewöhnlich in den Hautfalten lokalisiert (Stefanato et al. 1997).

35.3.12 Medikamentös bedingte Hyperpigmentierungen

Eine Vielzahl von Medikamenten, die bei Kindern und jungen Erwachsenen eingesetzt werden, können lokalisierte oder diffuse Hyperpigmentierungen hervorrufen (Hendrix et al. 1992). Die Verfärbungen können auch Haare, Nägel und Schleimhäute betreffen. Vermutlich sieht man sie am häufigsten beim *fixen Arzneimittelexanthem.* Hier kommt es nach Medikamenteneinnahme zu umschriebenen Hautreaktionen an stets gleichen Lokalisationen, die unter häufig länger persistierenden Hyperpigmentierungen abheilen.

Tetrazykline, insbesondere *Minozyklin,* können nach langfristiger Therapie zu unterschiedlichen Verfärbungen der Haut führen. Einige Patienten entwickeln kosmetisch störende, blau-schwarze Hyperpigmentierungen insbesondere in alten Aknenarben. Neben einer fleckförmigen, blaugrauen Hyperpigmentierung in lichtexponierten Arealen kann auch eine grau-braune, diffuse Pigmentierung der gesamten Haut auftreten (Pepine et al. 1993). Über eine gelbliche Verfärbung der Zähne nach Minozyklintherapie wurde auch bei jungen Erwachsenen berichtet.

Nach Langzeitapplikation von *Phenothiazinen* kann eine violett-graue Verfärbung der Haut besonders in lichtexponierten Arealen auftreten. Zudem kann das Nagelbett blau-grau verfärbt sein.

Die *Antimalariamittel Chloroquin* und *Hydroxychloroquin* rufen eine schiefergraue Pigmentierung von Gesicht, Extremitäten, Mundschleimhaut und Nägeln hervor (Ochsendorf et al. 1991). Viele Chemotherapeutika induzieren mukokutane Hyperpigmentierungen, die diffus oder lokalisiert sein können. *Bleomycin* führt zu charakteristischen linearen, *flagellaartigen Hyperpigmentierungen* nach mechanischer Reizung. *Cyclophosphamid (Endoxan)* bewirkt eine diffuse oder lokalisierte Hyperpigmentierung der Haut sowie eine diffuse Braunverfärbung oder pigmentierte Längs- und Querstreifen der Nägel. *Doxorubicin (Adriamycin)* verursacht zusätzlich zur Melanose der Haut und Nägel eine Verfärbung der Schleimhäute. Über braun-schwarz pigmentierte Querstreifung der Finger- und Fußnägel wurde nach Therapie mit *Daunorubicin* berichtet. Pigmentstörungen an Nägeln und Schleimhäuten werden ebenfalls im Rahmen einer Behandlung mit *Zidovudin (Retrovir)* beschrieben.

Bei der Therapie mit *Hydroxyurea* traten diffuse Hyperpigmentierungen auf, die mit Schuppung und Atrophie der Haut einhergingen. Eine diffuse Melanose der Haut besonders an Stamm, Gesicht und Händen wurde unter der Therapie mit *Busulfan (Myleran)* beobachtet. Schiefergraue Pigmentierungen in lichtexponierter Haut durch Lipofuszinansammlung in Makrophagen sind eine typische Nebenwirkung des Antiarrhythmikums *Amiodaron (Cordarex).*

Unter der Einnahme des Lepramittels *Clofazimin (Lamprene)* kann im 1. Behandlungsmonat ein Erythem auftreten, das sich in den folgenden Monaten in eine rötlich-braune Hyperpigmentierung der Haut umwandelt. Etwa die Hälfte der behandelten Patienten zeigt eine rötlich-braune Verfärbung der Konjunktiven und der Kornea ohne Beeinträchtigung der Sehschärfe. Charakteristisch ist auch eine Verfärbung von Tränenflüssigkeit, Schweiß und Urin.

Eine diffuse Hyperpigmentierung der bestrahlten Haut ist eine obligatorische Folge der *PUVA-Therapie* (Trout et 2003).

35.3.13 Karotinämie

Die *Carotinosis cutis* gehört zur Gruppe der *Dyschromien.* Hierunter versteht man die Ablagerung körpereigener oder körperfremder Pigmente in der Haut, die nicht Melanin sind. Karotine sind weit verbreitete, natürlich vorkommende Pigmente. Sie sind in allen Pflanzenteilen enthalten. Karotin ist eine Vorstufe von Vitamin A und wird normalerweise nur zu $1/3$ aus dem Intestinaltrakt resorbiert. In der Herstellung von Kindernahrung wird das Essen häufig gekocht oder püriert, wodurch die Resorption von Karotinen gesteigert wird.

Bei einem Serumspiegel von über 250 µg/dl kommt es zu einer Karotinämie und gelblichen Verfärbung der Haut. Lipidreiche Hornschichten und talgdrüsenreiche Areale wie Palmae, Plantae, Stirn und Nasolabialfalten sind bevorzugt betroffen. Die Skleren bleiben unverändert, wodurch die Karotinämie gut vom Ikterus unterschieden werden kann. Auch Stuhl und Urin sind nicht verfärbt. Das Allgemeinbefinden der Patienten ist unbeeinträchtigt.

Außer bei Kleinkindern wird eine Karotinämie gelegentlich auch bei jüngeren Frauen beobachtet, die ihr Gewicht drastisch durch den Konsum großer Mengen karotinhaltiger Lebensmittel senken wollen. Karotin kann auch vermehrt bei Hyper-β-Lipoproteinämie resorbiert werden. In diesen Fällen findet sich zusätzlich eine verminderte Umwandlung von Karotin in Vitamin A. Derartige Veränderungen können u. a. bei Diabetes mellitus, Hypothyreose, chronischer Nephritis, Nephrose und Hyperlipoproteinämien vorkommen.

Werden die ursächlichen Nahrungsmittel weggelassen, bildet sich die gelbliche Verfärbung der Haut nach 2–6 Wochen zurück.

Literatur

Alkhateeb A, Fain PR, Thody A, Bennett DC, Spritz RA (2003) Epidemiology of vitiligo and associated autoimmune diseases in caucasian probands and their families. Pigment Cell Res 16: 208–214

Arenas R, Hojyo T, Dominguez-Soto L (1992) Ashy dermatosis and lichen planus pigmentosus: A clinicopathologic study of 31 cases. Int J Dermatol 31: 90–94

Betts CM, Bardazzi F, Fanti PA, Tosti A, Varotti C (1994) Progressive hyperpigmentation: Case report with clinical, histological, and ultrastructural investigation. Dermatology 189: 384–391

Bolognia JL, Orlow SJ (2003) Melanocyte biology. In: Bolognia JL, Jorizzo JL, Rapini RP (eds) Dermatology, vol 1. Mosby, New York, Philadelphia, St. Louis, pp 935–945

Epstein JH (1989) Post-inflammatory hyperpigmentation. Clin Dermatol 7: 55–65

Fitzpatrick TB, Szabo G, Hori Y (1968) White leaf-shaped macules. Earliest visible sign of tuberous sclerosis. Arch Dermatol 98: 1–6

Granstein RD, Sober AJ (1981) Drug and heavy metal-induced hyperpigmentation. J Am Acad Dermatol 5: 1–18

Grimes PE (1995) Melasma. Etiologic and therapeutic considerations. Arch Dermatol 131: 1453–1457

Hartmann A, Lurz Ch, Hamm H, Bröcker EB, Hofmann UB (2005). Narrowband UVB311nm versus broad-band UVB in combination with calcipotriol versus placebo in vitiligo. Int J Dermatol (in Druck)

Hartmann A, Hofmann UB, Höhn H, Bröcker EB, Hamm H (2004). Postnatal confirmation of prenatally diagnosed trisomy 20 mosaicism in a patient with linear and whorled nevoid hypermelanosis. Pediatr Dermatol 21: 636–641

Hendrix JD, Greer KE (1992) Cutaneous hyperpigmentation caused by systemic drugs. Int J Dermatol 31: 458–466

Herane MI (2003) Vitiligo and leukoderma in children. Clin Dermatol 21: 283-295

Hizawa K, Iida M, Matsumoto T, Kohrogi N, Kinoshita H, Yao T, Fujishima M (1993) Cancer in Peutz-Jeghers syndrome. Cancer 72: 2777–2781

Hofmann U, Wagner N, Grimm T, Bröcker EB, Hamm H (1998) Streifen- und wirbelförmige nävoide Hypermelanose: Fallbeschreibung und Literaturübersicht. Hautarzt 49: 408–412

Klaus MW, Shah F (1996) Generalized melanosis caused by melanoma of the rectum. J Am Acad Dermatol 35: 295–297

Lepe V, Moncada B, Castanedo-Cazares JP, Torres-Alvarez MB, Ortiz CA, Torres-Rubalcava AB (2003) A double-blind randomized trial of 0.1% tacrolimus vs 0.05% clobetasol for the treatment of childhood vitiligo. Arch Dermatol 139: 581–585

Newton JM, Cohen-Barak O, Hagiwara N, Gardner JM, Davisson MT, King RA, Brilliant MH (2001) Mutations in the human orthologue of the mouse underwhite gene (UW) underlie a new form of oculocutaneous albinism, OCA4. Am J Human Genet 69: 981–988

Njoo MD, Bos JD, Westerhof W (2000) Treatment of generalized vitiligo in children with narrow-band (TL-01) UVB radiation therapy. J Am Acad Dermatol 42: 245–253

Ochsendorf FR, Runne U (1991) Chloroquin und Hydroxychloroquin: Nebenwirkungsprofil wichtiger Therapeutika. Hautarzt 42: 140–146

Ogilvie P, Hofmann UB, Bröcker EB, Hamm H (2002) Hautmanifestationen der Fanconi-Anämie. Hautarzt 53: 253–257

Ortonne JP (2003) Vitiligo and other disorders of hypopigmentation. In: Bolognia JL, Jorizzo JL, Rapini RP (eds) Dermatology. Mosby, New York, Philadelphia, St. Louis. Vol 1, pp 947–973

Ortonne JP, Mosher DB, Fitzpatrick TB (1983) Vitiligo. In: Vitiligo and other hypomelanoses of hair and skin. Plenum, New York, pp 129–310

Pepine M, Flowers FP, Ramos-Caro FA (1993) Extensive cutaneous hyperpigmentation caused by minocycline. J Am Acad Dermatol 28: 292–295

Plettenberg H, Assmann T, Ruzicka T (2003) Childhood vitiligo and tacrolimus. Arch Dermatol 139: 651–654

Rundshagen U, Zuhlke C, Opitz S, Schwinger E, Kasmann-Kellner B (2004) Mutations in the MATP gene in five German patients affected by oculocutaneous albinism type 4. Hum Mutat 23(2): 106–110

Ruiz-Maldonado R, Toussaint S, Tamayo L, Laterza A, del Castillo V (1992) Hypomelanosis of Ito: Diagnostic criteria and report of 41 cases. Pediatr Dermatol 9: 1–10

Ruiz-Maldonado R, de la Luz Orozco-Covarrubias M (1997) Postinflammatory hypopigmentation and hyperpigmentation. Sem Cutan Med Surg 16: 36–43

Schaffer JV, Bolognia JL (2003) The treatment of hypopigmentation in children. Cin Dermatol 21: 296–310

Schürer N, Zumdick M, Goerz G (1993) Hyperpigmentierung bei primärer Nebennierenrindeninsuffizienz. Hautarzt 44: 300–305

Spencer JM, Nossa R, Ajmeri J (2002) Treatment of vitiligo with the 308nm excimer laser: a pilot study. J Am Acad Dermatol 46: 727-731

Stefanato CM, Bhawan J (1997) Diffuse hyperpigmentation of the skin: A clinicopathologic approach to diagnosis. Sem Cutan Med Surg 16: 61–63

Trout CR, Levine N (2003) Disorders of hyperpigmentation. In: Bolognia JL, Jorizzo JL, Rapini RP (eds) Dermatology. Mosby, New York, Philadelphia, St. Louis. Vol 1, pp 975–1004

Erkrankungen der Talgdrüsen und Schweißdrüsen

T. Jansen, G. Plewig

36.1 Erkrankungen der Talgdrüsen – 613
36.1.1 Grundlagen – 613
36.1.2 Akne – 613
36.1.3 Trichostasis spinulosa – 626
36.1.4 Rosazea – 626
36.1.5 Demodikose (Demodexfollikulitis) – 627
36.1.6 Periorale Dermatitis (rosazeaartige Dermatitis) – 627

36.2 Erkrankungen der Schweißdrüsen – 628
36.2.1 Apokrine Schweißdrüsen – 628
36.2.2 Ekkrine Schweißdrüsen – 630

Literatur – 635

36.1 Erkrankungen der Talgdrüsen

36.1.1 Grundlagen

Talgdrüsen sind lobulär aufgebaute Drüsen ohne Lumen, die holokrin sezernieren und in den Haarfollikelkanal einmünden (Jansen et al. 1996). Dagegen sind freie oder ektopische Talgdrüsen an Übergangsschleimhaut der Lippen, Labia minora, Präputium, Areolae mammae und den Meibom-Drüsen der Augenlider nicht follikulär gebunden.

In der Haut des Menschen lassen sich 3 Follikelarten unterscheiden:
- Terminalhaarfollikel (Beispiel: Kopf- und Achselhaar), bei denen zu einem großen, kräftigen Haar große Talgdrüsen gehören;
- Vellushaarfollikel (Beispiel: Flaumhaare im Gesicht bei Frauen), bei denen zu einem kleinen, unpigmentierten, marklosen Vellushaar kleine Talgdrüsen gehören; und
- Talgdrüsenfollikel, die man besonders zahlreich im Gesicht, in den Ohrmuscheln, im V-förmigen Brust- und Rückenausschnitt und seitlich an den Oberarmen findet. An den Talgdrüsenfollikeln manifestiert sich – mit Ausnahme der Acne inversa – die Akne.

Talgdrüsenfollikel bestehen aus mehreren Abschnitten. Die äußere Öffnung entspricht der sichtbaren Pore der Haut. Nach innen schließt sich ein langes, in die Tiefe reichendes, mit verhornendem Epithel ausgekleidetes Infundibulum an. Es wird in das an die Epidermis angrenzende Akroinfundibulum und das darunter gelegene Infrainfundibulum unterteilt. In das Infrainfundibulum münden 2–4 Ausführungsgänge, die den Talg aus den anhängenden Talgdrüsenläppchen (Lobuli) ableiten. Zu jedem Talgdrüsenfollikel gehört eine rudimentäre Vellushaaranlage.

Der in den Talgdrüsenlobuli gebildete dünnflüssige, hellgelbe, viskose Talg (Sebum) fließt kontinuierlich zur Hautoberfläche. Er ist ein Gemisch aus Glyzeriden und freien Fettsäuren, Squalen, Wachs- und Sterolestern sowie freien Sterolen. Große individuelle Unterschiede bestehen in der Menge des gebildeten Talges, nicht in seiner qualitativen Zusammensetzung. Die Ernährung hat wenig Einfluss auf die Qualität des Talges, lediglich bei Nulldiät geht die Talgproduktion erheblich zurück. Vorwiegend durch bakterielle Lipasen der Propionibakterien werden aus den Di- und Triglyzeriden des Talges freie Fettsäuren mit einer Kettenlänge von C_6 bis C_{22} abgespalten. Unmittelbar nach der Geburt ist die Talgproduktion hoch. In der Kindheit ist sie dann gering. Erst kurz vor und während der Pubertät wird sie unter dem Einfluss von Androgenen stärker und erreicht nach Abschluss der Pubertät ihr volles Ausmaß. Bei Mädchen geht die Sebarche der Menarche um etwa 1 Jahr voraus.

36.1.2 Akne

Epidemiologie. Die Akne ist eine der häufigsten Hauterkrankungen (Plewig u. Kligman 2000). Es handelt sich um eine polymorphe Erkrankung, die vor der Pubertät beginnt, ihren Höhepunkt in der Jugend erreicht und sich im frühen Erwachsenenalter langsam zurückbildet. Gelegentlich kann sie bis zum 25. Lebensjahr oder auch darüber hinaus persistieren. Selten manifestiert sie sich bereits im Kindesalter (*Acne neonatorum*, *Acne infantum*) oder erst im Erwachsenenalter (*Acne adultorum*). Oft setzt die Akne bei Mädchen etwas eher ein als bei Jungen.

Die Akne trifft den Jugendlichen in einer kritischen Phase seiner Persönlichkeitsentwicklung und kann diese Schwierigkeiten erheblich verschlimmern. Nicht zuletzt kann ein von Akne gezeichnetes Gesicht die beruflichen Chancen mindern. Viele Betroffene reagieren mit Ängstlichkeit, Depression, Minderwertigkeits- und Schuldgefühlen, aber auch mit Feindseligkeit gegen die Umwelt.

Ätiologie. Es handelt sich um eine multifaktorielle Erkrankung, wobei die Summe der Einzelfaktoren den Ausprägungsgrad bestimmt: genetische Prädisposition, Hormone (Androgene), Talgüberproduktion (Seborrhö), follikuläre Hyperkeratose, mikrobielle Hyperkolonisation (Propionibacterium acnes) sowie Entzündung und Immunreaktion (Jansen et al. 2000). Dies gilt in erster Linie für die endogene, in der Pubertät einsetzende Akne.

Genetische Prädisposition. Genetische Faktoren spielen eine wichtige Rolle für die Ausprägung der Talgdrüsengröße und -aktivität. Haben beide Eltern eine Akne durchgemacht, kann mit hoher Wahrscheinlichkeit ein ähnliches Schicksal für die Kinder vorausgesagt werden. Bei eineiigen Zwillingen ist die Konkordanz der Akne einschließlich Verteilung und Schweregrad sehr hoch. Akne weist die Zeichen einer polygenen Erkrankung auf. Ihre Ausdrucksformen sind variabel und können durch äußere Faktoren beeinflusst werden.

Hormone. Die Sebozyten unterliegen hormoneller Kontrolle, insbesondere dem stimulierenden Einfluss von Androgenen. Bei Aknepatienten ist die Empfindlichkeit in den zur Akne neigenden Hautarealen gegenüber Androgenen unphysiologisch gesteigert. Es wird diskutiert, dass auch die Zahl der Androgenrezeptoren in den peripheren Zielorganen, nämlich Talgdrüsen und Follikelinfundibula, bei Aknepatienten erhöht ist. In der Folge nehmen sowohl die Talgdrüsengröße als auch deren Aktivität zu, wobei die Zahl der angelegten Läppchen (Lobuli) einer Drüse für die Hyperplasie ein prädisponierender Faktor zu sein scheint. Neuere Untersuchungen sprechen dafür, dass die gesteigerte Androgensynthese zur Zeit der Adrenarche für die Initiierung der Akne bei Mädchen von Bedeutung ist (Lucky et al. 1994).

Seborrhö. Die Talgdrüsen produzieren mehr Talg als bei Hautgesunden. Kein anderer Faktor korreliert so überzeugend mit dem Schweregrad der Akne. Schwere Akne ist immer mit starker Seborrhö verbunden.

Follikuläre Hyperkeratose. Die Verhornung in den Infundibula der Talgdrüsenfollikel ist bei Aknepatienten gestört. Im tiefer gelegenen Abschnitt des Infundibulums, dem Infrainfundibulum, werden mehr Keratinozyten als normal gebildet. Sie differenzieren zu Hornzellen, die miteinander verkleben und so zusammenhängende Hornlamellen bilden, die zunehmend das Lumen des Follikelkanals verengen. Der physiologische Selbstreinigungsmechanismus der Talgdrüsenfollikel, bei dem die in den Follikelinfundibula gebildeten Hornzellen kontinuierlich durch das Akroinfundibulum zur Hautoberfläche abgegeben werden, ist damit gestört. Auf diese Weise entsteht eine Proliferations-Retentions-Hyperkeratose.

Da das Epithel der Follikelinfundibula Androgenrezeptoren enthält, ist anzunehmen, dass Androgene an der Entstehung der intrafollikulären Verhornungsstörung beteiligt sind.

Zwischen der gesteigerten Sebumproduktion und den Veränderungen im Follikel besteht ein enger Zusammenhang. Eine Schlüsselrolle spielt dabei Linolsäure, eine essenzielle ungesättigte Fettsäure, die als wesentlicher Baustein von Membranlipiden benötigt wird. Die Sebozyten nehmen die Linolsäure aus dem Kreislauf auf und geben sie zusammen mit anderen Fraktionen des Sebums in das Lumen des Ausführungsganges der Talgdrüse ab. Bei Akne ist die Talgdrüse vergrößert und die Lipidproduktion der Talgdrüse gesteigert. Die Aufnahme von Linolsäure hingegen bleibt unverändert, sodass die Konzentration von Linolsäure im Sebum sinkt.

Auch von den Keratinozyten wird Linolsäure zum Aufbau ihrer Membranlipide benötigt. Das Follikelepithel wird aber nur zum Teil aus dem Blut mit Linolsäure versorgt, einen anderen Teil entnimmt es aus dem Sebum. Nicht nur die normale follikuläre Differenzierung im Infrainfundibulum wird gestört, sondern auch die Wasserpermeabilität verschlechtert sich, d. h. die follikuläre Barrierefunktion ist beeinträchtigt.

Die mit Talg vermengten Hornlamellen nehmen ständig zu und weiten zunächst das Infrainfundibulum aus. Der obere Teil des Follikels, das Akroinfundibulum, ist bei der Akne primär nicht von der Verhornungsstörung betroffen. Die Weite des Orifiziums bleibt zunächst weitgehend unverändert. Daraus resultiert ein Mikrokomedo, der in diesem Stadium nur mikroskopisch erkennbar ist. Sobald die verhornten Zellen den gesamten Ausführungsgang verlegt haben, staut sich das neu gebildete Horn-Talg-Material immer mehr auf. Dieser Prozess führt innerhalb von einigen Wochen dazu, dass sich der Mikrokomedo zu einem geschlossenen Komedo entwickelt, der ersten klinisch sichtbaren Akneeffloreszenz.

Das Infrainfundibulum beginnt sich in der Tiefe zystisch auszuweiten, allerdings ist das Orifizium weiterhin nur mikroskopisch sichtbar. Werden weitere Horn-Talg-Massen im Follikel eingeschlossen, verändert sich die Follikelstruktur. In diesem Stadium atrophieren auch die Drüsenläppchen. Bei einem kleinen Teil der geschlossenen Komedonen erweitert sich unter dem Druck der Horn-Talg-Massen auch der obere Teil des Follikels. Es kommt zu einer Wandverdünnung im Infrainfundibulum. Auf diese Weise entsteht der offene Komedo mit dem typischen schwarzen Pfropf, dessen Pigment aus Melanin besteht.

Ausgangspunkt für die Entwicklung von entzündlichen Akneläsionen kann jedes Stadium der Komedobildung sein. Es entsteht eine oberflächliche oder tiefe Entzündung mit Papeln, Pusteln und Knoten. Häufig verhält sich die Anzahl der offenen Komedonen und der entzündeten Follikel umgekehrt proportional. Wenn die Entzündung bereits im Stadium des Mikrokomedos eintritt, sieht es so aus, als bekäme der Patient eine entzündliche Akne, ohne dass er zuvor das Komedostadium durchlaufen hätte. Der offene Komedo dagegen ist relativ reaktionsträge und tritt seltener in ein Entzündungsstadium ein.

Mikrobielle Hyperkolonisation. Die Akne ist keine primär bakterielle Erkrankung. Dennoch spielt die Besiedlung des Follikels mit Keimen, die Entzündungsmediatoren produzieren, eine wichtige Rolle. Von wesentlicher Bedeutung ist *Propionibacterium acnes*, ein grampositives, nicht mobiles Stäbchenbakterium, das Kolonien im Talgdrüsenfollikel bildet und dort zur normalen Mikroflora gehört. Die gestörte Verhornung und die gesteigerte Sebumproduktion verändern das Milieu im Follikelkanal, sodass die Propionibakterien bessere Wachstumsbedingungen vorfinden. In der Folge vermehren sie sich stark und steigern ihre metabolische Aktivität. Durch die erhöhte Permeabilität der Follikelwand können ihre chemotaktischen Substanzen leichter in das umliegende Gewebe gelangen und so eine Entzündungskaskade in Gang setzen. Propionibakterien können zahlreiche proinflammatorische Substanzen freisetzen, insbesondere Lipasen. Sie können Triglyzeride in freie Fettsäuren spalten, die auf das Follikelepithel einen irritierenden Einfluss haben und die Hyperproliferation der Follikelkeratinozyten mit unterhalten.

Entzündung und Immunreaktion. Eigenartigerweise sind die Follikel bei Aknepatienten leicht irritierbar und neigen daher häufiger zur Entzündung als bei Personen ohne Akne. Entzündung ist bei der Akne immer ein sekundäres Phänomen und geht nicht ohne eine primäre Verhornungsstörung an den Follikelinfundibula vonstatten. In der Initialphase wird eine spongiotische Auflockerung mit Einwanderung von T-Lymphozyten gefunden, während sich das entzündliche Infiltrat später aus neutrophilen Granulozyten zusammensetzt. Im Komedoinhalt lässt sich vermehrt das proinflammatorische Zytokin Interleukin-1α nachweisen, das auch an der Entstehung von Komedonen beteiligt ist. Mit zunehmender Entzündungsreaktion nimmt die Synthese von Antikörpern gegen Propionibacterium acnes zu. Schließlich folgen neutrophile Granulozyten, die in das Lumen einwandern und zu den charakteristischen entzündlichen Akneeffloreszenzen führen.

> Die Akne ist eine multifaktorielle Erkrankung, daher ist i. Allg. eine Kombinationstherapie erforderlich, um möglichst viele pathogenetische Faktoren zu beeinflussen.

Klinisches Bild. Die klinischen Ausdrucksformen der Akne sind sehr variabel (Plewig u. Kligman 2000). Die *Acne vulgaris* umfasst
- Akne mit Komedonen (*Acne comedonica*),
- Akne mit leichteren entzündlichen Veränderungen (*Acne papulopustulosa*) und
- Akne mit konfluierenden und zur Vernarbung neigenden Entzündungen (*Acne conglobata*).

Daneben gibt es *Sonderformen*.

Therapie. Fast jede Akne heilt spontan im frühen Erwachsenenalter ab. Durch therapeutische Maßnahmen können der Verlauf abgekürzt, die Schwere der Erkrankung gemildert und gefürchtete Komplikationen wie Narbenbildungen vermieden werden (Jansen u. Plewig 1997). Die Behandlung der Akne liegt zweckmäßig in den Händen des Hautarztes. Im Folgenden werden ausgesuchte Therapieempfehlungen für die jeweiligen Akneformen genannt, die keinen Anspruch auf Vollständigkeit erheben.

Acne vulgaris
Acne comedonica

Klinisches Bild. Die Akne beginnt in der Pubertät mit offenen und geschlossenen Komedonen zunächst auf der Nase, dann auf Stirn und Wangen (Abb. 36.1). Vereinzelt finden sich entzündliche Papeln und Pusteln, welche den Übergang in Acne papulopustulosa anzeigen. Fast immer besteht eine Seborrhö.

Therapie. Im Vordergrund steht eine keratolytische Schälbehandlung zur Beseitigung von Komedonen und Verhinderung ihrer Neubildung. Oft kombiniert man mit Erfolg die chemische komedolytische Therapie (Schälmittel) mit der physikalisch-manuellen dermatologischen Kosmetik (Aknetoilette).

Zur Schälbehandlung eignet sich besonders die topische Applikation von Retinoiden wie Tretinoin (*all-trans*-Retinsäure, Vitamin-A-Säure), Isotretinoin (13-*cis*-Retinsäure) oder Adapalen.

Tretinoin ist das wirksamste Schälmittel, das es derzeit in Form von 0,05%iger Creme oder Lösung (Airol, Cordes VAS) zur Behandlung der Akne gibt. Es hemmt die Kohäsion der Keratinozyten und verhindert somit auch die Neubildung von Komedonen, Papeln und Pusteln. Ohne

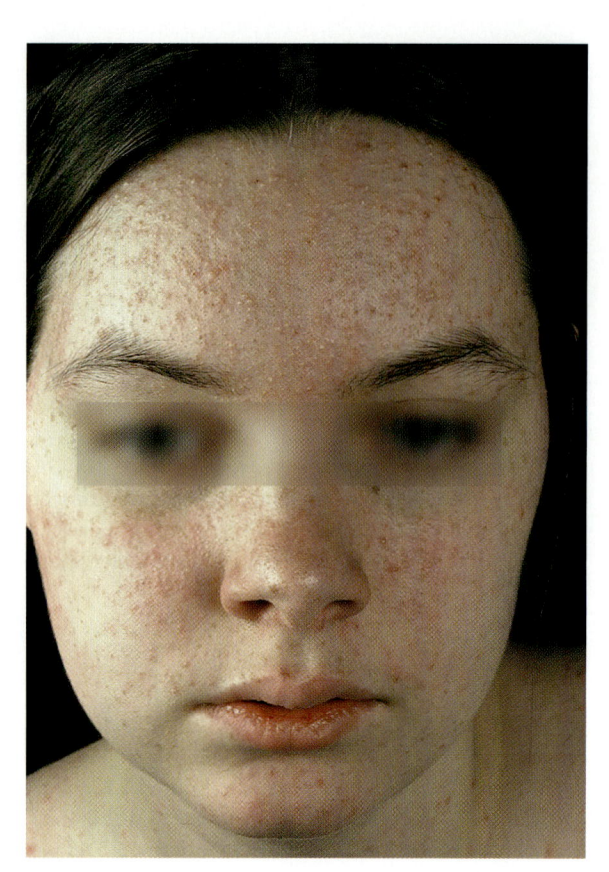

Abb. 36.1. Acne comedonica. Dichtstehende offene und geschlossene Komedonen

entsprechende Aufklärung der Patienten über die Wirkung und Nebenwirkungen lässt sich eine Schältherapie mit Tretinoin kaum durchführen. Sie führt gewöhnlich zu vorübergehender Rötung, Schuppung, Juckreiz oder selten zur vorübergehenden Exazerbation einer bestehenden Akne. Die Schälbehandlung sollte behutsam einsetzen, i. Allg. durch eine Anwendung abends, zunächst jeden 2. Tag, später bei entsprechender Verträglichkeit 1-mal täglich. Tretinoin kann die UV-Empfindlichkeit steigern. Wirksam ist auch eine Kombination von 0,025% Tretinoin und 4% Erythromycin als Lösung (Aknemycin Plus).

Die topische Behandlung mit 0,05% oder 0,1% *Isotretinoin* (Isotrex Gel oder Creme) erfolgt in gleicher Weise. Isotretinoin wirkt schwächer keratolytisch als Tretinoin, bei geringerer lokaler Irritation. Isotretinoin 0,1% kann mit 4% Erythromycin als Gel kombiniert werden (Isotrexin).

Die klinischen Erfahrungen mit *Adapalen* (Differin Gel oder Creme) machen aufgrund der keratolytischen Eigenschaften einen Einsatz bei leichten bis mittelschweren Formen der Acne comedonica sinnvoll, wobei Hautirritationen seltener als bei Tretinoin oder Isotretinoin auftreten.

Ein weiteres, jedoch schwaches Schälmittel ist *Benzoylperoxid*, das in 2- bis 10%iger Zubereitung als Gel, Lotio, Creme oder Waschlösung in Form von Aknederm Oxid, Aknefug-oxid, Akneroxid, Benzaknen, Benzoyt, Benzperox, Brevoxyl, Cordes BPO, Dercome Clear, Klinoxid, Marduk, PanOxyl oder Sanoxit eingesetzt wird. Es wirkt bakteriostatisch und hemmt die Bildung freier Fettsäuren, ohne dass ein Risiko bakterieller Resistenzentwicklung besteht. Auch hier ist eine Information des Patienten bezüglich Irritation und Austrocknung der Haut vor Beginn einer Schälbehandlung erforderlich. Der Patient sollte über die Gefahr einer möglichen Kontaktsensibilisierung sowie Verfärbung von Haaren und Kleidungsstücken aufgeklärt werden.

Die Kombination von 5% Benzoylperoxid und 2% Miconazolnitrat (Acne plus Creme) ist insbesondere *bei zusätzlicher lokaler Besiedlung mit Pityrosporum orbiculare* indiziert. Bei schwerer Acne comedonica und entsprechender Akzeptanz des Patienten kann auch ein topisches Retinoid mit Benzoylperoxid kombiniert werden.

Azelainsäure in Form einer 20%igen Creme und eines 15%igen Gels (Skinoren) ist ein weiteres Externum mit komedolytischen Eigenschaften. Wie Benzoylperoxid ist Azelainsäure antimikrobiell wirksam mit besonderer Wirkung auf Propionibacterium acnes und Staphylococcus aureus. Im Gegensatz zu topischen Antibiotika ist nicht mit bakterieller Resistenzentwicklung zu rechnen. Bei der Acne comedonica ist Azelainsäure geringer wirksam als Tretinoin, Isotretinoin oder Adapalen. Toxikologisch ist die Substanz unbedenklich, daher kann sie auch bei jüngeren Patienten und Frauen während der Schwangerschaft und Stillzeit verabreicht werden. Azelainsäure hat sich aufgrund ihres geringen Reizeffektes in der Aknetherapie hautempfindlicher Patienten mit atopischer Diathese bewährt.

Eine nur geringe Wirkung auf die follikuläre Hyperkeratose und damit untergeordnete Bedeutung haben Keratolytika wie Salizylsäure und α-Hydroxysäuren. Sogenannte *Abrasiva*, denen Mikropartikel wie Polydimethylsilikonharz (Jaikin N Paste) zugesetzt sind, sollen bei regelmäßiger abendlicher Anwendung mit Massage der Komedonen das Herauslösen der Follikelpfröpfe bewirken. Ihr Einsatz kommt allenfalls bei Patienten mit leichter Acne comedonica in Betracht, die zu einer üblichen Schältherapie nicht bereit sind.

Wirksam, wenn auch aufwändig, ist die mechanische Entfernung von Komedonen (*Aknetoilette*). Sie ergänzt die Schälbehandlung. Mit einem Komedonenquetscher werden offene Komedonen exprimiert. Geschlossene Komedonen werden mit Kanülen oder Lanzetten vorher angeritzt. Diese Maßnahme sollte nur durch geschulte Fachkräfte durchgeführt werden. Den Patienten ist anzuraten, selbst keinesfalls Komedonen zu exprimieren, da dadurch meist eine verstärkte Entzündung mit Pigmentverschiebung und Vernarbung entsteht.

> Die manuelle Komedonenextraktion durch Fachkräfte ist integraler Bestandteil der Therapie der Acne comedonica.

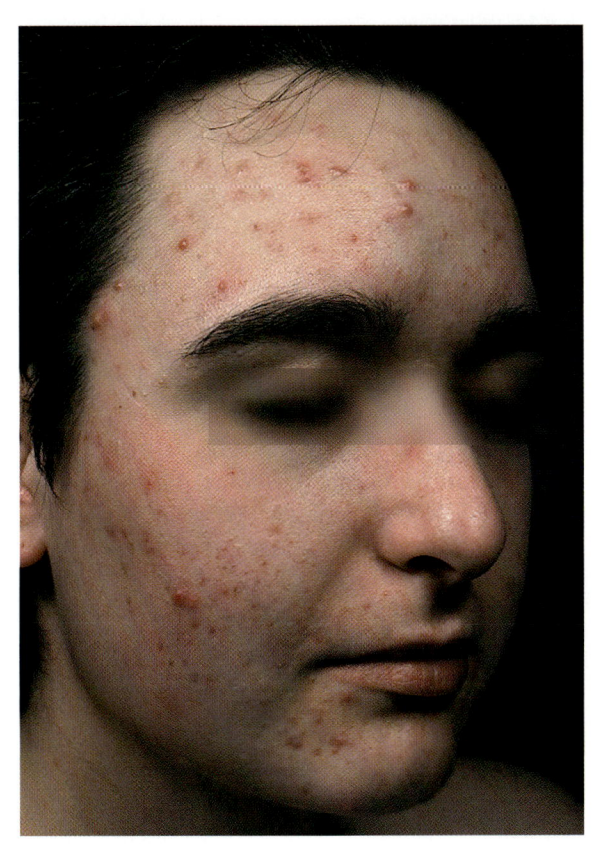

Abb. 36.2. Acne papulopustulosa. Zahlreiche Papulopusteln und wenige Komedonen

Acne papulopustulosa

Klinisches Bild. Bei dieser Akneform stehen Papeln, Pusteln und Papulopusteln im Vordergrund, die aus entzündlich umgewandelten Komedonen hervorgehen (Abb. 36.2). Setzt sich die Entzündung weiter in die Tiefe fort, treten schmerzhafte furunkuloide Knoten hinzu (Acne indurata). Es besteht fast immer eine Seborrhö.

Therapie. Da jede entzündliche Akne primär mit einer Verhornungsstörung beginnt, ist eine konsequente Schälbehandlung wie bei der Acne comedonica indiziert. Meist wird sie mit einer topischen antibiotischen Therapie mit Clindamyin (Basocin, Sobelin, Zindaclin), Erythromycin (Akne Cordes, Aknederm, Aknefug-EL, Aknemycin, Erydermec, Hydrodermed, Inderm, Stiemycine), Tetrazyklin (Imex) oder dem Gyrasehemmer Nadifloxacin (Nadixa) kombiniert. Diese Therapeutika werden meist in Form von Emulsionen, Lösungen oder Gelen angewandt. Verschiedene Studien konnten teilweise nur eine marginale Wirksamkeit topisch applizierter Antibiotika belegen. Clindamycin gilt als wirksamer als Erythromycin und dieses wiederum als wirksamer als Tetrazyklin. Bei jeder antibiotischen Lokalbehandlung sollte mit der Möglichkeit von Resistenzentwicklung und gramnegativer Keimbesiedlung (gramnegative Follikulitis) gerechnet werden. Dieses Risiko kann durch Kombination mit Benzoylperoxid (Clindamycin und Benzoylperoxid: Duac) oder Zinkazetat (Erythromycin und Zinkazetat: Zineryt) reduziert werden.

Schwere entzündliche Acne papulopustulosa rechtfertigt den oralen Einsatz von *Antibiotika*. Sie hemmen das Bakterienwachstum, wirken antiinflammatorisch und haben einen Einfluss auf die Enzymproduktion. Zur Verfügung stehen Tetrazyklin (Achromycin, Tefilin), Doxyzyklin (Aknefug DOXY, Antodox, Doxakne, Doxyderma, Doxy-Diolan, Doxydoc, DoxyHexal, Mespafin, Sigadoxin, Supracyclin, Vibramycin) und Minozyklin (Aknosan, Klinomycin, Minakne, Minoplus, Mino-Wolff, Skid, Skinocyclin, Udima). Auch Erythromycin (Erybeta, Eryhexal, Erythrocin) wird zur oralen Aknetherapie verwendet, führt aber häufiger zu Nebenwirkungen (Übelkeit, gelegentlich cholestatische Hepatose). Andere Makrolide wie Azithromycin (Ultreon, Zithromax), Clarithromycin (Biaxin, Cyllind, Klacid, Mavid) oder Roxythromycin (Infectoroxit, Romyk, Rulid) sind zur Aknetherapie ebenfalls geeignet.

Besonders bewährt hat sich das lipophile Minozyklin, das sich bevorzugt in den Talgdrüsen anreichert und kaum photosensibilisierend wirkt. Die Behandlung sollte in ausreichend hoher Dosierung (3-mal 500 mg/Tag Tetrazyklin oder 2-mal 50 mg/Tag Doxyzyklin und Minozyklin) solange erfolgen, bis die entzündlichen Hauterscheinungen zurückgegangen sind. Bei klinischer Besserung wird auf eine niedrigere Erhaltungsdosis übergegangen. Eine Langzeittherapie mit niedrigen Dosen sollte nicht erfolgen. Die üblichen Regeln der Antibiotikatherapie sind zu beachten. Laborkontrollen sind während der Antibiotikabehandlung nicht notwendig. Bei Frauen sollte auf das Auftreten einer vulvovaginalen Kandidose geachtet werden. Über eine durch orale Antibiotika abgeschwächte Wirksamkeit oraler Kontrazeptiva wurde berichtet, ihre klinische Relevanz ist aber fraglich.

> Der topische oder systemische Einsatz von Antibiotika sollte wegen der damit verbundenen Risiken überlegt erfolgen. Häufig bieten sich alternativ andere antimkrobielle Substanzen an.

Bei Patientinnen mit Zeichen einer peripheren Androgenisierung mit stark seborrhoischer Haut und Hirsutismus, evtl. auch mit Zyklusstörungen, oder auch bei prämenstrueller Verschlechterung der Akne sollte eine orale antiandrogene Therapie mit hormonellen Antikonzeptiva erwogen werden. Derartige Medikamente wirken bei der Akne im Wesentlichen durch kompetitive Hemmung der Androgenrezeptoren an den Talgdrüsen. Die Talgproduktion wird um 20–35% reduziert. Verwendung finden Östrogen-Gestagen-Kombinationen aus Cyproteronazetat (Diane-35), Chlormadinonazetat (Gestamestrol N, Neo-Eunomin) und Dienogest (Valette) mit Ethinylöstradiol oder Mestranol als

Östrogenkomponente. Mögliche Nebenwirkungen hormoneller Antikonzeptiva bestehen in Appetit- und Gewichtszunahme sowie Brustspannen. Bei Adipositas, Varikosis, postthrombotischem Syndrom und Nikotinabusus sind sie kontraindiziert. Vor Einleitung einer Antiandrogenbehandlung empfiehlt es sich daher, die jungen Patientinnen dem Gynäkologen vorzustellen.

Eine ausschließliche Behandlung mit hormonellen Antikonzeptiva ist unzureichend.

Acne conglobata

Epidemiologie. Die Acne conglobata setzt oft erst im frühen Erwachsenenalter ein. Während von den leichteren Akneformen beide Geschlechter etwa gleich häufig betroffen sind, haben an der Acne conglobata überwiegend Männer zu leiden. Körpergröße über 180 cm, geistige Retardierung und aggressives Verhalten in Kombination mit Acne conglobata sollten an die XYY-Chromosomenkonstellation denken lassen. Die Acne conglobata ist ferner Teilsymptom des SAPHO-Syndroms (Akronym für *S*ynovitis, *A*cne conglobata, *P*ustulosis palmoplantaris, *H*yperostosis, *O*steitis).

Klinisches Bild. Die Acne conglobata überschreitet die gewöhnlichen Ausbreitungsgrenzen der Akne und befällt auch Nacken, behaarte Kopfhaut, Flanken, Gesäß, Oberschenkel sowie Ober- und Unterarme. Dagegen ist das Gesicht oft vergleichsweise wenig in Mitleidenschaft gezogen. Komedonen, Papeln, Pusteln, hämorrhagisch verkrustete, indurierte druckschmerzhafte Knoten, daneben flächenhafte Erytheme und zahlreiche Narben zeichnen das Krankheitsbild aus (Abb. 36.3). Typisch sind neben einschmelzenden Knoten Gruppen von Fistelkomedonen, die als dunkel pigmentierte Pfröpfe die epithelausgekleideten fuchsbauartigen Gänge anfüllen. Zudem finden sich weiche, durch abgelaufene Entzündungen mit der Umgebung verbackene und mit breiigen Hornzellmassen gefüllte Epidermalzysten, die nach rezidivierenden Entzündungen eines Komedos entstanden sind (sekundäre Komedonen). Stets besteht starke Seborrhö. Seltener als bei der Acne fulminans treten allgemeine Entzündungszeichen auf. Die Gefahr der Narbenbildung ist besonders groß. Die Erkrankung verläuft chronisch, oft über Jahrzehnte oder gar das ganze Leben lang.

> Die Acne conglobata ist eine schwere, zur Vernarbung neigende Akne, die einer aggressiven Therapie bedarf.

Therapie. Sie beginnt wie bei der Acne comedonica und Acne papulopustulosa mit Hautreinigung und Schälbehandlung aller betroffenen Hautareale. Im Vordergrund steht die orale Monotherapie mit *Isotretinoin* (aknefug ISO, Aknenormin, Isoderm, Isotret-Hexal, Roaccutan). Die Tagesdosis beträgt 0,2–1,0 mg/kgKG, die Behandlungsdauer 3–6 Monate. Danach ist der Patient meist symptomfrei. Gelegentlich treten Rezidive nach mehreren Monaten oder Jahren auf.

Es handelt sich um das wirksamste Medikament, das je in der Aknetherapie eingesetzt wurde. Isotretinoin führt zu einer Hemmung der Talgproduktion, die bis zu 90% betragen kann. Gleichzeitig wird die Verhornungsstörung beseitigt, es wirkt keratolytisch, komedolytisch, antiinflammatorisch und hemmt durch Entzug des Talges indirekt das Bakterienwachstum.

> **Cave:**
> Aufgrund seiner teratogenen Wirkung darf Isotretinoin Frauen im gebärfähigen Alter nur unter Einhaltung strenger Vorsichtsmaßnahmen gegeben werden, die einen Schwangerschaftsausschluss (β-HCG-Bestimmung) und eine sichere Kontrazeption einschließen.

Die Kontrazeption muss 1 Monat vor der Isotretinoinbehandlung beginnen und für die Dauer der Isotretinoinbehandlung und weitere 4 Wochen nach Absetzen des Medikamentes fortgesetzt werden. Die Therapie sollte erst am 2. oder 3. Tag des nächsten Menstruationszyklus einsetzen. Bei Frauen im gebärfähigen Alter sollte der Schwangerschaftsausschluss unter laufender Therapie alle 4 Wochen wiederholt werden. Bei Risikopatienten (familiäre Fettstoffwechselstörungen, Adipositas, Diabetes mellitus, Alkoholabusus) sind Veränderungen der Blutfette (Cholesterin, Triglyzeride) und Leberfunktionswerte (Transaminasen) möglich. Die Patienten sind dementsprechend auszuwählen und durch regelmäßige Laboruntersuchungen zu überwachen. Laborkontrollen werden nach 2 Wochen und später in monatlichen Abständen empfohlen.

Obligate Nebenwirkungen umfassen trockene Lippen und Nasenschleimhäute, die durch rückfettende Maßnahmen kontrolliert werden können. Seltener kommt es zu Myalgien, Arthralgien, vermehrter Lichtempfindlichkeit, intrakranieller Drucksteigerung (Pseudotumor cerebri) mit

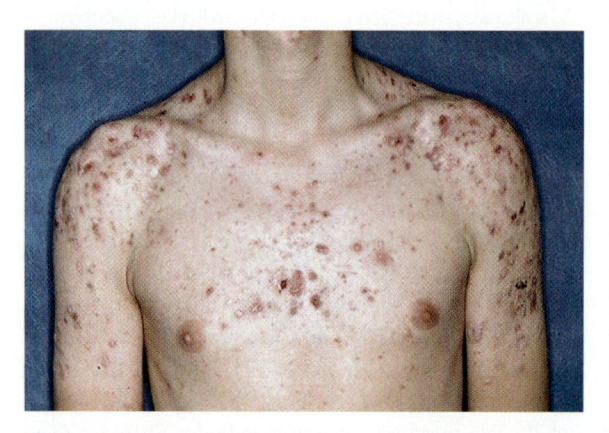

Abb. 36.3. Acne conglobata. Schwere, entzündliche, vernarbende Akne, gekennzeichnet durch Seborrhö und zahlreiche, oft aggregiert stehende, entzündlich gerötete Effloreszenzen. Weitgehendes Fehlen von Komedonen

Kopfschmerzen und Sehstörungen, besonders bei gleichzeitiger Einnahme von Tetrazyklinen oder Vitamin A, sowie in ihrer Bedeutung bislang ungeklärten Ossifikationsstörungen an den Wirbelkörperkanten und großen Ligamenten der Wirbelsäule (DISH-Syndrom: *d*isseminierte *i*diopathische *s*kelettale *H*yperostosen).

Minderjährige Patienten sollten sehr sorgfältig zusammen mit ihren Eltern über Möglichkeiten und Nebenwirkungen der Therapie informiert werden. Eine Behandlung ist schon bei Mädchen ab dem 12. oder 13. Lebensjahr unter Beachtung aller oben genannten Vorschriften möglich.

Entzündliche Effloreszenzen wie Knoten, persistierende Papeln, abszedierende Fistelgänge oder hypertrophe keloidiforme Narben können durch intraläsionale Injektionen mit Glukokortikosteroiden angegangen werden; pro Läsion werden etwa 0,025–0,1 mg Triamzinolonkristallsuspension (Volon A 10, mit 0,9% Kochsalzlösung 1 : 4 verdünnt) injiziert. Die Patienten sind auf das Risiko von Hautatrophien durch die Injektion hinzuweisen. In Augen- und Nasenhöhe sollten diese Injektionen wegen der Möglichkeit eines Hoigné-Syndroms nicht vorgenommen werden.

Weiterhin können kryochirurgische Maßnahmen angewandt werden. Inzisionen sollten wegen der Gefahr von Narbenbildung unterbleiben. Tieferliegende abszedierende Fistelgänge bedürfen der chirurgischen Sanierung.

Adjuvante Aknetherapie

Hautreinigung. Der auf der Hautoberfläche sichtbare Talg ist kosmetisch oft sehr störend, beeinflusst aber den Verlauf der Akne nicht. Ausreichende Hautreinigung und entfettende Maßnahmen unter Verwendung von Syndets, alkoholischen Lösungen (50% Äthanol, 20–40% Isopropanol, Solutio Cordes) oder die mehrmals tägliche Säuberung mit fettaufsaugenden Einmalpapierhandtüchern sind empfehlenswert. Übertriebene Gesichtshygiene mit vermehrtem Waschen ist zu vermeiden, da eine Hyperhydratation der Follikel zum Aufstau des Talges führen und eine verstärkte Entzündung hervorrufen kann (*Detergenzakne*).

Camouflage. Zur kosmetischen Abdeckung werden fettfreie Lotionen oder fettarme Cremes verwendet (Aknefug, Aknichthol, Lotio Cordes).

Aknenarben. Eine Reihe von Patienten entwickelt in Abhängigkeit von Dauer und Schweregrad der Akne sowie individueller Prädisposition postinflammatorische hyper- und hypotrophische Narben. Sie reichen von kleinen follikulär gebundenen, wie geschlossene Komedonen aussehenden über wurmstichartig eingesunkene bis hin zu großen keloidiformen oder aber zigarettenpapierdünnen atrophischen Narben. Die Behandlungsmöglichkeiten hängen vom jeweiligen Narbentyp ab und bestehen in Kollageninjektion, intraläsionaler Glukokortikosteroidinjektion, Kryotherapie, Exzision oder »chemical peeling«. Großflächige eingesunkene Narben im Gesicht werden durch eine Dermabrasio angegangen.

Unwirksame, wenig wirksame, umstrittene oder weitgehend verlassene Therapiemaßnahmen. Sie umfassen Aknevakzinen, β-Naphthol, Resorcin, Zink, Hefe und Höhensonnenbestrahlungen. Alimentäre Einflüsse auf die Akne sind nicht gesichert, wenn man von der Sebosuppression als Folge einer Nulldiät absieht, daher existiert auch keine spezifische Aknediät. Derartige Gebote und Verbote sind wissenschaftlich nicht haltbar und haben in der modernen Aknetherapie keinen Platz mehr.

> Es gibt keine spezifische Aknediät.

Sonderformen
Acne fulminans

Definition. Sie wird auch als akute febrile ulzerierende Acne conglobata mit Polyarthralgien und leukämoider Reaktion bezeichnet (Seukeran u. Cunliffe 1999). Charakteristisch sind akuter Beginn und Zeichen einer Allgemeinkrankheit. Es besteht keine Beziehung zur Acne conglobata.

Epidemiologie. Acne fulminans kommt fast ausschließlich bei Jungen im Alter von 13–16 Jahren vor. Lediglich bei der Bodybuilding- oder Doping-Akne manifestiert sie sich im Erwachsenenalter. Das Vorkommen bei Geschwistern und eineiigen Zwillingen weist auf die Bedeutung genetischer Faktoren hin.

Ätiologie. Unbekannt. Eine Septikämie wurde diskutiert, ohne dass hierfür Beweise vorliegen. Androgenexzess kann eine Acne fulminans hervorrufen. Dieser kann durch vom Arzt verordnete Androgene, die das Längenwachstum hochwüchsiger Jungen hemmen sollen (Traupe et al. 1988), oder von Sportlern zum Aufbau der Muskelmasse applizierte Androgene (Bodybuilding-Akne, Doping-Akne) entstehen. Eine durch Propionibacterium acnes induzierte Steigerung der Chemotaxis neutrophiler Granulozyten mit konsekutiver Freisetzung lysosomaler Enzyme könnte ebenso von Bedeutung sein wie immunologische, am Follikel oder an der Synovia gegen Zellbestandteile von Propionibacterium acnes gerichtete Mechanismen. Bei einigen Patienten wurden zirkulierende Immunkomplexe im Serum als Ausdruck der vaskulitischen Komponente nachgewiesen. Das paradoxe Auftreten einer Acne fulminans unter oraler Isotretinoinbehandlung wurde beobachtet.

Klinisches Bild. Diese foudroyante Akneform tritt akut mit Fieber, Leukozytose bis über 30.000/nl (leukämoide Reaktion), Sturzsenkung, Krankheitsgefühl und hämorrhagischen Ulzerationen auf. Proteinurie, Arthralgien, aseptische Knochennekrosen, besonders der Sternoklavikulargelenke, Hepatosplenomegalie und prätibiales Erythema nodosum sind weitere mögliche Symptome. Die Polyarthritis betrifft überwiegend Hüft-, Schulter-, Knie-, Sakroiliakal- oder Knöchelgelenke, meist ohne Gelenkerguss. Die Polyarthritis ist für die schmerzverzerrte Haltung der Patienten verantwortlich.

Histologie. Zerstörung der gesamten Epidermis und des Bindegewebes einschließlich der Hautanhangsgebilde. Infarktartige Nekrose mit hyalinisierten Gefäßthromben und Hämorrhagien, umgeben von einem gemischten Infiltrat aus neutrophilen Granulozyten und Lymphozyten.

Therapie. Die Patienten sind vorzugsweise stationär zu behandeln. Bettruhe und die Verabreichung oraler Antibiotika (Cephalosporine, Makrolide) und Glukokortikosteroide (1,0 mg/kgKG Prednisolon täglich) etwa 7–10 Tage vor Einleitung einer oralen Isotretinoinbehandlung sind erforderlich. Gelegentlich treten spontan, besonders aber unter Isotretinoinbehandlung, Granuloma-pyogenicum-artige Gefäßproliferationen auf.

> Die Acne fulminans macht rasches Erkennen und Handeln durch einen erfahrenen Hautarzt erforderlich.

Acne inversa

Definition. Die Acne inversa, früher als Aknetriade, Aknetetrade oder Hidradenitis suppurativa bezeichnet und zu den Erkrankungen der apokrinen Schweißdrüsen gerechnet, ist eine chronisch-entzündliche Erkrankung der Terminalhaarfollikel (Jansen et al. 2001). Sie ist im strengeren Sinne keine Akne, sondern ein eigenständiges Krankheitsbild.

Epidemiologie. Die Acne inversa tritt bei beiden Geschlechtern nach der Pubertät auf. Familiäre Häufung kommt gelegentlich vor. Nicht selten werden solche Patienten jahrelang unter den Fehldiagnosen »rezidivierende Schweißdrüsenabszesse« oder »Steißbeinabszess« behandelt, bis der Zusammenhang mit der Akne erkannt wird.

Ätiologie. Unbekannt. Angenommen wird eine follikuläre Verhornungsstörung mit sekundären entzündlichen Veränderungen. Als prädisponierende Faktoren werden Irritation (Deodoranzien), Adipositas und Nikotinabusus diskutiert.

Klinisches Bild. Gesicht, Brust und Rücken sind wenig oder gar nicht betroffen, dafür umso auffälliger die intertriginösen Areale wie Achselhöhlen und/oder Leistenbeugen sowie Nacken und Kopfhaut. Abszedierende Fistelgänge mit Neigung zu dermatogenen Kontrakturen, die besonders in den Achselhöhlen die Beweglichkeit der Oberarme erheblich einschränken können, prägen das klinische Bild. Es bestehen Fistelöffnungen, aus denen infolge von Besiedlung mit gramnegativen Bakterien fötides Sekret austritt. Als *Pilonidalsinus* wird ein in oder oberhalb der Analfalte gelegener abszedierender Fistelgang bezeichnet, der oftmals als »Steißbeinfistel« verkannt wird. Nach weiteren Symptomen von Acne conglobata ist zu suchen; oft ist sie jedoch schon abgeklungen und nur noch an Narben zu erkennen.

Bakterielle Meningitis oder Pneumonie, sekundäre Amyloidose und Entwicklung eines spinozellulären Karzinoms, auch mit Metastasierung, auf dem Boden der chronischen Entzündung (Marjolin-Ulkus) sind seltene Komplikationen dieser schweren Erkrankung.

Histologie. Durch Ruptur des Infundibulums der Terminalhaarfollikel werden die Haarschäfte ins Korium verlagert und verursachen dort Fremdkörpergranulome. Apokrine und ekkrine Schweißdrüsen werden sekundär in den Entzündungsprozess einbezogen. Auseinander gerissene Follikelepithelien versuchen, das Abszessgewebe zu umschließen und zu lokalisieren. Dadurch entstehen epithelausgekleidete Gänge, die fuchsbauartig weite Teile der intertriginösen Bereiche durchziehen können.

Differenzialdiagnose. Furunkel, Lymphogranuloma inguinale, M. Crohn, vegetierende Pyodermie, Aktinomykose, Tuberculosis subcutanea et fistulosa und bei Kopfhautbefall Trichophytie.

Therapie. Bei der Acne inversa steht zur Sanierung aller intertriginösen Hautveränderungen die chirurgische Exzision im Vordergrund. Häufig wird einige Wochen vor dem operativen Eingriff eine systemische Vorbehandlung mit Antibiotika, Isotretinoin oder Glukokortikosteroiden durchgeführt, um die entzündliche Komponente zu reduzieren.

> Bei Vorliegen einer Acne inversa sollten frühzeitig operative Maßnahmen erwogen werden. Eine Pharmakotherapie allein ist i. Allg. nicht erfolgversprechend.

Acne medicamentosa

Definition. Medikamente können bei entsprechender Prädisposition eine Akne auslösen, unterhalten oder verschlimmern (Plewig u. Kligman 2000). Auch *akneiforme Exantheme* sind fast immer medikamentös ausgelöst.

Ätiologie. Zahlreiche Medikamente kommen als Auslöser in Betracht. Dazu zählen Glukokortikosteroide, Azathioprin, Ciclosporin A, Androgene (*Bodybuilding-Akne, Doping-Akne*), systemische Antikonzeptiva, Disulfiram (Antabus), Halogene (Jod- und Bromverbindungen), Lithium, 8-Methoxypsoralen, Phenobarbiturate, Tetrazykline, Streptomycin, Antikonvulsiva (Trimethadion, Diphenylhydantoin), Thyreostatika (Thioharnstoff, Thiouracil), Tuberkulostatika (Isoniazid, Ethionamid, Rifampicin) sowie Vitamin B_1, B_6 und B_{12}.

Klinisches Bild. Akneiforme Exantheme sind follikulär gebunden und zumeist durch monomorphe Papeln und Pusteln in den Akneprädilektionsstellen mit oft weit ausgedehnten Arealen an Brust und Rücken gekennzeichnet. Komedonen sind selten und können sekundär dieser Entzündung folgen.

> Bei plötzlicher Exazerbation einer bestehenden Akne sollte ein Zusammenhang mit Medikamenten geprüft werden.

Therapie. Die Acne medicamentosa heilt nach Absetzen der auslösenden Medikamente ab oder bessert sich.

Acne venenata

Definition. Die Acne venenata ist eine Kontaktakne, bei der es durch direkten Hautkontakt, selten auch durch Inhalation oder Ingestion zu einer toxischen Wirkung auf den Talgdrüsenfollikel kommt (Plewig u. Kligman 2000).

Epidemiologie. Häufiger in Mittelmeerländern und unter amerikanischen Farbigen. Chlorakne tritt meist im Rahmen von Industriekatastrophen auf.

Ätiologie. Zahlreiche chemische Substanzen, Fette, Öle, Teere, aber auch Kosmetika oder Pomaden sowie physikalische Faktoren wie Sonnenlicht, Röntgen- oder Kobaltstrahlen wirken komedogen.

Klinisches Bild. Monomorphe Komedonen herrschen vor, entzündliche Akneeffloreszenzen sind selten. Eine geringfügige Gesichtsakne bei Frauen ist häufig auf die Verwendung komedogener Kosmetika zurückzuführen (*Acne cosmetica*). Vor allem an Wangen, Schläfen, Kinn und Stirn bilden sich dicht stehende, kleine, geschlossene Komedonen, die sich gelegentlich entzündlich umwandeln. Einen ähnlichen Effekt können Pomaden und Brillantinen haben, die zur Haarpflege verwendet werden und dabei auf die Gesichtshaut gelangen (*Pomadenakne*). Bei der *Chlorakne* besteht die Akne als Teilsymptom einer Intoxikation mit fluorierten aromatischen Hydrokarbonen, besonders den extrem toxischen Dioxinen. Oft sind dann große Körperareale und auch Stellen betroffen, die sonst nicht beteiligt sind.

Therapie. Allein das Absetzen komedogener Pflegemittel genügt als Behandlungsmaßnahme, wenn auch mehrere Monate bis zur völligen Abheilung vergehen können. Unterstützend kommt eine topische Schälbehandlung mit Tretinoin, Benzoylperoxid, Isotretinoin oder Azelainsäure in Betracht. In schweren Fällen, besonders bei der Chlorakne, ist eine orale Isotretinoinbehandlung indiziert.

> Dicht stehende geschlossene Komedonen im Gesicht sollten an eine Acne venenata denken lassen.

Acne mechanica

Definition. Die Acne mechanica ist Ausdruck der gesteigerten follikulären Reaktionsbereitschaft von Aknepatienten auf physikalische Reize (Plewig u. Kligman 2000).

Ätiologie. Durch Druck und Reibung von Gürteln, Helmen, Hosenträgern, Rollkragen, Gipsschalen, Stirnbändern (Hippie-Akne) und Musikinstrumenten (Violine: Geigermal) werden Entzündungen der Komedonen induziert.

Klinisches Bild. An Rücken, Schultern, Gesäß und Stirn treten vorwiegend Papeln und Pusteln auf. Sichtbare Komedonen gehören nicht zum Bild der Acne mechanica. Mechanische Faktoren begünstigen die Verschlimmerung einer sonst leicht verlaufenden Akne.

Therapie. Die Beseitigung der verantwortlichen mechanischen Faktoren führt zur Abheilung der Hautveränderungen.

»Acne excoriée des jeunes filles«

Definition. Viele Aknepatienten gewöhnen sich an, Komedonen oder Papulopusteln durch Reiben, Pressen, Quetschen oder Kratzen zu attackieren (Kent u. Drummond 1989). Besonders junge Mädchen – daher die Krankheitsbezeichnung –, selten auch Jungen neigen zu diesen Manipulationen.

Klinisches Bild. Die Patientinnen weisen oft nur wenige Akneeffloreszenzen auf. Die Selbstbehandlung mit Fingernägeln oder verschiedenen Instrumenten führt zu Exkoriationen und flachen Ulzerationen, die nur langsam heilen und charakteristische kleine, sternförmig eingezogene Narben und Hyperpigmentierungen hinterlassen (Abb. 36.4). Oft finden sich reaktive depressive Verstimmungen (psychosomatische Störungen). Es handelt sich um Paraartefakte.

Therapie. Eine gute Patientenführung ist entscheidend. Bei Versagen kann eine Psychotherapie hilfreich sein.

Persistierendes Gesichtsödem bei Akne

Definition. Seltene Komplikation der Akne, die schon bei Jugendlichen auftreten kann.

Ätiologie. Da es sich nicht um ein induriertes Ödem, sondern um eine massive Bindegewebsfibrose handelt, wird

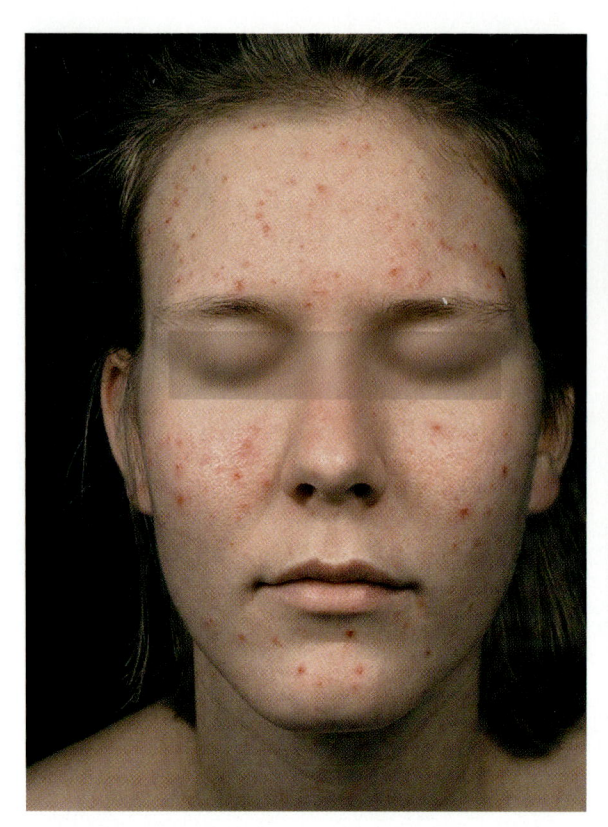

Abb. 36.4. »Acne excoriée des jeunes filles«. Ständiges Bearbeiten neu aufgetretener Effloreszenzen mit den Fingern und Fingernägeln hat zu exkoriierten Papeln und linearen Kratzspuren geführt

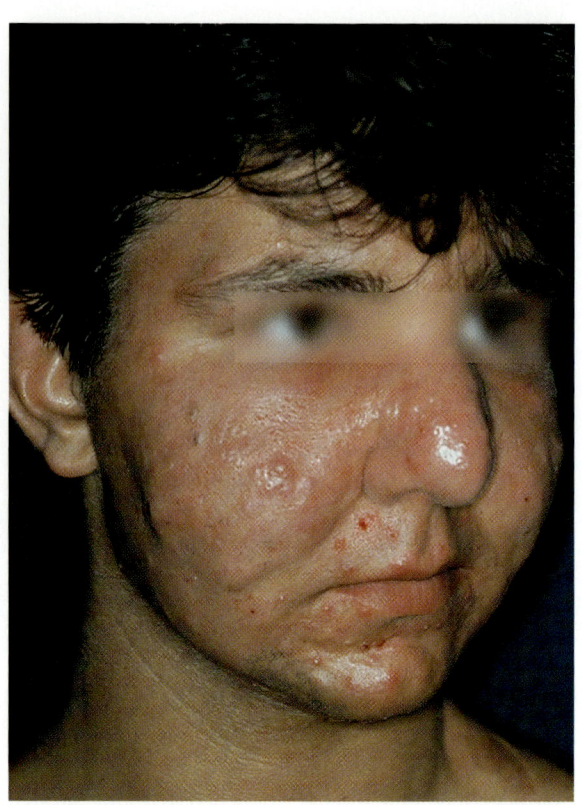

Abb. 36.5. Solides persistierendes Gesichtsödem bei Akne. Teigige, nicht eindrückbare Schwellung mit Übergang in derbe Infiltration und Rötung bei geringgradiger Acne papulopustulosa

eine pathogenetische Bedeutung der bei dieser Erkrankung sehr zahlreich gefundenen Mastzellen angenommen (Jungfer et al. 1992).

Klinisches Bild. Vor allem Patienten mit geringgradiger Akne entwickeln nicht eindrückbare, polsterartige, indurierte und persistierende symmetrische Schwellungen im Gesicht (Abb. 36.5).

Histologie. Im oberen Korium perivaskulär oder periadnexiell ausgerichtete, stellenweise granulomatöse Infiltrate aus Lymphozyten, Histiozyten, Plasmazellen und auffällig vielen Mastzellen sowie Fibrosierung des bindegewebigen Stromas.

Differenzialdiagnose. Erysipel, Melkersson-Rosenthal-Syndrom.

Therapie. Orale Glukokortikosteroide führen meist nur zu einer vorübergehenden Besserung. Eine orale Behandlung mit Isotretinoin (0,2–0,5 mg/kgKG/Tag) kombiniert mit dem Mastzellstabilisator Ketotifen (1–2 mg/Tag) über mehrere Monate führt bei manchen Patienten zu einer Rückbildung der oft über Jahre bestehenden Schwellungen. Unterstützend sind manuelle Lymphdrainagen zu erwägen.

Akne im Kindesalter

Eine Akne kommt schon im Kindesalter (*Acne infantum*) und gelegentlich sogar bei Geburt (*Acne neonatorum*) vor, meist mit leichtem und nicht sehr langem Verlauf (Jansen et al. 1997; Plewig u. Kligman 2000). Mehrere Formen können unterschieden werden, wobei das männliche Geschlecht weit häufiger betroffen ist. Die Hautveränderungen bleiben gewöhnlich auf das Gesicht beschränkt und bestehen aus Komedonen, Papeln und Pusteln. Selten kommen auch Knoten vor, auf die Narben folgen können (*Acne conglobata infantum*).

Acne neonatorum

Definition. Akne, die von Geburt an besteht oder sich in den ersten Lebenswochen entwickelt (Jansen et al. 1997; Plewig u. Kligman 2000).

Epidemiologie. Inzidenz etwa 20%, wenn man das Auftreten einzelner Komedonen mitrechnet.

Klinisches Bild. Die Effloreszenzen bestehen aus geschlossenen und einzelnen offenen Komedonen sowie verstreut liegenden Papulopusteln, die nur im Gesicht, bevorzugt an den Wangen, seltener an der Stirn auftreten (Abb. 36.6). Sie sind geringfügig und heilen meist innerhalb weniger Monate spontan ab.

36.1 · Erkrankungen der Talgdrüsen

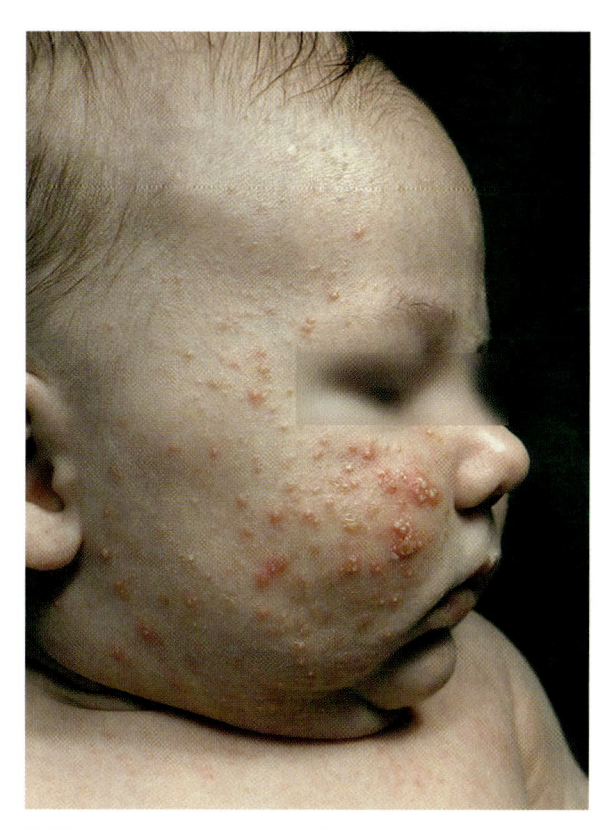

Abb. 36.6. Acne neonatorum. Dicht stehende Komedonen und einzelne Papulopusteln an der Wange eines Neugeborenen

Ätiologie. Eine Acne neonatorum lässt sich am ehesten auf endokrine Veränderungen in der Fetalperiode zurückführen. Die Nebenniere ist in dieser Zeit relativ groß und produziert große Mengen von β-Hydroxysteroiden, welche die Talgdrüsen stimulieren. Das testikuläre Androgen (Testosteron) wird *in utero* und im Säuglingsalter wesentlich stärker produziert als adrenale Androgene, was zur höheren Inzidenz der Akne bei männlichen Säuglingen beiträgt. Die gesteigerte Hormonproduktion hält einige Monate an, ist jedoch nicht bei jedem Kind vorhanden. Die Bedeutung genetischer Faktoren wird durch eine gelegentliche familiäre Aknebelastung nahegelegt.

Differenzialdiagnose. Acne infantum (ab dem 3. Lebensmonat), Acne venenata (Kontaktakne) und akneiforme Exantheme durch in der Schwangerschaft applizierte Medikamente (Diphenylhydantoin, Lithium). Nebennierenhyperplasie und vermehrte Bildung von adrenalen Androgenen bei adrenogenitalem Syndrom, meist durch 21-Hydroxylasemangel, ist auszuschließen. Die Acne neonatorum sollte nicht mit der oft gleichzeitig bestehenden Talgdrüsenhyperplasie bei Neugeborenen verwechselt werden, die durch diskrete kleine, glatte, gelbliche oder weißliche, follikuläre Knötchen vorwiegend an der Nase und den Wangen gekennzeichnet ist.

Therapie. Beruhigende Worte für die Eltern und der Hinweis auf die spontane Rückbildungsneigung sind ausreichend. Wenn zahlreiche Komedonen vorhanden sind, ist Tretinoin, Isotretinoin, Adapalen oder Azelainsäure in der üblichen Konzentration einzusetzen. Entzündliche Effloreszenzen können mit niedrig konzentrierten Benzoylperoxid-Präparaten (2,5%) oder Erythromycin behandelt werden.

Acne infantum

Epidemiologie. Die Acne infantum beginnt gewöhnlich im 3.–6. Lebensmonat und verläuft meist schwerer als die Acne neonatorum (Jansen et al. 1997; Plewig u. Kligman 2000).

Klinisches Bild. Auch hier sind die Effloreszenzen auf das Gesicht beschränkt. Vorwiegend an den Wangen finden sich zahlreiche Komedonen, Papeln und Pusteln, selten auch zystische Knoten, die mit Narben abheilen. Acne infantum nimmt einen wechselhaften Verlauf. Sie kann sich schon nach 1–2 Jahren zurückbilden, meist dauert sie jedoch bis zum 3. oder 4. Lebensjahr, nur ausnahmsweise besteht sie bis zur Pubertät. Gelegentlich findet sich eine Akne beider Eltern in der Anamnese. Die Nachbeobachtung von Kindern mit Acne infantum deutet auf eine höhere Inzidenz und stärkere Ausprägung von Akne in der Pubertät hin (Chew et al. 1990).

Ätiologie. Eine Acne infantum fand sich bei einem Kind mit passagerem Anstieg des luteinisierenden (LH) und follikelstimulierenden Hormons (FSH) sowie konsekutivem Anstieg des Testosterons. Die Veränderungen wurden auf eine Reifungsverzögerung im Hypothalamus zurückgeführt (Duke 1981). Therapieresistente Acne infantum muss daher an endokrine Störungen denken lassen und macht eine entsprechende Abklärung mit Bestimmung von Gesamt- und freiem Testosteron, Dehydroepiandrosteron (DHEA) und seinem Sulfat (DHEA-S), 17-OH-Progesteron, LH, FSH und Prolaktin erforderlich (De Raeve et al. 1995).

Differenzialdiagnose. Acne neonatorum (nur bei Neugeborenen), Acne venenata; auch die Aufnahme von Halogenen (Jod, Brom) muss erwogen werden.

Therapie. Schälmittel wie Tretinoin, Isotretinoin, Adapalen oder Azelainsäure können eingesetzt werden, evtl. kombiniert mit topisch anwendbaren antimikrobiellen Substanzen wie Benzoylperoxid, Erythromycin oder anderen Antibiotika. Zusätzlich können Antibiotika, besonders Erythromycin, dem Körpergewicht angepasst oral verabreicht werden. Die orale Gabe von Tetrazyklinen verbietet sich wegen der Nebenwirkung auf die Zahnanlage. Die Eltern sollten darüber informiert werden, dass die Behandlung wie bei normaler Pubertätsakne einen längeren Zeitraum in Anspruch nehmen kann.

> Die Acne infantum unterscheidet sich grundsätzlich von der Acne neonatorum. Ihr Verlauf ist schwerer. Im allgemeinen ist eine Therapie erforderlich.

Acne conglobata infantum

Klinisches Bild. Selten kann eine Acne conglobata schon im Kindesalter auftreten (Wagner et al. 1987). Die Effloreszenzen sind auf das Gesicht beschränkt, das von Papeln, Pusteln, Knoten und abszedierenden Fistelgängen bedeckt ist (Abb. 36.7). Eingezogene Narben sind eine gefürchtete Folge.

Differenzialdiagnose. Das klinische Bild ist so charakteristisch, dass andere Akneformen nicht in Betracht kommen. Pyodermien und Pannikulitiden unterschiedlichster Genese sind abzugrenzen.

Therapie. Sie entspricht der bei schwerer Acne infantum, wobei topische und systemische Behandlungsformen gleichzeitig eingesetzt werden können. In therapieresistenten Fällen wurde Isotretinoin in einer Dosierung von 0,36–1,0 mg/kgKG täglich über 2–4 Monate eingesetzt (Sarazin et al. 2004). Die Risiken und Nebenwirkungen dieser Retinoidtherapie (Beeinflussung des Knochenwachstums) sind sorgfältig abzuwägen. Daran schließt sich eine lokale Behandlung mit Retinoiden oder Azelainsäure zur Rezidivprophylaxe an.

Acne venenata infantum

Definition. Kontaktakne, am häufigsten ausgelöst durch komedogene Substanzen in Hautpflegeprodukten (Menni u. Brancaleone 1992).

Klinisches Bild. Innerhalb der ersten 3–6 Lebensmonate, aber nicht von Geburt an, entwickeln sich dicht stehende, winzige geschlossene und offene Komedonen an Wangen, Nase, Stirn oder Schläfen (Abb. 36.8). Effloreszenzen an anderen Körperstellen, insbesondere an Stamm oder Extremitäten, weisen auf die Diagnose hin.

Differenzialdiagnose. Acne infantum.

Therapie. Eine Acne venenata heilt nach Absetzen der verantwortlichen Substanzen spontan ab. Der Krankheitsverlauf kann durch eine topische Schälbehandlung mit Retinoiden oder Azelainsäure verkürzt werden.

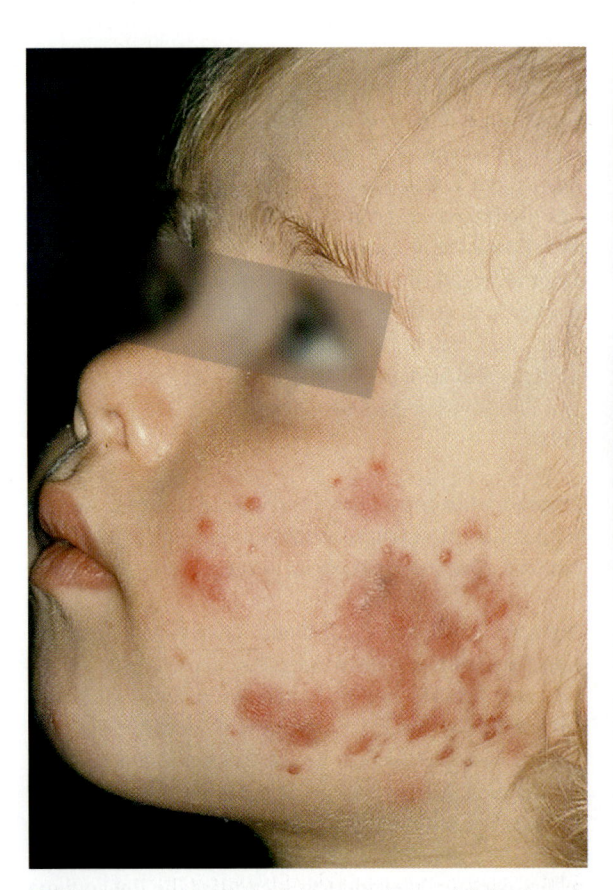

Abb. 36.7. Acne conglobata infantum. Indurierte tiefe Papeln und Knoten

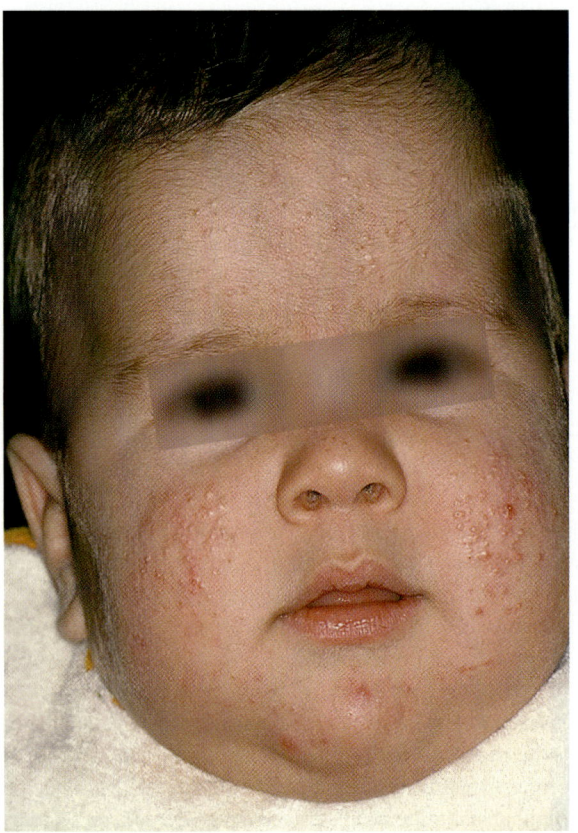

Abb. 36.8. Acne venenata infantum. Umschriebene Ansammlungen von Komedonen als Folge exzessiver Applikation von Pflegesalben bei einem 5 Monate alten Säugling

Steroidakne im Kindesalter

Definition. Es handelt sich um ein akneiformes Exanthem, ausgelöst durch die systemische (auch inhalative) oder topische Applikation von Glukokortikoiden. Kinder reagieren gewöhnlich kaum auf diese Substanzen, da ihre Follikel noch nicht vollständig entwickelt sind.

Klinisches Bild. Dicht stehende entzündliche Papulopusteln weisen auf die Diagnose hin.

Therapie. Die Effloreszenzen bilden sich nach dem Absetzen der Glukokortikoide zurück. Die Eruption lässt sich mit Retinoiden, Azelainsäure und/oder Benzoylperoxid gut behandeln.

Chlorakne bei Kindern

Epidemiologie. Einige chlorhaltige aromatische Kohlenwasserstoffe zeichnen sich durch eine unterschiedlich ausgeprägte akneigene Potenz aus. Bei der Industriekatastrophe 1976 in Seveso, Italien, wurden ungefähr 4 kg 2,3,7,8-Tetrachlordibenzo-*p*-Dioxin (TCDD) freigesetzt, die in Form einer Gaswolke mehrere Kilometer um die Fabrik herum verseuchten (Caputo et al. 1988). Innerhalb von Monaten traten bei 25 Patienten komedonenartige Effloreszenzen im Gesicht sowie an den oberen und unteren Extremitäten auf. Bereits 5-jährige Kinder entwickelten eine schwere Chlorakne. 2 Jahre später wurden 193 Patienten beobachtet. Im Gegensatz zu anderen TCDD-verseuchten Opfern waren keine systemischen Nebenwirkungen nachweisbar. Bei einigen Kindern trat besonders im Gesicht eine starke pockenartige Vernarbung auf. In den Hautveränderungen ließen sich keine Dioxine nachweisen.

Ähnliche Katastrophen geschahen 1968 in Japan (Yusho oder Ölkrankheit), 1979 in Taiwan, wo ein mit Polychlorbiphenyl verseuchtes Salatöl verantwortlich war, sowie 1987 in Spanien, als kontaminiertes und gepanschtes Olivenöl verkauft wurde.

Ätiologie. Einige Dioxine sind potente akneigene Substanzen, hauptsächlich bei Hautkontakt, aber auch durch Inhalation und Ingestion. Kinder sind einem besonderen Risiko ausgesetzt, Dioxine aus kontaminiertem Erdboden aufzunehmen, wenn sie beim Spielen Staub herunterschlucken. Die Substanzen können auch in die Nahrungskette übergehen und dadurch eine Akne auslösen.

Klinisches Bild. Eine Chlorakne ist gewöhnlich auf die Haut beschränkt ohne Mitbeteiligung innerer Organe. Einzelne Dioxine und andere potente chlorakneigene Substanzen zerstören selektiv die Talgdrüsenlobuli und führen zur Ausbildung kompakter Komedonen in ungewöhnlicher Dichte und disseminierter Verteilung über das gesamte Integument (Abb. 36.9).

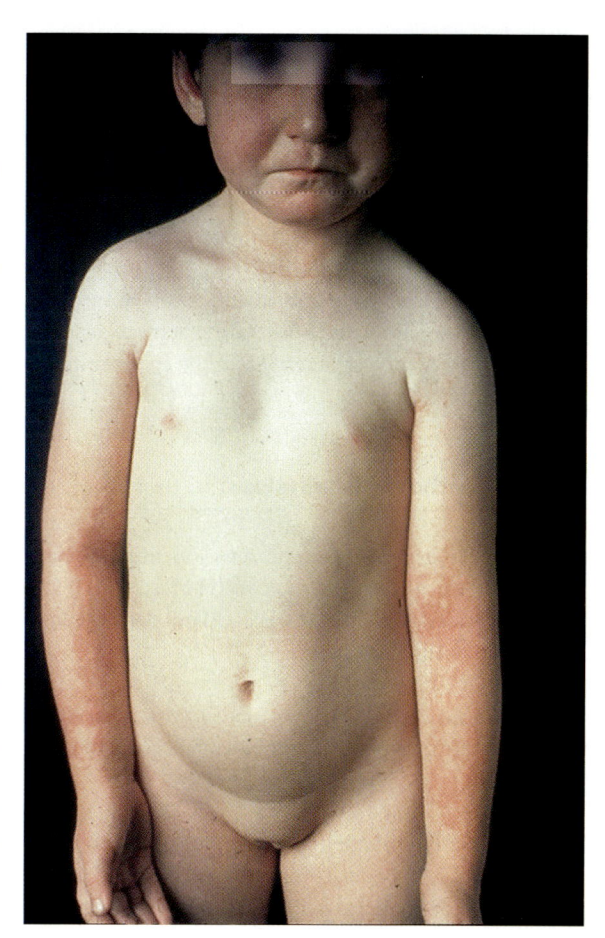

Abb. 36.9. Chlorakne bei Kindern. Konfluierende Papeln im Gesicht und an der Brust sowie prominente Plaques an den Armen als Folgen des Unglücks von Seveso

Therapie. Schwierig. Die lokale und orale Behandlung entspricht der bei schwerer Acne conglobata. In schweren Fällen ist oral verabreichtes Isotretinoin das Medikament der Wahl.

Fetales Hydantion-Syndrom

Klinisches Bild. Eine Acne neonatorum wurde in Zusammenhang mit dem fetalen Hydantoin-Syndrom beobachtet, das vorwiegend durch verzögerte mentale und körperliche Entwicklung, kraniofaziale Dysmorphie, Hypoplasie der Endphalangen und stumpfes Kopfhaar gekennzeichnet ist (Stankler u. Campbell 1980).

Ätiologie. Das akneiforme Exanthem wird durch transplazentaren Transfer des Antiepileptikums Diphenylhydantoin von der Mutter auf den Feten verursacht.

Therapie. Im Allgemeinen nicht erforderlich. Die Läsionen heilen innerhalb der ersten Lebensmonate spontan ab.

Androluteomsyndrom der Schwangerschaft

Klinisches Bild. Ein persistierendes Corpus luteum mit exzessiver Androgenproduktion verursacht schwere Störungen. Die Mutter entwickelt Symptome der Virilisierung wie Seborrhö, Hypertrichose, Senkung der Stimmhöhe, Acne papulopustulosa und sogar Acne conglobata. Weibliche Feten sind besonders gefährdet und können mit Zeichen der Virilisierung einschließlich Akne geboren werden. Die Diagnose gründet sich auf den sonographischen Nachweis des Tumors im Ovar und exzessive Androgenspiegel im Blut.

Therapie. Die chirurgische Entfernung des androgenproduzierenden Corpus luteum während der Schwangerschaft ist kurativ. Die Kinder verlieren ihre Akne spontan innerhalb einiger Monate.

36.1.3 Trichostasis spinulosa

Definition. Büschel- oder pinselförmige Retention von Vellushaaren in einem Talgdrüsenfollikel (Harford et al. 1996). Sie wird oft mit einer Akne verwechselt, mit der sie jedoch keine Gemeinsamkeiten hat.

Epidemiologie. Ältere Personen sind bevorzugt befallen. Selten kommt Trichostasis spinulosa auch bei Jugendlichen vor.

Ätiologie. Alle Haare innerhalb eines Follikels werden von einer Haaranlage gebildet. Am Ende eines Haarzyklus werden die Vellushaare nicht nach außen abgestoßen, sondern verfangen sich im Infundibulum eines Talgdrüsenfollikels.

Klinisches Bild. Die faszikelartig parallel angeordneten Haare erscheinen klinisch wie kleine, dunkle, offene Komedonen (◘ Abb. 36.10). Charakteristische Lokalisationen sind Nasenflügel, Jochbögen, Stirn und Nacken. Die Haare lassen sich leicht mit Hilfe der Zyanokrylattechnik (Hornschichtabriss) entfernen. Ein Tropfen Klebstoff wird auf einen Objektträger gebracht, der vorsichtig auf das betroffene Hautareal gedrückt wird. Wenn man nach etwa 60 s den gehärteten Klebstoff von der Haut abzieht, erhält man einen Hornschichtabriss sowie die dazugehörigen Follikelfilamente. Bei mikroskopischer Betrachtung nach Beschichtung des Objektträgers mit einem Tropfen Immersionsöl erkennt man Faszikel von parallel liegenden Haaren, alle in der Telogenphase und von gleicher Größe und Beschaffenheit.

Histologie. Die Infundibula der Talgdrüsenfollikel sind durch Ansammlung von Korneozyten und Haaren erweitert. Die Vellushaare sind faszikelartig angeordnet.

Differenzialdiagnose. Es besteht nur klinisch, nicht jedoch histologisch eine Ähnlichkeit mit offenen Komedonen.

Therapie. Wirksam ist das mechanische Ausdrücken mit einem Komedonenquetscher. Eine Schälbehandlung mit Retinoiden reicht zur Entfernung der Haarbüschel gewöhnlich nicht aus.

36.1.4 Rosazea

Definition. Die Rosazea (Kupferfinne) ist eine häufige chronisch-entzündliche Dermatose unklarer Ätiologie, die eine vaskuläre (Erythem, Teleangiektasien), entzündliche (Papeln, Pusteln, Knoten) und hypertrophische Komponente (Talgdrüsen- und Bindegewebshypertrophie) aufweist. Die Erkrankung ist primär nicht follikulär gebunden und nicht obligat mit einer Seborrhö vergesellschaftet, daher ist die frühere Bezeichnung *Acne rosacea* unzutreffend. Die Rosazea kann sich neben einer bestehenden Akne entwickeln und diese im weiteren Verlauf ablösen.

Epidemiologie. Die Erkrankung beginnt gewöhnlich ab dem 20. Lebensjahr und hat einen Gipfel zwischen dem 40. und 50. Lebensjahr. Erste Rosazeasymptome, wie rezidivierende oder persistierende livid-rote Gesichtserytheme, besonders an der Nase, können jedoch bereits vor dem 20. Lebensjahr auftreten. Papeln und Pusteln (*Rosacea papulopustulosa*) entwickeln sich gewöhnlich erst im Erwachsenenalter. Eine Sonderform der Rosacea conglobata mit plötzlichem Auftreten von konglobierenden Knoten im Gesicht und extremer Seborrhö (*Rosacea fulminans*) wird auch bei Jugendlichen beobachtet. Über das Auftreten von rosazeaartigen Haut- und Augenveränderungen bei Kindern wurde berichtet (Erzurum et al. 1993).

Ätiologie. Unbekannt. Eine besondere Bedeutung scheint der Blutgefäßversorgung von Gehirn und Gesichtshaut sowie einer abnormen Gefäßreaktion in den Prädilektionsstellen zuzukommen.

Klinisches Bild. Die Erkrankung ist gekennzeichnet durch zunächst flüchtige, dann bleibende Erytheme mit Teleangi-

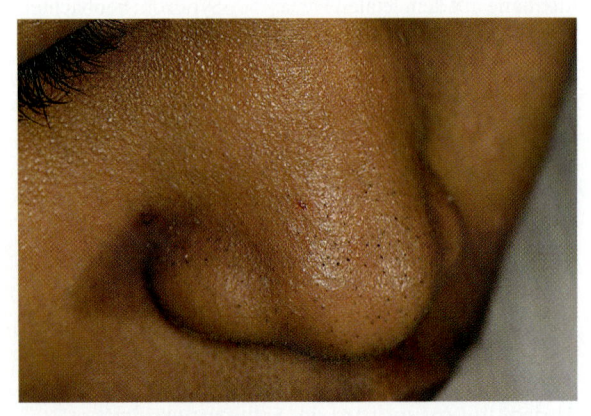

◘ **Abb. 36.10.** Trichostasis spinulosa bei einem 13-jährigen Mädchen. Büschelförmige Retention von Vellushaaren im Talgdrüsenfollikel. Das klinische Bild erinnert an offene Komedonen

ektasien, Papeln, Pusteln, selten Knoten sowie diffusen Bindegewebs- und Talgdrüsenhyperplasien im mittleren Gesichtsdrittel bis hin zur Hypertrophie der Nase (*Rhinophym*). Bei einem Teil der Patienten kommt es zu einer Augenbeteiligung (*Ophthalmorosazea*) mit Blepharitis, Konjunktivitis, Iritis, Iridozyklitis, Hypopyoniritis oder Keratitis. Die Augenkomplikationen sind nicht spezifisch für die Rosazea und auch nicht an die Schwere der Rosazea an der Gesichtshaut gebunden.

Therapie. Flush-provozierende Faktoren wie scharfe Gewürze, heiße Speisen, Nikotin und Alkohol sind auszuschalten, um eine Progredienz der Erkrankung zu verhindern. Sonnenschutzmittel mit einem UV-B-Lichtschutzfaktor von 15 oder mehr in Kombination mit einem UV-A-Filter sind empfehlenswert. Bei geringgradigen Formen der Rosazea kommt eine topische Behandlung mit Metronidazol, Ketokonazol, Azelainsäure oder Retinoiden in Betracht. Rosacea papulopustulosa und Ophthalmorosazea sprechen auf eine orale Tetrazyklin- oder Makrolidtherapie gut an. Die Rosacea conglobata stellt eine Indikation für eine orale Therapie mit Isotretinoin dar. Deren schwerste Ausdrucksform, die Rosacea fulminans, spricht am besten auf eine orale Therapie mit Isotretinoin kombiniert mit Glukokortikoiden und Antiandrogenen (bei Frauen im gebärfähigen Alter) an.

36.1.5 Demodikose (Demodexfollikulitis)

Definition. Durch Demodexmilben ausgelöstes rosazeaartiges Krankheitsbild mit Entzündung des Follikelepithels.

Epidemiologie. Seltene Erkrankung des höheren Erwachsenenalters. Bei Kindern wurde die Erkrankung besonders bei Infektion mit dem humanen Immundefizienzvirus (HIV) beobachtet (Barrio et al. 1996).

Ätiologie. Die Besiedlung der Talgdrüsenfollikel mit *Demodex folliculorum* (Haarbalgmilbe) und anderen Demodexspezies, besonders *Demodex brevis* (Talgdrüsenmilbe), führt durch Eiablage, Milbenkot sowie durch den Fremdkörperreiz des Milbenkörpers zu spongiotischen Veränderungen am Follikelepithel und durch Verlagerung der Milbenkörper in das Bindegewebe auch zu Fremdkörpergranulomen.

Klinisches Bild. Vor allem an den Wangen finden sich follikulär gebundene entzündliche Papeln, seltener Papulopusteln, dazu eine pityriasiforme Schuppung (Abb. 36.11). Gelegentlich besteht Juckreiz. Häufig kommt es zu einer Mitbeteiligung der Augenlider, insbesondere im Bereich der Zilien und Meibom-Drüsen. Der mikroskopische Milbennachweis gelingt entweder durch Ausdrücken von Follikelinhalt mit einem Komedonenquetscher oder durch Hornschichtabriss mit der Zyanoakrylattechnik.

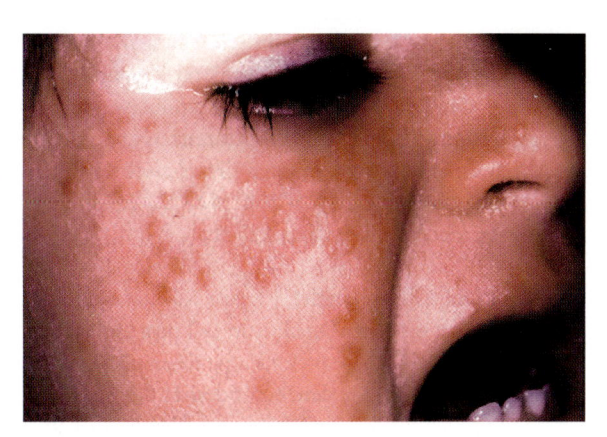

Abb. 36.11. Demodikose bei einem 2-jährigen HIV-positiven Kind. Aggregiert gerötete Papeln an den Wangen

Histologie. Spongiose des Follikelepithels mit perifollikulärem lymphohistiozytären Infiltrat. Die Demodexmilben liegen im Akroinfundibulum. Extrafollikulär werden gelegentlich Fremdkörpergranulome angetroffen.

Differenzialdiagnose. Einseitigkeit der Hautveränderungen spricht für eine Demodikose und gegen eine Rosazea.

Therapie. Durch eine orale Isotretinoinbehandlung kann den Milben infolge von Involution der Talgdrüsenfollikel das zum Überleben geeignete Milieu entzogen werden. Auf eine topische antiparasitäre Behandlung sprechen Demodexmilben schlecht an. Bei schweren Verläufen wird Metronidazol oral 2-mal 400 mg/Tag für etwa 10–14 Tage empfohlen. Auf den Antabuseffekt ist hinzuweisen. Bei Lidrandbefall können die Demodexmilben mit Hilfe der Spaltlampe mechanisch vom Ophthalmologen entfernt werden.

36.1.6 Periorale Dermatitis (rosazeaartige Dermatitis)

Definition. Chronisch verlaufende, zu Rezidiven neigende Erkrankung, gekennzeichnet durch perioral lokalisierte, kleinste Papeln, Papulovesikeln und Papulopusteln auf diffus geröteter Haut (Laude u. Salvemini 1999).

Epidemiologie. Die Erkrankung trat zunächst in den USA und in westeuropäischen Ländern auf und breitete sich langsam auf Osteuropa aus. Vorwiegend sind Frauen betroffen. Der Altersgipfel liegt zwischen dem 20. und 30. Lebensjahr, aber auch bei Kleinkindern und im höheren Erwachsenenalter kommt die periorale Dermatitis vor.

Ätiologie. Unklar. Vielfach steht die periorale Dermatitis in direktem Zusammenhang mit der topischen Applikation von Glukokortikoiden. Oft sind es geringfügige Hauterscheinungen im Gesicht, zu deren Behandlung Glukokortikoide über längere Zeit unkontrolliert angewandt werden. Gelegentlich konnten fusiforme Spirillen und Stäbchen oder Candida albicans, andere Candidaspezies sowie andere Hefepilze aus den Effloreszenzen angezüchtet werden, während anderen Autoren dieser Nachweis nicht gelang. Eine gestörte Hautbarrierefunktion scheint einen prädisponierenden Faktor darzustellen.

Klinisches Bild. Klinisch findet sich eine Aussaat sukkulenter, entzündlich geröteter Papeln von 1–2 mm Durchmesser, die auf entzündlich geröteter Haut stehen und auch zu größeren infiltrierten Arealen, besonders in den Gesichtsfalten, konfluieren können. Weiterentwicklung zu papulovesikulösen, papulopustulösen oder papulosquamösen Effloreszenzen ist möglich. Prädilektionsstellen sind die Nasolabialfalten, die Periorallregion unter pathognomonischer Aussparung einer schmalen erscheinungsfreien Zone um das Lippenrot, ferner Kinn, Glabella, besonders die lateralen Partien der Unterlider, bei ausgedehntem Befall auch die Oberlider, Wangen und Stirn. Bei schweren Verlaufsformen greifen die Hauterscheinungen auch auf die lateralen Halspartien, die Retroaurikularregion und auf den Haaransatz über. Der Verlauf der perioralen Dermatitis ist chronisch über Wochen oder Monate. Provokationen durch Kosmetika, Seifen und Sonnenlicht sind bekannt.

Bei der *lupoiden oder granulomatösen perioralen Dermatitis* ist das klinische Bild durch dichte Aggregation von größeren sukkulenten Papeln oder papulosquamösen Effloreszenzen gekennzeichnet, die bei Glasspateldruck (Diaskopie) ein typisches apfelgeleeartiges Infiltrat aufweisen (◘ Abb. 36.12).

Histologie. Ekzematoides Bild mit Spongiose der Epidermis und Follikel. Bei der lupoiden Verlaufsform finden sich epitheloidzellige Granulome.

Differenzialdiagnose. Abzugrenzen sind Nebenwirkungen von topisch angewandten Glukokortikoiden bei Akne, atopischem oder seborrhoischem Ekzem. Hilfreich ist die Angabe, dass bei der perioralen Dermatitis kein Juckreiz, sondern eher leichtes Brennen vorhanden ist. Auch an eine allergische Kontaktdermatitis (Kosmetika, Zahnpasta, Lippenstift) oder Tinea faciei ist zu denken.

Therapie. In schweren Fällen, besonders aber bei der lupoiden Verlaufsform, ist eine orale Tetrazyklin- oder Isotretinoinbehandlung zu erwägen. Nach Absetzen der vorausgegangenen topischen Glukokortikoidanwendung kommt es vorübergehend zu einer Verschlechterung mit einem schuppenden Erythem und Papulopusteln. Irritierende Anwendungen sind zu vermeiden. Waschen ist nur mit warmem Wasser, ggf. mit Zusatz von Syndets, gestattet. Die Austrocknung der Haut mit Lotionen beschleunigt offenbar die Rückbildung. Am besten ist eine sog. Nulltherapie

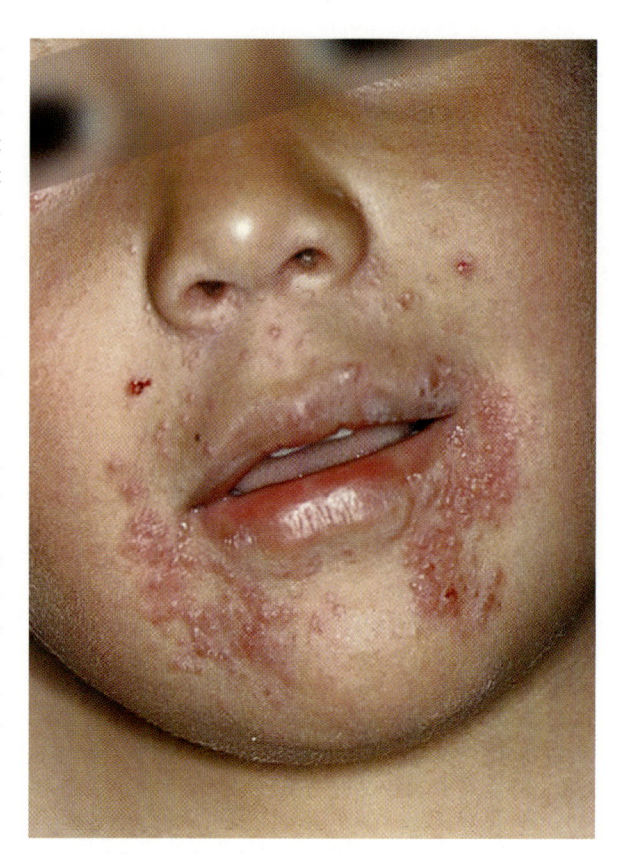

◘ **Abb. 36.12.** Lupoide periorale Dermatitis. Periorale stecknadelkopfgroße Papeln und Papulovesikeln auf gerötetem Grund. Aussparung eines schmalen Saumes am Lippenrot

(Absetzen aller Externa, keine Seifen, Tages- oder Nachtcremes für mehrere Wochen), sofern sie von den Patienten akzeptiert wird. Mit einer narbenlosen Abheilung ist innerhalb von Wochen oder Monaten zu rechnen, es kommen jedoch häufig Rezidive vor.

36.2 Erkrankungen der Schweißdrüsen

36.2.1 Apokrine Schweißdrüsen

Grundlagen

Apokrine Schweißdrüsen entstehen im 4. Schwangerschaftsmonat als Ausstülpung des Haarfollikels und gehören damit entwicklungsgeschichtlich zur Haar-Talgdrüsen-Einheit (Sato 1989). Sie finden sich in den Achselhöhlen, an Brustwarzen, periumbilikal und genitoanal sowie vereinzelt an Kopf und Stamm.

Anatomisch handelt es ich um knäuelartig geformte Drüsen im tiefen Korium mit vielen weiten Drüsenendstücken, die aus inneren sekretorischen Zellen und äußeren Myoepithelzellen bestehen. Der sich anschließende Ausführungsgang verläuft gestreckt und mündet distal von der Einmündung des Talgdrüsenausführungsganges in das Infundibulum eines Terminalhaarfollikels.

36.2 · Erkrankungen der Schweißdrüsen

Größen- und Funktionszunahme der apokrinen Schweißdrüsen setzen mit Beginn der Pubertät durch hormonelle Einflüsse ein. Erst danach sind Störungen dieser Drüsen zu erwarten. Die Größe und Sekretionsmenge der Drüsen sind bei Männern stärker ausgeprägt als bei Frauen, bei negroiden Rassen mehr als bei Weißen. Die Funktion der apokrinen Schweißdrüsen beim Menschen ist unbekannt. Möglicherweise dienten sie in der frühen Entwicklungsgeschichte zur Steuerung des Sozialverhaltens. Bei Tieren spielen sie eine Rolle beim Sexualverhalten.

Die Sekretion ist vorwiegend apokrin, daneben aber auch metokrin und holokrin. Der Stimulationsmechanismus apokriner Schweißdrüsen ist noch nicht genau aufgeklärt. Experimentelle Untersuchungen legen nahe, dass die cholinergische Stiumlation am wirksamsten ist, aber auch β- und weniger α-adrenerge Stimulation führt zu sekretorischer Aktivität. Nach Stimulation der apokrinen Schweißdrüsen wird ein viskös, trübes, gelb-weißes Sekret in geringer Menge produziert. Das Sekret ist steril und geruchlos, sein Lipidanteil reich an Cholesterin, Triglyzeriden und Fettsäuren; daneben sind Cholesterinester, Wachsester und Squalene enthalten. Ebenso sind Spuren von Steroiden von Androgenen wie Dehydroepiandrosteron und Androsteron nachweisbar, die durch koryneforme Stäbchenbakterien der Hautoberfläche zersetzt werden und den typischen intensiven Geruch des apokrinen Schweißes bedingen.

Morbus Fox-Fordyce

Definition. Seltene chronische, vorwiegend bei jungen Frauen auftretende, juckende, papulöse Erkrankung in den Arealen, die reich an apokrinen Schweißdrüsen sind, besonders axillär (Ozcan et al. 2003).

Epidemiologie. Die auch als apokrine Miliaria bezeichnete Erkrankung beginnt meist in der Pubertät und heilt spontan nach dem 5. Lebensjahrzehnt ab. Während der Gravidität werden Spontanremissionen beobachtet. Etwa 90% aller Patienten sind Frauen. Gleichzeitiges Vorkommen bei Zwillingen wurde beobachtet.

Ätiologie. Weitgehend unklar. Hormonelle Funktionsstörungen sollen zum Verschluss der Ausführungsgänge der apokrinen Drüsen am Ort ihres Durchtritts durch das Follikelepithel führen. Das gestaute Drüsensekret wird durch die Drüsenendstücke in das Bindegewebe gepresst. Die Folge ist eine entzündliche Fremdkörperreaktion mit Epidermisverdickung und Juckreiz.

Klinisches Bild. Die Erkrankung hält sich streng an die Hautareale mit apokrinen Schweißdrüsen wie Achselhöhlen, Brustwarzen, Nabel und Genitale (Abb. 36.13). Hier finden sich dicht gedrängt kleine, flache oder mehr spitzkegelige, derbe, hautfarbene Papeln. Die Achselbehaarung ist spärlich, viele Haare sind abgebrochen. Nicht selten kommen Menstruationsstörungen oder Symptome der Virilisie-

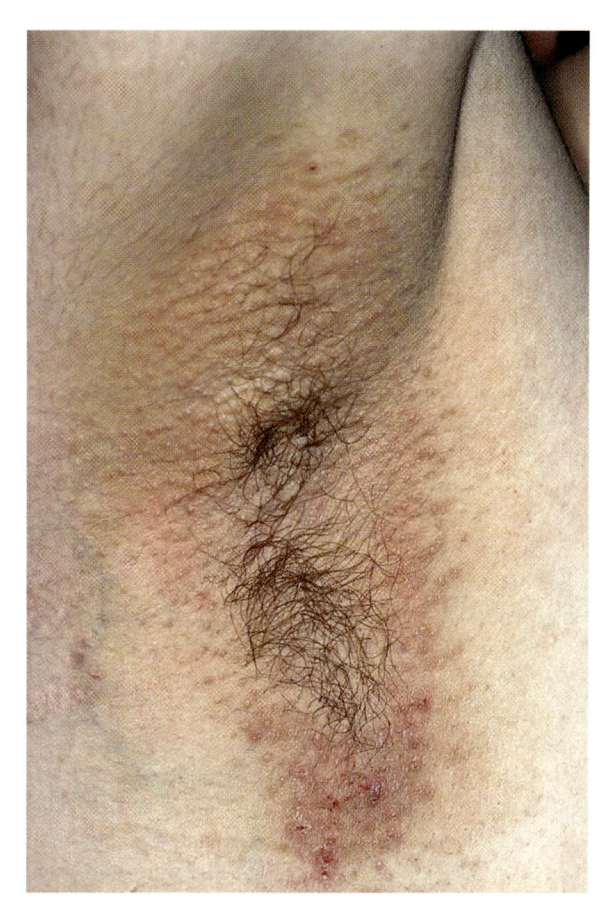

Abb. 36.13. Morbus Fox-Fordyce. Dicht aggregiert kleine, flache oder mehr spitzkegelige, hautfarbene Papeln. Spärliche Achselbehaarung

rung vor. Subjektiv besteht quälender, schubweiser Juckreiz, der durch körperliche Belastung und psychische Stresssituationen provoziert wird.

Histologie. Distaler Verschluss des Ausführungsgangs der apokrinen Drüsen an der Einmündungsstelle in den Follikelkanal durch einen kleinen Hornpfropf. Ein unspezifisches entzündliches Infiltrat ist in der umgebenden Epidermis mit Spongiose sowie sekundärer Akanthose und Hyperparakeratose nachweisbar. Die Drüsenendstücke sind normal weit oder dilatiert, umgeben von einem entzündlichen Infiltrat und angefüllt mit einem homogenen PAS-positiven Material.

Therapie. Es kommt die Gabe von Kontrazeptiva mit antiandrogener Wirkung (Cyproteronazetat: Diane-35, Chlormadinonazetat: Neo-Eunomin, Gestamestrol N, Dienogest: Valette) in Betracht. Über eine Besserung der Symptomatik unter systemischer Therapie mit Isotretinoin wurde berichtet. Die äußerliche Behandlung erfolgt symptomatisch mit Glukokortikoiden oder Antibiotika (Clindamycin, Neomycin). Wie bei ekkriner Hyperhidrosis kann eine Schälbehandlung mit Retinoiden oder Antiperspiranzien versucht werden. Ebenso ist eine intraläsionale Glukokortikoidinjektion zu erwägen.

36.2.2 Ekkrine Schweißdrüsen

Grundlagen

Ekkrine Schweißdrüsen entstehen ab der 15. Schwangerschaftswoche aus Epidermisknospen. Entwicklungsgeschichtlich handelt es sich um selbstständige Hautanhangsgebilde, da im Gegensatz zu den apokrinen Schweißdrüsen keine Beziehung zur Haar-Talgdrüsen-Einheit besteht (Sato 1989). Ekkrine Schweißdrüsen kommen am ganzen Integument vor, besonders zahlreich an Handflächen, Fußsohlen und Stirn. Ihre Gesamtzahl wird auf etwa 2 Mio. geschätzt.

Anatomisch findet sich ein geknäueltes Drüsenendstück aus hellen und dunklen sekretorischen Zellen und umgebenden Myoepithelzellen im tiefen Korium an der Grenze zum subkutanen Fettgewebe. Es schließt sich ein intradermaler, gestreckt verlaufender Ausführungsgang an, der in den intraepidermalen Abschnitt des korkenzieherartig gewundenen ekkrinen Schweißdrüsensystems, das sog. Akrosyringium, übergeht. Das Akrosyringium mündet mit einer unsichtbaren schlitzförmigen Öffnung an der Hautoberfläche. Nur an den Handflächen und Fußsohlen sind die Schweißdrüsenporen trichterförmig sichtbar und sitzen auf den Reteleisten.

Die Sekretion der ekkrinen Schweißdrüsen wird beim Menschen ausschließlich durch postganglionäre sympathische Nervenfasern gesteuert. Die Mediatorsubstanz an den Drüsenazini ist Azetylcholin. α- und β-adrenerge Stimulation bewirkt eine geringere Sekretion.

Ekkriner Schweiß ist eine geruchlose, klare, wässrige Flüssigkeit. Er enthält hauptsächlich Natrium-, Kalium-, Kalzium-, Magnesium- und Chloridionen, außerdem Laktat, Harnstoff und in Spuren Aminosäuren, biogene Amine und Vitamine.

Die wesentliche physiologische Funktion ekkriner Schweißdrüsen besteht in der Thermoregulation des Körpers durch Schweißbildung und -sekretion.

Hyperhidrosis

Eine generalisierte oder lokalisierte Überfunktion ekkriner Schweißdrüsen (Hyperhidrosis) kommt *symptomatisch* im Rahmen endokrinologischer oder neurologischer Erkrankungen oder *idiopathisch* vor (Sato et al. 1989, 1991). Die *physiologische Hyperhidrosis* dient zur Thermoregulation bei größerer Muskelarbeit, bei Adipositas oder bei höheren Außentemperaturen, daneben zur Akklimatisierung in tropischer Umgebung und während des Klimakteriums.

Symptomatische Hyperhidrosis

Die symptomatische Hyperhidrosis kommt vorwiegend vor bei

- endokrinologischen Erkrankungen mit Überfunktion von Hypophyse oder Schilddrüse,
- Diabetes mellitus,
- Zuständen, die mit einer erhöhten Katecholaminfreisetzung einhergehen (Schock, Hypoglykämie, Phäochromozytom) und
- neurologischen Erkrankungen mit partieller Schädigung sympathischer Bahnen (Halsrippe, Karpaltunnelsyndrom, Tabes dorsalis, Hemiplegie, Syringomyelie, Tumoren).

Die Ausprägung der Hyperhidrosis kann generalisiert, halbseitig oder herdförmig sein.

Idiopathische Hyperhidrosis

Definition. Als idiopathische oder emotionale Hyperhidrosis bezeichnet man eine konstitutionell bedingte Überfunktion ekkriner Schweißdrüsen in bevorzugten Körperarealen bei genetischer Prädisposition. Auslösend sind Faktoren, die zu einer emotionalen Anspannung führen, wie Schmerz, Angst, Nervosität oder Freude. Zusätzlich verstärkend wirken Nikotin und Koffein, da sie zu einem erhöhten Rhythmuspotenzial in den Ganglien führen.

Epidemiologie. Die Hyperhidrosis manuum et pedum kann schon im Säuglingsalter auftreten, manifestiert sich jedoch häufig im Kleinkindes- oder Schulalter. Dagegen manifestiert sich die Hyperhidrosis axillaris meist während der Pubertät oder im jungen Erwachsenenalter.

Klinisches Bild. Prädilektionsstellen der idiopathischen Hyperhidrosis sind Achselhöhlen (Hyperhidrosis axillaris), Handflächen und Fußsohlen (Hyperhidrosis manuum et pedum), seltener Gesicht (Stirn, Nasenspitze), Nacken, Sternum, Rücken und Perianalbereich. Die psychosozialen Auswirkungen, insbesondere auch im Hinblick auf die Berufswahl, können erheblich sein.

Die Folge vermehrten Schwitzens in intertriginösen Bereichen ist häufig Hautmazeration, die günstige Bedingungen für sekundäre Dermatosen wie Intertrigo, Pyodermie oder Mykose schafft. Patienten mit genuiner Hyperhidrosis sind häufig Astheniker mit weiteren Symptomen psychovegetativer Übererregbarkeit wie Pseudoleucoderma angiospasticum oder Akrozyanose.

Die idiopathische Hyperhidrosis verliert sich häufig im höheren Erwachsenenalter.

Therapie. Sie kann grundsätzlich an verschiedenen Abschnitten der ekkrinen Schweißdrüsen ansetzen:
- pharmakologische Blockierung des Neurotransmitters am Drüsenendstück (Anticholinergika, Botulinumtoxin),
- operative Beseitigung der Schweißdrüsen (Kürettage des axillären Schweißdrüsenfeldes),

- mechanische Blockierung der ekkrinen Schweißdrüsenausführungsgänge in verschiedenen Ebenen durch Metallsalze (Aluminium, Zirkonium), Aldehyde (Formaldehyd, Glutaraldehyd) oder Säuren (Trichloressigsäure, Gerbsäure),
- Beseitigung des Schweißes an der Hautoberfläche durch Abwaschen oder Absorption (Wasser und Syndets, Puder, Wäsche aus Baumwolle und Wolle),
- Durchtrennung der sympathischen Nervenversorgung (Sympathektomie).

Bei Kindern mit *Hyperhidrosis manuum et pedum* hat sich die äußerliche Anwendung von 15- bis 25%-iger Aluminiumchloridhexahydrat-Lösung bewährt. Die Lösung wird über Nacht, am besten unter Okklusivbedingungen (Plastikhandschuhe), zunächst täglich, später nach Bedarf angewandt. Eine Dauerbehandlung ist erforderlich. Adstringierende Substanzen (Aldehyde, Säuren) sind teilweise wirksam, zu beachten sind jedoch die relativ hohe Kontaktsensibilisierungsrate gegen Aldehyde und toxikologische Aspekte.

Eine andere Möglichkeit besteht in der Leitungswasseriontophorese, bei der mit Hilfe von speziellen Therapiegeräten, die auch für den Heimgebrauch erhältlich sind, schwache, teilweise gepulste Gleichströme durch die Haut geleitet werden. Die Behandlung erfolgt zunächst täglich oder 3-mal wöchentlich, später nach Bedarf. Auch hier ist eine Dauerbehandlung erforderlich. Die Leitungswasseriontophorese ist sehr wirksam und nebenwirkungsarm. Der Wirkungsmechanismus des Verfahrens ist nicht genau bekannt, jedoch wird eine reversible Störung des Ionentransportes im sekretorischen Drüsenanteil angenommen.

Bei der *Hyperhidrosis axillaris* hat sich ebenfalls die äußerliche Anwendung von 10- bis 25%iger Aluminiumchloridhexahydrat-Lösung in einer durch den Zusatz von Methylzellulose (meist 1%) auf gelartige Konsistenz eingedickten Grundlage bewährt. Die Lösung wird über Nacht, zunächst 2- bis 3-mal wöchentlich, später nach Bedarf angewandt. Darüber hinaus kommt auch hier die Leitungswasseriontophorese unter Verwendung spezieller Applikatoren in Frage.

Anhydrotika (z. B. Alsol) enthalten Aluminiumsalze, Formalinverbindungen und Anticholinergika. Ihre Wirksamkeit bei starker Hyperhidrosis ist jedoch meist nicht ausreichend.

Eine andere Möglichkeit zur Behandlung der *Hyperhidrosis manuum* oder *axillaris* besteht in der intrakutanen Injektion von Botulinumneurotoxin A (Botox, Dysport). Die leichte Kette des Toxins spaltet Exozytoseproteine und verhindert so die exozytotische Freisetzung von Azetylcholin. Die Wirkung setzt innerhalb von wenigen Tagen ein und hält axillär duchschnittlich 7 Monate an, palmar weniger lang. Dann kann die Injektion wiederholt werden. Die häufigste Nebenwirkung bei palmarer Anwendung ist eine leichte Schwäche der Muskulatur in der Umgebung der Injektionsstelle. Inzwischen ist Botox zur Therapie der axillären Hyperhidrose im Erwachsenenalter zugelassen. Die Wirksamkeit und Sicherheit der Therapie mit Botulinumtoxin A ist durch mehrere kontrollierte klinische Studien belegt (Naumann et al. 2003).

Als *Ultima ratio* bei schwerer therapieresistenter axillärer und palmarer Hyperhidrose kommt die operative Therapie in Betracht. Bei der *Hyperhidrosis axillaris* wurden invasivere Eingriffe wie die En-bloc-Exzision von Haut und subkutanem Gewebe inzwischen durch schonendere Eingriffe mit minimalen Schnitten und anschließender subkorialer Kürettage oder Saugkürettage weitgehend verdrängt. Der wesentliche Effekt dieser Therapie beruht möglicherweise auf der Durchtrennung der Nervenfasern, welche die ekkrinen Schweißdrüsen versorgen. Die postoperativen Ergebnisse sind größtenteils gut, allerdings liegen Langzeituntersuchungen zur (Saug-)Kürettage bislang nicht vor.

Bei schwerer palmarer Hyperhidrose wird als letzte Behandlungsmöglichkeit die thorakoskopische Sympathektomie (Entfernung von Grenzstrangganglien) oder Sympathikotomie (elektrokaustische Durchtrennung des Grenzstrangs) angeboten, die zu vollständiger irreversibler Anhidrose und Verlust der vasomotorischen Regulation im Versorgungsgebiet führt. Akut- und Spätkomplikationen, v. a. die *kompensatorische Hyperhidrose* weiterhin zum Schwitzen befähigter Körperregionen, limitieren ihren Einsatz.

Systemische Anticholinergika wirken zwar gut, kommen jedoch wegen der kurzen Halbwertszeit und häufigen Nebenwirkungen (z. B. Tachykardie, Mydriasis, Mundtrockenheit) eher für die generalisierte Hyperhidrosis in Betracht. Sie wirken als Antagonisten an cholinergen Rezeptoren. Die gebräuchlichsten Substanzen sind Bornaprin (Sormodren) und Methantheliniumbromid (Vagantin). Weiterhin können bei generalisierter Hyperhidrosis hydroelektrische Vollbäder (Stanger-Bäder) erwogen werden. Hierbei wird wie bei der Leitungswasseriontophorese Gleichstrom eingesetzt.

Gustatorische Hyperhidrosis

Klinisches Bild. Hierbei tritt eine Hyperhidrosis im Gesicht, vorwiegend an Nasenspitze, Nasenflügeln oder Stirn, beim Genuss von scharf gewürzten oder sauren Speisen auf.

Ätiologie. Sie gilt als Normvariante, kann aber auch – oft einseitig lokalisiert – als Folge von zentralen oder peripheren Nervenläsionen bei Diabetes mellitus oder nach Sympathektomie auftreten.

Aurikulotemporales Syndrom (Frey-Syndrom)

Definition. Besondere Form der gustatorischen Hyperhidrosis, die selten auch bei Kindern vorkommt (Dizon et al. 1997).

Ätiologie. Nach Entzündungen oder operativen Eingriffen im Gebiet der Parotis kommt es zum Kurzschluss von sympathischen Nervenfasern, die normalerweise Speicheldrüsen versorgen (N. auriculotemporalis), mit sudomotorischen Fasern ekkriner Schweißdrüsen.

Klinisches Bild. Sobald eine Speichelsekretion auftritt, schwitzen die Patienten an umschriebener Stelle der Wangenhaut, verbunden mit Parästhesien und Erythem. Der Minor-Schwitzversuch zeigt lokalisiertes Schwitzen beim Essen. Im Kindesalter steht häufig eine Flush-artige Hautreaktion im Gesicht im Vordergrund.

Therapie. Im Kindesalter ist eine spontane Rückbildungstendenz charakteristisch. Eine wirksame Behandlung besteht in der topischen Applikation von 15- bis 20%igem Aluminiumchloridhexahydrat. Auch Botulinumtoxin A ist sehr wirksam.

Hypohidrosis und Anhidrosis

Eine verminderte Schweißsekretion (*Hypohidrosis*) kommt vorwiegend vor als Begleitsymptom bei
- verschiedenen endokrinologischen Erkrankungen (M. Addison, Myxödem, Diabetes insipidus, Kachexie),
- Niereninsuffizienz,
- Erkrankungen des zentralen oder peripheren Nervensystems (Ross-Syndrom, Horner-Syndrom, multiple Sklerose, Querschnittslähmung, Polyneuritis durch Alkoholismus oder Diabetes mellitus, Lepra),
- entzündlichen Dermatosen (Psoriasis, Pemphigus, Erythrodermie, atopisches Ekzem, Tinea corporis, Miliaria) mit mechanischer Verlegung der Schweißdrüsenausführungsgänge,
- Genodermatosen (Ichthyosen, M. Fabry),
- Arzneimitteleinnahme (Atebrin) oder
- Exsikkation (Diarrhö, Fasten, Erbrechen).

Neu- und besonders Frühgeborene weisen vorübergehend eine verminderte Schweißsekretion auf, die mit einer noch nicht abgeschlossenen oder verzögerten Ausreifung der hypothalamischen Zentren der Schweißregulation zusammenhängt. Das völlige Fehlen der ekkrinen Schweißdrüsenfunktion (*Anhidrosis*) wird i. Allg. nur in Verbindung mit anderen ektodermalen Defekten (Zahn-, Haar-, Nägel-, Talg- und Brustdrüsenfehlentwicklung, Anosmie, Ozaena) beobachtet, besonders bei der *anhidrotischen ektodermalen Dysplasie*. Wegen fehlender Schweißsekretion fehlt bei diesen Patienten ein wesentlicher Faktor der Thermoregulation, sie sind daher extrem hitzeintolerant. Im Sommer sind sie durch Fieber, Tachykardie, Hyperpnoe und Kollapsneigung geplagt.

Therapie. Symptomatisch.

Bromhidrosis (Osmidrosis)

Definition. Penetranter Geruch infolge bakterieller Zersetzung vorwiegend des apokrinen Schweißes.

Ätiologie. Der an sich geruchlose apokrine Schweiß wird durch koryneforme Stäbchenbakterien der Hautoberfläche zersetzt, sodass wahrscheinlich aus den Steroidanteilen (Androgenen) des apokrinen Schweißes geruchsaktive Substanzen (Pheromone) entstehen, die den typischen penetranten axillären Geruch bewirken (Leyden et al. 1981; Lucky 1991).

Klinisches Bild. Der charakteristische Geruch setzt mit der funktionellen Reife der apokrinen Schweißdrüsen in der Pubertät ein und geht oft von der verschwitzten Kleidung aus. Mit der Involution der apokrinen Schweißdrüsen im höheren Alter verliert sich die Bromhidrosis. Sie wird durch mangelhafte Hygiene gefördert; nicht selten ist sie dann mit einem Erythrasma verbunden.

Therapie. Die Patienten werden zu intensiver Körperhygiene angeleitet, die mehrfach tägliches Waschen mit desodorierender Seife oder sauren Syndets und regelmäßigen Wäschewechsel einschließt. Die Anwendung antimikrobiell wirksamer Desodoranzien bewirkt eine Wachstumshemmung der koryneformen Stäbchenbakterien in den betroffenen Bereichen. Als besonders wirksam hat sich Aluminiumchloridhexahydrat-Lösung erwiesen, wie sie auch zur Behandlung der ekkrinen Hyperhidrosis verwandt wird. Zudem kann eine Überdeckung des Geruchs durch Duftstoffe, wie sie in Seifen und Deodoranzien enthalten sind, erwogen werden. Eine praktische hygienische Maßnahme besteht in der Rasur des Achselhaares. Bei Befall der Fußsohlen ist eine Leitungswasseriontophorese zu erwägen. Konsequenter Wechsel der Wäsche und Schuhe ist erforderlich. Baumwollsocken sind vorzuziehen.

Chromhidrosis

Definition. Sekretion von farbigem Schweiß durch apokrine Schweißdrüsen.

Epidemiologie. Die Chromhidrosis beginnt nach der Pubertät und ist nicht mit anderen Krankheiten verbunden.

Ätiologie. Die Färbung scheint auf ein in die Lipofuszinklasse gehörendes apokrines Pigment und dessen dunkle Zersetzungsprodukte zurückzugehen (Mali-Gerrits et al. 1988; Schwarz et al. 1989).

Klinisches Bild. Die Chromhidrosis kommt gewöhnlich in den Axillen vor, kann sich aber auch im Gesicht durch aberrierende apokrine Schweißdrüsen oder in anderen apokrinen Schweißdrüsengebieten entwickeln. Nach psychogener Erregung treten feine, dunkel gefärbte, fest antrocknende Tröpfchen im Follikelausgang auf. Die Farbe des Schweißes ist gelb, blau, grün oder schwarz.

Differenzialdiagnose. Meist liegen der vermeintlichen Chromhidrosis exogene Ursachen zugrunde, z. B. bei einer

36.2 · Erkrankungen der Schweißdrüsen

Trichobacteriosis palmellina axillarum, bei der rötliche Porphyrine von Bakterien produziert werden.

Therapie. Die topische Anwendung von Capsaicin (Capsamol), die eine Entleerung von Substanz P an den peripheren Nervenendigungen bewirkt, kann diese Art der apokrinen Chromhidrosis vorübergehend beseitigen (Marks 1989). Allerdings ist eine Dauerbehandlung erforderlich. Wenn die Substanz mehrere Tage lang nicht angewendet wird, kommt es erneut zum Auftreten der Chromhidrosis.

Dyshidrosis

Dieses polyätiologische Krankheitsbild ist oft vergesellschaftet mit einer Hyperhidrosis manuum et pedum und wurde ursprünglich allein als Funktionsstörung der ekkrinen Schweißdrüsen angesehen, daher auch die Krankheitsbezeichnung. Die frühere Annahme, dass es sich um eine Schweißretention in Analogie zur Miliaria rubra handelt, hat sich als unzutreffend erwiesen. Histologisch liegt eine spongiotische Dermatitis in schweißdrüsenreicher Region und bei dicker Hornschicht vor. Die Dyshidrosis wird daher den Dermatitis- und Ekzemerkrankungen zugeordnet.

Miliaria

Definition. Durch Verlegung der Schweißdrüsenausführungsgänge verursachte Schweißretention mit hirsekornartigen, oft juckenden Effloreszenzen, besonders ausgelöst durch eine gestörte Thermoregulation (Feng u. Janniger 1995).

Epidemiologie. Häufig in den Tropen, besonders bei nicht akklimatisierten Individuen. Durch eng anliegende, die Verdunstung behindernde Kleidung tritt die Miliaria auch in unseren Breiten während der Sommermonate auf, nicht selten bei Säuglingen.

Ätiologie. Die Erkrankung beruht auf einem mechanischen Verschluss der Ausführungsgänge ekkriner Schweißdrüsen. Je nach Lokalisation des Verschlusses lassen sich 3 Formen der Miliaria unterscheiden: Miliaria cristallina, Miliaria rubra und Miliaria profunda.

> Den verschiedenen Formen der Miliaria liegt zumeist eine gestörte Thermoregulation zugrunde.

Miliaria cristallina

Ätiologie. Bei der Miliaria cristallina (Sudamina) liegt der Verschluss innerhalb der Hornschicht und kann hervorgerufen werden durch starkes Schwitzen, entzündliche Hauterkrankungen mit parakeratotischer Verhornung (Dermatitis solaris, Kontaktdermatitis), wobei die Spirale des intrakorneal gelegenen Akrosyringiums durch die Entzündung zerstört wird, und eiweißfällende Externa, die durch Denaturierung des Keratins der oberflächlich gelegenen Hornzelllagen zu einer Verödung des Schweißdrüsenporus führen (Aprey et al. 1992).

Klinisches Bild. Miliaria cristallina kommt wegen der Flüchtigkeit ihrer Hauterscheinungen nur selten zur Beobachtung. Starke Schweißausbrüche bei zu warm bekleideten Säuglingen, fieberhafte Infektionskrankheiten oder Schwitzkuren (Sauna, Sonne) können die Erkrankung auslösen. Vor allem am Rumpf finden sich ohne entzündliche Veränderungen disseminiert kleinste bis stecknadelkopfgroße, wasserhelle pralle Bläschen mit äußerst dünner Decke, die spontan oder beim Wegwischen mit dem Finger platzen (Abb. 36.14). Eine feine Desquamation kann folgen. Die Eruption dauert gewöhnlich nur einige Stunden und geht nicht mit Juckreiz einher.

Therapie. Starkes Schwitzen sollte vermieden und luftige Kleidung, welche die Abdunstung nicht behindert, getragen werden; ggf. topische Applikation von Lotio zinci spirituosa.

Miliaria rubra und Miliaria profunda

Ätiologie. Der Verschluss liegt bei der *Miliaria rubra* im Akrosyringium, also in der Epidermis (Hölze u. Kligman 1978), und bei der *Miliaria profunda* im distalen, gestreckt verlaufenden, dermalen Anteil des Ausführungsganges oder am Übergang in die epidermalen Papillenzapfen (Kirk et al. 1996). Durch die Sekretretention kommt es zum Austritt von Schweiß in das Interstitium, möglicherweise auch zur Ruptur des Ausführungsganges und nachfolgend zu einer entzündlichen Reaktion. Diese spezifische Schädigung des Akrosyringiums ist möglich durch
- tropische Hitze mit hoher Luftfeuchtigkeit, wobei es zur Quellung der Hornschicht und Schweißretention im tieferen ekkrinen Schweißdrüsenausführungsgang kommt,
- Bakterientoxine, besonders bei tropischer Miliaria, da das Auftreten von Miliaria an eine starke Vermehrung

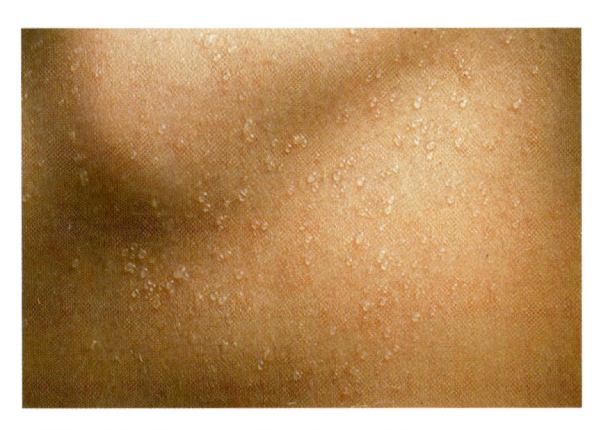

Abb. 36.14. Miliaria cristallina. Disseminiert kleinste bis stecknadelkopfgroße, wasserhelle, pralle Bläschen

der Hautoberflächenbakterien gebunden zu sein scheint,
- Metallsalze, toxische Detergenzien sowie starken Ionenfluss bei Iontophorese im Rahmen experimenteller Modelle.

Epidemiologie. Vorwiegend in den Tropen, wo längerer Aufenthalt in feucht-warmer Umgebung die Voraussetzung für ihre Entstehung gibt. In unseren Breiten findet sie sich nur bei Menschen, die in feucht-heißem Milieu arbeiten, oder bei Adipösen mit Belastungshyperhidrosis. Säuglinge können im Windelbereich überhitzt sein und ebenfalls an Miliaria erkranken.

Klinisches Bild. An bedeckten Körperarealen, vorzugsweise am Rumpf und stets unter Aussparung von Gesicht, Handflächen und Fußsohlen, entwickelt sich eine meist symmetrische Aussaat kleinster, intensiv roter, punktförmiger Maculae oder Papeln, auf denen erst sekundär Bläschen entstehen können (Abb. 36.15). Ist die Miliaria ausgedehnt, entstehen infolge der damit verbundenen Anhidrosis durch Schweißretention thermoregulatorische Probleme mit ausgeprägter Hitzeintoleranz bis hin zum Hitzschlag. Dicht stehende Effloreszenzen können besonders in intertriginösen Bereichen konfluieren und infolge Impetiginisierung zu ausgedehnten nässenden Flächen mit bakteriell bedingter Pustulation führen. Subjektiv besteht Juckreiz, Prickeln oder Brennen.

Histologie. Intra- oder subepidermale Bläschen mit entzündlichem Infiltrat um die Schweißdrüsenausführungsgänge.

Differenzialdiagnose. Follikuläres Ekzem, follikuläre Arzneimittelreaktion. Die Miliaria ist jedoch nicht follikulär gebunden.

Therapie. Starkes Schwitzen sollte durch Aufenthalt in kühlen (klimatisierten) Räumen und Tragen luftiger Kleidung vermieden werden. Die Lokaltherapie erfolgt mit Trockenpinselungen (Lotio zinci spirituosa) oder Puder, ggf. antimikrobiell (0,1% Clioquinol in Zinkschüttelmixtur, Betaisodona-Lösung) zur Vermeidung von bakterieller Superinfektion.

Granulosis rubra nasi

Epidemiologie. Die sehr seltene, unregelmäßig dominant vererbte Hauterkrankung findet sich nur bei Kindern (Zuccati et al. 1990).

Ätiologie. Die Ursache besteht wahrscheinlich in einer peripheren vegetativen Dysfunktion. Über das gleichzeitige Vorkommen mit einem Phäochromozytom wurde berichtet (Heid et al. 1996).

Klinisches Bild. Zu Beginn ist gewöhnlich nur die Nasenspitze bläulich gerötet, später kann sich das Erythem auf die übrige Nasenregion, Wangen, Oberlippe und Kinn ausbreiten (Abb. 36.16). Neben Schweißperlen finden sich hell- bis dunkelrote, spitzkegelige Bläschen und Pusteln. Gelegentlich wird milder Juckreiz angegeben. Gleichzeitiges Vorkommen mit Akrozyanose und Pernionen ist möglich.

Histologie. Erweiterung der Schweißdrüsenausführungsgänge sowie der Blut- und Lymphgefäße im oberen und mittleren Korium mit geringen entzündlichen Infiltraten.

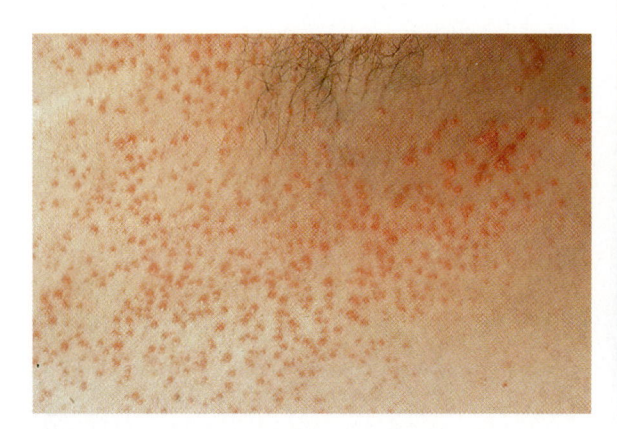

Abb. 36.15. Miliaria rubra. Kleinste, rote, punktförmige Maculae oder Papeln

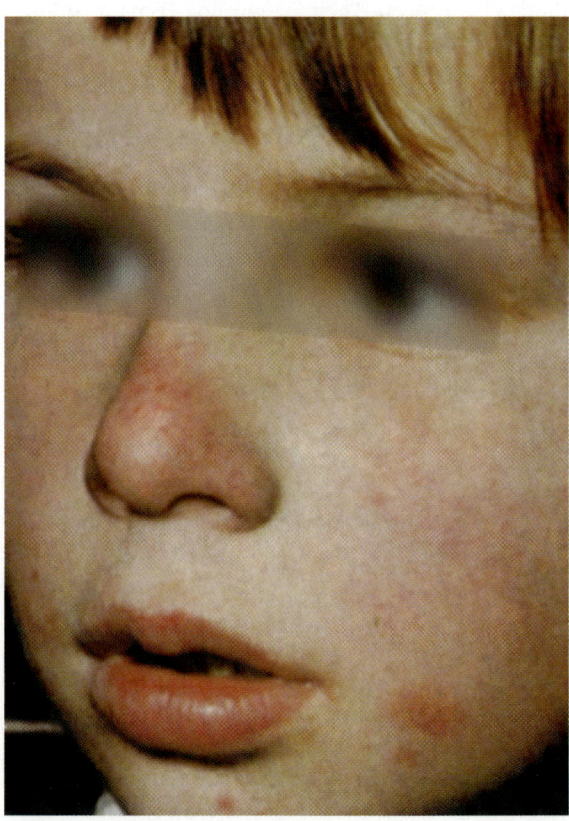

Abb. 36.16. Granulosis rubra nasi. Bläulich gerötete Nase mit roten spitzkegeligen Bläschen und Pusteln

Therapie. Nicht erforderlich, da die Veränderung mit der Pubertät abheilt.

Rekurrierende palmoplantare Hidradenitis

Epidemiologie. Die rekurrierende palmoplantare Hidradenitis ist eine Erkrankung überwiegend, jedoch nicht ausschließlich des Kindesalters (Stahr et al. 1994).

Ätiologie. Diskutiert wird, dass physikalische Noxen, insbesondere feuchte Kälte, ein Trauma der ekkrinen Schweißdrüsen mit nachfolgender neutrophiler Chemotaxis über die freigesetzten Schweißdrüsensekrete bedingen. Dafür spricht die Häufung der Erkrankung im Frühjahr und Winter. Das Krankheitsbild ist sehr wahrscheinlich identisch mit der traumatischen plantaren Urtikaria und der palmoplantaren ekkrinen Hidradenitis.

Klinisches Bild. Charakteristisch sind akut auftretende, druckdolente, symmetrisch ausgeprägte, 0,5–2 cm große, rote bis livid-rote nodöse Erytheme in palmoplantarer Lokalisation. In manchen Fällen sind ausschließlich die Plantae betroffen. Das Allgemeinbefinden ist nicht beeinträchtigt. Die selbstlimitierende Erkrankung neigt zu Rezidiven.

Histologie. Infiltrate aus neutrophilen Granulozyten sowie vereinzelte Mikroabszesse und Nekrosen in der Umgebung von ekkrinen Schweißdrüsen. Das klinische Bild ist so charakteristisch, dass in den meisten Fällen auf eine bioptische Diagnosesicherung verzichtet werden kann.

Differenzialdiagnose. Das Erythema nodosum ist durch Knoten an den Unterschenkeln gekennzeichnet, die eine wesentlich langsamere Rückbildungstendenz zeigen. Pernionen sind typischerweise an den Dorsalflächen der Finger und Zehen und nicht palmoplantar lokalisiert. Bei länger bestehenden Hautveränderungen ist auch an Erythema exsudativum multiforme, Sweet-Syndrom, M. Behçet und andere Vaskulitiden zu denken.

Therapie. Entscheidend ist das konsequente Meiden von Feuchtigkeit und Kälte an Palmae und Plantae (z. B. kälteisolierendes Schuhwerk). Weiterhin werden durchblutungsfördernde Externa (z. B. Nikotinate) sowie wärmende Hand- und Fußbäder empfohlen. Bei schweren Verläufen wurden nichtsteroidale Antiphlogistika erfolgreich eingesetzt.

> Die Diagnose der rekurrierenden palmoplantaren Hidradenitis wird klinisch gestellt. Eine Hautbiopsie ist zumeist nicht erforderlich.

Danksagung

Mit freundlicher Genehmigung wurden abgedruckt:
- Abb. 36.9 (Prof. Dr. Ruggero Caputo, Mailand, Italien),
- Abb. 36.10 (Dr. Robert R. Harford, Guam, USA) und
- Abb. 36.11 (Dr. José Barrio, Madrid, Spanien).

Literatur

Barrio J, Lecona M, Hernanz JM, Sánchez M, Gurbindo MD, Lazaro P, Barrio JL (1996) Rosacea-like demodicosis in an HIV-positive child. Dermatology 192: 143–145

Caputo R, Monti M, Ermacora E, Carminati G, Gelmetti C, Gianotti R, Gianni E, Puccinelli V (1988) Cutaneous manifestations of tetrachlorodibenzo-p-dioxin in children and adolescents. Follow-up 10 years after the Seveso, Italy, accident. J Am Acad Dermatol 19: 812–819

Chew EW, Bingham A, Burrows D (1990) Incidence of acne vulgaris in patients with infantile acne. Clin Exp Dermatol 15: 376–377

De Raeve L, De Schepper J, Smitz J (1995) Prebubertal acne: a cutaneous marker of androgen excess? J Am Acad Dermatol 32: 181–184

Dizon MVC, Fischer G, Jopp-McKay A, Treadwell PW, Paller AS (1997) Localized facial flushing in infancy: auriculotemporal nerve (Frey) syndrome. Arch Dermatol 133:1143–1145

Duke EMC (1981) Infantile acne associated with transient increases in plasma concentrations of luteinising hormone, follicle-stimulating hormone, and testosterone. Br Med J 282: 1275–1276

Erzurum SA, Feder RS, Greenwald MJ (1993) Acne rosacea with keratitis in childhood. Arch Ophthalmol 111: 228–230

Feng E, Janniger CK (1995) Miliaria. Cutis 55: 213–216

Haas N, Henz BM, Weigel H (2002) Congenital miliaria crystallina. J Am Acad Dermatol 47 (Suppl 5): S270–272

Harford RR, Cobb MW, Miller ML (1996) Trichostasis spinulosa: a clinical simulant of acne open comedones. Pediatr Dermatol 13: 490–492

Heid E, Samain F, Jelen G, Boivin S (1996) Granulosis rubra nasi et phéochromocytome. Ann Dermatol Venereol 123: 106–108

Hölzle E, Kligman AM (1978) The pathogenesis of miliaria rubra: role of the resident microflora. Br J Dermatol 99: 117–137

Jansen T, Altmeyer P, Plewig G (2001) Acne inversa (alias hidradenitis suppurativa). J Eur Acad Dermatol Venereol 15: 532–540

Jansen T, Burgdorf WHC, Plewig G (1997) Pathogenesis and treatment of acne in childhood. Pediatr Dermatol 14: 17–21

Jansen T, Michelsen S, Plewig G (1996) Sebaceous glands: structure and function. Jpn J Dermatol 106: 1719–1721

Jansen T, Plewig G (1997) Advances and perspectives in acne therapy. Eur J Med Res 2: 321–334

Jansen T, Plewig G, Kligman AM (2000) Pathophysiology of acne. Dermatol Ther 6: 7–17

Jungfer B, Jansen T, Przybilla B, Plewig G (1992) Solid persistent edema in acne vulgaris: successful treatment with isotretinoin and ketotifen. Dermatology 187: 34–37

Kent A, Drummond LM (1989) Acne excorieé – a case report of treatment using habit reversal. Clin Exp Dermatol 14: 163–164

Kirk JF, Wilson BB, Chun W, Cooper PH (1996) Miliaria profunda. J Am Acad Dermatol 35: 854–856

Laude TA, Salvemini JN (1999) Perioral dermatitis in children. Semin Cutan Med Surg 18: 206–209

Leyden JJ, McGinley KJ, Hölzle E, Labows JN, Kligman AM (1981) The microbiology of the human axilla and its relationship to axillary odor. J Invest Dermatol 77: 413–416

Lucky AW (1991) Acquired bromhidrosis in an 8-year-old boy secondary to a nasal foreign body. Arch Dermatol 127: 129

Lucky AW, Biro FM, Huster GA, Leach AD, Morrison JA, Ratterman J (1994) Acne vulgaris in premenarchal girls: an early sign of puberty associated with rising levels of dehydroepiandrosterone. Arch Dermatol 130: 308–314

Mali-Gerrits MMG, van de Kerkhof PCM, Mier PD, Happle R (1988) Axillary apocrine chromhidrosis. Arch Dermatol 124: 494–496

Marks JG Jr (1989) Treatment of apocrine chromhidrosis with topical capsaicin. J Am Acad Dermatol 21:418–420

Menni S, Brancaleone W (1992) Cosmetic acne in a child. Eur J Dermatol 2: 242–243

Naumann M, Lowe NJ, Kumar CR, Hamm H (2003) Botulinum toxin type A is a safe and effective treatment for axillary hyperhidrosis over 16 months: a prospective study. Arch Dermatol 139: 731–736

Ozcan A, Senol M, Aydin NE, Karaca S, Sener S (2003) Fox-Fordyce disease. J Eur Acad Dermatol Venereol 17: 244–245

Plewig G, Kligman AM (2000) Acne and rosacea, 3rd edn. Springer, Berlin Heidelberg New York

Sarazin F, Dompmartin A, Nivot S, Letessier D, Leroy D (2004) Treatment of an infantile acne with oral isotretinoin. Eur J Dermatol 14:71–72

Sato KT (1989) Biology of sweat glands and their disorders. I. Normal sweat gland function. J Am Acad Dermatol 20: 537–563

Sato K, Kang WH, Saga K, Sato KT (1989) Biology of sweat glands and their disorders. II. Disorders of sweat gland function. J Am Acad Dermatol 20: 713–726

Sato K, Ohtsuyama M, Samman G (1991) Eccrine sweat gland disorders. J Am Acad Dermatol 24: 1010–1014

Schwarz T, Neumann R, Duschet P, Brückler B, Klein W, Oppolzer G, Bardach H, Gschnait F (1989) Apokrine Chromhidrose. Hautarzt 40: 106–109

Seukeran DC, Cunliffe WJ (1999) The treatment of acne fulminans: a review of 25 cases. Br J Dermatol 141:307–309

Stahr BJ, Cooper PH, Caputo RV (1994) Idiopathic plantar hidradenitis occurring primarily in children. J Cutan Pathol 21: 289–296

Stankler L, Campbell AGM (1980) Neonatal acne vulgaris: a possible feature of the fetal hydantoin syndrome. Br J Dermatol 103: 453–455

Traupe H, von Mühlendahl KE, Brämswig J, Happle R (1988) Acne of the fulminans type following testosterone therapy for three excessively tall boys. Arch Dermatol 124: 414–417

Wagner G, Schmidt KU, Mensing H (1987) Acne conglobata infantum. Akt Dermatol 13: 306–307

Zuccati G, Filippeschi C, Mastrolorenzo A, Rapaccini AL, Tiradritti L, Staderini C (1990) Granulosis rubra nasi. G Ital Dermatol Venereol 125: 275–276

Erkrankungen der Mundschleimhaut

M. Simon

37.1 Einleitung – 637

37.2 Weißer Schleimhautnävus (Naevus spongiosus albus mucosae, »white sponge nevus«) – 637

37.3 Leukoplakie – 638

37.4 Rezidivierende benigne Aphthosis (habituelle Aphthen) – 640

37.5 Morbus Behçet – 641

37.6 Exfoliatio areata linguae – 642

37.7 Lingua villosa sive pilosa – 643

37.8 Glossitis rhombica mediana – 644

37.9 Akute nekrotisierende Gingivitis – 644

Literatur – 645

37.1 Einleitung

Die Inspektion der Mundhöhle – der großen aerodigestiven Eintrittspforte des Organismus – gehört auch bei Kindern zu den »essentials« jeder klinischen Diagnostik. Da eine Vielzahl dermatologischer Erkrankungen eine Beteiligung der Mundschleimhaut aufweist, nicht selten sogar hier zuerst manifest wird, hat es der Verfasser vorgezogen, sich auf die gründliche Darstellung einiger weniger Krankheiten oder Anomalien der Mundschleimhaut zu beschränken. Eine gewisse Überlappung mit Themen anderer Kapitel wurde von den beiden Herausgebern aber bewusst angestrebt, da gerade die gründliche Untersuchung der Mundhöhle oft wertvolle Hinweise zur richtigen diagnostischen Einordnung der einzelnen Krankheitsbilder, v. a. bei atypischen kutanen Manifestationen, erlaubt.

37.2 Weißer Schleimhautnävus (Naevus spongiosus albus mucosae, »white sponge nevus«)

Definition und Epidemiologie. Seltene, autosomal dominant vererbte, meist angeborene, harmlose Anomalie der Mundschleimhaut mit fakultativer Beteiligung von Nase, Ösophagus, Vulva, Vagina und Anus.

Ätiologie. Mutationen in den Keratingenen K4 und K13 (Rugg et al. 1995).

Klinisches Bild. Klinisch dominieren v. a. an der Wangenschleimhaut (◘ Abb. 37.1), häufig auch an der Zunge, an den Innenseiten der Lippen, am Gaumen sowie am Mundboden meist schmerzlose, flächenhafte, weißliche »Beläge« (»weißer Mund«) mit welliger oder runzeliger Oberfläche und verstreuten kleinen Erosionen. An Traumen ausgesetzten Stellen sind die oberen Epithelschichten häufig abradiert, die Aufrauung des weißlich verfärbten Epithels kann täglich wechseln.

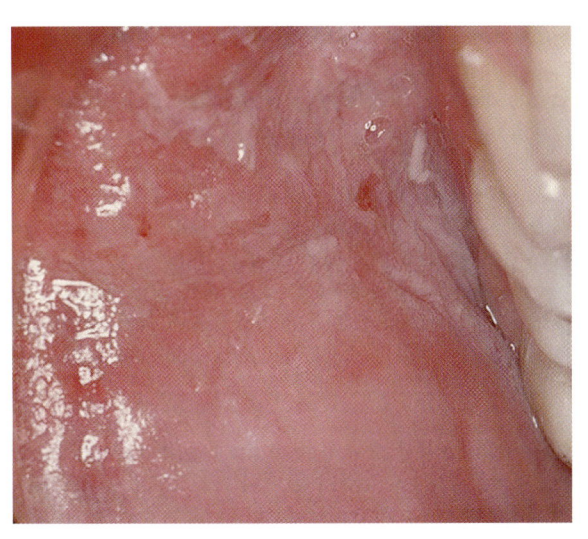

◘ **Abb. 37.1.** Weißer Schleimhautnävus. Partielle Ablösung des Wangenschleimhautepithels mit kleinen Erosionen

Histologie. Akanthotische Mukosa, suprabasal beginnende Aufhellung des Zytoplasmas mit glykogenreicher Vakuolisierung über mehrere Lagen. Dyskeratosen oder Atypien fehlen. Stellenweise parakeratotische Verhornung.

Therapie. Die Behandlung dieser benignen, gelegentlich leicht brennenden Schleimhauterkrankung, beispielsweise mit systemischen oder topischen Retinoiden, ist eher enttäuschend. Wiederholt wurde über Therapieerfolge durch Mundspülungen mit 0,25%-iger wässriger Tetrazyklin-Lösung sowie systemische Antibiotika (Amoxycillin, Erythromycin, Tetracyclin) berichtet (Becker et al. 1997; Lamey et al. 1998).

> **! Cave:**
> Diese Behandlungsformen bedürfen bei Kindern einer strengen Indikationsstellung und sorgfältiger zahnärztlicher Überwachung.

Differenzialdiagnose. Chronische Candidamykosen, chronisch-mukokutane Kandidose, Keratosen der Schleimhaut bei Pachyonychia congenita, Zinsser-Engman-Cole-Syndrom, hereditäre benigne intraepitheliale Dyskeratose, Morsicatio buccarum et labiorum, Lichen planus mucosae.

37.3 Leukoplakie

Definition. Laut WHO-Definition (WHO 1978) wird Leukoplakie als ein weißer, nicht abwischbarer, keiner definierten Grundkrankheit zuzuordnender Schleimhautbezirk definiert (Leukoplakie im engeren Sinne). In prognostischer Hinsicht sind zu unterscheiden:
- benigne Leukoplakien (durch verschiedene exogene Reize),
- präkanzeröse Leukoplakien (überwiegend auf dem Boden der ersteren),
- kanzeröse Leukoplakien (frühinvasives Karzinom).

Durch die WHO-Definition werden die meist benignen nosogenen, d. h. einer bekannten Krankheit zuzuordnenden Leukoplakien, z. B. Lichen planus mucosae, Dyskeratosis congenita etc., ausgeschlossen, obwohl diese per se oder durch exogene Noxen ebenfalls präkanzerös werden können. Es erscheint somit sinnvoll, auch die zu einer gut umrissenen Grundkrankheit gehörenden Leukoplakien als solche zu bezeichnen. Im Hinblick auf die WHO-Definition könnte so von Leukoplakien im weiteren Sinne gesprochen werden (Hornstein, 1977).

Epidemiologie. Weltweit deutliche Inzidenzunterschiede der verschiedenen Leukoplakieformen. In einer Erlanger Studie fand sich bei 4000 im Laufe eines Jahres untersuchten zahnklinischen Ambulanzpatienten eine Inzidenzrate von 1,9% Leukoplakien im engeren Sinne, unter Einbeziehung der Lichen-planus-mucosae-oris-Patienten eine Inzidenz von 3,1% (Wilsch et al. 1978). Vergleichsweise liegen diese Raten in Indien bei bis zu 4,9%, bei 3,6% in Südungarn und 3% in Schweden (Leukoplakien im engeren Sinne). Bei den durch exogene Reize induzierten Leukoplakien zeigte die Erlanger Studie bei beiden Geschlechtern die höchste Prävalenz im 4.–6. Lebensjahrzehnt.

Ätiologie. Leukoplakien im engeren Sinne sind keine Krankheitsentität, sondern ein Schleimhautsymptom von unterschiedlicher diagnostischer und prognostischer Bedeutung. Die benignen Leukoplakien, speziell die exogen-irritativen Formen (noxigene Leukoplakien), beruhen auf physikalischen und/oder chemischen Noxen (schadhafte Zähne, Zahnersatz, Zahnprothesen/Spangen, Suctio buccalis/labialis, chronisch-thermische Schädigung, Rauchen, Kau- und Schnupftabak, Kauen von Betelnusspriem, Alkoholabusus, Verätzungsfolgen) und sind potenziell rückbildungsfähig. Unter den nosogenen Formen (Übersicht 37.1) mit uneinheitlicher, z. T. ungeklärter Ätiologie, die bei Kindern am ehesten vorkommen, besitzt der bei weitem häufigste Lichen planus mucosae (○ Abb. 37.2; Simon 1985; Schirner et al. 1981) ein sehr geringes, andere wie die Dyskeratosis congenita ein sehr hohes präkanzeröses Potenzial.

> **Übersicht 37.1. Nosogene Leukoplakien (Auswahl)**
>
> – Hereditäre Formen:
>   – Weißer Schleimhautnävus
>   – Dyskeratosis follicularis
>   – Dyskeratosis congenita
>   – Pachyonychia congenita
>   – Benigne intraepitheliale Dyskeratose
>   – Epidermolysis bullosa hereditaria dystrophicans
>   – M. Hailey-Hailey
>   – Clarke-Howel-Evans-McConnel-Syndrom
> – Erworbene Formen:
>   – Lichen planus
>   – Lupus erythematodes
>   – Hyperplastische und granulomatöse Mykosen
>   – Lichen sclerosus et atrophicus
>   – Glossitis/Uranitis granulomatosa
>   – HPV-Infektionen
>   – Orale Haarleukoplakie
>   – Glossitis interstitialis, Plaques muqueuses (Lues)
>   – Paraneoplastischer Pemphigus
>   – Chronische Graft-vs.-host-Reaktion

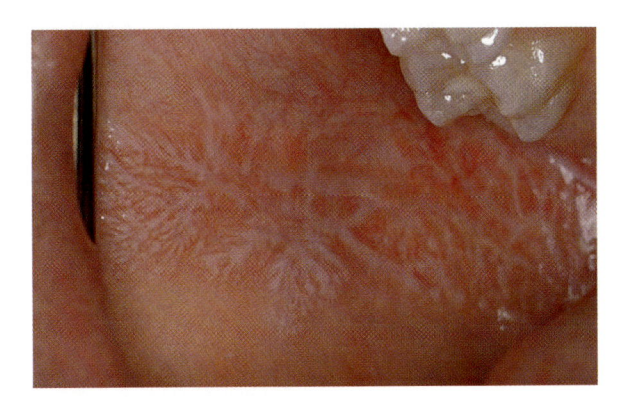

Abb. 37.2. Lichen planus mucosae. Netzförmige Leukoplakie der Wangenschleimhaut

> Jede orale Leukoplakie, die weder nach Beseitigung örtlicher Irritationsfaktoren abheilt noch einer definierten Krankheit zuzuordnen ist, bleibt auf Präkanzerose verdächtig.

Klinisches Bild. Bei Leukoplakien im engeren Sinne sind klinisch unter Berücksichtigung von Ausdehnung, Farbton/Intensität, Begrenzung, Oberflächenbeschaffenheit und Tastbefund folgende Typisierungen bekannt:
- Leukoplakia simplex,
- Leukoplakia verrucosa,
- Leukoplakia erosiva (Bánóczy u. Sugár 1972) bzw.
- homogene Leukoplakie und
- gesprenkelte/noduläre Leukoplakie (Pindborg et al. 1963).

Verruköse, erosive, gesprenkelte/knotige klinische Typen sind hochverdächtig auf eine Präkanzerose oder Frühkarzinom. Besonders gefährlich ist die Erythroplakie, die bereits einem Carcinoma in situ oder frühinvasiven Karzinom entspricht.

Leukoplakien finden sich umschrieben oder großflächig in der gesamten Mundhöhle, präkanzeröse Formen jedoch vorwiegend in den unteren Anteilen.

> Besondere Beachtung verdienen diesbezüglich, auch wegen subjektiver Symptomarmut, die Ränder und Unterseite der Zunge, der Mundboden und der Alveolarkamm des Unterkiefers.

Histologie. Histologisch besteht bei benignen Leukoplakien meist eine aus Akanthose und Hyperkeratose resultierende Epithelhyperplasie, bei präkanzerösen Leukoplakien kommen verschiedene Grade der Atrophie und Dysplasie des Epithels hinzu. Nur selten erreicht bei benignen Leukoplakien die Entzündung stärkere Grade, meist finden sich nur lockere lymphomonozytäre Infiltrate ohne Plasmazellen. Bei präkanzerösen Leukoplakien kommt es zur Vermehrung, Engstellung und gestörten Polarität der Basalzellen, Hyperchromasie, Vergrößerung und Polymorphie der Zellkerne, Einzelzelldyskeratosen, erhöhter Mitoserate und atypischen Mitosen. Russel-Körperchen erscheinen im entzündlichen Infiltrat. Bei fortgeschrittener Präkanzerose erfasst die Dysplasie, unter Aufhebung jeglicher Differenzierung und Epithelschichtung, die ganze Epidermisbreite.

Therapie. Die Behandlung von nosogenen Leukoplakien richtet sich nach der jeweiligen Grundkrankheit. Bei klinisch und histologisch gesicherter, trotz Ausschaltung örtlicher Noxen persistierender (präkanzeröser) Leukoplakie empfiehlt sich die möglichst vollständige Exzision. Bei großflächigen Präkanzerosen kommt eine in mehreren Sitzungen durchgeführte operative Intervention in Betracht. Ergänzend können über Monate systemische oder topische Retinoide mit zelldifferenzierender und immunmodulatorischer Wirkung unter engmaschiger klinischer und laborchemischer Kontrolle eingesetzt werden. Wesentlich ist es, bei allen Patienten Risikofaktoren, auch nach Sanierung der leukoplakischen Veränderungen, dauerhaft auszuschalten und über mehrere Jahre regelmäßige Nachuntersuchungen durchzuführen.

Differenzialdiagnose. Die genaue klinische Untersuchung der Mundhöhle, auch bei Kindern, ist eine wichtige Voraussetzung zur sicheren Diagnosestellung bei oralen Leukoplakien. Bei einigen nosogenen Leukoplakien (z. B. Lichen planus mucosae, weißer Schleimhautnävus) erlaubt meist bereits der Mundschleimhautbefund die Diagnose der Grundkrankheit, sonst erleichtert die Beachtung mitvorhandener Schleimhaut- bzw. Hautveränderungen die Abklärung. Präkanzeröse Leukoplakien müssen von chronischen oralen Candidamykosen (wobei eine sekundäre Candidabesiedelung auch auf oralen Präkanzerosen und Karzinomen außerordentlich häufig vorkommt), flächenhaften HPV-Infektionen sowie Plattenepithelkarzinomen, hier v. a. vom verrukösen Karzinom, abgegrenzt werden. Die klinische Diagnose von Leukoplakien soll in jedem Fall histologisch überprüft und gesichert werden.

> Die gründliche klinische Untersuchung der gesamten Mundhöhle schließt bei jedem Leukoplakiepatienten die Palpation der regionalen Lymphknoten sowie wegen möglicher Simultanbefunde die ggf. apparative Inspektion des gesamten oberen Aerodigestionstrakt ein (Röth et al. 1984).

37.4 Rezidivierende benigne Aphthosis (habituelle Aphthen)

Definition. Aphthen sind entzündliche, nicht infektiöse, schmerzhafte, gering elevierte Schleimhautinfiltrate mit zentraler, fibrinbedeckter Erosion oder Ulzeration und erythematösem Randsaum. Sie entstehen rasch und rezidivieren häufig. Orale Aphthen können bei verschiedenen Erkrankungen symptomatisch auftreten, sind aber meist Ausdruck einer rezidivierenden benignen Aphthose (RBA; Synonym: habituelle Aphthen, »recurrent aphthous ulceration«), einer enoralen Entzündung mit gutartigem, allerdings rezidivierendem Verlauf.

Epidemiologie. Schätzungsweise 20% der Kaukasier haben im Laufe des Lebens mit RBA der Mundschleimhaut zu tun. Die Schleimhautläsionen beginnen meist im 2. Lebensjahrzehnt, kommen bei Frauen etwa doppelt so häufig wie bei Männern und bei etwa 30% der Betroffenen auch familiär gehäuft vor. In einer amerikanische Studie bei Kindern und Jugendlichen (5–17 Jahre) waren orale Aphthen die häufigste Schleimhautläsion vor dem Herpes labialis (Kleinman 1994). Zwillingsstudien zeigten bei Monozygoten weitgehende, bei Dizygoten deutlich geringere Konkordanzraten (Miller et al. 1977).

Ätiologie. Die Ätiologie der RBA ist nicht bekannt. Es wurden zwar in manchen Aphthen Genomfragmente von Viren (Varizella-zoster-Virus, Zytomegalievirus, Adenovirus Typ 1) gefunden, eine infektiöse Genese (einschließlich bakterielle, insbesondere streptogene Induktion) ist jedoch bisher unbewiesen. Ob die wiederholt beschriebene Ansammlung von zytotoxischen T-Lymphozyten und/oder Immunglobulinen sowie bestimmter Komplementkomponenten um und an den Gefäßen in den Schleimhautläsionen bei Patienten mit RBA nur eine Begleiterscheinung oder die Ursache der Entzündung darstellt, ist offen. Trotz der unklaren Ätiopathogenese sind zahlreiche, im Einzelfall unterschiedliche Auslösefaktoren für RBA bekannt, wie z. B. Minitraumen, Infektionen, gewisse Nahrungsmittel, Magen- oder Darmbeschwerden, hormonelle Einflüsse, neurovegetative Labilität, psychischer Dysstress sowie verdeckte Malabsorption.

Klinisches Bild. Einzelne oder multiple schmerzhafte Aphthen bei Patienten mit RBA treten binnen 6–24 h nach leichtem Brennen, Prickeln und/oder Spannungsgefühl, bevorzugt in der vorderen Mundhöhle und im Vestibulum oris auf. Nach ihrem Erscheinungsbild und dem Verlauf sind 3 Typen von RBA zu unterscheiden:
- Typus minor (Mikulicz; ◘ Abb. 37.3): oberflächliche, meist auf das vorderste Drittel der Mundhöhle beschränkte, 2–5 mm kleine Aphthen, Bestandsdauer 4–14 Tage, narbenlose Abheilung, 80–90% aller RBA.

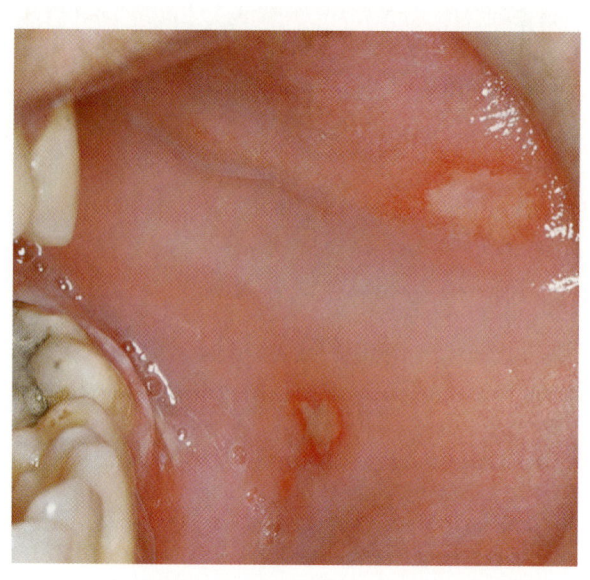

◘ **Abb. 37.3.** Rezidivierende benigne Aphthose, Typus minor. Unregelmäßig begrenzte Aphthen mit schmalem erythematösem Saum

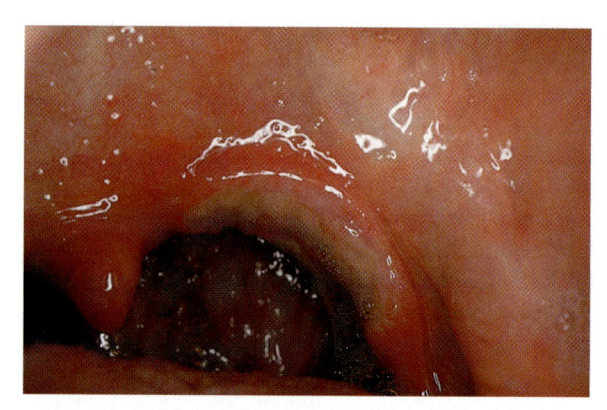

◘ **Abb. 37.4.** Rezidivierende benigne Aphthose, Typus maior. Ulzeröse Läsion am Gaumenbogen

- Typus maior (Sutton; ◘ Abb. 37.4): tiefe, ulzeröse, über 10 mm große, 2–4 Wochen persistierende Aphthen, auch im Oropharynx, narbige Abheilung, 10% aller RBA.
- Typus herpetiformis (Cooke; ◘ Abb. 37.5): zahlreiche stecknadelkopfgroße, herpetiform angeordnete Aphthen, Bestandsdauer 4–14 Tage, narbenlose Abheilung, 5% aller RBA.

Der Allgemeinzustand von Patienten mit RBA bleibt während der Aphthenschübe unbeeinträchtigt. Die Patienten sind allerdings oft emotional gereizt, bis die Schmerzen nach 3–6 Tagen abklingen.

Histologie. Der histologische Befund der Aphthen richtet sich nach dem Stadium der Effloreszenzentwicklung und dem Zeitpunkt der Biopsie. In der entzündlichen Frühphase wird das mikromorphologische Bild von mononukleären Zellen (Lymphozyten, Monozyten, Mastzellen) beherrscht,

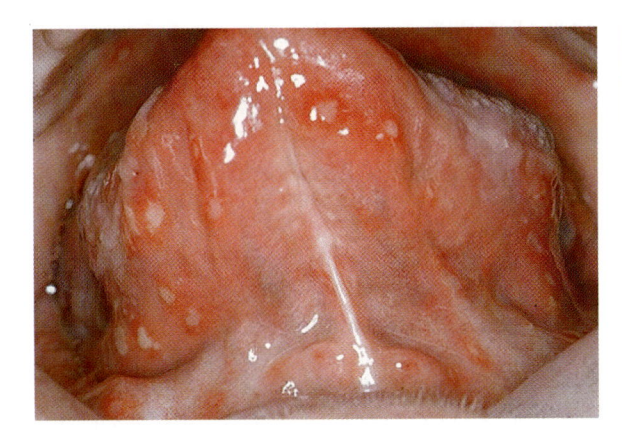

Abb. 37.5. Rezidivierende benigne Aphthose, Typus herpetiformis. Aussaat multipler kleiner Aphthen an der Zunge

neutrophile Granulozyten erscheinen zahlreich erst nach der Ulzeration. Die kleinen Blutgefäße zeigen eine deutliche Endothelschwellung, eine angedeutete »Mikrovaskulitis« ohne Mikrothromben. Beim Sutton-Typ reicht das entzündliche Infiltrat über die stärker mitbeteiligten kleinen Speicheldrüsen hinaus bis zur submukösen Muskulatur.

Therapie. Eine die Rezidive dauerhaft verhindernde Therapie der RBA existiert nicht. Die Therapie muss somit auf die Linderung der Schmerzen, Verkürzung der Aphthenschübe und Minderung der Rezidivneigung zielen. Soweit individuell bekannt, sollen auslösende Einflüsse (z. B. Minitraumen, Nahrungsmittel, Mangelzustände) ausgeschaltet bzw. behoben werden. Darüber hinaus genügt bei sporadisch auftretenden Aphthen die Betupfung mit Adstringenzien wie z. B. Tinctura myrrhae oder die Lokalbehandlung mit Honig als Hausmittel. Bei häufig rezidivierenden Aphthenschüben kann die wiederholte Anwendung von 1%iger wässriger Tetracyclin-Lösung bei älteren Kindern (zahnärztliche Kontrollen) oder eines Kortikoidgels notwendig sein.

Bei prämenstruell rezidivierenden Aphthen kommt die Einnahme von Östrogen-betonten oralen Kontrazeptiva in Betracht. Bei schwerer Sutton-Aphthosis kann die orale Gabe von Colchicin oder Dapson erwogen werden. Thalidomid ist wegen der bekannten unerwünschten Effekte (Teratogenität, periphere Neuropathien) und der fehlenden Zulassung Einzelfällen vorbehalten.

Differenzialdiagnose. Differenzialdiagnosen sind in Übersicht 37.2 aufgelistet.

37.5 Morbus Behçet

Definition. Schubweise verlaufende, chronisch-progrediente Systemvaskulitis (M. Behçet-Touraine, M. Gilbert-Adamantiades-Behçet), charakterisiert durch die klassische Symptomentrias von

> **Übersicht 37.2. Differenzialdiagnose aphthoider Läsionen (Auswahl)**
>
> - Infektiös (Virusinfektionen):
>   - Herpes-simplex-Virusinfektion
>   - Varizella-zoster-Virusinfektion
>   - Coxsackie-Virusinfektion
>   - ECHO-Virusinfektion
>   - Infektion durch das humane Immundefizienzvirus (HIV)
> - Nicht infektiös:
>   - Rezidivierende benigne Aphthosis
>   - M. Behçet
>   - Marshall-Syndrom
>   - M. Crohn
>   - Colitis ulcerosa
>   - Glutensensitive Enteropathie
>   - Sweet-Syndrom
>   - Zyklische Neutropenie
>   - M. Reiter
>   - Langerhanszell-Histiozytose
>   - Zytophagische histiozytäre Pannikulitis
>   - Arzneimittelunverträglichkeit

- rezidivierenden Aphthen der Mundschleimhaut,
- ulzerösen Genitalläsionen und
- Hypopyroniritis (International Study Group for Behçet's Disease 1990)

Epidemiologie. Der M. Behçet (MB) tritt häufiger im Mittelmeerraum und im Mittleren und Fernen Osten (Sarica et al. 1996) als in Mittel- und Nordeuropa auf, nimmt jedoch seit einigen Jahren auch bei uns zu. Mit einer Prävalenzrate von 80–370 Erkrankungen pro 100.000 Einwohner steht die Türkei weltweit an der Spitze. Der Altersgipfel liegt im 3. Lebensjahrzehnt, wobei juvenile Formen im Gesamtpatientengut einzelner Zentren zwischen 2 und 21% variieren. Männer erkranken häufiger als Frauen.

Ätiologie. Familiäre Häufung von MB – in Familien mit rezidivierender benigner Aphthose wurden MB-Fälle bereits bei Neugeborenen beschrieben – und gewisse HLA-Assoziationen (HLA-B5101) deuten auf genetische Faktoren (TNF kodierende Gene) der Krankheitsdisposition hin. Ethnoepidemiologische Vergleichsuntersuchungen konnten jedoch keine sicher reproduzierbaren Korrelationen der gefundenen HLA-Muster mit bestimmten (mukokutanen, okulären, arthritischen etc.) Subtypen des MB aufdecken. Möglicherweise spielen auch umwelttoxische Faktoren beim MB eine wichtige Rolle. Nach heutigem Kenntnisstand ist eine polyätiologische Beteiligung viraler und/oder bakterieller Antigene, Stress oder Heat shock-Proteine am (auto)immunogenen Krankheitsprozess anzunehmen (Reimer et al. 1982), der sich klinisch unter den Zeichen einer hyperimmunogenen, polyorganotopen Systemvaskulitis manifestiert (Ammann et al. 1985). In geringer Ausprägung ist auch in den aphthösen Läsionen eine leukozytoklastische Vaskulitis (IL-8) kleiner Gefäße mit IgG- und Komplementablagerungen nachweisbar.

Klinisches Bild. Diagnostisch obligate und meist auch erste Symptome des MB sind multiple orale, schubweise über mehrere Tage bis Wochen auftretende, in unregelmäßigen Intervallen rezidivierende, schmerzhafte Aphthen (ggf. mit Ausbreitung in den Pharynx) sowie ähnliche flache, linsenförmige, schmierig belegte, scharf begrenzte, ulzeröse Läsionen mit entzündlich gerötetem Hof im Genitalbereich. Darüber hinaus finden sich in Einzelfällen an der Haut akneiforme, papulonekrotische und pustulöse Läsionen, ferner ein rezidivierendes Erythema nodosum, ggf. mit Thrombophlebitiden und/oder Phlebothrombosen. Ein Charakteristikum der Erkrankung ist das kutane Pathergiephänomen, die Auslösung einer sterilen Papulopustel durch minimales Stichtrauma.

> Zu den – ebenfalls typischen – extrakutanen Manifestationen zählen v. a. bei Kindern okuläre, gastrointestinale, Gelenk- und ZNS-Symptome (Laghmari et al. 2002) sowie Herz- und Gefäßaffektionen, begleitet von Allgemeinsymptomen wie Fieber, Schwächegefühl, Nachtschweiß und Gewichtsverlust.

Therapie. Medikamente der Wahl sind (initial hochdosierte) Kortikosteroide, ergänzt durch systemische Immunsuppressiva (Azathioprin, Chlorambucil, Ciclosporin A, Methotrexat, Cyclophosphamid). Colchicin, Dapson und Thalidomid sind aufgrund antichemotaktischer Beeinflussung der Granulozyten wertvoll. Systemisch angewandte Interferone haben sich in schweren Fällen wiederholt bewährt. TNF-α-Antagonisten wurden bei Erwachsenen im Einzelfall ebenfalls mit Erfolg verabreicht. Hohe Heparindosen sind bei thrombembolischen Komplikationen, Plasma- oder Bluttransfusionen bei Blutanämie oder fibrinolytischen Störungen angezeigt. Die Lokalbehandlung der Aphthen folgt den bei rezidivierender benigner Aphthose geltenden Regeln, wobei wegen der systemischen Immunsuppression bei der Mundpflege auch eine Candidaprophylaxe einbezogen werden muss.

Differenzialdiagnose. Die Abgrenzung der rezidivierenden benignen Aphthose vom MB ist aufgrund der fehlenden weiteren Haut-, Allgemein- und Organsymptome leicht möglich. Weitere Differenzialdiagnosen sind in Übersicht 37.2 zusammengefasst.

37.6 Exfoliatio areata linguae

Definition. Wanderplaques unbekannter Ätiologie mit harmloser, meist zirzinärer Abschilferung der obersten Epitheldecke der Zunge (»Lingua geographica«), die über Jahrzehnte anhalten, aber auch spontan für immer verschwinden können.

Epidemiologie. Die Exfoliatio areata linguae (EAL) beginnt oft bereits im 1. Lebensjahr (Bessa et al. 2004) und wird bei Schulkindern und jungen Erwachsenen häufig beobachtet, wobei die mitgeteilten Inzidenzraten bei nur gering differierender Geschlechtsverteilung mit 0,7–16% erheblich variieren (Redman 1970; Rahamimoff u. Muhsam 1957). Neuerdings wurde auf Zusammenhänge zwischen EAL und Atopie hingewiesen. Eine Prospektivstudie aus der Erlanger Hautklinik bestätigte diese Mitteilungen, wobei 28% aller untersuchten Atopiker eine EAL zeigten (Ullmann 1981).

Ätiologie. Unbekannt. Eine neurovegetative Labilität bei Atopie sowie genetische Einflüsse (bekannte familiäre Häufung der EAL) werden diskutiert.

Klinisches Bild. Der Zungenrücken zeigt klinisch meist mehrere unregelmäßig bogig begrenzte, blass-rötliche bis kräftig rote, von filiformen Papillen entblößte Bezirke, die von schmalen, weißlich verquollenen, etwas erhabenen Rändern eingefasst sind (Abb. 37.6). Die Einzelherde beginnen als kleine rötliche Flecken, die sich zentrifugal vergrößern, ringförmig über den Zungenrändern täglich wenige Millimeter wandern und durch Überschreitung der Zungenränder auch auf die Unterseite der Zunge sowie auf den Mundboden übergreifen. Die Dauer der »Schübe« variiert im Einzelfall beträchtlich, dazwischen liegen mehrtägige Rückbildungsphasen, von denen in der Regel nicht die ganze Zunge betroffen ist. Die Veränderungen sind schmerzlos, können aber beim Genuss von scharfen Speisen oder Alkohol brennen.

Histologie. An den Herdrändern Entzündung mit Akanthose, ödematöser Quellung und Auflockerung der Epithelzellen, Abschilferung der parakeratotisch verhornten Oberfläche und dichter Infiltration der oberflächlichen Epithelschichten durch neutrophile Granulozyten.

Therapie. Eine medikamentöse Therapie der EAL ist weder notwendig noch erfolgversprechend. Die Therapie besteht lediglich in der Aufklärung und Beruhigung der Patienten, dass es sich bei EAL um eine völlig harmlose Neigung der Schleimhaut zu einem epithelialen »Schälkatarrh« handelt.

> **Cave:**
> Therapeutische Polypragmasie sollte tunlichst unterbleiben, da ihre Wirkungslosigkeit die kleinen Patienten eher verunsichert und aus beunruhigten Eltern und ggf. ihrem Kind »iatrogene Zungenneurotiker« werden lässt.

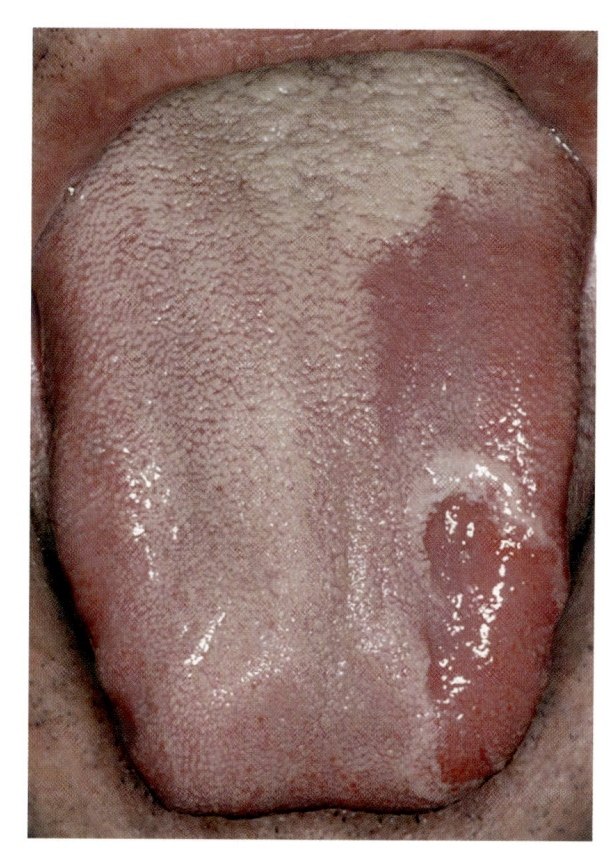

Abb. 37.6. Exfoliatio areata linguae. Papillenarmer Bezirk mit feinbogiger weißer Begrenzung

Differenzialdiagnose. Ein Lichen planus mucosae oder eine noxigene Leukoplakie lassen sich klinisch von EAL aufgrund fehlender saumförmig aufgeworfener bzw. verquollener Ränder leicht abgrenzen. Neben fixen Arzneienanthemen soll auch an »plaques lisses« bei hochinfektiösem Sekundärstadium einer Lues gedacht werden. Ferner ist zu beachten, dass bei Psoriasis pustulosa generalisata v. Zumbusch ein der EAL völlig gleichendes Enanthem am Zungenrücken beobachtet wird. Bekannt ist schließlich die häufige Koinzidenz von EAL mit Lingua plicata (20–40%), wobei die beiden harmlosen klinischen Entitäten meist leicht erkennbar sind.

37.7 Lingua villosa sive pilosa

Definition. Eine v. a. medikamentös induzierte, harmlose, vorübergehende Hyperplasie der filiformen Zungenpapillen, die bis zu 1–2 cm lang werden können (»Haarzunge«) und eine abnorme, meist schwarze Färbung annehmen. Es handelt sich um eine pathologische Übersteigerung eines physiologischen Zungenbelags, wobei die Verfärbung (bräunlich, schwärzlich, gelblich, schmutzig grau-weiß) hauptsächlich durch massive Ansammlung von chromogenen Bakterien sowie anderen Quellen von Detritus resultiert.

Epidemiologie und Ätiologie. Betroffen sind überwiegend junge Erwachsene, hauptsächlich Männer, bei Kindern kommt sie relativ selten vor (Redman 1970; Naidenova 1989). Jede lokale und/oder allgemeine Störung, welche die physiologische Ökologie und Selbstreinigungskraft des Zungenrückens beeinträchtigt, führt zum abnormen Zungenbelag. Dieser verfärbt sich dann zusätzlich durch Farbstoffe in der Nahrung oder in Medikamenten (Antibiotika, gelegentlich systemische Kortikosteroide, Methyldopa), durch Rauchen oder Mikroorganismen.

Klinisches Bild. Die Anomalie ist auf den Bereich der filiformen Papillen, also auf etwa $^2/_3$ des Zungenrückens beschränkt und breitet sich dreieckförmig in Richtung Zungenspitze aus (Abb. 37.7). Beschwerden fehlen in der Regel. Lange, in der Mittellinie der Zunge schopfartig zusammenliegende Papillen können neben fauligem Geschmack auch Gaumenkitzeln auslösen. Bei halbseitiger Hypoglossuslähmung, aber auch ohne ersichtlichen Grund, kann die »Behaarung« einseitig sein. Die bis 2 cm langen und 2 mm dicken, bräunlichen bis tiefschwarzen filiformen Zungenpapillen wachsen gewöhnlich in Richtung Zungenränder und lassen sich ggf. »scheiteln«.

Histologie. Ausgeprägte Hyperkeratose mit rasenartigen Auflagerungen, die massenhaft Mikroorganismen enthalten. Im ödematös aufgelockerten Bindegewebe finden sich vereinzelt Rundzellen.

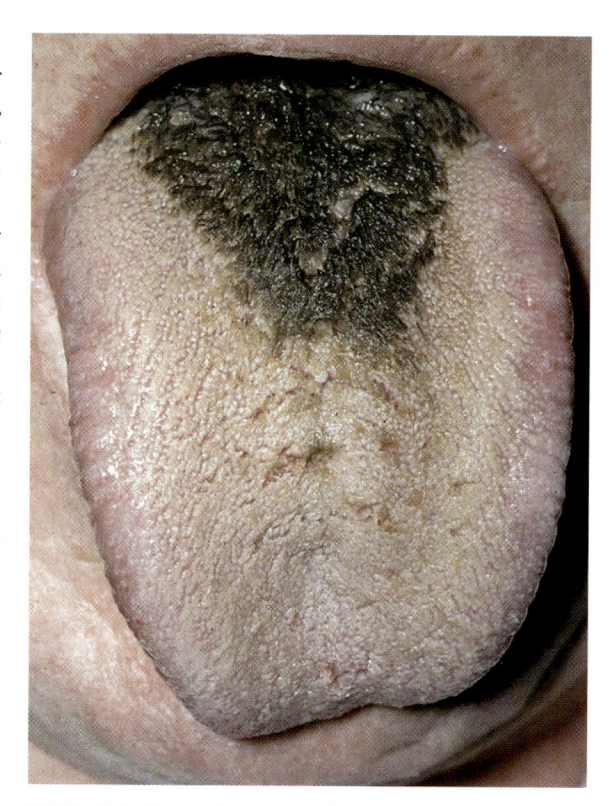

Abb. 37.7. Lingua villosa. Schwärzliche Verfärbung des hinteren Zungenrückens

Therapie. Die Behandlung der Lingua villosa besteht in der Beseitigung bzw. Ausschaltung der auslösenden Faktoren. Wenn z. B. das Rauchen aufgegeben oder die Antibiotikagabe beendet wird, kann sich eine »Haarzunge« in wenigen Wochen zurückbilden. Wirksam ist auch die mehrmalige tägliche Pinselung des betroffenen Areals mit 40%iger Harnstofflösung, wobei die Zunge nach einigen Minuten mit einer weichen Zahnbürste gereinigt wird. Etwa nach einer Woche ist der normale Zustand der Zunge wieder hergestellt.

Differenzialdiagnose. Verstärkter Zungenbelag, wenn der normale Abrieb der filiformen Papillen am Zungenrücken unterbleibt. Bei exzessiver Ausprägung mit braun-schwarzem Farbton der Zunge muss eine Acanthosis nigricans ausgeschlossen werden.

37.8 Glossitis rhombica mediana

Definition. Harmlose, mediolinguale Anomalie der Zunge, wobei die Entzündung eher ein persistierendes Sekundärphänomen als die primäre Ursache dieser Überschussmissbildung darstellt (Ullmann u. Hoffmann 1981).

Epidemiologie. Bei Männern 3-mal häufiger als bei Frauen. Hauptmanifestationsalter ist das 3.–4. Lebensjahrzehnt, bei Kindern wird diese Anomalie selten vor dem 10. Lebensjahr beobachtet (Redman 1970).

Ätiologie. Ätiopathogenetisch handelt es sich um eine frühembryonale Hemmungsmissbildung eines persistierenden Tuberculum impar (medianer Zungenwulst), das im Bereich des mittleren Zungenrückens ein von filiformen Papillen freies Areal bildet. »Locus minoris resistentiae« für Hefepilzbesiedelung.

Klinisches Bild. Die meist asymptomatische Anomalie befindet sich annähernd symmetrisch um die Mittellinie der Zunge, stets vor dem Sulcus terminalis, als ovales oder rautenförmiges, scharf begrenztes, dunkel- bis grau-rotes, tuberös oder polypoid erhabenes Areal (Abb. 37.8) mit einer der übrigen Zunge entsprechenden Konsistenz. Sehr selten kann sie sich bis zur Zungenspitze erstrecken.

Histologie. Tiefreichende Akanthose mit fokaler Parakeratose und Durchsetzung mit neutrophilen Granulozyten. In der PAS-Färbung häufig Pseudomyzelien und Sporen in den oberen Epithelschichten. Das subepidermale Bindegewebe ist durch mononukleäre, vorwiegend lymphomonozytäre Zellen infiltriert und weist eine starke Vaskularisation auf.

Therapie. In der Regel nicht erforderlich. Bei positivem Candidanachweis ist die lokale Anwendung von Antimyzetika zwar auch im Hinblick auf die Bekämpfung der Entzündung erfolgversprechend, kann allerdings weder das gänzliche Verschwinden der Glossitis noch die Verhinderung der Wiederbesiedlung des exponierten Zungenareals durch Hefepilze bewirken. Da Präkanzerosen und Karzinome auf der Anomalie nur extrem selten vorkommen, ist von einer präventiven Exzision abzuraten.

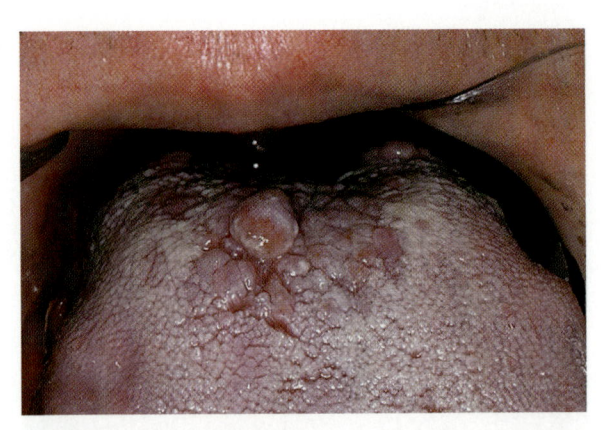

Abb. 37.8. Glossitis rhombica mediana. Vorgewölbter geröteter Bezirk mit mamilloider Oberfläche

Differenzialdiagnose. In erster Linie v. a. benigne Tumoren der Zunge wie Fibrome, eruptive Angiome oder eine Ductus-thyreoglossus-Zyste. Ein sog. lokaler Amyloidtumor ist zwar oft ähnlich lokalisiert, er ist allerdings heller und derber. Die Abgrenzung eines lingual fixierten rezidivierenden Arzneienanthems kann klinisch Schwierigkeiten bereiten.

37.9 Akute nekrotisierende Gingivitis

Definition. Die akute nekrotisierend-ulzeröse Gingivitis (ANUG), die sich auch als akute ulzeromembranöse Tonsillitis/Stomatitis manifestieren kann, wird durch gramnegative fusiforme Bakterien und Spirochäten bei lokaler oder allgemeiner Immundefizienz (Ibeziako et al. 2003) hervorgerufen. Im Extremfall kommt sie bei Kindern nach schweren Allgemeinkrankheiten als Noma mit Gangrän der Wangen- und/oder Lippenregion vor.

Epidemiologie. Insgesamt selten, häufiger allerdings gerade bei Kindern unter 10 Jahren, v. a. in Afrika (Enwonwu 1972). In den Industrieländern sind eher junge Erwachsene betroffen.

Ätiologie. Borrelia vincentii in Symbiose mit Fusobacterium fusiforme sowie Streptokokken der Gruppe A und Candida albicans in den ulzerierenden Schleimhautläsionen von ANUG konnten wiederholt nachgewiesen werden. Örtlich herabgesetzte Infektionsresistenz durch Mangel- oder Fehlernährung und vernachlässigte orale Hygiene bereitet der Infektion den Boden.

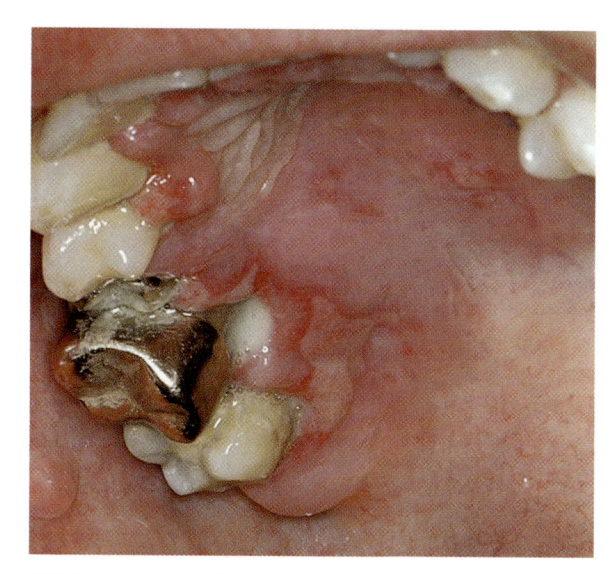

Abb. 37.9. Akute nekrotisierende Gingivitis mit palatinaler Beteiligung

Klinisches Bild. ANUG ist charakterisiert durch bogig begrenzte, kraterförmige, wie ausgestanzt wirkende, gelbgrünlich belegte Ulzera mit gerötetem Randsaum, v. a. im Bereich der Gingiva (zerstörte Interdentalpapillen), der Tonsillen und am Gaumen (◘ Abb. 37.9). Fauliger Mundgeruch, starker Speichelfluss, Schluckbeschwerden, gelegentlich Zahnverlust sowie geringe regionale Lymphadenitis bei mäßigem Krankheitsgefühl runden das klinische Bild ab.

Histologie. Nekrose mit auffälligem pseudomembranösen, fibrinreichen Belag bei ödematöser Auflockerung des Bindegewebes. Im Bereich der Ulzera vermehrt neutrophile Granulozyten sowie Spirochäten und fusiforme Bakterien.

Therapie. Therapeutisch kommen Penizillin, Erythromycin oder Metronidazol, lokal antiseptische Lösungen und roborierende Maßnahmen mit Multivitaminen und eiweißreicher Kost in Betracht. Auf suffiziente Mundhygiene sowie mögliche pulmonale Komplikationen und abwehrschwächende Grundkrankheiten ist verstärkt zu achten.

Differenzialdiagnose. In erster Linie Ulzerationen der Mundhöhle bei Gingivostomatitis herpetica, Zytomegaliebzw. HIV-Infektionen, Agranulozytose, Hämoblastosen sowie M. Behçet. Primärläsionen bei Tuberkulose oder Tularämie können ähnlich einer ANUG verlaufen. Bei Kindern muss auch an das seltene Krankheitsbild der Akatalasämie gedacht werden.

Literatur

Ammann AJ, Johnson A, Fyfe GA, Leonards R, Wara DW, Cowan MJ (1985) Behçet's syndrome. J Pediatr 107: 41–43

Bánóczy J, Sugár L (1972) Longitudinal studies in oral leukoplakias. J Oral Path 1: 265–272

Becker LR, Lutz C, Erhard H, Bröcker EB, Hamm H (1997) White sponge naevus successfully treated with tetracycline mouth rinse. Acta Derm Venereol (Stockh) 77: 413

Bessa CFN, Santos PJB, Aguiar MCF, do Carmo MAV (2004) Prevalence of oral mucosal alterations in children from 0 to 12 years old. J Oral Pathol Med 33: 17–22

Enwonwu CO (1972) Epidemiological and biochemical studies of necrotising ulcerative gingivitis and noma (cancrum oris) in Nigerian children. Arch Oral Biol 17: 1357–1371

Hornstein OP (1977) Orale Leukoplakien. I. Klassifikation, Differentialdiagnose, ätiologische Bedingungen der Kanzerisierung, Prognose. Dtsch Zahnärztl Z 32: 497–505

Ibeziako SN, Nwolisa CE, Nwaiwu O (2003) Cancrum oris and acute necrotising gingivitis complicating HIV infection in children. Ann Trop Paediatr 23: 225–226

International Study Group for Behçet's Disease (1990) Criteria for diagnosis of Behçet's disease. Lancet 335: 1078–1080

Kleinman DV, Swango PA, Pindborg JJ (1994) Epidemiology of oral mucosal lesions in United States schoolchildren: 1986–87. Community Dent Oral Epidemiol 22: 243–253

Laghmari M, Karim A, Allali F., Elmadani A, Ibrahimy W, Hajjaj Hassouni N, Chkili T, Elmalki Tazi A, Mohcine Z (2002) Childhood Behçet's disease: clinical and evolutive aspects. About 13 cases. J Fr Ophtalmol 25: 904–908

Lamey PJ, Bolas A, Napier SS, Darwazeh AM, MacDonald DG (1998) Oral white sponge naevus; response to antibiotic therapy. Clin Exp Dermatol 23: 59–63

Miller MF, Garfunkel AA, Ram C, Ship II (1977) Inheritance patterns in recurrent aphthous ulcers: twin and pedigree data. Oral Surg Oral Med Oral Path 43: 886–891

Naidenova M (1989) Some epidemiological and clinical-etiological studies on children with lingua nigra villosa. Stomatologia (Sofia) 71: 11–15

Pindborg JJ, Renstrup G, Poulsen HE, Silverman S (1963) Studies in oral leukoplakias. V. Clinical and histologic signs of malignancy. Acta Odontol Scand 21: 401–414

Rahamimoff P, Muhsam HV (1957) Some observations on 1246 cases of geographic tongue. Am J Dis Child 93: 519–525

Redman RS (1970) Prevalence of geographic tongue, fissured tongue, median rhomboid glossitis, and hairy tongue among 3611 Minnesota schoolchildren. Oral Surg Oral Med Oral Path 30: 390–395

Reimer G, Steinkohl S, Djawari D, Hornstein OP (1982) Lytic effect of cytotoxic lymphocytes for oral epithelial cells in Behçet's disease. Br J Dermatol 107: 529–536

Röth GJ, Schirner E, Hornstein OP, Simon jr M (1984) Präkanzerosen und Karzinome der Unterlippe. Koinzidenz mit Leukoplakien und Karzinomen der Mundhöhle und des Kehlkopfs. Dtsch Med Wochenschr 109: 1229–1231

Rugg EL, McLean WH, Allison WE Lunny DP, Macleod RI, Felix DH, Lane EB, Munro CS (1995) A mutation in the mucosal keratin K4 is associated with oral white sponge nevus. Nat Genet 11: 450–452

Sarica R, Azizlerli G, Köse A, Disci R, Övül C, Kural Z (1996) Juvenile Behçet's disease among 1784 Turkish Behçet's patients. Int J Dermatol 35: 109–111

Schirner E, Hornstein OP, Simon jr M (1981) Ätiologie und Prognose des Lichen planus oralis – Vorläufige Ergebnisse einer kontrollierten prospektiven Studie. Dtsch Zahnärztl Z 36: 130–135

Simon jr M (1985) Lichen ruber planus aus immunologischer Sicht. Zbl Hautkr 150: 699–708

Ullmann W (1981) Korrelation zwischen Exfoliatio linguae areata und Atopie. Hautarzt 32: 629–631

Ullmann W, Hoffmann M (1981) Glossitis rhombica mediana. Hautarzt 32: 571–574

WHO Collaboration Center for Oral Precancerous Lesions (1978) Definition of leukoplakia and related lesions: An aid to studies on oral precancer. Oral Surg Oral Med Oral Pathol 46: 518–539

Wilsch L, Hornstein OP, Brüning H, Schwipper V, Lösel F, Schönberger A, Gunselmann W, Prestele H (1978) Orale Leukoplakien. II. Ergebnisse einer 1jährigen poliklinischen Pilotstudie. Dtsch Zahnärztl Z 33: 132–142

38 Haarkrankheiten

H. Hamm

38.1	Anatomie und Biologie des Haarfollikels – 647	38.7	Narbige Alopezien – 667
		38.7.1	Pseudopelade Brocq – 668
		38.7.2	Mucinosis follicularis (Alopecia mucinosa) – 669
38.2	Aplasien – 649	38.7.3	Alopecia parvimaculata – 669
38.3	Hereditäre Atrichien und Hypotrichosen – 649	38.8	Hypertrichosen – 669
38.3.1	Isolierte Atrichien und Hypotrichosen – 649	38.8.1	Generalisierte Hypertrichosen – 670
38.3.2	Assoziierte Atrichien und Hypotrichosen – 651	38.8.2	Lumbosakrale Hypertrichose – 671
		38.9	Hirsutismus – 671
		38.9.1	Endokriner Hirsutismus – 671
38.4	Haarschaftanomalien – 653	38.9.2	Konstitutioneller (idiopathischer) Hirsutismus – 672
38.4.1	Monilethrix – 653		
38.4.2	Pili torti – 655	38.9.3	Medikamentöser Hirsutismus – 672
38.4.3	Trichorrhexis nodosa – 656	38.9.4	Therapie bei Hypertrichosen und Hirsutismus – 672
38.4.4	Trichorrhexis invaginata: Comèl-Netherton-Syndrom – 657		
38.4.5	Trichothiodystrophie (Schwefelmangelhaar) – 657	38.10	Veränderungen der Haarfarbe – 672
		38.10.1	Heterochromie des Haares – 672
38.4.6	Pili trianguli et canaliculi, »Syndrom« der unkämmbaren Haare – 658	38.10.2	Poliosis – 673
		38.10.3	Vorzeitiges Ergrauen – 673
38.4.7	Haarzylinder (Haarhülsen) – 658	38.10.4	Hellfärbung der Haare bei genetischen Erkrankungen – 673
38.5	Nichtnarbige Alopezien – 659	38.10.5	Änderungen der Haarfarbe durch Mangelzustände und metabolische Störungen – 673
38.5.1	Diffuse Effluvien und Alopezien – 659		
38.5.2	Androgenetische Alopezie – 660		
38.5.3	Alopecia areata – 661	38.10.6	Änderungen der Haarfarbe durch Medikamente und Spurenelemente – 674
38.5.4	Loses Anagenhaar – 665		
38.6	Traumatische Alopezien – 666	Literatur – 674	
38.6.1	Trichotillomanie – 666		
38.6.2	Physikalische Alopezien – 667		

38.1 Anatomie und Biologie des Haarfollikels

Haarfollikel und Talgdrüse bilden eine strukturelle und funktionelle Einheit, deren Entwicklung zu Beginn des 3. Schwangerschaftsmonats vom epithelialen Haarkeim ausgeht. Haarfollikel kommen am ganzen Integument in unterschiedlicher Dichte vor; ausgenommen sind lediglich Palmae und Plantae, Lippenrot, Warzenhof und Glans penis. Körperregion, Rasse, Geschlecht und Alter bestimmen Art, Dichte, Länge, Farbe und Wachstumsrate der Haare (Camacho u. Montagna 1997, Dawber 1997). Abgesehen von der schützenden Wirkung des Kopfhaares vor ultraviolettem Licht und der Augenbrauen, Wimpern und Nasenhaare vor Schweiß und Fremdkörpern kommt dem Haar beim Menschen kaum noch eine physiologische

Funktion zu. Umso größer ist heute seine psychosoziale Bedeutung: Schöne Haare implizieren Gesundheit, Attraktivität und Gepflegtheit.

Die feinen, samtenen, gering pigmentierten *Lanugohaare* sind die ersten Haare, die in der Fetalzeit gebildet werden und bis kurz vor der Geburt die gesamte Körperoberfläche umhüllen. In den ersten Lebensmonaten werden sie im Gesicht, an Rumpf und Extremitäten durch die kurzen, feinen, marklosen *Vellushaare* ersetzt. Kopfhaare, Augenbrauen und Wimpern bestehen vom 3. Lebensmonat bis ins 2. Lebensjahr hinein aus etwas kräftigeren und schwach pigmentierten *Intermediärhaaren*, die nach und nach von den langen, kräftigen, stärker pigmentierten *Terminalhaaren* abgelöst werden. Unter dem hormonellen Einfluss der Pubertät entstehen Terminalhaare auch in der Achsel- und Schamregion, bei männlichen Individuen auch im Bartbereich (Trüeb 2003).

Der Terminalhaarfollikel reicht in der Anagenphase (Wachstumsphase) bis in das subkutane Fettgewebe. Von oben nach unten gliedert er sich morphologisch in

- das *Infundibulum* zwischen epidermaler Oberfläche und Einmündung des Talgdrüsengangs in den Haarkanal,
- den *Isthmus* zwischen Mündung des Talgdrüsengangs und dem Ansatz des M. arrector pili,
- den unteren Follikelabschnitt unterhalb der Muskelinsertion mit
- dem *Haarbulbus*, der die gefäßführende *dermale Papille* umschließt.

Im Querschnitt lassen sich von außen nach innen folgende konzentrisch angeordnete Schichten des Haarfollikels unterscheiden:

- die aus mehreren Keratinozytenlagen bestehende *äußere Wurzelscheide*, die den Follikel gegen die Umgebung schützt,
- die aus 3 Schichten bestehende *innere Wurzelscheide*, die dem Haarschaft seine rund-ovale Konfiguration verleiht, und
- der eigentliche *Haarschaft*, eine unbelebte Proteinfaser, die sich aus einer äußeren *Kutikula*, der *Haarrinde (Kortex)* und bei dicken, pigmentierten Haaren dem zentral gelegenen *Mark (Medulla)* zusammensetzt. Die längsgerichteten Kortexzellen bestehen aus zystinreichen Haarkeratinen, die durch zahlreiche Disulfidbrücken und andere Bindungen miteinander vernetzt sind und dem Haarschaft seine mechanische und chemische Festigkeit verleihen.

Die den Haarschaft und die innere Wurzelscheide produzierenden, sehr teilungsaktiven Keimzellen des Follikels (*Matrixzellen*) liegen im Haarbulbus. Dieser enthält auch Melanozyten, die das Melanin für die Pigmentierung des entstehenden Haares bilden. Die Stammzellen des Haarfollikels sind dagegen wesentlich höher, nämlich in der sog. *Wulstregion* der äußeren Wurzelscheide in Höhe des Ansatzes des M. arrector pili, gelegen (Lavker u. Sun 1995). Die Kontrolle des Haarzyklus unterliegt wesentlich den mesenchymalen Zellen in der dermalen Papille, die zahlreiche Wachstumsfaktoren und Zytokine sezernieren (Paus u. Cotsarelis 1999).

Haarwachstum findet beim Menschen unter physiologischen Bedingungen in jedem Follikel unabhängig vom Nachbarfollikel statt und vollzieht sich zyklisch in 3 Phasen:

- der *Anagen*- oder *Wachstumsphase*,
- der *Katagen*- oder *Übergangsphase* und
- der *Telogen*- oder *Ruhephase*.

In der Anagenphase wird von den Matrixzellen in der sog. *keratogenen Zone* ein Haarschaft gebildet (Jones u. Steinert 1996). Die maximale Länge des Haares ist genetisch determiniert und hängt weniger von der Wachstumsgeschwindigkeit als von der lokalisations- und altersabhängig sehr unterschiedlichen Dauer der Anagenphase ab. Am Ende der Anagenphase erlischt die mitotische Aktivität der Matrixzellen im Haarbulbus, der Follikel tritt in die Katagenphase ein, und der untere Follikelabschnitt atrophiert zu einem dünnen, von Bindegewebe umgebenen epithelialen Strang. In der anschließenden Telogenphase verbleibt das hochgerückte Telogenhaar in einem sackartigen Überbleibsel des unteren Follikels, ehe es am Ende der Telogenphase ausfällt. Eine neue Anagenphase beginnt, indem die Teilungsaktivität der Matrixzellen erneut einsetzt und sich der Follikel wieder bis in die Subkutis ausdehnt.

Unter physiologischen Bedingungen befindet sich jeder Haarfollikel in einer unterschiedlichen Zyklusphase, sodass sich der Haarausfall klinisch unmerklich vollzieht. In den ersten Lebenstagen kann jedoch eine größere Zahl von Follikeln in die Telogenphase eintreten, was den »Haarwechsel des Säuglings« im Alter von 3–4 Lebensmonaten erklärt.

Die durchschnittliche Dauer der einzelnen Phasen des Haarzyklus an der Kopfhaut sowie einige weitere Normangaben sind in Tabelle 38.1 aufgeführt.

Tabelle 38.1. Normwerte (Kapillitium)

Parameter	Normwert
Gesamtzahl der Haarfollikel	100.000–150.000
Haarfollikeldichte	Säugling: 500–700/cm^2 Erwachsener: 250–350/cm^2
Haarwachstumsrate	0,33–0,5 mm täglich
Dauer der Anagenphase	2–6 Jahre
Dauer der Katagenphase	2–3 Wochen
Dauer der Telogenphase	2–4 Monate
Haarverlust	50–100 Haare täglich

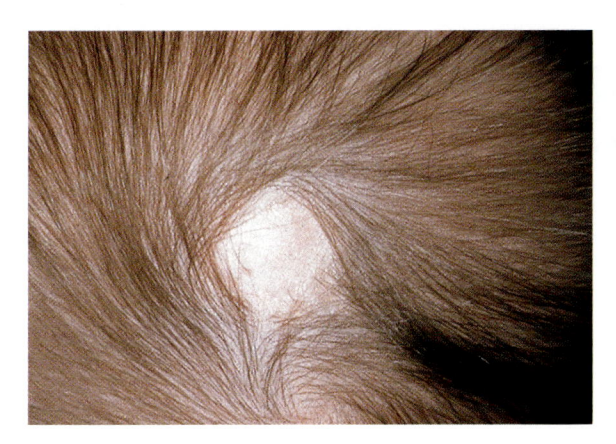

Abb. 38.1. Aplasia cutis congenita im Vertexbereich

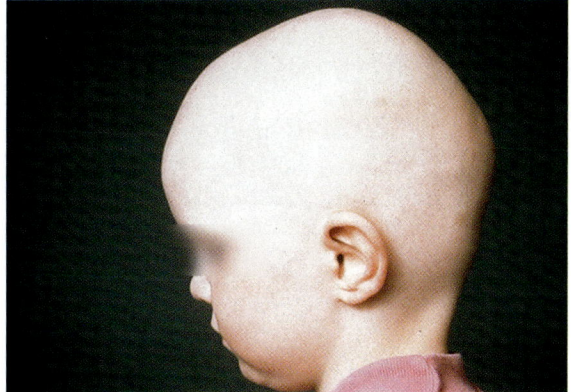

Abb. 38.2. Kongenitale Atrichie

38.2 Aplasien

Unter dem Begriff *Aplasia cutis congenita* (angeborene Hautdefekte) wird eine heterogene Gruppe seltener, angeborener Hautdefekte zusammmengefasst, die oft erst nach der Geburt durch sekundäre Wundheilung zuheilen und eine flächige, unbehaarte Narbe hinterlassen (Evers et al. 1995; Frieden 1986; Küster u. Traupe 1988).

Ätiologie und Assoziationen. ▶ Abschn. 2.9.14.

Klinisches Bild. 80% der Hautdefekte manifestieren sich an der Kopfhaut, meist in der Mittellinie im Bereich der Vertexregion (◘ Abb. 38.1). In 70–75% der Fälle handelt es sich um eine solitäre, in etwa 20% um 2, in etwa 8% um 3 Stellen. Üblicherweise sind sie 1–3 cm groß, rundlich oder ovalär konfiguriert und scharf begrenzt, oberflächlich erodiert oder bereits vernarbt. Gelegentlich finden sich tiefe Ulzerationen, die bis zum Knochen, zur Dura oder zu den Meningen reichen können.

Therapie. Zur Vermeidung von Blutungen und Infektionen kann bei ausgedehnten oder tiefen Defekten eine Deckung durch Hauttransplantate oder Nahlappenplastiken sinnvoll sein. Kosmetisch störende Narben werden am besten im Kleinkindesalter exzidiert.

Differenzialdiagnose. ▶ Abschn. 2.9.14.

38.3 Hereditäre Atrichien und Hypotrichosen

Unter einer *Atrichie* versteht man das anlagebedingte völlige Fehlen der (Kopf-)Behaarung (◘ Abb. 38.2). Meist sind die Haarfollikel angelegt, produzieren jedoch keinen bzw. keinen sichtbaren Haarschaft (Vogt et al. 1988). *Hypotrichosen* sind anlagebedingte Zustände diffusen Haarmangels. Atrichien und Hypotrichosen kommen isoliert und assoziiert vor (Mallory 1994; Dawber 1997; Schell 1997; Trüeb 2003).

In Anbetracht der Vielzahl der Krankheitsbilder werden hier nur einige prominente Vertreter näher besprochen. Weitere erbliche Syndrome, bei denen eine Störung des Haarwachstums ein wichtiges Teilsymptom eines komplexeren Geschehens darstellt, sind in ◘ Tabelle 38.2 zusammengefasst und nach ihrem Erbgang geordnet.

38.3.1 Isolierte Atrichien und Hypotrichosen

Atrichie mit Hornzysten

Nach zunächst unauffälliger Behaarung entwickeln Betroffene innerhalb der ersten Lebensmonate eine zeitlebens persistierende Atrichie. Im Laufe des Kindes- und Jugendalters entstehen follikulär gebundene, mit Horn gefüllte Zysten, v. a. in der Kopf-Hals-Region. Bekannt wurde das sehr seltene, autosomal rezessiv vererbte Krankheitsbild dadurch, dass bei ihm erstmals die genetische Ursache einer Haarkrankheit aufgeklärt wurde (Ahmad et al. 1998; Irvine u. Christiano 2001). Das mutierte »Hairless-Gen« auf Chromosom 8p12 kodiert einen für das Haarwachstum bedeutsamen Transkriptionsfaktor.

Hypotrichosis hereditaria simplex

Unter den isolierten Störungen ist die autosomal dominante Hypotrichosis simplex der Kopfhaut eine der am besten charakterisierten Erkrankungen. Sie wird durch Nonsense-Mutationen im Corneodesmosin-Gen auf Chromosom 6p21.3 verursacht (Levy-Nissenbaum et al. 2003). Der Haarausfall beginnt im Schulalter und schreitet über einige Jahre bis zur fast völligen Alopezie am Ende des 2. Lebensjahrzehnts fort. Bemerkenswerterweise ist ausschließlich die Kopfhaut betroffen. Strukturelle Veränderungen der Haarschäfte sind nicht nachweisbar.

◘ **Tabelle 38.2.** Auswahl assoziierter Atrichien und Hypotrichosen (*AD* autosomal dominant, *AR* autosomal rezessiv, *XD* X-chromosomal dominant, *XR* X-chromosomal rezessiv)

Erkrankung	MIM Nr.	Erbgang	Haarbefund
Hidrotische ektodermale Dysplasie Typ Clouston	129500	AD	Erläuterungen im Text
Ektodermale Dysplasien mit Lippen-Kiefer-Gaumen-Spalte	106260, 129400, 129900 u.a.	AD	Erläuterungen im Text
Trichorhinophalangeal-Syndrome I–III	190350, 150230, 190351	AD	Erläuterungen im Text
Progeria infantilis Hutchinson-Gilford	176670	AD	Erläuterungen im Text
Kardiofaziokutanes Syndrom	115150	AD	Spärliches, lockiges, langsam wachsendes Kopfhaar, Fehlen von Augenbrauen und Wimpern
Okulodentodigitale Dysplasie	164200	AD	Diffuse Alopezie; langsames Wachstum feiner, trockener Haare; Pili torti
Dystrophia myotonica Curschmann-Steinert	160900	AD	Vorzeitiges Ergrauen, frontoparietale Alopezie
Mandibuloakrale Dysplasie	248370	AR	Frontoparietookzipitale Alopezie
GAPO-Syndrom	230740	AR	Atrichie
Knorpel-Haar-Hypoplasie	250250	AR	Spärliches, kurzes, feines, helles Kopfhaar; spärliche Augenbrauen, Wimpern und Bart
Dubowitz-Syndrom	223370	AR	Spärliches, feines Kopfhaar
Marinesco-Sjögren-Syndrom	248800	AR	Spärliches, feines, helles, brüchiges Kopfhaar, Trichoschisis
Schöpf-Schulz-Passarge-Syndrom	224750	AR	Hypotrichose, spärliche Augenbrauen und Wimpern
Rothmund-Thomson-Syndrom	268400	AR	Spärliches, feines Kopfhaar, hoher Stirnhaaransatz, vorzeitiges Ergrauen
Cockayne-Syndrom	216400	AR	Feines, spärliches Kopfhaar
Acrodermatitis enteropathica	201100	AR	diffuse bis totale Alopezie von Kopfhaut, Augenbrauen und Wimpern; Haarschaftveränderungen
Kranioektodermale Dysplasie (Sensenbrenner-Syndrom)	218330	AR	Spärliches, langsam wachsendes, feines Kopfhaar
Coffin-Siris-Syndrom	135900	AR	Hypotrichose des Kopfhaars, aber buschige Augenbrauen und lange Wimpern, Hypertrichose an Stirn, Rücken und Armen
Hallermann-Streiff-Syndrom	234100	Sporadisch (AR?)	Spärliches, brüchiges Kopfhaar, Alopezie der Kopfhautränder und über Schädelnähten
Orofaziodigitales Syndrom I	311200	XD	Trockenes, raues, spärliches Kopfhaar, streifenförmige Alopezie
Bazex-Dupré-Christol-Syndrom	301845	XD	Diffuse Alopezie; Pili torti, Trichorrhexis nodosa
Anhidrotische ektodermale Dysplasie Typ Christ-Siemens-Touraine	305100	XR	Erläuterungen im Text
IFAP-Syndrom	308205	XR	Totale Alopezie der Kopfhaut mit follikulärer Betonung
Dyskeratosis congenita (Zinsser-Cole-Engman-Syndrom)	305000	XR	Gelegentlich spärliches, feines Kopfhaar, vorzeitiges Ergrauen; Verminderung der Wimpern

Hypotrichosis congenita hereditaria Marie Unna

Diese 1925 von Marie Unna charakterisierte, autosomal dominante Hypotrichose verläuft in 3 Stadien: Nach anfänglich spärlicher Behaarung setzt ab dem 3. Lebensjahr ein verzögertes Wachstum außergewöhnlich dicker, gedrehter, trockener Haare ein, das dem kindlichen Kopfhaar einen rosshaarartigen Aspekt verleiht. Etwa mit der Pubertät kommt es dann zu einem fortschreitenden irreversiblen Haarverlust v. a. im Vertexbereich und an den Kopfhauträndern (Papadavid et al. 1996). Das zentral gelichtete und seitlich vom Kopf abstehende, borstige Haar erinnert an die Perücke eines Clowns. Im weiteren Verlauf kann sich eine fast totale Alopezie entwickeln. Augenbrauen, Wimpern und Körperbehaarung sind von Beginn an spärlich oder fehlen (Abb. 38.3). Lichtmikroskopisch lassen sich unregelmäßige Drehungen, Knicke, Abflachungen und Zeichen erhöhter Vulnerabilität der verdickten Haarschäfte nachweisen. Die Histologie zeigt als Ausdruck des vernarbenden Prozesses bei fortgeschrittener Erkrankung Fremdkörpergranulome in Nachbarschaft teilweise zerstörter Haarfollikel sowie eine deutliche Verminderung der Follikelzahl.

Abgesehen von der Vermeidung haartraumatisierender Einflüsse ist eine Therapie nicht verfügbar. Das verantwortliche Gen liegt auf dem kurzen Arm von Chromosom 8.

Alopecia triangularis congenita

Typischerweise besteht ein 2–5 cm langer, relativ scharf begrenzter, weitgehend unbehaarter Herd an der frontotemporalen Kopfhaut. Er ist ovalär oder häufiger dreieckförmig konfiguriert, wobei die Basis des Dreiecks zur Stirnhaargrenze gelegen ist. Oft fällt die Alopezie erst im Kleinkindesalter mit dem Einsetzen dichteren Terminalhaarwachstums auf. Meist ist die Veränderung unilateral, in etwa 20% bilateral lokalisiert (Armstrong u. Burrows 1996). Histologisch sind nur Vellushaarfollikel nachweisbar. Die Ausdehnung bleibt zeitlebens konstant, eine Therapie ist allenfalls auf operativem Wege möglich.

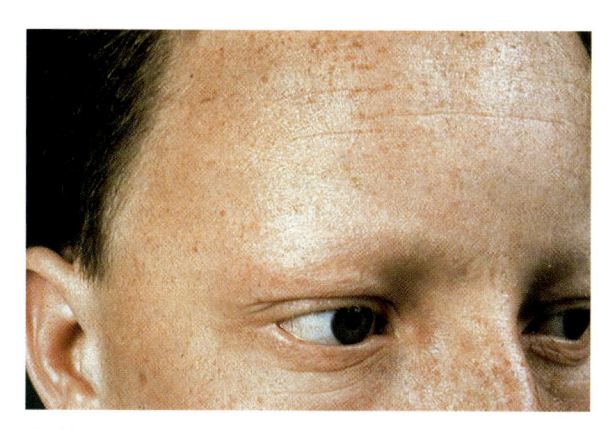

Abb. 38.3. Hypotrichosis congenita hereditaria Marie Unna: Rarefizierung der Augenbrauen und Wimpern

38.3.2 Assoziierte Atrichien und Hypotrichosen

Eine Vielzahl assoziierter Atrichien und Hypotrichosen kann den ektodermalen Dysplasien zugeordnet werden, bei denen Störungen des Haarwachstums mit solchen der Zahn-, Nagel- und/oder Schweißdrüsenentwicklung vergesellschaftet sind. Häufig liegen jedoch noch weitere Anomalien von Organen nicht ektodermalen Ursprungs, z. B. der Augen, Ohren und des Skelettsystems vor. Nach der Klassifizierung von Freire-Maia u. Pinheiro (1996) können etwa 150 verschiedene ektodermale Dysplasien unterschieden werden.

Anhidrotische ektodermale Dysplasie Typ Christ-Siemens-Touraine

Diese häufigste ektodermale Dysplasie wird durch Mutationen im EDA-Gen auf dem langen Arm des X-Chromosoms (Xq13.1) verursacht. Genprodukt ist Ektodysplasin, ein lösliches Transmembranprotein der TNF-Ligandenfamilie. Männliche Betroffene weisen kurzes, feines, sehr spärliches Kopfhaar, gelegentlich sogar eine Atrichie auf. Auch Augenbrauen und Wimpern sind rarefiziert oder fehlen, während das Bartwachstum unbeeinträchtigt ist. Bei den weiblichen Konduktorinnen findet sich in bis zu 70% eine diskrete Symptomatik, die sich am behaarten Kopf in Form einer leichten, fokal betonten Alopezie oder verstärkten Haarwirbelbildung äußern kann. Weitere Kardinalsymptome beim männlichen Geschlecht sind eine potenziell lebensbedrohliche Anhidrose, eine An- oder Hypodontie mit konischer Verformung der Eck- und Schneidezähne und eine charakteristische Fazies (Abb. 38.4; Pinheiro u. Freire-Maia 1996).

Hidrotische ektodermale Dysplasie Typ Clouston

Bei diesem autosomal dominanten Syndrom, dem Mutationen im Connexin-30-Gen auf 13q12 zugrunde liegen, findet sich ein spärliches Wachstum heller, trockener, brüchiger Kopfhaare und eine deutliche Rarefizierung bis hin zum Fehlen der übrigen Behaarung. Elastizität und Zugfestigkeit der Haarschäfte sind vermindert. Onychodysplasie, palmoplantare Hyperkeratosen, Zahnanomalien und Hyperpigmentierung der Gelenke sind weitere Symptome (Pinheiro u. Freire-Maia 1996).

Ektodermale Dysplasien mit Lippen-Kiefer-Gaumen-Spalte

Die 3 bedeutsamsten Ektodermaldysplasien in Assoziation mit Lippen-Kiefer-Gaumen-Spalte sind:
- das *AEC-Syndrom* mit der namensgebenden Symptomentrias
    - Ankyloblepharon filiforme adnatum (epitheliale Verwachsungen zwischen den Augenlidern mit oder ohne partielle Lidfusion),
    - ektodermale Dysplasie und

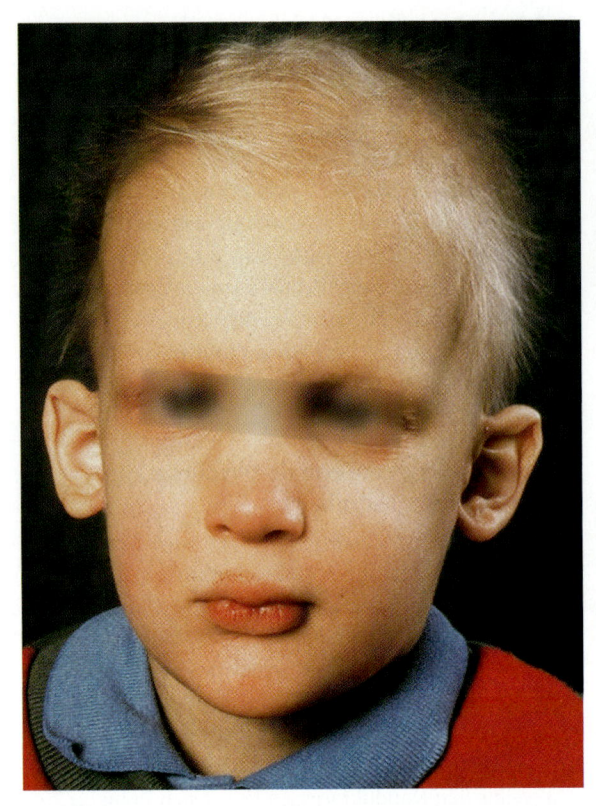

Abb. 38.4. Anhidrotische ektodermale Dysplasie Typ Christ-Siemens-Touraine: Hypotrichose und Gesichtsdysmorphie

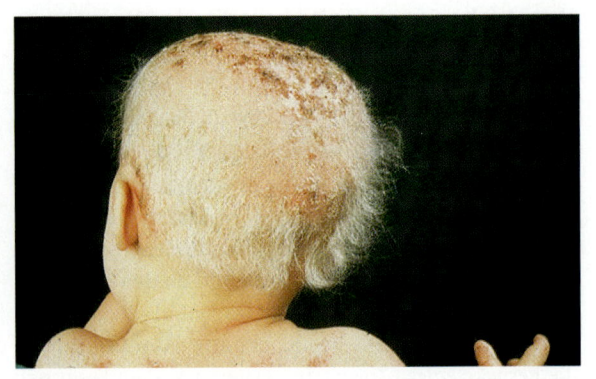

Abb. 38.5. AEC-Syndrom: erosiv-krustöse Entzündung der Kopfhaut

- Cheilognathopalatoschisis (Gaumen- mit oder ohne Lippenspalte),
- das *EEC1-Syndrom*, bei dem das erste E für Ektrodaktylie (Spalthand/-fuß, »Hummerscherendeformität«) steht, sowie
- das *Rapp-Hodgkin-Syndrom*.

Diese Syndrome werden autosomal dominant vererbt und weisen erhebliche Überlappungen der klinischen Symptomatik auf. Die Ursache hierfür besteht in unterschiedlichen Mutationen desselben Gens, welches das Protein p63 kodiert. Vor allem beim AEC-Syndrom bestehen von Geburt an oft hartnäckige Erosionen der Kopfhaut, die zu rezidivierenden, antimikrobiell kaum beeinflussbaren Entzündungen neigen und schließlich narbig abheilen (Abb. 38.5). Die spärlichen, hellen, z. T. drahtigen Kopfhaare weisen uncharakteristische oder auch Pili-torti-artige Schaftanomalien auf. Auch die übrige Behaarung ist rarefiziert. Nageldystrophie, Zahnanomalien, Hypohidrose, typische Fazies und Fehlbildungen des Urogenitaltrakts sind weitere Symptome (Trüeb 2003).

Trichorhinophalangeal (TRP)-Syndrome

Beim autosomal dominanten TRP-Syndrom I ist das Kopfhaar fein, diffus gelichtet und wächst langsam. Frühzeitig kommt es zu einem frontalen Haarverlust mit Zurückweichen der Stirnhaargrenze. Die lateralen Augenbrauen sind

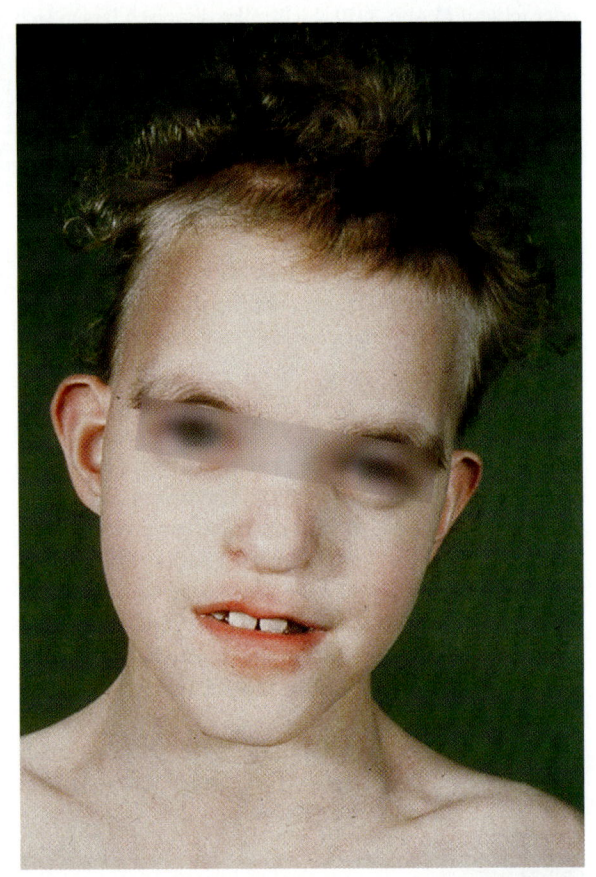

Abb. 38.6. Trichorhinophalangealsyndrom I: Hypotrichose, hoher Stirnhaaransatz, birnenförmige Nase

rarefiziert. Weiterhin fallen eine typische Fazies mit großer, birnenförmiger Nase und langem Philtrum (Abb. 38.6) sowie eine Klinobrachydaktylie mit Auftreibung der proximalen Fingergelenke auf. Das mutierte TRPS1-Gen auf Chromosom 8q24.12 kodiert einen Zinkfingertranskriptionsfaktor (Seitz et al. 2001). Dem TRP-Syndrom III, das durch einen ausgeprägten Phänotyp mit schwerer Brachydaktylie und Minderwuchs gekennzeichnet ist, liegt eine spezifische Klasse von Mutationen im selben Gen zugrunde.

38.4 · Haarschaftanomalien

Zusätzlich zur Symptomatik des TRP-Syndroms I finden sich beim TRP-Syndrom II (Langer-Giedion-Syndrom) multiple kartilaginäre Exostosen, Mikrozephalie und mentale Retardierung. Hier liegt eine größere Deletion im Abschnitt 8q11-q24.13 vor, die sowohl das TRPS1-Gen als auch das weiter distal gelegene EXT1-Gen betrifft.

Progerie-Syndrome

Bei der sehr seltenen, charakteristischen *Progeria infantilis Hutchinson-Gilford* setzt bereits im 2. Lebensjahr eine vorzeitige Vergreisung ein, die mit einem proportionierten Zwergwuchs einhergeht (»kleiner alter Mann«). Die Stimme ist piepsig; die Nase springt schnabelartig hervor. Dermatologisch ist neben einer dünnen, unelastischen Haut mit durchscheinenden Venen und Verlust des Unterhautfettgewebes eine ausgeprägte Hypotrichose bis Atrichie der Kopfhaut auffällig; auch Augenbrauen und Wimpern gehen häufig verloren. Die meisten Kinder sterben im 2. Lebensjahrzehnt an den Folgen einer schweren Arteriosklerose. Die Erkrankung beruht auf dominanten Mutationen im Gen LMNA des Strukturproteins Lamin A, das in der Membran des Zellkerns lokalisiert und an der Regulation von DNA-Replikation, DNA-Expression und Proteinverkehr beteiligt ist (Eriksson et al. 2003).

Im Gegensatz zur kindlichen Progerie entsteht beim *Werner-Syndrom*, dem klassischen Vergreisungssyndrom des Erwachsenen, im 3. Lebensjahrzehnt eine zunächst temporale, dann mehr diffuse Alopezie der Kopfhaut. Schon vorher setzt vorzeitiges Ergrauen ein (Dawber 1997). Darüber hinaus entwickeln sich zahlreiche Merkmale des vorzeitigen Alterns, die v. a. Haut, Blutgefäße (Arteriosklerose), Muskeln, Knochen, Augen und Endokrinium betreffen; auch das Krebsrisiko ist erhöht. Das Werner-Syndrom wird durch autosomal rezessive Mutationen im RECQL1-Gen auf Chromosom 8 verursacht. Der daraus resultierende Mangel eines Enzyms aus der Gruppe der RecQ-DNA-Helikasen bedingt einen Defekt der DNA-Reparatur.

38.4 Haarschaftanomalien

Unter einer Haarschaftanomalie versteht man jegliche strukturelle Veränderung des Haarschaftes (Dawber 1996). Meist reicht die lichtmikroskopische Untersuchung für ihre Erkennung aus (Hamm u. Steijlen 1987). Bewährt hat sich die Unterscheidung von Haarschaftanomalien mit und ohne erhöhte Brüchigkeit des Schaftes, weil sich dieses Kriterium auf das klinische Bild auswirkt (◘ Tabelle 38.3).

> Oft sind Haarschaftanomalien lediglich von kosmetischer Bedeutung, einige stellen allerdings wichtige diagnostische Marker schwerwiegender, z. T. sogar lebensbedrohlicher Systemkrankheiten dar.

Nachfolgend werden nur die wichtigsten Anomalien bzw. die damit assoziierten Erkrankungen näher erläutert; die ◘ Tabelle 38.3 gibt einen Überblick.

38.4.1 Monilethrix

Die Monilethrix ist eine seltene, harmlose, kosmetisch aber oft sehr störende Erkrankung, die durch eine charakteristische Haarschaftanomalie mit hoher Brüchigkeit der betroffenen Haare gekennzeichnet ist (◘ Abb. 38.8).

Ätiologie. Mutationen in den basischen Haarkeratingenen HB1 und HB6, deren Produkt die Haarkeratine hHb1 und hHb6 sind, im Typ-II-Keratingen-Cluster auf Chromosom 12q13 (Korge et al. 1999). Die gestörte Keratinfilamentzusammensetzung im Haarkortex erklärt die erhöhte Fragilität der Haarfasern (Jones u. Steinert 1996).

Die Monilethrix wird autosomal dominant mit hoher Penetranz vererbt. Durch die sehr variable Expressivität kann ein autosomal rezessiver Erbgang vorgetäuscht werden. Merkmalsträger können lebenslang klinisch unauffällig und nur durch den mikroskopischen Nachweis von Spindelhaaren identifizierbar sein.

Klinisches Bild. Meist manifestiert sich die Monilethrix bereits im Säuglingsalter. Wenige Monate nach der Geburt wird das zunächst unauffällige Kopfhaar durch trockenes, sprödes Haar ersetzt. Die Haare brechen knapp über der Kopfhaut ab und hinterlassen 0,5–2 cm lange Stoppeln. Oft bleibt die Alopezie auf die Okzipitalregion beschränkt, jedoch können auch die übrigen Kopfhaare, Augenbrauen und Wimpern sowie die Axillar-, Scham- und Körperbehaarung betroffen sein.

Typische Begleitsymptome sind eine Keratosis follicularis besonders an Hinterkopf und Nacken sowie eine Koilo- oder Platonychie. In Einzelfällen war die Monilethrix mit juveniler Katarakt, Zahnanomalien, Neurodegeneration, Epilepsie, Schizophrenie, Argininbernsteinsäurekrankheit, mentaler und somatischer Retardierung assoziiert.

Das klinische Erscheinungsbild ist innerhalb einer Familie und auch individuell sehr variabel. Die Identifikation erscheinungsfreier Merkmalsträger kann nahezu unmöglich sein. Einer eigenen Untersuchung zufolge ist bei etwa $^1/_3$ der Patienten mit einer Besserung der Symptomatik im Laufe des Lebens zu rechnen.

Mikroskopie. Im Lichtmikroskop erkennt man scheinbare spindelförmige Auftreibungen des Haarschafts (»Nodi«) in regelmäßigen Abständen von 0,7–1 mm, die durch marklose Einschnürungen (»Internodi«) voneinander getrennt sind (»Spindelhaar«, ◘ Abb. 38.9). Die oft markhaltigen »Nodi« sind von normaler Dicke, während die Haare im Bereich der pathologisch verdünnten »Internodi« abbre-

Tabelle 38.3. Charakteristische Haarschaftanomalien

Schaftanomalie	Mikroskopischer Befund	Vorkommen
Haarschaftanomalien mit erhöhter Brüchigkeit des Haarschaftes		
Spindelhaar	Spindelförmige Kaliberschwankungen des Haarschaftes durch marklose Einschnürungen in regelmäßigen Abständen	Monilethrix
Pili torti	Abflachung des Haarschaftes mit mehrfacher Drehung um die eigene Längsachse in unregelmäßigen Abständen	Heterogen (▶ Text)
Trichorrhexis nodosa	Knotenförmiger Schaftbruch mit gegeneinander gerichteten, pinselförmig ausgefransten Bruchenden	heterogen (▶ Text)
Trichorrhexis invaginata (Bambushaar)	Knotige Auftreibungen des Haarschaftes durch Stauchung des distalen in den proximalen Schaftteil	Comèl-Netherton-Syndrom
Trichoschisis	Glatter transversaler Schaftbruch	Trichothiodystrophie-Syndrome, Marinesco-Sjögren-Syndrom
Trichoklasie	Transversaler Schaftbruch bei erhaltener Kutikula	Heterogen, bei brüchigem Haar
Trichonodosis	Schlingenbildung und Verknotung einzelner Haare	Bei gekräuseltem und lockigem Haar
Trichoptilosis	Longitudinale Aufspaltung der Haarspitze	Traumatisch bedingt
Pseudomonilethrix	Durch Quetschung bedingte, scheinbare knotenförmige Schaftverbreiterungen	Artifiziell bedingt
Bajonetthaar	Hyperpigmentierte spindelförmige Auftreibung des Haarschaftes wenige Millimeter proximal von seiner hypopigmentierten fadenförmigen Spitze	Heterogen, z. B. bei androgenetischer Alopezie, Seborrhö, Ichthyosen u. a.
Pohl-Pinkus-Konstriktion	Kurzstreckige Verschmälerung des Haarschaftes	Folge plötzlicher schwerer Erkrankung oder Zytostase
Haarschaftanomalien ohne (stark) erhöhte Brüchigkeit des Haarschaftes		
Pili trianguli et canaliculi	Durch longitudinale Furchen bedingte dreieckförmige Gestalt des Haarschaftes	Besonders Syndrom der unkämmbaren Haare (s. Text)
Pili anulati	durch Lufteinschlüsse bedingte abwechselnd dunkle und helle Banden unterschiedlicher Länge im Verlauf des Haarschaftes	Autosomal dominante Anomalie, auch sporadisch
Pili pseudoanulati	Durch geringe longitudinale Drehung des ovalären Haarschaftes bedingte Hell-dunkel-Bänderung im reflektierten Licht	Sporadisch, Normvariante
Wollhaar/Kraushaar	Mehr oder weniger stark gekräuseltes Haar, oft mit dünnem Schaftdurchmesser und Kutikulaschaden, bei einer Person nicht negroider Rasse	Diffus: – autosomal dominantes Wollhaar – autosomal rezessives Wollhaar – syndromatisches Wollhaar, z. B. bei Naxos-Krankheit – diffuses partielles Wollhaar – syndromatisches Kraushaar – erworbenes Kraushaar umschrieben: – Wollhaarnävus (▶ Abb. 38.7) – symmetrische umschriebene Allotrichie
Pili multigemini	Mehrere (2–8) aus einer einzelnen dermalen Papille entspringende Haarschäfte	Zufallsbefund an der Kopfhaut von Kindern und am Bart von Männern
Pili bifurcati	Gabelung des Haarschaftes in 2 Äste mit eigener Kutikula und nachfolgender Wiedervereinigung	Erbliche Anomalie

38.4 · Haarschaftanomalien

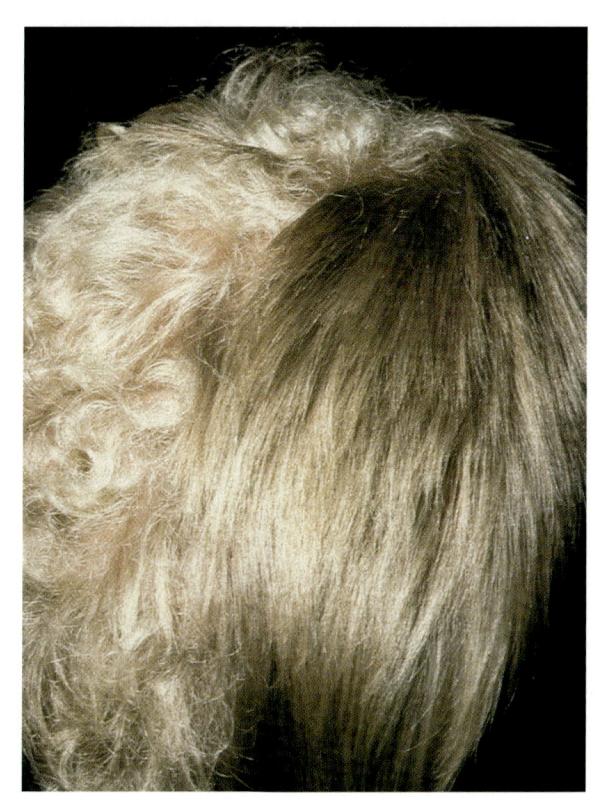

Abb. 38.7. Wollhaarnävus

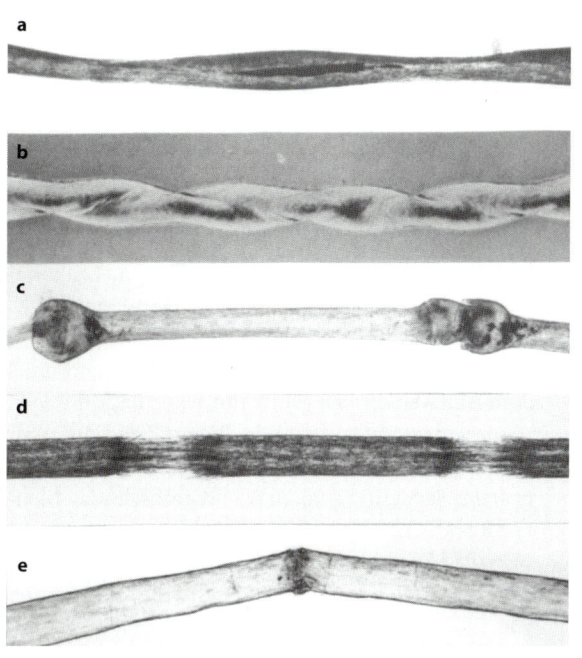

Abb. 38.9a–e. Haarschaftanomalien im lichtmikroskopischen Bild. **a** Spindelhaar bei Monilethrix, **b** Pilus tortus bei Menkes-Syndrom, **c** Trichorrhexis invaginata bei Comèl-Netherton-Syndrom, **d** Trichorrhexis nodosa, **e** Trichoschisis bei Trichothiodystrophie. (Aus Hamm 1997)

chen, z. T. bereits im Follikelkanal. Die Haarschaftanomalie ist pathognomonisch für die Monilethrix.

Therapie. Traumatisierende Einflüsse physikalischer und chemischer Art auf das Haar sollten so weit wie möglich vermieden werden. Spezifische Therapien, darunter auch systemische Retinoide, haben enttäuscht.

Differenzialdiagnose. Mechanische Hinterhauptalopezie des Säuglings, andere Haarschaftanomalien mit erhöhter Schaftbrüchigkeit.

38.4.2 Pili torti

Pili torti (»gedrehte Haare«) sind durch starke Drehungen der meist abgeflachten Haarschäfte um ihre Längsachse definiert. Die Torsionen sind eng, oft gruppiert und in unregelmäßigen Abständen angeordnet (Trüeb 2003). Hierdurch entstehen longitudinale Aufspaltungen und Schaftbrüche. Pathogenetisch soll der Schaftanomalie ein Defekt der Kreuzvernetzung von Peptidketten in Haarkeratinen zugrunde liegen. Klinisch erscheinen die brüchigen, meist blonden Haare trocken und stumpf, sie stehen ungerichtet von der Kopfhaut ab und sind meist unter 5 cm kurz. Unregelmäßige Reflexionen des Lichts verleihen dem Haar einen lamettaartigen Glanz.

Pili torti kommen isoliert, bei verschiedenen genetischen Syndromen und gelegentlich auch erworben, v. a. bei

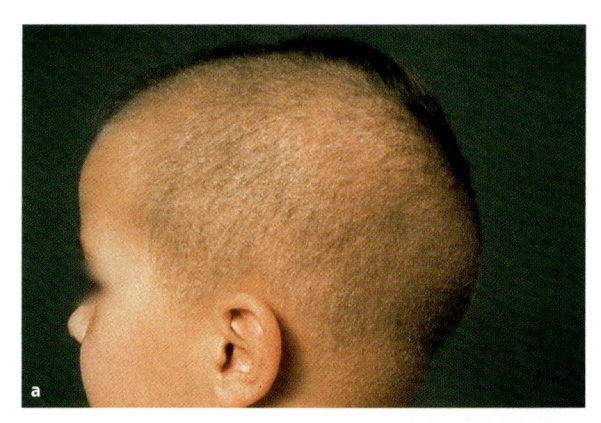

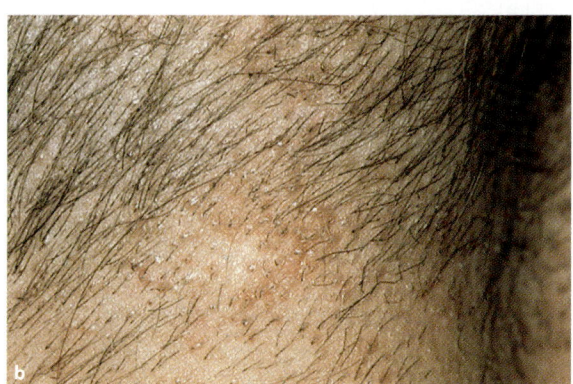

Abb. 38.8a, b. Monilethrix. **a** Übersicht, **b** Detailaufnahme mit spindelförmiger Konfiguration abgebrochener Haarschäfte und Keratosis follicularis

vernarbenden Alopezien infolge entzündlicher Alteration von Haarfollikeln vor (Dawber 1996). Die wichtigsten Formen sind:
- *Isolierte frühmanifeste Pili torti (klassischer Typ Ronchese)* können offenbar sowohl autosomal dominant als auch autosomal rezessiv vererbt werden, wobei Mädchen unerklärterweise häufiger betroffen sind.
- *Assoziierte frühmanifeste Pili torti* können zusammen mit Keratosis follicularis, Zahnanomalien, Leukonychie, Nageldystrophie, Hypohidrose, Hornhauttrübungen und mentaler Retardierung vorkommen.
- *Spätmanifeste Pili torti (Typ Beare)* werden autosomal dominant vererbt. Sie gehen mit einer fleckförmigen Alopezie der Kopfhaut nach der Pubertät und einer ausgeprägten Alopezie der übrigen Behaarung einher. Betroffene Haare sind grob, starr und pechschwarz. Mentale Retardierung kann vorkommen.
- *Björnstad-Syndrom* und *Crandall-Syndrom*, beide meist autosomal rezessiv vererbt, sind durch die Kombination von Pili torti und Innenohrschwerhörigkeit gekennzeichnet (Selvaag 2000). Bei letzterem entwickelt sich zusätzlich ein sekundärer Hypogonadismus.
- Beim *Basex-Dupré-Christol-Syndrom*, X-chromosomal dominant vererbt, findet sich eine Hypotrichose mit Pili-torti-artigen Schaftveränderungen. Zusätzlich besteht eine follikuläre Atrophodermie, v. a. an den Handrücken, sowie eine Disposition zur Entwicklung multipler Basalzellkarzinome.
- Mehrere *ektodermale Dysplasien* gehen mit Pili-torti-artigen Haarschaftveränderungen einher, darunter die unter 38.3.2 erwähnten mit Lippen-Kiefer-Gaumen-Spalte.
- *Menkes-Syndrom (Kinky-hair-Syndrom)*.

Das Menkes-Syndrom stellt die schwerwiegendste, durch eine Haarschaftanomalie charakterisierte Erkrankung dar. Es handelt sich um eine X-chromosomal rezessive Störung des Metabolismus, Transportes und der Verteilung von Kupfer (Harris 2003). Das defekte ATP7A-Gen auf Chromosom Xq12–13 kodiert eine ATPase, die für den intrazellulären Transport dieses elementar wichtigen Spurenelements nötig ist.

Die im Alter von 1–5 Lebensmonaten einsetzende Symptomatik ist durch progressive psychomotorische Retardierung, Wachstums- und Gedeihstörung, skorbutartige Knochenveränderungen, Hypothermie, myoklonische Krämpfe und weitere neurologische Störungen gekennzeichnet. Die spärlichen, pigmentarmen, drahtigen Haare stehen wirr vom Kopf ab und sind extrem brüchig, trocken und glanzlos; häufig sind auch die Augenbrauen entsprechend verändert. Das Gesicht ist auffallend blass und pausbäckig. Vor allem Hände, Hals und Axillen weisen eine Cutis laxa auf. Von diagnostischer Bedeutung ist der mikroskopische Nachweis von Pili torti und ein erniedrigter Serumkupfer- und Kupferoxidasewert.

Die betroffenen Jungen sterben im 3. oder 4. Lebensjahr. Nur bei bestimmten Mutationen, die eine Restaktivität der ATPase gestatten, kann eine sehr frühzeitige Behandlung mit Kupferhistidin das Auftreten der neurologischen Symptomatik hinauszögern oder abmildern (Näheres in Abschn. 33.2.2).

38.4.3 Trichorrhexis nodosa

Dieser häufigsten Haarschaftanomalie liegt eine fokale Auffaserung der Kortexzellen zugrunde. Der Haarschaft geht an umschriebener Stelle buchstäblich »aus dem Leim«, der distale Teil kann abbrechen. Licht- und rasterelektronenmikroskopisch (Abb. 38.9d) erinnert die Bruchstelle an 2 ineinander gestauchte Pinselenden, klinisch ist ein kleines weißes Knötchen im Verlauf oder am Ende des Haarschaftes zu erkennen. Nicht selten kommen mehrere solcher Knötchen an einem Schaft vor. Die Pathogenese ist heterogen; ursächlich kommen ein primärer Kutikulaschaden, ein struktureller Defekt der Kortexzellen und eine mangelhafte Interzellularsubstanz, welche die Kortexzellen zusammenhält, in Betracht.

Im Wesentlichen werden 5 Formen von Trichorrhexis nodosa (TN) unterschieden:
- die *isolierte kongenitale TN*, familiär oder sporadisch vorkommend;
- die *TN bei Argininbernsteinsäurekrankheit*, bei der eine neonatale, letal verlaufende Form mit schwerer neurologischer Symptomatik von einer spätmanifesten Form unterschieden wird;
- die *erworbene proximale TN*, die v. a. bei Farbigen vorkommt;
- die *erworbene distale TN*, die weitaus häufigste Form, die infolge eines traumiterativen Kutikulaschadens durch zu intensive Pflege besonders längerer Haare entsteht (Abb. 38.10); und
- die *erworbene lokalisierte TN*, die durch Kratzen oder Scheuern hervorgerufen werden kann.

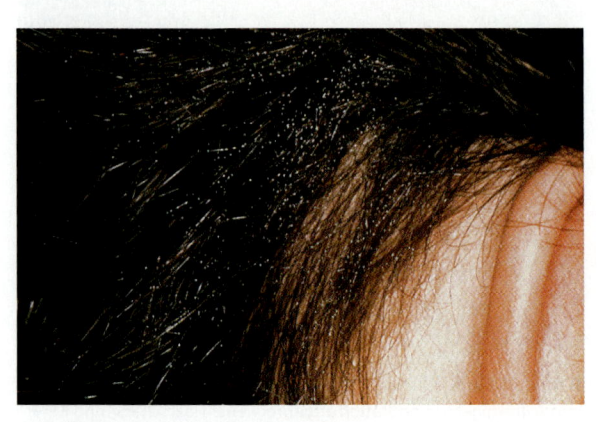

Abb. 38.10. Distale Trichorrhexis nodosa

38.4 · Haarschaftanomalien

Weiterhin kommt die TN nicht selten in Verbindung mit anderen Haarschaftanomalien und als Zufallsbefund ohne pathologische Bedeutung vor (Camacho u. Montagna 1997).

38.4.4 Trichorrhexis invaginata, Comèl-Netherton-Syndrom

Unter Trichorrhexis invaginata (»Bambushaar«) wird eine kugelgelenkartige Stauchung des distalen in den proximalen Haarschaft verstanden. Möglicherweise ist sie durch eine Störung der Konversion von SH-Bindungen in S-S-Bindungen und daraus resultierende Schwäche der Kreuzverbindungen im Haarkortex bedingt. Einzelne Haarschäfte können mehrere solche, z. T. auch inkomplette Invaginationsstellen aufweisen. Bei Verlust des distalen Schaftelementes entsteht ein sog. Golf-Tee-Ende.

Die Trichorrhexis invaginata ist pathognomonisch für das *Comèl-Netherton-Syndrom* (▶ Abschn 4.5.3), eine autosomal rezessive Verhornungsstörung der Haut, die als kongenitale ichthyosiforme Erythrodermie beginnt und später in eine Ichthyosis linearis circumflexa übergehen kann. Ursache sind Mutationen im LEKTI/SPINK5-Gen, das einen Serinproteaseinhibitor kodiert (Chavanas et al. 2000). Im typischen Fall ist das Kopfhaar spärlich, trocken, glanzlos und brüchig, die Kopfhaut kann stark schuppen (◘ Abb. 38.11). Augenbrauen und Wimpern sind rarefiziert oder können gänzlich fehlen. Aufgrund der Besserungstendenz mit zunehmendem Alter kann die Haarschaftanomalie besonders bei älteren Kindern und Erwachsenen nicht immer leicht zu finden sein und sich auf Augenbrauen, Achsel- oder Armhaare beschränken.

38.4.5 Trichothiodystrophie (Schwefelmangelhaar)

Bei der Trichothiodystrophie (TTD) liegt ein Mangel von Cystein und Keratinen mit ultrahohem Schwefelgehalt vor. Der Schwefelmangel in Haarkortex und -kutikula ist für die Brüchigkeit der Haarschäfte verantwortlich, die sich klinisch in trockenen, kurzen Haaren und einer diffusen Alopezie variablen Ausmaßes auswirkt (Itin et al. 2001). Mechanisch beanspruchte Kopfregionen sind stärker betroffen. Die Haarfarbe wird nicht beeinflusst.

Lichtmikroskopisch sind die kurzen Haare stark abgeflacht, z. T. auch gedreht und gefaltet (◘ Abb. 38.9e). Charakteristisch sind glatte transversale Schaftbrüche (*Trichoschisis*). Im Rasterelektronenmikroskop fallen dellenartige Verformungen des Haarschafts entlang der Längsachse auf; die Kutikula kann gänzlich fehlen. Im polarisierten Licht weisen die Haarschäfte eine tigerschwanzartige Hell-dunkel-Bänderung auf, wie sie auch beim Zinkmangel (Acrodermatitis enteropathica) und beim Marinesco-Sjögren-Syndrom vorkommt.

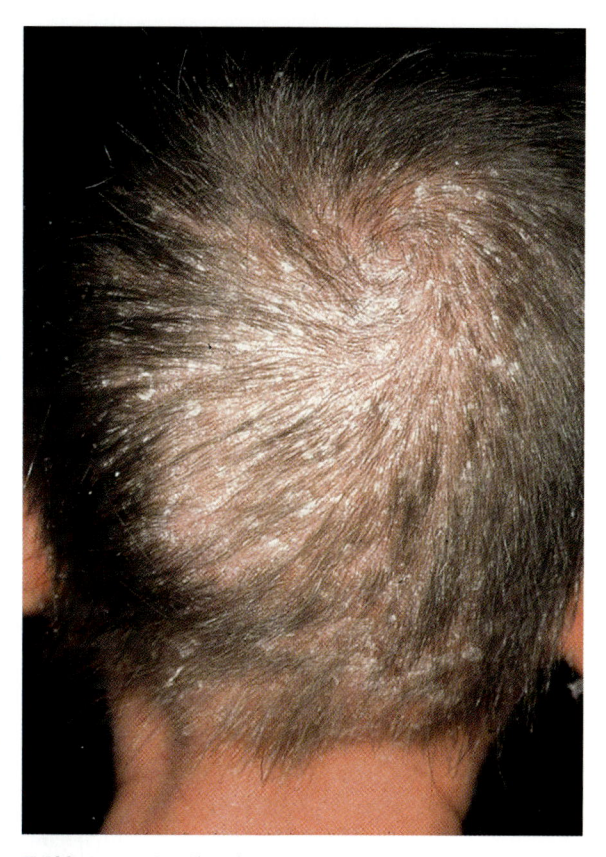

◘ **Abb. 38.11.** Comèl-Netherton-Syndrom: diffuse Alopezie, trockene, brüchige Haare und Schuppung der Kopfhaut

Die TTD wird autosomal rezessiv vererbt. Sie kann sich als isolierte Störung auf die Haaranomalie beschränken oder aber mit einer Vielzahl weiterer Symptome einhergehen und dann ein Marker mehr oder weniger komplexer neuroektodermaler Syndrome sein. Zusätzliche Symptome bestehen in mentaler und physischer Retardierung, Dysmorphie, Kleinwuchs, Ichthyose, Nageldystrophie, Karies, Katarakt, Fertilitätsstörung, neurologischen Störungen, Knochenanomalien und Immundefizienz (Itin et al. 2001). Die gelegentlich assoziierte Neutropenie kann lebensbedrohliche Septikämien zur Folge haben. Die mit Ichthyosis assoziierten TTD-Syndrome (*Tay*- und *PIBIDS-Syndrom*) sind in ◘ Abschn. 4.5.2 besprochen.

Von besonderer Bedeutung ist eine unterschiedlich stark ausgeprägte Photosensitivität bei etwa der Hälfte der TTD-Patienten. Bei ihnen wurde ein Defekt der Nukleotidexzisionsreparatur von UV-induzierten DNA-Schäden nachgewiesen, der dasselbe Gen (ERCC2) auf Chromosom 19q13.2 wie bei der Komplementationsgruppe D des Xeroderma pigmentosum (XP-D) und beim Cockayne-Syndrom betrifft. Seltener sind die Reparaturgene ERCC3 (wie bei XP-B) oder TTD-A defekt. Die Produkte der genannten Gene sind Komponenten des TFIIH-Komplexes, dem neben der Exzisionsreparatur auch eine wichtige Funktion bei der Transkription während der Zellteilung zukommt.

Eine spezifische Therapie der TTD ist bislang nicht möglich, wohl aber in bestimmten Fällen eine pränatale Diagnostik.

38.4.6 Pili trianguli et canaliculi, »Syndrom« der unkämmbaren Haare

Pili trianguli et canaliculi zeichnen sich durch longitudinal verlaufende Furchen oder Abflachungen des Haarschaftes aus, die dem Haar einen dreieckförmigen Querschnitt mit abgerundeten Ecken verleihen (Abb. 38.12; Itin et al. 1993). Ursächlich wird die Schaftanomalie auf eine fehlerhafte Keratinisierung der inneren Wurzelscheide zurückgeführt. Am besten ist die Entrundung des Schaftes im Rasterelektronenmikroskop oder mit Hilfe der sog. Schrumpfschlauchtechnik (Abb. 38.12) darstellbar. Sie geht nicht mit erhöhter Fragilität des Haarschaftes einher, sodass die Haare eine erhebliche Länge erreichen können (Mallon et al. 1994; Dawber 1997).

Pili trianguli et canaliculi kommen u. a. beim losen Anagenhaar, bei einigen seltenen Syndromen und als lokalisierte Variante vor (Trüeb 2003), charakteristisch sind sie jedoch v. a. für das »Syndrom« der unkämmbaren Haare. Diese harmlose, nicht selten aber kosmetisch störende Schaftanomalie wird autosomal dominant vererbt; aufgrund der variablen Expressivität kommen jedoch überwiegend scheinbar sporadische Fälle zur Beobachtung. Meist beginnt die Anomalie im Alter von 3 Monaten bis 3 Jahren. Das trockene, glitzernde, oft silberblonde Haar steht wirr vom Kopf ab und lässt sich nicht kämmen oder frisieren. Möglicherweise hat ein Kind mit dieser erst 1973 wissenschaftlich beschriebenen Anomalie ein Jahrhundert zuvor für den »Struwwelpeter« Pate gestanden. Eine spezifische Therapie ist nicht verfügbar. Bereits im Kindesalter kann jedoch eine spontane Besserung eintreten.

38.4.7 Haarzylinder (Haarhülsen)

Hierbei handelt es sich um wenige Millimeter lange, weißliche Umscheidungen eines oder mehrerer Haarschäfte (Abb. 38.13). Haarzylinder sind entlang des Haarschafts frei beweglich und können so bereits klinisch von kosmetischen Haarhülsen infolge übermäßigen Gebrauchs von Haarfestigern und Haarsprays, Nissen, weißer Piedra, Trichorrhexis nodosa, Trichonodosis und Pityriasis capitis unterschieden werden.

Sie werden in 2 Typen eingeteilt:
– die *parakeratotischen Haarzylinder* und
– die *peripilären Haarzylinder*.

Erstere sind häufiger, bestehen aus parakeratotischem Hornmaterial des Infundibulums und sind von unregelmä-

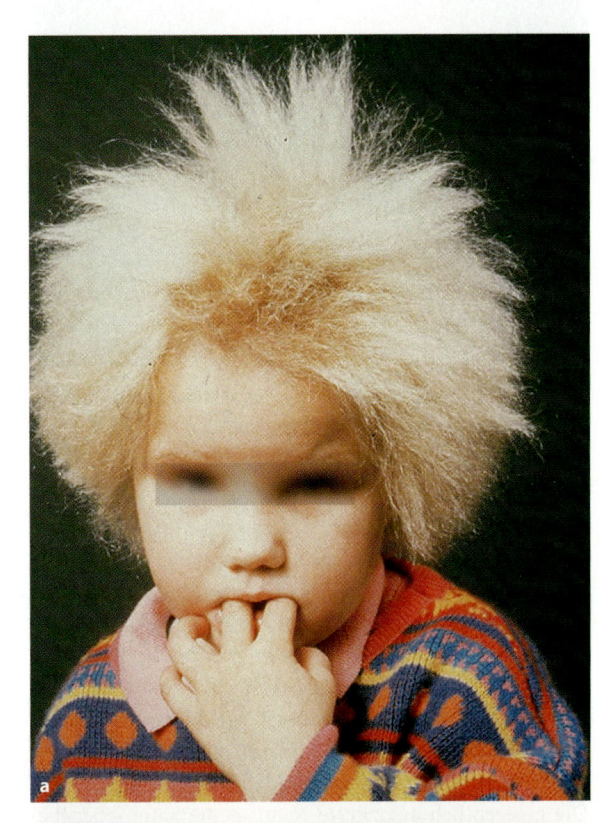

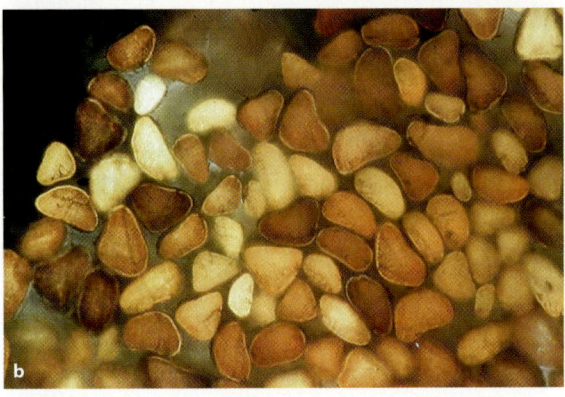

Abb. 38.12a, b. »Syndrom« der unkämmbaren Haare. **a** Klinisches Bild, **b** überwiegend dreieckige Konfiguration der Haarschaftquerschnitte (Schrumpfschlauchtechnik)

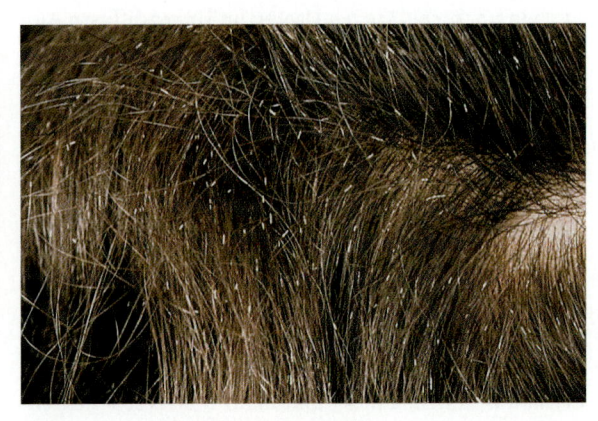

Abb. 38.13. Idiopathische Haarzylinder

ßiger Größe, Form und Farbe. Sie kommen bei verschiedenen entzündlichen Erkrankungen der Kopfhaut vor, sowohl bei nicht vernarbenden (Psoriasis capitis, Tinea amiantacea, seborrhoisches Kopfekzem) als auch bei vernarbenden Prozessen (Lichen planopilaris, Keratosis follicularis spinulosa decalvans).

Beim selteneren Typ der idiopathischen peripilären Haarzylinder sind keine Veränderungen der Kopfhaut sichtbar. Hier setzen sich die Hülsen aus Anteilen der inneren und äußeren Wurzelscheide zusammen, sehen gleichmäßig röhrenförmig aus und sind oft heller als ihre parakeratotischen Gegenstücke. Frisurbedingte Traktion der Haare scheint die Entstehung zu begünstigen. Bislang wurden peripiläre Haarzylinder nur beim weiblichen Geschlecht beschrieben, vor allem bei langhaarigen Mädchen im Alter von 2–8 Jahren (Keipert 1986, Taïeb et al. 1985).

Keratolytische Externa sind nur zur Entfernung der parakeratotischen Haarhülsen geeignet. Peripiläre Keratinhülsen sprechen offenbar besser auf Tretinoin-haltige Präparate an. Ansonsten bleibt nur sorgfältiges Auskämmen oder -bürsten.

38.5 Nichtnarbige Alopezien

Die nichtnarbigen Alopezien sind die bei weitem häufigsten Haarkrankheiten (Rogers u. Tay 2003; Shapiro 2002; Sperling 1996).

38.5.1 Diffuse Effluvien und Alopezien

Diffuses Effluvium und diffuse Alopezie betreffen im Gegensatz zu den umschriebenen (zirkumskripten) Prozessen die gesamte Kopfhaut. Begrifflich sind zu unterscheiden:
- das *Effluvium*: Vorgang des krankhaft gesteigerten Haarausfalls, d. h. Ausfall von über 100 Kopfhaaren täglich bei normalem Ausgangsbefund, und
- die *Alopezie*: Zustand des sichtbaren Haarmangels in normalerweise behaarten Regionen.

Längst nicht jedes Effluvium führt zur Alopezie: Erst nach diffusem Verlust von etwa $1/4$ der Kopfhaare bildet sich eine klinisch erkennbare Alopezie aus.

Die hohe Teilungsaktivität der Haarmatrixzellen im Bulbus erklärt ihre außerordentliche Empfindlichkeit gegenüber schädlichen Einwirkungen. Je nach Intensität lassen sich pathogenetisch 2 wesentliche Formen diffuser Effluvien unterscheiden, wobei Mischformen vorkommen:
- das *anagen-dystrophische Effluvium* und
- das *telogene Effluvium*.

Anagen-dystrophisches Effluvium

Eine schwere toxische Schädigung der Haarmatrix hat eine sofortige Unterbrechung der Haarproduktion zur Folge. Der Haarschaft verdünnt sich, bricht im Haarfollikel ab und fällt als proximal zugespitztes, dystrophisches Haar etwa 1–3 Wochen nach dem Schädigungsereignis aus. Katagen- und Telogenphase werden nicht durchlaufen. Im Trichogramm findet sich eine hohe Zahl dystrophischer Haare, die physiologischerweise nicht vorkommen.

Das anagen-dystrophische Effluvium führt immer zu einer ausgeprägten bis nahezu völligen Alopezie der Kopfhaut. Am häufigsten wird es iatrogen verursacht, nämlich durch
- Behandlungen mit *Zytostatika* (Folsäureantagonisten, Purinantagonisten, Alkylanzien, Alkaloide) in hoher Dosierung und durch
- Bestrahlungen der Kopfhaut mit *ionisierenden Strahlen*. Ferner kommen
- *Intoxikationen* (Thallium, Quecksilber, Arsen, pflanzliche Toxine) sowie eine
- perakut verlaufende *Alopecia areata* in Betracht.

Telogenes Effluvium

Schwächere Schädigungen der anagenen Haarmatrix führen zu einer vorzeitigen Beendigung der Anagenphase mit Übergang in Katagen- und Telogenphase. Nach deren Beendigung tritt das Effluvium 3–4 Monate nach dem Beginn des Schädigungsereignisses auf. Das Trichogramm zeigt eine Erhöhung der Telogenrate an beiden Standarddepilationsstellen. Die Zahl der betroffenen Follikel und damit die Stärke des Effluviums hängen von der Dauer und Schwere des schädigenden Einflusses und von der individuellen Empfänglichkeit ab (Whiting 1996). Da das auslösende Ereignis bei Beginn der Symptomatik schon einige Zeit zurückliegt, ist die Klärung der Ursache oft nur bei engagierter Anamneseerhebung und gutem Erinnerungsvermögen der Eltern bzw. des Patienten möglich.

Telogene sind sehr viel häufiger als anagen-dystrophische Effluvien. In der Übersicht 38.1 sind die vielfältigen Ursachen telogener Effluvien aufgeführt, von denen das postfebrile (◘ Abb. 38.14) bzw. postinfektiöse Effluvium hierzulande im Kindesalter möglicherweise am häufigsten vorkommt. Physiologisch sind das postpartale Effluvium der Mutter und der »Haarwechsel« des Säuglings, die durch den synchronen Eintritt zahlreicher Follikel in die Telogenphase bei Entbindung bzw. Geburt hervorgerufen werden.

Bei Ausschaltung der Ursache ist die Prognose des telogenen Effluviums ausgezeichnet. Innerhalb von 6 Monaten tritt ein vollständiges Wiederwachstum ein; therapeutisch lässt es sich nicht beschleunigen. Die gute Prognose trifft auch für das anagen-dystrophische Effluvium zu, wenn die Follikel nicht irreversibel geschädigt wurden, z. B. durch eine Radiatio der Kopfhaut. Zur Abschwächung der toxischen Wirkung von Chemotherapeutika auf die Haarmatrix wurde eine Hypothermie der Kopfhaut mittels Kältekappe oder Kompression der Kopfhaut mit einem speziellen Druckverband empfohlen.

Übersicht 38.1. Ursachen telogener Effluvien

- Physiologisch:
  Effluvium des Säuglings, postpartales Effluvium
- Hohes Fieber
- Akute Stresssituationen:
  Große Operationen, schwere Unfälle, massiver Blutverlust, Schockzustände, starker psychischer Stress
- Alimentäre Ursachen:
  Mangel an Eisen, Zink, Kupfer, Selen, Biotin, Proteinen, essenziellen Fettsäuren u. a. durch Hungern, Diät, Fehl- und Unterernährung, parenterale Ernährung, Malabsorption, Anorexia nervosa/Bulimie, Acrodermatitis enteropathica
- Infektionskrankheiten:
  Grippe, Pneumonie, Enteritis, Typhus, Malaria, Mononukleose, Syphilis, HIV-Infektion, Erysipel, Tuberkulose etc.
- Chronische und konsumierende Krankheiten:
  Kollagenosen (systemischer Lupus erythematodes), Blutkrankheiten (Leukämien, Eisenmangelanämie), Hepatopathien (Hepatitis, Zirrhose), Niereninsuffizienz, M. Crohn, Colitis ulcerosa, Neoplasien, v. a. maligne Lymphome, systemische Amyloidosen
- Endokrine Erkrankungen:
  Hypothyreose, seltener Hyperthyreose, Hyperprolaktinämie, Hypopituitarismus
- ZNS-Erkrankungen, Enzephalitis, Kopfverletzungen, Psychosen
- Entzündliche Dermatosen der Kopfhaut:
  Ekzeme, Psoriasis, Ichthyosen, Lymphome, Erythrodermien, diffuse Alopecia areata
- Medikamente:
  Zytostatika (in niedriger Dosierung), Antikoagulanzien (Kumarine, Heparin und Heparinoide, Dextransulfat), Vitamin A und Retinoide (Isotretinoin, Acitretin), Lipidsenker, Antikonvulsiva, Psychopharmaka, Antidepressiva, Lithium, β-Rezeptorenblocker, ACE-Hemmer, Thyreostatika, Androgene, Anabolika, Gestagene, Analgetika und nichtsteroidale Antiphlogistika, Schwermetalle, einige Antibiotika, antiretrovirale Substanzen und viele andere
- Haarkosmetische Prozeduren
- Saisonales Effluvium
- Idiopathisches chronisches Telogeneffluvium

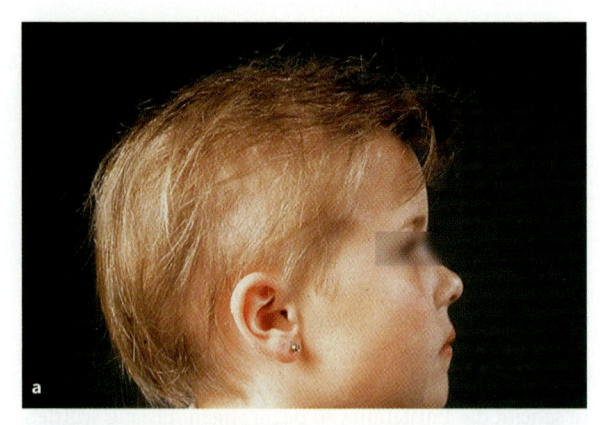

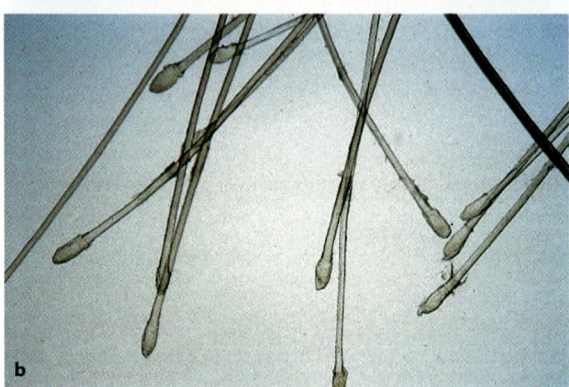

Abb. 38.14a, b. Postfebriles telogenes Effluvium. **a** Klinisches Bild mit diffuser Alopezie, **b** telogene Haarwurzeln im Trichogramm

38.5.2 Androgenetische Alopezie

Der androgenetischen Alopezie liegt ein polygen determinierter, durch Androgene realisierter Haarausfall mit geschlechtstypisch unterschiedlichem Ausprägungsmuster (»male pattern« – »female pattern«) zugrunde.

Epidemiologie. Weitaus häufigste Alopezieform des Erwachsenenalters. Bei etwa 5% der männlichen weißhäutigen Bevölkerung kündigt sie sich durch die Ausbildung einer symmetrischen dreieckförmigen frontotemporalen Haarlichtung (»Geheimratsecken«) schon in der 2. Hälfte des 2. Lebensjahrzehnts an. Auch beim weiblichen Geschlecht kann ein androgenetisches Effluvium schon mit der Pubertät, in Einzelfällen sogar noch früher einsetzen (*Alopecia praematura*); aufgrund des mehr diffusen Befalls der Scheitelregion ist eine Alopezie jedoch fast immer erst jenseits des Jugendalters erkennbar.

Ätiologie und Pathogenese. Zusammenwirken einer polygen vererbten Androgenempfindlichkeit der Haarfollikel (Dispositionsfaktor) und eines tatsächlichen Androgenangebots (Realisationsfaktor). Bei entsprechender Veranlagung reichen physiologische Androgenmengen für die Manifestation aus, sind andererseits aber auch unbedingte Voraussetzung. Eine pathogenetisch entscheidende Rolle kommt dem im Haarfollikel vorhandenen Enzym 5-α-Reduktase Typ II zu, das aus zirkulierendem freiem Testosteron seinen peripher wirksamen Metaboliten 5-α-Dihydrotestosteron entstehen lässt. In den Rezeptor-tragenden Arealen der Kopfhaut kommt es hierdurch zu zunehmender Verkürzung der Anagenphase und progredienter Rückwandlung der Terminal- in Vellushaarfollikel. Der geschilderte Prozess äußert sich klinisch nicht nur in vermehrtem Haarausfall, sondern auch in Verminderung der Dichte, des Schaftdurchmessers und der Wachstumsgeschwindigkeit der Haare (Hoffmann u. Happle 2000a).

Klinisches Bild. Beim Mann (»*male pattern*«) schreitet der Prozess nach Ausbildung der Geheimratsecken mehr oder weniger rasch, häufig schubweise verstärkt, im Scheitelbereich fort. Schließlich entsteht eine zentrale Haarlichtung im Tonsurbereich. Konfluenz der Alopezieherde und periphere Ausdehnung bis hin zur männlichen Glatze sind dem Erwachsenenalter vorbehalten. Der Prozess kann in jedem Lebensalter sistieren; das Endstadium wird jedoch umso wahrscheinlicher erreicht, je früher sich die androgenetische Alopezie manifestiert.

Beim weiblichen Geschlecht (»*female pattern*«) beginnt das androgenetische Effluvium meist später, verläuft langsamer und kommt später zum Stillstand als beim Mann. Hier entwickelt sich eine zunehmende diffuse Ausdünnung des Scheitelbereichs, wobei meist ein schmaler frontaler Haarstreifen erhalten bleibt. Das Gesamttestosteron im Serum ist üblicherweise nicht erhöht; allerdings kann eine Erhöhung des freien Testosterons aufgrund einer Verminderung des geschlechtshormonbindenden Globulins vorliegen.

Selten können die geschlechtstypischen Ausprägungsformen auch beim jeweils anderen Geschlecht vorkommen.

Aufgrund ihres typischen Erscheinungsbildes v. a. beim Mann ist die androgenetische Alopezie meist leicht zu diagnostizieren. Im Trichogramm findet sich typischerweise ein telogenes Haarwurzelmuster im Scheitelbereich bei normaler Anagen-Telogen-Ratio am Hinterkopf.

Therapie. Mit Finasterid (1 Tbl. à 1 mg tgl.), einem 5-α-Reduktasehemmer, steht für Männer eine orale Therapie der androgenetischen Alopezie zur Verfügung, welche die Progredienz des Effluviums mit hoher Wahrscheinlichkeit aufhalten und bei kontinuierlicher Einnahme nicht selten auch neues Terminalhaarwachstum im Vertexbereich induzieren kann (Hoffmann u. Happle 2000b). Minoxidil, in Deutschland für Männer als 5%ige Lösung zugelassen, ist die beste topische Behandlungsmöglichkeit, alternativ kommt 17-α-Östradiol (Alfatradiol) in 0,025%iger Lösung in Betracht. Bei Behandlungswunsch ist ein möglichst frühzeitiger Einsatz sinnvoll, in Ausnahmefällen auch schon vor Erreichen der Volljährigkeit. Alle Substanzen sind nur solange wirksam, wie sie eingenommen bzw. angewendet werden, d. h. nach dem Absetzen muss binnen einiger Monate mit einem verstärkten androgenetischen Effluvium gerechnet werden. Hierüber sollte der Patient bereits vor Einleitung der Therapie informiert werden. Operative Therapien, z. B. Haartransplantationen, sind bei der androgenetischen Alopezie im Jugendalter kontraindiziert.

Bei jüngeren Frauen mit androgenetischem Effluvium werden Antiandrogene (Cyproteronacetat, Chlormadinonacetat) in Kombination mit einem Östrogen in Form eines oralen Kontrazeptivums eingesetzt (Shaw 1996). Inwieweit eine solche Therapie bereits bei nicht volljährigen Mädchen ratsam ist, sollte gemeinsam mit dem Gynäkologen entschieden werden. Zur Lokalbehandlung sind Minoxidil 2% oder 17-α-Östradiol geeignet.

Differenzialdiagnose

> Bei Mädchen und Frauen mit ungewöhnlich früh einsetzendem Effluvium oder ausgeprägter Alopezie ist unter Berücksichtigung der Familienanamnese auf eine schwere Akne, Zyklusanomalien, Galaktorrhö, Hirsutismus und andere Virilisierungserscheinungen zu achten.

In diesen Fällen sind polyzystische Ovarien, ein spätmanifestes adrenogenitales Syndrom und Androgen produzierende Tumoren durch Hormonanalysen (Testosteron, Dehydroepiandrosteronsulfat, sexualhormonbindendes Globulin, Prolaktin) und bildgebende Verfahren auszuschließen (»*androgene Alopezie*«; Sanfillipo 1996). Hierfür ist eine Kooperation mit Gynäkologen und Endokrinologen erforderlich.

Bei frühzeitigem Beginn einer androgenetischen Alopezie sind ferner die seltenen syndromalen Verbindungen mit myotoner Curschmann-Steinert-Muskeldystrophie, Adrenoleukodystrophie und Progerie-Syndromen zu bedenken.

38.5.3 Alopecia areata

Die Alopecia areata (kreisrunder Haarausfall) ist ein genetisch determinierter, akut einsetzender, nichtnarbiger, potenziell reversibler, meist umschriebener Haarausfall ohne klinische Entzündungszeichen. Ihre Bedeutung liegt nicht in der Beeinträchtigung der körperlichen Gesundheit, sondern in der oft gravierenden psychosozialen Stigmatisierung, die mit dem sichtbaren Verlust der Kopfhaare gerade bei Kindern und Jugendlichen verbunden ist.

Epidemiologie. Die Alopecia areata ist bei uns die häufigste Form des Haarausfalls im Kindesalter. Ihre Prävalenz wird mit 0,03–0,1%, ihre kumulative Inzidenz bis zum 20. Lebensjahr mit 0,3% angegeben. Das Lebenszeitrisiko beträgt fast 2%. Selten wurde über eine Häufung von Erkrankungsfällen in bestimmten Regionen, Betrieben oder Schulen berichtet.

Ätiologie und Pathogenese. Vieles spricht für die Annahme einer organspezifischen T-Zell-vermittelten Autoimmunkrankheit des anagenen Haarfollikels bei genetischer

Prädisposition (Hoffmann u. Happle 1999a). Argumente hierfür sind in Übersicht 38.2 aufgelistet.

> **Übersicht 38.2. Alopecia areata: typische Befunde mit Hinweisen auf eine Autoimmunpathogenese**
>
> - Genetische Prädisposition
> - Assoziation mit bestimmten HLA-Haplotypen
> - Assoziation mit atopischer Diathese
> - Assoziation mit Autoimmunkrankheiten; z. B. Schilddrüsenkrankheiten, Vitiligo, perniziöser Anämie, Lupus erythematodes, M. Addison, Myasthenia gravis, Colitis ulcerosa, Autoimmunpolyendokrinopathie-Candidiasis-Syndrom
> - Assoziation mit chromosomalen Aberrationen, besonders Down-Syndrom
> - Erhöhte Prävalenz zirkulierender Autoantikörper gegen Haarfollikelantigene, follikuläre Melanozyten sowie gegen organspezifische und nicht organspezifische Antigene
> - Verminderung zirkulierender $CD8^+$-Lymphozyten
> - Abschwächung der zellvermittelten Immunität
> - Peribulbäre Ansammlung von T-Lymphozyten, überwiegend vom $CD4^+$-Typ
> - Infiltration des Haarbulbus durch $CD8^+$- und $CD4^+$-T-Lymphozyten
> - Expression von HLA-Klasse-II-Antigenen und verstärkte Expression von HLA-Klasse-I-Antigenen auf Bulbuskeratinozyten
> - Intra- und peribulbäre Anwesenheit von Langerhans-Zellen
> - Expression von Zytokinen vom Th1-Typ und Interleukin-1β in befallener Kopfhaut
> - Auslösbarkeit durch autologe T-Lymphozyten in humanen Hautexplantaten von Alopecia-areata-Patienten auf immundefizienten Mäusen
> - Therapeutische Wirksamkeit von Immunsuppressiva und Immunmodulatoren

Bei etwa $1/6$ der Patienten sind oder waren weitere Familienmitglieder 1. Grades erkrankt. Mehrfach wurde über das gleichzeitige Auftreten von Alopecia areata bei Geschwisterkindern und bei eineiigen Zwillingen, sogar an identischen Stellen der Kopfhaut, berichtet.

> Vermutet wird eine komplexe (polygene) Vererbung mit Schwelleneffekt, wobei einige Hauptgene die Suszeptibilität bedingen und viele Nebengene den Schweregrad beeinflussen sollen (McElwee et al. 2001).

Einer wissenschaftlich fundierten Schätzung zufolge liegt das Erkrankungsrisiko für Kinder von Patienten mit schwerer Alopecia areata bei 6%. Das Risiko für die Nachkommen, ebenfalls an einer schweren Form zu erkranken, beträgt etwa 2% (van der Steen et al. 1992).

Atopiker erkranken etwa doppelt so häufig an Alopecia areata wie Nichtatopiker. Am zweithäufigsten sind Schilddrüsenerkrankungen assoziiert. In einer Untersuchung an Kindern wurde bei $1/4$ eine abnorme Schilddrüsenfunktion und/oder eine Erhöhung von Schilddrüsenantikörpern gefunden. Auch die anderen in Übersicht 38.2 genannten assoziierten Erkrankungen sollten zwar klinisch und laborchemisch ausgeschlossen werden, sie stellen jedoch nicht die »Ursache« der Alopecia areata dar, nach der vielfach vergeblich gesucht wird.

Die Rolle von emotionalem Stress als möglichem Auslöser wird kontrovers beurteilt. Hierbei darf nicht vergessen werden, dass eine Alopecia areata nicht selten reaktiv das psychische Befinden, v. a. das Selbstwertgefühl beeinträchtigt, zu Ängsten, Introversion, sozialer Isolation, psychosomatischen Störungen und Depression führen und in Einzelfällen sogar schwere psychiatrische Erkrankungen hervorrufen kann.

Pathogenetisch liegt bei der Alopecia areata eine Arretierung des Haarzyklus in einer frühen anagenen Wachstumsphase (Anagenstadium IV) vor. Vermutlich kommt es in dieser Phase zur Präsentation eines oder mehrerer bisher unbekannter Antigene im Haarbulbus. Die Aufgabe der Antigenpräsentation käme den Langerhans-Zellen zu, die pathologischerweise im Haarbulbus von Areatapatienten nachweisbar sind. Das oder eines der Antigene könnte melanozytärer Herkunft sein, da die Melanogenese im Haarbulbus frühzeitig erlischt und in erster Linie pigmentierte Haare vom Ausfall betroffen sind (Hoffmann u. Happle 1999a). Weitere Erkenntnisse über die Pathogenese erhofft man sich vom Studium der Alopecia areata an Tiermodellen (C3H/HeJ-Maus, DEBR-Ratte).

Klinisches Bild. Am häufigsten liegt der Erkrankungsbeginn im 2. und 3. Lebensjahrzehnt. Selten beginnt die Alopecia areata schon im Kleinkindes-, in Einzelfällen bereits im Säuglingsalter. Eine frühe Manifestation kommt häufiger bei Patienten mit atopischer Diathese vor, führt häufiger zu schwerer Ausprägung und hat eine schlechtere Prognose.

Die Alopecia areata beginnt unvermittelt, meist aus völliger Gesundheit heraus. Häufig wird nicht das Effluvium, sondern erst die Existenz einer Kahlstelle bemerkt. Lokale Missempfindungen fehlen in der Regel.

Eine typische Alopecia areata ist leicht zu diagnostizieren. Der klassische Befund besteht in einem oder mehreren rund oder oval konfigurierten Herden am Kapillitium, die durch völlige Haarlosigkeit und scharfe Begrenzung zur normal behaarten Umgebung gekennzeichnet sind (Abb. 38.15). Die Kopfhaut erscheint unauffällig, allen-

pigmentiert sind und deren Haarschaft sich zum Haarboden hin verjüngt, sowie die selteneren
- *Kadaverhaare*: pigmentierte Haarreste, die den Follikelkanal komedoartig ausfüllen.

Beide sind auch ein Hinweis auf das Fortschreiten des Prozesses. Im Krankheitsschub können die regionalen Lymphknoten tastbar anschwellen.

Bei der Erstmanifestation beschränkt sich die Alopecia areata oft auf einen solitären Herd, der die Größe einer Münze nicht überschreitet. Die Aussicht einer vollständigen spontanen Wiederbehaarung innerhalb einiger Monate ist dann sehr groß. Neuwachstum kündigt sich meist in Form feiner unpigmentierter Haare im Zentrum des Herdes an. Kommt der Vorgang nicht zum Stillstand, so resultieren durch Vergrößerung, Zunahme und Konfluenz der Herde große Kahlstellen.

Eine prognostisch ungünstige Manifestationsform der Alopecia areata ist der sog. *Ophiasis-Typ*, der durch einen breiten, von okzipital nach beidseits temporal reichenden kahlen Streifen gekennzeichnet ist. Der Haarausfall kann bis zur völligen Kahlheit der Kopfhaut (*Alopecia areata totalis*; bekanntestes Beispiel: Charly Brown) und zur Haarlosigkeit des gesamten Körpers (*Alopecia areata universalis*) fortschreiten. Diese schwersten Manifestationsformen kommen bei Kindern relativ häufiger als bei Erwachsenen vor.

Besonders bei Rezidiven und bei perakuter Entzündung kann sich die Alopecia areata auch in Form einer diffusen Alopezie äußern und dann erhebliche differenzialdiagnostische Schwierigkeiten bereiten.

Vor allem bei ausgeprägteren Formen und im Kindes- häufiger als im Erwachsenenalter wird der Haarausfall von *Nagelveränderungen* begleitet. Meist finden sich zahlreiche feine Grübchen der Nagelplatte durch Befall der proximalen Nagelmatrix. Viele parallel angeordnete Grübchen führen zu Querrillen. Bei noch stärkerer Ausprägung ist die Nageloberfläche sandpapierartig aufgeraut. Ein charakteristisches, aber selteneres Nagelzeichen der Alopecia areata ist die punktförmige oder vollständige Rötung der normalerweise weißen Lunula. Nur sehr selten wird eine Onychomadesis als schwerste Form der Nagelwachstumsstörung beobachtet; hierbei ist die Produktion des Nagelkeratins weitgehend erloschen. Nagelveränderungen sind ein prognostisch ungünstiges Zeichen.

Der Verlauf der Alopecia areata ist durch Spontanremissionen, Rezidive und Exazerbationen gekennzeichnet. Im Einzelfall ist er nicht vorhersehbar. Selbst nach jahrelanger Haarlosigkeit kann sich spontanes oder therapeutisch induziertes Haarwachstum einstellen, mit zunehmender Dauer und Ausdehnung der Erkrankung wird dies jedoch immer unwahrscheinlicher.

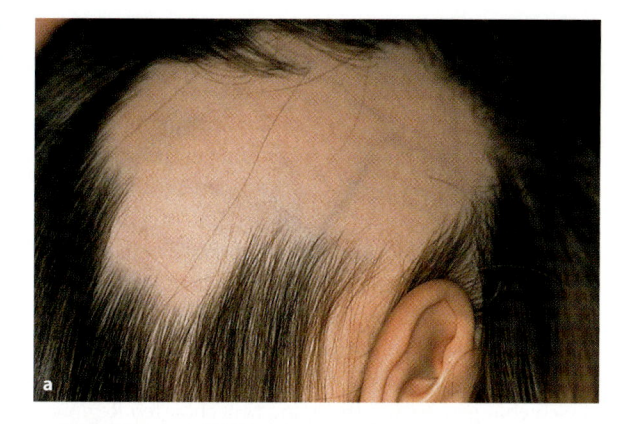

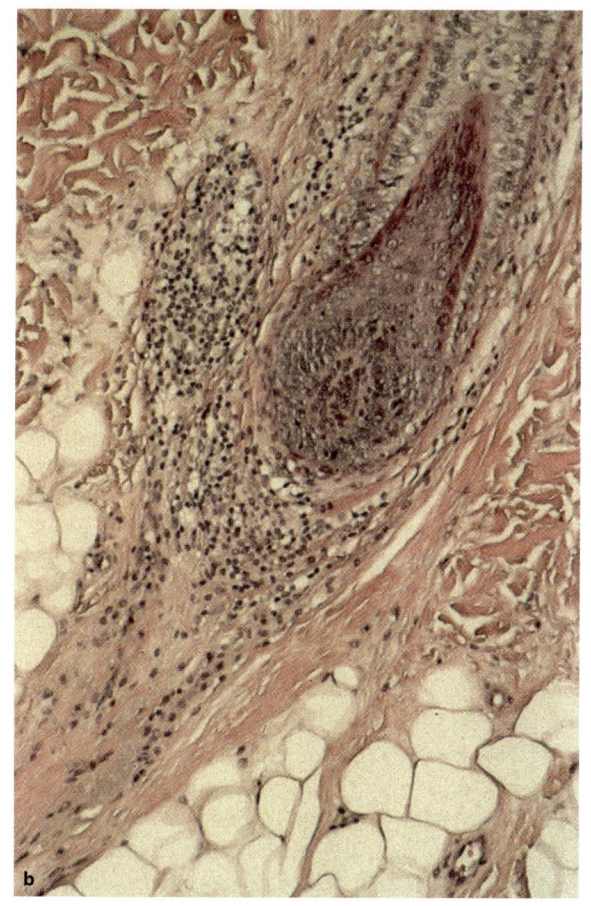

Abb. 38.15a, b. Alopecia areata. **a** Konfluierende haarlose Herde parietal, **b** histologisches Bild mit peribulbären Infiltraten um einen an die Korium-Subkutis-Grenze hochgerückten anagenen Haarbulbus

falls leicht ödematös; die Follikelöffnungen sind erhalten. Ein klinisches Korrelat der histologisch nachweisbaren Entzündung fehlt, was sich durch die tiefe Lage der Infiltrate erklärt. Leichte Epilierbarkeit der randständigen Haare weist auf die Progredienz eines Herdes hin. Von diagnostischer Bedeutung sind die im Randbereich von Kahlstellen anzutreffenden
- *Ausrufungszeichenhaare*: wenige Millimeter lange, abgebrochene Telogenhärchen, die nur am distalen Ende

> Als prognostisch ungünstig gelten früher Krankheitsbeginn (Kindesalter), lange Bestanddauer (>1 Jahr), schwere Ausprägung (Kopfhautbefall >50%), Nagelveränderungen und Assoziation mit atopischem Ekzem (Weise et al. 1996).

Histologie. Histologisch ist die Alopecia areata gekennzeichnet durch eine peribulbäre Entzündung mit initialem Höhepunkt (◘ Abb. 38.15b). Die entzündlichen Infiltrate bestehen überwiegend aus Lymphozyten (immunhistologisch etwa 2- bis 4-mal so viele CD4$^+$- wie CD8$^+$-Lymphozyten), denen Histiozyten, Langerhans-Zellen, Makrophagen, Mastzellen und gelegentlich auch eosinophile Granulozyten beigemischt sind. Die Infiltrate sind um die unteren Abschnitte der Anagenfollikel am intensivsten; peribulbär sind sie im typischen Fall »bienenschwarmartig« angeordnet. Nicht selten greifen die Entzündungszellen auf den anagenen Haarbulbus und die äußere Wurzelscheide der unteren Follikelanteile über. Der Anagenfollikel verkleinert sich (»Miniaturfollikel«), und der normalerweise in der Subkutis gelegene Haarbulbus rückt nach oben an die Korium-Subkutis-Grenze (Sperling u. Lupton 1995). Entzündliche Zeichen bleiben in geringerer Ausprägung auch langfristig erkennbar.

> Da der höher gelegene Isthmusbereich mit den Stammzellen des Haarfollikels von der Entzündung verschont bleibt, wird der Follikel nicht irreversibel geschädigt, sodass keine narbige Alopezie resultiert.

Therapie. Wenn sich die Alopecia areata auf einen oder wenige umschriebene Herde beschränkt und nicht progredient ist, ist mit hoher Wahrscheinlichkeit eine völlige Wiederbehaarung zu erwarten. Viele vermeintliche therapeutische Erfolge sind in dieser Situation der Spontanheilung zuzuschreiben. Dagegen ist die länger dauernde, ausgedehnte Alopecia areata gerade im Kindesalter eine therapeutische Crux, was sich an der Vielfalt der empfohlenen Behandlungen ablesen lässt (Shapiro 2002; Trüeb 2003).

> Die Problematik der Therapie besteht in der Abwägung zwischen gutartiger, symptomloser, wenngleich die Lebensqualität stark beeinträchtigender Erkrankung und potenzieller Gefährdung durch effektive Therapeutika.

Die aussichtsreichste unter den vertretbaren Behandlungsmöglichkeiten stellt die *topische Immuntherapie* mit obligaten Kontaktallergenen dar (Harrison u. Sinclair 2003; Hoffmann u. Happle 1999b; MacDonald Hull et al. 2003). Sie wird jedoch fast nur von Hautkliniken und oft nur schwer betroffenen erwachsenen Patienten angeboten, da das üblicherweise verwendete Allergen Diphenylcyclopropenon nicht zur Anwendung beim Menschen zugelassen ist. Das Behandlungsprinzip besteht in der wöchentlichen Auslösung einer milden allergischen Kontaktdermatitis an der Kopfhaut, die sich für den Patienten in einer mit Juckreiz verbundenen Rötung für etwa 2 Tage äußert. Vor allem zu Beginn der Behandlung kann es zu einem unerwünscht starken Ekzem, gelegentlich auch an kopfhautfernen Stellen kommen. Weitere Nebenwirkungen bestehen in Pigmentverschiebungen der Kopfhaut und benachbarten Regionen sowie seltenen urtikariellen oder Erythema-multiforme-artigen Exanthemen. Bei unvorsichtigem Umgang mit dem Allergen können sich auch die behandelnden Personen oder Familienmitglieder des Patienten sensibilisieren. Gravierende langfristige Nebenwirkungen der topischen Immuntherapie sind bislang nicht bekannt geworden. Die Erfolgsquoten bei selektierten, schwer betroffenen Patienten liegen bei etwa 30–50%.

Aufgrund zunehmender Erfahrung mit dieser bereits in den 1970er-Jahren inaugurierten Therapie und der beschränkten Alternativen wird die topische Immuntherapie in den letzten Jahren vermehrt auch bei älteren Kindern und Jugendlichen durchgeführt (Schuttelaar et al. 1996).

Glukokortikoide werden in topischer, intraläsionaler und systemischer Form zur Behandlung der Alopecia areata eingesetzt. Die systemische Gabe wurde bei Kindern in Form einer oralen Stoßtherapie (Prednisolon 5 mg/kgKG einmal monatlich, Sharma u. Muralidhar 1998) empfohlen, welche die Unterbrechung eines akuten Krankheitsschubes zum Ziel hat. Intraläsionale Glukokortikoidkristallsuspensionen führen häufig zu einem kleinbüscheligen Wiederwachstum der Haare; die Behandelbarkeit lediglich kleinerer Areale und die Schmerzhaftigkeit der Infiltration lassen diese Therapie für Kinder ungeeignet erscheinen. Glukokortikoidhaltige Lösungen oder Cremes können über mehrere Wochen angewendet werden, ohne dass mit einer Atrophie der Kopfhaut zu rechnen ist, allerdings ist v. a. bei jüngeren Kindern die systemische Resorption zu bedenken. Der therapeutische Wert ist sehr begrenzt.

Eine bei uns sehr verbreitete Behandlung der Alopecia areata im Kindesalter sind die oralen Zinksalze (Peter u. Hoting 1996). Ihre Beliebtheit ist jedoch weniger in ihrer Wirksamkeit als in ihrem günstigen Nebenwirkungsprofil und ihrer Einsetzbarkeit in jedem Lebensalter begründet. Zinkaspartat wird besser vertragen als Zinksulfat.

Vor allem in den USA werden gern Anthralin (Dithranol, Cignolin)-haltige Externa und 5%ige Minoxidil-Lösung bei der kindlichen Alopecia areata eingesetzt, auch miteinander oder mit einem topischen Glukokortikoid kombiniert (Madani u. Shapiro 2000). Erfolge wurden v. a. bei weniger ausgeprägten Formen beobachtet, die ohnehin eine bessere Prognose haben.

Dapson hat in der Behandlung der Alopecia areata enttäuscht. Ähnliches gilt für die Photochemotherapie, die UV-A-Bestrahlung nach topischer Applikation oder systemischer Gabe von 8-Methoxypsoralen. Die PUVA-Therapie weist zwar bei richtiger Handhabung eine gewisse Effektivität auf, lässt sich jedoch bei gutem Wiederwachstum zur Aufrechterhaltung des Behandlungserfolges nicht fortsetzen. Im Kindesalter erscheint eine UV-Therapie aufgrund der möglichen aktinischen Spätfolgen ohnehin nicht vertretbar.

Calcineurininhibitoren (Tacrolimus, Pimecrolimus) sind bei topischer Anwendung nicht wirksam.

Diese Zusammenstellung der gebräuchlichsten Behandlungsmöglichkeiten offenbart die Schwierigkeit, in der sich der pädiatrische Dermatologe bei einem Kind mit schwerer Alopecia areata befindet. Besonders wichtig ist daher, die Eltern und – soweit möglich – den Patienten über das Wesen der Erkrankung, die Spontanheilungstendenz und das therapeutische Dilemma aufzuklären. Nach einem längeren Gespräch kann keinerlei Therapie die beste sein, allerdings wird dies nicht von allen Patienten bzw. Eltern akzeptiert. Die Entwicklung immer spezifischerer immunsuppressiver oder immunmodulierender Substanzen birgt die Hoffnung auf einen baldigen therapeutischen Fortschritt (Freyschmidt-Paul et al. 2001).

Bei einigen Kindern und Eltern sind die psychosozialen Auswirkungen der Erkrankung so gravierend, dass es ratsam erscheint, psychologische oder psychiatrische Hilfe in Anspruch zu nehmen. Auch der Austausch mit gleichermaßen Betroffenen kann zur Bewältigung der häufig ersten Erfahrung mit einer chronischen Erkrankung beitragen. Ein Kontakt zu anderen Patienten lässt sich über die bundesweite Selbsthilfegruppe Alopecia Areata Deutschland e. V. (AAD), Postfach 10 01 45, 47701 Krefeld, herstellen.

Differenzialdiagnose. Trichotillomanie, andere traumatische Alopezien, Alopecia triangularis congenita, oberflächliche Tinea capitis, Pseudopelade Brocq, Aplasia cutis congenita; bei diffuser Alopecia areata diffuse Effluvien, loses Anagenhaar, hereditäre Hypotrichosen, Syphilis.

38.5.4 Loses Anagenhaar

Das lose Anagenhaar ist durch eine gesteigerte Epilierbarkeit von Anagenhaaren infolge deren verminderter Haftung im Follikelkanal charakterisiert (Hamm u. Traupe 1989).

Epidemiologie. Überwiegend sporadisch, gelegentlich familiär mit möglicherweise autosomal dominantem Erbgang. Manifestation meist schon im Vorschulalter, seltener später und ausnahmsweise erst im Erwachsenenalter. Mädchen sind häufiger betroffen.

Ätiologie und Pathogenese. Der Erkrankung liegt offenbar eine gestörte Haftung des Haarschaftes im Anagenfollikel als Folge eines Reifungsdefektes der inneren Wurzelscheide zugrunde. Dieser kann auch die pathologische Entrundung zahlreicher Haarschäfte erklären. Möglicherweise sind die Korneodesmosomen als Verankerungspunkte zwischen Kutikula der inneren Wurzelscheide und Haarschaftkutikula defekt oder vermindert (Li et al. 1996).

Klinisches Bild. Der typische Patient ist ein 2- bis 5-jähriges Kleinkind mit blondem oder hellbraunem Haar. Die Eltern berichten über ausbleibendes oder verlangsamtes Längenwachstum des unfrisierbaren Kopfhaares; Friseurbesuche sind unnötig oder selten. Aufmerksame Eltern haben beobachtet, dass Haare oder kleinere Haarbüschel von Spielkameraden schmerzlos ausgezogen werden können. Das Kopfhaar wirkt matt, glanzlos und trocken (Abb. 38.16); die Haarschäfte sind unterschiedlich lang. Bei längerer Anamnese bzw. stärkerer Ausprägung kann eine diffuse oder auch fokal betonte, unscharf begrenzte Alopezie resultieren.

Bereits bei leichtem, stetigem Zug an den Kopfhaaren lassen sich schmerzlos einige Haare epilieren, die sich lichtmikroskopisch als Anagenhaare herausstellen. Das Trichogramm weist typischerweise ausschließlich oder ganz überwiegend (>95%) Anagenhaare ohne innere Wurzelscheide (»Bischofsstabform«) auf. Telogenhaare fehlen oder sind vermindert, da die meisten Haare bereits in der Anagenphase ausfallen.

> Für die Diagnosestellung werden mindestens 10 schmerzlos epilierbare Anagenhaare und über 80% Anagenhaare ohne Wurzelscheide im Trichogramm postuliert (Tosti et al. 1997).

Bei der Untersuchung der Haarschäfte können vielgestaltige Veränderungen der normalerweise ovalen oder rundli-

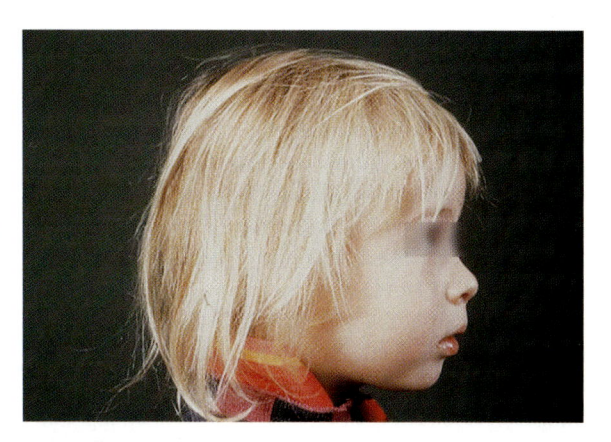

Abb. 38.16. Loses Anagenhaar: diffuse Alopezie und spröde, trockene Haare bei einem blonden Mädchen

chen Form auffallen. Während diese Konfigurationsanomalien in der lichtmikroskopischen Betrachtung der Längsachse leicht übersehen werden, lassen sie sich eindrucksvoll mit Hilfe der sog. Schrumpfschlauchtechnik nachweisen, die der Untersuchung einer größeren Haarprobe auf Variationen der Schaftquerschnitte dient (Hamm u. Traupe 1989).

In Einzelfällen wurde über das Vorkommen des losen Anagenhaars bei Patienten mit HIV-Infektion, Syndrom der sich schälenden Haut, anhidrotischer ektodermaler Dysplasie, EEC-Syndrom, Noonan-Syndrom, Augenkolobom und Alopecia areata berichtet.

Histologie. Die Entrundungen der Haarschäfte lassen sich histologisch bis in den Follikelkanal verfolgen. Die inneren Wurzelscheiden weisen häufiger eine bröckelige Degeneration und Zeichen einer vorzeitigen Keratinisierung mit Trichohyalingranula in unteren Bulbusabschnitten auf (Sperling u. Lupton 1995).

Therapie. Vermeidung haartraumatisierender Einflüsse. Eine eigentliche Therapie ist nicht verfügbar. In vielen Fällen tritt eine Besserung der Symptomatik in oder nach der Pubertät ein.

Differenzialdiagnose. Telogenes Effluvium, diffuse Alopecia areata (Ausrufungszeichenhaare, Nagelveränderungen!), Trichotillomanie, Pili trianguli et canaliculi, Pili torti.

38.6 Traumatische Alopezien

38.6.1 Trichotillomanie

Unter diesem Begriff wird eine überwiegend im Kindes- und Jugendalter vorkommende, traumatische Alopezieform verstanden, die durch den wiederholten unwiderstehlichen Drang hervorgerufen wird, eigene Haare auszuziehen oder auszureißen. Varianten der Trichotillomanie sind die Trichotemnomanie, bei der das Haar abgeschnitten wird, und die Trichoteiromanie, bei der das Haar abgerieben oder -gescheuert wird.

Epidemiologie. Sehr viel häufiger als früher angenommen; Schätzungen liegen bei einer Inzidenz von 0,5% im Kindes- und Jugendalter. Im Vorschulalter kommt die Trichotillomanie etwas häufiger bei Jungen vor; später überwiegt klar das weibliche Geschlecht mit einem Häufigkeitsgipfel zwischen 11 und 17 Jahren.

Ätiologie. Im psychiatrischen Fachgebiet wird die Trichotillomanie als Störung der Impulskontrolle aufgefasst. Uneinigkeit besteht darüber, ob sie den obsessiv-zwanghaften Störungen zuzuordnen ist (Hautmann et al. 2002). Im »Diagnostischen und Statistischen Manual Psychischer Störungen« (DSM-IV) werden 5 Diagnosekriterien genannt (Übersicht 38.3).

> **Übersicht 38.3. Diagnostische Kriterien der Trichotillomanie gemäß der 4. Auflage des »Diagnostischen und Statistischen Manuals Psychischer Störungen« (DSM-IV) der American Psychiatric Association**
>
> A. Wiederholtes Ausreißen des eigenen Haares mit der Folge erkennbaren Haarverlustes
> B. Verstärktes Gefühl der Anspannung direkt vor dem Ausreißen des Haares oder beim Versuch des Widerstehens
> C. Gefühl der Lust, Befriedigung oder Erleichterung beim Ausreißen des Haares
> D. Die Störung kann nicht besser durch eine andere psychische Erkrankung erklärt werden und ist nicht somatisch (z. B. durch eine dermatologische Erkrankung) bedingt.
> E. Die Störung verursacht eine erhebliche Beeinträchtigung in beruflicher, sozialer oder anderer Hinsicht.

Immer klarer wird, dass die Trichotillomanie des frühen Kindesalters und des Jugendalters eine sehr unterschiedliche Bedeutung haben, möglicherweise sogar 2 differente Krankheitsbilder sind. Bei jüngeren Kindern handelt es sich ähnlich wie Nägelkauen oder Daumenlutschen eher um eine »schlechte Angewohnheit«, die in Phasen körperlicher Ruhe, z. B. beim Fernsehen oder Einschlafen, eine lustvoll erlebte Beruhigung vermittelt. Dagegen liegen bei Jugendlichen und Erwachsenen häufiger schwere psychische Störungen zugrunde. Entzug mütterlicher emotionaler Zuwendung, unterdrückte Aggression, die gegen die eigene Person umgeleitet wird, Überforderung und Identifikationsprobleme sollen für die Entwicklung der Trichotillomanie im Jugendalter von Bedeutung sein. Entsprechend ist die Prognose der frühmanifesten Form wesentlich günstiger (Trüeb 2003).

Klinisches Bild. Klinisch besteht meist ein solitärer, unregelmäßig konfigurierter, nie völlig kahler Alopezieherd von unscharfer oder – bei kürzerer Anamnese – auch relativ scharfer Begrenzung (◘ Abb. 38.17). Seltener sind mehrere Stellen der Kopfhaut, in bis zu 1/4 der Fälle auch Augenbrauen und Wimpern betroffen. Ausnahmsweise kann das gesamte Kopfhaar oder auch die Körperbehaarung, z. B. das Schamhaar, epiliert sein. Die Haare im Herd sind unterschiedlich kurz; ihre Länge wird bestimmt durch die Möglichkeit, genügend Zug zur Epilation auszuüben. Manchmal sind in den Follikelöffnungen Reste abgebrochener Haare, selten frische Hämorrhagien erkennbar. Die Kopfhaut selbst erscheint unauffällig, Zeichen der Entzündung oder Vernarbung fehlen.

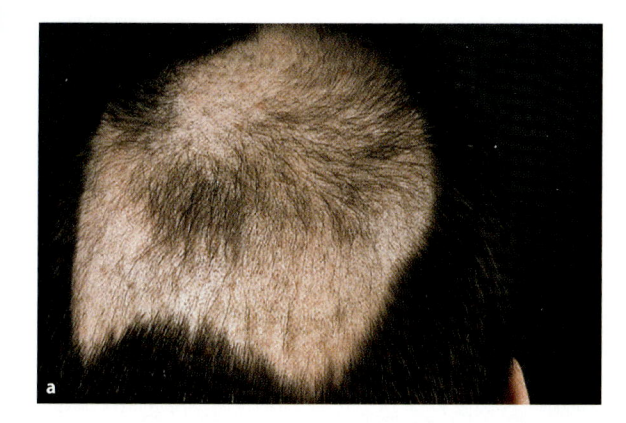

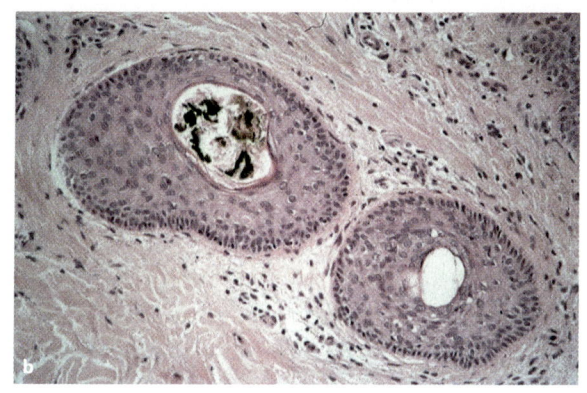

Abb. 38.17a, b. Trichotillomanie. **a** Unregelmäßig begrenzter Herd mit kurzen Haaren, **b** histologischer Befund mit pigmentierten Haarresten im Follikelkanal eines Anagenfollikels

Im Trichogramm vom Herdrand finden sich keine oder nur wenige Telogenhaare, da diese am leichtesten ausgezogen werden.

Von einigen Patienten werden die ausgerissene Haare gekaut und heruntergeschluckt (*Trichophagie*). Bei Trichotillomaniepatienten sollte daher auch die Mundhöhle auf Haare und Haarreste untersucht werden. In Einzelfällen können Haarknäuel (*Trichobezoare*) gastrointestinale Beschwerden wie Bauchschmerzen, Übelkeit, Erbrechen, Obstipation, Malnutrition und auch eine Anämie hervorrufen; bei ernsten Komplikationen, v. a. Obstruktion (Rapunzel-Syndrom), kann sogar eine chirurgische Intervention erforderlich werden. Abdomensonographie, Abdomenleeraufnahme und Gastroskopie sind diagnostisch hilfreich.

Histologie. Diagnostisch, aber nicht immer nachweisbar sind Terminalhaare in unvollständigen, gezerrten Haarfollikeln (*Trichomalazie*) ohne Entzündungszeichen. Häufiger finden sich dilatierte, mit Keratinmassen gefüllte Follikelostien sowie bizarr konfigurierte, unregelmäßig stark pigmentierte Haarschaftreste und Pigmentschollen in einzelnen Follikelkanälen (Abb. 38.17b). Die Zahl der Katagenfollikel ist erhöht (Muller 1990; Sperling u. Lupton 1995).

Therapie. Die Aufklärung der Eltern (und Patienten) über die Ursache des Haarverlustes muss behutsam und in entspannter Atmosphäre erfolgen. Bei Leugnung oder Zweifel können Trichogramm und histologische Untersuchung zur Überzeugung beitragen. Kleinere Kinder lassen häufig von der Gewohnheit ab, wenn sie in den betreffenden Situationen auf ihr Verhalten aufmerksam gemacht werden. Bei älteren Kindern, längerer Anamnese und natürlich bei Verdacht auf gravierende intrafamiliäre Konflikte und psychische Störungen sollte die Hilfe eines Kinder- und Jugendpsychiaters gesucht werden. Therapeutisch kommen Verhaltenstherapie, Hypnose, Psychotherapie und bestimmte Antidepressiva, in erster Linie Clomipramin, und selektive Serotoninwiederaufnahmehemmer wie Fluvoxamin und Fluoxetin in Frage.

Differenzialdiagnose. Vor allem Alopecia areata, wobei auch Kombinationen möglich sind, ferner Tinea capitis, loses Anagenhaar, andere traumatische Alopezien.

38.6.2 Physikalische Alopezien

Physikalische Alopezien können verursacht werden (Trüeb 2003) durch:
- Druck (Fixation des Kopfes bei langen Operationen, stundenlange Reglosigkeit bei komatösen Zuständen, Vergiftungen etc.),
- Zug (z. B. durch Haartrachten und Frisuren, v. a. Pferdeschwanz und Zopf, heftiges Bürsten, Verwendung von Lockenwicklern, Haarspangen und Bändern, Einflechten von Haarersatz),
- Reibung (heftiges Einmassieren von Externa, Scheueralopezie des Säuglings am Hinterkopf),
- Verbrennungen, Verbrühungen,
- Kälteeinwirkung (Kryotherapie),
- Verätzungen und
- ionisierende Strahlen (Radiotherapie, intraoperative Flouroskopie).

Die Art, Stärke und Dauer der Einwirkung bestimmt, ob die Alopezie reversibel oder narbig, d. h. permanent ist. Auch langfristige Zugbelastung kann insbesondere an den frontalen und temporalen Rändern des Kopfhaares zur Vernarbung führen.

38.7 Narbige Alopezien

Von den potenziell reversiblen nichtnarbigen Alopezien sind die narbigen Alopezien zu unterscheiden, bei denen die Stammzellen der Haarfollikel nicht angelegt oder zugrunde gegangen sind.

Es handelt sich um eine sehr heterogene Gruppe von Krankheiten mit unterschiedlicher Klinik, Ätiologie und Pathogenese (Hermes u. Paus 1998). Im Erwachsenenalter sind narbige Alopezien am häufigsten durch nichtinfektiö-

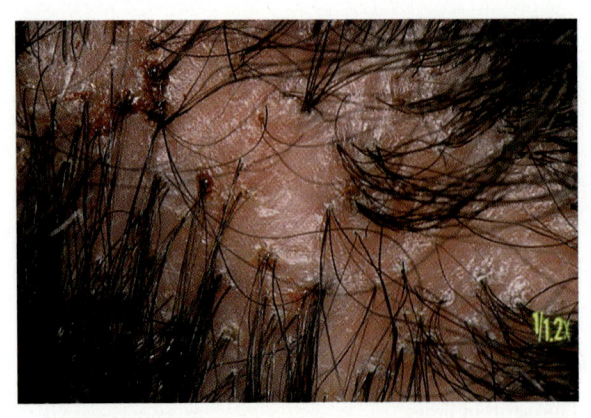

Abb. 38.18. Narbige Alopezie mit Büschelhaaren am Beispiel einer Folliculitis decalvans

se, entzündliche Dermatosen der Kopfhaut bedingt (Abb. 38.18). Dagegen kommen bei Kindern und Jugendlichen vermehrt erbliche und anlagebedingte Störungen sowie infektiöse Prozesse vor (Übersicht 38.4; Dawber 1997). Bei Erwachsenen müssen zusätzlich tumoröse Infiltrationen der Dermis und Subkutis bedacht werden.

Übersicht 38.4. Auswahl narbiger/irreversibler Alopezien im Kindes- und Jugendalter. (Mod. nach Dawber 1997)

I. Erblich/anlagebedingt:
- Aplasia cutis congenita
- Einige, v. a. junktionale und dystrophische Epidermolysen
- Einige, v. a. lamelläre Ichthyosen und Happle-Syndrom
- Einige ektodermale Dysplasien, v. a. in Assoziation mit Lippen-Kiefer-Gaumenspalte
- Incontinentia pigmenti
- Fokale dermale Hypoplasie
- Keratosis follicularis spinulosa decalvans
- Hypotrichosis congenita hereditaria Marie Unna
- Epidermale Nävi, CHILD-Syndrom
- Naevus sebaceus, Schimmelpenning-Syndrom
- Naevus psilolipatus, enzephalokraniokutane Lipomatose
- Syringocystadenoma papilliferum
- Delleman-Oorthuys-Syndrom

II. Physikalisch:
- Tiefreichende mechanische Verletzung
- Druck-, Zugalopezie
- Verätzung
- Verbrennung, Verbrühung
- Radioderm

III. Infektiös:
- Bakterielle Infektionen:
  - Tiefe Staphylodermien
  - Lupus vulgaris
  - Lepra
  - Tertiäre Syphilis
- Pilzinfektionen:
  - tiefe Trichophytie (Kerion Celsi)
  - Favus
- Protozoeninfektionen:
  - Leishmaniasis
- Virale Infektionen:
  - Windpocken, Herpes zoster

IV. Entzündlich/ätiologisch ungeklärt:
- Zirkumskripte Sklerodermie, v. a. »en coup de sabre«; Hemiatrophia faciei
- Pseudopelade Brocq
- Lichen planopilaris, Lassueur-Graham-Little-Syndrom
- Chronische Graft-vs.-Host-Krankheit
- Chronisch-diskoider Lupus erythematodes
- Folliculitis decalvans
- Perifolliculitis capitis abscedens et suffodiens
- Acne keloidalis nuchae
- Sarkoidose
- Psoriasis vulgaris (in Ausnahmefällen)
- Mucinosis follicularis (Alopecia mucinosa)
- Alopecia parvimaculata
- Generalisiertes Follikelhamartom

Die meisten in der Übersicht aufgeführten Erkrankungen werden in anderen Kapiteln dieses Buches näher besprochen. Hier soll kurz auf einige Dermatosen der Kopfhaut eingegangen werden, die an anderer Stelle keine Erwähnung finden.

38.7.1 Pseudopelade Brocq

Ätiologisch ungeklärte, umschriebene vernarbende Alopezie mit meist sehr langsamer Progredienz.

Epidemiologie. Manifestation überwiegend bei Frauen jenseits des 30. Lebensjahres, gelegentlich jedoch schon im Jugendalter. Familiäre Häufung wurde beschrieben.

Ätiologie. Ungeklärt. Aufgrund einiger Ähnlichkeiten mit dem Lichen ruber der Kopfhaut wird die Eigenständigkeit des Krankheitsbildes von manchen bezweifelt.

Klinisches Bild. Typisch sind relativ kleine ovaläre, recht scharf begrenzte, leicht eingesunkene, narbige Herde im Scheitel- und Vertexbereich, die wie »Fußstapfen im Schnee« angeordnet sind. Aktive Läsionen sind gelegentlich durch einen blassroten Farbton zu erkennen; üblicherweise fehlen Entzündungszeichen jedoch. Durch langsame, sich über Jahr hinziehende Progredienz und Konfluenz der Herde können größere, kahle, porzellanweiße Narbenflächen entstehen.

Histologie. Im aktiven Stadium geringe bis allenfalls mäßig ausgeprägte perifollikuläre Infiltration von Lymphozyten in der retikulären Dermis mit Übergreifen auf die äußere Wurzelscheide. Im Endstadium Ersatz der Haarfollikel und Talgdrüsen durch bindegewebige Stränge (Headington 1996).

Therapie. Therapeutisch lässt sich der langsam progrediente Verlauf kaum beeinflussen. Empfohlen wird die intraläsionale Infiltration von Glukokortikoid-Kristallsuspensionen sowie eine längerfristige orale Hydroxychloroquin-Therapie. Operative Maßnahmen (Exzision, Haartransplantation) kommen erst in Betracht, wenn die Krankheitsaktivität erloschen ist.

Differenzialdiagnose. Vor allem Lichen planopilaris, aber auch andere nichtinfektiöse vernarbende Prozesse.

> Die Pseudopelade Brocq ist eine Ausschlussdiagnose.

38.7.2 Mucinosis follicularis (Alopecia mucinosa)

Unter diesem Begriff werden ätiologisch ungeklärte degenerative Veränderungen des Follikelepithels mit Muzinablagerungen in äußerer Wurzelscheide und Talgdrüse verstanden. Sie gehen mit Haarausfall einher, der bei entsprechender Intensität und Dauer der muzinösen Degeneration irreversibel sein kann (Abb. 38.19).

Vor dem Erwachsenenalter tritt fast nur die primäre idiopathische Form auf, die von der sekundären Form in Assoziation mit kutanen Lymphomen, v. a. der Mycosis fungoides, unterschieden wird. Bei beiden Formen finden sich klinisch einzelne oder zahlreiche hautfarbene bis erythematöse, haarlose Papeln und Plaques mit follikulärer Betonung, häufig auch Schuppung. Die Plaques erreichen eine Größe von 2–5 cm, sind häufiger im Gesicht, am Kapillitium und Hals lokalisiert und klingen oft nach monatebis jahrelangem Bestand spontan ab, nicht selten unter Hinterlassung einer narbigen Alopezie. In jedem Fall muss eine histologische Untersuchung erfolgen, um ein Lymphom auszuschließen (Dawber 1997).

Die Therapie der idiopathischen Form ist schwierig, ihr Erfolg in Anbetracht der Neigung zur Spontanheilung auch schwer beurteilbar. Nach eigener Erfahrung ist Hydroxychloroquin am effektivsten. Die Behandlung der lymphomassoziierten Mucinosis follicularis richtet sich nach der Grundkrankheit.

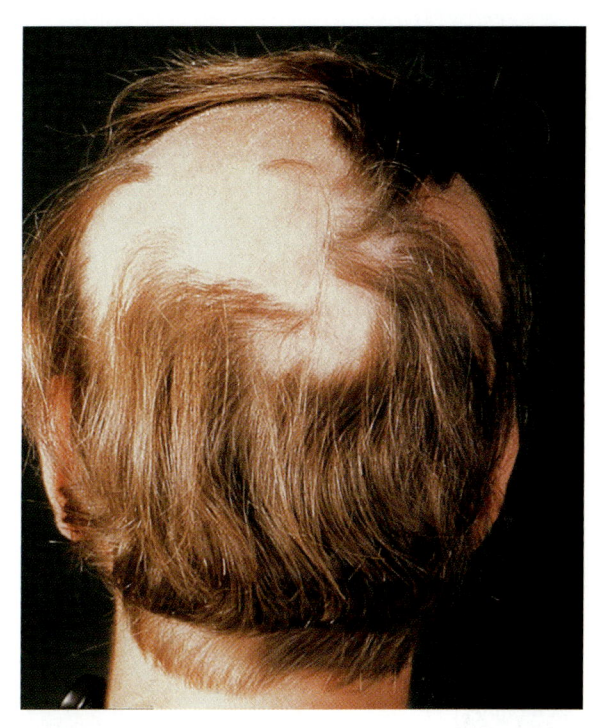

Abb. 38.19. Mucinosis follicularis

38.7.3 Alopecia parvimaculata

Diese seltene Erkrankung wurde mehrfach in endemischer Form bei Kindern beschrieben. Klinisch imponiert eine rasch auftretende, kleinherdige Alopezie am Hinterkopf ohne Entzündungszeichen. Bei narbiger Abheilung bleiben zahlreiche bis zu 1–2 cm große, irregulär konfigurierte Kahlstellen zurück. Aufgrund des endemischen Auftretens wurde eine bakterielle oder mykotische Genese vermutet, die jedoch unbewiesen ist. Eine effektive Therapie ist nicht bekannt.

38.8 Hypertrichosen

Unter einer *Hypertrichose* wird jedwede vermehrte Behaarung unter Berücksichtigung von Körperregion, Lebensalter und Ethnie verstanden, die nicht dem durch Androgene bedingten männlichen Behaarungsmuster (*Hirsutismus*) entspricht.

Das klinische Erscheinungsbild der Hypertrichosen ist vielgestaltig; es lassen sich kongenitale bzw. hereditäre von erworbenen, umschriebene von generalisierten (Abb. 38.20), transiente von persistierenden Hypertrichosen unterscheiden (Baumeister et al. 1995; Dawber 1997; Schell

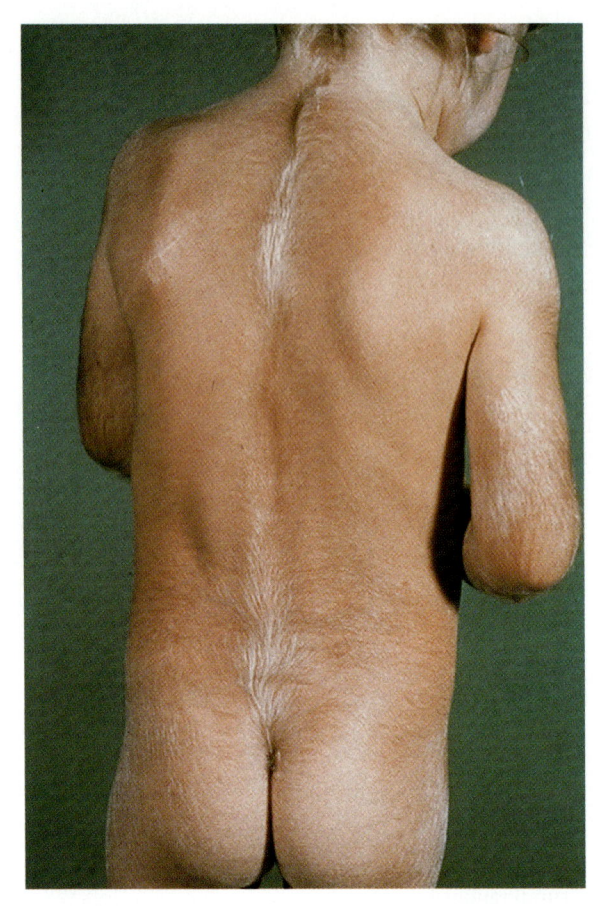

Abb. 38.20. Präpubertäre generalisierte Hypertrichose

1997; Trüeb 2002; Vashi et al. 2001). Schwierigkeiten können sich bereits bei der Frage ergeben, ob es sich tatsächlich um eine pathologische Überbehaarung oder noch um einen Normbefund handelt; individuelle, familiäre, Alters-, Geschlechts- und ethnische Unterschiede sind bei der Beurteilung zu berücksichtigen.

Einen Überblick über die Vielzahl von Ursachen und Umständen, die mit einer Hypertrichose einhergehen, gibt die Übersicht 38.5.

38.8.1 Generalisierte Hypertrichosen

Unter den generalisierten Hypertrichosen ohne auffällige assoziierte Anomalien sind mehrere erblich bzw. konstitutionell bedingte Entitäten zu unterscheiden.
- Die *präpubertäre Hypertrichose (konstitutionelle generalisierte Hypertrichose)* kommt am häufigsten vor. Die Mehrbehaarung ist bereits bei Geburt vorhanden und nimmt im Kleinkindesalter zu. Schläfen, Stirn, oberer Rücken und Extremitätenstreckseiten sind bevorzugt betroffen. Differenzialdiagnostisch bedeutsam ist, dass es sich um Terminalhaare handelt (Trüeb 1994).

Übersicht 38.5. Hypertrichosen. (In Anlehnung an Dawber 1997; Schell 1997; Trüeb 2003)

I. Kongenital/hereditär und generalisiert/diffus:
 - Präpubertäre Hypertrichose (konstitutionelle generalisierte Hypertrichose)
 - Hypertrichosis lanuginosa congenita
 - Hypertrichosis universalis congenita (Ambras-Syndrom)
 - X-chromosomal dominante Hypertrichosis congenita generalisata
 - Gingivafibromatose mit Hypertrichose
 - Osteochondrodysplasie mit Hypertrichose
 - Kongenitale Amaurose mit Hypertrichose
 - Hypertrichose mit Skelettdysplasie, mentaler Retardierung und Hyperurikämie
 - Brachmann-de-Lange-Syndrom
 - Coffin-Siris-Syndrom
 - Gorlin-Chaudhry-Moss-Syndrom
 - Leprechaunismus
 - Lissenzephalie
 - Kraniofaziale Dysostose (Crouzon-Syndrom)
 - Rubinstein-Taybi-Syndrom
 - Schinzel-Giedion-Syndrom
 - Berardinelli-Lawrence-Seip-Syndrom (progressive Lipodystrophie)
 - Mukopolysaccharidosen, besonders Sanfilippo-, Hurler-, Hunter-Syndrome
 - Dystrophische Epidermolysis bullosa
 - Winchester-Syndrom
 - Embryofetales Alkoholsyndrom

II. Kongenital/hereditär und umschrieben:
 - Kongenitale melanozytäre Nävi
 - Becker-Nävus (Melanosis naeviformis), Naevus musculi arrectoris pili
 - Anteriore zervikale Hypertrichose
 - Kongenitale Hemihypertrophie mit Hypertrichose
 - Hypertrichose bei zerebraler (»Haarkragenzeichen«) und spinaler Dysraphie (»Faunenschwanz«, »silky down«; Abschn. 2.9)
 - Hypertrichose über plexiformen Neurofibromen
 - Oliver-MacFarlane-Syndrom
 - Distichiasis-Lymphödem-Syndrom
 - Haarige Ohren
 - Haarige Ellbogen
 - Hypertrichose der Augenbrauen, Synophrys
 - Haarige Polythelie

▼

III. Erworben und generalisiert/diffus:
- Hypertrichosis lanuginosa acquisita (obligate Paraneoplasie)
- Arzneimittelinduziert: Minoxidil, Diazoxid, Ciclosporin A, Phenytoin, Penicillamin, PUVA, Kortikosteroide, Streptomycin, Benoxaprofen u. a.
- Hepatische und erythropoetische Porphyrien
- Nach schwerem Schädel-Hirn-Trauma, Virusenzephalitis
- Juvenile Hypothyreose
- POEMS-Syndrom
- Dermatomyositis
- Mangelernährung, Malabsorption, Marasmus, Anorexia nervosa
- AIDS

IV. Erworben und umschrieben:
- Nach wiederholter exogener Traumatisierung sowie längerer Okklusion der Haut
- Bei chronischen kutanen und tiefen Entzündungen, z. B. Lichen simplex chronicus, Osteomyelitis
- Nach längerer kutaner Hyperämie und neurovaskulärer Dysregulation, z. B. Sudeck-Dystrophie
- Erworbene Trichomegalie, z. B. bei AIDS, Kortikosteroid-, Interferon-α-, Ciclosporin A-Therapie

Hiervon abzugrenzen sind in erster Linie folgende sehr seltene Störungen:
- *Hypertrichosis lanuginosa congenita*: Autosomal dominante Erkrankung, die durch ein pathologisches Persistieren und kontinuierliches, übermäßiges Wachstum von Lanugohaaren am gesamten Körper gekennzeichnet ist. Typischerweise ist die Haut bereits bei Geburt von einem »Mantel« seidiger, unpigmentierter, mehrere Zentimeter langer Härchen umhüllt.
- *Hypertrichosis universalis congenita (Ambras-Syndrom)*: Autosomal dominante Anomalie, bei der das gesamte Integument, v. a. aber Gesicht, Ohren, Schultern und Arme von seidenen, langen, hellen Vellushaaren bedeckt sind. Die potenziell assoziierte Gesichtsdysmorphie fällt wegen der Hypertrichose weniger auf. Der Gendefekt liegt wahrscheinlich auf Chromosom 8.
- *X-chromosomal dominante Hypertrichosis congenitalis generalisata*, die in den 1980er-Jahren bei einer großen mexikanischen Familie beschrieben wurde.

38.8.2 Lumbosakrale Hypertrichose

Eine büschelartige Hypertrichose aus Terminalhaaren (»*Faunenschwanz*«) oder Lanugohaaren (»*silky down*«) in der Mittellinie der Lumbosakralregion oder seltener Thorakalregion ist nicht selten ein Hinweis auf eine versteckte Anomalie der Wirbelsäule und/oder des Rückenmarks, v. a. eine Spina bifida occulta oder Diastematomyelie. Näheres in Abschn. 2.9.14.

38.9 Hirsutismus

Unter *Hirsutismus* versteht man eine dem männlichen Behaarungstyp entsprechende, verstärkte Behaarung bei Frauen und Kindern. Transformation von Vellus- zu Terminalhaarwachstum findet sich an Oberlippe, Kinn, Wangen, in der Brustmitte, um die Warzenhöfe, am Unterbauch in Form einer von der Schambehaarung zum Bauchnabel ziehenden Haarlinie und an den Innenseiten der Oberschenkel. Im Gegensatz zu den Hypertrichosen wird der Hirsutismus durch Androgene hervorgerufen. Er kann entweder auf einem erhöhten Androgenangebot (endokriner Hirsutismus) oder einer erhöhten Empfindlichkeit der Haarfollikel für normale Androgenmengen (konstitutioneller oder idiopathischer Hirsutismus) beruhen.

38.9.1 Endokriner Hirsutismus

Insbesondere bei Vorliegen zusätzlicher Virilisierungszeichen und bei präpubertärer Manifestation müssen endokrine Hirsutismusursachen angenommen werden. Sie können v. a.
- gonadaler Genese (polyzystische Ovarien, Androgen produzierende Tumoren des Ovars, Gonadendysgenesie),
- adrenaler Genese (kongenitale Nebennierenrindenhyperplasie = adrenogenitales Syndrom, Androgen produzierende Nebennierenrindentumoren) und
- hypophysärer Genese (hypothalamisch-hypophysäres Cushing-Syndrom, Hypophysenadenom, Hyperprolaktinämie, Akromegalie) sein.

Das HAIR-AN-Syndrom ist ein Akronym für die Assoziation von *H*irsutismus mit *A*ndrogenisierung, *I*nsulin-*R*esistenz und *A*canthosis *n*igricans.

> Zur Basisdiagnostik bei Verdacht auf erhöhte Androgenproduktion gehört die Bestimmung von 17-Ketosteroiden im Urin sowie von Testosteron, Dehydroepiandrosteronsulfat, LH, FSH, Prolactin und TSH, evtl. auch von Cortisol im Serum. Ferner ist eine sonographische Untersuchung des Unterbauchs zum Ausschluss ovarieller Zysten sinnvoll (Barth 2001; Trüeb 2003).

Die weitere Abklärung und Behandlung endokriner Störungen sollte durch einen Endokrinologen erfolgen.

38.9.2 Konstitutioneller (idiopathischer) Hirsutismus

Bei dieser Form des Hirsutismus liegt keine klinisch fassbare endokrinologische Störung vor. Ursache ist eine genetisch determinierte Überempfindlichkeit der Haarfollikel und häufig auch der Talgdrüsen für Androgene, die sich in *Seborrhö, Akne, Hirsutismus* und androgenetischer *Alopezie* äußert und dann als *SAHA-Syndrom* bezeichnet wird. Eine genaue Anamnese (Menarche, Pubarche, Thelarche, Regelanamnese, Medikamente, Familienanamnese, Ethnie etc.) und Befunderhebung muss einer endokrinologischen Diagnostik immer vorgeschaltet werden. Wenn bei einem postpubertären Mädchen mit Hirsutismus weitere Virilisierungserscheinungen wie androgenetische Alopezie, tiefe Stimmlage, vermehrte Muskelmasse, Menstruationsstörungen und Klitorishypertrophie fehlen, ist eine endokrinologische Ursache wenig wahrscheinlich.

38.9.3 Medikamentöser Hirsutismus

Ein Hirsutismus kann auch durch Medikamente mit androgener Wirkung hervorgerufen werden. In erster Linie kommen Testosteron und andere anabole Steroide, Danazol, Gestagene mit androgener Wirkung, Glukokortikoide, ACTH, Gonadotropine und Tamoxifen in Betracht (Wolff u. Kunte 1999). Nach Absetzen des Medikaments bildet sich die verstärkte Behaarung meist zurück.

38.9.4 Therapie bei Hypertrichosen und Hirsutismus

Die einfachsten lokalen Therapien bei unerwünscht starker Behaarung bestehen im Abschneiden, Rasieren und Zupfen, wodurch – entgegen einem verbreiteten Vorurteil – keine Verstärkung der Behaarung induziert wird. Zur topischen Therapie unerwünschter Gesichtsbehaarung bei Frauen steht seit kurzem Eflornithin-Creme zur Verfügung. Dunkle Haare können durch Bleichung mit Wasserstoffsuperoxid oder einem kommerziellen Bleichmittel aufgehellt werden. Eine größerflächige Enthaarung kann mit speziellen Cremes (*chemische Depilation*) oder mittels *Kalt- oder Warmwachsepilation* erreicht werden (Kunte u. Wolff 2001). Im Gegensatz zu den genannten, nur vorübergehend wirksamen Methoden hat die *Elektroepilation (galvanische Elektrolyse, Thermolyse)* eine dauerhafte Zerstörung des Haarfollikels zum Ziel. Unsachgemäße Ausführung und mangelnde Erfahrung mit der Methode können jedoch sichtbare Narben zur Folge haben.

Zur *Laser- und Lichtepilation* werden der langgepulste Rubin-Laser, der langgepulste Alexandrit-Laser, der gepulste Dioden-Laser und der gütegeschaltete Nd:YAG-Laser sowie hochenergetische Blitzlampen (EpiLight, PhotoDerm) eingesetzt. Die besten Ergebnisse sind bei dunkel pigmentierten Haaren hellhäutiger Patienten zu erwarten. Immer sind mehrere Sitzungen erforderlich; Langzeitrisiken bestehen in Pigmentverschiebungen und atrophen Närbchen.

Nur beim Hirsutismus kommt eine systemische Beeinflussung der Überbehaarung in Frage. Wie bei der androgenetischen Alopezie werden orale Antiandrogene (Cyproteronacetat, Chlormadinonacetat) in Kombination mit einem Östrogen in Form eines oralen Kontrazeptivums eingesetzt. Spezielle Therapien mit höheren Dosen von Cyproteronacetat sowie mit Spironolacton, Flutamid, Finasterid, Dexamethason u. a. gehören in die Hände erfahrener Endokrinologen.

38.10 Veränderungen der Haarfarbe

Die individuelle Haarfarbe unterliegt in erster Linie genetischen und ethnischen Einflüssen. Sie wird durch die chemische Natur des Melanins (Eumelanin oder Phäomelanin) sowie die geometrische Form, Anzahl und Lokalisation der Pigmentgranula im Haarkortex bedingt. Änderungen der Haarfarbe können durch erbliche und erworbene Erkrankungen, Medikamente und äußere Einflüsse hervorgerufen werden.

38.10.1 Heterochromie des Haares

Heterochromie liegt vor, wenn zwei verschiedene Haarfarben bei einem Individuum vorkommen. Vor allem bei Erwachsenen sind die Haare verschiedener Körperregionen nicht selten heterochrom, z. B. Kopfhaar und Barthaar bei Männern. Von pathologischer Bedeutung sind eher umschriebene Heterochromien des Kopfhaares. Als typische Beispiele lassen sich anführen:
- die Dunkelfärbung (und Verdickung) der Kopfhaare über einem kongenitalen melanozytären Nävus,
- die Hell- oder Dunkelfärbung eines Kopfhaarbüschels als Ausdruck einer hereditären Anomalie oder postzygotischen Mutation und
- das »*Flaggenzeichen*« (alternierend abnorm weiße und normal dunkle Banden entlang individueller Haarschäfte) als Ausdruck eines intermittierenden Eiweißmangels z. B. bei Kwashiorkor, Anorexie, schwerer Colitis ulcerosa und nach ausgedehnter Darmresektion (Dawber 1997).

38.10 · Veränderungen der Haarfarbe

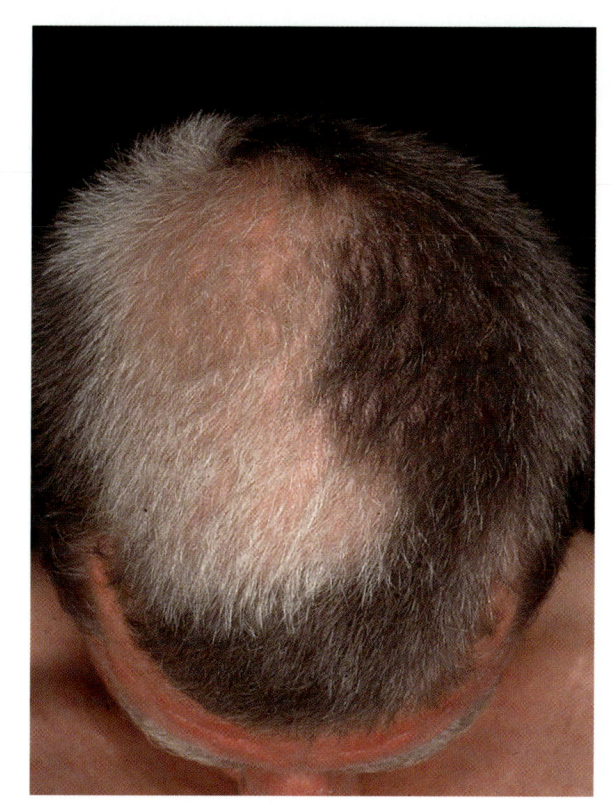

Abb. 38.21. Piebaldismus

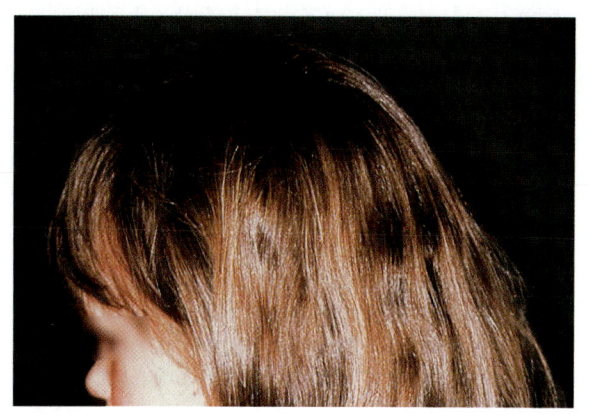

Abb. 38.22. Vorzeitiges Ergrauen bei einem 4-jährigen Mädchen

38.10.2 Poliosis

Die Weißfärbung eines Haarbüschels stellt eine spezielle Form der Heterochromie dar. Ihr liegt ein Fehlen oder ein Mangel von Melanin in einer Gruppe benachbarter Follikel zugrunde. Am häufigsten tritt eine Poliosis als Zeichen einer Vitiligo und bei Alopecia areata auf, bei der meist zunächst unpigmentierte Haare nachwachsen. Sehr typisch ist eine weiße Stirnlocke für den Piebaldismus (◘ Abb. 38.21) und das Waardenburg-Syndrom. Des Weiteren kommt eine Poliosis über Halonävi, Melanomen und Neurofibromen, beim Vogt-Koyanagi-Harada-Syndrom, Alezzandrini-Syndrom (Augenbrauen und Wimpern), bei der tuberösen Sklerose sowie nach Herpes zoster und Röntgenbestrahlung vor (Trüeb 2003).

38.10.3 Vorzeitiges Ergrauen

Bei der weißhäutigen Bevölkerung (Kaukasier) ist vorzeitiges Ergrauen (Tobin u. Paus 2001) definiert als ein Pigmentverlust der Haare vor dem 20. Lebensjahr (◘ Abb. 38.22). Dabei kann es sich um eine isolierte, autosomal dominante Anomalie handeln. Bedeutsam ist die Assoziation mit Autoimmunerkrankungen, besonders der perniziösen Anämie, Alopecia areata und Schilddrüsenerkrankungen, sowie der HIV-Infektion. Ferner ergrauen die Haare schon früh bei den Progerie-Syndromen (◘ Abschn. 38.3.2) sowie einigen weiteren seltenen Syndromen, z. B. der myotonen Dystrophie Curschmann-Steinert, dem Rothmund-Thomson-Syndrom und dem Chromosom 5p-Syndrom.

38.10.4 Hellfärbung der Haare bei genetischen Erkrankungen

Verminderte oder fehlende Pigmentierung der Haare ist typisch für die verschiedenen Formen des okulokutanen Albinismus, die durch genetische Störungen der Melaninbildung bedingt sind. Je nach Typ können die Kopfhaare weiß, gelb oder rot sein (► Kap. 35).

Störungen des Melanosomentransfers liegen dem Chédiak-Higashi-Syndrom und dem Griscelli-Pruniéras-Syndrom zugrunde. Diese melanolysosomalen Syndrome sind durch silbrig glänzendes Kopfhaar charakterisiert.

Auffallend helle Haare und Haut kennzeichnen einige hereditäre Stoffwechselstörungen, v. a. das Menkes-Syndrom, die Phenylketonurie und die Homozystinurie (► Kap. 31 und 33).

38.10.5 Änderungen der Haarfarbe durch Mangelzustände und metabolische Störungen

Eiweißmangel durch Malnutrition ruft eine Hellerfärbung der Haare von schwarz nach braun oder rötlich bzw. von braun nach blond hervor. Bei intermittierender Mangelernährung entsteht außerdem das oben erwähnte »Flaggenzeichen«. Ein Wechsel der Haarfarbe von schwarz nach braun wurde auch bei schwerer Eisenmangelanämie beobachtet.

38.10.6 Änderungen der Haarfarbe durch Medikamente und Spurenelemente

Behandlung der Kopfhaut mit dem Antipsoriatikum Dithranol (Cignolin) verfärbt helle Kopfhaare oft braunrot. Hohe Kupferkonzentrationen im Leitungswasser oder in Schwimmbecken sind als Ursache einer Grünfärbung der Haare gut bekannt. Ein Pigmentverlust bei dunkelhaarigen Personen kann durch Mephenesin, fluorierte Butyrophenone wie Bromperidol und Haloperidol, durch Bleomycin, Tamoxifen, Verapamil und Valproat hervorgerufen werden. Chloroquin und Hydroxychloroquin können blondes und rotes Haar silberweiß verfärben. Hydrochinon bleicht nicht nur die Haut, sondern auch die Haare, ebenso Benzoylperoxid. Minoxidil verursacht neben einer Hypertrichose auch eine Dunkelung der Haare. Diazoxid, ein anderes potentes Antihypertensivum, kann zu einer rötlichen Verfärbung der Haare führen (Dawber 1997; Trüeb 2003).

Literatur

Ahmad W, Faiyaz ul Haque M, Brancolini V, Tsou HC, ul Haque S, Lam H, Aita VM, Owen J, deBlaquiere M, Frank J, Cserhalmi-Friedman PB, Leask A, McGrath JA, Peacocke M, Ahmad M, Ott J, Christiano AM (1998) Alopecia universalis associated with a mutation in the human hairless gene. Science 279: 720–724

Armstrong DKB, Burrows D (1996) Congenital triangular alopecia. Pediatr Dermatol 13: 394–396

Barth JH (2001) Rational investigations in the diagnosis and management of women with hirsutism or androgenetic alopecia. Clin Dermatol 19: 155–160

Baumeister FA, Schwarz HP, Stengel-Rutkowski S (1995) Childhood hypertrichosis: diagnosis and management. Arch Dis Child 72: 457–459

Camacho F, Montagna W (eds) (1997) Trichology. Diseases of the pilosebaceous follicle. Aula Medica, Madrid

Chavanas S, Bodemer C, Rochat A, Hamel-Teillac D, Ali M, Irvine AD, Bonafe JL, Wilkinson J, Taïeb A, Barrandon Y, Harper JI, de Prost Y, Hovnanian A (2000) Mutations in SPINK5, encoding a serine protease inhibitor, cause Netherton syndrome. Nat Genet 25: 141–142

Dawber RPR (1996) An update of hair shaft disorders. Dermatol Clin 14: 753–772

Dawber RPR (1997) Diseases of the hair and scalp, 3rd edn. Blackwell, Oxford

Eriksson M, Brown WT, Gordon LB, Glynn MW, Singer J, Scott L, Erdos MR, Robbins CM, Moses TY, Berglund P, Dutra A, Pak E, Durkin S, Csoka AB, Boehnke M, Glover TW, Collins FS (2003) Recurrent de novo point mutations in lamin A cause Hutchinson-Gilford progeria syndrome. Nature 423: 293–298

Evers ME, Steijlen PM, Hamel BC (1995) Aplasia cutis congenita and associated disorders: an update. Clin Genet 47: 295–301

Freyschmidt-Paul P, Hoffmann R, Levine E, Sundberg JP, Happle R, McElwee KJ (2001) Current and potential agents for the treatment of alopecia areata. Curr Pharm Des 7: 213–230

Frieden IJ (1986) Aplasia cutis congenita: a clinical review and proposal for classification. J Am Acad Dermatol 14: 646–660

Hamm H (1997) Erkrankungen der Haare und Haarfollikel. In: Henz BM, Kerl H, Rosenbach T, Sterry W (Hrsg) Dermatologie und Venerologie, 2. Aufl. De Gruyter, Berlin, S 247–255

Hamm H, Steijlen PM (1987) Diagnostik von Haarkrankheiten. In: Macher E, Knop J, Bröcker EB (Hrsg) Jahrbuch der Dermatologie 1987. Regensberg & Biermann, Münster, S 27–48

Hamm H, Traupe H (1989) Loose anagen hair of childhood: The phenomenon of easily pluckable hair. J Am Acad Dermatol 20: 242–248

Harris ED (2003) Basic and clinical aspects of copper. Crit Rev Clin Lab Sci 40: 547–586

Harrison S, Sinclair R (2003) Optimal management of hair loss (alopecia) in children. Am J Clin Dermatol 4: 757–770

Hautmann G, Hercogova J, Lotti T (2002) Trichotillomania. J Am Acad Dermatol 46: 807–821

Headington JT (1996) Cicatricial alopecia. Dermatol Clin 14: 773–782

Hermes B, Paus R (1998) "Vernarbende" Alopezien: Anmerkungen zur Klassifikation, Differentialdiagnose und Pathobiologie. Hautarzt 49: 462–472

Hoffmann R, Happle R (1999a) Alopecia areata. Teil 1: Klinik, Ätiologie, Pathogenese. Hautarzt 50: 222–231

Hoffmann R, Happle R (1999b) Alopecia areata. Teil 2: Therapie. Hautarzt 50: 310–315

Hoffmann R, Happle R (2000a) Current understanding of androgenetic alopecia. Part I: etiopathogenesis. Eur J Dermatol 10: 319–327

Hoffmann R, Happle R (2000b) Current understanding of androgenetic alopecia. Part II: clinical aspects and treatment. Eur J Dermatol 10: 410–417

Irvine AD, Christiano AM (2001) Hair on a gene string: recent advances in understanding the molecular genetics of hair loss. Clin Exp Dermatol 26: 59–71

Itin PH, Bühler U, Büchner SA, Guggenheim R (1993) Pili trianguli et canaliculi: a distinctive hair shaft defect leading to uncombable hair. Dermatology 187: 296–298

Itin PH, Sarasin A, Pittelkow MR (2001) Trichothiodystrophy: update on the sulfur-deficient brittle hair syndromes. J Am Acad Dermatol 44: 891–920

Jones LN, Steinert PM (1996) Hair keratinization in health and disease. Dermatol Clin 14: 633–650

Keipert JA (1986) Hair casts. Review and suggestion regarding nomenclature. Arch Dermatol 122: 927–930

Korge BP, Hamm H, Jury CS, Traupe H, Irvine AD, Healy E, Birch-MacHin M, Rees JL, Messenger AG, Holmes SC, Parry DA, Munro CS (1999) Identification of novel mutations in basic hair keratins hHb1 and hHb6 in monilethrix: implications for protein structure and clinical phenotype. J Invest Dermatol 113: 607–612

Küster W, Traupe H (1988) Klinik und Genetik angeborener Hautdefekte. Hautarzt 39: 553–563

Kunte C, Wolff H (2001) Aktuelle Therapie der Hypertrichosen. Hautarzt 52: 993–997

Lavker RM, Sun TT (1995) Hair follicle stem cells: present concepts. J Invest Dermatol 104, Suppl 5: 38–39

Levy-Nissenbaum E, Betz RC, Frydman M, Simon M, Lahat H, Bakhan T, Goldman B, Bygum A, Pierick M, Hillmer AM, Jonca N, Toribio J, Kruse R, Dewald G, Cichon S, Kubisch C, Guerrin M, Serre G, Nöthen MM, Pras E (2003) Hypotrichosis simplex of the scalp is associated with nonsense mutations in CDSN encoding corneodesmosin. Nat Genet 34: 151–153

Li VW, Baden HP, Kvedar JC (1996) Loose anagen syndrome and loose anagen hair. Dermatol Clin 14: 745–751

MacDonald Hull SP, Wood ML, Hutchinson PE, Sladden M, Messenger AG (2003) Guidelines for the management of alopecia areata. Br J Dermatol 149: 692–699

Madani S, Shapiro J (2000) Alopecia areata update. J Am Acad Dermatol 42: 549–566

Mallon E, Dawber RPR, de Berker D, Ferguson DJP (1994) Cheveux incoiffables – diagnostic, clinical and hair microscopic findings, and pathogenetic studies. Br J Dermatol 131: 608–614

Mallory SB, Leal-Khouri S (1994) An illustrated dictionary of dermatologic syndromes. Parthenon, New York

McElwee K, Freyschmidt-Paul P, Ziegler A, Happle R, Hoffmann R (2001) Genetic susceptibility and severity of alopecia areata in human and animal models. Eur J Dermatol 11: 11–16

Muller SA (1990) Trichotillomania: A histopathologic study in sixty-six patients. J Am Acad Dermatol 23: 56–62

Papadavid E, Dover R, Mallon E, Dawber RPR (1996) Marie Unna hypotrichosis: an autosomal dominant hair disorder. J Eur Acad Dermatol Venereol 7: 279–283

Paus R, Cotsarelis G (1999) The biology of hair follicles. N Engl J Med 341: 491–497

Peter C, Hoting E (1996) Therapie der Alopecia areata mit Zinksulfat – eine placebokontrollierte Studie an 307 Patienten. Z Hautkrankh 71: 175–189

Pinheiro M, Freire-Maia N (1996) Ectodermal dysplasias. In: Harper J (ed) Inherited skin disorders. The genodermatoses. Butterworth-Heinemann, Oxford, pp 126–144

Rogers M, Tay YK (2003) Hair disorders. In: Schachner LA, Hansen RC (eds) Pediatric dermatology, 3rd edn. Mosby, Edinburgh, pp 525–559

Sanfilippo JS (1996) Hirsutism and polycystic ovarian syndrome. In: Behrman RE, Kliegman RM, Arvin AM (eds) Nelson textbook of pediatrics, 15th edn. Saunders, Philadelphia, pp 1561–1562

Schell H (1997) Erkrankungen der Haare. Leitfaden zur rationellen Diagnostik und Therapie. Kohlhammer, Stuttgart

Schuttelaar MLA, Hamstra JJ, Plinck EPB, Peereboom-Wynia JDR, Vuzevski VD, Mulder PGH, Oranje AP (1996) Alopecia areata in children: treatment with diphencyprone. Br J Dermatol 135: 581–585

Seitz CS, Lüdecke HJ, Wagner N, Bröcker EB, Hamm H (2001) Trichorhinophalangeal syndrome type I: clinical and molecular characterization of 3 members of a family and 1 sporadic case. Arch Dermatol 137: 1437–1442

Selvaag E (2000) Pili torti and sensorineural hearing loss. A follow-up of Bjornstad´s original patients and a review of the literature. Eur J Dermatol 10: 91–97

Shapiro J (2002) Hair loss. Principles of diagnosis and management of alopecia. Dunitz, London

Sharma VK, Muralidhar S (1998) Treatment of widespread alopecia areata in young patients with monthly oral corticosteroid pulse. Pediatr Dermatol 15: 313–317

Shaw JC (1996) Antiandrogen therapy in dermatology. Int J Dermatol 35: 770–778

Sperling LC (1996) Evaluation of hair loss. Curr Prob Dermatol 8: 97–136

Sperling LC, Lupton GP (1995) Histopathology of non-scarring alopecia. J Cutan Pathol 22: 97–114

Taïeb A, Surlève-Bazeille JE, Maleville J (1985) Hair casts. A clinical and morphological study. Arch Dermatol 121: 1009–1013

Tobin DJ, Paus R (2001) Graying: gerontobiology of the hair follicle pigmentary unit. Exp Gerontol 36: 29–54

Trüeb RM, Borelli S, Gloor M, Wüthrich B (1994) Präpuberale Hypertrichose. Schweiz Med Wochenschr 124: 595–600

Trüeb RM (2002) Causes and management of hypertrichosis. Am J Clin Dermatol 3: 617–627

Trüeb RM (2003) Haare. Praxis der Trichologie. Steinkopf, Darmstadt

Tosti A, Peluso AM, Misciali C, Venturo N, Patrizi A, Fanti PA (1997) Loose anagen hair. Arch Dermatol 133: 1089–1093

Van der Steen PHM, Traupe H, Happle R, Boezeman J, Sträter R, Hamm H (1992) The genetic risk for alopecia areata in first degree relatives of severely affected patients. Acta Derm Venereol (Stockh) 72: 373–375

Vashi RA, Mancini AJ, Paller AS (2001) Primary generalized and localized hypertrichosis in children. Arch Dermatol 137: 877–884

Vogt BR, Traupe H, Hamm H (1988) Congenital atrichia with nail dystrophy, abnormal facies, and retarded psychomotor development in two siblings: a new autosomal recessive syndrome? Pediatr Dermatol 5: 236–242

Weise K, Kretzschmar L, John SM, Hamm H (1996) Topical immunotherapy in alopecia areata: anamnestic and clinical criteria of prognostic significance. Dermatology 192: 129–133

Whiting DA (1996) Chronic telogen effluvium. Dermatol Clin 14: 723–731

Wolff H, Kunte C (1999) Diagnostik und Therapie von Haarerkrankungen. Uni-Med, Bremen

Nagelkrankheiten

E. Haneke

39.1	Einleitung – 677		39.7.2	Lichen planus – 691
			39.7.3	Alopecia areata – 692
39.2	Nagelentwicklung und Morphologie – 677		39.7.4	Ekzem – 692
			39.7.5	Dyskeratosis follicularis Darier und Pemphigus benignus familiaris Hailey-Hailey – 692
39.3	Der Nagel bei Neugeborenen – 678			
			39.7.6	Erythema exsudativum und verwandte Krankheiten – 693
39.4	Kongenitale Nageldystrophien – 678			
39.4.1	Angeborener Schiefstand der Großzehennägel – 681		39.8	Tumoren des Nagelorgans – 693
			39.8.1	Epidermiszysten – 693
			39.8.2	Subunguale keratotische Tumoren bei Incontinentia pigmenti Bloch-Sulzberger – 693
39.5	Für den Nagel spezifische Veränderungen – 682			
39.5.1	Wachstumsbedingte Veränderungen – 682		39.8.3	Keloide – 693
			39.8.4	Koenen-Tumoren – 693
39.5.2	Nagelverfärbungen – 683		39.8.5	Rezidivierende infantile digitale Fibromatose – 694
39.5.3	Onycholyse – 684			
39.5.4	20-Nägel-Dystrophie (»Twenty-Nail Dystrophy«) – 684		39.8.6	Angiome – 694
			39.8.7	Neurogene Tumoren – 694
39.5.5	Unguis incarnatus – 684		39.8.8	Exostosen – 694
			39.8.9	Juveniles Xanthogranulom – 695
39.6	Infektionen des Nagelorgans – 686			
39.6.1	Virusinfektionen – 686		39.9	Spezifische Therapien und diagnostische Maßnahmen – 695
39.6.2	Bakterielle Infektionen – 687			
39.6.3	Pilzinfektionen – 689		39.9.1	Anästhesie des Nagelorgans – 695
39.6.4	Parasitosen – 690		39.9.2	Nagelbiopsie – 695
			39.9.3	Nagelextraktion – 696
39.7	Nagelveränderungen bei Dermatosen – 690		39.9.4	Subunguales Hämatom – 697
39.7.1	Psoriasis – 691		Literatur – 697	

39.1 Einleitung

Krankheiten des Nagelorgans sind bei Kindern selten. Sie bereiten deshalb oft diagnostische und therapeutische Probleme. Die Kenntnis der Entwicklung des Nagels und seiner Wachstumsdynamik erleichtert das Verständnis vieler Nagelveränderungen. Das langsame Nagelwachstum erlaubt oft noch nach Monaten, einen zurückliegenden Krankheitsprozess zu erkennen und nicht selten auch noch zeitlich einzugrenzen.

39.2 Nagelentwicklung und Morphologie

Unter dem Einfluss einer Reihe verschiedener Signalproteine entwickelt sich ungefähr ab der 9. Schwangerschaftswoche die Nagelanlage an der Dorsalseite der Finger- bzw. Zehenspitze. Ab dem 5. Monat werden Nagelzellen gebildet. Die Fingernägel erreichen den freien Rand der Fingerspitze i. Allg. 1 Monat vor der Geburt.

Das Nagelorgan besteht aus epithelialen und mesenchymalen Strukturen; es ist ein wichtiger Teil der Funktions-

Abb. 39.1a, b. Schematische Darstellung des Nagelorgans. **a** Sagittalschnitt, **b** Aufsicht

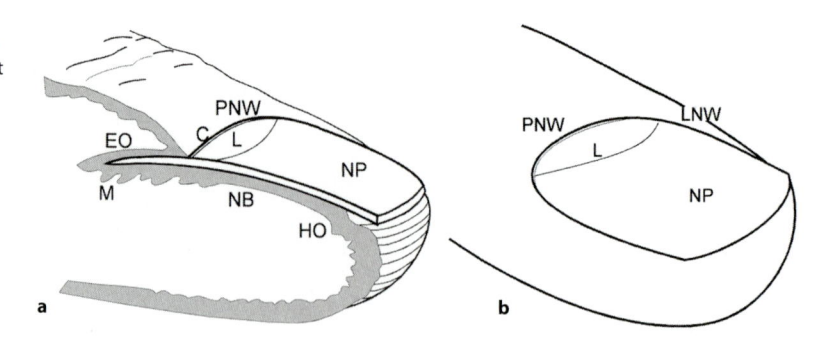

einheit und des Sinnesorgans »Fingerspitze«. Praktisch jede Störung einer Komponente der Endphalanx hat Auswirkungen auf die anderen.

Die Nagelplatte wird von der Matrix gebildet und gleitet auf dem Nagelbett nach vorn. Das Nagelbett selbst trägt kaum zur Bildung der Nagelplatte bei. Die Matrix ist vom proximalen Nagelwall bedeckt. Normalerweise ist nur der distale Anteil der Matrix vor dem freien Rand des proximalen Nagelwalls als Lunula erkennbar. Die Kutikula ist die Fortsetzung der Epidermis der Ober- und Unterseite des proximalen Nagelwalls. Sie verschwindet spontan, wenn der Nagel nicht mehr wächst oder sich der proximale Nagelwall verdickt und sich damit der freie Rand abrundet. An den Seiten ist die Nagelplatte eingefasst von den lateralen Nagelwällen. Das Nagelbett geht nach distal in das Hyponychium über, dieses wiederum in die Haut der Finger- bzw. Zehenspitze. Das Bindegewebe des Nagelbetts ist fest am Knochen der Endphalanx verankert (Abb. 39.1).

Größe und Form der Endphalanx bestimmen im Wesentlichen auch Größe und Form der Matrix und somit auch der Nagelplatte. Die Matrix ist darüber hinaus mit dem Sehnen- und Bandapparat des Endgelenks eng verbunden. Alle Veränderungen der Größe, Form und Funktion der Endphalanx und des Endgelenks können daher auch zu Nagelveränderungen führen.

Der menschliche Nagel dient nicht nur dem Schutz der Finger- und Zehenspitzen, sondern ist auch integraler Bestandteil des Tast- und Greifapparates.

39.3 Der Nagel bei Neugeborenen

Der Nagel ist bei Neugeborenen weich, biegsam, transparent und hat oft einen scharfen freien Rand. Die Zehennägel sind noch nicht immer über die Zehenspitze gewachsen, was zum distalen und distal-lateralen Einwachsen führen kann (Abb. 39.2).

Bei jungen Säuglingen sieht man gelegentlich Beau-Reil-Furchen, die Zeichen des Geburtstraumas sein sollen. Die Großzehen weisen oft eine Koilonychie auf, die sich gelegentlich erst im Verlauf der folgenden 2 Jahre allmählich normalisiert. Koilonychie an mehreren Nägeln kann hingegen auf einen Eisenmangel hinweisen. Lamelläres Ab-

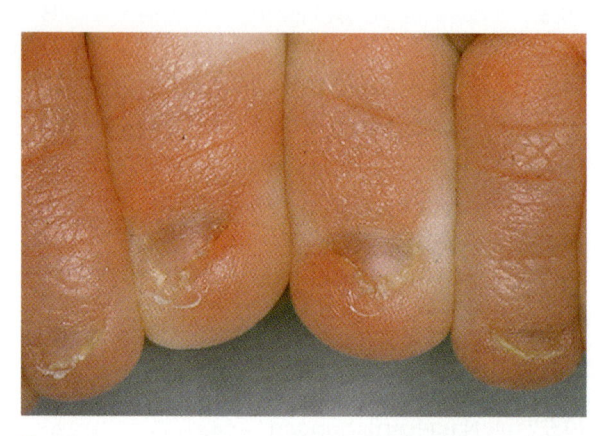

Abb. 39.2. Distal-seitliches Einwachsen der Halluxnägel beim Neugeborenen

splittern der Nägel (Onychoschisis) ist ebenfalls nicht selten und verschwindet spontan.

Selten finden sich schräg von proximal außen nach distal medial verlaufende Streifen, die wie ein Heringsgrätenmuster anmuten. Sie verschwinden bis zur Adoleszenz. Bei Säuglingen im 1. Lebensjahr wird gelegentlich eine Dystrophie der Zehennägel beobachtet. Äußerer Druck durch Schuhe und zu lang gelassene Nägel wurden als Ursache angenommen, sind aber nicht plausibel. Regelmäßiges Schneiden der Nägel macht sie weniger anfällig für Mikrotraumen. Eine spezifische Therapie ist nicht erforderlich.

39.4 Kongenitale Nageldystrophien

Eine große Anzahl verschiedener Erbkrankheiten (Tabelle 39.1) und intrauteriner Schädigungen kann Nagelveränderungen hervorrufen. Hypoplastische Nägel wurden bei der Trisomie 3, Trisomie 4, Trisomie 8, Trisomie 13, Trisomie 18 und beim Turner-Syndrom beobachtet. Auch andere Chromosomenanomalien können mit dysplastischen oder abnorm geformten Nägeln einhergehen.

Die ektodermalen Dysplasien (ED; Übersicht 39.1) wurden früher entsprechend der Beteiligung von Haaren, Zähnen, Schweißdrüsen und Nägeln sowie eventueller weiterer Fehlbidungen eingeteilt, heute wird ihre Klassifizie-

39.4 · Kongenitale Nageldystrophien

Tabelle 39.1. Nagelveränderungen bei Chromosomenanomalien und als Folge teratogener Stoffe in der Schwangerschaft

Defekt/Teratogen	Nagelveränderungen	Weitere Befunde
Trisomie 3q	Hypoplasie, Anonychie	Hirsutismus, Synophris, Augenanomalien, kurzer Hals
Monosomie 4p	Übermäßig konvex	Lippen-Gaumen-Spalte, Fischmund, Kopfasymmetrie, präaurikuläre Grübchen, Retardation
Trisomie 7q	Übermäßig konvex	Gesichtsanomalie, Retardation
Trisomie 8p	Hypoplasie, Anonychie	Gesichtsanomalie, Retardation
Monosomie 9p	Breit, konvex	Mittelgesichtshypoplasie, nach oben gerichtete Lidspalte, Trigonozephalie, Retardation, Anomalie der Dermatoglyphen
Trisomie 9p	Klauenartig, dystroph	Nach unten gerichtete Lidspalte, Mikrozephalie, kurze Finger, Retardation
Trisomie 13	Schmal, konvex, hypoplastisch	Lippen-Gaumen-Spalte, Aplasia cutis, Polydaktylie, Hämangiome, Mikrozephalie, Herzfehler, Genitalhypoplasie
Trisomie 18	Hypoplasie der 5. Finger und 5. Zehen	Verkrampfte Hände mit überlappenden Fingern, kurzes Sternum, anomale Dermatoglyphen
Trisomie 21 (Down-Syndrom)	Trommelschlegelfinger bei Makronychie	Aufwärts gerichtete Lidspalte, Hypoplasie, 5-Finger-Furche, Herzfehler, kurze breite Finger, Cutis marmorata
X0 (Turner-Syndrom)	Schmal, konvex, tief liegend	Flügelfell, kongenitales Lymphödem, Ovarialdysgenesie, Cubitus valgus, Nävi
Ringchromosom Gruppe G	Pachyonychie	Gesichtsanomalie, Retardation
Alkohol	Hypoplasie, Anonychie des Kleinfingers, übermäßig konvex	Mikrozephalie, schmale Lidspalte, Epicanthus, kurze Nase, flaches Philtrum, Retardation
Phenytoin	Hypoplasie, pigmentierte Längsstreifen	Lippen-Gaumen-Spalte, Hirsutismus, niedriger Ohransatz, eingesunkener Nasenrücken, breiter Mund, kurzer Hals, fingerartige Daumen, kurze, schmal zulaufende Finger, weit auseinander stehende Brustwarzen
Trimethadion	Hypoplasie	Mikrozephalie, V-förmige, verwachsene Brauen, Ptose, dysplastische Ohren, kleine, flache Nase, Taubheit
Warfarin	Hypoplasie	Hypertelorismus, kleine Nase, kurzer Hals, Brachydaktylie, fleckige Epiphysen

rung nach den zugrunde liegenden Gendefekten angestrebt (Lamartine 2003). Die Anzahl verschiedener ED mit Nagelbeteiligung ist fast unübersehbar. Hierbei sind die Nägel oft dysplastisch oder klein und wachsen nur sehr langsam, oft findet sich eine nach distal zunehmende Längsfaltung (Haneke 1987a, b; ◘ Abb. 39.3). Bei der häufigsten Form der ED, der tricho-onychotischen ED, liegt ein Defekt des GJB6-Gens vor, das für Connexin 30 verantwortlich ist. Die hypohidrotische ED Christ-Siemens-Touraine ist durch einen Defekt des für Ektodysplasin A (EDA) verantwortlichen Gens gekennzeichnet, bei der autosomal dominanten Form dieser ED ist der EDA-Rezeptor defekt. Bei den schweren Formen der ED mit Lippen-Kiefer-Gaumen-Spalte liegt ein Defekt des Transskriptionsfaktors p63 vor, was auch schwere Organfehlbildungen erklärt.

Fehlt die knöcherne Endphalanx oder ist sie hypoplastisch, fehlt auch der entsprechende Nagel oder ist dystro-

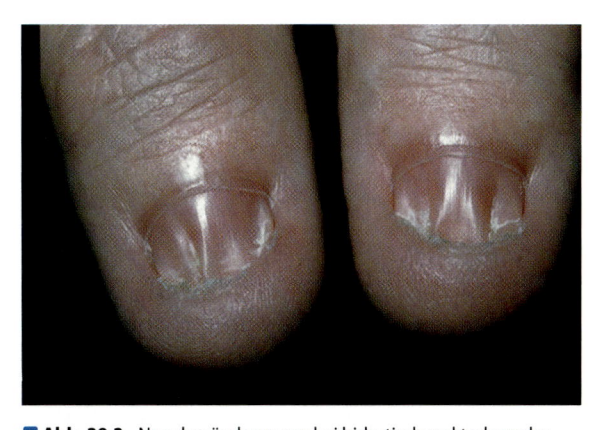

Abb. 39.3. Nagelveränderungen bei hidrotischer ektodermaler Dysplasie Typ Clouston

Übersicht 39.1. Ektodermale Dysplasien[a]. (In Anlehnung an Haneke 1987a, b)

- Als ektodermale Dysplasie werden nur kongenitale Syndrome mit Beteiligung von 2 oder mehr Hautanhangsgebilden bezeichnet:
  1. Haare
  2. Zähne
  3. Nägel
  4. Schweißdrüsen
- A. *Hidrotische ektodermale Dysplasien (HED) mit Nagelbeteiligung*
  - HED (1–3)
    - Klassische HED Fischer-Jacobson-Clouston
    - Monilethrix mit Nageldystrophie
    - Unkämmbare Haare mit Nageldystrophie
    - Hypotrichose – Nageldystrophie – Hyperpigmentierung
    - Krauses Haar – Ankyloblepharon – Nageldysplasiesyndrom (CHANDS)
    - Hypotrichose – Nageldystrophie – Palmoplantarkeratose
    - Hypotrichose – Nageldystrophie – Taubheit (KID-Syndrom)
    - Trichothiodystrophie: Trichorrhexis, Trichoschisis, subunguale Keratosen, Photosensibilität
  - Tricho-odonto-onychotische HED (1–2–3)
    - Trichodentoossäres Syndrom
    - Chondroektodermale Dysplasie Ellis-van Creveld
    - Hypodontie – Hypotrichose/Alopezie – Lidzysten – Palmoplantarkeratose
    - Salamon-Syndrom: Haar-, Nagel- und Zahnfehlbildungen sowie Lidanomalien
    - Tricho-odonto-onychotische HED mit Atopie
    - Okulodentodigitales Syndrom II
    - Arthrogrypose und ED (?)
    - Tricho-odonto-onycho-dermales Syndrom (?)
  - Odonto-onychotische HED (2-3)
    - Robinson-Miller-Benson-Syndrom
    - Autosomal dominantes Zahn-Nagel-Syndrom
    - Autosomal dominante chondroektodermale Dysplasie
    - Autosomal rezessives Zahn-Nagel-Syndrom (1–2–3?)
- B. *Anhidrotische (hypohidrotische) ektodermale Dysplasien*
  - Christ-Siemens-Touraine-Syndrom mit gelegentlicher Nagelbeteiligung
  - Rapp-Hodgkin-Syndrom: kleine schmale Nägel
  - EEC-Syndrom: Ektrodaktylie – ektodermale Dysplasie – Gaumenspalte mit gelegentlicher Hypohidrose: Nägel dünn, brüchig, dysplastisch, längs gerieffelt; Deformation entsprechend der knöchernen Fehlbildung der Endphalangen
  - AEC-Syndrom: Ankyolblepharon – ektodermale Dysplasie – Gaumenspalte
  - Anhidrose – Alopezie – Kariesanfälligkeit – Nageldystrophie – Kornea- und Linsentrübung – Keratosis palmoplantaris

phisch. Das Nagel-Patella-Syndrom ist bedingt durch einen Defekt des Signalproteins LMB1X, das für die Anterior-posterior-Differenzierung verantwortlich ist. In milden Fällen beobachtet man lediglich eine dreieckig ausgezogene Lunula, bei stärkerer Ausprägung besteht eine erhebliche Nagelhypoplasie, v. a. der Daumennägel (◘ Abb. 39.4). Die Patella ist hypoplastisch, es bestehen oft sog. Iliakalhörner und eine häufig sehr schwere Nephropathie. Beim Iso-Kikuchi-Syndrom findet sich i. allg. ein dysplastischer oder hypoplastischer Nagel, meist am Zeigefinger, die Endphalanx ist im Röntgenbild angedeutet Y-förmig (◘ Abb. 39.5).

Unter den klassischen dermatologischen Syndromen mit Nagelfehlbildungen sind insbesondere die Dyskeratosis congenita, bedingt durch einen Defekt des DKC1-Gens, und die Pachyonychia congenita (PC) zu nennen. 3 verschiedene PC-Typen werden unterschieden. Bei der PC Typ I (◘ Abb. 39.6) besteht ein Defekt der Zytokeratine 6a und 16, beim Typ II der Zytokeratine 6b und 17. Diese Keratine werden im Nagelbett, nicht aber in der Matrix expri-

39.4 · Kongenitale Nageldystrophien

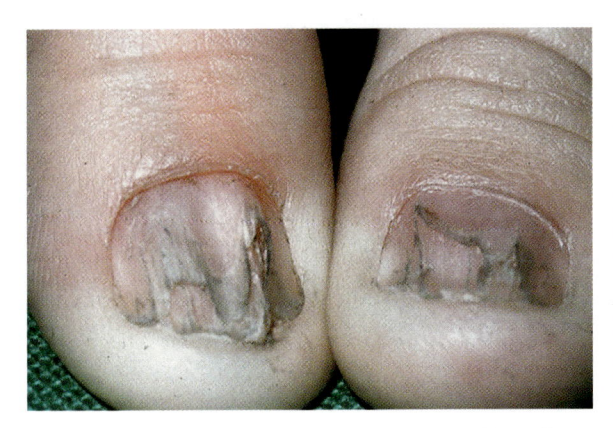

Abb. 39.4. Daumennageldystrophie beim Nagel-Patella-Syndrom

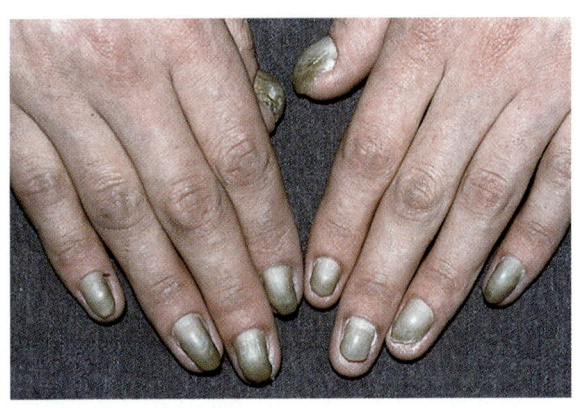

Abb. 39.6. Pachyonychia congenita Typ I (Jadassohn-Lewandowsky)

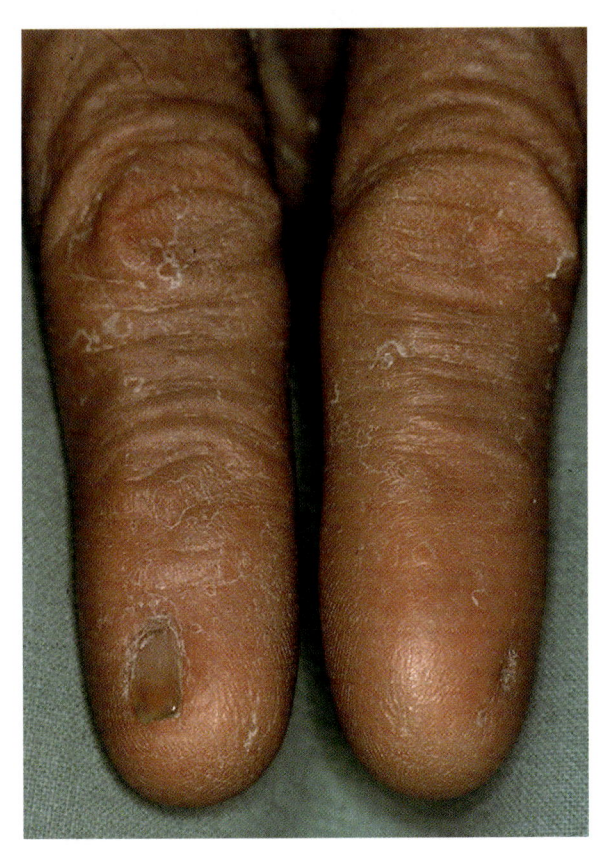

Abb. 39.5. Nageldystrophie bzw. Anonychie der Zeigefinger beim Iso-Kikuchi-Syndrom

miert; daher ist die exzessive Nagelbetthyperkeratose auch von einer normalen Nagelsubstanz bedeckt. Andere Syndrome wie die tuberöse Sklerose rufen erst später Nagelveränderungen durch das Wachstum der Koenen-Tumoren hervor (Abschn. 39.8.4). Bei den dystrophischen Formen der Epidermolysis bullosa kommt es im Rahmen der Blasen- und Narbenbildung sekundär zur Nageldystrophie.

Klassische Genodermatosen mit Nagelbeteiligung sind die Dyskeratosis follicularis Darier und der Pemphigus familiaris benignus Hailey-Hailey (Abschn. 39.7.5).

Selten sind angeborene isolierte Nageldystrophien. Die Veranlagung zum sog. Rackett-Nagel wird offensichtlich dominant vererbt und ab dem Alter von 10–12 Jahren manifest. Meist sind die Daumen, selten andere Finger, sehr selten die Zehen betroffen. Ursache ist die vorzeitige Verknöcherung der Epiphysenfuge der Endphalanx, sodass sie zwar noch in die Breite, nicht aber in die Länge wächst (Abb. 39.7).

39.4.1 Angeborener Schiefstand der Großzehennägel

Ätiologie. Diese ursprünglich von Samman (1978) als Großzehennageldystrophie beschriebene Anomalie ist nicht selten. Sie ist durch ein Abweichen der Längsachse der Großzehennägel meist nach lateral gekennzeichnet. Ursache soll vermehrter Zug bzw. Hypertrophie des dorsolateralen Anteils der Streckersehne des Hallux sein, der die laterale Matrix nach proximal zieht und somit eine Achsenabweichung des Nagels nach außen bewirkt. Im Kernspintomogramm ist diese Hypertrophie als Verdickung der ligamentären Struktur zu erkennen (Baran u. Haneke 1998).

Klinisches Bild. Klinisch sieht man eine laterale Abknickung der Endphalanx im Vergleich zum Grundglied und eine noch stärkere Deviation der Längsachse des Nagels nach außen (Abb. 39.8). Die Nagelplatte ist oft zusätzlich verstärkt transversal gewölbt und wächst schräg nach oben. Hinzu kommen kann ein bogenförmiges Wachstum nach lateral distal. Der Nagel verfärbt sich grau bis grünlich, wird undurchsichtig und bildet austernschalenartige Lamellen aus, die den Nagel bröcklig machen. Mit einer Sonde kann man schmerzlos unter den Nagel bis zur Matrix gelangen, weil die Haftung zum Nagelbett frühzeitig verloren geht. Dadurch fehlt der Gegendruck der Nagelplatte beim Abrollen des Fußes, und es bildet sich ein distaler Nagelwall. Das Nagelbett epidermisiert schließlich irreversibel. Seitlich

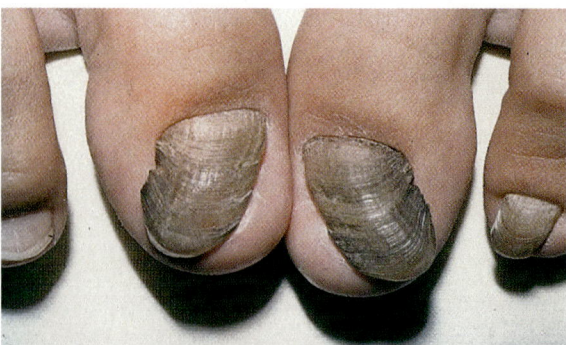

Abb. 39.8. Angeborener Nagelschiefstand bei einem 12-jährigen Mädchen

des Nagelorgans. Deshalb wird eine aktive Behandlung empfohlen, wenn sich bis zum Alter von 2 Jahren keine Normalisierungstendenz abzeichnet. Der gesamte Nagelapparat wird von der Endphalanx abpräpariert, ein sichelförmiger Gewebskeil aus der Endphalanx entnommen, um den distalen Nagelwall zu korrigieren, und schließlich der abgelöste Nagellappen achsengerecht rotiert und vernäht. Diese für die Zehe sehr große Operation wird von den Kleinkindern erstaunlich gut toleriert (Haneke u. Baran 1994).

Nachdem die Hypertrophie des dorsolateralen Anteils des Sehnen-Band-Apparates des Endgelenkes der Großzehe als Ursache erkannt wurde, hat sich die Verlängerung dieses Bandanteils in einigen Fällen als wirksam erwiesen (Baran u. Haneke 1998). Auch die laterale Abknickung des Endgliedes soll sich so korrigieren lassen.

39.5 Für den Nagel spezifische Veränderungen

Hier werden die Veränderungen erwähnt, die für den Nagel und seine Umgebung charakteristisch sind und an anderen Körperstellen nicht beobachtet werden.

39.5.1 Wachstumsbedingte Veränderungen

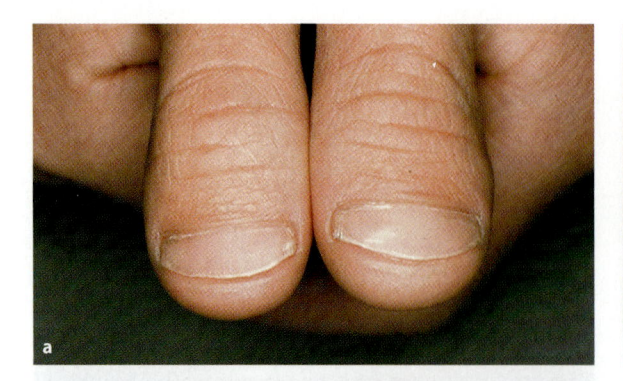

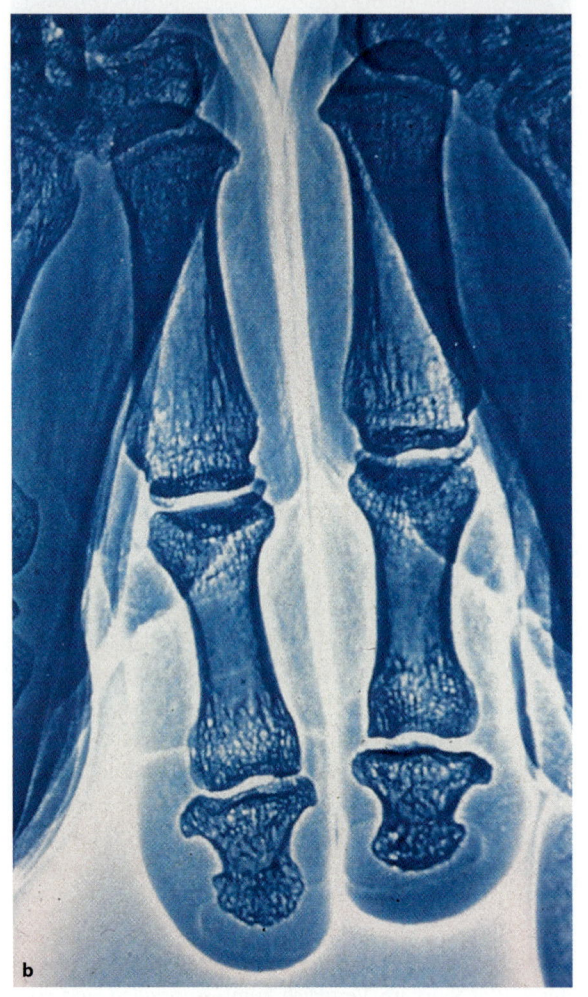

Abb. 39.7a, b. Rackett-Daumen. **a** Klinisches Bild der kurzen breiten Endphalanx mit Brachyonychie, **b** Xeroradiographie mit Nachweis kurzer breiter Endphalangen

Beau-Reil-Furchen

Es handelt sich um quer und parallel zur Lunulabegrenzung verlaufende rinnenförmige Einsenkungen, die auf einer temporären Verlangsamung des Nagelwachstums beruhen. Sie sind an den etwa 3-mal schneller wachsenden Fingernägeln häufiger zu beobachten als an den Zehennägeln. Symmetrischer Befall vieler Nägel deutet auf ein systemisches Ereignis als Ursache, z. B. eine hochfieberhafte Erkrankung, während sich der Befall nur eines Nagels oft nach einer Finger- oder Zehenoperation, bei isolierter Durchblutungsstörung oder Nervenschädigung findet. Die Beau-Reil-Furchen wachsen mit dem Nagel heraus.

drückt sich der Nagelrand in den Nagelfalz ein und führt zu Beschwerden ähnlich dem Unguis incarnatus.

Therapie. Der Verlauf des angeborenen Nagelschiefstandes lässt sich nicht vorhersehen. Ein gewisser Prozentsatz bessert sich spontan, bei anderen kommt es allmählich zu einer Verschlimmerung mit irreversibler Schädigung

Koilonychie

Außer der transversalen Wölbung weist die Nagelplatte normalerweise auch eine leicht konvexe Wölbung in Längsrichtung auf. Sie kommt vermutlich dadurch zustande, dass die proximale Matrix etwas schneller wächst als der distale Anteil, wodurch sich – ähnlich einem erwärmten Bimetallstreifen – der vom proximalen Anteil gebildete dorsale Anteil des Nagel über den ventralen schiebt. Wenn dieser Unterschied in der Proliferationskinetik verloren geht oder sich umkehrt, kommt es zur Platonychie oder Koilonychie.

> Dieser Löffelnagel wird als zuverlässiges Zeichen einer Eisenmangelanämie bei Kindern angenommen und soll schon vor anderen klinischen und Laborveränderungen auftreten (Hogan u. Jones 1970).

39.5.2 Nagelverfärbungen

Leukonychie

Weißfärbung ist die häufigste Form der Nagelverfärbung. Die echte Leukonychie beruht auf der Bildung einer modifizierten Nagelsubstanz, die scheinbare Leukonychie hat ihre Ursache in einer Blässe des Nagelbetts, Pseudoleukonychie ist meist die Folge einer Pilzinfektion der Nagelplattenoberfläche. Bei einer enormen Vielzahl von Erkrankungen wurden weiße Nägel beobachtet.

Totale und subtotale Leukonychien bei Kindern sind meist angeboren. Am häufigsten ist die Leuconychia punctata und striata (◘ Abb. 39.9), die bei Mädchen öfter zu beobachten ist. Vermutlich sind Maniküretraumen die Ursache. Die Häufigkeit lässt mit dem Alter deutlich nach (Haneke 1997b).

Melanonychie

Die Braun- und Schwarzfärbung des Nagels wird als Melanonychie bezeichnet. Zu unterscheiden ist die Pigmentierung durch Melanin, mikrobielle Pigmente und Blut. Melanin ist stets feinkörnig und liegt in den Zellen der Nagelplatte. Bakterielle Farbstoffe färben oft nur die Oberfläche des Nagels und lassen sich daher abkratzen, während Pilzmelanine löslich sind und die Nagelsubstanz diffus durchtränken. Blut lässt sich mit der Peroxidasereaktion (Hämostix, Haemoccult) sehr einfach nachweisen.

Klinisches Bild. Die Melanonychia longitudinalis erscheint als gleichmäßiger brauner Streifen im Nagel. Er entsteht durch kontinuierliche Produktion des Melanins durch in der Matrix gelegene Melanozyten, die ihr Pigment an die Onychozyten abgeben. Die Matrix enthält normalerweise funktionell inaktive Melanozyten, die in der distalen Matrix aktiver als in der proximalen sind. Vermutlich deshalb nehmen auch die meisten Pigmentstreifen im Nagel ihren Ursprung von der distalen Matrix. Die Lage des pigmentproduzierenden Herdes kann durch die genaue Lokalisation des Melanins innerhalb der Nagelplatte bestimmt werden: Pigment in der unteren Nagelhälfte spricht für einen melanozytären Herd in der distalen, in der dorsalen Nagelplatte in der proximalen Matrix.

Häufigste Ursache bei Kindern und Jugendlichen sind Lentigines und Junktions- (◘ Abb. 39.10), seltener Compound-Nävi. Unguale Melanome sind in diesem Alter extrem selten (Haneke 1997a). Andererseits muss bedacht werden, dass die Anamnese vieler subungualer Melanome mehrere Jahrzehnte zurückreicht, sodass bei einem asymmetrischen Streifen im Nagel bei Jugendlichen doch eine exakte Diagnostik erforderlich ist.

Diagnostik. Handelt es sich um einen Streifen von bis zu 2 mm Breite, reicht i. Allg. eine 3-mm-Stanze aus, um den melanozytären Herd in der Matrix komplett zu entfernen. Ist der Streifen breiter und lateral lokalisiert, bietet sich die Technik der lateralen longitudinalen Nagelbiopsie zur voll-

◘ **Abb. 39.9.** Leukonychia striata durch dauernde Manipulation an der Kutikula und an den Nagelwällen bei einem jungen Mädchen

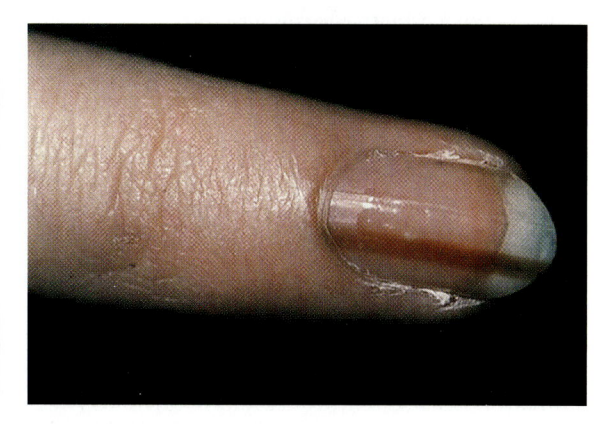

◘ **Abb. 39.10.** Melanonychia striata longitudinalis durch einen Junktionsnävus in der Matrix

ständigen Entfernung an. Liegt das Pigmentband im zentralen Nagelanteil, sollte eine querverlaufende spindelförmige Exzision aus Matrix vorgenommen werden (Haneke u. Baran 1994). Eine Alternative ist die Tangenzialexzision, da es sich in weit über 90 % der Fälle um sehr oberflächliche Veränderungen, Lentigo simplex oder Junktionsnävi, handelt.

Die histologische Untersuchung erfordert sehr viel Erfahrung mit dieser speziellen Lokalisation; selbst die funktionell stummen normalen Melanozyten der Matrix sind positiv für den Melanozytenaktivitätsmarker HMB45.

Therapie. Wenn eine Therapie gewünscht oder für erforderlich gehalten wird, empfiehlt sich die schonende Totalexzision des Pigmentherdes der Matrix. Je weiter distal der Herd liegt, desto geringer ist das Risiko einer permanenten Wachstumsstörung (Haneke u. Baran 1994). Da es sich bei Kindern und Jugendlichen meist um junktionale Prozesse handelt, ist eine ganz oberflächliche Entfernung mittels Tangenzialexzision unter Belassung des matrikalen Bindegewebes möglich (Haneke 1999).

In Leitungsanästhesie des Fingers wird der proximale Nagelwall in Verlängerung des seitlichen Nagelfalzes eingeschnitten, von der darunter liegenden Nagelplatte abgelöst und zurückgeklappt. Nun lässt sich durch die Nagelplatte der Pigmentfleck deutlich erkennen. Der Nagel wird quer eingeschnitten, sodass er türflügelartig über dem Herd aufgeklappt werden kann. Dadurch wird die Matrix gut sichtbar, und die ganze Ausdehnung des Nävus wird erkennbar. Mit einem schmalen Sicherheitsabstand wird er umschnitten und oberflächlich entnommen. Die Blutung ist lediglich kapillär. Der Nagel wird auf die Matrix zurück gelegt, der proximale Nagelwall wird wieder angenäht. Die Wundheilung des Nagelwalls ist bald abgeschlossen, der Nagel wächst in ca. 6 Monaten komplett nach. Das Exzisionspräparat wird in Serienschnitten histologisch aufgearbeitet.

Andere Nagelverfärbungen

Eine Vielzahl innerer Erkrankungen, Arzneimittel und exogener Ursachen einschließlich Lokaltherapeutika kann verschiedenste Chromonychien hervorrufen. Exogen bedingte Verfärbungen wachsen i. allg. mit einer Begrenzung heraus, die parallel zum freien Rand des proximalen Nagelwalls verläuft, während die Begrenzung bei endogenen Verfärbungen parallel zur Lunula verläuft.

39.5.3 Onycholyse

Meist durch chronisches Maniküretrauma entwickelt sich eine Onycholysis semilunaris. Der Nagel löst sich mit nach proximal konvexer Begrenzung vom Nagelbett ab. In dem so entstandenen Spalt sammeln sich Schmutz und Mikroorganismen an, die den Betroffenen das ursächliche Trauma um so intensiver wiederholen lassen. Therapie der Wahl ist daher das Abschneiden des Nagels bis zur Adhäsion am Nagelbett und konsequente, aber schonende antimikrobielle Behandlung und konsequentes Meiden von Feuchtigkeit.

Onycholyse ist auch ein sehr häufiges Symptom von Onychomykosen, Nagelpsoriasis, Ekzemen u. a.

39.5.4 20-Nägel-Dystrophie (»Twenty-Nail Dystrophy«, Trachyonychie)

Das allmähliche Rauwerden fast aller Nägel wurde als Trachyonychie (Alkiewicz 1950), später als 20-Nägel-Dystrophie der Kindheit (Hazelrigg et al. 1977) bezeichnet. Sie entwickelt sich langsam und symptomlos, beginnt meist an einigen Nägeln und befällt allmählich weitere Nägel. Eigenartigerweise bleibt oft ein einzelner Nagel ausgespart. Klinisch sind 2 verschiedene Formen zu unterscheiden: Bei der häufigeren Form wird der Nagel rau, glanzlos, undurchsichtig und neigt dazu, am freien Ende aufzusplittern. Bei genauer Betrachtung erkennt man, dass die Oberfläche feine, dicht nebeneinander liegende Längsrillen aufweist, die aussehen, als ob man die Nägel in longitudinaler Richtung mit grobem Sandpapier bearbeitet hätte. Der andere, etwas seltenere Typ weist eine unregelmäßige, fein gepunzte, jedoch glänzende Oberfläche auf. Bei der klassischen 20-Nägel-Dystrophie finden sich keine weiteren Hautveränderungen. Histologisch lässt sich oft eine spongiotische Dermatitis in der Matrix nachweisen. Sie ist erheblich stärker ausgeprägt bei der glanzlosen Form (Tosti et al. 1994).

Von dieser sog. idiopathischen Trachyonychie sind raue Nägel abzugrenzen, die bei der Alopecia areata, Psoriasis, beim Lichen ruber planus oder Ekzem auftreten. Allerdings ist bisher nicht geklärt, welche Diagnose der Spongiose der Matrix zugrunde liegt (Haneke 1987). Möglicherweise handelt es sich um eine isolierte Alopecia areata der Nägel.

Im Allgemeinen kann davon ausgegangen werden, dass die Dystrophie bei Kindern über Jahre bestehen bleibt und ab dem Alter von 12–14 Jahren allmählich zurückgeht.

Therapie. Bisher waren praktisch alle Behandlungsversuche erfolglos. Bei Kindern und Jugendlichen kann man die Spontanheilung abwarten. Eine irreversible Nageldystrophie ist in dieser Altersgruppe nicht beobachtet worden. Lässt sich eine spezifische Diagnose sichern, sollte diese Krankheit behandelt werden.

39.5.5 Unguis incarnatus

Bei Kindern und Jugendlichen sind 4 verschiedene Formen eingewachsener Zehennägel zu unterscheiden, die eine unterschiedliche Ätiopathogenese haben, worauf bei der Behandlung zu achten ist.

Die konservativ zu behandelnde neonatale Form ist bereits ebenso erwähnt worden (Abschn. 39.3) wie der an-

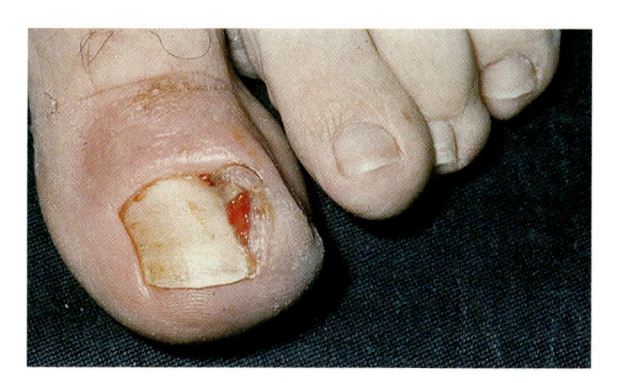

Abb. 39.11. Unguis incarnatus bei einem 16-jährigen Jungen

geborene Schiefstand der Großzehennägel (Abschn. 39.4.1).

Bei weitem am häufigsten ist die adoleszente Form des Unguis incarnatus. Insbesondere sehr groß gewachsene Kinder und Jugendliche mit großen Füßen und Hyperhidrosis pedum neigen zum Einwachsen der Großzehennägel (Steigleder u. Stober-Münster 1977). Praktisch immer findet sich ein sehr breiter und stark transversal gewölbter Nagel.

Die Erkrankung beginnt im i. Allg. mit schmerzhaftem Druck der distalen lateralen Kante der Nagelplatte auf den Nagelfalz. Der Patient versucht, den Druck durch Abschneiden der Nagelecken zu beseitigen. Dabei bleibt meist in der Tiefe ein kleiner Nagelsporn, der sich beim Vorwachsen der Nagelplatte in den Nagelfalz einspießt. Es kommt zum Durchbrechen des Epithels, in der Folge zu Fremdkörperreaktion mit Entzündung, Infektion und Ausbildung von Granulationsgewebe (Abb. 39.11). Die Schmerzen können sehr erheblich sein und körperliche Aktivitäten stark einschränken. Bei langer Dauer der Erkrankung kann das Granulationsgewebe fast die ganze Nagelplatte überwuchern und wächst auch unter den Nagel, sodass dieser im distalen Anteil kaum noch am Nagelbett fixiert ist. Die seitlichen Nagelwälle werden zunehmend derber durch bindegewebigen Umbau des Granulationsgewebes. Über die Zehe hinausgehende infektiöse Komplikationen sind jedoch recht selten.

Therapie. Das Frühstadium ist eine Domäne der konservativen Behandlung. Es empfehlen sich tägliche Seifenbäder, evtl. mit Povidonjod. Der seitlich einwachsende Nagelstreifen kann durch Einlegen von ganz wenig Watte abgepolstert werden, die Watte wird täglich erneuert und mit einem Desinfektionsmittel getränkt, um die Sekundärinfektion zu bekämpfen. Der laterale Nagelwall wird mit Pflasterstreifen vom Nagel weg nach lateral-plantar gezogen. Über die seitliche Kante lässt sich in Lokalanästhesie ein kleines Röhrchen schieben, das den seitlichen Nagelfalz gegen die scharfe Nagelkante schützt und gleichzeitig Druck auf das Granulationsgewebe ausübt. Das Plastikröhrchen wird am günstigsten mit Material für künstliche Nägel fixiert, sodass selbst sportliche Aktivitäten möglich sind (Haneke u. Arai 2001).

Um den Druck von der Nagelkante zu nehmen, wurde auch ein V-förmiges zentrales Nagelstück entfernt und/oder die Nagelplatte mit einer Fräse längs verdünnt. Diesen Methoden ist meist kein bleibender Erfolg beschieden, weil der zugrunde liegende Prozess nicht behandelt wird. Ebenso wenig ist die einfache Nagelextraktion als ausreichende Behandlung anzusehen. Sie kompliziert das Problem oft noch mehr dadurch, dass es nach der Extraktion des Großzehennagels durch das Abrollen des Fußes beim Gehen zur Ausbildung eines distalen Nagelwalls kommt. Außerdem schrumpft das Nagelbett während der Zeit, die der Großzehennagel benötigt, um wieder ganz nach vorn zu wachsen, wodurch das Missverhältnis von zu breitem Nagel und zu schmalem Nagelbett noch verstärkt wird.

> Aus diesen Gründen ist eine definitive Behandlung in den meisten Fällen erforderlich. Aus der Pathogenese ergibt sich, dass eine dauerhafte Verschmälerung des Nagels zur definitiven Heilung führt.

In Leitungsanästhesie wird nur der eingewachsene seitliche Nagelstreifen vom Nagelbett und proximalen Nagelwall vorsichtig abgelöst; durch das häufig vorhandene Granulationsgewebe lässt sich dies sehr einfach mit einem Elevatorium durchführen. Die Nagelplatte wird seitlich längs eingeschnitten, um den eingewachsenen Nagelstreifen herausnehmen zu können. Anschließend wird entweder das laterale Matrixhorn mit Phenolum liquefactum verödet oder chirurgisch herauspräpariert. Zur Phenolisation ist eine Blutleere erforderlich. Unter mehrmaligem Wechseln des Watteträgers wird das Phenol 2–3 min kräftig in das laterale Matrixhorn eingerieben. Das Überlaufen des Phenols auf die Parungualhaut ist dabei zu vermeiden. Die Blutleere wird dann gelöst, Lokalantibiotikatabletten in die Wundhöhle eingelegt und ein dicker Salbenverband angelegt. Der Verband wird nach einem Fußbad täglich gewechselt, bis die Sekretion aufhört. Die Phenolkaustik ist einfach durchzuführen, sehr effektiv und zeichnet sich durch geringe postoperative Schmerzen aus.

Bei der chirurgischen Entfernung des lateralen Matrixhorns wird nach der Entfernung des eingewachsenen seitlichen Nagelanteils ein Schnitt in Verlängerung des lateralen Nagelwalls durch den proximalen Nagelwall gelegt, um das laterale Matrixhorn sichtbar zu machen. Dieses wird dann sauber und komplett bis auf den Knochen herauspräpariert. Dann werden antibiotische Tabletten, z. B. Leukase N Kegel, eingelegt, die Inzision wird mit Steristrips verschlossen und ein Verband mit antiseptischer Salbe angelegt. Die Wundheilung ist i. Allg. nach 7–10 Tagen abgeschlossen. Das Granulationsgewebe braucht meist nicht entfernt zu werden, da es nach dem Herausnehmen des eingewachsenen Nagelanteils schnell spontan verschwindet.

Zur Behandlung des eingewachsenen Zehennagels sind unendlich viele verschiedene Methoden beschrieben worden. Die meisten berücksichtigen nicht die Pathogenese und führen zu unnötiger Mutilation der Zehe. Wie bereits erwähnt, ist die Nagelextraktion bei der Operation des eingewachsenen Zehennagels nicht nur überflüssig, sondern in den meisten Fällen auch schädlich. Die sog. Keilexzision nach Emmert führt zu einer Verschmälerung des Nagelbetts und zum zumindest teilweisen Verlust des lateralen Nagelwalls; beide Strukturen sind jedoch erforderlich für das normale Aussehen und die Funktion der Zehe. Darüber hinaus bleiben sehr häufig Reste des lateralen Matrixhorns in der Tiefe, die die Ursache der außerordentlich häufigen Rezidive sind. Die komplette Matrixresektion oder gar die sog. terminale Syme-Operation sind inadäquate Eingriffe.

Im Verlauf einer sehr lange bestehenden, meist weniger akuten Entzündung kann es zur Hypertrophie des lateralen Nagelwalls mit fast steinharter Konsistenz kommen. In diesem Fall empfiehlt sich eine spindelförmige Exzision unterhalb des Nagelwalls von der Seite der Endphalanx, um damit den derben Nagelwall nach unten und von der Nagelkante wegzuziehen.

Distal eingewachsener Nagel

Fehlt die Nagelplatte oder ist der Nagel der Großzehe über lange Zeit zu kurz geschnitten worden, bildet sich allmählich ein distaler Nagelwall, der das Herauswachsen der Nagelplatte über den freien Rand der Zehe verhindert.

Therapie. Ist dieser Prozess noch relativ frisch, kann man versuchen, durch geduldiges redressierendes Massieren von proximal dorsal nach distal plantar den Nagelwall nach unten zu drücken. Mit dem nachwachsenden Nagel verhindert der Gegendruck dann allmählich die Neubildung des distalen Nagelwalls. Bei bereits lange bestehendem distalem Nagelwall ist diese konservative Massagebehandlung oft nicht mehr erfolgreich. Dann ist eine sichelförmige Exzision an der Zehenspitze unterhalb des Hyponychiums erforderlich. Ein Gewebekeil, der etwa von der Mitte des lateralen Nagelwalls 5 mm unterhalb der Nagelebene über die Zehenspitze zur anderen Seite geführt wird, ermöglicht nach Mobilisation vom Knochen das Herunterziehen des nach dorsal luxierten Zehenspitzengewebes (Howard 1893). Dieser relativ große Eingriff schränkt physische Aktivitäten für mindestens 2–3 Wochen erheblich ein.

39.6 Infektionen des Nagelorgans

39.6.1 Virusinfektionen

Humane Papillomvirusinfektionen

Sie gehören zu den häufigsten Infektionen des Nagelorgans überhaupt. Viruswarzen werden überwiegend durch die HPV-Typen 1, 2, 4, bei jungen Metzgern auch HPV 7, hervorgerufen.

Klinisches Bild. Parungual entwickeln sich runde derbe keratotische Knoten mit rauer, oft zerklüfteter Oberfläche. Sie sind rund auf dem proximalen, aber meist länglich am lateralen Nagelwall. Bei Entwicklung am Hyponychium und im Nagelbett heben sie die Nagelplatte ab und können bei Druck auf den Knochen diesen angreifen und starke Schmerzen verursachen. Warzen an der Unterseite des proximalen Nagelwalls führen zur Spaltbildung und partiellem Verlust der Kutikula. An den Warzen wird oft gezupft, gerissen und gebissen, wodurch es zur Autoinokulation der Mundschleimhaut kommen kann. Andererseits sind solche Gewohnheiten aber auch oft die Ursache für diese spezielle Lokalisation der Warzen, denn parunguale Warzen an den Zehen sind sehr selten.

Verlauf. Warzen sollen eine Lebensspanne von 2–5 Jahren haben. Trotzdem ist es meist nicht ratsam, jahrelang auf die Spontanheilung zu warten, da sich zwar die einzelne Warze zurückbilden kann, inzwischen aber oft zu neuen »Tochterwarzen« führt.

Therapie. Einfache Warzen- oder Hühneraugentinkturen sind selten erfolgreich. Die häufig gewünschte operative Entfernung ist meist nicht zu empfehlen, da sich HPV-DNS bis zu 15 mm im Umkreis nachweisen lässt und ein solcher Sicherheitsabstand bei einer selbstlimitierten benignen Veränderung unangemessen ist. Kryochirurgie ist insbesondere am Nagel meist sehr schmerzhaft und wird von Kindern nicht toleriert. Außerdem birgt sie die Gefahr der irreversiblen Matrixschädigung. Dasselbe gilt für die elektrochirurgische Abtragung und auch die Behandlung mit dem CO_2-Laser. Die Therapie mit dem gepulsten Farbstoff-Laser in der Vorstellung, die zuführenden Blutgefäße selektiv zu verschließen und damit die Warzen auszutrocknen, ist ebenfalls selten wirksam.

> Am wichtigsten bei der Behandlung parungualer Warzen ist Geduld seitens des Patienten und des Arztes.

Gute Erfolge wurden mit der intrafokalen Bleomycintherapie erzielt, bei der eine auf 1 U/ml verdünnte Lösung mit einer kleinen Impflanzette in die Warze eingebracht wird; allerdings gibt es auch hier Berichte über Matrixschädigung. Gute Erfolge wurden auch mit obligaten Kontaktallergenen, dem lokalen Immunmodulator Imiquimod sowie Cidofovir topisch erzielt. Unsere Therapie der Wahl ist die sparsame Applikation einer gesättigten Monochloressigsäure (Acetokaustin) auf die Warze, Bedecken mit Salizylpflaster (Guttaplast) und Fixation mit Heftpflaster für 1 Woche. Während dieser Zeit werden morgens und abends Handbäder gemacht, die so heiß wie eben tolerabel sein müssen. Nach einer Woche wird der Verband nach einem erneuten Bad abgenommen, und die mazerierten oberflächlichen Keratinmassen werden vorsichtig mit einer Kürette entfernt. Diese Prozedur wird so lange wiederholt, bis die Warzen völlig verschwunden sind. Eine Verkleinerung ist nicht ausreichend.

Differenzialdiagnose. Bei Kindern und Jugendlichen kommen allenfalls Schwimmbadgranulom und Tuberculosis verrucosa in Betracht.

Herpes simplex digitalis

Der parunguale Herpes simplex ist bei Kleinkindern meist durch HSV-Typ 1 – vermutlich durch Nuckeln während einer Gingivostomatitis herpetica übertragen –, bei Jugendlichen nach Aufnahme der sexuellen Aktivität auch durch Typ 2 bedingt. Er ist häufiger als angenommen und wird oft nicht oder erst nach mehreren Rezidiven erkannt.

Klinisches Bild. Mit starken Schmerzen im betroffenen Finger entsteht zunächst eine Lymphangitis an Hand und Unterarm, oft entwickelt sich auch eine Lymphadenitis. Dann schießen gruppierte Bläschen auf, die wegen der dicken Hornschicht der Parungualhaut oft nicht als solche erkannt werden und deren Dach lange Zeit intakt bleibt. Die Bläschen trüben sich ein und können hämorrhagisch werden. Ohne Behandlung dauert der parunguale Herpes simplex meist knapp 2 Wochen. Allerdings suchen viele Patienten bzw. Eltern wegen der als roter Streifen imponierenden Lymphangitis oft zuerst einen Chirurgen auf, der das scheinbar banale Panaritium inzidiert und mit desinfizierenden Bädern, Ruhigstellung und Antibiotika behandelt, wodurch die Selbstheilung eher verzögert wird.

Therapie. Je nach Schwere der Beschwerden und Zeitpunkt der Konsultation empfiehlt sich eine lokale oder systemische virustatische Behandlung mit Aciclovir, Valaciclovir, Brivudin (Helpin) oder Famciclovir (Famvir).

Verlauf. Der digitale Herpes simplex rezidiviert in unregelmäßigen Abständen. Rezidive bei Infektionen mit Typ 2 sind vermutlich häufiger als bei HSV-1-Infektionen. Wegen der Schmerzhaftigkeit können insbesondere sportliche und berufliche Aktivitäten stark eingeschränkt sein.

Hand-Fuß-Mund-Krankheit

Die Hand-Fuß-Mund-Krankheit ist eine Coxsackie-Virusinfektion, meist der Typen A5, A10 und A16. Die Erkrankung wird oft nur zufällig bemerkt, da die subjektiven Beschwerden gering sind. Oft erkranken mehrere Familienmitglieder. An der Mundschleimhaut entwickeln sich kleine aphthoide Ulzera, an Handtellern, Fußsohlen und parungual ovale Bläschen mit einem grauen Blasendach und einem schmalen rötlichen Randsaum. Die Längsachse der Bläschen verläuft charakteristischerweise parallel zu den Hautleisten. Die Heilung tritt innerhalb weniger Tage ein. Eine spezifische Therapie ist nicht bekannt und wegen des fast immer sehr leichten Verlaufs auch nicht erforderlich.

Mollusca contagiosa

Obwohl die Dellwarzen vermutlich mit dem kratzenden Finger von einer Körperstelle zur anderen übertragen werden, sind sie parungual außerordentlich selten.

Kuhpocken, Melkerknoten und Orf

- *Kuhpocken* entwickeln sich am häufigsten nach Kontakt mit freilebenden Katzen. An Fingern, Händen, Unterarmen und im Gesicht entstehen ein oder wenige rote, bald ulzerierende Knoten mit hämorrhagischer Sekretion. Lymphangitis, Lymphadenitis, Fieber und Abgeschlagenheit kommen hinzu. Die Infektion heilt innerhalb von 3–5 Wochen unter Hinterlassung einer Immunität ab.
- *Melkerknoten* treten 1–2 Wochen nach Kontakt mit Euterpocken vorzugsweise als Einzelknoten an den Fingern auf. Aus einem kokardenförmigen Herd entwickelt sich ein derber Knoten mit zentraler Delle. Die Abheilung benötigt 6–8 Wochen. Bei günstiger Lokalisation beschleunigt die Exzision die Heilung.
- *Orf (Ecthyma contagiosum, Schafsgrind)* sieht klinisch praktisch identisch aus. 1 Woche nach der Inokulation der Erreger entwickelt sich meist am Mittelglied, seltener an der Endphalanx, ein gewöhnlich schmerzloser Knoten mit leichter zentraler Einziehung, dessen bedeckende Epidermis nekrotisch wird. Nach hämorrhagisch-seröser Sekretion kommt es allmählich zur Abheilung innerhalb von 4–6 Wochen.

Therapie. Die Behandlung ist symptomatisch, spezifische Virustatika gibt es bisher nicht.

39.6.2 Bakterielle Infektionen

Bulla repens

Diese auch als Umlauf bezeichnete Infektion kann sowohl durch Streptokokken als auch durch Staphylokokken bedingt sein. Sie stellt eine besondere Lokalisation einer bullösen Impetigo dar.

Klinisches Bild. Sie beginnt meist am Winkel zwischen proximalem und lateralem Nagelwall oder an der Stelle einer kleinen Verletzung. Unter der festen Hornschicht der Parungualhaut breitet sich die Bulla repens allmählich um den Nagel herum aus. Der anfangs klare Inhalt kann sich bald eitrig eintrüben.

Therapie. Das Blasendach wird steril abgetragen, anschließend werden 2-mal täglich antiseptische Fingerbäder durchgeführt und antimikrobielle Salben aufgetragen. Eine systemische Antibiose ist nur selten erforderlich.

Verlauf. Rezidive werden besonders bei Patienten mit Niednägeln beobachtet, wenn versucht wird, sie herauszureißen, anstatt sie mit einer Schere abzuschneiden.

Panaritium

Es handelt sich um eine Infektion der parungualen Weichgewebe mit pyogenen Kokken, die i. Allg. durch eine Verletzung in die Haut gelangen.

Klinisches Bild. Innerhalb von 1–2 Tagen entwickelt sich eine schmerzhafte, oft klopfende Rötung und Schwellung der Nagelumgebung. Sehr kurzfristig kann es zur Ausdehnung auf Gelenk, Sehnenscheide und Knochen kommen; für den Nagel besonders bedeutsam ist die Entwicklung eines subungualen Panaritiums, bei dem sich ein Eitersee unter der Nagelplatte im Bereich der Matrix bildet. Wegen der im Vergleich zur Nagel-Matrix-Bindung sehr festen Adhäsion der Nagelplatte an Nagelbett und lateralen Nagelfalzen kann sich der Eiter nicht spontan entleeren.

> **Cave:**
> Ohne adäquate Therapie kann eine irreversible Nagelschädigung bereits nach 24–48 h eintreten.

Therapie. Die Behandlung sollte so früh wie möglich mit einem gegen Staphylokokken wirksamen Antibiotikum begonnen werden. Ist damit keine schnelle Besserung zu erreichen, wird die Nagelplatte über der Matrix entfernt, die Nageltasche gespült und mit einer antibiotischen Fettgaze tamponiert. Tägliche antimikrobielle Fingerbäder beschleunigen die Abheilung (Haneke u. Baran 1994).

Dactylitis bullosa

Diese als »blistering dactylitis« beschriebene Streptokokkeninfektion ruft i. allg. keine subjektiven Beschwerden hervor. Weitgehend unbemerkt entstehen Blasen an der Fingerspitze, die bis zum Hyponychium reichen, jedoch das Nagelbett meist verschonen. Die Erkrankung kann einen chronischen Streptokokkenherd darstellen. Sie wird praktisch nur bei Kindern und Jugendlichen beobachtet. Zur Behandlung wird das Blasendach vorsichtig abgeschnitten; tägliche antiseptische Fingerbäder und systemische Penicillingabe sind erforderlich (Baran 1982).

Pseudomonas und andere zur Nagelverfärbung führende Infektionen

Bei Jugendlichen, die viel Feuchtarbeiten verrichten, färben sich gelegentlich die seitlichen Ränder der Nagelplatte schmutzig-grün bis grau-schwarz, gewöhnlich durch Pseudomonas aeruginosa, Proteus oder Klebsiella spp. Bei Onychomykosen und auch bei Candida-albicans-bedingten Paronychien weist eine Grünfärbung des Nagels auf eine Sekundärinfektion mit Pseudomonas aeruginosa hin. Die Nagelverfärbung ist für den Patienten i. Allg. lediglich ein kosmetisches Problem. Pflegepersonal auf Intensivstationen und im Operationssaal stellen jedoch für andere Patienten ein Risiko dar. Deshalb sollten solche Infektionen unbedingt behandelt werden. Äußerlich empfiehlt sich 2-mal tägliches Einbürsten einer verdünnten Essigsäurelösung und Anwendung eines gegen den nachgewiesenen Keim wirksamen Lokalantibiotikums. Auch eine systemische Antibiose ist u. U. in Erwägung zu ziehen (Baran u. Badillet 1978; Zuehlke u. Taylor 1970).

Syphilis

Schon bei Jugendlichen kann einmal ein Primäreffekt parungual auftreten. Gewöhnlich am Zeigefinger entwickelt sich im Anschluss an eine kleine Verletzung eine zunächst unscheinbare Erosion, die zu einem derben Ulkus wird. Wegen der Lage dicht über dem Knochen können starke Schmerzen auftreten, das Endglied verdickt sich keulenförmig, es entwickelt sich eine Lymphangitis und Lymphadenitis. Die korrekte Diagnose wird meist sehr spät oder gar nicht gestellt, da die antibiotische Therapie dieses vermeintlich banalen Panaritiums gut wirksam ist (Starzycki 1983).

Tuberkulose

Infektionen des Nagelorgans mit Mycobacterium tuberculosis finden sich bei Jugendlichen vorzugsweise als Tuberculosis cutis verrucosa. Sie ist eine typische primäre Inokulationstuberkulose bei Personen mit guter Abwehrlage, die nach Kontakt mit infiziertem menschlichem und tierischem Material auftreten kann. Es entwickelt sich langsam ein verruköser Herd mit rotem bis lividem Saum. Spätestens wenn die Größe gewöhnlicher Viruswarzen überschritten wird, sollte an diese Tuberkuloseform gedacht werden. Im weiteren Verlauf kann das Zentrum spontan abheilen.

Die Diagnose wird oft erst spät gestellt. Auch der histologische Befund mit pseudokarzinomatöser Epidermishyperplasie und intra- und subepithelialen Abszessen sowie Granulomen im oberen Korium wird gelegentlich nicht richtig interpretiert.

Therapie. Kleine umschriebene Herde können exzidiert werden, es empfiehlt sich jedoch grundsätzlich eine tuberkulostatische Kombinationstherapie.

Der Lupus vulgaris ist am Nagel selten und wurde nur bei älteren Menschen beobachtet.

Atypische Mykobakteriose

An den Fingerspitzen kommt es einige Wochen nach Inokulation zu entzündlichen Einzelherden, die allmählich knotig, gelegentlich auch verrukös werden und schließlich ulzerieren können. In sporotrichoider Ausbreitung können sich nach proximal entlang den Lymphbahnen weitere Knoten entwickeln. Therapie der Wahl ist bei kleinen Herden die Totalexzision, ansonsten systemische Antibiose mit Doxycyclin, Ciprofloxacin oder Cotrimoxazol.

Lepra

Nagelveränderungen sind im Verlauf der Lepra außerordentlich häufig, es handelt sich dabei jedoch praktisch immer um Sekundärveränderungen als Folge der Nerven- und evtl. auch Gefäßschädigung. Sie sind deshalb bei Kindern selten und auch bei Jugendlichen meist noch wenig ausgeprägt. Am häufigsten beobachtet man Onycholyse, Onychogrypose, subunguale Hämatome, Pseudo-Rackett-Finger, Pterygiumbildung und Klauennägel (Patki u. Baran 1991).

Nagelveränderungen treten bei der tuberkuloiden Lepra früher und asymmetrisch, bei der lepromatösen Lepra später und gewöhnlich symmetrisch auf. Letztendlich sind die Nagelveränderungen jedoch gleichartig und erlauben keine Differenzialdiagnose.

39.6.3 Pilzinfektionen

Pilzinfektionen der Nägel sind bei Kindern und Jugendlichen noch verhältnismäßig selten. Die Onychomykosen sind überwiegend durch Dermatophyten, chronische mykotische Paronychien meist durch Candida-Arten bedingt. Schimmelpilzinfektionen der Nägel treten praktisch nur bei Erwachsenen auf.

Onychomykosen

Die Onychomykosen werden überwiegend durch Dermatophyten, zu über 80% durch Trichophyton rubrum hervorgerufen. Entsprechend dem Infektionsweg und der primär erkrankten Struktur sind verschiedene klinische Formen zu unterscheiden.

- *Distal-laterale subunguale Onychomykose:*
  Sie ist die bei weitem häufigste Form der Onychomykosen. Von einer Infektion der Finger- bzw. Zehenspitzenhaut kommt es zunächst zum Befall des Hyponychiums, dann wächst der Pilz allmählich im Nagelbett nach proximal vor. Das Nagelbett bildet eine reaktive Hyperkeratose, die sehr unterschiedlich stark ausgeprägt sein kann. Die Nagelplatte kann sich langsam eintrüben. Sie ist lediglich an ihrer Unterseite vom Pilz betroffen, bleibt aber an der Oberfläche intakt.
- *Weiße superfizielle Onychomykose:*
  Diese wesentlich seltenere Form findet sich in Mitteleuropa praktisch ausschließlich an den Zehennägeln. Erreger ist so gut wie immer Trichophyton mentagrophytes. Auf der Nageloberfläche bildet sich ein scharf begrenzter, weißer Fleck mit kreideartiger Oberfläche. Histologisch sieht man eine Infektion der Nagelplattenoberfläche mit in Ketten angeordneten kleinen Sporen sowie relativ kurzen Hyphen.
  Die bei Aids-Patienten beobachtete weiße Onychomykose an den Fingernägeln ist dagegen durch Trichophyton rubrum bedingt. Bei Lupenvergrößerung erkennt man, dass die Infektion nicht auf, sondern direkt unter der Oberfläche liegt, die weißliche Verfärbung ist eher wolkig als homogen.
- *Proximale (weiße) subunguale Onychomykose:*
  Wenn eine Tinea der Finger und Zehen den proximalen Nagelwall betrifft, kann es über eine Infektion der Kutikula zum Vorwachsen der Dermatophyten entlang der Unterseite des proximalen Nagelwalls in Richtung zur Matrix kommen. Hat der Pilz die Matrix erreicht, wird der überwiegende Anteil der langsam wachsenden Dermatophyten in die neu gebildete Nagelplatte eingeschlossen. Dadurch kommt es zu einer vollständigen Durchsetzung der Nagelplatte mit Hyphen. Erst im weiteren Verlauf wird die Nagelplattenbildung stärker geschädigt, die Oberfläche wird unregelmäßig, es kommt zur Onycholyse und zur horizontalen Spaltung innerhalb der Nagelplatte. Entzündliche Veränderungen sind gering.
- *Endonyxonychomykose:*
  Diese erst kürzlich beobachtete Form wird durch Trichophyton soudanense, selten auch Trichophyton tonsurans hervorgerufen. Es handelt sich um eine primäre distale Infektion der Nagelplatte unter weitgehender Aussparung des Nagelbetts. Charakteristisch ist die Eintrübung des Nagels.
- *Totale dystrophische Onychomykose:*

> Jede dieser Onychomykoseformen kann schließlich zur kompletten Zerstörung des Nagelorgans führen.

Im Gegensatz dazu kommt es bei der chronischen mukokutanen Candidose (Abb. 39.12) primär zur totalen dystrophischen Onychomykose mit vollkommenem Verlust der geordneten Nagelbildung.

Therapie. Bei der weißen superfiziellen Onychomykose ist eine Lokalbehandlung fast immer ausreichend. Bei allen anderen Onychomykoseformen ist die Lokalbehandlung

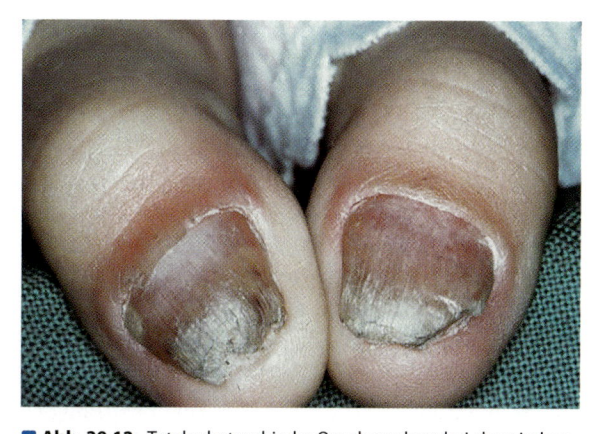

Abb. 39.12. Totale dystrophische Onychomykose bei chronischer mukokutaner Kandidose

bei ausgeprägtem Befall meist nicht wirksam. Leider sind die neuen, gut verträglichen und wesentlich besser wirksamen Antimykotika zur Behandlung von Onychomykosen bei Kindern in Deutschland noch nicht zugelassen. Deshalb muss entweder Griseofulvin in einer dem Körpergewicht angepassten Dosis oder eines der modernen oralen Antimykotika im individuellen Heilversuch nach entsprechender Aufklärung von Patient und Eltern gegeben werden. Prädisponierende Faktoren müssen soweit wie möglich mitbehandelt werden. Die gleichzeitige Behandlung mit einem antimykotischen Lack, z. B. Amorolfin (Loceryl) oder Ciclopirox (Nagel-Batrafen), kann die Versagerrate der systemischen Behandlung halbieren. Sind nur wenige Nägel befallen, bietet sich die atraumatische Nagelablösung mit 40%iger Harnstoffsalbe und die anschließende Lokaltherapie mit einem gut wirksamen Antimykotikum (Mycospor Nagelset) an.

> Bei allen Onychomykosen besteht praktisch immer auch eine Dermatomykose der umgebenden Haut, die mitbehandelt werden muss.

Mykotische Paronychie

- *Akute Candida-Paronychie:*
  Gelegentlich beobachtet man bei Säuglingen eine akute Rötung und Schwellung der Nagelwälle, die Kutikula bildet sich zurück, der proximale Nagelwall hebt sich von der Nagelplatte ab. Im weiteren Verlauf kommt es zur Entwicklung einer Onychomadese und zum Herauswachsen eines mit Candida albicans infizierten Nagels. Diese Infektion ist vermutlich beim Geburtsvorgang oder durch Nuckeln bei Infektion der Mundhöhle mit Candida albicans entstanden. Meist ist eine lokale antimykotische Behandlung ausreichend wirksam.
- *Chronische Candida-Paronychie:*
  Sie findet sich praktisch ausschließlich an den Fingern, meist sind Mittel- oder Zeigefinger betroffen. Charakteristisch ist der langwierige, weitgehend schmerzlose Verlauf, der von subakuten, dann jedoch schmerzhaften Exazerbationen unterbrochen wird. Der proximale Nagelwall verdickt sich allmählich, die Kutikula verschwindet, die Nagelplatte löst sich von der Unterseite des Nagelwalls ab. Dadurch können Feuchtigkeit, Schmutz, Fremdkörper und Mikroorganismen in die Nageltasche eindringen und die Entzündung aufrecht erhalten. Differenzialdiagnostisch ist an eine allergische Auslösung der chronischen Paronychie zu denken, insbesondere bei Nahrungsmittelallergie.
  Die Therapie erfordert die Reinigung des Spaltes zwischen Nagelplatte und proximalem Nagelwall, hierzu eignet sich der Wasserstrahl einer Mundusche. Jede Art Feuchtarbeit ist zu unterlassen, die Hände müssen immer gut trocken gehalten werden. Nach dem Waschen sind die Finger nicht nur abzutrocknen, sondern sollen mit einem Föhn nachgetrocknet werden. Mehrmals täglich wird eine antimykotische Lösung unter den Nagelwall eingetropft. Die zusätzliche Gabe eines oralen, gegen Hefepilze wirksamen Antimykotikums (Fluconazol, Itraconazol, Ketoconazol) kann die Heilung beschleunigen. Handelt es sich ursächlich um eine Nahrungsmittelallergie, sind kurzfristig potente Lokalsteroide indiziert (Haneke 1996).

39.6.4 Parasitosen

Infestationen des Nagelorgans mit tierischen Parasiten sind bei Kindern und Jugendlichen relativ selten, müssen aber auch differenzialdiagnostisch in Erwägung gezogen werden.

Skabies

Bei der Scabies crustosa ist der Befall des Nagelorgans sehr charakteristisch. Es finden sich periungual ausgeprägte warzige Hyperkeratosen und Schuppen, subungual können sich enorme Hyperkeratosen entwickeln. Diese Form findet sich bei Kindern mit Immuninsuffizienz, Aids, unter Steroid- und Immunsuppressivatherapie. Darüber hinaus ist möglicherweise der asymptomatische Befall des Hyponychiums Ursache für scheinbare unerklärliche Rezidive. Deshalb empfiehlt es sich, das Akarizidum mit einer Handbürste wie beim chirurgischen Händewaschen anzuwenden.

Tungiasis

Die Infestation mit dem befruchteten Weibchen des Sandflohs (Tunga penetrans) findet sich verhältnismäßig oft an der Zehenspitze unter dem Hyponychium. Das Weibchen bohrt sich in die Haut und induziert ein juckendes oder schmerzhaftes entzündliches Knötchen, das allmählich bis erbsgroß und weißlich wird. Ein zentrales schwarzes Pünktchen repräsentiert die Öffnung, durch die das Weibchen die Eier nach außen abgibt. Erysipel, Phlegmone und Gangrän sind häufige Komplikationen. Therapie der Wahl ist die komplette Ausschälung in Lokalanästhesie.

39.7 Nagelveränderungen bei Dermatosen

Zahlreiche Hautkrankheiten können bei Befall der Nagelregion auch zu Nagelveränderungen führen. Sie sind bei Kindern mit Ausnahme der Parakeratosis pustulosa Hjorth-Sabouraud selten. Die Nagelveränderungen sind weniger charakteristisch für die jeweilige zugrunde liegende Hautkrankheit als für die betroffene Struktur des Nagelorgans.

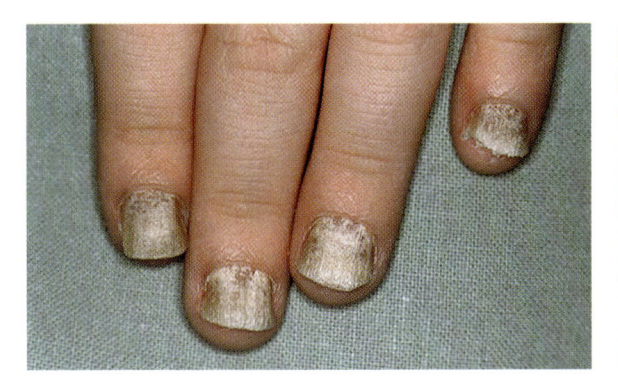

Abb. 39.13. Nagelpsoriasis bei einem 9-jährigen Mädchen

39.7.1 Psoriasis

Die Psoriasis ist die Hautkrankheit mit der häufigsten Nagelbeteiligung. Bei Kindern wurden Nagelveränderungen in bis zu 39% der Fälle gefunden (Nanda et al. 1990). Ausschließlicher Nagelbefall kommt vor.

Klinisches Bild. In absteigender Häufigkeit finden sich Grübchen (fälschlicherweise auch als Tüpfel bezeichnet), Nagelverfärbung (Abb. 39.13), Onycholyse, subunguale Hyperkeratose, Veränderungen der Nagelplatte und Splitterblutungen. Gelegentlich besteht eine Schwellung des Nagelwalls, insbesondere bei Psoriasis arthropathica mit Befall der Fingerendgelenke. Die speziellen Nagelveränderungen korrelieren mit der Lokalisation des Psoriasisherdes innerhalb des Nagelorgans, seiner Dauer und seiner Ausprägung.

Grübchen haben ihren Ursprung in der proximalen Spitze der Matrix. Sie sind gewöhnlich gleichmäßig groß und können manchmal in Form einer leicht gewölbten Linie ähnlich einer Beau-Reil-Furche auftreten. Sie wachsen mit dem Nagel heraus. An den Zehennägeln sind Grübchen sehr selten. Die psoriatische Leukonychie ist auf eine Beteiligung der distalen Matrix zurückzuführen. Ist die Matrix in größerem Ausmaß betroffen, werden die Nägel bröcklig, rau, verlieren ihren Glanz und ihre Transparenz. Kleine Psoriasisherde im Nagelbett imponieren als sog. Öltropfen oder Ölflecke. Wachsen sie allmählich heraus, gerät Luft in die zusammengepressten Schuppen, und es entsteht die psoriatische Onycholyse. Sekundärinfektion mit Dermatophyten, Hefen, Pseudomonas aeruginosa und anderen Mikroorganismen ist häufig. Splitterblutungen sind ebenfalls fast ausschließlich in Fingernägeln zu beobachten. Die subunguale Hyperkeratose kann den Nagel abheben und bei stärkerer Ausprägung zu Beschwerden insbesondere an den Zehen führen.

Therapie. Die Therapie der Nagelpsoriasis ist schwierig. Im Allgemeinen bessern sich auch die Nagelveränderungen, wenn die Schuppenflechte der Haut erfolgreich behandelt wird. Jede harsche Maßnahme muss vermieden werden,

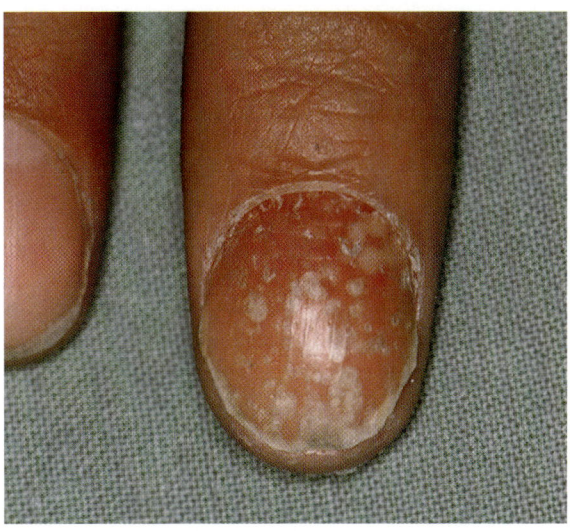

Abb. 39.14. Beginnende Acrodermatitis continua suppurativa Hallopeau mit durch den Nagel sichtbaren Pusteln im Nagelbett

damit kein Köbner-Phänomen ausgelöst wird. Photochemotherapie, Behandlung mit Immunsuppressiva, Zytostatika und Röntgenbestrahlung sind bei Kindern nicht indiziert. Alternativen sind topische Kortikosteroide, Calcipotriol und Tazaroten. Orale Retinoide sind schwersten Verläufen, insbesondere der Psoriasis pustulosa, vorbehalten.

Differenzialdiagnose. Wichtigste Differenzialdiagnose der isolierten Nagelpsoriasis ist die Onychomykose. Direktpräparat, Kultur und Histologie erlauben in den meisten Fällen die exakte Diagnose. Weiterhin sind die Pityriasis rubra pilaris, Parakeratosis pustulosa, Scabies crustosa, Reiter-Syndrom, chronische Paronychie und Ekzem der Nagelregion abzugrenzen.

Akropustulosen

Nagelbeteiligung ist bei der Psoriasis pustulosa häufig, bei der Acrodermatitis continua suppurativa (Abb. 39.14) obligatorisch. Je nach klinischer Ausprägung kann das gesamte Nagelorgan, die parunguale Haut, das Nagelbett und/oder die Matrix befallen sein. Im Laufe der Zeit kommt es allmählich zur weitgehenden Nagelatrophie, die bei der Acrodermatitis continua suppurativa Hallopeau oft irreversibel ist. Therapeutisch empfiehlt sich die externe Anwendung potenter Steroide und orale Gabe von Acitretin.

39.7.2 Lichen planus

Nagelbeteiligung beim Lichen ruber planus wird bei ca. 10% der Patienten beobachtet. Bei etwa $1/4$ der Patienten tritt die Nagelbeteiligung erst im Verlauf der Erkrankung, bei der Mehrheit aber zugleich oder auch zuerst auf. Das klinische Bild hängt davon ab, welche Nagelstruktur betroffen ist.

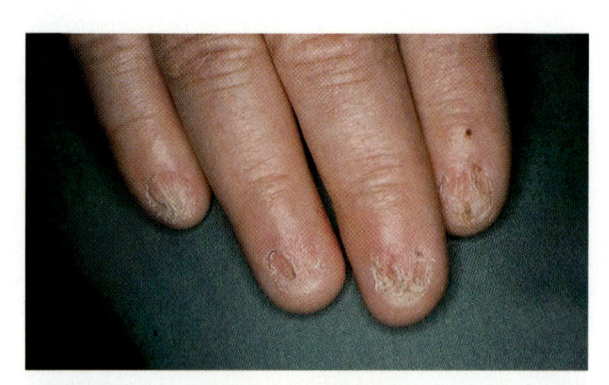

Abb. 39.15. Fortgeschrittener Lichen planus unguium bei einem 16-jährigen Patienten

Charakteristisch für den ungualen Lichen planus ist die raue Nageloberfläche mit Längsstreifung, Verlust des Glanzes und der Transparenz. Ursache hierfür ist die Beteiligung der proximalen Matrix, sodass die dorsale Nagelplatte, die für den Glanz der Nageloberfläche verantwortlich ist, nicht mehr richtig gebildet werden kann. Im weiteren Verlauf kommt es zur Vernarbung, die häufig mit einem Pterygium dorsale beginnt und zum kompletten irreversiblen Nagelverlust führen kann (Abb. 39.15). Ein umschriebener Herd in der Matrix kann sich als längs verlaufender Wulst, als Rinne oder gelegentlich auch als Pigmentstreifen äußern. Isolierter Nagelbettbefall kann zu einer Pachyonychia-congenita-artigen subungualen Hyperkeratose führen. Der ulzerierende Lichen ruber planus der Nägel ist bei Kindern eine Rarität.

Histologisch findet man die typischen Kriterien des Lichen ruber planus, wie bandförmiges epidermotropes lymphozytäres Infiltrat mit hydropischer Basalzelldegeneration, Entwicklung eines Stratum granulosum, sägezahnartige Reteleisten, daneben aber auch oft eine ausgesprochene Spongiose an Matrix und Nagelbett. Besonders häufig ist die Tiefe von Matrix und Eponychium betroffen (Haneke 1983).

Therapie. Die Behandlung des ungualen Lichen planus ist schwierig und verlangt viel Geduld. Insbesondere bei Kindern scheint er in vielen Fällen ohne bleibende Nagelschädigung abzuheilen. Deshalb ist Zurückhaltung selbst bei der Anwendung potenter Lokalsteroide geboten (Tosti et al. 1993).

Differenzialdiagnose. Differenzialdiagnostisch kommen bei Kindern insbesondere das »twenty-nail syndrome«, die Psoriasis, Onychomykose und Ekzeme in Betracht.

39.7.3 Alopecia areata

Nagelbeteiligung bei der Alopecia areata ist sehr häufig. Eine Untersuchung an 1000 indischen Patienten ergab Nagelveränderungen bei knapp 20%, darunter waren 70 Kinder unter 16 Jahren. Am häufigsten sind kleine Grübchen (14%), Trachyonychie (8%), Längsriffelung (8%) und Leuconychia punctata. Nur 1 Patient hatte eine voll ausgeprägte 20-Nägel-Dystrophie. Nagelveränderungen kommen bei Kindern proportional häufiger als bei Erwachsenen und häufiger bei ausgedehnter Alopezie vor. Histologisch findet sich bei Alopecia-areata-Nägeln eine ausgeprägte spongiotische Dermatitis, die nicht vom Ekzem zu unterscheiden ist (Haneke 1987a, b).

Therapie. Die Therapie isolierter Nagelveränderungen ist sehr schwierig. Wirksam sind insbesondere Steroidinjektionen, die von Kindern wegen der Schmerzhaftigkeit bzw. der dafür erforderlichen Lokalanästhesie kaum toleriert werden (Sharma et al. 1998).

39.7.4 Ekzem

Der Nagelapparat ist nicht selten beim Ekzem mitbetroffen. Charakteristisch sind die Glanznägel beim atopischen Ekzem durch kontinuierliches Scheuern mit der Nageloberfläche. Beteiligung der Parungualhaut ist häufig beim dyshidrotischen atopischen Ekzem, beim allergischen Kontaktekzem, insbesondere bei Frisören und Maurern, gelegentlich auch beim nummulären Ekzem. Die Nagelveränderungen sind dabei relativ einheitlich. Die Parungualhaut ist gerötet, weist kleine Erosionen oder Bläschen sowie Schuppen und Krusten auf. Der proximale Nagelwall verdickt sich, und allmählich wird die Nageloberfläche unregelmäßig. Das Nagelbett reagiert besonders bei künstlichen Nägeln aus Acrylharzen, während die meisten konventionellen Nagelkosmetika kaum einmal ein allergisches Kontaktekzem der Nägel hervorrufen. Hingegen werden immer wieder subakute Kontaktekzeme der Lider, des Gesichts und des Halses durch gasförmige Bestandteile von Nagellacken und deren Lösemitteln beobachtet (Fischer 1989; Lidén et al. 1993).

Therapie. Neben Allergenkarenz ist i. Allg. eine kurzfristige Therapie mit einem mittelpotenten Lokalsteroid erforderlich.

39.7.5 Dyskeratosis follicularis Darier und Pemphigus benignus familiaris Hailey-Hailey

Nagelveränderungen sind außerordentlich häufig und zeigen sich als längsverlaufende grau-weiße oder rötliche Streifen unterschiedlicher Breite. Im weiteren Verlauf kann es zur Nagelbrüchigkeit, schließlich zur Nageldystrophie kommen. Beim Pemphigus familiaris benignus Hailey-Hailey sind die Nagelveränderungen praktisch identisch (Kirschig et al. 1992).

39.7.6 Erythema exsudativum und verwandte Krankheiten

Gelegentlich treten Hautveränderungen parungual beim Erythema exsudativum multiforme, Stevens-Johnson-Syndrom und bei der toxischen epidermalen Nekrolyse auf. Offensichtlich kommt es dabei auch zu einer Beteiligung von Nagelmatrix und Nagelbett mit dem klinischen Bild einer akuten bis subakuten Paronychie, aus der sich später eine Onychomadese und evtl. ein kompletter Nagelverlust entwickelt. Insbesondere nach einer toxischen epidermalen Nekrolyse kann es zur permanenten Nageldystrophie kommen (Hansen 1984).

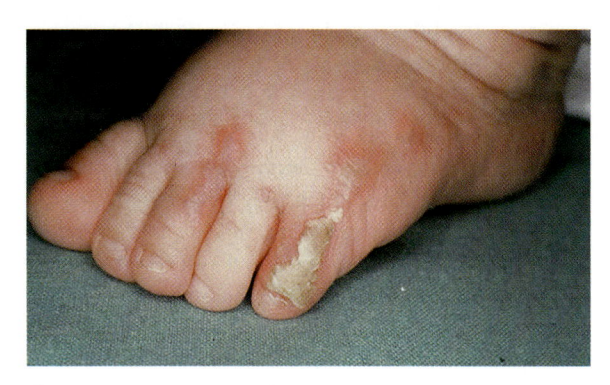

Abb. 39.16. Papulös-verruköse Veränderungen des 2. Stadiums der Incontinentia pigmenti Bloch-Sulzberger

39.8 Tumoren des Nagelorgans

Wenn auch prinzipiell fast alle Tumoren der Haut auch am Nagel auftreten können, sind sie doch, von wenigen Ausnahmen abgesehen, bei Kindern und Jugendlichen selten.

39.8.1 Keratinzysten

Gewöhnlich nach einem starken Trauma, z. B. einem Hammerschlag oder einer Quetschverletzung, können Epidermiskeime in die Dermis oder sogar in den Knochen verlagert werden. Daraus entwickelt sich allmählich eine Zyste, die bei Lagerung im Knochen zu einem kugeligen Knochendefekt führt. Die Fingerspitze vergrößert sich allmählich, Schmerzen sind ein Spätsymptom. Therapie der Wahl ist die vorsichtige Ausschälung in Leitungsanästhesie.

Davon abzugrenzen sind die sog. subungualen Epidermisinklusionen, die sich von den Reteleisten des Nagelbettepithels ableiten. Sie bleiben praktisch immer mikroskopisch klein und stellen lediglich einen Zufallsbefund bei histologischer Untersuchung einer Nagelbiopsie dar.

39.8.2 Subunguale keratotische Tumoren bei Incontinentia pigmenti Bloch-Sulzberger

Im Alter von etwa 15–25 Jahren entwickeln sich schmerzhafte subunguale keratotische oder warzige periunguale Tumoren bei der Incontinentia Bloch-Sulzberger. Fast ausschließlich sind die Finger betroffen. Es entwickelt sich allmählich eine Onycholyse oder Dystrophie des Nagels, oft wird auch der akrale Anteil der distalen knöchernen Phalanx zerstört. Histologisch zeigen die verrukösen Hyperplasien zahlreiche dyskeratotische Zellen wie beim papulösen Stadium der Incontinentia pigmenti (Abb. 39.16).

Wegen der Schmerzhaftigkeit ist eine Behandlung erforderlich. Kürettage und Elektrodesikkation oder auch Exzision sind gewöhnlich erfolgreich, führen aber zur permanenten Nageldystrophie. Deshalb sollte die Behandlung mit einem aromatischen Retinoid in Erwägung gezogen werden, selbst wenn nach dem Absetzen ein Rezidiv möglich ist (Bessems et al. 1988).

39.8.3 Keloide

Keloide der Nagelregion sind erstaunlich selten. Wir haben sie lediglich nach inadäquater elektrochirurgischer Therapie parungualer Warzen beobachtet. Sie können allerdings wegen ihrer Größe und derben Konsistenz zu erheblicher Behinderung führen, insbesondere an den Zehen.

39.8.4 Koenen-Tumoren

Etwa die Hälfte der Patienten mit tuberöser Sklerose Bourneville-Pringle entwickelt ab dem 12.–14. Lebensjahr parunguale Fibrome, die mit dem Alter kontinuierlich an Zahl und Größe zunehmen. Anfangs sieht man oft nur einzelne schmale, gleichmäßige, längs verlaufende Einsenkungen im Nagel, dann wachsen unter dem proximalen Nagelwall kleine Fibrome heraus. Sie können schließlich an allen Stellen parungual und subungual entstehen und den Nagel vollkommen durchsetzen, sodass dieser wie von Kanälen durchzogen imponiert. Schließlich bleiben nur noch Reste der Nagelsubstanz erhalten. Die Fibrome können an der Spitze etwas hyperkeratotisch werden und sind dann vom ungualen Fibrokeratom, das aber meist erst etwas später auftritt, klinisch nicht zu unterscheiden.

Koenen-Tumoren können nicht nur kosmetisch störend, sondern durchaus auch schmerzhaft sein. Therapie der Wahl ist die Exzision, die in Fortsetzung der Richtung des Fibroms bis auf den Knochen erfolgen sollte, damit es kein Rezidiv gibt. Eine Wundnaht ist i. allg. nicht erforderlich (Kint u. Baran 1988).

Bei einem isolierten derben Knötchen am Außenrand des Kleinfingers muss differenzialdiagnostisch an eine rudimentäre Hexadaktylie gedacht werden.

39.8.5 Rezidivierende infantile digitale Fibromatose

Gelegentlich bereits bei Neugeborenen lassen sich derbe rötliche bis livide, rundliche Tumoren an Fingern und Zehen, jedoch unter Aussparung der Daumen und Großzehen, beobachten. Das Nagelbett wird nicht direkt betroffen, jedoch können die Tumoren bei Lokalisation im Nagelwall allein durch ihre Größe das Nagelwachstum beeinträchtigen. Oft sind mehrere Finger oder Zehen betroffen.

Histologisch finden sich dicht gepackte, sich durchflechtende, relativ zellreiche Bündel kollagener Fasern. 2–5% der Fibroblasten enthalten eosinophile paranukleäre Einschlüsse. Immunhistochemisch und elektronenmikroskopisch wurden die Tumorzellen als Myofibroblasten charakterisiert (Zina et al. 1986).

Therapie der Wahl ist die ausreichende, jedoch grundsätzlich konservative Exzision der Tumoren. Rezidive kommen vor, sind jedoch kein Grund zur Amputation.

Differenzialdiagnostisch kommt eine Reihe anderer fibromatöser Veränderungen in Betracht, die jedoch insgesamt bei Kindern extrem selten sind.

39.8.6 Angiome

Eigenartigerweise sind die sonst so häufigen Säuglingshämangiome an Finger- und Zehenspitzen außerordentlich selten. Auch bei ausgedehnten Naevi flammei findet sich nur selten eine Beteiligung des Nagelorgans, charakteristisch ist dann eine ausgeprägte totale Leukonychie der betroffenen Finger oder Zehen. Auch Gefäßfehlbildungssyndrome haben selten eine Auswirkung auf das Nagelorgan, mit Ausnahme einer Vergrößerung der Endphalanx beim Klippel-Trenaunay-Syndrom.

Granuloma poygenicum (Granuloma teleangiectaticum)

Nach einer penetrierenden Wunde kann sich parungual und auch subungual ein eruptives Angiom im Sinne eines sog. Granuloma pyogenicum entwickeln. Aus einem roten Knötchen wird parungual bald ein nässender, halbkugelig erhabener, leicht blutender Tumor mit einer Halskrause aus weißlich mazeriertem Epithel. Besonders im proximalen Anteil der Nagelplatte kann solch ein Tumor durch den Nagel herauswachsen.

Therapie. Ein Granuloma pyogenicum in parungualer Lokalisation kann exzidiert und der Defekt primär vernäht oder der Tumor basal abgetragen und die zuführenden Blutgefäße elektrochirurgisch koaguliert werden. Bei die Nagelplatte penetrierenden Tumoren empfiehlt sich lediglich Abtragung an der Basis und anschließende lokale antiseptische bzw. antibiotische Therapie sowie ein potentes Lokalsteroid. Der nachwachsende intakte Nagel verschließt die Wunde, und es kommt zur Restitutio ad integrum.

Glomustumor

Glomustumoren sind die bekanntesten Nageltumoren, obwohl sie durchaus nicht häufig vom Dermatologen gesehen werden. Das mittlere Erkrankungsalter liegt bei 30–50 Jahren, Entstehung im Jugendalter ist selten. Charakteristisch ist der intensive, oft pulsierende Schmerz, der spontan oder auch nach leichtem Trauma, bei Abkühlung oder Stoß auftreten und bis in die Schulter ziehen kann. Bei Lokalisation im Nagelbett sieht man gewöhnlich einen rötlichen Fleck, von hier aus zieht ein rötlicher Streifen im Nagelbett nach distal. Mit einer Sonde kann man bei Druck auf diesen Fleck starke Schmerzen auslösen. Im Laufe der Zeit kann es zu einer leichten Deformation der Nagelplatte kommen. Therapie der Wahl ist die komplette Exstirpation.

39.8.7 Neurogene Tumoren

Tumoren peripherer Nerven sind in der Nagelregion selten. Selbst Neurofibromatosepatienten, die mit unzähligen Tumoren übersät sind, weisen i. allg. keine Neurofibrome an Finger- oder Zehenspitzen auf. Gelegentlich findet sich ein posttraumatisches Neurom in der Nagelumgebung.

39.8.8 Exostosen

Subunguale Exostosen sind keine echten Tumoren, sondern reaktive Veränderungen, meist bedingt durch rezidivierende Traumen. Knochenfragmente nach einmaligem massivem Trauma können später wie eine Exostose imponieren.

Die meisten Exostosen finden sich an der Großzehe. Besonders betroffen sind Jugendliche und junge Erwachsene, insbesondere Ballettänzer (Sebastian 1977). Unter dem freien Rand des Nagels entwickelt sich langsam ein steinharter Knoten, der von hyperkeratotischer Epidermis bedeckt ist. Die Epidermis wird oft so überdehnt, dass die normalen Dermatoglyphen nicht mehr erkennbar sind (◘ Abb. 39.17). Die Diagnose wird gesichert durch eine Röntgenaufnahme, am besten eine Xeroradiographie.

Histologisch findet sich normaler Bälkchenknochen mit einer fibrokartilaginösen Kappe. Davon abzugrenzen ist das Osteochondrom, das eine Knorpelkappe ähnlich einem jungen wachsenden Knochen aufweist.

Das Syndrom multipler Exostosen ist eine Erbkrankheit mit Entwicklung zahlreicher Exostosen. Nicht selten sind auch die Finger und Endphalangen betroffen mit sekundärer Störung des Nagelwachstums.

Therapie. Nach röntgenologischer Lokalisation wird die Haut über der Exostose gespalten, die Exostose frei präpariert und an der Basis abgetragen. Der Schnitt kann primär

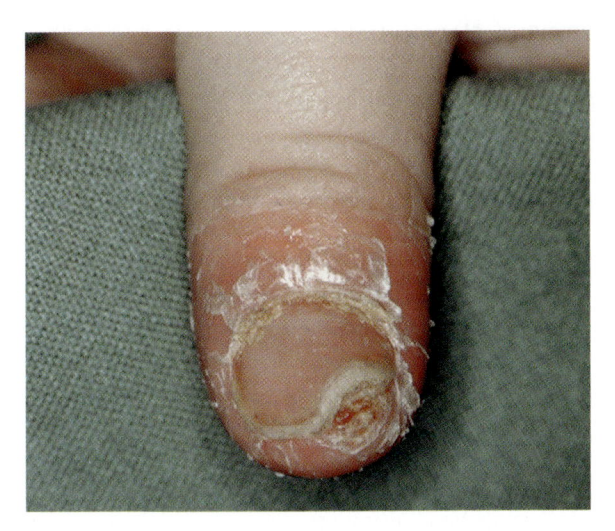

Abb. 39.17. Subunguale Exostose des Daumens bei einem 3-jährigen Kind

vernäht werden. Ist die Haut über der Exostose zu stark gedehnt, sollte sie besser exzidiert werden. Der nachwachsende Nagel führt dazu, dass sich praktisch wieder eine normale Zehenspitze bildet.

39.8.9 Juveniles Xanthogranulom

Das vorzugsweise bei Säuglingen und jungen Kindern, gelegentlich aber auch bei Jugendlichen und Erwachsenen auftretene juvenile Xanthogranulom ist meistens im Gesicht oder am Stamm lokalisiert, nur sehr selten in der Nagelregion. Hier kann es bei subungualer Lokalisation zum Abheben der Nagelplatte führen. Die Diagnose ist erst nach Entfernung des Nagels und Biopsie histologisch zu stellen.

39.9 Spezifische Therapien und diagnostische Maßnahmen

39.9.1 Anästhesie des Nagelorgans

Zur Anästhesie eines Nagels eignet sich am besten die Leitungsanästhesie nach Oberst. Nach gründlicher Desinfektion der gesamten Hand bzw. des Fußes wird an der Seite von dorsal an der Basis des Fingers eingestochen und die Kanüle 2–3 mm vorgeschoben. Hier werden 0,2–0,3 ml einer 2%igen Lösung des üblichen Lokalanästhetikums ohne Zusatz eines Vasokonstriktors injiziert. Dann wird die Nadel nach volar vorgeschoben, bis man die Dermis der Volarseite erreicht. Die Nadel wird 2–3 mm zurückgezogen, dann werden etwa 0,7 ml injiziert. An der anderen Seite des Fingers wird identisch vorgegangen. Pro Finger werden somit etwa 2 ml Lokalanästhetikum benötigt. Für die Anästhesie der Fingernägel 2–4 hat sich die intrathekale Injektion von 2–3 ml hervorragend bewährt. In der volaren Furche des Fingergrundgelenkes wird die Kanüle bis zur Beugersehne vorgeschoben, um dann das Anästhetikum in die Sehnenscheide injizieren zu können. Diese Anästhesie vermeidet das Risiko der Schädigung der neurovaskulären Fingerbündel.

Zur Anästhesie benachbarter Finger eignet sich der Metakarpalblock. Etwa 2–3 cm proximal vom Fingerzwischenraum wird am Handrücken eine kleine Quaddel gesetzt und dann die Kanüle etwas weiter vorgeschoben, um schließlich 2 ml in der Tiefe des Raumes zwischen dem Metakarpalknochen zu injizieren. Diese Injektion wird auf der anderen Seite des Metakarpale wiederholt, nach Bedarf können so mehrere benachbarte Finger wirkungsvoll betäubt werden.

Die direkte parunguale Injektion eines Lokalanästhetikums ist sehr schmerzhaft und birgt das Risiko der Infektion. Sie wird von uns deshalb nicht durchgeführt.

39.9.2 Nagelbiopsie

Nagelbiopsien sind äußerst wertvolle diagnostische Maßnahmen bei unklaren Prozessen. Selbst die histologische Untersuchung von Nagelplattenmaterial erlaubt oft die Differenzialdiagnose zwischen Nagelpsoriasis und Onychomykose. Manche Krankheiten lassen sich nur histologisch erkennen. Bei allen tumorösen Prozessen ist eine diagnostische Nagelbiopsie erforderlich, falls nicht sowieso eine Totalexzision durchgeführt wird.

- *Biopsie der Nagelplatte:*
  Mit einer festen Schere oder einer Nagelzange lässt sich Material auch von sehr dicken und harten Nägeln entnehmen. Es kann direkt zum histologischen Labor geschickt werden, eine Formalinfixierung ist nicht erforderlich.
  Nagelplattenmaterial lässt sich auch aus der Mitte des Nagels mit einer 4-mm-Stanze entnehmen. Dazu sollte der Patient direkt vorher für 10 min ein warmes Hand- oder Fußbad bekommen, was die Nagelplatte deutlich weicher macht. Über einem onycholytischen Areal, z. B. bei einer proximalen subungualen Onychomykose, kann dann ein Nagelscheibchen herausgestanzt werden, ohne dass eine Anästhesie erforderlich ist. Mit einer solchen Stanzbiopsie lässt sich auch pigmentiertes Nagelmaterial zum Ausschluss oder Nachweis eines subungualen Hämatoms entnehmen.
- *Biopsie des Nagelbetts:*
  Kleine punktförmige Veränderungen lassen sich mit einer 3-mm-Stanze zusammen mit der darüber liegenden Nagelplatte nach Erweichung des Nagels mittels Finger- oder Fußbad entnehmen. Eine Wundnaht ist nicht erforderlich. Der nachwachsende Nagel sorgt später für eine Restitutio ad integrum.
  Benötigt man mehr Material, empfiehlt sich die longitudinale fusiforme Biopsie. Dazu wird der über der zu

biopsierenden Veränderung gelegene Nagelanteil vorsichtig entfernt, damit die Biopsie durchgeführt werden kann. Unterminieren der Wundränder ermöglicht eine primäre Wundnaht. Wegen der einzigartigen longitudinalen Anordnung der Reteleisten des Nagelbetts ist darauf zu achten, dass Nagelbettbiopsien grundsätzlich in Längsrichtung vorgenommen werden.

- *Biopsie der Matrix:*
  Biopsien werden stets in transversaler Richtung als fusiforme oder sichelförmige Biopsie vorgenommen. Der distale Rand der Biopsie sollte in etwa parallel zum Lunularand liegen. Zunächst wird der proximale Nagelwall an beiden Seiten inzidiert und von der Nagelplatte abgelöst. Nach dem Zurückklappen wird die unter dem dünnen, weichen Nagel liegende Matrix sichtbar. Das proximale Drittel der Nagelplatte wird entfernt und die Biopsie vorgenommen. Vorsichtiges Unterminieren erlaubt die Naht mit 6–0 PDS.
  Matrixbiopsien dürfen nicht in Längsrichtung durchgeführt werden, weil es sonst entlang der Narbe zu mangelhafter Nagelbildung und damit schließlich zum Spaltnagel kommen würde.
- *Laterale longitudinale Nagelbiopsie:*
  Diese Biopsietechnik gibt Informationen über das gesamte Nagelorgan und über einen Zeitraum von 6–12 Monaten. Mit dem Skalpell wird eine Inzision von der distalen dorsalen Gelenkfalte durch den Nagel etwa 2 mm medial von der lateralen Nagelkante bis 2 mm über das Hyponychium vorgenommen, die 2. Inzision beginnt ebenfalls an der distalen dorsalen Gelenkfalte parallel zur ersten Inzision und wird entlang dem lateralen Nagelrand bis zum Ende der ersten Exzision geführt. Dieser lange schmale Gewebsblock wird mit einer feinen gebogenen Irisschere vom Knochen abgelöst. Dabei ist darauf zu achten, dass die Spitze der Matrix weniger als 1 mm vom Knochen entfernt liegt, hier muss ganz scharf auf dem Knochen präpariert werden, ohne jedoch die Gelenkkapsel zu verletzen. Das Biopsiepräparat wird so markiert, dass die Biopsie vom medialen Schnittrand her aufgearbeitet wird.
- *Nagelwallbiopsie:*
  Aus dem proximalen Nagelwall kann eine schmale keilförmige Biopsie entnommen werden, die sich nach Ablösen der Unterseite des Nagelwalls von der Nagelplatte i. Allg. direkt vernähen lässt. Ist der Defekt zu groß, kann man seitliche Entlastungsinzisionen vornehmen. Auch kleine Stanzbiopsien mit einem Durchmesser von 2 mm ohne Verletzung des freien Randes des proximalen Nagelwalls sind möglich. Aus dem lateralen Nagelwall lassen sich spindelförmige Biopsien entnehmen. Der Haut aufsitzende Veränderungen können mit der Shave-Technik entnommen werden.

39.9.3 Nagelextraktion

Die Nagelextraktion ist leider noch immer der häufigste chirurgische Eingriff am Nagelorgan. Sie stellt das stärkte iatrogene Trauma des Nagels dar und darf deshalb nur durchgeführt werden, wenn sie unbedingt erforderlich ist.

> Keinesfalls darf die Nagelextraktion als Ersatz für eine fehlende Diagnose oder Therapie dienen. Sie ist nur sehr selten indiziert und stellt auch keine Behandlung im eigentlichen Sinne dar, sondern ist allenfalls der Beginn der Therapie.

- *Partielle Nagelentfernung:*
  Die partielle Nagelentfernung bietet sich an, wenn ein Teil des Nagels onycholytisch ist. Dieser Anteil der Nagelplatte kann ohne Anästhesie komplett abgeschnitten werden. Das darunter liegende Nagelbett sowie der Rand lassen sich weiter mittels atraumatischer Nagelablösung mit 40%iger Harnstoffsalbe entfernen. Diese Behandlung bietet sich für Onychomykosen an, jedoch auch für die Behandlung subungualer Warzen und anderer benigner subungualer Tumoren. Die Entfernung des proximalen Nageldrittels ist indiziert beim subungualen Panaritium (Abschn. 39.6.2).
- *Distale Nagelextraktion:*
  Sie wird auch als klassische Methode der Nagelextraktion bezeichnet. Dabei wird zuerst mit einem Elevator die Unterseite des proximalen Nagelwalls von der Nagelplatte durch vorsichtiges Abschieben gelöst, dann wird der Elevator unter die Nagelplatte zwischen Nagelbett und Nagelplatte eingeführt. Dabei sollte das leicht gebogene und abgerundete Ende des Elevators immer zur Nagelplatte zeigen, damit das Nagelbettepithel möglichst wenig geschädigt wird. Unter vorsichtigem Vor- und Zurückschieben gelangt man von einer Seite zur anderen, sodass der Nagel vollkommen frei wird und aus der Nageltasche herausgenommen werden kann.

> Die noch immer in chirurgischen Büchern empfohlene Verwendung einer festen Klemme, mit der man den Nagel packt und unter kräftigem Drehen herausreißt, ist als kontraindiziert anzusehen.

- *Proximale Nagelextraktion:*
  Sie beginnt ebenfalls mit der Ablösung des proximalen Nagelwalls von der darunter liegenden Nagelplatte. Danach wird der Nagelwall durch Herumführen des Elevators um ca. 160° nach proximal zurückgedrängt, sodass die Spitze des Elevators unter die Nagelplatte am Beginn der Matrix gelangen kann. Von hier aus wird

unter vorsichtigen Vor- und Zurückbewegungen die Nagelplatte zunächst von der Matrix, dann vom Nagelbett abgelöst. Da das Keratinfasergerüst von der Matrix schräg nach distal oben kontinuierlich in den Nagel hinein verläuft, ist die proximale Nagelextraktion wesentlich schonender als die distale. Sie eignet sich besonders für Erkrankungen mit ausgeprägter subungualer Hyperkeratose, bei Onychogrypose und anderen Nagelverdickungen.

Wie bereits betont, stellt die Nagelextraktion erst den Beginn einer Therapie dar. Es muss dafür Sorge getragen werden, dass Matrix und Nagelbett nicht austrocknen, damit es nicht zur Epidermisierung und weiteren Schädigung kommt. Darüber hinaus ist nun eine antimykotische, antibiotische, antipsoriatische etc. Lokalbehandlung möglich. Allerdings sollte diese Möglichkeit nicht überschätzt werden.

39.9.4 Subunguales Hämatom

Akute Traumen, die zu Zerreißungen von Matrix- und/oder Nagelbettgewebe führen, sind die Ursache sog. subungualer Hämatome. Sie können außerordentlich schmerzhaft sein und deshalb eine sofortige Entleerung erfordern. Der Nagel wird gründlich gereinigt und desinfiziert und über dem Hämatom ein Loch in die Nagelplatte gebohrt. Dieses lässt sich mit einem Skalpell Nr. 11, einem Zahnarztbohrer oder auch mit der stark erhitzten Ende einer aufgebogenen Büroklammer etwa in der Mitte über dem Hämatom schmerzlos erreichen. Der Spannungsschmerz lässt danach praktisch sofort nach. Der Nagel wird dann leicht an seine Unterlage gedrückt, damit er zumindestens temporär wieder anhaftet.

Wenn mehr als 25% der sichtbaren Nagelfläche unterblutet sind, muss von einem ausgedehnten Lazerationstrauma der Matrix und des Nagelbetts mit möglicher Endgliedfraktur ausgegangen werden. Eine Röntgenaufnahme ist obligatorisch. Der Nagel muss dann vorsichtig entfernt werden, die Weichgewebe werden vom Blut gesäubert, die Wunde exakt mit 6-0 PDS verschlossen. Die Nagelplatte wird gesäubert, die Ränder werden glatt geschnitten, der Nagel wird dann wieder aufgelegt und mit horizontalen Matratzennähten fixiert, womit ein idealer physiologischer Verband erreicht wird. Antibiotische Abdeckung ist sinnvoll.

Subunguale Hämatome wachsen gewöhnlich mit dem Nagel heraus. Ihre proximale Begrenzung verläuft parallel der Lunula. War das Hämatom von Anfang an im Nagelbett lokalisiert, schiebt sich der Nagel darüber, das Hämatom wandert nicht heraus. Es wird dann am besten entfernt, in dem ein 3-mm-Loch darüber ausgestanzt und das Hämatom kürettiert und Blutreste mit 3% Wasserstoffperoxidlösung entfernt werden.

Literatur

Alkiewicz J (1950) Trachyonychie. Ann Dermatol Vénéréol 10: 136–140
Baran R (1982) Blistering distal dactylitis. J Am Acad Dermatol 6: 948
Baran R, Badillet G (1978) Les ongles verts ou syndrome chloronychique. Cutis (France) 2: 469–479
Baran R, Haneke E (1998) Etiology and treatment of nail malalignment. Dermatol Surg 24: 719–721
Bessems PJM, Jagtman BA, van de Staak W (1988) Progressive, persistent, hyperkeratotic lesions in incontinentia pigmenti. Arch Dermatol 124: 29–30
Fisher AA (1989) Permanent loss of finger nails due to an allergic reaction to an acrylic nail preparation. A sixteen-year follow-up study. Cutis 43: 404–406
Haneke E (1983) Isolated bullous lichen planus of the nails mimicking yellow nail syndrome. Clin Exp Dermatol 8: 425–428
Haneke E (1984) Segmentale Matrixverschmälerung zur Behandlung des eingewachsenen Zehennagels. Dtsch Med Wochenschr 109: 1451–1453
Haneke E (1987a) Hidrotic ectodermal dysplasias. In: Happle R, Grosshans E (eds) Pediatric dermatology. Advances in diagnosis and treatment. Springer, Berlin Heidelberg New York, pp 46–54
Haneke E (1987b) Pathology of inflammatory nail disease. Am J Dermatopathol 9: 170
Haneke E (1992) Pathogenese-orientierte Behandlung eingewachsener Zehennägel und des angeborenen Nagelschiefstandes bei Kindern. In: Burg G, Hartmann AA, Konz B (Hrsg) Fortschritte der operativen Dermatologie 7: Onkologische Dermatologie, neue Aspekte, altersbedingte Besonderheiten. Springer, Berlin Heidelberg New York, S. 243–245
Haneke E (1995) Infektionen des Nagelorgans. I. Virusinfektionen. TW Dermatolgie 25: 410–416
Haneke E (1996) Infektionen des Nagelorgans. II. Bakterien – Protozoen – Pilze – Parasiten. TW Dermatologie 26: 22–30
Haneke E (1997a) Skin tumours in children. Skin Cancer 12: 13–24
Haneke E (1997b) Pourquoi les enfants ont-ils plus souvent une leuconychie. Ann Dermatol Vénéréol 124: 791– 792
Haneke E (1999) Operative Therapie akraler und subungualer Melanome. In: Rompel R, Petres J (Hrsg) Operative und onkologische Dermatologie. Fortschritte der operativen und onkologischen Dermatologie 15: 210–214, Springer, Berlin
Haneke E, Baran R (1994) Nail surgery and traumatic abnormalities. In: Baran R, Dawber RPR (eds) Diseases of the nails and their management. Blackwell, Oxford, pp 345–416
Hansen RC (1984) Blindness, anonychia and mucosal scarring as sequellae of the Stevens-Johnson syndrome. Pediatr Dermatol 1: 298–300
Hazelrigg DE, Duncan WC, Jarratt M (1977) Twenty-nail dystrophy of childhood. Arch Dermatol 113: 73–75
Hogan GR, Jones B (1970) The relationship of koilonychia and iron deficiency in infants. J Pediatr 77: 1054–1057
Howard WR (1893) Ingrown toenail; its surgical treatment. N Y Med J 579–582
Juhlin L, Baran R (1994) Hereditary and congenital nail disorders. In: Baran R, Dawber RPR (eds) Diseases of the nails and their management. Blackwell, Oxford, pp 297–343.
Kint A, Baran R (1988) Histopathologic study of Koenen tumors. J Am Acad Dermatol 18: 369–372
Kirtschig G, Effendy I, Happle R (1992) Leukonychia longitudinalis als ein Leitsymptom des Morbus Hailey-Hailey. Hautarzt 43: 451–452
Lamartine J (2003) Towards a new classification of ectodermal dysplasias. Clin Exp Dermatol 28: 351–355
Lidén C, Berg M, Färm G et al. (1993) Nail varnish allergy with far-reaching consequences. Br J Dermatol 123: 57–62

Nanda A, Kaur S, Kaur I et al. (1990) Childhood psoriasis: an epidemiologic survey of 112 patients. Pediat Dermatol 7: 19–21

Patki AH, Baran R (1991) Nail changes in leprosy. Semin Dermatol 10: 77–81

Samman PD (1978) Great toe nail dystrophy. Clin Exp Dermatol 3: 81–82

Sebastian G (1977) Subunguale Exostosen der Großzehe, Berufsstigma bei Tänzern. Dermatol Monatsschr 163: 998–1000

Sharma VK, Dawn G, Muralidhar S, Kumar B (1998) Nail changes in 1000 Indian patients with alopecia areata. J Eur Acad Dermatol Venereol 8: 189–191

Starzycki Z (1983) Primary syphilis of the fingers. Br J Venereol Dis 59: 169–171

Steigleder GK, Stober-Münster J (1977) Das Syndrom des eingewachsenen Nagels? Z Hautkrankh 52: 1225–1229

Tosti A, Bardazzi F, Piraccini BM, Fanti PA (1994 a) Idiopathic trachyonychia (twenty-nail dystropy): a pathological study of 23 patients. Br J Dermatol 131: 866–872

Tosti A, Morelli R, Bardazzi F, Peluso AM (1994 b) Prevalence of nail abnormalities in children with alopecia areata. Pediat Dermatol 11: 112–115

Tosti A, Peluso AM, Fanti PA et al. (1993) Nail lichen planus. Clinical and pathological study of twenty-four patients. J Am Acad Dermatol 28: 724–730

Zina AM, Rampini E, Fulcheri E et al. (1986) Recurrent digital fibromatosis of childhood. An ultrastructural and immunohistochemical study of 2 cases. Am J Dermatopathol 8: 22–26

Zuehlke RL, Taylor WB (1970) Black nails with Proteus mirabilis. Arch Dermatol 102: 154

40 Kindesmisshandlung

H.M. Straßburg

40.1 Geschichte – 699

40.2 Definition – 700

40.3 Epidemiologie – 700

40.4 Risikofaktoren – 701

40.5 Diagnostik – 701
40.5.1 Anamnese – 701
40.5.2 Vorgehen bei der Untersuchung – 702
40.5.3 Äußere Verletzungen – 702
40.5.4 Äußere Zeichen für innere Verletzungen – 704

40.5.5 Verhaltensauffälligkeiten – 705
40.5.6 Apparative Untersuchungsmethoden – 705

40.6 Differenzialdiagnostik – 705

40.7 Behandlungsprinzipien – 708

40.8 Prävention – 709

40.9 Begutachtungsfragen – 709

Literatur – 710

In diesem Kapitel wird versucht, einen Überblick über das umfangreiche Thema der Kindesmisshandlung unter besonderer Berücksichtigung kutaner Manifestationen zu geben. Da Hautveränderungen häufig das erste klinische Zeichen für eine Kindesmisshandlung sind, sollen auch Hinweise für die grundsätzlichen Vorgehensweisen in Diagnostik, Differenzialdiagnostik, Prävention und Begutachtung gegeben werden.

40.1 Geschichte

Gewalt gegen Kinder hat es zu allen Zeiten und in allen Kulturen gegeben. Nicht nur im Altertum und bei Naturvölkern wurden schwächlich und krank erscheinende Neugeborene umgebracht, immer fanden z. T. auch kulturbedingte Misshandlungen und Verstümmelungen von Kindern statt. Vor allem hatten und haben Kinder an Unterernährung, Krieg und dem Mangel an allen grundlegenden Lebensbedürfnissen zu leiden. Bis heute müssen in vielen Ländern Kinder härteste Arbeiten verrichten und werden selbstverständlich in der Familie und in der Schule körperlich gezüchtigt.

Erst mit der Aufklärung am Ende des 18. Jahrhunderts wurde das Anrecht der Kinder auf Liebe ihrer Eltern herausgehoben und ihre Situation durch ideelle und materielle Unterstützung der Familie verbessert (Aries 1994).

Eine 1860 von dem Rechtsmediziner Tardieu verfasste Schrift über die Misshandlung von Kindern blieb unbeachtet. S. Freud zog in der Frühphase der Psychoanalyse unter bis heute nicht eindeutig geklärten Umständen seine These zurück, dass viele Formen neurotischer Verhaltensstörungen als Folge von Kindesmisshandlung angesehen werden müssen (Egle et al. 1996).

Erst durch die Arbeiten von H. Kempe und R.E. Helfer seit 1961 wurde der Fachwelt bewusst,
- dass Kindesmisshandlung häufig ist,
- dass sie in allen Schichten und oft unerwartet vorkommt und
- dass eine große Wiederholungsgefahr besteht.

Ein frühes Erkennen kann weiteres Leid und evtl. den Tod des Kindes vermeiden. In den vergangenen 15 Jahren hat es eine wahre Flut von Arbeiten über die verschiedenen Formen der Kindesmisshandlung gegeben, wobei zunehmend das Problem des sexuellen Missbrauchs in den Vordergrund gerückt ist (Trube-Becker 1982; Martinius et al. 1990; Pfeiffer et al. 1993).

Dabei muss aus heutiger Sicht auch darauf hingewiesen werden, dass noch zu Beginn der 1980er-Jahre viele diagnostische und therapeutische Maßnahmen in der Kinderheilkunde wie z. B. die fehlende Schmerzbekämpfung beim intensivpflichtigen Neugeborenen, die Durchführung unnötiger Prozeduren wie häufige Fersenblutentnahme, arterielle Punktionen und u. U. auch Operationen ohne allgemeine Schmerzbekämpfung, aber auch der Entzug der Eltern bei der stationären Aufnahme im Krankenhaus aus heutiger Sicht als Kindesmisshandlung anzusehen sind (Zernikow 2000).

40.2 Definition

Unter Kindesmisshandlung versteht man eine nicht zufällige, meist wiederholte, gewaltsame Beeinträchtigung des physischen oder psychischen Wohlergehens von Kindern durch Handlungen oder Unterlassungen. Verursacher sind meist die Eltern, seltener Geschwister, entferntere Verwandte oder der Familie bekannte Betreuer, wobei neben den Verletzungen selbst auch das Motiv und Ausmaß berücksichtigt werden sollten (Southall 2003; Leitlinien der Deutschen Gesellschaft für Kinder- und Jugendpsychiatrie und Psychotherapie sowie der Deutschen Gesellschaft für Sozialpädiatrie und Jugendmedizin).

Eine *körperliche Misshandlung* liegt vor, wenn durch körperliche Gewaltanwendung Kindern ernsthafte vorübergehende oder bleibende Verletzungen zugefügt werden. Von Kindesmisshandlung spricht man auch, wenn gewalttätiges Verhalten der Eltern und Erzieher ein Grundelement der Kindererziehung ist.

Strafrechtlich ist die Kindesmisshandlung in § 223 b des StGB folgendermaßen definiert: »Wer Personen unter 18 Jahren..., die seiner Fürsorge oder Obhut unterstehen oder seinem Hausstand angehören, ..., quält oder roh misshandelt oder wer durch böswillige Vernachlässigung seiner Pflicht, für sie zu sorgen, sie an der Gesundheit schädigt, wird bestraft.« Mit dieser Definition werden allerdings nicht alle Fälle von Kindesmisshandlung erfasst.

Sexueller Missbrauch bedeutet, ein Kind einer sexuellen Stimulation auszusetzen, die nicht zu seinem Alter, seiner psychosexuellen Entwicklung und seiner Rolle innerhalb der Familie passt. Sexueller Missbrauch kann ohne Körperkontakt, mit Körperkontakt und mit penetrierendem Körperkontakt unter unterschiedlichen Formen von Zwang, Gewalt und Erpressung stattfinden.

Körperliche Vernachlässigung liegt vor, wenn Eltern oder Erzieher ein Kind nicht angemessen versorgen. Formen körperlicher Vernachlässigung können sein:
- ein Kind mangelhaft ernähren,
- unzureichend bekleiden,
- hygienisch schlecht versorgen,
- ihm die notwendige medizinische Behandlung vorenthalten.

Emotionale Misshandlung meint eine feindliche oder abweisende Haltung von Eltern oder Erziehern gegenüber einem Kind. Von Misshandlung sollte hierbei nur dann gesprochen werden, wenn ein solches Verhalten der Eltern und Erzieher einen festen Bestandteil der Erziehung ausmacht.

Emotionale Vernachlässigung bedeutet, dass Eltern oder Erzieher ihren Kindern durch Unterlassung das für eine gesunde emotionale Entwicklung notwendige Familienklima vorenthalten. Beispiele emotionaler Vernachlässigung sind: Ein Kind erhält keine oder zu wenig Aufmerksamkeit, Liebe und Wärme.

Eine Sonderform stellt das *Münchhausen-by-proxy-Syndrom* dar. Hierbei täuschen meist Mütter unterschiedliche Krankheitsbilder des Kindes vor, die zu unnötigen invasiven diagnostischen und therapeutischen Maßnahmen führen (Keller 1997).

> Es werden die körperliche Misshandlung, der sexuelle Missbrauch sowie die körperliche und emotionale Vernachlässigung unterschieden. Außerdem sollten der Schweregrad der Misshandlung und die Motivation des Täters bewertet werden.

Zusammengefasst kann man jede Form von Kindesmisshandlung als ein Scheitern von Beziehungen verstehen.

Dies bedeutet aber auch, dass Verhaltensweisen von Erwachsenen in der Erziehung, die auch eine kontrollierte körperliche Züchtigung (»Klaps«) beinhalten kann, nicht als Kindesmisshandlung bezeichnet werden sollten. Vom Gesetz her sind in Deutschland »entwürdigende Erziehungsmethoden unzulässig«, die körperliche Züchtigung ist in Deutschland, im Gegensatz zu z. B. Schweden und Österreich, aber nicht verboten.

Besondere Probleme bestehen bei der Abgrenzung von Verhaltensweisen Erwachsener, die zwar nicht strafbar sind, das Kind aber in nicht unerheblichem Maße beeinträchtigen oder gefährden. Hierzu gehören z. B. das Rauchen in geschlossenen Räumen (Auto!), mangelnde Sicherheitsvorkehrungen für Kinder, z. B. das Nichtanlegen eines Sicherheitsgurtes, unzureichende Schutzmaßnahmen im Haushalt und Verkehr, den körperlichen Bedürfnissen des Kindes nicht entsprechende Ernährung und Kleidung usw.

40.3 Epidemiologie

Da es in Deutschland, im Gegensatz zu anderen Ländern wie den USA und den Niederlanden, keine offizielle Meldepflicht gibt, werden sehr unterschiedliche Zahlen angegeben. Die Rechtsmedizinerin Trube-Becker nahm 1982 an, dass pro Jahr 600–1000 Kinder an den Folgen einer Misshandlung sterben, insbesondere Säuglinge und Kleinkinder. 1993 wurden in Gesamtdeutschland 1410 Fälle von Kindesmisshandlung amtlich festgestellt. In den Niederlanden stieg zwischen den 1970er- und 90er-Jahren die Zahl der in vertrauensärztlichen Büros gemeldeten Fälle auf über 2600 Kinder, wobei 14 starben. Auch in Deutschland wird in neueren rechtsmedizinischen Erfassungen die Zahl der getöteten Kinder wesentlich niedriger als in den 1980er-Jahren angenommen (Leitlinien, Pfeiffer 1993).

Mehr als die Hälfte aller Kinder in Deutschland werden von ihren Eltern mit körperlicher Gewalt bestraft, 10–15% erhalten häufigere und schwerwiegendere körperliche Strafen, seit den 1960er-Jahren kann, bedingt durch intensive

Öffentlichkeitsarbeit, ein kontinuierlicher Rückgang der Prügelstrafen festgestellt werden.

In einer Allgemeinpraxis muss nach Untersuchungen von Martinius u. Frank (1990) bei unter 10-jährigen Patienten in etwa 0,6% mit einer Kindesmisshandlung gerechnet werden, in der kinderärztlichen Nothilfe bei Kindern unter 6 Jahren in 10%, bei Frühgeborenen in 4%, bei Behinderten in 9%:

> Kindesmisshandlung ist also immer eine wichtige Differenzialdiagnose bei allen Formen von Unfällen, Vergiftungen und unterschiedlichen Hauterkrankungen.

15% der Knochenfrakturen bei Kindern bis 18 Monate sind durch Misshandlungen zu erklären, bei Verbrennungen bzw. Verbrühungen muss in etwa 10% damit gerechnet werden.

40.4 Risikofaktoren

Kindesmisshandlung kommt in allen sozialen Schichten sowie allen ethnischen und religiösen Gruppen vor. Dennoch gibt es eine Reihe von Risikofaktoren (Übersicht 40.1). Auch bei den Eltern, die mit dem misshandelten Kind zum Arzt gehen, lassen sich einige typische Auffälligkeiten feststellen (Übersicht 40.2).

Übersicht 40.1. Risikofaktoren für Kindesmisshandlung

- Kinder aus unerwünschter und/oder komplizierter Schwangerschaft
- Erst- und Letztgeborene
- Kinder mit Fehlbildungen aller Art, z. B. Lippen-Kiefer-Gaumen-Spalte oder Meningomyelozele
- Kinder mit Hirnschäden, z. B. Zerebralparese, geistiger Behinderung, Sprachentwicklungsstörung, Hörstörung usw.
- Frühgeborene, besonders nach langer Inkubatorpflege
- Kinder mit Bewegungsstörungen, z. B. Muskel- und Nervenerkrankungen
- Kinder, die einnässen und einkoten
- Kinder, die besonders nachts vermehrt schreien
- Speih- und Spuckkinder
- Kinder mit Essstörungen
- Kinder mit häufigen und häufig wechselnden Erkrankungen, z. B. Kopfschmerzen, Bauchschmerzen, Ernährungsstörungen
▼

- Kinder mit längerdauernder Unterbrechung der elterlichen Zuwendung, z. B. Stief-, Adoptiv-, Pflege- und Heimkinder
- Kinder mit Schulproblemen, z. B. Schwierigkeiten mit dem Erlernen des Lesens und Schreibens
- Kinder, die nicht schmusen wollen, z. B. auch bei bestimmten taktilen Empfindungsstörungen

Übersicht 40.2. Typische Auffälligkeiten bei den Eltern eines misshandelten Kindes

- Sie entstammen häufiger Minderheiten mit niedrigem Ausbildungs- und Sozialniveau.
- Sie zeigen vermehrt psychische Auffälligkeiten, haben gehäuft chronische Erkrankungen, aber selten Psychosen.
- In etwa 30% bestehen Alkoholprobleme,
- in etwa 30% Vorstrafen,
- häufig besteht Arbeitslosigkeit.
- Häufig ist mindestens ein Elternteil als Kind misshandelt worden.
- Es besteht eine mangelnde Krisenbewältigung in der Ehe, am Arbeitsplatz und im sozialen Umfeld,
- eine soziale Isolierung,
- ein Widerspruch zwischen Wollen und Können.
- Viele Eltern sind sehr jung.
- Ein besonderes Problem kann in unserer multikulturellen Gesellschaft bei unzureichenden Sprachkenntnissen bestehen.

Zusammengefasst ist das Risiko immer dann erhöht, wenn Kinder mit schwierigem Temperament und chronischen Gesundheitsproblemen auf überlastete, unkontrollierte, wenig kompetente Eltern, oft auch alleinerziehende Eltern treffen (Leitlinien der Deutschen Gesellschaft für Kinder- und Jugendpsychiatrie und Psychotherapie).

40.5 Diagnostik

40.5.1 Anamnese

Jeder Arzt, insbesondere der Kinderarzt, muss bei jeder Untersuchung eines Kindes an Misshandlungsfolgen denken. Die Entdeckung von Hinweisen für eine Kindesmisshandlung ist vorrangig von Erfahrung und Kenntnisstand des erstuntersuchenden Arztes abhängig, wobei schon im Zweifelsfall eine sehr genaue Dokumentation aller anamnestischen und körperlichen Befunde sowie eine genaue Verhaltensbeobachtung stattfinden sollte. Gerade die erste Konsultation kann wichtige Hinweise erbringen (Übersicht 40.3; Leitlinien der Deutschen Gesellschaft für Sozialpädiatrie und Jugendmedizin; Southall et al. 2003).

> **Übersicht 40.3. Wichtige Hinweise auf Kindesmisshandlung bei Erstkonsultation**
>
> — Die Kinder werden nicht direkt nach einem Vorfall, z. B. nach einem Sturz, zum Arzt gebracht.
> — Die Verletzung kann nicht plausibel erklärt werden.
> — Es bestehen auffällige Über- oder Unterreaktionen der Eltern gegenüber Krankheitszeichen.
> — Es besteht eine Diskrepanz zwischen dem Anspruch, »perfekte Eltern« zu sein, und dem Zustand des Kindes.
> — Häufig wird der Arzt gewechselt bzw. ein wechselnd besetzter ärztlicher Notdienst in Anspruch genommen.
> — Häufig besteht ein schlechter Pflegezustand des Kindes.
> — Typischerweise werden primär unspezifische Gründe für den Arztbesuch angegeben. z. B. Bauchschmerzen oder Schlafstörungen.

40.5.2 Vorgehen bei der Untersuchung

Nach einer gründlichen Anamneseerhebung unter Berücksichtigung der sozialen Situation, der Schwangerschaft und des Geburtsverlaufs sowie der bisherigen Entwicklung muss die Darstellung des Vorstellungsgrundes, meist eines angeblichen Unfallhergangs, sehr genau aufgenommen werden. Danach sollte die Untersuchung des völlig entkleideten Kindes stattfinden, wobei besonders bei Verdacht auf sexuellen Missbrauch mit Vorsicht, Diskretion und Geduld vorgegangen werden muss. Größe, Gewicht und Kopfumfang sollten gemessen und in einem Somatogramm eingetragen werden. Äußere Verletzungen oder Auffälligkeiten sollten am besten fotografisch dokumentiert werden, wobei darauf geachtet werden muss, dass auf dem Foto eine zweifelsfreie Identifikation des Kindes möglich ist, z. B. durch Miterfassen des Kopfes in einer Totalaufnahme und ein beigelegtes Namensschild bei zusätzlichen Detailaufnahmen. Neben der Haut (▶ unten) muss auf das Skelettsystem (Thorax, Extremitäten), die Abdominalorgane, Mund, Ohren und Augen sowie das Genitale besonders geachtet werden (Leitlinien der Deutschen Gesellschaft für Sozialpädiatrie und Jugendmedizin).

> Eine ausführliche Anamnese, differenzierte klinische Befunde und fotografische Dokumentationen sind die wichtigsten Grundlagen für die Diagnose einer Kindesmisshandlung.

40.5.3 Äußere Verletzungen

Während Säuglinge sich von selbst praktisch nie verletzen, kann jedes zur Fortbewegung fähige Kind durch nicht mutwillig herbeigeführte Einflüsse sich meist an exponierten umschriebenen Körperteilen verletzen. Hierzu gehören v. a. der Kopf, der Rücken und die Knie. Hals und Genitalbereich sind meist gut geschützt, auch das Gesäß wird nur bei erheblichen mechanischen Einflüssen Hautveränderungen zeigen. Verletzungen mit geraden Rändern sind selten zufällig. Oft kann man aufgrund der Abdrücke, meist in Form von Hämatomen, Erythemen oder Exkoriationen der Haut, Rückschlüsse auf den Unfallhergang bzw. bei der Verletzung verwendete Geräte ziehen. So lassen sich Abdrücke von Händen, Bissen, Gürteln, Gürtelschnallen, Kleiderhaken, Löffeln, Latten und vielem mehr aufgrund der Hämatome und Hautverletzungen unterscheiden. Typisch sind Verletzungen durch Abwehrhaltung des Kindes im Bereich der Unterarme, aber auch am Hinterkopf, im Bereich der Ohren, den Beinen, am Rücken und am Gesäß (◘ Abb. 40.1–40.4).

Prellungen und Zerrungen im Mundbereich führen zu Lippenhämatomen, Einrissen des Frenulums, Lippen- und Zungeneinrissen. Verletzungen des weichen Gaumens, die

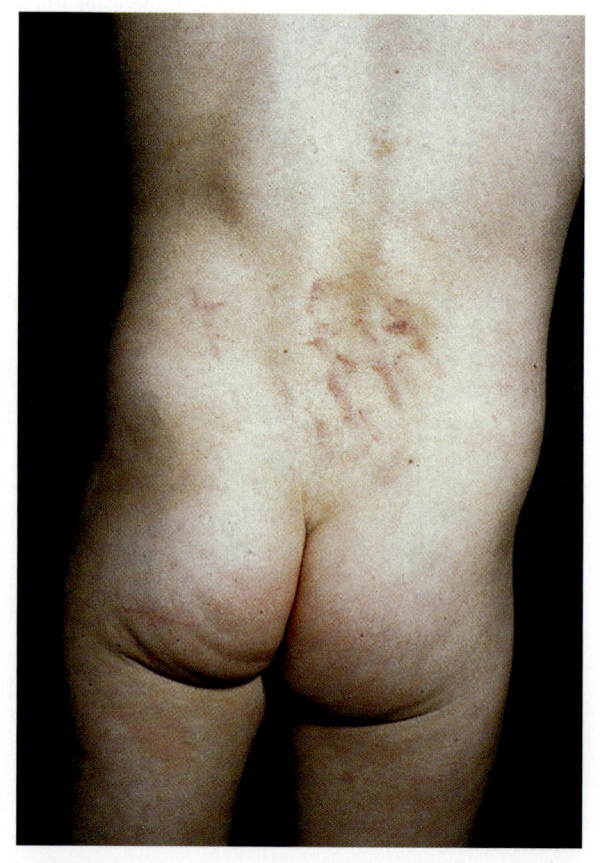

◘ **Abb. 40.1.** Folgen wiederholten Schlagens auf Rücken und Gesäß bei einem 3-jährigen Kind mit unterschiedlich alten Hämatomen, wahrscheinlich durch einen Stock

40.5 · Diagnostik

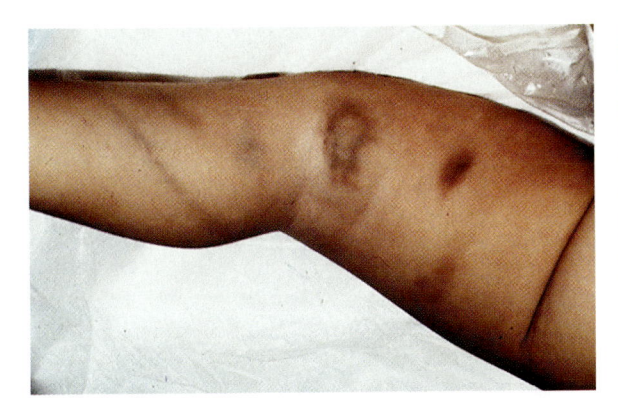

Abb. 40.2. Multiple frische Hämatome infolge heftiger Schläge mit einem breiten Stock auf Ober- und Unterschenkel eines 5-jährigen Kindes

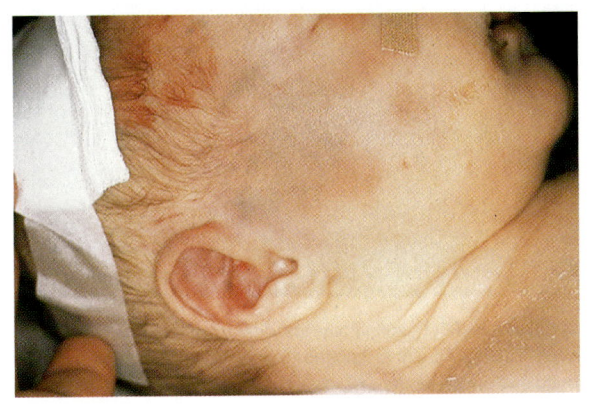

Abb. 40.3. Ausgedehntes Hämatom bei einem 14 Tage alten Säugling durch Faustschläge auf den Schläfen- und Wangenbereich sowie das Ohr (gleicher Patient wie in Abb. 40.8)

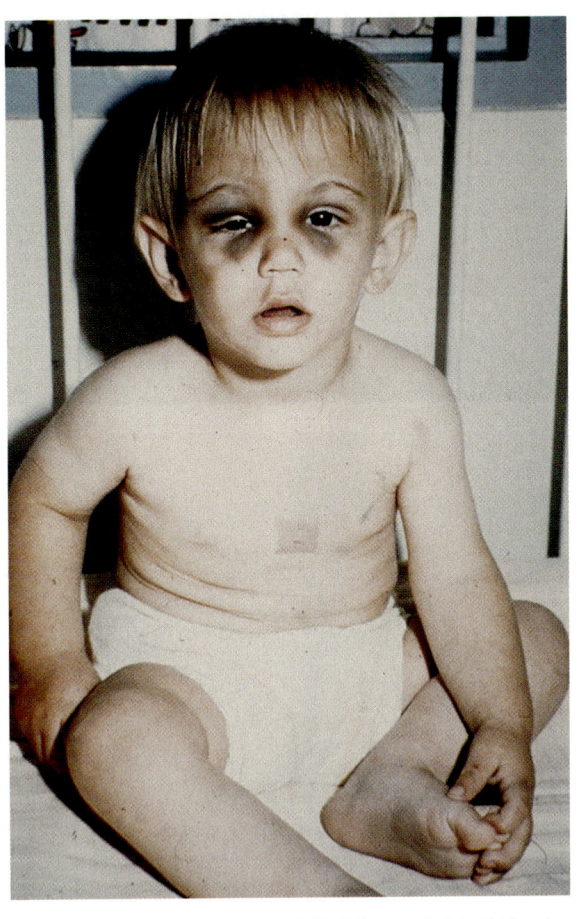

Abb. 40.4. 2-jähriger Junge mit Brillenhämatom beider Orbitae infolge einer Schädelbasisfraktur nach wiederholtem Schütteln und Schleudern gegen eine Wand

z. B. beim »Fütterungskampf« entstehen, können leicht übersehen werden. Ein fester Schlag auf den Gehörgang kann zu einer Trommelfellruptur führen. Zahnabbrüche erfordern eine erhebliche Gewalteinwirkung.

> Besonders verdächtig sind häufige, unterschiedlich alte Verletzungen und Narben.

Das Alter einer Prellung kann u. a. an den Farbänderungen im Hämatom vermutet werden, wobei die Tiefe der Verletzung, zusätzliche Gewebsschädigungen und die Hautfarbe des Kindes auch einen Einfluss haben können:
- Tag 1 und 2: dunkelrot bis blau,
- Tag 3–4: tiefblau bis schwarz,
- Tag 6–7: grün,
- Tag 8–10: gelb-bräunlich,
- ab Tag 13: zunehmende Rückbildung.

Verbrühungen und Verbrennungen bei Säuglingen und Kleinkindern sind v. a. in Ländern mit vermehrter Armut und schlechten Wohnverhältnissen häufig, in unserem Kulturkreis ab dem Krabbelalter meist Folge von Sorglosigkeit und Vergesslichkeit der Eltern. Verbrühungen an den Füßen oder am Gesäß, evtl. auch im Gesicht, sind v. a. verdächtig auf direkte Misshandlung, ebenso multiple runde Hautverbrennungen infolge von Zigarettenglut oder Hautschäden durch heiße Bügeleisen (Abb. 40.5).

Im Mundbereich können neben mechanischen Verletzungen Verätzungen durch Laugen oder Säuren auftreten. Hierbei muss immer eine genaue Untersuchung der Speiseröhrenschleimhaut, z. B. durch eine flexible Optik, stattfinden. Auch Vergiftungen, z. B. durch Beimengung von Kochsalz in die Säuglingsnahrung oder durch Verabreichung von Medikamenten, sind nicht selten (Johnson 1996; Leitlinien der Deutschen Gesellschaft für Sozialpädiatrie und Jugendmedizin).

> Hämatome an Prädilektionsstellen der Haut, Lippen- und Zungenverletzungen sowie Verbrühungen sind häufig äußere Hinweise für eine Kindesmisshandlung.

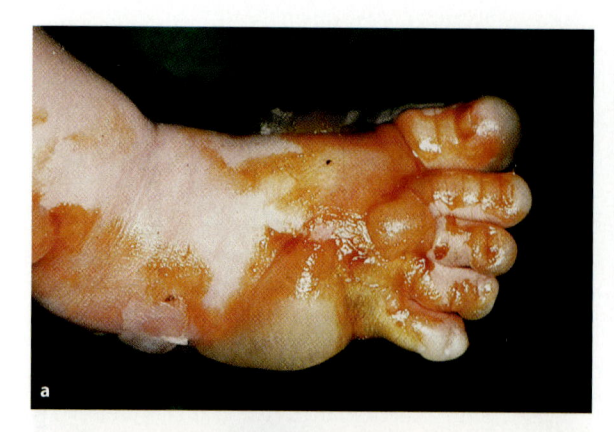

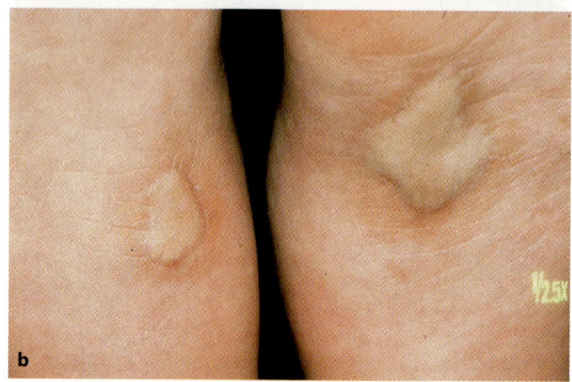

Abb. 40.5a, b. Frische Verbrühung II. Grades (a) bei einem 11 Monate alten Säugling durch Eintauchen in heißes Wasser. b Narben an den Fußsohlen eines 3-jährigen Kleinkindes ohne adäquate Erklärung durch die Eltern

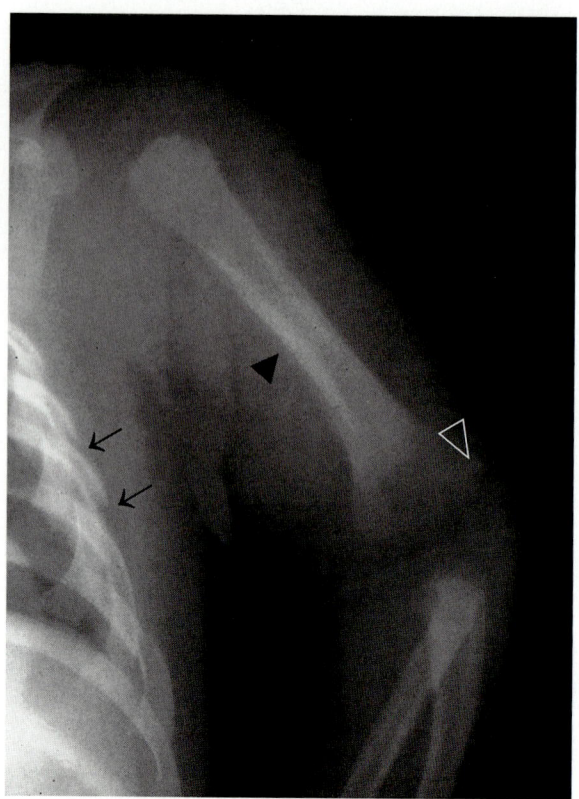

Abb. 40.6. Röntgenologische Veränderungen bei einem 8 Monate alten Säugling – multiple Rippenbrüche (→), deutliche Periostabhebung und -verkalkungen (▶) sowie Epiphysenabsprengungen (▷) im Bereich des Humerus

40.5.4 Äußere Zeichen für innere Verletzungen

Blutungen aus dem Ohr und Hämatome im Orbitabereich können Ausdruck einer Schädelbasisfraktur sein (Abb. 40.4). Wichtig ist die Beachtung subkonjunktivaler Blutungen infolge erhöhten Venendrucks beim Schütteltrauma, evtl. auch zusammen mit kleinen Hauteinblutungen (Tardieu-Stauungszeichen).

Bei Atemnot und Thoraxschmerzen müssen v. a. Rippenfrakturen und Pleuraergüsse vermutet werden, bei abdomineller Abwehrspannung Einblutungen von Milz und Leber oder Mesenterialeinrisse mit Gefäßverletzungen.

Kempe beschrieb als typische Symptome einer Misshandlung von Säuglingen und Kleinkindern das Auftreten von *Subduralergüssen, Knochen-* und *Gelenkveränderungen* sowie *Retinablutungen*. Dies ist v. a. Folge des »Schütteltraumas«, bei dem das Kind an beiden Oberarmen ergriffen und so geschüttelt wird, dass der muskulär unzureichend stabilisierte Kopf hin- und hergeschleudert wird. Hierdurch kommt es zu Einrissen im Bereich der subduralen Hirnhäute und der sie versorgenden Venen, zu Kontusionen der Hirnrinde, evtl. zu venösen Abflussstörungen und zu Einklemmungserscheinungen im Bereich des Tentoriums. Typischerweise treten gleichzeitig streifenförmige Blutungen am Augenhintergrund auf, die von der Papille in die Peripherie ziehen, evtl. auch Einblutungen in den Glaskörper mit Netzhautablösung und späteren narbigen Schrumpfungen (Kempe u. Helfer 1972; Helfer u. Kempe 1978).

Röntgenologische Veränderungen, insbesondere im Bereich der Rippen, der Epiphysen langer Röhrenknochen und des Periostes der Diaphysen sind von wegweisender Bedeutung für die Erkennung einer Kindesmisshandlung (Abb. 40.6). Auch die Form von Schädelfrakturen, z. B. besonders klaffende Frakturspalte und sternförmige Frakturlinien, lassen eher an eine nicht zufällige Schadensursache denken.

> Typische Symptome des lebensbedrohlichen Schütteltraumas beim Säugling und Kleinkind sind intrakranielle Blutungen mit konsekutiven Subduralergüssen, Retinablutungen und typische radiologische Veränderungen an den Rippen, den Diaphysen und in Gelenknähe.

40.5.5 Verhaltensauffälligkeiten

Der überwiegende Teil chronisch misshandelter Kinder zeigt unterschiedliche, überwiegend aber typische Verhaltensauffälligkeiten. Schon Kempe beschrieb sie als fügsam, unterwürfig und mit »eisiger Wachsamkeit«, aber auch als provokativ, aggressiv und hyperaktiv (Abb. 40.7). Besonders häufig sind Sprachstörungen bei misshandelten Kindern, wobei man sich immer wieder fragen muss, ob es sich dabei um direkte Misshandlungsfolgen, Ausdruck einer mangelnden sprachlichen Förderung in den Familien oder psychische Folgeerscheinungen im Sinn eines Mutismus handelt.

Vernachlässigungssymptome sind weniger deutlich. Hinweise können ein schlechter Pflegezustand der Haut, der Nägel, der Haare und der Zähne sein, eine superinfizierte Windeldermatitis, eine organisch nicht erklärbare Unterernährung oder Wachstumsstörung sowie eine auffallende Apathie des Säuglings. Aber auch vermehrt schreiende, im Schlaf- und im Essverhalten gestörte Kinder werden häufiger misshandelt. Bei älteren Kindern bestehen überwiegend asoziale und ängstlich-verweigernde Verhaltensstörungen, sie zeigen ein vermindertes Selbstbewusstsein, nässen und koten ein, klagen über diffuse Schmerzen und verweigern häufiger den Schulbesuch (Leitlinien der Deutschen Gesellschaft für Kinder- und Jugendpsychiatrie und Psychotherapie).

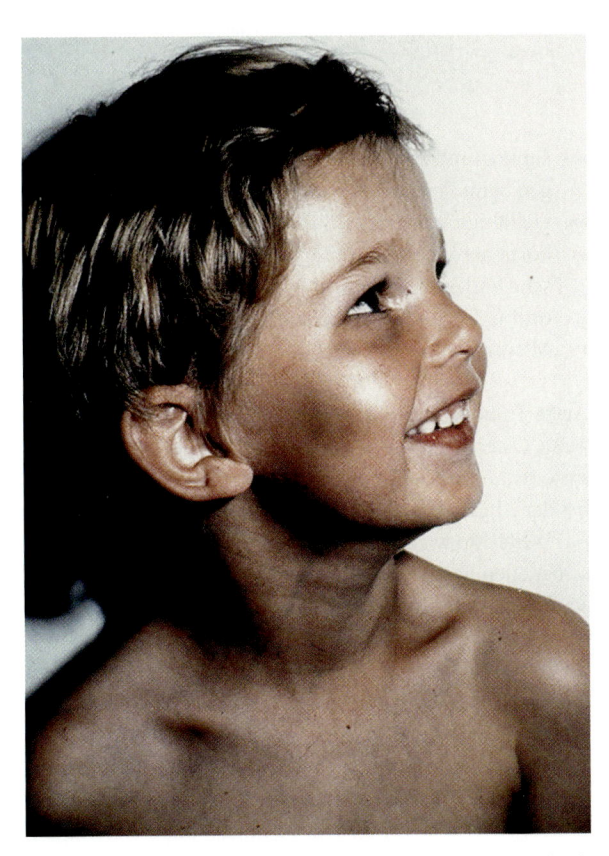

Abb. 40.7. 7-jähriges Mädchen mit »eisiger Wachsamkeit« und Folgen nach Schlägen gegen Wange und Orbita

40.5.6 Apparative Untersuchungsmethoden

Aus den bisherigen Ausführungen ergibt sich, dass nach der gründlichen körperlichen Untersuchung in der Regel weitere objektive Apparatemethoden eingesetzt werden müssen. Hierzu gehören initial die Ultraschalluntersuchung, z. B. zur Erkennung von Blutungen oder Subduralergüssen bzw. anderer intrakranieller Veränderungen beim Säugling, aber auch zur Diagnostik von Flüssigkeitsansammlungen im Abdomen. Unter Umständen kann bereits mit Ultraschall der Verdacht auf eine Knochenfraktur bestätigt werden. Genauere Aussagen über das Ausmaß parenchymatöser Verletzungen können durch Röntgen-Computertomographie und Kernspintomographie gemacht werden (Abb. 40.8).

Unabdingbar bei jedem Kind, bei dem eine chronische Kindesmisshandlung vermutet wird, ist die Anfertigung von Röntgenaufnahmen des Thorax, des Beckens und aller Extremitäten (sog. Babygramm). Viele Röntgenveränderungen bei misshandelten Säuglingen und Kleinkindern sind so typisch, dass allein hiermit eine Diagnosestellung möglich ist (Abb. 40.6).

Wird ein relativ frischer Zustand nach Misshandlung vermutet, kann u. U. auch eine Knochenszintigraphie wegweisende Befunde, z. B. durch vermehrte Anreicherung in den Metaphysen, ergeben. Darüber hinaus ist die augenärztliche Untersuchung mit genauer Inspektion des Augenhintergrundes u. U. wegweisend.

Weitere Laboruntersuchungen müssen vom klinischen Zustand abhängig gemacht werden; in der Regel ist eine Gerinnungsdiagnostik mit Bestimmung der Thrombozyten, des Quick- und PTT-Wertes erforderlich, evtl. auch eine Faktorenanalyse der Blutgerinnung sinnvoll.

40.6 Differenzialdiagnostik

Nicht zufällige, d. h. durch Misshandlung zustandegekommene Verletzungen bei einem Kind müssen von einer Vielzahl völlig unterschiedlicher Erkrankungen abgegrenzt werden. Bei den Hautmanifestationen müssen zum einen angeborene Pigmentanomalien, Hautanlagestörungen und Gefäßnävi berücksichtigt werden. So können die bei Menschen mit vermehrter Hautpigmentierung im Säuglingsalter oft nachweisbaren sog. »Mongolenflecke« mit Hämatomen im Gesäßbereich verwechselt werden.

Von besonderer Bedeutung ist die exakte Diagnostik von *Blutgerinnungsstörungen*. Petechien, besonders an den Beinen, aber auch am Rumpf, im Gesicht und an der Mundschleimhaut sind am ehesten verdächtig auf einen Mangel bzw. eine Funktionsstörung der Thrombozyten. Häufigstes Krankheitsbild hierbei ist die idiopathische thrombozytopenische Purpura. Daneben können aber auch großflächige Hämatome auftreten, die sonst eher typisch für eine Störung der plasmatischen Gerinnung sind. Dies findet sich

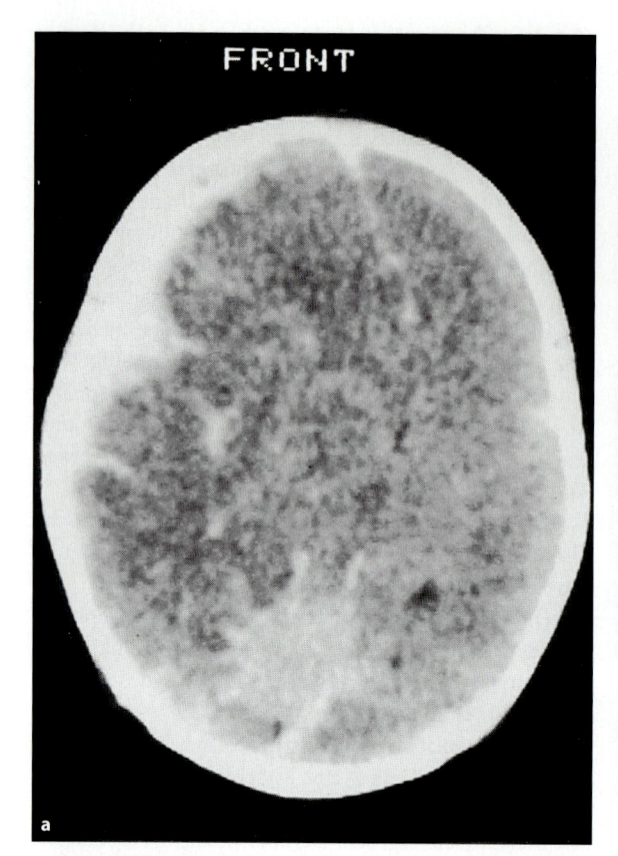

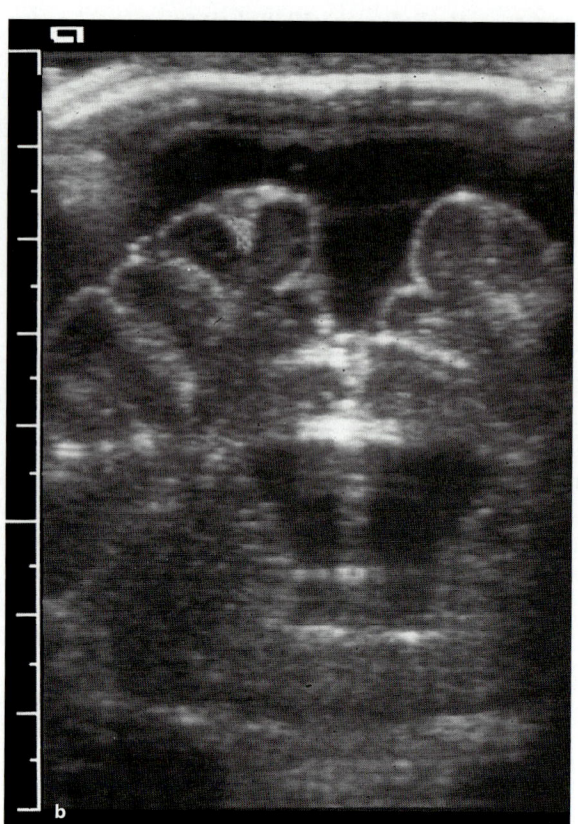

Abb. 40.8a, b. CT mit ausgedehnten intrakraniellen Blutungen subdural und im Hirnparenchym bei dem gleichen Kind wie ◘ Abb. 40.3 sowie erheblicher Verlagerung der Mittelstrukturen, an denen es starb (**a**). Schädelsonographie durch die Fontanelle mit ausgedehnten Hygromen über beiden Hemisphären nach chronischem Schütteltrauma (**b**)

am ehesten in Form der X-chromosomal rezessiv vererbten Hämophilie A aufgrund eines Mangels an Faktor VIII. Aber auch infolge von schweren bakteriellen Infektionen oder Schockzuständen kann es zu ausgeprägten Gerinnungsstörungen mit unterschiedlichen Formen von Hautblutungen, Epistaxis, Melaena-Hämoptoe usw. kommen. Daneben muss bei akut auftretenden spontanen Blutungen auch an primären Vitamin-K-Mangel, Leberfunktionsstörungen und v. a. den Einfluss verschiedener Arzneimittel (Azetylsalizylsäure, Valproat u. a.) gedacht werden.

Bei der Schoenlein-Henoch-Pupura, einem charakteristischen Krankheitsbild der Haut zusammen mit Hämaturie, Melaena und Arthralgien, besteht eine deutlich erhöhte Kapillarfragilität. Sie kann auch familiär vorkommen und Ursache für gehäufte Hämatomneigung sein.

Vielfältige *Infektionen* müssen differenzialdiagnostisch von Misshandlungsfolgen abgegrenzt werden:
— die diffuse, meist einseitige Gesichtsschwellung bei der Parotitis epidemica (Mumps),
— diffuse Schwellungen im Gesicht mit unregelmäßigen Hautrötungen beim Erythema infectiosum (Parvovirus B19),
— subkutane Knoten insbesondere an den Unterschenkeln beim Erythema nodosum,
— subkonjunktivale und subkutane periorbitale Blutungen beim Pertussis sowie
— vielfältige bakterielle Superinfektionen, z. B. auch in Form der Impetigo contagiosa, sowie evtl. hämorrhagische Verlaufsformen von Varizellen, Orbitalphlegmone und u. U. das Waterhouse-Friderichsen-Syndrom bei Meningokokkensepsis.

Auch Tumoren unterschiedlicher Lokalisation, Zahnabszesse, Osteomyelitis und komplexe Störungen des Immunsystems können u. U. differenzialdiagnostische Probleme bei der Abgrenzung zur Kindesmisshandlung bereiten.

Weiterhin wichtige Differenzialdiagnosen sind die verschiedenen Formen der Epidermolysis bullosa, Kontaktekzeme und superinfizierte sowie durch Kratzeffekte sekundär geschädigte Hautareale bei atopischer Dermatitis.

Im Mundbereich müssen Schleimhautschwellungen, die im Rahmen chronischer Krankheiten auftreten (Melkersson-Rosenthal-Syndrom, Cheilitis granulomatosa bei M. Crohn) sowie akute Schwellungen, z. B. nach Insektenstichen und Virusinfektionen mit Herpes simplex Typ 1 beachtet werden. Zungenverletzungen ohne Beteiligung der Lippen sind eher unwahrscheinlich und sollten u. a. auch von einer Lingua geographica abgegrenzt werden.

40.6 · Differenzialdiagnostik

Manche Fehlbildungssyndrome und Stoffwechselstörungen (Hypophosphatasie) sind mit unterschiedlichen Zahnveränderungen vergesellschaftet, viele Kinder haben aber durch vermehrte Saugflaschenfütterung, insbesondere von zuckerhaltigen Flüssigkeiten, frühzeitige kariöse Veränderungen, die auch an Vernachlässigung denken lassen müssen.

An den Haaren müssen die unterschiedlichen Formen einer Alopezie von traumatischen Haarausrissen abgegrenzt werden. Bei Kindern mit motorischen und mentalen Entwicklungsstörungen sieht man nicht selten eine sog. Hinterhauptglatze infolge von vermehrtem Hin- und Herscheuern des Kopfes auf der Unterlage, bei älteren, mental gestörten Kindern sowie bei psychischen Störungen muss an eine Trichotillomanie gedacht werden.

Im Anogenitalbereich sind, besonders bei unzureichender Pflege, Hautreizungen mit Superinfektionen v. a. im Säuglings- und Kleinkindesalter, aber auch bei seborrhoisch disponierten und adipösen Kindern sehr häufig. Daneben muss aber auch an seltene Erkrankungen bis hin zu Infektionen mit Herpes-simplex-Typ-2- oder Papillomavirus als Folge von sexuellen Misshandlungen gedacht werden (◯ Abb. 40.9). Auch Lues ist möglich. Andererseits sind aber Condylomata acuminata nicht als beweisend für Fremdmanipulationen bzw. sexuellen Missbrauch anzusehen.

Vermehrter vaginaler Ausfluss kann durch Candida- und Trichomonadeninfektionen auch beim Kleinkind entstehen, hierbei sollte man v. a. an Miktionsstörungen im Sinne eines urethrovaginalen Refluxes denken, der z. B. durch eine Uroflow-Messung, evtl. auch ein Miktionszystourethrogramm nachgewiesen werden kann. Immer ist bei vermehrtem genitalem Ausfluss auch an Fremdkörper oder anlagebedingte Hautveränderungen (Naevus cavernosus) zu denken. Ganz wichtig ist die genaue Diagnostik von anogenitalen Innervationsstörungen, z. B. bei einem spinalen Dysraphiesyndrom (Meningomyelozele, Tethered-cord-Syndrom usw.). Hierbei kann u. U. nur eine diskrete Sensibilitätsstörung im N.-pudendus-Bereich und eine Verminderung des Analsphinktertonus vorhanden sein, evtl. aber auch ein anorektaler Prolaps oder ständiges Harnträufeln.

Pfählungsverletzungen bei Mädchen führen meist zu starken Blutungen im Bereich der großen Schamlippen, während beim sexuellen Missbrauch Hämatome und Einrisse im Vulva- und Hymenalbereich typisch sind (◯ Abb. 40.10). Bei der Variabilität des weiblichen Genitale sollte eine genaue Inspektion zum Ausschluss sexueller Misshandlungen möglichst von einem erfahrenen Kindergynäkologen (besser -gynäkologin) mit entsprechenden kolposkopischen Dokumentationsmöglichkeiten vorgenommen werden.

Durch Misshandlungen entstandene Organschäden im Abdomen mit Peritonealreizung müssen von dem breiten Spektrum entzündlicher und anlagebedingter Erkrankungen abgegrenzt werden. Eine isolierte Hämaturie sowie Blutauflagerung auf dem Stuhl bzw. okkultes Blut im Stuhl sind fast immer durch definierte Erkrankungen zu erklären. Auch bei chronischen Ernährungsstörungen müssen, bevor eine nichtorganische Gedeihstörung aufgrund von Vernachlässigung diagnostiziert wird, das breite Spektrum erklärbarer Ernährungsstörungen wie Zöliakie, M. Crohn, Colitis ulcerosa, Mukoviszidose, aber auch eine Anorexia

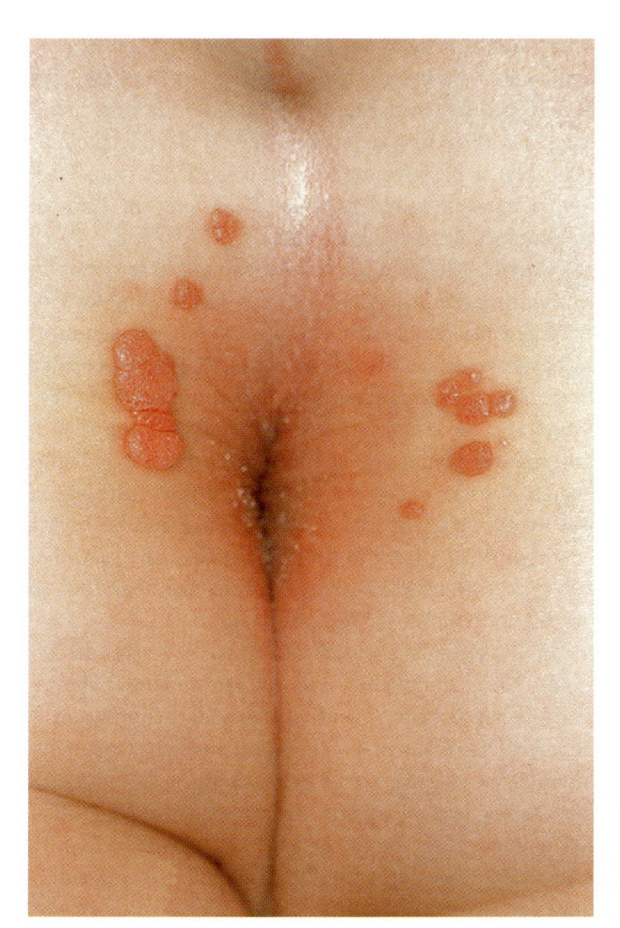

◯ **Abb. 40.9.** Condylomata acuminata perianal bei einem 4-jährigen sexuell misshandelten Jungen

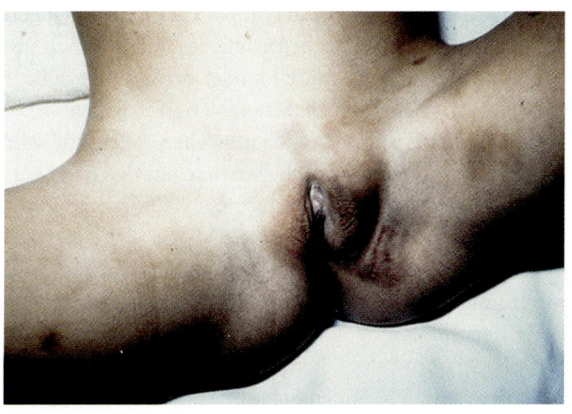

◯ **Abb. 40.10.** Erhebliche Verletzungen im Genitalbereich bei einem 5-jährigen Mädchen, das sexuell misshandelt worden war

nervosa oder hypothalamisch bedingte Gedeihstörungen ausgeschlossen werden.

Selten können auch anlagebedingte und erworbene Stoffwechselstörungen Symptome einer Kindesmisshandlung imitieren, so eine angeborene oder erworbene Rachitis, Deformierungen der Knochen, insbesondere auch in Gelenknähe, Auftreibungen der Rippen (»Rosenkranz«) und evtl. eine erhöhte Knochenbrüchigkeit. Diese können auch bei vielen anderen angeborenen Erkrankungen, z. B. Formen der Osteogenesis imperfecta und anderen Kalziumstoffwechselstörungen (z. B. der Hypophosphatasie) usw. auftreten.

Beim Menkes-Syndrom, einem X-chromosomal rezessiv erblichen Krankheitsbild mit schwerer Entwicklungsstörung und typischen Haarveränderungen (»kinky hair syndrome«), kann es durch erhöhte Kapillarfragilität zur Ausbildung schwerer Subduralergüsse sowie ausgeprägter subperiostaler Blutungen kommen, die das Bild einer schweren Kindesmisshandlung imitieren. Mehrfach wurde auch bei Störungen im Stoffwechsel organischer Säuren, insbesondere der Glutarazidurie I, fälschlicherweise eine Misshandlungsfolge im Säuglingsalter vermutet.

Beim Lesch-Nyhan-Syndrom neigen die allgemein entwicklungsgestörten Kinder zu unterschiedlichen Formen der Selbstverstümmelung, z. B. durch ausgeprägte Verletzungen an den Lippen oder Fingern. Selten können hierfür auch andere Formen von zentralen oder peripheren Schmerzempfindungsstörungen verantwortlich gemacht werden.

Von besonderer Bedeutung ist die Abgrenzung einer Kindesmisshandlung beim plötzlichen Säuglingstod bzw. Säuglingen und Kleinkindern mit akuten lebensbedrohlichen Ereignissen (ALTE-Syndrom bzw. »Near-miss-sudden-infant-death-syndrome«). Zwar werden auf der einen Seite durch subtile Untersuchungen, v. a. auch im Rahmen der Obduktion, sehr unterschiedliche Erklärungen gefunden (anlagebedingte und erworbene Hirnstammstörungen, schwerwiegende Herzerkrankungen, foudroyante Infektionen, akute Embolien und schwerwiegende Aspirationen), andererseits ist eine befriedigende Erklärung für die meisten Fälle des plötzlichen Säuglingstodes auch heute noch nicht vorhanden. Unverändert muss davon ausgegangen werden, dass ein nicht unbeträchtlicher Teil plötzlich gestorbener Säuglinge und Kleinkinder doch durch äußere Einflüsse, z. B. Ersticken, Strangulation u. a. zu Tode kommt. Deshalb ist gerade auch in solchen Fällen eine sehr genaue Inspektion nach möglicherweise nur diskreten Folgen von Gewaltanwendung unbedingt erforderlich (Johnson 1996; Southall 2003).

Zentrale Bewegungsstörungen müssen heute immer mit Hilfe einer differenzierten zerebralen Bildgebung (zerebrale Kernspintomographie) auf ihre genauen Ursachen hin abgeklärt werden. Periphere Nervenschäden (z. B. Armplexusparese) können Folge einer traumatischen Geburt sein, nur sehr selten sind sie als Misshandlungsfolge anzusehen.

Ein besonderer Problembereich sind vielfältige Formen von mentalen Entwicklungs- und Verhaltensstörungen, bei denen immer auch Komponenten einer Kindesmisshandlung mit berücksichtigt werden müssen. Dies gilt insbesondere dann, wenn von dem Kind vermehrte stereotype Manipulationen am eigenen Körper, z. B. Masturbation oder Ausreißen von Haaren, vorgenommen werden.

Eine spezielle Problematik stellt das sog. *Münchhausen-Syndrom durch nahe Angehörige* (»by proxy«) oder *Meadow*-Syndrom dar. Hierbei handelt es sich um primär gesunde Kinder, die wegen unterschiedlicher Symptome Ärzten vorgestellt und unnötigerweise eingehend untersucht, medikamentös behandelt oder sogar operiert werden. Nicht das Kind, sondern der begleitende Elternteil – meist die Mutter – ist psychisch krank und benötigt eine entsprechende Behandlung. In seltenen Fällen können v. a. Kleinkinder auch von Geschwistern verletzt oder sogar chronisch misshandelt werden (z. B. Bissverletzungen). Häufig sind hingegen vielfältige Verletzungen durch Haustiere (Hunde, Marder), wobei zumindest die Erfüllung der elterlichen Aufsichtspflicht angezweifelt werden muss.

40.7 Behandlungsprinzipien

Misshandlungsfolgen bei Kindern können Ärzten bzw. ärztlichen Mitarbeitern in praktisch allen Berufssparten begegnen, leider wird dies immer noch bewusst oder unbewusst verdrängt und verleugnet. Entscheidend ist die Einsicht, dass nicht eine Einzelbehandlung, sondern möglichst immer nur eine interdisziplinäre Betreuung im Team zu einer befriedigenden Lösung führt.

Grundsätzlich sollte, wenn irgend möglich, der Verdacht auf eine Kindesmisshandlung bzw. eine Gefährdung des Kindes gegenüber den Eltern bzw. Sorgeberechtigten offen angesprochen werden, u. U. in getrennten Gesprächen mit beiden Elternteilen. In speziellen Fällen sollte man schweigend über Symptome, die möglicherweise auf eine Kindesmisshandlung hindeuten, hinweggehen, sich aber in einer interdisziplinären Absprache mit verschiedenen Institutionen einigen, wer zu welchem Zeitpunkt und in welcher Form die Problematik anspricht. Dieses Eröffnungsgespräch sollte gut vorbereitet sein, es ist natürlich auch ganz wesentlich abhängig von der Art und Schwere der Misshandlung.

Im Zweifelsfall hat es sich als sinnvoll erwiesen, das betroffene Kind stationär in einer Kinderklinik oder kinder- und jugendpsychiatrischen Klinik zur Beobachtung aufzunehmen. Dann kann in Ruhe eine umfangreiche Dokumentation der oben genannten Untersuchungen stattfinden, es können wiederholte Anamneseerhebungen erfolgen und Kontakte mit den verschiedenen Institutionen, z. B. auch Mitarbeitern von gerichtsmedizinischen Instituten, aufgenommen werden.

Grundsätzlich muss entschieden werden, ob primär das offiziell zuständige Jugendamt oder halboffizielle Organisationen, die unterschiedliche, meist familienunterstützende Dienste anbieten, wie der Kinderschutzbund, verschiedene Selbsthilfeorganisationen, Frauenberatungsstellen oder psychologische Erziehungsberatungsstellen, eingeschaltet werden. In einigen Bundesländern gibt es spezielle ärztliche Beratungsstellen für Fälle von Kindesmisshandlung, auch einige niedergelassene Kinderärzte haben sich speziell mit der Problematik beschäftigt und sind bereit, kontinuierliche Betreuungsangebote zu machen. Bei gravierenderen Verletzungen und Gefährdungen muss natürlich, am besten über das Jugendamt, u. U. auch direkt, die Justizbehörde mit Polizei und Staatsanwaltschaft eingeschaltet werden.

Zwar gilt der Grundsatz »Hilfe vor Strafe«, aber nicht »Hilfe statt Strafe«. Im Vordergrund steht die Sicherstellung eines andauernden Schutzes des Kindes, solange wie möglich auch die Stützung der Familie, z. B. durch psychologische Betreuungsangebote wie Familientherapie und Einzeltherapie. Es ist immer problematisch, das Kind aus der Familie herauszunehmen und es z. B. in einem Heim oder in einer Pflegefamilie unterzubringen. Dennoch sind solche Maßnahmen einschließlich Sorgerechtsentzug und Strafverfolgung des bzw. der Täter u. U. nicht zu vermeiden.

Besonders beim Verdacht auf sexuellen Missbrauch von Kindern hat sich immer wieder gezeigt, dass wohlgemeinte, aber suggestive Beeinflussungen des Kindes durch oft nur halbprofessionelle Helfer eine objektive Erfassung des Tatherganges und eine Verurteilung des Täters unmöglich machen. So mussten mehrere Tatverdächtige aufgrund von Verfahrensfehlern bzw. Mangel an objektiven Beweisen freigesprochen werden.

Leider erweist es sich auch immer wieder, dass z. B. in Fällen von getrennt lebenden Ehepartnern Anschuldigungen wegen Kindesmisshandlung ohne Grund erhoben und vordergründig Symptome überinterpretiert werden, die eine saubere juristische Aufarbeitung unmöglich machen (Egle et al. 1996; Klees et al. 1996; Wegner 1996).

40.8 Prävention

Wesentlich für eine Verhinderung aller Arten von Kindesmisshandlung sind natürlich präventive Maßnahmen. Hierzu gehören z. B.

- die regelmäßige Teilnahme an den Vorsorgeuntersuchungen, die durch erfahrene Kinderärzte ausgeführt werden sollten,
- die familiennahe Betreuung von Mutter und Kind in den ersten Lebenswochen durch erfahrene Hebammen,
- die frühzeitige Erziehung der Kinder zu einer selbstbewussten Persönlichkeit mit Anerkennung der Integrität des eigenen Körpers,
- die Förderung des Selbstbewusstseins, rechtzeitig nein zu sagen,
- die Förderung der positiven Vorbildfunktion von Erwachsenen, insbesondere Eltern,
- die Verbannung von Gewalt aus den Familien sowohl zwischen den Erwachsenen als auch zwischen Erwachsenen und Kindern und unter den Kindern,
- der sinnvolle Einsatz der Medien, insbesondere der Verzicht auf Gewalt im Fernsehen und Kino,
- die Bereitstellung von ausreichend großen und hygienisch einwandfreien Wohnungen,
- die Vermeidung bzw. frühzeitige Erkennung und Behandlung aller Arten von Sucht,
- die Zuteilung von bezahlter Arbeit, zumindest an einen Elternteil,
- ein ausreichendes Angebot von Kinderkrippen und Kinderhorten, v. a. bei Berufstätigkeit der Mutter,
- das Angebot eines wohnungsnahen Kindergartenplatzes für alle Kinder,
- die Betreuung in adäquaten Schulen,
- ein ausreichendes Angebot von Freizeitaktivitäten und vieles mehr.

Daneben hat sich immer wieder als wesentlich herausgestellt,
- dass Nachbarn sich untereinander stützen und ansprechen,
- dass Sorgentelefone angeboten werden,
- dass einsichtige Eltern sich in unterschiedlicher Form treffen und Probleme und Erfahrungen austauschen (Selbsthilfegruppe anonymer Eltern) und sich vertrauensvoll an ausgebildete Ärzte, Psychologen und Sozialpädagogen wenden können, die ihre Probleme ernst nehmen.

Für die Betreuung von sexuell misshandelten Mädchen und Jugendlichen haben sich verschiedene Organisationen wie »Wildwasser«, »Zartbitter«, Frauenhäuser, Beratungsstellen bei Gesundheitsämtern und vieles mehr bewährt.

Es ist ein Trugschluss, wenn Menschen von vornherein sagen, »ihnen könne so etwas nicht passieren«. Nicht selten haben misshandelnde Eltern auch eine positive, zumindest eine ambivalente Einstellung zu ihrem Kind, v. a. aber besteht trotz starker Misshandlungen bei den Kindern oft eine positive Beziehung zu ihren Eltern. Diese Abhängigkeiten müssen in ihren langfristigen Auswirkungen bedacht und daraus die entsprechenden Konsequenzen gezogen werden.

40.9 Begutachtungsfragen

Immer wieder muss im Rahmen von Gerichtsverfahren durch Begutachtungen festgestellt werden, ob die Anschuldigungen, dass eine Misshandlung vorliegt, objektiv zutreffen. Besonders beim sexuellen Missbrauch müssen die Glaubhaftigkeit der kindlichen Angaben und ggf. anderer

Zeugen sowie mögliche Folgen aus diesen Aussagen im Rahmen ärztlicher Gutachten geklärt werden.

Dabei hat sich gezeigt, dass für körperliche Misshandlungen in der Regel hinreichend sichere Beweismittel vorgelegt werden können, dass beim sexuellen Missbrauch meist aber nur unspezifische Hinweise bestehen. So muss die Aussage eines Kindes nach seiner allgemeinen, insbesondere kognitiven Entwicklung, seiner psychosexuellen Entwicklung und nach ggf. vorliegenden zusätzlichen Verhaltensauffälligkeiten beurteilt werden.

Aussagenanalysen haben ergeben, dass Erwachsene wesentlich häufiger falsche Aussagen vor Gericht machen als Kinder. Dennoch müssen die Aussagemotive v. a. auch in familienrechtlichen Auseinandersetzungen, z. B. um das Sorgerecht, berücksichtigt werden. Hierbei können u. U. auch indirekte, sog. projektive Testverfahren (Malen einer verzauberten Familie, Szenotest, Spiel mit anatomischen Puppen und allgemeine Spielbeobachtung) berücksichtigt werden. Man kann davon ausgehen, dass bei einem 3-jährigen Kind eine Erinnerungsfähigkeit für etwa 6 Monate besteht, bei einem 4-jährigen Kind von etwa 14 Monaten. Phantasie und Suggestibilität sind gerade im Vorschulalter jedoch individuell sehr verschieden.

Ein wesentliches Problem sind die Befragungstechniken und ihre Dokumentation. So sollten möglichst keine Ja/Nein-Fragen, keine Suggestivfragen und keine Fragenwiederholungen gegenüber dem Kind eingesetzt werden. Solche Untersuchungen sollten möglichst nur von sehr erfahrenen Kinder- und Jugendpsychiatern und/oder Kinderpsychologen vorgenommen werden.

Die Befragung der potenziellen Täter bzw. anderer Familienangehöriger sollte möglichst ausführlich und detailliert, u. U. auch mit konfrontierenden Techniken durchgeführt werden. In Deutschland ist der Einsatz von technischen Hilfsmethoden, z. B. sog. »Lügendetektoren«, bei denen Hautwiderstand, Puls, Atemfrequenz usw. des potenziellen Täters gemessen werden, zumindest umstritten, meist auch nicht zugelassen.

Das Thema der Kindesmisshandlung ist eine ständige gesellschaftliche Herausforderung, die in ihrem vollen Umfang erst seit kurzer Zeit bekannt ist. Für jeden Arzt ist es wichtig, Grundkenntnisse zu den verschiedenen Arten der Kindesmisshandlung zu haben und im Zweifelsfall Kontakt zu in diesen Fragen spezialisierten Stellen aufzunehmen. Hierdurch lassen sich diese Probleme zwar nicht beseitigen, erlauben aber sicher einen zunehmend offenen und konstruktiven Umgang.

Literatur

Anonyme Eltern. http://www.kidnet.de

Ariès P (1994) Geschichte der Kindheit, 11. Aufl. dtv-Wissenschaft, München

Egle UT, Hoffmann SO, Joraschki P (1996) Sexueller Missbrauch, Misshandlung, Vernachlässigung – Erkennung und Behandlung psychischer und psychosomatischer Folgen früher Traumatisierungen. Schattauer, Stuttgart

Helfer RE, Kempe CH (1978) Das geschlagene Kind. Suhrkamp, Frankfurt

Johnson CF (2001) Abuse and neglect of children. In: Behrmann RE, Kliegman RM, Arvin AM (eds) Nelson textbook of pediatrics. Saunders, Philadelphia

Keller KM, Noeker M, Hilliger C, Lenard HG, Lentze MJ (1997) Münchhausen-by-proxy-Syndrom. Monatsschr Kinderheilkd 145: 1156–1162

Kempe CH, Helfer RE (1972) Helping the battered child and his family. Lippincott, Philadelphia

Kinderschutzbund. http://www.kinderschutzbund.de

Klees von K, Friedbach W (1996) Hilfen für missbrauchte Kinder – Interventionsansätze im Überblick. Beltz, Weinheim

Leitlinien der Deutschen Gesellschaft für Kinder- und Jugendpsychiatrie und Psychotherapie. http://www.uni-duesseldorf.de/WWW/AWMF/II/kjpp.htm

Leitlinien der Deutschen Gesellschaft für Sozialpädiatrie und Jugendmedizin. http://www.dgspj.de

Martinius J, Frank R (1990) Vernachlässigung, Mißbrauch und Misshandlung von Kindern – Erkennen, Bewusstmachen, Helfen. Huber, Bern

Pfeiffer E, Waibel A, Wittenhagen U, Wolff R, Wolfframm H (1993) Kindesmißhandlung – Erkennen und helfen – Eine praktische Anleitung. Bundesfamilienministerium, Bonn

Southall, D P, Samuels MP, Golden MH (2003) Classification of child abuse by motive and degree rather than type of injury. Arch Dis Childh 88: 101 - 104

Trube-Becker E (1982) Gewalt gegen das Kind – Vernachlässigung, Mißhandlung, sexueller Mißbrauch und Tötung von Kindern. Kriminalistik-Verlag, Heidelberg

Wegner W (1996) Misshandelte Kinder – Grundwissen und Arbeitshilfen für pädagogische Berufe. Beltz, Weinheim

Zernikow B (2000) Schmerztherapie im Kindesalter. Springer, Berlin Heidelberg New York

# Besonderheiten der topischen und systemischen Therapie im Kindesalter

W. Gehring, M. Gloor

41.1 Topische Therapie – 711
41.1.1 Externatherapie bei Kindern – 711
41.1.2 Grundlagenbehandlung – 712
41.1.3 Wirkstoffe – 715
41.1.4 Photochemotherapie – 719
41.1.5 Calcineurininhibitoren – 719

41.2 Systemische Therapie – 720
41.2.1 Einleitung – 720
41.2.2 Antimykotika – 720
41.2.3 Antibiotika – 721
41.2.4 Virustatika – 723
41.2.5 Antihistaminika – 724
41.2.6 Retinoide – 724
41.2.7 Ciclosporin – 725

Literatur – 725

41.1 Topische Therapie

41.1.1 Externatherapie bei Kindern

Besonderheiten der Haut im Säuglings- und Kindesalter

Vergleiche mit der Erwachsenenhaut haben gezeigt, dass sich die Dicke der Epidermis und die Anordnung der Keratinozyten bei Erwachsenen, Neugeborenen und Kindern nur wenig unterscheidet. Bereits beim Kleinkind sind an Arm und Oberbauch etwa 15 Schichten im Stratum corneum nachweisbar. Ähnlich wie beim Erwachsenen ist die Zahl der Schichten an anderen Stellen unterschiedlich, v. a. ist sie an Palma und Planta sehr viel größer (Holbrook u. Sybert 1996).

Vergleichende hautphysiologische Untersuchungen zur Erwachsenenhaut liegen in der Literatur nur spärlich vor. Besondere Bedeutung hat diesbezüglich der transepidermale Wasserverlust (TEWL), da er als Parameter der epidermalen Barrierefunktion Rückschlüsse auf das Penetrationsverhalten von Externa zulässt. Bei gesunden Kindern mit einem Altersdurchschnitt von 3,5 Jahren konnte am Unterarm ein TEWL von $4{,}06 \pm 1{,}98$ g/m^2/h festgestellt werden (Seidenari u. Giusti 1995). Vergleichszahlen an einem eigenen erwachsenen Kollektiv haben Medianwerte in der Größenordnung von etwa 3,5–6,8 g/m^2/h ergeben (Grunewald et al. 1995). Man kann also davon ausgehen, dass im Hinblick auf die epidermale Barrierefunktion keine gravierenden Unterschiede zwischen der Haut des Kindes und des Erwachsenen bestehen. Für die Hornschichtfeuchtigkeit bei Kindern mit einem Altersdurchschnitt von 3,5 Jahren lässt sich nach Messungen mit dem Korneometer ein Durchschnittswert von 53,7 Skalenteilen (SKT) angeben (Seidenari et al. 1995). Beim Erwachsenen liegt die Hornschichtfeuchtigkeit etwas höher (Bettinger et al. 1996).

Bei Kindern mit atopischem Ekzem fallen in betroffenen und nicht betroffenen Arealen eine gravierende Erhöhung des TEWL, eine Verminderung der Hornschichtfeuchtigkeit und eine Erhöhung des pH-Wertes in der erkrankten Haut auf (Seidenari u. Giusti 1995). Dies entspricht der Situation beim erwachsenen Neurodermitiker, bei dem der TEWL in der erkrankten Haut um den Faktor 5 und mehr erhöht ist. Demnach muss sowohl beim Kind als auch beim Erwachsenen von einer gesteigerten Wirkstoffpenetration in der Läsion ausgegangen werden.

Für die Wirkstoffsystemwirkung ist immer auch die behandelte Fläche im Verhältnis zum Körpergewicht von Bedeutung. Dieses Verhältnis ist beim Säugling und Kleinkind wesentlich größer als beim Erwachsenen (Tabelle 41.1). Damit muss auf jeden Fall bei großflächiger Therapie von einer größeren Systemwirkung des Wirkstoffs als beim Erwachsenen ausgegangen werden, insbesondere beim Vorliegen ekzematöser Veränderungen. Eine zusätzliche Wirkstoffpenetrationssteigerung ergibt sich durch Okklusivwirkung der Windeln im Genitalbereich. Der Gesichtspunkt der Systemwirkung muss dementsprechend

Tabelle 41.1. Relation von Körperoberfläche zu Körpergewicht in verschiedenen Lebensaltern

Lebensalter	Körpergewicht [kgKG]	Körperoberfläche [cm²]	Relation (Oberfläche/Gewicht) [cm²/kgKG]
Reifgeborenes	3,4	2100	617,6
6 Monate	7,5	3500	466,7
1 Jahr	9,3	4100	440,9
4 Jahre	15,5	6500	419,4
10 Jahre	30,5	10.500	344,3
Erwachsener	70,0	18.100	258,6

beim Kind mehr als beim Erwachsenen in Betracht gezogen werden.

> **Cave:**
> Bei Externa, von denen eine Systemwirkung zu vermuten ist, dürfen bei Kindern keine zu großen Mengen angewendet werden. Anhaltszahlen für die benötigte Externummenge entsprechend des Lebensalters finden sich in Tabelle 41.2.

41.1.2 Grundlagenbehandlung

Seifen und Detergenzien

Untersuchungen bezüglich der Wirkung von Seifen und Detergenzien auf die kindliche Haut belegen einen Anstieg des pH-Wertes und eine Entfettung. Alkalisierung und Entfettung sind am stärksten bei Verwendung einer alkalischen Seife (Gfatter et al.1997). Diese Ergebnisse entsprechen Befunden am Erwachsenen, die zudem eine stärkere Austrocknung durch alkalische Seifen belegt haben (Gehring et al. 1995). Somit sollten bei Kindern ebenso wie bei Erwachsenen bei der Körperreinigung synthetische saure Tenside alkalischen Seifen vorgezogen werden.

> Alkalische Seifen irritieren die empfindliche Haut stärker als saure synthetische Tenside.

Tabelle 41.2. Benötigte Externummenge für die 2-mal tägliche Ganzkörperbehandlung

Alter	Menge [g]	Alter	Menge [g]
3 Monate	8	3 Jahre	16
6 Monate	9,5	4 Jahre	19,25
12 Monate	12	5 Jahre	20
18 Monate	13,25	7 Jahre	24,5
2 Jahre	13,5	10 Jahre	30

Ölbadezusätze

Beim Kind sind Ölbadezusätze besonders bei der Reinigung der Haut von Neurodermitikern von Bedeutung. Bei Ölbädern ist grundsätzlich zwischen Spreitungsölbädern, Dispersionsölbädern mit geringem Tensidgehalt und Dispersionsölbädern mit relativ hohem Tensidgehalt zu unterscheiden. Spreitungsölbäder enthalten im Gegensatz zu Dispersionsölbädern keine waschaktiven Substanzen, sondern ausschließlich Lipide. Dispersionsölbäder mit großem Tensidgehalt bedingen eine Exsikkation der Hornschicht und eine Schädigung der Hornschichtbarriere. Spreitungsölbäder und Dispersionsölbäder mit geringem Tensidgehalt führen dagegen zu einer Hydratation und zu einer Okklusivität (Fluhr et al. 1998). Spreitungsölbäder sind somit beim neurodermitischen Kind anderen Ölbädern vorzuziehen, da keine weitere Schädigung der bereits reduzierten epidermalen Barrierefunktion zu erwarten ist.

> Bei neurodermitischer Haut empfehlen sich Spreitungsölbäder.

Emulsionen

Bei pflegenden Externa ist zwischen Öl/Wasser (O/W)-, Wasser/Öl (W/O)- und amphiphilen Emulsionen zu unterscheiden. Bei W/O-Emulsionen besteht die äußere Phase aus Lipiden. Diese liegen teilweise in einer strukturgebenden Gelstruktur, teilweise in flüssiger Form vor. In die flüssige Komponente sind Emulgatoren mit relativ hohem lipophilen und relativ geringem hydrophilen Anteil eingelagert. Teilweise finden sich diese Emulgatoren in multilamellärer Anordnung. In diese lamellären Strukturen kann Wasser in Tropfenform eingelagert werden (Abb. 41.1). In O/W-Emulsionen sind die strukturgebenden Komponenten multilamelläre Emulgatorstrukturen, wobei Emulgatoren mit dominierender Hydrophilie die entscheidende Rolle spielen. Diese Emulgatorstrukturen können Wasser in größerem Umfang einlagern. Bis zu einem gewissen Ausmaß bleibt dabei die multilamelläre Struktur erhalten; wird der Wassergehalt jedoch zu groß, so werden die lamel-

41.1 · Topische Therapie

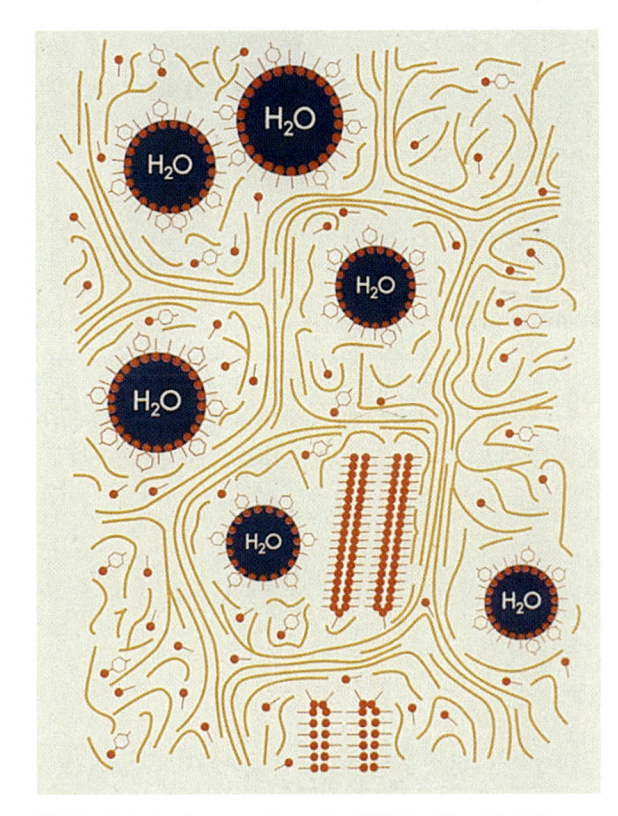

Abb. 41.1. Strukturvorstellung einer W/O-Emulsion. Die äußere Phase besteht aus einem Lipidgelgerüst und aus flüssigen Lipiden, in die Emulgatormoleküle teilweise in lamellärer Anordnung eingelagert sind. In die lamellären Emulgatorstrukturen kann in disperser Phase Wasser eingelagert werden

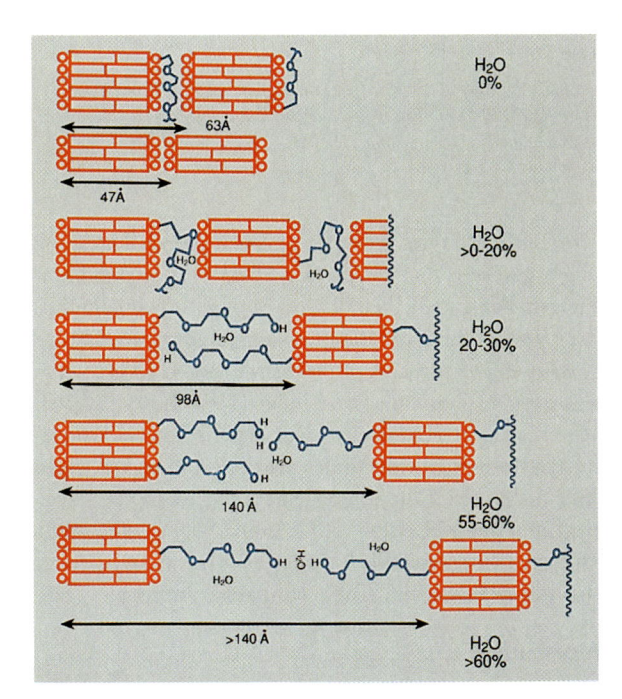

Abb. 41.2. Einlagerung von Wasser in lamelläre Emulgatoranordnungen von hydrophiler Dominanz. Bei großem Wasserangebot kann Wasser in erheblichem Umfang eingelagert werden. Ab einem Grenzwert werden die lamellären Emulgatoranordnungen gesprengt, und es entsteht Bulkwasser

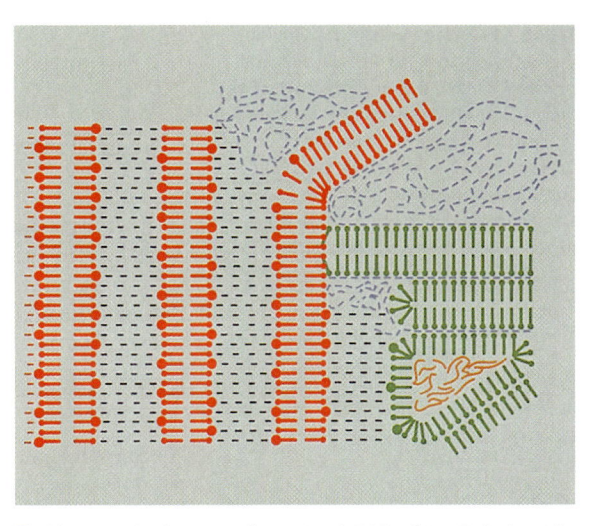

Abb. 41.3. Strukturvorstellung einer O/W-Emulsion. Es finden sich erhaltene lamelläre Anordnungen von Emulgatoren mit hydrophiler Dominanz (*rot*), in die Wasser gebunden ist. Teilweise ist auch freies Bulkwasser vorhanden. Schließlich finden sich lamelläre Anordnungen von Emulgatoren mit lipophiler Dominanz (*grün*). In dieser kann in disperser Phase Lipid eingelagert werden

lären Strukturen aufgesprengt, und es entsteht freies Bulkwasser.

Zusätzlich enthält dieser Emulgatortyp als Stabilisatoren Emulgatoren mit dominierendem lipophilen Anteil. In diese kann in disperser Phase Lipid eingebaut werden (Abb. 41.2 und 41.3). Bei hohem Anteil an Bulkwasser entsteht eine flüssige Lotio, bei niedrigem Anteil eine strukturierte Creme.

Amphiphile Emulsionen ähneln O/W-Emulsionen. Sie können in die reichlich vorhandenen dominierend hydrophilen Emulgatorstrukturen viel Wasser einlagern, sodass sie bis zur Lotio mit Wasser verdünnt werden können. Bei niedrigem Wassergehalt liegt eine äußere lipophile Phase vor (Junginger 1992).

W/O-Emulsionen sind auf der Haut instabil und setzen Wasser frei (Abb. 41.4). Bei niedrigem Wassergehalt entsteht so eine okklusiv wirkende Lipidschicht. Bei hohem Wassergehalt ist die Okklusivwirkung geringer (Abb. 41.5). Dies muss bei Kindern, insbesondere im Windelbereich der Säuglinge, bedacht werden, da dort keine Okklusivwirkung erwünscht ist. Aus diesem Grund sind W/O-Emulsionen mit einem Wassergehalt von etwa 60% weit besser für die Behandlung geeignet als wasserarme W/O-Emulsionen (Lehmann et al. 1997).

> Grundsätzlich haben W/O-Emulsionen eine besser fettende Wirkung als O/W-Emulsionen, und sie zeigen einen besseren Schutzeffekt gegen Tensidwirkungen (Bettinger et al. 1996).

Abb. 41.4. Wasserabgabe aus Emulsionen nach Auftragen auf die Haut. Aus 2 geprüften W/O-Emulsionen wird Wasser freigegeben, sie sind also instabil. Aus der wasserreichen O/W-Emulsion mit reichlich Bulkwasser wird verständlicherweise ebenfalls Wasser abgegeben, nicht aber aus der wasserarmen O/W-Emulsion, in der Wasser in gebundener Form vorliegt (Creme)

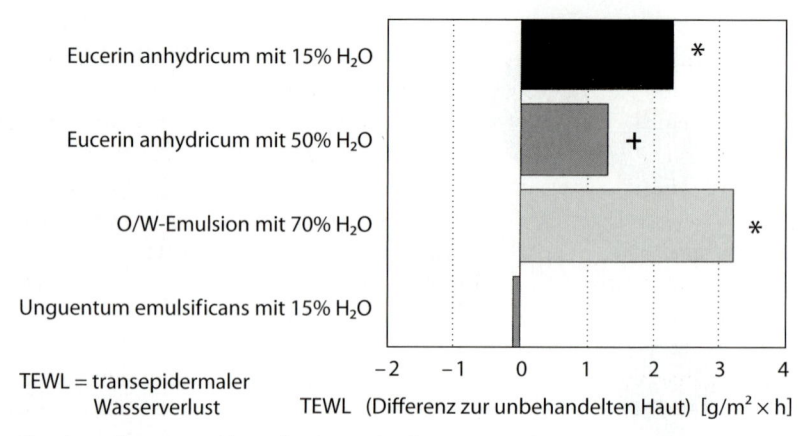

TEWL = transepidermaler Wasserverlust
Zunahme des transepidermalen Wasserverlusts im Vergleich zur unbehandelten direkt nach der Applikation
* $p < 0{,}01$; + $p < 0{,}05$; $n = 12$

* $p < 0{,}01$; + $p < 0{,}05$; $n = 12$

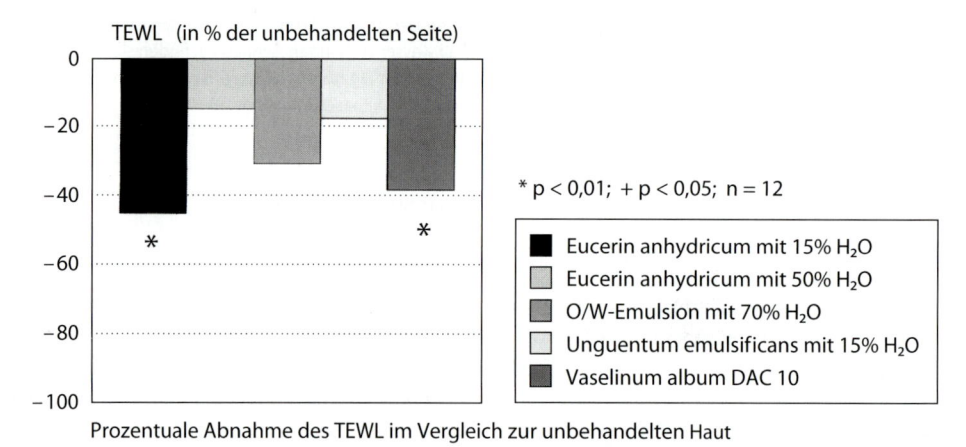

Abb. 41.5. Verminderung des transepidermalen Wasserverlustes 90 min nach Auftragen von Emulsionen und Vaseline. Die Okklusivität der wasserreichen W/O-Emulsionen und der O/W-Emulsionen ist deutlich geringer als die von Vaseline. Im Gegensatz dazu wirkt die wasserarme W/O-Emulsion gleich okklusiv wie Vaseline

Bei O/W-Emulsionen ist der Schutz gegenüber Tensidlösungen gering, außerdem können sie bei langzeitiger Anwendung aufgrund des hohen Anteils an hydrophil dominierten Tensiden zu einer Barriereschädigung mit Verlust an Hornschichtfeuchtigkeit und einem Anstieg des TEWL führen. Ähnliches gilt für amphiphile Emulsionen.

> W/O-Emulsionen schützen die empfindliche Haut, O/W-Emulsionen können sie schädigen.

Pflegende Externagrundlagen weisen ohne Zweifel bei geeigneter Zusammensetzung eine wichtige Schutzfunktion auf, die insbesondere beim Kind mit atopischem Ekzem zum Tragen kommt. Die erzielbare Barriereverbesserung dürfte beim Säugling gerade im Windelbereich von besonderer Bedeutung sein, der der irritativen Einwirkung von Urin und Kot ausgesetzt ist. Grundlagen allein haben schon einen gewissen therapeutischen Effekt bei Ekzemerkrankungen. Beim atopischen Ekzem wurde eine qualitativ ähnliche Verbesserung von Hautfunktionsparametern gefunden wie bei einer hydrokortisonhaltigen Vergleichspräparation (Gehring u. Gloor 1996; Schachner 1996). In der pädiatrischen Literatur wird darauf hingewiesen, dass bei Frühgeburten das Allgemeinbefinden und die Anfälligkeit gegen Infektionen durch die konsequente Anwendung von Externagrundlagen verbessert werden kann (Nopper et al. 1996). Dies erscheint verständlich, da der TEWL und die Hydratation der epidermalen Barriere normalisiert werden.

Moisturizer

Glyzerin und Harnstoff spielen eine dominierende Rolle als Moisturizer in O/W- und W/O-Emulsionen. Dabei sind 10% Harnstoff nicht effektiver als 5% Harnstoff. Man sollte also hohe Harnstoffkonzentrationen wegen der erheblichen irritativen Wirkung grundsätzlich vermeiden; dies gilt besonders auch bei Kleinkindern und Säuglingen. Ferner kann Harnstoff zu einer verstärkten Penetration sonstiger Wirkstoffe führen. Auch dieser Punkt muss bei Säuglingen bedacht werden. Andere, insbesondere toxische Nebenwirkungen sind nicht zu erwarten. In eine Harnstoffstudie bei Kindern mit Ichthyose wurden Patienten ab 1 Jahr eingeschlossen, ohne dass es zu toxischen Nebenwirkungen kam (Küster et al. 1998).

Glycerin hydratisiert in der 10%igen Form besser als in der 5%igen. Wegen des fehlenden irritativen Effektes im Vergleich zu Harnstoff ist Glycerin gut für die Behandlung der Säuglings- und Kleinkinderhaut geeignet. Ebenso günstig wie 10% Glycerin ist eine Kombination von 5% Glycerin und 5% Harnstoff (Gloor et al. 1997). Werden Glycerin oder Harnstoff einer O/W-Emulsion zugefügt, so führt dies zu einer Verbesserung des Schutzeffektes gegenüber Tensideinwirkungen (Grunewald et al. 1995).

> Die Kombination von Glycerin und Urea hydratisiert und schützt vor Tensiden.

Linolsäure

Die Hornschichtbarriere kann durch Linolsäure, einen Bestandteil von Ceramid I, oder durch Ceramide günstig beeinflusst werden. Wir konnten zeigen, dass auf atopischer bzw. auf vorgeschädigter Haut Ceramide den TEWL reduzieren und die Hornschichtfeuchtigkeit verbessern (Gehring et al. 1997). Der positive Effekt von Nachtkerzensamenöl auf die Barriere dürfte auf den hohen Gehalt an Linolsäure zurückzuführen sein (Janossy et al. 1995). Wirksam ist es nur in einer W/O-Grundlage und nicht in einer O/W- oder amphiphilen Emulsion.

Schüttelmixturen und Pasten

Schüttelmixturen haben wohl aufgrund des hohen Gehalts an Glycerin (25% bei Lotio alba) einen stark hydratisierenden Einfluss und sind insbesondere bei exsudativen Formen des kindlichen atopischen Ekzems geeignet (Müseler et 1995). Lipophile Pasten (Puder in Fettbase oder W/O-Emulsion) können die Haut gegen Irritanzien (z. B. Urin) schützen und sind somit in intertriginösen Bereichen zu empfehlen. Hydrophile Dreiphasenpasten (Puder in O/W-Emulsion) trocknen die Haut aus, es sei denn, dass sie Moisturizer, z. B. Glycerin, enthalten.

41.1.3 Wirkstoffe

Diskutiert werden nur Wirkstoffe, die nicht aus grundsätzlichen toxikologischen Erwägungen als obsolet anzusehen sind. Beispiele für solche obsoleten Wirkstoffe sind Hexachlorophen, Phenole, Resorcin, quecksilberhaltige Wirkstoffe und Borsäure.

Dermatokortikosteroide

Wie keine andere Therapie in der Dermatologie wird die Behandlung mit Dermatokortikosteroiden von vielen Patienten bzw. von deren Eltern abgelehnt. Dies steht in eklatantem Widerspruch zur tatsächlichen Häufigkeit von Nebenwirkungen (◘ Tabelle 41.3), sodass Kortikosteroide unverändert einen hohen Stellenwert bei der Ekzembehandlung haben.

Dermatokortikosteroide werden entsprechend ihres Wirkungsgrades in 4–7 Gruppen unterteilt. Die verschiedenen Klassifizierungen beruhen auf unterschiedlichen Bewertungskriterien. Teilweise erscheinen die gleichen Wirkstoffe je nach Grundlage in unterschiedlichen Gruppen, was sich durch die unterschiedliche Wirkstoffabgabe aus Externagrundlagen erklärt. Allen Einstufungen ist jedoch gemeinsam, dass Hydrokortison immer in der Gruppe der am schwächsten wirksamen Dermatokortikosteroide geführt wird. Dies gilt für alle untersuchten Vehikel. Somit eignet sich Hydrokortison gut für die Magistralrezeptur. Galenische Probleme und mangelnde Wirkstofffreigabe sind kaum zu befürchten. Eine Hydrokortisonkonzentration von 1% ist in der Regel ausreichend. Nebenwirkungen sind bei dieser Therapie nicht zu befürchten. Trotzdem wird man beim Kind versuchen, die Behandlung wegen eines möglichen Tachyphylaxiephänomens zeitlich zu begrenzen.

Oft erweist es sich als nutzvoll, Hydrokortison nicht abrupt abzusetzen, sondern eine Behandlung mit 0,5%igen Hydrokortisonzubereitungen anzuschließen, um einen Rebound-Effekt zu vermeiden. Eine andere Möglichkeit der Anschlussbehandlung ist die Verwendung eines Calcineurinantagonisten. Kortikosteroidsparend wirkt die sog. Intervalltherapie, bei der alternierend nur mit der kortikosteroidfreien Grundlage behandelt wird.

> Hydrokortison kann auch beim Kind ohne Gefahr von Nebenwirkungen angewendet werden.

Stärkere Steroide sollten nur ausnahmsweise und nur über wenige Tage beim Kleinkind und Säugling angewendet

◘ **Tabelle 41.3.** Nebenwirkungen bei topischer Dermatokortikosteroidtherapie

Lokal	Systemisch
Atrophie der Haut	Suppression der Nebenniere
Teleangiektasien	Wachstumshemmung
Striae	Gedeihstörung
Rosacea	Cushing-Syndrom
Verdeckung einer Tinea	Glaukom
Granuloma gluteale infantum	Aufflammen einer Psoriasis
Akne	
Hirsutismus	
Hypopigmentierung	

werden, sind aber in diesem Rahmen ebenfalls unbedenklich. In den wenigen Fällen, in denen eine länger dauernde Behandlung mit mittelstarken Steroiden nötig ist, empfiehlt es sich, auf Neuentwicklungen zurückzugreifen, denen bei entzündungshemmender Effizienz geringe topische und systemische Nebenwirkungen zugeschrieben werden. Zu erwähnen sind dabei Prednicarbat (Dermatop), Mometasonfuroat (Ecural), Desonid (Sterax, Topifug) und Methylprednisolonaceponat (Advantan).

Teere

Beim atopischen Ekzem des Erwachsenen hat Steinkohlenteer nach wie vor einen Platz. Beim Säugling sind dagegen toxische Wirkungen durch systemische Aufnahme zu befürchten (Siegfried 1996). Die Monographie des Bundesgesundheitsamtes (1993) bezeichnet die Anwendung im Kleinkindesalter als relative Kontraindikation. Bei älteren Kindern ist eine Verwendung über einen Zeitraum von bis zu 4 Wochen, ausnahmsweise auch länger, unter ständiger ärztlicher Aufsicht möglich.

> **Cave:**
> Da im Steinkohlenteer Kanzerogene in erheblichem Umfang vorkommen (Ippen 1993), sollte eine länger dauernde Behandlung unterbleiben.

Völlig anders zu bewerten sind Pflanzenteere und Teerdestillate, da weder Birkenteer noch Liquor carbonis detergens größere Mengen an Kanzerogenen enthalten. Die vergleichenden Untersuchungen machen deutlich, dass der Kanzerogengehalt von reinem Steinkohlenteer etwa 100- bis 1000fach höher ist als der von Liquor carbonis detergens und Birkenteer. Damit sind Bedenken gegen diese Substanzen weitgehend hinfällig. Liquor carbonis detergens und mit Einschränkung auch Pflanzenteere werden in der pädiatrischen Literatur bei älteren Kindern empfohlen (Siegfried 1996). Gegen Pflanzenteere bestehen allerdings wegen der starken allergisierenden Wirkung besonders bei länger dauernder Anwendung Bedenken.

Bituminosulfonate und Tumenol sind weitgehend frei von Kanzerogenen (Ippen 1993). Unter den Bituminosulfonaten eignet sich für die Therapie das farblose Leukichthol, das auch für Rezepturzwecke zur Verfügung steht. Ein häufig angewendeter Wirkstoff, der nicht irritabel ist, allerdings bezüglich seiner Effizienz kaum untersucht wurde, ist Tumenol. Die Behandlung stützt sich ausschließlich auf langjährige praktische Erfahrungen, die eine gute Wirksamkeit und eine minimale Nebenwirkungsrate beim atopischen Ekzem gezeigt haben.

Bei Verwendung von Liquor carbonis detergens und Leukichthol in der Magistralrezeptur ist Vorsicht geboten. Meist lassen sich diese Wirkstoffe in O/W- und amphiphile Emulsionen relativ gut einarbeiten, während bei W/O-Emulsionen und auch lipophilen Dreiphasenpasten Inkompatibilitäten auftreten können. Bei Leukichthol empfiehlt es sich, im Fall einer W/O-Emulsion auf die Spezialität Ichthosin Creme zurückzugreifen, die 4% Leukichthol enthält. Unproblematisch ist die Rezeptur in lipophilen Pasten vom Zweiphasentyp (Puder in Fettbase) und in wasserfreien Fettbasen.

Farbstoffe

Farbstoffe finden im Kindesalter einen breiten Indikationsbereich, da sie eine hervorragende antimikrobielle Wirkung aufweisen und austrocknend, evtl. auch entzündungshemmend wirken. Nicht mehr vertretbar ist die Rezeptur der klassischen Solutio Castellani, da diese mit Resorcin einen obsoleten Wirkstoff enthält. Das Neue Rezepturformularium (NRF) empfiehlt in seiner letzten Fassung alternativ die 0,5%ige ethanolhaltige Fuchsinlösung (NRF 11.26). Als effizient hat sich ebenfalls eine Rezeptur mit Chlorhexidindigluconat erwiesen (Tabelle 41.4). Gegen beide Rezepturen bestehen keine toxikologischen Bedenken. Allerdings ist es sinnvoll, beim Säugling – insbesondere bei Behandlung der Windelregion – die beiden Lösungen mit gereinigtem Wasser im Verhältnis 1:1 zu verdünnen, sodass eine 2,5- bzw. 2%ige Fuchsinlösung resultiert. Fuchsin dürfte wie die anderen Farbstoffe die Zellproliferation vermindern, sodass unter Okklusivbedingungen, die in der Windelregion gegeben sind, bei höheren Konzentrationen Schädigungen der Epidermis nicht ausgeschlossen werden können..

> **Cave:**
> Farbstofflösungen hemmen die Proliferation, und u. U. können sogar Nekrosen der Haut besonders in der Genitalregion des Säuglings entstehen.

Aus diesem Grunde haben die Rezepturen des NRF nicht nur für Fuchsin, sondern auch für Gentianaviolett niedrigere Konzentrationen als früher üblich vorgesehen. Empfohlen wird im NRF Methylrosaniliumchloridlösung 0,5% NRF 11.69 (identisch mit Gentianaviolett). Auch diese Lösung sollte man beim Säugling in der Genitalregion im Verhältnis 1:1 mit gereinigtem Wasser verdünnen. Eine eigene Rezeptur, die sich beim Kind gut bewährt hat, findet sich in Tabelle 41.5.

Während Fuchsin und Gentianaviolett eine sehr gute antimikrobielle Wirkung aufweisen (Fluhr u. Gloor 1997), die sich sowohl auf Candida albicans wie auf die meisten pathogenen Bakterien bezieht, zeigt Eosin keine antimikrobielle Wirkung (Gehring et al. 1990). Eosin hat aber den

Tabelle 41.4. Antimikrobiell wirksame Farbstofflösungen: eigene Rezeptur und ethanolhaltige Fuchsinlösung

Farbstofflösung	Menge [g]
Chlorhexidingluconatlösung 20%	5,0
Aceton	5,0
Ethanolische Fuchsinlösung 4%	10,0
Gereinigtes Wasser	ad 100,0

Tabelle 41.5. Antimikrobiell wirksame Farbstofflösung (identisch mit Gentianaviolett): eigene Rezeptur

Farbstofflösung	Menge [g]
Methylrosaniliumchloridlösung 0,5% NRF 11.69	30,0
Glycerin 85%	30,0
Sebexol Creme Emulsion	ad 100,0

Vorteil, dass es die Zellteilung nicht hemmt, eine gute austrocknende und antiekzematöse Wirkung zeigt und nicht irritiert. Für die Behandlung der Psoriasis im Inguinalbereich hat sich die Verwendung von Eosin bewährt. Beim Säugling wird eine Konzentration von 0,5% gewählt.

Antimikrobielle Substanzen
Antibiotika

Beim Kind haben Staphylococcus (S.) aureus und Streptococcus pyogenes (β-hämolysierende Streptokokken der Gruppe A) eine übergeordnete pathogenetische Bedeutung. Bei Streptokokken findet sich meist eine Sensibilität für Bacitracin und Erythromycin. S. aureus ist meist für Bacitracin, Fusidinsäure, Erythromycin, Tetracyclin, Neomycin und Gentamycin sensibel. Am geeignetsten ist die Behandlung mit Fusidinsäure und Bacitracin, da diese Antibiotika beim Kind nicht oder kaum systemisch eingesetzt werden und weitgehend nebenwirkungsfrei sind. Gut möglich ist auch eine Behandlung mit Erythromycin, das zwar systemisch eingesetzt wird, aber kaum Nebenwirkungen zeigt. Tetracyclin sollte – ähnlich wie bei systemischer Therapie – wegen der möglichen Einlagerung in die Zähne im Fall einer Systemresorption vor dem 8. Lebensjahr nur kurzzeitig und nicht zu großflächig eingesetzt werden. Neomycin und Gentamycin sollten wegen der hohen Sensibilisierungspotenz möglichst nicht verwendet werden. Gentamycin hat außerdem eine Bedeutung als systemisches Reserveantibiotikum bei Probleminfektionen.

> Der Grundsatz, möglichst solche Lokalantibiotika zu verwenden, die für die Systembehandlung nicht in Frage kommen, ist beim Kind von größerer Bedeutung als beim Erwachsenen, da besonders im Windelbereich und bei defekter Barriere mit einer stärkeren Systemresorption zu rechnen ist und das Risiko einer Resistenzentwicklung pathogener Keime höher ist.

Gramnegative Keime spielen beim Kind eine weniger wichtige Rolle als beim Erwachsenen. Bei Pseudomonas aeruginosa und Klebsiella ist Polymycin B das Lokalantibiotikum der Wahl, bei Proteus muss auf Gentamycin oder Neomycin zurückgegriffen werden, da unproblematischere Antibiotika nicht zur Verfügung stehen.

Antimykotika

Die üblicherweise verwendeten Lokalantimykotika sind auch beim Säugling und Kleinkind unbedenklich, sodass keine therapeutischen Unterschiede zum Erwachsenen bestehen. Eine dominierende Rolle im Windelbereich spielt die Candidiasis. Neueren Mitteilungen zufolge kommt beim Säugling häufig eine Malassezia-furfur-Pustulosis im Gesicht vor, die oft als Acne neonatorum fehlgedeutet wird. Sie kann mit ketonazolhaltigen Externa erfolgreich behandelt werden (Rapelanoro et al. 1996). Zur Therapie der seborrhoischen Dermatitis von Kleinkindern werden am Kopf Bifonazol-Shampoo (Zeharia et al. 1996), an anderen Stellen verschiedene Lokalantimykotika empfohlen, da vermutlich Malassezia furfur eine pathogenetische Bedeutung hat.

Antiseptika

Antiseptika stehen für die dermatologische Therapie nur in begrenztem Umfang zur Verfügung, da gegen viele früher verwendete Wirkstoffe toxikologische Bedenken geltend gemacht werden (z. B. quecksilberhaltige Wirkstoffe). Die größte Bedeutung hat Polyvidonjod, das gegen ein breites Spektrum von Bakterien und Pilzen wirksam ist (Gehring et al. 1990). Polyvidonjod (PVJ) wird 10%ig entweder als Spezialität (zahlreiche Präparate) oder als NRF-Rezeptur (PVJ-Lösung 10% NRF 11.16, PVJ-Salbe und weiche PVJ-Salbe 10% NRF 11.17) eingesetzt. Eine Anwendungseinschränkung bezüglich großflächiger Anwendung, geschädigter Haut und Schleimhaut besteht bei Neugeborenen und bei Säuglingen unter 6 Monaten.

Clioquinol (Linola-sept Emulsion 0,5%ig; in der Magistralrezeptur 3% in Pasten, Salben und Schüttelmixturen) und 8-Chinolinolsulfat (Chinosol, Leioderm Creme 0,25%, in der Magistralrezeptur 0,1% in Lösungen) sind vorwiegend gegen grampositive Keime wirksam. In der Roten Liste werden für beide Wirkstoffe bei den Spezialitäten keine Einschränkungen bei Kleinkindern genannt.

Chlorhexidingluconat weist eine breite antimikrobielle Wirkung gegen grampositive, gramnegative Keime und Hefen auf (Garbe et al. 1996). Die übliche Anwendungskonzentration in Lösungen, Salben und Cremes ist 1%; Anwendungsbeschränkungen im Kindesalter gibt es nicht. Ethacridinlactat (Rivanol) weist eine gute antimikrobielle Wirkung, v. a. gegen Staphylokokken, Streptokokken und E. coli, aber auch gegen Hefen auf. Unangenehm ist die gelbe Verfärbung der Wäsche. Anwendung findet es als Spezialität (Rivanol Lösung 0,1%, Rivanol Salbe 0,2%) oder in der Magistralrezeptur (ethanolhaltige Ethacridinlactat-Lösung 0,5% oder 0,1%, NRF 11.8; Ethacridinlactat-Zinkpaste 1%, NRF 11.7; Ethacridinlactat-Salbe 1% mit Salicylsäure 3%, NRF 11.63). Einschränkungen im Kindesalter werden nicht angegeben. Triclosan wird 2%ig in lipophilen Grundlagen eingesetzt wird.

> Antiseptika empfehlen sich zur topischen Therapie, da im Gegensatz zu topischen Antibiotika nicht mit einer Resistenzinduktion der Keime zu rechnen ist. Auch die Gefahr einer iatrogenen Kontaktsensibilisierung tritt in den Hintergrund.

Antiparasitäre Wirkstoffe

Die antiparasitäten Wirkstoffe sind in Übersicht 41.1 genannt. Die Behandlung der Skabies bei Säuglingen ist immer schwierig und sollte deshalb stationär durchgeführt werden. Wichtig ist, dass vor der Behandlung keine Badezusätze und Cremes verwendet werden, da diese die Resorption begünstigen können. Auch warme Bäder mit Wasser oder warmes Abduschen sind zu vermeiden. Bei erosiven Hautveränderungen besteht ebenfalls die Gefahr einer erhöhten Resorption. Bei Kleinkindern und Säuglingen ist zudem mit einer Irritation der Haut zu rechnen, sodass meist eine entzündungshemmende Nachbehandlung nötig ist. Bezüglich Wäschewechsel und Partnerbehandlung sind selbstverständlich die gleichen Grundsätze wie beim Erwachsenen zu beachten.

Aknetherapeutika

Bei der Acne neonatorum und der Acne infantum ergeben sich aufgrund des geringen Lebensalters spezielle Probleme der Behandlung. Die Acne venenata infantum, die durch komedogene Kosmetik hervorgerufen ist, die Steroidakne des Kindes und die seltene Chlorakne sind durch Meidung der schädigenden Noxen beeinflussbar und bedürfen keiner besonderen Therapie. Selbstheilend ist auch das fetale Hydantoinsyndrom, hervorgerufen durch die Einnahme von Diphenylhydantoin durch die Mutter während der Schwangerschaft.

Bei der Acne neonatorum und Acne infantum kann Erythromycin (entweder als Spezialität oder Erythromycin-Creme 4%, NRF 11.77 bzw. Erythromycin-Spiritus 4%, NRF 11.78) ohne toxikologische Probleme verwendet werden. Zu beachten ist eine zu erwartende Resistenzinduktion der Keime. Ebenfalls keine Einwände bestehen gegen Azelainsäure (Skinoren).

Wesentlich problematischer erscheint beim Kind die Anwendung von Benzoylperoxid oder Tretinoin bzw. Isotretinoin. Diese Wirkstoffe sind im Prinzip auch für die Behandlung der Acne neonatorum und der Acne infantum zugelassen (Jansen et al. 1997), wegen ihrer irritativen Wirkung ist eine Anwendung jedoch nur in Emulsionsgrundlagen und in niedrigen Konzentrationen (Benzoylperoxid 2,5%, Tretinoin 0,025%) zu empfehlen. Benzoylperoxid steht dafür in verschiedenen Spezialitäten zur Verfügung. Tretinoin kann entweder als Lösungscreme (verschiedene Handelspräparate) oder als Suspensionszubereitung (z. B. Tretinoin 0,025% in einem hydrophilen Vehikel) angewendet werden. Isotretinoin ist als Fertigpräparat nur in der bei Erwachsenen üblichen Konzentration erhältlich (Isotrex Gel). Clindamycin und Tetrazykline sind beim Säugling und Kleinkind wegen zumindest theoretisch denkbarer Systemnebenwirkungen nicht empfehlenswert.

Psoriasistherapeutika

Die effizienteste Lokaltherapie der Psoriasis ist die Dithranoltherapie. Dithranol weist keine Systemnebenwirkungen auf, die Anwendung ist jedoch wegen der Irritabilität und wegen der Verschmutzung von Haut und Wäsche schlecht praktikabel. Besondere Probleme können beim Kind dadurch entstehen, dass Dithranol in die Augen verschmiert wird. Am besten durchführbar ist die Minutentherapie. Man wendet Dithranol dabei in einer abwaschbaren Grundlage an, lässt sie 10–20 min einwirken und duscht sie anschließend ab. Dabei ist die Irritabilität deutlich geringer als bei

---

Übersicht 41.1. Antiparasitäre Wirkstoffe

- *Pyrethroide und Pyrethrine*:
  Sie gelten als die wirksamsten Agenzien, v. a. bei Skabies. In Deutschland ist nur Allethrin in Kombination mit dem Synergisten Piperonylbutoxid (Spregal Lösung) für die Skabiesbehandlung zugelassen; allerdings wird in Kürze die Zulassung eines Permethrin-haltigen Fertigarzneimittels erwartet. Die Kombination von Allethrin und Piperonylbutoxid wird auch für die Pediculosis empfohlen (Jacutin N). Vergleichbar sind Goldgeist forte, Quellada P Pyrethrine Shampoo, das Pyrethrumextrakt und Piperonylbutoxid enthält, und Permethrin (Infectopedicul).
- *Lindan* (*Hexachlorcyclohexan;* JacutinEmulsion, Quellada H Hexachlorcyclohexan Shampoo):
  Lindan wird aufgrund seiner Toxizität inzwischen nicht mehr als Therapeutikum der 1. Wahl bei Skabies empfohlen. Bei der Pediculosis capitis kommt es aufgrund zunehmender Resistenzentwicklung ebenfalls kaum noch in Frage.
- *Benzylbenzoat* (Antiscabiosum10% und 25%):
  Bei Kindern nur Anwendung in 10%iger Konzentration. Absolute Kontraindikation bei Säuglingen, relative Kontraindikation bei Kleinkindern.
- *Crotamiton* (Crotamitex, Euraxil):
  Antiskabiosum schwächerer Wirkung. Kontrollierte Studien bei Kleinkindern bezüglich Wirksamkeit und Toxizität stehen aus.
- *Schwefel*:
  Entweder Mesulfel (Citemulg) oder Sulfur praecipitatum 3- bis 10%ig in Pasten, Cremes oder Salben. Die Wirkung ist relativ unzuverlässig. Kontrollierte Studien über Effektivität beim Kleinkind fehlen ebenso wie zur Toxizität.

längerer Anwendung, die Wäscheverschmutzung nahezu ausgeschlossen und eine Überwachung des Kindes während der Anwendung möglich. Man beginnt mit einer Konzentration von 0,05% und steigert die Konzentration in Stufen mehr oder weniger schnell je nach Hautreizung bis auf 2%.

Geeignet ist für die Magistralrezeptur u. a. abwaschbare Dithranolsalbe 0,05%, 0,1%, 0,25%, 0,5%, 1% oder 2% mit Salizylsäure 2%, NRF 11.52. Da für die galenische Stabilisierung von Dithranol 0,5% Salizylsäure genügt, kann die Salizylsäurekonzentration wegen der möglichen systemtoxischen Wirkungen bei großflächiger Anwendung auf 0,5% reduziert werden. Aus dem gleichen Grund ist auch eine großflächige Anwendung salizylsäurehaltiger Rezepturen zum Zweck der Entschuppung beim Kind zu vermeiden.

> Dithranol ist auch beim Kind ein bewährtes und sicheres Mittel zur Behandlung der Psoriasis.

Als alternative Behandlungsformen kommen die Phototherapie und die Teerbehandlung beim Kind kaum in Betracht. Calcipotriol und Tacalcitol sind für die Anwendung bei Kindern nicht zugelassen. Calcipotriol wurde allerdings bei Kindern bereits im Rahmen klinischer Studien in beschränkten Arealen eingesetzt, ohne dass eine Beeinflussung des Kalziumstoffwechsels festgestellt wurde (Chapell u. Rasmussen 1997). Wie bei der Aknetherapie kann auch Tretinoin beim Kind zur Behandlung der Psoriasis eingesetzt werden, während das Retinoid Tazaroten (Zorac) beim Kind nicht hinreichend erprobt ist. Steroide können kleinflächig unter Beachtung der oben genannten Kautelen mit relativem Erfolg eingesetzt werden.

Keratolytika

Unter Keratolytika im engeren Sinn versteht man Wirkstoffe, die Keratin auflösen. Sie spielen in der pädiatrischen Dermatologie keine Rolle. Keratolytika im weiteren Sinn sind Wirkstoffe, welche die interkorneozytären Verbindungen auflösen können. Es kommen im Wesentlichen in Frage:
- *Harnstoff:* Auch beim Kind toxikologisch unbedenklich, in Konzentration von 10% und mehr aber evtl. irritierend. Neben verschiedenen Spezialitäten kommen Magistralrezepturen (z. B. wasserhaltige Harnstoff-Wollwachsalkohol-Salbe 5% oder 10%, NRF 11.74) zum Einsatz. Von der Verwendung beim Säugling sollte wegen der irritativen Wirkung und der penetrationsfördernden Eigenschaften abgesehen werden.
- *Salizylsäure.*

> **! Cave:**
> Eine großflächige Anwendung in Konzentrationen über 0,5% verbietet sich bei Säuglingen und Kleinkindern wegen des Risikos systemischer toxischer Wirkungen.

- *Tretinoin:* Im Gegensatz zu Salizylsäure und Harnstoff wird nicht die interkorneale Bindung direkt beeinflusst, sondern der Verhornungsmechanismus modifiziert. Bei Kleinkindern und Säuglingen ist Tretinoin wegen der irritativen Wirkung problematisch.

Lokalanästhetika

Von Bedeutung ist EMLA Creme, die Lidocain und Prilocain enthält und die vor Behandlung von Viruspapillomen oder vor Laser-Behandlung von Gefäßanomalien topisch verwendet werden kann. Die Auftragung erfolgt okklusiv für 1–2 h vor dem Eingriff. Eine Maximaldosis von 10 g, bei Kleinkindern von 2 g, sollte nicht überschritten werden.

> **! Cave:**
> Vor dem 3. Lebensmonat sollte EMLA wegen des Risikos der Methämoglobinbildung nicht angewendet werden (de Waard van der Spek 1992).

41.1.4 Photochemotherapie

Die Photochemotherapie wird in den meisten Kliniken bei Kindern mit großer Zurückhaltung durchgeführt. Einer der Gründe ist die Schwierigkeit der praktischen Durchführung, ein anderer die Gefährdung des Patienten. Bedenken bestehen v. a. aufgrund der Beobachtung, dass starke UV-Exposition im Kindesalter die spätere Entstehung von Melanomen und epithelialen Hauttumoren begünstigen kann. Dies bedeutet aber nicht, dass die Photochemotherapie im Kindesalter in jedem Fall kontraindiziert ist (Esterly 1996). Man beschränkt sie allerdings auf wenige seltene Indikationen wie Graft-vs.-host-Krankheit, kutanes T-Zelllymphom oder lineare zirkumskripte Sklerodermie mit drohender Extremitätenverkürzung. Bei der PUVA-Behandlung erweist sich beim Kind die sog. Bade-PUVA-Therapie (Vollbad mit 30 ml 0,5% 8-MOP-Lösung, anschließend UV-A-Bestrahlung) oder die Creme-PUVA-Behandlung (Einreibung mit 0,0006%iger 8-MOP-Zubereitung in einem W/O-System, nach 1/2–1 h Bestrahlung mit UV-A) als besser praktikabel als die systemische 8-MOP-Applikation mit nachfolgender Bestrahlung.

41.1.5 Calcineurinantagonisten

Die topischen Calcineurinantagonisten Tacrolimus (Protopic) und Pimecrolimus (Elidel, Douglan) stellen eine neuartige Gruppe von antientzündlich wirksamen Substanzen dar, die bei der Behandlung des atopischen Ekzems eine Alternative zu topischen Kortikosteroiden darstellen (Luger 2003). Im Gegensatz zu stärker wirksamen Kortikosteroiden kommt es nicht zu atrophisierender Wirkung an der Haut (Bos 2002). Pimecrolimus ist sicher und kann auch bei Säuglingen ab einem Lebensalter von 3 Monaten angewendet werden, ist aber ebenso wie Tacrolimus erst ab einem Alter von 2 Jahren zugelassen (Kapp et al. 2002).

41.2 Systemische Therapie

41.2.1 Einleitung

Besonderheiten einer Systembehandlung im Kindesalter ergeben sich durch spezielle Resorptionsverhältnisse und durch eventuelle Nebenwirkungen, die in der Entwicklungsphase des Kindes besonders zum Tragen kommen. Darüber hinaus limitiert sich der Einsatz von systemischen Präparaten dadurch, dass für eine Vielzahl von Medikamenten keine toxikologischen Daten bei Kindern vorliegen und die Präparate zur Anwendung im Kindesalter nicht zugelassen sind. Damit unterliegt ihr Einsatz in besonderen Einzelfällen der Entscheidung und Verantwortung des Arztes unter Wertung des Verhältnisses von Nutzen und Risiko. Vor diesem Hintergrund sollen besondere Aspekte bei der Behandlung von Kindern mit Antimykotika, Antibiotika, Virustatika, Antihistaminika, Retinoiden und Ciclosporin A hervorgehoben werden.

Die systemische Behandlung mit Kortikosteroiden ist aus dermatologischer Sicht im Kindesalter nur in seltenen Fällen indiziert. Aus diesem Grund soll auf dieses Thema nicht gesondert eingegangen werden. Indikationen für die akute Verwendung von Kortikosteroiden können sich bei schweren allergischen Reaktionen und Schockzuständen ergeben. Als Nebenwirkung ist bei Kindern vor allen Dingen die Retardierung der Ossifikation zu nennen, da Kortikosteroide die Osteoblastentätigkeit hemmen. Diese Gefahr ist jedoch bei kurzzeitiger Verabreichung nicht gegeben, auch wenn sie hochdosiert stattfindet, sondern kommt nur bei längerfristiger Verwendung zum Tragen, wie dies bei der Behandlung des schweren Asthma bronchiale oder von Autoimmundermatosen der Fall sein könnte.

41.2.2 Antimykotika

Bei kutaner Kandidose, Pityriasis versicolor und bei Tinea corporis et pedis ist in der Regel eine topische antimykotische Behandlung ausreichend. Dagegen ist bei Systemkandidose, Onychomykose und der Tinea capitis sowie bei immunsupprimierten Kindern eine systemische Behandlung erforderlich.

Als systemische Antimykotika zur Behandlung der verschiedenen Trichophyton- und Mikrosporumarten stehen Griseofulvin, Itraconazol, Terbinafin und Fluconazol zur Verfügung. Ketoconazol sollte bei Kindern prinzipiell nicht verabreicht werden, da die Hepatotoxizität erheblich ist und keinerlei Vorteil gegenüber Griseofulvin gegeben ist.

Griseofulvin

Griseofulvin wirkt fungistatisch und ist das einzige systemisch wirksame Antimykotikum gegen Trichophyton- und Mikrosporumarten mit Zulassung zur Anwendung bei Kindern (Elewski 1996). Für Kinder im Alter von 2–14 Jahren gelten als Dosierungsempfehlung 10 mg/kgKG. Das entspricht 1–3,5 Tabletten einer Zubereitungsform mit 125 mg Griseofulvin (Likuden M, Griseo 125). Bei Pilzerkrankungen der Haut ergibt sich in der Regel ein Behandlungszeitraum von 3–5 Wochen. Die Tinea capitis macht eine Anwendung von 2–3 Monaten erforderlich. Bei Onychomykose erstreckt sich das Behandlungsintervall auf 6–12 Monate.

Im Vordergrund der Nebenwirkungen von Griseofulvin steht die Hepatotoxizität (Elewski 1996). Aus diesem Grund ist die Anwendung bei akuten hepatischen Porphyrien und bei schweren Leberfunktionsstörungen kontraindiziert. Bei längerer Einnahme sollten die Leberparameter kontrolliert werden. Auch bei Kollagenosen ist Griseofulvin kontraindiziert, da in seltenen Fällen Exazerbationen, insbesondere beim Lupus erythematodes, beobachtet wurden. Weitere seltene Nebenwirkungen sind Photosensibilisierung, Leukopenie und Albuminurie. Stevens-Johnson-Syndrom und toxische epidermale Nekrolyse sind im Zusammenhang mit Griseofulvin beobachtet worden, ebenso zentralnervöse Störungen und allergische Reaktionen der Haut. Relativ häufig kommt es zu gastrointestinalen Störungen. Wechselwirkungen bestehen zu Antikoagulanzien vom Cumarintyp, deren Wirkung abgeschwächt wird. Durch Barbiturate wird der Effekt von Griseofulvin reduziert.

Itraconazol (Sempera)

Itraconazol ist bei Kindern bislang nicht zugelassen; es liegen jedoch Einzelmitteilungen bei Onychomykosen und Tinea capitis vor (Suarez 1997; Lopez-Gomez et al. 1994).

Der Einsatz von Itraconazol scheint bei Kindern insbesondere dann gerechtfertigt zu sein, wenn mit Griseofulvin kein Therapieerfolg erzielt werden konnte. Lukacs berichtet über 3 Geschwister zwischen 3 und 8 Jahren mit Tinea capitis durch Mikrosporum canis, die mit Itraconazol erfolgreich behandelt werden konnten, nachdem Griseofulvin über 5 Monate erfolglos eingesetzt worden war (Lukacz et al. 1994).

Als Anhaltspunkt für die Dosierung von Itraconazol bei Kindern kann in Abhängigkeit vom Körpergewicht folgendes Schema gelten:
- 10–20 kgKG: 100 mg jeden 2. Tag,
- 20–40 kgKG: 100 mg täglich,
- 40–50 kgKG: 100 mg und 200 mg im täglichen Wechsel,
- >50 kgKG: 200 mg täglich.

Bezüglich zu erwartender Nebenwirkungen schwanken die Angaben zwischen 1% und maximal 10% der behandelten

Fälle. Vorrangig ist eine reversible Erhöhung der Leberenzyme zu erwarten. Gastrointestinale Störungen, Flush-Symptomatik, Kopfschmerz, Schwindel, Müdigkeit, allergische Reaktionen bis hin zum Stevens-Johnson-Syndrom sind berichtet worden.

> **! Cave:**
> Bei gleichzeitiger Gabe von Itraconazol und Ciclosporin oder oralen Antidiabetika ist mit erhöhten Plasmaspiegeln zu rechnen.

Terbinafin (Lamisil)

Mit Terbinafin steht ein weiteres orales Antimykotikum zur Verfügung, das bei der Behandlung der Tinea capitis gegenüber Griseofulvin Vorteile im Hinblick auf die Effektivität, den Behandlungszeitraum und die Nebenwirkungen hat (Jones 1995). In der Schweiz und in Österreich ist Terbinafin für die orale Anwendung bei Kindern zugelassen, in Deutschland hingegen noch nicht. Deshalb muss im Rahmen der Therapiefreiheit der Einsatz von Terbinafin bei Kindern unter sorgfältiger Abwägung von Nutzen und Risiko erfolgen.

Als Empfehlung für die Dosierung von Terbinafin bei durch Trichophytonarten bedingter Tinea capitis gilt folgendes Schema:

- 10–20 kgKG: 62,5 mg täglich,
- 21–40 kgKG: 125 mg täglich,
- >40 kgKG: 250 mg täglich.

In der Regel ist eine 2-wöchige Therapie ausreichend. Eine längere und höher dosierte Behandlung mit Terbinafin ist bei Tinea capitis notwendig, die durch Microsporumarten hervorgerufen werden.

Ausgehend von den Zahlen beim Erwachsenen ist in etwa 10% der Behandlungen mit Nebenwirkungen zu rechnen. Vorrangig werden gastrointestinale Störungen, seltener Hauterscheinungen und Kopfschmerz beobachtet. Gelegentlich treten Geschmacksstörungen auf, die nach Absetzen des Präparates in der Regel reversibel sind. Einzelmitteilungen beziehen sich auf Neutropenie und Thrombozytopenie. Wechselwirkungen sind bei Rifampicin und Phenobarbital zu erwarten (Senkung des Plasmaspiegels von Terbinafin) und bei Cimetidin (Anhebung des Plasmaspiegels von Terbinafin).

Fluconazol (Diflucan)

Neben seiner Wirkung bei den verschiedenen Trichophyton- und Mikrosporumarten hat sich Fluconazol in der Pädiatrie vorrangig wegen seiner hervorragenden Eigenschaften bei Hefepilzerkrankungen bewährt. Diflucan ist bei Kandidosen für Kinder zugelassen, Anwendungsbeschränkungen ergeben sich nur bei Säuglingen. Bei Hautmykosen gilt eine tägliche Dosierung von 50 mg (Diflucan Derm Saft). Bei Systemkandidosen sind für den 1. Tag der Behandlung 400 mg empfohlen, danach Dosisreduktion auf 200–400 mg täglich (Diflucan i.v. oder Hartkapseln). Als Nebenwirkungen stehen gastrointestinale Störungen im Vordergrund. Renale und hepatische Nebenwirkungen sowie Störung des blutbildenden Systems sind extrem selten. Infolge von Wechselwirkungen kann bei gleichzeitiger Gabe von Rifampicin, Warfarin, Sulfonylharnstoffen, Phenytoin und Ciclosporin eine Dosisanpassung erforderlich sein.

41.2.3 Antibiotika

Besondere therapeutische Probleme einer systemischen antibiotischen Behandlung ergeben sich insbesondere im frühen Säuglingsalter bis zum 3. Lebensmonat, da gegenüber den Verhältnissen beim Erwachsenen Absorption, Distribution, Metabolismus und Elimination verändert sind. Absorption und Distribution sind bei Neugeborenen in der Regel erleichtert, da die Absorptionsfläche der Magen-Darm-Schleimhaut, bezogen auf das Körpergewicht, relativ größer ist als beim Erwachsenen.

> **! Cave:**
> Insbesondere bei Neugeborenen ist die Gefahr einer Überdosierung von Antibiotika mit toxischer Akkumulation gegeben, zumal zusätzlich von einer verlängerten Halbwertzeit als Folge begrenzter Enzymsysteme ausgegangen werden muss.

Antibiotische Behandlung von Pyodermien

Bei der Wahl eines systemisch verabreichten Antibiotikums müssen das vorliegende Keimspektrum und die zu erwartende Resistenzsituation der Keime berücksichtigt werden. Im Kindesalter nehmen Hautinfektionen durch Staphylokokken und Streptokokken eine vorrangige Stellung ein. Aber auch gramnegative Keime wie Haemophilus influenzae und Pseudomonas aeruginosa können bei Hauterkrankungen im Kleinkindesalter eine Rolle spielen. In der Regel sind Hauterkrankungen durch Anaerobier im Kindesalter eher selten.

In ◘ Tabelle 41.6 ist eine Übersicht über Dosisempfehlungen für Antibiotika gegeben, die bei Säuglingen und Kleinkindern verabreicht werden können. Für die Auswahl eines Antibiotikums sollten prinzipiell die Empfindlichkeit der Keime, die Nebenwirkungen und auch der Preis ausschlaggebend sein. Als grobe Leitlinie können die Empfehlungen in Übersicht 41.2 gelten (Gloor u. Ringelmann 1996).

Antibiotische Behandlung der Acne vulgaris

Neben der gesteigerten Seborrhö und Dyskeratose am Infrainfundibulum der Haarfollikel spielt bei der Acne vulgaris die Besiedlung mit Propionibakterien und Micrococcaceae eine wichtige pathogenetische Rolle. Dadurch erklärt sich der Einsatz von topischen und systemischen Antibioti-

Tabelle 41.6. Dosierung verschiedener Antibiotika im frühen Kindesalter (ohne Tuberkulostatika)

»Generic name«	Frühgeborene	Reife Neugeborene		Kinder im 2. Monat
		Ab Geburt bis 1 Woche	Ab 2 Wochen	
Amoxicillin		30–80 mg/kgKG/12 h i.v.	40–80 mg/kgKG/8 h i.v.	20–60 mg/kgKG/8 h i.v.
		15 mg/kgKG/8 h p.o.	20 mg/kgKG/8 h p.o.	20 mg/kgKG/h p.o.
Ampicillin	15–70 mg/kgKG/8 h i.v.	25–80 mg/kgKG/12 h i.v.	50–80 mg/kgKG/8 h i.v.	20–60 mg/kgKG/8 h i.v.
		(–125 mg/kgKG/12 h)	(–125 mg/kgKG/8 h)	(–125 mg/kgKG/8 h)
	15–30 mg/kgKG/8 h p.o.	15–30 mg/kgKG/8 h p.o.	15–25 mg/kgKG/6 h p.o.	20–40 mg/kgKG/8 h p.o.
Azlocillin	50 mg/kgKG/12 h i.v.	80–100 mg/kgKG/12 h i.v.	50–80 mg/kgKG/8 h i.v.	40–80 mg/kgKG/8 h i.v.
Cefalotin	25–50 mg/kgKG/12 h i.v.	25–50 mg/kgKG/12 h i.v.	15–35 mg/kgKG/8 h i.v.	20–40 mg/kgKG/6 h i.v.
		(–75 mg/kgKG/12 h)	(–50 mg/kgKG/8 h)	
Cefazolin		10–25 mg/kgKG/12 h i.v.	15–30 mg/kgKG/8 h i.v.	20–35 mg/kgKG/8 h i.v.
Cefotaxim	25 mg/kgKG/12 h	15–25 mg/kgKG/12 h i.v.	20–40 mg/kgKG/12 h i.v.	20–40 mg/kgKG/12 h i.v.
Cefoxitin		25–50 mg/kgKG/12 h i.v.	20–25 mg/kgKG/8 h i.v.	20–25 mg/kgKG/8 h i.v.
Cefuroxim		15–50 mg/kgKG/12 h i.v.	15–30 mg/kgKG/8 h i.v.	15–30 mg/kgKG/8 h i.v.
Clindamycin		15 mg/kgKG/12 h i.v.	5–10 mg/kgKG/8 h i.v.	4–8 mg/kgKG/8 h i.v.
				(–10 mg/kgKG/8 h)
Erythromycin		5–10 mg/kgKG/6 h p.o.	6,25–12,5 mg/kgKG/12 h i.v.	20–30 mg/kgKG/12 h i.v.
			6,25–12,5 mg/kgKG/6 h p.o.	10–15 mg/kgKG/6 h p.o.
Flucloxacillin		10–25 mg/kgKG/12 h i.v.	10–20 mg/kgKG/8 h i.v.	15–25 mg/kgKG/8 h i.v.
				(–40 mg/kgKG/8 h)
Fusidinsäure		5 mg/kgKG/6 h p.o.	10–15 mg/kgKG/8 h p.o.	10–15 mg/kgKG/8 h p.o.
Mezlocillin	75 mg/kgKG/12 h i.v.	60–150 mg/kgKG/8 h i.v.	40–100 mg/kgKG/8 h i.v.	40–100 mg/kgKG/8 h i.v.
Oxacillin	10 mg/kgKG/12 h	10 mg/kgKG/12 h i.v.	10–20 mg/kgKG/8 h i.v.	20 mg/kgKG/8 h i.v.
		6,25–12,5 mg/kgKG/6 h p.o.		30–50 mg/kgKG/8 h p.o.
Penizillin G	12.000 E/kgKG/6 h	25.000–50.000 IE/kgKG/12 h	25.000–62.500 IE/kgKG/6 h	50.000–90.000 IE/kgKG/6 h
		(–150.000 IE/kgKG/12 h) i.v.	(–150.000 IE/kgKG/6 h) i.v.	(–200.000 IE/kgKG/6 h) i.v.
Penizillin V		15.000–20.000 IE/kgKG/8 h p.o.		10.000–16.000 IE/kgKG/6 h p.o.
Piperacillin	100–200 mg/kgKG/12 h i.v.	100–200 mg/kgKG/12 h i.v.	100–200 mg/kgKG/12 h i.v.	100–200 mg/kgKG/12 h i.v.

ka. Prinzipielles Problem einer antibiotischen Therapie ist die Resistenzinduktion. In einer eigenen Untersuchung stieg die Resistenzrate der Propionibakterien durch Behandlung mit Erythromycin von 8% auf 44% an (Forssmann et al. 1994). Vergleichbare Zahlen gelten für die topische und die systemische Behandlung (Cunliffe 1990). Eine nur geringe Resistenzinduktion findet sich bei Minocyclin.

> Mit Ausnahme von Minocyclin besteht bei antibiotischer Therapie der Acne vulgaris eine erhöhte Gefahr einer Resistenzinduktion.

> **Übersicht 41.2. Empfehlungen zur antibiotischen Behandlung von Pyodermien**
>
> - Streptokokken
>   - Penizilline
>   - Cephalosporine der 1. und 2. Generation
>   - Makrolide (insbesondere bei Penizillinallergie)
> - Staphylokokken
>   - Penizillinasefeste Penizilline
>   - Kombinationen von Aminobenzylpenizillin und β-Laktamasehemmer
>   - Clindamycin und Makrolide bei Penizillinallergie
> - Gramnegative Keime
>   - Breitspektrumpenizilline
>   - Cephalosporine der 3. und 4. Generation
>   - Gyrasehemmer (nur wenn keinerlei Alternativen möglich sind)

> **Übersicht 41.3. Indikationen für die Gabe von Aciclovir bei Varizellen**
>
> - Orale Applikation
>   - Somatisch retardierte Kinder und Jugendliche bis 13 Jahre
>   - Kinder mit chronischen Haut- und Lungenaffektionen
>   - Kinder mit einer Langzeitbehandlung mit Salizylaten, da sich die Gefahr eines Reye-Syndroms erhöht, das nach grippalen Prodromalerscheinungen rasch zur Bewusstseinseintrübung bis hin zum Koma führt und mit Krampfanfällen und Hepatomegalie einhergeht
>   - Kinder mit niedrig dosierter Kortikosteroidmedikation
> - Parenterale Applikation
>   - Kinder mit hoch dosierter Kortikosteroidmedikation
>   - Immunsupprimierte Kinder bei malignen Erkrankungen und Kinder mit HIV-Infektion

Minocyclin

Minocyclin ist für Kinder ab 8 Jahren zugelassen, kann also in dem Alter gegeben werden, in dem eine Acne vulgaris relevant ist. Die Dosierung beträgt 2-mal 50 mg täglich. Irreversible Zahnverfärbungen und reversible Knochenwachstumsverzögerung kommen als Nebenwirkungen nur bei Kindern unter 8 Jahren zum Tragen. Im Vordergrund der Nebenwirkungen steht eine eventuelle intrakranielle Drucksteigerung. Aus diesem Grund darf Minocyclin nicht mit Isotretinoin kombiniert werden, da für dieses Präparat die gleiche Nebenwirkung gilt und ein additiver Effekt zu erwarten ist. Wechselwirkungen bestehen mit Antazida, Milch und Milchprodukten, oralen Eisensalzen und mit Aktivkohle, welche die Resorption von Minocyclin vermindern.

41.2.4 Virustatika

Aciclovir

Bei Varizellen ist Aciclovir in der Lage, die Zahl der Effloreszenzen zu reduzieren, den Krankheitsverlauf zu verkürzen und den Pruritus zu vermindern. Jedoch nimmt die Behandlung keinen Einfluss auf die sekundären Komplikationen von Varizellen (Davis u. Krafchik 1993). Aus diesem Grund rät die Arbeitsgemeinschaft für Infektionskrankheiten der amerikanischen pädiatrischen Gesellschaft von einer routinemäßigen Gabe von Aciclovir bei Kindern mit Varizellen ab. Richtlinien für die Anwendung sind der Übersicht 41.3 zu entnehmen.

Zwingende Indikationen für Aciclovir ergeben sich bei disseminierten Herpes-simplex-Infektionen, da der Verlauf in der Regel schwer ist und ohne Behandlung häufig letal endet. Durch Aciclovir können die Herpessepsis der Neugeborenen und die Herpesenzephalitis beherrscht werden. Eine weitere Indikation ist der primäre Herpes genitalis. Kasuistische Mitteilungen liegen zur Behandlung der Hand-Mund-Fuß-Erkrankung vor (Shelley et al. 1996).

Für die Dosierung von Aciclovir gelten folgende Empfehlungen:
- Immunologisch gesunde Kinder:
  - primärer Herpes genitalis: 5 mg/kgKG 3-mal täglich,
  - Varizellen/Zoster: 5 mg/kgKG 3-mal täglich,
  - Herpes neonatorum und Herpesenzephalitis: 10 mg/kgKG 3-mal täglich.
- Kinder mit Immundefekten:
  - HSV-Erkrankungen: 5 mg/kgKG 3-mal täglich,
  - Varizellen/Zoster: 10 mg/kgKG 3-mal täglich.

Im Vordergrund der Nebenwirkungen von Aciclovir stehen Nierenfunktionsstörungen mit in seltenen Fällen akutem Nierenversagen, reversible neurologische und gastrointestinale Beeinträchtigungen. Anstieg der Leberenzyme, Hauterscheinungen und ein Absinken der hämatologischen Parameter wurden ebenfalls beobachtet.

Valaciclovir

Valaciclovir ist aufgrund fehlender Studien zur Anwendung bei Patienten unter 18 Jahren nicht zugelassen. Da jedoch Valaciclovir ein Prodrug ist und als Aciclovir therapeutisch zum Tragen kommt, kann in einzelnen Fällen eine Verwendung bei Kindern unter Abwägung von Nutzen und Risiko diskutiert werden (Enright u. Prober 2003).

41.2.5 Antihistaminika

Antihistaminika sind Medikamente, die Histaminrezeptoren (H_1, H_2) blockieren.

H_1-Blocker der 1. Generation

Die klassischen Antihistaminika sind basische, lipophile Substanzen. Wegen ihrer Lipophilie sind sie ZNS-gängig und wirken in unterschiedlichem Maß sedierend. Bei Kindern liegt ihre Hauptindikation bei Krankheitszuständen, die eine Sedierung wünschenswert erscheinen lassen. Als Nebenwirkungen können gastrointestinale Störungen, Mundtrockenheit, Miktionsstörungen, Obstipation und Sehstörungen auftreten. Ferner können sie bei Epileptikern Anfälle auslösen und bei Kindern zu paradoxen Reaktionen mit zentraler Erregung führen.

Zu den H_1-Blockern der 1. Generation gehören Clemastin (Tavegil), Dimetinden (Fenistil) und Promethazin (Atosil). Entsprechend der offiziellen Empfehlung kann Atosil bereits ab dem 6. Lebensmonat gegeben werden, Tavegil und Fenistil ab dem 2. Lebensjahr und Omeril erst ab 7 Jahren.

H_1-Blocker der 2. Generation

Die Präparate der 2. Generation wirken nicht sedierend, da sie entweder nicht lipophil sind oder im ZNS keine Rezeptoraffinität gegeben ist. Indikationen bei Kindern sind aus dermatologischer Sicht die Rhinoconjunctivitis allergica, die Urtikaria und Pruritus bei atopischem Ekzem. Im Vordergrund der Nebenwirkungen stehen gastrointestinale Störungen und Kopfschmerz. Exantheme sind in seltenen Fällen beschrieben worden. Gelegentlich sind Herzrhythmusstörungen beobachtet worden.

Präparatebeispiele für H_1-Blocker der 2. Generation sind Cetirizin und Loratadin, die beide für Kinder ab 2 Jahren zugelassen sind. Terfenadin ist in der Regel für Kinder ab 12 Jahren zugelassen. Bei Hisfedin Saft gilt bei Kindern ab 3 Jahren eine maximale Dosisempfehlung von 1 mg/kgKG 2-mal täglich.

Kardiotoxische Nebenwirkungen durch Terfenadin können durch den alternativen Einsatz von Fexofenadin vermieden werden. Es liegen jedoch keine Untersuchungen bei Kindern unter 12 Jahren vor. Aus diesem Grund ist das Präparat erst ab diesem Lebensalter zugelassen.

H_2-Antagonisten

H_2-Antagonisten haben für dermatologische Indikationen eine untergeordnete Bedeutung. Vorteile einer Kombination von H_2- und H_1-Antagonisten scheinen bei der Behandlung der Urticaria factitia und bei der Urticaria pigmentosa gegeben zu sein. Das Risiko einer spezifischen Immuntherapie bei Hymenopterengiftallergie kann möglicherweise durch H_2-Antagonisten verringert werden.

41.2.6 Retinoide

Isotretinoin (Roaccutan)

Als Retinoid der 1. Generation hat Isotretinoin (Roaccutan) einen festen Platz in der Behandlung der schweren bis schwersten Acne vulgaris eingenommen (Gehring 1993). Allen Retinoiden gemeinsam ist eine Beeinflussung der Keratinisierung, da der Reifungsprozess der Korneozyten verlangsamt und ihre interzelluläre Kohäsion in der Hornschicht herabgesetzt wird. Gegenüber dem Acitretin (Neotigason) tritt dieser Aspekt bei Isotretinoin in den Hintergrund. Isotretinoin zeigt vorrangig einen antiseborrhoischen Effekt, wirkt aber auch auf die gestörte Keratinisierung (Dyskeratose) bei Acne vulgaris im Bereich des Infrainfundibulums der Talgdrüsenfollikel und vermindert somit die Komedonenbildung.

An erster Stelle der Nebenwirkungen des Wirkstoffes stehen Teratogenität und Embryotoxizität. Die zu erwartenden Missbildungen betreffen u. a. das zentrale Nervensystem, die Ohren und das kardiovaskuläre System.

> **Cave:**
> Deshalb sollte Isotretinoin bei Mädchen nach Einsetzen der Menses nur nach strenger Indikationsstellung und dann nur unter strenger Kontrazeption verabreicht werden.

Ein Einfluss auf die Spermiogenese besteht nicht. Aus diesem Grund ist eine Kontraindikation bei jungen Männern nicht gegeben. Gelegentlich kann sich unter der Behandlung mit Isotretinoin eine intrakranielle Hypertension einstellen, die sich klinisch mit Kopfschmerz manifestiert. Da ähnliche Probleme durch Tetrazykline, die ebenfalls häufig bei der Acne vulgaris eingesetzt werden, auftreten können, ist die Kombination von Isotretinoin mit Tetrazyklinen kontraindiziert. Gelegentlich kommen unter der Einnahme von Isotretinoin depressive Verstimmungen vor. Insbesondere bei diesbezüglicher Anamnese ist bei der Verabreichung große Vorsicht angezeigt.

Die meisten sonstigen systemischen und topischen Nebenwirkungen sind in ihrer Intensität dosisabhängig und in ◘ Tabelle 41.7 aufgeführt.

Die allgemeine Dosisempfehlung liegt bei initial 0,5 mg/kgKG. Bei guter Verträglichkeit kann nach 4 Wochen die Dosis auf 1 mg/kgKG gesteigert werden. So lässt sich die Gefahr von Rezidiven deutlich verringern. Jedoch sollte die Dosis für jeden Patienten individuell bestimmt werden und sich nach dem Schweregrad der Erkrankung und nach der Verträglichkeit richten.

Bei mittelschwerer Akne halten wir nach Angaben in der Literatur und nach eigener Erfahrung eine »low dose« für ausreichend. Bei einem Körpergewicht von etwa 60–70 kg hat sich folgendes einfaches Therapieschema bewährt:

- initial für 10 Tage 20 mg/Tag,
- dann Reduktion auf 10 mg/Tag.

Tabelle 41.7. Dosisabhängige Nebenwirkungen von Isotretinoin in %

	0,5 mg/ kgKG täglich	1,0 mg/ kgKG täglich
Lippentrockenheit	85	95
Dermatitis facialis	55	85
Hautschuppung	65	70
Juckreiz	40	45
Trockene Nasenschleimhaut	35	65
Trockene Mundschleimhaut	30	40
Konjunktivitis	20	30
Leichtes Effluvium	20	20
Hautatrophie	15	25
Muskel- und Gelenkschmerz	15	20
Epistaxis	15	15

In der Regel wird mit dieser Dosierung nach 4–6 Monaten ein befriedigender Behandlungserfolg erzielt (Gehring 1993).

Acitretin (Neotigason)

Die Verwendung von Acitretin bei Kindern ist in erster Linie durch die toxische Wirkung auf das Skelettsystem limitiert, die in seltenen Fällen ab einer Dosierung von 1 mg/kgKG bei Langzeittherapie in Erscheinung tritt. In der Literatur finden sich Hinweise zur Behandlung des Lichen ruber exanthematicus bei Kindern mit 0,5 mg/kgKG Acitretin (Brockow et al. 1997) und bei schweren Verhornungsstörungen, wie z. B. bei kongenitalen Ichthyosen (Lacour et al. 1996). Vor allem bei Verhornungsstörungen ist die Behandlung schwierig, da nur eine Langzeittherapie erfolgversprechend ist und somit die Gefahr von Nebenwirkungen zunimmt.

41.2.7 Ciclosporin

Ciclosporin ist ein potenter Immunmodulator, der bei verschiedenen entzündlichen und immunologischen Erkrankungen eingesetzt wird. Im Vordergrund der Nebenwirkungen steht die Nierenschädigung. Aber auch pathologische Veränderungen im Leberfunktionstest, Anstieg von Cholesterol und Triglyzeriden, Bluthochdruck, Hypertrichose, gastrointestinale Störungen, grippeähnliche Symptome, Tremor und Gingivahypertrophie werden insbesondere bei hochdosierter Langzeitbehandlung beobachtet. Bei Kindern kommt in Ausnahmefällen eine Behandlung mit Ciclosporin bei schwerem atopischem Ekzem in einer Dosierung bis zu 5 mg/Tag in Betracht (Zaki et al. 1996). Nach einer Behandlung über 6 Wochen zeigte sich eine hohe Effektivität bei geringen Nebenwirkungen.

Cave:
Ein besonderes Risiko der Ciclosporintherapie stellt die iatrogene Immunsuppression mit erhöhter Infektionsgefahr dar.

Literatur

Bettinger J, Gloor M, Gehring W (1994) Influence of a pretreatment with emulsions on the dehydration of the skin by surfactant. Int J Cosm Sci 16: 53–60

Bettinger J, Fluhr J, Gloor M, Gehring W (1996) Have oil/water emulsions a dehydrating effect on the horny layer? Kosm Med 1: 46–49

Bos JD (2002) Topical tacrolimus and pimecrolimus are not associated with skin atrophy. Br J Dermatol 146: 342

Brockow K, Abeck D, Haupt G, Ring J (1997) Exanthematous lichen planus in a child – response to acitretin. Br J Dermatol 136: 287–289

Chapel KL, Rasmussen J E (1997) Pediatric dermatology: Advances in therapy. J Am Acad Dermatol 36: 513–526

Cunliffe WJ (1990) Acne vulgaris. Dunitz, London

Davis A, Krafchik BR (1993) New drugs in pediatric dermatology. Curr Opin Pediatr 5: 212–215

de Waard-van der Spek FB, van den Berg GM, Oranje AP (1992) EMLA cream: an improved local anesthetic. Review of current literature. Pediatr Dermatol 9: 126–131

Elewski BE (1996) Cutaneous mycoses in children. Br J Dermatol 134, Suppl 46: 7–11

Esterly NB (1996) Phototherapy for children. Special symposium. Pediatr Dermatol 11: 415–426

Fluhr JW, Gloor M (1997) Alternativvorschläge für die obsoleten Rezepturen Solutio Castellani und Fabry Spiritus. In vivo Wirksamkeitsnachweis und toxikologische Bewertung. Akt Dermatol 23: 252–256

Forssman T, Gloor M, Gehring W (1994) Antibiotikaresistenzen bei Acne vulgaris – Eine retrospektive Untersuchung an einem antibiotisch vorbehandelten und einem unbehandelten Kollektiv. Z Hautkr 69: 828–832

Garbe C, Reimann H, Sander-Bähr C (1996) Rationelle dermatologische Rezepturen. Thieme, Stuttgart

Gehring W (1993) Orale Behandlung der Akne mit 13-cis-Retinsäure. Therapiewoche 43: 2054–2058

Gehring W, Gloor M (1996) Behandlung der Neurodermitis atopica mit einer W/O-Emulsion mit und ohne Hydrokortison – Ergebnisse einer klinisch und meßmethodisch kontrollierten randomisierten Doppelblindstudie. Z Hautkr 71: 554–560

Gehring W, Glutsch J, Schönian U, Gehse M, Gloor M (1990) Vergleichende Untersuchungen über die Wirkung verschiedener Antiseptika und der Ozonbegasung auf Ulcus cruris-übliche Keime. Z Hautkr 65: 746–750

Gehring W, Kemter K, Nissen HP, Gottfreund J, Gloor M (1995) Vergleichende Untersuchungen zum entfettenden Einfluß von Waschlösungen. Z Hautkr 70: 643–648

Gehring W, Wenz J, Gloor M (1997) Influence of topically applied ceramide/phospholipid mixture on the barrier function of intact skin, atopic skin and experimentally induced barrier damage. Int J Cosm Sci 19: 143–156

Gfatter R, Hackl P, Braun F (1997) Effects of soap and detergents on skin surface pH, stratum corneum hydration and fat content in infants. Dermatology 195: 258–262

Gloor M, Ringelmann R (1996) Antibiotika in der Dermatologie. Z Hautkr 71: 672–677

Gloor M, Schermer S, Gehring W (1997) Ist eine Kombination von Harnstoff und Glyzerin in Externagrundlagen sinnvoll? Z Hautkr 52: 509–514

Grunewald AM, Gloor M, Gehring W, Kleesz P (1995) Barrier creams commercially available barrier creams versus urea- and glycerol-containing oil in water emulsions. Dermatosen 43: 69–74

Holbrook KA, Sybert VP (1996) Basic science. In: Schachner LA, Hansen RC (eds) Pediatric dermatology, 2nd edn. Churchill Livingstone, New York, pp 1–70

Ippen H, Grimmer G (1993) Kanzerogene Kohlenwasserstoffe in therapeutischen "Teeren". Z Hautkr 68: 88–92

Janossy IM, Raguz JM, Rippke F, Schwanitz HJ (1995) Effekte einer 12,5%igen Nachtkerzensamenöl-Creme auf hautphysiologische Parameter bei atopischer Diathese. Z Hautkr 70: 498–502

Jansen T, Burgdorf WNC, Plewig G (1997) Pathogenesis and treatment of acne in childhood. Pediatr Dermatol 14: 17–21

Jones TC (1995) Overview of the use of terbinafine in children. Br J Dermatol 132: 683–689

Junginger HE (1992) Systematik der Dermatika – Kolloidchemischer Aufbau. In: Niedner R, Ziegenmeyer J (Hrsg) Dermatika: Therapeutischer Einsatz, Pharmakologie und Pharmazie. Wissenschaftliche Verlagsgesellschaft, Stuttgart, S 475–515

Kapp A, Papp K, Bingham A, Folster-Holst R, Ortonne JP, Potter PC, Gulliver W, Paul C, Molloy S, Barbier N, Thurston M, de Prost Y (2002) Flare Reduction in Eczema with Elidel (infants) multicenter investigator study group. Long-term management of atopic dermatitis in infants with topical pimecrolimus, a nonsteroid anti-inflammatory drug. J Allergy Clin Immunol 110: 277–284

Küster W, Bohnsack K, Rippke F, Upmeyer HJ, Groll S, Traupe H (1998) Efficacy of urea therapy in children with ichthyosis – a multicenter randimized, placebo-controlled, double-blind, semilateral study. Dermatology 196: 217–222

Lacour M, Mehta Nikhar B, Atherton DJ, Harper JI (1996) An appraisal of acitretin therapy in children with inherited disorders of keratinization. Br J Dermatol 134: 1023–1029

Lehmann L, Gloor M, Schlierbach S, Gehring W (1997) Stabilität und Okklusivität von Externagrundlagen auf der Haut. Z Hautkr 72: 585–590

Lopez-Gomez S, Del Palacio A, van Cutsem J, Cuetara MS, Iglesias L, Rodriguez-Noriega A (1994) Itraconazole versus griseofulvin in the treatment of tinea capitis: A double-blind randomized study in children. Int J Dermatol 33: 743–747

Luger TA (2003) Behandlung des atopischen Ekzems mit topischen Calcineurininhibitoren. Akt Dermatol 29: 327–334

Lukacs A, Korting HC, Lindner A (1994) Successful treatment of griseofulvin-resistant tinea capitis in infants. Mycoses 37: 451–453

Monographie Steinkohlenteer (1993) Bundesanzeiger 45: 845

Müseler A, Rakoski J, von Zumbusch R, Hennig M, Borelli S (1995) Vergleichende hautphysiologische Untersuchungen zur Wirksamkeit von Zinkschüttelmixtur bei akuter Neurodermitis. Z Hautkr 70: 803–807

Nopper AJ, Kimberly AH, Sookaoo-Drost S, Wang TH, Mancini AJ, Lane AT (1996) Topical ointment therapy benefits premature infants. J Pediatr 128: 660–669

Rapelanoro R, Mortureux P, Coupric B, Maleville J, Taieb A (1996) Neonatal malassezia furfur pustulosis. Arch Dermatol 132: 190–193

Schachner LA (1996) A 3 day rate of efficacy of a moderate potency topical steroid in the treatment of atopic dermatitis in infancy and childhood. Pediatr Dermatol 13: 513–514

Seidenari St, Giusti G (1995) Objective assessment of the skin of children affected by atopic dermatitis: a study of pH, capacitance and TEWL in eczematous and clinically uninvolved skin. Acta Derm Venereol (Stockh) 75: 429–433

Shelley WB, Hashim M, Shelley ED (1996) Acyclovir in the treatment of hand-foot-and-mouth disease. Cutis 57: 232–234

Siegfried E (1996) Principles of treatment. Medical treatment. In: Schachner LA, Hansen RC (eds) Pediatric dermatology, 2nd edn. Churchill Livingstone, New York, pp 165–204

Suarez S (1997) New antifungal therapy for children. Adv Dermatol 12: 195–208

Zaki I, Emerson R, Allen BR (1996) Treatment of severe atopic dermatitis in childhood with cyclosporin. Br J Dermatol 135 (Suppl 48): 21–24

Zeharia A, Mimouni M, Fogel D (1996) Treatment with bifonazole shampoo for scalp seborrhea in infants and young children. Pediatr Dermatol 13: 151–153

Operative Therapie im Kindesalter

G. Sebastian, A. Stein, I. Hackert

42.1	Einleitung – 727	42.5	Operative Therapie bei anderen speziellen Indikationen im Kindesalter – 732
42.2	Spektrum operativer Eingriffe – 727		
42.3	Anästhesie – 728	42.6	Therapie pathologischer Narben – 736
42.3.1	Allgemeinanästhesie – 728		
42.3.2	Lokalanästhesie – 728	42.6.1	Therapie von Narbenkontrakturen – 736
		42.6.2	Therapie hypertropher Narben und Keloide – 737
42.4	Operative Therapie kongenitaler und erworbener melanozytärer Nävi – 730		
42.4.1	Therapieoptionen bei kongenitalen melanozytären Nävi – 731		Literatur – 740

42.1 Einleitung

Im Gegensatz zum Erwachsenen sind bei operativen Eingriffen im Säuglings-, Kindes- und Jugendalter einige Besonderheiten zu beachten. Eingebettet in den psychosomatischen Reifungsprozess unterliegt der kleine Patient, der eben kein kleiner Erwachsener ist, einem stetigen Wandel bezüglich der Körpergröße und Gestalt. Dies trifft auch für die bedeckende Hülle zu, die Haut, wo die operativen Eingriffe stattfinden. Begleitend werden Verhaltensweisen im Sinne komplexer motorischer, geistiger und sozialer Funktionen geformt, die sich bis zum Erwachsenenalter kontinuierlich verändern.

Der operativ tätige Arzt muss nicht nur den allgemeinen Gesundheitszustand, sondern auch die geistige Entwicklungsphase seiner jungen Patienten und die Eignung der Haut für operative Eingriffe berücksichtigen. Da fast alle Eingriffe elektiver Natur sind, häufig von einer präventiven Zielstellung getragen werden und hohe Ansprüche an das ästhetische Ergebnis gestellt werden, kommt der Operationsvorbereitung eine besondere Bedeutung zu. Dazu gehören neben dem Beherrschen des breiten Armentariums operativer Techniken eine gesicherte postoperative Nachsorge. Seitens des Operateurs sind einfühlsame Gespräche mit den Eltern und dem zu behandelnden Kind erforderlich, um sich ein Bild über die Kooperationsfähigkeit und -willigkeit von Kind und Eltern zu machen. Für jedes Kind ist zu prüfen, inwieweit auch andere Therapieverfahren, die weniger belastend sind, aber zu vergleichbaren therapeutischen Ergebnissen führen, eingesetzt werden können.

42.2 Spektrum operativer Eingriffe

Das Spektrum operativer Eingriffe bei Kindern in der Dermatologie weist mehrere Charakteristika auf. Fast alle Eingriffe sind planbar. Die Palette aktiver Therapiemaßnahmen ist breit gefächert (Übersicht 42.1).

Anders als beim Erwachsenen gestattet die kindliche Haut durch ihre gute Dehn- und Verschiebbarkeit, gepaart mit günstigen Perfusionsverhältnissen, hoher Regenerationsfähigkeit, geringer Infektionsneigung und Vulnerabilität operativ plastische Verfahren (z. B. Nahlappentechniken, Serienexzisionen, Hautexpanderverfahren und Hauttransplantationen), die vom Umfang und in der Zeitabfolge beim Erwachsenen nicht möglich sind.

Größere retrospektive Untersuchungen verschiedener Kliniken [Berlin/Charité (Dräger et al. 1997), Dresden (Sebastian et al. 1992), Kassel (Rompel et al. 1997) und Tübingen (Möhrle et al. 2003)] zeigen, dass Häufigkeit und Eingriffsindikationen im Alter vom 2. Lebensmonat bis zum 16. Lebensjahr trotz operativer Schwerpunkte für einzelne Eingriffe in den verschiedenen Kliniken und ohne Berücksichtigung diagnostischer Maßnahmen nur wenige Unterschiede aufweisen.

In der Häufigkeit führend ist die Behandlung konnataler und erworbener melanozytärer Nävi, gefolgt von gutartigen Neubildungen und nicht melanozytären Fehlbildun-

> **Übersicht 42.1. Methoden, die in der operativen Dermatologie bei Kindern eingesetzt werden**
>
> — Stanzexzision
> — Shave-Exzision
> — Exzision
> — Serielle Exzision
> — Nahlappenplastiken
> — Gewebeexpanderverfahren
> — Spalthauttransplantation, gemeshte Spalthauttransplantation
> — Vollhauttransplantation
> — Operative Therapie am Nagelorgan
> — Operative Therapie am Penis, Zirkumzision
> — Operative Therapie von Narben, auch Aknenarben
> — Hochtourige Dermabrasion
> — Kryotherapie
> — Elektrochirurgie
> — Kürettage
> — Laser-Therapie (Kap. 43)
> — Sklerosierung

gen. Die Behandlung virusbedingter Warzen und Unfallfolgen (pathologische Narben, Unfalltätowierungen) macht zwischen 1 und 15% aller stationär operierten Kinder aus. Phimosen mit der Notwendigkeit der Lösung von Synechien und/oder einer Zirkumzision bilden zwischen 1 und 6% aller operativen Eingriffe in den Kliniken. Entsprechend den Operationsindikationen ergibt sich eine Altersverteilung, die von 3 Altersgipfeln gekennzeichnet ist: <1 Jahr, 4. und 5. Lebensjahr und 12.–14. Lebensjahr.

Der Versorgungsanteil akut unfallverletzter Kinder in Hautkliniken und bei niedergelassenen Dermatologen liegt bei <1%. Unter diesen entfallen bei einem Durchschnittsalter von 8 Jahren mehr als 50% auf Schmauch- bzw. Schmutzeinsprengungen. Zum Versorgungsspektrum gehören weiterhin Verbrühungen und Verbrennungen. Schnittverletzungen, Platz-, Riss- oder Quetschwunden werden eher selten in der Dermatologie behandelt.

In einer Hautklinik mit operativem Schwerpunkt wird etwa $1/3$ aller stationär aufgenommenen Kinder primär operativ behandelt (Sebastian et al. 1992). Bevorzugt betroffene Lokalisationen sind Kopf, Hals und die oberen Extremitäten (Petres et al. 1996; Rompel et al. 1997).

42.3 Anästhesie

Die komplette Schmerzausschaltung und eine individuell festzulegende präoperative Sedierung sind Voraussetzungen für den operativen Eingriff. Der Satz, dass auch ausgedehntere dermatologische Operationen meistens in Lokalanästhesie durchgeführt werden können, gilt nicht für Kinder im Vorschulalter. Bis zum 6. Lebensjahr werden Kinder, abgesehen von diagnostischen Eingriffen, überwiegend in Allgemeinanästhesie operiert (Möhrle et al. 2003). Später sind, abhängig von der Kooperation des Patienten, des Umfangs und der Lokalisation des Eingriffs Operationen in klassischer Lokalanästhesie und speziellen Infiltrationsanästhesietechniken zunehmend möglich.

Bei der Wahl des Anästhesieverfahrens sind v. a. 2 Besonderheiten zu berücksichtigen, nämlich die psychische Entwicklungsstufe des Kindes und die Dosisanpassung der verwendeten Anästhetika an das präoperativ bestimmte Körpergewicht, die alle Anästhesieformen betrifft.

42.3.1 Allgemeinanästhesie

Die Voraussetzungen für die Durchführung einer Allgemeinanästhesie werden vom Anästhesisten festgelegt. Seine Anweisungen sind nicht nur für die Prämedikation und die anästhesiologische postoperative Nachsorge verbindlich, er legt auch unter Beachtung der besonderen Thermo- und Kreislauflabilität von Säuglingen und Kleinkindern die räumlichen Bedingungen während des operativen Eingriffs fest (z. B. speziell klimatisierter Kinderoperationssaal).

Im 1. Lebensjahr sind bei der Indikation für eine balancierte Allgemeinanästhesie folgende Besonderheiten zu bedenken:
— reifende Organfunktion insbesondere für den Metabolismus von Pharmaka (Barbiturate, Opioide, Muskelrelaxanzien),
— entwicklungsbedingt veränderte Atemfunktion und Atemregulation,
— Vulnerabilität der Atemwege,
— mitunter bei kindlichem Venenstatus erschwerte Punktionsbedingungen.

42.3.2 Lokalanästhesie

Im Gegensatz zur Allgemeinanästhesie übernimmt der operative Dermatologe bei allen lokalanästhetischen Maßnahmen die Verantwortung dafür, dass die topisch aufgebrachten und/oder injizierten Lokalanästhetika rasch und ausreichend während des operativen Eingriffs wirken und postoperativ Schmerzen länger anhaltend minimiert werden. Um mögliche Nebenwirkungen zu vermeiden, muss er die vorgeschriebenen Maximaldosierungen und die Indikation der Anästhetika kennen sowie die Vor- und Nachteile von vasokonstriktiven Zusätzen bedenken.

Oberflächenanästhesie

Von Kindern werden der Einstich der Injektionskanüle und oberflächlich scharf angreifende Operationstechniken als besonders schmerzhaft empfunden. Hier haben topische lokalanästhetische Substanzen ihre berechtigte Indikation.

Nur Lokalanästhetika, die als freie Base vorliegen, können intakte Haut durchdringen. Durch eutektische Mischung von beispielsweise Lidocain und Prilocain konnte bei topischen Lokalanästhetika der herkömmliche Basenanteil von 20% auf 80% gesteigert werden (Weisshaar 2001). Lidocain-Prilocain-Creme (EMLA) ist eine eutektische Mischung einer 5%igen Öl-in-Wasser-Emulsion, die zu je 2,5% Lidocain und Prilocain enthält, was pro 1 g Creme 25 mg Lidocain und 25 mg Prilocain entspricht. Die Creme wird als dicke Schicht auf das zu behandelnde Hautareal und unter Zugabe einer »seitlichen Sicherheitszone« aufgetragen und mit einem Okklusionsverband abgedeckt. Die empfohlene Einwirkzeit beträgt

- im Genitoanalbereich 30 min,
- im Gesicht 45 min (nicht in der Nähe des Lidspaltes und des Gehörgangs anwenden),
- an Extremitäten und Stamm 60–120 min.

Die optimale Analgesie, erkennbar an einem gewissen Blanching-Effekt, wird nach Pflaster- und Cremeentfernung über 30–60 min gewährleistet. Nach Weisshaar (2001) gilt die Anwendung von EMLA als kontraindiziert bei atopischer Dermatitis und bei Eingriffen im Schleimhautbereich. Indiziert ist die Oberflächenanästhesie v. a. bei Kürettage von Mollusken und Verrucae planae juveniles. Auch frische Schmauch- und Schmutzeinsprengungen können vor deren Entfernung mit der Bürste topisch anästhesiert werden. Für die operative Behandlung von Präputialsynechien ist EMLA zwar geeignet, bedarf aber gleichzeitig einer ausreichenden allgemeinen Sedierung. Da bei Säuglingen unter 3 Monaten aufgrund der reduzierten Spiegel der NADH-Met-Hb-Reduktase nach hohen Dosen eine Methämoglobinämie beobachtet wurde, darf EMLA erst nach dem 3. Lebensmonat angewendet werden.

> **Cave:**
> Als Richtlinie gilt bei Kindern als applizierbare Menge 2 g EMLA auf einer Fläche von 2–4 cm^2, wobei die Gesamtmenge von 10 g je Applikation und eine Fläche von 16 cm^2 unter Berücksichtigung der Größe des Kindes nicht überschritten werden sollte (Eichenfield 2000; Wach et al. 1997).

Neben EMLA existieren weitere in ihrer Wirkung vergleichbare Oberflächenanästhetika wie Ametop (Skidmore et al. 1996), eine 4%ige Ametocain-Gel-Präparation (Lawson et al. 1995) und eine eutektische Lidocain-Tetracain-Creme (S-caine peel), die an der Luft als elastischer Film trocknet, also keine zusätzliche Okklusion benötigt und vor der Behandlung leicht abgehoben werden kann (Bryan 2002). Das tiefere Einschleusen von Oberflächenanästhetika ist mittels Iontophoresegeräten möglich. Allerdings wird ihr Einsatz durch das Gerät selbst und die während des Stromflusses auftretenden milden Missempfindungen nur von größeren Kindern toleriert (Eichenfield 2000; Zempsky et al. 2003).

Infiltrationsanästhesie

Die lokal injizierbaren Anästhetika werden chemisch in einen Ester- und einen Amidtyp unterteilt. Durchgesetzt haben sich wegen ihrer guten Wirksamkeit und einer niedrigen Sensibilisierungsrate die Anästhetika der Amidgruppe, z. B. Lidocain, Prilocain, Mepivacain und Bupivacain. Für die klassische Infiltrationsanästhesie im Kindesalter ist Lidocain am geeignetsten, da es das geringste Risiko einer Methämoglobinbildung besitzt. Der Zusatz von Adrenalin in handelsüblichen Fertigmischungen gewährleistet nicht nur eine langsamere Resorption und damit eine längere Anästhesiezeit, sondern gestattet eine größere injizierbare Gesamtmenge bei gleichzeitiger intraoperativer Blutungsminimierung mit der Folge einer besseren Operationsübersicht.

> **Cave:**
> Adrenalinhaltige Anästhetika sollten nicht bei Oberst-Leitungsanästhesie und Peniswurzelblock Verwendung finden.

Um den brennenden Schmerz der kommerziell sauer eingestellten Anästhetika zu minimieren, wird den Standardanästhetika direkt vor Injektion 8,4%iges Natriumhydrogenkarbonat (1 mmol/ml) im Verhältnis 1 : 10 hinzugefügt, ohne dass es zu einer entscheidenden Verkürzung der Anästhesiedauer kommt (Larson et al. 1991).

Bei Kindern werden auch bei kleinen Anästhesiemengen sehr rasch toxische Dosen mit entsprechenden Nebenwirkungen erreicht. Die gewichtsadaptierten Maximaldosen sollten nach Möglichkeit unterschritten werden. Durch Zusatz von Vasokonstriktiva und eine niedrig gewählte Konzentration werden toxische Zwischenfälle minimiert. Bei den bis zum 5. Lebensjahr in Infiltrationsanästhesie durchgeführten Eingriffen ist Lidocain wegen der geringsten Gefahr von Methämoglobinbildung (Zyanose nach 1–12 h, Antidot: Methylenblau) zu bevorzugen, länger dauernde Eingriffe können ab dem 6. Lebensjahr in klassischer Infiltrationsanästhesie mit Prilocain durchgeführt werden.

In ◘ Tabelle 42.1 werden die Maximaldosen für die klassische Infiltrationsanästhesie unter Verwendung feiner Kanülen (30–21 Gg) und 2- bis 5 ml-Spritzen aufgeführt (Breuninger 1997). Zur Sicherheit sollte 20% unter der maxima-

◘ Tabelle 42.1. Maximale Anästhetikamengen pro 5 kgKG für Kinder. (Nach Breuninger 1997)

Anästhetikum	Adrenalinzusatz	Anästhetikumkonzentration	
		0,5%	1%
Lidocain (z. B. Xylocain)	Ohne: ca. 50 mg Mit: ca. 70 mg	5 ml 7 ml	2,5 ml 3,5 ml
Prilocain (z. B. Xylonest)	Ohne/mit ca. 85 mg	8 ml	4 ml

len Menge geblieben werden. Für Lidocain (z. B. Xylocitin), das gewöhnlich als 0,5- bis 1%ige Fertiglösung (5–10 mg/ml) bei Kindern verwendet wird, beträgt die maximale Dosis 5 mg/kgKG, also 1 ml einer 0,5%igen bzw. 0,5 ml einer 1%igen Lösung pro kgKG. Die maximale Dosis für adrenalinhaltiges 1%iges Lidocain ist 7 mg/kgKG, also 0,7 ml, d. h. die maximal zu injizierende Menge bei einem 4 kg schweren Neugeborenen beträgt 2,8 ml (Eichenfield 2000).

Nachteile der klassischen Infiltrationsanästhesie mit Injektion kommerziell hergestellter Anästhetika über eine Spritze sind das begrenzte injizierbare Volumen und damit die begrenzte anästhesierbare Fläche. Daher wurde in den letzten 10 Jahren die Tumeszenzanästhesie als *Tumeszenzlokalanästhesie* (TLA) von Klein (1990), Sattler et al. (1998) und Sommer et al. (1999) sowie als *subkutane Infusionsanästhesie* (SIA) von Breuninger et al. (1998) mit verschiedenen, mengenmäßig steuerbaren Pumpensystemen wiederbelebt und weiter entwickelt. Beide Verfahren gestatten, handelsübliche Anästhetika oder hochverdünnte Mischanästhesielösungen druck- und volumenkontrolliert über große Flächen mit speziell entwickelten Pumpensystemen oder handelsüblichen bzw. modifizierten Infusomaten subkutan zu verteilen. Der Adrenalinzusatz garantiert eine längere Wirkungsdauer und blutarmes Operieren.

Während die TLA primär zur Erleichterung der Fettabsaugung eingesetzt wurde und die dabei verwendeten Anästhesiemengen (z. B. Lidocain) weit über den empfohlenen maximalen Dosierungen liegen (Klein 1990), orientieren sich die von Breuninger (Breuninger 2004; Möhrle et al. 2001) angegebenen und für die Kinderanästhesie geeigneten, auf Ringer-Lösung basierenden Mischlösungen an den maximalen Dosierungen (◘ Tabelle 42.2). Der Adrenalinzusatz ist in einer Konzentration von 1:1.000.000 enthalten. Nach Breuninger (2004) garantiert der Ropivacainzusatz auch postoperativ eine langdauernde Schmerzausschaltung, eine Methämoglobinbildung tritt nicht auf.

> Alle therapeutischen Eingriffe in Lokalanästhesie erfordern die intraoperative pulsoxymetrische Überwachung und das Legen eines intravenösen Zugangs bei einer sich der Maximaldosis annähernden Lokalanästhetikamenge.

Intra- und postoperative Überwachung sowie Sedierung

Midazolam (Dormicum) ist das Mittel der Wahl zur Sedierung vor größeren Eingriffen in Lokalanästhesie. Bei einem Körpergewicht (KG) von bis zu 30 kg (dem Vorschulalter entsprechend) werden unmittelbar vor der Lokalanästhesie 0,5 mg/kgKG, maximal 15 mg, rektal appliziert. Die Wirkung hält bis zu 45 min an. Kinder über 30 kgKG erhalten 30 min vor Lokalanästhesie eine orale Medikation von 0,3 mg/kgKG, deren Wirkdauer bei 60–90 min liegt.

> Alle sedierenden Maßnahmen erfordern zwingend:
> — einen intravenösen Zugang und
> — die intra- und postoperative Überwachung in entsprechend ausgestatteten Räumen über 2–4 h.
>
> Zu beachten ist, dass der Patient über 24 h als verkehrsunfähig zu betrachten ist, was bei tageschirurgischen Maßnahmen den Eltern vermittelt werden muss.

42.4 Operative Therapie kongenitaler und erworbener melanozytärer Nävi

Im Säuglings-, Kindes- und Jugendalter behandelt der operativ tätige Dermatologe am häufigsten kongenitale melanozytäre Nävi (KMN) und erworbene melanozytäre Nävi. Während erworbene melanozytäre Nävi und kleine KMN als pigmentierte Läsionen von einer Größe <1,5 cm imponieren und beim Verdacht dysplastischer/atypischer Veränderungen bei Jugendlichen therapeutisch problemlos konventionell exzidiert werden können (Breuninger et al. 1997; Haneke 1988; Happle 1995; Harrison 1985; Hudson et al. 1995; Meisel et al. 1997), stellen die mittelgroßen konnatalen Pigmentnävi (1,5–20 cm Durchmesser), z. B. im Gesicht, die großen (>20 cm Durchmesser) und Riesennävi eine schwere ästhetische Behinderung dar. Darüber hinaus besteht zumindest für große KMN ein erhöhtes Melanomrisiko (Rompel et al. 2002).

Die Therapie von KMN bedarf des breiten Spektrums der operativen Therapie des Dermatologen und der plastischen Chirurgie. Die Entscheidungsfindung der jeweiligen Behandlungsmethode oder der Kombination verschiedener Methoden hängt von den klinischen und histopathologischen Charakteristika des melanozytären Nävus, seiner Größe und Lokalisation sowie dem Alter des Patienten ab.

◘ **Tabelle 42.2.** Anästhetikamischlösungen für die subkutane Infusionsanästhesie. (Nach Breuninger 2004)

Lösung	Konzentration der Mischlösung	
	0,15%	0,06%
Ringer-Lösung	425 ml	470 ml
Ropivacain 1%	25 ml	10 ml
Lidocain 1%	50 ml	20 ml
Suprarenin-Injektionslösung 1:1000	0,5 ml	0,5 ml
Injizierbare Menge pro kgKG	4 ml	12 ml
Präoperative Wartezeit	ca. 15 min	ca. 35 min

Allgemeiner Konsens gilt für die Frühdermabrasion bzw. Frühkürettage der Riesennävi, aber auch für plastisch-rekonstruktive Maßnahmen bei großen KMN im frühen Kindesalter, da zu diesem Zeitpunkt die Haut dehnbarer (günstig bei Serienexzisionen, Vollhauttransplantatentnahmen) und regenerationsfähiger ist (günstig nach flächenhaften Dermabrasionen und Spalthautentnahmen) und zu geringerer Narbenbildung neigt. Die Frühtherapie wurde auch durch die Fortschritte der Kinderanästhesiologie möglich.

42.4.1 Therapieoptionen bei kongenitalen melanozytären Nävi

Die Indikation zur operativen Behandlung KMN leitet sich ab
- von der erhöhten Gefahr der Entwicklung kutaner Melanome bei mittelgroßen und großen KMN sowie
- von der schweren ästhetischen Behinderung mit entsprechenden psychosozialen Folgen.

Die Indikation kann damit
- kurativ bei Verdacht auf maligne Entartung im melanozytären Nävus,
- prophylaktisch zur Minimierung bzw. Ausschaltung eines erhöhten Entartungsrisikos und
- ästhetisch-korrektiv zur Beseitigung von schweren Entstellungen sein (De Raeve 2000: Rompel et al. 2002).

Exzision mit definitivem Wundverschluss

Alle Exzisionstechniken, auch in Kombination mit Dermabrasion oder Hauttransplantation, bedürfen der exakten Vorplanung, um Narben auf ein akzeptables Maß zu reduzieren. Für mittelgroße KMN, die nach Dermabrasion oft rezidivieren (◘ Abb. 42.1), bietet sich im Wangenbereich, am Stamm und den Extremitäten die Technik der Serienexzision bereits im Säuglings- und Kleinkindesalter an (◘ Abb. 42.2), da die Hautdehnbarkeit ohne bleibende Funktionseinschränkung die schrittweise Totalexzision viel größerer Läsionen als im Erwachsenenalter gestattet (Friederich 1969; Scholz et al. 1971, 1992).

Nahlappenplastiken führen zu optimalen ästhetischen Ergebnissen, da die in den Operationsdefekt verlegte Haut aus der Umgebung gleiche oder ähnliche Charakteristika aufweist. Ihr Nachteil sind die Spenderdefektnarben. Mit der Entwicklung von *Hautexpandern* wurde die Gewebedehnung zur Gewinnung größerer Nahlappen für die Behandlung mittelgroßer und großer KMN möglich. Bewährt hat sich die Expandertechnik am behaarten Kopf, der Stirn und am Körperstamm bei älteren Kindern und Jugendlichen (Favager et al. 1988; Neumann 1957; Radovan 1976; Tilkorn et al. 1999).

Lassen sich die Defekte nicht mit den erwähnten Operationstechniken verschließen, sind Hauttransplantate als Spalt- und Vollhaut erforderlich. Für das Gesicht eignen sich bei kleinen Defekten Vollhauttransplantate aus der Retroaurikularregion, bei größeren Defekten kommen als Spenderregionen der Hals und die Inguinalregion in Frage. Da Vollhauttransplantate proportional zum Körperwachstum mitwachsen, sind sie auch für die Defektversorgung an den Händen geeignet (◘ Abb. 42.3). Große Defekte lassen sich sinnvoll nur mit Spalthauttransplantaten, falls erforderlich, als Netztransplantate (Meshgraft) definitiv versorgen. Neben den klassischen Spenderregionen ist die behaarte Kopfhaut hierfür ein ideales Spendergebiet (Pochon 1984).

Frühdermabrasion und Frühkürettage

Unabhängig vom histologischen Bautyp mit seinem melanozytären Zellverteilungsmuster (sog. oberflächlicher und tiefer Bautyp sowie Mischtyp) ist für die z. T. wulstartig imponierenden Riesennävi bei Geburt die intensive Pigmentierung der melanozytären Zellen in der oberen Dermis typisch, während tiefer gelegene, die Dermis diffus infiltrierende melanozytäre Zellen weniger oder kein Pigment bilden (Hundeiker 1987; Zitelli et al. 1984). Werden die in der oberen Dermis lokalisierten, intensiv pigmentierten melanozytären Zellen der Riesennävi sehr früh entfernt, scheint die Pigmentierung tiefer gelegener melanozytären Zellen nicht oder in reduziertem Umfang einzutreten (◘ Abb. 42.4).

Ästhetisch befriedigende Behandlungsergebnisse mit bleibender Aufhellung und geringer Narbenbildung werden besonders bei sehr früher Kürettage in den ersten 4 Lebenswochen (De Reave et al. 1996; Moss 1987) bzw. frühzeitiger hochtouriger Dermabrasion (Petres et al. 1992; Rompel et al. 1997, 2002; Osman et al. 2003) bei noch bestehender Spaltbildung zwischen oberer Dermis, die reichlich pigmentierte melanozytäre Zellen enthält, und tiefer Dermis erreicht. Vorraussetzung für die Kürettage beetartiger Riesennävi ist die notwendige Behandlung im 1. Lebensmonat unter Verwendung sehr scharfer Küretten, bevorzugt Ringküretten. Wie bei der hochtourigen Dermabrasion muss die Haut straff über einem als Widerlager dienenden festen Untergrund gespannt werden. Mehr als bei der hochtourigen Dermabrasion ist dieses Widerlager erforderlich, um mit der tangenzial zur Hautoberfläche geführten Kürette ausreichend viel Nävusmaterial abzutragen. Nicht in jedem Fall ist die von dem Erstbeschreiber beobachtete Spaltbildung vorhanden, sodass der Operateur intraoperativ auf die klassische hochtourige Dermabrasion ausweichen muss.

Die hochtourige Dermabrasion ist ein diffiziler Eingriff. Als Schleifköpfe stehen neben den bevorzugten, unterschiedlich geformten Diamantfräsen auch Metallfräsen zur Verfügung, die allerdings mit dem Risiko einer höheren Verletzungsgefahr der vulnerablen Säuglingshaut verbunden sein können. Während des Eingriffs muss die Haut straff gespannt werden. Die Hautoberfläche wird permanent mit physiologischer Kochsalzlösung gekühlt, um ent-

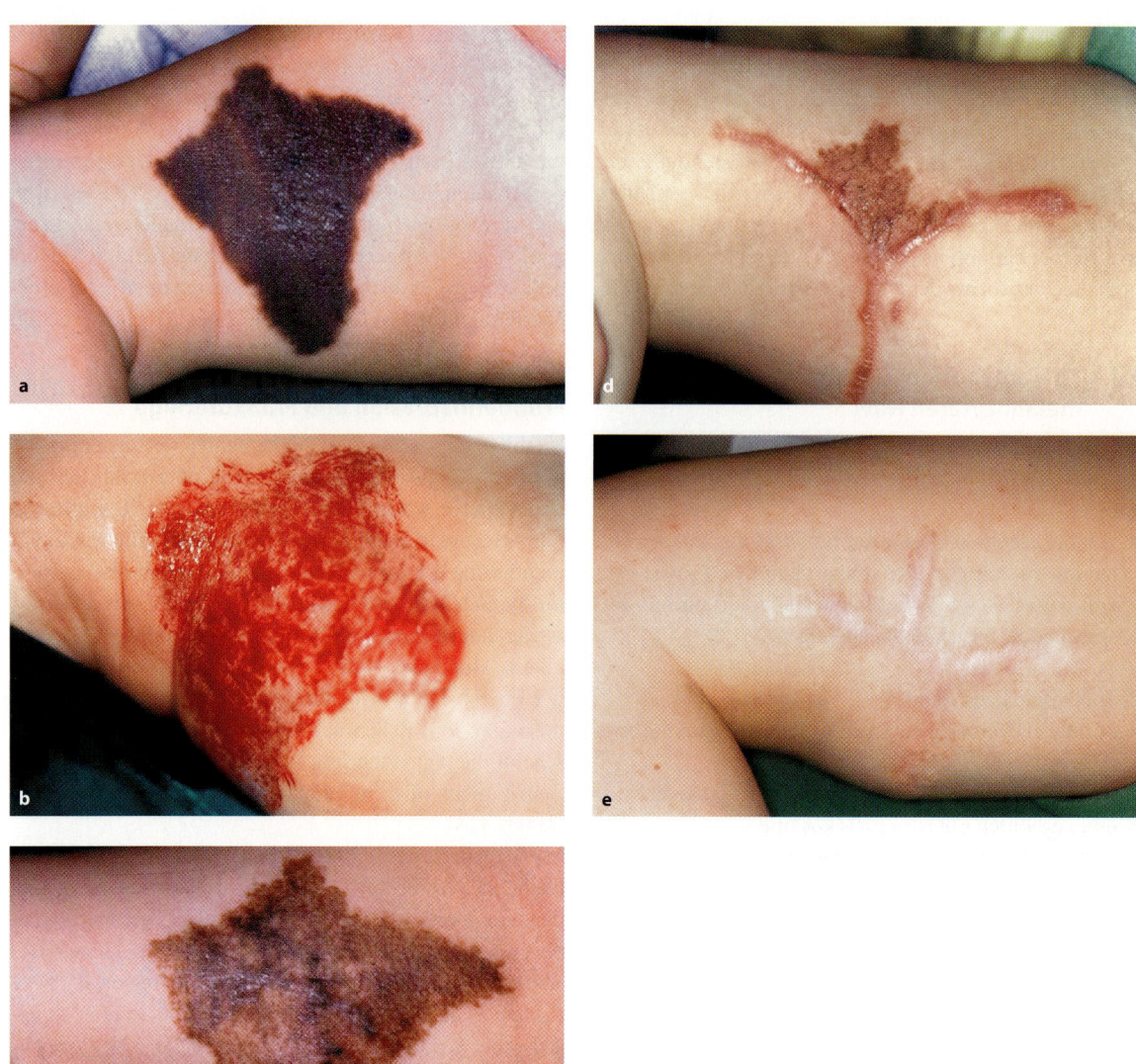

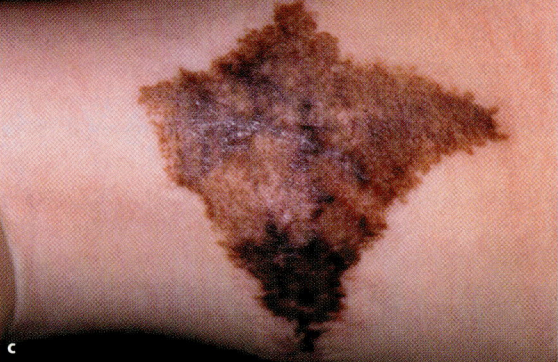

Abb. 42.1a–e. Mittelgroßer beetartiger konnataler melanozytärer Nävus an der Oberschenkelinnenseite bei einem 5 Monate alten Mädchen. **a** Ausgangsbefund. **b, c** Vollständige Repigmentierung 6 Monate nach Dermabrasion. **d, e** Totalentfernung nach 2 Exzisionen

stehende Reibungswärme bei niedrigen Umdrehungsgeschwindigkeiten zu vermeiden. Der mit der Fräse auf die Haut ausgeübte Druck und die Rotationsgeschwindigkeit regulieren das Abtragen des Nävus nach der Tiefe, wobei die obere Kutisgrenze zur Vermeidung ausgeprägter Narben nicht überschritten werden sollte.

Nach Beendigung der Dermabrasion und abschließender Reinigung des Areals mit physiologischer Kochsalzlösung erfolgt die Abdeckung mit Mepitel und einem Verband, der nach 2 Tagen unter Belassung des Mepitels erstmals gewechselt wird. Der Rhythmus weiterer Verbandwechsel bis zur Spontanepithelisierung hängt vom Grad der Wundsekretion ab. Je nach Größe des Nävus wird die Dermabrasion in mehreren Einzelschritten vorgenommen und im Bedarfsfall mit Exzisionen kombiniert.

Offen bleiben muss vorerst die Antwort auf die Frage, inwieweit die Entfernung oberflächlich gelegener melanozytäre Zellen und damit eines Teils des malignen Potenzials tatsächlich das Auftreten von Melanomen minimiert und möglicherweise z. B. auf dasjenige der in der tieferen Dermis gelegenen melanozytären Zellen reduziert.

42.5 Operative Therapie bei anderen speziellen Indikationen im Kindesalter

Das Diagnosenspektrum im eigenen operativ behandelten Krankengut bei Kindern weist aus, dass nach den melanozytären Nävi häufig nichtmelanozytäre Fehl- und Neubildungen, aber auch virusbedingte Läsionen behandelt wer-

42.5 · Operative Therapie bei anderen speziellen Indikationen im Kindesalter

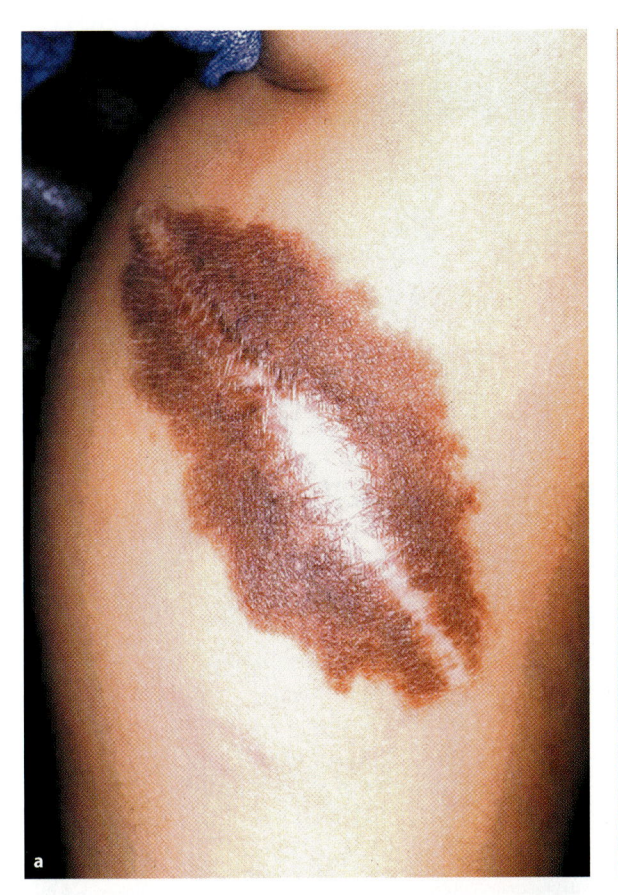

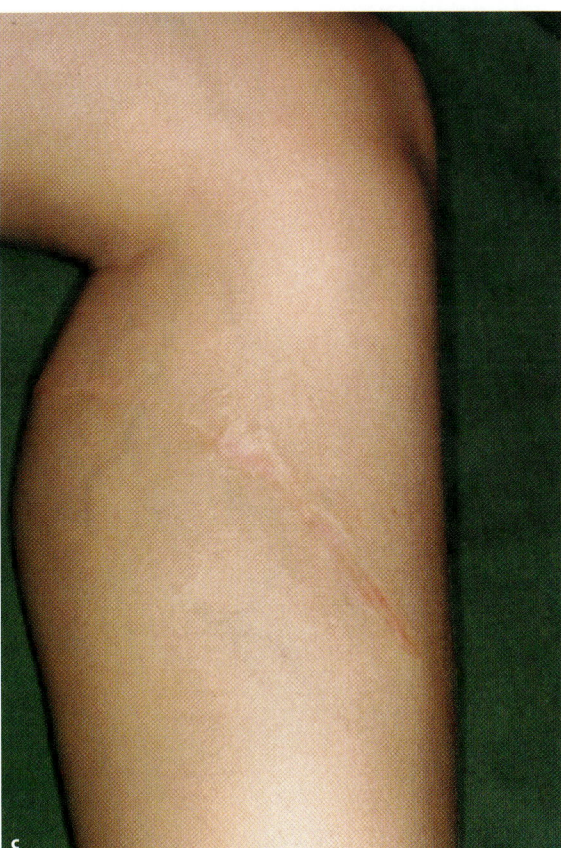

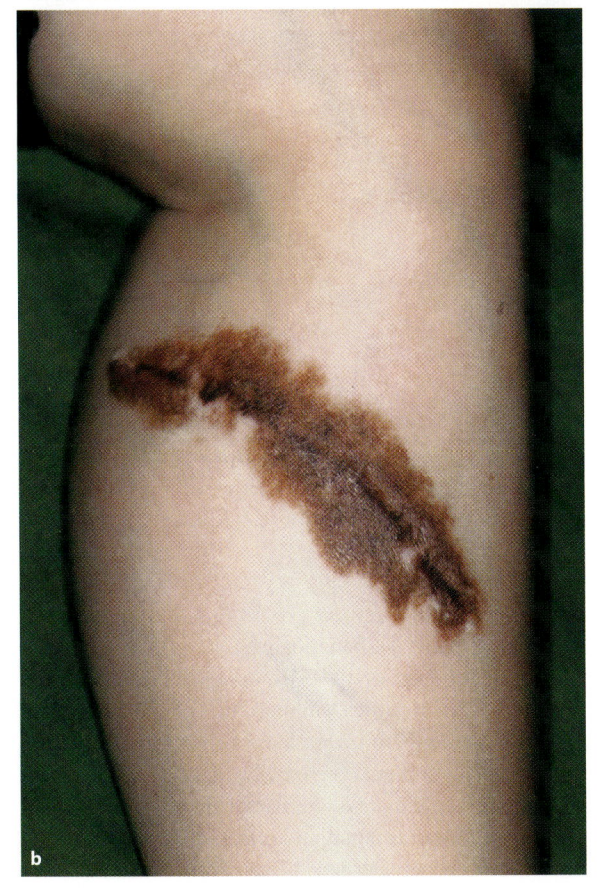

Abb. 42.2a–c. Mittelgroßer wulstartiger konnataler melanozytärer Nävus an der linken Wade bei einem 6-jährigen Jungen. **a** Zustand nach der 1. Teilexzision. **b** 6 Monate später – 2. Teil-(Serien-)exzision. **c** Definitive Nävusentfernung in 3 Exzisionsschritten und Dehnungsplastik

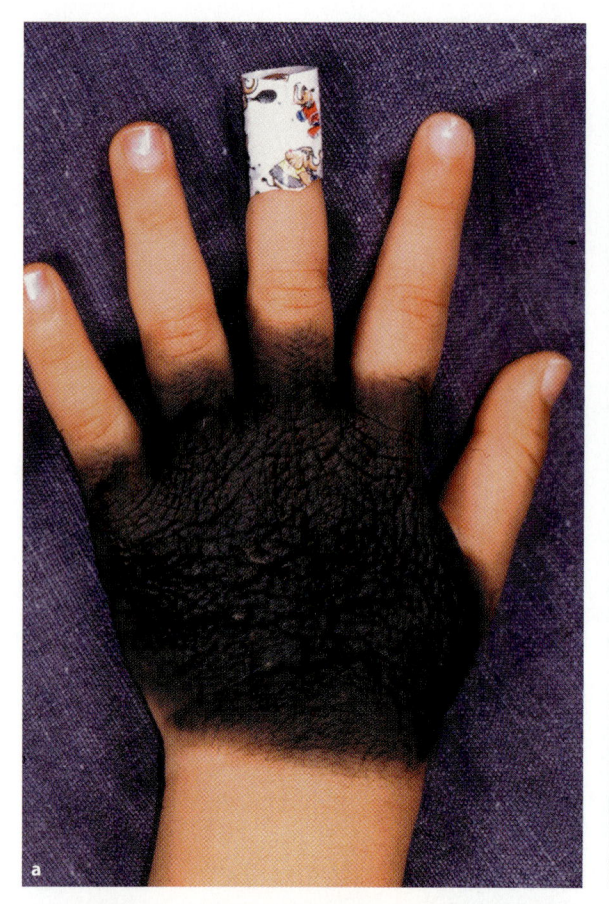

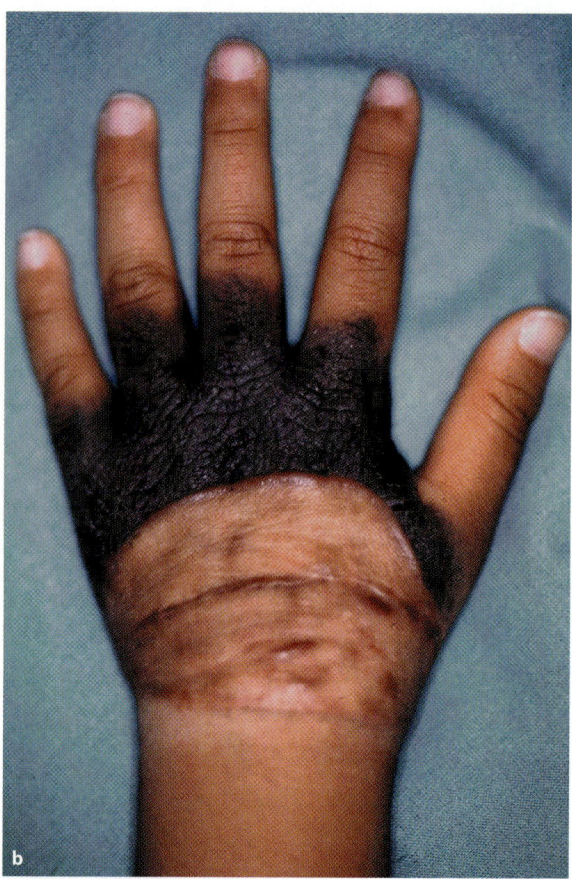

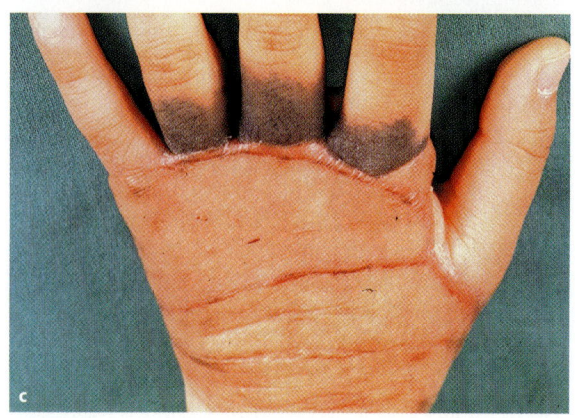

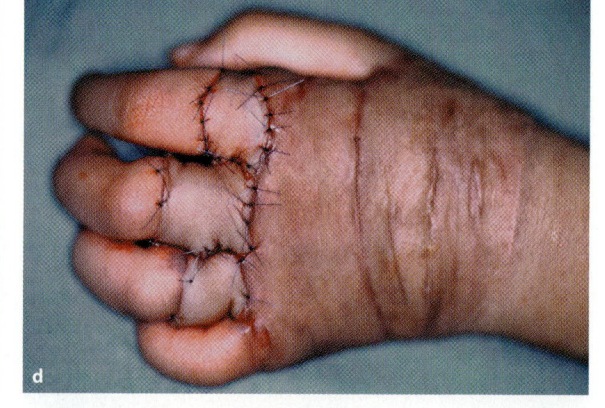

Abb. 42.3a–d. Mittelgroßer wulstartiger konnataler melanozytärer Nävus am linken Handrücken mit Übergang auf die Finger bei einem 4-jährigen vietnamesischen Mädchen. **a** Ausgangsbefund. **b–d** Schrittweise Exzision und Transplantation von Vollhaut aus den Leistenregionen und den Oberarminnenseiten in 3 Operationssitzungen

den (Sebastian et al. 1992). Praktisch ausnahmslos exstirpiert werden die häufigen *epidermalen Zysten*, gefolgt vom *Pilomatrikom* und *Trichoepitheliom*. Die Exzision ist die einzige definitive Therapieform bei *organoiden Epidermalnävi* (z. B. Naevus sebaceus, ekkriner Nävus, apokriner Nävus, Naevus comedonicus, Haarfollikelnävus) und *nichtorganoiden Epidermalnävi* (z. B. weicher und harter Typ des gewöhnlichen Epidermalnävus, entzündlicher lineärer verruköser epidermaler Nävus). Sie ist bereits im frühen Kindesalter indiziert, wenn sie problemlos und ohne ausgedehnte zusätzliche Narben möglich ist.

Bevorzugt eingesetzt werden operative Techniken wie die Serienexzision sowie Dehnungs- und regionale Lappenplastiken. Für den Wundverschluss eignen sich vollständig versenkte, langsam resorbierbare Nähte, die nicht entfernt werden müssen. Zur rein oberflächlichen Sicherung einer exakten Wundrandadaptation können die unterschiedlich breiten und langen sterilen Pflasterstreifen sinnvoll sein.

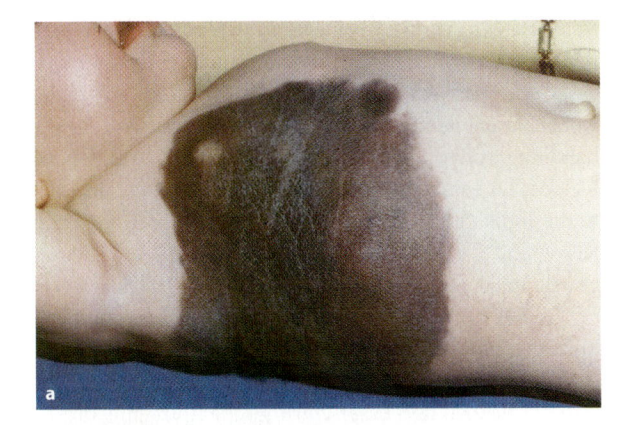

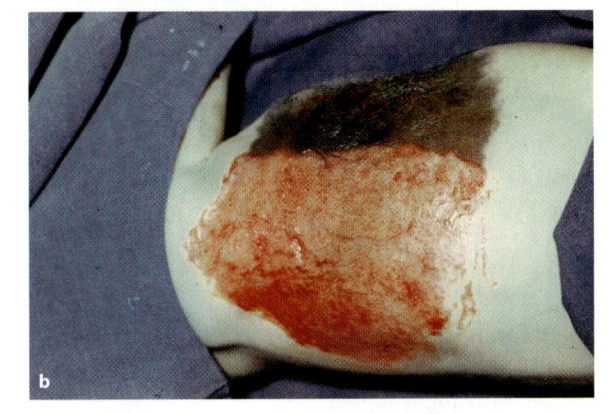

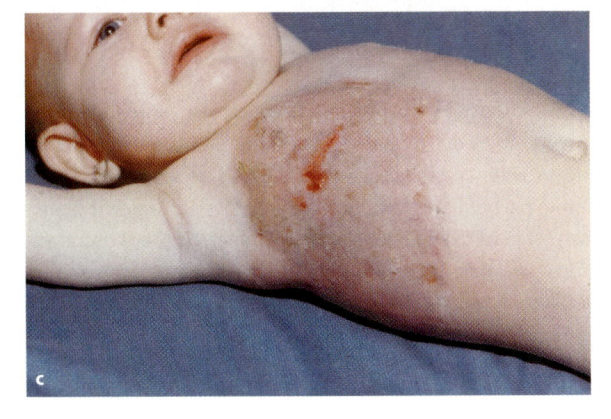

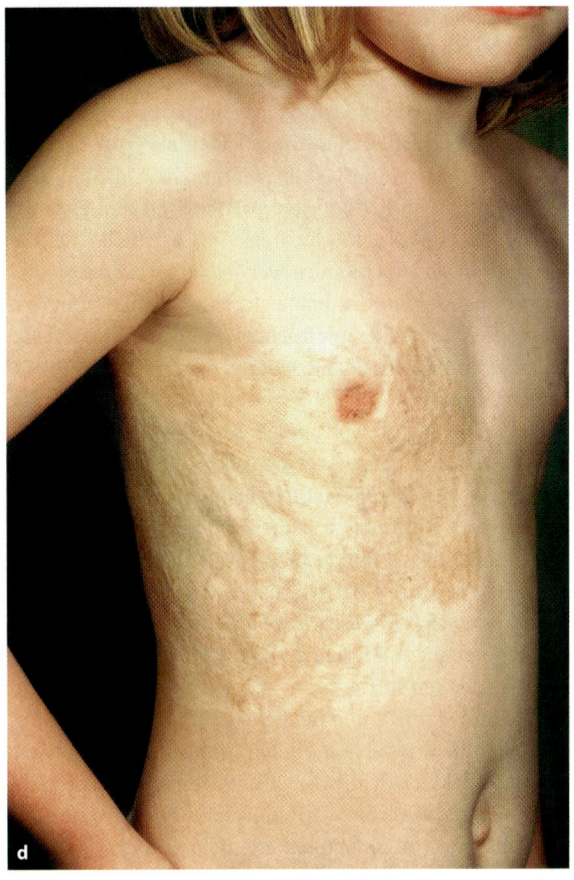

Abb. 42.4a–d. Beetartiger konnataler melanozytärer Nävus bei einem 4 Monate alten Mädchen. **a** Ausgangsbefund. **b, c** Hochtourige Dermabrasion in 2 Sitzungen. **d** Ästhetisch befriedigender Befund im 7. Lebensjahr

Auch flächenhaft aufgebrachte, auspolymerisierende flüssige Hautkleber auf Zyanoacrylatbasis, die nicht in den Wundspalt eindringen dürfen, dienen ausschließlich der oberflächlichen, spannungsfreien Wundadaptation. Ist eine vollständig versenkte Naht nicht möglich und sinnvoll, werden die üblichen atraumatischen Nahtmaterialien für Einzelknopf-, Rückstich- und fortlaufende Nähte verwendet. Ist die Exzision aufgrund flächenhafter Ausdehnung nicht indiziert, sind, abhängig vom Krankheitsbild, Laser-Koagulation und -Vaporisation, Dermabrasion und Kryotherapie alternative Behandlungsverfahren. Allerdings sind bei diesen Verfahren häufig nur Teilerfolge zu erwarten, Narben sind nicht selten.

Unter den *dermalen Tumoren* kommen im Kindesalter *Bindegewebsnävi* solitär oder multipel betont bei Syndromen vor. Während die pflastersteinartigen bevorzugt exzidiert werden sollten, bilden sich *Angiofibrome* gut unter einer alternativen Kryo- und Laser-Therapie zurück. Ein primär operatives Verfahren ist beim klinisch sehr variablen *juvenilen Xanthogranulom* nicht erforderlich. Allerdings können Komplikationen wie rezidivierende Blutungen und Sekundärinfektionen, aber auch ästhetische Behinderungen einen operativen Eingriff notwendig machen.

Angeborene *Hautaplasien* sind selten. Umschriebene Formen, z. B. im Bereich der behaarten Kopfhaut, können ohne Expandervordehnung im 1. Lebensjahr aufgrund der ausgezeichneten Elastizität der Kopfhaut exzidiert und der Defekt mittels Dehnungsplastik verschlossen werden. Größere Läsionen müssen zur ästhetischen Optimierung im Jugendalter nach einer Interimsversorgung mit Hauttransplantaten abschließend mit Hilfe der Expandertechnik am Kopf und Stamm behandelt werden.

Unter den *vaskulären Neubildungen* sind *Hämangiome* am häufigsten. Während operative Eingriffe eher eingesunkenen oder schlaffen Narbenzuständen als Folge spontan geheilter Hämangiome vorbehalten sind bzw. allein oder in Kombination mit der gezielten partikulären Kathetermikroembolisation als gefäßchirurgische Eingriffe bei den organverdrängend wachsenden *tuberonodösen Hämangiomen* notwendig werden, ist heute durch die unkomplizierte Kryo- und Laser-Therapie mit dem gepulsten Farbstoff-Laser oder als ultraschallkontrollierte, interstitielle Nd:YAG-Laser-Therapie die Frühbehandlung der verschiedenen Hämangiomwuchsformen möglich.

Die spindelförmige oder Stanzexzision ist die Therapie der Wahl beim *Granuloma teleangiectaticum*. Der Argon-Laser eignet sich für sehr frühe Formen, wenn die Größe des Granuloms 2–3 mm nicht überschreitet und kaum Exophytie vorhanden ist. Bei den *konnatalen teleangiektatischen Nävi* und *angiokeratotischen Nävi* ist die klassische chirurgische Therapie zugunsten der Farbstoff-Laserbehandlung in den Hintergrund gerückt. Hämodynamisch relevante *angeborene arterielle und venöse Gefäßfehlbildungen* bedürfen der individuell abgestimmten, frühzeitigen operativen Therapie des Gefäßchirurgen als schrittweise chirurgische Therapie mit dem Ziel der Radikalität ohne Funktionsbeeinträchtigung. Auch kombinierte Behandlungsverfahren, die der operativen Therapie vorausgehen (z. B. Kryo- und Laser-Therapie, perkutane Katheterembolisation, Kompressionstherapie), können begleitend eingesetzt werden oder bei Unmöglichkeit chirurgischer Maßnahmen erforderlich sein.

Unter den Viruserkrankungen der Haut sind die *Mollusca contagiosa, Verrucae vulgares, Verrucae planae juveniles, Verrucae plantares* und *Condylomata acuminata* Indikationen für die operative Therapie, die sich, wie alle Behandlungsverfahren in dieser Erkrankungsgruppe, durch eine hohe Rückfallquote auszeichnen (Gibbs et al. 2004). Während eine umschriebene Anzahl Dellwarzen mit dem scharfen Löffel oder der Ringkürette nach vorheriger Anwendung der topischen EMLA-Anästhesie schnell narbenlos entfernt werden können, erfordert der massive Befall die Entfernung mittels Kürettage in Allgemeinanästhesie. Der Einsatz des CO_2-Lasers oder die Kontaktkryotherapie sind alternativ möglich. Allerdings ist dabei eine Narbenbildung nicht ausgeschlossen.

Bei *Verrucae vulgares* und *plantares* ist vor jeder chirurgischen, kryo- oder Laser-therapeutischen Therapie eine intensive keratolytische Behandlung Bedingung (Sterling et al. 2001). Wird damit keine Abheilung erreicht – das gilt v. a. für die flächenhaften Warzen im Fußsohlenbereich –, ist die zusätzliche operative Therapie in Infiltrations- bis Allgemeinanästhesie eine notwendige Option. Sie erfolgt als Kürettage mit der skalpellscharfen Ringkürette. Ihr Einsatz gestattet ein übersichtliches, schichtweises Abtragen,

Voraussetzung für das Vermeiden von Narben. Eine weitere Möglichkeit ist die abtragende Behandlung solitärer vulgärer und plantarer Warzen mittels Kontaktkryotherapie, wobei Blasenbildung Voraussetzung für eine suffiziente Behandlung ist. Da *plane juvenile Warzen* wie alle Warzen im Kindesalter eine hohe Spontanheilungsrate aufweisen, sollte die Indikation zur operativen Therapie, aber auch zur Kryo- und Laser-Behandlung mit großer Zurückhaltung gestellt werden.

Da bei Kindern Podophyllotoxin und Imiquimod zur Lokaltherapie *genitaler Warzen* nicht zugelassen sind, werden operative Maßnahmen favorisiert. Dazu zählen die dosierte elektro- und Laser-chirurgische Abtragung in Allgemeinanästhesie, wobei zusätzlich die Ringkürette zur Anwendung kommen kann. Bewährt hat sich auch die Kryotherapie im Kontakt- und Sprayverfahren.

Postoperativ sollten alle operativ, kryo- und Laser-therapeutisch entstandenen Läsionen antiseptisch behandelt werden.

42.6 Therapie pathologischer Narben

Unter dem Begriff der pathologischen Narbe können 3 klinisch definierte Krankheitsbilder subsumiert werden:
— die hypertrophe Narbe,
— das Keloid und
— die Narbenkontraktur.

Sie sind Beispiele einer unphysiologischen Gewebereaktion im Rahmen der Wundheilung. Je jünger die Kinder sind, desto seltener entstehen hypertrophe Narben und Keloide. Eine narbenlose Abheilung nach Verletzung wird ausschließlich in der Fetalphase beobachtet. Narbenkontrakturen sind das Ergebnis der Persistenz von kontraktilen Abläufen, welche die Wunde im Rahmen der Heilung physiologisch durchläuft. Klinisch typisch sind rigide Narbenstränge mit funktionellen und ästhetischen Einschränkungen. Während in der Frühphase die klinische Unterscheidung zwischen einer hypertrophen Narbe und einem Keloid schwierig sein kann, ist der weitere Verlauf für das Krankheitsbild charakteristisch (Hackert et al. 2003). Bei hypertrophen Narben ist die Störung der Kollagensynthesebalance temporär. Demgegenüber bleibt beim Keloid die gesteigerte Kollagensynthese bzw. ihr gestörter Abbau permanent bestehen. Um therapeutisch erfolgreich zu sein, muss sinnvoll in den pathologischen Ablauf eingegriffen werden (Sebastian 1997; Tredget et al. 1997).

42.6.1 Therapie von Narbenkontrakturen

Die Entstehung von operationspflichtigen Narbenkontrakturen könnte entweder durch eine permanente Störung der für die physiologische Gestaltung der Bindegewebsmatrix verantwortlichen Myofibroblasten oder/und eine gestörte Fortbewegung der Fibroblasten in der Wunde bedingt sein (Borgognoni 2002). Dabei soll die entstehende zu große Wundspannung das weitere Fortschreiten der Störung mit den bekannten Folgen unterstützen. Unterbrochen werden kann dieser Kreislauf ausschließlich durch die operative Korrektur der pathologischen Narbenspannungen (Borgognoni et al. 1995; Tang 1992).

In einer retrospektiven Untersuchung (Sebastian 1994) konnte gezeigt werden, dass ausschließlich die plastisch-chirurgische Rekonstruktion mit anschließenden konservativen Maßnahmen zu guten funktionellen und befriedigenden ästhetischen Ergebnissen führte. Plastisch-rekonstruktive Eingriffe wurden danach am häufigsten in der Achselregion durchgeführt, gefolgt von Brustwand, Hals, Hand, Ellenbeuge und Kniekehle. Keinerlei Eingriffe waren bei Kindern am Kopf erforderlich. An 1. Stelle rangierten Umgebungsplastiken als zumeist multipel angelegte Z-Plastiken, gefolgt von Hauttransplantationen unterschiedlicher Ausdehnung. Die Kombination von lokalen Lappenplastiken und Hauttransplantationen wurde bei $1/5$ aller Patienten erforderlich (◘ Abb. 42.5), eher selten wurden Hautexpander eingesetzt. Die verschiedenen Operationsverfahren wurden abhängig von der Lokalisation und dem klinischen Bild der Narbenkontraktur ausgewählt. Das funktionelle Ergebnis war in allen Fällen befriedigend. In ästhetischer Hinsicht wurden die Ergebnisse nach Umgebungsplastiken besser beurteilt als die nach Hauttransplantationen.

42.6.2 Therapie hypertropher Narben und Keloide

Bei hypertropher Narbe besteht das Therapieziel darin, die Zeit der spontanen Rückbildung definitiv zu verkürzen. Im Gegensatz dazu bedürfen die Keloide einer Behandlung, welche die Kollagenbalancestörung für ein längeres Zeitintervall blockiert oder vollständig beseitigt.

> Zur Zeit existiert für die hypertrophe Narbe und erst recht für das Keloid keine Behandlungsmethode der Wahl, sodass ein vom klinischen Bild und der Pathogenese bestimmtes multimodales therapeutisches Procedere erforderlich ist, das die ganze Palette bewährter konservativer und aktiver Behandlungsformen umfasst (Mustoe et al. 2002).

Als Ziele werden die Beseitigung der subjektiven Beschwerden und die Umwandlung in eine dem Hautniveau in Form und Farbe angepasste Narbe definiert. Um den erforderlichen Praxisbezug und die Übersichtlichkeit zu gewährleisten, werden die aktuellen Behandlungsformen in konservative und aktive Maßnahmen gegliedert. Abhängig vom Alter des Patienten, vom klinischen Bild, aber auch vom Alter der hypertrophen Narbe bzw. des Keloids sowie von vorausgegangenen Behandlungen sind die entsprechenden synchronen und/oder metachronen Maßnahmen zu kombinieren.

Konservative Maßnahmen

Die topische und die physikalische Therapie werden ausschließlich kombiniert eingesetzt.

Topische Therapie

Als »Klassiker« werden Gels und Salben bezeichnet, die z. B. Heparin und flüssigen Zwiebelsaftextrakt (Extractum Bulbae Cepae fld. Spir.) enthalten, von größerer Bedeutung sind allerdings die proliferationshemmenden potenten Steroide. Eine sog. »Tandemtherapie« von Klassikern und Steroiden hat sich unter Beachtung der Behandlungsfläche und des Alters des Patienten bewährt. Die Vorteile der intraläsionalen Steroidtherapie nicht vor dem 10.–12. Lebensjahr und in niedriger Dosierung (z. B. 1 ml Triamzinolonacetonid-Kristallsuspension 40 mg/ml plus 4 ml Lidocain 2%ig, davon bis zu 2,5 ml/Sitzung, insgesamt 3–5 Sitzungen) überwiegen gegenüber der rein topischen Anwendung, z. B. direkt postoperativ oder bei Injektion in strangartig konfigurierte hypertrophe Narben und Keloide (Hackert et al. 2003; Sebastian 1978).

Physikalische Therapie

Die Effekte bei Anwendung von Okklusion, Kompression und Narbenentspannung sind in eindrucksvollen Serien bebildert, aber nur mit wenigen ausreichend großen klinischen Studien belegt (Bieley et al. 1996; Chang et al. 1995; Borgognoni 2002; Gold et al. 2001; Lyle 2001; Niessen et al. 1998; Perkins et al. 1982; Quinn 1987).

> Entscheidend dürfte dabei – und das trifft besonders für Silikongel als elastischer Film und Silikonfolie zu – die positive Wirkung der Hydratation auf die pathologische Narbe sein.

Alle genannten Maßnahmen sind über minimal 12 h täglich und einen Zeitraum von 4–15 Monaten durchzuführen (Biermann et al.1996; Sebastian et al. 1990). Während der Laser-Einsatz vordergründig der schrittweisen Ablation von Bindegewebe oder der Aufhellung pathologischer Narben vorbehalten ist, wird die Dermatoröntgentherapie als adjuvante Maßnahme nicht im Kindesalter empfohlen (Mustoe et al. 2002).

Aktive Maßnahmen

Die *Kryotherapie* im Kontaktverfahren hat sich als schrittweise »planierende« Maßnahme allein oder direkt im Anschluss an die einmalige intramarginale operative Planie-

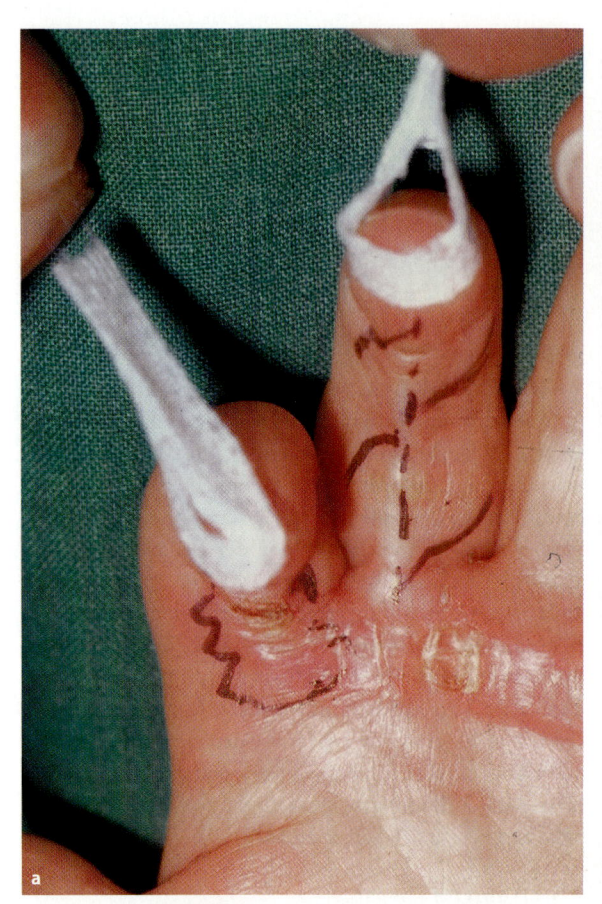

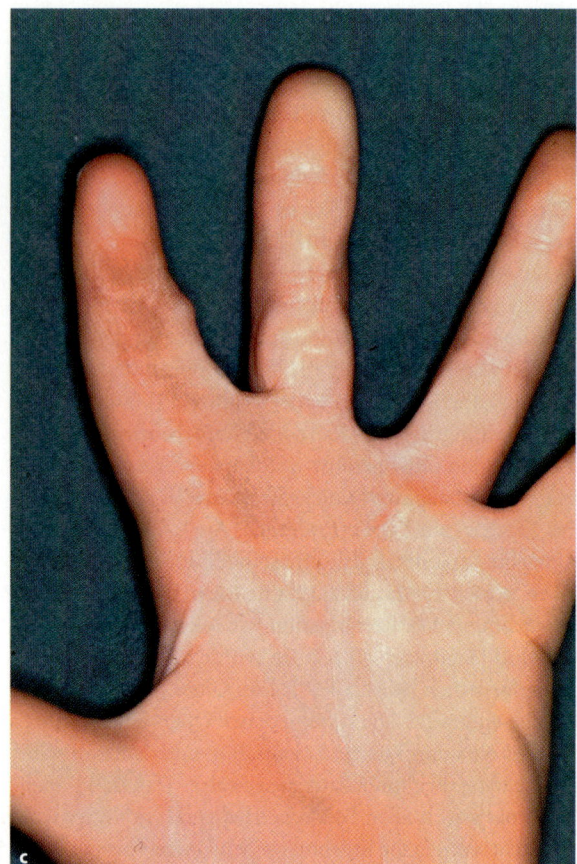

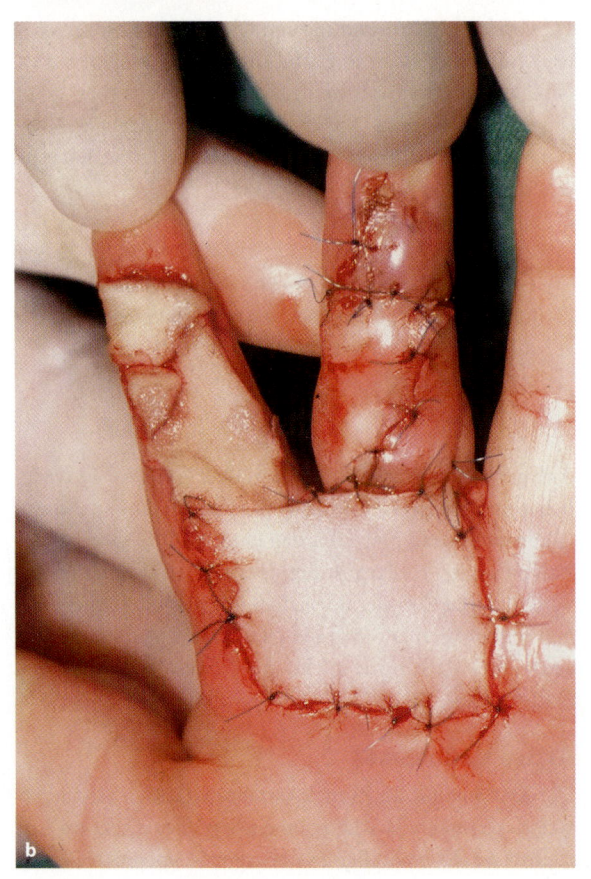

Abb. 42.5a–c. Narbenkontrakturen nach Verbrennung bei einem 1-jährigen Jungen. **a** Ausgangsbefund. **b** Operative Auflösung der dermatogenen Kontrakturen, Defektversorgung durch Z-Plastik und Vollhauttransplantation. **c** Behandlungsergebnis nach 5 Jahren

42.6 · Therapie pathologischer Narben

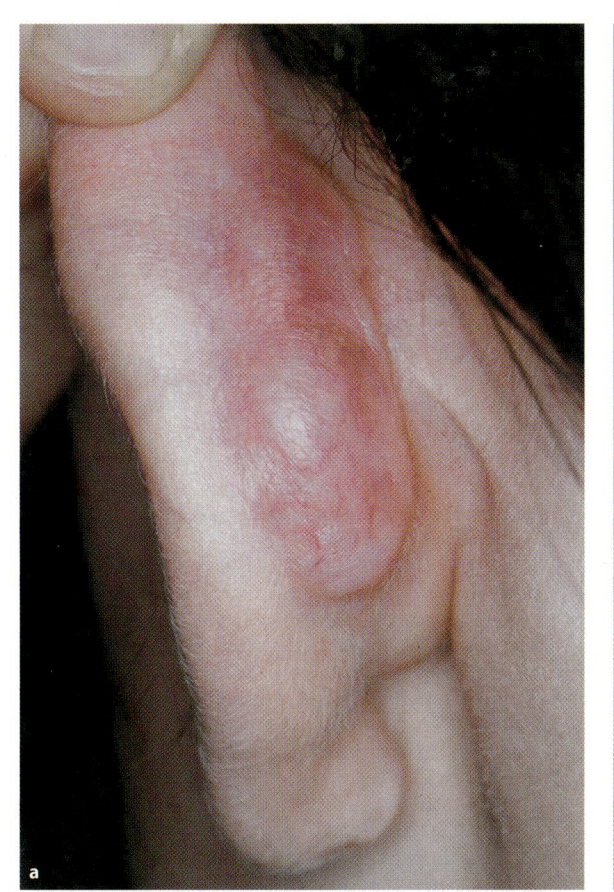

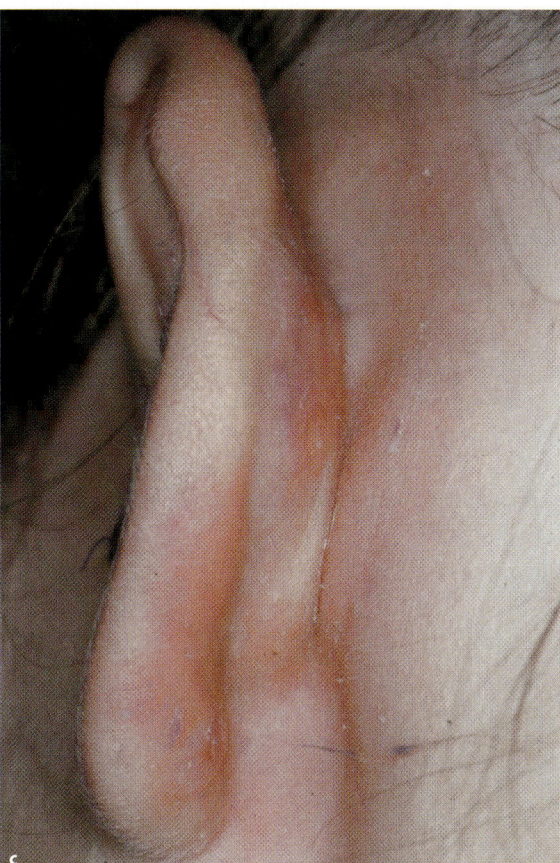

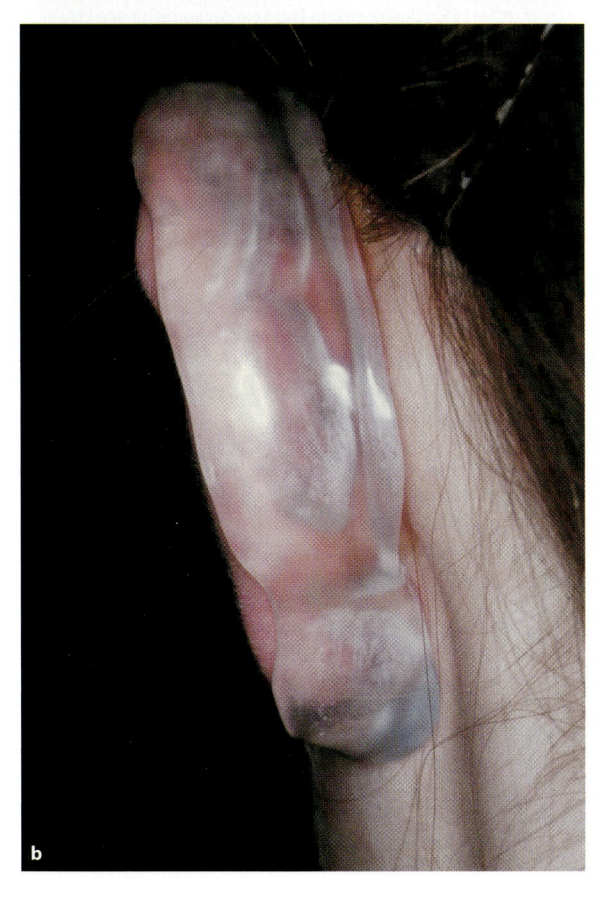

Abb. 42.6a–c. Ohrkeloide bei einem 12-jährigen Mädchen. **a** Nach Otoklisisoperation. **b** Kryotherapie in monatlichen Abständen bei gleichzeitiger Okklusion und Kompression. **c** Behandlungsergebnis nach 8 Monaten

rung betont älterer Keloide (>1 Jahr) ab dem Schulalter bewährt (Ernst et al. 1995; Hackert et al. 2003; Zouboulis et al. 1993). Die im Abstand von 3–5 Wochen wiederholte Kontaktkryomonotherapie mit der typischen bullös-erosiven Reaktion kann nach EMLA-Creme-Oberflächenanästhesie häufig ohne zusätzliche Infiltrationsanästhesie erfolgen. Eine Kombination von Kontaktkryotherapie und intraläsionaler Steroidinjektion bringt keine besseren Resultate oder schnelleren Erfolge, obwohl die Angriffspunkte beider Maßnahmen am keloidalen Gewebe unterschiedlich sein dürften.

Ohne Ausnahme gute und befriedigende Ergebnisse werden mit der wiederholten Kryotherapie, evtl. nach primärer operativer Planierung, an der Ohrmuschel erreicht (◘ Abb. 42.6). Sinnvoll ist es, die Kryotherapie mit physikalischen und topischen Maßnahmen zu kombinieren.

Literatur

Berg P, Lindelöf B (2003) Congenital melanocytic nevi and cutaneous melanoma. Melanoma Res 13: 441–445

Berman B, Bieley HC (1996) Adjunct et therapies to surgical management of keloids. Dermatol Surg 22: 126–130

Bieley HC, Berman B (1996) Effects of water-impermeable, non-silicone based occlusive dressing on keloids. J Am Acad Dermatol 35: 113–114

Borgognoni L (2002) Biological effects of silicone gel sheeting. Wound Rep Reg 10: 118–121

Breuninger H (1997) Anästhesiologische Besonderheiten bei Kindern. In: Hohenleutner U. Landthaler M (Hrsg) Operative Dermatologie im Kindes- und Jugendalter. Fortschritte der operativen und onkologischen Dermatologie, Bd 12. Blackwell, Berlin Wien, S 160–166

Breuninger H (2004) Die subkutane Infusionsanästhesie (SIA). Eine semi-automatische, sanfte und lang anhaltende Lokalanästhesie durch Infusionsautomaten. Broschüre Firma Astra Zeneca, Tübingen

Breuninger H, Fischer M (1997) Konventionelle Exzision und Shave-Exzision von Nävi im Vergleich. In: Hohenleutner U. Landthaler M (Hrsg) Operative Dermatologie im Kindes- und Jugendalter. Fortschritte der operativen und onkologischen Dermatologie, Bd 12. Blackwell, Berlin Wien, S 63–67

Breuninger H, Wehner-Caroli J (1998) Subkutane Infusionsanästhesie (SIA) mit durch Ringer-Lösung verdünntem Prilocain. Hautarzt 49: 709–713

Bryan HA, Alster TS (2002) The S-Caine peel: a novel topical anesthetic for cutaneous laser surgery. Dermatol Surg 28: 999–1003

Castilla EE, Dutra MD, Orioli-Parreiras IM (1981) Epidemiology of congenital pigmented nevi: incidence rates and relative frequencies. Br J Dermatol 104: 307–315

Chang CC, Kno YF, Chiu HC, Lee JL, Wong TW, Jee SH (1995) Hydration, not silicone, modulates the effects of keratinocytes on fibroblasts. J Surg Res 59: 705–711

De Raeve LE (2000) Treatment of giant congenital melanocytic nevi. In: Harper J. Oranje A. Prose N (eds) Textbook of pediatric dermatology. Blackwell, London, pp 1782–1786

De Raeve LE, De Coninck AL, Dierickx PR, Roseeuw DI (1996) Neonatal curettage of giant congenital melanocytic nevi. Arch Dermatol 132: 20–22

Dräger E, Winter H (1997) Operative Dermatologie im Kindes- und Jugendalter – 15 Jahresanalyse der Abteilung für Operative Dermatologie an der Universitätshautklinik der Charité. In: Hohenleutner U, Landthaler M (Hrsg) Operative Dermatologie im Kindes- und Jugendalter. Fortschritte der operativen und onkologischen Dermatologie, Bd 12. Blackwell, Berlin Wien, S 188–196

Eichenfield LF (2000) Sedation and anesthesia. In: Harper J, Oranje A, Prose N (eds) Textbook of pediatric dermatology. Blackwell, London, pp 1817–1823

Ernst K, Hundeiker M (1995) Ergebnisse der Kryochirurgie bei 394 Patienten mit hypertrophen Narben und Keloiden. Hautarzt 46: 462–466

Favager N, Deglise B, Krupp S (1988) Tissue expansion in children. Z Kinderchir 43: 200–221

Friederich HC (1963) Über die Technik der Entfernung von Pigmentmalen. Derm Wochenschr 148: 557–572

Gibbs S, Harvey I, Sterling JC, Stark R (2004) Local treatments for cutaneous warts (Cochrane Review). In: The Cochrane Library: Issue 2. John Wiley & Sons, Chichester UK

Gold MH, Foster TD, Adair MA, Burlison K, Lewis T (2001) Prevention of hypertrophic scars and keloids by the prophylactic use of topical silicone gel sheets following a surgical procedure in an office setting. Dermatol Surg 27: 641–644

Gown AM, Vogel AM, Hoak D, Gough F, McNutt MA (1986) Monoclonal antibodies specific for melanocytic tumors distinguish subpopulations of melanocytes. Am J Pathol 123: 195–203

Hackert I, Aschoff R, Sebastian G (2003) Keloide und ihre Therapie. Hautarzt 54: 1003–1017

Haneke E (1988) Exzisions- und Biopsieverfahren. Z Hautkr 63: 17–19

Happle R (1995) Neue Therapieansätze in der pädiatrischen Dermatologie. In: Tebbe B, Goerdt S, Orfanos CE (Hrsg) Dermatologie – Heutiger Stand. Thieme, Stuttgart New York, S 334–336

Harrison PV (1985) Good results after shave excision of benign moles. J Dermatol Surg Oncol 11: 668–686

Hudson MJ, Bishop J, Lawrence CM (1995) Shave excision of benign papular naevocytic nevi. Br J Plast Surg 48: 318–322

Hundeiker M (1987) Diagnose und Therapie der kongenitalen Pigmentzellnävi. Dtsch Med Wochenschr 112: 807–809

Juhlin L, Hagglund G, Evers H (1989) Absorption of lidocaine and prilocaine after application of eutectic mixture of local anesthetics (EMLA) on normal and diseased skin. Acta Derm Venereol 69: 18–20

Kaplan EN (1974) The risk of malignancy in large congenital nevi. Plast Reconstr Surg 53: 421–428

Ke Klein JA (1990) Tumescent technique for regional anesthesia permits lidocain doses of 35 mg/kg for liposuction: peak plasma lidocain levels are diminshed and delayed 12 hours. J Dermatol Surg Oncol 16: 248–263

Kopf AW, Bart RS, Hennessey P (1979) Congenital nevocytic nevi and malignant melanomas. J Am Acad Dermatol 1: 123–130

Kopf AW, Levine LJ, Rigel DS, Friedmann RJ, Levenstein M (1985) Prevalence of congenital-nevus-like nevi, nevi spili, and café au lait spots. Arch Dermatol 121: 766–769

Koppel RA, Coleman KM, Coleman WP (2000) The efficacy of EMLA versus ELA-Max for pain relief in medium-depth chemical peeling: a clinical and histopathologic evaluation. Dermatol Surg 26: 61–64

Larson PO, Ragi G, Swandby M, Darcey B, Polzin G, Carey P (1991) Stability of buffered lidocaine and epinephrine used for local anesthesia. J Dermatol Surg Oncol 17: 411–414

Lawson RA, Smart NG, Gudgeon AC, Morton NS (1995) Evaluation of an amethocaine gel preparation for percutaneous analgesia before venous canulation in children. Br J Anesth 75: 282–285

Lyle WG (2001) Silicone gel sheeting. Plast Reconstr Surg 107: 272–275

Meisel CW, Landthaler M, Stolz W (1997) Shave-Exzision von Pigmenttumoren: eine kritische Stellungnahme. In: Hohenleutner U, Landthaler M (Hrsg) Operative Dermatologie im Kindes- und Jugendalter. Fortschritte der operativen und onkologischen Dermatologie, Bd 12. Blackwell, Berlin Wien, S 68–72

Literatur

Möhrle M, Breuninger H (2001) Dermatosurgery of children of subcutaneous infusion anesthesia (SIA) with prilocaine and ropivacaine. Pediatr Dermatol 18: 469–472

Möhrle M, Breuninger H (2003) Operationen bei Kindern in subkutaner Infusionsanästhesie (SIA) mit Prilocain und Ropivacain. In: Augustin M, Peschen M, Petres J, Schöpf E (Hrsg) Innovation und Qualität in der operativen Dermatologie. Fortschritte der operativen und onkologischen Dermatologie, Bd 18. Congress Compact, Berlin, S 39–44

Moss AL (1987) Congenital »giant« naevus: a preliminary report of a new surgical approach. Br J Plast Surg 40: 410–419

Mustoe TA, Rodney DC, Gold MH, Hobbs R, Ramelet A-A, Shakespeare PG, Stella M, Téot L, Wood FM, Ziegler UE (2002) International clinical recommendations on scar management. Plast Reconstr Surg 110: 560–571

Neumann CG (1957) The expansion of an area of skin by progressive distension of subcutaneous balloon. Plast Reconstr Surg 19: 124–128

Niessen FB, Spauwen PH, Robinson PH (1998) The use of silicone occlusive sheeting (SIL-K) and silicone occlusive gel (Epiderm) in the prevention of hypertrophic scar formation. Plast Reconstr Surg 102: 1962–1972

Osman A, Lippold A, Hundeiker M (2003) Connatale Pigmentzellnaevi. In: Müller RPA, Mailänder W, Brand L (Hrsg) Seltene Tumoren der Haut. Fortschritte der operativen und onkologischen Dermatologie. Bd 19. Congress Compact, Berlin, S 65–73

Perkins K, Davey RB, Wallis KA (1982) Silicone gel: a new treatment for burn scars and contractures. Burns 9: 201–204

Petres J, Rompel R (1992) Konnatale Nävuszellnävi. In: Burg G, Hartmann AA, Konz B (Hrsg) Onkologische Dermatologie. Neue Aspekte. Altersbedingte Besonderheiten. Fortschritte der operativen und onkologischen Dermatologie, Bd 7. Springer, Berlin Heidelberg New York, S 220–229

Petres J, Rompel R (1996) Operative Dermatologie. Lehrbuch und Atlas. Springer, Berlin Heidelberg New York

Pochon IP (1984) Verbrennungen und Verbrühungen. In: Sauer H (Hrsg) Das verletzte Kind. Thieme, Stuttgart New York, S 146–148

Quinn KJ (1987) Silicone gel in scar treatment. Burns 13: 33–S 40

Radovan CH (1976) Adjacent flap development using expandable silastic implants. Annual Meeting of the American Society of Plastic and Reconstructive Surgeons, Boston/Mass, September 30

Rompel R, Hörmann H-P, Petres J (1997a) Versorgung unfallbedingter Hautverletzungen im Kindesalter. In: Hohenleutner U, Landthaler M (Hrsg) Operative Dermatologie im Kindes- und Jugendalter. Fortschritte der operativen und onkologischen Dermatologie, Bd 12. Blackwell, Berlin Wien, S 212–218

Rompel R, Möser M, Petres J (1997b) Dermabrasion of congenital nevocellular nevi: Experience in 215 patients. Dermatology 194: 261–267

Rompel R, Wehinger H, Möser M, Petres J (2002) Konnatale Nävuszellnävi: klinisches Bild und therapeutische Optionen. Pädiatr Prax 61: 471–490

Sattler G, Rapprich S, Hagedorn M (1998) Tumeszenzanästhesie – Untersuchungen zur Pharmakokinetik von Prilocain. H + G 7: 522–525

Scholz A, Sebastian G (1971) Möglichkeiten und Grenzen der Serienexzision pigmentierter Mäler. Dermatol Monatsschr 157: 412–417

Scholz A, Sebastian G, Hackert I, Jatzke M (1992) Wann ist die Serienexzision von Nävi indiziert? In: Burg G, Hartmann AA, Konz B (Hrsg) Onkologische Dermatologie. Neue Aspekte. Altersbedingte Besonderheiten. Fortschritte der operativen und onkologischen Dermatologie, Bd 7. Springer, Berlin Heidelberg New York, S 238–242

Sebastian G (1978) Intraläsionale Triamcinolon-Acetonid-Therapie von Narbenhypertrophien und Narbenkeloiden mittels Druckinjektors. Dermatol Monatsschr 164: 22–29

Sebastian G, Jatzke M (1994) Wann erfordern hypertrophe Narben und Keloide rekonstruktive Eingriffe? In: Mahrle G, Konz B (Hrsg) Fortschritte der operativen und onkologischen Dermatologie, Bd 8 Springer, Berlin Heidelberg New York, S 239–242

Sebastian G, Scholz A (1990) Unsere Erfahrungen mit konservativen Therapiemethoden bei hypertrophen Narben und Keloiden. Dtsch Derm 38: 812–817

Sebastian G, Stein A (1997) Aktuelle Therapie pathologischer Narben. In: Hohenleutner U, Landthaler M (Hrsg) Operative Dermatologie im Kindes- und Jugendalter. Fortschritte der operativen und onkologischen Dermatologie, Bd 12. Blackwell, Berlin Wien, S 173–179

Sebastian G, Jatzke M, Horn K (1992) Häufigkeit operativer Eingriffe bei Kindern. In: Burg G, Hartmann AA, Konz B (Hrsg) Onkologische Dermatologie. Neue Aspekte. Altersbedingte Besonderheiten. Fortschritte der operativen und onkologischen Dermatologie, Bd 7. Springer, Berlin Heidelberg New York, S 207–211

Skelton III HG, Smith KJ, Barette TL, Lupton GP, Graham JH (1991) HMB-45 staining in benign and malignant melanocytic lesions. A reflection of cellular activation. Am J Dermatopathol 13: 543–550

Skidmore RA, Patterson JD, Tomsick RS (1996) Local anesthesics. Dermatol Surg 22: 511–522

Sommer B, Sattler G, Hanke CW (1999) Die Tumeszenzlokalanästhesie. Springer, Berlin Heidelberg New York

Sterling JC, Handfield-Jones S, Hudson PM (2001) Guidelines for the management of cutaneous warts. Br J Dermatol 144: 4–11

Tilkorn H, Hundeiker M, Schwipper V (1999) Operative Therapie kongenitaler melanozytärer Nävi. In: Traupe H, Hamm H (Hrsg) Pädiatrische Dermatologie, 1. Aufl, Kap 42. Springer, Berlin Heidelberg New York, S 845–857

Tredget EE, Nedelesc B, Scott PG, Ghahary A (1997) Hypertrophic scars, keloids and contractures. The cellular and molecular basis for therapy. Surg Clin North Am 77: 701–730

Wach F, Hohenleutner U, Michel S, Landthaler M (1997) Indikationen für die topische Lokalanästhesie in der operativen Dermatologie. In: Hohenleutner U, Landthaler M (Hrsg) Operative Dermatologie im Kindes- und Jugendalter. Fortschritte der operativen und onkologischen Dermatologie, Bd 12. Blackwell, Berlin Wien, S 219–221

Weisshaar E (2001) Lokalanästhetika. In: Korting HC, Sterry W (Hrsg) Therapeutische Verfahren in der Dermatologie. Dermatika und Kosmetika. Blackwell, Berlin Wien, S 373–383

Zempsky WT, Parkinson TM (2003) Lidocaine iontophoresis for local anesthesia before shave biopsy. Dermatol Surg 29: 627–630

Zittelli JA, Grant MG, Abell E, Boyd JB (1984) Histologic patterns of congenital nevocytic nevi and implications for treatment. J Am Acad Dermatol 11: 402–409

Zouboulis CC, Blume U, Büttner P, Orfanos CE (1993) Outcomes of cryosurgery in keloids and hypertrophic scars. Arch Dermatol 129: 1146–1151

43 Laser-Therapie im Kindesalter

U. Hohenleutner, M. Landthaler

43.1 Einleitung – 743

43.2 Laser und IPL-Geräte – 743

43.3 Durchführung der Behandlung und Nebenwirkungen bei Kindern – 744

43.4 Indikationen – 745
43.4.1 Vaskuläre Neu- und Fehlbildungen – 745
43.4.2 Nävi – 747
43.4.3 Papillomviruserkrankungen – 749
43.4.4 Narben und Keloide – 750
43.4.5 Hautveränderungen bei Genodermatosen – 750
43.4.6 Entfernung von Tätowierungen – 750

Literatur – 750

43.1 Einleitung

Die Therapie mit Lasern und hochenergetischen Blitzlampen (»intense pulsed light«, IPL) hat sich als eine wertvolle Erweiterung des therapeutischen Arsenals der Dermatologie erwiesen. Die Vielfalt der zur Verfügung stehenden Geräte und deren physikalische und technische Besonderheiten können im Rahmen dieses Kapitels nicht im einzelnen dargestellt werden, hier sei auf die entsprechende Literatur (Landthaler u. Hohenleutner 1999; Raulin u. Greve 2003) verwiesen.

> Insgesamt unterscheidet sich die Laser-Therapie im Kindesalter nur wenig von der bei Erwachsenen. Die erhöhte Schmerzempfindlichkeit bei Kindern erfordert oft topische oder sogar allgemeine Anästhesie. Insbesondere im Pubertätsalter ist die vermehrte Neigung zu unschöner, hypertropher Narbenbildung zu berücksichtigen, sodass die Indikation v. a. bei koagulierenden und ablativen Lasern entsprechend vorsichtig zu stellen ist. Klare Indikationen zur Therapie sind Naevi flammei und Hämangiome. Bei Nävuszellnävi ist die Laser-Therapie nach wie vor, außer in besonders begründeten Einzelfällen, unserer Auffassung nach nicht indiziert.

43.2 Laser und IPL-Geräte

Zu unterscheiden sind
- Geräte, die nach dem Prinzip der selektiven Photothermolyse, d. h. abhängig von Gewebschromophoren arbeiten,
- semiselektiv arbeitenden Geräte,
- Geräte, die im Wesentlichen auf den Absorptionseigenschaften des Gewebswassers basieren (ablative und koagulierende Geräte).

Bei der *selektiven Photothermolyse (SPTL)* werden Strukturen im Gewebe, die sich durch ihre Absorptionseigenschaften deutlich von ihrer Umgebung unterscheiden (Hämoglobin, Melanin, exogene Pigmente) selektiv zerstört. Voraussetzungen hierfür sind eine *Wellenlänge*, die in der Zielstruktur im Vergleich zur Umgebung möglichst selektiv absorbiert wird, eine ausreichend kurze *Pulszeit*, um die übertragene thermische Energie in der Zielstruktur zu konzentrieren und Umgebungsschäden durch Wärmeleitung zu vermeiden, sowie eine ausreichende *Impulsenergie* zur Zerstörung der Zielstruktur (Anderson u. Parrish 1983).

Für vaskuläre Veränderungen (Absorptionschromophor Hämoglobin) stehen im Wesentlichen die blitzlampengepulsten Farbstoff-Laser (»flashlamp-pumped pulsed dye laser«, FPDL) zur Verfügung. Diese gibt es sowohl mit 450 µs Pulszeit, 585 nm und Energiedichten bis zu 10 J/cm^2 je nach Fleckgröße (3–10 mm; Hohenleutner et al.

1995) als auch, zur Behandlung größerkalibriger Gefäßveränderungen, längergepulst und abstimmbar (585–600 nm, Pulszeit 1,5 ms, Energiedichten bis zu 25 J/cm^2 je nach Fleckgröße; Scherer et al. 2001). Für noch länger (bis 40 ms) gepulste Farbstoff-Laser liegen erste klinische Erfahrungen vor (Laube et al. 2003). Langgepulste (ms-Bereich) Nd:YAG-Laser scheinen sich zur Behandlung stärkerkalibriger Gefäße (Venektasien) zu bewähren (Groot et al. 2003).

Zur Behandlung melaninhaltiger Zielstrukturen und exogener Pigmente werden der güteschaltete Rubin-Laser (Pulslänge im ns-Bereich, Wellenlänge 694 nm, Energiedichten bis zu 10 J/cm^2; Michel et al. 1997) sowie der güteschaltete Nd:YAG-Laser (Wellenlänge 1064 nm, frequenzverdoppelt 532 nm, Pulszeiten im ns-Bereich, Energiedichte je nach Gerät sehr unterschiedlich; Grevelink et al. 1997) verwendet. Seit neuestem stehen gepulste Rubin-Laser auch in einer Langpulsvariante (sog. »normal-mode«; Pulszeiten im ms-Bereich, Energiedichten bis zu 60 J/cm^2 und höher) zur Verfügung, deren Einsatz zur Behandlung pigmentierter Hautveränderungen (Imayama u. Ueda 1999) derzeit jedoch noch als experimentell bezeichnet werden muss.

Zur Laser-Epilation, welche im Kindesalter kaum indiziert sein wird und hier daher nur kurz erwähnt werden soll, stehen langgepulste (ms-Bereich) Alexandrit-, Dioden- und Nd:YAG-Laser zur Verfügung. Durch mehrfache Behandlungen, denen regelmäßige Erhaltungstherapien meist folgen müssen, gelingt bei dunklen Haaren meist eine deutliche Haarreduktion (Olsen 1999).

Hochenergetische Blitzlampen arbeiten ebenfalls selektiv. Sie emittieren breitbandiges, im ms-Bereich gepulstes Licht, das durch Vorsatzfilter auf die Behandlung von Gefäßen, pigmentierten Veränderungen und zur Epilation angepasst werden kann. Waren die älteren Geräte durch einen hohen Infrarotanteil und damit große Nebenwirkungsraten gekennzeichnet und somit deren Anwendung bei Kindern meist kontraindiziert, so haben die heutigen Geräte (Ausfilterung von Infrarotanteilen durch Wasservorlaufstrecke) bei exakter Anwendung kaum noch Nebenwirkungen (Raulin u. Greve 2003).

Semiselektiv arbeitende Laser sind der Argon-Laser (488/514 nm, cw-Laser bis zu 6 W Ausgangsleistung) und verschiedene andere im Grünlichtbereich arbeitende Geräte (Pseudo-cw-frequenzverdoppelter Nd:YAG-Laser, Krypton-Laser etc., Ausgangsleistungen meist um 3 W). Diese Geräte zeigen zwar eine bevorzugte Absorption ihres Lichts in Hämoglobin und Melanin, können jedoch als nicht gepulste Laser mit niedriger Ausgangsleistung keine selektive Photothermolyse bewirken und führen so zu einer gewissen, nicht vermeidbaren Schädigung der umliegenden Strukturen (Epidermis und Dermis).

> **Cave:**
> Außer bei kleinsten, umschriebenen Veränderungen (Abschn. 43.4) sind diese Geräte im Kindesalter nebenwirkungsreicher (Närbchen) und daher für die Behandlung von Kindern weniger geeignet (Hohenleutner et al. 1993; Landthaler u. Hohenleutner 1999).

Zur *Gewebeablation* wird im Wesentlichen der CO_2-Laser in seinen verschiedenen Variationen (cw-Geräte, gepulste Geräte, Geräte mit Scannern) eingesetzt, dessen Wellenlänge von 10600 nm im Gewebe sehr stark absorbiert wird. Relativ kleine, oberflächliche Gewebsvolumina werden so sehr stark erhitzt und unter Rauchentwicklung abgetragen (vaporisiert). Bei den cw-Geräten liegt die thermische Restnekrose um 0,3 mm, genügt somit zur Blutstillung und ermöglicht ein übersichtliches Operationsfeld bei guter Wundheilung (Landthaler u. Hohenleutner 1999). Die gepulsten und gescannten Geräte erlauben eine wesentlich oberflächlichere Gewebsablation bei thermischen Restnekrosen zwischen 50 und 150 µm, die mit einer Dermabrasion vergleichbar ist. Ähnlich wirkt auch der Er:YAG-Laser, dessen Wellenlänge von 2940 nm in Wasser noch stärker absorbiert wird und der eine sehr oberflächliche Gewebsablation bei thermischen Restnekrosen zwischen 20 und 70 µm ermöglicht (Hohenleutner et al. 1997). Hierbei ist allerdings eine tiefere Ablation durch die auftretenden kapillären Blutungen zumindest eingeschränkt.

Im Wesentlichen *koagulierend* wirkt der cw-Nd:YAG-Laser mit 1064 nm. Diese Strahlung dringt tief ins Gewebe ein (5–7 mm) und ermöglicht mit den zur Verfügung stehenden hohen Ausgangsleistungen (bis 100 W) eine effektive thermische Koagulation größerer Gewebsvolumina, allerdings mit der Konsequenz einer deutlichen Gefahr der Narbenbildung. Spezielle Applikationstechniken (Oberflächenkühlung durch Eiswürfel oder Eiswasser, intraläsionale Applikation über Quarzfasern) sind daher beim Einsatz dieses Gerätes erforderlich (Landthaler u. Hohenleutner 1997).

43.3 Durchführung der Behandlung und Nebenwirkungen bei Kindern

Nahezu jede Laser-Behandlung ist schmerzhaft, und gerade bei Kindern stellt sich damit die Problematik der geeigneten Schmerzausschaltung. Bei den ablativen und koagulierenden Laser-Geräten (CO_2-, Nd:YAG) ist meist eine Lokalanästhesie als Infiltrations- oder Leitungsanästhesie erforderlich, bei kleineren Kindern und ausgedehnteren Veränderungen oft auch eine Allgemeinanästhesie. Eine anästhesierende Creme (EMLA-Creme) ist hier meist nicht ausreichend.

Die semiselektiv arbeitenden Geräte (Argon-Laser etc.) können größerflächig meist nicht ohne Anästhesie angewendet werden, während kleine, umschriebene Veränderungen (Spider-Nävi, Teleangiektasien) aufgrund der kurzen Behandlungszeiten oft ohne Anästhesie therapierbar sind. Bei den selektiven Photothermolysegeräten sind die einzelnen Laser-Impulse weniger schmerzhaft und werden daher von älteren Kindern meist relativ gut toleriert, hierbei gibt es jedoch erhebliche interindividuelle Unterschiede. Topische Anästhetika sind hier oft hilfreich. Da der Behandlungsschmerz nach wenigen Minuten wieder abklingt, ist für umschriebene Veränderungen bei sehr kleinen Kindern, die während der Behandlung gehalten werden können, unserer Erfahrung nach ebenfalls keine Anästhesie notwendig. Schwierig ist meist die Behandlung von Kleinkindern im sog. unkooperativen Alter (2–6 Jahre), hier greifen wir nicht selten auf eine ambulant durchgeführte Allgemeinanästhesie zurück (Hohenleutner et al. 1995; Rabinowitz u. Esterly 1992).

> **! Cave:**
> Bei allen Laser- und IPL-Geräten (selektiv oder semiselektiv) stellt das epidermale Melanin ein Konkurrenzchromophor zur Zielstruktur dar. Stärker gebräunte Haut verringert daher den Behandlungserfolg und erhöht durch zunehmende epidermale thermische Schädigung die Nebenwirkungsfrequenz (Pigmentverschiebungen, Närbchen). Außer bei sehr kleinen Läsionen ist daher darauf zu achten, dass das zu behandelnde Areal möglichst wenig gebräunt ist.

Bei jeder Laser- oder IPL-Therapie sind prinzipiell Pigmentverschiebungen und Närbchen möglich, die je nach der physikalisch-thermischen Wirkweise der Geräte unterschiedlich häufig auftreten. Hyper-, aber auch Hypopigmentierungen sind bei den SPTL-Geräten relativ häufig (30–60%), jedoch in den meisten Fällen vollständig reversibel (3–6 Monate). Oberflächliche atrophische Närbchen können vorkommen, sind jedoch sehr selten, hypertrophe Narben die absolute Rarität. Die obligate Blau-schwarz-Verfärbung der behandelten Areale beim FPDL resorbiert sich binnen maximal 14 Tagen und ist eher Behandlungsfolg als Nebenwirkung.

Mit zunehmender thermischer Schädigung ist bei den semiselektiven und v. a. bei den koagulierenden und ablativen Laser-Geräten die Nebenwirkungsfrequenz höher. Je nach Ausmaß der epidermalen und dermalen Schädigung bei Koagulation bzw. Ablation sind bei zu aggresivem Vorgehen hypo- und hyperpigmentierte Narben nicht auszuschließen. Entsprechend hat die Indikationsstellung und die Therapie besonders sorgfältig zu erfolgen.

Bei den selektiv arbeitenden Geräten ist meist keine besondere Nachbehandlung erforderlich. Bei Bläschen und Krusten empfehlen wir eine antiseptische Creme, abschwellend und schmerzlindernd ist eine Nachkühlung durch Kühlkissen und Kaltwasserkompressen. Für die nach ablativen oder koagulierenden Laser-Behandlungen evtl. auftretenden Wundflächen gelten die Regeln der üblichen dermatologischen Externatherapie.

43.4 Indikationen

43.4.1 Vaskuläre Neu- und Fehlbildungen

Naevi flammei

Diese stellen nach wie vor die klassische Indikation zur Laser-Therapie im Kindesalter dar, da sie durch keine andere Behandlungsmethode ähnlich effektiv zu therapieren sind. Geräte der Wahl sind die FPDL mit 0,45 oder 1,5 ms. Die Laser-Impulse werden flächig mit einer Überlappung von 10–20% gesetzt, um eine gleichmäßige Aufhellung zu erreichen. Typische Energiedichten liegen für 0,45 ms zwischen 5,5 und 7,5 J/cm² bei 5 mm Strahldurchmesser, bei 7 und 10 mm auch darunter; bei 1,5 ms und 585–600 nm um 14–16 J/cm². Stehen alle diese Laser zur Verfügung, ist eine Probebehandlung mit allen Parametern sinnvoll, um die bestwirksame Behandlung wählen zu können (Scherer et al. 2001). Ob der Einsatz neuestens verfügbarer Geräte mit noch längerer Pulszeit (bis 40 ms) zu noch besseren Ergebnissen führen wird, ist derzeit noch nicht absehbar (Laube et al. 2003). Gleiches gilt für den Einsatz der IPL-Geräte, die im Einzelfall noch zusätzliche Aufhellung erbringen können (Raulin u. Greve 2003).

Insgesamt lassen sich je nach Farbe und Lokalisation des Naevus flammeus bei etwa $^2/_3$ der Kinder mit mehreren Behandlungen (durchschnittlich 3–10 Sitzungen) gute bis sehr gute Aufhellungsergebnisse erreichen (◘ Abb. 43.1; Hohenleutner et al. 1995; Reyes u. Geronemus 1990; Ashinoff u. Geronemus 1991). Besonders gut sprechen kräftig rote Naevi flammei im lateralen Hals- und Kopfbereich an. Hellrosafarbene sowie dunkellivide Naevi flammei sprechen deutlich schlechter an, bei zentrofazialer Lokalisation im Periorbital- und Perioralbereich und bei distal betonter Extremitätenlokalisation sind die Ergebnisse ebenfalls relativ schlecht (Renfro u. Geronemus 1993).

Obwohl eine frühe Therapie von Naevi flammei das erzielbare Aufhellungsergebnis im Einzelfall wahrscheinlich nicht positiv beeinflusst (van der Horst et al. 1998), ist dennoch die Effektivität früher Behandlungen größer als bei späteren (weniger Behandlungssitzungen erforderlich). Behandlungsfläche und -zeit sind geringer, und bei Kleinkindern sind oft auch ausgedehnte Naevi flammei ohne Anästhesie zu behandeln, während bei größeren Kindern hierfür fast immer Allgemeinanästhesien erforderlich sind (Hohenleutner et al. 1995; Ashinoff u. Geronemus 1991). Unserer Auffassung nach sollten daher Naevi flammei so früh wie möglich mit dem FPDL behandelt werden.

Hämangiome

Weitgehend unumstritten ist inzwischen die Auffassung, dass echte, proliferierende Hämangiome des Kindesalters zu einem möglichst frühen Zeitpunkt behandelt werden sollten (Hohenleutner 2000; Landthaler u. Hohenleutner 2002; Drolet et al. 1999; Grantzow et al. 1995). Wahrscheinlich profitieren nicht alle Hämangiome von einer solchen

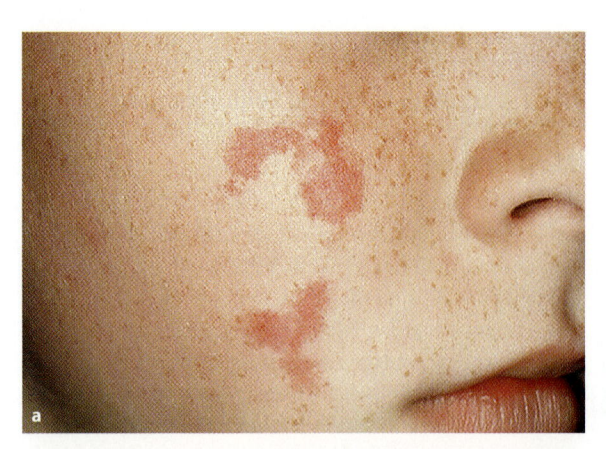

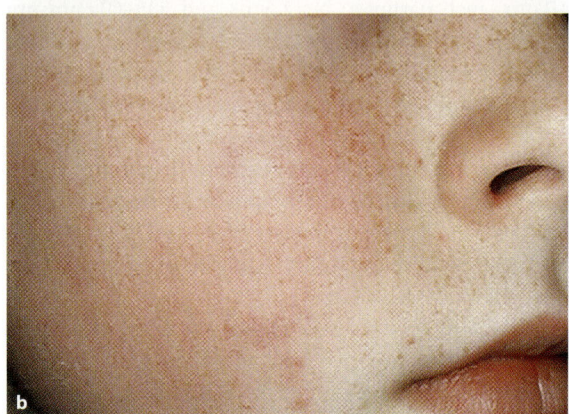

Abb. 43.1a, b. Umschriebener Naevus flammeus der rechten Wange. **a** Ausgangsbefund. **b** Nahezu vollständige Aufhellung nach 4-maliger FPDL-Therapie

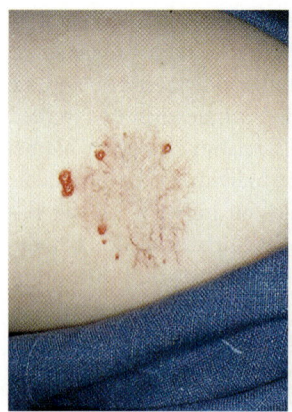

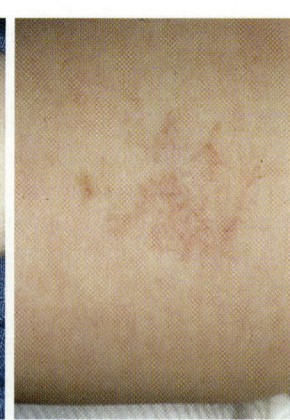

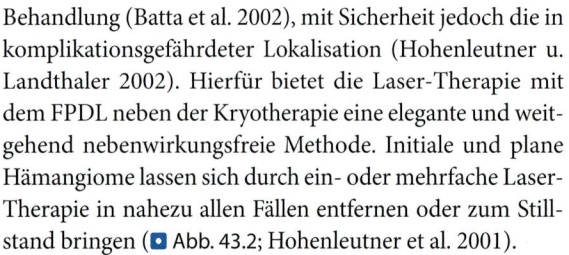

Abb. 43.a, b. a Flächiges, rasch proliferierendes Hämangiom mit initialen kutanen Knötchen. **a** Ausgangsbefund. **b** Nur noch Restteleangiektasien und diskrete Hyperpigmentierung nach 2-maliger FPD-Laser-Therapie

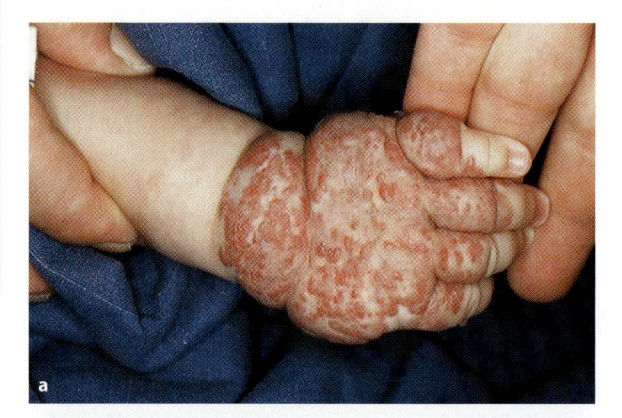

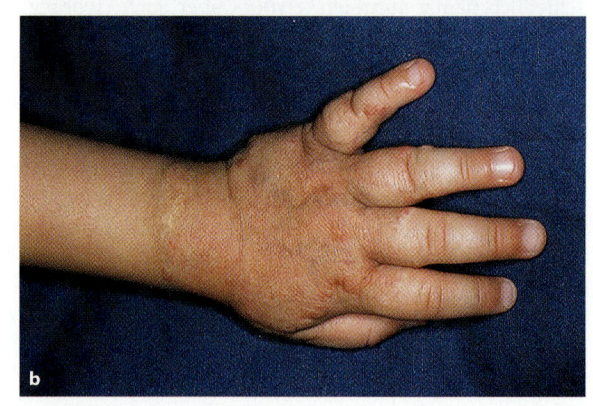

Abb. 43.3a, b. Flächiges Hämangiom der Hand mit zentralen Regressionszeichen, jedoch ausgeprägter Wachstumstendenz der Randzonen. **a** Ausgangsbefund. **b** Spätergebnis nach insgesamt 3-maliger FPDL-Therapie der Randbereiche

Behandlung (Batta et al. 2002), mit Sicherheit jedoch die in komplikationsgefährdeter Lokalisation (Hohenleutner u. Landthaler 2002). Hierfür bietet die Laser-Therapie mit dem FPDL neben der Kryotherapie eine elegante und weitgehend nebenwirkungsfreie Methode. Initiale und plane Hämangiome lassen sich durch ein- oder mehrfache Laser-Therapie in nahezu allen Fällen entfernen oder zum Stillstand bringen (Abb. 43.2; Hohenleutner et al. 2001).

Bei tuberösen und kombinierten Hämangiomen gelingt dies immerhin in etwa $^2/_3$ der Fälle, ähnliche Ergebnisse sind auch für die Kryotherapie beschrieben. Im Gegensatz zur Laser-Therapie birgt letztere jedoch insbesondere bei nicht ganz korrekter Durchführung ein Narbenrisiko, ermöglicht jedoch andererseits insbesondere bei exophytischen Hämangiomen die intraoperative Kompression und damit wahrscheinlich eine etwas bessere Wirksamkeit (Michel et al. 1998). Unserer Erfahrung nach sind insbesondere plane und ausgedehnte flächige Hämangiome eine primäre Indikation für die Laser-Behandlung (Abb. 43.3; Hohenleutner et al. 2001). Typische Parameter bei Hämangiomen sind etwa 7,5–10 J/cm^2, bei 1,5 ms Lasern bis zu 22 J/cm^2. Für sehr große, komplizierte Hämangiome ist eine Nd:YAG-Laser–Koagulation, allein oder in Kombination mit operativem Vorgehen, zu diskutieren (Grantzow 1996).

Spider-Nävi und Teleangiektasien

Hier sind ausgezeichnete Ergebnisse nahezu ohne Nebenwirkungen sowohl mit dem FPDL (Abb. 43.4) als auch mit dem Argon- und ähnlichen Lasern, aber auch mit den IPL-Geräten möglich. Die Behandlungsparameter beim FPDL sind ähnlich wie beim Naevus flammeus, für den

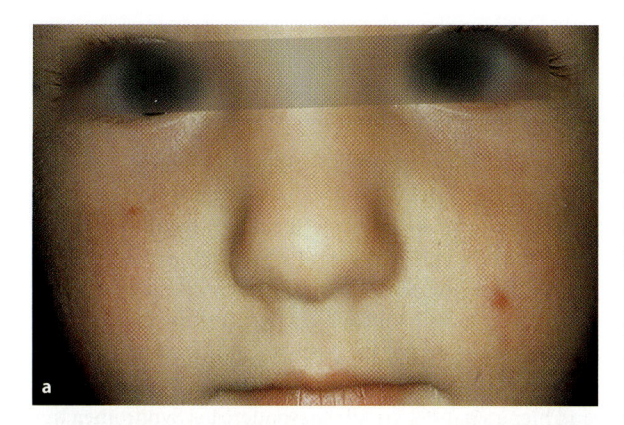

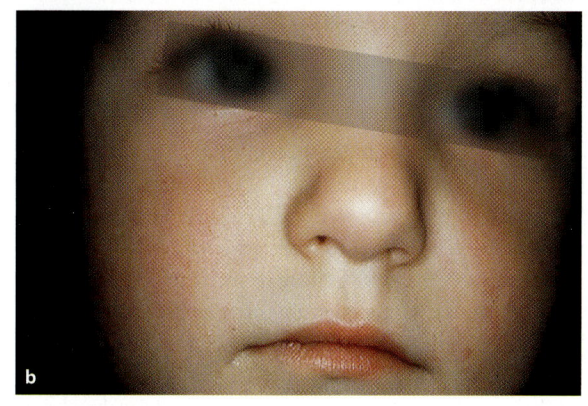

Abb. 43.4a, b. Spider-Nävi an beiden Wangen. **a** Ausgangsbefund. **b** Vollständige Rückbildung nach 1-maliger FPDL-Behandlung

Argon-Laser sind dies 1(–2) mm Strahldurchmesser bei 1–3 W Ausgangsleistung und einer Pulszeit von 0,2–0,3 s. Die Parameter sind dem Durchmesser der Teleangiektasien bzw. der Spider-Nävi anzupassen. Papulöse Spider-Nävi mit prominenter Zentralarterie sind einer auch mehrfachen Laser- oder IPL-Therapie meist nur sehr eingeschränkt zugänglich und besser durch Stanzbiopsie o. ä. zu versorgen.

Andere vaskuläre Fehlbildungen

Angiokeratome sind oft kosmetisch, aber auch durch ihre Blutungstendenz störend, durch eine Laser-Therapie häufig aber nur sehr eingeschränkt beeinflussbar. Die FPDL erweisen sich im Wesentlichen als unwirksam, in Frage kommt v. a. eine vorsichtige oberflächliche Koagulation mit dem Argon-Laser (Occella et al. 1995) oder aber eine ebenfalls vorsichtige, oberflächliche Abtragung mit dem CO_2-Laser-; auch langgepulste Nd:YAG-Laser wurden erfolgreich eingesetzt (Sommer et al. 2001). Vor einer etwaigen flächigen Behandlung sind daher Probebehandlungen sinnvoll.

Beim Blue-rubber-bleb-Nävus-Syndrom können die häufig druckschmerzhaften und störenden Gefäßknötchen, ähnlich wie auch beim M. Osler, durch Koagulation mit dem Nd:YAG-Laser, bei kleineren Veränderungen auch mit dem Argon-Laser, deutlich gebessert werden (Landthaler u. Hohenleutner 1997).

Umschriebene oder infiltrierend wachsende, extratrunkuläre, vorwiegend venöse Fehlbildungen (früher als »kavernöse Hämangiome« bezeichnet) sind durch weiche, kissenartige, häufig bläulich durchscheinende tumoröse Auftreibungen charakterisiert. Insbesondere bei perianaler, perigenitaler und Kopf-/Halslokalisation können diese kosmetische und auch funktionelle Probleme verursachen. Neben verschiedenen anderen therapeutischen Ansätzen (Chirurgie, Embolisation, Spickung etc.) sind diese relativ gut einer Koagulationsbehandlung mit dem Nd:YAG-Laser zugänglich (Landthaler u. Hohenleutner 1997; Lim 1993).

Bei vorwiegend kutaner Lokalisation der Gefäßtumoren (ausgeprägte Blauverfärbung der Haut, exophytische Knoten, häufig mit Blutungstendenz) wird meist eine perkutane Therapie unter Eiswürfel- bzw. Eiswasserkühlung durchgeführt. Hierbei kommen Ausgangsleistungen zwischen 15 und 40 W im cw-Betrieb bei Strahldurchmessern im Bereich mehrerer mm zur Anwendung. Bei korrekter Wahl der Therapieparameter gelingt eine deutliche intraoperative Schrumpfung der Gefäßknoten, wobei eine Weißverfärbung der Epidermis zu vermeiden ist, da solche koagulierten Stellen erfahrungsgemäß zu punktförmigen, eingezogenen Narben führen können (Landthaler u. Hohenleutner 1997).

Eine Alternative stellt die intraläsionale Nd:YAG-Laser-Koagulation dar, wobei Quarzfasern in die Fehlbildung eingestochen werden und unter Sicht- (Lokalisation des Pilotstrahls) oder Ultraschallkontrolle mit Ausgangsleistungen zwischen 5 und 7 W eine intraluminale Behandlung durchgeführt wird (Werner et al. 1998; Ashinoff u. Geronemus 1991). Behandlungsziel ist hierbei nicht eine definitive Koagulation, sondern die thermische Induktion einer entzündlichen Reaktion mit konsekutiver Fibrose und Rückbildung der vaskulären Fehlbildung. Die Nd:YAG-Laser-Koagulation kann mit anderen Laser-Verfahren, z. B. der CO_2-Laser-Abtragung oberflächlich exophytischer vaskulärer Knötchen oder der FPDL-Behandlung ausgeprägter Teleangiektasien, kombiniert werden. Die Behandlungserfolge sind ganz vom jeweiligen Einzelfall, der Durchblutungssituation (wenig Chancen der Laser-Therapie bei AV-Shunting) und auch der Erfahrung des Behandlers abhängig.

43.4.2 Nävi

Epidermale Nävi im engeren Sinne

Diese Fehlbildungen führen gerade bei großflächiger Lokalisation oft zu erheblichen kosmetischen und/oder funktionellen Beeinträchtigungen. Bezüglich des Therapieerfolgs sind die weichen, papillomatösen, häufig hell- bis dunkelbraunen, verruziformen epidermalen Nävi von den harten, hyperkeratotischen und/oder entzündlichen Formen abzugrenzen. Erstere sprechen meist ausgezeichnet auf eine Laser-Therapie an; flache, nicht zu exophytische Veränderungen können mit dem Argon-Laser koaguliert werden

(Punkt- oder Streifentechnik, 2–3 mm Strahldurchmesser, 0,5 s Pulsdauer, 0,8–3 W).

Klinisches Behandlungsziel ist eine Weiß- oder Grauverfärbung der exophytischen Läsionen, die sich in der Folge unter Krustenbildung abstoßen. Meist sind zahlreiche Behandlungssitzungen erforderlich, eine posttherapeutische Hypopigmentierung, meist reversibel, selten jedoch auch permanent, ist relativ häufig (Hohenleutner 1997; Ratz et al. 1986). Flache Läsionen in komplizierten Lokalisationen (perioral, periorbital) eignen sich auch gut für eine schonende, oberflächliche Abtragung mit dem Er:YAG-Laser. Mehr papillomatöse, stark exophytische Veränderungen können mit dem CO_2-Laser behandelt werden, wobei exakt darauf zu achten ist, dass die Abtragung nur bis zum Hautniveau erfolgt, da sonst eine Narbenbildung resultieren kann.

Die harten, hyperkeratotischen oder entzündlichen Veränderungen sprechen i. Allg. auf eine Laser-Therapie nicht gut an. In ca. $1/3$ der Fälle kann jedoch die CO_2-Laser-Vaporisation gute Ergebnisse erbringen, im Zweifelsfall ist eine Probetherapie durchzuführen. Beim inflammatorischen linearen verrukösen Epidermalnävus wurde über die Linderung des Juckreizes durch eine Behandlung mit dem FPDL berichtet (Alster 1994).

Naevus sebaceus

Dieser organoide Nävus sitzt meist im Kopf-/Halsbereich; eine Entfernung wird, wenn nicht ohnehin aus kosmetischen Gründen gewünscht, zur Prophylaxe der Entstehung von benignen Tumoren und Basalzellkarzinomen empfohlen. Durch oberflächlich ablative Laser-Therapie (CO_2-, Argon- oder Er:YAG-Laser) ist eine kosmetische Verbesserung durch oberflächliche Ablation der papillomatösen Anteile möglich, es kommt aber im Verlauf einiger Jahre häufig zu einem Rezidiv aus den in der Tiefe verbliebenen Nävusanteilen. Nach wie vor bevorzugen wir die ein- oder mehrschrittige *chirurgische Entfernung*.

Melanozytäre Nävi und Pigmentnävi

Die gütegeschalteten (»Q-switched«, Qs) Rubin- und Nd:YAG-Laser ermöglichen eine selektive Zerstörung pigmentierter Strukturen der Haut wie Melanosomen und Melanozyten, pigmenttragender Keratinozyten, aber auch von Makrophagen, die mit exogenem oder endogenem Pigment beladen sind. Nicht pigmenttragende Zellen werden nicht beeinflusst, sodass eine Schädigung der nicht pigmentierten Umgebung weitgehend ausbleibt und damit eine selektive Behandlung ohne wesentliche Nebenwirkungen möglich ist. Dies bedeutet aber auch, dass nicht pigmentierte Nävuszellen oder solche Zellen, die zwar pigmentiert, aber durch darüberliegende Schichten pigmentierter Zellen vor der Laser-Strahlung abgeschirmt sind, nicht zerstört werden (Kopera et al. 1997a). Je nach Art der vorliegenden pigmentierten oder melanozytären Veränderung sind daher von der Laser-Behandlung unterschiedliche Ergebnisse zu erwarten, und die Indikation ist unter Berücksichtigung der Artdiagnose sorgfältig und im Einzelfall zu stellen.

Lentigines und Café-au-lait-Flecken

Diese oberflächlichen Veränderungen sind einer Qs-Laser-Therapie ausgezeichnet zugänglich. Bei Lentigines ist durch eine einfache Behandlung meist eine vollständige Rückbildung zu erreichen, was auch histologisch gezeigt werden konnte (Kopera et al. 1997b). Die Rezidivneigung ist gering. Ähnliches gilt auch für Café-au-lait-Flecken (Alster 1995), welche jedoch unserer Erfahrung nach etwas häufiger rezidivieren. Typische Energiedichten für den Qs-Rubin-Laser sind hier etwa 4–6 J/cm^2. Insbesondere bei Syndromen mit Lentiginose sind durch eine solche Behandlung erhebliche kosmetische Verbesserungen möglich.

Naevi spili

Bei diesen Veränderungen liegen zusätzlich zur intraepidermalen Hyperpigmentierung oberflächliche Nester von melanozytären Nävuszellen vor. Die hellbraunen, makulösen Anteile der Naevi spili sprechen meist gut auf eine Behandlung an. Dies gilt zunächst auch für die dunkleren Anteile, die sich häufig nach ein- oder mehrfacher Behandlung vollständig zurückbilden. Unserer Erfahrung nach kommt es allerdings nach einigen Monaten bei ca. 30–60% der behandelten Patienten zum Rezidiv, wofür wahrscheinlich diejenigen Nävuszellen verantwortlich sind, die als nicht pigmentierte Zellen persistieren und eine Repigmentierung verursachen(Michel et al. 1997).

Bei kosmetisch störenden Naevi spili führen wir daher zunächst eine (u. U. mehrfache) Probebehandlung durch und warten insbesondere bei großflächigen Veränderungen das Endergebnis nach einigen Monaten ab, bevor wir die gesamte Läsion behandeln. Bei einigen Patienten konnten wir beobachten, dass es nach Rubin-Laser-Behandlung zur Rezidivbildung kam, während nach einer mitteltief ausgeführter Dermabrasion bei ausgezeichnetem kosmetischem Ergebnis eine wesentlich geringere Repigmentierung eintrat. Bei diesen Läsionen ist daher das Vorgehen im Einzelfall von Probebehandlungen mit verschiedenen therapeutischen Modalitäten abhängig zu machen.

Melanozytäre Nävi, kongenitale melanozytäre Nävi

Wie oben erwähnt, werden nicht pigmentierte Zellen gar nicht und tiefer liegende, durch darüber liegende pigmentierte Zellen abgeschirmte Zellen entweder nicht oder nur im Verlauf konsekutiv durchgeführter Behandlungssitzungen erfasst (Kopera et al. 1997b). Der Behandlungserfolg bei melanozytären Nävi hängt daher in erster Linie vom Pigmentierungsgrad der Nävuszellen und vom Bautyp des Nävus ab. Ein dauerhafter Behandlungserfolg ist nur bei oberflächlichen Nävi möglich, wenn sämtliche Nävuszellen von der Qs-Laser-Strahlung erfasst werden können.

Histologische und klinische Untersuchungen konnten dies bestätigen. Unsere Untersuchung von ex vivo Qs-Rubin-Laser-behandelten Nävi ergab, dass in allen Veränderungen sowohl die nicht pigmentierten Nävuszellen als auch die Nävuszellen in tiefer gelegenen Schichten persistierten (Kopera et al. 1997b). In vivo konnte gezeigt werden, dass nur Nävi mit einer maximalen Dicke von 0,12 mm durch eine Rubin-Laser-Bestrahlung histologisch kontrolliert zu eradizieren waren (Waldorf 1996). Diese Behandlung führt bei kongenitalen Nävi zwar zu einer gewissen Aufhellung, jedoch in allen Fällen zu einer Repigmentierung (Goldberg u. Stampien 1995; Grevelink et al. 1997); diese Beobachtungen bestätigten sich auch in unserer Erfahrung.

Von den derzeitig zur Verfügung stehenden Laser-Geräten (Qs-Nd:YAG-, Qs-Rubin-Laser) ist daher bei melanozytären Nävi, außer bei solchen, welche ganz oberflächlich gelegen sind, kein dauerhafter Erfolg zu erwarten. Darüber hinaus ist derzeit noch unbekannt, ob nicht in der Tiefe verbliebene, durch Laser-Therapie nur subletal geschädigte Nävuszellen im Verlauf der Jahre eine erhöhte Entartungstendenz zeigen. Erste Berichte über Melanomentstehung bei Erwachsenen nach Laser-Therapie kongenitaler Nävi liegen vor (Woodrow et al. 2003). Zudem wird die histologische Beurteilung solcher anbehandelter Nävi, ähnlich wie bei Rezidivnävi, durch die veränderte Struktur der Pigmentläsion, die vorhandene Fibrose und möglicherweise auch atypisches Aussehen von in Fibroseareale eingewanderten Nävuszellen entscheidend erschwert. Unserer Auffassung nach, die wir mit anderen Autoren teilen (Grevelink et al. 1997), ist daher die Behandlung kongenitaler Nävuszellnävi vom mittleren oder tiefen Bautyp wegen fehlender klinischer Wirksamkeit nicht indiziert.

❗ **Cave:**
Die Laser-Behandlung von Nävuszellnävi sollte derzeit nur entweder im Rahmen von klinischen Studien oder in besonders begründeten Einzelfällen (anders nicht zu lösende kosmetische Problematik) durchgeführt werden, wenn eine langfristige, sorgfältige klinische Kontrolle sichergestellt ist.

Ob längergepulste Rubin-Laser, wie für Einzelfälle bereits beschrieben (Imayama u. Ueda 1999), eine bessere Wirksamkeit bei kongenitalen Pigmentveränderungen zeigen werden, ist derzeit noch offen.

43.4.3 Papillomviruserkrankungen

Multiple, therapieresistente Warzen stellen im Kindesalter häufig ein Problem dar. Prinzipiell können Warzen mit dem FPDL oder dem CO_2-Laser behandelt werden.

Die Wirksamkeit des FPDL bei Warzen soll auf dem Verschluss der die Warze ernährenden Kapillarschlingen beruhen. Bei bisher therapieresistenten Warzen werden teils hervorragende Ergebnisse (Kopera 2003; Tan et al. 1993), aber auch Therapieversagen (Huilgol et al. 1996) beschrieben. Voraussetzung für den Erfolg der Behandlung ist in jedem Fall eine exakte Keratolyse, da bei stärker verhornenden Läsionen das Laser-Licht nicht bis zu den vitalen Kapillarschlingen vordringen kann. Häufig sind multiple Behandlungen erforderlich, und inwieweit die exakte Keratolyse, der Behandlungsschmerz und das Wort »Laser« als solches im Sinne eines gewissen Suggestiveffekts zum Behandlungserfolg beitragen, ist offen. Ein Therapieversuch bei therapieresistenten Warzen ist jedoch durchaus gerechtfertigt, zumal keine Nebenwirkungen zu erwarten sind.

Mit dem CO_2-Laser sind Warzen prinzipiell nur als Ultima ratio anzugehen, hier insbesondere Subungual- oder Periungualwarzen. Für einen ausreichenden Therapieerfolg ist die gesamte Warze zusammen mit dem vaskularisierten Warzenbett abzutragen, sodass bei tiefer gelegenen Verrucae eine gewisse Narbenbildung obligat ist.

❗ **Cave:**
Bei der Behandlung der prinzipiell rückbildungsfähigen Warzen ist daher stets zu überlegen, ob eine permanente Narbenbildung in Kauf genommen werden kann.

Anogenitale Warzen treten zwar im Kindesalter relativ selten auf, können aber wie beim Erwachsenen recht elegant Schicht für Schicht ohne Blutung mit dem CO_2-Laser abgetragen werden. Die Wundareale heilen schnell und bei minimalen postoperativen Beschwerden ab, eine auffällige Narbenbildung ist extrem selten (◘ Abb. 43.5). Eine solche Behandlung ist im Kindesalter nur in Allgemeinanästhesie möglich.

43.4.4 Narben und Keloide

Auch für hypertrophe Narben und Keloide ist die Behandlung mit dem FPDL beschrieben. Der Effekt soll auf einem Verschluss der im Narbengewebe vermehrten, neu gebildeten Gefäße beruhen (Alster 1997). Unseren eigenen, allerdings nicht quantitativ ausgewerteten Erfahrungen zufolge kann mit dem FPDL insbesondere bei frischen und/oder noch geröteten hypertrophen Narben und Keloiden durch mehrfache Behandlung eine Besserung von Schmerzhaftigkeit und Juckreiz erreicht werden, aber meist nur eine geringe Rückbildung. Bei älteren, nicht mehr vermehrt vaskularisierten Narben und Keloiden haben wir keine positiven Wirkungen der Laser-Therapie sehen können.

Besser als die Laser-Therapie wirkt bei Narben und Keloiden nach wie vor die mehrmalige Kryotherapie (Ernst u. Hundeiker 1995). Um den Behandlungsablauf zu beschleunigen, können die vorhandenen Keloide bzw. Narben vor Beginn der Kryotherapie mit dem CO_2-Laser abgetragen werden, was im Unterschied zur Skalpellplanierung ein übersichtliches Operationsfeld ohne Blutung bewirkt. Eine

zwar zu rechnen, sie können jedoch durch wiederholte Laser-Behandlungen in kosmetisch akzeptablen Grenzen gehalten werden. Ähnliches gilt für Vellushaarzysten und das Steatocystoma multiplex; hierbei hat sich bei uns in Einzelfällen die Eröffnung und Exprimierung der einzelnen zystischen Veränderungen mit dem CO_2-Laser recht gut bewährt. Bei der Neurofibromatose lassen sich einzelne Neurofibrome in kosmetisch sensibler Lokalisation relativ gut mit dem CO_2-Laser vaporisieren, die entstehenden, mehr oder weniger punktförmigen Närbchen stören meist weniger als die Neurofibrome (Algermissen et al. 2001).

43.4.6 Entfernung von Tätowierungen

Schmucktätowierungen dürften bei Kindern nur sehr selten vorkommen, häufiger sind schon akzidentelle Tätowierungen im Rahmen von Unfällen oder Pulvereinsprengungen durch Feuerwerkskörper. Nach wie vor ist dabei die Erstversorgung (Bürstung innerhalb von 48 h) entscheidend. Ob die verbliebenen, eingesprengten Pigmentpartikel analog zu Schmucktätowierungen einer Qs-Laser-Therapie zugänglich sind, hängt in erster Linie von Art und Partikelgröße des eingesprengten Materials ab und ist im Einzelfall nur wenig vorhersehbar, sodass in jedem Fall die Durchführung von Probebehandlungen indiziert scheint (Troilius 1998).

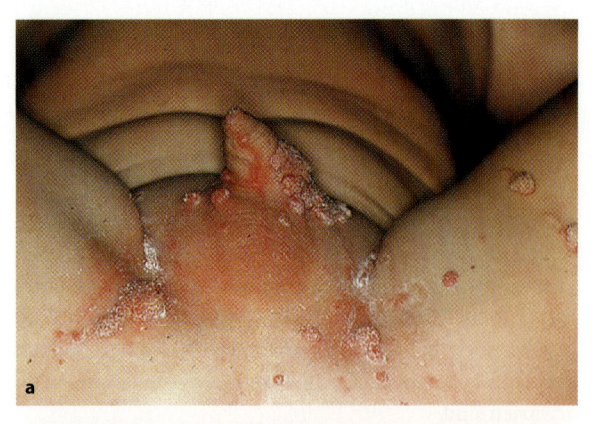

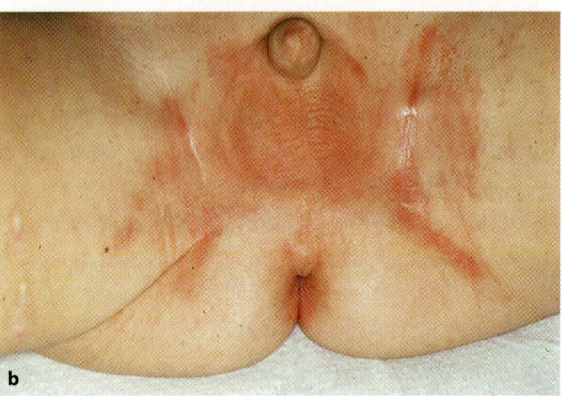

Abb. 43.5a, b. Viruswarzen im Genital- und Leistenbereich bei einem männlichen Säugling. **a** Ausgangsbefund. **b** Praktisch narbenlose Abheilung etwa 6 Wochen nach CO_2-Laser-Abtragung

alleinige CO_2-Laser-Abtragung ist wegen der fast immer auftretenden Rezidive wenig sinnvoll.

Ähnlich wie bei Erwachsenen können auch im Kindesalter Narben, die eine unregelmäßige Oberfläche zeigen, so etwa Verbrennungsnarben, durch oberflächlich ablative Laser-Systeme kosmetisch verbessert werden (Bernstein et al. 1998). Hierfür kommen die gepulsten und gescannten CO_2-Laser oder der Er:YAG-Laser in Frage; die Indikationsstellung, die Nebenwirkungen und die Leistungsfähigkeit der Behandlung sind einer Dermabrasion vergleichbar.

43.4.5 Hautveränderungen bei Genodermatosen

Hautveränderungen im Rahmen erblicher Syndrome können z. T. erheblich durch eine Laser-Therapie gebessert werden. Zu denken ist hier insbesondere an das sog. Adenoma sebaceum und die Koenen-Tumoren im Rahmen einer tuberösen Sklerose. Erste können mit ausgezeichnetem Erfolg mit dem Argon-Laser koaguliert (Alvanopoulos et al. 1990) oder mit dem CO_2-Laser oberflächlich abgetragen, die Koenen-Tumoren in Oberst-Leitungsanästhesie mit dem CO_2-Laser vaporisiert werden. Mit Rezidiven ist

Literatur

Algermissen B, Müller U, Katalinic D, Berlien HP (2001) CO_2 laser treatment of neurofibromas of patients with neurofibromatosis type 1: five years experience. Med Laser Appl 16: 265–274

Alster TS (1994) Inflammatory linear verrucous epidermal nevus: successful treatment with the 585 nm flashlamp-pumped pulsed dye laser. J Am Acad Dermatol 31: 513–514

Alster TS (1995) Complete elimination of large cafe-au-lait birthmarks by the 510 nm pulsed dye laser. Plast Reconstr Surg 96: 1660–1664

Alster TS (1997) Laser treatment of hypertrophic scars, keloids, and striae. Dermatol Clin 15: 419–429

Alvanopoulos K, Hohenleutner U, Donhauser G, Landthaler M (1990) Zur Lasertherapie des Adenoma sebaceum. TW Dermatol 20: 461–464

Anderson RR, Parrish JA (1983) Selective photothermolysis: precise microsurgery by selective absorption of pulsed radiation. Science 220: 524–527

Ashinoff R, Geronemus RG (1991) Flashlamp-pumped pulsed dye laser for port-wine stains in infancy: earlier versus later treatment. J Am Acad Dermatol 24: 467–472

Batta K, Goodyear HM, Moss C, Williams HC, Hiller L, Waters R (2002) Randomised controlled study of early pulsed dye laser treatment of uncomplicated childhood hemangiomas: results of a 1-year analysis. Lancet 360: 521–527

Bernstein LJ, Kauvar AN, Grossman MC, Geronemus R (1998) Scar resurfacing with high-energy, short-pulsed and flashscanning carbon dioxide lasers. Dermatol Surg 24: 101–107

Drolet BA, Esterly NB, Frieden IJ (1999) Hemangiomas in children. New Engl J Med 341: 173–181

Ernst K, Hundeiker M (1995) Ergebnisse der Kryochirurgie bei 394 Patienten mit hypertrophen Narben und Keloiden. Hautarzt 46: 462–466

Goldberg DJ, Stampien T (1995) Q-switched ruby laser treatment of congenital nevi. Arch Dermatol 131: 621–623

Grantzow R (1996) Kombinierte Laser- und chirurgische Therapie der Hämangiome. Zentralbl Haut 168: 8

Grantzow R, Schmittenbecher PP, Schuster T (1995) Frühbehandlung von Hämangiomen: Lasertherapie. Monatsschr Kinderheilkd 143: 369–374

Grevelink JM, van Leeuwen RL, Anderson RR, Byers R (1997) Clinical and histological responses of congenital melanocytic nevi after single treatment with Q-switched lasers. Arch Dermatol 133: 349–353

Groot D, Rao J, Johnston PA, Nakatsui T (2003) Algorithm for using a long-pulsed Nd:YAG laser in the treatment of deep cutaneous vascular lesions. Dermatol Surg 29: 35–42

Hackert I, Offergeld C, Hoffmann P, Scholz A, Hüttenbrink KB (1997) Ultraschallkontrollierte interstitielle Nd:YAG-Lasertherapie angeborener Gefässerkrankungen. In: Hohenleutner U, Landthaler M (Hrsg.) Operative Dermatologie im Kindes- und Jugendalter. Fortschritte der operativen und onkologischen Dermatologie, Bd 12. Blackwell, Berlin Wien, S 3–9

Hohenleutner U (1997) Die Therapie epidermaler Nävi. In: Hohenleutner U, Landthaler M (Hrsg) Operative Dermatologie im Kindes- und Jugendalter. Fortschritte der operativen und onkologischen Dermatologie, Bd 12. Blackwell, Berlin, S 154–159

Hohenleutner U (2001) Hämangiome bei Kleinkindern. In: Plewig G, Degitz K (Hrsg) Fortschritte der praktischen Dermatologie und Venerologie, Bd 17. Springer, Berlin Heidelberg New York, S 382–387

Hohenleutner U, Landthaler M (2002) Laser treatment of childhood hemangioma – progress or not? Lancet 360: 502–503

Hohenleutner U, Donhauser G, Kaudewitz P, Landthaler M (1993) Lasertherapie im Kindes- und Jugendalter. Z Hautkr 68: 296–301

Hohenleutner U, Abd-El Raheem TA, Bäumler W, Wlotzke U, Landthaler M (1995) Naevi flammei im Kindes- und Jugendalter – Die Behandlung mit dem blitzlampengepumpten gepulsten Farbstofflaser. Hautarzt 46: 87–93

Hohenleutner U, Hohenleutner S, Bäumler W, Landthaler M (1997) Fast and effective skin ablation with an Er:YAG laser: determination of ablation rates and thermal damage zones. Lasers Surg Med 20: 242–247

Hohenleutner S, Badur-Ganter E, Landthaler M, Hohenleutner U (2001) Long-term results in the treatment of childhood hemangioma with the flashlamp-pumped pulsed dye laser: an evaluation of 617 cases. Lasers Surg Med 28: 273–277

Huilgol SC, Barlow RJ, Markey AC (1996) Failure of pulsed dye laser therapy for resistant verrucae. Clin Exp Dermatol 21: 93–95

Imayama S, Ueda S (1999) Long- and short-term histological observations of congenital nevi treated with the normal-mode ruby laser. Arch Dermatol 135: 1211–1218

Kopera D (2003) Verrucae vulgares: flashlamp-pumped pulsed dye laser treatment in 134 patients. Int J Dermatol 42: 905–908

Kopera D, Hohenleutner U, Landthaler M (1997a) Quality-switched ruby laser treatment of solar lentigines and Becker´s nevus: A histopathological and immunohistochemical study. Dermatology 194: 344–350

Kopera D, Hohenleutner U, Stolz W, Landthaler M (1997b) Ex-vivo quality-switched ruby laser irradiation of cutaneous melanocytic lesions: persistence of S-100, HMB-45 and Masson-positive cells. Dermatology 194: 338–343

Landthaler M, Hohenleutner U (1997) The Nd:YAG laser in cutaneous surgery. In: Arndt KA, Dover JS, Olbricht SM (eds) Lasers in cutaneous and aesthetic surgery. Lippincott-Raven, Philadelphia New York, S 124–149

Landthaler M, Hohenleutner U (1999) Lasertherapie in der Dermatologie. Springer, Berlin Heidelberg New York

Landthaler M, Hohenleutner U, Vogt T (2002) Benigne Gefäßfehl- und Neubildungen der Haut. Blackwell, Berlin Wien

Laube S, Taibjee S, Lanigan SW (2003) Treatment of resistant port wine stains with the VBeam pulsed dye laser. Lasers Surg Med 33: 282–287

Lim RY (1993) Nd:YAG laser surgery of venous malformations. W V Med J 89: 109–110

Michel S, Hohenleutner U, Bäumler W, Landthaler M (1997) Der gütegeschaltete Rubinlaser in der Dermatologie – Anwendung und Indikation. Hautarzt 48: 462–470

Michel S, Wlotzke U, Hohenleutner U, Landthaler M (1998) Laser- und Kryotherapie der Säuglingshämangiome im direkten Vergleich. Hautarzt 49: 192–196

Occella C, Bleidl D, Rampini P, Schiazza L, Rampini E (1995) Argon laser treatment of cutaneous multiple angiokeratomas. Dermatol Surg 21: 170–172

Olsen EA (1999) Methods of hair removal. J Am Acad Dermatol 40: 143–155

Rabinowitz LG, Esterly NB (1992) Anesthesia and/or sedation for pulsed dye laser therapy. Special symposium. Pediatr Dermatol 9: 132–153

Ratz JL, Bailin PL, Wheeland RG (1986) Carbon dioxide laser treatment of epidermal nevi. J Dermatol Surg Oncol 12: 567–570

Raulin C, Greve B (2003) IPL technology: a review. Lasers Surg Med 32: 78–87

Renfro L, Geronemus RG (1993) Anatomical differences of port-wine stains in response to treatment with the pulsed dye laser. Arch Dermatol 129: 182–188

Reyes BA, Geronemus RG (1990) Treatment of port-wine stains during childhood with the flashlamp-pumped pulsed dye laser. J Am Acad Dermatol 23: 1142–1148

Scherer K, Lorenz S, Wimmershoff MB, Landthaler M, Hohenleutner U (2001) Both the flashlamp-pumped dye laser and the long-pulsed tunable dye laser can improve results in port-wine stain therapy. Br J Dermatol 145: 79–84

Sommer S, Merchant WJ, Sheehan-Dare RA (2001) Severe predominantly acral variant of angiokeratoma of Mibelli: response to long-pulse Nd:YAG (1064 nm) laser therapy. J Am Acad Dermatol 45: 764–766

Tan OT, Hurwitz RM, Stafford TJ (1993) Pulsed dye laser treatment of recalcitrant verrucae: a preliminary report. Lasers Surg Med 13: 127–137

Troilius A (1998) Effective treatment of traumatic tattoos with a Q-switched Nd:YAG-laser. Lasers Surg Med 22: 103–108

van der Horst CM, Koster PH, de Borgie CA, Bossuyt PM, van Gemert MJC (1998) Effect of the timing of treatment of port-wine stains with the flash-lamp-pumped pulsed dye laser. N Engl J Med 338: 1028–1033

Waldorf HA, Kauvar AN, Geronemus RG (1996) Treatment of small and medium congenital nevi with the Q-switched ruby laser. Arch Dermatol 132: 301–304

Werner JA, Lippert BM, Gottschlich S, Folz BJ, Fleiner B, Hoeft S, Rudert H (1998) Ultrasound-guided interstitial Nd:YAG laser treatment of voluminous hemangiomas and vascular malformations in 92 patients. Laryngoscope 108: 463–470

Woodrow SL, Burrows NP (2003) Malignant melanoma occurring at the periphery of a giant congenital naevus previously treated with laser therapy. Br J Dermatol 149: 886–888

Sachverzeichnis

A

ABCA12 46
ABCC6 416
ABCC6-Gen 99
Abetalipoproteinämie 534
Abrasiva 616
Abszess 227, 427
– kalter 241
Abt-Letterer-Siwe-Erkrankung 190, 192
Acanthosis nigricans 564
ACE-Hemmer 445, 466
Acetokaustin 686
Aciclovir 288, 723
Acitretin 400, 725
Acne comedonica 615
Acne conglobata 618
Acne conglobata infantum 622, 624
Acne cosmetica 621
Acne excoriée des jeunes filles 621
Acne fulminans 619
Acne indurata 617
Acne infantum 622, 718
Acne inversa 620
Acne mechanica 621
Acne medicamentosa 620
Acne neonatorum 14, 622, 625, 718
Acne papulopustulosa 617
Acne venenata 621
Acne venenata infantum 624
Acne vulgaris 615, 721, 724
Acrodermatitis chronica atrophicans 255
Acrodermatitis continua suppurativa Hallopeau 691
Acrodermatitis enteropathica 375, 538, 650
Acrokeratosis verruciformis Hopf 100
Actinomyces isrealii 239
activin receptor like kinase 1 181
Adapalen 616
Adenom
– autonomes 551
Adenoma sebaceum 750
Aderlassbehandlung 569
Adipositas 565
Adrenalin 729
adrenogenitales Syndrom 557
Adrenoleukodystrophie 559
AEC-Syndrom 96, 651
Afrohistoplasmose 283
AIDS siehe HIV-Infektion

airborne contact dermatitis 381
Akantholyse 99
Akne 613
– Ätiologie 614
Aknediät 619
Aknenarben 619
Aknetherapeutika 718
Aknetoilette 616
Akrodermatitis 260
Akrogerie Gottron 99
Akrokeratoelastoidose 73
Akromegalie 608
Akropustulose, infantile 15, 319, 321
Akrosklerosen 547
Akrosyringium 630
Akrozyanose 93
aktinisches Granulom 430
Aktin-Kabel 3
Aktinomykose
– generalisierte 239
– zervikofaziale 239
Aktinomyzetom 239
akute nekrotisierend-ulzeröse Gingivitis 644
akute Urtikaria 442
akutes hämorrhagisches Ödem 466
akute intermittierende Porphyrie 566
akutes rheumatisches Fieber 457
Alagille-Syndrom 542
Albinismus 5
– Klassifikation 599
– okulokutaner 90, 596, 599, 673
– partieller 90, 598
– tyrosinasepositiver 90
Alexandritlaser 744
Alkaptonurie 526, 608
Alkohol 679
Allergene 437
Allergien 437
Allethrin 718
Allgemeinanästhesie 728, 744
Alopecia areata 555, 596, 673
– Nagelveränderungen 663, 684, 692
– Pathogenese 661
– Therapie 664
Alopecia areata totalis 663
Alopecia areata universalis 663
Alopecia mucinosa 669
Alopecia parvimaculata 669
Alopecia praematura 660
Alopecia triangularis congenita 651
Alopezie 86, 88, 552, 555, 659
– androgene 661

– androgenetische 660
– diffuse 549
– narbige 52, 667
– nichtnarbige 659
– physikalische 667
– traumatische 666
Alterung, vorzeitige 99
ALTE-Syndrom 708
Aluminiumchloridhexahydrat 631
Ameisen 330
Amiodaron 611
Amnion 25
Amnionflüssigkeit 2
Amoxicillin 722
Amphotericin B 281
Ampicillin 722
Amputation 67
Amyloid 543
Amyloidosen 543
– folliculäre primär kutane 543
– isländischer Typ 543
Amyloidtumor 644
Anagenhaar
– loses 665
Anagenphase 648
Anämie
– aplastische 99
– perniziöse megaloblastäre 537
Anaphylaxie 441
Anästhesie 728
Anastomosen
– arteriovenöse 181
Androgene 11, 14, 614, 619, 623, 625, 629, 632, 660, 669, 671
– attenuierte 449
Androgenexzess 557
Androluteomsyndrom 625
Anetodermie
– Jadassohn 509
– Schwenninger-Buzzi 509
angeborener Schiefstand der Großzehennägel 681
Angelman-Syndrom 597
Angiofibrome 82, 152, 734
– faziale 81
angioid streaks 98, 417
Angiokeratom bei Fucosidosis 178
Angiokeratoma circumscriptum 177
Angiokeratoma corporis diffusum Fabry 178
Angiokeratoma Fordyce 178
Angiokeratoma Mibelli 177
Angiokeratome 177
Angiolymphoide Hyperplasie mit Eosinophilie (Kimura-Krankheit) 179

Angiom
– eruptives 174
– verruköses 178
Angiomatose
– bazilläre 310
Angiomyolipom 83
Angioödem 445
– C1-INH-Veränderungen 447
– hereditäres 446
– Klassifikation 445
Angiotensin-converting-Enzym 424
Anhidrosis 632
anhidrotische ektodermale Dysplasie Typ Christ-Siemens-Touraine 6, 95, 632, 650, 680
Ankylostoma braziliense 331
Ankylostomiasis 333
Anomalien 165
Anonychie 679
Anthralin
– Kurzzeitbehandlung 398
Anthrax 240
Antiandrogene
– orale 672
Antibiotika 617
– β-laktamasestabile 227
– systemische 721
– topische 717
Anti-Cardiolipin-Antikörper 180
Anticholinergika 630
Anti-ds-DNS-Antikörper 490
Antigenmapping 29, 37
antigenpräsentierende Zellen 438
Antihistaminika 221, 369, 444, 724
Antikonzeptiva 250, 617
Antikörper
– Anti-Cardiolipin 180
– Anti-DNP 489
– Anti-ds-DNS 489
– Anti-La/SS-B 490
– antinukleäre (ANA) 490
– Anti-Phospholipid 476
– Anti-Ro/SS-A 490
– Anti-Scl-70 504
– Anti-U1 RNP 490
– TRAK 550
Antimykotika 690
– systemische 720
– topische 717
antinukleäre Antikörper (ANA) 490
Antioxidanzien 590
antiparasitäre Wirkstoffe 718
Anti-Phospholipid-Antikörper 504
Antiseptika 368, 717

Antistreptodornasetiter 234
Antistreptolysintiter 234
anuläre epidermolytische Ichthyosis 49
anuläre Erytheme
– Differenzialdiagnosen 456
anuläre lichenoide juvenile Erytheme 456
APC-Gen 146
Apert-Syndrom 5
Aphthen 427, 640
– Differenzialdiagnose 641
Aphthoid Pospischill-Feyrter 288
Aphthosis, rezidivierende benigne 640
Aplasia cutis congenita 25, 649, 735
apokriner Nävus 111
Apoptose 2, 4
– Induktion 146
– Inhibition 149
– T-Lymphozyten 399
Aquariumgranulom 243, 247
Arachniden (Spinnentiere) 318
Areale, seborrhoische 195
5-α-Reduktase 660
Argininbernsteinsäurekrankheit 656
Argon-Laser 744, 747
Argyrose 610
ARS/ComplexB-Gen 63
Arsenmelanose 610
Artefakte 387
Arthralgien 464
Arthritis 341, 407
– juvenile rheumatoide 424, 485
– kindliche 255
– reaktive 252
Arthropoden 317
Artikulationsstörungen 447
Arzneimittelexanthem, fixes 449
Arzneimittelexantheme 312, 611
– lichenoide 409
Arzneimittelreaktionen 449
– phototoxische 583
ash leaf spots 81
Ashy dermatosis 605
Askariasis 333
Aspergillose 282
Asphyxie 17
Aspirin 450
assoziierte kongenitale Ichthyosen 50
Asthma 181
Asthma bronchiale, allergisches 357
Ataxia teleangiectatica 182
Ataxie 53, 182
Atopie 51, 357, 437, 662
Atopie-Patchtest 360
Atopiezeichen 540
atopische Winterfüße 362
ATP2A2 100

ATP7A-Gen 530
ATP7B-Gen 529
ATP-abhängige Ionenpumpe (ATP2A2) 100
ATPase, Cu-tranportierende 530
ATP-Protein
– Trunkation 529
Atrichie 53, 649
– mit Hornzysten 649
Atrophodermia idiopathica et progressiva Pasini et Pierini 509
atypische Mykobakteriose 688
Auflichtmikroskopie 320
Augen-Hamartome 83
Augen 161
Augenbeteiligung 489
Augenhintergrund, hypopigmentierter 91
Aurikularanhänge 22
aurikulotemporales Syndrom 631
Ausfluss, vaginaler 707
Auspitz-Phänomen 395
Ausrufungszeichenhaare 663
Autoantikörper 514, 594
Autoimmundermatosen 485
– blasenbildende 513
autoimmune Polyendokrinopathie 559
autosomal dominante Hautkrankheiten 107
AV-Shunts 181
Axillen
– grau-blaue Diskoloration 528
Azelainsäure 616, 718
Azetylcholin 630
Azetylsalizylsäure 459
Azlocillin 722

B

B-/T-Zelldefekt 351
baboon syndrome 383
Babygramm 705
Bacillus anthracis 240
Bacitracin 717
Bade-PUVA-Therapie 506, 719
Bajonetthaar 654
Bakterid 378
Balanitis circinata 252, 407
Balneophototherapie 399
Bambushaar 51, 654, 657
Bandwürmer 333
Barrierefunktion, epidermale 10, 711
Bartonella henselae 246, 310
Bartonella quintana 246
Basaliom 147
Basalzellnävussyndrom 147
bathing suit nevus 129
Bauchschmerzen 539
– diffuse 464
– kolikartige 566

Bazex-Dupré-Christol-Syndrom 650, 656
β-Blocker 451
BCG-Granulomatose 242
BCG-Impfung, neonatale 243
Beau-Reil-Furchen 682
Becker-Nävus 108, 111, 127
Becker-Nävussyndrom 114
benigne zephale Histiozytose 199
Benzoylperoxid 616, 718
Benzylbenzoat 320, 718
Bereiche, intertriginöse 99
Beriberi 535
Berloque-Dermatitis 610
Berührungsempfindlichkeit, gesteigerte 459
Bettwanze 328
BIDS-Syndrom 588
Bienen 330
Bilharziose 333
Bindegewebskrankheiten 501
Bindegewebsnävi 105, 115, 734
Biologics 401
Biotin 533
Biotinidasemangel 21
– angeborener 537
Biotinmangel 537
Biotinstoffwechsel 21
Birbeck-Granula 189
Birkenteer 716
Birt-Hogg-Dubé-Syndrom 160
Bituminosulfonate 716
Björnstad-Syndrom 655
β-Karotin 568
B-K-mole syndrome 132
Bläschen
– extensive kongenitale mit retikulärer Narbenbildung 16
Blaschko-Linien 6, 52, 86, 107, 109, 410
Blasenbildung 48
Blasendach 38
Blastomykose 282
blauer Nävus, pseudomaligner 131
Blau-Syndrom 424
Bleomycin 611
blistering dactylitis 688
Blitzlampen, hochenergetische 743
Blitz-Nick-Salaam-Anfälle 84
Bloom-Syndrom 587
Blueberry muffin spots 19
Blue-rubber-bleb-Nävus-Syndrom 176, 747
Blutgerinnungsstörungen 705
Blutungen 704
Blutungsneigung, thrombopathische 90
Bodybuilding-Akne 620
Bohn-Noduli 14
Borrelia afzelii 256
Borrelia burgdorferi 256
Borrelia garinii 256
Borrelia lusitania 256

Borrelia valaisiana 256
Borrelia vincentii 644
Borrelien
– Generationszeit 261
Borrelienlymphozytom 258
Borreliose ▶ Lyme-Borreliose
Botulinumtoxin 630
BP180 514, 517
Bradykinin 446
branchiookulofaziales Syndrom 22
branchiookulorenales Syndrom 22
Branhamella (Moraxella) catarrhalis 251
Bremsen (Tabaniden) 328
brittle nails 551, 555
Bromhidrosis (Osmidrosis) 632
Brooke-Syndrom 150
Brustwarzen, überzählige 24
Bulla diabetica 564
Bulla repens 233, 687
bullöse Dermatosen
– erworbene 513
bullöse ichthyotische Erythrodermie Typ Brocq 48
Buruli-Ulkus 243
Buschke-Hitzemelanose 610
butterfly rash 487
B-Zelllymphome, kutane 212
– Ann-Arbor-Klassifikation 213

C

C1-INH 448
C1-INH-Mangel 445
C4-Komplementdefekt 463
Café-au-lait-Flecken 77, 89, 127, 182, 748
– Differenzialdiagnosen 136
Cα-Formylglycin (FGly) 45
Calcineurininhibitoren 367, 719
Calcinosis circumscripta 495
Calcinosis cutis 503
Calcipotriol 397, 719
Calcium-Dobesilat 475
Camisa-Variante 65
cANCA 471
Candida albicans 267, 690
Candida glabrata 280
Candida-Intertrigo 374
Candida-Ösophagitis 308
Candida-Paronychie 690
Candida-Superinfektion 373, 375
Candidose 276, 308, 552, 720
– chronisch-mukokutane 278, 555
– interdigitale 277
– orale 276
– systemische 276, 281
– vulvovaginale 277

Sachverzeichnis

capillary leak syndrome 448
Capsaicin 633
Carboxypeptidase N 445
CARD15/Nod2-Mutation 424
Carney-Komplex 160, 553
Carotinosis cutis 611
Carvajal-Huerta-Syndrom 69, 72
Casal-Halsband 589
Cathepsin C 67
CD1a-Antigen 189
CD34 162
CD4-Zellzahlen 313
Cefalotin 722
Cefazolin 722
Cefotaxim 722
Cefoxitin 722
Ceftriaxon 251, 261
Cefuroxim 722
Cephalosporin 227, 340
Cestoden 333
Cetirizin 724
CGI-58 53
Chagrin-Flecken 83
Chédiak-Higashi-Syndrom 90, 228, 598, 673
Cheilitis granulomatosa 425, 476
Cheilitis sicca 362
Cheyletiella 322
Chilblain-Lupus erythematodes 458
CHILD-Nävus 106, 113
CHILD-Syndrom 6, 106
Chinolinsulfat 717
Chlamydia pneumoniae 251
Chlamydia trachomatis 250
Chlamydieninfektionen 250
Chlamydienkonjunktivitis 251
Chloasma 606
Chlorakne 621, 625
Chlorhexidin 226
Chlorhexidingluconat 717
Chlormadinonacetat 617, 661, 672
Chloroquin 569
Cholestase 534
Cholestenol 52
Chondrodysplasia punctata 42, 52
Chorionzottenbiopsie 7
Christ-Siemens-Touraine-Syndrom 6, 95, 632, 650, 680
Chromhidrosis 632
Chromomykose 282, 284
Chromosomenanomalien 678
chronisch kutaner (diskoider) Lupus erythematodes 491
chronische Urtikaria 442
Chrysiasis 610
Churg-Strauss-Syndrom 473
Chymase 216
Ciclopiroxolamin 275
Ciclosporin 399, 476, 496, 725
Cignolin 398

Cimex lectularius 329
Cimikose 329
c-kit-Rezeptor 216
c-kit-Rezeptorgen 215
Clemastin 724
Clindamycin 227, 722
Clioquinol 717
Clofazimin 426, 611
Clouston-Syndrom 66, 95, 650, 680
CO_2-Laser 199, 744, 747
Cobalamin 536
Coccidioidomykose 282, 284
Cockayne-Syndrom 587, 650
Cocksackie-Viren 346
Coffin-Siris-Syndrom 650
COL1A1 102
COL1A2 102
COL7A1 34
Colitis ulcerosa 536
Comèl-Netherton-Syndrom 21, 42, 51, 55, 369, 654, 657
Condylomata acuminata 293, 311, 736
Connexin 26/GJB2 53, 64
Connexin 30/GJB6 66, 95
Connexin-Gene 53
Conradi-Hünermann-Happle-Syndrom 42, 52
Cordylobia anthropophaga 331
Cornea-Ulzerationen 532
Corneodesmosin-Gen 649
Corpus luteum, persistierendes 625
Corynebacterium diphtheriae 238
Corynebacterium minutissimum 237
Cowden-Syndrom 159
Coxsackie-A-Viren 345
Coxsackie-Virusinfektion 687
Crandall-Syndrom 656
C-reaktives Protein 496
creeping eruption 331
Creme-PUVA 719
Cromoglicinsäure 221
Crotamiton 718
Cryptococcus neoformans 310
Culicosis bullosa 328
Cushing-Erkrankung 510
Cushing-Syndrom 559
Cutis laxa 98, 531
Cutis marmorata 12, 548
Cutis marmorata teleangiectatica congenita 117, 179
Cutis tricolor 108
Cutis verticis gyrata 101
CXORF V-Gen 102
CYLD 149
CYLD-Gen 150
Cyproteronacetat 617, 661
Cyrano-Nase 169
Cystathionin-β-Synthethase 527

D

δ8-δ7-Sterolisomerase 52
Dactylitis bullosa 233, 688
Danazol 448
Dapson 15, 445, 456, 469, 516, 520
Darier-Zeichen 217
Dauerträgertum (Staphylococcus aureus) 226, 231
DDAVP 90
De-Barsy-Syndrom 98
Débridement 235, 237
deep-penetrating nevus 131
DEET 327
Dehydratation 52
8-Dehydrocholesterin 52
Dehydrogenasen 537
Deiminasen 3
18q-Deletionssyndrom 23
Dellwarzen 298, 311, 736
Demodexmilben 322, 627
Demodikose (Demodex-follikulitis) 627
Dentinogenesis imperfecta 102
Dentition
– anormale 86
– verzögerte 555
Depigmentierungen, chemisch induzierte 601
Depilation, chemische 672
Dermabrasio 100, 130, 619, 731, 748
dermale Tumoren 151
Dermanyssiden (Raubmilben) 323
Dermatitis
– atopische, siehe Ekzem, atopisches
– friktionale lichenoide 376
– irritative 375
– mamilläre infektiöse 227, 234
– periorale 627
– periorifizielle 538
– rosazeaartige 627
– Sandkasten- 376
– seborrhoische, siehe Ekzem, seborrhoisches und Säuglingsdermatitis, seborrhoische
– Superinfektion 232
Dermatitis artefacta 387
Dermatitis exfoliativa 20
Dermatitis herpetiformis Duhring 514, 519, 540
Dermatitis pratensis 582, 610
Dermatitis solaris 577
Dermatobia hominis 331
Dermatofibrome 152
Dermatofibrosarcoma protuberans 10
Dermatoliposklerose 479

Dermatologie
– operative 728
Dermatomyositis 157, 347, 498
Dermatophilus congolensis 238
Dermatophyten 267
– Identifizierung 273
Dermatophytose 267
Dermatosen
– intertriginöse 376
– perforierende 413
Dermis 11
dermographische Urtikaria 443
Dermographismus, weißer 359
Dermoidzysten, kongenitale 23
Dermolyse, transiente bullöse des Neugeborenen 16
De-Sanctis-Cacchione-Syndrom 585
Desinfizienzien 226
Desmocollin 514
Desmoglein 1 19, 69, 229
Desmoglein 3 514, 520
Desmoplakin 1 69, 72
Desmosomen 520
Desquamation, socken- und handschuhartige 54
Detergenzien 712
Diabetes insipidus 199
Diabetes mellitus 431, 561
Diagnostik, pränatale 1, 7
Diarrhö 161, 181, 539
Diät
– glutenfreie 520
– phytolfreie 45
Differenzierung, epidermale 2
DiGeorge-Syndrom 20, 555
Dimetinden 724
Dioden-Laser 744
Dioxin 625
Diphenylcyclopropenon 664
Diphtherie 238, 247
Diplokokken 251
Disabling pansclerotic morphea of children 505
DISH-Syndrom 619
Distichiasis-Lymphödem-Syndrom 184
Dithranol 718
DNS-Reparatur 576
Doping-Akne 620
Dorfman-Syndrom 53
Dornwarzen 294
Down-Syndrom 149, 679
Doxorubicin 211
Doxyzyklin 617
Drakunkulose 333
Dreitagefieber 350
Druckalopezie 667
Druckurtikaria 445
Dubowitz-Syndrom 369, 650
Duftstoffmix 381
Durchfall 161, 181, 539
Dyschromien 607, 611
Dyshidrose 362, 383, 633
Dyskeratosis congenita 99, 638, 650, 680

Dyskeratosis follicularis
 Darier 100, 107, 692
Dyskerin 99
Dysmorphie
– faziale 50
– kraniofaziale 101
Dysphagie 447
Dysplasie
– fibröse polyostotische 101
– hidrotische ektodermale 66, 96, 650, 680
– hypohidrotische ektodermale 6, 95, 632, 650, 680
– kranioektodermale 650
– mandibuloakrale 650
– okulodentodigitale 650
– sphenoorbitale 79
Dyspnoe 181
Dysraphismus, okkulter spinaler 24
Dystrophia myotonica Curschmann-Steinert 650

E

EBV-Infektion 344, 348
Echinokokkose 333
ECM1 100
Ecthyma contagiosum 299, 687
Ecthyma gangraenosum 248, 249
Ecthyma simplex 237, 247
Ectodysplasin A 96
Ectopia lentis 527
Eczema herpeticatum 289, 369
EEC1-Syndrom 652
EEC-Syndrom 96, 680
EEG 88
Effluvium 659
– anagen-dystrophisches 659
– postpartales 659
– telogenes 659
Ehlers-Danlos-Syndrom 97
Eier 528
Eiklar 537
Einschlusskonjunktivitis 248, 251
Eisenmangelanämie 683
Ekchymosen, schwere 470
ekkriner Nävus 111
Ektoderm 2
ektodermale Dysplasien 68, 96, 656, 678
– hidrotische 66, 96, 650, 680
– hypohidrotische 6, 95, 632, 650, 680
– mit Lippen-Kiefer-Gaumen-Spalte 650, 680
– mit Nagelbeteiligung 679
Ektoparasiten 317
Ektrodaktylie 96
Ektropion 46, 403
Ekzem
– dyshidrosiformes 383
– nummuläres 363, 378
– irritatives 375
– kumulativ-toxisches 384
– seborrhoisches 312, 536
Ekzem, atopisches 226, 232, 289, 298, 357, 725
– adjuvante Pflegetherapie 366
– Ätiologie 358
– Bezeichnung zum nummulären Ekzem 378
– Definition 357
– Diagnosekriterien 362
– Differenzialdiagnose 369
– Differenzialdiagnose zur seborrhoischen Säuglingsdermatitis 376
– Epidemiologie 357
– Genetik 357
– Histologie 364
– klinisches Bild 361
– Komplikationen 369
– nummuläres 363
– Pathophysiologie 357
– Prävention 365
– Provokationsfaktoren 359
– Therapie 365
Ekzemnägel 692
Elastin 98
Elastorrhexis 73
Elastosis perforans serpiginosa 413, 415
elektrokardiographische Veränderungen 137
Elementardiäten 540
Embryogenese 1
Embryologie 1
Embryopathie 1
EMLA-Creme 299, 719, 729, 744
Emmert-Plastik 686
Emopamilbindendes Protein 52
Emulgatoren 712
Emulsionen 712
Enanthem 338, 340
encasings 366
Endoglin 181
Endokarditis 471
endokrine Erkrankungen 525
Endometritis 252
Endomysium-Antikörper 519
Enterobiasis (Oxyuriasis) 334
Enteropathie, glutensensitive 519
Enteroviren 18, 345
Enterovirusinfektion 344
Entzündungsmediatoren 216
Enzyme, kalziumionenabhängige 3
Enzymersatztherapie (α-Galaktosidase) 178
Eosin 716
eosinophile Fasziitis (Shulman-Syndrom) 507
eosinophile pustulöse Follikulitis 15

eosinophiles Knochengranulom 190
Eosinophilie 86, 208, 456
Epheliden 126
epidermaler Differenzierungskomplex (EDC) 64
Epidermalnävi 105, 734, 747
– nichtorganoider Typ 110, 112
– organoider Typ 106, 110
Epidermalnävus
– epidermolytischer 106, 112
– vom harten, verrukösen Typ 112
– vom weichen Typ 112
Epidermalnävussyndrome 113
Epidermis 2, 11
Epidermis, embryonale 3
Epidermodysplasia verruciformis 297
Epidermoidzysten 158
Epidermolysis bullosa 27, 37
Epidermolysis bullosa acquisita 28, 514, 518
Epidermolysis bullosa dystrophica 33, 681
– dominante 34
– Hallopeau-Siemens 28
– non-Hallopeau-Siemens 28, 35
– rezessive 34
– Subtypen 35
Epidermolysis bullosa junctionalis 32
– Herlitz 28, 32
– inversa 33
– late-onset 33
– mit Pylorusatresie 28, 33
– non-Herlitz 28, 32
Epidermolysis bullosa simplex 30
– herpetiformis Dowling-Meara 28, 31
– Köbner 28, 30
– mit »mottled pigmentation« 28, 31
– mit Muskeldystrophie 28, 31
– Weber-Cockayne 28
epidermolytische Hyperkeratose 48, 61, 70
epidermolytische Ichthyosen 48
Epikutantest 381
Epilationsverfahren 672
Epilepsien 88
epithelioides Sarkom 431
Epithelioma calcificans Malherbe 150, 158, 734
Epizoonosen 317
Epstein-Barr-Virus 311
Epstein-Barr-Virusinfektion (Mononukleose) 348
Epstein-Perlen 14
Epulis connata 155
Er:YAG-Laser 744, 748, 750
Erbrechen 540

Ergrauen, vorzeitiges 673
Ernährung 38
– nasogastrische 46
– vegetarische 537
Erosionen
– extensive kongenitale mit retikulärer Narbenbildung 16
– korneale 70
Erröten, anfallsweises 180
Erysipel 234, 240, 247
– Differenzialdiagnose 498
Erysipeloid 239, 247
Erysipelothrix rhusiopathiae 239
Erythem
– heliotropes 494
– kongenitales teleangiektatisches 587
– periorales 64
Erythema ab igne 610
Erythema anulare centrifugum 456
Erythema atrophicans transiens neonatale 456
Erythema chronicum migrans 247, 255, 257, 456
Erythema dyschromicum perstans 605
Erythema elevatum et diutinum 469
Erythema exsudativum multiforme 246, 251, 283, 449, 693
Erythema induratum Bazin 242, 478
Erythema infectiosum 343
Erythema marginatum 234, 456
Erythema migrans 247, 255, 257, 456
Erythema multiforme 246, 251, 283, 449, 693
Erythema nodosum 246, 251, 422, 427, 481, 635, 642
Erythema nodosum migrans 482
Erythema rheumaticum (marginatum) 234, 456
Erythema symmetricum faciale 232
Erythema toxicum neonatorum 12
erythematöse Dermatosen 455
Erytheme
– anuläre 455
– erysipelähnliche 545
– gyrierte 455
– unbekannter Ätiologie 456
Erythrasma 237, 247
Erythrodermie 21, 47, 50, 54, 208, 211, 351, 404
– bullöse ichthyotische 42
– exfoliative 450
Erythrokeratodermia figurata variabilis 53

Sachverzeichnis

Erythrokeratodermia symmetrica progressiva 54
Erythrokeratodermie 41, 53
Erythromelalgie 458
Erythromycin 227, 406, 412, 717, 722
Erythroplakie 639
erythropoetische Protoporphyrie 568
Eschenblattflecken 603
Ethacridinlactat 717
Eumelanin 593
Exanthem 337, 348
– akneiformes 620
– Ampicillin 349
– Erythema-exsudativum-multiforme-artiges 486
– laterothorakales 351
– makulopapulöses 263, 351, 450, 486
– polymorphes 353
Exanthema subitum (Dreitagefieber) 344, 350
Exfoliatine 19, 229
Exfoliatio areata linguae 642
Exophthalmus 550
Exostose, subunguale 694
Exotoxin, erythrogenes 340
Exotoxine 19, 226, 229, 237
Externa, blande 56
Externa, polyäthylenglykolhaltige 47
Externagrundlagen 712
Externatherapie 711
Externummengen 712
Extremitätenentwicklung 5
Extremitätenhypertrophie 79
Extremitätenschmerzen 537
Exzisionsreparatur 576, 584

F

Fadenwürmer 333
familiäres Mittelmeerfieber 544
Fanconi-Anämie 609
Farbstoffe 226, 368, 716
Farbstoff-Laser 743, 745, 749
Farbstofflösungen 274
Fasciitis necroticans 235, 247
Faunenschwanz 24, 671
Favus 267, 270
Fazialisparese 262, 425
FC$_\varepsilon$-Rezeptor 216
Fehlbildungen
– amniogene 25
– angeborene 21
– vaskuläre 736, 747
Feigwarzen 293, 311, 736
Ferritin 538
Ferrochelatase 568
Fetoprotein (AFP) 532
Fettaldehyddehydrogenase 50
Fettgewebe
– braunes 11, 17

– subkutanes 3
Fettgewebetumoren 156
Fettgewebsnekrose, subkutane 17
Fettwülste, reifenförmige 156
Fetus papyraceus 25
Feuermal 175
Fibrillin-1 100
Fibroblasten, autoreaktive 502
Fibrofollikulome 160
Fibrom, infantiles digitales 153
Fibromatose
– infantile desmoidartige 153
– infantile digitale 694
– juvenile hyaline 154
Fibromatosis colli 153
Fibrome
– kalzifizierende aponeurotische 153
– subunguale 83
Fibronectin 98
Fibrosarkom 161
Fieber 338, 349, 351, 353, 422, 452, 456, 459, 467, 470
– akutes rheumatisches 234, 340, 433
Fieberattacken 95
Fieberkrämpfe 345, 350
Fieberschübe 485
Filariosis bancrofti 333
Filzlaus 324, 326
Finasterid 661
Fischöl 466
Fish-Odour-Syndrom 528
Fisteln 24
– branchiogene 22
– präaurikuläre 21
Flaggenzeichen 672
Flecken, hypomelanotische 81
Fleckfieber, klassisches 349
Fliegen 328
Flöhe 328
Flohstiche 327, 329
Flucloxacillin 227, 722
Fluconazol 275, 281, 721
5-Fluorouracil 295
Fluor vaginalis 250
Flush 180
Flüssigkeitsbalance 46
FMO2 528
Fogo selvagem 521
fokale akrale Hyperkeratosis 74
fokale dermale Hypoplasie 99
fokale hereditäre Palmoplantarkeratosen mit assoziierten Symptomen 70
Folliculitis profunda 231
Folliculitis superficialis 231
Follikulitis, eosinophile pustulöse 15
Folsäuremangel 536
founder effect 63
Frambösie 264
Freckling, axilläres 78
Fremdkörper, vaginale 250

Fremdkörpergranulome 419
Frey-Syndrom 631
Frühdermabrasion 731
Frühgeborenes 10
Frühkürettage 731
Fuchsin 716
Fucosidose 547
Fumarsäureester 400
Fumarylacetoacetase (FAH) 532
Furokumarine 582
Furunkel 231
Furunkulose 231
Fusidinsäure 227, 368, 717, 722
Fusobacterium fusiforme 644
Fußinfekt, grampositiver 233

G

Gallensteinbildung 568
Ganglioneurome der Zunge 554
Gangrän, neonatale 246
GAPO-Syndrom 650
Gardnerella-vaginalis-Infektion 250
Gardner-Syndrom 158
Gasping-Syndrom 320
Gaumenspalte 117
Geburtsgewicht 10
Gedeihstörung, schwere 51
Gefäßfehlbildungen 165, 736
Gefäßverschlüsse 180
Geheimratsecken 660
Gelenkentzündungen 101
Gelenkhypermobilität 67
Gelenkkontrakturen 154
gemischte Hyperlipoproteinämie 541
Gene, tumorassoziierte 146
Genitalulzera 641
Genitalwarzen, ▶ Condylomata acuminata
Genodermatosen 93, 750
Gentherapie 39
Gentianaviolett 716
Genu valga 534
Genu vara 534
Gerinnung, disseminierte intravasale 245, 470
Gesamt-IgE 51, 56
Gesichtsfurunkel 232
Gesichtsödem, persistierendes 621
Gewebeablation 744
Gewebseosinophilie 455, 457
Gewebstransglutaminase 519
Gianotti-Crosti-Syndrom 344, 352
Gingivitis, akute nekrotisierende 644
Gingivostomatitis herpetica 288
Glanznägel 692
Glasfaserdermatitis 385

Glatze 661
Gleich-Syndrom 445
Gliedmaßenverkürzung, ipsilaterale 114
γ-Linolensäure 367
Gliom, nasales 23
Glomangiom 178
Glomerulonephritis 452, 464
Glomustumor 694
Glossitis 537
Glossitis rhombica mediana 644
Glove-and-sock-Syndrom 343
Glukokortikoide, siehe Kortikosteroide
Glukose-6-Phosphat-Dehydrogenase (G6PD)-Mangel 15, 469
Glykosaminoglykane 215, 545
Glyzerin 714
GM-CSF 99
Gneis 377
Gnitzen (Ceratopogonidae) 328
Goldenhar-Syndrom 22
Gonokokkenarthritis 250
Gonokokkeninfektion 249
– Diagnostik 251
– disseminierte 248, 250
– pharyngeale 250
– rektale 250
Gonokokkenkonjunktivitis, akute purulente 250
Gonorrhö 248
Gorham-Stout-Syndrom 177
Gorlin-Goltz-Syndrom 147
G-Protein, α-Einheit 101
Graft-vs.-host-Krankheit 350, 507, 719
Granuloma anulare 428, 563
Granuloma anulare, subkutanes 429, 434
Granuloma anulare giganteum 429
Granuloma faciale eosinophilicum 420
Granuloma gluteale infantum 375, 420
Granuloma pyogenicum 420, 694, 736
Granuloma teleangiectaticum 420, 694, 736
Granulomatose, chronische septische 228
granulomatöse Erkrankungen 419
Granulomatosis disciformis Miescher 430
Granulomatous slack skin 206, 420
Granulome
– eosinophile 473
– sarkoidale 419, 421
– tuberkuloide 419
Granulophysin 90
Granulosis rubra nasi 634
Gregg-Syndrom 18

Greither-Syndrom 62
Grippesymptome 257
Griscelli-Pruniéras-Syndrom 673
Griseofulvin 275, 690, 720
Großzehennagelschiefstand, angeborener 681
Grübchen 24, 691
Grüne Haare 674
Gynäkomastie 562

H

H$_1$-Rezeptorenblocker 221, 724
H$_2$-Rezeptorenblocker 221, 724
Haarbalgmilbe 322, 627
Haarfarbänderungen 672
Haarfollikel 3, 647
Haarfollikelhamartom 160
Haarfollikelnävus 111
Haarhülsen 658
Haarkeratingene 653
Haarkrankheiten 647
Haarleukoplakie, orale 311
Haarschaft 648
Haarschaftanomalien 653
Haarwachstum 648
Haarzunge 643
Haarzylinder 658
habituelle Aphthen 640
Haemophilus ducreyi 252
Haemophilus-influenzae-Infektion 234
Haim-Munk-Syndrom 67
HAIR-AN-Syndrom 671
Hairless-Gen 649
Hallermann-Streiff-Syndrom 101, 650
Halonävus 127, 135
Halsanhänge, knorpelhaltige 22
Halszysten 22
Hämangioendotheliom, kaposiformes 173
Hämangiom 24, 165, 736
– Infektion 170
– Laser-Therapie 745
– Lokalisation 169
– Obstruktion 170
– Problemzonen 169
– Rückbildung 167
– Sehbehinderung 169
– Spontanverlauf 168
– Therapie 170
– Ulzeration 170
– Wachstum 169
Hämangiomatose
– benigne neonatale 172
– diffuse neonatale 171
Hamartom der glatten Muskulatur 155
Hamartome, infantile fibröse 154

Hämatom 538, 703
– subunguales 697
Hämochromatose 608
Hämochromatose (HFE)-Gene 569
hämophagozytische systemische Non-Langerhans-Zellhystiozytosen 191
Hämophilie A 706
Hämorrhagie, kapilläre 338
Handchirurgie 38
Handekzem 384
Hand-Fuß-Mund-Krankheit 345, 687
Handrücken
– Reliefvergröberung 568
Hand-Schüller-Christian-Erkrankung 190, 193
Handwarzen 293
Haptoglobinrezeptor 187
Harlekin-Baby 42
Harlekinfarbwechsel 12
Harlekin-Ichthyosis 46
Harnsäureerhöhung 531
Harnstoff 43, 48, 56, 366, 714, 719
Harrison-Furche 534
Hartnup-Syndrom 586
Hausstaubmilbe 361
Haut
– dünne 102
– embryonale 2
– trockene 563
– Überdehnbarkeit 97
– verdickte und straffe 547
Hautanhangsgebilde 3
Hautbiopsie
– fetale 1, 7, 29, 36
Hautdefekte, angeborene 25, 649
Hautdiphtherie 238, 247
Hautexpander 731
Hautfragilitätssyndrom 58
Hautgrübchen 23
Hautkarzinome 34, 36, 54, 66
– Epidermodysplasia verruciformis-assoziierte 297
Hautkleber 734
Hautkrankheit, autosomal dominante
– segmentale Manifestationstypen 107
Hautpflege 398
Hautreinigung 619
Hauttransplantation 731, 737
Hauttumoren 145
– schmerzhafte 155
Hauttypen, photobiologische 576
Hautveränderungen
– Erythema-anulare-centrifugum-artige 492
– Cutis-laxa-artige 531
– makulopapulöse 485
– mutilierende 566
– phototoxische 537

– salz- und pfefferähnliches Bild 502
– sklerodermieähnliche 545
Hautverdickung 547
Hautverletzlichkeit, erhöhte 569
Hay-Wells-Syndrom 96
HDL-Mangel 541
Heerfordt-Waldenström-Syndrom 423
Hefen 268, 280
Hemiatrophia faciei progressiva (Parry-Romberg-Syndrom) 506, 510
Hemidesmosomen 3
Hemihyperplasie 114
Hemihypertrophien 89
Heparin 216
Hepatitis 489
Hepatitis-B-Impfung 408
Hepatitis-B-Infektion 352
hepatoerythropoetische Porphyrie 569
hepatolentikuläre Degeneration 529
Hepatosplenomegalie 46, 53, 263, 492, 545
hepatozelluläre Hepatitis 452
Herbstmilben 322
Hermansky-Pudlak-Syndrom 90, 597, 599
Herpes gestationis 517
Herpes labialis recidivans 245
Herpes neonatorum 289
Herpes simplex
– digitalis 687
– genitaler 289
– labialis 290
– neonatorum 19
– recidivans (in loco) 290
Herpes zoster 292, 307, 310
Herpeskeratitis 289
Herpes-simplex-Virusinfektion 18, 25, 287, 310, 723
Herpesvirus Typ 6 350
Herpesvirus Typ 7 350, 405
Herpesvirus Typ 8 162
Herzblock
– atrioventrikulärer 492
– kongenitaler 493
Herzrhythmusstörungen 68
Heterochromie des Haares 672
Heterozygotie, Verlust 107, 114
Heubner-Sternenkarte 291
Hidradenitis
– rekurrierende palmoplantare 249, 635
– suppurativa 620
hidrotische ektodermale Dysplasie 66, 96, 650, 680
HID-Syndrom 53
Himbeerzunge 340
Hirnausbildungsdefizite 549
Hirsutismus 669, 671
– endokriner 671

– konstitutioneller (idiopathischer) 672
– medikamentöser 672
– Therapie 672
Histamin 216, 440
histiozytäre Erkrankungen 187
Histiozytom, plexiformes fibröses 152
Histiozytome, generalisierte eruptive der Kindheit 199
Histiozytosen
– benigne zephale 197, 199
– Histologie 194
– Klassifikation 187
– maligne 189, 192
– Pathogenese 187
– progressive noduläre 202
– Therapie 192
Histoplasma capsulatum 283
Histoplasmose 282
– amerikanische 283
Hitzeintoleranz 47
Hitzemelanose 610
HIV-Infektion 18, 228, 237, 242, 296, 298, 627, 723
– antiretrovirale Therapie 305
– bakterielle Infektionen 310
– CD4-Zellzahlen 306, 313
– Definition 305
– Demodexmilbe 322
– Diagnostik 306
– Enzephalopathie 308
– Epidemiologie 301
– Hautaffektionen 308, 312
– Klassifikation 305
– Lymphadenopathiesyndrom 308
– Malignome 313
– opportunistische Erkrankungen 307
– Pilzinfektionen 308
– Prognose 314
– Symptome 306
– Therapie 313
– Transmissionsprophylaxe 304
– Verlauf 307
– Verlaufsparameter 313
– vertikale Transmission 304
– Virusinfektionen 310
– Wasting-Syndrom 308
HLA-B57 391
HLA-Cw6 391
HLA-DR7 391
Hobelspanphänomen 279
Hochwuchs
– hypophysärer 101
– marfanoider 527
Holocarboxylasesynthetasemangel 21
Homeobox-Gene 4
Homozysteinämie 477
Homozystinurie 526
HOPP-Syndrom 72
Hornhauttrübungen 94
Hörverlust 45

Sachverzeichnis

Howell-Evans-Syndrom 65
HPV 293, 686, 749
HTLV-1-Infektion 233
– adulte T-Zellleukämie 212
Humane Papillomviren 293, 686, 749
Hunter-Syndrom 546
Huriez-Syndrom 65
Hurler-Syndrom 546
Hydantionsyndrom, fetales 625
Hydroa vacciniformia 581
Hydrochinon 601, 604, 606
Hydrokortison 715
Hydrops fetalis 19, 343
Hydroxychloroquin 426
21-Hydroxylase-Defekt 557, 558
Hygrom, zystisches 183
Hymenopterengiftallergie 330
Hypercholesterolämie 540
Hypereosinophiliesyndrom 456
Hypergammaglobulinämie 307, 313
Hyperhidrose 63, 67, 70, 73, 238, 459
– gustatorische 631
– idiopathische 630
– kompensatorische 631
– segmentale 114
– symptomatische 630
Hyperhidrosis
– axillaris 630
– manuum et pedum 630
– pedum 685
Hyper-IgE-Syndrom 228, 370
Hyperkalzämie 17
Hyperkeratose
– diffuse gelbe 61
– epidermolytische 48, 61, 70
– epidermolytische lineäre 6
– epitheliale 535
– erythematöser Rand 61
– follikuläre 614
– honigscheibenartige 64
– lineare 72
– palmare 404
– panzerartige 64
– punktförmige 532
– streifige 52
– subunguale 691
Hyperlipidämien 540
Hyperlipoproteinämien 540
Hypermelanose, streifen- und wirbelförmige nävoide 607
Hypernatriämie 52
Hyperparathyreoidismus 556
Hyperpigmentierung 31, 86, 583, 603, 745
– alimentär bedingte 608
– bei Autoimmunerkrankungen 609
– bei Infektionskrankheiten 608
– bei Malignomen 609
– diffuse 559

– durch Schwermetalle 610
– erworbene 605
– exogene 609
– familiäre progessive 606
– hepatobiliäre 607
– mechanische 610
– medikamentös bedingte 611
– postinflammatorische 604
– stoffwechselbedingte 607
– streifenförmige 101
Hyperproliferation 392
Hyperthyreose 550, 608
Hypertrichose 24, 111, 547, 560, 569
– generalisierte 670
– lumbosakrale 671
– präpubertäre 670
– Therapie 672
Hypertrichosis lanuginosa congenita 671
Hypertrichosis universalis congenita 671
Hypertriglyceridämie 541
Hypogonadismus 99
Hypohidrose 96, 632
hypohidrotische ektodermale Dysplasie 6, 95, 632, 650, 680
Hypokalzämie
– Differenzialdiagnose 556
Hypokomplementämie 490
Hypomelanosis vom Ito-Typ 88, 601
Hypoparathyreoidismus
– Formen 555
Hypophysenerkrankungen 560
Hypophysenhinterlappenunter- und -überfunktion 563
Hypophysentumor 550
Hypophysenvorderlappen- unterfunktion 562
Hypopigmentierung 88, 245, 594, 745
– chemisch induzierte 601
– erworbene 602
– postinflammatorische 601
Hypopyoniritis 641
Hypothyreose
– angeborene 548
– erworbene 549
– kongenitale 549
Hypotrichose 66, 72, 74, 95, 99, 101, 649
Hypotrichosis 72
– congenita hereditaria Marie Unna 651
– hereditaria simplex 649
Hypotrichosis-Osteolysis- Peridontitis-Palmoplantar- keratose (HOPP-Syndrom) 72
Hypoxanthin-Guanin-Phosphori- bosyltransferase 531
hystrixartige Ichthyosis mit Taubheit (HID-Syndrom) 53

I

IBIDS-Syndrom 588
I-Cell-Disease 547
Ichthyingen 46
Ichthyosen 41, 725
– assoziierte kongenitale 42
Ichthyosis
– isolierte 42
– epidermolytische 48
– lamelläre 16, 42
– streifenartige 52
Ichthyosis bullosa Siemens 42, 49
Ichthyosis follicularis mit Atrichie und Photophobie (IFAP-Syndrom) 53
Ichthyosis hystrix Typ Curth-Macklin 49
Ichthyosis linearis circumflexa 51
Ichthyosis vulgaris 43
– autosomal dominante 42
Icterus prolongatus 548
idiopathische systemische Amyloidose 544
Id-Reaktion 383
IFAP-Syndrom 53, 650
IgA-Dermatose, lineare 514
IgA-Mangel, selektiver 370
IgA-Pemphigus 514, 520
IgE-Rezeptor, hochaffiner 440
Ikterus 529, 543
ILVEN 113
Imidazolderivate 274
Imiquimod 295, 297
Immunadsorption 522
Immunantwort
– Klassifikation 439
Immundefekt 51, 378
Immundefekte, schwere kom- binierte 20
Immundefizienzvirus, humanes 301
Immunfluoreszenz
– direkte 514
– indirekte 514
Immunglobulin, intravenöses 354, 453
Immunglobulin E 216
Immunglobuline 437
Immunglobulinmangel 228
Immunkomplexe 463
Immunkomplexvaskulitis 462, 487
Immunsuppression 292, 298, 723
– UV-bedingte 576
Immunsystem 225
Immuntherapie
– spezifische 330
– topische 664
Immuntoleranz 438
Impetiginisation 232, 247
Impetigo, bullöse 687

Impetigo contagiosa 247
Impetigo contagiosa staphylo- genes 228
Impetigo contagiosa strepto- genes 234
Impetigo neonatorum 19
Impfung 342
Incontinentia pigmenti achromians 601
Incontinentia pigmenti Bloch-Sulzberger 17, 85, 693
infantile Akropustulose 15
infantile digitale Fibromatose 694
infantile digitale Fibrome 153
infantile Myofibromatose 153
Infektion
– antibiotische Behandlung 721
– bakterielle 225, 721
– inapparente 347
– mykotische 53
– Neugeborenen- 18
– subklinische 293
Infektionswege 227
infektiöse Mononukleose 348
Infiltrat, apfelgeleeartiges 423
Infiltrationsanästhesie 729
inflammatorischer lineärer verruköser Epidermalnävus (ILVEN) 113
Infliximab 428
Infusionsanästhesie, subkutane 730
Inokulationsmykosen 284
Inokulationstuberkulose 241
Insektenstichreaktionen 317, 327
Inselzelltumoren 553
inselförmige und streifen- förmige Palmoplantar- keratosen 69
Insulinresistenz 565
Insulinsubstitution 564
intense pulsed light 743
Interferon-α 196, 221
Intertrigo 375
Intoleranzreaktionen 437
Intoxikationen 659
Ionenpumpe
– ATP-abhängige 100
ionisierende Strahlen 659
Irisfärbung, blaue 526
Irisheterochromie 89
Iso-Kikuchi-Syndrom 680
Isotretinoin 616, 618, 624, 724
Itraconazol 275, 720
Ivermectin 321

J

Jag1-Gen 542
Janeway-Flecken 471

Jarisch-Herxheimer-Reaktion 262
Juckreiz 113, 408
Jugendamt 708
Junktionsnävus 125
Junktionszone, dermoepidermale 3, 28
juvenile Dermatomyositis 494
juvenile Xanthogranulome 191, 197, 695, 735

K

Kadaverhaare 663
Kallman-Syndrom 45, 562
Kälteexposition 458
Kältepannikulitis 480
– neonatale 17
Kälteurtikaria 443
Kalzinosen 157, 495
Kalziphylaxie 479
Kalziumfärbungen 52
Kalziumkanalblocker 504
kalziumtransportierende ATPase 100
Kandidose ▶ Candidose
Kaposi-Sarkom 162, 313
Karbunkel 231
kardiofaziokutanes Syndrom 650
Kardiomyopathie 545
Karotinämie 611
Karzinom 34, 36, 54, 65
– frühinvasives 639
Kasabach-Merritt-Phänomen 172
Katagenphase 648
Katarakt 52, 114, 342
– subkapsuläre 80
Katzenkratzkrankheit 246
Kauschwielen 154
Kawasaki-Syndrom 344, 353, 473
Kayser-Fleischer-Kornealring 529
Keilflügeldysplasie 80
Keimblätter 6
Keimzentrumslymphom 212
Keining-Zeichen 494
Keloide 152, 693, 736, 749
Keratin 1 48, 61, 69
Keratin 10 48
Keratin 16 70
Keratin 2e 49
Keratin 6a 70
Keratin 9 61
Keratine 1
Keratinfilamentnetzwerk 61
Keratinisation 1, 2
Keratinmuster 2
Keratinzysten 693
Keratitis mit ichthyosisartiger Hyperkeratose und Taubheit (KID-Syndrom) 54

Keratoakanthom 148, 159
Keratoconjunctivitis herpetica 289
Keratoconjunctivitis solaris 578
Keratoderma blenorrhagicum 407
Keratodermie, perianale 67
Keratolysis sulcata 238, 247
Keratolytika 719
– topische 63
Keratoma sulcatum 238, 247
Keratose
– follikuläre 43
– periorale 64
Keratosis follicularis 42, 65, 93, 653
Keratosis follicularis spinulosa decalvans Siemens 94
Keratosis palmoplantaris areata et striata 69
Keratosis palmoplantaris nummularis 70
Keratosis palmoplantaris punctata 72
Keratosis palmoplantaris Vörner 60
Keratosis pilaris 42, 65, 93, 653
– bei atopischen Erkrankungen 93
Kerion Celsi 268
Kernspintomographie 89
Ketoazidose, diabetische 563
Ketotifen 221
KID-Syndrom 53
Kiebitzeinävus 135
Kiemenbögen 21
Kimura-Krankheit 179
KIND1-Gen 36
Kindesmissbrauch 236
Kindesmisshandlung 387, 475
– äußere Verletzungen 702
– Begutachtungsfragen 709
– Behandlungsprinzipien 708
– Definition 700
– Diagnostik 701
– Differenzialdiagnostik 705
– Epidemiologie 700
– Geschichte 699
– innere Verletzungen 704
– Prävention 709
– Risikofaktoren 701
Kindler-Syndrom 31, 35
Kinine, gefäßaktive 446
kinky hair 530
Kinky-hair-Syndrom 656
Kleiderlaus 324, 326, 328
Klein-Waardenburg-Syndrom 598
Klinefelter-Syndrom 487
Klippel-Trenaunay-Syndrom 116
Klitorishyperplasie 557
Klonalität 189
Klonalitätsbestimmung 209
Knochenbrüchigkeit, vermehrte 101

Knochendefekte 195
Knochengranulom, eosinophiles 189, 195
Knochenmarktransplantation 91, 208, 350
Knochenschmerzen 161
Knochenwachstum, gestörtes 535
Knorpel-Haar-Hypoplasie 650
Knötchen, ulzerierende 284
knuckle pads 547
Köbner-Phänomen 408, 423, 595
Kochsalz 56
Koenen-Tumoren 83, 681, 693, 750
Koilonychie 653, 678, 683
Koilozyten 297
Kokarde 540
Kollagen 11
Kollagen VII 28, 514, 518
Kollagen XVII 29
Kollagendefekte 101
Kollagen-III-Gen 97
Kollagen-V-Gen 97
Kollagenose 180
– reaktive perforierende 414
Kollodiumbaby 16, 48
Kolobome 101
Kolonpolypen 136
Komedo 614
Komplement 440, 447
Komplementkomponenten
– Defekt der frühen 487
Komplementsystem
– Aktivierung 463
Kompressionstherapie 184
Kondylome, spitze ▶ Condylomata acuminata
kongenitale erythropoetische Porphyrie (M. Günther) 567
kongenitale melanozytäre Nävi 730
– große 129
– kleine und mittelgroße 130
kongenitale selbstheilende Langerhans-Zellhystiozytose 190
kongenitale selbstheilende Retikulohistiozytose Hashimoto-Pritzker 190, 197
Konjunktivitis
– gonorrhoische 250
– hämorrhagische 346
Kontaktallergene 382
Kontaktallergien 380, 438
Kontaktekzem
– aerogenes allergisches 381
– allergisches 379, 440
– hämatogenes allergisches 382
– kumulativ-toxisches 373, 384
Kontaktkryotherapie 170
Kontaktsensibilisierungen 380, 438
Kontrakturen 34

Kontrazeption 618
Kontrazeptiva, orale 606, 629
Kopfhaut 403
Kopfkappe 397
Kopflaus 324
Koplik-Flecken 338
Koronaraneurysmen 354
Körpergewicht 712
Körperoberfläche 712
Kortikosteroide 453, 473, 664
– intraläsionale 737
– Nebenwirkungen 715
– orale 221, 521
– systemische 465, 720
– topische 232, 367, 379, 397, 627, 715, 737
Korynebakterien 237, 632
Kosmetikadermatitis 381
Krampfanfälle, zerebrale 84, 530
kranioektodermale Dysplasie 650
Krankengymnastik 38
Kraurosis vulvae 508
Kraushaar 654
Kriebelmücken (Simuliidae) 328
Kryotherapie 737, 749
Krypton-Laser 744
Kryptorchismus 44
Kugelbauchmilben (Pyemotesarten) 323
Kuhmilchproteinunverträglichkeit 540
Kuhpocken 240, 687
Kupferstoffwechselstörungen 529
Kürettage 731, 736
kutane B-Zelllymphome 212
kutane Lymphome 205
– TNM-Klassifikation 209
kutane Non-Langerhans-Zellhistiozytose 202
kutane T-Zelllymphome
– CD8+ 207
– Stadieneinteilung 210
Kwashiorkor 588

L

LAD-1 514
Laktat-Dehydrogenase 496
LAMB-Syndrom 160
lamelläre Ichthyosen 42, 46
Laminin 29
Längenwachstum 56
Langer-Giedion-Syndrom 653
Langerhans-Zellen 3, 66
Langerhans-Zellhistiozytose 189, 374
– Therapie 195
Langerin 189
Lanugohaare 648
Lappenplastik 737
Larva migrans 331

Sachverzeichnis

Larynxödem 448
Laser 170, 181, 743
Laserepilation 672, 744
Laser-Therapie 743
- Geräte 743
- Indikationen 745
- Nebenwirkungen 744
laterale Naevi teleangiectatici 115
laterothorakales Exanthem 344
Latex 443
Latexallergie 441
Läuseekzem 325
LDL/HDL-Cholesterolquotient 540
Lebensqualität 396
Leberbeteiligung 351, 568
Leberzirrhose 182, 529, 535
Leckekzem 362, 384
Leiomyom 155
Leitungsanästhesie nach Oberst 695
Leitungswasseriontophorese 631
LEKTI-Mangel 51
Lentigines 137, 748
Lentigo simplex 125, 127
Leopard-Syndrom 137
Lepra 244, 247
- lepromatosa 244
- Nagelveränderungen 689
- tuberkuloide 244
Lernstörungen 80
Lesch-Nyhan-Syndrom 526, 531, 708
letales Mittelliniengranulom 420
Letalmutation, postzygotische 108, 114
Leukämie 80, 456, 460
- juvenile chronische myeloische 198
Leukichthol 716
Leukonychie 683
Leukopenie 342, 350
Leukoplakie 99, 638
Leukotrien B$_4$ 392
leukozytoklastische Vaskulitis 462, 464, 467, 471
Lichen aureus 410, 475
Lichen nitidus 409
Lichen planus mucosae 638
Lichen ruber planus 408, 725
- Nagelveränderungen 691
Lichen sclerosus et atrophicus 507, 509
Lichen scrophulosorum 242
Lichen simplex chronicus 369
Lichen striatus 410
Lichenifikation, keratotische 50
lichenoide Erkrankungen 408
Lichtdermatosen 575, 579
Lichtepilation 672
Lichtgewöhnung 579, 581
Lichtschaden 576
Lichtscheu 338

Lichtschutz 496, 589
Lichtschutzfaktor 590
Lichtschutzmittel 581, 589
Lichtschwiele 576
Lichttherapie 399
Lichturtikaria 442, 578
Lidocain 729
Li-Fraumeni-Syndrom 146
Lindan 320, 718
lineare IgA-Dermatose 514
Linezolid 227
Lingua geographica 642
Lingua plicata 159, 426, 643
Lingua villosa sive pilosa 643
Linksherzkardiomyopathie 72
Linolsäure 614, 715
Linsensubluxationen 100
Lipidstoffwechselstörungen 540
Lipoblastom 156
Lipogranulomatosis disseminata 201
Lipoidproteinose 100
Lipom 24, 156, 553
Lipoproteinelektrophorese 43
12-R-Lipoxygenase 46
Lipoxygenase-3 46
Lippen
- blutende 353
- rissige 353
Lippenbiss 531
Lippengrübchen, kongenitale 23
Lippen-Kiefer-Gaumen-Spalte 96, 651
Liquor carbonis detergens 716
Lisch-Knötchen 78, 80
Listeriose 18
Livedo racemosa 180, 476
Livedo reticularis 179, 491
Livedovaskulopathie 476
lobuläre Pannikulitiden 479
Löfgren-Syndrom 422
Loiasis 333
Lokalanästhesie 728, 744
Lokalanästhetika 719
- Maximaldosen 729
Loratadin 724
Loricrin 64
Loricrin-Keratodermie 64
loses Anagenhaar 665
Louis-Bar-Syndrom 182
Lungenbeteiligung 503
Lungenfibrose 90, 504
Lungeninfiltrate, granulomatöse 195
Lungenkarzinom 159
Lupus erythematodes
- chronisch-kutaner 491
- subakuter 488
- systemischer 468, 486
Lupus pernio 423
Lupus vulgaris 241
Lupuspannikulitis 491
Lutschekzem 362
Lyme-Arthritis 259

Lyme-Borreliose 255
- Diagnostik 260
- diaplazentare Infektion 262
- disseminierte 259
- disseminiertes Frühstadium 258
- Jarisch-Herxheimer-Reaktion 262
- Krankheitsverlauf 257
- Meningitis 259
- negative Serologie 260
- neurologische Symptome 258
- Organmanifestationen 258
- Prophylaxe 262
- Schwangerschaft 262
- Therapie 260
- Verhalten bei Zeckenstichen 262
Lymphadenitis, nichttuberkulöse mykobakterielle 243
Lymphadenopathie 338, 349, 351, 405
- zervikale 243, 353
Lymphadenosis cutis benigna 258
Lymphangiom 182
- kavernöses 183
- retroperitoneales 182
Lymphangioma circumscriptum 182
Lymphdrainage 184
Lymphknoten 131
Lymphknotenschwellungen 341
Lymphödem
- hereditäres kongenitales primäres 184
- primäres 183
- sekundäres 183
Lymphogranuloma venereum 248, 251
Lymphome
- Kiel-Klassifikation 205
- kutane 205, 669
- maligne 205, 412
lymphomatoide Papulose 206, 412
lymphozytäre Vaskulitis 475
Lyon-Effekt 109
Lyon-Hypothese 6, 90
Lysylhydroxylase 528

M

Macrolactame 398
Maculae coeruleae 608
Madura-Fuß 284
Magnetresonanztomographie 80
MAIS-Komplex 242
MAK-Antikörper 551
Makrocheilie 549
Makrogenitale 558

Makroglossie 548
Makrolidimmunsuppressiva 367
Makronychie 679
Makrophagen 187, 419, 421, 432, 438
Makrophagen-Mannose-Rezeptor 187
Makrozephalie 114, 117
Mal de Meleda 63
Malabsorption 538
Malassezia furfur 14
Malformationen, vaskuläre 165
Malnutrition 673
Mamillen, akzessorische 24
Mammahypoplasie, ipsilaterale 114
Mammakarzinom 159
mandibuloakrale Dysplasie 650
Mannosidose 547
Marfan-Syndrom 100
Marinesco-Sjögren-Syndrom 650
Maroteaux-Lamy-Syndrom 546
Masern 337, 340, 344
Masernenzephalitis 338
mast cell growth factor 215
Mastitis
- abszedierende 227
- staphylogene 235
Mastozytose 215, 442
- Diagnose 220
- Differenzialdiagnosen 222
- diffuse kutane 218
- Klassifikation 216
- kutane 217
- maligne 218, 220
- systemische 17, 218
- Therapie 221
Mastzelldegranulation
- Auslösemechanismen 222
Mastzelldegranulationshemmer 221
Mastzelle 215, 438, 440
Mastzellenerythrodermie 218
maturity onset diabetes in young people 561
Mäuse, transgene 4, 64
McCune-Albright-Syndrom 101
McGrath-Syndrom 68
medianer Naevus flammeus 116
Medikamente
- phototoxisch wirksame 583
Medulloblastom 148
MEFV-Gen 544
Melanin 745
Melanineinheit, epidermale 593
Melanodermitis toxica 606
Melanogenese 576
Melanom 121, 137
- familiäres 134
- leptomeningeales 132, 138
- subunguales 683
Melanomrisiko 123, 130, 138

Melanonychia longitudinalis 683
Melanose, transitorische neonatale pustulöse 13
Melanosis diffusa congenita 606
Melanosis Riehl 606
Melanosomendegradation 5
melanotischer neuroektodermaler Tumor des Säuglingsalters 151
melanozytärer Nävus 121, 124, 748
– atypischer 127
– blauer 127, 131
– dermaler 127
– dysplastischer 133
– erworbener 123, 730
– Exzision 122, 730, 748
– großer kongenitaler 127, 730, 748
– Histogenese 125
– kleiner kongenitaler 127
– kongenitaler 128
– mittelgroßer kongenitaler 127
– Risikofaktoren 122
– vom Compoundtyp 127
– vom Junktionstyp 127
Melanozyten 3, 593
Melasma 606
Melkerknoten 299, 687
Melkersson-Rosenthal-Syndrom 425
MEN2A-Mutationen 543
Meningiom, extrakraniales 151
Meningitis 345
Meningoencephalitis candidosa 282
Meningoencephalitis herpetica 288
Meningokokkeninfektionen 245
Meningokokkensepsis 247
Menkes-Syndrom 529, 656, 708
mentale Retardierung 70, 530
Mesoderm 2
metabolische Azidosen 479
metabolische Erkrankungen 525
Metalldermatitis 380, 382
Methämoglobin 15
Methämoglobinämie 729
Methimazol 25
Methionin 527
Methotrexat 400
Metronidazol 627
Mezlocillin 722
Michelin-Tire-Baby 156
Micrococcus sedentarius 238
Microsporumarten 268
MIDAS-Syndrom 109
Midazolam 730
Mikrohämaturie 472
Mikrosatelliteninstabilität 147
Mikrosporie 268

Milben
– Cheyletiella 322
– Demodexmilben 322
– Dermanyssiden (Raubmilben) 323
– Kugelbauchmilben (Pyemotesarten) 323
– Skabiesmilbe 318
– Tierräudemilben 322
– Trombicula 322
Milbengang 319
Milchsäure 43
Milchschorf 361
Miliaria 633
– apokrine 629
– cristallina 14, 633
– profunda 633
– rubra 14, 633
Milien 14
Milzbrand 240, 247
Miniaturfollikel 664
minimal deviation melanoma 135
Minocyclin 617, 722
Minoxidil 661
Missbrauch, sexueller 249, 293, 296, 700, 707, 709
Misshandlung
– emotionale 700
– körperliche 700
Mitralklappeninsuffizienz 100
Mittelliniengranulom, letales 420
Mittelmeerfieber, familiäres 234, 240
Mittelmeerfleckfieber 349
mixed connective tissue disease 491
Modeschmuck 380
Moeller-Barlow-Krankheit 538
Mohr-Syndrom 102
Moisturizer 56, 714
Molluscum contagiosum 298, 311, 736
Mongolenfleck 13, 131
Monilethrix 653
Mononukleose, infektiöse 246
Monosomie 4p 679
Monosomie 9p 679
Morbus Addison 552, 608
Morbus Behçet 641, 649
Morbus Boeck 421, 481
Morbus Crohn 236, 425, 427, 476, 536
Morbus Cushing 560, 608
Morbus Darier 100, 107, 692
– streifenförmiger 106, 113
Morbus Duhring 514, 519, 540
Morbus Fox-Fordyce 629
Morbus Gaucher 16
Morbus Günther 567
Morbus Hailey-Hailey 99, 692
– streifenförmiger 106, 113
Morbus Hirschsprung 601
Morbus Kyrle 415
Morbus Leiner 21

Morbus Osler 181, 747
Morbus Reiter 252, 407
Mobus Still 433, 444, 457
Morbus Weber-Christian 482
Morbus Wegener 471
Morbus Wilson 529
Morgensteifigkeit 489
Morphea 504
– generalisata 505
– guttata 505
– lineäre 505
– plaqueförmige 506
Morphogene 4
Morphogenese, fetale 4
Morquio-Syndrom 546
Mosaik
– epigenetisches 108
– funktionelles 6
– genetisches 6, 106
– X-chromosomales 109
Mosaikbildung, somatische 90
Mosaikmuster, kutane 109
Mosaizismus 529
Motten 330
MRSA 226
Mucinosis follicularis 206, 669
Mücken 328
Mückenstiche 327
Muckle-Wells-Syndrom 544
Muir-Torre-Syndrom 147, 159
mukokutanes Lymphknotensyndrom 344, 353, 473
Mukolipidose 547
Mukopolysaccharidosen 45, 545
Mukoviszidose 534
Multidrug-Therapie 245
multiple endokrine Neoplasiesyndrome (MEN) 151, 553
multizentrische Retikulohistiozytose 201
Münchhausen-by-proxy-Syndrom 388, 700, 708
Munddreieck, blasses 341
Mundschleimhaut 406
Mundschleimhauterkrankungen 637
Mundsoor 276
Munro-Mikroabszesse 392
Mupirocin 227
Muskelschwäche 91, 114
Muster, phylloides 110
Mutation
– postzyotische 6, 106
– somatische 6
– wassersensitive 48
Mutationsanalysen 37
Mutilationen 567
mutilierende Palmoplantarkeratose mit periorifiziellen keratotischen Plaques 66
Muzinablagerungen 430
Muzinosen 548
Mycobacterium leprae 244
Mycobacterium marinum 242

Mycobacterium scrofulaceum 242
Mycobacterium tuberculosis 226, 688
Mycobacterium ulcerans 242
Mycobacterium-avium-intracellulare-Komplex 242
Mycobacterium-marinum-Granulom 243, 247
Mycobacterium-tuberculosis-Komplex 241
Mycoplasma hominis 252
Mycoplasma pneumoniae 251, 463
Myiasis externa 331
Mykobakterien 243, 422
Mykobakteriose, atypische 242, 688
mykologische Diagnostik 272, 279
Mykosen 267
– außereuropäische 282
– Therapie 273, 275, 280
Mykosis fungoides 206
– granulomatöse 207
Myokarditis 354
Myokardschäden 452
myotone Dystrophie 150
Myxödem
– primäres diffuses 548
– prätibiales 550
Myxom 160
Myzetom 282, 284

N

Nachtblindheit 535
Nachtkerzensamenöl 367, 715
Nachtsehen 45
Naevus achromicus 601
Naevus anaemicus 106, 117, 601
Naevus comedonicus 111
Naevus corniculatus 113
Naevus depigmentosus 601
Naevus flammeus
– Laser-Therapie 745
– lateraler 106
– medianer 106, 117
Naevus fuscocoeruleus deltoideoacrominalis 132
Naevus fuscocoeruleus ophthalmomaxillaris 132
Naevus Ito 132
Naevus lipomatosus superficialis 115
Naevus Ota 132
Naevus psiloliparus 115
Naevus sebaceus 111, 114, 734, 748
Naevus spilus 114, 127, 135
– Lasertherapie 748

Naevus teleangiectaticus
- vom hellen lachsfarbenen Typ 106
Naevus-comedonicus-Syndrom 114
Nagel, eingewachsener 684, 686
Nägel
- bei Neugeborenen 678
- dystrophische 66
- 20-Nägel-Dystrophie 684
Nagelanlage 677
Nagelbett 678
- Biopsie 695
Nagelbiopsie 695
- laterale longitudinale 683
Nageldystrophie 34
- kongenitale 66, 678
Nagelentwicklung 677
Nagelextraktion 685, 696
Nagelfalzteleangiektasien 488
Nagelhypoplasien 678
Nagelkrankheiten 677
Nagelmatrix 678
Nagelmatrixbiopsie, laterale longitudinale 696
Nagelorgan 677
Nagel-Patella-Syndrom 680
Nagelpilzinfektionen 689
Nagelplatte 687
- Biopsie 695
Nagelverfärbung 683, 688, 691
Nahlappenplastiken 731
Nahrungsmittelallergie 360, 365, 438
NAME-Syndrom 160
Nanta-Nävus 158
napkin psoriasis 378
nappes claires 404
Naproxen 584
Narbe 745
- hypertrophe 736, 743, 749
Narbenkontraktur 736
Narbensarkoidose 423
nasales Gliom 23
Nasenbluten 181
Nasenpapel, fibröse 152
Nasenschleimhaut
- nekrotisierende Ulzera 471
Nävi 105, 121
- angiomatöse 89
- vaskuläre 24
nävoide Dermatosen 105, 109, 118
nävoide Lentigo 125
nävoide Tumoren 118
Nävus 105
- CHILD- 106
- epidermaler, siehe Epidermalnävi
- melanozytärer, siehe melanozytärer Nävus
- organoider 734
- porokeratotischer ekkriner 112
Nävusbegriff 6

Nävussyndrom, atypisches 132
Nävuszellnävus 124
Naxos-Krankheit 68
Nebennierenrindenerkrankungen 557
Nebennierenrinden (Glukokortikoid)-Überfunktion 560
Nebennierenrindeninsuffizienz 558
Nebenschilddrüsenerkrankungen 554
Necrobiosis 563
Necrobiosis lipoidica 431, 564
- atypische 430
negative staining 288
Neisseria cinerea 251
Neisseria gonorrhoeae 249
Neisseria meningitidis 245
Nekrektomie 246
Nekrobiose 428
nekrobiotisches Xanthogranulom 191, 432
Nekrolyse, toxische epidermale 230, 248, 449, 452, 693
Nelson-Syndrom 608
Nematoden 333
Neodym:YAG-Laser 170, 181, 744, 746
neonatale zephale Pustulose 14
neonatales Lupus-erythematodes-Syndrom 491
Neoplasiesyndrome, multiple adnexielle 158
Neotrombicula autumnalis 322
Netherton-Syndrom 21, 42, 51, 55, 369, 654, 657
Netzwerk
- Epidermolysis bullosa 39
- Ichthyosen 56
Neugeborenenhyperthyreose 550
Neugeboreneninfektionen 18
- staphylogene 227
- Varizellen 292
Neugeborenenscreening
- Biotinidasemangel 537
Neugeborenes
- Anatomie und Physiologie der Haut 10
Neunerregel 386
Neuralgie, postzosterische 293
Neuralrohrdefekte 24
Neuroblastom 161
Neurofibrom 78
- plexiformes 78
Neurofibromatose 750
Neurofibromatose Typ 1 77, 198
Neurofibromatose Typ 2 80
Neurofibromin 77
neurokutane Melanozytose 138
neurokutane Syndrome 77
Neurom, granuläres 151, 155
Neutralfette 53
Neutropenien, zyklische 228
Neutrophile 91
neutrophile Dermatosen 476

Neutrophileninfiltration 460
Niazin 589
Nickel 380, 382
Nicotinsäuremangel 537
Nidogen 29
Niereninsuffizienz 416
Nierenkarzinom 160
Nikolski-Zeichen 521
Nikotinamid 586
Nikotinsäure 533
Nissen 324
Nocardia asteroides 239
Nocardia brasiliensis 239
Nokardiose 239
Noma 644
Non-Langerhans-Zellhistiozytosen 189
- benigne zephale Histiozytose 191, 197, 199
- eruptives Histiozytom 191, 199
- juveniles Xanthogranulom 191, 197, 695, 735
- kutane 197
- spindelzellige kutane 191, 202
Normalhaut 48
Noxe, teratogene 1
Nystagmus 90, 101, 597
- horizontaler 53
Nystatin 281

O

Oberflächenanästhesie 728
Oberkiefer 155
Oberstsche Leitungsanästhesie 695
Ochronose 527, 608
Octenidin 226
Ödem, malignes 240
Odland-bodies 2
Ohrkeloid 740
Okklusivwirkung 713
okulodentodigitale Dysplasie 650
Öl/Wasser-Emulsion 712
Ölbadezusätze 712
Ölfleck, psoriatischer 691
Olmsted-Syndrom 66
Omenn-Syndrom 21, 208
Omphalitis 227, 235
Onchozerkose 333
Onkogene 146
Onychodystrophie 67
Onycholyse 684, 691
Onychomykose 272, 689, 691, 720
Onychoschisis 678
operative Dermatologie 728
Ophiasis 663
Ophthalmorosazea 627
Optikusatrophie 89
Optikusgliom 77, 79

Orchi-Epididymitis 252
Orf 299, 687
organoide Epidermalnävi 111
orofaziale Granulomatose 425
orofaziodigitale Syndrome 24, 102, 650
Osler-Knoten 471
Ösophaguskarzinom 65
Ösophagusstriktur 35
Osteochondritis 263
Osteochondrom 694
Osteogenesis imperfecta 101
Osteolyse 72, 177, 567
Osteoma cutis 157
Osteoporose 99, 527
Ostiofollikulitis 231
Ostitis multiplex 423
Östrogene 445
Otitis externa 234
Otitis media 195
Overlap-Syndrom 497
Oxacillin 722
Oxyuriasis 334

P

p53-Gen 146
p63 96
Pachyonychia congenita 70, 680
Pachyonychie 679
pagetoide Retikulose 207
Palisadengranulome 419, 428, 433
Palmoplantarerythem 231
Palmoplantarkeratosen 41, 59
- assoziierte 64, 70, 74
- diffuse 64
- isolierte 60, 69, 72
- mit Karzinom der Speiseröhre (Howel-Evans) 65
- mit Periodontopathie (Papillon-Lefèvre) 67
- mit Skleroatrophie (Huriez) 65
- mutilans Vohwinkel 64
- transgrediens et progrediens Greither 62
Panaritium 233, 688
pANCA 473
Pannikulitis 17, 461, 477
- bei α_1-Antitrypsinmangel 480
- bei Dermatomyositis 480
- bei Infektionen 481
- bei Morbus Crohn 478
- bei Pankreaserkrankungen 480
- Klassifikation 477
Papeln
- multiple gingivale 553
- persistierende bei Skabies 321

Papillomviren, humane (HPV) 293, 686, 749
Papillomvirusinfektionen 686, 749
Papillon-Lefèvre-Syndrom 67
Paracoccidioidomykose 282
Parakeratosis 73
Parapoxvirus ovis 299
Parapsoriasis 411
Parapsoriasis en plaques 413
Parasitenabwehr 440
Parathormon 555
Paravakzineknoten 299
Paresen, spastische 50
Parinaud-Syndrom 246
Paronychie, mykotische 690
Parvoviren, humane 19
Parvovirus-B19-Infektion 342
Pasten 715
Pathergiephänomen 642
Paviansyndrom 383
p-Cadherin 4
Pectus carinatum 534
Pediculosis 324
Pediculosis capitis 233, 324
Pediculosis pubis (Phthiriasis) 326
Pediculosis vestimentorum 326
Peeling-Skin-Syndrom 55
PEG-Sonde 38
Pellagra 537, 588
Pellagroid 589
Peltier-Elemente 170
pelvic inflammatory disease 250, 252
Pelzmilben 322
Pemphigoid
- bullöses 514, 516
- gestationis 517
- lokalisiertes der Vulva 517
Pemphigus, paraneoplastischer 514, 520
Pemphigus chronicus benignus familiaris Hailey-Hailey 99, 692
Pemphigus foliaceus 514, 520
Pemphigus vulgaris 514, 520
Penicillin 722
- Kurzinfusionen 506
- orales 340
Pentoxifyllin 445
perforierende Dermatosen 41
perforierende Follikulitis 415
perforierendes Granuloma anulare 415
Periderm 2
Perikarditis 489
periorale Dermatitis 627
- granulomatöse 628
- lupoide 628
periorbitales Ödem 348
Periporitis staphylogenes 227
Periungualwarzen 295
Permethrin 320, 325, 718
Pernionen 457, 635
Petechien 473

Peutz-Jeghers-Syndrom 136, 603
Pflastersteinnävi 83, 115
Phacomatosis caesioflammea 117
Phacomatosis caesiomarmorata 117
Phacomatosis pigmentokeratotica 114
Phacomatosis pigmentovascularis 117
Phacomatosis spilorosea 117
Phäochromozytom 151
Phäomelanin 593
Phenol 601
Phenolisation 685
Phenylalaninhydroxylase 526
Phenylketonurie 507, 526
Phenytoin 679
Pheromone 632
photoallergische Reaktionen 450
Photochemotherapie (PUVA) 399, 719
Photodermatosen 575
Photohauttypen 576
Photopatch-Test 584
Photoprovokation 584
Photosensibilisierung 583
Photosensitivität 50, 657
- bei genetischen Erkrankungen 584
- bei Mangel- oder Fehlernährung 588
- medikamentös bedingte 583
Photothermolyse, selektive 743
Phototoxizität 583
Phthiriasis 326
pH-Wert 11, 712
physikalische Urtikaria 442
Phytophotodermatitis 582, 610
PIBIDS-Syndrom 42, 50, 588
Piebaldismus 5, 598, 673
Piedra alba 282, 285
Piedra nigra 282, 285
Pigmentflecken 24
Pigmentierung
- orale 136
- UV-bedingte 576
Pigmentinkontinenz 603
Pigmentstörungen 99, 593
- netzförmige 99
Pigmentverschiebungen 745
- streifenförmige 52
Pili anulati 654
Pili bifurcati 654
Pili multigemini 654
Pili pseudoanulati 654
Pili torti 654
Pili trianguli et canaliculi 654, 658
Pilomatrikom 150, 158, 734
Pilonidalsinus 620
Pilze
- Ergosterolsynthese 274
- schwarz wachsende 284

Pilzinfektionen 689
Pimecrolimus 367, 398, 719
Pinta 264
Piperacillin 722
pits 147
Pityriasis alba 602
Pityriasis lichenoides 411
Pityriasis lichenoides chronica 603
Pityriasis rosea 405
Pityriasis rotunda 55
Pityriasis rubra pilaris 403, 405
Pityriasis versicolor 278
Pityriasis versicolor alba 602
Pityrosporum ovale 14
Pityrosporumfollikulitis 14
Plakoglobin 68
Plakophilin-1 68
Plantarerythem 353
Plantarwarzen 293
Plaque, fibrotischer 81
Plaques
- indurierte 101
- kokardenförmige 467
plaques lisses 643
Plasmapherese 453
Plasmazellen 437
Platonychie 683
Plattenepithelkarzinom 34, 36, 54, 65
Pleconaril 347
Plektin 29, 31
PLEVA 411
Plus-Minus-Phänomen 114
Pneumocystis-carinii-Pneumonie 308
Pneumonie 338
Podophyllotoxin 297
Pohl-Pinkus-Konstriktion 654
Poikiloderma congenitale 586
Polarisationsmikroskopie 50
Poliomyelitis 347
Poliosis 82, 595, 672
Polyangiitis, mikroskopische 473
Polyarteriitis nodosa 462, 473
Polyarteriitis nodosa cutanea 474
Polyarthralgie 503
polyäthylenglykolhaltige Externa 47
Polychondritis recidivans 498
Polycythaemia vera 458
Polyendokrinopathiesyndrome 552
polymorphe Lichtdermatose 579
Polyneuropathie, zentrale 91
Polyposis, gastrointestinale 158, 603
Polythelie 24
Pomadenakne 621
Porokeratosen 94, 112
Porokeratosis
- disseminata superficialis actinica 107

- palmoplantaris 95
- punctata palmaris et plantaris 72
porokeratotischer ekkriner Nävus 112
Porom 148
Porphyria cutanea tarda 568, 608
Porphyria variegata 566
Poststeroidpannikulitis 480
Povidon-Jod 226, 717
Prader-Willi-Syndrom 597
Präimplantationsdiagnostik 7
Präkanzerose 54, 639
- Epidermodysplasia-verruciformis-assoziierte 297
pränatale Diagnostik 7
Prävention 365
Prellungen 702
Primäraffekt, parungualer 688
Primärmedaillon 405
PRKAR1A-Gen 160
Progeria
- adultorum Werner 99
- infantilis Hutchinson-Gilford 99, 101, 650, 653
progressive Sklerodermie 501
Promethazin 724
Propionibacterium acnes 615
Proteasen 67
Protein-C-Defizienz 246, 470
Proteine, desmosomale 69
Protein-S-Mangel 470
Proteus-Syndrom 114
Protrusio bulbi 79
Provokationstest, oraler 383
Prozessionsspinnerraupen 330
Prurigo 456
Prurigo diabetica 563
Prurigo simplex acuta infantum 326
Pruritus
- generalisierter 543
- sonnenlichtabhängiger saisonaler 568
Pseudo-Ainhum 64
Pseudoallergien 437, 440
Pseudobläschen 182
Pseudoerysipel 247
Pseudohermaphroditismus femininus 557
Pseudometastasen 131
Pseudomonas 688
Pseudomonas aeruginosa 249
pseudomonas hot foot syndrome 249
Pseudomonasfollikulitis 247, 249
Pseudomonilethrix 654
Pseudopelade Brocq 668
Pseudoporphyrie 584
Pseudosklerodermien 507
Pseudotätowierungen 381
Pseudotumor cerebri 618
Pseudoxanthoma elasticum 98, 415

Psoriasis 375
- Epidemiologie 391
- exanthematische 236
- Genetik 391
- kindliche 391
- klinisches Spektrum 392
- Nagelbefall 394, 691
- Pathogenese 392
- pustulöse 394
- Therapie 396, 399, 718
- Typ 1 391
- Typ 2 391
Psoriasis guttata 393, 395
Psoriasis inversa 394
Psoriasis pustulosa 395, 691
Psoriasis pustulosa generalisata 643
Psoriasis vulgaris 226, 393
Psoriasisarthritis 395
PSORS 391
PTCH-Gen 147
PTEN-Gen 159
Pterygium unguis 692
Ptychotropie 113
Pubertas praecox 101, 561
Pubertät, ausbleibende 562
Pulpitis sicca 362
Purinstoffwechselstörungen 531
Purpura 538, 545
- ekzematidartige 475
- palpable 464
- thrombozytopenische 307, 343, 474, 705
Purpura fulminans 245, 247, 470
Purpura pigmentosa 475
Purpura Schönlein-Henoch 246, 463, 706
Pustula maligna 240
Pustulose
- neonatale zephale 14
- subkorneale 522
PUVA-Therapie 196, 211, 399, 665, 719
Pyemotesarten 323
Pylorusatresie 33
Pyoderma gangraenosum 476
Pyodermie
- antibiotische Behandlung 721
- vegetierende 234
Pyrethrine 718
Pyrethroide 718
Pyrethrumextrakt 325

Q

Quaddel 441
Quecksilber 382, 611
Quecksilberintoxikation 459

R

Racheninfekt, streptokokkenbedingter 392
Rachitis 534, 708
Rackett-Nagel 556, 681
RAG1-Gen 208
RAG2-Gen 208
Rapp-Hodgkin-Syndrom 652, 680
Rattenbissnekrose 503
Raubmilben 323
Raupendermatitis 330
Raynaud-Phänomen 504
Reaktionen, phototoxische 583
reaktive perforierende Kollagenose 414
Refsum-Syndrom 42, 45
Rekombination, somatische 117
rekurrierende palmoplantare Hidradenitis 635
Reovirusinfektion 344, 347
Reparaturgene 146
Repellent 327
Resistenz 226, 717
restriktive Dermopathie 55
Retardierung
- mentale 50, 53, 84, 88, 154, 159, 532
- psychomotorische 531
RET-Gen 146, 151, 553
Retikulohistiozytose, multizentrische 201
Retikulose, pagetoide 206
Retinitis pigmentosa 45
Retinoide 46, 48, 53, 56, 62, 67, 400, 405, 724
- orale 586
- topische 615
Retinopathie 86, 88
Retroviren 301
Reverse-Transkriptase-Hemmer 305, 313
Reye-Syndrom 723
rezidivierende benigne Aphthosis 640
Rhabdomyome, kardiale 83
Rhabdomyosarkom 160
Rheumaknoten 433
rheumatoide Arthritis 202, 433
Rhinoconjunctivitis allergica 357, 473
Rhinophym 627
Riboflavin 536
Richner-Hanhart-Syndrom 70, 532
Rickettsien 349
Rickettsiosen 344
Riechvermögen 45
Riesenbärenklau (Heracleum giganteum) 582
Riesennävus, kongenitaler melanozytärer 730
Riesenzellarteriitis 462
Riesenzellastrozytome, subependymale 85
Riesenzellen, mehrkernige 421
Riesenzellgranulom, anuläres elastolytisches 430
Ringchromosom Gruppe G 679
Ringelröteln 343
Rituximab 428, 522
Rocky Mountain spotted fever 471
Röhrenknochen 101
Röntgenstrahlen 148
Rosai-Dorfman-Syndrom 191
Rosazea 626
Rosselli-Gulienetti-Syndrom 24
Rote Vogelmilbe 323
Röteln 337, 344
- konnatale 18, 341
Rothmund-Thomson-Syndrom 586, 650
Rubin-Laser 604, 607, 744, 748
Rückmutation, postzygotische 109
Russell-Silver-Minderwuchs 23
Rutosid 475

S

S. aureus, siehe Staphylococcus aureus
SAHA-Syndrom 672
Salizylsäure 719
- Toxizität 43, 56, 396
Salpingitis 252
Salzhunger 559
Salzverlustsyndrom 558
Sandfloh (Tunga penetrans) 329
Sandkastendermatitis 376
Sanfilippo-Syndrom 546
SAPHO-Syndrom 618
Sarcoptes scabiei 318
Sarkoidose 421, 481
Sarkom, epithelioides 431
Sattelnase 264, 498
Saugblasen 13
Säugling 10, 392, 711
Säuglingsdermatitis, seborrhoische 21, 369, 375
Säuglingsekzem, atopisches 361
Säuglingstod, plötzlicher 708
Saugwürmer 333
Scabies crustosa 319, 321, 690
Schachbrettmuster 110
Schädeltrauma 550
Schanker, tuberkulöser 241
Scharlach 337, 340, 344
Scheie-Syndrom 546
Schiefhals 53
Schilddrüsenerkrankungen 548, 662
Schilddrüsenkarzinom 146
- medulläres 151, 544, 553

Schildzecken 256
Schimmelpenning-Syndrom 114
Schimmelpilze 268
Schistosomen 332
Schistosomiasis 333
Schleifbehandlungen 129
Schleimhautnävus, weißer 637
Schleimhautulzera 645
Schleimhautwarzen 293
Schmerz 458
- abdomineller 447, 464, 539, 566
Schmetterlinge 330
Schmetterlingsmücken (Phlebotomen) 328
Schnaken 327
schnelle Elektronen 211
Schnürbänder 64
Schöpf-Schulz-Passarge-Syndrom 74, 650
Schrumpfschlauchtechnik 666
Schuhdermatitis 380
Schuppen
- hellgraue 42
- rhombische, dunkelbraune 44
- wachsartig gelbliche 113
Schüttelmixturen 715
Schütteltrauma 704
Schwammspinnerraupen 331
Schwangerschaft 510, 606, 623, 625, 679
- HIV-Infektion 304
- Varizellen 292
Schwefel 718
Schwefelmangelhaar 657
Schweiß, dunkler 528
Schweißdrüsen
- apokrine 628
- ekkrine 11, 630
Schweißdrüsenerkrankungen 628
Schweißdrüsenkürettage 630
Schwerhörigkeit 89
Schwitzen, fehlendes 47
Sclerema neonatorum 479
Sclerodermie en coup de sabre 505
Seborrhö 614, 618
seborrhoische Säuglingsdermatitis 21, 369, 375
Sedierung 730
Sehen, binokulares 90
Seifen 712
selbstheilendes Kollodiumbaby 16, 48
Selbstmutilation 531
Sensenbrenner-Syndrom 650
Sensibilisierung 226, 439
Serinproteaseinhibitor 51
Serinproteasen 51
Serotonin 216
Serumkrankheit 462, 467
Sézary-Syndrom 206
Shulman-Syndrom 507

Shwartzman-Reaktion 470
Sialidose 547
Sichelzellanämie 535
Sicherheitsabstand 138
Silikonfolie 737
Silikongel 737
Sinus-cavernosus-Thrombose 231
Sinusitis 471
Sipple-Syndrom 151
Sjögren-Larsson-Syndrom 16, 42, 50
Sjögren-Syndrom 201, 497
Skabies 237, 312, 318, 452, 690, 718
– gepflegte 321
– Superinfektion 232
Skabiesmilbe 318
Skelettanomalien 114
Skleren, graublaue 102
Sklerodaktylie 65
Sklerodermie 55, 65
– progressive systemische 498, 501
– zirkumskripte 504, 719
Skleroedema neonatorum 17
Sklerose, tuberöse 81, 107, 554, 603, 693, 750
Skorpione 324
Skrophuloderm 241, 247
slapped cheek 343
SLURP-1 63
Sly-Syndrom 546
SMAD-Proteine 4
smooth muscle hamartoma 111
Sofortpigmentierung 576
Sojabohnen 528
Sommersprossen 122, 126
Sonnenbrand 122, 577
Sonnenexposition 122, 568
– der Mutter 533
Sonnenkarenz, vollständige 139
Sonnenschutz
– Empfehlungen 139, 589
– textiler 139
Sonnenschutzmittel 139, 590
Spaltbildung, intraepidermale 31
Spaltfuß 96
Spalthauttransplantat 731
Spaltlinien der Haut 406
Spectinomycin 251
Speicherdefekt, thrombozytärer 90
Speicherkrankheiten 608
– lysosomale 545
Spider-Nävi 746
Spina bifida 23
Spindelhaar 653
Spindelzellhämangioendotheliom 174
Spindelzellnävus, pigmentierter 135
SPINK5 51
Spinnen 323

Spinnentiere 318
Spirochätosen 255
Spitz-Nävus 127, 134
Splenomegalie 567
Spontanpneumothorax 160
Sporotrichose 282, 284
Sprachstörungen 182
Spreitungsölbäder 712
SSPE 338
SSSS 20, 228, 247, 452
Stabilin-1 188, 191
Stachelzellkarzinome 34, 36, 54, 66
Stammbaumanalyse 44
staphylococcal scalded skin syndrome 20, 228, 247, 452
Staphylococcus aureus 19, 226, 360, 717
– Dauerträgertum 226, 231
– Infektionen 226
– Sekundärinfektion 232
Staphylodermia follicularis profunda 231
Staphylokokken 19, 226, 231, 687, 723
Staphylokokken-Schälsyndrom, subkorneales 20, 228, 247, 452
Staphylokokkenscharlach 230
Staphylokokken-Toxinschock-syndrom 230, 247
Steatocystoma multiplex 71, 750
Stechmücken (Culicidae) 327
Steinberg-Zeichen 100
Steinkohlenteer 716
Steroidakne 625
Steroide, siehe Kortikosteroide
Steroidsulfatase-Gen 44
Steroidsulfatasemangel 43
– assoziierter 45
Stevens-Johnson-Syndrom 230, 248, 252
Stiff-Skin-Syndrom 545
Stigmatisierungen 396
Still-Syndrom 433, 444, 457
Stomatitis angularis 536
Stomatitis aphthosa 288
STORCH 18
Stratum corneum 10
Streptococcus pyogenes 717
Streptodermie, perianale 236, 247
Streptokokken 321, 326, 375, 687, 723
– β-hämolysierende 226, 234, 340, 463
Streptokokkenpharyngitis 481
Streptokokken-Toxinschock-syndrom 236, 247
Streptokokkenvulvovaginitis 248
Streuherde 380
Striae distensae 510, 560
Striae rubrae 560
Stridor 447

Strongyloidiasis 333
Strophulus infantum 326
Struma 551
Struwwelpeter 658
Stubenfliege (Musca domestica) 331
Sturge-Weber-Syndrom 116
subakuter Lupus erythematodes 488
Subduralergüsse 704
subkorneale Pustulose 522
subkutane Fettgewebsnekrose 17, 479
Sulfatasemangel, multipler 42, 45
Sulfonamide 449
Superantigen 226, 360
Sutton-Nävus 135
Sweet-Syndrom 459
swimmer's itch 332
Sympathektomie 631
Syndets 712
Syndrom 93
– AEC 96, 651
– Alagille 542
– Angelman 597
– Apert 5
– aurikulotemporales 631
– Bazex-Dupré-Christol 650, 656
– BIDS 588
– Birt-Hogg-Dubé 160
– Björnstad 655
– Blau 424
– Bloom 587
– Blue-rubber-bleb-Nävus 176, 747
– Brooke 150
– Carney 160, 553
– Carvajal-Huerta 69, 72
– Chédiak-Higashi 90, 228, 598, 672
– CHILD 6, 106
– Christ-Siemens-Touraine 6, 95, 632, 650, 680
– Churg-Strauss 473
– Clouston 66, 95, 650, 680
– Cockayne 587, 650
– Coffin-Siris 650
– Comèl-Netherton 21, 42, 51, 55, 369, 654, 657
– Conradi-Hünermann-Happle 42, 52
– Costa 73
– Cowden 159
– Crandall 656
– Cushing 559
– Davies-Colley 72
– De-Barsy 98
– der sich schälenden Haut 55
– der unkämmbaren Haare 654, 658
– der zystischen Augenlider, palmoplantare Keratosen, Hypodontie und Hypotrichosis 74

– DiGeorge 20
– DISH 619
– Distichiasis-Lymphödem 184
– Dorfman 53
– Down 149, 679
– EEC 96, 652, 680
– Ehlers-Danlos 97
– Epidermalnävus 113
– Fish Odour 528
– Frey 631
– Gardner 158
– Gasping 320
– Gianotti-Crosti 344, 352
– Glove-and-sock 343
– Gorham-Stout 177
– Gorlin-Goltz 147
– Gregg 18
– Greither 62
– Griscelli-Pruniéras 673
– Haim-Munk 67
– Hallermann-Streiff 101, 650
– Hartnup 586
– Hay-Wells 96
– Heerfordt-Waldenström 423
– Hermansky-Pudlak 90, 597, 599
– HID 53
– HOPP 72
– Howel-Evans 65
– Huriez 65
– Hyper-IgE 228, 370
– IBIDS 588
– IFAP 53, 650
– Iso-Kikuchi 680
– Kallman 45, 562
– kardiofaziokutanes 650
– Kawasaki 344, 353, 473
– KID 53, 54
– Kindler 31, 35
– Kinky-hair, siehe Menkes-Syndrom
– Klein-Waardenburg 598
– Klinefelter 487
– Klippel-Trenaunay 116
– LAMB 160
– Langer-Giedion 653
– Leopard 137
– Lesch-Nyhan 526, 531, 708
– Li-Fraumeni 146
– Löfgren 422
– Louis-Bar 182
– Marfan 100
– Marinesco-Sjögren 650
– Maroteaux-Lamy 546
– McCune-Albright 101
– McGrath 68
– Melkersson-Rosenthal 425
– Menkes 529, 656, 708
– MIDAS 109
– mit Bindegewebenävi 106
– mit vaskulären Nävi 106
– Mohr 102
– Muir-Torre 147, 159
– Münchhausen-by-proxy 388, 700, 708

Sachverzeichnis

- Naevus-comedonicus 114
- Nagel-Patella 680
- NAME 160
- Netherton, ▶ Comèl-Netherton-Syndrom
- neurokutanes 77
- Olmsted 66
- Omenn 21, 208
- orofaziodigitales 42, 102, 650
- Papillon-Lefèvre 67
- Parinaud 246
- Parry-Romberg 510
- Peeling-Skin 55
- Peutz-Jeghers 136, 603
- PIBIDS 42, 50, 588
- Prader-Willi 597
- Proteus 114
- Rapp-Hodgkin 652, 680
- Refsum 42, 45
- Richner-Hanhart 70, 532
- Rosai-Dorfman 191
- Rosselli-Gulienetti 24
- Rothmund-Thomson 586, 650
- Sanfilippo 546
- Schimmelpenning 114
- Schöpf-Schulz-Passarge 74, 650
- Sensenbrenner 650
- Sézary 206
- Shulman 507
- Sipple 151
- Sjögren 201, 497
- Sjögren-Larsson 16, 42, 50
- Stevens-Johnson 230, 248, 252
- Stiff-Skin 545
- Sturge-Weber 116
- Sweet 459
- Tay 42, 50
- Tethered-cord 173
- TORCH 197
- Toxinschock 230, 236
- Treacher-Collins 22
- Trichorhinophalangeal 650, 652
- Turcot 158
- van-Lohuizen 116
- van-der-Woude 24
- Vogt-Koyanagi-Harada 595
- Vohwinkel 64
- Waardenburg 598
- Waterhouse-Friderichsen 559
- Werner 99, 653
- West 84
- Winchester 101
- Wiskott-Aldrich 20, 228, 369
- Zinsser-Engman-Cole 99, 650

Syphilis 18, 688
- Diagnostik 263
- konnatale 263
- sekundäre 406
- Therapie 263

Syringocystadenoma papilliferum 111
Syringom 149
Systemamyloidose, hereditäre aneuropathische 544
systemische Sklerodermie 498
systemischer Lupus erythematodes 486

T

tâches bleues 608
Tachykardie 181, 470
Tacrolimus 367, 398, 508, 595, 719
Taenia 393
Takayasu-Arteriitis 462, 474
Talg 613, 629
Talgdrüsen 11, 15
Talgdrüsenerkrankungen 613
Talgdrüsenfollikel 613
Talgdrüsenhyperplasie 623
Talgdrüsenneoplasien 159
Tampongebrauch 230
Tangenzialexzision 684
Tangier-Krankheit 541
Tapirmund 426
Taranteln 324
Tätowierungen 750
- temporäre 381
Taubheit 54, 64, 341, 601
Tay-Syndrom 42, 50
Tazaroten 398
Teere 716
Teint, schiefgrauer 569
Teleangiektasien 99, 182, 746
- am Rand der Oberlider 494
- generalisierte essenzielle 182
- Nagelfalz- 488
Telogenphase 648
Temperaturkontrolle 46
Temperaturregulation, gestörte 95
Terbinafin 275, 721
Terfenadin 724
Terminalhaare 648
Tetanusschutz 387
Tethered-cord-Syndrom 173
Tetrazyklin 611, 638, 717
TGF-β-Signalkaskade 181
TGF-β 502
TH-1-Zellen 438
TH-2-Zellen 438
Thalidomid 196
Therapie
- antiretrovirale 305
- Laser- 743
- operative 727
- systemische 720
- topische 56, 711
Thermoregulation 10, 630
Thiomersal 382
Thoraxspalte 173

Thromboembolie 527
Thrombophlebitis 642
- migratorische 481
Thrombozytenaggregationsdefekt 97
Thrombozytopenie 452
Thyreostatika 550
Tierbisse
- Superinfektion 233
Tierräudemilben 322
Tigerschwanzmuster 50
Tinea asbestosa 393
Tinea capitis 268, 720
- Therapie 273
Tinea corporis gladiatorum 271
Tinea faciei 270
Tinea manuum 272
Tinea unguium 272
TNF-α 63, 392
TNF-α-308A 495
Tonnenzähne 264
Tonsillopharyngitis 340
TORCH-Syndrom 197
Toxinschock-Syndrom 230, 236
toxische epidermale Nekrolyse 230, 248, 449, 452, 693
Toxoplasmose 18
- konnatale 19
Trachyonychie 684, 692
Tragi, akzessorische 22
Transglutaminase 514
- Autoantikörper 539, 550
Transglutaminase-1 51
Transglutaminase-1-Mangel 16, 46, 48
Transglutaminase-3 52
Transglutaminase-3-Expression 46
transiente bullöse Dermolyse des Neugeborenen 16
transitorische neonatale pustulöse Melanose 13
Transkriptase, reverse 302
Treacher-Collins-Syndrom 22
Trematoden 333
Treponema pallidum 263
Treponematosen, endemische 264
Tretinoin 615, 718
Triamzinolonkristallsuspension 619
Trichilemmom 159
Trichinose 333
Trichobacteriosis axillaris 238
Trichobezoare 667
Trichoepitheliom 149, 734
Trichogramm 661, 667
Trichoklasie 654
Trichomalazie 667
Trichonodosis 654
Trichophagie 667
Trichophyton-Arten 268
Trichophyton rubrum 689
Trichoptilosis 654
Trichorhinophalangealsyndrome 650, 652

Trichorrhexis invaginata 51, 654, 657
Trichorrhexis nodosa 530, 654, 656
Trichoschisis 50, 654, 657
Trichostasis spinulosa 626
Trichoteiromanie 666
Trichotemnomanie 666
Trichothiodystrophie 16, 588, 657, 680
Trichothiodystrophiesyndrom 50, 654
Trichotillomanie 666, 707
Triclosan 226, 717
Trimethadion 679
Trimethylaminurie (»Fish Odour Syndrome«) 526, 528
Trisomie 3q 679
Trisomie 7q 679
Trisomie 8p 679
Trisomie 9p 23, 679
Trisomie 13 679
Trisomie 18 679
Trisomie 21 679
Trombicula 322
Tryptase 216, 440
Tryptophanmangel 586
TSH-Mangel, isolierter 548
Tubera, kortikale 84
Tuberculosis cutis colliquativa 241, 247
Tuberculosis cutis orificialis 241
Tuberculosis cutis verrucosa 241
Tuberculum impar, persistierendes 644
Tuberin 81
Tuberkulid
- noduläres 242
- papulonekrotisches 241
Tuberkulintest 478
Tuberkulose 241, 688
Tuberkulostatika 536
tuberöse Sklerose 81, 107, 554, 693, 750
- Hypopigmentierungen 603
tufted angioma 173
Tumenol 716
Tumeszenzlokalanästhesie 730
Tumoren
- der glatten Muskulatur 155
- ekkrine 149
- epitheliale 147
- fibröse 152
- neurogene 151
- subunguale keratotische 693
- vaskuläre 165, 171, 174
Tumorsuppressorgene 146
Tumorsyndrome 145
Tumorvorsorge 159
Tungiasis 329, 690
Tüpfelnagel 395
Turbantumoren 149
Turcot-Syndrom 158
Turner-Syndrom 679
twenty nail dystrophy 684

Typ-1-Diabetes 562
Tyrosinabbaustörungen 532
Tyrosinämie Typ II 70, 526
Tyrosinaminotransferase 532
Tyrosinase 597
Tyrosinstoffwechsel 532
Tzanck-Test 288
T-Zelle 205
T-Zellleukämie, adulte 208
T-Zelllymphom
- CD30+ 206
- kutanes 719
- kutanes großzellig-anaplastisches 208
- kutanes mittel- bis großzelliges pleomorphes 206, 208
- subkutanes pannikulitisähnliches 206
- Therapie 210
T-Zellrezeptor-Rearrangement 209

U

Überwachung, intra- und postoperative 730
Ulcus molle 248, 252
Ulerythema ophryogenes 94
Unguis incarnatus 233, 684
Unna-Fleck 110, 118
Unterernährung 55
Ureaplasma urealyticum 252
Urethritis
- gonorrhoische 250
- nichtgonorrhoische 248, 251
Urin
- mäuseartiger Geruch 526
Uroporphyrinogen-III-Cosynthase 567
Uroporphyrinogen-Dekarboxylase (Uro-D) 567
Urticaria factitia 443
Urticaria papulosa 326
Urticaria pigmentosa 215, 217
Urticariavaskulitis 442, 468
Urtikaria 437, 457
- akute 441
- aquagene 444
- cholinergische 441
- chronische 442, 444
- dermographische 442
- intermittierende 442
- kälteinduzierte 441
- kontinuierliche 442
- lichtinduzierte 442
- physikalische 442
- rezidivierende 442
- verzögerte 442
- wärmeinduzierte 442
UVA$_1$-Therapie 221, 369
UVB-Phototherapie 397, 399
Uveitis 424
UV-Erythem 576

UV-Strahlung 575
UV-Therapie 399

V

Valaciclovir 723
Vancomycin 227
van-der-Woude-Syndrom 24
van-Lohuizen-Syndrom 116
Varicella-zoster-Virus 291, 310
- Immunglobulin 292
Varizellen 235, 291, 310, 723
- Impfung 18, 236
- Komplikationen 292
- konnatale 18, 25, 292
vaskuläre Anomalien 165
vaskuläre Nävi 105, 115
vaskuläre Tumoren 165, 171, 174
Vaskulitiden 461
Vaskulitis 354, 461
- ANCA-assoziierte 462
- bei Bakteriämie und Sepsis 470
- bei Kryoglobulinämie 468
- bei Pannikulitis 462
- Einteilung
- immunkomplexvermittelte 487
- leukozytoklastische 427
- nodöse (noduläre) 478
- systemische 353
- urtikarielle 462, 467
Vaskulopathie 461
Vellushaare 626, 648
Vellushaarzysten 750
Verätzungen 703
Verband, fett-feuchter 368
Verbrennungen 385, 703
Verbrühungen 385, 703
Vererbung
- paradominant 108, 116
- polygen 42
- X-chromosomal dominant 85, 94, 99, 102, 113
- X-chromosomal rezessiv 42, 53, 178, 529, 531
Vergiftungen 703
Verhaltensauffälligkeiten 705
Verhornungsstörungen 41
Vernachlässigung
- emotionale 700
- körperliche 700
Vernix caseosa 3, 10
Verrucae planae juveniles 295, 736
Verrucae plantares 294, 736
Verrucae vulgares 294, 736
- Laser-Therapie 749
Verrucosis generalisata 298
Vestibulitis nasi 234
Vibrio-vulnificus-Infektion 236
Vigabatrin 84
Vimentin 160

Vinblastin 196
Vincristin 172
Virilisierung 626
- intrauterine 558
Virulenz 225
Viruskrankheiten 287, 438
Virustatika 723
Viruswarzen 293, 686
Visusverlust 67
Vitamin A 533
Vitamin B$_1$ (Thiamin) 533
Vitamin B$_2$ (Riboflavin) 533
Vitamin B$_6$ 533
- hochdosierte orale Gabe 527
Vitamin B$_{12}$ (Cobalamin) 533
Vitamin C (Askorbinsäure) 533
Vitamin D 533
Vitamin D$_3$ und -Analoga 397
Vitamin E 533
Vitamin K 533
Vitamin-A-Intoxikation 535
Vitamin-A-Mangel 535
Vitamin-B$_1$ (Thiamin)-Mangel 535
Vitamin-B$_2$ (Riboflavin)-Mangel 536
Vitamin-B$_6$-Mangel 536
Vitamin-B$_{12}$ (Cobalamin)-Mangel 536
Vitamin-C (Askorbinsäure)-Mangel 538
Vitamin-D-Mangel 533
Vitamin-E-Mangel 534
Vitamin-K-Mangel 533
Vitaminmangelerkrankungen 533
Vitiligo 594, 673
Vogelkopfgesicht 101
Vogt-Koyanagi-Harada-Syndrom 595
Vohwinkel-Syndrom 64
Vollhauttransplantat 731
Voriconazol 281
Vorläufer-Langerhans-Zellhistiozytosen 197
Vulvovaginitis, gonorrhoische 250
Vulvovaginitis herpetica 289

W

Waardenburg-Syndrom 598
Wachstum, rasches 510
Wachstumsretardierung 45, 50
Wadenstecher 329
Wärmeurtikaria 442
Wanzen 329
Warfarin 679
Warzen 293
- anogenitale 293, 311, 736, 749
- parunguale 686
- plane 295, 736
- vulgäre 294, 736

Waschbär-Augen 161
Wasser/Öl-Emulsion 712
Wasserverlust, transepidermaler 10, 52, 366, 711, 714
Waterhouse-Friderichsen-Syndrom 559
Weber-Christian-Krankheit 482
Wegener-Granulomatose 471
Weichteilabszess, staphylogener 252
weißer Schleimhautnävus 637
Wells-Syndrom 456
Werner-Syndrom 99, 653
Wespen 330
West-Syndrom 84
Whirlpool-Dermatitis 247, 249
Wiesengräserdermatitis 582, 610
Winchester-Syndrom 101
Windeldermatitis 276, 373
- psoriasiforme 374
Windpocken, siehe Varizellen
Winterfüße, atopische 362
Wirkstoffpenetration 711
Wiskott-Aldrich-Syndrom 20, 228, 369
Wismut 610
Wollhaar 68, 72, 654
Wollhaarnävus 654
Wood-Licht 82, 238, 270, 279, 603
Wurmbefall 332
Wurzelscheide
- äußere 648
- innere 648, 665
www.ichthyose.de 57
www.ichthyose-netzwerk.de 56
www.netzwerk-eb.de 39
www.pachyonychia.org 71

X

Xanthogranulom 695
- adultes 191, 200
- juveniles 191, 197, 695, 735
Xanthom, verruziformes 113
Xanthoma disseminatum 201
Xanthome 540
- eruptive 542
Xanthomtypen 541
X-chromosomal rezessive Ichthyosis 42
Xeroderma pigmentosum 147, 584
Xeroderma-pigmentosum-Typ-D-Gen 50

Z

Zahnpflege 72
Zahnschmelzgrübchen 83

Zecke 256
Zerkariendermatitis 332
Zervizitis, gonorrhoische 250
Zervizitis 252
Zidovudin 304, 313, 611
Ziegenmilch 537
Zinkmangeldermatitis 427
Zinkmangelerkrankungen 538
Zinkpyrithion 397
Zinksalze, orale 664
Zinsser-Engman-Cole-Syndrom 99, 650
Zöliakie 519, 535, 540
Zoster (Gürtelrose) 292, 307, 310
Z-Plastik 737
Zugalopezie 667
Zungenkerben 102
Zwillingsflecken 107, 114
Zylindrom 149
Zysten
– Augenlider 74
– bronchogene 23
– Dermoid- 23
– epidermale 734
– epidermoide 147
– epitheliale 65
– präaurikuläre 21
– thyreoglossale 22
Zystizerkose 333
Zytokine 216, 440
Zytomegalie 18
Zytoskelett 30
Zytostatika 222, 659